Química Farmacêutica

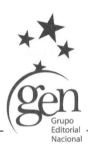

O GEN | Grupo Editorial Nacional – maior plataforma editorial brasileira no segmento científico, técnico e profissional – publica conteúdos nas áreas de ciências da saúde, exatas, humanas, jurídicas e sociais aplicadas, além de prover serviços direcionados à educação continuada e à preparação para concursos.

As editoras que integram o GEN, das mais respeitadas no mercado editorial, construíram catálogos inigualáveis, com obras decisivas para a formação acadêmica e o aperfeiçoamento de várias gerações de profissionais e estudantes, tendo se tornado sinônimo de qualidade e seriedade.

A missão do GEN e dos núcleos de conteúdo que o compõem é prover a melhor informação científica e distribuí-la de maneira flexível e conveniente, a preços justos, gerando benefícios e servindo a autores, docentes, livreiros, funcionários, colaboradores e acionistas.

Nosso comportamento ético incondicional e nossa responsabilidade social e ambiental são reforçados pela natureza educacional de nossa atividade e dão sustentabilidade ao crescimento contínuo e à rentabilidade do grupo.

Química Farmacêutica

Andrejus Korolkovas
Professor Titular de
de Química Farmacêutica do
Departamento de Farmácia da
Faculdade de Ciências Farmacêuticas
da Universidade de São Paulo

Joseph H. Burckhalter
Professor of Medicinal Chemistry
College of Pharmacy, The
University of Michigan

Tradução ampliada e atualizada por
Andrejus Korolkovas

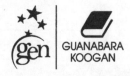

- Os autores deste livro e a editora empenharam seus melhores esforços para assegurar que as informações e os procedimentos apresentados no texto estejam em acordo com os padrões aceitos à época da publicação, *e todos os dados foram atualizados pelos autores até a data do fechamento do livro.* Entretanto, tendo em conta a evolução das ciências, as atualizações legislativas, as mudanças regulamentares governamentais e o constante fluxo de novas informações sobre os temas que constam do livro, recomendamos enfaticamente que os leitores consultem sempre outras fontes fidedignas, de modo a se certificarem de que as informações contidas no texto estão corretas e de que não houve alterações nas recomendações ou na legislação regulamentadora.

- **Atendimento ao cliente: (11) 5080-0751 | faleconosco@grupogen.com.br**

- Título do original em inglês
  Essentials of Medicinal Chemistry
  Copyright © 1976 by
  John Wiley & Sons, Inc.

- Direitos exclusivos para a língua portuguesa
  Copyright © 1988, 2021 (17ª impressão) by
  EDITORA GUANABARA KOOGAN LTDA.
  Uma editora integrante do GEN | Grupo Editorial Nacional
  Travessa do Ouvidor, 11
  Rio de Janeiro, RJ — CEP 20040-040
  www.grupogen.com.br

  Reservados todos os direitos. É proibida a duplicação ou reprodução deste volume, no todo ou em parte, sob quaisquer formas ou por quaisquer meios (eletrônico, mecânico, gravação, fotocópia, distribuição na internet ou outros), sem permissão expressa da Editora.

CIP-BRASIL. CATALOGAÇÃO NA FONTE
SINDICATO NACIONAL DOS EDITORES DE LIVROS, RJ

K87q

Korolkovas, Andrejus, 1923-1996
Química farmacêutica / Andrejus Korolkovas. Joseph H. Burckhalter : tradução ampliada e atualizada por Andrejus Korolkovas. – [Reimpr.]. – Rio de Janeiro: Guanabara Koogan, 2021.
il.

Tradução de: Essentials of medicinal chemistry
Inclui bibliografia
ISBN 978-85-277-1483-9

1. Química farmacêutica. I. Burckhalter, Joseph Harold, 1912-. II. Título.

07-2744.   CDD: 615.19
                                     CDU: 615.011

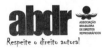

*Este livro é dedicado
a*
MIRIAM MIRNA,
*minha filha,
e a*
RUZENA,
*minha esposa,
por
constante incentivo,
profunda afeição e
inexaurível paciência.*

Andrejus Korolkovas

Prefácio da edição brasileira

A natureza de um compêndio deve ser determinada pelas exigências de um currículo que, por sua vez, deve corresponder às necessidades dos estudantes. E aos acadêmicos de Farmácia compete conhecer os aspectos químicos e farmacológicos dos fármacos, pois o farmacêutico é, antes e acima de tudo, o profissional do medicamento.

O número de fármacos comercializados ou disponíveis para a classe médica é hoje em dia muito numeroso: cerca de 4.000. Neste compêndio são citados nominalmente quase todos eles. Descrevê-los um a um, porém, em seus aspectos químicos e farmacológicos mais importantes, aumentaria demasiadamente o tamanho deste compêndio. Para evitar isso deu-se ênfase apenas aos considerados básicos ou essenciais, bem como aos novos que parecem promissora aquisição da terapêutica. Esses fármacos, como os de maior interesse para as classes médica e farmacêutica, são estudados sob os seguintes aspectos: histórico, nomes (oficial, patenteado(s) e químico), estrutura química, síntese, propriedades físicas e químicas relacionadas com a estrutura, mecanismo de ação relacionado com a estrutura, usos terapêuticos, toxicidade, metabolismo, incompatibilidades químicas e farmacológicas, biodisponibilidade, doses, conservação.

No fim de cada capítulo arrolam-se, em ordem cronológica decrescente — isto é, as mais recentes em primeiro lugar —, algumas referências bibliográficas, sobretudo livros e artigos de revisão.

Este compêndio é tradução, adaptação, ampliação e atualização de *Essentials of Medicinal Chemistry,* publicado em co-autoria com Joseph H. Burckhalter, em inglês, em 1976, e, com adições por mim feitas, em espanhol, em 1978, sob o título *Compendio Esencial de Química Farmacéutica.* Destina-se especialmente aos acadêmicos matriculados na disciplina de Química Farmacêutica dos cursos de Farmácia. Entretanto, será valiosa fonte de estudo e consulta para os acadêmicos de Medicina, Medicina Veterinária, Odontologia, Biomedicina e Enfermagem, que têm, em seu currículo, as disciplinas de Farmacologia ou Farmacodinâmica. Espera-se que também os acadêmicos de Química e de Biologia encontrem nele alguma utilidade.

Para a presente edição, em português, contei com o precioso e inestimável auxílio de vários colegas e amigos. Os meus assistentes Maria Amélia Barata da Silveira e Michael Simon Nothenberg incumbiram-se da tradução da maior parte do original inglês. Bruno Carlos de Almeida Cunha, Professor Adjunto da Faculdade de Ciências Farmacêuticas, honrou-me com a gentileza de ler criticamente todo o texto em português e fazer importantes sugestões. Minha colega, Professora Assistente Elizabeth Igne Ferreira, deu-se ao fastidioso trabalho de rever o original. O médico cardiologista Francisco Faustino Albuquerque Carneiro de França efetuou a leitura crítica do Cap. 22. Minha filha Miriam Mirna e meus alunos Ivânia Alonso Bonganhi e Israel Henrique Sztokfisz Feferman auxiliaram na revisão datilográfica; a aluna Silvia Storpirtis conferiu as fórmulas químicas.

As primeiras provas foram revistas criticamente pelas minhas colegas, Professora Assistente Elizabeth Igne Ferreira e Professora Doutora Marilene Pereira Bastos Ceneviva. Dois outros assistentes, Toshio Haraguchi e Veni Maria Felli Nakasone, encarregaram-se da revisão tipográfica da maior parte deste compêndio.

A todos os colegas, amigos e alunos acima mencionados consigno aqui os meus agradecimentos.

Apesar dos cuidados que se tomaram no preparo desta obra, certamente imperfeições e incorreções ainda permanecem. Bem-vindas serão, pois, todas as críticas e sugestões no sentido de extirpar os erros e aprimorar o conteúdo.

Andrejus Korolkovas

São Paulo, janeiro de 1982

Índice

PARTE 1 INTRODUÇÃO

    1. Noções Básicas, 3
    2. Desenvolvimento de Fármacos, 39
    3. Aspectos Teóricos da Ação dos Fármacos, 84

PARTE 2 FÁRMACOS QUE ATUAM NO SISTEMA NERVOSO CENTRAL

    4. Anestésicos Gerais, 125
    5. Hipnóticos e Sedativos, 136
    6. Anticonvulsivantes, 148
    7. Hipnoanalgésicos, 159
    8. Analgésicos Antipiréticos e Anti-reumáticos, 181
    9. Antitussígenos, 218
    10. Agentes Psicotrópicos, 223
    11. Agentes Bloqueadores Intraneuronais Centrais, 251
    12. Estimulantes do Sistema Nervoso Central, 263

PARTE 3 FÁRMACOS QUE ATUAM SOBRE O SISTEMA NERVOSO PERIFÉRICO

    13. Mecanismos de Controle Nervoso, 280
    14. Transmissores Químicos, 283
    15. Agentes Colinérgicos, 290
    16. Agentes Anticolinérgicos, 302
    17. Estimulantes Adrenérgicos, 318
    18. Agentes Bloqueadores Adrenérgicos, 335
    19. Inibidores da Biossíntese e Metabolismo das Catecolaminas, 344
    20. Histamina e Agentes Anti-histamínicos, 347
    21. Anestésicos Locais, 362

PARTE 4 FÁRMACOS QUE ATUAM SOBRE OS SISTEMAS CARDIOVASCULAR, HEMATOPOIÉTICO E RENAL

    22. Agentes Cardiovasculares Diversos, 376
    23. Agentes Hematológicos, 411
    24. Diuréticos, 436

PARTE 5 AGENTES QUIMIOTERÁPICOS

    25. Introdução aos Agentes Quimioterápicos, 455
    26. Compostos Organometálicos, 464
    27. Agentes Anti-helmínticos, 475
    28. Agentes Antimaláricos, 492
    29. Agentes Antiprotozoários, 506
    30. Agentes Anti-sépticos, Antifúngicos e Antibacterianos, 522

31. Sulfonamidas, 547
32. Tuberculostáticos e Hansenostáticos, 560
33. Antibióticos, 575
34. Agentes Antineoplásicos, 618
35. Agentes Antivirais, 649

PARTE 6 VITAMINAS

36. Vitaminas Lipossolúveis, 657
37. Vitaminas Hidrossolúveis, 662

PARTE 7 HORMÔNIOS

38. Hormônios da Hipófise, Tireóide, Paratireóide e Pâncreas, 671
39. Hormônios Corticóides, 684
40. Hormônios Sexuais, 692

PARTE 8 AGENTES DIVERSOS

41. Auxiliares de Diagnóstico, 713
42. Agentes Diversos, 725

Índice Alfabético, 749

Parte 1

Introdução

À Universidade cabem as cinco funções seguintes: *(a)* erudição — a conservação do conhecimento de tudo o que o homem fez ou escreveu ou pensou; *(b)* ensino — a transmissão deste conhecimento à geração seguinte; *(c)* criatividade — a introdução ou descoberta de novos caminhos ou novo conhecimento na literatura, na arte e nas ciências; *(d)* serviço público — a aplicação deste conhecimento para o progresso da humanidade; *(e)* inovação — a contribuição para ampliar as consecuções do homem e transformar as sociedades.

Nos Estados Unidos, em resposta à pergunta "Quais são os propósitos da educação superior?", a Comissão de Estudos Interdisciplinares sobre o Futuro do Homem assim respondeu: "O propósito primário da Universidade consiste em proporcionar um ambiente em que professores e alunos possam descobrir, examinar criticamente, preservar e transmitir o conhecimento, a sabedoria e os valores que auxiliarão a sobrevivência das gerações presente e futura com melhoramento na qualidade da vida".

Segundo os conceitos acima expostos, sobre os cursos de Farmácia recai a responsabilidade de conservar e transmitir o conhecimento relativo a fármacos e medicamentos, bem como a de contribuir para a descoberta e introdução de novos fármacos e novos medicamentos.

À Farmácia compete criar, fabricar e dispensar medicamentos. Nisso, ela assemelha-se a uma oliveira. As raízes e o tronco representam a criatividade científica; os ramos, o desenvolvimento e a fabricação; e as olivas, as receitas individuais. O farmacêutico não pode nem deve abandonar nenhuma dessas áreas de seu exercício profissional. "Por que contentar-se com uma oliva quando se pode ter a árvore?".

Os farmacêuticos não se contentam com uma oliva. Querem ter e têm toda a oliveira, com raízes, tronco, ramos e frutos. E isso vêm conseguindo graças às cinco disciplinas básicas do currículo farmacêutico: Química Farmacêutica, Farmacognosia, Farmacologia, Farmacotécnica e Administração Farmacêutica. As três primeiras, que se assemelham a raízes e tronco da oliveira, despertam sua criatividade científica. Na Farmacotécnica, representada pelos ramos, aprendem o desenvolvimento e a fabricação de medicamentos. E na Administração Farmacêutica, que é comparada a olivas, adquirem conhecimentos referentes à dispensação de medicamentos.

Considerada no contexto das outras disciplinas básicas do currículo farmacêutico no que diz respeito à criatividade, à Química Farmacêutica, além de ministrar os ensinamentos que, por tradição, lhe cabe, compete proporcionar também os conhecimentos teóricos e práticos relacionados com o planejamento e obtenção de fármacos novos, bem como aqueles relativos ao mecanismo de ação dos fármacos aos níveis molecular e eletrônico, quando este for conhecido.

Para lograr este desideratum, este compêndio inclui, na sua parte introdutória, três pontos fundamentais:

1. Noções básicas, em que se expõem os fundamentos da Química Farmacêutica;

2. Desenvolvimento ou gênese de fármacos, em que se apresentam os métodos de obtenção e planejamento de novos fármacos;

3. Aspectos teóricos da ação dos fármacos, em que se estudam principalmente os seguintes tópicos: relação entre estrutura química e atividade biológica, teorias de ação e mecanismos de ação dos fármacos.

REFERÊNCIAS

J. P. REMINGTON, Ed., *Pharmaceutical Sciences*, 16th ed., Mack, Easton, 1980.
A. KOROLKOVAS, *Fundamentos de Farmacologia Molecular: Base para o Planejamento de Fármacos*, 2.ª ed., EDART e MEC, São Paulo, 1977.
A. KOROLKOVAS, *Rev. Bras. Farm.*, 57, 83 (1976).
V. R. POTTER *et al.*, *Science*, 167, 1590 (1970).
J. PLATT, *Science*, 165, 149 (1969).
J. H. BURCKHALTER, *Am. J. Pharm. Educ.*, 29, 688 (1965).
J. H. BURCKHALTER, *Am. J. Pharm. Educ.*, 28, 190 (1964).

Noções Básicas

I. QUÍMICA FARMACÊUTICA

A. Conceito

A Química Farmacêutica, também chamada Química Terapêutica, Química Medicinal e Farmacoquímica e antigamente conhecida como Farmácia Química, tem sido conceituada de vários modos, por autores diversos.

"Entende-se por Química Farmacêutica, Química Medicinal ou Farmacoquímica o estudo da síntese, estrutura, relação entre estrutura e atividade terapêutica, ação provável, propriedades e usos dos medicamentos." (Arnaiz, Torriani e Lamdan.)

"Química Farmacêutica Medicinal ou Terapêutica, ou seja, a Farmacoterapia, compreende o estudo dos fármacos, de uso corrente, sob o ponto de vista de sua utilização terapêutica ou higiênica, com indicação de sua estrutura química correlacionada à sua ação biológica, seus efeitos colaterais, reações adversas, posologia, formas farmacêuticas adequadas às principais especialidades patenteadas." (Tobias Neto.)

"A Química Farmacêutica preocupa-se com a descoberta, o desenvolvimento, a identificação e a interpretação do modo de ação dos compostos biologicamente ativos ao nível molecular. Nesta disciplina, dá-se ênfase aos fármacos, mas o interesse do químico farmacêutico não se restringe aos fármacos; abarca também os compostos bioativos. A Química Farmacêutica preocupa-se também com o estudo, a identificação e a síntese dos produtos metabólicos de fármacos e produtos relacionados." (União Internacional de Química Pura e Aplicada.)

"A Química Farmacêutica é ciência cujas raízes se encontram em todos os ramos da química e da biologia. Preocupa-se essencialmente com a compreensão e explicação dos mecanismos de ação dos fármacos. Nesta base, tenta estabelecer as relações entre estrutura química e atividade biológica e correlacionar o comportamento biodinâmico com a reatividade química e as propriedades físicas dos agentes terapêuticos. A Química Farmacêutica também compreende o isolamento, a caracterização e a síntese de compostos que podem ser usados em medicina para a prevenção, o tratamento e a cura da doença. A Química Farmacêutica proporciona assim a base química para o campo interdisciplinar da terapêutica." (Burger.)

Dos conceitos expostos acima depreende-se que, em suma, a Química Farmacêutica é o campo das ciências farmacêuticas que aplica os princípios da Química e da Biologia à criação do conhecimento que conduz à introdução de novos agentes terapêuticos. Dessarte, o químico farmacêutico deve não apenas ser um químico orgânico competente, mas também possuir conhecimento básico nas ciências biológicas, especialmente em Bioquímica e Farmacologia.

A relação da Química Farmacêutica com outras disciplinas está indicada no diagrama abaixo:

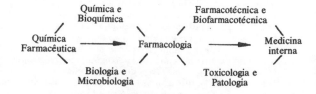

B. Evolução histórica

O começo do tratamento de doenças por meio de drogas perde-se na antiguidade, tendo precedido a história escrita. As primeiras drogas foram as de origem natural, extraídas principalmente de plantas superiores, e destinavam-se à terapia de doenças infecciosas. Os antigos chineses, hindus, maias e povos do Mediterrâneo, séculos antes de nossa era, já conheciam o emprego terapêutico de certas plantas e de alguns minerais.

Assim, o imperador chinês Shen Nung (cerca de 3.000 a.C.), em seus escritos sobre ervas medicinais, recomendava o uso da planta *Ch'ang shang* para o tratamento da malária; agora sabe-se que ela realmente contém alcalóides — como a febrifugina — dotados de ação antimalárica. Os índios brasileiros empregavam a raiz da ipeca para disenteria e diarréia; de fato, ela contém emetina, que é eficaz para aqueles males. Os incas do Peru utilizavam a casca da quina para combater a febre e a malária; desta mesma planta Pelletier e Caventou, em 1820, extraíram a quinina, alcalóide usado ainda hoje como agente antimalárico. Esses mesmos índios também mascavam folhas de coca, como estimulante e euforizante; desta planta, Niemann, em 1859, extraiu o anestésico local cocaína.

Hipócrates, no século IV a.C., recomendou o emprego de sais metálicos; seus ensinos, muitos deles errôneos, influenciaram a medicina ocidental durante cerca de dois mil anos. Galeno (131-200), outra figura muito reverenciada, opinava que o uso de misturas de pequenas quantidades de produtos naturais podia curar todas as doenças; estas idéias, hoje sabidamente infundadas, predominaram durante cerca de 1.500 anos e, assim, retardaram o progresso das ciências médicas.

Durante a Idade Média, Theophrastus Bombastus von Hohenheim, conhecido na história como Paracelso (1493-1541), adotou o antimônio e seus derivados como panacéia, tornando-se o pai da *iatroquímica (iatro,* em grego, significa *médico).* Também chamou atenção para o fato de que os remédios podem ser tanto úteis quanto prejudiciais.

No século XVI publicam-se as primeiras farmacopéias. No século seguinte, o arsenal terapêutico é enriquecido com novas drogas de origem vegetal e mineral. Com o progresso da Química, os produtos isolados, de maior pureza, passaram a ser preferidos aos extratos brutos. Os digitálicos, o cloreto de mercúrio, o éter, o ópio e outras drogas foram introduzidos no século XVIII.

Grande impulso recebeu a Química Farmacêutica com a descoberta, feita por Paul Ehrlich (1854-1915), pai da Quimioterapia moderna, no fim do século passado, de que certos compostos químicos apresentam toxicidade seletiva contra determinados agentes infectantes. Por outro lado, na mesma época, a teoria da chave e fechadura, de Emil Fischer, forneceu explicação racional sobre o modo de ação das drogas. As pesquisas de Ehrlich e seus continuadores resultaram na descoberta de muitos novos agentes quimioterápicos, entre os quais sobressaem os antibióticos, a partir de 1929, e as sulfas, em 1932.

Na Tabela 1.1 estão indicados, em seqüência cronológica, os principais acontecimentos relacionados com a Química Farmacêutica e ciências afins nos últimos cento e poucos anos.

Tabela 1.1 As principais contribuições científicas recentes à química farmacêutica

Ano	Contribuição científica	Pesquisador
1867	Fenol como anti-séptico em cirurgia	Lister
1869	Hidrato de cloral como hipnótico	Liebreich
1870	Teoria química da ação enzimática	Liebig
1874-1875	Nitritos como vasodilatadores coronarianos	Bernheim; Mayer e Friedrich
1876	Ácido salicílico como antipirético	Stricker
1884	Classificação das bactérias com base nas propriedades tintoriais	Gram
1884	Cocaína como anestésico local	Köller
1885	Teoria da cadeia lateral da ação dos fármacos	Ehrlich
1887	Isolamento da efedrina	Nagai
1889	Ácido acetilsalicílico como analgésico	Dreser
1889	Fenolftaleína como catártico	Vamosy
1891	Introdução do termo quimioterapia	Ehrlich
1894	Pesquisas sobre especificidade de enzimas	Emil Fischer
1897	Transmissão da malária pelo anofelino fêmea	Ross
1899-1901	Teoria da distribuição óleo/água para explicar a ação dos anestésicos gerais	Overton; Meyer
1903	Hipótese da formação complexo enzima-substrato	Henri
1903	Coeficiente fenólico dos anti-sépticos	Rideal e Walker
1903	Barbital como hipnótico	Fischer e von Mehring
1904	Arsanilato sódico como tripanomicida	Thomas e Breinl
1906	Síntese e ensaio farmacodinâmico da acetilcolina	Hunt e Taveau
1906-1907	Alcalóides do esporão do centeio como antiadrenérgicos	Barger, Carr e Dale
1908	Colchicina como antileucêmico	Dixon e Malden
1908	Estudo sistemático das aminas simpatomiméticas	Barger e Dale
1909	Síntese da arsfenamina	Erlich e Bertheim

Tabela 1.1 (cont.)   As principais contribuições científicas recentes à química farmacêutica

Ano	Contribuição científica	Pesquisador
1910	Tratamento do conceito do complexo enzima-substrato segundo as idéias de equilíbrio químico	Michaelis e Menten
1910	Histamina como vasodilatador	Barger e Dale
1910	Uso de antimoniais como tripanomicidas	Thomson e Cushny
1911	Inventado o termo vitamina	Funk
1912	Fenobarbital como anticonvulsivante	Fischer e von Mehring
1912	Tártaro emético como leishmanicida	Gaspar Vianna
1913	Emetina como amebicida	James
1915	Histamina como agente anafilático	Mann
1916	Suramina como tripanomicida	Roehl
1916	Heparina como coagulante	McLean e Howell
1917	Hipocloritos e cloraminas como anti-sépticos	Dakin
1919	Organomercuriais como diuréticos	Vogl, Saxl e Heilig
1919-1920	Relação da estrutura da atropina com a ação midriática e espasmolítica	Cushny
1921	Acetilcolina como mediador químico	Loewi
1922	Purificação da insulina	Banting e Best
1923	Fisostigmina como anticolinesterásico	Barger e Stedman
1923	Estudo da relação estrutura-atividade nos barbitúricos	Shonle; Dox
1925-1935	Comprovação da natureza protéica das enzimas	Diversos
1926	Ensaios de antimaláricos em aves	Roehl, Schuleman e Wingler
1926	Obtenção da urease em estado cristalino	Sumner
1927	Anfetamina como vasopressora e estimulante do sistema nervoso central	Alles
1927-1928	Isolamento do ácido ascórbico	Szent-Györgyi; Zilva
1928	Isolamento de estrogênios	Butenandt; Marian; Doisy
1929	Isolamento da penicilina	Fleming
1929-1931	Conceito de isosterismo em química farmacêutica	Grimm; Erlenmeyer
1931	Hexilresorcinol como anti-helmíntico	Lamson e Brown
1932	Carbarsona como amebicida	Leake
1932	Ensaios modernos de hipnoanalgésicos	Eddy
1932	Acetilcolinesterase no sangue	Stedman et al.
1932	Sulfamidocrisoidina como antibacteriano	Domagk
1932	Mepacrina como antimalárico	Mietzch e Mauss
1933	Hipótese de que os grupos tiólicos livres são essenciais para a atividade de algumas enzimas	Hellerman et al.; Bersin e Logemann
1934	Síntese da progesterona	Butenandt
1935	Sais de amônio quaternário como germicidas	Domagk
1935	Hormônios sexuais como antineoplásicos	Loeb; Hudgins
1935	Sulfonamidas como antibacterianos	Trefouël, Nitti e Bovet
1937-1939	Anti-histamínicos	Bovet e Staub
1938	Emprego de eletroforese para purificar a pepsina	Tiselius
1938	Ácidos graxos como fungistáticos	Peck
1939	Vitamina K	Dam, Karrer e Doisy
1940	Dicumarol como anticoagulante	Link
1940	Teoria do antagonismo metabólico	Woods e Fildes
1940	Inibição da anidrase carbônica pela sulfanilamida	Mann e Keilin
1940	Produção da penicilina	Chain e Florey
1942	Hipnoanalgésicos sintéticos	Ehrhart; Schauman
1943	Ação anorexígena da dexanfetamina	Laboratórios SKF
1944	Isolamento da estreptomicina	Waksman
1944	Nitrofuranos como antibacterianos	Dodd e Stillman
1946	Determinação da estrutura do ácido fólico	Laboratórios Lederle
1946	Metotrexato como antileucêmico	Farber et al.
1946	Síntese da penicilina	du Vigneaud
1947	Lidocaína como anestésico local	Löfgren
1948	Teorias sobre as influências espaciais na ação muscarínica	Pfeiffer; Ing
1948	Síntese industrial do cloranfenicol	Parke, Davis & Co.
1949	Ácido iopanóico como radiopaco	Lewis e Archer
1949	Descoberta da bradicinina	Rocha e Silva et al.
1949	Dimenidrinato como antiemético	Carliner
1950	Verificação da presença de sítios aniônico e esterásico na acetilcolinesterase	Wilson e Bergmann
1950	Sulfonamidas inibidoras da anidrase carbônica como diuréticos	Roblin e Clapp
1950	Início do estudo sobre metabolismo de fármacos	Brodie; Axelrod; Burns; Williams
1951	Síntese total de esteróides	Woodward; Robinson; Sarrett; Johnson
1952	Clorpromazina como psicotrópico	Charpentier; Halpern
1952	Reserpina como anti-hipertensiva e antipsicótica	Laboratórios Ciba
1952	Mercaptopurina como antileucêmico	Elion; Hitchings
1953	Ação anticoncepcional de derivados da progesterona	Pincus

Tabela 1.1 (cont.) As principais contribuições científicas recentes à química farmacêutica

Ano	Contribuição científica	Pesquisador
1953	Síntese dos primeiros hormônios polipeptídicos	du Vigneaud
1954	Carbutamida como hipoglicemiante	Loubatières; Janbon
1953-1955	Corticosteróides metilados, insaturados e fluorados como antiinflamatórios mais potentes	Laboratórios Schering, Pfizer, Squibb, Syntex
1955	Metildopa como anti-hipertensivo	Merck, Sharp & Dohme
1955	Intervenção da transferência de carga na ação enzimática	Kosower
1958	Imipramina como antidepressivo	Kuhn
1958	Teoria do encaixe induzido	Koshland
1959	Conceito de latenciação de fármacos	Harper
1959	Tentativa de isolar receptor colinérgico	Chagas Filho
1959	Obtenção de penicilinas semi-sintéticas	Laboratórios Beecham
1960	Benzodiazepinas como ansiolíticos	Sternbach
1960	Conceito de pró-fármaco	Albert
1961	Idoxuridina como antiviral	Prusoff; Hermann
1961	Desenvolvimento de reagentes dirigidos ao centro ativo de enzimas	Baker; Shaw; Singer
1962	Mecanismo de ação das sulfas ao nível molecular	Woods
1962	Aplicação de métodos matemáticos à química farmacêutica	Pullman; Hansch e Fujita; Free e Wilson
1964	Propranolol como β-bloqueador	Black et al.
1965	Mecanismo de ação dos antibióticos β-lactâmicos ao nível molecular	Strominger e Tipper
1967	Amantadina como antiviral	Paulshock e Watts
1968	Mebendazol como anti-helmíntico	Janssen
1969-1971	Tentativas para isolar receptores farmacológicos	O'Brien; Changeux; de Robertis; Miledi e Potter
1971	Levodopa como antiparkinsoniano	Hoffman-La Roche
1971	Prostaglandinas como oxitócicos e abortifacientes	Upjohn Company
1972	Estimulantes e bloqueadores do receptor H_2	Black et al.
1972	Miconazol como fungicida	Janssen
1972	Técnica do reconhecimento de padrão na predição de tipo de atividade farmacológica	Kowalski e Bender
1973	Receptor endógeno para opiáceos	Snyder et al.
1974	Aplicação da inteligência artificial na pesquisa de fármacos	Chu
1975	Encefalinas como hipnoanalgésicos endógenos	Hughes; Kosterlitz; Snyder; Pert
1976-1977	Prostaciclina como inibidor de agregação de plaquetas, vasodilatador artificial e broncodilatador	Vane et al.

II. ASPECTOS FUNDAMENTAIS SOBRE MEDICAMENTOS

A. Definições

Autores ibero-americanos há que costumam fazer distinção entre os três vocábulos — droga, fármaco e medicamento — usados para traduzir a única palavra inglesa *drug*. Segundo aqueles autores, estes três termos são assim definidos:

1. *Droga* é a matéria-prima mineral, vegetal ou animal da qual se podem extrair um ou mais princípios ativos; de acordo com esta acepção, os agentes terapêuticos de origem sintética não são drogas.

2. *Fármaco* é a substância química de constituição definida que pode ter aplicação em Farmácia, seja como preventivo, seja como curativo, seja como agente de diagnóstico; a ser aceita esta definição, a matéria-prima mineral, vegetal ou animal da qual se podem extrair uma ou mais bases medicamentosas não é fármaco, pois sua constituição química não é necessariamente conhecida.

3. *Medicamento* é o mesmo que fármaco, mas especialmente quando se encontra na sua forma farmacêutica.

A Organização Mundial de Saúde, todavia, não faz distinção entre fármaco e medicamento, pois define medicamento como "toda substância contida em um produto farmacêutico empregado para modificar ou explorar sistemas fisiológicos ou estados patológicos em benefício da pessoa a que se administra", e produto farmacêutico como "forma farmacêutica que contém um ou mais medicamentos juntamente com outras substâncias adicionadas no curso do processo de fabricação".

Neste compêndio, adotamos a acepção da Organização Mundial de Saúde, isto é, usamos os vocábulos fármaco e medicamento como sinônimos e, por extensão, conferimos ao termo droga, na maioria dos casos, o mesmo significado, sem atribuir a cada qual dos três nomes as nuanças que alguns autores lhes atribuem.

B. Forma

Muitos fármacos são ou ácidos ou bases orgânicos. Razões diversas determinam que, em Farmácia e Medicina, sejam utilizados na forma de sais: (a) modificação de propriedades físico-químicas, tais como solubilidade, estabilidade, fotossensibilidade e características organolépticas; (b) melhoramento da biodisponibilidade, mediante alteração da absorção, aumento da potência e prolongamento do efeito; (c) redução da toxicidade.

Nem todos os sais, todavia, são adequados para uso terapêutico. A *Food and Drug Administration* aprovou os seguintes: (a) ânions: acetato, benzenossulfonato, benzoato, bicarbonato, bitartarato, brometo, bromidrato, cansilato, carbonato, cloreto, cloridrato, citrato, dicloridrato, edetato, edetato cálcico, edisilato, embonato (pamoato), esilato, estearato, estolato, fosfato/difosfato, fumarato, gluceptato, gluconato, glutamato, glicolilarsanilato, hexilresorcinato, hidrabamina, hidroxinaftoato, iodeto, isetionato, lactato, lactobionato, malato, maleato, mandelato, mesilato, metilbrometo, metilsulfato, mucato, napsilato, nitrato, pantotenato, poligalacturonato, salicilato, subacetato, succinato, sulfato, tanato, tartarato, teoclato, trietiodeto; (b) cátions: (I) orgânicos: benzatina, cloroprocaína, colina, diolamina, etilenodiamina, meglumina, procaína; (II) metálicos: alumínio, cálcio, lítio, magnésio, potássio, sódio, zinco.

A mesma agência norte-americana, a FDA, não aprovou os seguintes, embora eles sejam comercializados: (a) adipato, alginato, aminossalicilato, anidrometilenocitrato, arecolina, aspartato, bissulfato, butilbrometo, canforato, dibromidrato, digluconato, dissuccinato, fenilltilbarbiturato, fluoridrato, glicerofosfato, hemissulfato, iodidrato, metilenobis(salicilato), napadisilato, oxalato, pectinato, persulfato, picrato, propionato, tiocianato, tosilato, undecanoato; (b) cátions: (I) orgânicos: benetamina, clemizol, dietilamina, piperazina, trometamina; (II) metálicos: bário, bismuto.

C. Emprego

Os fármacos são usados para um ou mais dos seguintes fins: (a) fornecimento de elementos carentes ao organismo; exemplos: vitaminas, sais minerais, hidrolisados de proteínas, hormônios; (b) prevenção de uma doença ou infecção; exemplos: soros e vacinas; (c) combate a uma infecção; exemplos: quimioterápicos, incluindo antibióticos; (d) bloqueio temporário de uma função normal; exemplos: anestésicos gerais e locais, anticoncepcionais orais; (e) correção de uma função orgânica desregulada: (I) disfunção; exemplo: cardiotônicos no tratamento de insuficiência cardíaca congestiva; (II) hipofunção; exemplo: hidrocortisona no tratamento de insuficiência supra-renal; (III) hiperfunção; exemplo: metildopa em hipertensão arterial; (f) destoxificação do organismo; exemplo: antídotos; (g) agentes auxiliares de diagnóstico; exemplo: radiopacos.

D. Ação biológica

Os efeitos que os fármacos causam resultam de um conjunto complexo de processos, em que intervêm fatores diversos. Em suma, na ação dos fármacos observam-se três fases: fase farmacêutica, fase farmacocinética e fase farmacodinâmica (Fig. 1.1).

Na fase farmacêutica, também chamada fase de exposição, ocorre a desintegração da forma em que o fármaco é administrado. A fração da dose disponível para a absorção constitui medida da disponibilidade farmacêutica.

Durante a fase farmacocinética processa-se a absorção, distribuição, metabolismo e excreção do fármaco. A fração da dose que chega à circulação geral é medida da disponibilidade biológica.

A fase farmacodinâmica compreende o processo de interação do fármaco com o seu receptor. Desta interação resulta um estímulo que, após uma série de fenômenos químicos e bioquímicos, se traduz no efeito biológico esperado.

E. Efeito placebo

Em determinados casos, o efeito biológico não decorre da ação de um medicamento específico, mas sim de fatores psicológicos ou inespecíficos. Esse conjunto de fatores recebe o nome de *efeito placebo*.

O termo latino *placebo* significa *eu agradarei* ou *eu aplacarei*. Wolf definiu o efeito placebo como "qualquer efeito atribuível a uma pílula, poção ou procedimento, mas não às suas propriedades farmacodinâmicas ou específicas". Resulta de auto-sugestão, reação psicológica ou reflexo condicionado. Pode ser efeito fisiológico, psicológico ou psicofisiológico.

Distinguem-se quatro classes de placebos: (a) substâncias simples farmacologicamente inertes, tais como açúcar, amido, lactose, talco, água

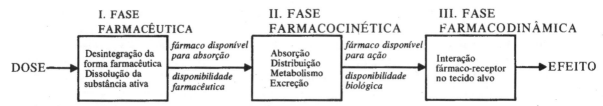

Fig. 1.1 Fases importantes da ação dos fármacos.
Fonte: E. J. Ariëns, *Top. Curr. Chem.*, *52*, 1 (1974).

destilada; *(b)* pseudomedicamentos, extratos de ervas, solução salina, metais tóxicos, vitaminas supérfluas; *(c)* ação farmacodinâmica de um agente terapêutico específico, embora não seja o indicado para o mal de que o paciente se queixa ou sofre efetivamente; *(d)* fatores psicológicos, tais como a atitude do paciente ou do médico; por exemplo, a fé do paciente no médico ou no remédio prescrito ou o entusiasmo do médico pelo tratamento indicado.

A análise crítica do arsenal terapêutico disponível à humanidade até o princípio deste século força-nos a admitir que os pretensos benefícios proporcionados pelos remédios advinham, em sua maioria, do efeito placebo. Recentemente, em determinados estudos, obteve-se eficácia terapêutica em cerca de 30 a 40% de pacientes — que sofriam de hipertensão, artrite, úlcera, enxaqueca, dor pós-operatória, vômitos, tosse, insônia, enjôo, náusea, resfriado, febre, verrugas ou outros males menores — medicados apenas com placebo.

O efeito placebo em curar a doença ou, pelo menos, aliviar os seus sintomas é auxiliado pela tendência das doenças em serem autolimitantes e pelo poder natural do organismo humano em recuperar-se espontaneamente. Hoje em dia alegam alguns que os placebos usados para mitigar a dor promovem, de algum modo, a liberação de analgésicos endógenos — como endorfinas, beta-lipotropinas e encefalinas — e isso explicaria o seu efeito benéfico para determinados pacientes.

Por ser não raro benéfico, o efeito placebo é utilizado até na nossa época, em que o arsenal terapêutico dispõe de drogas realmente eficazes para quase todas as enfermidades e indisposições. De fato, a tendência é lançar mão dele com mais freqüência, sobretudo no tratamento dos hipocondríacos, em consonância com a máxima que deve orientar a conduta médica: *primum non nocere* (em primeiro lugar não prejudicar). Curiosamente, em 1979, nos Estados Unidos, uma indústria farmacêutica requereu à *Food and Drug Administration* a liberação de um novo analgésico, que será vendido com o seguinte rótulo, cujos dizeres correspondem à verdade: Provado Eficaz em um Terço de Todos os Casos e Absolutamente Seguro. O nome do remédio: Placebo.

F. Metabolismo

Fármacos e outros compostos químicos estranhos que penetram num organismo vivo são ou armazenados no corpo ou removidos deste após um período de tempo. Enquanto permanecem no interior do organismo podem continuar intatos ou sofrer transformações químicas, dando os seguintes tipos de compostos: *(a)* menos ativos; *(b)* mais ativos; *(c)* com atividade semelhante ou diferente. Este processo de alteração química de fármacos no interior do organismo vivo recebe o nome de *metabolismo de fármacos*.

Certos fármacos, como os análogos de aminas biógenas, esteróides, purinas, pirimidinas e aminoácidos, assemelham-se estreitamente a substâncias normalmente presentes em animais, incluindo o homem. Por esta razão, eles podem sofrer as mesmas interações específicas com enzimas, proteínas carregadoras e sistemas transportadores que os seus correspondentes endógenos.

Em sua maioria, entretanto, os fármacos não apresentam muita relação estrutural com substratos normais do organismo. Por isso, seu metabolismo compreende enzimas inespecíficas e seu movimento através de membranas e barreiras se realiza ou por difusão passiva ou por sistemas transportadores inespecíficos.

1. FATORES QUE AFETAM O METABOLISMO

Fatores diversos afetam o metabolismo de fármacos:

1. Fatores ambientes internos: sexo, idade, peso, estado nutricional, atividade, temperatura corporal, flora e fauna do trato intestinal, gestação, estado emocional, outros agentes químicos presentes, hidratação, composição genética, estados de atividade enzimática;

2. Fatores de administração do fármaco: via de administração, local de administração, velocidade de administração, volume administrado, composição do veículo, número de doses — duração do tratamento, freqüência da medicação, estado físico-químico do fármaco;

3. Fatores ambientes externos: temperatura, umidade, pressão barométrica, composição atmosférica ambiente, luz, outras radiações, som, estação do ano, hora do dia, presença de animais, habitat, substâncias químicas, manuseio.

2. LOCAL DE METABOLISMO

Os fármacos, em sua maioria, são metabolizados no fígado através da ação de enzimas microssômicas. Os intestinos, cérebro, rins e pulmões são outros locais de metabolismo de fármacos.

3. FASES DO METABOLISMO

Os fármacos estranhos ao organismo são geralmente transformados em metabólitos de polaridade crescente, até que possam ser excretados pelos rins. A Fig. 1.2 representa este processo, que normalmente é bifásico.

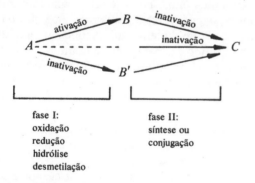

Fig. 1.2 Vias do metabolismo de fármacos. *Fonte:* R. T. Williams, *Detoxication Mechanisms,* 2nd ed., Wiley, New York, 1959.

Na primeira fase, os fármacos apolares são em geral inativados ou, em alguns casos, ativados pela introdução de grupos polares através de: *(a)* oxidação: desalogenação, desalquilação, desaminação, dessulfurilação, formação de óxido, hidroxilação, oxidação alcoólica, oxidação aldeídica; *(b)* redução: azorredução, nitrorredução, redução aldeídica ou cetônica; *(c)* hidrólise: desaminação, desesterificação; *(d)* retirada de grupos (alquílicos) apolares a fim de pôr a descoberto grupos polares potenciais.

Na segunda fase, os compostos polares são inativados por processos de síntese ou conjugação, tais como: metilação, acilação, formação de tiocianato, formação de ácido mercaptúrico, conjugação com ácido glicurônico, conjugação com aminoácidos e conjugação com sulfatos.

Portanto, o fármaco administrado pode ser excretado sob uma das seguintes formas: *(a)* inalterado; *(b)* oxidado, reduzido ou hidrolisado; *(c)* conjugado. Alguns exemplos de metabolismo de fármacos estão arrolados na Tabela 1.2. A Tabela 1.3, por sua vez, alista os principais tipos de reações metabólicas que os fármacos e outros compostos químicos podem sofrer.

4. ESTÍMULO OU INIBIÇÃO DO METABOLISMO

Conhecem-se compostos que ou estimulam ou inibem o metabolismo de fármacos. Os estimulantes abreviam a duração da ação de um fármaco induzindo as enzimas microssômicas hepáticas, tais como citocromo P-450 (Fig. 1.3). Mais de duas centenas de compostos diferentes apresentam esta propriedade; exemplos: barbitúricos, clofenotano, clordano, espironolactona, esteróides anabolizantes, fenilbutazona, glicocorticóides, glutetimida, hidrocarbonetos policíclicos, imipramina, niquetamida, tolbutamida. Os inibidores diminuem o metabolismo de fármacos, prolongando a duração da ação do fármaco; exemplos: aloxana, inibidores da monoamino oxidase, morfina, tetracloreto de carbono, tiroxina.

G. Interações

Se tomados concomitantemente, os fármacos podem interagir, com as seguintes conseqüências: *(a)* efeito aditivo ou sinérgico, quando ambos apresentam a mesma ação farmacodinâmica; *(b)* perda de efeito, se apresentarem ações opostas; *(c)* influência de um fármaco sobre a atividade de outro, alterando sua absorção, distribuição, metabolismo ou excreção.

A absorção de um fármaco pode ser diminuída pela administração simultânea de outro fármaco que forme, com o primeiro, complexo pouco solúvel no trato gastrintestinal; assim, os antiácidos e o sulfato ferroso diminuem a absorção das tetraciclinas, formando quelatos com elas. Visto que as drogas são melhor absorvidas quando se encontram no estado não-ionizado, a mudança do pH gástrico pode afetar a absorção daquelas passíveis de ser ionizadas; por exemplo, o bicarbonato de sódio reduz a absorção das tetraciclinas. A redução ou aumento da motilidade

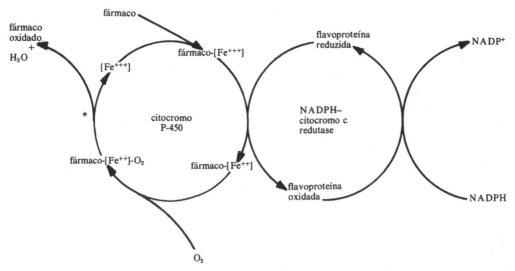

*Denota contribuição de um segundo elétron e dois íons hidrogênio oriundos de NADH-flavoproteína-citocromo b_5 ou de NADPH-flavoproteína.

Fig. 1.3 Mecanismo de metabolização de fármacos nos microssomos hepáticos.

gastrintestinal por um fármaco pode diminuir ou incrementar a absorção de outro; é o caso do fenobarbital que, estimulando a secreção da bile e, indiretamente, o peristaltismo — que, por sua vez, aumenta a motilidade do trato gastrintestinal —, reduz os níveis plasmáticos da griseofulvina.

A distribuição dos fármacos se deve à sua maior ou menor ligação às proteínas plasmáticas. Visto que a porção não-ligada é a biologicamente ativa, a administração simultânea de dois fármacos que tenham alta afinidade pelas proteínas poderá resultar em que um desloque o outro de sua ligação com a proteína, o que resulta na potenciação do fármaco deslocado.

O metabolismo de certos fármacos é intensificado ou inibido na presença de outros fármacos. Em sua maioria, os fármacos são metabolizados mediante sua biotransformação — por enzimas microssômicas hepáticas — em compostos químicos mais polares, como passo preparativo para sua excreção. A este processo se denomina indução enzimática. Determinados indutores podem acelerar não só o seu próprio metabolismo, mas também o de outros fármacos e, desta forma, diminuir a duração e intensidade de ação dos fármacos. Por exemplo, o fenobarbital e outros barbitúricos aceleram o metabolismo de muitas drogas, tais como: anticoagulantes cumarínicos, antidepressores tricíclicos, clorpromazina, digitoxina, dipirona, doxiciclina e fenitoína. A fenitoína é agente indutor do metabolismo de dexametasona, digitoxina, doxiciclina e hidrocortisona. Por outro lado, fármacos há que alteram o metabolismo de outros fármacos mediante inibição da atividade de enzimas microssômicas ou competição pelas mesmas enzimas ou cofatores. Assim, o dicumarol inibe o metabolismo de alguns hipoglicemiantes orais, como clorpropamida e tolbutamida, o que acarreta grave hipoglicemia se tomados concomitantemente; a isoniazida aumenta o nível sérico e a meia-vida da fenitoína, resultando em toxicidade própria desta última; efeito análogo exerce o paracetamol sobre o cloranfenicol; a cimetidina potencia a ação anticoagulante da warfarina.

Entre as alterações do metabolismo, são de importância clínica aquelas que compreendem:

1. Os mecanismos adrenérgicos: *(a)* interferência no metabolismo do levarterenol e outras aminas biógenas: a administração de inibidores da MAO concomitantemente com drogas pressoras (anfetamina, efedrina) pode resultar em crise hipertensiva grave; *(b)* bloqueio do mecanismo de recaptação das mesmas aminas: os antidepressores tricíclicos bloqueiam a captação da guanetidina e, deste modo, seu efeito anti-hipertensivo; *(c)* liberação do levarterenol dos locais de armazenamento: por seu efeito depletor do levarterenol, a reserpina pode diminuir o efeito adrenomimético dos agentes adrenérgicos que atuam mediante liberação do levarterenol; *(d)* ação sobre os receptores adrenérgicos: a administração de certos anestésicos gerais (como ciclopropano, halotano, cloreto de etila e outros compostos halogenados) simultaneamente com certos agentes

Tabela 1.2 Metabolismo de alguns fármacos

| paration (inativo) → paraoxon (ativo) |
| hidrato de cloral (ativo) → tricloroetanol (mais ativo) |
| arsfenamina (ativa) → oxofenarsina (mais ativa) |
| anfetamina (ativa) → hidroxianfetamina (menos ativa) |
| fenobarbital (ativo) → p-hidroxifenobarbital (inativo) |

adrenomiméticos pode resultar em arritmias, pois os referidos anestésicos gerais sensibilizam o coração aos efeitos das catecolaminas;

2. Os mecanismos colinérgicos: o uso concomitante de anticolinérgicos, como os alcalóides de *A. belladona,* com fármacos que têm ação colinérgica, mesmo fraca, como fenotiazínicos, anti-histamínicos e antidepressores tricíclicos, pode provocar efeitos anticolinérgicos aditivos, como constipação;

3. A junção mioneural: o emprego simultâneo de suxametônio com anticolinesterásicos pode prolongar a apnéia pós-operatória;

4. No local de excreção: *(a)* interações que compreendem a secreção e reabsorção ativas: a probenecida, administrada junto com penicilina, prolonga o efeito antibacteriano desta última, por retardamento de sua excreção; *(b)* interações que

Tabela 1.3 Principais tipos de reações metabólicas

1. Oxidação

a. desalogenação

$$RR'CH-CCl_3 \xrightarrow{[O]} RR'C=CCl_2$$

b. desalquilação

$$ROCH_3 \xrightarrow{[O]} ROH + HCHO$$

$$RNHCH_2CH_3 \xrightarrow{[O]} RNH_2 + CH_3CHO$$

c. desaminação

$$RCH_2NH_2 \xrightarrow{[O]} RCHO + NH_3$$

d. dessulfurilação

$$RSH \xrightarrow{[O]} ROH$$

e. formação de óxido

$$RNHR' \xrightarrow{[O]} RNR' \atop OH$$

$$R-S-R' \xrightarrow{[O]} R-\underset{O}{\overset{}{S}}-R'$$

f. hidroxilação

$$RCH_2CH_3 \xrightarrow{[O]} R-\underset{}{\overset{OH}{CH}}-CH_3$$

$$R-\text{C}_6\text{H}_5 \xrightarrow{[O]} R-\text{C}_6\text{H}_4-OH$$

g. oxidação alcoólica

$$RCH_2CH_2OH \xrightarrow{[O]} RCH_2COOH$$

h. oxidação aldeídica

$$RCH_2CHO \xrightarrow{[O]} RCH_2COOH$$

2. Redução

a. azorredução

$$RN=NR' \xrightarrow{[H]} RNH_2 + R'NH_2$$

b. nitrorredução

$$RNO_2 \xrightarrow{[H]} RNH_2$$

c. redução aldeídica ou cetônica

$$RCHO \xrightarrow{[H]} RCH_2OH$$

$$RCOR' \xrightarrow{[H]} RCHOHR'$$

3. Hidrólise

a. desamidação

$$RCONHR' \longrightarrow RCOOH + R'NH_2$$

b. desesterificação

$$RCOOR' \longrightarrow RCOOH + R'OH$$

4. Síntese ou conjugação

a. metilação

$$RXH + \text{S-adenosilmetionina} \rightarrow RXCH_3 + \text{S-adenosil-homocisteína}$$

b. acilação

$$RNH_2 + CH_3COSCoA \rightarrow RNHCOCH_3 + CoA\text{-}SH$$

c. formação de tiocianato

$$HCN + Na_2S_2O_3 \rightarrow HSCN + Na_2SO_3$$

d. formação de ácido mercaptúrico

$$R-X \rightarrow R-S-CH_2-\underset{NH-CO-CH_3}{\overset{}{CH}}-COOH$$

e. conjugação com ácido glucurônico

$$ROH + \text{(glucuronato-UDP)} \rightarrow \text{(glucuronato-OR)} + UDP$$

UDP = uridinadifosfato

f. conjugação com aminoácidos

$$RCOOH + RCOSCoA + H_2N\underset{R'}{\overset{}{CH}}-COOH \rightarrow$$

$$RCON\underset{R'}{\overset{}{HCH}}-COOH + CoA-SH$$

g. conjugação com sulfatos

$$ROH + \text{3'-fosfoadenosina-5'-fosfossulfato} \rightarrow$$

$$R-O-\underset{O}{\overset{O}{S}}-OH + \text{3'-fosfoadenosina-5'-fosfato}$$

compreendem reabsorção passiva: pode-se aumentar a velocidade de excreção do fenobarbital, que é ácido fraco, mediante alcalinização da urina por bicarbonato de sódio; *(c)* interações secundárias a alterações do equilíbrio eletrolítico ou do volume do fluido extracelular: exemplo do primeiro caso é a retenção de sódio induzida pela maioria dos fármacos anti-hipertensivos, retenção essa que pode ser impedida pela administração simultânea de diuréticos; exemplo do segundo caso é a redução da resposta hipoprotrombinêmica dos anticoagulantes orais causada pelos diuréticos, em conseqüência da concentração dos fatores de coagulação como efeito secundário da diminuição do volume do plasma.

As interações de quimioterápicos serão vistas no Cap. 25.

H. Efeitos adversos

Todos os fármacos, uns mais outros menos, podem causar efeitos adversos, alguns de extrema gravidade, a ponto de provocar mortes. Sabe-se, há muito, que todo medicamento é veneno em potencial. Paracelso, que viveu de 1493 a 1541, já afirmara: "Todas as substâncias são venenos; não há nenhuma que não seja veneno. A dose correta diferencia um veneno de um remédio." Efetivamente, a própria palavra grega φάρμακον *(fármacon),* da qual provém a portuguesa *fármaco,* significa não apenas remédio, mas também veneno. Por isso, uma superdose, a administração por via inadequada e a aplicação para fins não-indicados podem transformar um fármaco útil em tóxico perigoso.

Hipócrates (570-460 a.C.), Galeno (131-201), Rhazes (860-932) e outros ilustres médicos admoestaram contra os efeitos adversos das drogas, não raro adulteradas, utilizadas em suas épocas.

Com o enriquecimento qualitativo e quantitativo do arsenal terapêutico, cogitaram as autoridades de zelar pela pureza das drogas e pela sua segurança. Isso não impediu que várias reações graves e até mortes ocorressem pela administração de drogas perigosas, como o calomelano. Os leigos, e também alguns médicos, protestaram contra estes remédios. Um deles, Holmes, em 1861, afirmou: "Se toda a matéria médica, conforme é hoje usada, pudesse ser lançada ao fundo do mar, seria tanto melhor para a humanidade — e tanto pior para os peixes".

No século passado, surgiram em alguns países importantes farmacopéias novas, que especificavam os padrões de pureza das drogas. Verificou-se, todavia, que até as drogas de pureza farmacopéica podiam causar efeitos tóxicos. Dados sobre estes efeitos passaram a ser coletados. Em 1952, Meyler publicou o primeiro livro que tratava unicamente das reações adversas das drogas.

Após a tragédia da talidomida, em 1961, a própria Organização Mundial de Saúde (OMS), bem como os governos de alguns países, interessaram-se pelo problema. Hoje em dia, as classes médica e farmacêutica e grande parcela do público estão devidamente conscientizadas de que toda medicação representa um risco, maior ou menor, pois não há nenhuma droga que seja absolutamente segura — ao lado do efeito terapêutico que se busca, as drogas podem também causar, e não raro causam, efeitos adversos indesejados, alguns de suma gravidade. É por esta razão que, além da eficácia, segurança e biodisponibilidade, atualmente os órgãos oficiais a quem compete liberar drogas novas para o consumo exigem ensaios de carcinogenicidade, teratogenicidade e mutagenicidade, e só aprovam aquelas que se mostrarem isentas de provocar esses perigosos efeitos, a curto e longo prazo.

III. CLASSIFICAÇÃO DE FÁRMACOS

Os fármacos podem ser classificados de acordo com critérios diversos. Geralmente são classificados segundo: *(a)* estrutura química; *(b)* ação farmacológica; *(c)* emprego terapêutico; *(d)* mecanismo de ação ao nível molecular.

A primeira classificação foi usada extensivamente há alguns anos e ainda o é por alguns autores. Segundo esta classificação, os fármacos podem ser agrupados em uma ou mais das seguintes categorias: acetais, ácidos, álcoois, amidas, amidinas, aminas, aminoácidos, aminoálcoois, aminocetonas, aminoéteres, azocompostos, cetonas, compostos de amônio, compostos halogenados, compostos nitrosos, enóis, ésteres, estilbenos, éteres, fenóis, glicosídios, guanidinas, hidrocarbonetos, lactamas, lactonas, mostardas, nitrocompostos, organominerais, quinonas, semicarbazidas, semicarbazonas, sulfonamidas, sulfonas, tioamidas, tióis, tiouréias, uréias, ureídas e uretanas.

A classificação farmacológica leva em consideração o modo de ação dos medicamentos. Segundo este critério, em 1976 a Organização Mundial de Saúde distribuiu os medicamentos nas seguintes classes: depressores do sistema nervoso central, estimulantes do sistema nervoso central, psicofármacos, fármacos que atuam no sistema nervoso periférico, fármacos que atuam nas sinapses e nas junções neuroefetoras, fármacos que atuam na musculatura lisa, histamina e anti-histamínicos, fármacos cardiovasculares, fármacos que atuam nos sistemas sanguíneo e hematopoiético (excluindo os citostáticos), fármacos que atuam no trato gastrintestinal, fármacos que atuam no trato respiratório, citostáticos, fármacos que atuam no metabolismo e nutrição (excluindo o metabolismo aquoso e mineral), fármacos que agem no metabolismo aquoso e mineral, vitaminas, hormônios, agentes imunológicos, antiinfecciosos, fármacos que agem localmente (incluindo fármacos dermatológicos e os usados internamente), fármacos diversos e mecanismos farmacológicos não-classificados.

O terceiro critério, o emprego terapêutico, é muito semelhante ao anterior e, em muitos casos, se confunde com este. Segundo a classificação terapêutica, em 1976, a Organização Mundial de Saúde dividiu os medicamentos nos seguintes grandes grupos: depressores do sistema nervoso central, estimulantes do sistema nervoso central, fármacos psicotrópicos, fármacos que atuam sobre o sistema nervoso periférico, miorrelaxantes, espasmolíticos (incluindo anticolinérgicos), antialérgicos (incluindo anti-histamínicos, fármacos dessensibilizantes etc.), fármacos cardiovasculares, fármacos que atuam sobre os sistemas sanguíneo e hematopoiético, fármacos que agem sobre o trato gastrintestinal, fármacos que agem sobre o trato respiratório (antitussígenos e misturas expectorantes, etc.), fármacos antineoplásicos, fármacos que agem no metabolismo e nutrição, fármacos que agem no metabolismo aquoso e eletrolítico, vitaminas, fármacos que atuam nos distúrbios dos hormônios sexuais e condições relacionadas, agentes imunológicos, antiinfecciosos, preparações para a pele e membranas de mucosas, preparações oculares e otorrinolaringológicas, anti-reumáticos (incluindo antiflogísticos), fármacos imunossupressores, fármacos diversos e outros empregos terapêuticos.

A tentativa de classificar os fármacos de acordo com o seu mecanismo de ação ao nível molecular não pode estender-se a todos os fármacos, porquanto para muitos deles tal mecanismo é ainda desconhecido. Entretanto, com o progresso das ciências voltadas a esclarecer a questão, prevê-se que em futuro não muito remoto a maioria dos fármacos poderá ser agrupada numa classificação deste tipo. Por ora, é possível enquadrar grande número de fármacos numa classificação como a que se apresenta na secção IX, do Cap. 3 deste compêndio, a saber: fármacos que atuam sobre enzimas, fármacos que suprimem a função gênica, fármacos que agem por antagonismo metabólico, fármacos quelantes, fármacos que atuam sobre membranas biológicas e fármacos que agem pelas propriedades físico-químicas. Alguns dos grupos podem ainda ser subdivididos. Assim, por exemplo, no primeiro grupo teríamos, entre vários outros, os seguintes subgrupos: *(a)* ativadores de enzimas; por exemplo, da adenilato ciclase; *(b)* inibidores de enzimas; por exemplo, da acetilcolinesterase, adenosinotrifosfatase, carbonato desidratase, diidrofolato desidrogenase, diidropteroato sintase, RNA nucleotidiltransferase, timidilato sintetase, transpeptidase; *(c)* reativadores de enzimas; por exemplo, da acetilcolinesterase.

Neste compêndio adotamos a classificação farmacológico-terapêutica. Atualmente, é a preferida pela maioria dos químicos farmacêuticos. Segundo esta classificação, os fármacos podem ser divididos nestes cinco grupos principais: *(a)* agentes farmacodinâmicos, aqueles usados em doenças não-infecciosas, para corrigir funções anormais; *(b)* agentes quimioterápicos, que são os fármacos empregados para cura e profilaxia de moléstias infecciosas; *(c)* vitaminas; *(d)* hormônios; *(e)* agentes diversos. Cada grupo pode ser subdividido. Assim, entre os agentes farmacodinâmicos, temos: (1) fármacos que atuam sobre o sistema nervoso central; (2) fármacos que estimulam ou bloqueiam o sistema nervoso periférico; (3) fármacos que agem nos sistemas cardiovascular e renal. Estes subgrupos são, por sua vez, repartidos em classes farmacológicas correspondentes e, em seguida, cada classe é subdistribuída de acordo com a estrutura química dos fármacos ou outro critério apropriado.

IV. NOMENCLATURA DE FÁRMACOS

A. Introdução

Compulsando-se os anúncios de medicamentos publicados em revistas de medicina, bem como os compêndios que arrolam as especialidades farmacêuticas comercializadas no país, os folhetos de propaganda e as bulas de remédios, verifica-se que dezenas de nomes de fármacos, mormente dos mais recentes, encontram-se ali grafados de maneira errada. Em geral, o erro consiste em transcrever os nomes dos fármacos em inglês, já que estes mesmos fármacos provêm, em sua grande maioria, de países de fala inglesa: Estados Unidos e Inglaterra. Seria o mesmo que usar Anthony, John e Peter, em lugar de Antonio, João e Pedro.

Assim, por exemplo, as referidas publicações usam nomes como cimetidine, ciproheptadine, clofibrate, enflurane, hycanthone, loperamide, mebendazole, miconazole, oxamniquine e virazole, em vez de grafá-los corretamente cimetidina, ciproeptadina, clofibrato, enflurano, hicantona, loperamida, mebendazol, miconazol, oxamniquina e virazol.

Tais erros devem-se ao desconhecimento das regras de nomenclatura de fármacos por parte dos farmacêuticos e médicos que ou traduzem ou redigem as bulas, os folhetos de propaganda, os compêndios médicos e os anúncios de remédios. É apropriado, conseqüentemente, recordar as regras acima mencionadas.

B. Nomes de fármacos

Os fármacos possuem três ou mais nomes. Estes nomes são os seguintes: *(a)* sigla, número do código ou designação do código; *(b)* nome químico; *(c)* nome registrado, nome patenteado, nome comercial ou nome próprio; *(d)* nome genérico, nome oficial ou nome comum; *(e)* sinônimos e outros nomes.

A sigla é formada geralmente com as iniciais do laboratório ou do pesquisador ou do grupo de pesquisas que preparou ou ensaiou o fármaco pela primeira vez, seguidas de um número. Não identifica a estrutura química do fármaco. Deixa de ser usada logo que for escolhido um nome adequado.

O nome químico é o único que descreve a estrutura química do fármaco. É dado de acordo com as regras de nomenclatura dos compostos químicos. Identifica plena e exatamente a estrutura química. Visto que às vezes é muito longo, o nome químico não é adequado para uso rotineiro. O nome químico deve ser escrito em letras *minúsculas*.

O nome registrado refere-se ao nome individual selecionado e usado pelo fabricante do fármaco ou medicamento. Se o medicamento é fabricado por mais de uma companhia, como freqüentemente acontece, cada firma dá o seu próprio nome registrado. Às vezes o nome patenteado refere-se a uma formulação e não a uma única substância química. O nome patenteado deve ser escrito com iniciais *maiúsculas* de cada palavra do nome.

O nome genérico refere-se ao nome comum, pelo qual um fármaco é conhecido como substância isolada, sem levar em conta o fabricante. Devia ser simples, conciso e significativo, mas freqüentemente não é. Deve ser escrito com a inicial *minúscula*. Este nome é escolhido pelos órgãos oficiais. Nos Estados Unidos, tal órgão é o *U. S. Adopted Names Council* (USAN), patrocinado pela *American Medical Association* (AMA), *American Pharmaceutical Association* (APhA), *U. S. Pharmacopeial Convention* e *U. S. Food and Drug Administration*. Na Inglaterra, o órgão encarregado da mesma tarefa é a *British Pharmacopoeial Commission*. No Brasil, é a Câmara Técnica de Medicamentos do Conselho Nacional de Saúde, órgão do Ministério da Saúde. Em escala mundial, contudo, a Organização Mundial de Saúde é o órgão oficial incumbido de selecionar, aprovar e divulgar os nomes oficiais de fármacos. Neste compêndio adotamos os nomes dados pela Organização Mundial de Saúde e também pela Farmacopéia Brasileira. Entretanto, nas tabelas que arrolam os fármacos mais usados, além destes nomes são consignados, mas entre parênteses, também os nomes oficiais dados por órgãos competentes de diversos países. Os nomes oficiais de fármacos, porém, variam conforme a língua, à semelhança do que ocorre com os nomes de pessoas. Assim, temos: phenobarbitalum (latim), phénobarbital (francês), phenobarbital (inglês) e fenobarbital (português).

Sinônimos são os nomes dados por fabricantes ao mesmo fármaco e/ou os antigos nomes oficiais. Alguns fármacos podem ter dezenas de nomes.

Os pesquisadores que realizam ensaios biológicos de compostos químicos potencialmente ativos devem lembrar-se de que os fármacos podem ser designados por um ou mais dos vários nomes acima vistos. Caso contrário, poderão cometer o engano tragicômico a que foi certa feita induzido um investigador: ele copiou de revistas diferentes quatro estruturas químicas, que julgou fossem diversas e se referissem a substâncias distintas. Uma das revistas deu a sigla; outra, o nome químico; a terceira, o nome patenteado; e a quarta, o nome oficial. O pesquisador ficou impressionado pelo fato de os quatro fármacos apresentarem a mesma potência. Chegou a pedir amostras de cada um dos autores dos artigos publicados a fim de repetir as experiências deles, mas ficou muito perturbado ao verificar que as quatro substâncias que recebeu eram idênticas em tudo!

A existência de nomes comerciais e nomes oficiais parecidos, por sua vez, pode conduzir a conseqüências graves. Por exemplo, um oficial de farmácia julgou que procaína fosse o mesmo que Percaína (cujo nome oficial é cinchocaína) e — ao aviar uma receita — colocou a última em lugar da primeira, mas rotulou o frasco como se contivesse solução de procaína. Injetada no paciente, esta solução causou sete convulsões em menos de 15 minutos e, finalmente, a morte. Outro engano, que também teve êxito letal, foi confundir Nupercaína (que é a mesma cinchocaína) com Novocaína (nome patenteado da procaína) e empregar aquela no lugar desta.

Presume-se, em geral, que o nome oficial seja equivalente ao nome patenteado. Contudo, nem sempre isto é verdade. Embora quimicamente equivalentes, os medicamentos que têm o mesmo nome oficial, mas nomes comerciais diferentes, por serem fabricados por laboratórios diferentes, podem diferir sensivelmente em sua ação farmacológica. Diversos fatores — principalmente de formulação e fabricação — são responsáveis por esta diferença. Os seguintes fármacos, entre certamente muitos outros, manifestaram diferenças na ação farmacológica, quando fornecidos por fabricantes diferentes: ácido acetilsalicílico, ácido aminossalicílico, ampicilina, benzilpenicilina, cloranfenicol, clordiazepóxido, dexanfetamina, dicumarol, dietilestilbestrol, digitoxina, digoxina, eritromicina, fenilbutazona, fenitoína, heparina, hidrato de cloral, meprobamato, nitrofurantoína, oxitetraciclina, paracetamol, prednisona, riboflavina, secobarbital, sulfadiazina, sulfafurazol, tetraciclina, warfarina.

C. Regras de nomenclatura

A Organização Mundial de Saúde recomenda aos seus países-membros que adotem os seguintes princípios gerais para formar nomes comuns internacionais para as substâncias farmacêuticas:

1) Os nomes deverão distinguir-se fonética e ortograficamente. Não serão excessivamente longos nem deverão dar margem à confusão com nomes já em uso;

2) O nome de cada substância deverá indicar, quando for possível, seu parentesco farmacológico com outras substâncias do mesmo grupo. Deverão evitar-se os nomes que facilmente induzam no paciente alguma sugestão de ordem anatômica, fisiológica, patológica ou terapêutica.

De acordo com a mesma Organização, os princípios fundamentais antes expostos serão completados com os seguintes princípios secundários:

1) Ao fixar o nome da primeira substância em um novo grupo farmacológico, levar-se-á em consideração a possibilidade de formar posteriormente outros nomes apropriados para as substâncias aparentadas que pertençam ao novo grupo;

2) Na formação de nomes para ácidos preferir-se-ão os de uma única palavra; seus sais deverão conter o nome não modificado do ácido; por exemplo, "oxacilina" e "oxacilina sódica", "ibufenaco" e "ibufenaco sódico";

3) Os nomes escolhidos para substâncias que têm caráter de sal deverão aplicar-se em geral à base ativa, ou, respectivamente, ao ácido ativo. Os nomes para diferentes sais ou ésteres da mesma substância ativa somente deverão diferir no nome do ácido ou da base inativos.

Nos compostos de amônio quaternário, o cátion e o ânion deverão enunciar-se em separado como componentes independentes de uma substância quaternária e não como sais de uma amina;

4) Deverá evitar-se o emprego de uma letra ou de um número isolados; tampouco é conveniente o emprego de hífens;

5) Para facilitar a tradução e a pronúncia, empregar-se-ão, de preferência, as letras "f" em vez de "ph", "t" em vez de "th", "e" em vez de "ae" ou "oe" e "i" em vez de "y"; dever-se-á evitar o emprego das letras "h" e "k";

6) Sempre que os nomes que se sugiram estiverem de acordo com estes princípios, deverão preferir-se os nomes propostos pela pessoa que descobriu a substância ou que primeiramente fabricou ou pôs à venda a substância farmacêutica, assim como os nomes já oficialmente adotados em qualquer país;

7) O parentesco entre substâncias do mesmo grupo será indicado nos nomes, de preferência mediante o emprego das sílabas comuns da lista arrolada na Tabela 1.4. As sílabas ou grupos de sílabas indicados sem hífen poderão incluir-se em qualquer lugar do nome. Tanto quanto possível, a sílaba ou grupo de sílabas correspondentes serão utilizados somente para as substâncias que pertençam ao grupo em questão.

Para indicar as relações subsidiárias entre as substâncias de um mesmo grupo, adotar-se-ão os nomes que indiquem as semelhanças com uma substância já denominada e que mostrem alguma analogia com o nome dessa substância.

Tabela 1.4 Sílabas comuns presentes em grupos genéricos de fármacos

Latim	Inglês	Português	
-actidum	-actide	-actido	polipeptídios sintéticos que agem como a corticotrofina
-acum	-ac	-aco	antiinflamatórios do grupo do ibufenaco
andr	andr	andr	esteróides androgênios
-antelum	-antel	-antel	anti-helmínticos diversos
-apol-	-apol-	-apol-	anticoagulantes polissulfônicos
-arolum	-arol	-arol	anticoagulantes do grupo do dicumarol
-azepanum	-azepam	-azepam	substâncias do grupo do diazepam
-azocinum	-azocine	-azocina	antagonistas/agonistas dos estupefacientes, relacionados com o 6,7-benzomorfano
-azolinum	-azoline	-azolina	anti-histamínicos ou vasoconstritores locais do tipo da antazolina
-bamatum	-bamate	-bamato	ansiolíticos da série do propanodiol e do pentanodiol
barb	barb	barb	ácidos barbitúricos de atividade hipnótica
-bendazolum	-bendazole	-bendazol	anti-helmínticos do tipo do tiabendazol
bol	bol	bol	esteróides anabolizantes
-buzonum	-buzone	-buzona	analgésicos antiinflamatórios do grupo da fenilbutazona
-cainum	-caine	-caína	anestésicos locais
cef-	cef-	cef-	antibióticos derivados do ácido cefalosporânico
-cillinum	-cillin	-cilina	antibióticos derivados do ácido 6-aminopenicilânico
cort	cort	cort	corticosteróides, exceto os do grupo da prednisolona
-crinum	-crine	-crina	derivados da acridina
-curium	-curium	-cúrio	curarizantes
-cyclinum	-cycline	-ciclina	antibióticos do grupo da tetraciclina
dil	dil	dil	vasodilatadores
-dionum	-dione	-diona	anticonvulsivantes derivados da oxazolidinodiona
-drinum	-drine	-drina	simpatomiméticos do grupo da fenetilamina
estr	estr	estr	substâncias estrogênicas
-fibratum	-fibrate	-fibrato	substâncias do grupo do clofibrato
-fluranum	-flurane	-flurano	anestésicos gerais voláteis, derivados halogenados dos alcanos
-forminum	-formin	-formina	hipoglicemiantes do grupo da fenformina
-funginum	-fungin	-fungina	antibióticos fungicidas
-fyllinum	-fylline	-filina	derivados da teofilina
gest	gest	gest	esteróides progestagênios
gli-	gli-	gli-	hipoglicemiantes sulfamídicos
-inum	-ine	-ina	alcalóides e bases orgânicas
io-	io-	io-	meios de contraste que contêm iodo
-ium	-ium	-io	compostos de amônio quaternário
-kacinum	-kacin	-cacina	antibióticos do tipo da canamicina e da becanamicina
-mer-	-mer-	-mer-	mercuriais de ação antimicrobiana e diurética
-metacinum	-methacin	-metacina	substâncias antiinflamatórias do grupo da indometacina
mito-	mito-	mito-	agentes nucleotóxicos antineoplásicos
-moxinum	-moxin	-moxina	inibidores da monoamino oxidase
-mustinum	-mustine	-mustina	antineoplásicos alquilantes derivados da (β-cloroetil)amina
-mycinum	-mycin	-micina	antibióticos produzidos por cepas de *Streptomyces*
nal-	nal-	nal-	derivados normorfínicos antagonistas de hipnoanalgésicos
-nidazolum	-nidazole	-nidazol	antiprotozoários do grupo do metronidazol
nifur-	nifur-	nifur-	derivados do 5-nitrofurano
-nixinum	-nixin	-nixina	substâncias antiinflamatórias derivadas do ácido anilinonicotínico
-ololum	-olol	-olol	bloqueadores beta-adrenérgicos do grupo do propranolol
-onidum	-onide	-onido	esteróides para uso tópico contendo um grupo acetal
-onum	-one	-ona	cetonas
-orexum	-orex	-orex	agentes anorexígenos derivados da fenetilamina
orphanum	orphan	orfano	antagonistas/agonistas dos estupefacientes, do tipo do morfinano
-peronum	-perone	-perona	derivados da 4'-fluor-4-piperidinobutirofenona
-praminum	-pramine	-pramina	substâncias do grupo da imipramina
pred	pred	pred	derivados da prednisona e da prednisolona
-pressinum	-pressin	-pressina	vasoconstritores derivados da vasopressina
-profenum	-profen	-profeno	antiinflamatórios do grupo do ibuprofeno
prost	prost	prost	prostaglandinas
-quinum	-quine	-quina	derivados da quinolina
-relinum	-reline	-relina	peptídios estimulantes da liberação de hormônios hipofisários
-serpinum	-serpine	-serpina	derivados dos alcalóides da *Rauwolfia*
-stigminum	-stigmine	-stigmina	anticolinesterásicos
sulfa-	sulfa-	sulfa-	sulfonamidas antiinfecciosas
-sulfanum	-sulfan	-sulfano	metanossulfonatos alquilantes antineoplásicos
-terolum	-terol	-terol	broncodilatadores derivados da fenetilamina
-tizidum	-tizide	-tizida	diuréticos do grupo da butizida
-toinum	-toin	-toína	anticonvulsivantes derivados da hidantoína
-triptylinum	-triptyline	-triptilina	substâncias do grupo da amitriptilina
-verinum	-verine	-verina	espasmolíticos de ação semelhante à da papaverina

D. Abreviação de radicais e grupos

Por serem demasiadamente longos para ser designados pela nomenclatura química sistemática, diversos radicais e grupos encontrados em medicamentos na forma de sais ou ésteres foram abreviados pela Organização Mundial de Saúde (Tabela 1.5).

V. ASSOCIAÇÕES MEDICAMENTOSAS

A. Introdução

Mercê da proliferação de especialidades farmacêuticas, da bem montada e constantemente aperfeiçoada máquina publicitária das grandes indústrias farmacêuticas e da extensa rede de distribuição de medicamentos, os mais variados tipos de drogas vêm sendo consumidos em quantidades crescentes. Em vários países, o número de especialidades farmacêuticas, com suas diversas apresentações, é de cerca de 20.000. Em contrapartida, na Suécia elas são apenas 2.600.

Na especialidade farmacêutica há que considerar três aspectos: a substância ativa, a forma e a fórmula.

B. Substância ativa

A substância ativa é atualmente conhecida por *fármaco,* palavra erudita de origem grega e que significa medicamento. Sinônimos de fármaco são *droga, princípio ativo* e *base medicamentosa.*

O fármaco é o composto principal e geralmente mais caro de uma especialidade farmacêutica. É ele o responsável pela ação terapêutica e, também, pelas reações adversas dos medicamentos.

Em contraste com o número elevado de especialidades farmacêuticas, o número de fármacos é reduzido. A *Food and Drug Administration* (FDA), dos Estados Unidos, calcula que há atualmente cerca de 4.000 fármacos, além de aproximadamente 2.000 aditivos. Os fármacos de maior emprego, porém, são os inscritos nos códigos oficiais, que arrolam número bem menor. Por exemplo, a 3.ª edição da *Farmacopéia Brasileira,* de 1977, descreve apenas 484 substâncias químicas, entre fármacos e adjuvantes farmacotécnicos. A edição conjunta de *The United States Phar-*

Tabela 1.5 Termos abreviados, para radicais e grupos, aprovados pela Organização Mundial de Saúde

Nome proposto	Nome químico
acetofenido	metilfenilmetileno
acetonido	éter isopropilidênico de um álcool diídrico
aceturato	*N*-acetilglicinato
ansonato	4,4′-diaminostilbeno-2,2′-dissulfonato
benetamina	*N*-benzilfenetilamina
besilato	benzenossulfonato
bunapsilato	3,7-di-*tert*-butil-1,5-naftalenodissulfonato
cansilato	canforsulfonato
caproato	hexanoato
carbesilato	*p*-carboxibenzenossulfonato
ciclotato	4-metilbiciclo[2.2.2]-oct-2-eno-1-carboxilato
cipionato	ciclopentanopropionato
closilato	*p*-clorobenzenossulfonato
cromacato	[(6-hidroxi-4-metil-2-oxo-2*H*-1-benzopiran-7-il)-oxi]acetato
cromesilato	6,7-diidroxicumarin-4-metanossulfonato
deanil	2-(dimetilaminoetil)
dibudinato	2,6-di-*tert*-butil-1,5-naftalenodissulfonato
diolamina	dietanolamina
n-dodecil	lauril
edisilato	1,2-etanodissulfonato
embonato	4,4′-metilenobis(3-hidroxi-2-naftoato)
enantato	heptanoato
esilato	etanossulfonato
esteaglato	estearoilglicolato
estolato	laurilsulfatopropionato
fempropionato	3-fenilpropionato
fendizoato	*o*-[(2′-hidroxi-4-bifenil)carbonil]benzoato-3-fenilpropionato
gluceptato	glucoeptonato
hibenzato	*o*-(4-hidroxibenzoil)benzoato
isetionato	2-hidroxietanossulfonato
laurilsulfato	*n*-dodecilsulfato
megalato	3,4,5-trimetoxibenzoato
meglumina	*N*-metilglucamina
mesilato	metanossulfonato
metembonato	4,4′-metilenobis(3-metoxi-2-naftoato)
napadisilato	1,5-naftalenossulfonato
napsilato	2-naftalenossulfonato
olamina	etanolamina
oxoglurato	2-oxoglutarato
pivalato	trimetilacetato
tebutato	*tert*-butilacetato
teoclato	8-cloroteofilinato
teprosilato	1,2,3,6-tetraidro-1,3-dimetil-2,6-dioxopurina-7-propanossulfonato
tofesilato	1,2,3,6-tetraidro-1,3-dimetil-2,6-dioxopurina-7-etanossulfonato
tosilato	*p*-toluenossulfonato
triclofenato	2,4,5-triclorofenolato
trolamina	trietanolamina
trometamina	*tris*(hidroximetil)aminometano

macopeia XX — The National Formulary XV, de 1980, junto com o 1.º suplemento, também publicado em 1980, dão as especificações de mais de 3.400 medicamentos, nas diferentes funções químicas em que se apresentam — ácidos, bases, sais, ésteres e éteres, por exemplo — e nas diversas formas de apresentação: comprimidos, cápsulas, soluções, xaropes, injeções, suspensões, supositórios etc. Considerando apenas as substâncias matrizes temos só cerca de 850 fármacos. Estes fármacos oficializados devem corresponder à descrição que deles se faz nos códigos oficiais (Farmacopéias e Formulários Nacionais) no que diz respeito à identidade, pureza, estabilidade e uniformidade. Devem, outrossim, apresentar três características fundamentais: 1) *eficácia*, ou seja, o efeito terapêutico esperado; por exemplo, o ácido acetilsalicílico deve ter ação analgésica e antipirética; 2) *segurança*, isto é, isenção de efeitos adversos inesperados, determinada por ensaios farmacológicos e toxicológicos; 3) *biodisponibilidade*, quer dizer, a capacidade de atingir a circulação geral ou ser absorvidos em quantidade e com a rapidez adequadas.

Na biodisponibilidade intervêm vários fatores. Entre eles, a forma medicamentosa, a via de administração do medicamento, as variáveis da fabricação e da conservação e o estado do paciente. As variáveis da fabricação e da conservação são diversas: tamanho do cristal ou da partícula, suas formas e isômeros; forma do agente — solução *vs.* sal e tipo de sal; veículo (primário e secundário), excipiente e/ou aglutinante; revestimentos: números e tipos; grau de hidratação do cristal ou adição de substâncias desidratantes ao acondicionamento ou hidratação de diluentes, veículos etc.; diluente; pureza — tipo e número de impurezas; viscosidade; pH; formas de liberação prolongada; revestimento entérico; solubilidade; veículo, base ou agentes dispersantes; recipiente — rolha, tipo de vidro, se o vidro é ou não pré-aquecido ou impermeável; acondicionamento (época e tipo), literatura incluída, desidratação do algodão no acondicionamento — quantidade de algodão; qualidade do princípio ativo: relativa e absoluta; contaminantes; substâncias alergênicas (primárias e secundárias) no produto; ponto de fusão; ionização de ingredientes; tensão superficial — agentes tensoativos; fatores de armazenamento: tempo, calor, luz, vibração; agentes aromatizantes, edulcorantes, saporificantes e corantes; dose ou quantidade do medicamento, sua distribuição e tamanho do comprimido ou relação área/comprimido; tipo e características de cápsulas gelatinosas; antioxidante incluído na preparação; velocidade de dissolução e desintegração; tipo e quantidade de tampão; ar, bolor ou contaminação bacteriana do produto; conservante antibacteriano; contaminação metálica no processo de fabricação ou no acondicionamento.

Isso significa que uma especialidade farmacêutica fabricada pelo laboratório X pode não ser terapeuticamente equivalente à *mesma* especialidade fabricada pelo laboratório Y. Verificou-se, por exemplo, que de 10 lotes de tetraciclina, com nome genérico, só 3 deram níveis sanguíneos satisfatórios, iguais aos da tetraciclina fabricada por um grande laboratório transnacional — os outros 7 atingiram apenas 50% do mesmo nível.

Estudos recentes indicaram que dezenas de drogas fabricadas por laboratórios diversos não apresentaram a mesma biodisponibilidade.

C. Forma

As especialidades farmacêuticas podem ser comercializadas sob as mais diferentes formas farmacêuticas. Entre as mais comuns, temos: pós, comprimidos, drágeas, pílulas, grânulos, pastilhas, cápsulas, sucos, emulsões, dispersões coloidais e suspensões, hidróleos, enóleos, gliceróleos, extratos, extratos fluidos, hidrolatos, alcoolatos ou espíritos, pomadas, linimentos, loções, óvulos, emplastros, supositórios, colírios, injeções, comprimidos vaginais, soluções para aplicação nasal, formas farmacêuticas para aplicação uretral, aerossóis. Essas formas podem dar e dão origem a várias apresentações de cada especialidade.

D. Fórmula

A especialidade farmacêutica pode conter um ou mais fármacos, além de vários aditivos. A associação de fármacos visa, entre outros, aos seguintes objetivos: adição de efeitos (somação), inibição de efeitos (antagonismo) e potenciação de efeitos (sinergismo).

Os aditivos podem ser adjuvantes, aglutinantes, tampões, corantes, diluentes, aromatizantes, saporificantes, desintegrantes, lubrificantes, conservantes, agentes tensoativos, emulsificantes, suspendentes.

O fármaco pode ser assemelhado à farinha. A especialidade farmacêutica, ao pão. Quantos tipos diferentes de pão se podem fazer com uma única espécie de farinha? Por esta razão, uma mesma especialidade farmacêutica fabricada por um laboratório não é necessariamente bioequivalente àquela fabricada por outro laboratório.

Visto que pouquíssimos fármacos novos são introduzidos na terapêutica — cerca de 15 por ano — as indústrias farmacêuticas, por motivos vários, recorrem ao lançamento de associações medicamentosas. Isto é, incluem na mesma fórmula, com doses fixas, dois ou mais fármacos. Até que ponto são válidas essas associações?

Algumas dessas associações são realmente úteis. Entre outras, as seguintes: estrogênio-progestagênio (em anticoncepcional), dextropropoxifeno-paracetamol (analgésico para uso intravenoso), trimetoprima-sulfametoxazol (para tratamento de infecção crônica do trato urinário), ampicilina-probenecida (para gonorréia), tiazídico-reserpina (em hipertensão), esteróide-antibiótico (em preparações ópticas), isoniazida-piridoxina (no tratamento da tuberculose), ergotamina-cafeína (em enxaqueca). Essas associações foram aprovadas pela *Food and Drug Administration*, dos Estados Unidos.

As associações seguintes não foram aprovadas pela *Food and Drug Administration:* tiazídico-potássio, tetraciclina-potássio, fenilbutazona-prednisona, tetraciclina-sulfa, esteróide-vitamina, esteróide-anti-histamínico-ácido acetilsalicílico, penicilina-estreptomicina, tireóide-anfetamina.

Quais os critérios a adotar na associação medicamentosa? Isto é, que associações medicamentosas são úteis? São as seguintes:

a) quando uma droga potencia outra ou modifica os seus efeitos, de sorte que doses menores de uma ou mais produzirão o mesmo efeito terapêutico com reações adversas menores. É o caso do estrogênio e progestagênio nos anticoncepcionais;

b) quando uma ou mais drogas aliviam os sintomas enquanto o fármaco principal cura a infecção. Por exemplo, nas infecções respiratórias um quimioterápico para curar e um analgésico, anti-histamínico e descongestionante para aliviar os sintomas;

c) quando uma droga, como meprobamato, combate os efeitos adversos de outra, como dexanfetamina, permitindo que se possa administrar a droga a um paciente que não a tolerava;

d) quando o microrganismo infectante, como o causador da tuberculose, desenvolve resistência rapidamente. Neste caso, usa-se rifampicina + etambutol ou isoniazida;

e) quando uma droga combate a infecção e outra impede o crescimento de certos organismos ou a superinfecção. Exemplo: tetraciclina + nistatina ou anfotericina B para tratar de certas infecções bacterianas;

f) em casos de não se poder identificar rapidamente o agente infectante e o paciente precisar de tratamento urgente;

g) quando, em doenças parasitárias, as drogas atuam por mecanismos diversos e, assim, destroem o organismo invasor. Por exemplo, trimetoprima + sulfametoxazol, camoprima (amodiaquina + primaquina);

h) em casos de infecções múltiplas, tais como em doenças da pele causadas por germes Gram-positivos e Gram-negativos;

i) quando a associação medicamentosa é mais barata e mais conveniente que as mesmas drogas tomadas isoladamente.

Em contrapartida, quando as associações medicamentosas são irracionais ou indesejáveis? Nos seguintes casos:

a) quando uma droga potencia demasiadamente os efeitos da outra;

b) quando uma droga antagoniza os efeitos de outra ou a inibe;

c) no caso de antiparasitários, quando não produz efeito terapêutico maior do que uma só droga, apresentando, contudo, maior possibilidade de interação com as outras drogas ou incompatibilidade ou ajuda no desenvolvimento de cepas resistentes.

As associações medicamentosas são, via de regra, desvantajosas porque:

a) não permitem flexibilidade de dose;

b) nem sempre contêm as drogas adequadas ou a dose adequada;

c) podem conduzir à diagnose descuidada e terapia inadequada;

d) podem interferir com a identificação do agente etiológico;

e) a toxicidade de um dos ingredientes pode impedir o uso de doses terapêuticas de outro;

f) as toxicidades que surgem nem sempre podem ser associadas com qualquer um dos ingredientes — talvez resultem de reações químicas entre ambos durante o armazenamento e o manejo;

g) dificilmente é necessário mais de um fármaco para combater uma infecção ou corrigir uma disfunção orgânica.

Por esses motivos, o paciente que é tratado com associações medicamentosas, quando essa terapia não é a recomendada, é prejudicado de várias maneiras, mas principalmente sob dois aspectos fundamentais: 1) gasta mais do que deveria, pois em geral uma associação medicamentosa custa mais do que uma, ou duas, ou até três especialidades contendo cada qual apenas um único fármaco; 2) no caso de o tratamento de sua doença precisar de um único fármaco, ao tomar uma associação medicamentosa em vez de um único fármaco ele está sofrendo os efeitos adversos não só do fármaco de que efetivamente precisa, mas também dos demais fármacos integrantes da associação. Em outras palavras, o paciente é lesado tanto no bolso quanto na saúde. Uma associação medicamentosa insatisfatória é, portanto, prejudicial ao paciente.

A despeito dessas desvantagens e perigos, as indústrias farmacêuticas — aqui e alhures, pois este é um mal quase universal — não hesitam em inundar o mercado com as mais estapafúrdias e irracionais associações medicamentosas. Neste particular, o Brasil é um dos líderes do mundo. Temos dezenas e até *centenas* de associações medicamentosas de algumas drogas, muitas delas inúteis, irracionais e até perigosas. Por exemplo, o *Dicionário de Especialidades Farmacêuticas*, de 1979-1980, que arrola os produtos de *apenas cerca de 220 indústrias farmacêuticas* (das mais de 450 que operam no país), registra 25 associações do ácido salicílico, 40 do ácido acetilsalicílico, 91 da efedrina, 110 da tetraciclina, 121 da dipirona, além de dezenas e centenas de muitos outros fármacos, principalmente vitaminas.

E. Especialidades farmacêuticas

O número de especialidades farmacêuticas, com as suas várias apresentações, é excessivo em quase todos os países desenvolvidos ou em vias de desenvolvimento, ultrapassando geralmente a casa dos 10.000; na Itália e na Alemanha sobe a mais de 20.000.

O Brasil não constitui exceção. Também aqui o número de especialidades farmacêuticas, com as suas respectivas apresentações, é excessivo. Quais as causas disso? Várias. As principais são as seguintes:

a) a enorme extensão territorial do Brasil, um país-continente, o que justifica a instalação de laboratórios regionais, que atendem à população local e adjacências;

b) o acentuado espírito de concorrência comercial, de sorte que produto de grande saída de um laboratório estimula outros laboratórios a fabricá-lo também;

c) a grande quantidade de similares de produtos de alta vendagem, para arrebanhar parte do mercado, o que é compreensível numa sociedade de consumo e altamente competitiva como é a nossa;

d) a profunda ignorância de grande massa do nosso povo que, à primeira manifestação de dor ou desconforto, trata de medicar-se;

e) as condições deficientes de saúde de ponderável parcela de nosso povo;

f) o baixo nível educacional da população em geral;

g) a propaganda altamente agressiva dos laboratórios, mediante entrevista médica, distribuição de amostras gratuitas, propaganda em revistas, rádio e televisão, fornecimento de literatura, propaganda de prestígio institucional por meio de congressos, bolsas de estudo, prêmios, auxílios para pesquisas;

h) o conhecimento insuficiente de farmacologia clínica e terapêutica por parte de nossos médicos;

i) a retenção, no comércio, de drogas obsoletas, ineficazes e até perigosas;

j) o açodamento dos pequenos laboratórios, concorrentes da grande indústria, com o lançamento de fórmulas correntes e freqüentemente idênticas;

k) a contenção dos preços de medicamentos por parte do governo. Não podendo elevar o preço dos medicamentos simples, os laboratórios lançam enxurradas de associações medicamentosas, porque para estas conseguem preços adequados.

Qual seria o número ideal de especialidades farmacêuticas? Martin arrola as 500 especialidades farmacêuticas mais vendidas nos Estados Unidos, e essas correspondem a 85% de todas as receitas dos médicos daquele país. Recente publicação oficial norte-americana fornece a lista completa das drogas *essenciais* e *valiosas* para o tratamento da saúde preparada por um grupo de especialistas de reconhecido valor e larga experiência. A Organização Mundial de Saúde informa que determinados países, com o objetivo de diminuir substancialmente o número elevado de especialidades — o que dificulta tanto o médico quanto o farmacêutico e, mais ainda, o paciente — prepararam uma lista de medicamentos essenciais. Esse número é relativamente baixo, não ultrapassando algumas centenas. No Brasil, ascende a cerca de 300. Em 1977, a própria Organização Mundial de Saúde publicou a sua seleção de medicamentos básicos. Dela constam 163 medicamentos simples e 12 associações — constituídas, ao todo, por 23 outros medicamentos —, além de 32 medicamentos complementares, isto é, 186 medicamentos essenciais e 32 acessórios. São, ao todo, 218 medicamentos, entre os quais 2 soros e 9 vacinas. Em 1979, essa lista sofreu ligeira revisão. Da nova relação constam 186 medicamentos principais, 39 acessórios e 11 associações.

VI. SELEÇÃO DE MEDICAMENTOS ESSENCIAIS

A. Critérios adotados

A Organização Mundial de Saúde, para justificar a sua proposta de uma lista de medicamentos essenciais, assim se manifestou *(Série de Informes Técnicos, n.º 615, 1977):*

"Embora os medicamentos *por si sós* não sejam suficientes para proporcionar assistência adequada à saúde, eles desempenham função muito importante em proteger, manter e restaurar a saúde. Nos últimos anos, registrou-se extraordinário aumento no número de produtos farmacêuticos lançados no mercado, sem que se observasse melhoramento proporcional no estado geral da saúde das populações.

Muitos produtos farmacêuticos são comercializados sem levar em consideração apenas as diferentes necessidades e prioridades dos diversos países em matéria de saúde. As atividades promocionais dos fabricantes têm criado demanda superior às necessidades reais. Visto que nos países em desenvolvimento até 40% do orçamento total de assistência à saúde se gastam em medicamentos, o resultado tem sido aumento no custo do atendimento à saúde ou redução nos fundos disponíveis para outros serviços de saúde. O problema da elevação do custo afetou até as nações ricas, cujos governos se mostram cada vez mais preocupados pelo gasto crescente em produtos farmacêuticos. Nos países em desenvolvimento, o problema é agravado pelos limitados recursos econômicos, escassez de pessoal de saúde capacitado e falta de política farmacêutica organizada. Nos países menos desenvolvidos, em que as enfermidades transmissíveis e a falta de cuidados elementares de saúde constituem os principais problemas médicos, amplos setores da população necessitam com urgência de medicamentos essenciais.

É evidente que, para o aproveitamento ótimo dos limitados recursos financeiros, o número de medicamentos disponíveis deve restringir-se aos de eficácia terapêutica comprovada, de segurança aceitável e que satisfaçam às necessidades de saúde da população. Os fármacos selecionados são aqui qualificados de "essenciais", o que indica serem da máxima importância e básicos, indispensáveis e imprescindíveis para atender às necessidades de saúde da população.

Os fármacos incluídos em tal lista não serão os mesmos nos diversos países, já que sua seleção depende de muitas condições, tais como a diferente prevalência das enfermidades, o tipo de pessoal de saúde disponível, os recursos financeiros e vários fatores genéticos, demográficos e ecológicos.

Em razão das grandes diferenças que existem entre os diversos países, não é exeqüível nem possível preparar uma lista de fármacos que seja aplicável e aceitável de modo geral e uniforme. Portanto, sobre cada país recai a responsabilidade direta de avaliar e adotar uma lista de medicamentos essenciais, de conformidade com sua política própria no setor da saúde.

A lista de medicamentos essenciais baseada nas diretrizes propostas no presente informe constitui um modelo que pode servir de base para os países a fim de identificar as suas próprias prioridades e fazer a sua própria seleção.

A experiência confirma a idéia de que o número de fármacos necessários é relativamente pequeno. Vários países em desenvolvimento que adotaram listas com número limitado de medicamentos informam que sua aceitação tem sido satisfatória e favoráveis os resultados médicos e econômicos obtidos. Também em muitos países desenvolvidos se usam com resultados plenamente satisfatórios listas e formulários com número limitado de fármacos.

Uma lista limitada talvez não atenda às necessidades de cada indivíduo, mas certamente satisfará às da grande maioria. Compete a cada país decidir se no setor privado será possível obter os fármacos ou produtos farmacêuticos que não constam da lista.

As listas que arrolam número limitado de fármacos apresentam várias vantagens:

1) Redução no número de produtos farmacêuticos que se devem adquirir, armazenar, analisar e distribuir;

2) Melhoramento na qualidade do emprego, administração, informação e vigilância dos medicamentos;

3) Estímulo às indústrias farmacêuticas locais;

4) Assistência aos países menos desenvolvidos que necessitem com urgência de programas de medicamentos de alta prioridade para resolver seus problemas de atendimento primário à saúde.

Um programa eficaz de seleção de medicamentos, acompanhado de informação e educação adequadas, pode contribuir para melhorar as atitudes relativas ao papel dos medicamentos na saúde e na doença."

B. Lista modelo revista de medicamentos essenciais

Na lista dada a seguir, que é uma revisão de 1979 da lista original de 1977, os números que se encontram entre parênteses em continuação aos nomes de alguns fármacos indicam:

(1) incluído na lista como exemplo da categoria terapêutica correspondente; eleger o fármaco mais barato sempre que seja aceitável e eficaz;

(2) para seu emprego correto, importa dispor de conhecimentos específicos, precisão no diagnóstico ou equipamento especial;

(3) potência maior;

(4) em casos de insuficiência renal, contraindicado ou a dose deve ser ajustada;

(5) para facilitar a observação do enfermo a quem foi receitado;

(6) parâmetros farmacocinéticos ótimos para a finalidade desejada;

(7) os efeitos adversos diminuem a relação benefício/risco;

(8) indicações limitadas ou espectro de atividade estreito;

(9) para anestesia epidural;

(10) drogas sujeitas a controle internacional segundo a Convenção Única sobre Narcóticos (1961) e a Convenção sobre Psicotrópicos (1971).

Os fármacos arrolados sob o cabeçalho *Medicamentos complementares* não são essenciais. Eles foram adicionados como exemplos de fármacos que *(a)* podem ser usados como substitutos quando os microrganismos infectantes adquirem resistência aos fármacos essenciais; *(b)* servem para o tratamento de distúrbios raros; ou *(c)* possuem propriedades farmacocinéticas especiais, etc.; deverão ser adquiridos em função das disponibilidades financeiras.

As letras entre parênteses após os nomes de *medicamentos complementares* indicam as razões para a sua inclusão:

(A) quando os fármacos da lista principal não são disponíveis;

(B) quando os fármacos da lista principal se mostrarem ineficazes ou inapropriados para determinado indivíduo;

(C) para uso em distúrbios raros ou em circunstâncias excepcionais.

Na parte relativa aos *Antiinfecciosos*, em suas decisões acerca dos fármacos agrupados em algumas classes terapêuticas — antifilarióticos, anti-helmínticos, antilepróticos, antimaláricos, esquistossomicidas e tripanomicidas — a Comissão de Peritos baseou-se nas publicações correspondentes da OMS. Não se avaliaram tampouco os fármacos mais modernos que estão sendo empregados atualmente no programa de investigação coordenado pela OMS, tais como o uso de cimetidina na úlcera péptica, do praziquantel na esquistossomíase e do timolol em glaucoma.

Da lista modelo de medicamentos essenciais, revista em 1979, constam 186 medicamentos, além de 11 associações medicamentosas. A lista complementar arrola outros 39 fármacos. Nesta relação, os medicamentos são agrupados segundo a ação farmacológica, a saber:

Lista principal	Medicamentos complementares
1. Analgésicos, antipiréticos, antiinflamatórios não-esteróides e antigotosos	
ácido acetilsalicílico	colchicina (B, C)
alopurinol (4)	(7)
ibuprofeno (1)	probenecida
indometacina	(B, C)
paracetamol	
2. Analgésicos, narcóticos e antagonistas dos narcóticos	
morfina (10)	petidina (A)
naloxona	(1, 4, 10)
3. Anestésicos	
Anestésicos gerais e oxigênio	
éter anestésico (2)	
halotano (2)	
óxido nitroso (2)	
oxigênio	
tiopental (2)	
Anestésicos locais	
bupivacaína (1, 2, 9)	
lidocaína (1)	
4. Antialérgicos	
Anti-histamínicos	
clorfenamina (1)	
5. Antídotos	
Gerais	
carvão adsorvente	
ipecacuanha	
Específicos	
atropina	cloreto de metiltionínio (C)
deferoxamina	
dimercaprol (2)	penicilamina
edetato dissódico de cálcio (2)	(C) (2)
nitrito de sódio	
tiossulfato de sódio	
6. Antienxaquécos	
ergotamina (2, 7)	
7. Antiepilépticos	
diazepam	ácido valpróico
etosuximida	(B, C) (2, 4, 7)

Lista principal	Medicamentos complementares	Lista principal	Medicamentos complementares
fenitoína	carbamazepina	bleomicina (2)	
fenobarbital (10)	(B, C)	bussulfano (2)	
8. Antiinfecciosos		ciclofosfamida (2)	
Amebicidas		citarabina (2)	
metronidazol	diloxanida (A)	clorambucil (2)	
	emetina (A, B)	doxorrubicina (1, 2)	
	(1, 7)	fluoruracil (2)	
	paromomicina (B)	folinato cálcico (2)	
		metotrexato (2)	
		procarbazina (2)	
Antibacterianos		vincristina (2)	
ampicilina (1, 4)	amicacina (B, C)	**10. Antiparkinsonianos**	
benzilpenicilina	(1, 4)	levodopa	levodopa + carbi-
benzilpenicilina benzatina (5)	benzilpenicilina	triexifenidila (1)	dopa (B) (1, 5, 6)
cloranfenicol (7)	procaína (A) (7)	**11. Aparelho respiratório, fármacos que atuam sobre o**	
cloxacilina (1)	doxiciclina (B)		
eritromicina	(5, 6)	*Antiasmáticos*	
fenoximetilpenicilina	nitrofurantoína	aminofilina (1)	ácido cromoglí-
gentamicina (4)	(A, B) (4, 7)	epinefrina	cico (B) (2, 8)
metronidazol		salbutamol (1)	beclometasona
salazossulfapiridina (2)			(B) (8)
sulfadimidina (1, 4)			efedrina (A)
sulfametoxazol + trimetoprima (4)			
tetraciclina (1, 4)		*Antitussígenos*	
Antifilarióticos		codeína (10)	
dietilcarbamazina		**12. Cardiovasculares, fármacos**	
suramina		*Antianginosos*	
Antifúngicos sistêmicos		dinitrato de isossorbida (1)	
anfotericina B	flucitosina (B)	nitroglicerina	
griseofulvina (8)	(1, 4, 8)	propranolol (1)	
nistatina		*Antiarrítmicos*	
Anti-helmínticos		lidocaína	quinidina (A, B)
mebendazol	hidroxinaftoato de	procainamida (1)	(1)
niclosamida	befênio (B) (8)	propranolol (1)	
piperazina		*Anti-hipertensivos*	
tiabendazol		hidralazina (1)	metildopa (A, B)
Antilepróticos		hidroclorotiazida (1)	reserpina (A)
dapsona	clofazimina (B)	nitroferricianeto sódico (1, 2, 8)	(1, 7)
	rifampicina (B)	propranolol (1)	
Antimaláricos		*Glicosídios cardiotônicos*	
cloroquina (1)		digoxina (4)	digitoxina (B) (6)
pirimetamina	sulfadoxina + pi-	*Medicamentos empregados em choque ou anafilaxia*	
primaquina	rimetamina (B)		
quinina		dopamina (2)	isoprenalina
Esquistossomicidas		epinefrina	
metrifonato	estibocaptato	**13. Dermatológicas, preparações**	
niridazol (7, 8)	sódico (B)	*Adstringentes*	
oxamniquina	tartarato sódico de	acetato de alumínio	
	antimônio (B)	*Antiinfecciosos*	
Leishmanicidas		neomicina + bacitracina (1)	
estibogluconato sódico		*Antiinflamatórios*	
pentamidina (5)		betametasona (1, 3)	
Tripanomicidas		hidrocortisona (1)	
melarsoprol (5)		*Escabicidas e pediculicidas*	
nifurtimox		benzoato de benzila	
pentamidina (5)		lindano	
suramina sódica		*Fungicidas*	
Tuberculostáticos		ácido benzóico + ácido salicílico	
estreptomicina (4)		miconazol (1)	
etambutol		nistatina	
isoniazida		*Queratoplásticos*	
rifampicina		ácido salicílico	
9. Antineoplásicos e imunossupressivos		alcatrão de hulha	
azatioprina (2)			

Lista principal	Medicamentos complementares

14. Desinfetantes cirúrgicos
   clorexidina (1)
   iodo (1)

15. Diagnósticos, agentes auxiliares de
   edrofônio (2, 8)
   tuberculina, derivado proteínico
     purificado (DPP)
   Oftálmicos
   fluoresceína
   Substâncias de radiocontraste
   ácido iopanóico (1)
   adipiodona de meglumina (1)
   amidotrizoato de meglumina (1)
   amidotrizoato sódico (1)
   sulfato de bário (1)

16. Diuréticos
   amilorida (1) clortalidona (B) (6)
   espironolactona
   furosemida (1)
   hidroclorotiazida (1)
   manitol

17. Gastrintestinais, fármacos
   Antiácidos
   hidróxido de alumínio carbonato de
   hidróxido de magnésio cálcio (A, B)
   Antieméticos
   prometazina (1)
   Anti-hemorroidários
   combinação de um anestésico
     local, um adstringente e um
     antiinflamatório (1)
   Catárticos
   sena (1)
   Diarréia
     Antidiarréicos
     codeína (1, 10)
     Solução de substituição
     sais para reidratação oral
       (solução salino-glicosada para
       uso oral)

Para um litro de água:	(frasco)		nmol/l
cloreto de sódio	3,5 g,	Na⁺	90
bicarbonato de sódio	2,5 g,	HCO₃⁻	30
cloreto de potássio	1,5 g,	K⁺	20
glicose (dextrose)	20,0 g,	glicose	111

   Espasmolíticos
   atropina (1)

18. Hormônios
   Androgênios
   testosterona (2)
   Contraceptivos orais
   etinilestradiol + levonorgestrel (1) noretisterona
   etinilestradiol + noretisterona (1)
   Estrogênios
   etinilestradiol (1)
   *Hormônios adrenais e substitu-
     tos sintéticos*
   dexametasona (1) fludrocortisona
   hidrocortisona (C)
   prednisolona (1)

Lista principal	Medicamentos complementares

   *Hormônios tireóideos e
     antagonistas*
   iodeto de potássio
   levotiroxina
   propiltiouracil (1)
   Indutores de ovulação
    clomifeno (C)
    (2, 8)
   Insulinas
   suspensão de insulina zinco
     composta (1)
   insulina injetável
   Progestagênios
   noretisterona (1)

19. Imunológicos, produtos
   Soros e imunoglobulinas
   imunoglobulina anti-D (humana)
   imunoglobulina humana normal (2)
   antitoxina diftérica
   antitoxina tetânica
   soro antiofídico
   soro anti-rábico hiperimune
   Vacinas
     Para imunização universal
     vacina antipoliomielítica
       (viva atenuada)
     vacina anti-sarampo
     vacina antitetânica
     vacina antivariólica
     vacina BCG
     vacina contra difteria e tétano
     vacina tríplice (difteria-
       pertussis-tétano — DPT)
     *Para grupos específicos de
       indivíduos*
     vacina anti-rábica
     vacina antitífica
     vacina contra febre amarela
     vacina contra influenza
     vacina meningocócica

**20. Miorrelaxantes (de ação periférica) e
   inibidores da colinesterase**
   neostigmina piridostigmina (B)
   suxametônio (2) (2, 8)
   tubocurarina (1, 2)

21. Oftalmológicas, preparações
   Anestésicos locais
   tetracaína (1)
   Antiinfecciosos
   nitrato de prata
   sulfacetamida
   Antiinflamatórios
   hidrocortisona (2, 7)
   Midriáticos
   homatropina (1) epinefrina (A, B)
    (2)
   Mióticos
   pilocarpina
   Sistêmicas
   acetazolamida

22. Oxitócicos
   ergometrina (1)
   oxitocina

Lista principal	Medicamentos complementares
23. Psicotrópicos	
amitriptilina (1)	
carbonato de lítio (2, 4, 7)	
clorpromazina (1)	
diazepam (1)	
flufenazina (1, 5)	
haloperidol (1)	
24. Sangue, drogas que afetam o	
Antianêmicos	
ácido fólico (2)	dextriferrona (B)
hidroxocobalamina (1, 2)	(1, 5)
sal ferroso (1)	
Anticoagulantes e antagonistas	
fitomenadiona	
heparina (2)	
sulfato de protamina (2)	
warfarina (1, 2, 6)	
25. Sangue, produtos e substitutos do	
Frações do plasma para usos específicos	
albumina humana normal (2, 8)	complexo do fator IX (fatores de coagulação II, VII, IX, X, concentrados) (C) (2, 8)
	fibrinogênio (C) (2, 8)
	fração anti-hemofílica (C) (2, 8)
	proteína plasmática (C) (2, 8)
Substituto do plasma	
dextrano 70	
26. Solução para diálise peritoneal	
solução para diálise peritoneal (de composição apropriada)	
27. Soluções corretoras dos distúrbios hídrico, eletrolítico e ácido-básico	
Orais	
sais para reidratação oral (solução salino-glicosada)	
cloreto de potássio	
Parenterais	
água injetável	
bicarbonato de sódio	
cloreto de potássio	
cloreto de sódio	
glicose	
glicose com cloreto de sódio	
lactato sódico composto injetável	
28. Vitaminas e minerais	
ácido ascórbico	gliconato de cálcio
ergocalciferol (1)	
fluoreto de sódio	
nicotinamida (1)	
piridoxina	
retinol	
riboflavina	
tiamina	

VII. MEDICAMENTOS ESSENCIAIS DO BRASIL

A. Normas para seleção dos medicamentos essenciais

A Relação Nacional de Medicamentos Essenciais foi preparada pelo Conselho Consultivo, presidido pelo professor Antonio Carlos Zanini, da Central de Medicamentos (CEME), órgão subordinado ao Ministério da Previdência e Assistência Social. Ela "reflete a soma dos princípios fundamentais de terapia medicamentosa e saúde pública, incluindo, portanto, os agentes imunizantes e as drogas componentes dos esquemas adotados pelo Ministério da Saúde. Procurou o Conselho selecionar as drogas de maior eficácia, menor toxicidade, produção, custo, distribuição e conservação compatíveis com as condições do País". Esta relação é periodicamente revista e atualizada. A revisão mais recente é a de 18 de março de 1980.

Os medicamentos básicos constantes da relação foram divididos em três grupos, conforme sua maior probabilidade de utilização. O grupo 1 corresponde ao nível de *assistência primária* de saúde, isto é, "destina-se ao atendimento de doenças com alta probabilidade de afetar qualquer indivíduo no curso de sua vida: infecções respiratórias, formas comuns de doenças do coração, artrite, asma, distúrbios gastrintestinais, pequenos acidentes e outros. O atendimento é realizado em consultórios, clínicas, ambulatórios, dispensários ou centros de saúde, facilmente acessíveis a pequenos grupos populacionais de 1.000 a 25.000 pessoas".

Os medicamentos do grupo 2 destinam-se à distribuição em hospitais e ambulatórios especializados, porquanto seu objetivo é a *assistência secundária,* vale dizer, "o atendimento de pessoas vitimadas por acidentes de tráfego e de trabalho, queimaduras, fraturas, doenças cardíacas, emergências e outras afecções que demandam pessoal especializado e instalações hospitalares adequadas; a probabilidade da ocorrência de tais situações é relativamente baixa para um dado indivíduo, sendo a prevalência mais expressiva quando a população soma de 25.000 a 500.000 pessoas".

O grupo 3 abrange os medicamentos de uso relativamente restrito a alguns centros médicos especializados e hospitais universitários, onde se presta a *assistência terciária,* ou seja, "o atendimento altamente especializado, tecnologicamente fundamentado em assistência intensiva, concentrada nos grandes centros médicos e hospitais universitários; é extremamente baixa a probabilidade de ser necessária para um indivíduo durante sua existência, mas a prevalência é relativamente definida para um grupo populacional acima de 500.000 pessoas".

Nem todos os nomes constantes da Relação Nacional de Medicamentos Essenciais, conforme aparecem a seguir, coincidem com os adotados pela CEME. Seguindo orientação oficial do Brasil, usamos sistematicamente a nomenclatura proposta pela Organização Mundial de Saúde e, por isto mesmo, adotada pela Comissão de Revisão da Farmacopéia Brasileira. Essa nomenclatura nem sempre corresponde à nomenclatura oficial norte-americana, adotada pela CEME para designar a maioria dos fármacos constantes da referida Relação.

B. Relação nacional de medicamentos essenciais

1. **MEDICAMENTOS QUE ATUAM NO SISTEMA NERVOSO CENTRAL E PERIFÉRICO**

    Anestésicos gerais
    alfaxalona + alfadolona (2), cetamina (3), éter (2), halotano (2), óxido nitroso (3), tiopental sódico (2)

    Anestésicos locais
    bupivacaína (2), bupivacaína + epinefrina (2), lidocaína (1 ou 2), lidocaína + levarterenol (1), tetracaína (1)

    Hipnóticos e sedativos
    fenobarbital (1), nitrazepam (2)

    Hipnoanalgésicos
    fentanila (3), morfina (3), petidina (2)

    Anticonvulsivantes
    carbamazepina (2), diazepam (1), etosuximida (2), fenitoína (1 ou 2), fenobarbital (1)

Nota:
(1) Medicamentos para distribuição irrestrita a ambulatórios, dispensários, centros de saúde e hospitais públicos;
(2) Medicamentos para distribuição restrita a ambulatórios especializados e hospitais;
(3) Medicamentos para distribuição restrita a centros médicos especializados e hospitais universitários;
(*) Medicamentos para distribuição restrita aos serviços da Divisão Nacional de Dermatologia Sanitária.

Antiparkinsonianos
biperideno (2), levodopa (2)

Antipiréticos-analgésicos
ácido acetilsalicílico (1), dextropropoxifeno (2), noramidopiriniometanossulfonato sódico (1)

Neurolépticos
clorpromazina (1), droperidol (3), flufenazina (2), haloperidol (1), levomepromazina (1 ou 2)

Ansiolíticos
diazepam (1)

Antidepressivos
amitriptilina (1), imipramina (2)

Bloqueadores neuromusculares
galamina (2), pancurônio (2), suxametônio (2)

2. **MEDICAMENTOS QUE ATUAM NO SISTEMA NERVOSO AUTÔNOMO**

    Adrenérgicos
    dopamina (3), epinefrina (1), isoprenalina (2), metaraminol (3), orciprenalina (2), salbutamol (2)

    Colinérgicos
    neostigmina (2), piridostigmina (3)

    Bloqueadores adrenérgicos
    ergotamina (1), fentolamina (3), propranolol (2 ou 3)

    Bloqueadores colinérgicos e antiespasmódicos
    atropina (2), brometo de propantelina (2), dicicloverina (1 ou 2), escopolamina (1), homatropina (1 ou 2)

    Anti-histamínicos
    dexclorfeniramina (2), difenidramina (2), prometazina (1)

3. **MEDICAMENTOS QUE ATUAM NO APARELHO CIRCULATÓRIO**

    Cardiotônicos
    deslanósido (1), digitoxina (1), digoxina (1 ou 2)

    Antiarrítmicos
    fenitoína (2), lidocaína (2), procainamida (2), quinidina (1), verapamil (2)

Antianginosos
dinitrato de isossorbida (1), dipiridamol (1 ou 2), nitroglicerina (1)

Vasodilatadores periféricos
cinarizina (2), papaverina (1)

Anti-hipertensivos
diazóxido (3), hidralazina (3), hidroclorotiazida (1), metildopa (1), nitroferricianeto sódico (3), propranolol (2), reserpina (1)

4. **MEDICAMENTOS QUE ATUAM NOS ÓRGÃOS HEMATOPOIÉTICOS E NO SANGUE**

Antianêmicos
ácido fólico (1), ferro coloidal (3), hidroxicobalamina (1), sulfato ferroso (1)

Anticoagulantes
heparina sódica (2), warfarina sódica (2)

Coagulantes
fitomenadiona (2), protamina (2)

Derivados do sangue
albumina humana (2), imunoglobulina sérica (2), plasma anti-hemofílico humano (3), plasma humano crioprecipitado (3)

Expansores plasmáticos
dextrano 40 (2)

5. **MEDICAMENTOS QUE ATUAM NO APARELHO GÊNITO-URINÁRIO**

Diuréticos
acetazolamida (2), espironolactona (3), furosemida (1), hidroclorotiazida (1), manitol (2)

Anti-sépticos urinários
ácido nalidíxico (1), fenazopiridina (2), metenamina (1), nitrofurantoína (1)

Oxitócicos
ergometrina (2), metilergometrina (1), oxitocina (2)

6. **MEDICAMENTOS QUE ATUAM NO APARELHO RESPIRATÓRIO**

Expectorantes
iodeto de potássio (1)

Antitússicos
codeína (2), dextrometorfano (1)

Broncodilatadores
aminofilina (1), isoprenalina (2), orciprenalina (2), salbutamol (2), teofilina (1)

Descongestionantes nasais
cloreto de sódio (1), fenilefrina (1)

7. **MEDICAMENTOS QUE ATUAM NO APARELHO DIGESTIVO**

Laxativos
docusato sódico (1), glicerol (1 ou 2), ispagul (2), óleo mineral (2), óleo mineral associado (1), sorbitol + laurilsulfato de sódio (2), sulfato de magnésio (2)

Antidiarréicos
caulim + pectina (1), difenoxilato (1), elixir paregórico (1)

Antiácidos e inibidores da secreção gástrica
cimetidina (2), hidróxido de alumínio (1), hidróxido de magnésio (1)

Antieméticos
clorpromazina (1), dimenidrinato (2), metoclopramida (1)

Digestivos
pancreatina + sais biliares (1)

Adsorventes
dimeticona (2)

8. **MEDICAMENTOS QUE ATUAM SOBRE O METABOLISMO E A NUTRIÇÃO**

Antilipêmicos
clofibrato (2)

Repositores hidroeletrolíticos
bicarbonato de sódio (2), cloreto de potássio (2), cloreto de sódio (1 ou 3), fosfato ácido de potássio (3), gluconato de cálcio (2), reidratante (1), solução de dextrose (1), solução de Ringer lactato (2), sulfato de magnésio (2)

Suplementos dietéticos e nutrientes parentéricos
concentrado de proteínas (2), emulsão de lipídios de óleo de soja (2), solução de aminoácidos (2), solução de aminoácidos essenciais (3)

Vitaminas
ácido ascórbico (1 ou 2), ácido fólico (1), retinol + vitamina D (1), fitomenadiona (2), hidroxicobalamina (1), piridoxina (1), polivitaminas (1 ou 2), retinol (1), vitaminas do complexo B (1), vitaminas + sais minerais (1)

Outros
solução para diálise peritoneal (2), solução para hemodiálise (3)

9. MEDICAMENTOS DE AÇÃO ENDÓCRINA

Hipofisários e afins
oxitocina (2), somatotrofina (3), tetracosáctido (2), tirotrofina (3), vasopressina (3)

Androgênios
fluoximesterona (3), oximetolona (3), testosterona (2)

Estrogênios
dietilestilbestrol (3), estrogênios conjugados (2), etinilestradiol (1), succinato de estriol (2)

Gestagênios
caproato de hidroxiprogesterona (3), medroxiprogesterona (2 ou 3)

Insulina e antidiabéticos orais
clorpropamida (1), glibenclamida (1), insulina isofana (1), suspensão de insulina-zinco (cristalizada) (2)

Tireóideos e antitireóideos
liotironina (2), liotironina + levotiroxina (2), propiltiouracil (2), solução de lugol (2)

Corticosteróides
dexametasona (1 ou 2), hidrocortisona (2), metilprednisolona (2), prednisolona (2), prednisona (1 ou 2)

10. MEDICAMENTOS ANTIINFECCIOSOS E ANTIPARASITÁRIOS

Antibióticos
amicacina (3), ampicilina (1 ou 2), anfotericina B (2), benzilpenicilina benzatina (1), benzilpenicilina cristalina (2), benzilpenicilina procaína (1), benzilpenicilina procaína + benzilpenicilina potássica cristalina (1), carbenicilina (3), cefalexina (2), cefalotina (2), cloranfenicol (1), dicloxacilina (2), eritromicina (1), estreptomicina (1), fenoximetilpenicilina (1), gentamicina (2), griseofulvina (2), lincomicina (2), neomicina (2), neomicina + bacitracina (1), nistatina (1), oxacilina (2), oxitetraciclina (2), rifampicina (1), tetraciclina (1)

Sulfamídicos
ftalilsulfatiazol (2), salazossulfapiridina (3), sulfacetamida (1), sulfadiazina (1), sulfametoxazol + trimetoprima (1), sulfametoxipiridazina (2)

Nitrofuranos
furazolidona (2), nitrofurantoína (2), nitrofural (2)

Antimoniais
antimoniato de meglumina (2)

Tuberculostáticos
estreptomicina (1), etambutol (1), etionamida (1), isoniazida (1), isoniazida + rifampicina (1), pirazinamida (1), rifampicina (1)

Hansenostáticos
acedapsona (1), clofazimina (1), dapsona (1), rifampicina (1), talidomida (2)

Antimaláricos
cloroquina (1), pirimetamina + sulfadoxina (1), primaquina (2)

Antiamebianos
metronidazol (1), teclozan (1)

Giardicidas e tricomonicidas
furazolidona (2), metronidazol (1)

Anti-helmínticos
dietilcarbamazina + difenidramina (2), mebendazol (1), niclosamida (1), oxamniquina (2), suramina (3), tiabendazol (1)

11. CITOSTÁTICOS

Alcalóides
vimblastina (3), vincristina (2)

Alquilantes
bussulfano (3), ciclofosfamida (2), clorambucil (3), clorometina (3), melfalano (3)

Antimetabólitos
azatioprina (3), citarabina (3), fluoruracil (2), mercaptopurina (3), metotrexato (2)

Antibióticos
bleomicina (2), dactinomicina (3), doxorrubicina (2)

Outros
procarbazina (2)

12. ANTI-REUMÁTICOS E ANTIINFLAMATÓRIOS

ácido acetilsalicílico (1), alopurinol (2), colchicina (3), fenilbutazona (2), indometacina (2)

13. MEDICAMENTOS QUE ATUAM NA PELE, MUCOSAS E FÂNEROS

Antiparasitários e fungicidas
benzoato de benzila (1), cloreto de metilrosanilina (1), sulfiram (1), tolnaftato (2)

Anti-sépticos
permanganato de potássio (1), peróxido de hidrogênio (1), tintura de iodo (1), tiomersal (1)

Protetores, redutores e outros
calamina (1), colagenase (3), fibrinolisina + desoxirribonuclease (3), óxido de zinco (1), petrolato (2), podofilina (2), tintura de benjoim coloidal (2), undecilenato de zinco (1)

14. IMUNOTERÁPICOS

Imunoglobulinas
imunoglobulina antitetânica (2), imunoglobulina Rh_o (D) (3), imunoglobulina sérica (2)

Soros
soro antiaracnídico (2), soro antibotrópico (2), soro anticrotálico (2), soro antidiftérico (2), soro antielapídico (2), soro antiescorpiônico (2), soro antiofídico polivalente (2), soro anti-rábico (2), soro antitetânico (2)

Vacinas
toxóide alúmen tetânico (1), vacina antiamarílica (1), vacina antimeningocócica (1), vacina antipoliomielítica (1), vacina anti-rábica canina (1), vacina anti-rábica humana (1), vacina anti-sarampo (1), vacina BCG (1), vacina contra a febre tifóide (1), vacina tríplice (DPT) (1)

15. AGENTES DIAGNÓSTICOS

Contrastes radiológicos
acetrizoato de meglumina (2), ácido ioglicâmico (3), ácido iopanóico (2), adipiodona de meglumina (2), amidotrizoato de meglumina + amidotrizoato sódico (2), amidotrizoato sódico (2), iocarmato de meglumina (2), iodamida (2), iodoestearato de etila (2), óleo iodado (3), ioxitalamato de meglumina (2), sulfato de bário (2)

Outros agentes diagnósticos
fentolamina (3), fluoresceína (2 ou 3), tuberculina (2)

16. MEDICAMENTOS DE USO OFTÁLMICO

Agentes diagnósticos
fluoresceína (2)

Anestésicos
tetracaína (1)

Antiinfecciosos e antiinflamatórios
argirol (1), cloranfenicol (1), dexametasona (2), nitrato de prata (1), sulfacetamida (1), tetraciclina (1)

Mióticos, midriáticos e cicloplégicos
atropina (2), ciclopentolato (2), fenilefrina (2), homatropina (2), pilocarpina (2)

Umectantes
metilcelulose (2)

Vasoconstritores
fenilefrina (1)

Outros medicamentos
ácido folínico (3), dissulfiram (2), fluoreto de sódio (1), hipoclorito de cálcio (1), mesilato de pralidoxima (3), nalorfina (3), oleato de monoetanolamina + álcool benzílico (2), probenecida (1 ou *)

VIII. BIBLIOGRAFIA

Para o estudo da Química Farmacêutica os interessados dispõem de vários códigos e compêndios, tanto para a parte teórica quanto para a parte prática. Existem também diversas publicações seriadas, bem como revistas especializadas. Em geral, todos estes códigos, compêndios, publicações seriadas e revistas especializadas são escritos em inglês, língua universal da ciência hoje em dia. Em vernáculo, infelizmente, é paupérrima a bibliografia de Química Farmacêutica.

Embora a adoção de um compêndio facilite o aprendizado, o estudante não pode nem deve restringir-se exclusivamente a ele. Já os antigos conheciam o ditado *Timeo hominem unius libri* (Devemos temer o homem de um livro só). Importa que os professores, mais do que os alunos, busquem em diversas fontes os conhecimentos relacionados com cada qual dos vários temas ou capítulos integrantes da Química Farmacêutica.

Arrolam-se, a seguir, os códigos, obras de referência, compêndios para a parte teórica, compêndios para a parte prática e publicações seriadas (incluindo revistas) mais recomendados para a disciplina de Química Farmacêutica e disciplinas afins.

A. Códigos

British National Formulary 1971
British Pharmacopoeia, 2 vols., 1980
Deutsches Arzneibuch, VIII, 1978
European Pharmacopoeia, 2nd ed., 1980
Farmacopea Ufficiale della Republica Italiana, VIII, 1972
Farmacopéia Brasileira, III, 1977
Formulaire National: Complément à la Pharmacopée Française, 1974
Hungarian Pharmacopoeia, VI, 1970
Martindale, W. H., *The Extra Pharmacopoeia*, XXVII, 1977
Pharmacopée Belge, V, 1962
Pharmacopée Française, VIII, 1965
Pharmacopoeia Internationalis, II, *Specifications for the Quality Control of Pharmaceutical Preparations*, 1967
Pharmacopoeia Internationalis, II, *Especificaciones para la Inspeccion de la Calidad de las Preparaciones Farmaceuticas*, 1970
State Pharmacopoeia of the Union of Soviet Socialist Republics, IX, 1961
The International Pharmacopoeia, 3rd ed., 2 vols., 1979, 1980
The Pharmaceutical Codex, 11th ed., 1979
The United States Pharmacopoeia XX — The National Formulary XV, 1980

B. Obras de referência

AMA Department of Drugs, *AMA Drug Evaluations*, 4th ed., Wiley Medical, New York, 1980
ARONSON, C. E., Ed., *The Complete Desk Reference of Veterinary Pharmaceuticals and Biologicals*, Harwal Publishing Co., Media, Pa., 1978
BAKER, C. E., Jr., *Physicians' Desk Reference*, 35th ed., Medical Economics Company, Oradell, 1981
Beilstein
Bibliografia Brasileira de Medicina
Bibliografia Brasileira de Química
Biological Abstracts
BROOKS, S. M., Ed., *Nurses' Drug Reference*, Little, Brown and Co., Boston, 1978
BROWN, S., MITCHELL, F. L. & YOUNG, D. S., Eds., *Chemical Diagnosis of Disease*, Elsevier, Amsterdan., 1979
Bulletin Signaléptique
Chemical Abstracts
Chemisches Zentralblatt
Compêndio Médico, 22.ª ed., 2 vols., Andrei Editora, São Paulo, 1981
Dictionary of Organic Compounds, 5 vols. e 14 supls., 4th ed., Spon & Spothiswoode, London, 1965-1978
Excerpta Medica
FUKUSHIMA, H., OKAZAKI, T. & NOGUCHI, M., *Index Guide to Drug Information Retrieval*, Elsevier, Amsterdam, 1979
GOLDBERG, M. E., Ed., *Pharmacological and Biochemical Properties of Drug Substances*, American Pharmaceutical Association, Washington, D. C., 1977
GORDON, A. J. & FORD, R. A., *The Chemist's Companion*, Wiley-Interscience, New York, 1972
Hagers Handbuch der pharmazeutischen Praxis
Handbuch der experimentellen Pharmakologie, Springer, Berlin
HOWE, W. J. et al., Eds., *Retrieval of Medicinal Chemical Information*, American Chemical Society, Washington, D. C., 1978
Index Medicus
Index Nominum
Index Pharmacorum
International Encyclopedia of Pharmacology and Therapeutics, Pergamon, Oxford
International Pharmaceutical Abstracts
LEWIS, A. J., Ed., *Modern Drug Encyclopedia and Therapeutic Index*, 15th ed., Yorke Medical Group, Dun-Donnelley Publishing Corporation, New York, 1979
L'Informatore Farmaceutico, 41th ed., Organizzazione Editoriale Farmaceutica, Milano, 1981
MELO, J. M., Ed., *Dicionário de Especialidades Farmacêuticas 1980/81*, Editora de Publicações Médicas, Rio de Janeiro, 1980
MILLER, R. R. & GREENBLATT, D. J., *Handbook of Drug Therapy*, Elsevier, Amsterdam, 1979
OSOL, A. & PRATT, R., Eds., *The United States Dispensatory*, 28th ed., Lippincott, Philadelphia, 1979
REMINGTON, J. P., *Pharmaceutical Sciences*, 16th ed., Mack, Easton, 1980
Repertorio Terapeutico, 6th ed., Organizzazione Editoriale Medico Farmaceutica, Milano, 1979
Sadtler Standard Spectra
SPINELLI, J. S. & ENOS, L. R., *Drugs in Veterinary Practice*, Mosby, St. Louis, 1978
The Merck Index, 9th ed., Merck and Co., Rahwal, N. J., 1976
The Year Book of Drug Therapy
USAN and the USP Dictionary of Drug Names, 17th ed., The United States Pharmacopeial Convention, Rockville, Md., 1980
WEAST, R. C., Ed., *Handbook of Chemistry and Physics*, 60th ed., Chemical Rubber Publishing Co., Cleveland, 1980

C. Compêndios (parte teórica)

ALBERT, A., *Selective Toxicity*, 5th ed., Chapman and Hall, London, 1973
ARNAIZ, J. L., TORRIANI, H. & LAMDAN, S., *Farmacoquímica*, 2 vols., Editorial Universitária de Buenos Aires, Buenos Aires, 1976
AUTERHOFF, H. & KNABE, J., *Lehrbuch der pharmazeutischen Chemie*, 9 Aufl., Wissenschaftliche, Stuttgart, 1978
BARLOW, R. B., *Introduction to Chemical Pharmacology*, 2nd ed., Methuen, London, 1964
BENTLEY, A. O. & DRIVER, J. E., *Textbook of Pharmaceutical Chemistry*, 8th ed., Oxford University Press, London, 1969
BÜCHI, J., *Grundlagen der Arzneimittelforschung und der synthetischen Arzneimittel*, Birkhäuser, Basel, 1963

BLOCK, J. H., ROCHE, E. B., SOINE, T. O. & WILSON, C. O., *Inorganic Medicinal and Pharmaceutical Chemistry*, Lea & Febiger, Philadelphia, 1974
BOWMAN, W. C. & RAND, M. J., *Textbook of Pharmacology*, 2nd ed., Blackwell Scientific Publications, Oxford, 1980
BURGER, A., Ed., *Medicinal Chemistry*, 3rd ed., Parts I and II, Wiley-Interscience, New York, 1970
CALLINGHAM, B. A., *Biochemical Pharmacology*, Wiley, New York, 1973
CORBETT, C. E., Ed., *Farmacodinâmica*, 5.ª ed., Guanabara Koogan, Rio de Janeiro, 1977
CROSSLAND, J., *Lewis's Pharmacology*, 4th ed., Williams and Wilkins, Baltimore, 1970
CSÁKY, T. Z., *Cutting's Handbook of Pharmacology*, 6th ed., Appleton, Century-Crofts, New York, 1979
DIKSTEIN, S., Ed., *Fundamentals of Cell Pharmacology*, Thomas, Springfield, Ill., 1973
DiPALMA, J. R., Ed., *Drill's Pharmacology in Medicine*, 4th ed., McGraw-Hill, New York, 1971
DISCHER, C. A., *Química Inorgánica Farmacéutica*, Editorial Alhambra, Madrid, 1966
FAUSTINI, R., *Farmacologia Veterinaria*, Organizzazione Editoriale Medico-Farmaceutica, Milano, 1977
FOYE, W. O., Ed., *Principles of Medicinal Chemistry*, Lea & Febiger, Philadelphia, 1974
GERALD, M. C., *Pharmacology: An Introduction to Drugs*, Prentice-Hall, Englewood Cliffs, New York, 1974
GIACOMELLO, G., *Compendio di Chimica Farmaceutica*, 2 tomos, Unione Tipografica-Editrice Torinese, Torino, 1974
GILMAN, A. G., GOODMAN, L. S. & GILMAN, A., Eds., *The Pharmacological Basis of Therapeutics*, 6th ed., Macmillan, New York, 1980
GOLDSTEIN, A., ARONOW, L. & KALMAN, S. M., *Principles of Drug Action*, 2nd ed., Wiley-Interscience, New York, 1974
GOURLEY, D. R. H., *Interactions of Drugs with Cells*, Thomas, Springfield, Ill., 1971
GRINGAUZ, A., *Drugs: How They Act and Why*, Mosby, Saint Louis, 1978
HIDALGO y MONDRAGON, Q. F. B. M. C., *Farmácia Química*, Editorial Alhambra, Madrid, 1969
KAUFMANN, H. P., *Médicaments de Synthèse*, Masson, Paris, 1957
KOROLKOVAS, A., *Fundamentos de Farmacologia Molecular: Base para o Planejamento de Fármacos*, 2.ª ed., EDART - São Paulo Livraria Editora Ltda. e Ministério de Educação e Cultura, São Paulo, 1977
KOROLKOVAS, A., *Grundlagen der molekularen Pharmakologie*, Georg Thieme, Stuttgart, 1974
KOROLKOVAS, A. & BURCKHALTER, J. H., *Essentials of Medicinal Chemistry*, Wiley-Interscience, New York, 1976
KOROLKOVAS, A. & BURCKHALTER, J. H., *Compendio Esencial de Química Farmacéutica*, Editorial Reverté, Barcelona, 1978
KUSCHINSKY, G. & LÜLLMAN, H., *Manual de Farmacologia*, 2.ª ed., Marin, Barcelona, 1973
LAURENCE, D. R., *Clinical Pharmacology*, 4th ed., Churchill Livingstone, Edinburgh, 1973
LEBEAU, P. & JANOT, M., Eds., *Traité de Pharmacie Chimique*, 5 tomes, 4ème éd., Masson, Paris, 1955-1956
LESPAGNOL, A., Ed., *Chimie des Médicaments*, 3 vols., Entreprise Moderne d'Édition, Paris, 1974
LESPAGNOL, A. et al., *Précis de Pharmacie Chimique Usuelle*, 3 fasc., Technique et Documentation, Paris, 1977
LITTER, M., *Farmacologia*, 5.ª ed., Ateneo, Buenos Aires, 1975
MINGOIA, Q., *Química Farmacêutica*, Melhoramentos e Universidade de São Paulo, 1967
MODELL, W., Ed., *Drugs of Choice 1980-1981*, Mosby, St. Louis, 1980
NARAHASHI, T. & BIANCHI, C. P., Eds., *Advances in General and Cellular Pharmacology*, Plenum, New York, 1977-
PENNA, R. P. & KLEINFELD, C., Eds., *Handbook of Nonprescription Drugs*, 5th ed., American Pharmaceutical Association, Washington, D. C., 1977
ROCHA e SILVA, M., *Fundamentos da Farmacologia e suas Aplicações à Terapêutica*, 3.ª ed., EDART e Instituto Nacional do Livro, São Paulo, 1973
ROOT, W. S. & HOFMANN, F. G., Eds., *Physiological Pharmacology*, Academic, New York, 1963-
RUNTI, C., *Fondamenti di Chimica Farmaceutica*, 4 vols., Lint, Trieste, 1969-1973
SALERNI, O. L., *Natural and Synthetic Organic Medicinal Compounds*, Mosby, Saint Louis, 1976
SCHRÖDER, E., RUFER, C. & SCHMIECHEN, R., *Arzneimittelchemie*, 3 vols., George Thieme, Stuttgart, 1976
SEXTON, W. A., *Chemical Constitution and Biological Activity*, 3rd ed., Spon, London, 1963
SILVA, P., Ed., *Farmacologia*, Guanabara Koogan, Rio de Janeiro, 1980
SLACK, R. & NINEHAM, A. W., *Medical and Veterinary Chemicals*, 2 vols., Pergamon, Oxford, 1968
SOINE, T. O. & WILSON, C. O., *Roger's Inorganic Pharmaceutical Chemistry*, 8th ed., Lea & Febiger, Philadelphia, 1967
STENLAKE, J. B., *Foundations of Molecular Pharmacology*, 2 vols., Athlone Press, London, 1979
TOLLENAERE, J. P., MOEREELS, H. & RAYMAEKERS, L. A., *Atlas of the Three-Dimensional Structure of Drugs*, Elsevier, Amsterdam, 1979-
WILSON, C. O., GISVOLD, O. & DOERGE, R. F., Eds., *Textbook of Organic Medicinal and Pharmaceutical Chemistry*, 7th ed., Lippincott, Philadelphia, 1977
WOLFF, M. E., Ed., *Burger's Medicinal Chemistry*, 4th ed., Parts I, II and III, Wiley-Interscience, New York, 1979-1980
ZANINI, A. C. & OGA, S., Eds., *Farmacologia Aplicada*, Atheneu e Editora da Universidade de São Paulo, São Paulo, 1979

D. Compêndios (parte prática)

ABDEL-MONEM, M. M. & HENKEL, J. G., *Essentials of Drug Product Quality*, Mosby, St. Louis, 1978
ACHESON, R. M., *An Introduction to the Chemistry of Heterocyclic Compounds*, 3rd ed., Wiley, New York, 1976
ALEXEYEV, V., *Quantitative Analysis*, Foreign Languages Publishing House, Moscow, s/d
ASHWORTH, M. R. F., *Titrimetric Organic Analysis*, 2 parts, Wiley, New York, 1964-1965
BANES, D., *Principles of Regulatory Analysis*, Association of Official Analytical Chemists, Washington, D. C., 1966
BANES, D., *A Chemist's Guide to Regulatory Drug Analysis*, Association of Official Analytical Chemists, Washington, D. C., 1974
BECKETT, A. H. & STENLAKE, J. E., *Practical Pharmaceutical Chemistry*, 2 vols., 3rd ed., Athlone, London, 1975-1976
BUEHLER, C. A. & PEARSON, D. E., *Survey of Organic Syntheses*, 2 vols., Wiley, New York, 1970, 1977
CARRUTHERS, W., *Some Modern Methods of Organic Synthesis*, Cambridge, London, 1971
CARTENSEN, H., Ed., *Steroid Hormone Analysis*, 2 vols., Dekker, New York, 1967
CHATTEN, L. G., Ed., *Pharmaceutical Chemistry*, 2 vols., Dekker, New York, 1966, 1969
CHERONIS, N. D. & ENTRIKIN, J. B., *Identification of Organic Compounds*, Wiley, New York, 1963

CHERONIS, N. D. & MA, T. S., *Organic Functional Groups Analysis by Micro and Semimicro Methods*, Wiley, New York, 1964
CHRISTIAN, G. D., *Analytical Chemistry*, 2nd ed., Wiley, New York, 1977
CLARKE, E. G. C., Ed., *Isolation and Identification of Drugs*, 2 vols., Pharmaceutical Press, London, 1969, 1975
CONNORS, K. A., *A Textbook of Pharmaceutical Analysis*, 2nd ed., Wiley-Interscience, New York, 1975
COOPER, M. S., Ed., *Quality Control in the Pharmaceutical Industry*, Academic, New York, 1972-
CRITCHFIELD, F. E., *Organic Functional Group Analysis*, Pergamon, New York, 1963
DIXON, J. P., *Modern Methods in Organic Microanalysis*, Van Nostrand, Princeton, N. J., 1968
EWING, G. W., *Métodos Instrumentais de Análise Química*, 2 vols., Blücher e Universidade de São Paulo, São Paulo, 1972
FLEMING, I., *Selected Organic Syntheses: A Guidebook for Organic Chemists*, Wiley, London, 1973
FLEMING, I., *Frontier Orbitals and Organic Chemical Reactions*, Wiley-Interscience, New York, 1976
FLOREY, K., Ed., *Analytical Profiles of Drug Substances*, Academic, New York, 1972-
FRITZ, J. S., *Acid-Base Titrations in Nonaqueous Solvents*, Allyn & Bacon, Boston, 1973
FURNISS, B. S. et al., *Vogel's Textbook of Practical Organic Chemistry*, 4th ed., Longman, London, 1978
GARRATT, D. C., *The Quantitative Analysis of Drugs*, 3rd ed., Chapman and Hall, London, 1964
GAUTIER, J. A. & MALAGEAU, P., Eds., *Mises au Point de Chimie Analytique Organique, Pharmaceutique et Bromatologique*, Masson, Paris, 1953-
GEARIEN, J. E. & GRABOWSKI, B. F., *Methods of Drug Analysis*, Lea & Febiger, Philadelphia, 1969
GIRAL, F., *Productos Químicos y Farmaceuticos*, 3 vols., Atlante, Mexico, 1946
GYENES, I., *Titration in Nonaqueous Media*, van Nostrand, Princeton, N. J., 1976
HANSON, N. W., *Official Standardised and Recommended Methods of Analysis*, The Society for Analytical Chemistry, London, 1973
HARRIS, J. & WAMSER, C., *Fundamentals of Organic Reaction Mechanisms*, Wiley, New York, 1976
HARRISON, I. T. & HARRISON, S., *Compendium of Organic Synthetic Methods*, 2 vols., Wiley-Interscience, New York, 1971, 1974
HASHMI, M.-Ul-H., *Assay of Vitamins in Pharmaceutical Preparations*, Wiley, London, 1973
HIGUCHI, T. & BROCHMANN-HANSSEN, E., Eds., *Pharmaceutical Analysis*, Interscience, New York, 1961
HORWITZ, W., Ed., *Official Methods of Analysis of the Association of Official Analytical Chemists*, 12th ed., Association of Official Analytical Chemists, Washington, D. C., 1975
HOUSE, H. O., *Modern Synthetic Reactions*, 2nd ed., Benjamin, New York, 1971
IRELAND, R. E., *Síntese Orgânica*, Blücher e Universidade de São Paulo, São Paulo, 1971
JENKINS, G. L. et al., *Quantitative Pharmaceutical Chemistry*, 6th ed., McGraw-Hill, New York, 1967
JOHNSON, C. A., *Drug Identification*, Pharmaceutical Press, London, 1966
JURAN, J. M., *Quality Control Handbook*, 2nd ed., McGraw-Hill, New York, 1962
KNEVEL, A. M. & DiGANGI, F. E., *Jenkin's Quantitative Pharmaceutical Chemistry*, 7th ed., McGraw-Hill, New York, 1977
KOLTHOFF, M. et al., Eds., *Treatise on Analytical Chemistry*, Interscience, New York, 1959-
KOROLKOVAS, A., *Epítome de Análise Farmacêutica*, 3.ª ed., São Paulo, 1980
LEBEAU, P. & JANOT, M. M., Eds., *Traité de Pharmacie Chimique*, 5 tomes, Masson, Paris, 1955-1956
LEDNICER, D. & MITSCHER, L. A., *Organic Chemistry of Drug Synthesis*, 2 vols., Wiley-Interscience, New York, 1977, 1980
MARTINEZ CRESPO, C., *Sintesis Industrial de Medicamentos: Obtención Industrial, Analisis y Farmacologia de los Medicamentos*, Dossat, Madrid, 1957
MEITES, L., Ed., *Handbook of Analytical Chemistry*, McGraw-Hill, New York, 1963
MITCHELL, J., Jr. et al., *Organic Analysis*, Interscience, New York, 1953-
MONSON, R. S., *Advanced Organic Synthesis: Methods and Techniques*, Academic, New York, 1971
OHLWEILER, O. A., *Química Analítica Quantitativa*, 2.ª ed., 3 vols., Livros Técnicos e Científicos, Rio de Janeiro, 1976
PALMER, C. F., *Controle Total de Qualidade*, Blücher e Universidade de São Paulo, São Paulo, 1974
PAQUETTE, L. A., *Principles of Modern Heterocyclic Chemistry*, Benjamin, New York, 1968
PASTO, D. J. & JOHNSON, C. R., *Organic Structure Determination*, Prentice-Hall, Englewood Cliffs, N. J., 1969
PEARSON, R. G., *Symmetry Rules for Chemical Reactions*, Wiley-Interscience, New York, 1976
PECSOK, R. L. & SHIELDS, L. D., *Modern Methods of Chemical Analysis*, Wiley, New York, 1968
PICKERING, W. F., *Modern Analytical Chemistry*, Dekker, New York, 1971
ROTH, H. J. & BLASCHKE, G., *Pharmazeutische Analytik*, Georg Thieme, Stuttgart, 1978
SANCHEZ, S. A., *Curso de Química Analítica Funcional de Medicamentos Organicos*, 2.ª ed., El Ateneo, Buenos Aires, 1947
SANDLER, S. R. & KARO, W., *Organic Functional Group Preparations*, Academic, New York, 1968
SCHNEIDER, F. L., *Qualitative Organic Analysis*, Academic, New York, 1964
SCHWARZENBACH, G. & FLASCHKA, H., *Complexometric Titrations*, 2nd ed., Methuen, London, 1969
SHRINER, R. L. et al., *The Systematic Identification of Organic Compounds*, 5th ed., Wiley, New York, 1964
SIGGIA, S. & HANNA, J. G., *Quantitative Organic Analysis via Functional Groups*, 4th ed., Wiley-Interscience, New York, 1979
SILVERSTEIN, R. M. et al., *Spectrometric Identification of Organic Compounds*, 3rd ed., Wiley, New York, 1974
SISLER, H. H., *Química dos Solventes Não-aquosos*, Polígono, São Paulo, 1969
SKOOG, D. A. & WEST, D. M., *Principles of Instrumental Analysis*, Holt, Rinehart and Winston, New York, 1971
SKOOG, D. A. & WEST, D. M., *Fundamentals of Analytical Chemistry*, 3rd ed., Holt, Rinehart and Winston, New York, 1976
SNELL, C. T. & SNELL, F. D., *Colorimetric Methods of Analysis*, 3rd ed., Van Nostrand, New York, 1948-1971
STAINIER, C., *Analyse des Médicaments*, 4ème ed., Presses Universitaires, Liège, 1970
STROHECKER, R. C. & HENNING, H. M., *Análisis de Vitaminas — Métodos Comprobados*, Editorial Paz Montalvo, Madrid, 1967
TURNER, S., *The Design of Organic Syntheses*, Elsevier, Amsterdam, 1976
US Department of Health, Education and Welfare, *FDA Introduction to Total Drug Quality*, Public Health Service, Food and Drug Administration, DHEW Publication n.º (FDA) 74-3006, 1973
VOGEL, A. I., *Química Orgânica - Análise Orgânica Qualitativa*, 3 vols., Livro Técnico e Universidade de São Paulo, Rio de Janeiro, 1971
WARREN, S., *Designing Organic Syntheses*, Wiley-Interscience, New York, 1978
WILSON, C. L. & WILSON, D. W., *Comprehensive Analytical Chemistry*, Elsevier, New York, 1959-

Observação: Além desses, outros compêndios de química analítica e síntese orgânica, inclusive os de mecanismos de reação, principalmente orgânica.

E. Publicações seriadas e revistas

Accounts of Chemical Research
* Acta Pharmaceutica Suecica
* Actualités de Chimie Analytique, Organique, Pharmaceutique et Bromatologique
* Actualités Pharmacologiques
* Advances in Drug Research
* Advances in Pharmacology and Chemotherapy
* American Journal of Pharmaceutical Education
* American Journal of Pharmacy and the Sciences Supporting Public Health
  American Scientist
  Anais da Sociedade de Farmácia e Química de São Paulo
* Analytical Chemistry
  Angewandte Chemie
  Annals of the New York Academy of Sciences
* Annales Pharmaceutiques Françaises
* Annual Reports in Medicinal Chemistry
  Annual Review of Biochemistry
  Annual Review of Microbiology
* Annual Review of Pharmacology
* Antibiotica et Chemotherapia
* Antibiotics and Chemotherapy
* Antimicrobial Agents and Chemotherapy
* Archiv der Pharmazie
  Archives Internationales de Pharmacodinamie et de Thérapie
* Arzneimittel-Forschung
  Bacteriological Reviews
  Biochemical Journal
  Biochemical Pharmacology
  Biochemistry
* Bollettino Chimico Farmaceutico
  British Journal of Pharmacology
  British Medical Journal
  Chemical and Engineering News
* Chemico-Biological Interactions
  Chemische Berichte
  Chemistry
  Chemistry in Britain
  Chemistry and Industry

* Chemotherapy
  Ciência e Cultura
* Clinical Pharmacology and Therapeutics
  Cronica de la OMS
  Current Contents: Life Sciences
  Current Contents: Physical and Chemical Sciences
  Current Topics in Development Biology
* Drug Intelligence & Clinical Pharmacy
* Drug Metabolism Reviews
* Drugs
* Drugs of the Future
  Endeavour
  European Journal of Biochemistry
* European Journal of Medicinal Chemistry
  European Journal of Pharmacology
  Experientia
* Farmaco, Ed. pratica
* Farmaco, Ed. scientifica
  Federation Proceedings
* Fortschritte der Arzneimittelforschung (Progress in Drug Research)
  Fortschritte der Chemie Organischer Naturstoffe
  Gazzetta Chimica Italiana
  Helvetica Chimica Acta
* Informações Merck
  International Journal of Quantum Chemistry
  Japanese Journal of Antibiotics
  Japanese Journal of Pharmacology
* Journal of the American Chemical Society
  Journal of the American Medical Association
* Journal of the American Pharmaceutical Association
* Journal of Antibiotics
  Journal of Biological Chemistry
* Journal of Chemical Education
  Journal of the Chemical Society, Chemical Communications
* Journal of Clinical Pharmacology and Journal of New Drugs
  Journal of Heterocyclic Chemistry
* Journal of Medicinal Chemistry
  Journal of Molecular Biology
  Journal of Organic Chemistry
* Journal of Pharmaceutical Sciences
* Journal de Pharmacie de Belgique
  Journal of Pharmacology and Experimental Therapeutics
* Journal of Pharmacy and Pharmacology
  Journal of Theoretical Biology
  Lancet
* Medicamentos de Actualidad (Drugs of Today)
* Medicinal Chemistry

---
*As revistas assinaladas são as de maior interesse

Molecular Biology
* *Molecular Pharmacology*
* *Nature*
* *New England Journal of Medicine*
Organic Reactions
Organic Syntheses
Pharmaceutica Acta Helvetiae
* *Pharmaceutical Chemistry Journal*
Pharmaceutical Journal
* *Pharmacological Reviews*
Pharmazie
Proceedings of the National Academy of Sciences
Practitioner
Presse Medicale
Progress in Biochemical Pharmacology
* *Progress in Medicinal Chemistry*
Progress in Nucleic Acid Research and Molecular Biology
Pure and Applied Chemistry
Química Nova
Recent Progress in Hormone Research
* *Recherche*
* *Revista Brasileira de Farmácia*
Revista Brasileira de Clínica e Terapêutica
Revista da Faculdade de Farmácia e Odontologia de Araraquara
Revista de Farmácia e Bioquímica da Universidade de Minas Gerais
* *Revista de Farmácia e Bioquímica da Universidade de São Paulo*
Revista do Instituto de Medicina Tropical de São Paulo
Revista Paulista de Medicina
* *Revista Portuguesa de Farmácia*
Science
* *Scientific American*
Synthesis
Tetrahedron
Theoretica Chimica Acta
* *Topics in Current Chemistry*
* *Topics in Medicinal Chemistry*
* *Topics in Pharmaceutical Sciences*
Tribuna Farmacêutica
* *Unlisted Drugs*
Vitamins and Hormones

REFERÊNCIAS

QUÍMICA FARMACÊUTICA
G. W. THORN et al., Eds., *Harrison Medicina Interna*, 2 tomos, 8a. ed., Guanabara Koogan, Rio de Janeiro, 1980.
S. BROWN et al., Eds., *Chemical Diagnosis of Disease*, Elsevier, Amsterdam, 1979.
W. COSSERMELLI et al., Eds., *Terapêutica Clínica*, Guanabara Koogan, Rio de Janeiro, 1979.
A. V. DOMARUS et al., Eds., *Medicina Interna*, 2 tomos, 9a. ed., Guanabara Koogan, Rio de Janeiro, 1979.
M. MARCONDES et al., Eds., *Clínica Médica*, 2a. ed., Guanabara Koogan, Rio de Janeiro, 1979.
K. H. BEYER, Jr., *Discovery, Development and Delivery of New Drugs*, Spectrum, New York, 1978.
B. DIXON, *Beyond the Magic Bullet*, Harper & Row, New York, 1978.
A. KOROLKOVAS, *Memória do 1.º Encontro Nacional de Professores de Química Farmacêutica*, Aché Laboratórios Farmacêuticos, São Paulo, 1978.
A. KOROLKOVAS e T. HARAGUCHI, *An. Farm. Quím. São Paulo*, 18, 247 (1978).
J. RIBEIRO do VALE, *A Farmacologia no Brasil*, Academia de Ciências do Estado de São Paulo, São Paulo, 1978.
Committee on Chemistry and Public Affairs, *Chemistry in Medicine*, American Chemical Society, Washington, D.C., 1977.
F. CUPERTINO, *População e Saúde Pública no Brasil*, Civilização Brasileira, Rio de Janeiro, 1976.
C. HANSCH, *J. Med. Chem.*, 19, 1 (1976).
G. SONNEDECKER, revisor, *Kremers and Urdang's History of Pharmacy*, 4th ed., Lippincott, Philadelphia, 1976.
B. INGLIS, *The Forbidden Game: A Social History of Drugs*, Charles Scribner's Sons, New York, 1975.
A. KOROLKOVAS, *Rev. Bras. Farm.*, 56, 143 (1975).
J. C. KRANTZ, Jr., *Historical Medical Classics Involving New Drugs*, Williams and Wilkins, Baltimore, 1974.
J. N. T. GILBERT e L. K. SCHARP, *Pharmaceuticals*, Butterworths, London, 1971.
L. MEZ-MANGOLD, *A History of Drugs*, Hoffman-La Roche, Basle, 1971.
P. SALLES, *História da Medicina no Brasil*, G. Holman, Belo Horizonte, 1971.
W. F. BYNUM, *Bull. Hist. Med.*, 44, 518 (1970).
A. BERMAN, Ed., *Pharmaceutical Historiography*, Proceedings of a Colloquium, American Institute of the History of Pharmacy, Madison, Wis., 1967.
M. MIOCQUE, *Ann. Pharm. Fr.*, 25, 325 (1967).
E. BÄUMLER, *In Search of the Magic Bullet: Great Adventures in Modern Drug Research*, Thames and Hudson, London, 1966.
P. A. DOYLE, *Readings in Pharmacy*, Wiley, New York, 1962.
A. de ALMEIDA PRADO, *As Doenças Através dos Séculos*, Anhambi, São Paulo, 1961.
S. ROSS, *Doctor Paracelsus*, Little, Brown, Boston, 1959.
C. D. LEAKE, *The Old Egyptian Medical Papyri*, University of Kansas Press, Lawrence, 1952.
T. S. WORK e E. WORK, *The Basis of Chemotherapy*, Interscience, New York, 1948.
A. CASTIGLIONI, *A History of Medicine*, Knopf, New York, 1947.
L. C. SANTOS FILHO, *História da Medicina no Brasil*, Brasiliense, São Paulo, 1947.
C. E. K. MEES e J. R. BAKER, *The Path of Science*, Wiley, New York, 1946.
H. SCOTT, *A History of Tropical Medicine*, 2nd ed., 2 vols., Williams and Wilkins, Baltimore, 1937, 1938.
R. CALDER, *O Homem e a Medicina*, Boa Leitura Editôra, São Paulo, s/d.

ASPECTOS FUNDAMENTAIS SOBRE MEDICAMENTOS
C. da S. LACAZ et al., Eds., *Iatrofarmacogenia*, Guanabara Koogan, Rio de Janeiro, 1980.
W. SADÉE e G. C. M. BEELEN, *Drug Level Monitoring: Analytical Techniques, Metabolism, and Pharmacokinetics*, Wiley, New York, 1980.
P. G. WELLING, *Pharm. Int.*, 1, 14 (1980).
A. I. WERTHEIMER, *Pharm. Int.*, 1, 12 (1980).

M. BORASI, *Interazioni dei Medicamenti*, Organizzazione Editoriale Medico-Farmaceutica, Milano, 1979.

N. BUCHANAN e G. P. MOODLEY, *Br. Med. J.*, 2, 307 (1979).

H.-L. FUNG et al., *Annu. Rep. Med. Chem.*, 14, 309 (1979).

G. GREGORIADIS, Ed., *Drug Carriers in Biology and Medicine*, Academic, London, 1979.

J. P. GRIFFIN e P. F. D'ARCY, *A Manual of Adverse Drug Interactions*, 2nd ed., John Wright and Sons, Bristol, 1979.

F. W. H. M. MERKUS, Ed., *The Serum Concentration of Drugs*, Excerpta Medica, Amsterdam, 1979.

M. J. SERLIN et al., *Lancet*, II, 317 (1979).

A. AITIO, Ed., *Conjugation Reactions in Drug Biotransformation*, Elsevier, Amsterdam, 1978.

E. J. ARIËNS et al., *Introducción a la Toxicologia General*, Editorial Diana, Mexico, 1978.

P. D. HANSTEN, *Interações Medicamentosas*, Atheneu, Rio de Janeiro, 1978.

P. JENNER e B. TESTA, *Xenobiotica*, 8, 1 (1978).

R. L. LEVINE, *Pharmacology: Drug Actions and Reactions*, 2nd ed., Little, Brown, Boston, 1978.

E. W. MARTIN, *Hazards of Medication*, 2nd ed., Lippincott, Philadelphia, 1978.

Organização Mundial da Saúde, *Manual da Classificação Estatística Internacional de Doenças, Lesões e Causas de Óbito*, Centro da OMS para Classificação de Doenças em Português, São Paulo, 1978.

J. R. ROBINSON, *Sustained and Controlled Release Drug Delivery Systems*, Dekker, New York, 1978.

R. SATO e T. OMURA, Eds., *Cytochrome P-450*, Kodansha, Tokyo, 1978.

S. M. BERGE et al., *J. Pharm. Sci.*, 66, 1 (1977).

J. W. BRIDGES e L. F. CHASSEAUD, Eds., *Progress in Drug Metabolism*, Wiley, New York, 1977.

D. M. DAVIES, Ed., *Textbook of Adverse Drug Reactions*, Oxford University Press, New York, 1977.

M. N. G. DUKES, Ed., *Side Effects of Drugs Annual*, Excerpta Medica, Amsterdam, 1977-.

E. R. GARRETT e J. L. HIRTZ, Eds., *Drug Fate and Metabolism: Methods and Techniques*, 2 vols., Dekker, New York, 1977, 1978.

M. GIBALDI, *Biopharmaceutics and Clinical Pharmacokinetics*, 2nd ed., Lea and Febiger, Philadelphia, 1977.

J. R. GILLETTE e K. S. PANG, *Clin. Pharmacol. Ther.*, 22, 623 (1977).

G. GREGORIADIS, *Nature (London)*, 265, 407 (1977).

O. P. HEINONEN et al., *Birth Defects and Drugs in Pregnancy*, Publishing Sciences Group, Littleton, Mass., 1977.

D. M. JERINA, Ed., *Drug Metabolism Concepts*, American Chemical Society, Washington, D. C., 1977.

F. E. KARCH et al., *Clin. Pharmacol. Ther.*, 21, 247 (1977).

J. van LANCKER, *Molecules, Cells, and Disease*, Springer, Berlin, 1977.

E. B. ROCHE, Ed., *Design of Biopharmaceutical Properties through Prodrugs and Analogs*, American Pharmaceutical Association, Washington, D. C., 1977.

J. M. van ROSSUM, Ed., *Kinetics of Drug Action*, Springer, Berlin, 1977.

I. STOCKLEY, *Drug Interactions and their Mechanisms*, Pharmaceutical Press, London, 1977.

M. SWANSON e R. COOK, *Drugs, Chemical and Blood Dyscrasias*, Drug Intelligence Publications, Hamilton, Ill., 1977.

American Pharmaceutical Association, *Evaluations of Drug Interactions*, 2nd ed., Washington, D. C., 1976.

L. Z. BENET, Ed., *The Effect of Disease States on Drug Pharmacokinetics*, American Pharmaceutical Association, Washington, D. C., 1976.

R. H. GIRDWOOD, *Drugs*, 11, 394 (1976).

H. J. GREEN e M. H. LEVY, *Drug Misuse... Human Abuse*, Dekker, New York, 1976.

P. D. HANSTEN, *Drug Interactions*, 3rd ed., Lea and Febiger, Philadelphia, 1976.

J. van LANCKER, *Molecular and Cellular Mechanism in Disease*, Springer, Berlin, 1976.

M. NEUMAN, *Guide des Interactions Médicamenteuses et Répertoire des Médicaments par Classes Thérapeutiques*, Maloine, Paris, 1976.

H. NISHIMURA e T. TANIMURA, *Clinical Aspects of the Teratogenicity of Drugs*, Excerpta Medica, Amsterdam, 1976.

E. J. PANTUCK et al., *Adv. Mod. Toxicol.*, 1, 345 (1976).

J. L. SCHARDEIN, *Drugs as Teratogens*, Chemical Rubber Publishing Co., Cleveland, 1976.

B. TESTA e P. JENNER, *Drug Metabolism: Chemical and Biochemical Aspects*, Dekker, New York, 1976.

A. C. ZANINI et al., *Rev. Assoc. Med. Bras.*, 22, 35 (1976).

R. J. CARLSON, *The End of Medicine*, Wiley-Interscience, New York, 1975.

M. N. G. DUKES, Ed., *Meyler's Side Effects of Drugs*, Vol. 8, Excerpta Medica, Amsterdam, 1975.

M. GIBALDI e D. PERRIER, *Pharmacokinetics*, Dekker, New York, 1975.

A. KAPPAS e A. P. ALVARES, *Sci. Am.*, 232 (6), 22 (1975).

R. E. NOTARI, *Biopharmaceutics and Pharmacokinetics*, 2nd ed., Dekker, New York, 1975.

J. G. WAGNER, *Fundamentals of Clinical Pharmacokinetics*, Drug Intelligence Publications, Hamilton, Ill., 1975.

World Health Organization, *Tech. Rep. Ser.*, 563 (1975).

G. LEVY, Ed., *Clinical Pharmacokinetics*, American Pharmaceutical Association, Washington, D. C., 1974.

P. L. MORSELLI et al., Eds., *Drug Interactions*, Raven, New York, 1974.

L. SAUNDERS, *The Absorption and Distribution of Drugs*, Williams and Wilkins, Baltimore, 1974.

J. E. TOMASZEWSKI et al., *Annu. Rep. Med. Chem.*, 9, 290 (1974).

Y. KOBAYASHI e D. V. MAUDSLEY, *Prog. Med. Chem.*, 9, 133 (1972).

P. LECHAT, *Farmaco, Ed. Sci.*, 27, 240 (1972).

E. J. ARIËNS, Ed., *Drug Design*, 10 vols., Academic, New York, 1971-1980.

B. N. LaDU et al., Eds., *Fundamentals of Drug Metabolism and Drug Disposition*, Williams and Wilkins, Baltimore, 1971.

G. SWIDLER, *Handbook of Drug Interactions*, Wiley-Interscience, New York, 1971.

E. S. VESELL, Ed., "Drug Metabolism in Man", *Ann. N. Y. Acad. Sci.*, 179, 9-773 (1971).

J. G. WAGNER, *Biopharmaceutics and Relevant Pharmacokinetics*, Drug Intelligence Publications, Hamilton, Ill., 1971.

E. J. ARIËNS, *Prog. Drug Res.*, 14, 11 (1970).

E. A. HARTSHORN, *Handbook of Drug Interactions*, Donald E. Francke, Cincinatti, Ohio, 1970.

J. HIRTZ, Ed., *The Fate of Drugs in the Organism*, 4 vols., Masson, Paris, 1970-1977.

C. da S. LACAZ, Ed., *Doenças Iatrogênicas*, 2.ª ed., Sarvier, São Paulo, 1970.

A. H. BECKETT, *Pure Appl. Chem.*, 19, 231 (1969).

D. SHUGAR, Ed., *Biochemical Aspects of Antimetabolites and of Drug Hydroxylation*, Academic, New York, 1969.

R. T. WILLIAMS, *Pure Appl. Chem.*, 18, 129 (1969).

A. BURGER, Ed., *Selected Pharmacological Testing Methods*, Dekker, New York, 1968.

D. M. GREENBERG, Ed., *Metabolic Pathways*, 3rd ed., 2 vols., Academic, New York, 1968, 1970.

D. H. TEDESCHI e R. E. TEDESCHI, Eds., *Importance of Fundamental Principles in Drug Evaluation*, Raven, New York, 1968.

E. H. DEARBORN, *Fed. Proc., Fed. Am. Soc. Exp. Biol.*, 26, 1075 (1967).

S. SCHACHTER e J. SINGER, *Psychol. Rev.*, 69, 398 (1962).

H. HAAS et al., *Prog. Drug Res.*, 1, 279 (1959).

R. T. WILLIAMS, *Detoxication Mechanisms*, 2nd ed., Wiley, New York, 1959.
S. WOLF, *Pharmacol. Rev.*, *11*, 689 (1959).
L. LASAGNA et al., *J. Clin. Invest.*, *37*, 533 (1958).
H. HAAS et al., *Prog. Drug Res.*, *1*, 279 (1957).
H. K. BEECHER, *Am. J. Physiol.*, *187*, 163 (1956).
L. MEYLER, Ed., *Side Effects of Drugs*, 7 vols., Excerpta Medica, Amsterdam, 1955-1972.

CLASSIFICAÇÃO DE FÁRMACOS

AMA Department of Drugs, *AMA Drug Evaluations*, 4th ed., Wiley Medical, New York, 1980.
A. G. GILMAN et al., Eds., *The Pharmacological Basis of Therapeutics*, 6th ed., Macmillan, New York, 1980.
T. Z. CSÁKY, *Cutting's Handbook of Pharmacology*, 6th ed., Appleton-Century-Crofts, New York, 1979.
P. TURNER e D. G. SHAND, Eds., *Recent Advances in Clinical Pharmacology*, Churchill Livingstone, Edinburgh, 1979.
M. E. WOLFF, Ed., *Burger's Medicinal Chemistry*, 4th ed., Wiley-Interscience, New York, 1979-1980.
F. CINTRA do PRADO et al., Eds., *Atualização Terapêutica*, 11.ª ed., Artes Médicas, São Paulo, 1978.
J. R. DiPALMA, Ed., *Basic Pharmacology in Medicine*, McGraw-Hill, New York, 1976.
M. J. MATTILA, Ed., *Clinical Pharmacology*, Pergamon, Oxford, 1976.
M. LITTER, *Farmacologia Experimental y Clínica*, 5.ª ed., El Ateneo, Buenos Aires, 1975.
K. L. MELMON e H. F. MORRELLI, Eds., *Clinical Pharmacology: Basic Principles in Therapeutics*, 2nd ed., Macmillan, New York, 1975.
W. O. FOYE, Ed., *Principles of Medicinal Chemistry*, Lea and Febiger, Philadelphia, 1974.
D. R. LAURENCE, *Clinical Pharmacology*, 4th ed., Churchill Livingstone, Edinburgh, 1973.
A. J. LEWIS, Ed., *Modern Drug Encyclopedia and Therapeutic Index*, 12th ed., Yorke Medical Group, Dun-Donnelley Publishing Corporation, New York, 1973.

NOMENCLATURA DE FÁRMACOS

Compêndio Médico, 2.ª ed., 2 vols., Andrei Editora, São Paulo, 1981.
J. M. MELO, Ed., *Dicionário de Especialidades Farmacêuticas 1980/81*, Editora de Publicações Médicas, Rio de Janeiro, 1980.
The United States Pharmacopeial Convention, *USAN and the USP Dictionary of Drug Names*, 17th ed., Rockville, 1980.
Cronica de la OMS, *33*(9), Supl., 21 (1979).
Nomenclature Committee of the International Union of Biochemistry, *Enzyme Nomenclature 1978*, Academic, New York, 1979.
Repertorio Terapeutico, 6a. ed., Organizzazione Editoriale Medico-Farmaceutica, Milano, 1979.
G. N. ROTENBERG, Ed., *Compendium of Pharmaceuticals and Specialties 1979*, Canadian Pharmaceutical Association, Toronto, 1979.
M. NEGWER, Ed., *Organic-Chemical Drugs and their Synonyms*, 5th ed., 3 vols., Verlag Chemie International, New York, 1978.
World Health Organization, *International Nonproprietary Names (INN) for Pharmaceutical Substances*, Cumulative List N.º 5, Genève, 1977.
C. L. BAILEY et al., Eds., *APhA Drug Names*, American Pharmaceutical Association, Washington, D. C., 1976.
A. KOROLKOVAS, *Rev. Bras. Clín. Ter.*, *5*, 43 (1976).
IUPAC Commission on Nomenclature of Organic Chemistry, *Pure Appl. Chem.*, *45*, 13 (1976).
E. E. J. MARLER, *Pharmacological and Chemical Synonyms*, 6th ed., Excerpta Medica, Amsterdam, 1976.
World Health Organization, *Tech. Rep. Ser.*, *581* (1976).
J. B. JEROME e P. SAGAN, *J. Am. Med. Assoc.*, *232*, 294 (1975).
J. H. FLETCHER et al., "Nomenclature of Organic Compounds", *Adv. Chem. Ser.*, *126* (1974).
A. KOROLKOVAS, *Rev. Paul. Med.*, *82*, 193 (1973).
Dénominations Communes des Médicaments – Dénominations Françaises et Dénominations Internationales Recommandées, Doin, Paris, 1972.
Pharmaceutical Manufacturers Association, *Brands, Generics, Prices and Quality – The Prescribing Debate After a Decade*, Washington, D. C., 1971.
Dictionary of Organic Compounds, 5 vols. e 14 supls., 4th ed., Spon & Spothiswoode, London, 1965-1978.

ASSOCIAÇÕES MEDICAMENTOSAS

J. HIRTZ, *Pharm. Int.*, *1*, 45 (1980).
R. J. JULIANO, *Pharm. Int.*, *1*, 41 (1980).
B. C. LIPPOLD, *Pharm. Int.*, *1*, 60 (1980).
A. ZAFFARONI, *Pharm. Int.*, *1*, 3 (1980).
J. BLANCHARD et al., Eds., *Principles and Perspectives in Drug Bioavailability*, Karger, Basel, 1979.
D. M. MARMION, *Handbook of U. S. Colorants for Food, Drugs, and Cosmetics*, Wiley-Interscience, New York, 1979.
American Pharmaceutical Association, *The Bioavailability of Drug Products*, Washington, D. C., 1978.
K. HEILMANN, *Therapeutic Systems-Pattern-Specific Drug Delivery: Concept and Development*, Thieme, Stuttgart, 1978.
E. A. RAWLINS, Ed., *Bentley's Textbook of Pharmaceutics*, 8th ed., Baillière Tindall, London, 1977.
B. M. COLOMBO, *Control of Physical Properties in Pharmaceutical Forms*, Organizzazione Editoriale Medico-Farmaceutica, Milano, 1976.
A. KOROLKOVAS, *Rev. Bras. Med.*, *33*, 23 (1976).
L. LACHMAN et al., Eds., *The Theory and Practice of Industrial Pharmacy*, 2nd ed., Lea and Febiger, Philadelphia, 1976.
J. H. HELOU et al., *Farmacotécnica*, Artpress, São Paulo, 1975.
J. C. COLBERT, *Controlled Action Drug Forms*, Noyes Data, Park Ridge, 1974.
L. W. DITTERT, Ed., *Sprowls' American Pharmacy: An Introduction to Pharmaceutical Techniques and Dosage Forms*, 7th ed., Lippincott, Philadelphia, 1974.
D. J. CHODOS e A. R. DiSANTO, *Basics of Bioavailability*, Upjohn Company, Kalamazoo, 1973.
P. SPEISER, *Acta Pharm. Suec.*, *10*, 381 (1973).
S. CASADIO, *Tecnologia Farmaceutica*, 2.ª ed., 2 vols., Istituto Editoriale Cisalpino-Goliardica, Milano, 1972.
E. L. PARROT, *Pharmaceutical Technology*, Burgess, Minneapolis, 1970.
E. G. FELDMAN, *J. Am. Pharm. Assoc.*, NS9, 8 (1969).
A. MANGEOT e J. POISSON, *Notions de Pharmacie Galénique*, Masson, Paris, 1968.
C. GUICHARD, *Éléments de Technologie Pharmaceutique: Pharmacie Galénique*, Flammarion, Paris, 1967.
L. V. N. PRISTA e A. C. ALVES, *Técnica Farmacêutica e Farmácia Galênica*, 2 vols., Fundação Calouste Gulbenkian, Lisboa, 1967, 1973.
W. J. HUSA, *Pharmaceutical Dispensing*, 6th ed., Mack, Easton, 1966.
G. L. JENKINS et al., *Clinical Pharmacy*, McGraw-Hill, New York, 1966.
M. S. SADOVE, *N. Phys.*, *15*, 257 (1966).
A. G. FISHBURN, *An Introduction to Pharmaceutical Formulation*, Pergamon, Oxford, 1965.
O. P. ANJOS e A. C. ANJOS, *Lições de Farmacotécnica*, 2.ª ed., Curitiba, 1964.
H. M. BURLAGE et al., Eds., *Physical and Technical Pharmacy*, McGraw-Hill, New York, 1963.
V. LUCAS, *Incompatibilidades Medicamentosas*, 2.ª ed., Rio de Janeiro, 1957.

O. PILLAR, *Rev. Quím. Farm.*, *20*, 5 (1955).

Q. MINGOIA, *Tecnica Farmaceutica e Medicamenti Galenici*, Giuseppe Principato, Milano, 1932.

SELEÇÃO DE MEDICAMENTOS ESSENCIAIS
World Health Organization, *Tech. Rep. Ser.*, *641* (1979).

World Health Organization, *Tech. Rep. Ser.*, *615* (1977).

MEDICAMENTOS ESSENCIAIS DO BRASIL
Brasil, Ministérios da Previdência e Assistência Social e da Saúde, Central de Medicamentos, *Relação Nacional de Medicamentos Essenciais*, Brasília, 1980.

Desenvolvimento de Fármacos

I. FONTES DE FÁRMACOS
A. Introdução

A saúde, "estado de completo bem-estar físico, mental e social — e não apenas a ausência de desconforto ou de enfermidade", é uma das necessidades básicas do homem e tem sido sua constante preocupação. Para conservá-la ou restaurá-la vem o homem, desde priscas eras, lançando mão dos mais variados recursos, mormente aqueles destinados a evitar e combater as doenças, sobretudo por meio de drogas e medicamentos.

O enorme progresso no setor de fármacos de origem sintética, que se verificou nos últimos trinta anos, tende a fazer olvidar o extraordinário papel que as drogas de origem natural desempenharam, desempenham e desempenharão na terapêutica. Séculos antes que se cogitasse de preparar por via química compostos úteis no tratamento e profilaxia das mais variadas doenças, já se usavam extensivamente inúmeros produtos biológicos. Outros foram introduzidos no século passado e neste, contemporaneamente com o notável desenvolvimento das ciências biológicas — como a Medicina — e principalmente da Química, em especial no campo de síntese de substâncias orgânicas. É de se presumir que, com o prosseguimento das pesquisas, dezenas ou centenas de princípios ativos extraídos de microrganismos, plantas e animais irão enriquecer o arsenal terapêutico e, por sua vez, estimular os químicos a sintetizar produtos iguais ou análogos, sobretudo considerando-se que até agora apenas menos de 10% das plantas terrestres foram estudadas sob o ponto de vista fitoquímico e que a flora e fauna marinhas só recentemente estão recebendo, sob o aspecto químico, a atenção que merecem.

B. Fontes antigas de medicamentos

Analogamente ao que ocorre hoje em dia, em que, ao lado de uma elite esclarecida coexistem massas profundamente ignorantes, as camadas incultas de alguns dos povos antigos tinham opiniões extravagantes e absurdas sobre a etiologia das moléstias. Acreditavam, por exemplo, que a doença fosse causada por espíritos maus, ou demônios, e que o único meio de eliminá-la era submeter a habitação do demônio — o corpo do paciente — a toda sorte de desconforto e sofrimento; o demônio, não suportando os maus tratos, abandonaria o corpo do doente e este ficaria são. Para isto untavam-no com substâncias de odor e aparência repugnantes, tais como urina, fezes, plantas malcheirosas; ou então usavam fumigações nauseativas.

Apesar dessa e de outras terapêuticas arraigadas no misticismo, em que entravam amuletos e encantamentos, exorcismo e danças cerimoniais, a base do tratamento das doenças consistia em drogas de origem vegetal e animal. Desconhecendo, porém, tanto a causa da doença como a maneira pela qual essas drogas faziam desaparecer os seus sintomas e procurando estabelecer uma relação entre ambas, alguns estudiosos — entre eles o famoso Paracelso, que viveu de 1493 a 1541 e foi o pai da farmacoquímica ou iatroquímica e fundador da medicina moderna — acabaram adotando a "doutrina da assinatura", segundo a qual Deus indicara qual o agente medicinal adequado para o tratamento do órgão afetado ou dos sintomas de uma certa doença conferindo-lhe um "sinal", na forma de uma semelhança, ainda que superficial, daquele agente com este órgão ou sintomas. Em conformidade com essa doutrina, os talos da hepática, cuja forma é semelhante à do fígado, seriam úteis no tratamento de doenças hepáticas; o açafrão e a celidônia, por terem cor amarela, curariam a icterícia; as raízes vermiformes seriam eficientes medicamentos contra vermes intestinais; a flor de verônica, que se assemelha a um olho, debelaria as doenças oculares; a sanguinária, devido à sua cor vermelha, estancaria as hemorragias; a sagitária, mercê de seu formato característico, medicaria os ferimentos causados por flecha; as folhas de ervacidreira, cordiformes, ajudariam nas moléstias cardíacas; a mucosa do estômago de carneiro eliminaria as perturbações gástricas.

A "doutrina da assinatura", embora fundada em crenças populares e na superstição, contribuiu, de certa forma, para o progresso das ciências médicas. Observando casualmente os efeitos curativos produzidos por partes de determinadas plantas ou certos órgãos animais, o homem comprovou que as raízes do ruibarbo tinham ação purgativa; que a mandrágora possuía propriedades analgésicas; que o fígado de peixe fazia desaparecer a cegueira noturna; que as glândulas adrenais preveniam as hemorragias; que sementes de determinadas plantas — café, chá, mate, noz, cola, guaraná, cacau — eram estimulantes psíquicos. Selecionando racionalmente os remédios para seus males, foi ampliando paulatina, mas constantemente, o número de medicamentos naturais à sua disposição.

Não obstante, foi só com a descoberta de alcalóides, entre 1803 e 1920, que o estudo das drogas recebeu grande impulso, passando os farmacêuticos — pioneiros no progresso da Química Farmacêutica — a preocupar-se menos com as plantas e as drogas brutas e mais com os seus constituintes químicos. Concomitantemente, a adoção de métodos cada vez mais racionais de seleção de medicamentos biológicos enriqueceu e continua a enriquecer o arsenal terapêutico. De fato, até 1930 as drogas usadas na Medicina eram, em sua maioria, de origem natural: vegetal, animal e mineral.

C. Fontes modernas de medicamentos

A descoberta acidental de que determinados fungos e outros microrganismos produzem substâncias — ditas antibióticos — que podem inibir processos vitais de outros organismos, mesmo em concentrações diminutas, levou os pesquisadores, sobretudo depois de 1940, a uma busca intensiva de novos antibióticos. Ora se procuram antibióticos não só entre microrganismos, mas também entre vegetais e animais superiores. Essa investigação resultou na descoberta, isolamento e identificação de mais de 3.100 antibióticos, dos quais, entretanto, menos de cem são empregados na terapêutica, pois os outros são demasiadamente tóxicos.

Por outro lado, graças ao enorme progresso da Química Orgânica a partir do fim do século passado, no arsenal terapêutico predominam atualmente os fármacos de origem sintética. A síntese química vem contribuindo cada vez mais com novos fármacos, mormente depois que passou a aplicar os conhecimentos dos mecanismos de reações químicas e bioquímicas e dispor de eficientes e rápidos métodos analíticos, principalmente cromatografia, espectrofotometria, espectroscopia e difração de raios X.

Ao lado dos produtos de origem microbiana (antibióticos e vitaminas principalmente), de novos alcalóides e daqueles obtidos totalmente por síntese química, o arsenal terapêutico foi também enriquecido por muitos fármacos semi-sintéticos, introduzidos mediante modificação química de produtos vegetais, animais ou microbianos, como alcalóides, hormônios e antibióticos, respectivamente.

Outrossim, o progresso da Microbiologia e da Imunologia possibilitou, já desde o fim do século passado, a fabricação de soros e vacinas. Esses imunoterápicos são armas eficientíssimas e não raro únicas ou na profilaxia ou no tratamento de determinadas doenças, sobretudo aquelas de etiologia viral.

D. Contribuição das diversas fontes

Calcula-se que atualmente se conhecem aproximadamente 5.000.000 de substâncias químicas, perfeitamente identificadas e caracteriza-

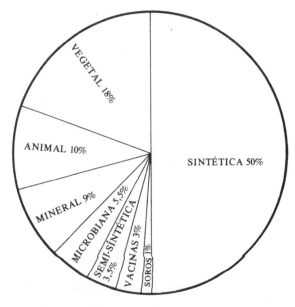

Fig. 2.1 Percentagens das fontes dos medicamentos mais usados atualmente.

das. A este número se acrescentam anualmente cerca de 100.000 compostos novos. São de uso comum aproximadamente 63.000 substâncias químicas, das quais 4.000 são fármacos e 2.000 são aditivos de medicamentos; outras 2.500 a 5.000 são aditivos alimentares e mais 1.500 se empregam como ingredientes em agrotóxicos (também denominados, embora erroneamente, pesticidas, praguicidas e defensivos agrícolas).

A percentagem de medicamentos de origem natural (vegetal + animal + mineral + microbiana) vem declinando paulatinamente, ao passo que a daqueles de origem sintética aumenta constantemente. A situação hoje em dia, *grosso modo*, é a representada na Fig. 2.1, isto é, dos medicamentos mais usados na terapêutica 50% são de origem sintética, 18% de origem vegetal, 10% de origem animal, 9% de origem mineral, 5,5% de origem microbiana, 3,5% de origem semi-sintética, 3% são vacinas e 1% soros.

II. CUSTO E LOCAL DE DESENVOLVIMENTO DE FÁRMACOS

Nos últimos anos, o arsenal terapêutico foi muito enriquecido. De 1940 a 1975, no mercado norte-americano, foram introduzidos 971 fármacos novos (Tabela 2.1), sendo estes os mais utilizados hoje em dia na terapêutica. Os países que mais concorreram para isso foram: Estados Unidos, com 622 (64,0% do total); Suíça, com 68 (7,0% do total); Inglaterra, com 51,5 (5,4% do total); Alemanha, com 48 (4,9% do total); e França, com 27 (2,9% do total) (Tabela 2.2). O Brasil, infelizmente, não contribuiu, neste período, com nenhum fármaco novo.

A introdução de novos fármacos é atualmente muito onerosa. Na década passada custava 6.000.000 de dólares na França e 8.000.000 na Inglaterra. Os Estados Unidos, por sua vez, vêm despendendo cada vez mais em suas pesquisas. Com base nos dados da Fig. 2.2, poder-se-ia afirmar que, em 1975, a introdução de cada fármaco *novo*, desde a sua concepção até a comercialização, custou cerca de 60.000.000 de dólares, pois naquele ano a indústria farmacêutica norte-americana só introduziu 15 fármacos novos, embora tivesse investido cerca de 1.000.000.000 de dólares em pesquisas e desenvolvimento. Todavia, nesse total estão incluídos os gastos com *todas* as pesquisas da indústria. Conseqüentemente, é mais prudente considerar que o desenvolvimento de um fármaco novo custa, nos Estados Unidos, cerca de 12 milhões de dólares.

É fácil entender o motivo desse alto custo quando se consideram as várias e dispendiosas fases compreendidas na gênese de um medicamento (Fig. 2.3), gênese esta que leva em média 7 a 10 anos.

Há ainda outras razões para a introdução de um novo fármaco na clínica médica ser tão cara. Uma delas é o fato de ser cada vez mais difícil desenvolver novos fármacos. Em 1958, das 14.600 substâncias sintetizadas e ensaiadas como fármacos potenciais, 47 encontraram emprego clínico. Hoje em dia, calcula-se que é necessário sintetizar ou extrair de fontes naturais e ensaiar de 3.000 a 5.000 compostos químicos para que, desta triagem longa e onerosa, resulte *um* fármaco de uso terapêutico.

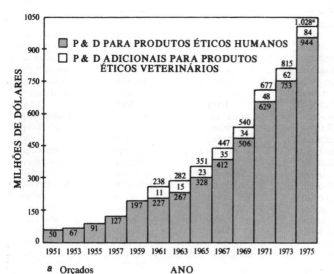

Fig. 2.2 Despesas com pesquisa e desenvolvimento (P & D) para produtos éticos no período de 1951 a 1975 nos Estados Unidos (Pharmaceutical Manufacturers Association, *Factbook 76*, Washington, D.C., 1977).

Tabela 2.1 Novos fármacos introduzidos no mercado norte-americano
1940-1975

Ano	Número de fármacos
1940	14
1941	17
1942	13
1943	10
1944	13
1945	13
1946	19
1947	26
1948	29
1949	38
1950	32
1951	38
1952	40
1953	53
1954	42
1955	36
1956	48
1957	52
1958	47
1959	65
1960	50
1961	45
1962	24
1963	16
1964	17
1965	25
1966	13
1967	25
1968	12
1969	9
1970	16
1971	14
1972	10
1973	17
1974	18
1975	15
Total	971

Fonte: *Pharmacy Times*, abril de 1976 (com base nos dados de Paul de Hean, Inc.).

Tabela 2.2 Novos fármacos introduzidos no mercado dos Estados Unidos no período de 1940 a 1975, segundo o país de origem

País de origem	Origem unicamente nacional (A)	País de origem partilhado			Percentagem do total de 971 fármacos novos
		Produtos partilhados (B)[a]	Número equivalente (C)[b]	Crédito (Col. A+C)	
Estados Unidos	618	8	4,0	622,0	64,0%
Suíça	67	2	1,0	68,0	7,0
Inglaterra	50	3	1,5	51,5	5,4
Alemanha	46	4	2,0	48,0	4,9
França	27			27,0	2,9
Dinamarca	14	1	0,5	14,5	1,5
Bélgica	12			12,0	1,2
Suécia	12			12,0	1,2
Holanda	10			10,0	1,0
Japão	10			10,0	1,0
México	9	2	1,0	10,0	1,0
Itália	5			5,0	0,5
Áustria	3			3,0	0,3
Canadá	3			3,0	0,3
Austrália	2			2,0	0,2
Hungria	2			2,0	0,2
Tcheco-Eslováquia	1	1	0,5	1,5	0,1
Argentina	1			1,0	0,1
Índia	1			1,0	0,1
Europa (desconhecido o país específico)	0	1	0,5	0,5	c
Fonte indeterminada	67			67,0	7,1
Total	*960*	*22*	*11,0*	*971,0*	*100,0%*

[a] A coluna B arrola o número de fármacos pelos quais um país partilhou o crédito com um ou mais países na geração de um composto químico.
[b] Para fins de "crédito", a coluna C representa o crédito equivalente a um produto único atribuído a um país pelo papel que desempenhou na geração do composto químico (isto é, a coluna B dividida por 2).
[c] Menos de 0,1%.
Fonte: *Pharmacy Times*, março de 1976 (com base nos dados de Paul de Haen, Inc.).

Nos últimos vinte anos, 90% dos novos fármacos foram desenvolvidos em firmas industriais, 9% nas universidades e outras instituições acadêmicas e 1% nos laboratórios de pesquisas oficiais. Estes dados contrastam com os das décadas anteriores, quando as universidades contribuíam com cerca de 50%.

III. BUSCA DE NOVOS FÁRMACOS

Com o objetivo de descobrir novos agentes terapêuticos úteis, muitas substâncias estão sendo sintetizadas e ensaiadas todos os anos. Calcula-se que até hoje foram ensaiadas mais de 15.000 sulfas, 40.000 tuberculostáticos potenciais, 220.000 antimaláricos potenciais, 50.000 compostos organofosforados como inseticidas potenciais, 250.000 esquistossomicidas potenciais e, só nos Estados Unidos, mais de 300.000 antineoplásicos potenciais.

O arsenal terapêutico está agora relativamente bem suprido com diversos tipos de medicamentos, tais como anti-histamínicos, antiespasmódicos, ganglioplégicos, miorrelaxantes e barbitúricos. Por esta razão, novos fármacos pertencentes a um destes tipos atraem pouco interesse.

Por outro lado, devido à situação atual da terapêutica, grande esforço está sendo efetuado para introduzir novos agentes antiinfecciosos, agentes antineoplásicos, agentes cardiovasculares, fármacos para sistemas endócrinos e fármacos que atuem no sistema nervoso central.

IV. GÊNESE DE FÁRMACOS

Os fármacos são introduzidos na terapêutica principalmente por um dos seguintes processos: acaso, triagem empírica, extração de princípios ativos de fontes naturais, modificação molecular de medicamentos conhecidos e planejamento racional.

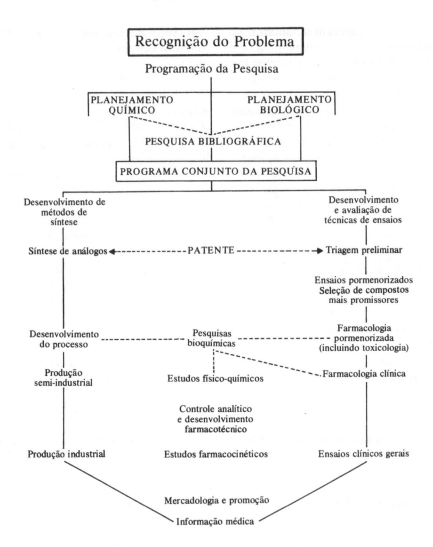

Fig. 2.3 Gênese planejada de medicamentos (adaptação de R. Slack & A. W. Nineham, *Medical and Veterinary Chemicals*, Pergamon, Oxford, 1968).

A. Acaso

Alguns fármacos ou empregos novos de fármacos conhecidos foram descobertos em laboratório ou clínica por farmacêuticos, químicos, médicos e outros pesquisadores por mero acidente. Foi a observação alerta que resultou, por exemplo, na introdução, na prática médica, da acetanilida e fenilbutazona como antipiréticos, da penicilina como agente antibacteriano, do dissulfiram para o tratamento de alcoolismo crônico, da piperazina como anti-helmíntico, da imipramina e inibidores da amino oxidase (tais como iproniazida) como antidepressivos, da clorotiazida como diurético, da mecamilamina como o primeiro agente anti-hipertensivo de um novo grupo, das sulfoniluréias como hipoglicemiantes por via oral, das benzodiazepinas (tais como clordiazepóxido) como ansiolíticos.

As propriedades antipiréticas da acetanilida foram descobertas por dois médicos de Strasbourg, Cahn e Hepp, em 1886, quando se cometeu um erro numa farmácia que aviou sua receita: em vez do receitado naftaleno, o paciente tratado de parasitose intestinal recebeu acetanilida e este medicamento causou abaixamento na sua temperatura elevada. As atividades antiinflamatória, analgésica e antipirética da fenilbutazona foram encontradas enquanto ela estava sendo utilizada unicamente como agente solubilizante da aminofenazona. A ação antibacteriana da penicilina foi primeiramente notada por Fleming, em 1929, numa cultura de bactérias que estava contaminada por um fungo. A atividade hipoglicemiante de uma sulfa foi observada primeiro por Janbon e colegas, em 1942, e a utilidade da carbutamida no tratamento de *diabetes mellitus* conduziu ao desenvolvimento das sulfoniluréias, nova classe de agentes hipoglicemiantes por via oral.

A eficácia do dissulfiram no tratamento do alcoolismo foi vislumbrada por Hald e Jacobsen, em 1948, durante uma pesquisa de novos anti-helmínticos. A ação anti-helmíntica da piperazina foi descoberta pela primeira vez por Boismaré, farmacêutico de Rouen, que a usou para o tratamento da gota, antes de 1949. As propriedades antidepressivas da iproniazida foram observadas por Fox, em 1952, durante seus ensaios deste composto como agente tuberculostático; esta descoberta resultou no desenvolvimento dos inibidores da MAO.

A mecamilamina foi planejada para ser medicamento hipertensor, mas verificou-se que, em vez disso, apresentava atividade hipotensora, primeiramente observada por Stone e colaboradores, em 1955. O benéfico efeito antidepressivo da imipramina foi notado casualmente por Kuhn, em 1958, durante uma investigação clínica de novos hipnóticos potenciais da classe de análogos da fenotiazina.

A clorotiazida foi produto inesperado da síntese orgânica planejada por Sprague e Beyer, em 1958, para obter novos compostos relacionados com a diclorfenamida (I), potente inibidor da anidrase carbônica usado como diurético. Tentativas para formular um derivado aminado da diclorfenamida, a saber, 5-cloro-2,4-dissulfamoilanilina (II), não lograram êxito, mas conduziram diretamente à clorotiazida (III), o primeiro membro das tiazidas e hidrotiazidas, duas novas classes de diuréticos administrados por via oral (Fig. 2.4).

O clordiazepóxido, primeiro membro dos agentes ansiolíticos benzodiazepínicos, foi obtido por Sternbach e colaboradores, os quais estavam empenhados num programa de pesquisa cujo propósito era preparar um composto químico diferente, tendo tipo diverso de ação. Eles estavam realmente tentando sintetizar 3,1,4-benzoxadiazepinas, tais como a representada pela fórmula II, como anticonvulsivantes potenciais. Na síntese planejada desta nova classe de substâncias surgiram dois resultados inesperados: *(a)* a desidratação de *o*-acilaminoaldoximas ou cetoximas (I) não forneceu 3,1,4-benzoxadiazepinas (II), conforme eles queriam e esperavam que fornecesse, mas sim quinazolina-*N*-óxidos (III), que eles confirmaram; *(b)* a aminação por metilamina de 6-cloro-2-clorometil-4-fenilquinazolina-*N*-óxido (IV) não ocorreu como eles desejavam, mas resultou na expansão do anel, dando um benzodiazepina-*N*-óxido (V), que foi chamado clordiazepóxido e cujas propriedades sedativas, miorrelaxantes e anticonvulsivantes semelhantes às dos barbitúricos são agora utilizadas para o alívio da tensão, apreensão, ansiedade, angústia e outros sintomas das neuroses (Fig. 2.5).

B. Triagem empírica

Neste processo de descobrir novos fármacos todas as substâncias químicas disponíveis são submetidas a uma variedade de ensaios biológicos na esperança de que algumas manifestem atividade útil. Sendo essencialmente método empírico, não é de se surpreender que esta maneira de descobrir novos fármacos não seja muito recompensadora. Calculou-se que um fármaco novo resulta, em média, de 200.000 compostos novos. Estimou-se também que, para introduzir na terapêutica um novo anticonvulsivante mediante este processo, seria preciso submeter à triagem

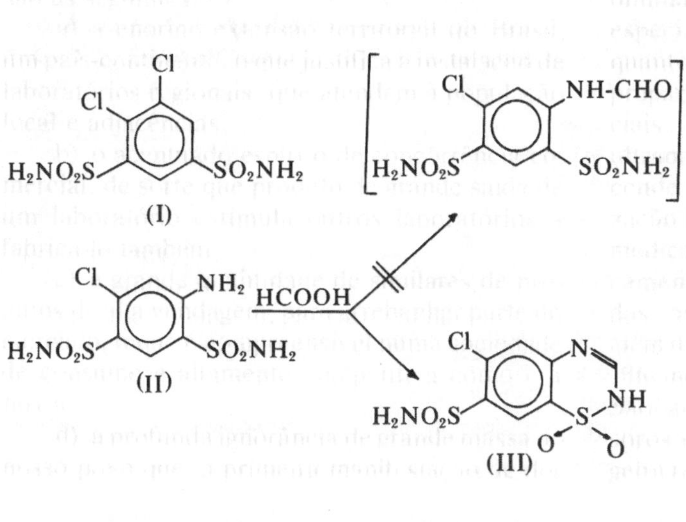

Fig. 2.4 Síntese da clorotiazida.

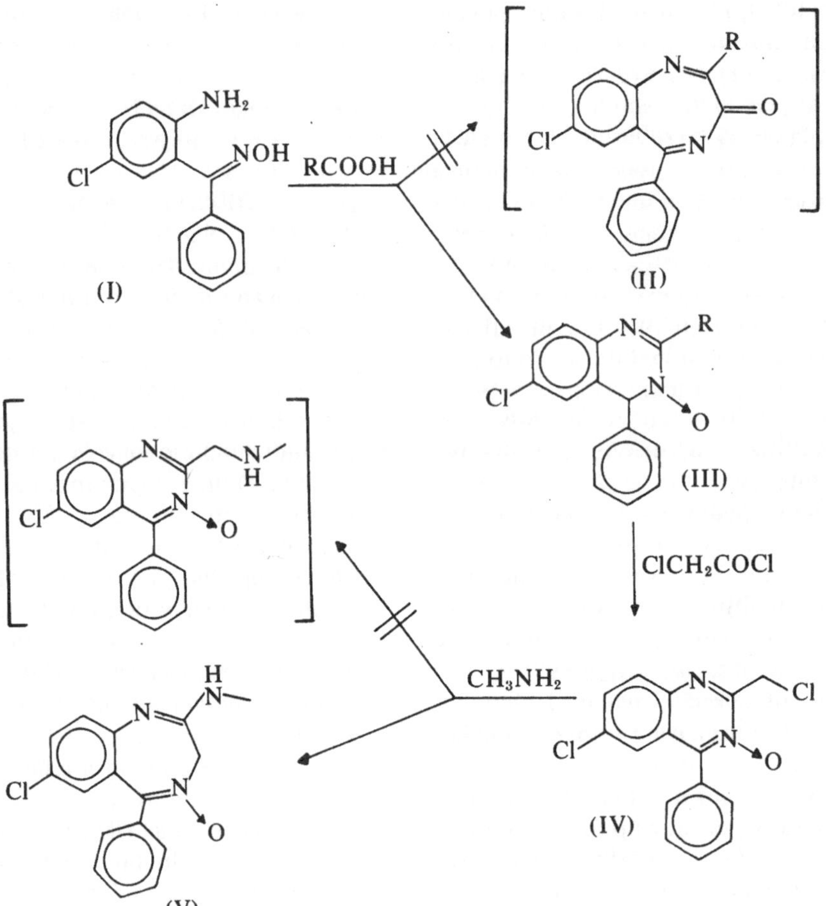

Fig. 2.5 Síntese do clordiazepóxido.

500.000 compostos químicos. A introdução de um antineoplásico, por sua vez, exige, segundo Spinks, 400.000.000 de compostos, isto é, cerca de 80 vezes o número de substâncias conhecidas. À primeira vista isto parece absurdo, já que na clínica se usam cerca de 40 compostos como antineoplásicos; entretanto, nenhum deles é tão eficiente como o são os antibióticos nas infecções bacterianas. Portanto, a estimativa de Spinks não deixa de ter a sua lógica.

Uma variante deste método é a triagem empírica *racionalmente dirigida*. Ela foi usada durante a Segunda Guerra Mundial para descobrir novos antimaláricos: de mais de 14.000 compostos e produtos químicos preparados e ensaiados por diversas instituições em onze países, apenas poucos — todos eles já conhecidos — foram selecionados para ensaios clínicos. Outro exemplo é a procura de novos antibióticos oriundos de diversos microrganismos e plantas superiores. Desde 1940, tão logo a comunidade científica ficou ciente da ação antibacteriana da penicilina, esta ampla triagem empírica em grande escala resultou na descoberta de muitas centenas de antibióticos, mas somente menos de cem são usados em medicina humana ou veterinária.

Um terceiro exemplo de triagem empírica racionalmente dirigida é o isolamento e identificação de produtos do metabolismo de medicamentos. Verificou-se que diversos fármacos são em si mesmos inativos, mas devem a sua ação aos me-

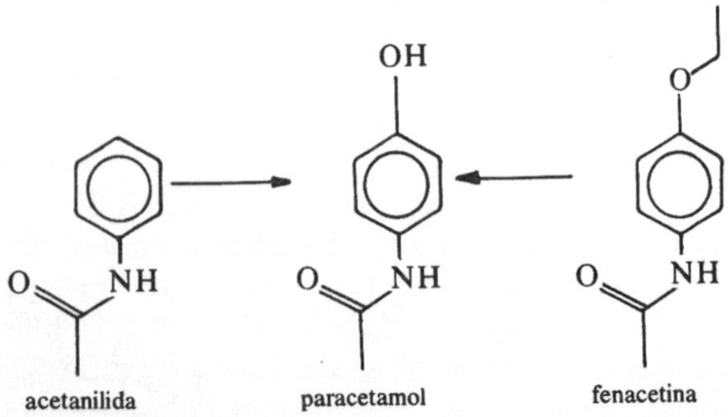

Fig. 2.6 Paracetamol e seus precursores.

tabólitos. Tal é o caso, por exemplo, da acetanilida e fenacetina: estes dois fármacos são metabolizados a paracetamol, que exerce a principal ação analgésica. Por esta razão o paracetamol foi introduzido na terapêutica, ao lado da acetanilida e fenacetina, há muito conhecidas, mas hoje pouco usadas (Fig. 2.6).

Produtos de metabolismo de medicamentos são também diversos outros fármacos, tais como: oxofenarsina, da arsfenamina; oxifembutazona, da fenilbutazona; desipramina, da imipramina; hicantona, da lucantona; cicloguanila, da proguanila.

C. Extração de fontes naturais

Durante séculos a humanidade usou extratos de partes vegetais ou de órgãos animais para o tratamento de várias doenças. Devido aos bons efeitos produzidos por estes e semelhantes remédios, a medicina folclórica em todo o mundo tem sido extensivamente explorada. Diversos medicamentos usados hoje em dia — especialmente alcalóides, antibióticos, vitaminas e hormônios — resultaram da purificação destes extratos e do isolamento e identificação de seus princípios ativos. Cento e setenta drogas que são (ou eram) oficializadas na *United States Pharmacopoeia* ou no *National Formulary* eram empregadas pelos índios norte-americanos. Em 1960, 47% dos fármacos receitados pelos médicos nos Estados Unidos provinham de fontes naturais, sendo, em sua maioria, antibióticos. Em 1973, 25,2% dos produtos medicamentosos que apareceram, quer por nome genérico, quer por nome comercial, nas 1.532.000.000 de receitas aviadas nos Estados Unidos continham um ou mais princípios ativos extraídos de plantas superiores, isto é, plantas que produzem sementes. Alguns destes fármacos estão arrolados na Tabela 2.3.

Todavia, quão fidedigna é a medicina folclórica no que diz respeito a ser fonte de novas drogas? O seguinte fato ilustrará a questão. Os nativos de determinadas ilhas do Pacífico afirmam que cerca de 200 plantas locais diferentes apresentam propriedades anticoncepcionais. Pesquisa cientificamente orientada de extratos de 80 dessas plantas, contudo, deu resultado completamente negativo.

Entretanto, considerando que na Terra existem aproximadamente 600.000 espécies vegetais (das quais 250.000 a 500.000 são plantas superiores) e que somente cerca de 5% foram investigadas especificamente sob os aspectos químico e farmacológico, é de se esperar que o arsenal terapêutico irá paulatinamente enriquecendo-se com novas drogas de origem vegetal.

Ressalte-se que, segundo Gottlieb e Mors, das 120.000 espécies vegetais brasileiras até hoje foram estudados somente alguns dos constituintes químicos de cerca de 470 (0,4%) dessas plantas, nada se sabendo sobre a constituição química dos 99,6% restantes da flora nacional.

Tabela 2.3 Exemplos de fármacos extraídos de fontes naturais

Fármaco	Isolado por	Ano	Sintetizado por	Ano
morfina	Sertürner	1805	Gates e Tschudi	1956
emetina	Pelletier e Magendie	1817	Evstigneeva *et al.*	1950
quinina	Pelletier e Caventou	1820	Woodward e Doering	1944
atropina	Mein	1831	Ladenburg	1883
papaverina	Merck	1848	Pictet e Gams	1909
cocaína	Wöhler	1859	Willstätter e Iglauer	1901
fisostigmina	Jobst e Hesse	1864	Julian e Pikl	1935
pilocarpina	Gerrard	1875	Preobrashenski *et al.*	1933
escopolamina	Ladenburg	1881	Fodor *et al.*	1956
efedrina	Nagai	1885	Schmidt	1908
tubocurarina	Boehm	1895	Veronin *et al.*	1958
epinefrina	Takamine	1901	Stolz	1903
ergotamina	Stoll	1918	Hofmann *et al.*	1961
insulina	Abel	1926	Wang *et al.*	1965
penicilina	Fleming	1929	Sheehan	1957
ergometrina	Stoll e Burckhardt	1935	Kornfeld *et al.*	1954
dicumarol	Link *et al.*	1941	Link	1943
estreptomicina	Waksman *et al.*	1943	Umezawa *et al.*	1974
cloranfenicol	Burkholder	1947	Controulis *et al.*	1949
reserpina	Müller *et al.*	1952	Woodward *et al.*	1956
prostaglandinas	Bergström *et al.*	1962	Corey	1969
fosfomicina	Hendlin *et al.*	1969	Christensen *et al.*	1969
encefalinas	Hughes *et al.*	1975	Voelter *et al.*	1976

QUÍMICA FARMACÊUTICA

Outrossim, os animais marinhos foram, até agora, pouco explorados como fontes potenciais de novas drogas. É provável que deles também se possam extrair princípios ativos de interesse terapêutico.

D. Modificação molecular

Este método de obter novos fármacos, também chamado *manipulação molecular, método da variação, método mecanístico* e *processo sele-*

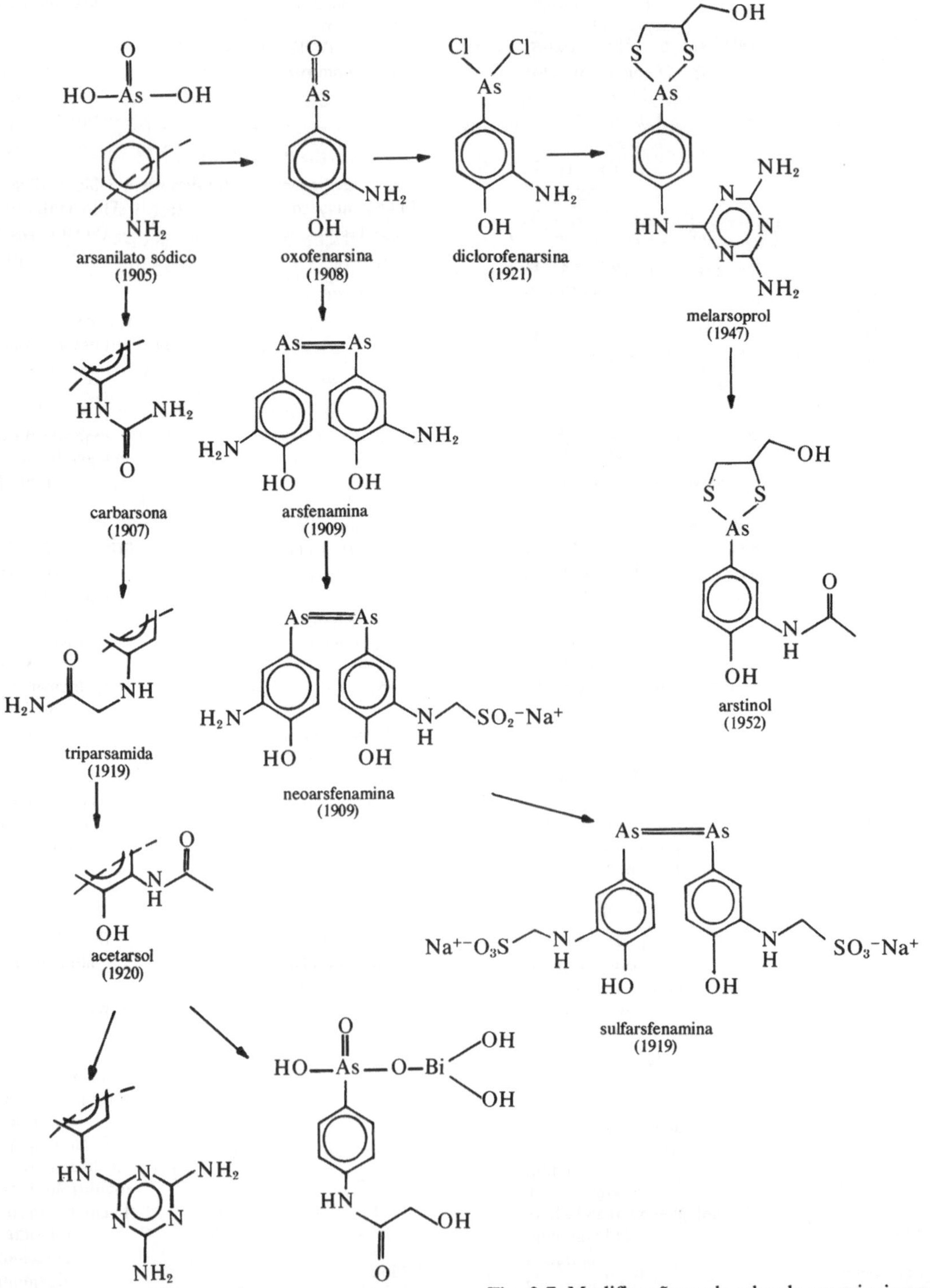

Fig. 2.7 Modificação molecular de arsenicais com vistas a obter novos e melhores agentes quimioterápicos.

tivo, é o mais usado e, até agora, o mais recompensador. Constitui um desenvolvimento natural da química orgânica. Basicamente consiste em tomar uma substância química bem determinada e de ação biológica conhecida, como modelo ou protótipo e daí sintetizar e ensaiar novos compostos que sejam congêneres, homólogos ou análogos estruturais do fármaco matriz. Exemplos dos resultados da aplicação deste método estão expostos nas Figs. 2.7 a 2.10.

Schueler indicou as diversas vantagens deste método:

1. Maior probabilidade de os congêneres, homólogos e análogos apresentarem propriedades farmacológicas semelhantes às do protótipo do que aqueles compostos selecionados ou sintetizados a esmo;
2. Possibilidade de obter produtos farmacologicamente superiores;
3. Probabilidade de a produção dos novos fármacos ser mais econômica;
4. Síntese semelhante à do protótipo, com

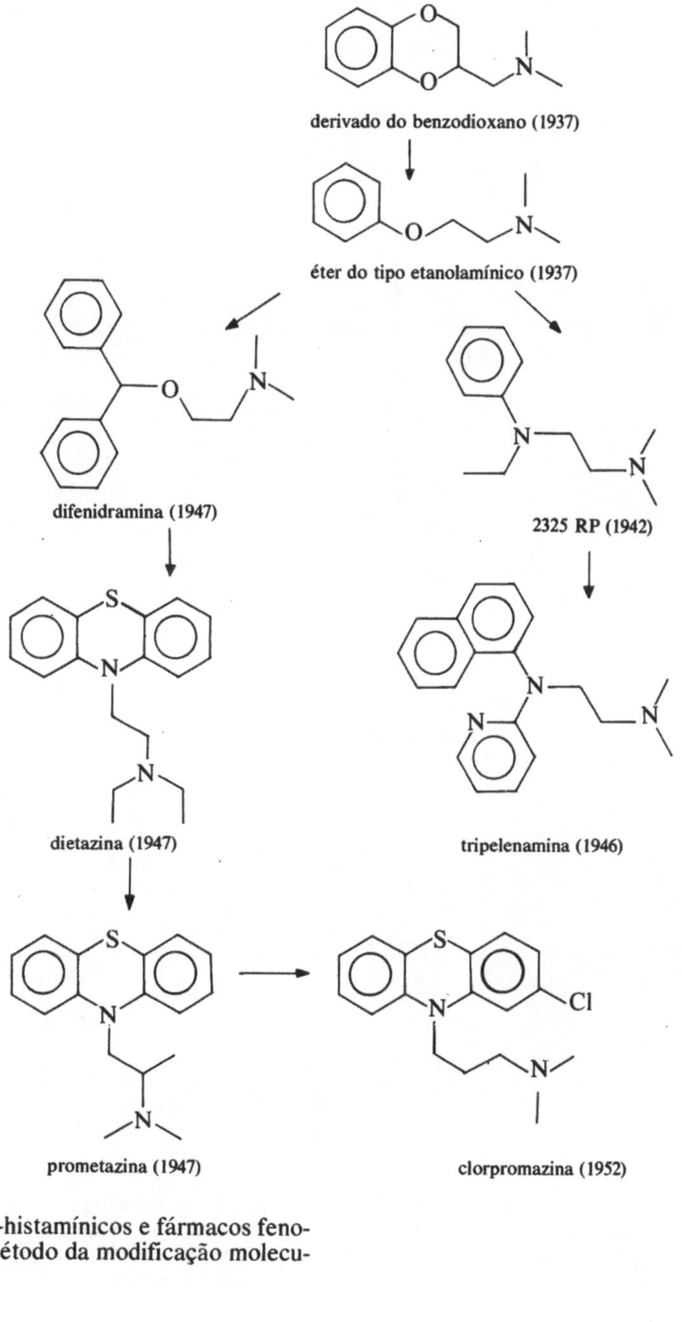

Fig. 2.8 Gênese de anti-histamínicos e fármacos fenotiazínicos, através do método da modificação molecular.

economia de tempo e dinheiro;

5. Os dados obtidos poderão elucidar a relação entre estrutura e atividade;

6. Emprego dos mesmos métodos de ensaios biológicos utilizados para o protótipo.

São dois os objetivos deste método: *(a)* descobrir o grupamento *farmacofórico* essencial, isto é, a característica da molécula que confere ação farmacológica ao medicamento (Tabela 2.4); *(b)* obter fármacos que apresentem propriedades mais desejáveis que o protótipo em potência, especificidade, duração de ação, facilidade de aplicação ou administração ou manejo, estabilidade e custo de produção.

1. PROCESSOS GERAIS

Dois processos *gerais* podem ser utilizados no método da modificação: *(a)* disjunção, dissec-

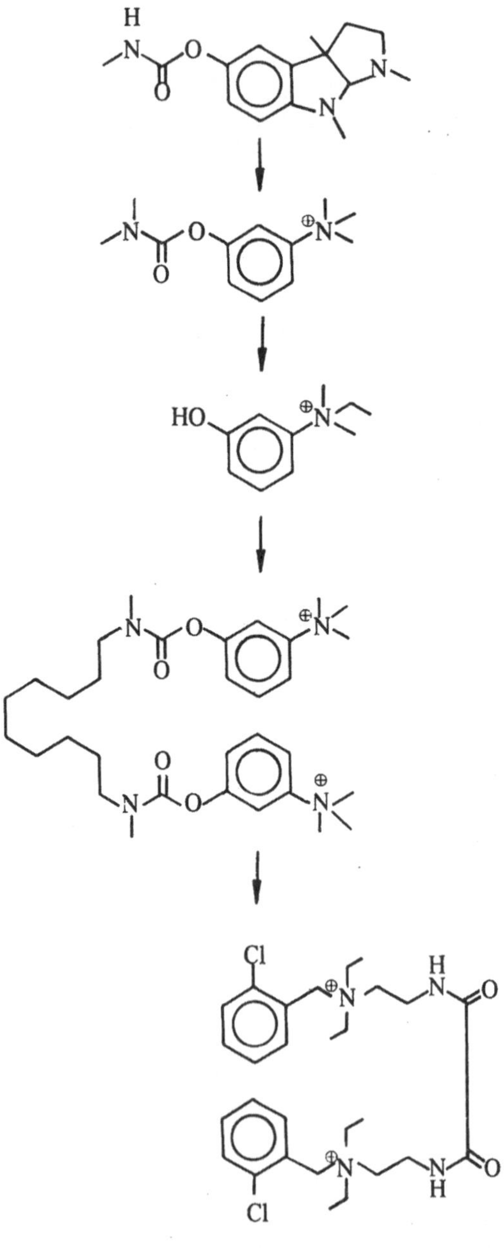

fisostigmina (1925)

neostigmina (1928)

edrofônio (1950)

demecário (1957)

ambenônio (1958)

Fig. 2.9 Variação estrutural feita na molécula da fisostigmina. Isolada de uma planta como alcalóide puro, em 1864, por Jobst e Hesse, a estrutura química da fisostigmina foi elucidada somente em 1925, por Stedman e Barger. A dissociação e a associação de seu grupo farmacofórico resultaram em diversos novos e melhores agentes anticolinesterásicos, alguns dos quais são mostrados acima.

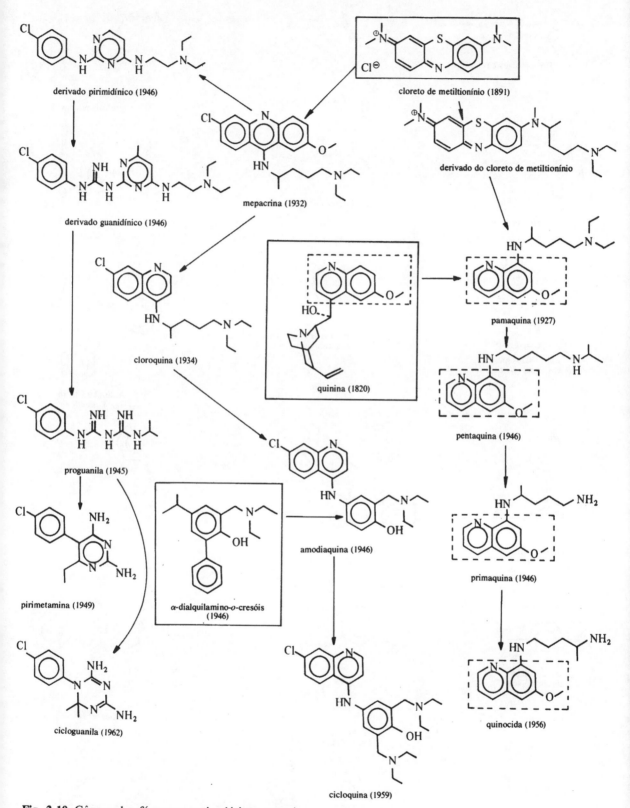

Fig. 2.10 Gênese dos fármacos antimaláricos através da modificação molecular do cloreto de metiltionínio e da incorporação de grupamentos da quinina e de α-dialquilamino-o-cresóis.

Tabela 2.4 Grupo farmacofórico ou fórmula geral de algumas classes de fármacos

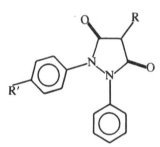

Tabela 2.4 (cont.) Grupo farmacofórico ou fórmula geral de algumas classes de fármacos

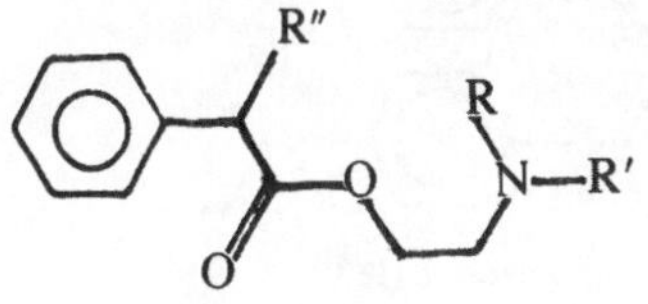

Estrutura	Classe
	Antimuscarínicos
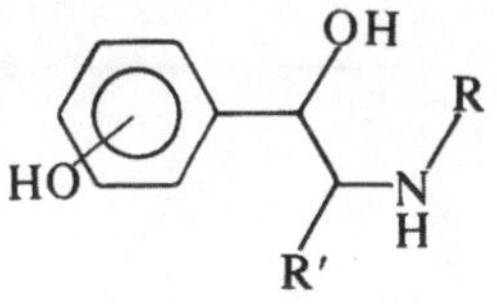	Adrenomiméticos
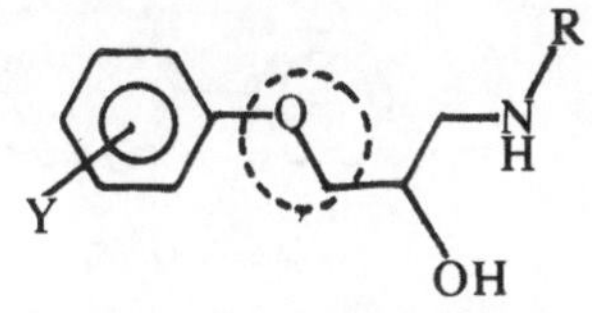	Antagonistas β-adrenérgicos
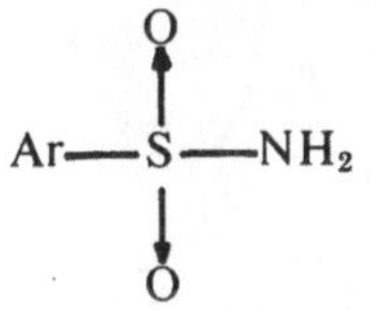	Diuréticos sulfamídicos
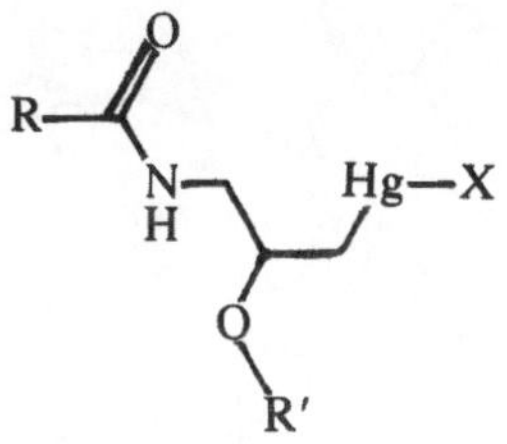	Diuréticos organomercuriais
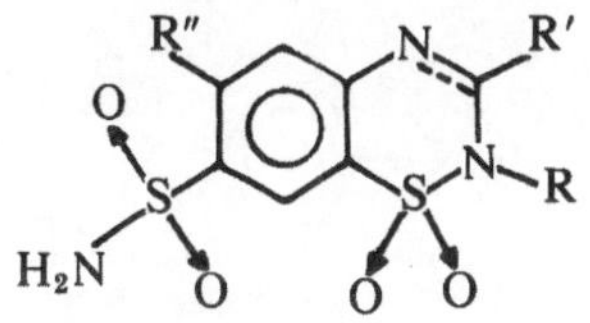	Diuréticos benzotiadiazínicos
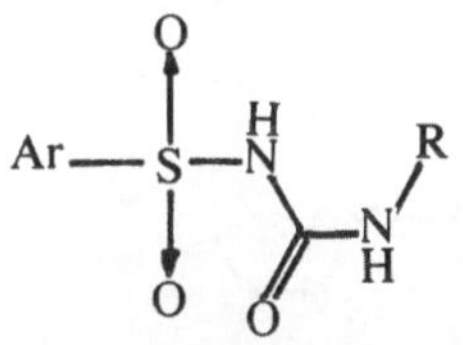	Hipoglicemiantes sulfoniluréicos
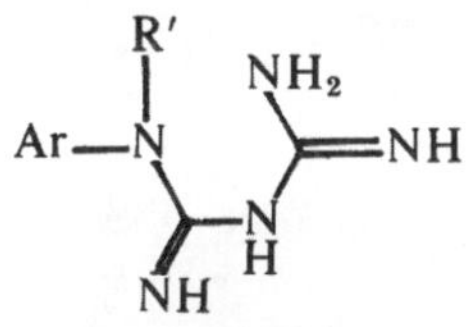	Hipoglicemiantes biguanídicos
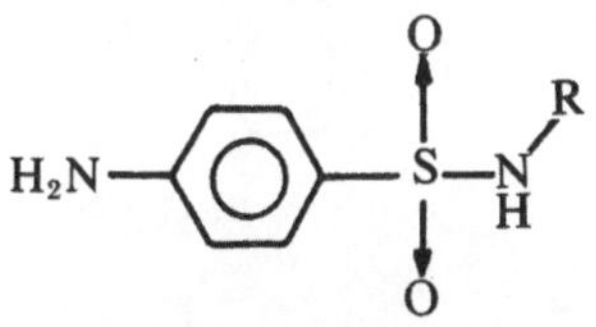	Sulfas antibacterianas
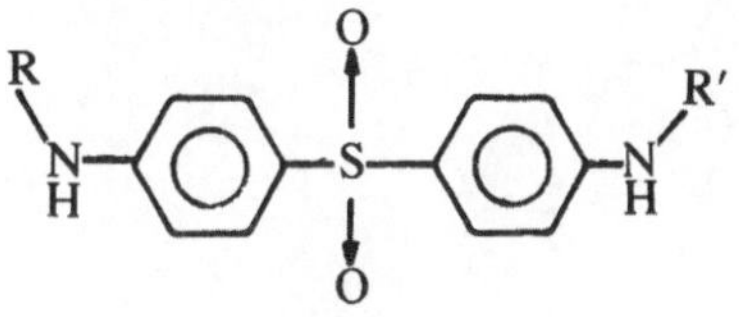	Sulfonas
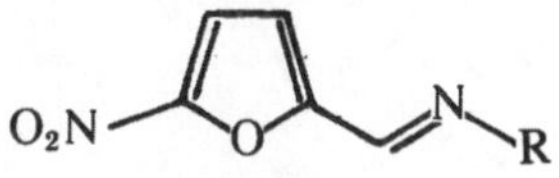	Nitrofuranos quimioterápicos
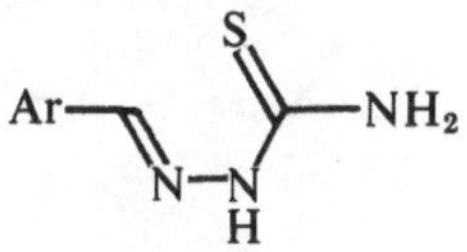	Tuberculostáticos tiossemicarbazídicos
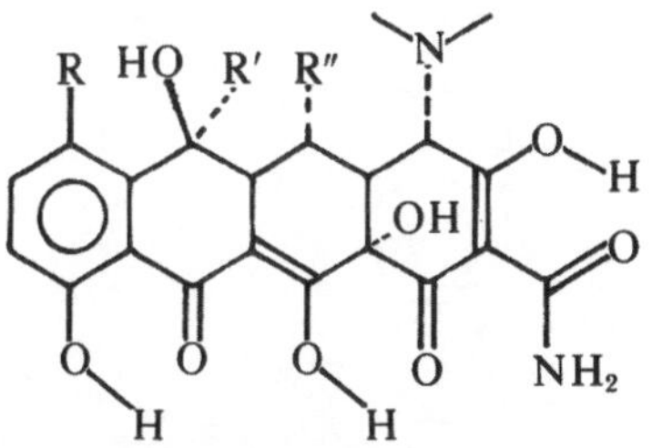	Tetraciclinas
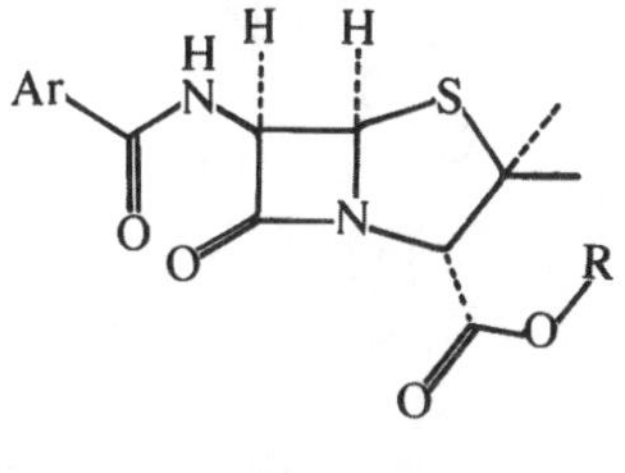	Penicilinas clássicas
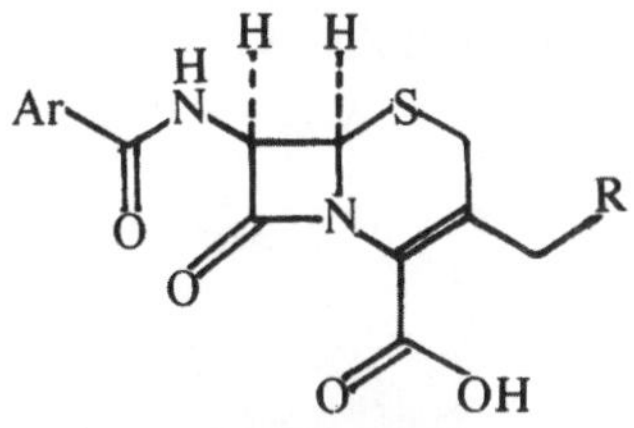	Cefalosporinas clássicas
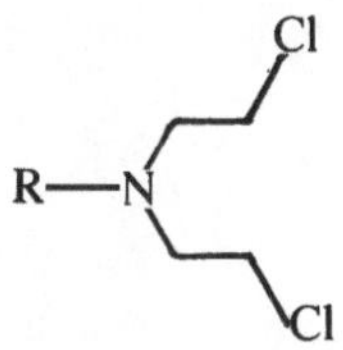	Mostardas nitrogenadas
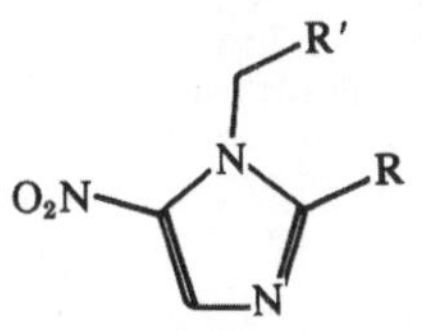	Tricomonicidas nitroimidazólicos
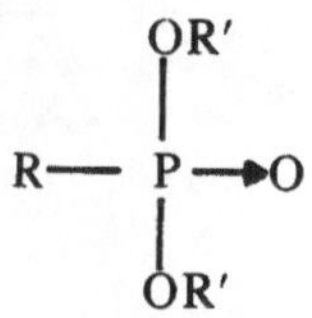	Inseticidas organofosforados

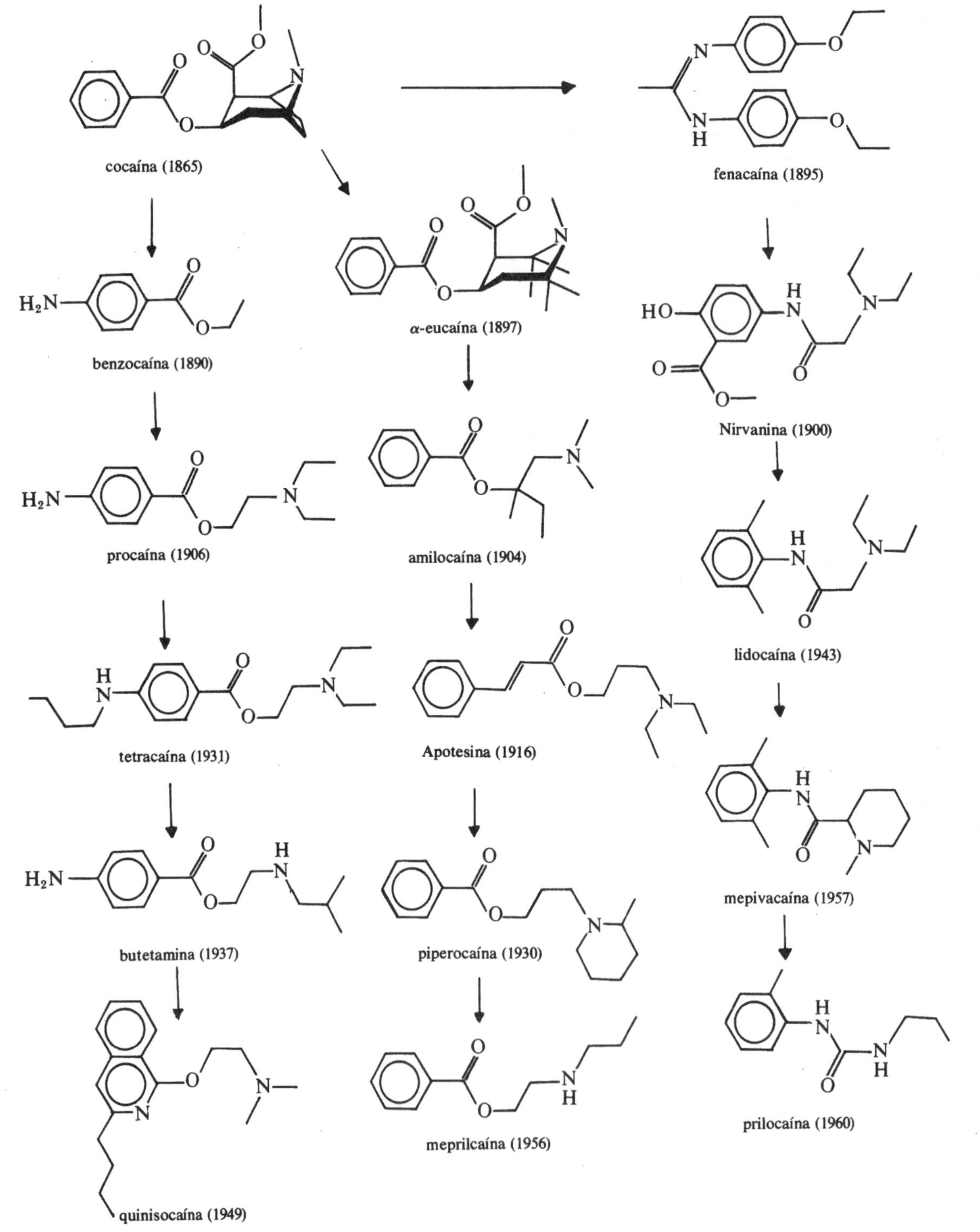

Fig. 2.11 Gênese dos anestésicos locais através da simplificação da molécula da cocaína.

ção ou simplificação ou dissociação molecular; *(b)* conjunção ou associação molecular.

O processo de dissociação molecular consiste na síntese e ensaio sistemáticos de análogos cada vez mais simples do composto modelo. Estes análogos são réplicas parciais ou virtuais do fármaco protótipo. Este protótipo é geralmente um produto natural de estrutura química muito complexa. Como exemplos deste processo de dis-

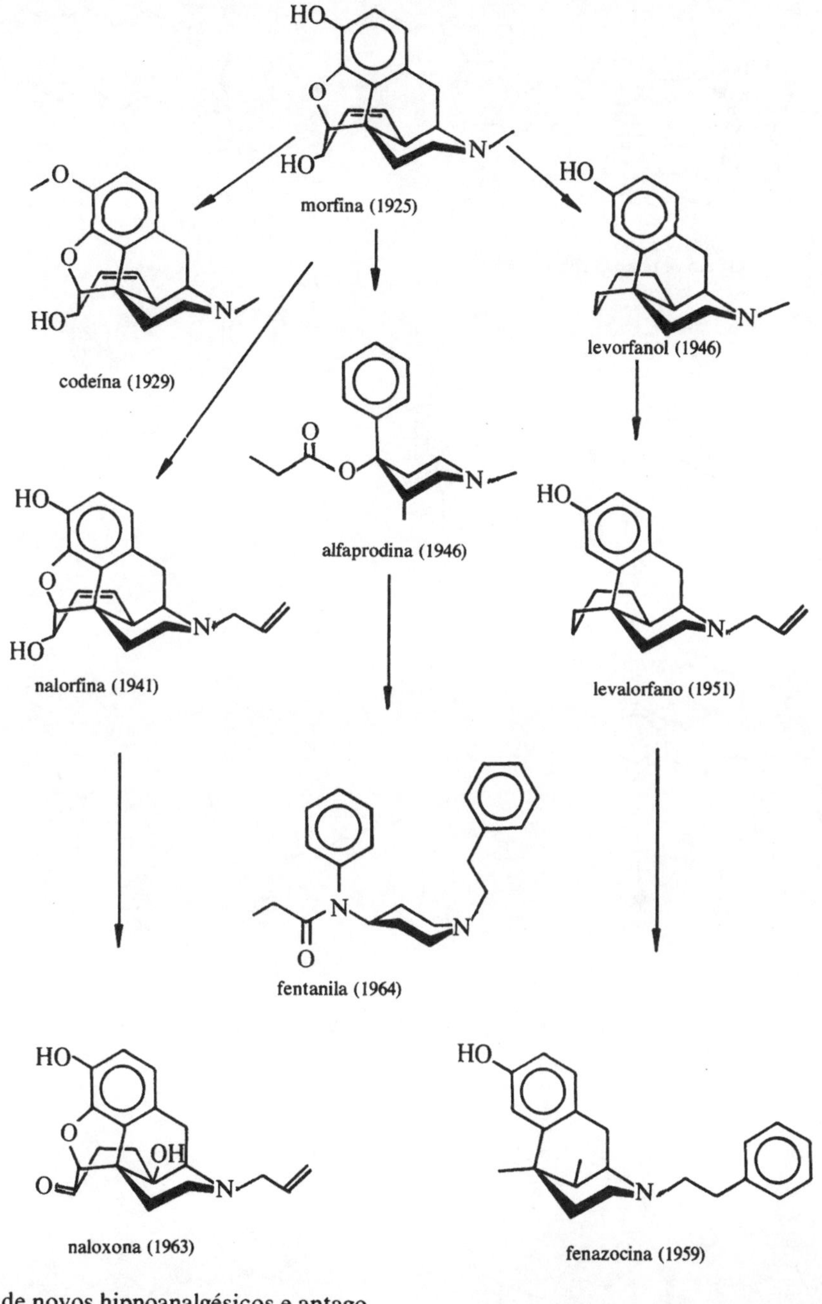

Fig. 2.12 Gênese de novos hipnoanalgésicos e antagonistas mediante modificação molecular da morfina.

junção citam-se as variações estruturais indicadas nas Figs. 2.11 a 2.14.

O processo de associação molecular consta da síntese e ensaio de análogos cada vez mais complexos do protótipo. Esses análogos incorporaram determinadas características do composto modelo ou todas elas. Distinguem-se três tipos principais de associação:

1. Adição molecular — associação de grupamentos diferentes mediante forças fracas (tais como atração eletrostática e ponte de hidrogênio);

2. Replicação molecular — associação de grupamentos *idênticos* através de formação de ligação covalente; se a associação for de *dois* grupos, teremos duplicação molecular; se for de *três*, triplicação molecular; e, de maneira análoga, teremos tetraplicação, pentaplicação e hexaplicação moleculares;

3. Hibridação molecular — associação de grupamentos *diferentes* ou mistos através de formação de ligação covalente.

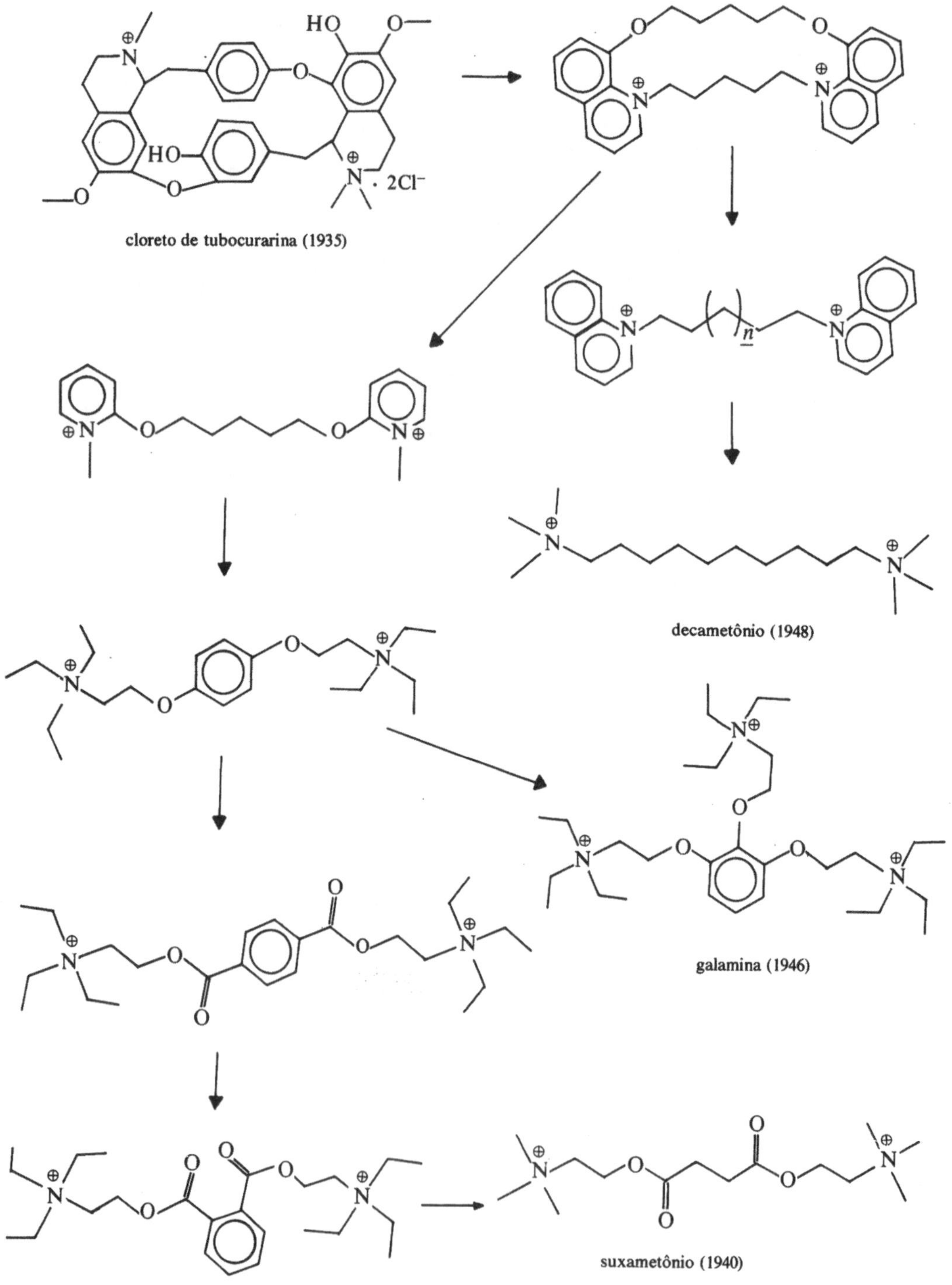

Fig. 2.13 A simplificação gradativa da molécula da tubocurarina resultou em novos bloqueadores neuromusculares (adaptada de Schueler).

Alguns dos muitos compostos de adição molecular usados na terapêutica aparecem na Fig. 2.15. Outros exemplos podem ser citados: acetiltriptofanato de cafeína (N-acetiltriptofano + cafeína), dibunato de dextropropoxifeno (dibunato sódico + dextropropoxifeno), fembutamidol (oxifembutazona + feniramidol), fitato de colina (fosfato de inositol + colina), guaitilina (guaiacolato de glicerila + teofilina), naftoclizina (dibunato sódico + clorciclizina), orotato de carnitina (ácido orótico + carnitina), piprinidrinato (cloroteofilina

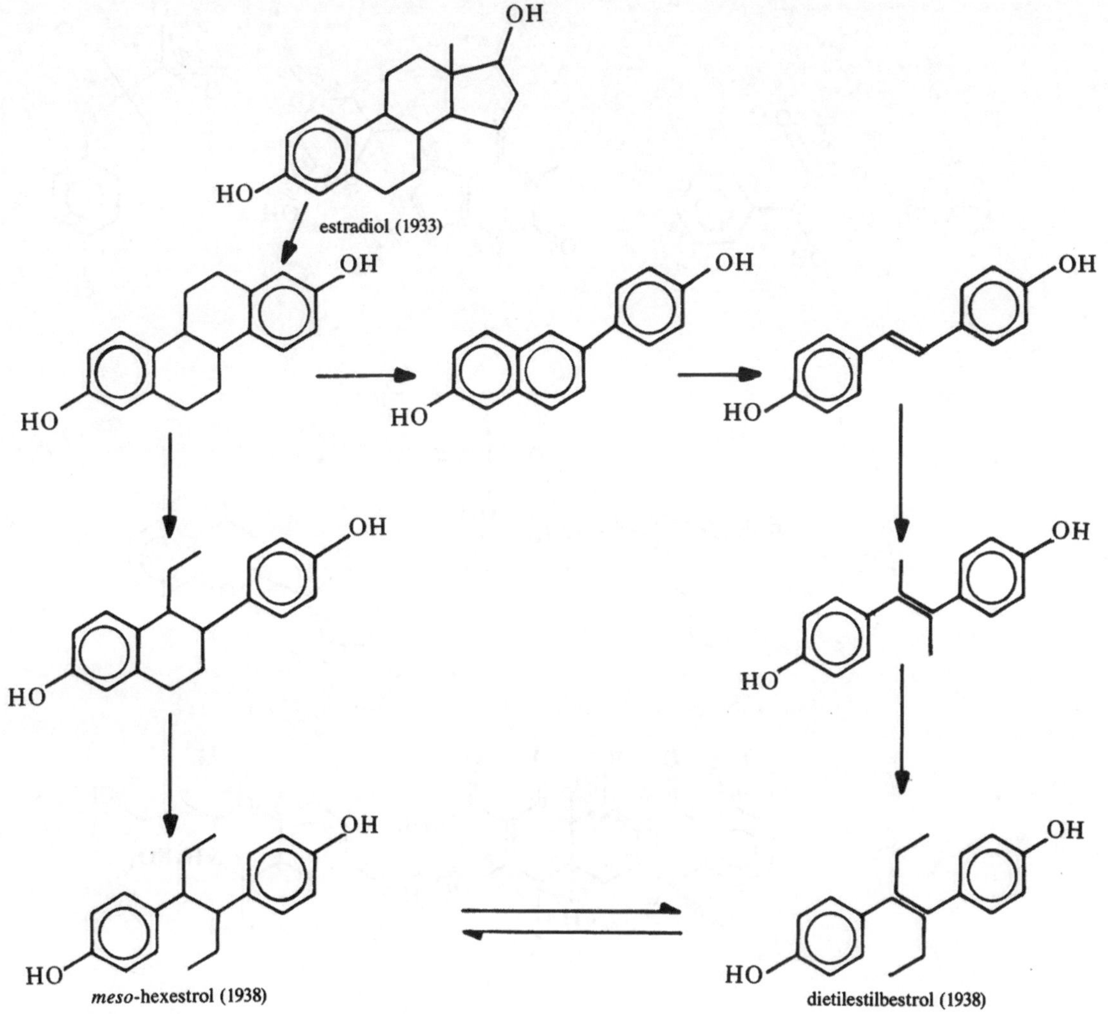

Fig. 2.14 O processo de disjunção no método da variação aplicado à molécula do estradiol resultou no *trans*-dietilestilbestrol, que apresenta a mesma potência estrogênica que o seu protótipo estradiol e pode ser administrado por via oral (adaptada de Schueler).

+ difenilpiralina), piridofilina (piridoxina + sulfato de etofilina), prednazato (succinato de prednisolona + perfenazina), quinalbital (hidroquinidina + amobarbital).

Exemplos de duplicação molecular podem ser encontrados entre vários princípios ativos naturais: actinorodina, cactinomicina, β-caroteno, carpaína, cinarina, coumetarol, dicumarol, esparteína, hipericina, índigo, isocondodendrina, lobelanina, pantetina, xantocilina, xantofila. A Fig. 2.16 mostra exemplos de produtos de replicação molecular obtidos por síntese. Outros exemplos já foram vistos: *(a)* arsfenamina, constituída pela condensação de duas moléculas de oxofenarsina com a retirada de um átomo de oxigênio de cada qual (Fig. 2.7); *(b)* demecário, produto de associação de duas moléculas de neostigmina através de ponte decametilênica (Fig. 2.9); *(c)* suxametônio, formado por conjunção de duas moléculas de acetilcolina (Fig. 2.13). A dapsona é também exemplo deste processo porque pode ser considerada como produto de condensação de duas moléculas de sulfanilamida com a perda da sulfamida (Fig. 2.17). Entre muitos outros exemplos de replicação molecular contam-se os seguintes: *(a)* duplicação: adipiodona, alverina, bialamicol, biclotimol, bisbentiamina, bisobrina, bitionol, ciclarbamato, clofibrato de magnésio, cloreto de bisdequalínio, diclorofeno, dilazep, dimorfolamina, dipiridamol, dissulfiram, distigmina, estibocaptato, estilbamidina, fenticloro, forbiseno, hexaclorofeno, hexadistigmina, hexaflurônio, hexobendina, hexoprenalina, hidrargafeno, iosu-

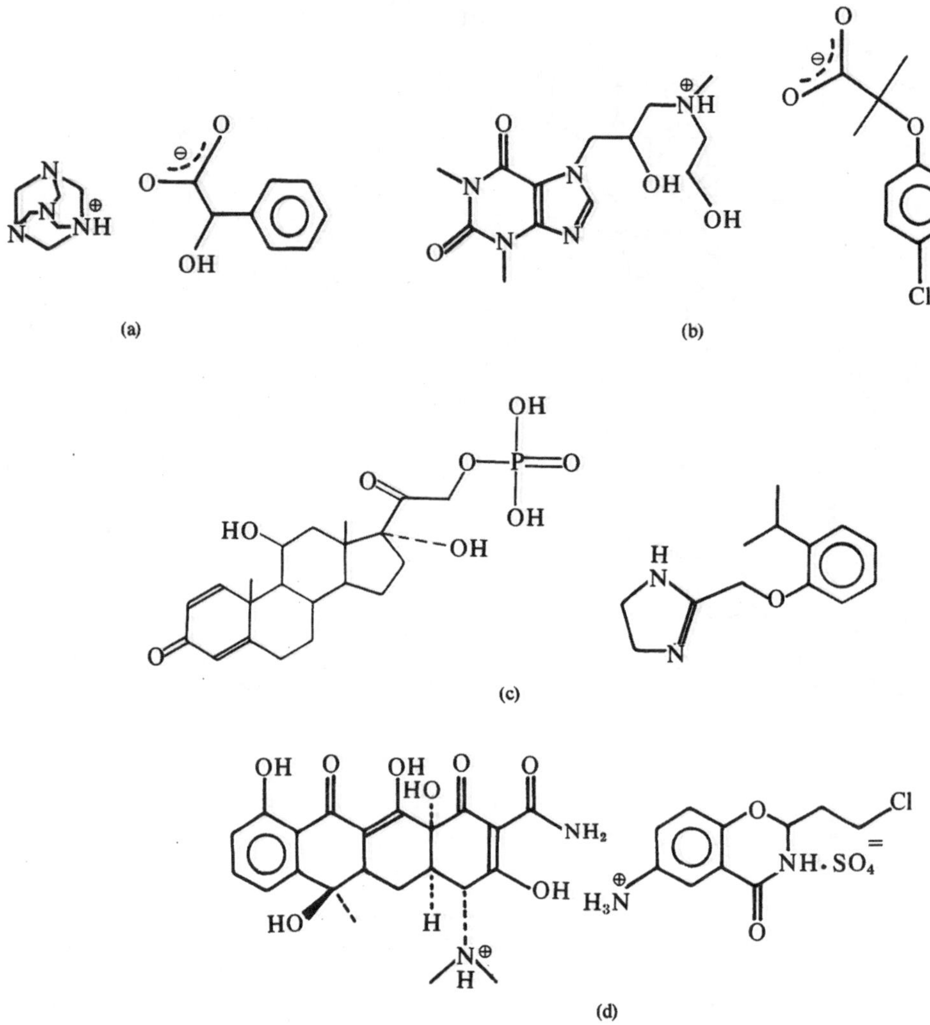

Fig. 2.15 Exemplos de fármacos obtidos por adição molecular: (a) mandelato de metenamina (metenamina + ácido mandélico); (b) xantifibrato (xantinol + ácido clofíbrico); (c) prednazolina (prednisolona + fenoxazolina); (d) aminoclotenoxiciclina (tetraciclina + aminoclortenoxazina).

lamida, metazida, nafiverina, obidoxima, oxetacaína, pentamidina, salsalato, sinfibrato, teclozan, terizidona, tiofanato; *(b)* triplicação: hepronicato, tribenósido; *(c)* tetraplicação: manossulfano, niceritrol, nicofuranose, nicofurato, nicomol; *(d)* hexaplicação: polimelfalano; *(e)* *n*-plicação: policarbofila cálcica, resina de colestiramina.

Há, também, diversos exemplos de hibridação molecular, alguns dos quais aparecem na Fig. 2.18. Entre muitos outros citam-se os seguintes: acetaminossalol (ácido salicílico com paracetamol), cloracetadol (clorálio com paracetamol), colimeciclina (colistina com três moléculas de tetraciclina), diniprofilina (etofilina com duas moléculas de ácido nicotínico), estramustina (estradiol com agente alquilante), febarbamato (fenobarbital com meprobamato), fenetilina (cafeína com metanfetamina), nicodicodina (ácido nicotínico com codeína), nicotinato de etofilina (ácido nicotínico com etofilina), nifenazona (ácido nicotínico com aminofenazona), penimociclina (ampicilina com tetraciclina), tecofenoxato (ácido clofíbrico com vitamina E).

2. PROCESSOS ESPECIAIS

Além dos dois processos gerais, o método da modificação molecular utiliza diversos processos especiais, que Schueler agrupou em duas classes: *(a)* alterações que aumentam ou diminuem as dimensões e a flexibilidade de uma molécula; *(b)* alterações de propriedades físicas e químicas

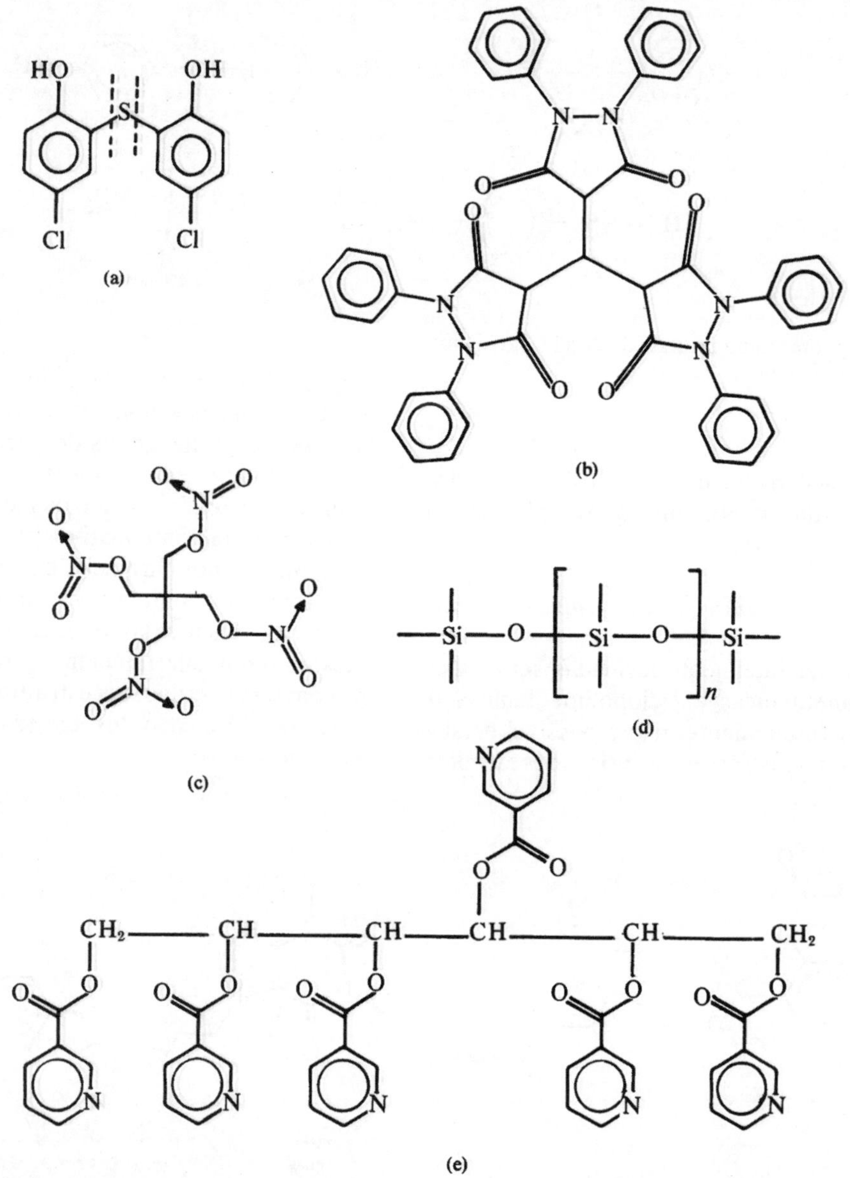

Fig. 2.16 Exemplos de fármacos obtidos por replicação molecular: (a) fenticloro (duplicação da molécula do paraclorofenol); (b) tripirafeno (triplicação das mesmas características estruturais da fenilbutazona); (c) tetranitrato de pentaeritritila (tetraplicação do nitrato); (d) dimeticona (dimetilpolissiloxana, em que $n = 200$ a 350); (e) sorbinicato (hexaplicação da molécula do ácido nicotínico).

através da introdução de novos grupos ou substituição de determinados grupamentos por grupos diferentes.

A primeira classe compreende processos como: fechamento ou abertura de anel; formação de homólogos mais baixos ou mais altos; introdução de ligações duplas; introdução de centros opticamente ativos; introdução, retirada ou substituição de grupos volumosos.

A segunda classe inclui substituição isostérica, mudança de posição ou orientação de determinados grupos, introdução de grupos alquilantes e modificações visando à inibição ou promoção de estados eletrônicos diversos.

Fechamento ou abertura de anel

Encontram-se vários exemplos de novos fármacos planejados, quer por fechamento, quer por abertura de anel. Alguns são vistos nas Figs. 2.9 (fisostigmina e neostigmina), 2.10 (cloroquina e amodiaquina, amodiaquina e amopiroquina, proguanila e cicloguanila), 2.11 (cocaína e a maio-

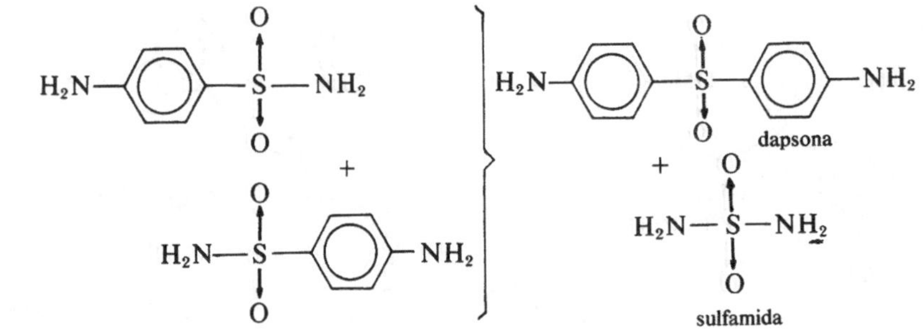

Fig. 2.17 Dapsona como produto de duplicação da molécula da sulfanilamida.

ria dos anestésicos locais sintéticos), 2.14 (estradiol e dietilestilbestrol). Outros exemplos são indicados na Fig. 2.19.

Formação de homólogos mais baixos ou mais altos

Podem ser facilmente formadas séries alcânicas, polimetilênicas e ciclopolimetilênicas de homólogos. Infelizmente, não é possível estabelecer regras rígidas para as propriedades farmacológicas de compostos homólogos. Contudo, nas séries alcânicas e polimetilênicas Ing encontrou os seguintes tipos gerais de alterações:

1. A atividade aumenta regularmente, até atingir um máximo, sendo os membros mais altos quase ou totalmente inativos. Isso se observa especialmente nos fármacos estruturalmente inespecíficos, tais como alguns hipnóticos, anestésicos gerais, inseticidas voláteis e desinfetantes. O mesmo fenômeno também ocorre, ainda que raramente, em compostos estruturalmente específicos, como é o caso dos anestésicos locais e dos espasmolíticos;

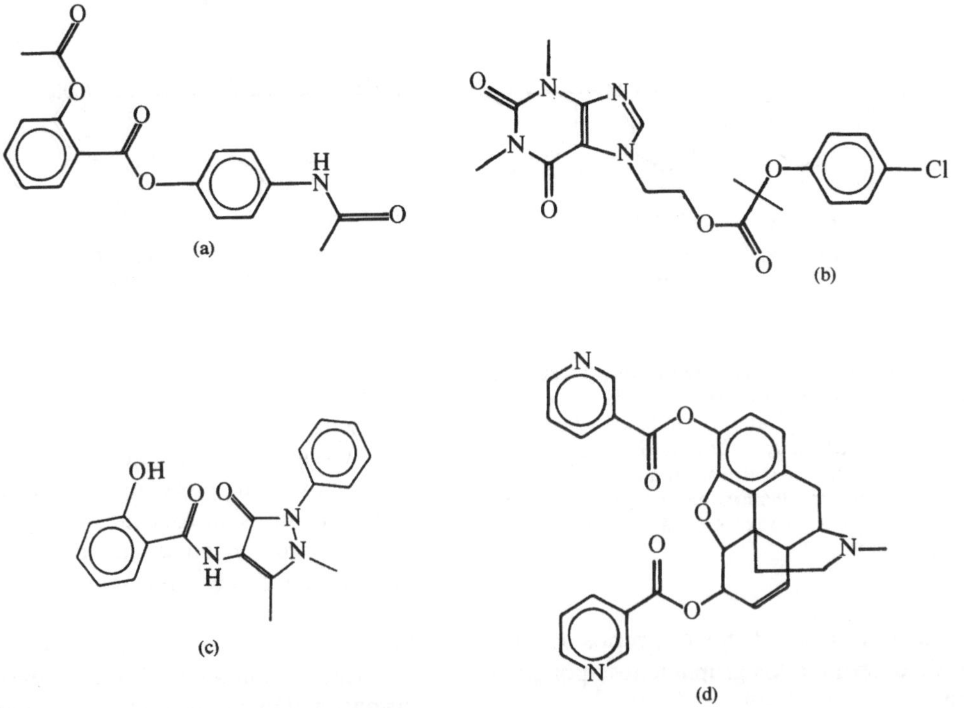

Fig. 2.18 Exemplos de fármacos planejados por associação molecular de grupos mistos: (a) benorilato (hibridação do ácido acetilsalicílico com paracetamol); (b) etofibrato (hibridação da etofilina com ácido clofíbrico); (c) salicilamidofenazona (hibridação da salicilamida com fenazona); (d) nicomorfina (hibridação de duas moléculas de ácido nicotínico com morfina).

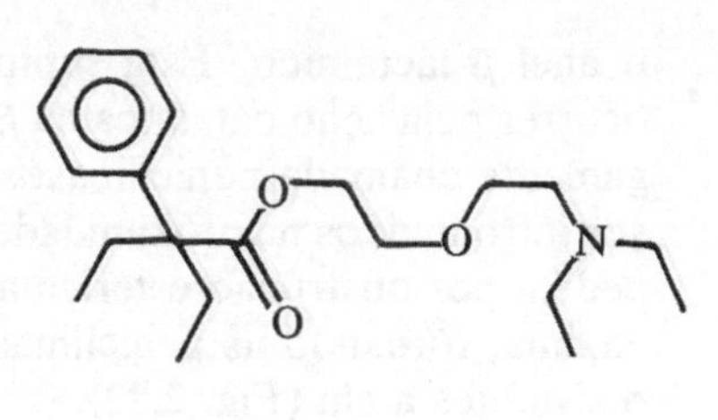

oxeladina

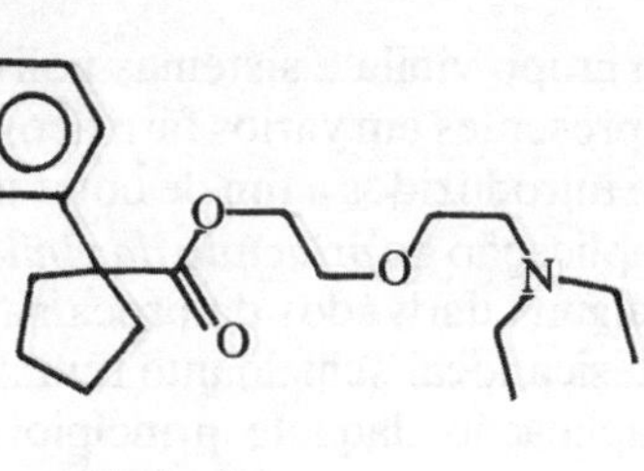

pentoxiverina

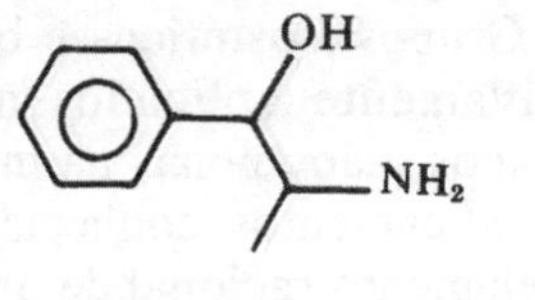

efedrina

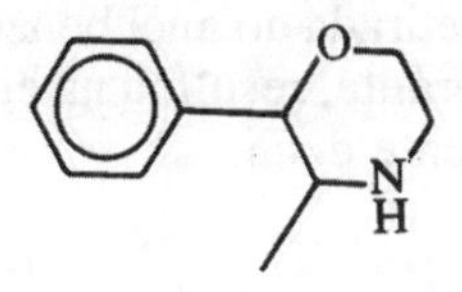

fenmetrazina

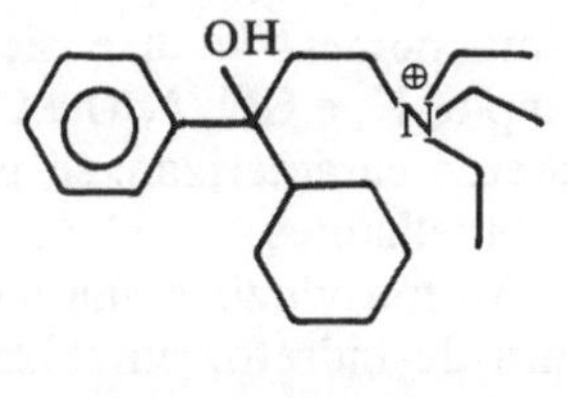

tridiexetila

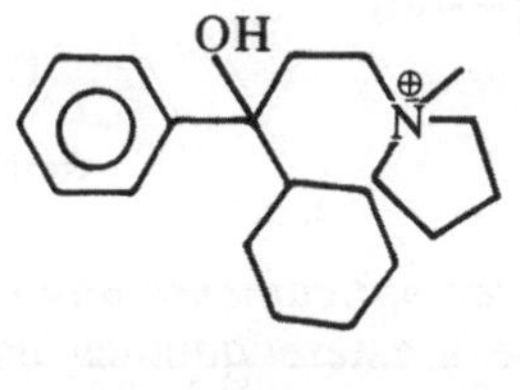

triciclamol

Fig. 2.19 Exemplos de novos fármacos obtidos por abertura ou fechamento de anéis.

2. A atividade aumenta irregularmente, atinge um valor máximo e, em seguida, diminui, também irregularmente. Exemplo típico é fornecido pelos ésteres benzílicos com propriedades atropínicas;

3. A atividade aumenta (ou diminui), atinge um valor relativamente alto (ou baixo) e, então, permanece mais ou menos constante para alguns ou muitos dos membros superiores. Um exemplo é fornecido pelos homólogos muscarínicos de fórmula geral $R\overset{+}{N}Me_3$, cujas propriedades farmacológicas são maiores quando o número de átomos na cadeia R é igual a 5. Em compostos ganglioplégicos de fórmula geral $R_3\overset{+}{N}(CH_2)_n\overset{+}{N}R_3$, a atividade é maior naqueles em que n é 4, 5 ou 6. Na série polimetilênica correspondente à fórmula $R_3\overset{+}{N}C_6H_4(CH_2)_n\overset{+}{N}R_3$, a atividade é máxima nos compostos em que $n = 2$;

4. A atividade alterna, sendo os membros que têm número par de átomos de carbono consistentemente mais ativos que os membros vizinhos que têm número ímpar de átomos de carbono, ou vice-versa. É o que se observa com os antimaláricos derivados da 6-metoxi-8-aminoquinolina e nos esquistossomicidas da série dos 4,4'-dimetilaminodifenoxialcanos;

5. A atividade se modifica, tendo os membros mais baixos um tipo e os mais altos outro tipo de ação predominante. Não raro, os membros mais altos são antagonistas do efeito farmacológico dos membros mais baixos, e vice-versa. Isso ocorre na série dos derivados *N*-alquilados do levarterenol, em que a alquilação reduz a atividade hipertensora da molécula na ordem $—NH_2$, —NHMe, —NHEt, NHPr-*n*, aparecendo os efeitos hipotensores quando o grupo terminal é —NHPr-*i* ou —NHBu. Essa anomalia se deve à complexação desses compostos com receptores diferentes: no primeiro caso, tanto com os α quanto com os β; no segundo, principalmente com os β.

Introdução de ligações duplas

Pode causar dois efeitos principais:

1. Modificando a estereoquímica do fármaco, poderá dar origem a composto de atividade diferente daquela apresentada pelo composto saturado. Isso sucede no ácido *cis*-cinâmico; ao contrário do que ocorre com seu diidroderivado, ácido β-fenilpropiônico, exerce atividade reguladora no crescimento de plantas;

2. Alterando as propriedades físico-químicas, pode modificar a atividade biológica. Observa-se isso nos hipnóticos: os hidrocarbonetos etilênicos são ligeiramente mais ativos que os saturados.

Quanto ao grupo vinila e sistemas polivinílicos, eles estão presentes em vários fármacos que, não raro, foram introduzidos a fim de obter novos fármacos pela aplicação do *princípio da vinilogia*. Por exemplo, alguns derivados da procaína com atividade anestésica local semelhante foram preparados pela aplicação daquele princípio (Fig. 2.20).

A vinilogia tem sido aplicada também no sentido inverso. Assim, a retirada do anel benzênico da dulcina, que é edulcorante, resultou na etoxiuréia, substância igualmente doce.

dulcina   etoxiuréia

Introdução de centros opticamente ativos
Modificando-se a estereoquímica da molécula do fármaco, esta mudança pode alterar, às vezes drasticamente, sua atividade farmacológica. Por exemplo, dos quatro isômeros do cloranfenicol, somente a forma D-(−)-*treo* é ativa; a D-(−)-isoprenalina é 50 a 800 vezes mais ativa como broncodilatadora que a L-(+)-isoprenalina; o (−)-levarterenol é 70 vezes mais ativo como broncodilatador do que o (+)-levarterenol; a L-(+)-acetil-β-metilcolina é cerca de 200 vezes mais ativa no intestino do que a L-(−)-acetil-β-metilcolina; a (−)-hiosciamina é 15 a 20 vezes mais ativa como midriático que a (+)-hiosciamina; a (+)-muscarina tem 700 vezes a atividade muscarínica da (−)-muscarina; o ácido L-(−)-ascórbico apresenta propriedades antiescorbúticas, ao passo que o ácido (+)-ascórbico não; os (−)-aminoácidos são ou insípidos ou amargos, mas os (+)-aminoácidos são doces; a (+)-cortisona é ativa, mas a (−)-cortisona é inativa.

Introdução, retirada ou substituição de grupos volumosos apolares
Este processo especial é usado principalmente para converter agonistas em antagonistas, e vice-versa. Observando-se a Fig. 2.21 pode-se notar que a diferença entre agonistas e antagonistas é a presença de grupos volumosos apolares nos antagonistas.

Outro exemplo interessante encontra-se nas penicilinas resistentes à β-lactamase. Sabe-se que as penicilinas perdem atividade quando se rompe o anel β-lactâmico. Esta ruptura do anel pode ocorrer pela ação catalítica da β-lactamase, antigamente chamada penicilinase. Grupos volumosos introduzidos na proximidade daquele anel impedem por obstrução estérica a aproximação da enzima, tornando as penicilinas assim formadas resistentes a ela (Fig. 2.22).

Substituição isostérica
Grupos isostéricos e bioisostéricos são extensivamente aplicados no planejamento de fármacos, não apenas na modificação molecular de medicamentos conhecidos, mas também no planejamento racional de antimetabólitos.

Em 1919, Langmuir definiu *isósteros* como sendo compostos ou grupos de átomos que têm o mesmo número e disposição de elétrons. Por exemplo, N_2 e CO, N_2O e CO_2, N_3^- e NCO^-. Os isósteros caracterizam-se por propriedades físicas semelhantes.

Ao introduzir a sua lei relativa ao deslocamento de hidreto, em 1925, Grimm ampliou o conceito de isosterismo. A adição de um átomo de hidrogênio com o seu elétron solitário a outro átomo resulta no que se convencionou chamar "pseudo-átomo". Algumas das propriedades físicas deste pseudo-átomo são análogas às do átomo que apresenta um elétron mais do que aquele do qual o pseudo-átomo proveio.

Mais tarde, Erlenmeyer redefiniu isósteros como sendo "átomos, íons ou moléculas em que as camadas periféricas de elétrons podem ser consideradas idênticas" (Tabela 2.5).

Atualmente, consideram-se como isósteros também os grupos que possuem configurações estéricas e eletrônicas *semelhantes*, a despeito do número de elétrons compreendidos. É o caso dos seguintes grupos:
carboxilato, —COO—, e sulfamido, —SO_2NR—; cetônico, —CO—, e sulfônico, —SO_2—; cloro, —Cl, e trifluormetila, —CF_3.

Por exemplo, a estrutura geral dos anti-histamínicos é a seguinte:

$$R - X - CH_2 - CH_2 - N \genfrac{}{}{0pt}{}{R'}{R'}$$

em que X pode ser qualquer dos grupos isósteros, a saber, O, —NH ou —CH_2. Outro exemplo é o dos agentes anticolinérgicos, cuja fórmula geral é a mesma acima, mas X pode ser um dos seguintes grupos: —COO—, —CONH—, —COS—.

Devido à grande aplicação do conceito de isosterismo em planejar fármacos, Friedman in-

Tabela 2.5 Tabela expandida de isósteros

Deslocamento de hidreto de Grimm

Total de elétrons	6	7	8	9	10	11
	C	N	O	F	Ne	Na^+
		CH	NH	OH	FH	—
			CH_2	NH_2	OH_2	FH_2^+
				CH_3	NH_3	OH_3^+
					CH_4	NH_4^+

Átomos e grupos de átomos com o mesmo número de elétrons periféricos

Elétrons periféricos	4	5	6	7	8
	N^+	P	S	Cl	ClH
	P^+	As	Se	Br	BrH
	S^+	Sb	Te	I	IH
	As^+	—	PH	SH	SH_2
	Sb^+	—	—	PH_2	PH_3

troduziu o termo *bioisósteros* para significar "compostos que preenchem a mais ampla definição de isósteros e têm o mesmo tipo de atividade biológica", mesmo que antagônica.

No sentido mais amplo, portanto, o termo *isósteros* pode ser aplicado a grupos que apresentam meramente semelhança nas camadas eletrônicas externas ou, mais restritamente, a grupos com localização semelhante de regiões de densidade eletrônica alta ou baixa em moléculas de tamanho e formato semelhantes. De acordo com este critério há, no mínimo, dois tipos de isósteros:

1. *Isósteros clássicos* — aqueles abrangidos pela definição de Erlenmeyer, vale dizer, os representados na lei de deslocamento de hidreto, os elementos de cada um dos grupos da classificação periódica e *equivalentes anelares como* —S— e —CH=CH— (Tabela 2.6);

2. *Isósteros não-clássicos* — os que, substituídos numa determinada molécula, dão origem a um composto com disposição estérica e configuração eletrônica semelhantes às do composto matriz; exemplos de pares desses isósteros são: H e F, —CO— e —SO_2—, —SO_2NH_2 e —PO(OH)NH_2 (Tabela 2.7).

Ainda que não seja possível o isosterismo puro, os princípios do isosterismo e bioisosterismo são muito empregados para modificar a estrutura de compostos biologicamente ativos. Mediante essa substituição obtêm-se não só produtos de ação idêntica à dos compostos que serviram de modelo, mas também antagonistas. Podem ser citados vários exemplos de equivalentes de produtos naturais, parametabólitos, paravitaminas, para-hormônios e miméticos, bem como seus antagonistas específicos, antimetabólitos, antivitaminas, anti-hormônios e líticos, obtidos aplicando-se o conceito de isosterismo (Fig. 2.23).

Ultimamente, está sendo estudada a possibilidade de substituir o C por Si em alguns fármacos. Os resultados foram promissores em muitos casos, como nos derivados de colina, barbitúri-

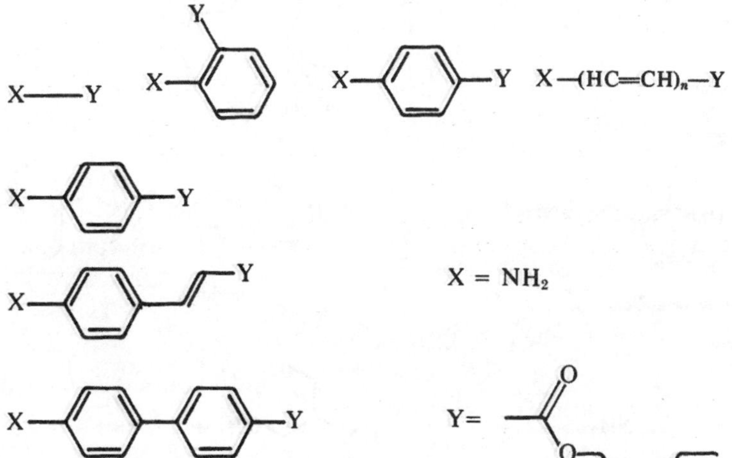

Fig. 2.20 Derivados da procaína obtidos pela aplicação do princípio da vinilogia.

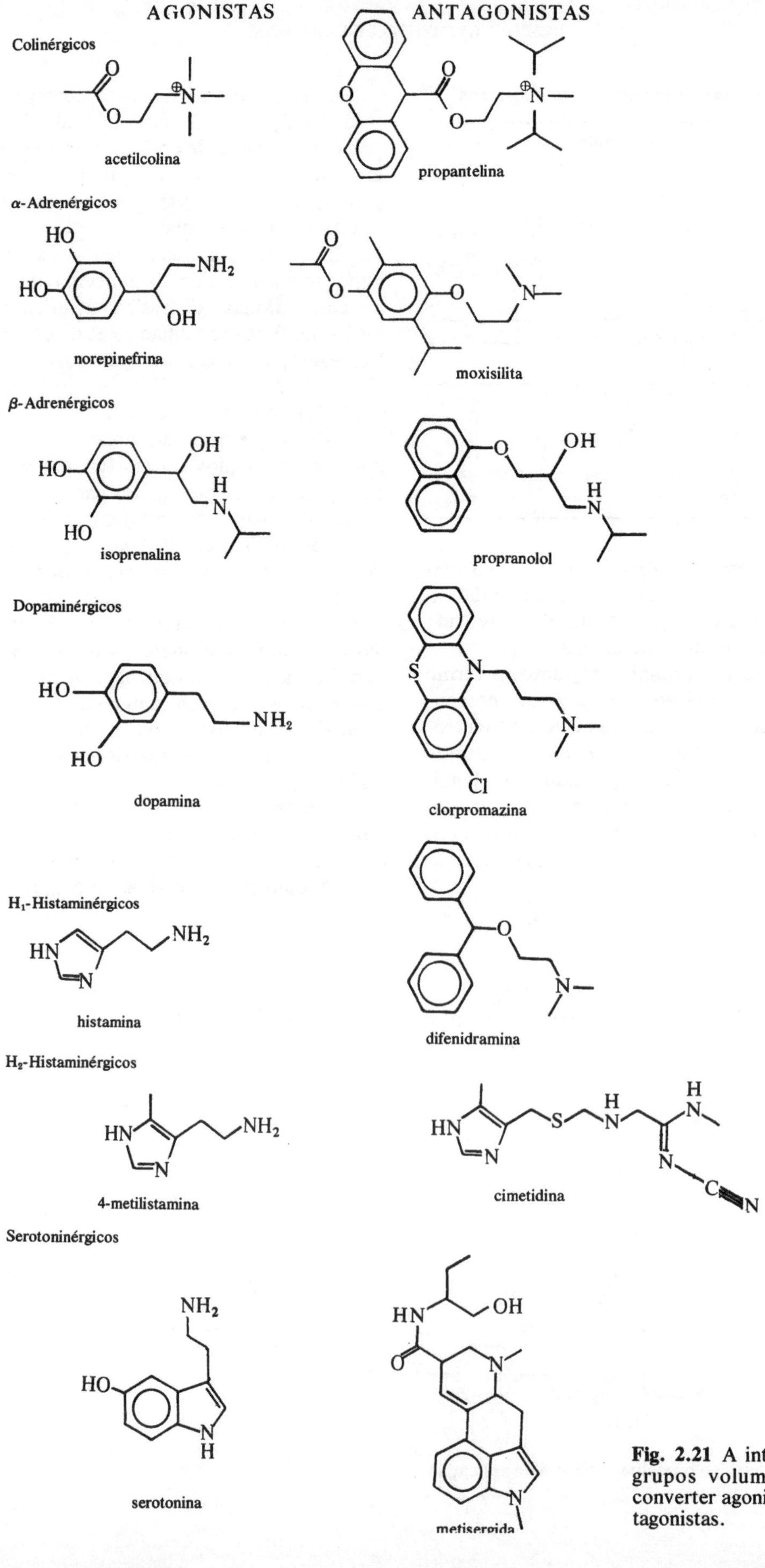

AGONISTAS

Colinérgicos
acetilcolina

α-Adrenérgicos
norepinefrina

β-Adrenérgicos
isoprenalina

Dopaminérgicos
dopamina

H$_1$-Histaminérgicos
histamina

H$_2$-Histaminérgicos
4-metilistamina

Serotoninérgicos
serotonina

ANTAGONISTAS

propantelina

moxisilita

propranolol

clorpromazina

difenidramina

cimetidina

metisergida

Fig. 2.21 A introdução de grupos volumosos pode converter agonistas em antagonistas.

DESENVOLVIMENTO DE FÁRMACOS

Tabela 2.6 Isósteros clássicos

Monovalentes	Bivalentes	Trivalentes	Átomos tetrassubstituídos	Equivalentes anelares
F, OH, NH_2, CH_3	—O—	—N=	=C=	—CH=CH—
Cl, SH, PH_2	—S—	—P=	=Si=	—S—
Br	—Se—	—As=	=N^+=	—O—
I	—Te—	—Sb=	=P^+=	—NH—
		—CH=	=As^+=	
			=Sb^+=	

Tabela 2.7 Isósteros não-clássicos

| —CO— | —COOH | —SO_2NH_2 | H | Estruturas anelares | $-O-\overset{O}{\underset{\|}{C}}-$ | —OH |
| —SO_2— | —SO_3H | —PO(OH)NH_2 | F | Estruturas abertas | $-\overset{O}{\underset{\|}{C}}-O-$ | —NH_2 |

cos, penicilina, cloranfenicol, meprobamato e inseticidas (Fig. 2.24).

Mudança de posição ou orientação de certos grupos

A posição de certos grupos é às vezes essencial para uma dada atividade biológica. Por exemplo, dos três isômeros do ácido hidroxibenzóico somente o *o*-hidroxi é ativo, porque pode formar ponte de hidrogênio intramolecular e, deste modo, agir como quelante (Fig. 2.25).

Outro exemplo ocorre nos monoclorofenóis. Eles têm propriedades anti-sépticas diferentes: o *p*-clorofenol é o mais ativo, em conseqüência da posição do átomo de cloro que, por estar adequadamente situado, pode exercer seu efeito indutivo

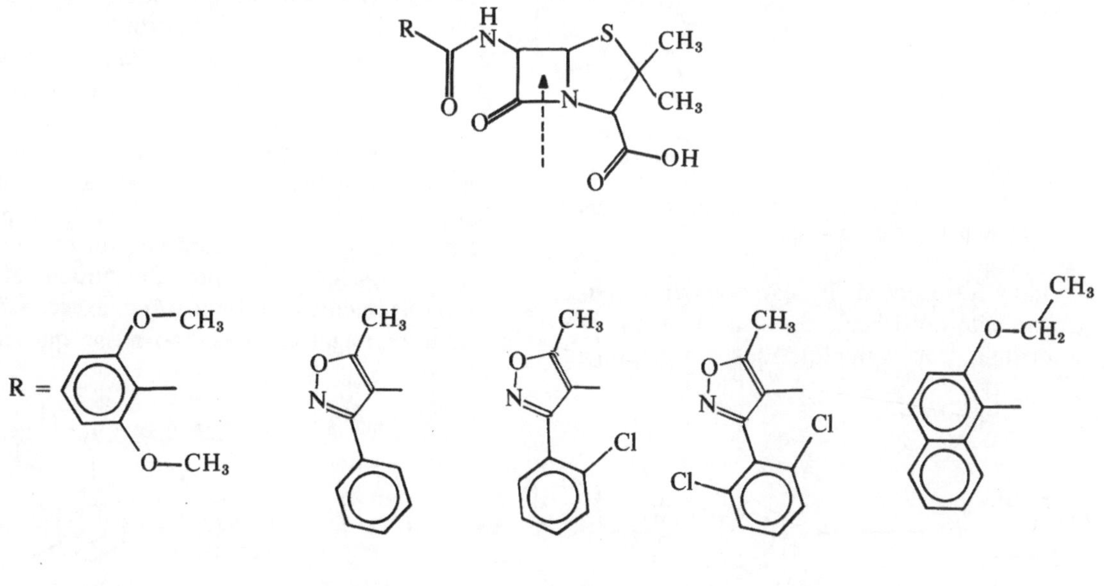

meticilina   oxacilina   cloxacilina   dicloxacilina   nafcilina

Fig. 2.22 Penicilinas resistentes à beta-lactamase obtidas pela anexação de grupo volumoso nas proximidades do local de ação da enzima.

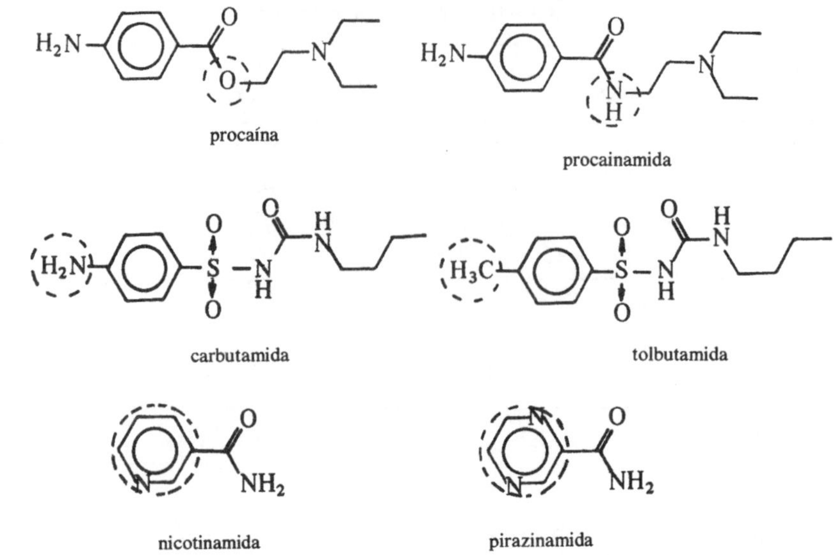

Fig. 2.23 Exemplos de isósteros.

negativo no sentido de realçar a acidez do fenol (Fig. 2.26).

Introdução de grupamentos alquilantes
Quando adequadamente situados, estes grupos podem conferir ação prolongada aos fármacos

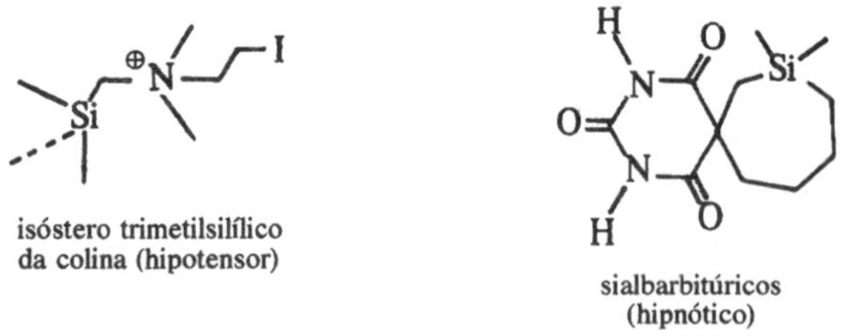

isóstero trimetilsilílico da colina (hipotensor)

sialbarbitúricos (hipnótico)

Fig. 2.24 Exemplos de fármacos em que o carbono foi substituído pelo isóstero silício.

devido à formação de ligação covalente com um grupamento apropriado no local de ação (DNA ou enzima, por exemplo). Eles são empregados especialmente em alguns agentes antineoplásicos. Recentemente, foram introduzidos em determinados agentes farmacodinâmicos. Estes grupos são indicados na Tabela 2.8. Formam um íon carbônio, que pode sofrer ataque nucleofílico por parte de tióis, aminas, fosfatos e ácidos carboxílicos (Fig. 2.27).

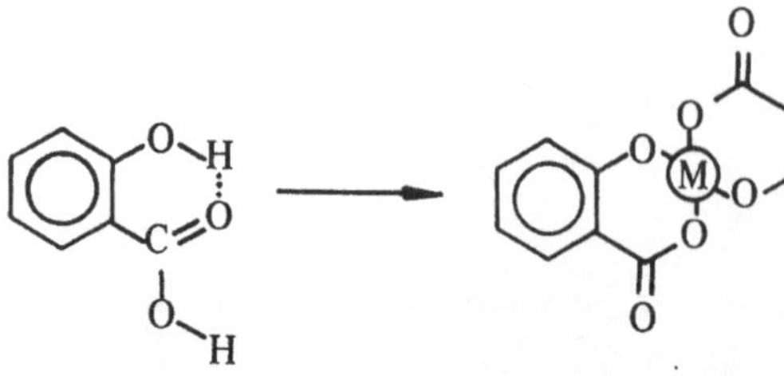

Modificações no sentido de inibir ou promover estados eletrônicos diversos
Determinados grupos químicos produzem dois efeitos eletrônicos importantes: indutivos e conjugativos. Estes efeitos podem alterar profundamente as propriedades físicas e químicas e, *ipso facto*, a atividade biológica.

Os efeitos indutivos (ou eletrostáticos) resultam de migrações eletrônicas ao longo de ligações simples, em virtude da atração exercida por determinados grupos, em razão de sua eletronegatividade. Assim, os grupos que atraem elétrons mais fortemente que o hidrogênio exercem efeitos indutivos negativos ($-I$), ao passo que aqueles

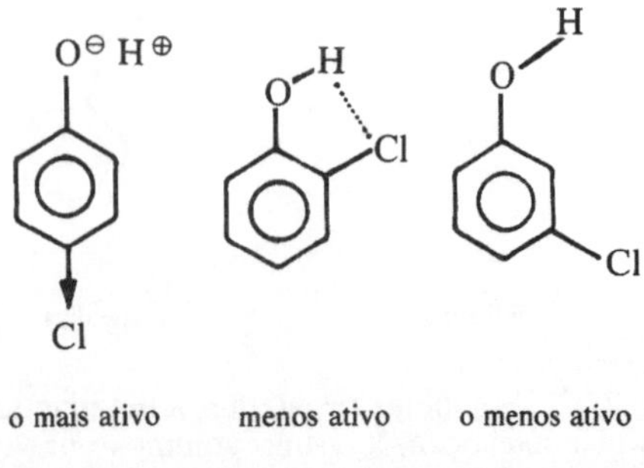

Fig. 2.25 Ação quelante do ácido salicílico, em decorrência da posição adequada dos seus grupos funcionais.

Fig. 2.26 Monoclorofenóis.

Tabela 2.8 Grupos alquilantes usados em fármacos, principalmente antineoplásicos

que os atraem menos intensamente que o hidrogênio manifestam efeitos indutivos positivos (+I). Os grupos que exercem efeito −I são chamados aceptores de elétrons; os que manifestam efeito +I, doadores de elétrons.

Os seguintes grupos ou átomos apresentam efeito −I: $-\overset{+}{N}H_3$, $-\overset{+}{N}H_2R$, $-\overset{+}{N}HR_2$, $-\overset{+}{N}R_3$, $-NO_2$, $-CN$, $-COOH$, $-COOR$, $-CHO$, $-COR$, $-F$, $-Cl$, $-Br$, $-OH$, $-OR$, $-SH$, $-SR$, $-CH=CH_2$, $-CR=CR_2$, $-C\equiv CH$. Os grupos que exercem efeito +I são: $-CH_3$, $-CH_2R$, $-CHR_2$, $-CR_3$ e $-COO-$.

De acordo com a intensidade dos efeitos indutivos, é possível dispor certos grupos ou átomos em ordem decrescente de efeito −I ou em ordem crescente do efeito +I:

F>Cl>Br>I>OCH$_3$>C$_6$H$_5$ efeito −I
Me<Et<CHMe$_2$<n-Pr<CMe$_3$ efeito +I

Os efeitos conjugativos (ou de ressônancia) devem-se à deslocalização e alta mobilidade dos elétrons π e manifestam-se nos compostos que contêm ligações duplas conjugadas. Os grupos que aumentam a densidade eletrônica nos sistemas conjugados apresentam caráter +R; os que diminuem tal densidade, caráter −R.

Os seguintes grupos apresentam efeito −R (e, simultaneamente, efeito −I): $-NO_2$, $-CN$, $-CHO$, $-COR$, $-COOH$, $-COOR$, $-CONH_2$, $-SO_2R$, $-CF_3$. Grupos ou átomos que manifestam efeito +R (e, ao mesmo tempo, efeito +I) são: $-O^-$, $-S^-$, $-CH_3$, $-CR_3$. Os seguintes grupos ou átomos exibem concomitantemente efeitos +R e −I: $-F$, $-Cl$, $-Br$, $-I$, $-OH$, $-OR$, $-OCOR$, $-SH$, $-SR$, $-NH_2$, $-NHR$, $-NR_2$, $-NHCOR$.

Os halogênios são inseridos em diversos fármacos com o propósito de obter compostos estruturalmente análogos com atividade biológica modificada. Eles exercem três tipos principais de efeitos: estéricos, eletrônicos e obstrutivos.

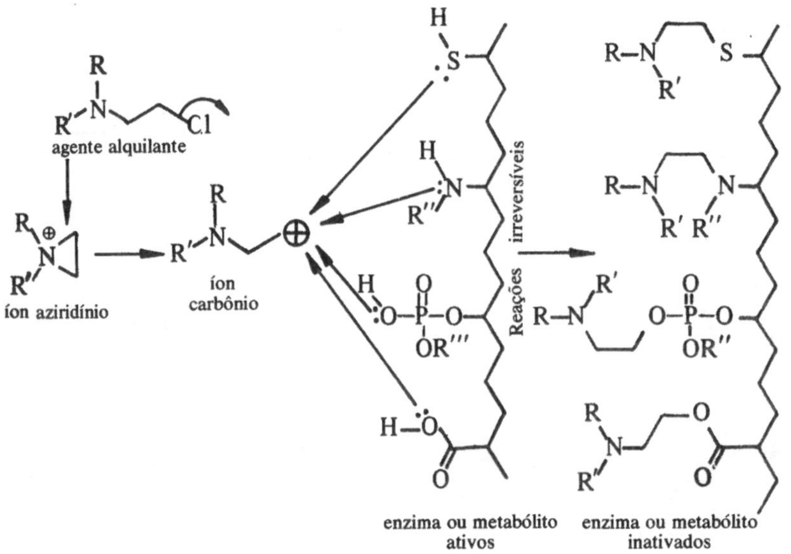

Fig. 2.27 Mecanismo de ação dos agentes alquilantes.

Exemplo de efeito obstrutivo é a halogenação na posição *para* dos anéis aromáticos de alguns fármacos (fenobarbital, por exemplo) a fim de impedir a hidroxilação, porque se sabe que, no processo de destoxificação, os anéis aromáticos são hidroxilados naquela posição e subseqüentemente conjugados com ácido glicurônico (Fig. 2.28).

3. EXPLORAÇÃO DE EFEITOS COLATERAIS

Uma prática muito comum de descobrir novos fármacos consiste em explorar os efeitos colaterais de fármacos conhecidos através de modificação molecular adequada. Vários exemplos indicam que este método é recompensador.

A exploração da ação antidepressiva da isoniazida, usada como agente tuberculostático, resultou em inibidores da MAO dos tipos hidrazínicos e não-hidrazínicos. A modificação molecular da atropina e de seu óxido, escopolamina, para explorar seus efeitos colaterais, conduziu a numerosos novos agentes farmacodinâmicos: midriáticos, antiespasmódicos, antidiarréicos, antiulcerosos, antiparkinsonianos e fármacos que atuam no sistema nervoso central.

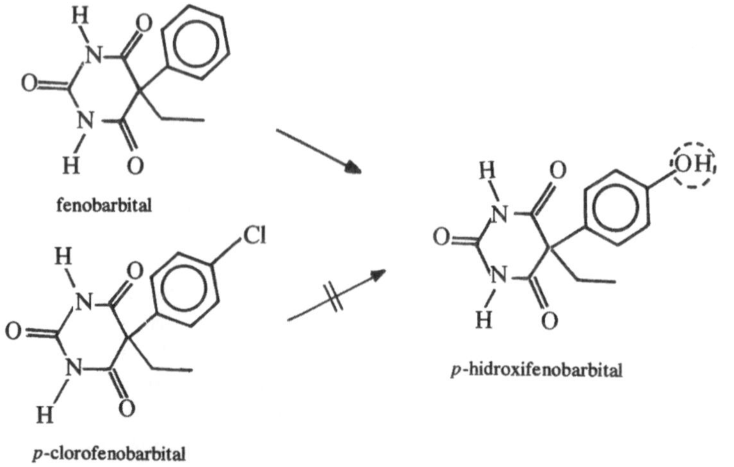

Fig. 2.28 Metabolismo do fenobarbital a *p*-hidroxifenobarbital; esta *p*-hidroxilação não ocorre no *p*-clorofenobarbital.

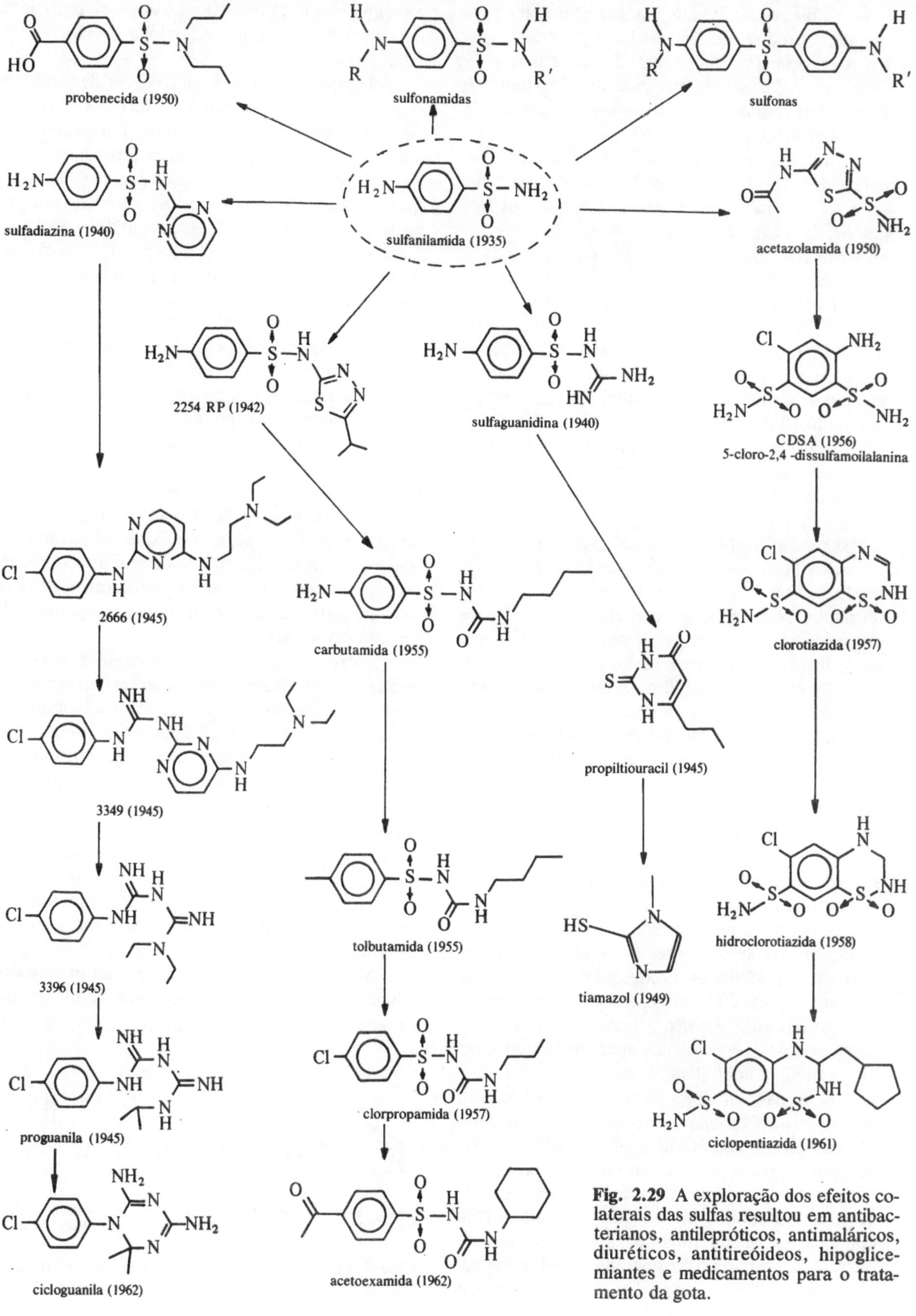

Fig. 2.29 A exploração dos efeitos colaterais das sulfas resultou em antibacterianos, antileproticos, antimalaricos, diuréticos, antitireóideos, hipoglicemiantes e medicamentos para o tratamento da gota.

A observação de que o anti-histamínico prometazina produz efeitos sedativos centrais sugeriu a modificação molecular deste fármaco visando a realçar aquela propriedade. Isto deu origem à clorpromazina e a outros agentes antipsicóticos fenotiazínicos (Fig. 2.8).

Em conseqüência da variação estrutural dos esteróides com o objetivo de explorar os seus efeitos colaterais, foram introduzidos novos fármacos dotados de atividades antiinflamatórias, anticoncepcionais, anabólicas, estrogênicas e progestagênicas.

O exemplo clássico, todavia, é o caso das sulfas. Modificando a estrutura das sulfas que manifestaram outra atividade além da antibacteriana da primeira sulfa, nasceram muitos novos fármacos: antibacterianos (sulfas), hansenostáticos (sulfonas), diuréticos (tiazidas), antidiabéticos (sulfoniluréias), antimaláricos (proguanila), antitireóideos (tiamazol) e agentes para o tratamento da gota (probenecida) (Fig. 2.29).

4. ENSAIO DE PRODUTOS INTERMEDIÁRIOS

Devido à sua semelhança estrutural com os produtos finais de uma síntese planejada de novos fármacos potenciais, é aconselhável ensaiar os produtos intermediários. Seguindo-se este método, foram descobertos vários fármacos.

Por exemplo, verificou-se que, dos compostos usados ou obtidos na síntese de tiossemicarbazonas potencialmente tuberculostáticas, um intermediário era mais ativo que o produto final. Isto resultou na sua introdução na clínica sob o nome de isoniazida, agora extensivamente utilizada como tuberculostático (Fig. 2.30).

5. ANÁLOGOS, PRÓ-FÁRMACOS E LATENCIAÇÃO DE FÁRMACOS

Análogos e pró-fármacos são compostos estruturalmente semelhantes a um fármaco protótipo. As propriedades biológicas destes compostos são, porém, diferentes das do fármaco protótipo no que diz respeito a certos aspectos, tais como potência, espectro de ação, índice terapêutico e biodisponibilidade.

O fármaco análogo não raro diverge estruturalmente do fármaco protótipo apenas por um átomo ou grupo de átomos, geralmente isósteros daqueles presentes no fármaco matriz. Conquanto seja quimicamente aparentado ao fármaco protótipo, o análogo deve a sua atividade farmacológica a características próprias, que lhe são intrínsecas, e não ao fármaco de que deriva. Assim, por exemplo, a ampicilina é análoga da benzilpenicilina; o sulindaco é análogo da indometacina; a triflupromazina é análoga da clorpromazina.

O pró-fármaco, por sua vez, é derivado de fármaco conhecido e provado, derivado este que, em razão de suas propriedades físico-químicas melhoradas, aumenta a biodisponibilidade do referido fármaco e que, mediante processo enzimático ou químico, é transformado no fármaco primitivo, antes de atingir o seu local de ação ou no local de ação. Exemplos de pró-fármacos: (a) triacetina, obtida por tratamento do ácido acético com glicerol; (b) metenamina, sintetizada a partir do formol e da amônia. Ambos estes compostos liberam os fármacos, ácido acético e formol, respectivamente, no local de ação, em consequência de ataque enzimático, no primeiro caso, e de processo químico, no segundo.

Os pró-fármacos são também chamados derivados reversíveis ou bio-reversíveis de fármacos. Ao processo de obtenção de pró-fármacos — hoje muito usado — dá-se o nome de latenciação de fármacos. Consiste essencialmente em converter, mediante modificação química, um composto biologicamente ativo em forma de transporte inativa que, após ataque enzimático ou químico, libertará o fármaco ativo.

Entre diversos outros meios de preparar pró-fármacos, usam-se os seguintes: (a) formação de ésteres, hemi-ésteres, ésteres carbonato, ésteres nitrato, ésteres alifático-aromáticos, amidas, ácidos hidroxâmicos, carbamatos (uretanas), iminas (bases de Schiff), bases de Mannich e enaminas do fármaco matriz; (b) introdução das funções azóica, glicosídica, peptídica e etérica no fármaco matriz; (c) preparação de polímeros, sais, complexos, fosfamidas, acetais, hemiacetais e cetais do fármaco matriz. Exemplos da aplicação de alguns destes meios estão expostos na Tabela 2.9.

Vários fármacos apresentam grupos modificáveis por reações químicas, produzindo grupos reversíveis. Estes últimos grupos, por processos

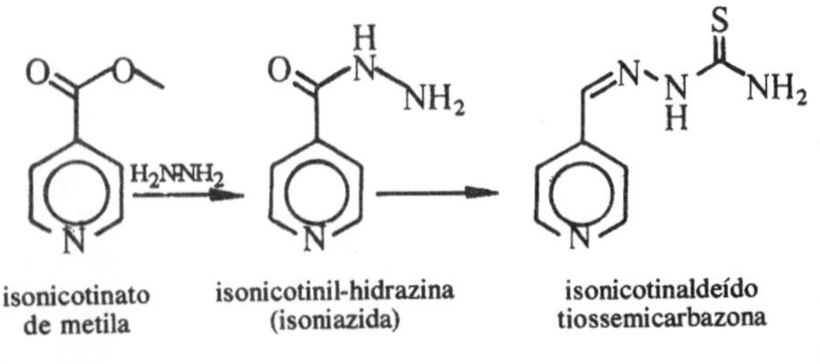

Fig. 2.30 Obtenção da isoniazida, produto intermediário de síntese.

enzimáticos ou não-enzimáticos, regeneram os grupos presentes nos fármacos matrizes. Fármacos com tais grupos podem, pois, ser facilmente convertidos em pró-fármacos. Uma lista destes grupos reversíveis encontra-se na Tabela 2.10.

O emprego de pró-fármacos ou latenciação de fármacos visa a modificar várias propriedades farmacêuticas e biológicas dos fármacos matrizes. Entre os seus objetivos, sobressaem os seguintes:

1. Alteração da farmacocinética do fármaco *in vivo* a fim de melhorar a sua absorção, distribuição, metabolismo e excreção;
2. Melhoria da biodisponibilidade;
3. Aumento da estabilidade do produto final;
4. Auxílio à formulação farmacêutica;
5. Diminuição da toxicidade e dos efeitos colaterais.

Às vezes, com o pró-fármaco se obtêm vários dos objetivos citados. Por exemplo, a dipivefrina (Fig. 2.31), pró-fármaco da epinefrina usado no glaucoma, apresenta as seguintes vantagens sobre o fármaco matriz: maior duração de ação, melhor disponibilidade, potência mais alta, menores efeitos adversos e maior estabilidade.

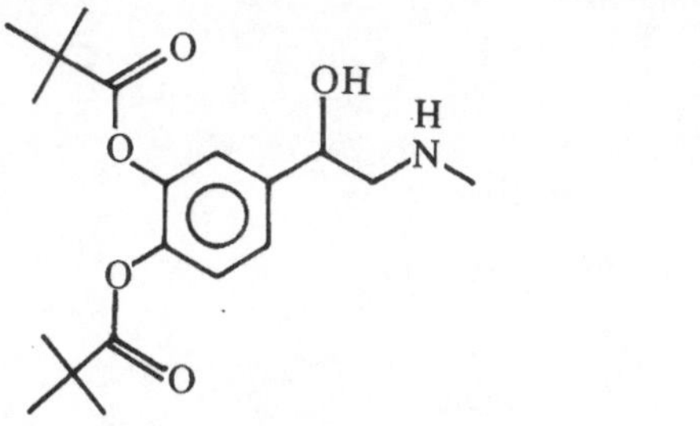

a. Alteração da farmacocinética

Vários fármacos foram transformados em pró-fármacos com o fim de alterar a sua farmacocinética. Entre eles sobressaem os antibióticos, como penicilinas, cefalosporinas, tetraciclinas, lincomicina e eritromicina, que foram modificados para melhorar a absorção oral.

Não raro o objetivo de alterar a farmacocinética visa a prolongar a ação dos fármacos; outras vezes, deseja-se abreviar a sua ação.

Prolongamento de ação

Os meios utilizados para prolongar a ação dos fármacos são, entre outros, os seguintes:

1. Esterificação ou amidificação; exemplo: por acetilação da dapsona obteve-se a acedapsona, fármaco de ação prolongada. Outros exemplos são os vários ésteres (estearato, laurato, palmitato, propionato, valerato etc.) de hormônios esteróides (estradiol, testosterona) e seus derivados (nandrolona, prednisolona). Para aumentar o tempo de ação da flufenazina foram preparados os seus ésteres decanoato e enantato, usados na forma de injeção e dotados de ação prolongada, podendo ser aplicados uma vez cada quinze dias e não diariamente, como no caso do fármaco matriz;

2. Formação de complexos, tal como

Fig. 2.31 Estrutura da dipivefrina.

insulina-zinco-protamina, que pode liberar a insulina paulatinamente. Exemplo recente é o Dapolar, complexo de dois antimaláricos conhecidos: acedapsona e embonato de cicloguanila (Fig. 2.32);

3. Formação de sal; exemplo: a injeção de embonato de cicloguanila manifestou atividade profilática de até seis meses; outros embonatos de ação prolongada são os de diidroestreptomicina, fendimetrazina e imipramina.

4. Formação de polímero; exemplos: *(a)* aminossalicilato polivinílico, tuberculostático que é mais lentamente eliminado do que o monômero ácido aminossalicílico; *(b)* polinoxilina, polímero de uréia com formaldeído, eficaz no tratamento de dermatite urinária e infecções nasais, graças à liberação lenta do formaldeído (Fig. 2.33).

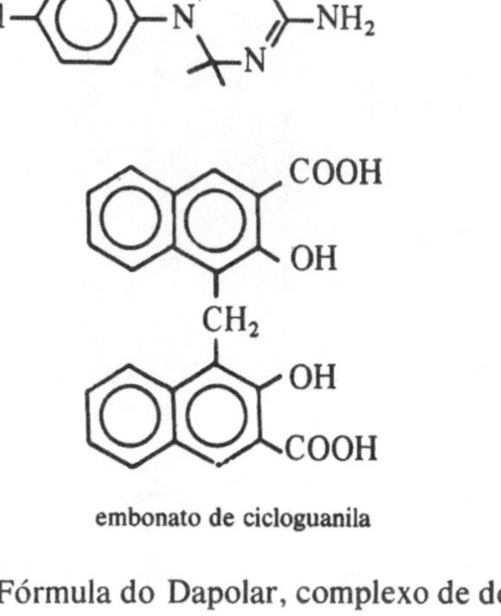

Fig. 2.32 Fórmula do Dapolar, complexo de dois antimaláricos.

Tabela 2.9 Exemplos de pró-fármacos

Função química	Fórmula geral	Exemplo
Éster	R—C(=O)—O—R'	decanoato de nandrolona
Hemi-éster	R—O—C(=O)(CH$_2$)$_n$COOH	hemi-succinato de prednisolona
Éster carbonato	R—O—C(=O)—O—R'	carbonato de timol
Éster nitrato	R—O—NO$_2$	tetranitrato de pentaeritritila
Éter	R—O—R'	fluobenzoquina
Fosfamida	R—NH—P(=O)(R')—O—	ciclofosfamida
Acetal	R—CH(O—R')(O—R')	acetofenida de algestona
Hemi-acetal	R—CH(O—H)(O—R')	ciclocumarol
Cetal	R—C(R)(O—R')(O—R')	
Ácido hidroxâmico	R—C(=O)—NH—OH	ibuproxam
Amida	R—NH—C(=O)—R'	salicilamida
Carbamato	R—O—C(=O)—NH—R'	carbamato de mefenesina
Imina	R—N=CH—R'	verazida
Base de Mannich	R—NH—CH(R'')—R'	rolitetraciclina
Enamina	R—CH=CH—NH—R'	
Azo	R—N=N—R'	fenazopiridina
Glicósido		lanatósido C
Peptídeo	R—NH—C(R'')(R''')—C(=O)—NH—R'	

Tabela 2.10 Grupos reversíveis usados para obtenção de pró-fármacos

Grupo modificável no fármaco matriz		Grupo reversível	Grupo modificável no fármaco matriz		Grupo reversível
—C(=O)—X	em que X = R, Ar, H	—CX(OR)$_2$	—OH		—O—C(=O)—Z
	em que X = H	—CX(O—C(=O)—Z)$_2$			(—O)$_3$—CZ
				em que X = R, Ar, H	(—O)$_2$—CX^{1}X^2
	em que X = R, Ar, H	—C≡C—OR			—OR
	em que X = R, Ar, H	—C≡C—NR$_1$R$_2$		em que X = R, Ar, H	—O—C=C—
	em que X = H	—CHCl—(O—C(=O)—Z)			—O—C(=O)—N—X^{1}X^2
	em que X = R, Ar, H	—C(X)=N—Z			—O—C(=O)—O—C(=O)—Z
—CO$_2$H	em que X = R, Ar	—C(=O)—OX			—O—Si—R$_3$
					(—O)$_2$—C=O
—CO$_2$H	em que X = R, Ar	—C(=O)—SX			(—O)$_3$—P=O
					(—O)$_3$P
	em que X = H, R	—C(=O)—NX^{1}X^2			(—O)$_2$—SO$_2$
		—C(=O)—NHNH$_2$	—NHX	em que X = H, R	—NX—C(=O)—Z
		—C(=O)—NHOH	—NHX	em que X = H, R	—NX—C(=O)—OR
				em que X = R	—NR—C≡C
	em que X = H, Ph	—C(=O)—OCHXOC(=O)—Z		em que X = H, R	—NX—C(=O)—NHZ
		—C(=O)—OCHRCl	—SH		—S—C(=O)—Z
		—C(OR)$_3$			
		—C(=O)—O—C(=O)—OR			

R = alquila; Ar = arila; Z = qualquer grupo
Fonte: Charton, M., "Prediction of chemical lability through substituent effects", *in* Roche, E. B., ed., *Design of Biopharmaceutical Properties through Prodrugs and Analogs*, American Pharmaceutical Association, Washington, D. C., 1977, p. 228-280.

Abreviamento de ação

A ação de um fármaco pode ser abreviada pela substituição de um grupo estável por um lábil. Por exemplo, mudando-se o Cl da cloropropamida pelo CH$_3$ (além de trocar, no fim da cadeia lateral, o C$_3$H$_7$ pelo C$_4$H$_9$), obtém-se a tolbutamida. Pelo fato de o CH$_3$ ser lábil ele é logo oxidado a COOH, dando produto inativo. Assim, a vida média da tolbutamida é de apenas 5,7 horas, enquanto a da clorpropamida é de 33 horas (Fig. 2.34). Este exemplo, todavia, não é de pró-fármaco, mas sim de análogo.

b. Melhoria da biodisponibilidade

A biodisponibilidade pode ser melhorada de vários modos, entre os quais os seguintes: aumento da hidrossolubilidade, localização do fármaco e regulação do transporte.

Aumento da hidrossolubilidade

A ampicilina é antibiótico muito usado hoje em dia devido ao seu amplo espectro de ação e reduzida toxicidade. Entretanto, sua biodisponibilidade, por via oral, é de 30 a 50%, pois é pouco absorvida. Daí o interesse por pró-fármacos da

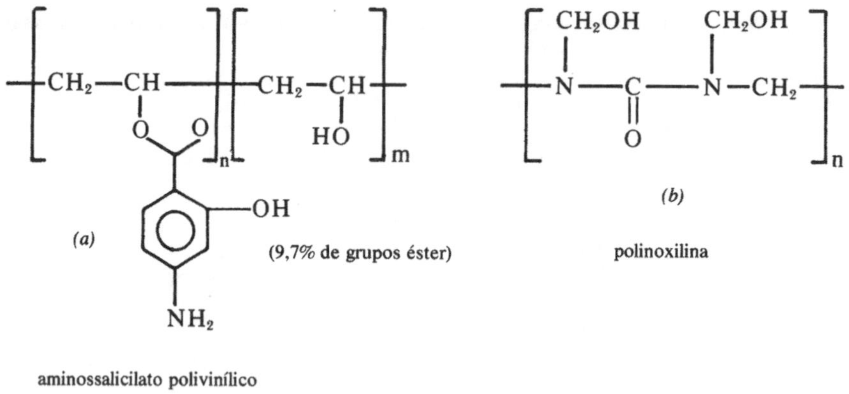

Fig. 2.33 Exemplos de polímeros em que o fármaco monômero é liberado lentamente. O polímero *(a)* é tuberculostático; o *(b)* é antibacteriano tópico, pois se trata de produto de condensação de uréia com formaldeído.

ampicilina. Quatro deles, recentemente introduzidos — bacampicilina, hetacilina, pivampicilina e talampicilina — apresentam biodisponibilidade e/ou absorção muito maior do que a penicilina matriz.

Localização do fármaco

No caso de compostos de alta toxicidade sistêmica, mas benéfica ação terapêutica nas células doentes, o problema consiste em fornecer-lhes um transportador que os leve até as referidas células e, ali, por ação enzimática ou química, os liberte nas proximidades do receptor para exercerem seu efeito *in situ*. Podem ser citados vários exemplos de compostos com atividade latente:

1. Agentes citostáticos ou anticancerígenos, como a ciclofosfamida, cujo transportador é um anel oxazofosforínico; este, ao sofrer hidrólise, faz com que a ciclofosfamida, *per se* inativa, se transforme na aldofosfamida, metabólito ativo (Fig. 2.35);

2. Agentes quelantes, como um derivado da oxina, em que o transportador é o ácido glicurônico (Fig. 2.36).

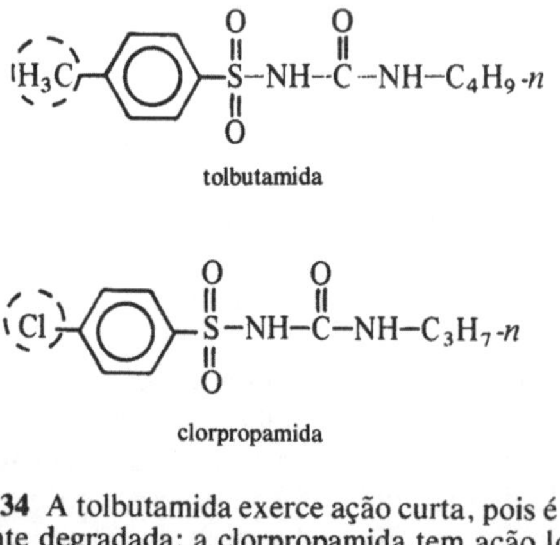

Regulação do transporte

Há vários exemplos recentes de latenciação de fármacos mediante o aumento da eficiência da parte responsável pela regulação de seu transporte e penetração no organismo. Os recursos utilizados para isso são: aumento ou diminuição do volume, alteração na hidrofilicidade ou lipossolubilidade, introdução ou retirada de grupos catiônicos ou aniônicos, modificação do pK_a, incorporação de grupos hidrocarbônicos e outros grupamentos apropriados estáveis ou lábeis.

Por exemplo, a anexação de grupos fortemente hidrofílicos às sulfas impede o seu transporte para a circulação sistêmica; em conseqüência, elas atuam quase exclusivamente dentro do intestino (Tabela 2.11).

c. Aumento da estabilidade

Vários fármacos têm vida relativamente curta, podendo sofrer alterações de ordem física, química e microbiológica. A transformação deles em pró-fármacos pode aumentar sua estabilidade. Entre muitos outros exemplos pode ser citada a benzatina benzilpenicilina, sal de uma diamina da benzilpenicilina e muito pouco solúvel em água, propriedade que lhe confere grande estabilidade, além de efeito prolongado, em contraste com a benzilpenicilina na forma livre. Outro exemplo são os ésteres da eritromicina, pois são mais estáveis em meio ácido do que o antibiótico matriz.

Fig. 2.34 A tolbutamida exerce ação curta, pois é rapidamente degradada; a clorpropamida tem ação longa, por ser resistente à degradação oxidativa no anel.

d. Auxílio à formulação farmacêutica

É comum preparar pró-fármacos com a finalidade de fazer o paciente aceitar o medicamento

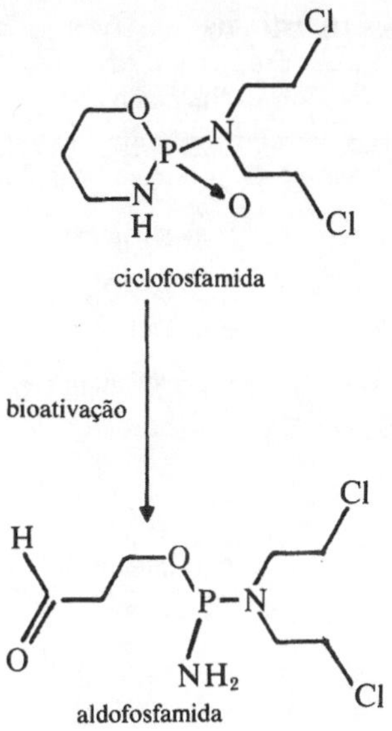

Fig. 2.35 Grupos transportadores em agentes alquilantes.

ou aquiescer na sua administração por reduzir ao mínimo os problemas de sabor e odor, eliminar a dor no local da injeção e diminuir a irritação gastrintestinal.

Por exemplo, a fim de mascarar o gosto amargo do cloranfenicol e da clindamicina e torná-los aceitáveis às crianças, foram eles convertidos às formas de palmitatos, que são insípidos. O etissul, agente tuberculostático, é forma latente da etilmercaptana, o grupo farmacofórico, mas inflamável e de odor desagradável (Fig. 2.37).

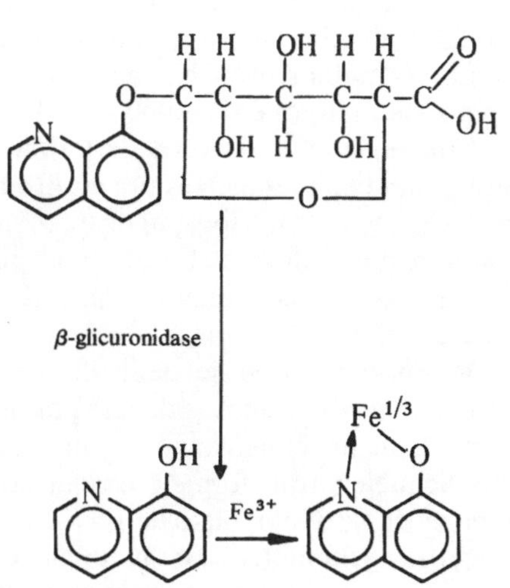

Fig. 2.36 Oxina na sua forma de transporte a fim de localizar a sua ação.

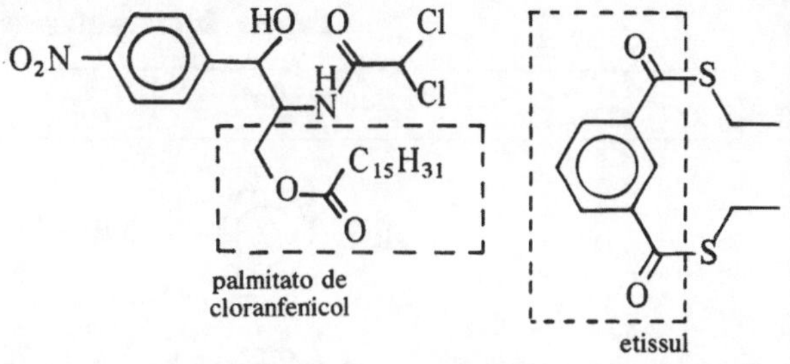

Fig. 2.37 Exemplos de fármacos cujas propriedades organolépticas foram mascaradas pela latenciação.

e. Diminuição da toxicidade e dos efeitos colaterais

Metais pesados, tais como As, Sb, Hg e Bi, apresentam atividade antiparasitária. Na forma inorgânica, porém, são demasiadamente tóxicos. Anexados a um transportador adequado, conforme se fez no melarsoprol e no estibofeno, podem ser usados como agentes quimioterápicos (Fig. 2.38).

Fenóis e ácidos carboxílicos são, em geral, demasiadamente tóxicos para serem usados como tais em terapêutica. Um modo de reduzir sua toxicidade consiste em convertê-los em ésteres. *In vivo* estes ésteres sofrem hidrólise, regenerando os fenóis e os ácidos carboxílicos. Este processo de planejar medicamentos por associação molecular ou modificação molecular foi primeiramente aplicado, em 1886, por Necki na preparação do salol. Por esta razão este processo é conhecido como *princípio do salol*. Quando ambos os componentes dos ésteres resultantes são compostos biologicamente ativos, o produto desta associação molecular recebe o nome de "salol verdadeiro" ou "salol pleno". Quando apenas um é ativo, a modificação molecular é denominada "salol parcial". Exemplos de fármacos planejados pela aplicação do princípio do salol aparecem na Tabela 2.12. Outros exemplos são: *(a)* salol total: acetaminossalol, acetilsalicilato de quinina, ácido salicilsalicílico, benzoato de guaiacol; *(b)* salol parcial: ácido succinildissalicílico, carbonato de diquinina, carbonato de guaiacol, carbonato de timol, salicil, salicilato de carbetila, salicilato de glicol.

Cumpre ressaltar que, entre os salóis, só os parciais são pró-fármacos; os totais constituem exemplos de hibridação molecular.

E. Planejamento racional

Planejamento é a procura programada de algum objetivo; é o projeto visando a alcançar um

Tabela 2.11 Sulfas usadas em infecções intestinais

Fórmula[a]	Fármaco
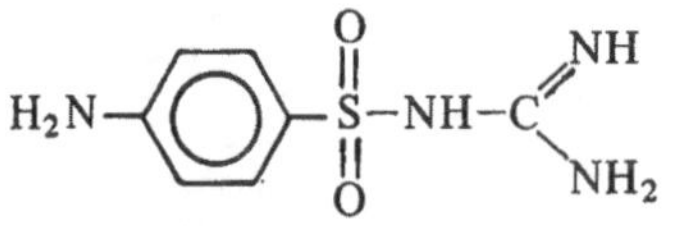 H_2N—⬡—SO_2—NH—C(=NH)NH$_2$	sulfaguanidina
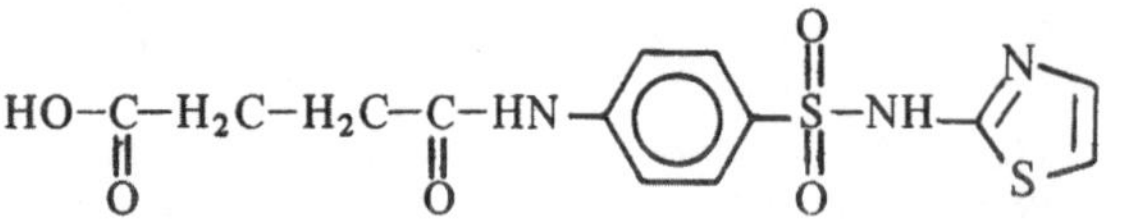 HO—C(=O)—H_2C—H_2C—C(=O)—HN—⬡—SO_2—NH—(tiazol)	succinilsulfatiazol
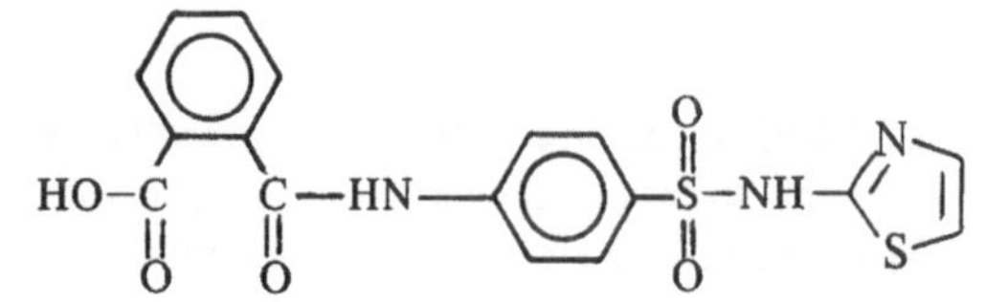 HO—C(=O)—(C$_6$H$_4$)—C(=O)—HN—⬡—SO_2—NH—(tiazol)	ftalilsulfatiazol
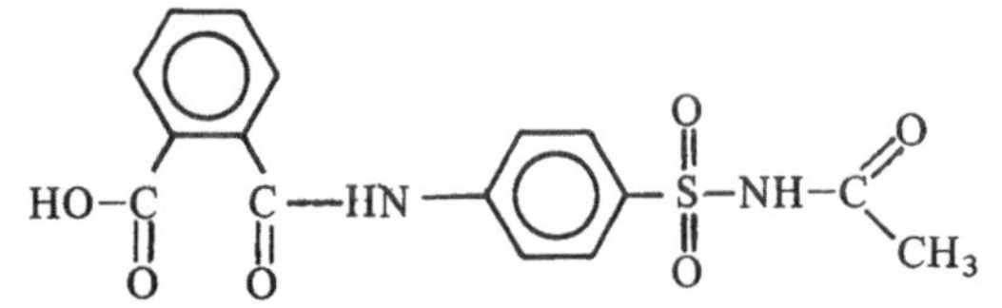 HO—C(=O)—(C$_6$H$_4$)—C(=O)—HN—⬡—SO_2—NH—C(=O)CH$_3$	ftalilsulfacetamida
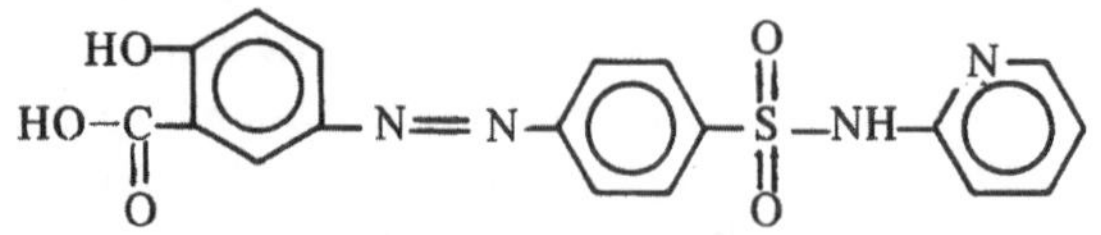 HO—C(=O)—(HO-C$_6$H$_3$)—N=N—⬡—SO_2—NH—(piridina)	salazossulfapiridina

Fonte: Ariëns, E. J., *Prog. Drug Res.*, **10**, 429 (1966).
[a]Formas de transporte fortemente hidrofílicas.

determinado fim. Planejamento de fármacos, portanto, consiste na série de programas postos em prática com o propósito de descobrir novas substâncias químicas que possam ser usadas em medicina, quer para a cura ou prevenção de doença, quer para o restabelecimento da saúde física ou mental.

O grande sonho dos químicos farmacêuticos e dos farmacologistas, porém, tem sido obter fármacos mediante planejamento verdadeiramente racional, isto é, fármacos sob medida — vale dizer, fármacos que apresentem ação farmacológica específica. Vários recursos têm sido utilizados

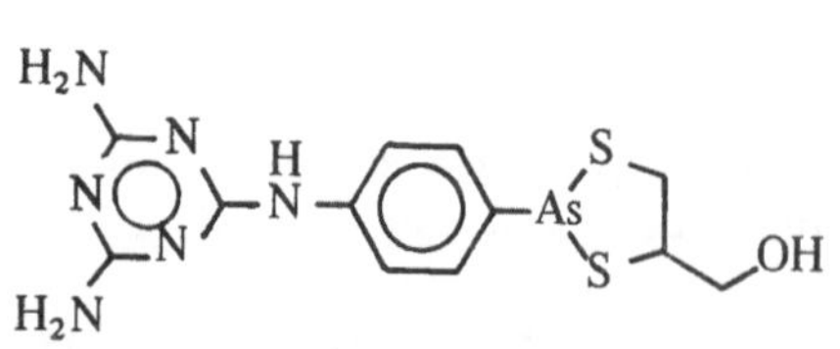

para atingir este objetivo. As probabilidades de êxito, todavia, são escassas. Em geral, é preciso sintetizar e depois ensaiar *milhares* de novos compostos químicos antes que *um* chegue a ser introduzido na clínica e terapêutica como medicamento. A melhor probabilidade que se consegue por este método é de 3.000 para 1.

O planejamento racional de fármacos está, portanto, ainda na infância. Para a introdução de novos fármacos a contribuição deste método, até agora, tem sido reduzida. Contudo, as perspectivas atuais são mais brilhantes que há algumas décadas.

Os cientistas que se dedicam ao planejamento racional de fármacos devem possuir considerável dose de imaginação, o que, conforme afirma Schueler, transforma o pesquisador, também neste campo, em misto de religioso e artista — religioso, pela motivação que o guia em busca do sentido do mistério na natureza; artista, na tentativa de, partindo de poucos ingredientes simples, compor uma visão significativa e elegante do mundo para o olho mental. Mas, ao

melarsoprol

Fig. 2.38 Exemplo de diminuição da toxicidade de metais pesados pela latenciação.

Tabela 2.12 Exemplos da aplicação do princípio do salol

Salol total	Salol parcial
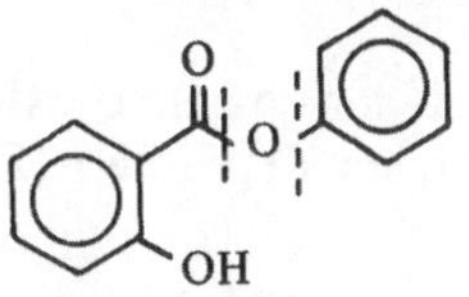 salol (ácido salicílico + fenol)	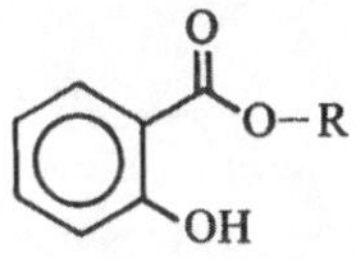 R = CH$_3$ metila R = C$_2$H$_5$ etila R = CH$_2$OCH$_3$ metoximetila R = CH$_2$CH$_2$OH glicol
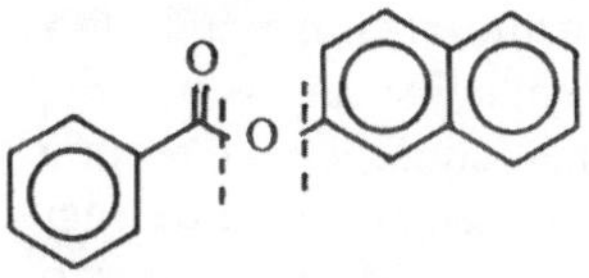 benzoato de β-naftol (ácido benzóico + β-naftol)	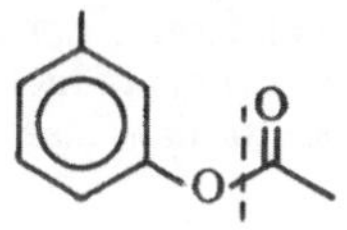 acetato de m-cresila

contrário do religioso e do artista, que são eminentemente subjetivos, o cientista sempre procura a objetividade. Neste particular, ele deve ter mente *estocástica*, vale dizer, deve tentar adivinhar a verdade por conjectura. E isso ele vem fazendo, com entusiasmo e, até certo ponto, com êxito.

Os pesquisadores que se dedicam ao planejamento de novos fármacos necessitam de conhecimentos profundos e modernos de várias ciências, principalmente das seguintes: Química, Bioquímica, Biologia (Clássica e Molecular), Fisiologia, Microbiologia, Parasitologia, Imunologia e Farmacologia (Clássica, Molecular e Quântica). Nas suas investigações, devem aplicar o método científico de trabalho e formular hipóteses válidas. Assim armados, têm aumentadas as probabilidades de lograr o seu objetivo.

Em suma, o planejamento racional de fármacos consiste em utilizar os conhecimentos ora disponíveis, mormente aqueles relacionados com:

1. Local e mecanismo de ação dos fármacos aos níveis molecular e submolecular;
2. Relações qualitativas e quantitativas entre estrutura química e atividade biológica;
3. Receptores de fármacos e topografia de receptores;
4. Modo de interação fármaco-receptor;
5. Efeitos farmacológicos de grupos químicos específicos;
6. Parâmetros físico-químicos relacionados com a atividade dos fármacos: hidrofóbicos, estéricos e eletrônicos (empíricos e semi-empíricos);
7. Diferenças citológicas, bioquímicas e outras, entre mamíferos e parasitos, quando se cogita de novos quimioterápicos.

Lançando mão destes conhecimentos, nos últimos anos o arsenal terapêutico foi enriquecido com diversos fármacos novos.

1. INIBIDORES DE ENZIMAS

Na procura de agentes farmacodinâmicos envidam-se esforços principalmente na síntese de

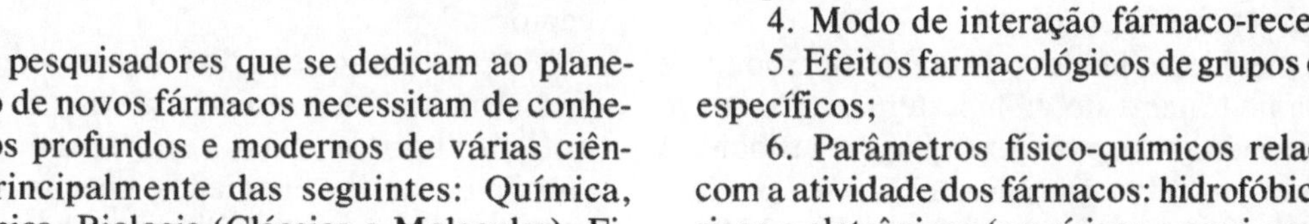

Fig. 2.39 Ação da metildopa, planejada racionalmente para ser inibidora da dopadescarboxilase, mediante substituição do átomo de hidrogênio ligado ao carbono alfa da dopa por um grupo volumoso, o metílico.

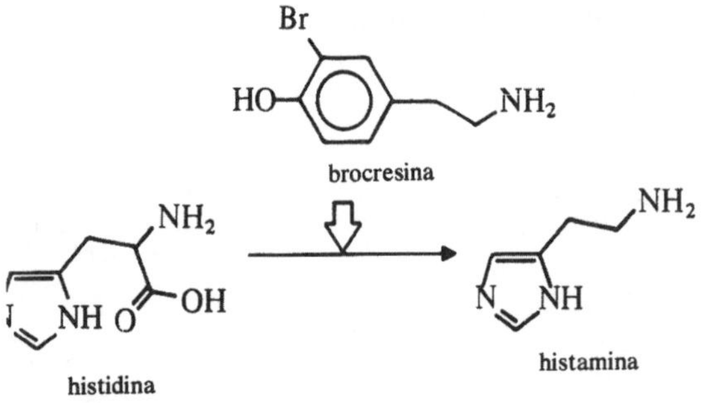

Fig. 2.40 Inibição da biossíntese da histamina por parte da brocresina, que poderia ter sido planejada racionalmente para atuar como antimetabólito não-clássico.

inibidores potenciais de enzimas que catalisam as reações bioquímicas que levam à substância responsável por um determinado papel fisiológico. Neste processo é imperativo conhecer as várias fases compreendidas e tentar inibir preferencialmente a *fase determinante* da velocidade da reação bioquímica.

Usando-se este meio introduziram-se alguns inibidores de enzimas, especialmente através das substituições isostéricas nas moléculas de substratos de enzimas:

a) metildopa, inibidor da dopadescarboxilase e usada no tratamento da hipertensão. Contudo, sua atividade anti-hipertensiva é agora atribuída à atividade de "falso transmissor" de seu produto de metabolismo, a normetanefrina (Fig. 2.39);

b) brocresina, inibidor da histidinadescarboxilase e, portanto, da biossíntese da histamina (Fig. 2.40);

c) alopurinol, inibidor da xantino oxidase e, desta maneira, do ácido úrico, responsável pela gota (Fig. 2.41);

d) tranilcipromina, inibidor da amino oxidase e usada no tratamento da depressão (Fig. 2.42).

2. ANTIMETABÓLITOS

Antimetabólitos são fármacos que, em razão de sua semelhança estrutural com metabólitos celulares normais, podem substituí-los nos processos biológicos, mas não conseguem executar seu papel normal. São planejados — via de regra — por substituição isostérica de certos átomos ou grupos químicos de metabólitos essenciais. Aqueles planejados desta maneira são chamados *antimetabólitos clássicos*. Exemplos são: alopurinol, fluoruracil, mercaptopurina, sulfanilamida, piritiamina (Fig. 2.43). A incorporação destes antimetabólitos nos processos biológicos de uma célula determina a morte daquela célula: daí o nome de *síntese letal* dado a este processo. Os grupos isostéricos utilizados para converter um metabólito em antimetabólito são chamados grupos "deceptores".

Após a descrição do fenômeno de alosteria, não há muito, foi acrescentada uma nova classe de antimetabólitos, os *antimetabólitos não-clássicos*, assim chamados porque sua semelhança com os metabólitos, embora exista, é muito remota. Exemplos destes antimetabólitos

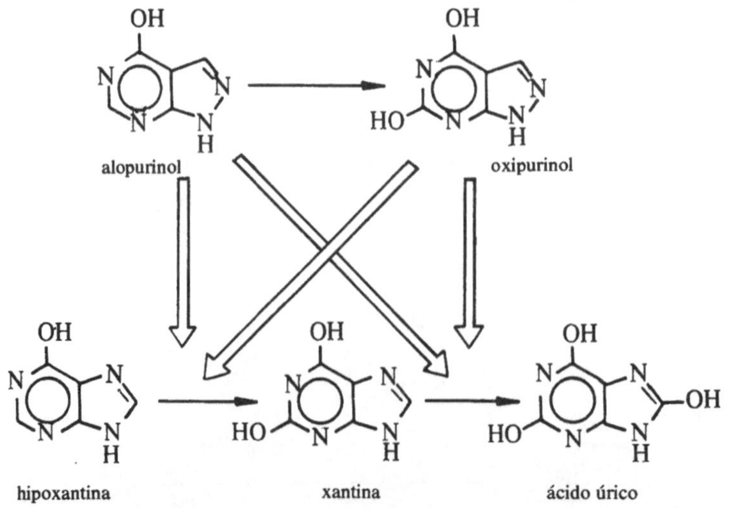

Fig. 2.41 Ação do alopurinol, bem como do produto de seu metabolismo, oxipurinol, na biossíntese do ácido úrico. Este inibidor da xantino oxidase foi planejado como antimetabólito clássico, mediante mudança de posição do átomo de nitrogênio no anel pentagonal da hipoxantina.

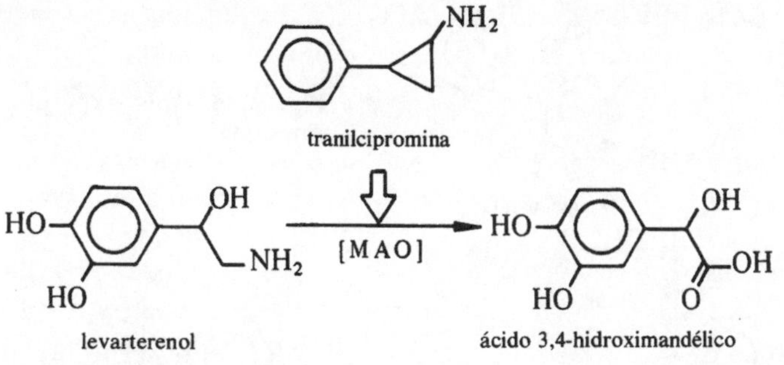

Fig. 2.42 Inibição da amino oxidase por parte da tranilcipromina, análogo estrutural do levarterenol.

são encontrados nos agentes antimaláricos pirimetamina e cicloguanila: ainda que inibam a diidrofolato desidrogenase, sua semelhança estrutural com o ácido fólico, que é o substrato daquela enzima, não é acentuada (comparem-se as suas estruturas com as dos metabólitos clássicos que atuam sobre a mesma enzima: metotrexato e aminopterina) (Fig. 2.44).

3. AGENTES ALQUILANTES

Estes fármacos, usados na maioria como antineoplásicos, foram planejados para alquilar certos grupos presentes nas macromoléculas de células cancerosas, levando em consideração a possibilidade de formarem *in vivo* intermediários muito reativos (Tabela 2.8). Infelizmente, são destituídos de seletividade e, por esta razão, são tóxicos.

Os grupamentos alquilantes explicam a ação prolongada das β-haloalquilaminas usadas como agentes bloqueadores adrenérgicos (Fig. 2.45).

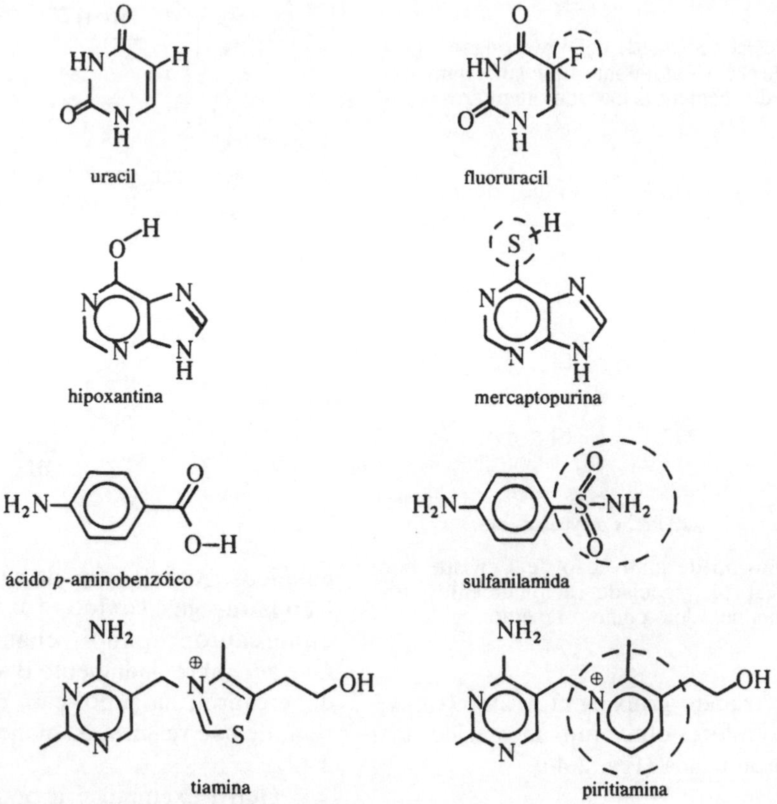

Fig. 2.43 Conversão de metabólitos em antimetabólitos através da substituição isostérica usando grupos "deceptores".

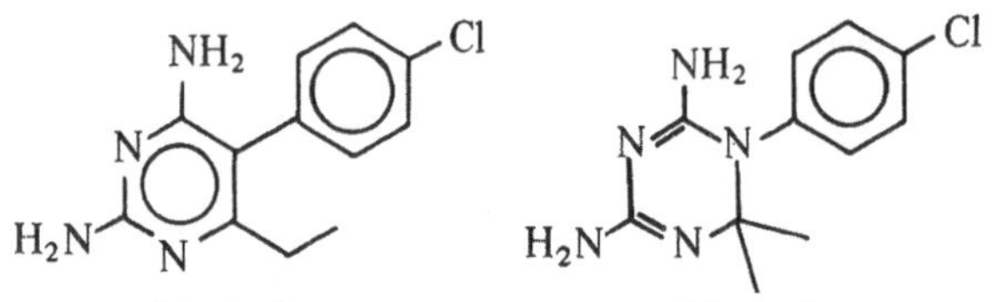

Fig. 2.44 Dois exemplos de antimetabólitos não-clássicos.

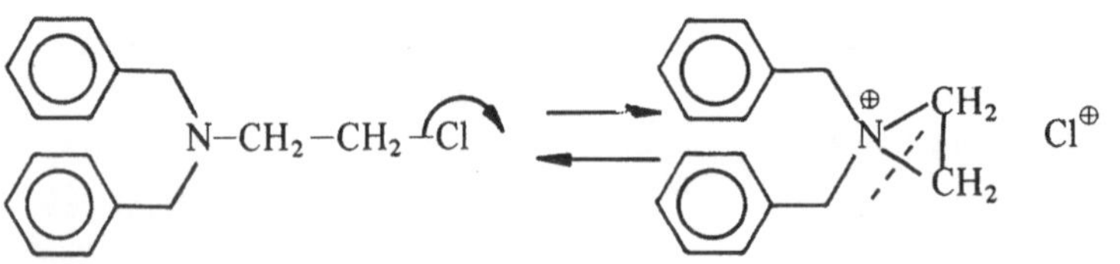

Fig. 2.45 Formação do íon aziridínio nas β-haloalquilaminas, que atuariam, conseqüentemente, como agentes alquilantes (veja Fig. 2.27).

Fig. 2.46 Anestésicos locais de ação prolongada, graças à presença de grupos alquilantes que sofreriam ataque nucleofílico de segmentos macromoleculares orgânicos (veja Fig. 2.27).

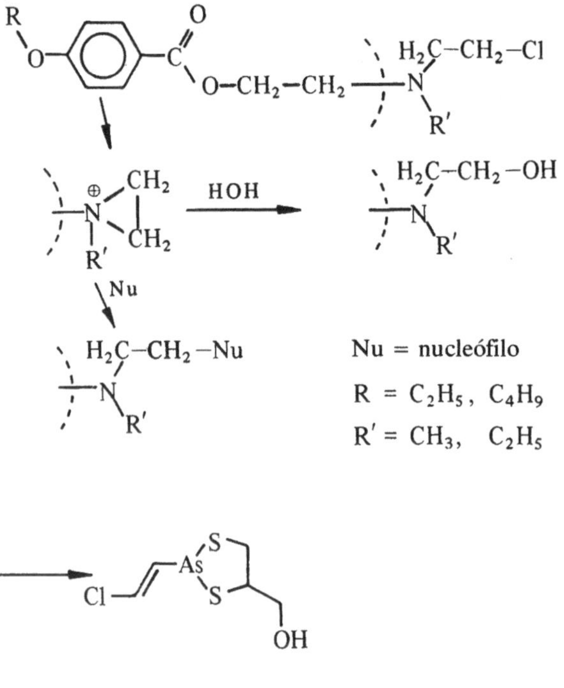

Nu = nucleófilo
R = C_2H_5, C_4H_9
R' = CH_3, C_2H_5

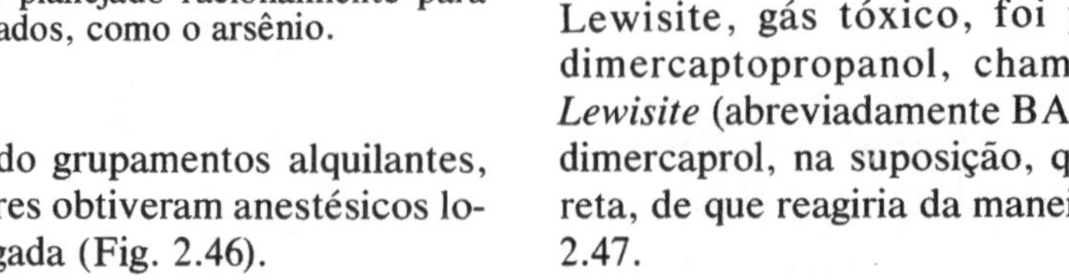

Fig. 2.47 Mecanismo de inativação de Lewisite por parte do dimercaprol, planejado racionalmente para reagir com metais pesados, como o arsênio.

Em 1971, usando grupamentos alquilantes, Rosen e colaboradores obtiveram anestésicos locais de ação prolongada (Fig. 2.46).

4. ANTÍDOTOS

Alguns fármacos usados como antídotos resultaram do planejamento racional de compostos químicos. Assim, a fim de neutralizar o efeito da Lewisite, gás tóxico, foi preparado o α,β-dimercaptopropanol, chamado *British Anti-Lewisite* (abreviadamente BAL) e genericamente dimercaprol, na suposição, que provou ser correta, de que reagiria da maneira indicada na Fig. 2.47.

Outro exemplo é a pralidoxima, planejada para ser reativador da acetilcolinesterase inativada pelos compostos organofosforados, segundo o mecanismo indicado na Fig. 2.48.

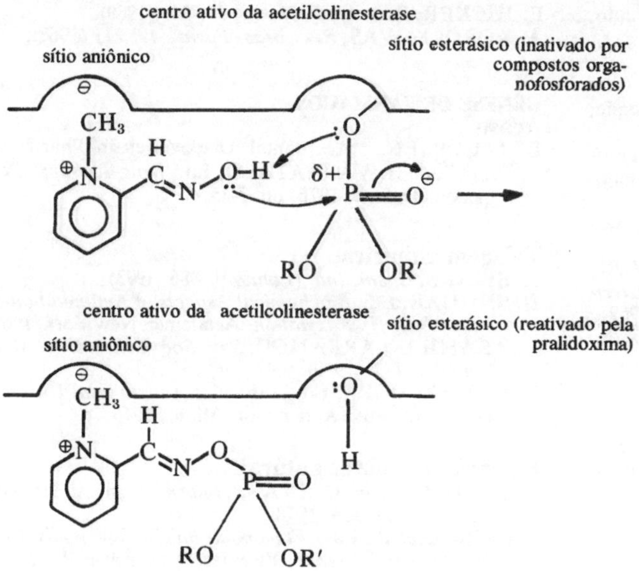

Fig. 2.48 Ação da pralidoxima na reativação da acetilcolinesterase. Por ataque nucleofílico ao átomo de fósforo, ela desloca o organofosforado do centro ativo da enzima.

REFERÊNCIAS

ASPECTOS GERAIS

K. H. BEYER, Jr., *Discovery, Development and Delivery of New Drugs,* Spectrum, New York, 1978.
A. A. RUBIN, Ed., *New Drugs Discovery and Development,* Dekker, New York, 1978.
Committee on Chemistry and Public Affairs, *Chemistry in Medicine,* American Chemical Society, Washington, D.C., 1977.
H. BUNDGAARD et al., *Drug Design and Adverse Reactions,* Academic, New York, 1977.
F. H. CLARKE, Ed., *How Modern Medicines are Developed,* Futura, Mount Kisco, N. Y., 1977.
A. KOROLKOVAS, *Fundamentos de Farmacologia Molecular: Base para o Planejamento de Fármacos,* 2.ª ed., EDART e Ministério da Educação e Cultura, São Paulo, 1977.
B. BERDE, *Prog. Drug Res., 20,* 143 (1976).
C. HANSCH, *J. Chem. Educ., 51,* 360 (1974).
F. H. CLARKE, Ed., *How Modern Medicines Are Discovered,* Futura, Mount Kisco, N. Y., 1973.
A. KOROLKOVAS, *Rev. Paul. Med., 81,* 105 (1973).
American Chemical Society, "Drug Discovery: Science and Development in a Changing Society", *Adv. Chem. Ser., 108* (1971).
E. J. ARIËNS, Ed., *Drug Design,* 10 vols., Academic, New York, 1970-1980.
E. J. ARIËNS, *Prog. Drug Res., 10,* 429 (1966).

FONTES DE FÁRMACOS

A. M. ARAÚJO, *Medicina Rústica,* 3.ª ed., Cia. Editora Nacional, São Paulo, 1979.
Bahia, Seplantec, Subsecretaria de Ciência e Tecnologia, *Inventário de Plantas Medicinais do Estado da Bahia,* Salvador, 1979.
"Herbal Medicine Revisited", *Am. Pharm.,* NS19(10), 1979.
K. F. P. von MARTIUS, *Natureza, Doenças, Medicina e Remédios dos Índios Brasileiros (1844),* 2.ª ed., Cia. Editora Nacional, São Paulo, 1979.
E. S. AYENSU, *Medicinal Plants of West Africa,* Reference Publications, Algonac, Mich., 1978.
T. BALMÉ, *Plantas Medicinais,* Hemus, São Paulo, 1978.
O. R. GOTTLIEB e W. B. MORS, *Interciência, 3,* 252 (1978).
P. N. KAUL e C. J. SINDERMANN, Eds., *Drugs and Food from the Sea,* University of Oklahoma, Norman, 1978.
A. KOROLKOVAS e T. HARAGUCHI, *An. Farm. Quím. São Paulo, 18,* 247 (1978).
P. J. SCHEUER, Ed., *Marine Natural Products,* 2 vols., Academic, New York, 1978.
J. F. MORTON, *Major Medicinal Plants: Botany, Culture and Uses,* Thomas, Springfield, Ill., 1977.
M. S. F. ROSS e K. R. BRAIN, *An Introduction to Phytopharmacy,* Pitman Medical, Kent, 1977.
A. M. SISTO, *Repertorio Sistematico dei Fitofarmici,* Organizzazione Editoriale Medico-Farmaceutica, Milano, 1977.
K. H. CASPERS, *Heilpflanzen Heute,* Grafe & Unzer, Munchen, 1976.
N. R. FARNSWORTH e R. W. MORRIS, *Am. J. Pharm.,* March-April, 46-52 (1976).
C. T. RIZZINI e W. B. MORS, *Botânica Econômica Brasileira,* Editora Pedagógica e Universitária e Universidade de São Paulo, São Paulo, 1976.
W. A. R. THOMSON, *Herbs that Heal,* Charles Scribner's Sons, New York, 1976.
R. F. WEISS, *Moderne Pflanzenheilkunde,* Kneipp, Bad Worishofen, 1976.
L. BEZANGER-BEAUQUESNE et al., *Les Plantes dans la Thérapeutique Moderne,* Maloine, Paris, 1975.
Herbal Pharmacology in the People's Republic of China, National Academy of Sciences, Washington, D. C., 1975.
J. VALNET, *Phytothérapie,* 2ème ed., Maloine, Paris, 1975.
L. AIKMAN, "Nature's Gifts to Medicine", *National Geographic Magazine, 146*(3), 420-440 (1974).
H. G. BARRIGA, *Flora Medicinal de Colombia: Botanica Medica,* 2 tomos, Instituto de Ciencias Naturales, Universidad Nacional, Bogotá, 1974-1975.
H. J. HUMM e C. E. LANE, Eds., *Bioactive Compounds from the Sea,* Dekker, New York, 1974.
V. RAMALINGAM et al., *Medicinal Plants,* MSS Information Corporation, New York, 1974.
C. MEYER, *American Folk Medicine,* Crowell, New York, 1973.
M. TETAU e C. BERGERET, *La Phytothérapie Renovée,* Maloine, Paris, 1972.

F. MOREIRA, *As Plantas que Curam*, Hemus, São Paulo, 1971.
W. F. BYNUM, *Bull. Hist. Med.*, **44**, 518 (1970).
N. R. FARNSWORTH, *Tile Till*, **55**(2), 32 (1969).
R. IKAN, *Natural Products: A Laboratory Guide*, Academic, London, 1969.
R. BENIGNI et al., *Piante Medicinali: Chimica Farmacologia e Terapia*, 2 vols., Inverni & Della Beffa, Milano, 1962, 1964.
P. FONT QUER, *Plantas Medicinales*, Editorial Labor, Barcelona, 1962.
J. MITCHELL WATT e M. G. BREYER-BRANDWIJK, *Medicinal and Poisonous Plants of Southern and Eastern Africa*, 2nd ed., E & S Livingstone, Edinburgh, 1962.
H. P. KAUFMANN, *Médicaments de Synthèse*, Masson, Paris, 1957.
M. L. MOORE, *Ind. Eng. Chem.*, **43**, 577 (1951).
F. C. HOEHNE, *Plantas e Substâncias Vegetais Tóxicas e Medicinais*, Graphicars, São Paulo, 1939.
M. PIO CORRÊA, *Dicionário das Plantas Úteis do Brasil*, 6 vols., Ministério da Agricultura, Rio de Janeiro, 1926-1975.

CUSTO E LOCAL DE DESENVOLVIMENTO DE FÁRMACOS
C. M. LINDSAY, Ed., *The Pharmaceutical Industry*, Wiley Medical, New York, 1978.
W. M. WARDELL, *Clin. Pharmacol. Ther.*, **24**, 499 (1978).
W. M. WARDELL et al., *Clin. Pharmacol. Ther.*, **24**, 133 (1978).
Pharmaceutical Manufacturers Association, *Prescription Drug Industry FACTBOOK*, 76, Washington, D. C., 1976.
M. C. SMITH, *J. Am. Med. Assoc.*, **235**, 294 (1976).
P. de HAEN, *Drug Intell. Clin. Pharm.*, **3**, 144 (1975).
P. de HAEN, *J. Am. Med. Assoc.*, **324**, 728 (1975).
F. G. McMAHON, *Clin. Pharmacol. Ther.*, **18**, 375 (1975).
A. KOROLKOVAS, *Rev. Paul. Med.*, **83**, 209 (1974).
ABIFARMA, *Indústria Químico-Farmacêutica: Integração Vertical do Setor, Investigação e Produção*, Sétima Assembléia da Federação Internacional da Indústria de Medicamentos (FIIM), México, 1974.
O. WINTERSTEINER, *Prog. Drug Res.*, **15**, 204 (1971).
E. JUCKER, *Pure Appl. Chem.*, **19**, 249 (1969).
C. J. CAVALLITO, *Prog. Drug Res.*, **12**, 11 (1968).
W. DAVIES, *The Pharmaceutical Industry*, Pergamon, Oxford, 1967.
R. G. DENKEWALTER e M. TISHLER, *Prog. Drug Res.*, **10**, 11 (1966).
M. GORDON, *Pharm. Ind.*, **24**, 461 (1962).

BUSCA DE NOVOS FÁRMACOS
F. STEWARD e G. WIBBERLEY, *Nature (London)*, **284**, 118 (1980).
C. J. CAVALLITO, *Prog. Drug Res.*, **20**, 159 (1976).
L. LASAGNA, *Clin. Pharmacol. Ther.*, **20**, 507 (1976).
A. BURGER, "Behind the Decline in New Drugs", *Chem. Eng. News*, **53**(38), 37 (1975).
J. SIGVARD, *L'Industrie du Médicament*, Calmann-Levy, Paris, 1975.
D. M. BLOOM, *Adv. Drug Res.*, **8**, 1 (1974).
P. de HAEN, *Clin. Pharmacol. Ther.*, **16**, 413 (1974).
F. GROSS, *Acta Pharm. Suec.*, **10**, 401 (1973).
F. GROSS, *Clin. Pharmacol. Ther.*, **14**, 1 (1973).
W. MODELL, *Clin. Pharmacol. Ther.*, **14**, 153 (1973).
M. TISHLER, *Clin. Pharmacol. Ther*, **14**, 479 (1973).
A. J. GORDON e S. G. GILGORE, *Prog. Drug Res.*, **16**, 194 (1972).
A. A. RUBIN, Ed., *Search for New Drugs*, Dekker, New York, 1972.
J. Y. BOGUE, *J. Chem. Educ.*, **46**, 468 (1969).
L. LASAGNA, *Science*, **166**, 1227 (1969).
E. JUCKER, *Pure Appl. Chem.*, **19**, 249 (1969).
A. KOROLKOVAS, *Rev. Bras. Farm.*, **49**, 211 (1968).

GÊNESE DE FÁRMACOS
Acaso
E. JACOBSEN, "Accidental Discoveries in Pharmacology", in H. VAPAATALO, Ed., *Drug Therapy*, Pergamon, Oxford, 1976, pp. 3-15.

Triagem empírica
A. SPINKS, *Chem. Ind. (London)*, 885 (1973).
D. SHUGAR, Ed., *Biochemical Aspects of Antimetabolites and of Drug Hydroxylation*, Academic, New York, 1969.
J. JARAMILLO-ARRANGO, *Rev. Soc. Venez. Hist. Med. Caracas*, **7**, 7 (1959).
F. Y. WISELOGLE, Ed., *Survey of Antimalarial Drugs*, 2 vols., Edwards, Ann Arbor, Mich., 1946.

Extração de fontes naturais
G. E. TREASE e W. C. EVANS, *Pharmacognosy*, 11th ed., Baillière, London, 1978.
L. FARKÁS et al., Eds., *Flavonoids and Bioflavonoids, Current Research Trends*, Elsevier, Amsterdam, 1977.
D. A. HEMS, Ed., *Biologically Active Substances: Exploration and Exploitation*, Wiley-Interscience, New York, 1977.
W. H. LEWIS e M. P. F. ELVIN-LEWIS, *Medical Botany: Plants Affecting Man's Health*, Wiley-Interscience, New York, 1977.
H. WAGNER e P. WOLFF, Eds., *New Natural Products and Plant Drugs with Pharmacological, Biological or Therapeutical Activity*, Springer, Berlin, 1977.
J. B. HARBORNE et al., Eds., *The Flavonoids*, Chapman and Hall, London, 1975.
L. P. MILLER, Ed., *Phytochemistry*, 3 vols., Van Nostrand Reinhold, New York, 1973.

Modificação molecular
G. Y. PARIS et al., *J. Med. Chem.*, **23**, 9 (1980).
I. van WIJNGAARDEN, *Pharm. Int.*, **1**, 26 (1980).
P. GUND, *Annu. Rep. Med. Chem.*, **14**, 299 (1979).
R. TACKE, *Top. Curr. Chem.*, **84**, 1 (1979).
L. G. DONARUMA e O. VOGL, Eds., *Polymeric Drugs*, Academic, New York, 1978.
Y. C. MARTIN, *Quantitative Drug Design: A Critical Introduction*, Dekker, New York, 1978.
O. SCHIER e A. MARXER, *Prog. Drug Res.*, **22**, 27 (1978).
P. FERRUTI, *Farmaco, Ed. Sci.*, **32**, 220 (1977).
A. KOROLKOVAS, *Rev. Bras. Farm.*, **58**, 51 (1977).
E. B. ROCHE, Ed., *Design of Biopharmaceutical Properties through Prodrugs and Analogs*, American Pharmaceutical Association, Washington, D. C., 1977.
C. HANSCH, *J. Med. Chem.*, **19**, 1 (1976).
A. MARXER e O. SCHIER, *Prog. Drug Res.*, **20**, 385 (1976).
T. HIGUCHI e V. STELLA, Eds., *Pro-Drugs as Novel Drug Delivery Systems*, American Chemical Society, Washington, D. C., 1975.
E. J. ARIËNS e A. M. SIMONIS, *Top. Curr. Chem.*, **52**, 1 (1974).
W. P. PURCELL et al., *Strategy of Drug Design: A Molecular Guide to Biological Activity*, Wiley-Interscience, New York, 1973.
CIBA Foundation Symposium, *Carbon-Fluorine Compounds*, Elsevier, Amsterdam, 1972.
G. M. ROSEN e S. EHRENPREIS, *Trans. N. Y. Acad. Sci.*, **34**, 255 (1972).
R. CAVIER et al., *Chim. Ther.*, **5**, 270 (1970).
H. R. ING, *Prog. Drug Res.*, **7**, 305 (1964).
M. B. CHENOWETH e L. P. McCARTY, *Pharmacol. Rev.*, **15**, 673 (1963).
N. J. HARPER, *Prog. Drug Res.*, **4**, 221 (1962).

F. W. SCHUELER, *Chemobiodynamics and Drug Design*, McGraw-Hill, New York, 1960.

R. HAZARD *et al.*, *C. R. Hebd. Sceances Acad. Sci.*, *244*, 2197 (1957).

H. L. FRIEDMAN, "Influence of Isosteric Replacement upon Biological Activity" in *First Symposium on Chemical-Biological Correlation*, National Academy of Sciences, Washington, D. C., 1951, pp. 295-358.

H. ERLENMEYER, *Bull. Soc. Chim. Biol.*, *30*, 792 (1948).

R. C. FUSON, *Chem. Rev.*, *16*, 1 (1935).

C. D. LEAKE e M. Y. CHEN, *Proc. Soc. Exp. Biol. Med.*, *28*, 151 (1930).

I. LANGMUIR, *J. Am. Chem. Soc.*, *41*, 868, 1543 (1919).

Planejamento racional

K. H. BÜCHEL, *Naturwissenschaften*, *66*, 173 (1979).

S. S. COHEN, *Science*, *205*, 964 (1979).

P. E. LUCCHELLI *et al.*, Eds., *Rationality of Drug Development*, Excerpta Medica, Amsterdam, 1976.

M. S. AMER e G. R. McKINNEY, *Annu. Rep. Med. Chem.*, *9*, 203 (1974).

G. REDL *et al.*, *Chem. Soc. Rev.*, *3*, 273 (1974).

B. R. BAKER, *Design of Active-Site Directed Irreversible Enzyme Inhibitors*, Wiley-Interscience, New York, 1967.

R. A. PETERS, *Biochemical Lesions and Lethal Synthesis*, Pergamon, Oxford, 1963.

Aspectos Teóricos da Ação dos Fármacos

I. TIPOS DE AÇÃO DOS FÁRMACOS

A. Princípio de Ferguson

Observando que, numa série homóloga, certas propriedades físicas — tais como solubilidade em água, pressão de vapor, atividade capilar, coeficiente de partição — se alteram segundo uma progressão geométrica, Ferguson concluiu que "as concentrações molares tóxicas... são, em grande parte, determinadas por um equilíbrio de distribuição entre fases heterogêneas — a fase circum-ambiente externa, em que se mede a concentração, e uma biofase, que é o local primário da ação tóxica".

Segundo Ferguson, é desnecessário definir a natureza da biofase, tampouco medir a concentração do fármaco nesse local. Existindo condições de equilíbrio entre o fármaco na biofase molecular e na exobiofase, isto é, nos fluidos extracelulares, a tendência do fármaco de escapar de cada fase é a mesma, ainda que as concentrações numa e noutra sejam diferentes. A essa tendência se dá o nome de *atividade termodinâmica*. Ela equivale, aproximadamente, ao grau de saturação de cada fase. Portanto, a medida da atividade termodinâmica na fase externa (exobiofase) corresponde à atividade termodinâmica na biofase molecular. E, na prática, é aquela que se toma, já que não se pode medir esta.

Em se tratando de fármacos voláteis, calcula-se sua atividade termodinâmica a partir da expressão p_t/p_s, em que p_t é a pressão parcial da substância em solução e p_s a pressão de vapor saturado da substância à temperatura da experiência. No caso de droga não-volátil, a atividade termodinâmica é calculada empregando-se a relação S_t/S_o, onde S_t é a concentração molar da droga e S_o a solubilidade correspondente.

Visto que tanto p_s como S_o são constantes, é evidente que, observando as variações de p_t ou S_t, pode-se determinar, de maneira relativamente simples, se a ação do fármaco se deve diretamente às suas propriedades físico-químicas ou primordialmente à sua estrutura química.

No primeiro caso, a relação p_t/p_s ou S_t/S_o será alta, em geral da ordem de 1 a 0,01, porque a droga exercerá pressão parcial elevada ou estará presente em alta concentração na fase externa, em virtude de encontrar-se distribuída por todo o organismo, sem estar muito firmemente ligada a nenhuma célula dele. O equilíbrio estabelecido será entre a exobiofase e a biofase molecular.

No segundo caso a relação p_t/p_s ou S_t/S_o deverá ser bastante baixa, em geral menor do que 0,001, porquanto será pequena a pressão parcial ou concentração do fármaco na fase externa, visto estar ele mais ou menos firmemente ligado a certos receptores em determinadas células do organismo. O equilíbrio estabelecido, neste caso sujeito à lei da ação das massas, será entre o fármaco e os receptores na célula ou dentro dela.

B. Estrutura e atividade

Considerando o modo de exercerem a ação biológica, os fármacos podem ser divididos em duas grandes classes: estruturalmente inespecíficos e estruturalmente específicos.

1. FÁRMACOS ESTRUTURALMENTE INESPECÍFICOS

Fármacos estruturalmente inespecíficos são aqueles em que a ação biológica não está subordinada diretamente à estrutura química, mas apenas na medida em que esta afeta as propriedades físico-químicas, sendo essas as responsáveis pelo efeito farmacológico que eles produzem. Entre tais propriedades podem ser citadas a adsorção, a solubilidade, o pK_a e o poder oxi-redutor, que influem na permeabilidade, despolarização das membranas celulares, coagulação das proteínas e formação de complexos. Admite-se que os fármacos estruturalmente inespecíficos atuam por um processo físico-químico pelas seguintes razões:

1. Sua ação biológica está diretamente relacionada com a atividade termodinâmica que é, em geral, alta, da ordem de 1 a 0,01; isso significa que atuam em doses relativamente elevadas;
2. Embora apresentem estruturas químicas muito variadas, sem nenhuma relação entre si, podem provocar reação biológica semelhante;
3. Pequenas variações na sua estrutura química não resultam em alterações acentuadas na ação biológica.

2. FÁRMACOS ESTRUTURALMENTE ESPECÍFICOS

Fármacos estruturalmente específicos são aqueles cuja ação biológica decorre essencialmente de sua estrutura química, que deve adaptar-se à estrutura química tridimensional dos receptores existentes no organismo, formando um complexo com eles. É evidente, portanto, que nesses fármacos deverão desempenhar papel decisivo a reatividade química, a forma, o tamanho, a disposição estereoquímica da molécula e a distribuição dos grupos funcionais, bem como a ressonância, os efeitos indutivos, a distribuição eletrônica e as ligações possíveis com o receptor, além de outros fatores.

Vários motivos levam a crer que o efeito farmacológico produzido por estas drogas se deve à complexação delas com uma pequeníssima área quimicamente reativa de certas células do organismo, área cuja topografia e grupos funcionais são ou se tornam complementares aos desses fármacos:

1. A sua ação biológica não depende apenas da atividade termodinâmica, que é geralmente baixa, inferior a 0,001; isso significa que os fármacos estruturalmente específicos são eficientes em concentrações menores do que os fármacos estruturalmente inespecíficos;
2. Apresentam certas características estruturais em comum, e a estrutura fundamental presente em todos eles, estrutura em que os grupos funcionais estão orientados numa direção espacial semelhante, é responsável pela reação biológica análoga que produzem;
3. Pequenas variações na sua estrutura química podem resultar em alterações substanciais na atividade farmacológica, obtendo-se assim compostos que têm ação desde antagônica até análoga à do fármaco matriz.

3. DISTINÇÃO ENTRE TIPOS DE AÇÃO DE FÁRMACOS

Para distinguir fármacos estruturalmente inespecíficos de fármacos estruturalmente específicos não basta levar em consideração apenas um ou dois dos vários itens de diferenciação, alguns dos quais foram mencionados. Importa estribar-se em *todos*. Ocorre com relativa freqüência que alguns fármacos, ainda que não apresentem semelhança estrutural, manifestam efeitos farmacológicos semelhantes, que não são sensivelmente alterados por pequenas variações estruturais dentro de cada categoria química.

Os diuréticos, por exemplo, apresentam ampla variedade de estruturas químicas — metilxantínica, pirimidínica, triazínica, sulfamídica, organomercurial, benzotiadiazínica, tiazídica, espironolactônica, pteridínica, acilfenoxiacética, pirazínica etc. — e a sua ação diurética não é muito afetada por pequenas modificações estruturais da molécula do protótipo de cada grupo. Entretanto, ao contrário do que à primeira vista poderia parecer, os diuréticos são estruturalmente *específicos*. Produzem, efetivamente, ação farmacológica análoga, mas interrompendo processos bioquímicos diferentes.

II. PROPRIEDADES FÍSICO-QUÍMICAS E ATIVIDADE FARMACOLÓGICA

A. Parâmetros utilizados

A idéia de que a estrutura química dos fármacos pode ser correlacionada matematicamente com a resposta biológica que produzem é bastante antiga. Já em 1870, Crum-Brown e Fraser propuseram que a resposta biológica (RB) era função da estrutura química (C), isto é, RB = f(C). Até 1960, entretanto, não se havia feito nenhuma tentativa de estabelecer *quantitativamente* as relações entre estrutura e atividade, por considerar-se demasiadamente complexa esta área de conhecimento. Ultimamente, contudo, vários autores vêm tentando expressar as relações entre estrutura química e atividade farmacológica por meio de equações matemáticas, principalmente com o objetivo de planejar fármacos biologicamente mais específicos e mais potentes. Nessas equações entram determinados parâmetros que representam as propriedades físico-químicas dos fármacos em sua correlação com a atividade farmacológica. Esses parâmetros, cujo número já ultrapassou quarenta, podem ser agrupados em quatro famílias: de solubilidade, eletrônicos empíricos, eletrônicos semi-empíricos e estéricos.

1. PARÂMETROS DE SOLUBILIDADE

Também chamados parâmetros *hidrofóbicos* ou *lipofílicos,* os parâmetros de solubilidade medem o grau de atração dos fármacos pelos lipídios e pelas regiões hidrofóbicas das macromoléculas. Estão relacionados, de um lado, com o transporte do fármaco desde a exobiofase até ao compartimento do receptor e, de outro, com a possibilidade de atração e interação entre regiões hidrofóbicas do fármaco e do receptor. Os principais parâmetros desta família são: coeficiente de partição P, constante π de hidrofobicidade, solubilidade S, massa molar M ou número de carbonos N, parâmetros cromatográficos R_M e ΔR_M, constantes β do substituinte, constante de atração molar F, paracoro Pr, poder tensoativo $\frac{d\gamma}{dC}$, polarizabilidades eletrônicas α e P_E, superdeslocalizabilidade eletrônica ΣS^E_r e densidade de carga eletrônica $\Sigma |Q_r|$.

Solubilidade

O termo solubilidade refere-se às solubilidades em diferentes meios, situados entre dois extremos: solventes polares, como a água, e solventes apolares, como lipídios. À solubilidade em água dá-se o nome de *hidrofilia* ou *lipofobia;* à em lipídios, o de *lipofilia* ou *hidrofobia.*

A solubilidade é especialmente importante nas séries homólogas. Por exemplo, as atividades antibacterianas de certos álcoois primários normais, cresóis e fenóis alquílicos; estrogênica dos 4,4'-estilbenodióis alquílicos; e anestésica local dos ésteres do ácido *p*-aminobenzóico estão diretamente relacionadas com a sua lipossolubilidade.

Coeficientes de partição

A atividade biológica de vários grupos de compostos pode ser correlacionada com os seus coeficientes de partição em solventes polares e apolares. Overton e Meyer foram os pioneiros nesses estudos. Recorreram aos coeficientes de partição primeiramente para explicar a atividade de certos narcóticos e, mais tarde, dos anestésicos gerais. Segundo aqueles autores, tais compostos, tendo maior afinidade pelos lipídios (conforme se mostra pelos coeficientes de distribuição em misturas de água-óleo) se fixam preponderantemente às células do sistema nervoso, ricas em lipídios — a esse fenômeno se deve a sua ação biológica.

Correlação melhor foi encontrada com o coeficiente de partição óleo/gás. Medindo a concentração alveolar mínima de vários anestésicos gerais necessária para produzir um efeito analgésico padrão, Eger e colaboradores verificaram que os anestésicos com alta lipossolubilidade são eficientes em concentrações alveolares baixas. Segundo aqueles autores, a anestesia se instala quando os anestésicos atingem saturação relativa nalguma estrutura lipídica situada no cérebro. Em estudos recentes, Eger e colaboradores encontraram correlação alta entre as concentrações alveolares mínimas e as solubilidades de alguns anestésicos gerais em óleo de oliva.

Os resultados obtidos por Eger e colaboradores estão de acordo com o princípio de Ferguson, segundo o qual a potência de fármacos estruturalmente inespecíficos depende da saturação relativa da biofase, vale dizer, de algum compartimento celular.

As correlações a que se alude acima não explicam, todavia, o mecanismo de ação dos anestésicos gerais. Ressaltam, apenas, a importância dos coeficientes de partição em predizer a ação biológica desses fármacos.

Tensoatividade

Certos grupos químicos caracterizam-se pela propriedade de conferir hidrossolubilidade às moléculas de que fazem parte. Entre tais grupos, chamados *hidrofílicos, lipofóbicos* ou *polares,* podem ser citados, na ordem decrescente de eficiência, os seguintes: $-OSO_2ONa$, $-COONa$, $-SO_2Na$, $-OSO_2H$ e $-SO_2H$. Menos eficientes são os grupos: $-OH$, $-SH$, $-O-$, $=CO$, $-CHO$, $-NO_2$, $-NH_2$, $-NHR$, $-NR_2$, $-CN$, $-CNS$, $-COOH$, $-COOR$, $-OPO_3H_2$, $-OS_2O_2H$, $-Cl$, $-Br$ e $-I$. Além disso, a presença de ligações insaturadas, como as que existem em $-CH=CH-$ e $-C\equiv C-$, coadjuva a hidrofilicidade.

Outros grupos, ditos *lipofílicos, hidrofóbicos* ou *apolares,* tornam lipossolúveis os compostos de que são constituintes. Exemplos desses grupos são as cadeias de hidrocarbonetos alifáticos, os grupos arilalquílicos e os grupos de hidrocarbonetos policíclicos.

Compostos que apresentam grupos hidrofílicos e lipofílicos, e desde que haja equilíbrio adequado entre ambos esses grupos, têm a propriedade de modificar as características do limite da superfície ou da interface entre dois líquidos ou um líquido e um sólido ou um líquido e um gás. Determinados tipos de moléculas diminuem a tensão superficial concentrando-se e orientando-se numa disposição definida na interface ou na superfície de uma solução, e a isso devem a sua ação biológica. Tais compostos, chamados *tensoativos*, são utilizados principalmente como detergentes, umectantes, dispersantes, espumantes e emulsificantes.

Os tensoativos apresentam duas regiões distintas: uma, de caráter lipofílico, e outra de caráter hidrofílico. Por esta razão recebem o nome de *anfifílicos* ou *anfífilos* (do grego, άμφι = ambos, φιλος = amigo). Os grupos lipofílicos consistem, geralmente, de um dos seguintes: cadeia parafínica, benzeno contendo substituintes alquílicos, naftaleno. A maior ou menor hidrofilicidade e lipofilicidade dos tensoativos depende dos grupos presentes. Levando este fator em consideração, podem ser classificados em quatro categorias:

1. Não-iônicos

Não são ionizáveis e contêm grupos fracamente hidrofílicos e lipofílicos, o que os torna hidrossolúveis ou dispersáveis em água. O grupo hidrofílico é constituído, via de regra, por éter polioxietilênico ou poliol. Exemplos: monoestearato de glicerila, polissorbato 80.

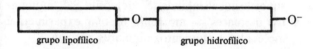

2. Catiônicos

O grupo hidrofílico tem carga positiva, podendo ser amônio quaternário, sulfônio, fosfônio, iodônio. Exemplos: cloreto de benzalcônio, cloreto de cetilpiridínio, brometo de cetrimônio, cloreto de benzetônio.

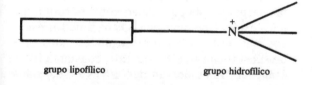

3. Aniônicos

O grupo hidrofílico apresenta carga negativa e pode ser carboxila, sulfato, sulfonato, fosfato. Exemplos: estearato de sódio, sulfato de tetradecila sódico, sulfonato de xileno sódico.

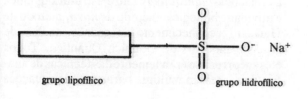

4. Anfóteros

Também chamados *anfolíticos*, ou *anfólitos*, contêm dois grupos hidrofílicos: um, catiônico (sal de amina, nitrogênio quaternário) e, outro, aniônico (carboxila, sulfato). Exemplo: β-aminopropionato de *N*-laurila.

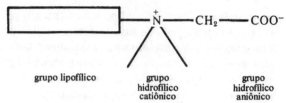

Por desorganizarem as membranas celulares e produzirem hemólise, além de serem facilmente adsorvidos pelas proteínas, os tensoativos não são, em geral, aplicados interna, mas apenas topicamente, como desinfetantes da pele ou esterilizantes de instrumentos. É este o caso dos tensoativos catiônicos. Os tensoativos não-iônicos são bastante empregados em preparações farmacêuticas para uso oral (até parenteral, às vezes) como solubilizantes de fármacos insolúveis ou pouco solúveis em água.

2. PARÂMETROS ELETRÔNICOS EMPÍRICOS

São as constantes dos grupos substituintes introduzidas pelos químicos orgânicos. Medem o efeito eletrônico de um substituinte sobre a variação de energia ΔG^0 de uma reação química e, no caso da Química Farmacêutica, de uma interação fármaco-receptor. As mais usadas são: constante de substituinte σ de Hammett, constantes derivadas de σ, constantes $\mathfrak{F}$ e $\mathfrak{R}$ de Swain e Lupton, pK_a.

pK_a

Devido à natureza parcialmente lipídica das membranas celulares (como as que revestem o estômago, o intestino delgado, o cólon, as mucosas, o tecido nervoso), a passagem dos fármacos através delas é facilitada àqueles que apresentam lipossolubilidade alta. Esta, por sua vez, é influenciada pelo pH do meio ambiente e pelo grau de dissociação pK_a. Geralmente os fármacos são ácidos fracos ou bases fracas. O grau de dissociação pK_a é calculado a partir das equações de Henderson-Hasselbalch:

No caso de ácidos: $RCOOH \rightarrow RCOO^- + H^+$

$$pK_a = pH + \log \frac{[\text{ácido não-dissociado}]}{[\text{ácido ionizado}]}$$

$$= pH + \log \frac{[RCOOH]}{[RCOO^-]}$$

No caso de bases: $R\overset{+}{N}H_3 \rightarrow RNH_2 + H^+$

$$pK_a = pH + \log \frac{[\text{base ionizada}]}{[\text{base não-dissociada}]}$$

$$= pH + \log \frac{[R\overset{+}{N}H_3]}{[RNH_2]}$$

Ácidos fracos têm pK_a alto; bases fracas, pK_a baixo. A atividade biológica de determinados ácidos e bases está diretamente relacionada com o seu grau de ionização. Enquanto alguns (por exemplo, fenóis e ácidos carboxílicos) agem na forma molecular, outros (por exemplo, sais de amônio quaternário) o fazem na forma ionizada. Portanto, o pH desempenha papel importante na atividade biológica: os ácidos são mais ativos em pH mais baixo; as bases são mais ativas em pH mais alto.

Ionização

No caso de a atividade biológica do fármaco dever-se a íons, esta aumentará com o aumento do grau de ionização. Se, entretanto, corre por conta das moléculas não-dissociadas, o aumento no grau de ionização dos compostos ativos acarretará a diminuição de atividade.

A ionização influi sobre outras propriedades físico-químicas. O aumento da ionização aumenta a hidrossolubilidade do fármaco e diminui a sua lipossolubilidade e, conseqüentemente, a sua absorção e passagem através das barreiras e membranas lipídicas, e sua concentração nos tecidos ricos em lipídios.

Em geral, os fármacos atravessam as membranas celulares nas formas não-dissociadas, como moléculas íntegras, e atuam nas formas dissociadas, como íons.

Isso se dá porque a passagem de íons através da membrana celular é impedida por dois fatores:

1. A membrana celular é constituída por camadas de macromoléculas (fosfolipídios, proteínas e mucopolissacarídeos) eletricamente carregadas, que ou atraem ou repelem os íons;
2. A hidratação dos íons aumenta os seus volumes, dificultando a difusão destes através dos poros.

Sabe-se que a atividade biológica das aminoacridinas aumenta com o grau de ionização. É muito provável que fármacos deste tipo atuem na parte externa da célula, visto que não podem atravessar as membranas celulares.

3. PARÂMETROS ELETRÔNICOS SEMI-EMPÍRICOS

Relacionam-se com os elétrons π, as energias correspondentes e vários outros índices eletrônicos, visto que os elétrons π, por serem deslocalizados, condicionam a maioria das propriedades físico-químicas das moléculas. Os principais parâmetros desta família podem ser agrupados em três classes:

1. Parâmetros energéticos que representam a capacidade de doar ou de receber elétron: afinidade eletrônica, LEMO — *Lowest Empty Molecular Orbital,* ou LUMO — *Lowest Unoccupied Molecular Orbital* (energia do orbital vazio ou desocupado mais baixo), potencial de ionização I, HOMO — *Highest Occupied Molecular Orbital* (energia do orbital ocupado mais alto), energia de transferência de carga $h\nu_{CT}$, energia de deslocalização DE ou de ressonância E_R, parâmetros experimentais diversos;

2. Parâmetros energéticos que representam a reatividade de uma porção especial da molécula: energia de localização eletrófila, energia de localização nucleófila, energia de localização radicalar;

3. Parâmetros estruturais: carga eletrônica líquida, superdeslocalizabilidade eletrófila S_r^E, superdeslocalizabilidade nucleófila S_r^N, momentos dipolares — momento dipolar experimental molecular e momentos dipolares parciais.

4. PARÂMETROS ESTÉRICOS

Representam a forma e o tamanho do substituinte introduzido na molécula do composto matriz, isto é, medem o efeito estérico intramolecular. Para medir o efeito intermolecular do substituinte, vale dizer, sua influência na interação fármaco-receptor, ainda não se encontrou parâmetro adequado, o que dificulta sobremaneira o estabelecimento de correlação entre estrutura química e atividade biológica. Os parâmetros estéricos mais utilizados são os seguintes: constantes de substituinte E_s e E^o_s de Taft, constante E^o_s de Hancock, raios de van der Waals r_v, constante estérica R, conectividade molecular e constantes ν de Charton.

B. Métodos de estudar as relações entre estrutura e atividade

Baseados nos parâmetros vistos acima usam-se atualmente cinco métodos básicos para estudar as relações *quantitativas* entre estrutura química e atividade biológica: método *de novo,* método de Hansch, reconhecimento de padrão, análise de grupo e modelos de Química Quântica. Todos eles socorrem-se grandemente das técnicas de análise de regressão múltipla para deduzir equações que correlacionem dados biológicos com constantes físicas, com os objetivos de descobrir de que modo as propriedades moleculares influem sobre um dado efeito biológico e de relacionar os conceitos assim obtidos a um modelo matemático, físico, químico ou físico-químico.

A atividade biológica das substâncias químicas não se deve a *uma só*, mas a *todas* as propriedades físico-químicas da molécula. É evidente, portanto, que no estudo da relação entre estrutura química e atividade biológica por métodos quantitativos não se pode obter correlação perfeita da ação biológica com um *único* parâmetro ou um *número reduzido* de parâmetros físico-químicos das moléculas consideradas. As correlações boas obtidas com um único parâmetro indicam tão-somente que aquele parâmetro desempenha papel preponderante.

1. MÉTODO *DE NOVO*

Este método empírico baseia-se num modelo matemático aditivo em que se presume que um substituinte determinado numa posição específica contribui aditiva e constantemente para a atividade biológica de u'a molécula numa série de compostos quimicamente relacionados. Estudos com este modelo iniciaram-se com Bruice e colaboradores e prosseguiram com Free e Wilson e outros pesquisadores, entre os quais Purcell, Craig e seus respectivos colaboradores. Ele é atraente quando não se dispõe de parâmetros físico-químicos e se deseja classificar quantitativamente as contribuições dos diversos grupos substituintes.

De acordo com este método, a atividade biológica (*AB*) numa série de substâncias representadas pela fórmula geral X—R—Y
$$\underset{Z}{|}$$
pode ser calculada pela equação

$$AB = a(X_i) + b(Y_i) + c(Z_i) + \mu,$$

em que (X_i), (Y_i) e (Z_i) indicam as contribuições dos substituintes nas posições X, Y e Z, respectivamente, do congênere *i*ésimo, μ é a contribuição da parte matriz da molécula e *a*, *b* e *c* são constantes determinadas pela análise de regressão linear, após se fazerem certas restrições.

Diversos tipos de fármacos foram submetidos a esse método, com resultados mais ou menos satisfatórios: antineoplásicos, hipoglicemiantes e tetraciclinas, por exemplo.

2. MÉTODO DE HANSCH

É um método mais perfeito do que o *de novo*. Baseia-se em parâmetros físico-químicos. Tais parâmetros são mais adequados para serem correlacionados com a atividade biológica, pois os processos biológicos apresentam natureza físico-química. Estes modelos — chamados modelos *lineares de energia livre* — levam em consideração principalmente os efeitos eletrônicos, estéricos e hidrofóbicos dos grupos substituintes introduzidos na molécula matriz sobre a formação do complexo fármaco-receptor.

O método de Hansch é, provavelmente, o modelo de relação quantitativa estrutura-atividade mais amplamente usado. Desde 1964, quando iniciou suas pesquisas neste campo da Química Farmacêutica, com o objetivo de correlacionar a estrutura química com as propriedades físicas e a atividade biológica dos fármacos, Hansch vem estudando dois processos muito complexos:

1. Movimento do fármaco desde o ponto de aplicação ao sistema biológico até os locais de ação;
2. Ocorrência de uma reação física ou química limitante da velocidade nos sítios receptores.

Ambos os processos estão freqüentemente distanciados (no tempo e no espaço) da resposta biológica observada, porque o fármaco, antes de produzir efeito, precisa atravessar uma série de compartimentos constituídos essencialmente de fases aquosas e orgânicas. Em virtude do êxito de Overton e Meyer e seus seguidores em correlacionar a atividade biológica com os coeficientes de partição, nos seus estudos Hansch vem utilizando modelo análogo ao empregado por aqueles autores.

Hansch parte de uma substância química de ação biológica conhecida e compara a sua atividade com a de compostos de estrutura análoga, dela diferindo apenas nos grupos substituintes. Determina os coeficientes de distribuição do composto matriz e dos seus derivados entre a água, solvente polar, e o octanol normal, solvente apolar. A diferença entre os respectivos logaritmos dos coeficientes de distribuição recebe o nome de *constante de hidrofobicidade*, sendo representada pela letra π:

$$\pi_{COOH} = \log P_{COOH} - \log P_H$$

Na equação acima, π — constante de hidrofobicidade — é a medida da contribuição do substituinte à solubilidade numa série de partições;

P_{COOH} é o coeficiente de partição do derivado carboxílico; e P_H é o coeficiente de partição do composto matriz. Se π apresenta valor positivo, significa que o grupo substituinte aumenta a solubilidade do composto em solventes apolares. Caso tenha valor negativo, o grupo substituinte aumentará a solubilidade do composto em solventes polares.

Ademais, nos seus estudos Hansch leva em consideração a equação de Hammett, que relaciona a estrutura química dos derivados do ácido benzóico tanto às constantes de equilíbrio quanto às constantes de velocidade. Nessa equação entram dois parâmetros: σ, característico apenas do substituinte introduzido no ácido benzóico — representa a capacidade do grupo em atrair ou repelir elétrons mediante combinação dos efeitos indutivo e de ressonância; ρ, característico da reação considerada — mede a sensibilidade deste tipo de reação à substituição no composto matriz, o ácido benzóico.

A equação de Hammett é expressa pela fórmula

$$\log\left(\frac{k}{k_0}\right) = \rho\sigma$$

em que k e k_0 são as constantes da velocidade relativas à reação do composto derivado e composto matriz, respectivamente; tais constantes podem ser substituídas pelas constantes de equilíbrio, K e K_0; nesse caso, a equação assume a forma

$$\log\left(\frac{K}{K_0}\right) = \rho\sigma$$

O valor de σ pode ser obtido quase diretamente medindo o efeito do substituinte na constante de ionização do composto matriz, pois

$$\sigma = \log\left(\frac{K_X}{K_H}\right)$$

em que K_H é a constante de ionização para o ácido benzóico na água a 25° e K_X é a constante de ionização para um derivado em *meta* e *para* sob as mesmas condições experimentais. Se um substituinte apresentar valor σ positivo (como o NO_2, cujo σ é 0,78), significa que ele atrai elétrons, retirando-os do anel aromático; se apresenta valor σ negativo (como o OCH_3, cujo σ é $-0,27$), isso quer dizer que doa elétrons ao anel.

Empregando os parâmetros π, σ e ρ, mas não levando em consideração os fatores estéricos, tidos como constantes, Hansch e colaboradores deduziram a seguinte equação

$$\log\left(\frac{1}{C}\right) = -k\pi^2 + k'\pi + \sigma\rho + k''$$

em que C é a concentração do fármaco necessária para produzir o efeito biológico e k, k' e k'' são constantes para o sistema em estudo, geradas pela análise de regressão das equações correspondentes aos derivados biologicamente testados numa série.

Esta equação, com ligeira adaptação em certos casos, foi aplicada a diversos grupos de fármacos: agentes antibacterianos, analgésicos, anticonvulsivantes, anti-histamínicos, barbitúricos, cefalosporinas, derivados do cloranfenicol, espasmolíticos, fungicidas, β-haloalquilaminas, inibidores da amino oxidase, lincomicina e antibióticos aparentados, penicilinas, sulfamídicos inibidores da anidrase carbônica, sulfas, além de vários outros. As correlações obtidas entre as atividades observadas e aquelas calculadas foram boas, da ordem de 0,8 a 0,9, na maioria dos casos.

Correlação melhor foi encontrada por outros autores, como Cammarata, por exemplo, que utilizaram uma equação que leva em consideração o volume do substituinte e separa sua influência eletrônica em efeitos indutivos e efeitos de ressonância. Essa equação pode ser escrita assim:

resposta biológica = f(parâmetros hidrofóbicos) + f(parâmetros eletrônicos) + f(parâmetros estéricos) + $f(X) + \epsilon$

em que X representa uma ou mais outras funções que sejam necessárias, tais como ponte de hidrogênio ou polarizabilidade, dependendo da situação, e ϵ é o fator de correção.

A equação de Hansch e suas variantes também têm sido empregadas para propor o mecanismo de ação de diversos tipos de fármacos e para planejar racionalmente novos fármacos.

3. RECONHECIMENTO DE PADRÃO

Este método, introduzido em 1972, constitui ramo das técnicas de inteligência artificial. Foi primeiramente usado em Química, por Kowalski e Bender, que o aplicaram na análise de diversos dados espectroscópicos. Consiste em técnicas mediante as quais, a partir de informações acumuladas, se reconhecem padrões entre as propriedades físico-químicas das moléculas de fármacos e suas atividades biológicas correspondentes. Assim, de um grupo de substâncias determinam-se quais parecem merecer estudo mais pormenorizado.

Em geral, este método compreende as seguintes fases: *(a)* definição e designação de atividade biológica a um grupo de fármacos (chamado grupo em aprendizado) que foi usado para estabelecer o critério de atividade; *(b)* criação de representações matemáticas das moléculas; *(c)* seleção e aplicação dos métodos de reconhecimento de padrões; *(d)* predição da atividade de um grupo de fármacos em ensaio (denominado grupo em ensaio); *(e)* análise dos resultados.

O método de reconhecimento de padrão está sendo utilizado por diversos autores — Cammarata, Chu, Weiner e outros — no planejamento, ensaio e desenvolvimento de substâncias biologicamente ativas.

Diversas classes de fármacos já foram estudadas por este método: analgésicos, anticolinérgicos, anticonvulsivantes, antidepressivos, anti-histamínicos, antineoplásicos, antipsicóticos, hipnóticos, neurolépticos, sedativos. A taxa de predição correta tem sido da ordem de 80 a 85%.

4. ANÁLISE DE GRUPO

Introduzida por Hansch e colaboradores em 1973, a análise de grupo constitui refinamento do método de Hansch e pode ser empregada em conexão com ele. Consiste em juntar os possíveis substituintes em grupos, de modo que, uma vez introduzidos na molécula protótipo, forneçam a quantidade máxima de informações, com a finalidade de estabelecer mais rapidamente uma relação estrutura-atividade viável.

Prevê-se grande desenvolvimento deste método, que virá facilitar e apressar a seleção de derivados de um fármaco com maiores possibilidades de obter compostos biologicamente ativos e dotados da ação desejada.

5. MODELOS DE QUÍMICA QUÂNTICA

Os modelos de Química Quântica utilizados para correlacionar a estrutura química com a atividade biológica baseiam-se nas soluções da equação de Schroedinger e na aplicação destas aos sistemas farmacológicos. Esses modelos socorrem-se de cálculos de orbital molecular, cálculos estes que são efetuados por computadores, dada a enorme quantidade de parâmetros considerados. Tais cálculos baseiam-se principalmente nas seguintes teorias: orbital molecular aproximado de Hückel (HMO = Hückel Molecular Orbital), teoria estendida de Hückel (EHT = Extended Hückel Theory), técnica ômega (ω), completo desprezo da interpenetração diferencial (CNDO = Complete Neglect of Differential Overlap) e interação perturbativa da configuração usando orbitais localizados (PCILO = Perturbative Configuration Interaction using Localized Orbitals).

Os cálculos de orbital molecular, por um ou mais dos métodos mencionados, foram utilizados por vários autores — Pullman, Kier, Cammarata, por exemplo — para os seguintes fins:

1. Determinar as distâncias interatômicas e a densidade eletrônica em moléculas de interesse biológico;
2. Estudar a estereoquímica de macromoléculas e a conformação preferida de vários compostos biologicamente ativos;
3. Fornecer explicação racional para as atividades de certos compostos e aventar hipóteses para o mecanismo de ação, aos níveis molecular e eletrônico, de vários grupos de fármacos;
4. Propor topografia para os hipotéticos receptores de diversas classes de fármacos e assim deduzir indiretamente como se daria a interação fármaco-receptor aos níveis molecular e eletrônico;
5. Planejar novos fármacos, em bases racionais, e que sejam mais específicos e mais potentes.

Os métodos de orbital molecular têm sido empregados para calcular vários índices de interesse químico e farmacológico, tais como: energia do HOMO, energia do LEMO, energia de transição, energia dos elétrons π, energia de ressonância ou energia de deslocalização, energia de localização, densidade eletrônica, carga líquida, densidade eletrônica fronteiriça, superdeslocalizabilidade, ordem de ligação, valência livre.

Dois dos índices muito usados em Química Farmacêutica são o HOMO e o LEMO, que medem a capacidade, respectivamente, doadora de elétrons e aceptora de elétrons. Quanto maior a energia do HOMO, tanto maior a capacidade doadora de elétrons porque a propensão do átomo ou da molécula para doar elétrons será mais forte; inversamente, quanto menor a energia do LEMO, tanto menor será a resistência para aceitar elétrons.

Visto que as energias dos orbitais moleculares são representadas em unidades β, e β é termo energético negativo (variando desde -54 até -468 kJ/mol), os valores mais energéticos do HOMO são indicados por valores menores em

Tabela 3.1 Níveis energéticos do HOMO e do LEMO de alguns fármacos e substâncias relacionadas

Substância	$E_{HOMO(\beta)}$	$E_{LEMO(\beta)}$
ácido p-aminobenzóico	+0,713	−0,533
ácido ascórbico	+0,529	−0,899
ácido nalidíxico	+0,656	−0,229
ácido pícrico	+0,964	−0,068
9-aminoacridina	+0,456	−0,371
amodiaquina	+0,566	−0,561
amodiaquina protonizada	+0,679	−0,354
cloroquina	+0,648	−0,549
cloroquina protonizada	+0,803	−0,332
fenazona	+0,248	−0,956
hicantona	+0,279	−0,082
hicantona protonizada	+0,553	−0,124
lucantona	+0,555	−0,101
lucantona protonizada	+0,557	−0,324
menadiona	+0,972	−0,228
mepacrina	+0,405	−0,421
mepacrina protonizada	+0,507	−0,291
quinina	+0,647	−0,539
serotonina	+0,461	−0,870
teofilina	+0,656	−0,690

unidades β, e os níveis menos energéticos, por valores maiores em unidades β (menores, portanto, em valor absoluto). Assim, se a energia do HOMO estiver compreendida entre 0 e +0,5β, numa interação por transferência de carga a molécula poderá funcionar como doadora. De maneira análoga, se a energia do LEMO estiver situada entre 0 e −0,5β, a molécula poderá atuar como aceptora. Os valores do HOMO e do LEMO de alguns compostos químicos estão expostos na Tabela 3.1.

III. EFEITOS FARMACOLÓGICOS DE GRUPAMENTOS ESPECÍFICOS

A. Efeitos gerais de grupamentos

A atividade biológica de fármacos estruturalmente específicos depende diretamente de seu tamanho, forma e distribuição eletrônica.

Embora a presença de um grupo específico não pressuponha necessariamente que a molécula terá determinada atividade biológica, visto que esta é função da molécula como um todo, os grupos químicos presentes ou introduzidos num fármaco exercem dois tipos de efeitos — efeitos estéricos e efeitos eletrônicos — e são importantes por dois motivos:

1. Eles podem ser essenciais para a manifestação de determinada ação biológica, em razão de sua reatividade química ou da disposição espacial;

2. Eles podem modificar a intensidade de determinada ação biológica, em conseqüência dos efeitos característicos que exercem.

Para se ter atividade biológica máxima, porém, importa que a reatividade esteja situada dentro de certa amplitude. Por um lado, grupos demasiadamente reativos — que reagem facilmente com vários constituintes celulares — talvez impeçam que o fármaco atinja o local em que deve agir. Por outro lado, grupos pouco reativos podem tornar desprezível a atividade biológica do fármaco matriz. Portanto, a atividade biológica requer reatividade química ótima e propriedades físico-químicas ótimas. Lançando mão tão-somente de modificações estruturais nas moléculas de compostos matrizes, vários trabalhos têm sido realizados com o objetivo de obter novos fármacos.

Segundo os critérios químico e biológico, na estrutura química dos fármacos Ariëns distingue as partes ou grupos *quimiofuncionais* (aqueles que contribuem para a fixação do fármaco ao receptor através das várias forças em jogo), e as partes ou grupos *biofuncionais* (os responsáveis pela atividade biológica).

Nos grupos biofuncionais importa fazer distinção entre as partes *essenciais* e as partes *acessórias*. As primeiras requerem alta especificidade estrutural, pois são elas que — como partes ativas — interagirão com os aceptores ou receptores, acarretando a ação farmacológica. É óbvio, portanto, que essas partes não poderão sofrer grande modificação em suas estruturas químicas. As últimas, porém, vale dizer as partes acessórias, não intervêm na complexação fármaco-receptor, de sorte que é permissível grande variabilidade em suas estruturas químicas.

B. Grupos ácidos e básicos

Devido à sua polaridade, os grupos ácidos e básicos determinam as características físico-químicas dos fármacos em que estão presentes e, *ipso facto,* influem decisivamente nas suas atividades biológicas. Outrossim, não raro estão compreendidos na interação fármaco-receptor, sendo, portanto, essenciais à ação farmacológica.

Assim, grupos ácidos, como $—SO_3H$ e $—COOH$, por serem solubilizantes, ou coadjuvam no efeito biológico ou o anulam. Em geral, os ácidos sulfônicos, por serem fortes e altamente ionizados e, conseqüentemente, não poderem atravessar as membranas celulares (que, via de regra, são permeáveis apenas a moléculas não-dissociadas, não o sendo a íons), são destituídos de ação biológica; excetuam-se certos tripanomicidas (vermelho tripano, azul tripano, afridol violeta, suramina) e outros quimioterápicos (estibofeno, por exemplo).

Os derivados de ácidos carboxílicos — como ésteres, amidas e nitrilas — podem comportar-se de modo diferente do que os compostos de origem. Por exemplo, os ésteres alquílicos do ácido *p*-aminobenzóico, que é vitamina para determinados microrganismos, têm atividade anestésica local.

Muitas amidas, caracterizadas pela presença do grupo —CONH—, também presente em proteínas e peptídios, manifestam atividade biológica, embora em geral estruturalmente inespecífica (e, portanto, curta), graças à capacidade de estabelecer pontes de hidrogênio com macromoléculas orgânicas. Assim se explica a ação narcótica de certas amidas, uretanas e substâncias cíclicas como barbitúricos e hidantoínas. Se, contudo, o fármaco contiver número elevado de grupos peptídicos, consoante ocorre nos polipeptídios, a ação poderá ser estruturalmente específica e, portanto, mais prolongada, em virtude da interação múltipla de tais grupos com grupos semelhantes existentes nas proteínas e ácidos nucléicos. É o que se dá com vários antibióticos polipeptídicos (bacitracina, colistina, dactinomicina, polimixina, tirotricina e viomicina, por exemplo, que têm ações quimioterápicas várias) e a suramina (que tem forte ação tripanomicida).

Tal como sucede com os ácidos sulfônicos e pela mesma razão, as bases fortes apresentam reduzida atividade biológica. Entretanto, em aminas quaternárias ionizadas e nas aminas primárias, secundárias e terciárias protonizadas, os grupos básicos, que são positivamente carregados, desempenham a função de ligar-se eletrostaticamente a grupos negativamente carregados dos receptores e, por isso, são essenciais à atividade farmacológica.

O nitrogênio básico nos alcalóides é também fundamental à afinidade destes por enzimas sobre as quais atuam. Quanto ao grupo hidrazino, ele não só confere basicidade às hidrazinas como tem capacidade de reagir com grupos carbonílicos — a esses dois fatores se atribui a sua ação biológica.

C. Grupos acilantes

A atividade biológica dos grupos acila — presentes em ésteres, amidas e anidridos — deve-se às reações de acilação de que participam. Os inseticidas organofosforados, por exemplo, inibem a acetilcolinesterase mediante fosforilação irreversível da hidroxila da serina, constituinte do centro ativo desta enzima. A penicilina, graças à tensão estérica do anel β-lactâmico, tem propriedades acilantes. Efetivamente, em razão de sua semelhança com o grupo terminal D-alanil-D-alanina do precursor da mureína, camada interna da parede celular bacteriana, a penicilina inativa por acilação a transpeptidase, enzima que catalisa a reação de transpeptidação, que é a última etapa (ligação cruzada) na biossíntese da parede celular das bactérias.

D. Grupos hidroxila

As hidroxilas exercem dois efeitos farmacológicos principais: alteração das propriedades físicas e modificação da reatividade química.

Exemplos do primeiro tipo de efeitos são os encontrados nos antibióticos poliênicos (nistatina, por exemplo), cujos grupos hidroxílicos lhes conferem alta hidrofilicidade e, em determinados álcoois (etanol, etclorvinol, hidrato de amileno, metilparafinol) e fenóis simples (cresol, fenol, resorcinol), que devem sua atividade narcótica e bactericida, respectivamente, às propriedades físico-químicas, já que são fármacos estruturalmente inespecíficos.

Exemplos do segundo tipo de efeito encontram-se na hicantona, que é dez vezes mais ativa do que a lucantona, e em certos compostos poli-hidroxilados (epinefrina, norepinefrina) em que, através de pontes de hidrogênio, as hidroxilas concorrem para a fixação do fármaco ao seu receptor; é por isso que a eterificação e a esterificação diminuem a atividade dos fármacos hidroxilados.

Determinados compostos hidroxilados devem a sua ação à possibilidade de, *in vivo,* serem convertidos à forma quinônica: e as quinonas participam na fosforilação oxidativa por serem transportadoras de elétrons.

Por outro lado, inúmeros são os fármacos que, *in vivo,* sofrem hidroxilação, podendo dar produtos: *(a)* menos ativos que o fármaco matriz ou até inativos; *(b)* mais ativos que o fármaco matriz que, em alguns casos, não tem nenhuma atividade; *(c)* diferentes na atividade com relação ao fármaco matriz.

anfetamina
(estimulante)

4-hidroxianfetamina
(menos tóxica, menos estimulante,
mas dotada de maior atividade pressora)

fenobarbital
(hipnótico, sedativo)

4-hidroxifenobarbital
(inativo)

E. Grupos tiólico e dissulfeto

Diversos fármacos sintéticos e vários antibióticos (bacitracina, cefalosporinas, penicilinas) apresentam grupos tiólico ou dissulfeto, os últimos às vezes na forma cíclica. Sua ação biológica deve-se, em parte, a esta peculiaridade. Entre outras características menos importantes, os grupos tiólicos têm a capacidade de: *(a)* interconverter-se em dissulfetos mediante reações de oxidação-redução (como no caso do hormônio antidiurético argipressina, que é atraído ao sítio receptor por forças eletrostáticas e pontes de hidrogênio); *(b)* adicionar-se a ligações duplas, mormente a compostos cetônicos α,β-insaturados; *(c)* formar mercaptídios não-dissociados com metais pesados (como ocorre na cisteína, na penicilamina e no dimercaprol); *(d)* formar complexos de adição com o anel piridínico de certas enzimas.

penicilamina

F. Grupos éter e sulfeto

Embora tenha ângulos de valência iguais aos da ligação carbono-carbono, o grupo éter, em virtude dos pares eletrônicos não-compartilhados do oxigênio, apresenta propriedades polares. Por isso, as moléculas de éteres são polares: o átomo de oxigênio é hidrofílico e os grupos hidrocarbônicos são lipofílicos. Isso explica a orientação dos éteres na interface lípido-aquosa e sua ação biológica.

Os sulfetos diferem dos éteres por serem suscetíveis à oxidação a sulfóxidos e sulfonas, grupos presentes em certos hipnóticos (sulfonalona, trionalona) e vários agentes antibacterianos (sulfas e sulfonas).

G. Grupo nitro

O grupo nitro, embora de rara ocorrência em produtos naturais — o cloranfenicol é exemplo clássico — está presente em vários produtos sintéticos, alguns deles de larga aplicação na terapêutica: ansiolíticos, antibacterianos, antineoplásicos, antivirais, fungicidas, hipotensores, inseticidas, miorrelaxantes e vasodilatadores.

Em fármacos, o grupo nitro pode estar ligado ao anel benzênico, como ocorre no acenocumarol, cloranfenicol, nitrazepam e nitromersol, ou, mais freqüentemente, fazer parte de anéis heterocíclicos (furano, imidazol, isoxazol, oxadiazol, piridina, pirimidina, pirrol, quinolina, tiazol, tiofeno e outros), como se dá na furazolidona, metronidazol, niridazol e nitrofurantoína, ou, ainda, ser constituinte de cadeias alcoxílicas ou alquílicas, como no clonitrato, dinitrato de isossorbida, hexanitrato de manitol, nitrato de octila, tetranitrato de eritritila, tetranitrato de pentaeritritila e trolnitrato, por exemplo.

Por ser fator muito favorável, quando não indispensável, à atividade antiparasitária de grande número de derivados nitrados, principalmente do furano, tiofeno e tiazol, o grupo nitro é considerado como *parasitóforo*.

Entre os vários efeitos exercidos pelo grupo nitro, os principais são: físico-químicos, bioquímicos e farmacológicos.

1. Efeitos físico-químicos. O grupo nitro modifica profundamente as propriedades físico-químicas e, conseqüentemente, o metabolismo dos fármacos que o contêm. Os fatores que contribuem para isso são: aumento do peso e do volume moleculares, modificação da solubilidade na água, aumento do caráter hidrofóbico, modificação do pK_a, aumento do momento dipolar, formação de derivados aci-nitrados.

Em geral, os compostos nitrados permanecem no organismo por mais tempo do que os seus análogos não-nitrados e, por isso mesmo, suas ações terapêuticas e tóxicas são mais persistentes. Por esta razão, em certos casos, para contrabalançar o efeito insolubilizante do grupo nitro introduz-se na molécula um grupo solubilizante, como o $-SO_3H$ ou $-COOH$.

2. *Efeitos bioquímicos*. Os compostos que encerram o grupo nitro apresentam metabolismo especial, que se manifesta por: *(a)* redução enzimática que ou provoca o aparecimento de ação biológica secundária ou ocasiona metabolização mais complexa; *(b)* aumento do catabolismo; *(c)* inibição específica de certos sistemas enzimáticos. Na verdade, verificou-se que a ação quimioterápica dos compostos nitrados é consequência de sua redução a aminas:

nitrofural

3. *Efeitos farmacológicos*. Graças essencialmente ao efeito indutivo no sentido de atrair elétrons, o grupo nitro pode modificar a ação farmacoquímica dos compostos que o contêm, por um dos seguintes mecanismos: *(a)* formação de um quelato; *(b)* modificação de uma quelação preexistente; *(c)* efeito isoeletrônico e modificação da polarização da molécula.

A ação quelante da oxina, por exemplo, é reforçada na nitroxolina graças ao efeito elétron-atrativo do grupo nitro, que deslocaliza os elétrons da hidroxila e, assim, facilita a transferência do seu próton para o nitrogênio.

oxina

nitroxolina

H. Metais e grupos quelantes

Determinados metais, mormente os chamados metais pesados, têm a propriedade de ligar-se a grupos fundamentais de constituintes celulares e, por este mecanismo, alterar-lhes a função fisiológica, produzindo, assim, a sua ação farmacológica. Por exemplo, o mercúrio presente em certos fármacos atua ligando-se aos grupos tiólicos de certas proteínas:

$$R-Hg^{\oplus} + HS- \longrightarrow R-Hg-S- + H^{\oplus}$$

$$\begin{array}{c}-SH\\-SH\end{array} + HS- \begin{array}{c}Hg^{2+}\end{array} \longrightarrow \begin{array}{c}-S\\-S\end{array}Hg-S- + 2H^{\oplus}$$

Por outro lado, certos metais, por serem constituintes essenciais de determinadas substâncias ou enzimas, são altamente importantes para a atividade biológica. É o caso do ferro, cobre, cobalto, molibdênio, cálcio, magnésio, zinco, além de vários outros. O excesso destes metais no organismo pode, todavia, ser prejudicial. Para retirar do organismo metais indesejáveis ou excesso de metais necessários empregam-se compostos que apresentam grupos quelantes.

Entre eles, citam-se: ácido edético, deferoxamina, dimercaprol, oxina e penicilamina.

IV. ASPECTOS ESTEREOQUÍMICOS DE FÁRMACOS

A. Complementaridade entre fármaco e receptor

Sendo o receptor provavelmente uma porção limitada de macromolécula, em geral de natureza protéica, apresentará ele estrutura específica, mais ou menos rígida, não podendo sofrer, na maioria dos casos, grandes alterações conformacionais. Só assim se explica a necessidade de os fármacos estruturalmente específicos apresentarem, em muitos casos, conformação complementar à do receptor.

As substâncias químicas que manifestam atividade farmacológica semelhante contêm, em geral, *grupos funcionais comuns* — anel aromático ou heterocíclico (não raro condensados), cadeia alifática ou alicíclica, átomo de nitrogênio básico, grupo hidroxila alcoólico ou fenólico, grupos amida, éter ou éster — dispostos no espaço de maneira análoga. Essa disposição estérica é, no caso dos fármacos estruturalmente específicos, de fundamental importância para a interação do fármaco com o receptor.

São os fatores estéricos determinados pela estereoquímica tanto do receptor quanto do fármaco que possibilitam a formação de um complexo entre eles e, conseqüentemente, o aparecimento da ação medicamentosa. Quanto maior for o grau de complementaridade, maiores serão a especificidade e a atividade do fármaco. Essa complementaridade aumenta com a formação do complexo fármaco-receptor. A substituição de um grupo volumoso por um grupo pequeno, a redisposição dos grupos constituintes de u'a molécula no espaço mediante inversão num centro assimétrico e a alteração do sentido de um dipolo dentro da molécula podem modificar profundamente a estabilidade do complexo fármaco-receptor.

Na interação fármaco-receptor e nos resultados dela advindos são, pois, de especial importância duas grandezas: a distribuição de carga eletrônica no fármaco e no receptor e a conformação do fármaco e do receptor. Decorre, daí, que a atividade dos fármacos depende de três fatores estruturais: *(a)* estereoquímica da molécula; *(b)* distância entre átomos ou grupos: *(c)* distribuição e configuração eletrônicas.

B. Estereoquímica dos fármacos

A estereoquímica é fator importantíssimo na atividade farmacológica. Justificam-se plenamente, portanto, as tentativas de relacionar a forma molecular dos fármacos com a atividade farmacológica por eles produzida, como a que se fez recentemente para explicar, além de várias outras, a atividade alucinogênica, anestésica local, anticonvulsivante, gustativa, muscarínica e nicotínica, odorífera e simpatomimética.

A diferença acentuada na atividade farmacológica de muitos estereoisômeros fornece a melhor prova da existência de receptor. Ela pode ser atribuída a três fatores:

1. Diferenças na distribuição dos isômeros no organismo;
2. Diferenças nas propriedades da interação fármaco-receptor;
3. Diferenças na adsorção dos isômeros a uma superfície receptora complementar.

Ao estudar a ação dos fármacos ao nível molecular é preciso, por isso, considerar não só a estereoisomeria dos fármacos — isto é, a disposição dos átomos que caracterizam um isômero óptico ou geométrico determinado — mas também sua conformação, que pode aplicar-se também a fármacos que não apresentam estereoisomeria.

1. CONFIGURAÇÃO ABSOLUTA E CONFORMAÇÃO PREFERIDA

Admite-se que na interação fármaco-receptor as moléculas dos fármacos estão na sua conformação preferida. Isso, entretanto, não ocorre em todos os casos, embora seja muito freqüente. Daí a razão do grande interesse em determinar não só a configuração absoluta, mas também a conformação preferida dos fármacos e outros compostos biologicamente ativos. São várias as técnicas usadas para isso: difração de raios X, ressonância magnética nuclear, dispersão rotatória óptica, dicroismo circular e cálculos de orbitais moleculares.

A conformação de um fármaco é estudada em quatro situações principais: molécula isolada, molécula no cristal, molécula em solução e molécula no receptor (Fig. 3.1). É evidente que os resultados obtidos pelo uso de métodos *diferentes* e considerando as moléculas em situações *diversas* freqüentemente não são concordantes, nem poderiam ser. Em alguns poucos casos, todavia, a concordância é quase perfeita.

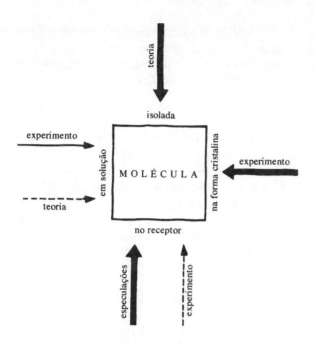

Fig. 3.1 Os quatro ângulos sob os quais se estuda a conformação dos fármacos. *Fonte:* B. Pullman, The adventures of a quantum-chemist in the kingdom of pharmacophores, *in* E. Bergmann and B. Pullman, Eds., *Molecular and Quantum Pharmacology*, D. Reidel Publishing Company, Dordrecht, 1974, pp. 9-36.

2. ISOMERIA ÓPTICA

Isômeros ópticos, também chamados *antípodas ópticos, enantiomorfos* e *enantiômeros,* são os estereoisômeros em que a disposição dos átomos ou grupos é tal que os dois isômeros não podem ser superpostos. Constituem imagens especulares um do outro e apresentam diferenças semelhantes àquelas que existem entre luvas de mão direita e mão esquerda. Embora muitos isômeros ópticos contenham centro assimétrico, essa não é característica essencial para isomeria óptica.

Não raro, os isômeros ópticos apresentam ação farmacológica em graus diversos de intensi-

Tabela 3.2 Atividade pressora de isômeros da efedrina

Isômero	Atividade pressora relativa
D-(−)-efedrina	36
DL-(±)-efedrina	26
L-(+)-efedrina	11
L-(+)-ψ-efedrina	7
DL-(±)-ψ-efedrina	4
D-(−)-ψ-efedrina	1

dade (Tabela 3.2). Esta diferença poderá resultar de diferença de afinidade. A potência do composto racêmico é equivalente à média das potências dos dois enantiomorfos, sendo raro o antagonismo entre eles.

Por manifestarem, em geral, diferenças nas atividades biológicas, os isômeros ópticos têm sido larga e proveitosamente utilizados em pesquisas que visam a determinar a natureza da interação fármaco-receptor. Fundamentados nesses estudos, diversos autores têm formulado teorias referentes a essa mesma interação e apresentado hipóteses relacionadas com a topografia da superfície receptora.

3. ISOMERIA GEOMÉTRICA

Isômeros geométricos são estereoisômeros que têm estrutura igual, mas disposição espacial diferente de átomos ou grupos. Entretanto, não constituem imagens especulares um do outro, como no caso dos isômeros ópticos. A isomeria geométrica é determinada pela restrição à rotação dentro da molécula, seja por ligações duplas, seja por sistemas rígidos ou semi-rígidos.

É freqüente os isômeros geométricos apresentarem diferenças na intensidade da ação biológica. Isso acontece porque, em geral, suas propriedades físicas e químicas são diferentes. Diversamente do que ocorre nos isômeros ópticos, nos pares de isômeros geométricos os grupos estão separados por distâncias diferentes. Isso facilita ou dificulta, conforme o caso, a interação de um dos dois com a superfície receptora e explica por que não é igual a intensidade da ação farmacológica.

A isomeria geométrica pode explicar a alta atividade estrogênica do *trans*-dietilestilbestrol, ao passo que o isômero *cis* é inativo. Ambos apresentam sistemas conjugados formando uma nuvem eletrônica π única, que é distribuída por todos os átomos. Isso confere aos compostos estrutura plana e rígida e força os grupos etila a assumirem configuração definida. No isômero *trans*, esses grupos estão dispostos de maneira a formar estrutura muito semelhante à dos estrogênios naturais. No isômero *cis*, porém, tal não acontece. Daí a diversidade de atividade biológica. Incidentalmente, importa lembrar que não se deve superestimar a importância da estrutura rígida: o hexestrol, embora tenha estrutura flexível, é tão ativo como o *trans*-dietilestilbestrol, do qual deriva por redução da ligação dupla na cadeia que une os dois anéis aromáticos.

hexestrol

trans-dietilestilbestrol *cis*-dietilestilbestrol

C. Distâncias interatômicas

Em muitos casos as distâncias entre os grupos funcionais em determinados fármacos são críticas para atividade biológica ótima. Isso constitui mais um indício de que tais fármacos são estereoespecíficos, isto é, a ação por eles produzida resulta da complexação com receptores orgânicos.

Tais receptores são predominantemente proteínas. Estas são constituídas de aminoácidos ligados entre si através de seus grupos α-amino e α-carboxilato. Apresentam, por isso, espaçamento muito regular entre as ligações peptídicas. Duas são de grande interesse para a Química Farmacêutica: *(a)* aquela que existe entre dois passos consecutivos da hélice α; *(b)* aquela que separa duas ligações peptídicas quando a proteína está estendida ao máximo. Supunha-se que a primeira medisse 5,5 Å, mas os estudos cristalográficos mostraram que ela mede 5,38 Å. A segunda, conhecida como *distância de identidade*, equivale a 3,61 Å. Tais distâncias são importantes para a ação biológica.

Vários fármacos apresentam entre os seus grupos químicos uma ou outra dessas distâncias (às vezes, apenas próximas) ou múltiplo delas. Por exemplo, na estrutura

$$R-X-\underset{H}{\overset{H}{C}}-\underset{H}{\overset{H}{C}}-NR'_2$$

em que X pode ser nitrogênio ou oxigênio, a distância entre os átomos X e N é próxima de 5,5 Å. Esta estrutura é comum aos anestésicos locais (procaína), antiadrenérgicos (piperoxano), parassimpatomiméticos (acetilcolina), antiespasmódicos (adifenina) e anti-histamínicos (difenidramina).

A distância de 3,61 Å ou múltiplo desta encontra-se, por sua vez, em diversos outros fármacos. Assim, em certos parassimpatomiméticos e anticolinérgicos o grupo carbonila do éster está separado do nitrogênio por cerca de 7,2 Å (2 × 3,61 Å).

Quando os fármacos atuam como antagonistas metabólicos, a configuração e as distâncias interatômicas se tornam de capital importância. O exemplo clássico é o das sulfas, que apresentam notável semelhança estrutural, mesmo em distâncias interatômicas, com o ácido *p*-aminobenzóico, de que são antagonistas (Fig. 31.4).

As distâncias interatômicas foram invocadas para explicar o mecanismo de ação, ao nível molecular, de diversos tipos de fármacos, tais como: agentes antiinflamatórios, agentes antineoplásicos, agentes edulcorantes, hipnoanalgésicos e sulfas.

Em vários tipos de fármacos, todavia, a distância interatômica ótima para a atividade biológica não apresenta correspondência com as distâncias vistas acima, encontradas nas proteínas. Isso talvez se deva à possibilidade de estas poderem adotar muitas conformações diferentes dependendo: *(a)* do meio em que se encontrem; *(b)* da capacidade da estrutura normal, muito enrolada, poder desorganizar-se ou modificar-se profundamente. Conseqüentemente, podem ocorrer alterações nas propriedades físico-químicas, bem como modificações nas distâncias interatômicas. Devido a esta possibilidade, as distâncias interatômicas na superfície receptora passariam a ser complementares àquelas dos fármacos que com esta superfície interagem.

Dos muitos trabalhos que já se fizeram no sentido de correlacionar as distâncias entre grupos funcionais com a ação biológica que os fármacos produzem pode-se deduzir que, embora não constituam geralmente o fator principal, essas distâncias exercem, em muitos casos, influência extraordinária na interação ótima entre fármaco e receptor.

D. Distribuição eletrônica

A distribuição eletrônica num composto químico determina muitas propriedades físico-químicas, tais como carga eletrônica, força de ligação, distâncias interatômicas, caráter da ligação, constantes de dissociação, diamagnetismo, espectros de absorção eletrônica, reatividade química e capacidade de formar complexos. Determina, também, em grande parte, a ação biológica produzida por este mesmo composto. O estudo desta distribuição eletrônica deu origem à *Farmacologia Quântica*.

Assim, por exemplo, os compostos acridínicos, na forma de cátions, interagiriam tanto este-

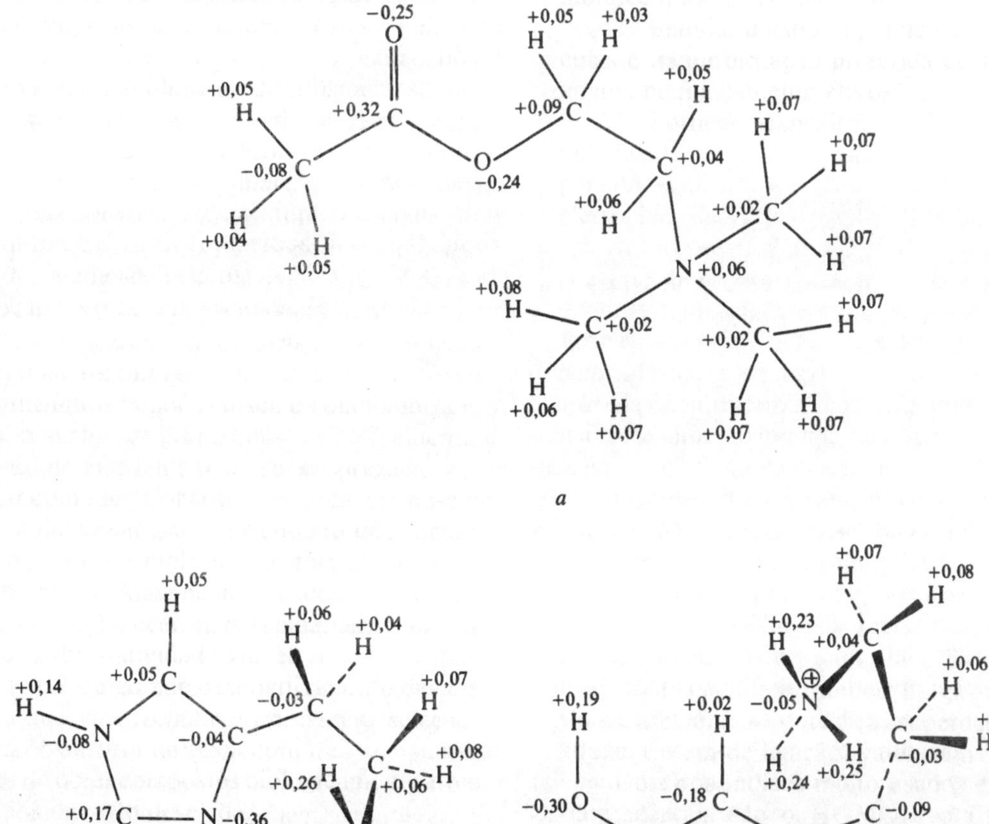

Fig. 3.2 Cargas eletrônicas totais líquidas nas conformações preferidas de *(a)* acetilcolina, *(b)* histamina, *(c)* serotonina, calculadas pelo método PCILO. *Fontes:* B. Pullman *et al., Mol. Pharmacol.*, 7, 397 (1971); J.-L. Coubeils *et al., C. R. Hebd. Sceances Acad. Sci., Ser. D*, 272, 1813 (1971); P. Courrière *et al., C. R. Hebd. Sceances Acad. Sci., Ser. D*, 272, 1697 (1971).

reoespecificamente quanto em virtude de seus grupos carregados com uma variedade de poliânions celulares, ligando-se especificamente a ácidos nucléicos (DNA e RNA), fosfolipídios (que constituem as membranas celulares) e polissacarídeos sulfatados (que se encontram em paredes de células bacterianas).

A distribuição de carga eletrônica é também responsável pela disposição espacial das moléculas dos fármacos. No caso de ser ela constituída por grupos apolares, essa conformação é muito variável. Se, entretanto, alguns átomos da molécula apresentarem cargas, as forças eletrostáticas atuarão no sentido de aproximar esses átomos, quando as cargas forem de sinal contrário, ou de separá-los ao máximo, quando forem de mesmo sinal, visto que as cargas de sinal oposto se atraem e as de sinal igual se repelem. Assim, nos compostos de metônio, cuja fórmula geral é

$$\equiv\!\!\overset{+}{N}(CH_2)_n\overset{+}{N}\!\!\equiv$$

as cargas positivas nos dois nitrogênios quaternários tendem a separá-los e a estender a cadeia alquílica ao máximo.

Fizeram-se tentativas para correlacionar a atividade biológica com a distribuição eletrônica em diversos tipos de compostos químicos: agentes anti-hipertensivos, alucinogênicos, analgésicos, anestésicos locais, anticolinesterásicos, esteróides, hidrocarbonetos carcinogênicos, nitrofuranos antibacterianos e fungicidas, neurolépticos fenotiazínicos, parassimpatomiméticos, quinolínicos antimaláricos e sulfas.

Considerando que a distribuição eletrônica pode fornecer um indício quanto ao modo de interação fármaco-receptor, está aumentando o número de pesquisadores interessados neste problema. Através de cálculos de orbital molecular determinaram-se as cargas eletrônicas de diversas moléculas de interesse biológico, tais como acetilcolina e análogos, norepinefrina e análogos, histamina e serotonina. As cargas eletrônicas de algumas estão indicadas na Fig. 3.2.

V. RECEPTORES DE FÁRMACOS

A. Conceito de receptor

Alguns fármacos, conforme se viu na Seção I, manifestam atividade biológica em concentrações diminutas. São, por isso, classificados como *estruturalmente específicos*. O efeito produzido por eles é atribuído à interação com uma substância receptora específica. Em resultado desta interação, o fármaco forma um complexo com o componente celular, que recebeu o nome de *receptor*. O químico refere-se ao receptor em termos de componentes estruturais químicos, ao passo que o biólogo prefere tratá-lo em termos microanatômicos.

A hipótese da existência de receptores foi aventada em decorrência de três características notáveis da ação dos fármacos:

1. Alta potência. Conhecem-se fármacos que atuam em concentrações tão baixas como 10^{-9} M e, até, 10^{-11} M;
2. Especificidade química. Prova desta são as diferenças de efeito produzido por isômeros ópticos;
3. Especificidade biológica. É exemplificada pela epinefrina, que exerce efeito acentuado sobre o músculo cardíaco, mas tem ação muito fraca sobre o músculo estriado.

Supõe-se que os fármacos estruturalmente específicos apresentam alto grau de complementaridade para com o sítio em que atuam. A interação de um fármaco deste tipo com o seu receptor assemelha-se, portanto, à interação de um substrato com o centro ativo ou centro alostérico de uma enzima, ou de um hapteno com um anticorpo.

Autores há que restringem o uso do termo *receptores* àquelas entidades que interagem com substâncias endógenas, como acetilcolina, epinefrina, norepinefrina, histamina, serotonina e dopamina, bem como antagonistas dessas mesmas substâncias. Às macromoléculas que interagem com substâncias exógenas, como certos fármacos e venenos que não reagem com os receptores farmacológicos, dão o nome de *aceptores*. Segundo esses autores, o *aceptor* difere do *receptor* em termos de especificidade, isto é, o aceptor geralmente apresenta menor seletividade por não haver sido planejado geneticamente para interagir com as substâncias de origem endógena acima descritas. Segundo esse conceito, para os anestésicos locais haveria *aceptores*, e não *receptores*.

Com base em dados experimentais, alguns autores calcularam o número de receptores por célula do tecido receptor, tendo encontrado valores da ordem de 10^6 a 10^7 receptores por célula de vários tecidos. Quanto à velocidade de interação fármaco-receptor, Miledi e Potter calcularam que entre o fármaco e o receptor ocorrem $3,3 \times 10^{14}$ colisões por segundo, mas só 3×10^7 destas são eficazes, isto é, resultam em estímulo.

B. Natureza do receptor

O receptor é a entidade conceptual de que os farmacologistas se socorrem como recurso pedagógico para explicar a natureza da interação dos fármacos com os organismos vivos para produzir um determinado efeito biológico.

As provas experimentais indicam que os receptores são partes integrantes de determinadas macromoléculas dos seres vivos. Na maioria dos casos, constam de segmentos de proteínas. Freqüentemente, são os próprios centros ativos e, às vezes, os centros alostéricos de enzimas. Casos há em que os receptores fazem parte de proteínas não-enzimáticas. Mormente em se tratando de quimioterápicos, os seus receptores, não raro, são os ácidos nucléicos (DNA e RNA), que podem reagir quimicamente com os quimioterápicos ou alojá-los entre os seus pares de bases e os grupos fosfato, complexando-se com eles mediante interações relativamente fracas. Os receptores podem ainda ser partes de complexos lipoprotéicos, principalmente de membranas celulares.

A complexação do fármaco com grupos químicos especiais do receptor resulta numa seqüência de alterações químicas ou conformacionais que causam ou inibem reações biológicas. Hoje em dia sabe-se que tais alterações em biopolímeros realmente ocorrem por ação de moléculas pequenas. A capacidade de o fármaco adaptar-se ao receptor depende das características estruturais, configuracionais e conformacionais de ambos, fármaco e receptor.

C. Isolamento dos receptores

Diversas tentativas foram e estão sendo feitas para isolar os receptores de fármacos mas, até o momento, o êxito tem sido muito relativo. As dificuldades de separá-los das proteínas teciduais são grandes, pois durante o processo de extração as forças que unem as duas entidades — fármaco e receptor — são rompidas. Concomitantemente, em virtude das alterações da forma estrutural das macromoléculas de que o receptor é parte integrante, pode-se destruir a funcionalidade desta. Ademais, no processo de isolamento, o receptor sofre alteração na sua disposição espacial e na distribuição de cargas naturais, fatores essenciais à sua interação com o fármaco.

Todavia, mesmo o isolamento do receptor e a identificação inequívoca dos grupos funcionais compreendidos na interação com os fármacos não devem constituir motivo para otimismo excessivo, pois assim como o isolamento de enzimas não esclareceu perfeitamente como elas funcionam, também o isolamento de receptores não elucidou completamente o mecanismo de ação das drogas que com eles se complexam ou reagem.

Dois métodos básicos — o direto e o indireto — têm sido usados no isolamento de receptores.

1. MÉTODO DIRETO

O método direto consiste em marcar os grupos funcionais do receptor mediante o emprego de substâncias capazes de ligar-se a eles irreversivelmente, isto é, por covalência, e, em seguida, isolar o complexo fármaco-receptor.

Certos autores utilizaram este método empregando dibenamina radiativa como agente marcador. Sendo uma beta-haloalquilamina, este fármaco sofre uma ciclização intramolecular formando um íon imônio que, por ser tenso, se rompe com facilidade alquilando o receptor. É, em essência, a mesma técnica que tem sido utilizada para identificar os centros ativos de enzimas e anticorpos. Entre os grupos químicos usados para estabelecer tal ligação estão aqueles capazes de reagir com a hidroxila da serina, a saber: agentes fosforilantes, fluoretos de sulfonila, agentes carbamilantes, agentes alquilantes e N-alquilmaleimidas (Fig. 3.3).

Aplicado a tecidos, o método direto apresenta a inconveniência de ser inespecífico, visto que os grupos capazes de formar ligação covalente reagem não só com os grupos funcionais do receptor mas também com outros sítios. Um meio de reduzir ao mínimo esta desvantagem consiste em primeiramente isolar a macromolécula que contém o receptor e depois efetuar a marcação covalente. Outro meio consiste em introduzir a especificidade de marcação desejada mediante o emprego de inibidores irreversíveis dirigidos ao centro ativo, no caso de o receptor tratar-se de uma enzima, conforme sucede em vários casos.

Tentativas recentes com resultados promissores no sentido de isolar receptores colinérgicos foram feitas por Changeux, Miledi e seus respectivos colaboradores.

2. MÉTODO INDIRETO

O método indireto consiste em identificar a macromolécula que contém o receptor mediante emprego de substâncias capazes de complexar-se com ele reversivelmente, vale dizer, por ligações fracas e, em seguida, isolar a referida macromolécula e caracterizá-la.

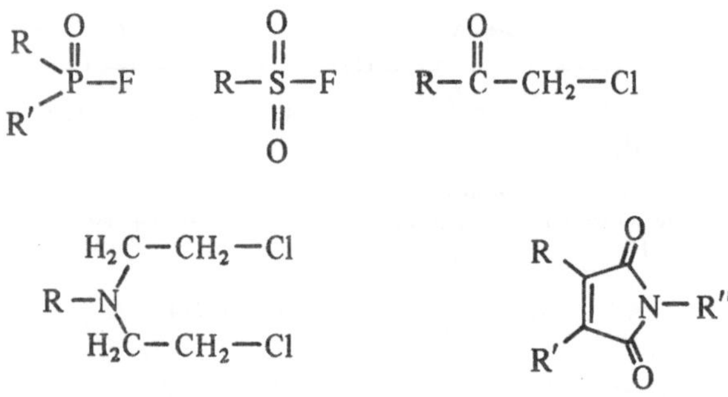

Fig. 3.3 Grupos capazes de estabelecer ligação covalente com os receptores.

Um dos pioneiros no uso deste método para isolar receptores foi Chagas. Ele e seus colaboradores tentaram marcar o receptor colinérgico do órgão elétrico do peixe *Electrophorus electricus* com o trietiodeto de galamina e depois isolá-lo. Mais tarde, do mesmo tecido, mas usando como agente marcador a tubocurarina, Ehrenpreis fez tentativa idêntica com o mesmo objetivo de isolar o receptor colinérgico. Embora na época tanto Chagas quanto Ehrenpreis tivessem julgado que haviam isolado efetivamente o receptor colinérgico, hoje em dia se admite geralmente que a macromolécula então isolada não corresponde ao receptor colinérgico, pois as drogas usadas se ligam *inespecificamente* a mucopolissacarídios, que são abundantes no tecido elétrico empregado.

Recentemente, O'Brien, Changeux, Meunier e De Robertis, com os seus respectivos colaboradores, têm tentado o mesmo fim, com melhores resultados.

Em 1967, pelos métodos de difração de raios X, Fridborg e colaboradores determinaram a estrutura tridimensional do complexo formado entre a anidrase carbônica C humana e a acetoximercurissulfanilamida, inibidor modificado desta enzima. Seu trabalho forneceu prova experimental da complexação fármaco-receptor.

D. Modificação dos receptores de fármacos

Além das tentativas de isolar receptores, realizaram-se também trabalhos no sentido de modificar os receptores *in situ*, mediante processos físicos e químicos. Entre os primeiros, foram empregados o frio e o calor. Entre os últimos, utilizaram-se alterações do pH, agentes quelan-

Tabela 3.3 Receptores, aceptores ou sítios de ação de alguns fármacos

Fármaco	Receptor ou sítio de ação
ácido acetilsalicílico	prostaglandina endoperóxido sintase
ácido aminossalicílico	diidropteroato sintase
ácido fusídico	ácidos nucléicos
ácido nalidíxico	DNA girase
acridinas	DNA
actinomicinas	DNA
adrenomiméticos	adenilato ciclase
agentes alquilantes	DNA
alopurinol	xantino oxidase
aminopterina	diidrofolato desidrogenase
amodiaquina	DNA
anticolinesterásicos	acetilcolinesterase
antimaláricos quinolínicos	DNA
antimoniais esquistossomicidas	6-fosfofrutoquinase
antineoplásicos antifólicos	diidrofolato desidrogenase
antraciclina	DNA
azauridina	orotato fosforribosiltransferase
berenil	DNA
brometo de etídio	DNA
canamicina	ácidos nucléicos
carcinogênicos	DNA
cefalosporinas	transpeptidase
cicloeximida	ácidos nucléicos
cicloguanila	diidrofolato desidrogenase
ciclosserina	alanina racemase, D-alanilalanina sintetase
cloranfenicol	peptidiltransferase
cloroquina	DNA
cromomicina	DNA
dapsona	diidropteroato sintase
daunorrubicina	DNA
dissulfiram	dopamina β-monoxigenase
diuréticos mercuriais	carbonato desidratase
diuréticos sulfamídicos	carbonato desidratase
epinefrina	adenilato ciclase
eritromicina	ribossomos
eserina	acetilcolinesterase
estreptomicina	ribossomos
floxuridina	timidilato sintetase
fluoruracil	timidilato sintetase
hicantona	DNA
idoxuridina	DNA
ibuprofeno	acil-hidrolase
indometacina	acil-hidrolase
inibidores da MAO	amino oxidase
inseticidas organofosforados	acetilcolinesterase
iodeto de propídio	DNA
lincomicina	ribossomos
lucantona	DNA
mepacrina	DNA
metilxantinas	fosfodiesterase
metotrexato	diidrofolato desidrogenase
mitomicina	DNA
mitramicina	DNA
niridazol	fosforilase
nitrofurantoína	nitrato redutase
penicilinas	transpeptidase
piperazina	succinato desidrogenase
pirimetamina	diidrofolato desidrogenase
porfiromicina	DNA
proflavina	DNA
proguanila	diidrofolato desidrogenase
puromicina	ácidos nucléicos
quinina	DNA

Tabela 3.3 (cont.) Receptores, aceptores ou sítios de ação de alguns fármacos

Fármaco	Receptor ou sítio de ação
rifampicina	RNA nucleotidiltransferase
salicilatos	prostaglandina endoperóxido sintase
simpatomiméticos	adenilato ciclase
sulfas	diidropteroato sintase
sulfonas	diidropteroato sintase
teofilina	fosfodiesterase
tetraciclinas	ribossomos
tetramisol	succinato desidrogenase
tiabendazol	succinato desidrogenase
trimetoprima	diidrofolato desidrogenase
xantinas	fosfodiesterase

tes, solventes de lipídios, enzimas, desnaturantes de proteínas e reagentes tiólicos.

E. Localização de receptores de fármacos

Apesar do grande terreno que já se percorreu no caminho de isolar e caracterizar os receptores farmacológicos, ainda não se conhece a topogra-

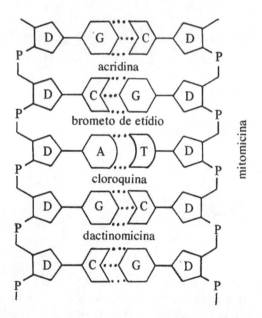

Fig. 3.4 Exemplos de fármacos que atuam por intercalação entre pares de bases do DNA ou por aposição, isto é, alquilando e estabelecendo ligação cruzada dos cordões do DNA.

D = desoxirribose
G = guanina
C = citosina
P = grupo fosfodiéster
A = adenina
T = timina

fia exata e completa de nenhum. Isso não impediu, todavia, a formulação de hipóteses acerca de sua estrutura e estereoquímica. Os mapas hipotéticos serviram a propósitos muito úteis, especialmente para a explicação racional de como os fármacos atuam e para o planejamento de novos fármacos potenciais.

Determinou-se a localização de alguns aceptores ou receptores de fármacos. Em sua maioria são centros ativos ou centros alostéricos de enzimas, partes do DNA ou RNA ou constituintes de complexos lipoprotéicos (Tabela 3.3). No caso de determinados quimioterápicos, sabe-se que atuam por intercalação entre pares de bases dos ácidos nucléicos, conforme se dá na cloroquina (Figs. 3.4 e 28.9), ou alquilando certas bases do DNA e estabelecendo ligação cruzada entre os cordões do DNA, consoante sucede com os alquilantes antineoplásicos (Fig. 3.5).

F. Estrutura

Apesar do pouco que se sabe a respeito do assunto, é geralmente aceito que o receptor consiste em uma entidade tridimensional elástica constituída, talvez na maioria dos casos, de aminoácidos integrantes de proteínas, apresentando uma estrutura estereoquímica não raro complementar à do fármaco e que, às vezes, após sofrer alteração conformacional, é capaz de com ele interagir, via de regra na sua conformação preferida, para formar um complexo unido pelas diversas forças de ligação em jogo. Em resultado desta complexação fármaco-receptor gera-se um estímulo ou cadeia de estímulos que, por sua vez, causa uma ação ou efeito biológico.

G. Formas ativa e refratária

Katz e Teshleff propuseram que os receptores podem estar quer na forma ativa quer na forma refratária. Rang e Ritter observaram que certos compostos de amônio *bis*-quaternários têm preferência por receptores dessensibilizados. Daí alguns autores afirmarem, conforme lembra Rang, que: *(a)* o receptor existe em dois estados conformacionais — ativo (A) e inativo (I) — independentemente de o fármaco estar ligado a ele; *(b)* os fármacos atuam ou como agonistas ou como antagonistas, de acordo com sua afinidade relativa por uma ou outra conformação. O mecanismo fundamental pode ser representado da seguinte maneira:

$$F + A \underset{}{\overset{K_{FA}}{\rightleftharpoons}} FA$$
$$\updownarrow E$$
$$F + I \underset{K_{FI}}{\rightleftharpoons} FI$$

em que K_{FA} e K_{FI} são as constantes de dissociação microscópica referentes às ligações do F (fármaco) a A e I, respectivamente, e $E = I_o/A_o$ é a constante de equilíbrio dos dois estados na ausência do fármaco ligante. Segundo sua maior ou menor afinidade por estes dois estados conformacionais do receptor, os fármacos serão ou agonistas ou antagonistas: os agonistas apresentam maior afinidade pela conformação A; os antagonistas, pela conformação I. Um fármaco será, portanto, antagonista de outro se tiver maior afinidade por I do que por A. A atividade antagonista poderá ser de dois tipos: *(a)* competitiva, se o fármaco ligar-se ao mesmo centro que o agonista; *(b)* alostérica, se combinar-se com outro centro.

VI. INTERAÇÕES FÁRMACO-RECEPTOR

A. Tipos de ligação

Para se compreender o modo e o mecanismo de ação dos fármacos é de capital importância conhecer as forças de interação que os ligam aos receptores. A determinação destas forças por métodos experimentais é muito difícil. Todavia, com base no que já se sabe a respeito do assunto, admite-se que os fármacos estruturalmente espe-

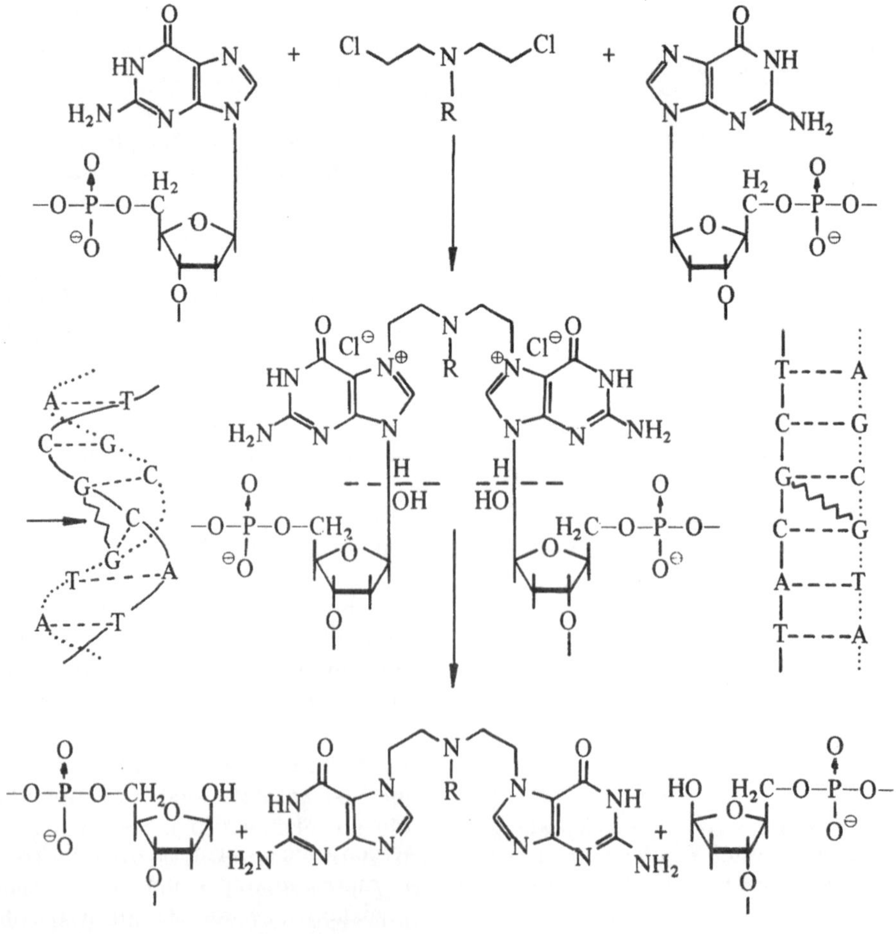

Fig. 3.5 Ligação cruzada de bases guanina de cordões gêmeos de DNA por um agente alquilante bifuncional, seguida por depurinação e expunção de um derivado *bis*(guanin-7-ílico) do agente alquilante. *Fonte*: P. D. Lawley e P. Brookes, *J. Mol. Biol.*, 25, 143 (1967).

cíficos se ligam aos receptores mediante as mesmas forças que operam nas interações de moléculas simples. Essas forças são, pois, na sua maioria, idênticas àquelas que estabilizam a estrutura da proteína.

A Tabela 3.4 apresenta não só uma relação das forças responsáveis pela complexação fármaco-receptor como também expõe alguns exemplos típicos de seus efeitos. No caso de as interações entre fármaco e receptor serem fracas, estas são geralmente possíveis apenas quando as superfícies moleculares apresentam estruturas complementares efetivas ou latentes, de sorte que a um grupo saliente (ou carga positiva) numa superfície corresponda uma cavidade (ou carga negativa) na outra. Em outras palavras, entre as moléculas que interagem deve existir, em muitos casos, uma relação análoga àquela que há entre chave e fechadura, embora o fenômeno seja muito mais complexo.

A força de uma ligação depende da distância que separa dois átomos; à distância ótima forma-se a ligação mais forte. A formação espontânea de ligação entre átomos ocorre com diminuição de energia livre. A quantidade de energia livre assim desprendida, que se converte em outra forma de energia, será tanto maior quanto mais forte for a ligação. Na formação de ligações covalentes há diminuição de 170 a 460 kJ/mol de energia livre, ao passo que nas interações de van der Waals o desprendimento desta é só da ordem de 2 a 4 kJ/mol. Quanto maior for a variação da energia livre, maior será a proporção de átomos na forma ligada.

B. Forças fracas

Em geral, as ligações que se estabelecem entre o fármaco e o receptor são relativamente fracas: iônicas, polares, pontes de hidrogênio,

Tabela 3.4 Tipos de interações fármaco-receptor

Tipo de ligação	Energia da interação (kJ/mol)	Exemplo
Ligação covalente	−(170-460)	CH_3-OH
Ligação iônica reforçada	−40	$H-N^{\oplus}-H \cdots O$ ... $C-R'$ ... $H \cdots O^{\ominus}$
Ligação iônica	−20	$R_4N^{\oplus} \cdots {}^{\ominus}I$
Ligação íon-dipolo	−(4-30)	$R_4N^{\oplus} \cdots :NR_3$
Ligação dipolo-dipolo	−(4-30)	$O=C^{\delta+} \cdots :NR_3$
Ponte de hidrogênio	−(4-30)	$-OH \cdots O=$
Transferência de carga	−(4-30)	$-OH \cdots \overset{C}{\underset{C}{\|}}$
Interação hidrofóbica	−4	$R-CH_2-\cdots-CH_2-R'$ (anéis aromáticos)
Interação de van der Waals	−(2-4)	$C \cdots C$

Adaptada de A. Albert, *Selective Toxicity*, 5th ed., Wiley, New York, 1973.

transferência de carga, hidrofóbicas, van der Waals. Em conseqüência, os efeitos produzidos são reversíveis, isto é, rompem-se as ligações fármaco-receptor e o fármaco deixa de agir assim que diminui sua concentração nos fluidos extracelulares. Na maioria dos casos, especialmente em se tratando de agentes farmacodinâmicos, deseja-se isto mesmo, vale dizer, que a ação produzida pelo fármaco dure um tempo limitado. Exemplo desta interação está exposto na Fig. 21.4.

C. Ligação covalente

Há ocasiões, porém, em que se almeja que os efeitos produzidos pelos fármacos sejam prolongados e até irreversíveis. Por exemplo, é de todo conveniente que os quimioterápicos formem, com os sítios aceptores ou receptores nos parasitos, complexos irreversíveis para que exerçam sua ação tóxica por tempo prolongado. Então, tenta-se fazer com que a união entre o fármaco e o receptor se estabeleça por meio de ligação covalente, que é a mais forte. A Fig. 3.5 ilustra este tipo de interação.

À formação de ligação covalente com proteínas microbianas se atribui a ação anti-séptica dos compostos clorados. Reagindo com água eles são convertidos em ácido hipocloroso. Este, uma vez formado, reage com grupos amínicos de proteínas bacterianas, ligando-se a eles covalentemente (Fig. 30.2).

Muitos fungicidas devem a sua ação à formação de ligação covalente. Isso é verdade especialmente no caso de compostos que contêm anéis altamente tensos, tais como epóxidos. Exemplos são o óxido de etileno, que é usado como fumegante, e o epóxido de butadieno, que tem sido empregado como agente antitumoral:

$$A:^{\ominus} + H_2C\overset{\displaystyle\frown}{\underset{O}{\text{—}}}CHR \longrightarrow A:CH_2-\underset{R}{CH}-O^{\ominus}$$

A ação quimioterápica e tóxica dos arsenicais, mercuriais e antimoniais se deve à ligação desses compostos, também por covalência, a grupos sulfidrílicos da cisteína e glutationa constituintes de enzimas essenciais:

$$R-As=O + \begin{matrix}H-S\\H-S\end{matrix}\Big\}\text{proteína} \longrightarrow R-As\overset{S}{\underset{S}{\diagdown}}\Big\}\text{proteína} + H_2O$$

VII. TOPOGRAFIA DE RECEPTORES

Com o fim de ajudar a compreender como se dá a interação fármaco-receptor, têm sido e estão sendo feitas tentativas para identificar e isolar diretamente o receptor ou deduzir indiretamente a sua topografia. Entre os vários meios usados para isso sobressaem os seguintes:

1. Marcação covalente de grupos integrantes dos hipotéticos receptores, não raro com reagente radiativo, tal como se faz para determinar a reatividade de grupos individuais em proteínas e em enzimas;

2. Emprego de antimetabólitos que, por terem semelhança estrutural com metabólitos, são altamente específicos, e os dados com eles obtidos permitem a formulação de hipóteses sobre a superfície dos receptores. Entretanto, importa usar de muita cautela ao interpretar resultados neste tipo de pesquisas, pois nem sempre fármacos altamente específicos podem ser considerados como moldes de sítios receptores;

3. Experiências com substâncias de estrutura rígida, cujo formato é tal que, segundo se julga, possibilita encaixe perfeito com os hipotéticos receptores. Estas experiências visam, principalmente, os receptores colinérgicos e adrenérgicos;

4. Estudo das relações entre estrutura química e atividade farmacológica, verificando qual o efeito farmacológico da introdução de diferentes grupos substituintes na molécula de um composto biologicamente ativo e, uma vez determinado qual é o grupo mais favorável, elucidar o papel que este desempenha e especular sobre a presença de grupos complementares no receptor;

5. Cálculos de orbital molecular realizados para determinar a conformação preferida dos fármacos mais potentes e, assim, deduzir a posição de grupos complementares dos receptores. Todavia, ao interagir com o seu receptor o fármaco não precisa estar necessariamente na sua conformação termodinamicamente preferida. Portanto, deve-se aceitar com reservas as conclusões e extrapolações que os resultados de tais cálculos permitem;

6. Estudo cristalográfico de moléculas de substâncias biologicamente ativas que, reconhecidamente, interagem com receptores. Importa lembrar, todavia, que a conformação do fármaco no estado cristalino nem sempre é aquela do fármaco em solução. Por isso, não se deve considerar que a conformação no estado cristalino seja

aquela em que necessariamente o fármaco interage com o receptor. Sabe-se que, tal como ocorre na interação de substâncias químicas com proteínas, também os fármacos podem sofrer mudanças conformacionais ao se aproximarem do receptor;

7. Métodos físicos, tais como diálise de equilíbrio, diálise cinética, diálise de partição, espectrofotometria no ultravioleta, ressonância magnética nuclear, ressonância paramagnética eletrônica, dicroísmo circular, dispersão rotatória óptica e espectroscopia de fluorescência, para determinar a configuração absoluta de fármacos estereosseletivos e estudar a complexação fármaco-receptor.

Evidentemente, os mapas de receptores de fármacos assim obtidos — de que constam contornos superficiais, distribuição de carga e, em alguns casos, até a presença de certos grupos químicos — são apenas hipotéticos, estando sujeitos a alterações periódicas, à medida que novos conhecimentos vão sendo acumulados sobre este assunto tão complexo e ainda não suficientemente estudado.

Nos capítulos seguintes serão apresentados diversos exemplos desses hipotéticos mapas de receptores.

VIII. TEORIAS DA AÇÃO DOS FÁRMACOS

A. Natureza da ação farmacológica

A ação dos fármacos resulta quer de suas propriedades físico-químicas (como sucede nos fármacos estruturalmente inespecíficos), quer diretamente de sua estrutura química (conforme ocorre nos fármacos estruturalmente específicos). Os primeiros, exemplificados pelos anestésicos gerais e certos hipnóticos (como os álcoois alifáticos), atuam em doses relativamente altas, o que faz supor que formem uma camada monomolecular sobre toda a área de algumas células do organismo. As últimas, entretanto, agem em doses baixíssimas, e disso se deduz que devem sua atividade à complexação com sítios específicos localizados em determinadas macromoléculas do organismo, denominados receptores ou aceptores.

Esta última afirmação baseia-se em várias provas, principalmente nos seguintes cálculos matemáticos. Uma molécula grama de um fármaco contém $6{,}02 \times 10^{23}$ moléculas. Se o peso molecular deste fármaco for 200, 1 mg (não raro dose eficaz) conterá

$$\frac{6 \times 10^{23}}{200 \times 10^3} = 3 \times 10^{18} \text{ moléculas}$$

O organismo humano é constituído por cerca de 3×10^{13} células. Calculou-se que um eritrócito encerra cerca de 1×10^{10} moléculas. Portanto, o organismo humano conterá aproximadamente

$$3 \times 10^{13} \times 10^{10} = 3 \times 10^{23} \text{ moléculas}$$

Conseqüentemente, cada molécula do fármaco atuaria sobre 100.000 moléculas do corpo humano, visto que

$$\frac{3 \times 10^{23}}{3 \times 10^{18}} = 10^5$$

Ora, isto é impossível, pois: (a) a molécula do fármaco não poderá dividir-se em tão elevado número de partes; (b) se pudesse dividir-se em tantas frações, não conseguiria preservar sua atividade específica.

Cálculos simples como o acima indicam que os fármacos estruturalmente específicos não atuam sobre *todas* as moléculas do corpo e sim apenas sobre *certas* moléculas — justamente aquelas que, segundo geralmente se admite, constituem parte do receptor do mesmo fármaco. A respeito de como se daria tal interação e, portanto, sobre o modo de ação dos fármacos, surgiram várias teorias: da ocupação, da velocidade, do encaixe induzido e da perturbação macromolecular. Estas serão sucintamente analisadas a seguir. Os progressos recentes relacionados com as funções da membrana celular, a constituição e a biologia dos ácidos nucléicos, a estrutura terciária e a quaternária das proteínas, a síntese protéica, a natureza das enzimas e o mecanismo pelo qual estas atuam permitem-nos descrever — em termos mais precisos do que até há pouco se podia — os modos possíveis de ação dos fármacos ao nível molecular.

B. Teoria da ocupação

Formulada por Clark e Gaddum, a teoria da ocupação afirma, em essência, que o efeito farmacológico é diretamente proporcional ao número de receptores ocupados pelo fármaco. Segundo essa teoria, as interações fármaco-receptor seguem de perto a isoterma de adsorção de Langmuir, conforme foi experimentalmente comprovado. Essas interações, que obedecem à lei da ação das massas, podem ser representadas pela equação:

$$R + F \underset{k_2}{\overset{k_1}{\rightleftharpoons}} RF \rightarrow E$$

em que R é um receptor, F uma molécula do fármaco, RF o complexo fármaco-receptor, E o efeito farmacológico e k_1 e k_2 as constantes das velocidades de adsorção e dessorção, respectivamente.

O número de receptores ocupados depende da concentração do fármaco no compartimento do receptor e do número total de receptores (R_t) por unidade de área ou volume. O efeito do fármaco será tanto mais intenso quanto maior for o número de receptores ocupados; em conseqüência, a ação máxima corresponde à ocupação de todos os receptores.

1. AFINIDADE E ATIVIDADE INTRÍNSECA

A teoria da ocupação apresenta várias incongruências, entre as quais as seguintes: *(a)* ao contrário do que a teoria propõe, certos agonistas de uma dada classe — alguns congêneres da acetilcolina, por exemplo — jamais produzem resposta máxima, por mais que se aumente a dose; *(b)* não consegue explicar satisfatoriamente por que os antagonistas não causam os mesmos estímulos que os agonistas, embora se liguem, consoante pressupõe a teoria, aos *mesmos* receptores.

Com o objetivo de oferecer uma explicação para essas e outras incongruências, Ariëns e Stephenson propuseram modificações à teoria da ocupação. Segundo estes autores, a interação fármaco-receptor compreende duas fases: *(a)* complexação do fármaco com o receptor; *(b)* produção do efeito. Para que um composto químico apresente atividade biológica é preciso não só que tenha *afinidade* pelo receptor, em razão de características estruturais complementares, mas também outra propriedade, denominada *atividade intrínseca,* por Ariëns, e *eficácia,* por Stephenson. Esta última propriedade, atividade intrínseca ou eficácia, seria a medida da capacidade do complexo fármaco-receptor em produzir o efeito biológico.

Segundo a teoria de Ariëns-Stephenson, tanto os agonistas quanto os antagonistas têm forte afinidade pelo receptor, e isto lhes possibilita formar o complexo fármaco-receptor. Contudo, somente os agonistas apresentam a capacidade de dar origem ao estímulo, vale dizer, possuem atividade intrínseca ou eficácia. Os antagonistas, por sua vez, ligam-se firmemente ao receptor, isto é, têm alta afinidade por ele, mas são destituídos de atividade intrínseca.

Os agonistas são constituídos de moléculas pequenas contendo grupos polares; na epinefrina, por exemplo, tais grupos polares são o amino, a β-hidroxila e as hidroxilas do núcleo catecólico. Pode-se transformar um agonista em antagonista pela incorporação progressiva de grupos volumosos apolares, principalmente anéis aromáticos, que ajudam a estabelecer ligação mais firme com os receptores: esses grupos destituídos de especificidade ligam-se a *áreas acessórias do receptor* e assim bloqueiam a ação dos agonistas.

Rang e Ritter verificaram que os agonistas causam alteração na estrutura molecular do receptor e que esta alteração aumenta a afinidade do receptor por determinados antagonistas, podendo estar relacionada com os processos de estímulo e dessensibilização por parte dos agonistas. Este fenômeno recebeu o nome de *efeito metafílico*.

Apesar de atraente, a teoria da ocupação, mesmo com as modificações nela introduzidas por Ariëns e Stephenson, não consegue explicar satisfatoriamente por que os fármacos variam em seu tipo de ação, isto é, por que um atua como agonista e outro como antagonista, embora ambos ocupem o mesmo receptor, conforme a teoria admite. A impossibilidade de elucidar o mecanismo de ação dos fármacos ao nível molecular em termos de estrutura química constitui a principal deficiência da teoria da ocupação. Outrossim, a análise matemática mostrou que a ação dos fármacos não pode ser explicada por modelos simples de ocupação de receptor.

2. TEORIA DA CHARNEIRA

A fim de explicar por que o agonista, embora não seja capaz de desalojar o antagonista do sítio receptor, pode competir com ele segundo a lei da ação das massas, Rocha e Silva propôs a *teoria da charneira*. Baseia-se na hipótese aventada por Ariëns e Simonis de que existem dois centros no receptor farmacológico: *(a) específico,* ou *crítico,* que interage com os grupos farmacofóricos do agonista; *(b) inespecífico,* ou *não-crítico,* que se complexa principalmente com os grupos apolares do antagonista. Segundo a teoria da charneira, tanto o agonista quanto o antagonista se fixam ao centro específico por ligações reversíveis fracas, mas o antagonista se liga também, e firmemente, por interações hidrofóbicas e forças de van der Waals, bem como de transferência de carga. A

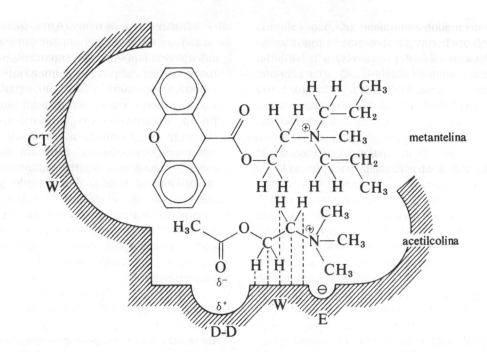

Fig. 3.6 Competição entre metantelina e acetilcolina pelo sítio específico do receptor muscarínico. As ligações compreendidas na interação são: W, van der Waals e hidrofóbicas; CT, transferência de carga; D-D, dipolo-dipolo; E, eletrostática. Embora firmemente ligado pela porção apolar do sítio inespecífico, o antagonista pode competir com o agonista pelo sítio específico do receptor. Adaptada de M. Rocha e Silva, *Eur. J. Pharmacol.*, 6, 296 (1969).

competição entre agonista e antagonista se dá no centro específico do receptor. Como o antagonista está complexado firmemente com o centro inespecífico do receptor, mesmo um excesso de agonista é incapaz de desalojá-lo daí. Após a retirada do excesso do agonista, o bloqueio causado pelo antagonista volta ao nível anterior ao da adição do agonista. À sua teoria Rocha e Silva deu um tratamento termodinâmico. O fenômeno que ele descreveu é geral. Ocorre, por exemplo, na competição entre difenidramina e histamina, atropina e histamina, tubocurarina e neostigmina e metantelina e acetilcolina (Fig. 3.6).

3. TEORIA DA VELOCIDADE

Baseando-se no postulado de Croxatto e Huidobro de que um fármaco é eficaz apenas no momento do encontro com o seu receptor, Paton e colaboradores propuseram a *teoria da velocidade*.

Segundo Paton, a ativação dos receptores é proporcional não ao número de receptores ocupados, e sim ao *número total de encontros* do fármaco com o seu receptor *por unidade de tempo*. Ao contrário das anteriores, a teoria da velocidade não exige a formação de um complexo Michaelis-Menten estável para a ativação do receptor por parte de um fármaco. De acordo com ela, a atividade farmacológica é função tão-somente da *velocidade* de associação e dissociação entre as moléculas do fármaco e os receptores e não da formação do complexo fármaco-receptor. Cada associação constitui um *quantum* de estímulo para a reação biológica.

No caso de agonistas, as velocidades tanto de associação quanto de dissociação são rápidas (a última mais rápida que a primeira), com o que se produzem vários impulsos por unidade de tempo. Em se tratando, porém, de antagonistas, a velocidade de associação é rápida, mas a de dissociação é lenta, o que explica a sua ação farmacológica; isso tem certa base experimental, pois se verifica que antes de causar bloqueio os antagonistas produzem um breve efeito estimulante. Em suma, os agonistas são caracterizados por velocidade de dissociação alta (e variável); os agonistas parciais, por velocidade intermediária; e os antagonistas, por velocidade baixa — decorrente da aderência mais firme ao receptor e da maior dificuldade de serem dele retirados em razão de consistirem geralmente de moléculas de tamanho maior que os agonistas e agonistas parciais.

Nesses pontos, a teoria de Paton diverge da de Croxatto e Huidobro. Embora esses autores tivessem aventado a hipótese de que a interação fármaco-receptor depende da "complementaridade superficial" entre ambos, mas considerando que muitos antagonistas potentes apresentam estruturas químicas diferentes das estruturas dos agonistas, admitiram que um antagonista atua num sítio diferente daquele sobre o qual age o agonista.

Tal como a de ocupação, a teoria da velocidade foi bastante criticada por apresentar diversas inconsistências e não poder interpretar vários fatos observados experimentalmente. Por exemplo, ao contrário do que Paton admite, o agonista apresenta características que facilitam a formação do complexo que não se dissocia rapidamente. Além disso, a teoria da velocidade, assim como a teoria da ocupação, não consegue explicar, mediante interpretação de fenômenos que se dão ao nível molecular, por que um fármaco atua como agonista e outro, estruturalmente análogo, como antagonista. Ambas, e muitas outras teorias que foram propostas, carecem de base físico-química plausível para interpretar os fenômenos que ocorrem nos receptores ao nível molecular.

Na tentativa de rebater as críticas levantadas à teoria da velocidade, Paton e Rang propuseram, como alternativa, a *teoria da dissociação*. Nesta nova teoria, a constante da velocidade de dissociação é função não da intensidade das forças de ligação, mas sim da medida em que a molécula do fármaco perturba a estrutura protéica secundária. Relacionando o estímulo à velocidade de dissociação e sendo esta proporcional à ocupação dos

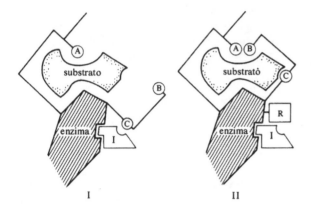

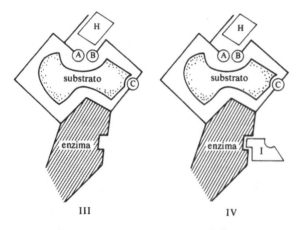

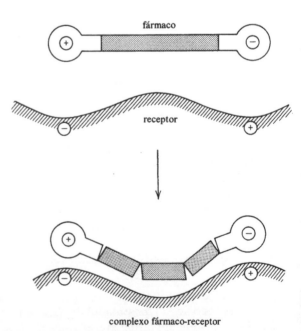

Fig. 3.7 Efeito de inibidores e de ativadores sobre o centro ativo plástico ou elástico da enzima. No desenho I, o inibidor I atrai o grupo ligante C e impede o alinhamento adequado do grupo catalítico B, provocando inibição que pode ser competitiva, caso a cadeia B estiver compreendida na complexação, ou não-competitiva, se isso não ocorrer. Na gravura II, o reagente R impede a justaposição do grupo C com o inibidor I, anulando o efeito deste sem alterar a sua afinidade pelo centro ativo. No quadro III, o hormônio H estabiliza a conformação ativa atraindo as cadeias que contêm A e B. No diagrama IV, o hormônio H supera o efeito do inibidor I atraindo as cadeias que contêm A e B. *Fonte:* D. E. Koshland, Jr., *Fed. Proc., Fed. Am. Soc. Exp. Biol.*, 23, 719 (1964).

Fig. 3.8 Representação esquemática do encaixe morfológico induzido pelas cargas na interação fármaco-receptor.

receptores, a teoria da dissociação não é formalmente diferente da teoria da ocupação.

D. Teoria do encaixe induzido

Conforme aplicada à interação fármaco-receptor, a teoria do encaixe induzido baseia-se na hipótese — para o apoio da qual muitas provas experimentais vêm sendo acumuladas — de alterações conformacionais em enzimas. Esta hipótese foi aventada por vários autores. Por exemplo, Koshland sugeriu que o centro ativo de uma enzima cristalina isolada não precisa ter necessariamente topografia complementar à do substrato, sendo como que uma espécie de negativo deste, mas adquire essa topografia somente após interagir com o substrato, que lhe induz tal alteração conformacional. Ele admitiu que o centro ativo da enzima é *flexível* — ou melhor, *plástico* ou *elástico* — e não rígido; isto é, não somente pode ser deformado ou alterado, mas tem também a capacidade de voltar à forma original após ser deformado (Fig. 3.7).

Segundo a teoria do encaixe induzido, o efeito biológico produzido pelos fármacos resulta da ativação ou desativação de enzimas, ou até de proteínas não-catalíticas, através de perturbação ou mudança reversível na estrutura terciária de enzimas ou proteínas. A alteração conformacional não se restringe, porém, a proteínas. Fármacos que apresentam estrutura flexível também podem sofrer mudança conformacional ao se aproximarem do local de ação ou do sítio receptor. Por isso, pode-se considerar a interação fármaco-receptor como um ajuste ou acomodação topográfica e eletrônica dinâmica — e, na maioria dos casos, reversível — entre fármaco e receptor que desencadeia o estímulo que resultará no efeito biológico (Fig. 3.8).

Recentemente, Koshland e colaboradores formularam uma variante da teoria do encaixe induzido para explicar os efeitos cooperativos — fenômeno observado de que a ligação da primeira molécula de ligante acelera de certo modo a ligação das seguintes. Assim, a ligação do primeiro ligante a uma proteína oligomérica ou polimérica (que pode ser uma enzima contendo o receptor) induz uma alteração conformacional em uma subunidade desta. A mudança no formato dessa subunidade afeta a estabilidade das subunidades restantes. A energia de estabilização resultante possibilita ligação mais firme das moléculas seguintes. Teorias análogas foram propostas por Changeux e colegas, Wyman e Noble.

E. Teoria da perturbação macromolecular

Muito semelhante à teoria do encaixe induzido, a teoria da perturbação macromolecular foi proposta por Belleau, em 1964. Pode ser considerada aplicação daquela teoria a algumas classes de fármacos. Baseia-se nos seguintes dois fatos e uma suposição:

1. As interações fármaco-receptor obedecem, com grande freqüência, à lei da ação das massas, mormente em relação ao antagonismo competitivo;

2. A formação do complexo fármaco-receptor é acompanhada de variação de energia livre, do que se depreende que esta complexação ocorre com modificações químicas no receptor por força das energias vibracional e eletrônica;

3. As alterações conformacionais das proteínas que atuam como receptores transformam-nas de inativas em espécies capazes de catalisar reações químicas com substratos.

Levando em conta a adaptabilidade conformacional de enzimas (e os receptores seriam partes de enzimas de espécie particular), Belleau arrazooou que, na interação do fármaco com o componente protéico, dois tipos gerais de perturbação podem suceder no complexo:

1. Perturbação conformacional específica, ou ordenamento específico, que condiciona a adsorção de certas moléculas relacionadas com o substrato; este é o caso do agonista;

2. Perturbação conformacional inespecífica, ou desordenamento inespecífico, que pode servir para acomodar outras classes de moléculas estranhas; neste caso trata-se de antagonista.

Caso o fármaco apresente ambas as características, isto é, contribua tanto para a perturbação macromolecular específica quanto para a inespecífica, resultará mistura dos dois complexos. Isto explica a ação estimulante parcial do fármaco, ou o caso do agonista ou antagonista parciais.

A hipótese de Belleau dispensa a admissão de afinidade e atividade intrínseca e está de pleno acordo com vários trabalhos experimentais realizados desde então, porquanto oferece base físico-química plausível para a explicação dos fenômenos que ocorrem com o receptor ao nível molecular.

IX. MECANISMO DE AÇÃO DOS FÁRMACOS

Inúmeras tentativas têm sido feitas para formular uma teoria geral sobre o mecanismo de ação dos fármacos. Esse desiderato torna-se, porém, cada vez mais remoto, ao passo que se acumulam novos conhecimentos a respeito. Embora sejam muitos os exemplos que não se enquadram na classificação abaixo, os fármacos, em sua vasta maioria, atuam ao nível molecular por um dos seguintes mecanismos: ativação ou inibição de enzimas, supressão da função gênica, antagonismo metabólico, quelação, modificação da permeabilidade das membranas biológicas e ação inespecífica.

Vários fármacos, todavia, atuam por mecanismos diversos. Há também inúmeros fármacos cujo mecanismo de ação pode ser classificado em duas ou mais das categorias acima; caso típico é o das sulfas e o dos antifólicos, que podem ser considerados, a um só tempo, inibidores de enzimas e antagonistas metabólicos.

A. Ação dos fármacos sobre enzimas

Os fármacos que atuam sobre enzimas podem ou ativá-las ou inibi-las.

1. ATIVAÇÃO DE ENZIMAS

Os fármacos que podem fornecer íons inorgânicos atuam por mecanismo de ativação de sistemas enzimáticos. Este processo pode ocorrer de duas maneiras: *(a)* o íon pode interagir com um inibidor da enzima e assim impedir que este a inative; *(b)* o íon pode interagir diretamente com a enzima e alterar-lhe a conformação e a carga no sentido de ativá-la.

Outros tipos de fármacos aumentam a atividade enzimática através de um mecanismo de adaptação induzida. Esse fenômeno adquire importância especial em determinados sistemas microbianos. É clássico o exemplo da ativação induzida da β-lactamase pela própria penicilina. Outro exemplo é o dos barbitúricos: eles estimulam a sua própria oxidação, ativando certas enzimas.

2. INIBIÇÃO DE ENZIMAS

Em bioquímica, refere-se ao efeito produzido por um inibidor como sendo *lesão bioquímica*. Refere-se a qualquer deslocamento de metabolismo causado por agentes que atuam diretamente sobre sistemas metabólicos.

A inibição produzida por fármacos pode ser *reversível* ou *irreversível*. É reversível quando se caracteriza por um equilíbrio entre a enzima e o fármaco inibidor. É irreversível quando aumenta com a passagem do tempo, contanto que o fármaco inibidor esteja presente em excesso.

Há dois tipos principais de inibição: competitiva e não-competitiva.

Inibição competitiva

Inibição competitiva é aquela em que o fármaco compete com o substrato pelo mesmo sítio da enzima com a qual se combina reversivelmente. Neste processo, portanto, as concentrações relativas do substrato e do fármaco são de fundamental importância, pois delas é que dependerá o grau de inibição. Efetivamente, na presença de excesso de substrato o fármaco é deslocado do receptor, que passa a ser ocupado pelo substrato; conforme se indica abaixo:

$$E + S \rightleftharpoons ES$$
$$E + I \rightleftharpoons EI$$
$$EI + S \rightarrow ES + I$$

Um exemplo deste tipo de inibição é o efeito da fisostigmina sobre a acetilcolinesterase. Expressa-se este tipo de inibição pela equação:

$$K_i = (I_t) \frac{(E_t - EI - ES)}{EI}$$

em que K_i é a constante do fármaco inibidor; I_t, o fármaco total e E_t, a enzima total.

Inibição não-competitiva

Neste tipo de inibição o fármaco combina-se com a enzima ou com o complexo enzima-substrato com igual facilidade, mas num sítio diferente daquele ao qual o substrato é atraído. Isso indica que o inibidor se liga a sítios diferentes da enzima e não ao centro catalítico do substrato, isto é, o centro ativo. Não sendo afetada pela concentração do substrato, tal inibição — geralmente reversível — depende unicamente da concentração do fármaco e da constante de dissociação K_i deste inibidor; por maior que seja a concentração do substrato, ele jamais desloca o inibidor. Atualmente, considera-se que a inibição não-competitiva está relacionada com fenômenos alostéricos.

$$E + I \rightleftharpoons EI$$
$$EI + S \rightleftharpoons EIS \rightarrow EI + P$$

A equação matemática que expressa a inibição não-competitiva é a que se segue:

$$K_i = (I_t) \frac{(E_t - EI)}{EI}$$

Esta equação difere da correspondente à inibição competitiva por não incluir ES. Isso se deve ao fato de não haver competição entre o fármaco inibidor e o substrato, de sorte que a interação da enzima com o inibidor não é afetada pela quantidade de enzima combinada com o substrato.

3. INIBIÇÃO ALOSTÉRICA

O conceito clássico de inibição enzimática por um antimetabólito pode ser representado pelo esquema:

```
           Antimetabólito A
                │ inibição
                ▼
Metabólito A ──Enzima A──▶ Metabólito B
```

O antimetabólito é composto de estrutura química semelhante à de um dado metabólito e essa característica de complementaridade permite que ele se combine com o centro ativo da enzima, alterando a dissociação do complexo enzima-substrato. Este mecanismo é válido para as enzimas em geral, com exclusão das ditas enzimas alostéricas, assim chamadas por terem um sítio ligante diferente do centro ativo: o *centro alostérico*.

Devido a características cinéticas e estruturais incomuns, Monod e colaboradores propuseram para as enzimas alostéricas o seguinte modelo:

1. Todas são polímeros, constituídas de duas ou mais subunidades idênticas e podendo, pois, existir em pelo menos dois estados conformacionais diferentes;
2. Cada uma das subunidades idênticas possui um centro catalítico único, específico para o substrato, e um centro alostérico separado para cada efetor (inibidor ou ativador) alostérico;
3. Para cada estado conformacional, os centros catalítico e alostérico têm afinidades iguais pelos seus ligantes respectivos;
4. Os diversos estados conformacionais da enzima encontram-se em equilíbrio dinâmico mútuo;
5. A transição de um estado para outro compreende alterações simultâneas em todas as subunidades idênticas dentro de uma determinada molécula.

Com base neste modelo, surgiu recentemente um novo conceito de inibição. Verificou-se que a enzima pode ser inibida também por substâncias químicas que não apresentam semelhança estrutural com o substrato. Essas recebem o nome de inibidores alostéricos e exercem ação quer competindo diretamente com as substâncias ativadoras pelos centros regulatórios, quer provocando alterações conformacionais induzidas mediante ligação a centros inibidores específicos, com o que diminui a afinidade pelos substratos nos centros catalíticos. Um exemplo de inibição alostérica é o da retro-inibição, da *inibição por retro-alimentação* ou do produto terminal, e está representado pelo diagrama abaixo:

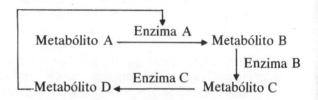

Numa seqüência de reações catalisadas por enzimas somente é inibida a primeira enzima A, por efeito do acúmulo do metabólito terminal D. A interação do inibidor, metabólito D, com a enzima A não precisa ser necessariamente com o mesmo sítio que interage com o substrato, isto é, com o seu centro ativo; de fato, geralmente é com outro, a que se dá o nome de *centro alostérico*.

Portanto, o inibidor alostérico não precisa apresentar nenhuma semelhança estrutural com o substrato, porque o centro alostérico e o centro catalítico estão situados em porções diferentes da enzima. A interação do fármaco inibidor com o centro alostérico resulta em alteração conformacional da enzima, que adota uma forma em que sua afinidade (no centro catalítico) pelo substrato é diminuída. À vista disso, com o objetivo de obter antagonistas da enzima A, em vez de preparar antimetabólitos de A, isto é, análogos estruturais do metabólito A, podem-se sintetizar derivados do metabólito D.

4. EXEMPLOS DE INIBIDORES DE ENZIMAS

Entre muitos outros tipos de fármacos que atuam como inibidores de enzimas podem ser citados: *(a)* alguns anticolinesterásicos — inibidores da acetilcolinesterase; *(b)* certos antidepressivos — inibidores da amino oxidase; *(c)* diversos diuréticos — inibidores da carbonato desidratase;

(d) os salicilatos — inibidores da prostaglandina endoperóxido sintase; *(e)* diversos antibióticos.

Agentes farmacodinâmicos

Vários agentes farmacodinâmicos atuam inibindo processos bioquímicos de fundamental importância. Entre outros, temos os seguintes: inibidores da biossíntese e metabolismo da epinefrina, inibidores da biossíntese e metabolismo da serotonina, inibidores da biossíntese da histamina, inibidores da biossíntese do ácido úrico (ver Cap. 2, Seção IV.E).

Agentes quimioterápicos

As penicilinas e cefalosporinas devem a sua ação à inibição da transpeptidase, enzima que catalisa a reação de cruzamento de polímeros lineares constituintes da parede celular bacteriana. A ação da ciclosserina é também sobre a parede bacteriana, mas através da inibição da alanina racemase e D-alanil-D-alanina sintetase, enzimas compreendidas na formação do dipeptídio para completar a cadeia lateral pentapeptídica da parede celular. Os antimoniais esquistossomicidas inibem a fosfofrutoquinase dos parasitos.

Metais pesados, tais como Hg^{2+}, Cu^{2+}, Ni^{2+}, Pb^{2+}, Zn^{2+}, Co^{2+}, Cd^{2+}, Mn^{2+}, Mg^{2+}, Ca^{2+} e Ba^{2+}, podem causar inibição de enzimas, não raro com efeitos altamente tóxicos para o organismo humano ou animal. O envenenamento subseqüente à interação dos íons metálicos com enzimas resulta de sua complexação com um ou mais grupos que existem em qualquer célula viva e em muitas enzimas ou em quase todas elas: —OH, —COOH, —PO_3H_2, —SH, —NH, anel imidazólico.

B. Fármacos supressores da função gênica

É extensa a gama de fármacos que atuam como supressores da função gênica. São, principalmente, certos quimioterápicos, tais como vários antibióticos, alguns fungicidas, certos antimaláricos, determinados tripanomicidas, vários esquistossomicidas, diversos antineoplásicos e alguns antivirais.

A supressão da função gênica pode dar-se em diversos pontos da síntese protéica (Fig. 3.9). Os fármacos supressores da função gênica podem atuar como: *(a)* inibidores da biossíntese dos ácidos nucléicos; *(b)* inibidores da síntese protéica.

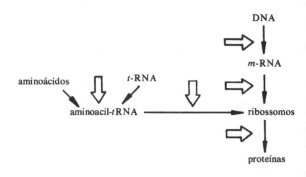

Fig. 3.9 Fases da biossíntese protéica passíveis de inibição. As flechas largas indicam os possíveis locais de ataque de agentes quimioterápicos, principalmente antibióticos.

1. INIBIDORES DA BIOSSÍNTESE DOS ÁCIDOS NUCLÉICOS

São muitas as substâncias químicas que manifestam potente atividade como inibidores da biossíntese dos ácidos nucléicos. Entretanto, poucas delas são empregadas na terapêutica como quimioterápicos porque, em sua maioria, são altamente tóxicas, pois interagem indistintamente com os processos bioquímicos tanto do parasito quanto do hospedeiro.

Os inibidores da biossíntese dos ácidos nucléicos podem ser divididos em dois grupos: *(a)* os que interferem na biossíntese dos precursores dos nucleotídios; *(b)* os que interferem na polimerização dos nucleotídios em ácidos nucléicos.

Ao primeiro grupo pertencem certos análogos de: *(a)* ácido fólico: aminopterina, metotrexato; *(b)* aminoácidos: azasserina, azotomicina, DON; *(c)* pirimidinas: azauridina, citarbina, floxuridina, fluoruracil, idoxuridina; *(d)* purinas: azaguanina, mercaptopurina, psicofuranina, tiamiprina, tioguanina. Eles atuam por antagonismo metabólico. O local de ação desses compostos, usados como antineoplásicos, está indicado nas Figs. 34.3, 34.7, 34.9 e 34.11.

No segundo grupo podem ser incluídos vários antibióticos e outros quimioterápicos, como certos antineoplásicos, antibacterianos, antimaláricos, tripanomicidas e esquistossomicidas, que agem quer *(a)* por intercalação ou aposição nos ácidos nucléicos, quer *(b)* por inibição de enzimas compreendidas na síntese dos ácidos nucléicos.

Diversos agentes quimioterápicos — tais como cloroquina, dactinomicina, daunorrubicina, etídio, hicantona, lucantona, mepacrina e proflavina — complexam-se por intercalação entre pares de bases do DNA (Fig. 3.4).

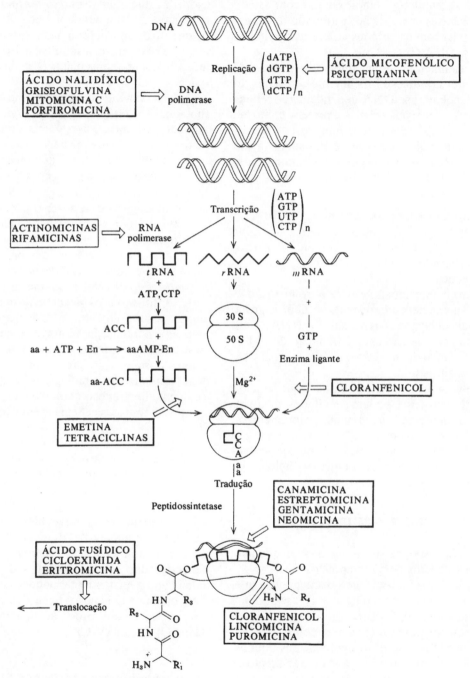

Fig. 3.10 Local de ação de alguns antibióticos e outros fármacos. As flechas indicam a inibição de reações específicas nos processos de replicação, transcrição, tradução e translocação.

Os agentes alquilantes, tais como mostardas nitrogenadas, aziridinas, ésteres do metanossulfonato, epóxidos, mitomicinas e vários outros compostos químicos, complexam-se com os ácidos nucléicos por aposição, formando uma ligação cruzada com os cordões adjacentes da hélice dupla do DNA (Figs. 3.3 e 3.4).

As rifamicinas atuam inibindo a síntese do RNA, interferindo especificamente com a função da RNA polimerase DNA-dependente de células bacterianas sensíveis, e não exercem efeito na enzima correspondente de mamíferos.

O ácido nalidíxico inibe seletivamente a síntese do DNA de microrganismos patogênicos, não tendo efeito sobre as células de mamíferos.

2. INIBIDORES DA SÍNTESE PROTÉICA

Muitos quimioterápicos devem a sua atividade à inibição da biossíntese protéica de parasitos, interferindo assim com a tradução da mensagem genética.

Caso bem estudado é o da puromicina. Devido à sua semelhança estrutural com o grupo aminoaciladenosina 3'-terminal do tRNA, a puromicina pode interromper a tradução do código genético. Infelizmente, é tóxica demais para ser usada na terapêutica.

Entre muitos outros antibióticos que inibem a biossíntese protéica, podem ser citados: ácido fusídico, canamicina, cicloeximida, cloranfenicol, estreptomicina, lincomicina, neomicina e tetraciclinas. O local de ação destes e de outros antibióticos, bem como de alguns outros quimioterápicos, está indicado na Fig. 3.10.

C. Antagonistas metabólicos

Há vários tipos de antagonismo: químico, funcional, fisiológico e metabólico.

No *antagonismo químico* o antagonista interage quimicamente com o agonista e assim o inativa. Por exemplo, a inativação de enzimas por íons metálicos pesados (como de cobre e mercúrio) mediante reação destes com grupos tiólicos. Este antagonismo é muito usado no tratamento de intoxicações (ver Cap. 26, Seção IV). O antagonismo químico consiste, portanto, numa reação química entre o antagonista e o agonista, produzindo: (*a*) complexo relativamente inerte; por exemplo, reação entre agentes quelantes e compostos organometálicos tóxicos, formando quelatos; (*b*) complexo com atividade fisiológica diminuída; por exemplo, reação entre tiossulfato de sódio e cianeto, dando produto de toxicidade reduzida.

O *antagonismo funcional* é aquele entre dois agonistas que atuam sobre o *mesmo* sistema enzimático, mas em sentidos opostos no desencadeamento de uma determinada resposta celular. É o que existe entre histamina e isoprenalina ao atuarem sobre a musculatura lisa da árvore brônquica.

Estreitamente relacionado ao antagonismo funcional, o *antagonismo fisiológico* é também antagonismo entre dois agonistas, mas estes exercem efeitos opostos mediante atuação em sistemas celulares *diferentes*. Exemplos de antagonistas fisiológicos são os pares epinefrina × acetilcolina; insulina × glucagon; glicosídios cardiotônicos × bloqueadores α-adrenérgicos.

No *antagonismo metabólico* não ocorre reação química direta entre o metabólito e o seu antagonista. De fato, este é análogo estrutural do metabólito e inibe a ação deste competindo pelo *mesmo* receptor celular. Inúmeros são os fármacos, tanto entre os agentes farmacodinâmicos quanto, especialmente, entre os quimioterápicos, que devem a sua ação farmacológica ao fato de se assemelharem estruturalmente a metabólitos celulares normais e poderem, por isso, tomar o seu lugar nos sistemas biológicos, embora não desempenhem a função normal destes. Estes metabólitos alterados recebem o nome de *antimetabólitos*.

A ação de fármacos como antimetabólitos confunde-se, não raro, com o mecanismo de ação por inibição enzimática. De fato, muitas vezes é difícil traçar uma distinção entre os dois mecanismos, pois são freqüentes os casos em que a inibição enzimática se deve, efetivamente, a antagonistas metabólicos. Por exemplo, a cicloserina, a fosfomicina e as penicilinas podem ser consideradas como inibidores de enzimas ou como antagonistas metabólicos, já que elas inibem enzimas tomando o lugar dos substratos naturais destas nos processos enzimáticos (veja Cap. 33, Seção IV.C).

1. ANTIMETABÓLITOS CLÁSSICOS E NÃO-CLÁSSICOS

Antimetabólitos clássicos são aqueles que apresentam nítida semelhança com o metabólito, pois resultam da substituição — geralmente isostérica — de apenas *um* ou *dois* átomos ou grupos de metabólitos essenciais. Eles atuam tomando o lugar de metabólitos essenciais nos processos bioquímicos dos organismos vivos através da complexação com o centro ativo de enzimas. Vale dizer, desempenham, via de regra, o papel de substratos de enzimas, mesmo na presença deles: a reação bioquímica prossegue, mas o produto intermediário ou final é anômalo. Exemplos: alopurinol, fluoruracil e metotrexato; eles são análogos estruturais, respectivamente, de hipoxantina, uracila e ácido fólico.

Antimetabólitos não-clássicos são aqueles que apresentam semelhança pequena — não raro difícil de observar — com o metabólito, porquanto resultam de grandes modificações moleculares do metabólito normal. Essas modificações produzem alterações favoráveis nas propriedades físico-químicas ou farmacológicas do composto, tais como solubilidade, coeficiente de partição, ionização, absorção, distribuição e estabilidade metabólica. Contudo, deve-se preservar a *semelhança mínima* ao metabólito essencial daquela parte da molécula que se liga ao receptor. Sua ação resulta da complexação com o centro ativo ou — em certos casos — com o centro alostérico de enzimas. Exemplos são os antimaláricos pirimetamina e cicloguanila. Embora apresentem apenas uma vaga semelhança com o ácido fólico, substrato da diidrofolato redutase, os dois fármacos atuam como inibidores desta enzima, complexando-se com o centro ativo desta.

Variedade importante de antimetabólitos não-clássicos é a dos *inibidores irreversíveis de enzimas dirigidos ao centro ativo,* cuja ação prolongada se deve ao fato de se ligarem covalentemente às adjacências do centro ativo de enzimas, graças aos grupos que possibilitam tal espécie de complexação. As penicilinas podem ser consideradas como exemplo desta variedade de antimetabólitos não-clássicos, pois são antimetabólitos não-clássicos da D-alanil-D-alanina e se ligam covalentemente à transpeptidase, enzima que catalisa a última reação da formação da parede celular bacteriana.

2. MECANISMO DE AÇÃO

Os antimetabólitos clássicos, por apresentarem *estreita* semelhança estrutural com os metabólitos correspondentes, não raro podem tomar o lugar dos substratos naturais nos processos enzimáticos, permitindo a formação de produtos análogos aos que seriam obtidos com os metabólitos normais. Esses antimetabólitos podem atuar por dois mecanismos gerais:

1. Ativação metabólica — os antimetabólitos, bem como os produtos deles resultantes por ação enzimática, são utilizados como substratos competitivos durante algumas fases do processo bioquímico, mas numa fase determinada o antimetabólito transformado não pode mais servir de substrato e passa a atuar como inibidor da enzima que catalisa a fase seguinte. Exemplos: antivitaminas (4-desoxipiridoxina), antipurinas (mercaptopurina), antipirimidinas (fluoruracil);

2. Incorporação em macromolécula funcional — os antimetabólitos podem substituir o metabólito normal em todo o processo bioquímico e chegar a ser incorporados no DNA, RNA ou proteína (que pode ser uma enzima). Se passarem a ser constituintes de nucleotídios anormais no DNA ou RNA, podem: *(a)* inibir o crescimento

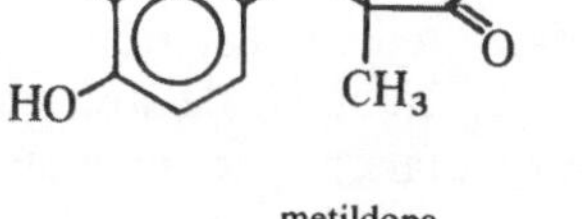

metildopa
(antagonista
da levodopa)

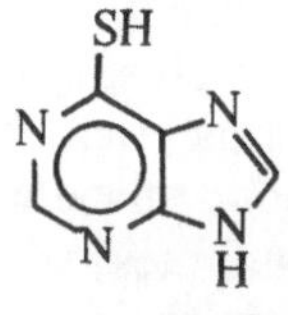

mercaptopurina
(antagonista
da hipoxantina)

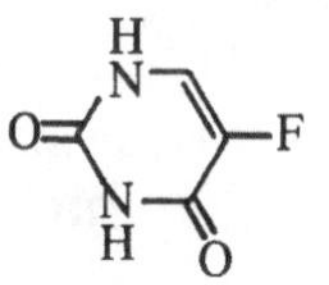

fluoruracil
(antagonista
do uracil)

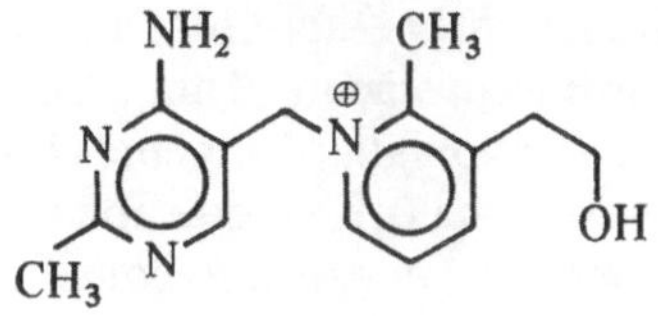

piritiamina
(antagonista
da tiamina)

Fig. 3.11 Exemplos de antimetabólitos.

de cadeias poliméricas; *(b)* causar transcrição e tradução errôneas da mensagem genética; *(c)* provocar mutação genética. No caso de terem sido incorporados em lugar de aminoácidos essenciais, levarão a proteínas anormais, às vezes tóxicas, e enzimas não-funcionais. Em qualquer dos casos, a incorporação de precursor falso num biopolímero dará produto anômalo e conduzirá à morte da célula — a este fenômeno se dá o nome de *síntese letal*. Exemplos: azaguanina, floxuridina, 4-fluorfenilalanina.

Os antimetabólitos não-clássicos, por sua vez, por apresentarem apenas *remota* semelhança estrutural com os metabólitos normais (a única parte dos antimetabólitos análoga à do substrato é que se liga com a enzima), não podem geralmente tomar o lugar destes no processo bioquímico, isto é, via de regra não podem atuar por ativação metabólica. Ao invés, agem complexando-se com a enzima de molde a impedir a formação do complexo enzima-substrato normal. Exemplos: cicloguanila, pirimetamina e trimetoprima, que se comportam como antimetabólitos não-clássicos do ácido fólico por complexação com a diidrofolato redutase. Com o fim de aumentar tanto a força de ligação quanto a especificidade da enzima, foram e estão sendo sintetizados e ensaiados os chamados antimetabólitos não-clássicos que atuam como inibidores de enzimas: alguns são inibidores reversíveis, enquanto outros são do tipo inibidores irreversíveis de enzimas dirigidos ao centro ativo.

3. EXEMPLOS DE ANTIMETABÓLITOS

Inúmeros foram os compostos químicos sintetizados com o objetivo de obter antimetabólitos. Todavia, só alguns deles se manifestaram úteis e estão sendo empregados na terapêutica. Por outro lado, muitos outros fármacos, tais como anti-histamínicos, certos anticoagulantes, vários colinérgicos, alguns simpatomiméticos e determinados antibióticos, conquanto apresentem estrutura análoga à de metabólitos, não resultaram da aplicação do conceito de antimetabólitos, ainda que se prestem a essa interpretação. Tampouco são antimetabólitos os antagonistas de agentes farmacodinâmicos, tais como nalorfina, que antagoniza a morfina, e bemegrida, que é antagonista dos barbitúricos.

Entre vários outros, podem ser citados os seguintes exemplos de antimetabólitos: antagonistas de aminoácidos, antagonistas de purinas e pirimidinas, antagonistas de vitaminas (Fig. 3.11).

D. Agentes quelantes

Agentes quelantes são as substâncias que possuem a propriedade de combinar-se com um íon metálico através da doação de pares eletrônicos e assim formar compostos anelares, ou *quelatos*, geralmente de cinco ou seis membros. Por exemplo, a oxina é utilizada como quimioterápico graças à sua capacidade de quelar o ferro, metal essencial ao metabolismo de certos microrganismos.

Quelato oxina-férrico 3:1 saturado (inativo)

Vários outros fármacos gozam da propriedade de formar quelatos e devem parcial ou totalmente a esta a sua ação biológica: ácido salicílico, epinefrina, hexaclorofeno, histamina, isoniazida, norepinefrina, tetraciclinas, tiouracil.

Alguns agentes quelantes são utilizados como antídotos, nos casos de envenenamento por íons metálicos. O ácido edético, a deferoxamina, o dimercaprol, a oxina e a penicilamina são alguns exemplos (ver Cap. 26, Seção IV).

Três são os principais empregos de agentes quelantes em Química Farmacêutica:

1. Destruição do microrganismo parasito por quelação de metais essenciais — ação bactericida, fungicida e viricida;
2. Inibição de determinados metais e enzimas metálicas para estudar as funções dos metais e das enzimas em meios biológicos;
3. Retirada de metais indesejáveis (prejudiciais) dos organismos vivos.

E. Fármacos que atuam sobre membranas biológicas

1. AÇÃO DOS FÁRMACOS SOBRE MEMBRANAS

Diversos fármacos atuam sobre membranas celulares, modificando a sua ação fisiológica e produzindo, em conseqüência, efeitos farmacológicos. Neste grupo estão compreendidos os fármacos de aplicação tópica, tais como anti-sépticos e antibióticos poliênicos.

Anti-sépticos

Embora não-equivalentes, os termos anti-séptico, esterilizante, desinfetante e biocida são, não raro, empregados como sinônimos. Muitos anti-sépticos não matam realmente as bactérias, apenas impedem a sua multiplicação — as defesas orgânicas representadas pelos anticorpos e fagócitos incumbem-se de eliminar o foco de infecção. Eles atuam primariamente sobre a membrana citoplásmica, mas o modo de ação pode variar. Exemplos destes fármacos são os fenóis (hexaclorofeno), os anti-sépticos catiônicos (clorexidina) e os antibióticos polipeptídicos (colistina, gramicidina S, polimixinas, tirocidinas).

Antibióticos poliênicos

Estes antibióticos, como anfotericina B e nistatina, não exercem ação contra bactérias, mas contra fungos (como *Candida albicans*), aparentemente por terem afinidade por esteróis, substâncias que estão presentes na membrana do fungo e que lhes conferem força mecânica, talvez alinhando adequadamente os fosfolipídios e as proteínas. Os antibióticos poliênicos provocam reorientação das moléculas de esteróides e conseqüente aumento da permeabilidade da membrana do fungo, e esse efeito explica o seu mecanismo de ação.

2. AÇÃO DOS FÁRMACOS SOBRE SISTEMAS DE TRANSPORTE

Há diversos mecanismos de transporte de substâncias através das membranas celulares: difusão passiva, transporte ativo, difusão facilitada. Alguns fármacos devem sua ação à interferência com um ou mais destes mecanismos. Por exemplo, a insulina facilita a difusão de hexoses e aminoácidos em alguns tecidos. Os íons de cobre diminuem a difusão facilitada de glicose.

F. Ação inespecífica de fármacos

A ação dos fármacos estruturalmente inespecíficos, como os depressores biológicos, classe a que pertencem certos hipnóticos, os anestésicos gerais e os inseticidas voláteis, não decorre de sua interação com receptores específicos, mas resulta de suas propriedades físico-químicas, tais como: grau de ionização, solubilidade, tensão superficial e atividade termodinâmica. Parece que sua ação decorre do acúmulo de tais fármacos em algum ponto de importância vital da célula, com o que desorganizam uma cadeia de processos metabólicos.

REFERÊNCIAS

ASPECTOS GERAIS
Y. COHEN, Ed., *Pharmacologie Moléculaire*, Masson, Paris, 1978.
R. M. JULIEN, *A Primer of Drug Action*, 2nd ed., Freeman, San Francisco, 1978.
A. KOROLKOVAS, *Fundamentos de Farmacologia Molecular: Base para o Planejamento de Fármacos*, 2.ª ed., EDART e Ministério da Educação e Cultura, São Paulo, 1977.
W. G. RICHARDS, *Quantum Pharmacology*, Butterworths, London, 1977.
J. R. GILLETTE e J. R. MITCHELL, *Concepts in Biochemical Pharmacology*, Springer, New York, 1975.
E. D. BERGMANN e B. PULLMAN, Eds., *Molecular and Quantum Pharmacology*, D. Reidel, Dordrecht, Holland, 1974.
A. GOLDSTEIN et al., *Principles of Drug Action*, 2nd ed., Wiley-Interscience, New York, 1974.
A. KOROLKOVAS, *Actual. Chim. Ther.*, 2, 13 (1974).
A. KOROLKOVAS, *Grundlagen der molekularen Pharmakologie*, Thieme, Stuttgart, 1974.
A. ALBERT, *Selective Toxicity*, 5th ed., Wiley, New York, 1973.
B. A. CALLINGHAM, *Biochemical Pharmacology*, Wiley, New York, 1973.
S. DIKSTEIN, Ed., *Fundamentals of Cell Pharmacology*, Thomas, Springfield, Ill., 1973.
R. M. FEATHERSTONE, Ed., *A Guide to Molecular Pharmacology-Toxicology*, Dekker, New York, 1973.
H. PACHECO, *La Pharmacologie Moléculaire*, Presses Universitaires de France, Paris, 1973.
Z. M. BACQ, Ed., *Fundamentals of Biochemical Pharmacology*, Pergamon, London, 1971.
B. B. BRODIE e J. R. GILLETTE, Eds., *Concepts in Biochemical Pharmacology*, Springer, Berlin, 1971.
D. J. TRIGGLE, *Neurotransmitter-Receptor Interactions*, Academic, London, 1971.
A. KOROLKOVAS, *Essentials of Molecular Pharmacology: Background for Drug Design*, Wiley-Interscience, New York, 1970.
E. J. ARIËNS, Ed., *Molecular Pharmacology*, Vol. I, Academic, New York, 1964.
R. B. BARLOW, *Introduction to Chemical Pharmacology*, 2nd ed., Methuen, London, 1964.
W. C. HOLLAND et al., *Introduction to Molecular Pharmacology*, Macmillan, New York, 1964.

TIPOS DE AÇÃO DOS FÁRMACOS
M. N. JONES, Ed., *Biochemical Thermodynamics*, Elsevier, New York, 1979.
R. CHANG, *Physical Chemistry with Applications to Biological Systems*, Macmillan, New York, 1977.
M. I. PAGE, *Angew. Chem., Int. Ed. Engl.*, 16, 449 (1977).
A. FELMEISTER, *J. Pharm. Sci.*, 61, 151 (1972).
A. KOROLKOVAS, *Rev. Port. Farm.*, 22, 224 (1972).
A. L. LEHNINGER, *Bioenergetics: The Molecular Basis of Biological Energy Transformations*, 2nd ed., Benjamin, New York, 1971.
R. E. SONNTAG e G. J. VAN WYLEN, *Introduction to Thermodynamics: Classical and Statistical*, Wiley, New York, 1971.

J. C. DEARDEN e E. TOMLINSON, *J. Pharm. Pharmacol.*, 22, Suppl. 53S (1970).
T. HIGUCHI e S. S. DAVIS, *J. Pharm. Sci.*, 59, 1376 (1970).
W. KLYNE e P. M. SCOPES, *Farmaco, Ed. Sci.*, 24, 533 (1969).
R. J. PINNEY e V. WALTERS, *J. Pharm. Pharmacol.*, 21, 415 (1969).
A. H. BECKETT, *Prog. Drug Res.*, 1, 455 (1959).
J. FERGUSON, *Proc. R. Soc. London, Ser. B*, 127, 387 (1939).

PROPRIEDADES FÍSICO-QUÍMICAS E ATIVIDADE FARMACOLÓGICA

Y. C. MARTIN, *J. Med. Chem.*, 24, 229 (1981).
G. M. CRIPPEN, *J. Med. Chem.*, 22, 988 (1979).
C. GRIECO et al., *Farmaco, Ed. Sci.*, 34, 433 (1979).
C. HANSCH e A. J. LEO, *Substituent Constants for Correlation Analysis in Chemistry and Biology*, Wiley-Interscience, New York, 1979.
R. HYDE e E. LORD, *Eur. J. Med. Chem. — Chim. Ther.*, 14, 199 (1979).
L. B. KIER e L. H. HALL, *J. Pharm. Sci.*, 68, 120 (1979).
H. KUBINYI, *Arzneim.-Forsch.*, 29, 1067 (1979).
Y. C. MARTIN e H. N. PANAS, *J. Med. Chem.*, 22, 784 (1979).
A. J. STUPER et al., *Computer Assisted Studies of Chemical Structure and Biological Function*, Wiley, New York, 1979.
N. B. CHAPMAN e J. SHORTER, *Correlation Analysis in Chemistry*, Plenum, New York, 1978.
R. FRANKE e R. KÜHNE, *Eur. J. Med. Chem. — Chim. Ther.*, 13, 399 (1978).
L. H. HALL e L. B. KIER, *J. Pharm. Sci.*, 67, 1743 (1978).
L. H. HALL e L. B. KIER, *Eur. J. Med. Chem. — Chim. Ther.*, 13, 89 (1978).
W.D. LEHMANN e H.-R. SCHULTEN, *Angew. Chem., Int. Ed. Engl.*, 17, 221 (1978).
Y. C. MARTIN, *Quantitative Drug Design: A Critical Introduction*, Dekker, New York, 1978.
S. V. NIZHNII e N. A. EPSHTEIN, *Russ. Chem. Rev.*, 47, 383 (1978).
O. SCHIER e A. MARXER, *Prog. Drug Res.*, 22, 27 (1978).
J. A. K. BUISMAN, Ed., *Biological Activity and Chemical Structure*, Elsevier, Amsterdam, 1977.
S. CHATTERJEE e B. PRICE, *Regression Analysis by Example*, Wiley-Interscience, New York, 1977.
W. J. DUNN, *Eur. J. Med. Chem. — Chim. Ther.*, 12, 109 (1977).
C. HANSCH et al., *J. Med. Chem.*, 20, 304 (1977).
J. J. KAUFMAN, *Int. J. Quantum Chem., Quantum Biol. Symp.*, 4, 375 (1977).
L. B. KIER e L. H. HALL, *Eur. J. Med. Chem. — Chim. Ther.*, 12, 307 (1977).
H. KUBINYI, *J. Med. Chem.*, 20, 625 (1977).
G. K. MENON e A. CAMMARATA, *J. Pharm. Sci.*, 66, 304 (1977).
W. J. MURRAY, *J. Pharm. Sci.*, 66, 1352 (1977).
R. F. REKKER, *The Hydrophobic Fragmental Constant*, Elsevier, New York, 1977.
L. J. SCHAAD e B. A. HESS, Jr., *J. Med. Chem.*, 20, 619 (1977).
G. A. F. SEBER, *Linear Regression Analysis*, Wiley-Interscience, New York, 1977.
J. G. TOPLISS, *J. Med. Chem.*, 20, 463 (1977).
J. J. VALLNER, *J. Pharm. Sci.*, 66, 447 (1977).
E. J. ARIËNS et al., *Prog. Drug Res.*, 20, 101 (1976).
A. BOUCHERLE et al., *Boll. Chim. Farm.*, 115, 89 (1976).
A. CAMMARATA e G. K. MENON, *J. Med. Chem.*, 19, 739 (1976).
R. CARBÓ et al., *Afinidad*, 34, 348 (1977).
C. GRIECO et al., *Farmaco, Ed. Sci.*, 31, 607, 824 (1976).
C. HANSCH, *J. Med. Chem.*, 19, 1 (1976).
A. J. HOPFINGER e R. D. BATTERSHELL, *J. Med. Chem.*, 19, 569 (1976).
L. H. M. JANSSEN e J. H. PERRIN, *Eur. J. Med. Chem. — Chim. Ther.*, 11, 197 (1976).
L. B. KIER e L. H. HALL, *Molecular Connectivity in Chemistry and Drug Research*, Academic, New York, 1976.
H. KUBINYI, *J. Med. Chem.*, 19, 587 (1976).
H. KUBINYI, *Arzneim.-Forsch.*, 26, 1991 (1976).
H. KUBINYI e O. H. KEHRHAHN, *J. Med. Chem.*, 19, 578 (1976).
E. J. LIEN et al., *Mol. Pharmacol.*, 12, 598 (1976).
B. PULLMAN, Ed., *Quantum Mechanics of Molecular Conformations*, Wiley, London, 1976.
O. SCHIER e A. MARXER, *Prog. Drug Res.*, 20, 385 (1976).
M. TICHY, Ed., *Quantitative Structure-Activity Relationships*, Birkhäuser, Basel, 1976.
K. C. CHU et al., *J. Med. Chem.*, 18, 539 (1975).
B. HETNARSKI e R. D. O'BRIEN, *J. Med. Chem.*, 18, 29 (1975).
A. LEO et al., *J. Med. Chem.*, 18, 865 (1975).
W. P. PURCELL, *Eur. J. Med. Chem. — Chim. Ther.*, 10, 335 (1975).
W. G. RICHARDS et al., *Prog. Med. Chem.*, 11, 67 (1975).
A. J. STUPER e P. C. JURS, *J. Am. Chem. Soc.*, 97, 182 (1975).
A. CAMMARATA e T. M. BUSTARD, *J. Med. Chem.*, 17, 981 (1974).
K. C. CHU, *Anal. Chem.*, 46, 1181 (1974).
F. DARVAS, *J. Med. Chem.*, 17, 799 (1974).
W. J. DUNN, III e C. HANSCH, *Chem.-Biol. Interact.*, 9, 75 (1974).
J. P. GREEN et al., *Annu. Rev. Pharmacol.*, 14, 319 (1974).
K. C. JAMES, *Prog. Med. Chem.*, 10, 205 (1974).
T. K. LIN et al., *J. Med. Chem.*, 17, 151, 749, 751 (1974).
A. G. TURNER, *Methods in Molecular Orbital Theory*, Prentice-Hall, Englewood Cliffs, N. J., 1974.
C. J. CAVALLITO, Ed., *Structure-Activity Relationships*, Vol. I, Pergamon, Oxford, 1973.
P. J. GOODFORD, *Adv. Pharmacol. Chemother.*, 11, 51 (1973).
C. HANSCH e J. M. CLAYTON, *J. Pharm. Sci.*, 62, 1 (1973).
C. HANSCH et al., *J. Med. Chem.*, 16, 1217 (1973).
J. P. IDOUX et al., *J. Org. Chem.*, 38, 4239 (1973).
A. KOROLKOVAS, *Ciênc. Cult.*, 25, 131, 215 (1973).
B. R. KOWALSKI e C. F. BENDER, *J. Am. Chem. Soc.*, 95, 686 (1973).
J. SHORTER, *Correlation Analysis in Organic Chemistry: An Introduction to Linear Free-Energy Relationships*, Clarendon, Oxford, 1973.
M. L. WEINER e P. H. WEINER, *J. Med. Chem.*, 16, 655 (1973).
American Chemical Society, "Biological Correlations: The Hansch Approach", *Adv. Chem. Ser.*, 114 (1972).
N. B. CHAPMAN e SHORTER, Eds., *Advances in Linear Free Energy Relationships*, Plenum, London, 1972.
P. N. CRAIG, *J. Med. Chem.*, 15, 144 (1972).
C. HANSCH e W. J. DUNN, III, *J. Pharm. Sci.*, 61, 1 (1972).
B. R. KOWALSKI e C. F. BENDER, *J. Am. Chem. Soc.*, 94, 5632 (1972).
V. E. MARQUEZ et al., *J. Med. Chem.*, 15, 36 (1972).
A. CAMMARATA, *Annu. Rep. Med. Chem.*, 6, 245 (1971).
M. CHARTON, *Prog. Phys. Org. Chem.*, 8, 235 (1971).
P. N. CRAIG, *J. Med. Chem.*, 14, 680 (1971).
R. DAUDEL e A. PULLMAN, Eds., *Aspects de la Chimie Quantique Contemporaine*, Centre National de la Recherche Scientifique, Paris, 1971.
B. DUPERRAY, *Chim. Ther.*, 6, 305 (1971).
E. R. GARRETT, *Prog. Drug Res.*, 15, 271 (1971).
L. B. KIER, *Molecular Orbital Theory in Drug Research*, Academic, New York, 1971.
A. LEO et al., *Chem. Rev.*, 71, 525 (1971).
J. W. McFARLAND, *Prog. Drug Res.*, 15, 123 (1971).

F. PERADEJORDI et al., *J. Pharm. Sci.*, 60, 576 (1971).
J. L. RABINOWITZ e R. M. MYERSON, Eds., "Absorption Phenomena", *Top. Med. Chem.*, 4 (1971).
M. S. TUTE, *Adv. Drug Res.*, 6, 1 (1971).
K. FUKUI, *Top. Curr. Chem.*, 15, 1 (1970).
L. P. HAMMETT, *Physical Organic Chemistry*, 2nd ed., McGraw-Hill, New York, 1970.
L. B. KIER, Ed., *Molecular Orbital Studies in Chemical Pharmacology*, Springer, Berlin, 1970.
J. A. POPLE e D. L. BEVERIDGE, *Approximate Molecular Orbital Theory*, McGraw-Hill, New York, 1970.
M. S. TUTE, *J. Med. Chem.*, 13, 48 (1970).
E. I. EGER, II et al., *Anesthesiology*, 30, 129, 136 (1969).
C. HANSCH, *Acc. Chem. Res.*, 2, 232 (1969).
C. HANSCH, *Farmaco, Ed. Sci.*, 23, 293 (1968).
P. R. WELLS, *Linear Free Energy Relationships*, Academic, New York, 1968.
A. CAMMARATA e R. C. ALLEN, *J. Pharm. Sci.*, 56, 640 (1967).
N. R. DRAPER e H. SMITH, *Applied Regression Analysis*, Wiley, New York, 1966.
B. J. YAGER e C. K. HANCOCK, *J. Org. Chem.*, 30, 1174 (1965).
S. M. FREE, Jr. e J. W. WILSON, *J. Med. Chem.*, 7, 395 (1964).
R. W. TAFT, Jr., *J. Phys. Chem.*, 64, 1805 (1960).
M. S. NEWMAN, Ed., *Steric Effects in Organic Chemistry*, Wiley, New York, 1956.
H. H. JAFFÉ, *Chem. Rev.*, 53, 191 (1953).
J. C. McGOWAN, *J. Appl. Chem.*, 2, 323, 651 (1952).
P. H. BELL e R. O. ROBLIN, Jr., *J. Am. Chem. Soc.*, 64, 2905 (1942).
L. P. HAMMETT, *Physical Organic Chemistry*, McGraw-Hill, New York, 1940.
L. P. HAMMETT, *Chem. Rev.*, 17, 125 (1935).
H. MEYER, *Arch. Exp. Pathol. Pharmakol.*, 42, 109 (1899).
E. OVERTON, *Vierteljahrsschr. Naturforsch. Ges. Zürich*, 44, 88 (1899).
A. CRUM-BROWN e T. FRASER, *Trans. R. Soc. Edinburgh*, 25, 151 (1869).

EFEITOS FARMACOLÓGICOS DE GRUPOS QUÍMICOS ESPECÍFICOS

D. CANTACUZENE et al., *Science*, 204, 1217 (1979).
R. ROYER, *Chim. Ther.*, 4, 389 (1969).
E. J. ARIËNS, *Prog. Drug Res.*, 10, 429 (1966).
American Chemical Society, "Molecular Modification in Drug Design", *Adv. Chem. Ser.*, 45 (1964).
H. R. ING, *Prog. Drug Res.*, 7, 305 (1964).
M. B. CHENOWETH e L. P. McCARTY, *Pharmacol. Rev.*, 15, 673 (1963).
W. A. SEXTON, *Chemical Constitution and Biological Activity*, 3rd ed., Spon, London, 1963.

ASPECTOS ESTEREOQUÍMICOS DE FÁRMACOS

J. P. TOLLENAERE et al., *Atlas of the Three-Dimensional Structure of Drugs*, Elsevier, Amsterdam, 1979.
H. B. KAGAN, Ed., *Stereochemistry: Fundamentals and Methods*, Thieme, Stuttgart, 1977.
B. PULLMAN, *Adv. Quantum Chem.*, 10, 251 (1977).
P. A. LEHMANN F. et al., *Prog. Drug Res.*, 20, 101 (1976).
B. PULLMAN, Ed., *Quantum Mechanics of Molecular Conformations*, Wiley-Interscience, London, 1976.
R. W. WIESE et al., *Stereochemistry*, Burgess, Minneapolis, 1976.
A. F. CASY, *Prog. Med. Chem.*, 11, 1 (1975).
J. PARASCANDOLA, "The Evolution of Stereochemical Concepts in Pharmacology", in O. B. RAMSAY, Ed., *The van't Hoff-Le Bel Centennial*, American Chemical Society, Washington, D. C., 1975.
P. N. PATIL et al., *Pharmacol. Rev.*, 26, 323 (1974).
J. WEYER, *Angew. Chem., Int. Ed. Engl.*, 13, 591 (1974).
B. V. R. SASTRY, *Annu. Rev. Pharmacol.*, 13, 253 (1973).
W. ALWORTH, *Stereochemistry and its Application in Biochemistry*, Wiley-Interscience, New York, 1972.
K. R. HANSON, *Annu. Rev. Plant Physiol.*, 23, 335 (1972).
P. S. PORTOGHESE, *Annu. Rev. Pharmacol.*, 10, 51 (1970).
R. BENTLEY, *Molecular Asymmetry in Biology*, 2 vols., Academic, New York, 1969, 1970.
C. C. PFEIFFER e E. H. JENNEY, *J. Sci. Ind. Res.*, 26, 29 (1967).
V. PLOUVIER, *Phytochemistry*, 5, 955 (1966).
A. H. BECKETT, *Prog. Drug Res.*, 1, 455 (1959).
A. R. CUSHNY, *Biological Relations of Optically Isomeric Substances*, Williams and Wilkins, Baltimore, 1926.

RECEPTORES DE FÁRMACOS

P. J. FISCHER, *J. Pharm. Belg.*, 35, 31 (1980).
J. PARASCANDOLA, *Trends Pharmacol. Sci.*, 1, 189 (1980).
G. PEPEU et al., Eds., *Receptors for Neurotransmitters and Peptide Hormones*, Raven, New York, 1980.
E. J. ARIËNS, *Trends Pharmacol. Sci.*, 1, 11 (1979).
F. GUALTIERI et al., Eds., *Recent Advances in Receptor Chemistry*, Elsevier, Amsterdam, 1979.
R. D. O'BRIEN, Ed., *The Receptors: A Comprehensive Treatise*, Plenum, New York, 1979-.
S. H. SNYDER, *N. Engl. J. Med.*, 300, 465 (1979).
E. J. ARIËNS e A. J. BELD, *Biochem. Pharmacol.*, 26, 913 (1978).
C. N. CHOUCHKOV, *Cutaneous Receptors*, Springer, Berlin, 1978.
D. M. KLACHKO et al., Eds., *Hormone Receptors*, Plenum, New York, 1978.
J. R. SMYTHIES e R. J. BRADLEY, Eds., *Receptors in Pharmacology*, Dekker, New York, 1978.
R. W. STRAUB e L. BOLIS, Eds., *Cell Membrane Receptors for Drugs and Hormones*, Raven, New York, 1978.
B. CINADER, Ed., *Immunology of Receptors*, Dekker, New York, 1977.
P. CUATRECASAS e M. F. GREAVES, Eds., *Receptors and Recognition*, Chapman and Hall, London, 1977.
R. J. P. WILLIAMS, *Angew. Chem., Int. Ed. Engl.*, 16, 766 (1977).
R. F. BEERS e E. G. BASSETT, Eds., *Cell Membrane Receptors for Viruses, Antigens and Antibodies, Polypeptide Hormones and Small Molecules*, Raven, New York, 1976.
M. BLECHER, Ed., *Methods in Receptor Research*, 2 parts, Dekker, New York, 1976.
J. F. COLLINS, *Annu. Rep. Prog. Chem.*, 73, 416 (1976).
D. R. H. GOURLEY, *Prog. Drug Res.*, 20, 323 (1976).
L. H. HALL e L. B. KIER, *J. Theor. Biol.*, 58, 177 (1976).
E. KLINGE, Ed., *Receptors and Cellular Pharmacology*, Pergamon, Oxford, 1976.
R. J. TALLARIDA et al., *J. Theor. Biol.*, 61, 211 (1976).
A. ALBERT, *The Selectivity of Drugs*, Chapman and Hall, London, 1975.
L. L. IVERSEN et al., Eds., *Principles of Receptor Research*, Plenum, New York, 1975.
P. CUATRECASAS, *Annu. Rev. Biochem.*, 43, 169 (1974).
J. A. KATZENELLENBOGEN, *Annu. Rep. Med. Chem.*, 9, 222 (1974).
A. KOROLKOVAS e K. TAMASHIRO, *Rev. Paul. Med.*, 83, 295 (1974).
A. KOROLKOVAS, *Rev. Bras. Clín. Ter.*, 2, 431 (1973).
H. P. RANG, Ed., *Drug Receptors*, Macmillan, London, 1973.
A. ALBERT, *Annu. Rev. Pharmacol.*, 11, 13 (1971).
E. De ROBERTIS, *Science*, 171, 963 (1971).
J. C. MEUNIER et al., *C. R. Hebd. Sceances Acad. Sci.*, Ser. D, 274, 117 (1971).
R. MILEDI e L. T. POTTER, *Nature (London)*, 233, 599 (1971).
R. MILEDI et al., *Nature (London)*, 229, 554 (1971).
H. P. RANG, *Nature (London)*, 231, 91 (1971).

A. S. V. BURGEN, *Annu. Rev. Pharmacol.*, *10*, 7 (1970).
J. P. CHANGEUX et al., *Proc. Nat. Acad. Sci. U.S.A.*, *67*, 1241 (1970).
R. D. O'BRIEN et al., *Proc. Nat. Acad. Sci. U.S.A.*, *65*, 438 (1970).
R. PORTER e M. O'CONNOR, Eds., *Molecular Properties of Drug Receptors*, Churchill, London, 1970.

INTERAÇÕES FÁRMACO-RECEPTOR

C. TANFORD, *The Hydrophobic Effect: Formation of Micelles and Biological Membranes*, 2nd ed., Wiley-Interscience, New York, 1980.
H. KUBINYI, *Farmaco, Ed. Sci.*, *34*, 248 (1979).
R. F. REKKER, *Farmaco, Ed. Sci.*, *34*, 346 (1979).
W. A. BUENO, *Ligação de Hidrogênio*, McGraw-Hill do Brasil e Universidade de São Paulo, São Paulo, 1978.
T. KIHARA, *Intermolecular Forces*, Wiley, New York, 1978.
H. S. PICKERING, *The Covalent Bond*, Wykeham, London, 1978.
T. W. PLUMBRIDGE et al., *J. Pharm. Pharmacol.*, *30*, 69 (1978).
H. I. YAMAMURA et al., Eds., *Neurotransmitter Receptor Binding*, Raven, New York, 1978.
H. D. HÖLTJE, *Int. J. Quantum Chem., Quantum Biol. Symp.*, *4*, 245 (1977).
A. J. HOPFINGER, *Intermolecular Interactions and Biomolecular Organization*, Wiley-Interscience, New York, 1977.
E. N. GURYANOVA et al., *Russ. Chem. Rev.*, *45*, 792 (1976).
O. K. POLESHCHUK e Y. K. MAKSYUTIN, *Russ. Chem. Rev.*, *45*, 1077 (1976).
P. H. DOUKAS, "The Role of Charge-Transfer Processes in the Action of Bioactive Materials", in E. J. ARIËNS, Ed., *Drug Design*, vol. V, Academic, New York, 1975, pp. 133-167.
J. LEGHEAND, *Lyon Pharm.*, *25*, 651 (1974).
J. F. DANIELLI et al., Eds., *Fundamental Concepts in Drug-Receptor Interactions*, Academic, New York, 1970.
S. EHRENPREIS, *Prog. Drug Res.*, *14*, 59 (1970).

TOPOGRAFIA DE RECEPTORES

C. FOSSOUL, *J. Pharm. Belg.*, *35*, 41 (1980).
R. D. O'BRIEN, Ed., *The Receptors: A Comprehensive Treatise*, Plenum, New York, 1979.
A. KOROLKOVAS, *Fundamentos de Farmacologia Molecular: Base para o Planejamento de Fármacos*, 2.ª ed., EDART e Ministério da Educação e Cultura, São Paulo, 1977.
W. C. BOWMAN et al., *Textbook of Pharmacology*, Blackwell, Oxford, 1968.
R. B. BARLOW, *Introduction to Chemical Pharmacology*, 2nd ed., Methuen, London, 1964.

TEORIAS DE AÇÃO DOS FÁRMACOS

A. De LEAN et al., *Mol. Pharmacol.*, *15*, 60 (1979).
M. ROCHA e SILVA e F. FERNANDES, *Eur. J. Pharmacol.*, *25*, 231 (1974).
N. CITRI, *Adv. Enzymol.*, *37*, 397 (1973).
N. H. JURKIEWICZ et al., *Pharmacology*, *5*, 129 (1971).
D. E. KOSHLAND, Jr., *Pure Appl. Chem.*, *25*, 119 (1971).
H. P. RANG e J. M. RITTER, *Mol. Pharmacol.*, *6*, 357, 383 (1970).
R. W. NOBLE, *J. Mol. Biol.*, *39*, 479 (1969).
M. ROCHA e SILVA, *Eur. J. Pharmacol.*, *6*, 294 (1969).
C. CENNAMO, *J. Theor. Biol.*, *21*, 260 (1968).
D. E. KOSHLAND, Jr. e K. E. NEET, *Annu. Rev. Biochem.*, *37*, 359 (1968).
J. P. CHANGEUX et al., *Proc. Nat. Acad. Sci. U.S.A.*, *57*, 335 (1967).
J. WYMAN, *J. Am. Chem. Soc.*, *89*, 2202 (1967).
W. D. M. PATON e H. P. RANG, *Adv. Drug Res.*, *3*, 57 (1966).
J. M. VAN ROSSUM, *Adv. Drug Res.*, *3*, 189 (1966).
B. BELLEAU, *Adv. Drug Res.*, *2*, 89 (1965).
E. J. ARIËNS e A. M. SIMONIS, *J. Pharm. Pharmacol.*, *16*, 137, 289 (1964).
B. BELLEAU, *J. Med. Chem.*, *7*, 776 (1964).

MECANISMO DE AÇÃO DOS FÁRMACOS

M. K. JAIN e R. C. WAGNER, *Introduction to Biomembranes*, Wiley-Interscience, New York, 1980.
D. VÁZQUEZ, *Inhibitors of Protein Biosynthesis*, Springer, Berlin, 1979.
A. GRINGAUZ, *Drugs — How they Act and Why*, Mosby, Saint Louis, 1978.
R. V. HOSUR, *Int. J. Quantum Chem., Quantum Biol. Symp.*, *5*, 411 (1978).
A. LEVITZKI, *Quantitative Aspects of Allosteric Mechanisms*, Springer, Berlin, 1978.
N. SEILER et al., Eds., *Enzyme-Activated Irreversible Inhibitors*, Elsevier, New York, 1978.
H. J. SMITH, *J. Theor. Biol.*, *73*, 531 (1978).
N. R. COZZARELLI, *Annu. Rev. Biochem.*, *46*, 641 (1977).
G. C. K. ROBERTS, Ed., *Drug Action at the Molecular Level*, University Park Press, Baltimore, 1977.
Z. SIMON et al., *J. Theor. Biol.*, *66*, 485 (1977).
J. W. CORNFORTH, *Science*, *193*, 121 (1976).
W. FERDINAND, *The Enzyme Molecule*, 2 vols., Wiley-Interscience, New York, 1976.
W. GUSCHLBAUER, *Nucleic Acid Structure*, Springer, New York, 1976.
D. D. PERRIN, *Top. Curr. Chem.*, *64*, 181 (1976).
W. A. PRYOR, Ed., *Free Radicals in Biology*, 2 vols., Academic, New York, 1976.
J. D. WATSON, *Molecular Biology of the Gene*, 3rd ed., Benjamin, Menlo Park, Ca., 1976.
R. N. LINDQUIST, "The Design of Enzyme Inhibitors: Transition State Analogs", in E. J. ARIËNS, Ed., *Drug Design*, Vol. V, Academic, New York, 1975, pp. 23-80.
R. R. RANDO, *Acc. Chem. Res.*, *8*, 281 (1975).
M. H. SAIER, Jr. e C. D. STILES, *Molecular Dynamics in Biological Membranes*, Springer, New York, 1975.
D. S. SIGMAN e G. MOOSER, *Annu. Rev. Biochem.*, *44*, 889 (1975).
T. J. BARDOS, *Top. Curr. Chem.*, *52*, 63 (1974).
H. FRITZ et al., Eds., *Proteinase Inhibitors*, Springer, New York, 1974.
J. P. GREEN et al., *Annu. Rev. Pharmacol.*, *14*, 319 (1974).
G. H. HAGGIS et al., *Introduction to Molecular Biology*, 2nd ed., Longmans, London, 1974.
H. KERSTEN e W. KERSTEN, *Inhibitors of Nucleic Acid Synthesis*, Springer, Berlin, 1974.
J. B. G. KWAPINSKI, *Molecular Microbiology*, Wiley, New York, 1974.
A. S. MILDVAN, *Annu. Rev. Biochem.*, *43*, 357 (1974).
R. R. RANDO, *Annu. Rep. Med. Chem.*, *9*, 234 (1974).
J. M. BARRY e E. M. BARRY, *Molecular Biology: An Introduction to Chemical Genetics*, Prentice-Hall, Englewood Cliffs, N. J., 1973.
M. K. JAIN, *The Bimolecular Lipid Membrane: A System*, Van Nostrand Reinhold, New York, 1972.
A. KOROLKOVAS, *Rev. Bras. Clín. Ter.*, *1*, 729, 769 (1972).
J. H. BIEL e L. G. ABOOD, Eds., *Biogenic Amines and Physiological Membranes in Drug Therapy*, 2 vols., Dekker, New York, 1971.
F. E. HAHN, Ed., "Complexes of Biologically Active Substances with Nucleic Acids and their Modes of Action", *Prog. Mol. Subcell. Biol.*, *2*, 1-400 (1971).
D. F. H. WALLACH e H. FISCHER, Eds., *The Dynamic Structure of Cell Membranes*, Springer, Berlin, 1971.
B. N. LEWIN, *The Molecular Basis of Gene Expression*,

Wiley-Interscience, New York, 1970.
T. Y. SHEN, *Angew. Chem., Int. Ed. Engl.*, 9, 678 (1970).
T. BÜCHER e H. SIES, Eds., *Inhibitors: Tools in Cell Research*, Springer, New York, 1969.
A. D. RUSSEL, *Prog. Med. Chem.*, 6, 135 (1969).
G. VALETTE e P. ROSSIGNOL, *Actual. Pharmacol.*, 22, 85 (1969).
L. FOWDEN et al., *Adv. Enzymol.*, 29, 89 (1967).
G. H. HITCHINGS e J. J. BURCHALL, *Adv. Enzymol.*, 27, 417 (1965).
N. O. KAPLAN e M. FRIEDKIN, *Adv. Chemother.*, 1, 499 (1964).
R. M. HOCHSTER e J. H. QUASTEL, Eds., *Metabolic Inhibitors: A Comprehensive Treatise*, 4 vols., Academic, New York, 1963, 1972, 1973.
R. A. PETERS, *Biochemical Lesions and Lethal Synthesis*, Pergamon, Oxford, 1963.
J. L. WEBB, *Enzyme and Metabolic Inhibitors*, 3 vols., Academic, New York, 1963-1966.
D. W. WOOLEY, *Prog. Drug Res.*, 2, 613 (1960).
C. MENTZER, *Actual. Pharmacol.*, 7, 173 (1954).
D. W. WOOLEY, *A Study of Antimetabolites*, Wiley, New York, 1952.
C. J. MARTIN, *Biological Antagonism*, Blakiston, New York, 1951.
R. O. ROBLIN, Jr., *Chem. Rev.*, 38, 255 (1946).

Parte 2

Fármacos que Atuam no Sistema Nervoso Central

Os fármacos que atuam no sistema nervoso central podem deprimir, modificar ou estimular as suas funções. Estes fármacos são divididos, geralmente, em três grandes classes:

1. Depressores gerais (não-seletivos) do sistema nervoso central: anestésicos gerais, hipnóticos e sedativos;
2. Modificadores seletivos da função do sistema nervoso central: anticonvulsivantes, hipnoanalgésicos, analgésicos antipiréticos e antireumáticos, antitussígenos, psicotrópicos e bloqueadores intraneuronais centrais (miorrelaxantes e antiparkinsonianos);
3. Estimulantes gerais (não-seletivos) do sistema nervoso central.

Estes fármacos são estudados nos Caps. 4 a 12.

REFERÊNCIAS

Y. H. EHRLICH et al., Eds., *Modulators, Mediators, and Specifiers in Brain Function*, Plenum, New York, 1979.

G. CHEN, *A System of Neuropharmacological Analyses*, A. J. Quality Printing Co., Overland Park, Kansas, 1978.

A. BURGER, Ed., *Drugs Affecting the Central Nervous System*, Dekker, New York, 1968.

W. S. ROOT e J. G. HOFMANN, Eds., *Physiological Pharmacology*, 2 vols., Academic, New York, 1963, 1965.

Anestésicos Gerais

I. INTRODUÇÃO

A. Conceito

Anestésicos gerais são fármacos que produzem analgesia, perda de consciência, relaxamento muscular e redução da atividade reflexa deprimindo, não seletiva, mas reversivelmente, o sistema nervoso central.

A palavra *anestesia* foi introduzida por Oliver Wendell Holmes, que a usou pela primeira vez em 21 de novembro de 1846, em carta enviada a William T. G. Morton. Sua origem é grega e significa *sem percepção* ou *insensibilidade*.

B. Efeitos adversos

Os principais efeitos adversos causados pelos anestésicos gerais são:
(a) anestésicos por inalação: parada circulatória (só com doses excessivas), arritmias, depressão ventilatória, dano hepático; por serem teratogênicos em animais, não devem ser administrados durante o primeiro trimestre da gravidez;
(b) anestésicos intravenosos: depressão ventilatória acentuada e apnéia após injeção rápida ou superdose; os barbitúricos podem exacerbar a porfiria intermitente aguda e são contra-indicados para os que sofrem desta doença; a cetamina produz distúrbios para o lado do sistema nervoso central, inclusive alucinações durante a recuperação. Por essas e outras razões, a anestesia geral só deve ser realizada por médicos especializados.

II. HISTÓRICO

Para produzir anestesia, os antigos usavam agentes narcóticos de vários tipos, tais como alcalóides do ópio e beladona, bem como métodos físicos, incluindo asfixia por estrangulamento e concussão cerebral.

O óxido nitroso, preparado primeiramente por Priestley, em 1776, foi indicado para operações cirúrgicas por Humphry Davy, em 1799, e aplicado em odontologia por Horace Wells, em 1844. O éter, sintetizado por Valerius Cordus, em 1543, foi empregado na remoção de um cisto por Crawford W. Long, em 1842, e introduzido na cirurgia, em 1846, por William Morton, que aprendeu as propriedades anestésicas do éter com o seu professor de química, Charles Jackson.

O clorofórmio, preparado em 1831, simultaneamente, por três cientistas diferentes (Liebig, Soubeiran e Guthrie), foi introduzido, em 1847, como anestésico, por James Young Simpson, que mais tarde o administrou à Rainha Vitória durante o trabalho de parto. O cloreto de etila, cujas propriedades anestésicas foram observadas primeiramente, em 1847, por Flourens, foi usado pela primeira vez em odontologia em 1894.

Neste século, verificou-se que muitas substâncias conhecidas e recém-sintetizadas possuem atividade anestésica útil. Assim, embora o etileno tenha sido descrito por Becker, em 1669, e sua ação anestésica notada em 1865, foi redescoberto por Luckhart e Lewis, em 1923, e por Brown, em 1924. O tricloroetileno foi descrito primeiramente por Fischer, em 1864, mas empregado como anestésico geral por Jackson, em 1934. O ciclopropano foi preparado pela primeira vez em 1882, por von Freund, mas introduzido na cirurgia em 1934. O éter vinílico foi introduzido como anestésico, em 1931, por sugestão de Leake e Chen, que propuseram o processo de hibridação molecular no planejamento de fármacos. O halotano foi sintetizado primeiramente por Suckling, em 1951, e usado nos anos seguintes em animais, por Ravento, e no homem, por Johnstone. O fluroxeno foi introduzido em 1954. O metoxiflurano foi primeiro sintetizado por Larsen, em 1958, e usado, clinicamente, por Artusio, em 1959.

Os barbitúricos amobarbital e tiopental

foram sintetizados nos Estados Unidos, em 1924 e 1939, respectivamente. O droperidol e a fentanila, por sua vez, foram desenvolvidos por Janssen e sua equipe, em 1964.

Os esteróides alfaxalona e alfadolona são de aquisição muito recente na terapêutica, mas a síntese do primeiro foi realizada por Nagata e colaboradores, em 1959, e, a do segundo, por Brown e Kirk, em 1969.

III. CLASSIFICAÇÃO

Os anestésicos gerais são divididos em anestésicos por inalação e anestésicos intravenosos. Para detalhes estruturais, ver Tabela 4.1.

A. Anestésicos por inalação

Também chamados de *anestésicos voláteis*, os anestésicos por inalação podem ser gases (ciclopropano, criofluorano, etileno, óxido nitroso) ou líquidos voláteis (cloreto de etila, clorofórmio, éter, éter vinílico, fluroxeno, halotano, metoxiflurano, tricloroetileno). Alguns deles formam misturas explosivas com o ar ou outros gases. Variam muito quanto à potência, segurança e capacidade em induzir anestesia e relaxamento muscular. Com base em sua estrutura química, os líquidos voláteis podem ser divididos em éteres (aliflurano, enflurano, éter etílico, éter vinílico, fluroxeno, isoflurano, metoxiflurano, roflurano, sevoflurano, tiometoxiflurano) e hidrocarbonetos halogenados (cloreto de etila, clorofórmio, halopropano, halotano, norflurano, teflurano, tricloroetileno).

O etileno é raramente usado porque é inflamável e tem odor desagradável. O cloreto de etila, clorofórmio, éter vinílico, halopropano e tricloroetileno foram suplantados por outros fármacos que não apresentam as desvantagens destes, principalmente hepatotoxicidade, efeitos cardiovasculares adversos e, com exceção do clorofórmio, inflamabilidade. O criofluorano é mais usado como propelente em aerossóis.

Ciclopropano

Gás altamente inflamável, incolor, com odor característico e explosivo quando misturado com certas concentrações de ar (3,0 a 8,5%) ou oxigênio (2,5 a 50%). É sintetizado a partir do 1,3-dibromopropano:

$$Br-CH_2-CH_2-CH_2-Br \xrightarrow{Zn} \triangle + ZnBr_2$$

Óxido nitroso

Também chamado gás hilariante, é incolor e não-inflamável, com sabor doce. Já que causa anóxia quando usado sozinho, é sempre empregado em mistura com oxigênio, em proporções diversas. É o menos tóxico dos anestésicos gasosos. Obtém-se o óxido nitroso por decomposição térmica do nitrato de amônio.

Éter

Líquido incolor, muito volátil, inflamável, com odor pungente. Na presença de oxigênio são formados peróxidos de éter explosivos. A explosão é evitada pela adição do etanol, que reage com os peróxidos formando acetaldeído:

$$CH_3CH_2OCH_2CH_3 \xrightarrow{3O} CH_3\underset{OH}{\overset{H}{C}}-O-O-\underset{OH}{\overset{H}{C}}CH_3$$

$$\downarrow 4C_2H_5OH$$

$$6CH_3\underset{H}{C}=O + 2H_2O$$

O éter é preparado por vários métodos. O mais usado é a desidratação do etanol:

$$C_2H_5OH + H_2SO_4 \rightarrow C_2H_5-O-\underset{O}{\overset{O}{\underset{\|}{\overset{\|}{S}}}}-OH$$

$$C_2H_5OH \downarrow \Delta$$

$$C_2H_5-O-C_2H_5 + H_2SO_4$$

Fluroxeno

Líquido incolor, inflamável. Sua potência é semelhante à do éter. É preparado pela interação do acetileno com trifluoretanol, na presença de HgO e BF_3. Quando usado com simpatomiméticos, pode causar arritmias graves. Este fármaco foi planejado através do método da hibridação acoplado ao da substituição isostérica, pois é composto de etileno e parte do éter fluorado.

Metoxiflurano

Líquido incolor, não-inflamável, com ponto de ebulição elevado. É contra-indicado para pacientes com cirrose, pois possui ação hepatotóxica; é também contra-indicado para os que têm função renal deficiente. Pode ser considerado também como produto de hibridação molecular.

É obtido mediante reação de diclorodifluoretileno com metanol na presença de metóxido de sódio sob pressão:

Tabela 4.1 Anestésicos gerais

Nome oficial	Nome comercial	Nome químico	Estrutura
ciclopropano		ciclopropano	![ciclopropano] $H_2C - CH_2 - CH_2$ (anel)
aliflurano		1-cloro-1,2,2,3-tetraflúor-3-metoxi-ciclopropano	(ciclopropano com F, Cl, F, F, F, OCH$_3$)
éter	Éter Éter anestésico	1,1'-oxibisetano	$C_2H_5OC_2H_5$
cloreto de etila	Kelene	cloroetano	CH_3CH_2Cl
halotano (bromclorfluo- retano) (ftorotano)	Fluothane Halotano Halothane	2-bromo-2-cloro-1,1,1-trifluoretano	$CF_3CHClBr$
óxido nitroso		óxido de nitrogênio	N_2O
clorofórmio		triclorometano	$CHCl_3$
etileno		eteno	$H_2C=CH_2$
fluroxeno		2,2,2-trifluoretoxieteno	$CF_3CH_2OCH=CH_2$
metoxiflurano	Pentrane	2,2-dicloro-1,1-difluormetoxietano	$Cl_2CHCF_2OCH_3$
enflurano	Ethrane	2-cloro-1-(difluormetoxi)-1,1,2- -trifluoretano	CHF_2OCF_2CHClF
isoflurano		2-cloro-2-(difluormetoxi)-1,1,1- -trifluoretano	
sevoflurano		1,1,1,3,3,3-hexafluor-2-(fluor- metoxi)-propano	$FH_2COCH(CF_3)_2$
tiometoxiflurano		sulfeto metílico de 1,1-difluor- -2,2-dicloroetila	$CH_3SCF_2CHCl_2$
halopropano		3-bromo-1,1,2,2-tetrafluorpropano	$CHF_2CF_2CH_2Br$
teflurano		2-bromo-1,1,1,2-tetrafluoretano	CF_3CHBrF
éter vinílico		1,1'-oxibiseteno	$CH_2=CHOCH=CH_2$
tribromoetanol		álcool tribromoetílico	Br_3CCH_2OH
tricloroetileno	Trilene	tricloroeteno	$Cl_2C=CHCl$
cetamina	Ketalar	2-(o-clorofenil)-2-(metilamino)ciclo-exanona	(estrutura: ciclohexanona com grupo o-clorofenil e NH—CH$_3$)
alfaxalona	Alfatesin (em assoc.)	3α-hidroxi-5α-pregnano-11,20-diona	(estrutura esteroide)
acetato de alfadolona	Alfatesin (em assoc.)	3α,21-diidroxi-5α-pregnano-11,20- -diona	(estrutura esteroide com acetato)

$$\begin{array}{c}Cl\ \ F\\ |\ \ \ |\\ C=C\\ |\ \ \ |\\ Cl\ \ F\end{array} + CH_3OH \xrightarrow{CH_3ONa} \begin{array}{c}Cl\ \ F\\ |\ \ \ |\\ HC—COCH_3\\ |\ \ \ |\\ Cl\ \ F\end{array}$$

Enflurano

Líquido incolor, límpido, estável, potente, não-inflamável, com baixo ponto de ebulição (56,5°). Suas propriedades são semelhantes às do halotano. Pode ser considerado também produto de hibridação molecular.

Clorofórmio

Líquido incolor, sabor doce, hepatotóxico. É sintetizado a partir do etanol pela reação de halofórmio. Na presença do oxigênio e luz produz fosgênio, gás altamente corrosivo aos pulmões, pois no interior do organismo reage com a umidade produzindo ácido clorídrico:

$$Cl_3CH \xrightarrow{O_2} Cl_3C—O—OH$$
$$Cl_2 + CO_2 + HCl \quad Cl_2CO + HCl + {}^1\!/_2 O_2$$
$$\downarrow H_2O$$
$$2HCl + CO_2$$

A formação do fosgênio é impedida adicionando-se agentes estabilizantes, como o etanol, por exemplo. Por haver-se mostrado carcinogênico em estudos com animais, proibiu-se o seu emprego em todos os produtos farmacêuticos, até cosméticos.

Tricloroetileno

Líquido incolor, não-inflamável, com odor semelhante ao do clorofórmio. É estabilizado com timol. Por ser muito tóxico, é usado como anestésico apenas em pequenas cirurgias, em obstetrícia e odontologia e como adjuvante do óxido nitroso em anestesia geral. É sintetizado a partir do acetileno através das seguintes etapas:

$$CH\equiv CH + Cl_2 \rightarrow Cl_2CH—CHCl_2$$
$$Cl_2CH—CHCl_2 \xrightarrow[-HCl]{\Delta} ClCH=CCl_2$$

Halotano

Líquido não-inflamável, não-explosivo e não-irritante. Resultou de pesquisa que visava à descoberta de anestésicos não-explosivos. A presença de três átomos de flúor confere-lhe estabilidade extremamente alta. É anestésico de escolha para pacientes asmáticos, pois dilata os bronquíolos. É preparado pelo tratamento tanto do 1-cloro-2,2,2-trifluoretano com bromo quanto do 1-bromo-2,2,2-trifluoretano com cloro:

$$CF_3—CH_2—Cl \xrightarrow{\frac{Br_2}{465°C}} \quad Br + HBr$$
$$CF_3—CH \qquad\qquad$$
$$CF_3—CH_2—Br \xrightarrow{\frac{Cl_2}{380°C}} \quad Cl + HCl$$

Isoflurano

Líquido límpido, incolor, com odor fraco, não inflamável, facilmente miscível com líquidos orgânicos, inclusive gorduras e óleos. Tal como ocorre também com o halotano, enflurano e metoxiflurano, o isoflurano produz efeitos depressores acentuados sobre o sistema cardiovascular, podendo a dose excessiva causar parada circulatória. É também usado como solvente e dispersante para substâncias fluoradas.

B. Anestésicos intravenosos

Os anestésicos intravenosos são sólidos não-explosivos. Produzem perda rápida de consciência, mas anestesia e relaxamento muscular insuficientes. Os mais comumente empregados são os barbitúricos de ação ultra-rápida (tiopental, tiamilal, metoexital) e cetamina. Todos eles são utilizados como anestésicos basais, isto é, para alcançar um grau de inconsciência antes da administração do anestésico. Os barbitúricos serão estudados nos próximos capítulos; mas os utilizados como anestésicos intravenosos estão inscritos na Tabela 4.2. Além destes, há outros anestésicos intravenosos, menos úteis e, portanto, menos usados: Estil, etomidato, etoxadrol, fenciclidina, oxibato sódico, propanidida, succinato sódico de hidroxidiona, tiletamina, tribromoetanol.

Cloridrato de cetamina

Pó cristalino branco, de odor característico, muito solúvel em água. Administrado intramuscular ou intravenosamente, este anestésico não-barbitúrico "induz estado cataléptico em que o paciente parece acordado, mas está dissociado do ambiente, não responde à dor e não se recorda do que houve", de acordo com a Associação Médica Norte-americana. Pode ser usado como anestésico único para diagnósticos ou pequenas cirur-

Tabela 4.2 Sais sódicos de barbitúricos e tiobarbitúricos usados como anestésicos intravenosos

Nome oficial	Nome comercial	R'	R''	R'''	X
hexobarbital (eneximal) (hexenal) (hexobarbitona)		$-CH_3$	$1-C_6H_9$	$-CH_3$	O
metoexital (enalinimal) (metoexitona)	Brietal	$-CH_2-CH=CH_2$	$-CH-C\equiv C-CH_2-CH_3$ $\quad\;\vert$ $\quad CH_3$	$-CH_3$	O
tiamilal (tioseconal)	Surital	$-CH_2-CH=CH_2$	$-CH-CH_2-CH_2-CH_3$ $\quad\;\vert$ $\quad CH_3$	$-H$	S
tiopental (tiomebumal) (tiopentona)		$-CH_2-CH_3$	$-CH-CH_2-CH_2-CH_3$ $\quad\;\vert$ $\quad CH_3$	$-H$	S
tialbarbital (tialbarbitona) (tioexalilmal)	Thionembutal	$-CH_2-CH=CH_2$	$2-C_6H_9$	$-H$	S

gias de duração curta. Entretanto, por produzir estados delirantes, distúrbios mentais e verdadeiras alucinações, a cetamina está sendo usada por viciados em drogas.

Tiopental sódico

Pó branco ou branco-amarelado, de sabor amargo e odor aliáceo, solúvel em água e em etanol. É o mais usado dos anestésicos barbitúricos intravenosos. Seu período de latência é rápido (cerca de meio minuto) e a duração de ação é ultracurta, de apenas 10 a 30 minutos. É administrado pelas vias intravenosa ou retal. Tem emprego também como anticonvulsivante.

Alfaxalona

Apresenta-se na forma de cristais prismáticos incolores, quase insolúveis em água, mas facilmente solúveis em clorofórmio e acetona. Em mistura com acetato de alfadolona (3:1), solução de cloreto de sódio e solvente apropriado (polioxietilato de óleo de rícino) é comercializado sob o nome de Alfatesin, que é empregado como agente indutor de anestesia, como anestésico único em intervenções cirúrgicas de curta duração e como agente anestésico principal associado a outros anestésicos intravenosos ou inalantes.

Acetato de alfadolona

Pó cristalino branco, quase insolúvel em água, mas facilmente solúvel em clorofórmio e em acetona. Sua atividade anestésica é menor que a da alfaxalona. É outro dos constituintes do Alfatesin.

IV. MECANISMO DE AÇÃO

Diversas teorias foram propostas para o mecanismo de ação dos anestésicos gerais, visto que sua ação não pode ser explicada por uma teoria unificada. Na verdade, as teorias apresentadas somente descrevem os *efeitos* produzidos por estes anestésicos, sem elucidar *como* esses efeitos são causados. Visto que a sua estrutura química, propriedades físico-químicas e efeitos farmacológicos são tão variados, admite-se que eles deprimem, não-seletivamente, o sistema nervoso central por um mecanismo físico-químico, isto é, devem a sua ação às propriedades físico-químicas e não à complexação com um receptor farmacológico. Em outras palavras, os anestésicos gerais são medicamentos estruturalmente inespecíficos. De fato, em 1973, Kendig e colaboradores verificaram que o (+)-halotano e o (−)-halotano não diferem em sua capacidade de deprimir a transmissão sináptica no gânglio simpático cervical isolado de rato. Isso vem comprovar que a anestesia provocada pelos agentes por inalação é fenômeno físico em que a configuração estereoquímica da molécula do anestésico não desempenha papel importante.

As teorias da ação anestésica geral podem ser

classificadas em teorias físicas e teorias bioquímicas. As teorias físicas baseiam-se principalmente em duas propriedades físico-químicas da molécula do anestésico: sua polarizabilidade e seu volume. As principais teorias físicas são: teoria dos lipídios, teoria da permeabilidade, teoria da tensão superficial ou da adsorção, teoria do tamanho molecular, teorias neurofisiológicas, teoria dos clatratos e teoria do *iceberg*. As teorias bioquímicas incluem a teoria da inibição da oxidação, a teoria da interferência com a formação do ATP mitocondrial e a teoria da supressão dos movimentos de íons.

Nenhuma das teorias propostas, todavia, conta com o apoio incontestável da evidência experimental. Vários autores opinam que o principal efeito produzido pelos anestésicos gerais resulta das interações físicas, tais como aquelas que causam alterações conformacionais em macromoléculas, reservando-se para as modificações bioquímicas papel secundário.

A. Teorias físicas

Teoria dos colóides
A primeira a ser proposta, por Claude Bernard, em 1875, tem apenas interesse histórico. Segundo ela, a anestesia geral resulta da precipitação de proteínas causada pelos anestésicos.

Teoria dos lipídios
Proposta por Meyer (1890) e Overton (1901), ela afirma que a ação anestésica está diretamente relacionada com o coeficiente de partição do anestésico geral entre azeite (óleo de oliva) e água: quanto maior o valor numérico deste coeficiente — isto é, quanto maior for a lipossolubilidade — tanto maior será a atividade anestésica do fármaco. Usando o coeficiente de partição óleo/gás, Eger e colaboradores encontraram correlação melhor entre as concentrações alveolares mínimas e as solubilidades de alguns anestésicos gerais no azeite (Fig. 4.1). A teoria de Overton-Meyer não explica, todavia, o mecanismo de ação dos anestésicos gerais. Meramente expressa o paralelismo direto entre a lipossolubilidade e a ação anestésica geral.

Teoria da permeabilidade
Diversos autores (Höber, 1907; Lillie, 1909; Loew, 1913; Winterstein, 1926) aventaram a hipótese de que a ação anestésica geral resulta da alteração na permeabilidade celular do sistema nervoso central, causada pelos anestésicos.

Teoria da tensão superficial ou da adsorção
Apresentada por Traube (1904), declara que a potência dos anestésicos gerais depende de sua capacidade de diminuir a tensão superficial. Esta teoria, contudo, não pode ser aplicada a todos os anestésicos gerais. Embora não diminuam a tensão superficial, muitos hidrocarbonetos parafínicos têm ação anestésica e, não obstante sua atividade no sentido de diminuir a tensão superficial, os detergentes não apresentam ação anestésica. Clements e Wilson (1962) modificaram esta teoria e afirmam que a adsorção dos anestésicos pode não só modificar a constante dielétrica e permeabilidade reais, mas também alterar as relações estruturais críticas em enzimas que estão compreendidas na fosforilação oxidativa e no transporte de elétrons.

Teoria do tamanho molecular
Baseando-se em que o xenônio produz narcose, Wulf e Featherstone (1957) aventaram a hipótese de que a atividade anestésica se deveria ao volume molecular dos compostos utilizados. Verificaram que a atividade anestésica está relacionada com o volume molecular b, que aparece na equação de van der Waals: $(P + a/V^2)(V-b) = RT$. O volume molecular b deveria ser maior que o das substâncias, tais como água, oxigênio e nitrogênio, que poderiam ocupar normalmente o espaço lateral existente entre as camadas lipídicas e protéicas da membrana celular.

De fato, os valores de b para tais substâncias são, respectivamente, os seguintes: água: 3,05; oxigênio: 3,18; e nitrogênio: 3,91. Possuindo um valor b maior (monóxido de nitrogênio: 4,4; xenônio: 5,1; etileno: 5,7; ciclopropano: 7,5; clorofórmio: 10,2; éter etílico: 13,4), ao ocuparem o espaço entre as camadas lipídicas normalmente ocupadas pela água, oxigênio e nitrogênio os anestésicos gerais causariam alteração na estrutura celular e subseqüente depressão de função, acarretando anestesia.

Teorias neurofisiológicas
Brazier (1961) e Magoun (1961) propuseram que os anestésicos gerais inibem a formação reticular ascendente, que é considerada importante para a manutenção da vigília. Provas recentes apresentadas por Clark e colaboradores, porém, não apóiam essa teoria.

Teoria dos clatratos
Segundo Pauling (1961), a fase importante do sistema nervoso central na anestesia não é a lipí-

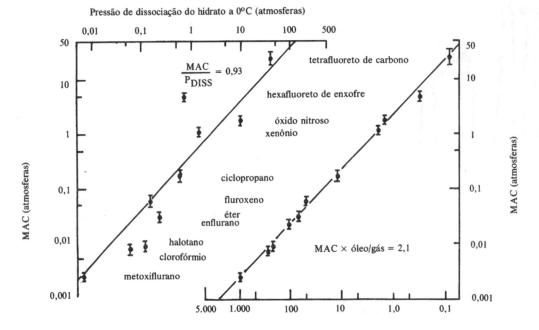

Fig. 4.1 Comparação das correlações da concentração alveolar mínima (MAC) com a pressão de dissociação do hidrato (gráfico à esquerda, escala superior) e lipossolubilidade (gráfico à direita, escala inferior). Se os dados seguissem a correlação MAC/pressão de dissociação de hidrato igual a uma constante ou MAC × coeficiente de partição óleo/gás igual a uma constante, então os dados deveriam dispor-se segundo um ângulo de inclinação de 45°, conforme indicado. Os dados obtidos na experiência mostraram que a correlação entre MAC e a lipossolubilidade é muito melhor do que aquela entre MAC e a pressão de dissociação do hidrato. *Fonte*: E. I. Eger II et al., *Anesthesiology, 30*, 129 (1969).

dica, como se admitia nas teorias anteriores, mas a aquosa. Considerando que determinados compostos, como o clorofórmio e o xenônio, formam *in vitro* hidratos microcristalinos, propôs Pauling que cristais semelhantes, constituídos por moléculas de água e chamados clatratos, seriam formados no fluido encefálico e estabilizados pelos anestésicos gerais unidos por forças de van der Waals às cadeias de proteínas e outros solutos. Esses hidratos microcristalinos alterariam a condução de impulsos elétricos necessários para a manutenção da vigília; em conseqüência, sobreviria a narcose ou anestesia. Contudo, Erlander apresentou provas para contradizer a teoria dos clatratos. Afigura-se interessante, todavia, combinar a teoria de Wulf e Featherstone com a de Pauling. Construindo modelos moleculares em escala, tanto dos hidratos microcristalinos como dos anestésicos gerais, verifica-se que estes últimos podem ser facilmente encerrados dentro dos primeiros (Fig. 4.2).

Teoria do iceberg

Miller (1961) aventou hipótese análoga à teoria dos clatratos. Tal como Pauling, ele admite que o aumento na quantidade de água em estado mais organizado no sistema nervoso central resulta em diminuição da atividade deste. A teoria

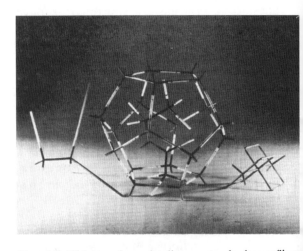

Fig. 4.2 Hidrato microcristalino contendo éter etílico em seu interior. Halotano (à esquerda) e óxido nitroso (à direita) encontram-se no exterior. Estes dois anestésicos gerais também podem ser perfeitamente encerrados dentro do hidrato microcristalino.

de Miller difere da de Pauling por exigir a presença não de clatratos, mas de *icebergs*, microcristais de tamanho menor que circundariam as moléculas dos anestésicos gerais.

B. Teorias bioquímicas

Teoria da inibição da oxidação

Quastel (1952, 1963) verificou que os anestésicos gerais diminuem o consumo de oxigênio por parte do cérebro *in vitro*. Por exemplo, eles inibem a oxidação da coenzima NADH a NAD^+ (nicotinamida adenina dinucleotídio) (Fig. 4.3). Impedindo esta oxidação, os anestésicos gerais deprimem a função do ciclo do ácido cítrico, porque o NAD^+ está compreendido na descarboxilação oxidativa em uma das fases do ciclo dos ácidos tricarboxílicos (ciclo de Krebs) (Fig. 4.4). Visto que a oxidação biológica do NADH é controlada pela fosforilação de ADP a ATP, segue-se que os anestésicos gerais também inibem a fosforilação oxidativa. Esses fenômenos, todavia, podem ser apenas conseqüência e não a causa da anestesia. Muito provavelmente, o consumo reduzido de oxigênio resulta da diminuição na atividade do sistema nervoso central causada pela anestesia. Sabe-se também que o dinitrofenol, embora seja desacoplador da fosforilação oxidativa, não produz anestesia.

Teoria da interferência na formação do ATP mitocondrial

Quastel (1965) propôs que os anestésicos gerais interferem com a formação do ATP mitocondrial por um dos seguintes mecanismos: *(a)* supressão do transporte de cátions na membrana celular; *(b)* repressão da oxidação mitocondrial do NADH; *(c)* efeito nos processos *(a)* e *(b)*.

Teoria da supressão de movimentos de íons

Esta teoria afirma que os anestésicos atuam sobre a membrana celular — talvez primariamente na bomba de sódio — e assim impedem os

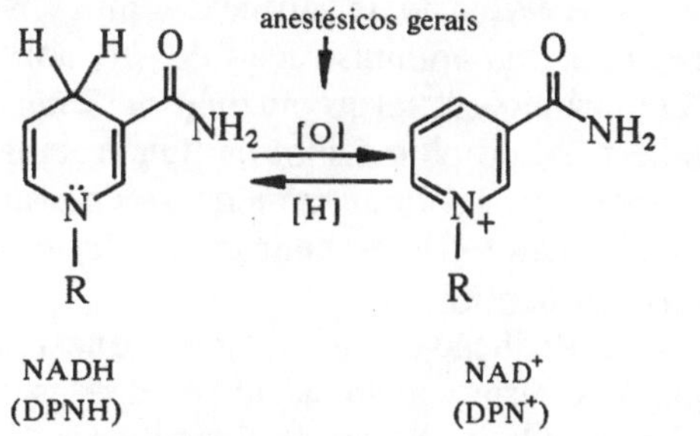

Fig. 4.3 Local de ação dos anestésicos gerais, segundo a teoria da inibição da oxidação.

movimentos de íons durante a atividade do tecido. Entretanto, a inibição do transporte de íons pode ser a conseqüência, e não a causa, da ação dos anestésicos gerais.

V. ADJUNTOS À ANESTESIA

Como adjuntos à anestesia geral, alguns pacientes recebem fármacos suplementares geralmente em medicação pré-anestésica. Esta prática preenche vários objetivos, entre eles:

1. Redução da ansiedade. Os fármacos prescritos são: *(a)* sedativos e hipnóticos, como: (I) barbitúricos: amobarbital, pentobarbital, secobarbital; (II) não-barbitúricos: etinamato, glutetimida, hidrato de cloral; *(b)* neurolépticos fenotiazínicos: clorpromazina, prometazina, triflupromazina; *(c)* ansiolíticos: clordiazepóxido, diazepam, hidroxizina, meprobamato, midazolam;

2. Controle da dor. Com este objetivo administram-se analgésicos potentes: alfaprodina, fentanila, hidromorfona, levomepromazina, levorfanol, morfina, oximorfona, Pantopon, pentazocina, petidina, pimenodina;

3. Inibição da salivação. Os fármacos mais empregados são os anticolinérgicos, como atropina, escopolamina, hiosciamina;

$$CH_3COCOOH + CoA\text{-}SH + NAD^+ \longrightarrow CoA\text{-}S\text{-}COCH_3 + NADH + CO_2$$
ácido pirúvico
Acetil-CoA

$$-H_2O \updownarrow +H_2O$$

$$CO_2 \longleftarrow HO\text{-}\underset{\underset{CH_2COOH}{|}}{\overset{\overset{CH_2COOH}{|}}{C}}\text{-}COOH + CoA\text{-}SH$$

Fig. 4.4 Papel do NAD^+ no ciclo dos ácidos tricarboxílicos.

4. Prevenção de náusea e vômito. Isto é conseguido pela administração de: *(a)* antieméticos fenotiazínicos: clorpromazina, perfenazina, prometazina, propiomazina, tietilpiperazina; *(b)* antieméticos não-fenotiazínicos: difenidramina, dimenidrinato, trimetobenzamida; *(c)* neurolépticos: droperidol;

5. Redução da quantidade de anestésico geral por sinergismo ou somação. As drogas utilizadas são os sedativos e anestésicos basais;

6. Produção de relaxamento do músculo esquelético. Os mais freqüentemente usados são: *(a)* agentes bloqueadores não-despolarizantes: dimetiltubocurarina, galamina, pancurônio, tubocurarina; *(b)* agentes bloqueadores despolarizantes: decametônio, suxametônio. Algumas vezes usam-se outras drogas, como o brometo de hexaflurônio e mefenesina;

7. Produção de anestesia basal. Com este objetivo usam-se os seguintes fármacos: tribromoetanol e barbitúricos de ação curta ou ultracurta.

Algumas vezes, como adjuntos à anestesia, usam-se outros fármacos: *(a)* agentes antiarrítmicos: lidocaína, procainamida, propranolol, quinidina; *(b)* agentes gangliopégicos: trimetafano; *(c)* vasodilatadores periféricos: nitroferricianeto sódico; *(d)* agentes bloqueadores α-adrenérgicos: fenoxibenzamina, fentolamina, tolazolina; *(e)* estimulantes α e β-adrenérgicos; *(f)* analépticos; *(g)* antagonistas dos narcóticos: levalorfano, nalorfina, naloxona.

Em casos de superdose de anestésicos, seus efeitos são combatidos com a administração do analéptico doxapram.

Amobarbital sódico

Pó granular branco, friável, inodoro, amargo, higroscópico, muito solúvel em água e em etanol. É usado como sedativo e hipnótico.

Droperidol

Pó amorfo ou microcristalino branco ou levemente marrom, quase insolúvel em água, mas ligeiramente solúvel em etanol e em éter. Seu emprego principal é como adjuvante de anestésicos: com fentanila, hipnoanalgésico, na neuroleptoanalgesia; com fentanila e óxido nitroso, em neuroleptoanestesia. Exerce efeito sedativo acentuado, apresenta ação antiemética e produz anestesia leve ou nenhuma. Em anestesia geral, é empregado sempre em combinação fixa com fentanila, associação essa conhecida comercialmente como Inoval.

Citrato de fentanila

Pó cristalino branco ou cristais brilhantes brancos, pouco solúvel em água. Deve-se evitar inalá-lo ou expor a pele a ele. Seu efeito hipnótico é baixo, mas é de 50 a 100 vezes mais potente do que a petidina e 5 a 10 vezes mais potente do que a morfina. Em anestesia geral, o seu emprego é em associação com o droperidol.

REFERÊNCIAS

ASPECTOS GERAIS
J. C. SNOW, Ed., *Manual de Anestesia*, Guanabara Koogan, Rio de Janeiro, 1979.
V. J. COLLINS, *Princípios de Anestesiologia*, 2ª. ed., Guanabara Koogan, Rio de Janeiro, 1978.
M. D. VICKERS et al., *Drugs in Anesthetic Practice*, Butterworths, London, 1978.
E. HULSZ et al., Eds., *Anesthesiology*, Excerpta Medica, Amsterdam, 1977.
L. SAIDMAN e N. T. SMITH, *Monitoring in Anesthesia*, Wiley, New York, 1977.
D. G. CATRON, *The Anesthesiologist's Handbook*, 2nd ed., University Park Press, Baltimore, 1976.
A. ARIAS et al., Eds., *Recent Progress in Anaesthesiology and Resuscitation*, Excerpta Medica, Amsterdam, 1975.

INTRODUÇÃO
W. D. WINTER, Annu. Rev. Pharmacol. Toxicol., 16, 413 (1976).
F. T. EVANS e C. GRAY, Eds., *General Anesthesia*, Butterworths, London, 1965.
E. M. PAPPER e R. J. KITZ, Eds., *Uptake and Distribution of Anesthetic Agents*, McGraw-Hill, New York, 1963.

HISTÓRICO
H. K. BEECHER, Anesthesiology, 29, 1068 (1968).
J. THORWALD, *O Século dos Cirurgiões*, Boa Leitura Editora, São Paulo, s/d.
T. E. KEYES, *The History of Surgical Anesthesia*, Schuman's, New York, 1945.

CLASSIFICAÇÃO
T. H. CORBETT, Adv. Pharmacol. Chemother., 16, 195 (1979).
T. DI PAOLO et al., J. Pharm. Sci., 68, 39 (1979).
E. W. VAN STEE, Annu. Rev. Pharmacol. Toxicol., 16, 67 (1976).
B. DAVIS, Adv. Drug Res., 10, 1 (1975).
D. L. CLARK et al., Anesthesiology, 39, 261 (1973).
M. B. CHENOWETH, Ed., *Modern Inhalation Anesthetics*, Springer, Berlin, 1972.
J. W. DUNDEE e W. H. K. HASLETT, Br. J. Anaesth., 42, 217 (1970).
J. EDMONDS-SEAL e C. PRYS-ROBERTS, Br. J. Anaesth., 42, 207 (1970).
A. CHERKIN, Annu. Rev. Pharmacol., 9, 259 (1969).
J. W. DUNDEE, Clin. Pharmacol. Ther., 8, 91 (1967).
C. D. LEAKE e M. Y. CHEN, Proc. Soc. Exp. Biol. Med., 28, 151 (1930).

MECANISMO DE AÇÃO
S. H. ROTH, Annu. Rev. Pharmacol. Toxicol., 19, 159 (1979).
T. DI PAOLO et al., Mol. Pharmacol., 13, 31 (1977).
J. RICHTER et al., Mol. Pharmacol., 13, 548 (1977).
R. H. DAVIES et al., Int. J. Quantum Chem., Quantum Biol. Symp., 3, 171 (1976).

B. R. FINK, Ed., *Molecular Mechanisms of Anesthesia*, Raven, New York, 1975.
C. HANSCH et al., *J. Med. Chem.*, *18*, 546 (1975).
A. KOROLKOVAS, *Rev. Bras. Clín. Ter.*, *4*, 417 (1975).
N. B. ANDERSEN e L. AMARANATH, *Anesthesiology*, *39*, 126 (1973).
P. J. COHEN, *Anesthesiology*, *39*, 153 (1973).
K. W. MILLER et al., *Mol. Pharmacol.*, *9*, 131 (1973).
K. W. MILLER et al., *Anesthesiology*, *36*, 339 (1972).
C. D. RICHARDS, *J. Physiol. (London)*, *227*, 749 (1972).
P. SEEMAN, *Pharmacol. Rev.*, *24*, 583 (1972).
D. L. CLARK et al., *J. Comp. Physiol. Psychol.*, *68*, 315 (1969).
E. I. EGER II et al., *Anesthesiology*, *30*, 129, 136 (1969).
S. R. ERLANDER, *J. Macromol. Sci., Chem.*, *A2*, 595 (1968).
Pharmacology Society Symposium, "The Molecular Pharmacology of Anesthesia", *Fed. Proc., Fed. Am. Soc. Exp. Biol.*, *27*, 870-913 (1968).
B. P. SCHOENBORN e R. M. FEATHERSTONE, *Adv. Pharmacol.*, *5*, 1 (1967).
P. D. WALL, *Anesthesiology*, *28*, 46 (1967).
J. H. QUASTEL, *Br. Med. Bull.*, *21*, 49 (1965).
M. A. B. BRAZIER, *Br. J. Anaesth.*, *33*, 194 (1961).
H. W. MAGOUN, *Br. J. Anaesth.*, *33*, 183 (1961).
S. L. MILLER, *Proc. Nat. Acad. Sci. U. S. A.*, *47*, 1515 (1961).
L. PAULING, *Science*, *134*, 15 (1961).
R. J. WULF e R. M. FEATHERSTONE, *Anesthesiology*, *18*, 97 (1957).
L. J. MULLINS, *Chem. Rev.*, *54*, 289 (1954).
J. H. QUASTEL, *Curr. Res. Anesth. Analg.*, *31*, 151 (1952).
M. MICHAELIS e J. H. QUASTEL, *Biochem. J.*, *35*, 518 (1941).
E. OVERTON, *Studien über die Narkose*, Fischer, Jena, 1901.
H. H. MEYER, *Arch. Exp. Pathol. Pharmakol.*, *42*, 109 (1899).

ADJUNTOS À ANESTESIA
D. A. HAYDON et al., *Nature (London)*, *268*, 356 (1977).
R. L. KATZ, Ed., *Muscle Relaxants*, Elsevier, Amsterdam, 1975.

5

Hipnóticos e Sedativos

I. INTRODUÇÃO

A. Conceito

Hipnóticos e sedativos são depressores gerais ou não-seletivos do sistema nervoso central; são usados para reduzir a inquietação e tensão emocional e para induzir sono ou sedação.

A insônia — que aflige cerca de 20% da população — pode ser sintoma de distúrbio físico ou emocional. Portanto, antes de lançar mão dos hipnóticos e sedativos, importa determinar a causa da insônia. Os que sofrem deste mal podem freqüentemente combatê-lo melhor sem usar drogas, mas simplesmente recorrendo, pouco antes de dormir, a certas práticas que induzem ao sono: esforço físico, leitura, atividade sexual ou ingestão de alimentos (como leite, queijo e carne) que contenham triptofano, tido como hipnógeno. Este tratamento, contudo, é recomendado apenas para insônia aguda, que pode resultar de tensão causada por viagens, distúrbio emocional e necessidade de dormir em outro ambiente que não aquele a que o insone está acostumado.

Nos casos de insônia crônica, que pode ser sintoma de alguma doença grave — tal como úlcera duodenal, angina, distúrbios cardiovasculares, artrite — deve-se tratar da causa básica, em vez de recorrer somente ao alívio sintomático, apenas temporário, por meio de hipnóticos.

Segundo recente relatório do Instituto de Medicina da Academia Nacional de Ciências dos Estados Unidos, os hipnóticos são mais perigosos e menos úteis do que os médicos e os pacientes imaginam, sendo receitados com muito maior freqüência e com muito menos cuidado do que deveriam.

B. Empregos

Os hipnóticos e sedativos são largamente consumidos em todo o mundo em quantidades crescentes. Nos Estados Unidos, mais de 25.000.000 de receitas médicas são, anualmente, de hipnóticos. Mais de 8.000.000 de norte-americanos usam hipnóticos uma vez ou outra durante o ano. Calcula-se que o norte-americano toma, em média, 33 comprimidos de barbitúricos por ano.

Procura-se a sedação em uma ou mais das seguintes situações: tensão emocional, tensão crônica, hipertensão, potenciação de analgésico, controle de convulsões, adjuvantes da anestesia, narcoanálise. Os hipnóticos, por outro lado, são usados para combater casos de insônia de diversos tipos; em muitos casos, a insônia provém de problemas não-resolvidos. A diferença entre a ação hipnótica e a sedativa depende da dose: doses maiores causam efeitos hipnóticos, ao passo que doses menores produzem somente sedação. Em doses altas alguns destes fármacos são utilizados para induzir anestesia cirúrgica ou como anestésicos basais.

C. Efeitos adversos

As reações adversas mais comuns são: sonolência, letargia e ressaca. Coma e até morte, causadas pela depressão dos centros medulares vitais do cérebro, resultam de superdose. O uso prolongado, mesmo em doses terapêuticas, pode causar dependência física e psíquica. A retirada abrupta desses fármacos pode resultar em grave síndrome de abstinência, caracterizada por convulsões e delírio, podendo ocorrer também coma e morte.

A intoxicação é tratada por indução ao vômito, se possível; se não, por lavagem estomacal e manutenção da respiração e circulação adequadas.

II. HISTÓRICO

O próprio Deus foi o primeiro a usar hipnose quando "fez cair um profundo sono sobre o homem'', a fim de tirar-lhe uma das costelas, que foi transformada na primeira mulher (Gênesis 2:21). O bíblico Noé pode ter sido o primeiro homem a experimentar o poder indutor de sono do etanol, não muito após o dilúvio (Gênesis 9:20,21). Na antiguidade, além do álcool etílico, eram usados outros agentes dotados de efeitos similares, tais como a beladona e o ópio. Entretanto, na verdade eles não são hipnóticos-sedativos.

Curioso é verificar que a ação hipnótico-sedativa se encontra em quase todas as classes de fármacos. Os agentes que produzem esse efeito foram descobertos paulatinamente, começando há muitas centenas de anos. O hidrato de cloral, preparado por Liebig em 1832, foi experimentado com êxito como hipnótico por Liebreich, em 1869. Foi introduzido como hipnótico na base da crença, infundada, de que *in vivo* sofreria lentamente reação de halofórmio, liberando clorofórmio, cuja ação hipnótica já era conhecida. Verificou-se, depois, que, no organismo, ele é largamente reduzido a tricloroetanol, ao qual pode ser atribuída a maior parte da ação hipnótica. Para mascarar seu gosto desagradável e diminuir a irritação gástrica que causa, mais recentemente prepararam-se derivados do hidrato de cloral, e alguns deles encontraram aplicação clínica: betaína de cloral, cloralodol, petricloral, triclofos.

Os brometos foram usados pela primeira vez como sedativos por Locock, em 1857. O paraldeído foi descoberto por Wildenbusch, em 1829, mas foi introduzido como hipnótico por Cervello, em 1882.

Em 1864, Adolph von Baeyer sintetizou o ácido barbitúrico, uma ureída cíclica. O nome *barbitúrico* foi dado por Baeyer em honra quer de Santa Bárbara (conforme pretendem alguns, pois era o seu dia), quer de sua noiva Bárbara. O ácido barbitúrico, porém, não apresenta atividade. O barbital, derivado do ácido barbitúrico, foi sintetizado por Conrad e Guthzeit, em 1882; suas propriedades hipnóticas foram descobertas por Fischer que, junto com von Mehring, o sintetizou por um método diferente e o introduziu na clínica sob o nome de Veronal, como tributo a Verona, a cidade italiana em que se desenrolou o drama *Romeu e Julieta,* de Shakespeare, e onde Fischer estava passando as férias quando recebeu a notícia da atividade hipnótica do barbital. O fenobarbital foi o seguinte a ser introduzido, pela Bayer, em 1912, sob o nome de Luminal.

A glutetimida e a metiprilona foram usadas, pela primeira vez, em 1954 e 1955, respectivamente.

Em 1954, na Alemanha, partindo do ácido N-ftalilglutâmico, foi sintetizada a talidomida, hipnótico que, lançado no comércio, em 1957, tanto na Europa quanto no Brasil (não, porém, nos Estados Unidos, onde não se permitiu sua introdução na terapêutica), alcançou boa aceitação. Entretanto, descobriu-se, a partir de 1961, que causa focomelia (membros de foca), grave efeito teratogênico, caracterizado pela ausência de braços e pernas, o que motivou a retirada da talidomida do comércio em todos os países e tornou mais rígidas as medidas de liberação de novos fármacos, principalmente nos Estados Unidos. Anos depois, porém, a talidomida foi reintroduzida na terapêutica como hansenostático.

Em 1955 foi demonstrada, por Gujral e colaboradores, a atividade hipnótica da metaqualona. Os compostos benzodiazepínicos (como nitrazepam) foram introduzidos como sedativos, em 1965, embora tenham sido sintetizados cinco anos antes por Sternbach; o nitrazepam o foi em 1963.

III. CLASSIFICAÇÃO

Os hipnóticos e sedativos variam muito quanto à estrutura química. Agentes úteis são encontrados em várias classes químicas. Os mais usados pertencem aos seguintes grupos químicos: brometos, álcoois, amidas, sulfonas, aldeídos e derivados, carbamatos, ureídas acíclicas, barbitúricos, piperidinodionas, compostos quinazolinônicos, benzodiazepinas e diversos (Tabelas 5.1 e 5.2).

A. Brometos

Os brometos, sedativos inorgânicos, foram amplamente usados durante o século passado. Os sais mais receitados foram: $NaBr$, KBr, NH_4Br, $CaBr_2 \cdot 2H_2O$ e $SrBr_2 \cdot 6H_2O$.

Hoje em dia essas drogas são raramente usadas porque tendem a acumular-se no organismo e causam intoxicação grave chamada *bromismo,* caracterizada por dermatite, distúrbios gastrintestinais e distúrbios mentais. O bromismo é tratado com cloreto de sódio ou cloreto de amônio.

Um novo membro desta classe é a bromocalcenamina, produto de condensação de cálcio, bromo e metenamina; trata-se, pois, de um híbrido.

Tabela 5.1 Hipnóticos e sedativos não-barbitúricos

Nome oficial	Nome comercial	Nome químico	Estrutura
metilpentinol (meparfinol)	Oblivon	3-metil-1-pentin-3-ol	
etclorvinol		1-cloro-3-etil-1-penten-4-il-3-ol	
hidrato de cloral		2,2,2-tricloro-1,1-etanodiol	
betaína de cloral		composto (1:1) de betaína e hidrato de cloral	
triclofos		fosfato diidrogenado de 2,2,2-tricloroetanol	
paraldeído		2,4,6-trimetil-s-trioxano	
etinamato		carbamato de l-etinilcicloexanol	
glutetimida	Doriden	3-etil-3-fenil-2,6-piperidinodiona	
metiprilona		3,3-dietil-5-metil-2,4-piperidinodiona	

Tabela 5.1 (cont.) Hipnóticos e sedativos não-barbitúricos

Nome oficial	Nome comercial	Nome químico	Estrutura
metaqualona		2-metil-3-o-tolil-4(3H)-quinazolinona	
talidomida	Talidomida	2-(2,6-dioxo-3-piperidinil)-1H-isoindol-1,3(2H)-diona	

B. Álcoois

Diversos álcoois exercem ação hipnótica. Neles observam-se determinadas relações entre estrutura e atividade: (a) a atividade hipnótica aumenta com o aumento da cadeia carbônica até n-hexanol ou n-octanol; (b) a insaturação aumenta tanto a atividade quanto a toxicidade; (c) os álcoois terciários são mais ativos do que os secundários, e estes mais do que os primários; (d) a ramificação resulta em depressão maior; (e) a introdução de outro grupo hidroxila tende a diminuir a toxicidade bem como a atividade; (f) a substituição de hidrogênio por halogênio realça a atividade.

O primeiro membro da família, o metanol, não é usado como hipnótico e sedativo porque causa cegueira. O etanol, em muitas formas (cerveja, vinho, *brandy, whisky*), tem sido usado por séculos, mas desde que se desenvolve rapidamente o alcoolismo crônico e somente grandes doses são eficazes, ele não é utilizado como hipnótico.

Os álcoois usados como hipnóticos são: álcool *t*-pentílico (hidrato de amileno), bromometilpentinol, carbamato de meparfinol, Centalun, clorobutanol, etclorvinol, metilpentinol.

Para o tratamento de alcoolismo crônico usa-se o dissulfiram (Antabuse, Antietanol, Sanetílico). Também apresentam efeito análogo, mas são empregados para outros fins, os seguintes fármacos: furazolidona, metronidazol e piracetam. A nadida, correspondente quimicamente ao nicotinamida-adenina-dinucleotídeo (NAD, DPN), é usada como antagonista do álcool e de narcóticos.

Etclorvinol

Líquido incolor ou amarelo, de odor pungente e que escurece quando exposto à luz e ao ar. O uso excessivo pode causar dependência física. A dose hipnótica é de 500 mg e a dose sedativa, 100 a 200 mg.

C. Amidas

Diversas amidas apresentam ação sedativa, embora sejam, em geral, mais utilizadas como miorrelaxantes ou ansiolíticos: dietilbromacetamida, ibrotamida, novonal, sulpirida (Dogmalid, Dogmatil, Equilid, Modulan), tricetamida, valnoctamida (Nirvanil).

D. Sulfonas

Os principais fármacos desta classe são sulfonalona e trionalona. Contudo, hoje são considerados obsoletos, por serem demasiadamente tóxicos e apresentarem graves efeitos adversos.

E. Aldeídos e derivados

Os fármacos mais usados desta classe são: betaína de cloral, hidrato de cloral, paraldeído, triclofos.

Com exceção do paraldeído, são todos derivados do cloral, líquido oleoso e. portanto, de difícil manipulação farmacotécnica. Visando à obtenção de fármacos mais fáceis de manipular, prepararam-se vários derivados do cloral por diferentes meios de modificação molecular, a saber: (a) latenciação: cloralamida (cloramida), cloralodol (clorexadol), cloralose, cloretato (alcoolato de

Tabela 5.2 Barbitúricos usados como hipnóticos e sedativos

Nome oficial	Nome comercial	R'	R"	R'''
Efeito prolongado (6 horas ou mais)				
barbital (barbitona) (diemal)		$-C_2H_5$	$-C_2H_5$	$-H$
metilfenobarbital (enfenemal) (mefobarbital) (metilfenobarbitona)		$-C_2H_5$	$-C_6H_5$	$-CH_3$
fenobarbital (fenemal) (fenobarbitona)	Alepsal Fenobarbital Gardenal Luminal	$-C_2H_5$	$-C_6H_5$	$-H$
Efeito intermediário (3 a 6 horas)				
amobarbital (amilobarbitona) (barbamil) (pentimal)	Sonex (em assoc.)	$-C_2H_5$	$-CH_2CH_2CH(CH_3)_2$	$-H$
aprobarbital (alipropimal)		$-CH_2CH=CH_2$	$-CH(CH_3)_2$	$-H$
secbutabarbital (butabarbital) (secbutobarbitona) (secumal)	Vacotonil (em assoc.)	$-C_2H_5$	$-\underset{CH_3}{\overset{\vert}{CH}}-C_2H_5$	$-H$
butalbital (alisobumal)		$-CH_2CH=CH_2$	$-CH_2CH(CH_3)_2$	$-H$
probarbital (etipropimal)		$-C_2H_5$	$-CH(CH_3)_2$	$-H$
talbutal (talbumal)		$-CH_2CH=CH_2$	$-\underset{CH_3}{\overset{\vert}{CH}}-C_2H_5$	$-H$
Efeito curto (menos de 3 horas)				
pentobarbital (etaminal) (mebumal) (pentobarbitona)	Nembutal	$-C_2H_5$	$-\underset{CH_3}{\overset{\vert}{CH}}-C_3H_7$	$-H$
secobarbital (mebalimal) (quinalbarbitona)	Seconal	$-CH_2CH=CH_2$	$-\underset{CH_3}{\overset{\vert}{CH}}-C_3H_7$	$-H$
hexobarbital (eneximal) (hexenal) (hexobarbitona)		$-CH_3$	(ciclohexenil)	$-CH_3$

cloral), triclofos; (*b*) adição molecular: betaína de cloral (betaína + cloral), cloralfenazona (cloral + fenazona), dicloralfenazona (duas moléculas de cloral + fenazona); (*c*) replicação molecular: petricloral (tetraplicação), toloxiclorinol (duplicação); (*d*) hibridação molecular: carbocloral (com uretana), cloracetadol (com paracetamol), cloralsalicilamida (com salicilamida), mecloraluréia (com uréia), toloxiclorinol (duas moléculas de cloral com mefenesina), triclofilina (com teofilina).

Hidrato de cloral

Cristais brancos ou incolores, transparentes, de odor penetrante e ligeiramente acre, de sabor um tanto cáustico e amargo, muito solúveis em água e em azeite. É hipnótico e sedativo relativamente seguro, mas pode perder a eficácia já na segunda semana de uso. Sua maior utilidade é para pacientes idosos e crianças. É aplicado pelas vias oral e retal.

O hidrato de cloral é obtido pela hidratação do cloral.

Paraldeído

Líquido incolor, com sabor desagradável, usado por via oral ou retal. Confere odor potente ao hálito do paciente, logo após a administração. Seu uso limita-se grandemente a alcoólatras e psicóticos. É preparado por condensação de três moléculas de acetaldeído, pois é um acetal cíclico do acetaldeído. Durante o armazenamento o paraldeído é facilmente oxidado a ácido acético glacial.

F. Carbamatos

Certos carbamatos ou uretanas manifestam ação hipnótica e sedativa. Entre eles, os seguintes: carbamato de amila, carbocloral (hibridação de cloral com uretana), emilcamato, etinamato, hexapropimato, hidroxifenamato, mebutamato, mepentamato, meprobamato, nisobamato, oxanamida, pentabamato, procimato, tibamato, triclorouretana. São, todavia, pouco usados, em razão de sua elevada toxicidade e fraca potência sedativa. Alguns, principalmente o mebutamato e o meprobamato, encontram emprego como ansiolíticos.

G. Ureídas acíclicas

Ureídas acíclicas são derivados da uréia e ácidos monocarboxílicos. Sua fórmula geral é R-CONHCONH$_2$. Diferem das ureídas cíclicas, que são derivados da uréia e ácidos dicarboxílicos; o protótipo das ureídas cíclicas é o ácido barbitúrico.

Entre as ureídas acíclicas com ação hipnótica e sedativa temos as seguintes: acecarbromal, apronal (apronalida), bromisoval (Bromural), capurida, carbromal, ectiluréia. Elas exercem efeito depressor fraco e são usadas principalmente como sedativos diurnos.

H. Barbitúricos

Até hoje, foram sintetizados mais de 3.000 barbitúricos, mas são comercializados apenas cerca de 30. Os mais amplamente usados estão arrolados na Tabela 5.2.

Outros são: (*a*) de efeito prolongado: difebarbamato, febarbamato, metarbital; (*b*) de efeito intermediário: alobarbital, butalilonal, butobarbital (butetal), nealbarbital, propalilonal, vimbarbital, vinilbital; (*c*) de efeito curto: ciclobarbital, ciclopentobarbital, Dermovit, heptabarbo, hexetal, Rectidon. Além destes, há os seguintes: bralobarbital, carbubarbo (carbubarbital), crotarbital, Cyclopal, narcobarbital, proxibarbal, reposal, tetrabarbital, tibutabarbital.

1. SÍNTESE

O método clássico é aquele utilizado por Fischer e Dilthey, em 1904, para preparar o barbital. Consiste na condensação de uréia substituída (I) com ésteres dissubstituídos do ácido malônico (II) em presença de etóxido de sódio (Fig. 5.1). O maior problema nesta síntese é a preparação dos

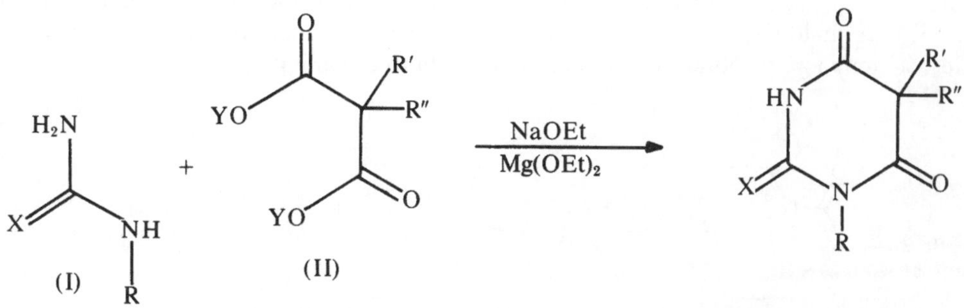

X = O, S, Se
Y = alquila
R = H, CH$_3$
R' = H, alquila, arila
R" = H, alquila, arila

Fig. 5.1 Método clássico da síntese dos barbitúricos.

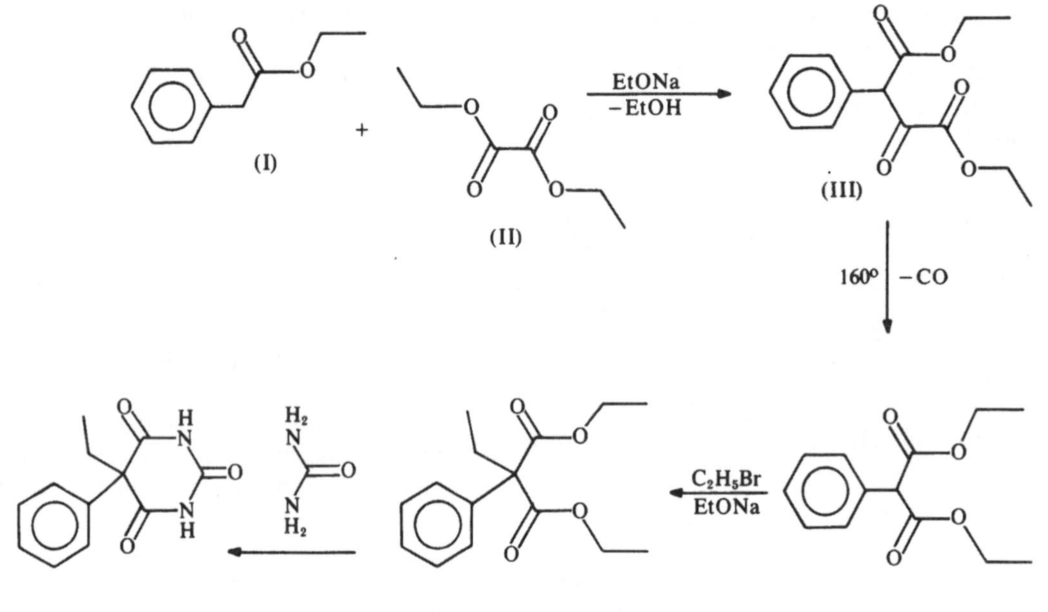

Fig. 5.2 Síntese do fenobarbital.

ésteres do ácido malônico mono ou dissubstituídos desejados.

Por exemplo, para a síntese do fenobarbital, é primeiramente necessário preparar o fenilmalonato de dietila. Ele é conseguido pela condensação do fenilacetato de etila (I) com oxalato de dietila (II), na presença de etóxido de sódio, e a descarbonilação do α-cetoéster resultante (III), por aquecimento, seguida de etilação do hidrogênio ativo remanescente e condensação com uréia, em presença de alcóxido de sódio ou de magnésio (Fig. 5.2).

Para a síntese do fenilmalonato de dietila foi introduzido um método mais curto e mais simples que o anterior. Consiste em condensar o brometo de fenila (I) com malonato de dietila (II) na presença de litioamida para obter o fenilmalonato com 51% de rendimento. Neste processo forma-se benzino (III), intermediário altamente reativo (Fig. 5.3).

2. PROPRIEDADES FÍSICO-QUÍMICAS

Os barbitúricos são sólidos cristalinos incolores, com ponto de fusão entre 96 e 205°C. Possuem caráter ácido que, no caso do ácido barbitúrico, resulta de três fatores: (a) sistema cíclico conjugado e simétrico na forma enólica; (b) metileno ativo entre dois grupos carbonílicos; (c) presença de um tipo de sistema diiminocarbonílico na forma tautômera (Fig. 5.4).

A forma trienólica pode ser considerada como 2,4,6-triidroxipirimidina. Estudos de difração de raios X indicam que o tautômero tricetônico é a forma predominante, pelo menos no estado cristalino.

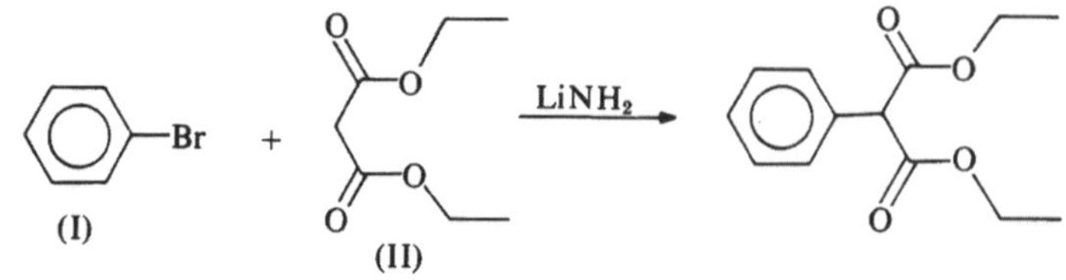

Fig. 5.3 Síntese do fenilmalonato de etila.

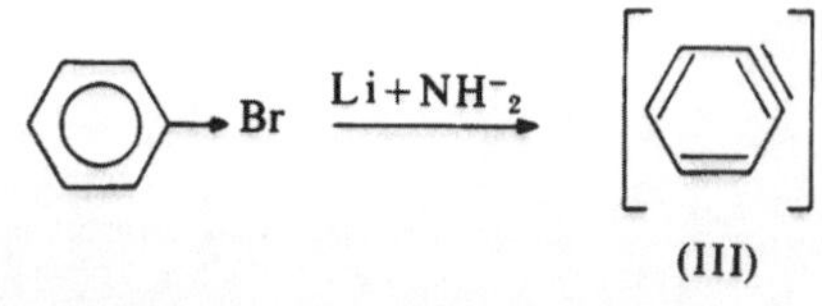

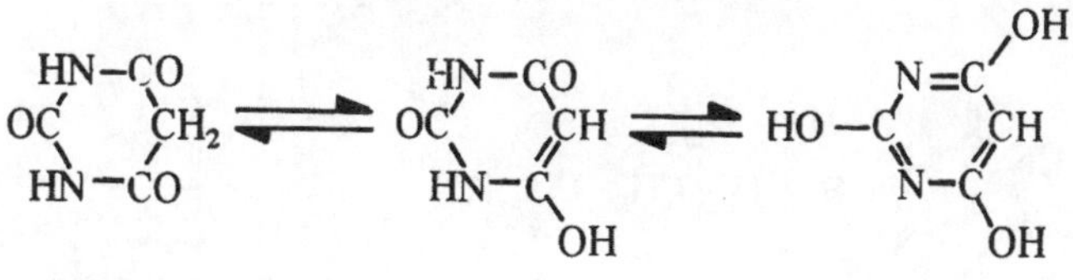

triceto   monoenol   trienol

Fig. 5.4 Formas tautômeras do ácido barbitúrico.

Em barbitúricos dissubstituídos na posição 5 e trissubstituídos em 1 e 5, o caráter ácido é conferido pelo grupo — CONHCO —, devido à ausência de um átomo de hidrogênio na posição 5 (Fig. 5.5).

Como ácidos livres, os barbitúricos são levemente solúveis em água, mas muito solúveis em solventes orgânicos. Por essa razão eles são freqüentemente convertidos em sais sódicos, que são hidrossolúveis. Na presença de ácidos, os sais sódicos de barbitúricos precipitam como ácidos barbitúricos livres; para impedir isto, quando usados na forma injetável, adiciona-se um tampão de carbonato de potássio.

3. AÇÃO E METABOLISMO

Os efeitos hipnóticos e sedativos produzidos pelos barbitúricos são geralmente atribuídos à sua ação ao nível do tálamo e da formação reticular ascendente, ação esta que interfere com a transmissão dos impulsos nervosos para o córtex. A dose usual varia de 30 a 600 mg.

Visto que os inibidores da amino oxidase potenciam a ação depressora dos barbitúricos, não se recomenda o seu uso concomitante. Especialmente como sais sódicos, os barbitúricos são completamente absorvidos do trato gastrintestinal; por via parenteral são necessariamente usados sais de sódio solúveis. Eles são uniformemente distribuídos em todos os tecidos, atingindo concentrações maiores no fígado e nos rins. Sua eliminação é principalmente através dos rins, nas seguintes formas: inalterados, parcialmente oxidados na cadeia lateral, parcialmente conjugados.

O metabolismo dos barbitúricos, que ocorre no fígado, processa-se através de um ou mais dos seguintes mecanismos: (a) dessulfuração de 2-tiobarbitúricos; (b) perda de grupos N-alquílicos; (c) oxidação de grupos ligados à posição 5; (d) abertura hidrolítica do anel do ácido barbitúrico. No metabolismo, os barbitúricos lipossolúveis são transformados em metabólitos mais polares, que possam ser excretados. Os metabólitos resultantes podem ser inativos, ter a mesma atividade ou ser mais ativos que o barbitúrico inicial. Por exemplo, o fenobarbital é hidroxilado na posição *para* do anel fenílico, fornecendo um composto inativo. O tiopental é oxidado a um álcool, a ácido carboxílico e pentobarbital, que é um barbitúrico de ação mais longa (Fig. 5.6).

4. RELAÇÕES ESTRUTURA-ATIVIDADE

Fischer observou que diversos hipnóticos contêm carbono quaternário. Esta observação levou-o a sintetizar barbitúricos 5,5-dissubstituídos. Milhares destes compostos foram, desde então, sintetizados. Fizeram-se tentativas para estabelecer relações entre estrutura e

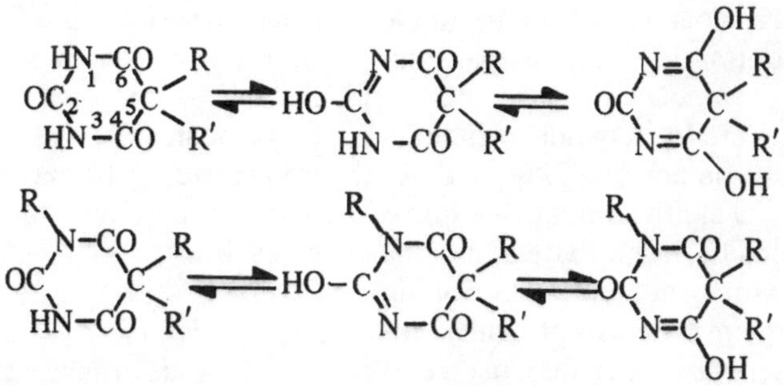

Fig. 5.5 Formas tautômeras do ácido barbitúrico dissubstituído.

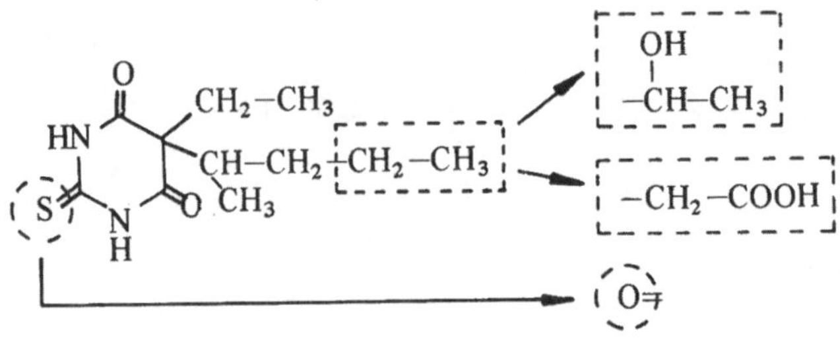

Fig. 5.6 Metabolismo do tiopental.

atividade, a fim de encontrar alguma ordem no caos deste campo. Tatum dividiu os barbitúricos em quatro grupos, de acordo com a duração de seu efeito. Agora estes grupos compreendem os seguintes barbitúricos:

1. Duração de efeito prolongada (quatro a doze horas): barbital, fenobarbital, metilfenobarbital, metabarbital;
2. Duração de efeito intermediário (duas a oito horas): amobarbital, aprobarbital, secbutabarbital, proparbital, talbutal e vimbarbital;
3. Duração de efeito curta (até três horas): ciclobarbital, heptabarbo, pentobarbital e secobarbital;
4. Duração de efeito ultracurta (menos de três horas): hexobarbital, metoexital, tiamilal e tiopental.

Os barbitúricos de duração de efeito prolongada são principalmente usados para o tratamento de epilepsia e para manter a sedação em estados de ansiedade e tensão. Os de duração de efeito intermediária e curta são usados mormente como hipnóticos e sedativos, para o tratamento de insônia e para a sedação pré-anestésica. Os que possuem duração de efeito ultracurta são usados principalmente como agentes anestésicos intravenosos para anestesia basal.

No estudo das relações estrutura-atividade dos barbitúricos encontraram-se alguns parâmetros gerais:

1. A duração do efeito depende principalmente dos substituintes na posição 5, que conferem lipossolubilidade. O efeito aumenta até que o número total de átomos de carbono de ambos os substituintes atinja oito; o aumento ulterior da cadeia lateral resultará em produtos convulsivantes ou inativos. Para ser mais específico: (a) efeito ultracurto: cadeia longa na posição 5 e átomo de S em vez de O na posição 2; (b) efeito curto: cadeia longa na posição 5 e átomo de O na posição 2; (c) efeito intermediário: cadeia mais curta e menos ramificada na posição 5 e átomo de O na posição 2; (d) efeito longo: grupo fenila ou cadeia curta e saturada na posição 5 e átomo de O na posição 2;

2. Grupos alquílicos ligados nas posições 1 e 3 diminuem o efeito e dão origem a propriedades estimulantes;
3. A metilação de um átomo de N aumenta a afinidade por lipídios e tem tendência a diminuir o efeito;
4. O átomo de S na posição 2 encurta o tempo de latência em razão de sua passagem muito rápida para o sistema nervoso central e diminui a duração de ação devido à rápida redistribuição no tecido adiposo;
5. O grupo fenila na posição 5 confere propriedades anticonvulsivantes.

Resultados de cálculos de orbital molecular recentes realizados por Pullman e colaboradores com o método PCILO aplicado ao amobarbital, barbital, fenobarbital e hexobarbital concordam com os dados experimentais disponíveis na cristalografia de raios X quanto à conformação destas moléculas. Eles mostraram que os substituintes na posição 5 exercem influência desprezível na distribuição da carga no anel do barbitúrico. Concluíram, daí, que é provável que a atividade farmacológica dos barbitúricos dependa das propriedades eletrônicas do sistema anelar barbitúrico, quiçá a sua capacidade de formar pontes de hidrogênio com a adenina. Quanto aos substituintes na posição 5, eles podem ser responsáveis pelo transporte do fármaco aos seus sítios de ação e podem estar envolvidos no contato adequado com estes sítios.

Fenobarbital
Cristais brancos ou pó cristalino branco, inodoro, de sabor ligeiramente amargo, estável ao ar, pouquíssimo solúvel em água e que pode apresentar polimorfismo. Além de hipnótico e sedativo, é

também anticonvulsivante. Tem ação longa, de 10 a 16 horas. É usado tanto na forma livre quanto na forma de sal sódico. Como hipnótico, é administrado por via oral ou parenteral, na dose de 100 a 200 mg ao deitar-se.

Pentobarbital sódico
Grânulos brancos, ou pó branco, inodoro, de sabor ligeiramente amargo, muito solúvel em água. Tem ação curta, de menos de três horas. É usado na dose de 15 a 200 mg por dia, por via oral, e 50 a 200 mg por dia, por via intravenosa.

I. Piperidinodionas

São relacionadas estruturalmente com os barbitúricos. Manifestam ação hipnótica ou sedativa as seguintes: alonimida, biglumida, glutetimida, metiprilona, piperidiona, piritildiona, taglutimida e talidomida. Entretanto, as mais usadas são glutetimida e metiprilona. A talidomida, por ser teratogênica, não é mais empregada como hipnótico; todavia, é usada para o tratamento da reação cutânea transitória em lepra.

Glutetimida
Pó cristalino branco, quase insolúvel em água. É usada para induzir o sono. Já ocorreram casos de morte quando a glutetimida foi ingerida com álcool e outros depressores. Sua margem de segurança é menor do que a dos barbitúricos. A dose usual é de 125 a 250 mg como sedativo e 500 mg a 1g como hipnótico.

J. Compostos quinazolinônicos

Os principais compostos quinazolínicos usados como hipnóticos são os seguintes: alfaqualona, cloperidona, etaqualona, lonetila, mecloqualona e metaqualona.

Metaqualona
Usada tanto na forma livre quanto na de cloridrato. Ambos apresentam-se como pó cristalino branco, inodoro, pouco solúvel em água. Indicada para pacientes que não toleram barbitúrico, é contra-indicada para gestantes e pessoas com tendências suicidas. Por causar dependência em jovens, é hoje pouco usada. No Brasil, em 1978, foi retirada do comércio.

K. Benzodiazepinas

Inúmeros fármacos desta classe foram introduzidos, entre os quais os seguintes: alprazolam, cetazolam, ciprazepam, clobazam, clordesmetildiazepam, clordiazepóxido, clozapina, diazepam, estazolam, flunidazepam, flunitrazepam, flurazepam, fosazepam, lorazepam, medazepam, nimetazepam, nitrazepam, nordazepam, oxazepam, prazepam, quazepam, sulazepam, temazepam,

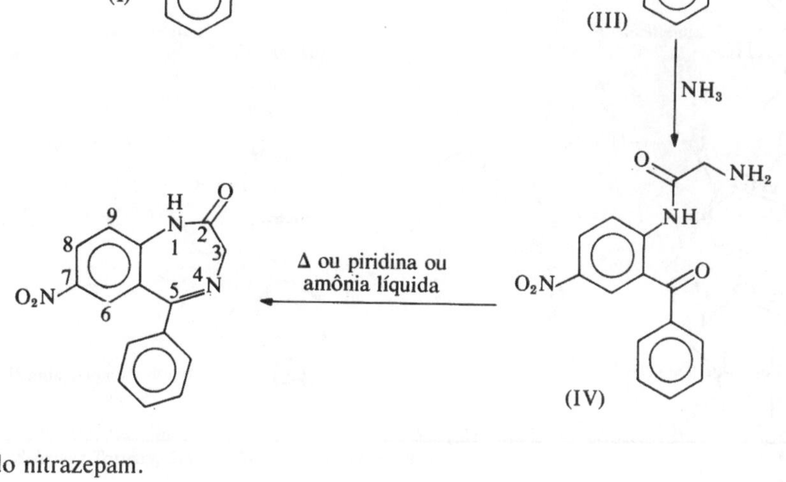

Fig. 5.7 Síntese do nitrazepam.

triazolam. Embora tenham ação hipnótica e sedativa, estes fármacos, em sua maioria, são mais usados como ansiolíticos. Entretanto, flurazepam, lorazepam, nitrazepam e temazepam são mais empregados como hipnóticos (Tabela 10.6).

Nitrazepam

Pó cristalino branco ligeiramente amarelado, inodoro, insípido, insolúvel em água. É também usado como anticonvulsivante, ansiolítico e miorrelaxante. A dose, por via oral, é de 5 mg uma a três vezes por dia.

É sintetizado a partir da 2-amino-5-nitrobenzofenona (I). Esta, tratada com brometo de bromoacetila (II), dá o bromoacetamidoderivado (III) que, por amonólise em amônia líquida, fornece o aminoacetamidoderivado (IV); a ciclização deste, por fusão ou por aquecimento com piridina diluída, resulta no nitrazepam (Fig. 5.7).

Flurazepam

Pó cristalino esbranquiçado a amarelo, inodoro ou com odor leve, muito solúvel em água. É o hipnótico mais usado nos Estados Unidos; em 1977, 53% das receitas de hipnóticos eram deste benzodiazepínico. A dose é de 15 a 30 mg, ao deitar.

L. Diversos

Vários outros compostos químicos, pertencentes a classes químicas diversas e tendo também outros empregos terapêuticos, são usados ou como hipnóticos ou como sedativos. Entre eles, citam-se os seguintes: acetopirrol, ácido γ-hidroxibutírico, alimemazina (trimeprazina), benzoctamina, bromobionato de cálcio (Calcibronat), captodiama, centazolona, clometiazol (pode causar graves problemas de dependência), damotepina, dexclamol, dolcental, etomidato (administrado por via intravenosa), fenadiazol, levotriptofano, mesoridazina (Lidanar), molindona, nabilona, oxipertina, perlapina, propiomazina, provalamida, roletamida, sufentanila, trimetozina, valtrato, zopiclona.

M. Associações

São comercializadas diversas categorias diferentes de misturas de hipnóticos. Geralmente elas contêm um ou mais barbitúricos, com vários outros agentes: antiespasmódicos, anti-histamínicos, antieméticos, simpatomiméticos e analépticos. De acordo com a Associação Médica Norte-americana, "o uso destas associações não é recomendado".

IV. MECANISMO DE AÇÃO

Foram propostos alguns mecanismos bioquímicos para explicar a ação dos hipnóticos e sedativos, tais como inibição específica de enzimas respiratórias e desacoplamento da fosforilação oxidativa. Estes mecanismos propostos, con-

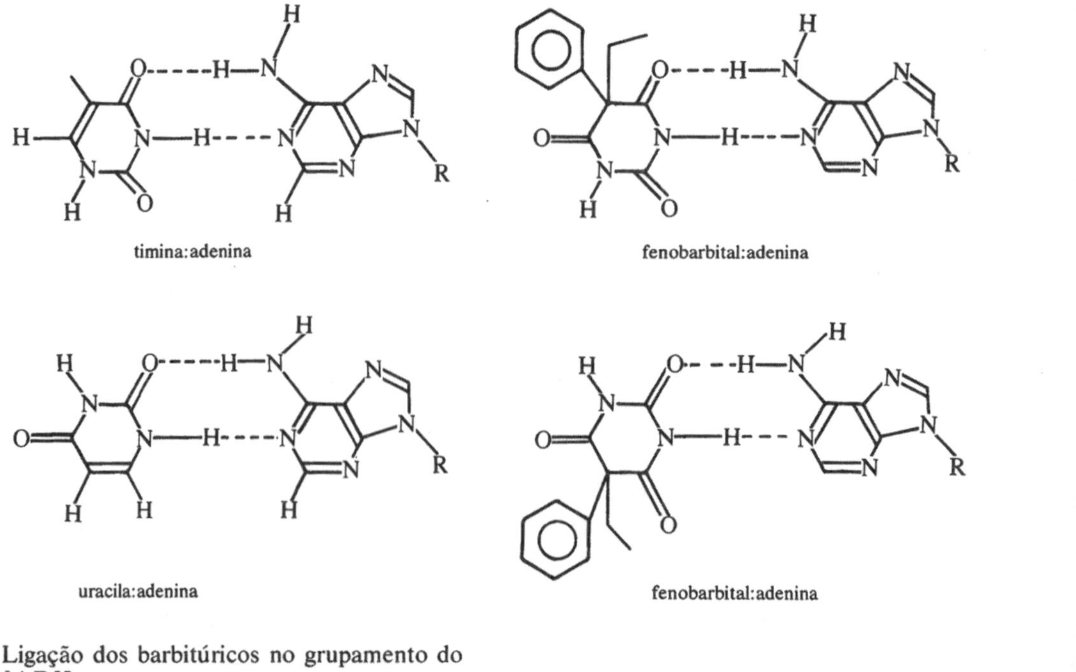

timina:adenina

fenobarbital:adenina

uracila:adenina

fenobarbital:adenina

Fig. 5.8 Ligação dos barbitúricos no grupamento do FAD e NADH.

tudo, são geralmente considerados inadequados. Os hipnóticos e sedativos talvez sejam fármacos estruturalmente inespecíficos. Sua ação provavelmente não resulta da interação com receptores específicos, mas sim de suas propriedades físico-químicas. É muito provável que, modificando a constante dielétrica e a estrutura da água que circunda os biopolímeros, eles induzam mudanças conformacionais em algumas macromoléculas relacionadas com papel fisiológico importante. Isto é possível porque a maioria destes fármacos (brometos e alguns outros constituem exceção), embora tenha estruturas químicas muito diferentes, apresenta duas características comuns: (a) um grupo que pode ser envolvido numa ponte de hidrogênio; (b) grupos que podem baixar a constante dielétrica da água. Em outras palavras, os hipnóticos e sedativos poderiam agir pelos mecanismos sugeridos pelas teorias de encaixe induzido de Koshland e perturbação macromolecular de Belleau (veja Cap. 3, seção VIII, D e E).

Recentemente, Hansch e colaboradores tentaram correlacionar a atividade hipnótica com a hidrofobicidade. Embora eles tenham encontrado boa correlação para alguns fármacos, esta correlação não é válida para todos os hipnóticos. Há provas crescentes de que os barbitúricos, devido à sua semelhança estrutural com a timina, exercem seus efeitos interagindo seletivamente através de ponte de hidrogênio com a fração adenina de muitas macromoléculas, tais como FAD e NADH, compreendidas em importantes processos bioquímicos (Fig. 5.8).

Atualmente, aceita-se que os hipnóticos agem interagindo com as funções do sistema ativante reticular, quer estimulando o centro do sono, quer inibindo o centro do despertar.

REFERÊNCIAS

ASPECTOS GERAIS
Institute of Medicine, *Sleeping Pills, Insomnia and Medical Practice*, National Academy of Sciences, Washington, D. C., 1979.
C. R. SOLDATOS et al., *Annu. Rev. Med.*, 30, 301 (1979).
J. C. GILLIN et al., *Annu. Rev. Pharmacol. Toxicol.*, 18, 563 (1978).
I. OSWALD, *Prog. Drug Res.*, 22, 355 (1978).
T. J. COATES e C. E. THORESEN, *How to Sleep Better*, Prentice-Hall, Englewood Cliffs, N. J., 1977.
B. J. GUDZINOWICZ, *Hypnotics, Anticonvulsants & Sedatives*, Dekker, New York, 1977.
R. L. WILLIAMS e I. KARACAN, Eds., *Pharmacology of Sleep*, Wiley Medical, New York, 1976.
F. KAGAN et al., Eds., *Hypnotics: Methods of Development and Evaluation*, Halsted, New York, 1975.
E. D. WEITZMAN, *Advances in Sleep Research*, 2 vol., Halsted, New York, 1974-1975.
B. KISSIN e H. BEGLEITER, Eds., *The Biology of Alcoholism*, 3 vols., Plenum, New York, 1971-1974.
A. D. CLIFT, *Br. Med. J.*, 3, 614 (1972).
W. L. WAY, *Anesthesiology*, 34, 170 (1971).
K. W. WHEELER, *J. Med. Chem.*, 6, 1 (1963).

INTRODUÇÃO
R. L. WILLIAMS e I. KARACAN, Eds., *Sleep Disorders: Diagnosis and Treatment*, Wiley, New York, 1978.
A. KALES e J. D. KALES, *N. Engl. J. Med.*, 290, 487 (1974).
I. OSWALD, *Pharmacol. Rev.*, 20, 273 (1968).

CLASSIFICAÇÃO
G. BARNETT, *Ciênc. Cult.*, 31, 1005 (1979).
F. SOLOMON et al., *N. Engl. J. Med.*, 300, 803 (1979).
D. R. WESSON e D. E. SMITH, *Barbiturates: Their Use, Misuse and Abuse*, Human Sciences Press, New York, 1977.
G. L. TONG e E. J. LIEN, *J. Pharm. Sci.*, 65, 1651 (1976).
B. M. BARRACLOUGH, *Lancet*, 1, 57 (1975).
D. J. GREENBLATT e R. R. MILLER, *Am. J. Hosp. Pharm.*, 31, 990 (1974).
D. J. GREENBLATT e R. I. SHADER, *Benzodiazepines in Clinical Practice*, Raven, New York, 1974.
R. I. FREUDENTHAL e F. I. CARROLL, *Drug Metab. Rev.*, 2, 265 (1973).
D. J. GREENBLATT e R. I. SHADER, *Ann. Intern. Med.*, 77, 91 (1972).
B. PULLMAN et al., *J. Theor. Biol.*, 35, 375 (1972).
E. M. SELLERS et al., *Clin. Pharmacol. Ther.*, 13, 37, 50 (1972).
H. MATTHEW, Ed., *Acute Barbiturate Poisoning*, Excerpta Medica, Amsterdam, 1971.
A. J. MANDELL et al., *Biol. Psychiatry*, 1, 13 (1969).
C. HANSCH et al., *J. Med. Chem.*, 11, 1 (1968).
M. T. BUSH e E. SANDERS, *Annu. Rev. Pharmacol.*, 7, 57 (1967).
C. HANSCH e S. M. ANDERSON, *J. Med. Chem.*, 10, 745 (1967).

MECANISMO DE AÇÃO
A. J. STUPER e P. C. JURS, *J. Pharm. Sci.*, 67, 745 (1978).
H.-D. HÖLTJE, *Arch. Pharm.*, 310, 650 (1977).
R. F. NOVAK e T. J. SWIFT, *Mol. Pharmacol.*, 12, 263 (1976).
R. J. H. DAVIES e N. DAVIDSON, *Biopolymers*, 10, 21 (1971).
Y. KYOGOKU e B. S. YU, *Chem.-Biol. Interact.*, 2, 117 (1970).
S.-H. KIM e A. RICH, *Proc. Nat. Acad. Sci. U.S.A.*, 60, 402 (1968).
Y. KYOGOKU et al., *Nature (London)*, 218, 69 (1968).

Anticonvulsivantes

I. INTRODUÇÃO

A. Conceito

Os anticonvulsivantes são fármacos que deprimem seletivamente o sistema nervoso central. Sua principal aplicação está na supressão de crises, acessos ou ataques epilépticos sem causar dano ao sistema nervoso central nem depressão da respiração. São eficazes em 75-80% dos pacientes.

Em alguns casos de epilepsia têm dado bons resultados novos métodos de cirurgia (estímulo do cérebro com eletrodos implantados) e psicologia (aconselhamento psiquiátrico).

A epilepsia, nome derivado do grego que significa ataque, é conceituada como sendo uma disritmia cerebral paroxística e recorrente, que se caracteriza por uma descarga eletroencefalográfica (EEG) anormal e excessiva, ao lado do comprometimento ou perda de consciência. Ela pode estar ou não associada a movimentos corporais. A epilepsia é uma moléstia disseminada. Estima-se que cerca de 1% da população mundial esteja sujeito a crises epilépticas.

Segundo John Hughlings Jackson, pai dos conceitos modernos de epilepsia, os acessos epilépticos são provocados por "descargas elétricas ocasionais, súbitas, excessivas, rápidas e localizadas da matéria cinzenta". Esta quase centenária definição foi posteriormente consubstanciada pelo eletroencefalógrafo.

B. Classificação dos ataques epilépticos

Até há pouco, os livros de Química Farmacêutica e de Farmacologia costumavam considerar apenas os seguintes principais tipos de epilepsia: *grande mal, pequeno mal* e ataques psicomotores.

A atual Classificação Internacional de Ataques Epilépticos divide estes distúrbios do sistema nervoso central em quatro grandes grupos:

A. *Ataques parciais* (acessos focais, acessos de início local).

1. Ataques parciais com sintomatologia elementar (geralmente não ocorre perda de consciência), também chamados ataques corticais focais. Entre estes, incluem-se acessos com sintomas motores (por exemplo, epilepsia motora Jacksoniana), sintomas sensoriais ou somatosensoriais especiais (por exemplo, epilepsia sensorial Jacksoniana), sintomas autônomos (algumas vezes designados equivalentes epilépticos não-convulsivos) e formas compostas.

2. Ataques parciais com sintomatologia complexa (geralmente ocorre perda de consciência), também chamados epilepsia psicomotora ou do lobo temporal. Estes acessos são caracterizados por comportamento confuso e eletroencefalograma bizarro.

3. Ataques parciais secundariamente generalizados.

B. *Ataques generalizados* (bilaterais, simétricos).

1. Abstrações (perda curta e abrupta de consciência), antigamente chamadas *pequeno mal*. Estes acessos são caracterizados por eletroencefalograma que mostra um padrão de onda em ponta, de três por segundo, além de movimentos clônicos, que podem variar desde o simples tique nervoso de piscar até violentas contorções de todo o corpo.

2. Mioclono epiléptico maciço bilateral (geralmente sem alteração da consciência). No eletroencefalograma observam-se espasmos clônicos e rápidos feixes de picos múltiplos.

3. Espasmos infantis (com perda de consciência). Esta condição caracteriza-se por espasmos musculares, encefalograma bizarro e degradação mental progressiva.

4. Ataques clônicos (com perda de cons-

ciência). Em crianças, estes ataques provocam contração rítmica das massas musculares com um componente autônomo acentuado.

5. Ataques tônicos (com perda de consciência). Em crianças, estes ataques causam o opistótono e manifestações autônomas acentuadas.

6. Ataques tônico-clônicos (perda de consciência), antigamente conhecidos como *grande mal*. Estes ataques caracterizam-se por descargas cerebrais maciças e contração de todas as massas musculares esqueléticas de acordo com um padrão tônico-clônico rítmico, seguindo-se depressão de todas as funções centrais.

7. Ataques atônicos (a consciência pode ser perdida). Estes ataques causam a perda do tono postural acompanhada do alquebramento da cabeça ou mesmo da queda do indivíduo.

8. Ataques acinéticos (com perda de consciência). Estes ataques produzem relaxamento completo de toda a musculatura.

C. *Ataques unilaterais* (ou ataques predominantemente unilaterais).

D. *Ataques epilépticos não-classificados* (ataques inclassificáveis, devido à insuficiência de dados).

Podem ocorrer tipos aberrantes de ataques, mas as epilepsias, em sua maioria, podem ser encaixadas nesta classificação. Apesar de o termo "grande mal" ser muitas vezes usado como sinônimo de acessos tônico-clônicos generalizados, para fins de terapia profilática pode ser conveniente classificar estas epilepsias em conjunto com os ataques motores focais e referir-se a ambos como ataques motores grandes. Analogamente, o mioclono epiléptico maciço bilateral e os ataques acinéticos podem ser considerados como ataques motores pequenos, embora os distúrbios compreendidos neste tipo de moléstia não sejam necessariamente "pequenos".

C. Etiologia das convulsões

Diversas hipóteses procuram explicar a causa das descargas epilépticas, mas nenhuma satisfaz plenamente. Sabe-se, contudo, que defeitos congênitos, traumatismos cerebrais, hipóxia natal, concussões ou fraturas cranianas, abcessos, neoplasmas, alterações inflamatórias vasculares subseqüentes a diversas doenças infecciosas, administração intratecal de alguns fármacos e determinados psicotrópicos são alguns dos inúmeros fatores capazes de induzir acessos epilépticos.

D. Efeitos adversos dos anticonvulsivantes

O fato de o epiléptico estar sujeito ao tratamento com anticonvulsivantes por toda a sua vida ressalta a importância da toxicidade dos fármacos desta classe. Os anticonvulsivantes, em sua maioria, provocam efeitos adversos como, por exemplo, danos à medula óssea, fígado e rins, discrasias graves, distúrbios gastrintestinais, tonturas, alopécia e nefropatias. Paradoxalmente, alguns anticonvulsivantes empregados em um tipo de epilepsia podem agravar ou precipitar acessos de outro tipo.

Há exemplos de antagonismo entre anticonvulsivantes e outros fármacos e também entre anticonvulsivantes diferentes. Por exemplo, no caso da fenitoína, seu metabolismo é inibido pelo dicumarol e sua ação é antagonizada pela reserpina. Outrossim, os níveis sanguíneos e a meia-vida da fenitoína são diminuídos pelo fenobarbital, porque este acelera o metabolismo daquela. Esta última interação, porém, é geralmente inócua e clinicamente inaparente, sendo o efeito anticonvulsivante obtido pela associação de fenitoína com fenobarbital maior do que pelo emprego de cada qual dos fármacos separadamente.

A potenciação de anticonvulsivantes é obtida com diversos fármacos: barbitúricos, por inibidores da amino oxidase; fenitoína, por dissulfiram, isoniazida e ácido aminossalicílico.

II. HISTÓRICO

A epilepsia é doença conhecida desde a antiguidade. É mencionada no código de Hamurabi (2080 a.C.) e em antigos documentos chineses e escrituras hebraicas. Os gregos a conheciam séculos antes de Cristo, denominando-a doença sagrada. Os romanos chamavam-na *morbus comitialis* e consideravam os acessos epilépticos como advertência celestial. O Evangelho registra diversas curas de epilépticos por Jesus Cristo (Mateus 17:14-20). Na Idade Média era chamada de doença da queda. A história registra diversas personalidades portadoras da moléstia: filósofos, como Sócrates; reis e imperadores, como Alexandre Magno, Alfredo, o Grande, Júlio Cesar, Luis XIII, Napoleão Bonaparte e Pedro, o Grande; líderes religiosos, como o apóstolo Paulo, Maomé e Martinho Lutero; cientistas, como Alfredo Nobel; pintores, como Vicent van Gogh; compositores, como Felix Mendelssohn-Bartholdy, George Frederick Handel, Hector Berlioz, Niccolò Paganini e Piotr Tchaikowsky; e escritores, como Charles Dickens, Coelho Neto, Dante Alighieri, Fyodor Dostoiewsky, Gustave Flaubert, Guy de Maupassant, Lord Byron e Machado de Assis.

Os primeiros fármacos usados contra a epilepsia foram os brometos, introduzidos em 1857 por Charles Locock. Entretanto, foram abandonados com o advento de medicação melhor e mais segura. A descoberta da atividade hipnótico-sedativa dos barbitúricos, em 1903, levou à síntese de muitas ureídas cíclicas, que são estruturalmente relacionadas aos componentes desta classe de fármacos. O resultado foi a introdução, em 1941, da primeira hidantoína — Nirvanol (5-etil-5-fenilidantoína) — análoga ao fenobarbital. O Nirvanol foi empregado durante algum tempo no tratamento de coréia em crianças, mas sua toxicidade forçou sua retirada do arsenal terapêutico. A fenitoína, outro fármaco do mesmo grupo, preparada pela primeira vez por Biltz, em 1908, foi introduzida na terapêutica, em 1938, como resultado de estudo farmacológico e clínico planejado, executado por Merritt e Putnam. Outros fármacos deste grupo foram introduzidos posteriormente.

Em 1912, Hauptman teve êxito ao empregar o fenobarbital pela primeira vez, após sua síntese por Örlein, em 1911. O metilfenobarbital foi empregado pela primeira vez contra epilepsia em 1936; seguiram-se outros barbitúricos.

A trimetadiona foi sintetizada por Spielman, em 1944, como analgésico potencial. Contudo, embora isenta de atividade analgésica, ela evidenciou efeitos anticonvulsivantes. Por esta razão foi introduzida na terapêutica, em 1945, como agente seletivo indicado no tratamento dos acessos de abstração. Logo após, em 1947, foi introduzida a parametadiona.

Como resultado de amplo programa de pesquisa sistemática, Chen e colaboradores encontraram atividade anticonvulsivante nas succinimidas e, em 1953, introduziram a primeira, a fensuximida, sintetizada por Miller e Long, em 1951; a mesuximida e a etosuximida foram introduzidas, em 1958 e 1960, respectivamente. Recentemente, introduziu-se a morsuximida.

A atividade do nitrazepam como anticonvulsivante foi descoberta em 1963; em breve outros benzodiazepínicos, especialmente o diazepam, foram introduzidos após ensaios bem-sucedidos.

A partir de 1967 diversos países vêm utilizando o valproato sódico, sintetizado por Obereit, em 1896, e ensaiado com êxito para ataques epilépticos na França, na década passada.

III. CLASSIFICAÇÃO

Os anticonvulsivantes são encontrados em várias classes químicas: brometos, barbitúricos, hidantoínas, oxazolidinodionas, succinimidas, acilureídas, benzodiazepinas e diversos.

A maioria deles pode ser representada por uma estrutura fundamental comum (Tabela 6.1). São essenciais os sete seguintes: fenobarbital, fenitoína, carbamazepina, etosuximida, valproato sódico e (para o *status epilepticus*) diazepam e clonazepam.

A. Brometos

Hoje de valor essencialmente histórico, os brometos foram introduzidos na terapêutica como fármacos antiepilépticos com base em uma premissa falsa. Julgava-se, no século passado, que a epilepsia se relacionasse à prática da masturbação masculina, chamada de onanismo, nome que provém de Onan (Gênesis 38:6-9), e que os brometos possuíam atividade anafrodisíaca. Os sais mais usados foram o brometo de sódio e o brometo de potássio. Embora sejam obsoletos, ainda são utilizados no tratamento de acessos generalizados quando outros fármacos se mostram ineficazes.

Recentemente, foram introduzidos compostos bromados orgânicos; por exemplo: bromidrolevulinato de cálcio, bromociclodipenteno. São indicados para excitações nervosas de diversas etiologias e também como anticonvulsivantes.

A intoxicação por brometos (bromismo) é tratada com cloreto de sódio em mistura com grande excesso de cloreto de amônio e um salurético tiazídico.

B. Barbitúricos

As estruturas e demais detalhes sobre barbitúricos foram apresentados no Cap. 5. O eterobarbo, fenobarbital, metarbital, metilfenobarbital e vinilbital são usados como anticonvulsivantes (Tabela 6.1). Mesmo em doses subsedativas, estes barbitúricos previnem acessos epilépticos. Sua atividade anticonvulsivante não é, portanto, conseqüência da sedação, mas o resultado de outro mecanismo. São usados no controle da maioria das formas de epilepsia, principalmente nos ataques tônico-clônicos generalizados e acessos focais.

Também a esta classe pertence a barbexaclona (Maliasin), produto de adição equimolecular de fenobarbital ao adrenérgico propilexedrina.

Tabela 6.1 Principais classes de anticonvulsivantes

Nome oficial	Nome comercial	X	Nome químico
Barbitúricos		—CO—NH—	
fenobarbital (fenemal) (fenobarbitona)	Alepsal Fenobarbital Gardenal Luminal		ácido 5-etil-5-fenilbarbitúrico
metilfenobarbital (enfenemal) (mefobarbital) (metilfenobarbitona)			ácido 5-etil-1-metil-5-fenilbarbitúrico
eterobarbo			ácido 5-etil-1,3-bis(metoximetil)-5-fenilbarbitúrico
metarbital (endiemal) (metarbitona)			ácido 5,5-dietil-1-metilbarbitúrico
Hidantoínas		—NH—	
fenitoína	Epelin Fenitoína Hidantal		5,5-difenil-2,4-imidazolidinodiona
etotoína			3-etil-5-fenil-2,4-imidazolidinodiona
mefenitoína (mefenetoína) (metoína)	Mesantoine		5-etil-3-metil-5-fenil-2,4-imidazolidinodiona
albutoína			5-(2-metilpropil)-3-(2-propenil)-2-tioxo-4-imidazolidinona
ropitoína			5-(*p*-metoxifenil)-5-fenil-3-[3-(4-fenilpiperidino)propil]hidantoína
Oxazolidinodionas		—O—	
trimetadiona (trimetina) (troxidona)	Tridione		3,5,5-trimetil-2,4-oxazolidinodiona
parametadiona	Paradione		5-etil-3,5-dimetil-2,4-oxazolidinodiona
alometadiona (aloxidona)			3-alil-5-metil-2,4-oxazolidinodiona
dimetadiona			5,5-dimetil-2,4-oxazolidinodiona
etadiona			3-etil-5,5-dimetil-2,4-oxazolidinodiona
Succinimidas		—CH$_2$—	
fensuximida			*N*-metil-2-fenilsuccinimida
mesuximida (metosuccimida) (metsuximida)			*N*,2-dimetil-2-fenilsuccinimida
etosuximida (etosuccimida)	Zarontin		2-etil-2-metilsuccinimida
Acilureídas			
fenacemida	Phenurone		*N*-(aminocarbonil)benzenacetamida
etilfenacemida (feneturida)			*N*-(aminocarbonil)-α-etilbenzenacetamida
clorfenacemida			*N*-(aminocarbonil)-α-clorobenzenacetamida

Fenobarbital
Pó cristalino branco, ou pequenos cristais brancos, cintilantes, inodoros, que podem apresentar polimorfismo. É o mais empregado dos anticonvulsivantes e o fármaco de primeira escolha na maioria dos tipos de epilepsia, especialmente nos ataques tônico-clônicos generalizados e acessos focais, com exceção dos ataques do lobo temporal. Também é empregado na forma de sal sódico. É igualmente utilizado como adjuvante de outros fármacos, especialmente fenitoína. Em doses terapêuticas, a incidência de efeitos adversos é muito baixa.

C. Hidantoínas

Estes fármacos são ácidos livres, insolúveis em água. Uma base forte converte-os em sais utilizáveis. Seu emprego principal é no tratamento de acessos tônico-clônicos generalizados e acessos focais (inclusive ataques do lobo temporal). Um efeito colateral comum e grave da fenitoína é a hiperplasia gengival, reação menos freqüente com mefenitoína e aparentemente inexistente com etotoína. Às vezes ocorre hirsutismo e hiperatividade, principalmente nos jovens.

Além dos fármacos citados na Tabela 6.1, desta classe também fazem parte a 5,5-difenil-4-imidazolidinona e a doxenitoína.

Fenitoína
Pó branco, quase insolúvel em água e ligeiramente solúvel em etanol. É empregada na forma livre e como sal sódico, isolada ou em associação com fenobarbital, primidona ou etosuximida, principalmente para controlar ataques convulsivos generalizados. É também parcialmente eficaz em ataques focais do tipo psicomotor.

A fenitoína pode ser sintetizada por dois métodos diferentes:

1. Método geral de preparação de hidantoínas. Consiste na reação entre cianeto de potássio, carbonato de amônio e uma cetona (neste caso a benzofenona), em solução de glicol etilênico durante 10 horas a 60°C (Fig. 6.1);

2. Reação entre benzilo (III) e excesso de uréia em solução hidroetanólica de NaOH ou KOH. O benzilo, por sua vez, é preparado pela condensação de duas moléculas de benzaldeído (I) sob a ação catalítica de NaCN, seguida da oxidação da benzoína (II), assim formada, com HNO_3. Uma variante deste método consiste na condensação direta da benzoína com uréia na presença de agente oxidante, tal como hipoclorito alcalino (Fig. 6.2).

D. Oxazolidinodionas

A Tabela 6.1 arrola as mais utilizadas.

Trimetadiona
Substância cristalina branca, granular, com ligeiro odor canforáceo, solúvel em água. Usada principalmente no controle de acessos de abstração, mas só em casos refratários, devido aos seus graves efeitos adversos, alguns fatais.

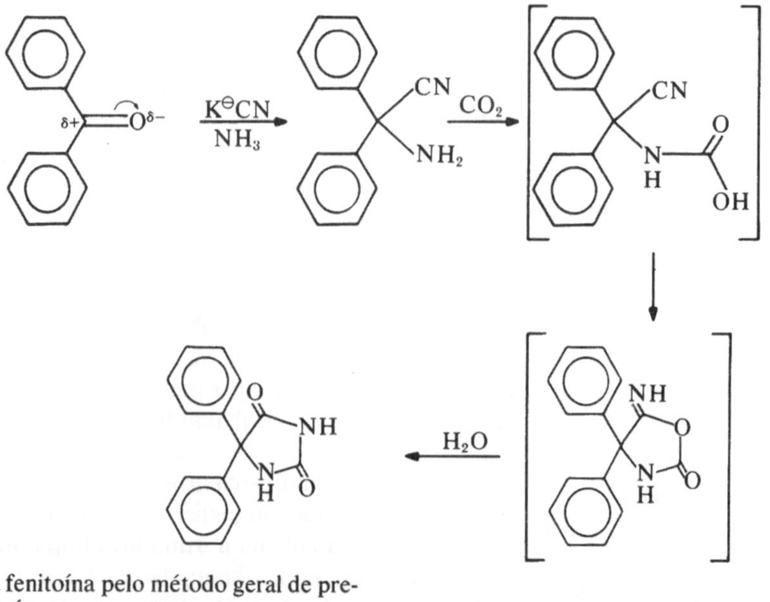

Fig. 6.1 Síntese da fenitoína pelo método geral de preparação das hidantoínas.

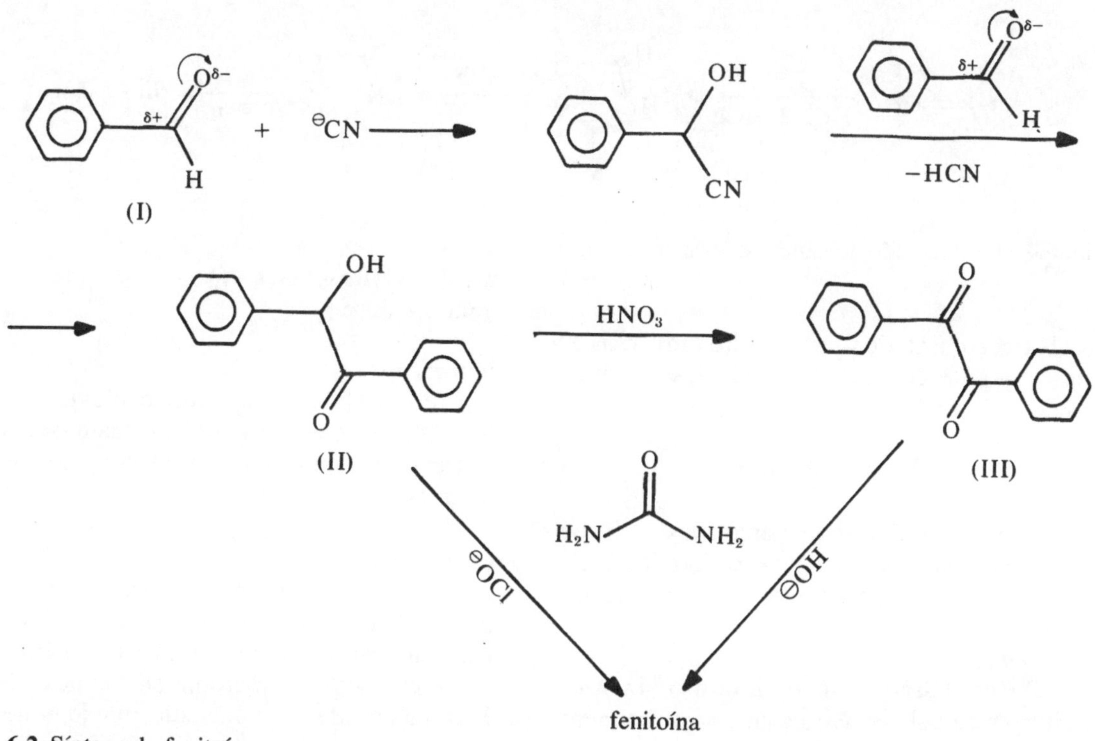

Fig. 6.2 Síntese da fenitoína.

A trimetadiona pode ser sintetizada por diversos métodos, tais como:
1. Condensação de um éster do ácido dimetilglicólico (I) com uréia na presença de etóxido de sódio, seguida de *N*-metilação com sulfato de dimetila (Fig. 6.3);
2. Reação da acetona com cianeto de potássio e tiocianato de potássio em meio aquoso, seguida da acidificação e dessulfuração (com peróxido de hidrogênio) do produto intermediário (I) e metilação posterior com sulfato de dimetila em solução aquosa alcalina (Fig. 6.4).

Parametadiona
Líquido oleoso, ligeiramente solúvel em água, mas facilmente solúvel em etanol. Tem as mesmas aplicações da trimetadiona, embora seja menos tóxica e também menos eficaz.

E. Succinimidas

Desta classe fazem parte os arrolados na Tabela 6.1, bem como a aminometsuximida, a 3-[3-bromofenil]succinimida e a morsuximida.

Fensuximida
Pó cristalino, branco ou esbranquiçado, inodoro ou quase, ligeiramente solúvel em água. É a mais segura das succinimidas, empregada para controlar acessos de abstração; todavia, sua potência é reduzida, o que limita sua eficácia. Pode causar nefropatia, especialmente em crianças.

Etosuximida
Pó cristalino branco e esbranquiçado ou sólido ceroso, com odor característico, muito solúvel em água. É o fármaco de escolha para acessos

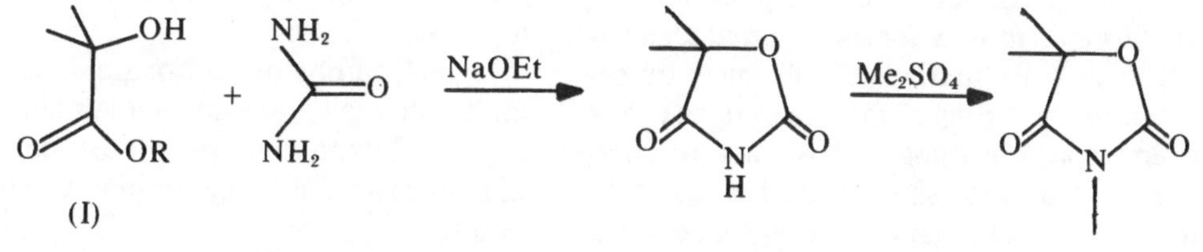

Fig. 6.3 Um dos métodos de síntese da trimetadiona.

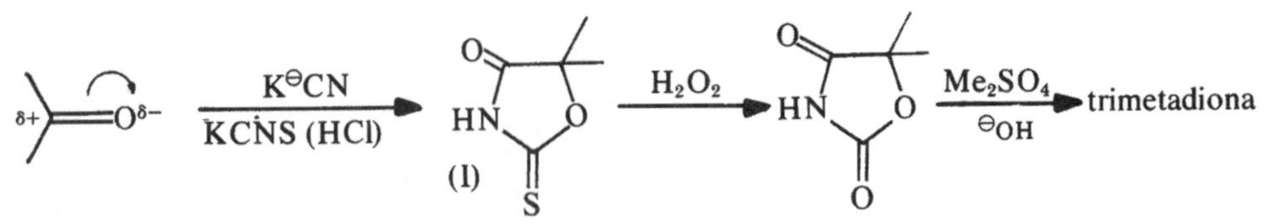

Fig. 6.4 Outro método de síntese da trimetadiona.

de abstração. Entre os vários efeitos adversos que causa, os mais comuns são distúrbios gastrintestinais.

F. Acilureídas

As mais usadas são as arroladas na Tabela 6.1. A clorfenacemida é derivado clorado da fenacemida e apresenta grau menor de toxicidade.

Fenacemida

Pó cristalino branco, inodoro, insípido, muito pouco solúvel em água. Estruturalmente, pode ser considerada análogo de cadeia aberta das hidantoínas. É eficaz em ataques tônico-clônicos generalizados, de abstração, do lobo temporal e mistos, refratários a outros fármacos. Contudo, por ser muito perigosa, só deve ser usada quando outros fármacos se mostrem ineficazes. Alguns autores advogam a sua exclusão do arsenal terapêutico.

G. Benzodiazepinas

Estes fármacos são usados principalmente como agentes ansiolíticos; daí suas estruturas e propriedades físico-químicas constarem do Cap. 10. Entretanto, os seguintes benzodiazepínicos são também empregados como anticonvulsivantes: camazepam, clobazam, clonazepam, diazepam, estazolam, flurazepam, fosazepam, lorazepam, nitrazepam, oxazepam, pirazopon, prazepam, quazepam, sulazepam, triazolam.

Diazepam

Usado principalmente como agente ansiolítico, este fármaco mostra fortes propriedades anticonvulsivantes. É atualmente o fármaco de escolha em *status epilepticus*. Por via oral, às vezes é eficaz em espasmos mioclônicos e ataques acinéticos que, não raro, são refratários a outros fármacos. É ativo também em acessos de abstração. Entre os efeitos adversos que apresenta, os mais comuns são: sonolência, fadiga, tontura e ataxia, efeitos esses cuja intensidade varia segundo a dose.

Nitrazepam

Pó cristalino amarelo, insolúvel em água. Tem o mesmo emprego do diazepam, sendo mais eficaz do que aquele em espasmos mioclônicos e ataques acinéticos.

Clonazepam

Pó cristalino branco, insolúvel em água. Sozinho ou junto com outros fármacos, é eficaz em espasmos mioclônicos, acessos acinéticos, espasmos infantis e síndrome de Lennox-Gastaut. É fármaco alternativo às succinimidas no tratamento de acessos de abstração. Seus efeitos adversos são semelhantes aos do diazepam, sendo contra-indicado aos que são sensíveis aos benzodiazepínicos.

H. Diversos

Estruturas e nomes de alguns destes agentes são encontrados na Tabela 6.2. Pertencem a grupos químicos diversos:

1. Derivados de aminoácidos: ácido benzilidenaminoxipropiônico, baclofeno, *p*-clorofenilalanina, éster colínico da glicina, gabaculina;
2. Derivados benzênicos: atolida, beclamida (Corintol), buramato, cinromida, lidocaína;
3. Derivados glutarimídicos: aminoglutetimida, glutetimida;
4. Compostos heterocíclicos: clometiazol, mepacrina, metirapona, paraldeído, primidona, svertiamarina, tiabendazol, tiletamina;
5. Derivados piperazínicos: cinarizina, flunarizina, piperazinimina, ropizina;
6. Compostos quinazolônicos: mecloqualona, metaqualona;
7. Compostos sulfonamídicos: acetazolamida, etoxzolamida, metazolamida, sultiamo;
8. Compostos tricíclicos: carbamazepina, ciclobenzaprina, cieptamida, citenamida, opipramol;
9. Diversos: angelicina, canabidiol, decimemida, dicarboximida, difenilsilanodiol, epó-

xido de farnesilacetona, fluoresona, marsilina, suclofenida, sulfato de magnésio, taurina, valproato sódico.

Primidona

Pó cristalino branco, inodoro, pouco solúvel em água. Seu uso principal é no tratamento de pacientes que não reagem bem ao regime barbitúrico-hidantoínico, sendo reservada também para casos refratários a outros fármacos. É usada principalmente para controlar ataques focais psicomotores, sendo parcialmente eficaz em ataques generalizados e de abstração, sobretudo em associação com a fenitoína. *In vivo*, é parcialmente oxidada (15%) a fenobarbital. É pouco tóxica, embora possa causar anemia megaloblástica em alguns pacientes.

Pode ser obtida ou por dessulfurização redutiva do ácido 5-etil-5-feniltiobarbitúrico ou por redução eletrolítica do fenobarbital.

Carbamazepina

Pó cristalino branco a esbranquiçado, quase insolúvel em água, usado no tratamento da epilep-

Tabela 6.2 Anticonvulsivantes diversos mais usados

Nome oficial	Nome comercial	Nome químico	Estrutura
primidona (primaclona)	Mysoline Primidona	5-etildiidro-5-fenil-4,6-(1H,5H)-pirimidinodiona	
acetazolamida	Acetazolamida Diamox	N-[5-(aminossulfonil)-1,3,4-tiadiazol-2-il]acetamida	
sultiamo		S,S-dióxido de 4-(tetraidro-2H-1,2--tiazin-2-il)-benzenossulfonamida	
carbamazepina	Tegretol	5H-dibenz[b,f]azepino-5-carboxamida	
valproato sódico	Depakene	sal sódico do ácido 2-propilpentanóico	
mepacrina (acriquina) (quinacrina)		Veja Tabela 28.2	
lidocaína (lignocaína)	Lidocaína Lidocord Xylocaína	Veja Tabela 21.2	
paraldeído		Veja Tabela 5.1	

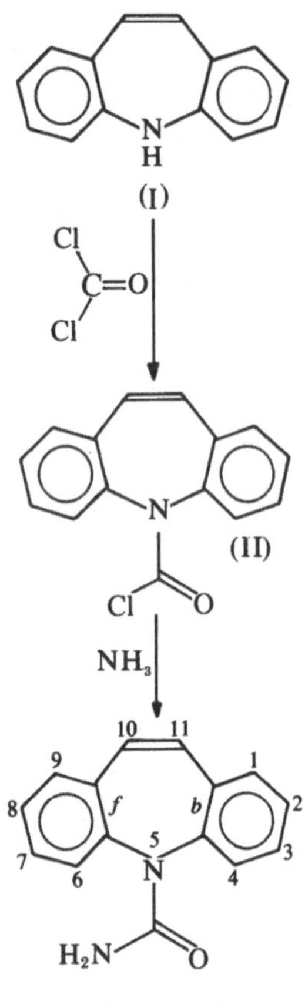

Fig. 6.5 Síntese da carbamazepina.

sia do lobo temporal e também para ataques generalizados. Provoca efeitos adversos em cerca de 25% dos pacientes.

Sua síntese consiste na reação entre 5H-dibenz[b,f]azepina (I) e fosgênio em ambiente toluênico, seguida por amonólise do clorocarbonilderivado intermediário (II) (Fig. 6.5).

Acetazolamida

Seu emprego principal é como diurético inibidor da anidrase carbônica. Considerada por alguns como fármaco de escolha para tratamento de ataques de abstração em crianças, é muito útil como coadjuvante de outros fármacos.

Paraldeído

Líquido incolor, transparente, odor característico pungente e sabor desagradável, solúvel em água. Tem sido usado em *status epilepticus*. Seu maior emprego, todavia, é como hipnótico e sedativo.

Lidocaína

Usada mais como anestésico local e antiarrítmico, é fármaco de último recurso em *status epilepticus*. Doses elevadas, todavia, podem provocar convulsões.

Valproato sódico

Pó cristalino branco. É usado em acessos tônico-clônicos generalizados e acessos focais, bem com em abstrações. Produz efeitos teratogênicos em animais.

IV. MECANISMO DE AÇÃO

Embora diversos mecanismos de ação anticonvulsivante tenham sido propostos, nenhum goza de aceitação geral. Contudo, evidências recentes favorecem a hipótese de que os anticonvulsivantes, de forma análoga aos anestésicos gerais e hipnóticos-sedativos, são fármacos estruturalmente inespecíficos, isto é, devem sua ação a propriedades físico-químicas e não à complexação com receptores específicos. Examinemos resumidamente algumas das teorias propostas.

1. INTERFERÊNCIA NA TRANSMISSÃO COLINÉRGICA

A observação de que muitos anticonvulsivantes inibem a biossíntese da acetilcolina levou à hipótese de que atuem por tal mecanismo. Entretanto, as evidências experimentais não confirmam a extrapolação desta teoria a todos os anticonvulsivantes. Por exemplo, a atropina e outros anticolinérgicos são ineficazes como anticonvulsivantes. Ademais, a correlação encontrada entre a atividade antiepiléptica e acetilcolinesterásica não é significativa.

2. AUMENTO DE CONCENTRAÇÃO DE AMINAS BIÓGENAS

Esta teoria é baseada na capacidade de diversos anticonvulsivantes aumentarem os níveis de serotonina no cérebro por depressão inespecífica do SNC, e no fato de inibidores da amino oxidase possuírem atividade anticonvulsivante. Esta teoria não se aplica, contudo, a todos os fármacos anticonvulsivantes.

3. INTERFERÊNCIA COM O ÁCIDO AMIBUTÍRICO

Esta teoria propõe que as convulsões são o resultado da redução de concentração de ácido amibutírico (ácido gama-aminobutírico, GABA), pois verificou-se o desaparecimento das convulsões após a administração de GABA. Não há contudo, evidência inquestionável de que os anticonvulsivantes atuem por interferirem de alguma forma com o metabolismo, concentração ou atividade do GABA.

4. INIBIÇÃO DA ANIDRASE CARBÔNICA

Uma vez que alguns inibidores da anidrase carbônica apresentam efeitos antiepilépticos, aventou-se a hipótese de que os anticonvulsivantes devem sua ação à redução da respiração cerebral e ao aumento da concentração de dióxido de carbono que, por sua vez, deprime a condução nervosa, tudo em conseqüência da inibição da anidrase carbônica. Entretanto, é provável que a ação destes fármacos resulte dos efeitos acidóticos sistêmicos e não de inibição enzimática.

5. ESTABILIZAÇÃO DA MEMBRANA

Diversos anticonvulsivantes, tais como fenitoína e carbamazepina, por exemplo, exercem ação depressora ou estabilizante geral sobre membranas celulares excitáveis. Segundo esta teoria, a estabilização das membranas seria responsável pelo efeito anticonvulsivante destas drogas.

A ação específica dos vários anticonvulsivantes, por sua vez (pois o seu espectro de ação é diferente), resultaria da capacidade diversa de cada qual em penetrar de maneira relativamente seletiva até os neurônios afetados.

6. ALTERAÇÕES CONFORMACIONAIS MACROMOLECULARES

Com base no modo de ação de depressores lipossolúveis e nas teorias de encaixe induzido de Koshland e perturbação macromolecular de Belleau, foi proposto que os anticonvulsivantes atuam por induzirem alterações conformacionais em sistemas oxidativos essenciais à respiração cerebral.

A diferença de atividade dos anticonvulsivantes pode ser explicada por diferenças nas propriedades físico-químicas dos fármacos. Assim, características estruturais peculiares induzem alguns agentes a se localizarem predominantemente em áreas diferentes do SNC.

REFERÊNCIAS

ASPECTOS GERAIS

S. I. JOHANNESSEN et al., Eds., *Antiepileptic Therapy: Advances in Drug Monitoring*, Raven, New York, 1980.
L. DE ANGELIS, *Med. Actual.*, *15*, 107 (1979).
P. J. M. GUELEN e E. van der KLEIJN, *Rational Anti-epileptic Drug Therapy*, Elsevier, New York, 1978.
R. L. KRALL et al., *Epilepsia*, *19*, 393, 409 (1978).
C. E. PIPPENGER et al., Eds., *Antiepileptic Drugs: Quantitative Analysis and Interpretation*, Raven, New York, 1978.
J. A. WADA, Ed., *Modern Perspectives in Epilepsy*, Eden Press, St. Albans, Vt., 1978.
B. J. GUDZINOWICZ, *Hypnotics, Anticonvulsants & Sedatives*, Dekker, New York, 1977.
J. A. VIDA, *Anticonvulsants*, Academic, New York, 1977.
D. JANZ, Ed., *Epileptology*, Thieme, Stuttgart, 1976.
P. KELLAWAY e I. PETERSÉN, Eds., *Quantitative Analytic Studies in Epilepsy*, Raven, New York, 1976.
J. L. O'LEARY e S. GOLDRING, *Science and Epilepsy: Neuroscience Gains in Epilepsy Research*, Raven, New York, 1976.
R. B. AIRD e D. M. WOODBURY, *Management of Epilepsy*, Thomas, Springfield, Ill., 1974.
M. J. EADIE, *Drugs*, *8*, 386 (1974).
M. J. EADIE e J. H. TYRER, Eds., *Anticonvulsant Therapy*, Churchill-Livingstone, Edinburgh, 1974.
J. W. A. MEIJER et al., *Methods of Analysis of Anti-epileptic Drugs*, Excerpta Medica, Amsterdam, 1973.
D. MERCIER, Ed., *Anticonvulsant Drugs*, Pergamon, Oxford, 1973.
H. KUTT e S. LOUIS, *Drugs*, *4*, 227, 256 (1972).
S. LIVINGSTON, *Comprehensive Management of Epilepsy in Infancy, Childhood and Adolescence*, Thomas, Springfield, Ill., 1972.
D. M. WOODBURY et al., Eds., *Antiepileptic Drugs*, Raven, New York, 1972.
S. LIVINGSTON, *Drug Therapy for Epilepsy: Anticonvulsant Drugs — Usage, Metabolism and Untoward Reactions*, Thomas, Springfield, Ill., 1966.
S. J. HOPKINS, *Manuf. Chem.*, *36*(2), 54 (1965).
A. SPINKS e W. S. WARING, *Prog. Med. Chem.*, *3*, 261 (1963).
W. J. CLOSE e M. A. SPIELMAN, *J. Med. Chem.*, *5*, 1 (1961).

INTRODUÇÃO

J. M. OXBURY e C. W. WHITTY, *Brain*, *94*, 733 (1971).
H. GASTAUT, *Epilepsia*, *11*, 102 (1970).
S. CARTER e A. GOLD, *N. Engl. J. Med.*, *278*, 315 (1968).
H. H. JASPER et al., *Basic Mechanisms of Epilepsies*, Little, Brown, Boston, 1969.
C. A. MARSAN, *Epilepsia*, *6*, 275 (1965).
H. GASTAUT et al., *Epilepsia*, *5*, 297 (1964).

HISTÓRICO

R. L. KRALL et al., *Epilepsia*, *19*, 393, 409 (1978).
G. CHEN et al., *Epilepsia*, *4*, 66 (1963).
J. Y. BOGUE e H. C. CARRINGTON, *Br. J. Pharmacol. Chemother.*, *8*, 230 (1953).

CLASSIFICAÇÃO

M. SCHMUTZ et al., *J. Pharm. Pharmacol.*, *31*, 413 (1979).
R. M. PINDER et al., *Drugs*, *13*, 81 (1977).
J. K. PENRY e D. D. DALY, Eds., *Complex Partial Seizures and Their Treatment*, Raven, New York, 1975.
M. J. EADIE e J. H. TYRER, *Anticonvulsant Therapy*, Longman, New York, 1974.
T. R. BROWNE e J. K. PENRY, *Epilepsia*, *14*, 277 (1973).
E. H. P. YOUNG, *Rep. Prog. Appl. Chem.*, *51*, 176 (1966).
J. G. MILLICHAP, *Postgrad. Med.*, *37*, 22 (1965).

MECANISMO DE AÇÃO

G. H. GLASER et al., Eds., *Antiepileptic Drugs: Mechanisms of Action*, Raven, New York, 1980.
E. J. LIEN et al., *J. Pharm. Sci.*, *68*, 463 (1979).
D. M. WOODBURY et al., Eds., *Mechanisms of Action of Antiepileptic Drugs*, Raven, New York, 1979.
P. G. JONES e O. KENNARD, *J. Pharm. Pharmacol.*, *30*, 815 (1978).
J. LAPSZEWICZ et al., *Eur. J. Med. Chem. — Chim. Ther.*, *13*, 465 (1978).

H. J. R. WEINTRAUB, *Int. J. Quantum Chem., Quantum Biol. Symp.*, *4*, 111 (1977).
A. KOROLKOVAS, *Rev. Bras. Med.*, *32*, 18 (1975).
J. R. SMYTHIES, *Annu. Rev. Pharmacol.*, *14*, 9 (1974).
L. H. STERNBACH et al., *J. Med. Chem.*, *17*, 374 (1974).
D. M. WOODBURY e J. W. KEMP, *Pharmakopsychiatr. Neuro-psychopharmakol.*, *3*, 201 (1974).
P. R. ANDREWS, *J. Pharm. Sci.*, *61*, 1717 (1972).
N. CAMERMAN e A. CAMERMAN, *Mol. Pharmacol.*, *7*, 406 (1971).
A. CAMERMAN e N. CAMERMAN, *Science*, *168*, 1457 (1970).
P. R. ANDREWS, *J. Med. Chem.*, *12*, 761 (1969).
I. J. WILK, *J. Chem. Educ.*, *34*, 199 (1957).

Hipnoanalgésicos

I. INTRODUÇÃO

A. Conceito

Analgésicos são depressores seletivos do sistema nervoso central empregados para aliviar a dor sem causar a perda de consciência. Agem por elevar o limiar da percepção da dor. O termo analgesia vem da palavra grega que significa "sem dor".

Com base na potência analgésica e em diferenças no desenvolvimento de dependência e tolerância, costumava-se até há pouco dividir os analgésicos em narcóticos (analgésicos fortes) e não-narcóticos (analgésicos fracos). Esta classificação atualmente é considerada obsoleta. Não obstante, a Associação Médica Norte-Americana continua dividindo os analgésicos em duas classes: *(a)* analgésicos fortes — subdivididos em narcóticos e não-narcóticos; *(b)* analgésicos suaves. Os fármacos que compõem a primeira classe são empregados para aliviar dores intensas, enquanto que os agentes da segunda classe são utilizados no tratamento de dores suaves a moderadas.

B. Ensaios

Para o ensaio de analgésicos em animais empregam-se diversos métodos, baseados em princípios térmicos, mecânicos, químicos, elétricos e de comportamento. Na indústria farmacêutica, os mais empregados são os métodos térmicos, especialmente o da *chapa quente*. Os métodos mecânicos são baseados na reação do animal à pressão sobre a pele ou à distensão de certas vísceras. Entre os métodos químicos tem preferência o *teste da torcedura*, também conhecido como o *teste peritoneal no rato*. Um dos mais simples entre os ensaios elétricos e de comportamento consiste em submeter o animal a um choque de intensidade controlável e variável.

Os resultados obtidos nos ensaios com animais nem sempre são reprodutíveis no homem, em que os ensaios compreendem dores experimentalmente induzidas ou patológicas. Também emprega-se o procedimento de medir dores pós-operatórias; é baseado no princípio do ensaio *duplo-cego*, no qual nem o médico nem o paciente sabem qual fármaco analgésico, se é que algum, está sendo administrado.

C. Efeitos adversos

Mesmo em doses terapêuticas os analgésicos narcóticos podem provocar depressão respiratória (especialmente em pacientes mais idosos ou debilitados), constipação, vômitos, náuseas, distúrbios cardiovasculares e diversos outros efeitos adversos, tais como tonturas, obnubilação e alterações de humor. A administração crônica destes fármacos pode provocar *tolerância* e *dependência* física e psíquica, fenômeno que antigamente era chamado de vício.

A suspensão abrupta da administração de narcóticos a viciados ou pacientes sujeitos a tratamentos prolongados pode causar *síndrome de abstinência* característica. Diversas hipóteses foram propostas para explicar este fenômeno. Segundo Goldstein e Goldstein, os narcóticos agem por inibir uma enzima cuja síntese é reprimida pelo produto final. A inibição da enzima acarreta deficiência do produto final. Para a obtenção de uma dada resposta farmacológica são necessárias doses cada vez maiores, o que explica a tolerância e a dependência física e psíquica causada pelos narcóticos. Por outro lado, a interrupção das vias biossintéticas normais pode resultar em concentração elevada de enzimas envolvidas no processo, assim como de intermediários acumulados junto à zona de inibição. Este fenômeno, associado à aceleração temporária do processo biossintético normal devido à suspensão abrupta de narcóticos, leva à citada síndrome de abstinência.

Para determinar a tendência de substâncias químicas em criar dependência, Seever e Deneau elaboraram um procedimento, hoje de aceitação generalizada, baseado no princípio comprovado de que qualquer fármaco capaz de suprimir todos ou quase todos os sintomas específicos da abstinência de morfina também criará dependência física se administrado por um período de tempo suficientemente prolongado. Este ensaio também é útil na pesquisa de antagonistas específicos da morfina do tipo nalorfina. É executado em macacos do gênero *Rhesus*.

No tratamento de destoxificação de pacientes dependentes de heroína e outros agentes morfinóides empregam-se fármacos diversos: *(a)* metadona, por via oral; *(b)* mistura de metadona e naloxona, unicamente por via oral; *(c)* acetilmetadol, pró-fármaco do metadol e que, *in vivo*, é primeiramente desacetilado dando metadol, e este, finalmente, origina normetadol, o metabólito ativo.

II. HISTÓRICO

A. Hipnoanalgésicos exógenos

O ópio é empregado há séculos para aliviar a dor. Os sumérios (cerca de 4000 a.C.) conheciam as propriedades analgésicas da papoula. Seu uso disseminou-se por outras civilizações antigas (assírios e egípcios) e também aos árabes que, por sua vez, o introduziram no Oriente e na China. A Paracelso (1493-1541) cabe o crédito pela composição do láudano, empregado até hoje, embora raramente.

Após o isolamento da morfina pelo farmacêutico alemão Sertürner, em 1803, e especialmente após a proposição de sua estrutura por Robinson, em 1925, iniciou-se uma fase de intensivos trabalhos de modificação molecular visando à obtenção de melhores analgésicos (Fig. 2.12).

As primeiras modificações feitas na molécula da morfina foram bem simples, como a esterificação dos grupos hidroxila alcoólico ou fenólico ou a eterificação do grupo hidroxila fenólico. Esta linha de pesquisa resultou na introdução de diversos derivados da morfina, como codeína, diacetilmorfina, diidrocodeína, hidrocodona, hidromorfona, oxicodona e oximorfona. Nenhum destes fármacos, contudo, é isento de propriedades viciantes.

Em 1929, Small, Eddy e colaboradores, trabalhando sob os auspícios da Comissão de Dependência a Drogas do Conselho Nacional de Pesquisas dos Estados Unidos, iniciaram um programa sistemático em ampla escala visando à descoberta de um substituto ideal para a morfina. Como resultado deste programa surgiram alguns novos analgésicos, determinando-se, ainda, importantes relações estrutura-atividade em derivados da morfina. Entretanto, a meta básica da pesquisa não foi alcançada.

Em 1939, Eisleb e Schaumann sintetizaram diversos derivados piperidínicos como antiespasmódicos potenciais. Alguns deles, também portadores de atividade analgésica, resultaram na introdução da petidina como substituto da morfina. A síntese de mais de 4.000 substâncias quimicamente relacionadas à petidina, seguida de avaliação biológica, resultou na introdução de vários outros analgésicos, tais como alfaprodina, anileridina, etoeptazina, fentanila e piminodina. Nestes fármacos, contudo, tal como nos derivados da morfina, as propriedades analgésicas coexistem com a capacidade de gerar dependência física.

A metadona foi desenvolvida na Alemanha durante a Segunda Guerra Mundial. Uma vez familiarizados com este fármaco, em 1945, os cientistas norte-americanos sintetizaram e testaram centenas de substâncias quimicamente relacionadas. Esta modificação molecular resultou na introdução de dextromoramida, dipipanona, isometadona e fármacos similares. Tampouco eles são isentos da capacidade de causar dependência.

Em 1946, Grewe sintetizou o *N*-metilmorfinano, que se assemelha estruturalmente à morfina e apresenta atividade analgésica análoga. Modificações estruturais no núcleo do morfinano enriqueceram a terapêutica com o dextrometorfano e o levorfanol. Entretanto, também estes analgésicos produzem dependência. A simplificação adicional da molécula da morfina, com vistas à obtenção de hipnoanalgésicos que não causem dependência, resultou nos 6,7-benzomorfanos, hoje chamados 2,6-metano-3-benzazocinas, primeiramente da fenazocina, sintetizada por May e colaboradores, em 1954, e depois da pentazocina, obtida por Archer e colegas, em 1964. Infelizmente, também estes fármacos — ao contrário do que se alegou no início — causam dependência psíquica e física.

Em 1967, Bentley e colaboradores sintetizaram diversos derivados da oripavina e alguns destes novos compostos apresentam atividade analgésica muito elevada. Um deles, a etorfina, derivado da oripavina, é cerca de 6.000 vezes mais ativo que a morfina, mas seu uso é restrito a animais. O derivado acetilado da etorfina, chamado acetorfina, mostrou-se também muito mais ativo que a morfina.

A substituição do grupo metílico ligado ao átomo de nitrogênio de certos hipnoanalgésicos (derivados do benzomorfano, morfina, morfinano e oripavina) por frações mais volumosas apropriadas resultou na introdução de antagonistas de narcóticos, que serão estudados na Seção V deste capítulo.

B. Hipnoanalgésicos endógenos

Pesquisas de Snyder e Goldstein e seus respectivos colaboradores, iniciadas em 1973, resultaram no isolamento, purificação e identificação de uma substância endógena que exerce efeito hipnoanalgésico semelhante ao da morfina. Trata-se de um polipeptídio, de peso molecular 1.000, constituído de sete a oito aminoácidos. Foi extraída do cérebro de diversos vertebrados. Não ocorre nos invertebrados.

Chamada endorfina, a ação narcótica dessa substância é antagonizada seletivamente pela naloxona. A distribuição da endorfina nas diferentes regiões do cérebro corre paralelamente à do receptor opiáceo, sendo maior no núcleo caudado, hipotálamo e zona cinzenta do mesencéfalo, regiões que estão associadas aos sistemas álgicos centrais. Experiências realizadas *in vivo* indicaram que a concentração de endorfina se altera nos casos de dependência e abstinência da morfina. Viu-se, igualmente, que no cérebro há um sistema neural que utiliza a endorfina para produzir analgesia. É provável que esse sistema seja ativado quer farmacologicamente, pelo estímulo direto do receptor, quer eletricamente, pela liberação de endorfina dos seus locais de biossíntese e armazenamento.

Em 1975, Hughes e colaboradores isolaram do cérebro de porco dois pentapeptídios que diferem apenas em um aminoácido. Foram chamados, respectivamente, de Leu-encefalina e Met-encefalina. Suas estruturas são:

H-Tyr-Gly-Gly-Phe-Leu-OH

e

H-Tyr-Gly-Gly-Phe-Met-OH

Estas substâncias são encontradas nas regiões do receptor opiáceo e ligam-se a ele com afinidade comparável à da morfina, produzindo também efeitos semelhantes a esta. Seus efeitos são completamente antagonizados pela naloxona. Outrossim, elas podem assumir conformação que se assemelha muito à conformação absoluta da morfina e oripavina (Fig. 7.1). Presume-se, daí, que as encefalinas e, por extensão, as endorfinas, sejam hipnoanalgésicos endógenos. Já se tentou explicar a anestesia produzida por acupuntura atribuindo a essa prática a liberação do hipnoanalgésico endógeno; de fato, a analgesia produzida por acupuntura é revertida pela naloxona, o que parece vir em apoio desta hipótese.

A modificação molecular das encefalinas deu origem a derivados altamente potentes, de ação

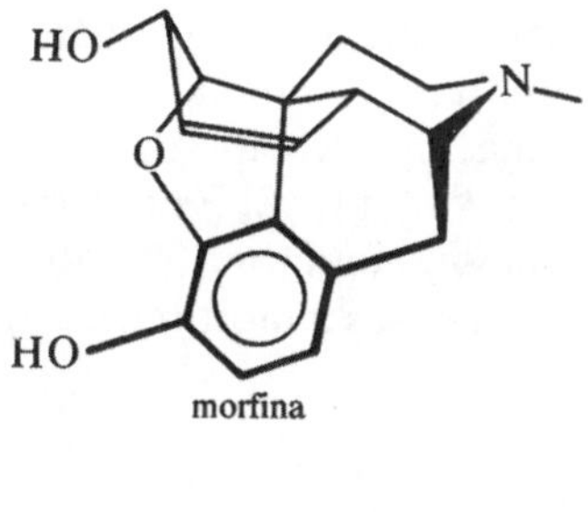

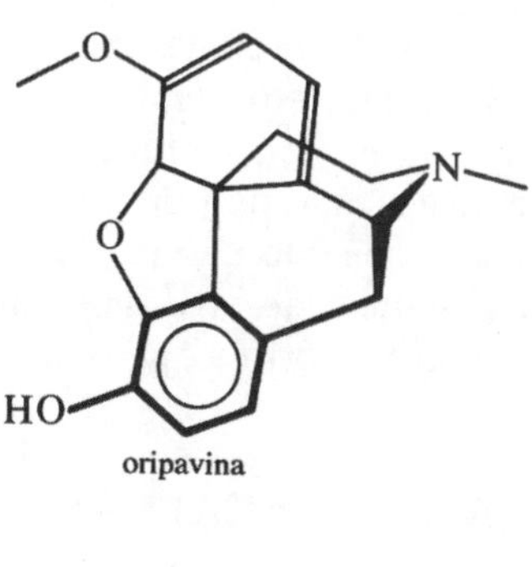

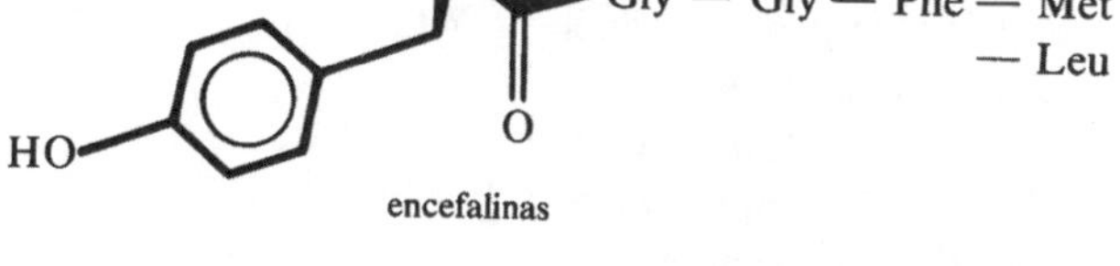

Fig. 7.1 Semelhanças estruturais entre morfina, oripavina e encefalinas. Observe-se que todas as moléculas apresentam o resíduo tiramínico, assinalado por traços mais largos.

prolongada e ativos por via oral. Um deles é 3.000 vezes mais ativo que a metionina-encefalina e 1.000 vezes mais ativo que a morfina. Certos análogos das encefalinas, mesmo quando administrados por via oral, retêm parcialmente a atividade analgésica; por exemplo, o H-Tyr- D-Ala- Gly-N-Me-Phe-Met(O)-ol é 1.000 vezes mais ativo que a morfina e retém um quinto da atividade desta. Infelizmente, ainda não se descobriu nenhum peptídio que não induza ao hábito.

Recentemente, várias endorfinas, denominadas α, β, γ e δ, foram isoladas do extrato hipotalâmico neuro-hipofisário. Todas elas têm a mesma seqüência de aminoácidos encontrada em fragmentos de β-lipotropina. O fragmento 61-91 desta β-lipotropina foi isolado de extratos pituitários e caracterizado há alguns anos, mas só em 1976 se verificou que apresenta atividade semelhante à da morfina. Aventou-se, obviamente, a hipótese de que a β-lipotropina, que não apresenta atividade hipnoanalgésica *per se*, seria de fato um pró-hormônio para todas as endorfinas e também de Met-encefalina. Esta hipótese parece ter fundamento, pois a incubação da β-lipotropina com extratos de cérebro gera atividade semelhante à dos opiáceos. Por outro lado, em 1977 Pert e colaboradores prepararam sinteticamente um antagonista da encefalina; trata-se da N-alil- D-Ala- D-Ala-Met-encefalina.

Diante destas descobertas importantes, é de se presumir que as endorfinas, bem como as encefalinas, podem ser novos tipos de transmissores sinápticos ou moduladores nos terminais dendríticos. O isolamento e caracterização desses hipnoanalgésicos endógenos poderão fornecer subsídios para o planejamento racional de novos analgésicos narcóticos. De fato, espera-se que modificações estruturais nas encefalinas — das quais já foram sintetizados mais de 1.000 análogos — resultem em analgésicos que não causem dependência, nem apresentem as atividades antidiarréica e antitussígena da morfina e seus derivados.

III. CLASSIFICAÇÃO

Apesar de possuírem estruturas químicas diferentes, os analgésicos de ação central apresentam, segundo Jacobson e colaboradores, as seguintes características em comum: *(a)* um átomo de carbono quaternário, *(b)* um anel fenílico (ou isóstero) ligado a este átomo de carbono, *(c)* um grupo amino terciário separado do anel fenílico por dois átomos de carbono saturados e *(d)* uma hidroxila fenólica em posição *m* relativamente à ligação do carbono quaternário, caso o nitrogênio terciário seja parte de um anel de seis membros. Alguns compostos, tais como benzimidazóis, tetraidroisoquinolinas e ditienilbutenilaminas, que manifestam forte atividade analgésica em animais de laboratório, não apresentam todas estas características estruturais, mas ainda não foram introduzidos na terapêutica. Os fármacos correntemente usados em medicina apresentam em comum, ou podem formar *in vivo*, a estrutura representada na Fig. 7.2, em que Ar é o anel aromático, Am é o grupo amino e X corresponde a C ou N. Daí conclui-se que a maioria dos hipnoanalgésicos é caracterizada pela presença da porção N-metil-γ-fenilpiperidina. Importa, porém, lembrar que as encefalinas e certos hipnoanalgésicos sintéticos não apresentam o anel piperidínico; têm, contudo, um resíduo tiramínico, também presente nos opiáceos e muitos de seus análogos sintéticos.

Os hipnoanalgésicos podem ser divididos nas seguintes classes: morfina e derivados, derivados da oripavina, derivados do morfinano, 2,6-metano-3-benzazocinas, fenilpiperidinas e relacionados, difenilpropilaminas e isósteros, fenotiazinas e diversos.

Quanto ao metabolismo, a principal via de quase todos estes analgésicos é a N-desalquilação.

A. Morfina e derivados

A morfina é um dos aproximadamente 25 alcalóides isolados das cápsulas da semente imatura da papoula, *Papaver somniferum*. Foi inicialmente isolada do ópio, em 1803. Da mesma fonte isolaram-se também outros alcalóides de importância clínica, alguns anos mais tarde: codeína, por Robiquet, em 1832; papaverina, por Merck, em 1848. Esta última é derivada da benzilisoquinolina. Em 1925, Robinson propôs uma estrutura para a morfina, estrutura essa que foi con-

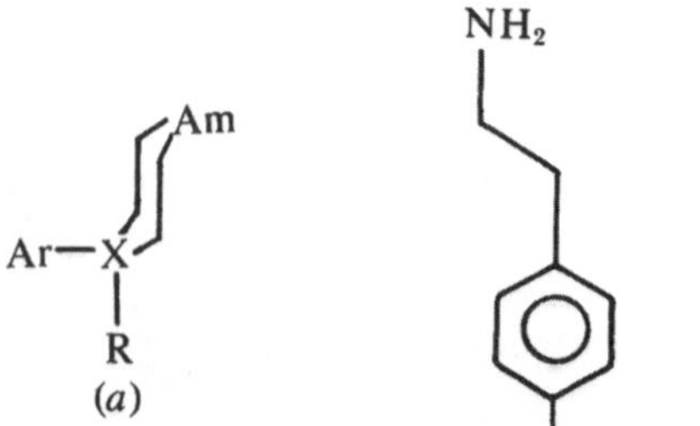

Fig. 7.2 *(a)* Estrutura geral dos hipnoanalgésicos, *(b)* tiramina.

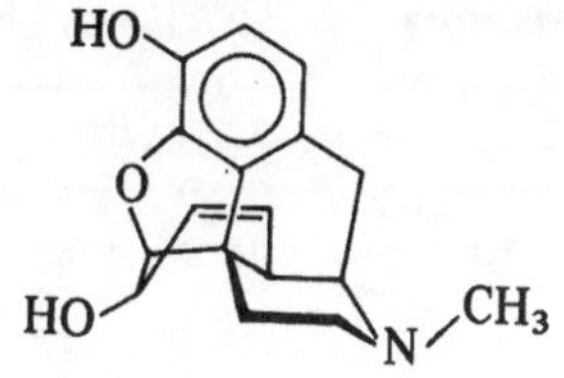

Fig. 7.3 Configuração absoluta da (-)-morfina.

firmada, em 1952, pela síntese total deste alcalóide, por Gates e Tchudi e, posteriormente, por Elad e Ginsburg, entre outros investigadores. Recentemente, elucidou-se também sua estereoquímica e configuração absoluta (Fig. 7.3).

A morfina existe no ópio em concentrações entre 5 e 10%. Há vários processos de extração, mas o passo final é geralmente a precipitação da morfina de uma solução ácida por excesso de amônia, seguido de recristalização em etanol fervente.

Não apenas a morfina e seus derivados mas também uma mistura de alcalóides totais de ópio (comercializada em vários países sob o nome de Pantopon) e o elixir paregórico (tintura de ópio canforado) são empregados como analgésicos. São praticamente obsoletos o láudano (tintura de ópio) e o pó de Dover (pó de ipecacuanha e ópio).

Os estudos da relação estrutura-atividade nos derivados da morfina permitiram que se chegasse às seguintes conclusões:

1) o bloqueio da hidroxila fenólica (por eterificação ou esterificação) resulta na diminuição da ação depressora no SNC e aumento da ação antitussígena, bem como aumento da ação convulsivante;

2) o bloqueio da hidroxila alcoólica (por eterificação ou esterificação) ou sua oxidação ou substituição (por halogênio ou por hidrogênio) resulta em aumento da ação depressora no SNC, aumento moderado da ação estimulante, bem como aumento da toxicidade;

3) o deslocamento da hidroxila alcoólica da posição 6 para a posição 8, no composto reduzido, provoca queda brusca da atividade analgésica;

4) a inversão da configuração da hidroxila no

Tabela 7.1 Morfina e derivados

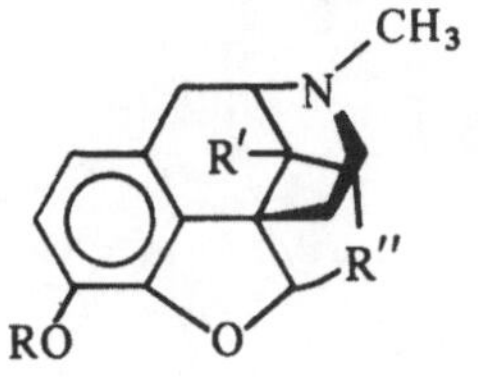

Nome oficial	Nome comercial	Nome químico	R	R'	R''
morfina		7,8-didesidro-4,5α-epoxi-17-metilmorfinan-3,6α-diol	H	H	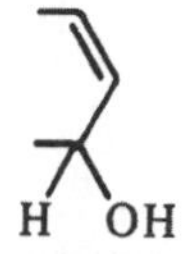 (CH=CH-CH(OH)-)
codeína		7,8-didesidro-4,5α-epoxi-3-metoxi-17-metilmorfinan-6α-ol	CH_3	H	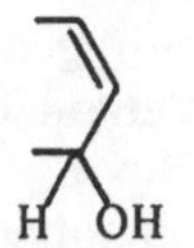 (CH=CH-CH(OH)-)
diidrocodeína	Paracodina	4,5α-epoxi-3-metoxi-17-metilmorfinan-6α-ol	CH_3	H	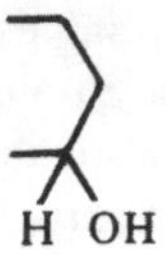 (CH$_2$-CH$_2$-CH(OH)-)
etilmorfina		7,8-didesidro-4,5α-epoxi-3-etoxi-17-metilmorfinan-6α-ol	CH_2CH_3	H	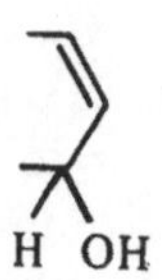 (CH=CH-CH(OH)-)

Tabela 7.1 (cont.) Morfina e derivados

Nome oficial	Nome comercial	Nome químico	R	R'	R''
folcodina	Prentosse	7,8-didesidro-4,5α-epoxi-17-metil-3-(2-morfolinoetoxi)morfinan-6α-ol	$CH_2CH_2N\frown O$	H	(–CH=CH–CH(OH)–)
hidromorfona		4,5α-epoxi-3-hidroxi-17-metilmorfinan-6-ona	H	H	(–CH_2–CH_2–C(=O)–)
hidrocodona (diidrocodeinona)	Dicodid	4,5α-epoxi-3-metoxi-17-metilmorfinan-6-ona	CH_3	H	(–CH_2–CH_2–C(=O)–)
oximorfona		4,5α-epoxi-3,14-diidroxi-17-metilmorfinan-6-ona	H	OH	(–CH_2–CH_2–C(=O)–)
oxicodona (oxicona) (tecodina)		4,5α-epoxi-14-hidroxi-3-metoxi-17-metilmorfinan-6-ona	CH_3	OH	(–CH_2–CH_2–C(=O)–)
metopon (metopona)		4,5α-epoxi-3-hidroxi-5,17-dimetilmorfinan-6-ona	H	H	(–CH_2–CH_2–C(CH_3)(=O)–)
diacetilmorfina (acetomorfina) (diamorfina) (heroína)		diacetato de 7,8-didesidro-4,5α-epoxi-17-metilmorfinan-3,6α-diol	CH_3CO	H	(–CH=CH–CH(O–C(=O)CH_3)–)

carbono 6 aumenta a potência analgésica;

5) a hidrogenação da dupla ligação em 7 e 8 resulta em atividade depressora igual ou superior à do protótipo;

6) a substituição no anel aromático diminui a atividade analgésica (exceção: metopon);

7) a quebra da ponte etérea entre 4 e 5 implica em diminuição da atividade;

8) a abertura do anel piperidínico provoca diminuição da atividade;

9) a desmetilação na posição 17 e o aumento da cadeia alifática no N resultam em diminuição da potência. Se o substituinte tiver 3 carbonos insaturados, surgirá ação antagonista competitiva.

Os principais derivados da morfina encontram-se relacionados na Tabela 7.1. Em sua maioria são usados na forma de sais, que se apresentam como pós cristalinos brancos ou quase brancos e hidrossolúveis. Entre os novos derivados da morfina contam-se: azidocodeína, azidomorfina, cloroximorfamina, 4-hidroxiazidomorfina e nicomorfina. A esta classe pertencem também certos antagonistas: ciclorfano, nalorfina, naloxona.

Morfina

A natural é a (−)-morfina. Como alcalóide livre, é substância cristalina branca e inodora, de sabor amargo. É praticamente insolúvel em água, mas solúvel em soluções alcalinas devido à presença do grupo hidroxila fenólico. Forma sais hidrossolúveis com a maioria dos ácidos, sem dificuldade. As formas preferidas empregadas na medicina são o sulfato e o cloridrato. Estes sais são preparados neutralizando-se uma suspensão aquosa quente de morfina com ácidos diluídos. A dose habitual é de 2 a 20 mg, por via intravenosa ou subcutânea; a administração oral não é recomendada. A morfina é destoxificada no fígado, por conjugação, principalmente junto ao grupo hidroxi-3-fenólico.

Etilmorfina
Tem atividade analgésica e antitussígena. Entretanto, seu uso principal é o de agente quemótico, em oftalmologia, devido à sua ação dilatadora sobre os vasos do olho.

Diacetilmorfina
Também conhecida como acetomorfina, diamorfina e heroína, sua atividade analgésica é superior à da morfina, mas tende intensamente a provocar dependência. Por este motivo, foi proibida na maioria dos países.

B. Derivados da oripavina

Os principais representantes desta classe são os indicados na Tabela 7.2. A acetorfina também age como antagonista, da mesma forma que a ciprenorfina e a diprenorfina, outros fármacos desta classe.

Buprenorfina
É mais potente, atua por mais tempo como analgésico, apresenta menor tendência a criar hábito e causa menor depressão respiratória, em doses altas, que o sulfato de morfina.

Etorfina
É cerca de 6.000 vezes mais potente que a morfina, por ser 300 vezes mais solúvel em lipídios e ter afinidade 20 vezes maior pelo receptor. A dose analgésica e euforizante é de 0,0001 g; conseqüentemente, é mais poderosa do que a LSD, considerada por muitos como a substância mais potente que se conhece. Devido a isso, tem seu uso restrito à captura de animais selvagens de grande porte.

C. Derivados do morfinano

Desta classe, somente os isômeros levogiros apresentam atividade hipnoanalgésica. Os mais empregados são levorfanol e butorfanol (Tabela 7.3), este último usado também como antitussígeno. Outros fármacos desta classe são o dextrometorfano, que tem apenas ação antitussígena, e os seguintes antagonistas dos narcóticos: isomorfinano, levalorfano, nalbufina, nalmexona, naltrexona, oxilorfano.

Bitartarato de levorfanol
Cristais incolores e pouco solúveis em água.

Tabela 7.2 Hipnoanalgésicos derivados da oripavina

Nome oficial	Nome químico	R	R'	R''	X
etorfina	6,7,8,14-tetraidro-7α-(1-hidroxi-1--metilbutil)-6,14-*endo*-etenoripavina	–H	–CH_3	–n–Pr	–CH=CH–
acetorfina	3-*O*-acetil-7α-[1(R)-hidroxi-1--metilbutil]-6,14-*endo*-etenotetraidroripavina	–$COCH_3$	–CH_3	–n–Pr	–CH=CH–
aletorfina	21-etenil-7α-[(S)-1-hidroxi-1,2,2--trimetilpropil]-6,14-*endo*-etano--6,7,8,14-tetraidroripavina	–H	–CH_2–CH=CH_2	–n–Bu	–CH_2–CH_2–
buprenorfina	21-ciclopropil-7α-[(S)-1-hidroxi--1,2,2-trimetilpropil]-6,14-*endo*--etano-6,7,8,14-tetraidroripavina	–H	–CH_2–△	–n–Bu	–CH_2–CH_2–

Tabela 7.3 Hipnoanalgésicos derivados do morfinano

Nome oficial	Nome comercial	Nome químico	R	R'
levorfanol		17-metilmorfinan-3-ol	$-CH_3$	$-H$
butorfanol		(—)-17-(ciclobutilmetil)morfinan-3,14-diol	$-CH_2-\lozenge$	$-OH$

É o isômero (−), o único com atividade analgésica. Seu antípoda óptico dextrorrotatório, chamado dextrorfano, tem propriedade antitussígena mas não é empregado na medicina. A mistura racêmica, conhecida como racemorfano, é comercializada na Alemanha sob o nome de Citarin. A dose habitual de levorfanol é de 2 a 3 mg/dia por injeção ou via oral.

D. 2,6-Metano-3-benzazocinas

Tal qual ocorre nos derivados do morfinano, somente as formas levo das 2,6-metano-3-benzazocinas, antigamente chamadas 6,7-benzomorfanos, apresentam atividade analgésica. Os mais empregados são: fenazocina e pentazocina (Tabela 7.4).

Outros representantes desta classe são: bremazocina, cetazocina, dezocina, metazocina, moxacina e volazocina. A dezocina também age como antagonista dos hipnoanalgésicos, da mesma forma que a ciclazocina, outro fármaco derivado da 2,6-metano-3-benzazocina.

Bromidrato de fenazocina

Pó cristalino branco ou incolor, ligeiramente solúvel em água. É analgésico mais potente que a morfina, mas produz os mesmos efeitos colaterais, tais como depressão respiratória e dependência física e psíquica.

Lactato de pentazocina

Apresenta-se como mistura racêmica. Sua atividade depressora sobre o sistema respiratório e de analgésico resulta quase que exclusivamente do isômero (−). É de administração parenteral. Infelizmente é viciante, causando dependência psíquica e física. Outrossim, apresenta também atividade antagonista; trata-se, pois, de um agonista-antagonista misto.

Tabela 7.4 Hipnoanalgésicos derivados da 2,6-metano-3-benzazocina

Nome oficial	Nome comercial	Nome químico	R
pentazocina	Sossegon	1,2,3,4,5,6-hexaidro-6,11-dimetil-3-(3-metil-2-butenil)-2,6-metano-3-benzazocin-8-ol	$-CH=C(CH_3)_2$
fenazocina		1,2,3,4,5,6-hexaidro-6,11-dimetil-3-(2-fenetil)-2,6-metano-3-benzazocin-8-ol	$-CH_2-C_6H_5$

Tabela 7.5 Hipnoanalgésicos derivados da fenilpiperidina e relacionados

Nome oficial	Nome comercial	Nome químico	Estrutura
petidina (meperidina)	Demerol Dolantina	éster etílico do ácido 1-metil-4-fenil-4-piperidinocarboxílico	
alfaprodina		propanoato de *cis*-1,3-dimetil-4-fenil-4-piperidinol	
anileridina		éster etílico do ácido 1-[2-(4-aminofenil)etil]-4-fenil-4-piperidinocarboxílico	
etoeptazina		éster etílico do ácido hexaidro-1-metil-4-fenilazepino-4-carboxílico	
piminodina		éster etílico do ácido 4-fenil-1-[3-(fenilamino)propil]-4-piperidinocarboxílico	
fentanila	Fentanil Inoval (em assoc. com droperidol)	*N*-fenil-*N*-[1-(2-feniletil)-4-piperidinil]propanamida	

Tabela 7.5 (cont.) Hipnoanalgésicos derivados da fenilpiperidina e relacionados

Nome oficial	Nome comercial	Nome químico	Estrutura
carfentanila		éster metílico do ácido 4-[(1-oxopropil)fenilamino]-1-(2-feniletil)-4-piperidinocarboxílico	
sufentanila		N-[4-(metoximetil)-1-[2-(2-tienil)etil]-4-piperidinil]-N-fenilpropanamida	
bezitramida		1-[1-(3-ciano-3,3-difenilpropil)-4-piperidinil]-1,3-diidro-3-(1-oxopropil)-2H-benzimidazol-2-ona	

E. Fenilpiperidinas e relacionados

Embora aparentemente não se relacionem estruturalmente com a morfina, os derivados fenilpiperidínicos apresentam, na realidade, grande semelhança com esta molécula, com seu átomo de carbono quaternário central, a cadeia etilênica, o grupo amino e o anel aromático (Fig. 7.2). Alguns deles são comercializados como cloridratos ou outros sais, todos pós cristalinos brancos e hidrossolúveis. Os mais freqüentemente empregados na terapêutica estão relacionados na Tabela 7.5, que arrola também alguns compostos relacionados.

Diversas outras fenilpiperidinas e fármacos aparentados têm atividade hipnoanalgésica: alfentanila, alilprodina, betaprodina, cetobemidona, etoxeridina, feneridina, fenoperidina, hidroxipetidina, lofentanila, morferidina, meptazinol, norpetidina, piritramida, prodilidina, profadol, properidina, tilidina, trimeperidina.

Cloridrato de petidina

É um dos substitutos analgésicos para a mor-

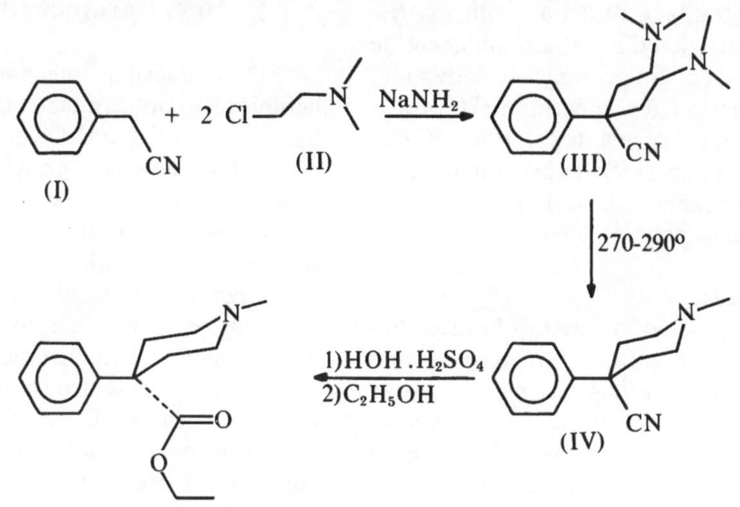

Fig. 7.4 Uma das primeiras sínteses da petidina.

fina mais freqüentemente usados. A petidina exerce diversos efeitos farmacológicos: analgésico, espasmolítico, anestésico geral e anti-histamínico suave. Esta múltipla atividade é explicada pela sua semelhança estrutural com a morfina, atropina, cocaína e histamina, respectivamente. A dose usual é de 50 a 150 mg/dia por via intramuscular, intravenosa, oral ou subcutânea.

A petidina foi inicialmente sintetizada por condensação da clorometina com fenilacetonitrila em meio de tolueno e na presença de sodamida, seguida de hidrólise e esterificação da 1-metil-4-fenil-4-ciano-piperidina assim formada. Uma vez que a clorometina é agente vesicante devido às suas propriedades alquilantes, tornou-se recomendável o desenvolvimento de método menos perigoso, o que foi realizado por Blicke e colaboradores, em 1952; a fenilacetonitrila (I) é condensada com duas moléculas de cloreto de dimetilaminoetila (II), na presença de sodamida, e o produto assim formado (III), sob aquecimento a 270-290°C, dá origem à 1-metil-4-fenil-4-cianopiperidina (IV) que, após hidrólise e esterificação, origina a petidina (Fig. 7.4).

Em 1972, Berez e Ice sintetizaram a petidina por novo processo. Consiste em tratar o cianeto

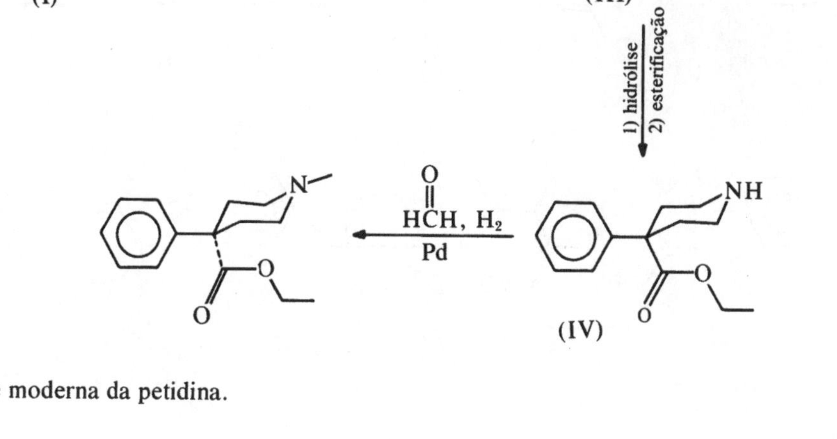

Fig. 7.5 Síntese moderna da petidina.

de benzila (I) (fenilacetonitrila) com *bis*-(β-cloroetil)carbamato de etila (II) em ambiente de dimetilsulfóxido seco, em presença de sodamida; a 1-carbetoxi-4-ciano-1-fenilpiperidina (III) assim obtida é hidrolisada e, a seguir, esterificada, originando a norpetidina (IV); esta, tratada com formaldeído e hidrogênio e usando paládio como catalisador, forma a petidina (Fig. 7.5).

Citrato de fentanila

Pó cristalino branco, ou cristais brancos brilhantes, ligeiramente solúvel em água. Como analgésico é cerca de 50 a 100 vezes mais ativo que a morfina, mas seu efeito é menos duradouro. Emprega-se principalmente como adjuvante na indução e manutenção da anestesia por inalação, como suplemento à anestesia regional e espinhal e no tratamento de dor pós-operatória. Todavia, nestas indicações não é superior à morfina ou petidina. Em associação com o droperidol é comercializado sob o nome de Inoval, sendo bastante empregado em neuroleptoanalgesia. Em associação com droperidol e óxido nitroso é usado em neuroleptoanestesia.

A síntese da fentanila consiste na reação de uma piperidona (I) com anilina (II), redução da base de Schiff (III) assim formada e acetilação com anidrido propiônico do produto intermediário (IV) (Fig. 7.6).

Sufentanila

É um derivado da fentanila 4.500 vezes mais potente do que a morfina. Tem rápido período de latência, mas duração de ação relativamente curta, embora alta margem de segurança.

F. Difenilpropilaminas e isósteros

Os analgésicos com a estrutura difenilpropilamínica são opticamente ativos. Os mais empregados estão relacionados na Tabela 7.6. São usados na forma de sais, principalmente como cloridratos, que são pós cristalinos brancos ou incolores, todos solúveis em água. Embora não tenham o anel piperidínico do grupo N-metil-γ-fenilpiperidina presente na morfina, petidina e análogos, em solução e no meio interno formam parcialmente tal anel, graças à atração dipolo-dipolo que se estabelece entre o nitrogênio básico e o grupo carbonílico, conforme se indica nas estruturas da Tabela 7.6. Presume-se que é nesta conformação rígida que interagem com o receptor analgésico.

Também a esta classe pertencem os seguintes: acetilmetadol (acetato de metadila), dimefeptanol, dipipanona, fenadoxona, isometadona, levacetilmetadol (acetato de levometadila), noracimetadol, norpipanona, racemoramida.

Entre os isósteros de derivados difenilpropilamínicos, os principais são os tiambutenos: dimetiltiambuteno e etilmetiltiambuteno. Sua potência, porém, é apenas de cerca de um quinto da potência da morfina.

Cloridrato de metadona

Pó cristalino branco, ou cristais incolores. É inodoro e solúvel em água. A metadona existe como mistura racêmica, embora o isômero (−) seja mais ativo que o isômero (+). É mais ativa do que a morfina, mas sua toxicidade é proporcionalmente mais elevada. É usada no alívio de mui-

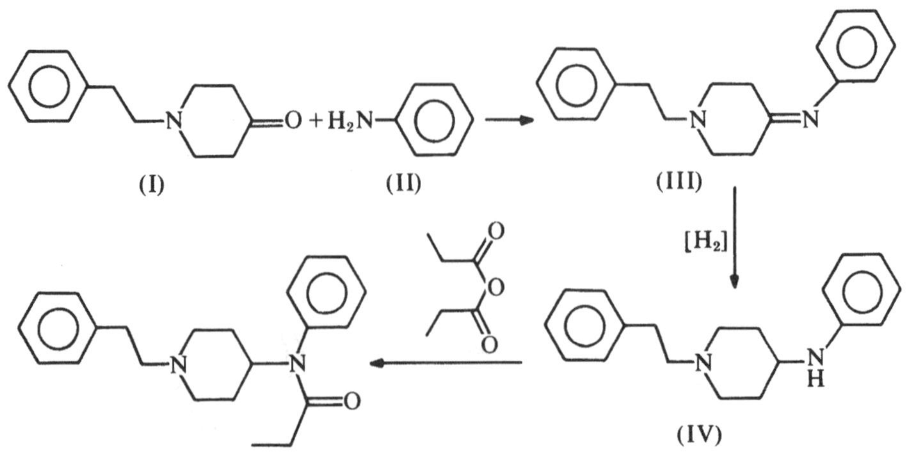

Fig. 7.6 Síntese da fentanila.

Tabela 7.6 Hipnoanalgésicos derivados da difenilpropilamina

Nome oficial	Nome comercial	Nome químico	Estrutura
metadona	(fenadona)	6-dimetilamino-4,4-difenil-3-heptanona	
dextromoramida		(+)-1-[3-metil-4-(4-morfolinil)-1-oxo-2,2--difenilbutil]pirrolidina	
dextropropoxifeno	(propoxifeno)	propanoato de (S)-α-[2-(dimetilamino)-1--metiletil]-α-fenilbenzenoetanol	

tos tipos de dores (em câncer, por exemplo) e também no tratamento de viciados, como substituto de narcóticos, pois evita ou até mesmo alivia completamente a síndrome de abstinência provocada pela morfina. A dose habitual é de 2,5 a 10 mg diários, administrados pelas vias intramuscular, subcutânea ou oral.

Dextropropoxifeno

É usado nas formas de cloridrato e napsilato. Apresenta apenas atividade analgésica, enquanto o isômero (−), o levopropoxifeno, é antitussígeno puro. Tem indicações terapêuticas limitadas e seu emprego pode resultar em abuso e criar dependência. Superdose produz rapidamente grave depressão respiratória que pode resultar em morte, sobretudo se ingerido com álcool.

G. Fenotiazinas

Nesta classe, o único empregado como analgésico é a levomepromazina (Tabela 10.1), que tem estrutura semelhante à da clorpromazina e outros antipsicóticos fenotiazínicos, estudados no Cap. 10. Possui aproximadamente a metade da potência da morfina, mas não produz dependência física nem psíquica; tampouco suprime os sintomas da síndrome de abstinência. Contudo, uma vez que provoca acentuada hipotensão postural, seu uso é restrito a pacientes não-hospitalizados.

H. Diversos

Vários outros fármacos, que não se enquadram nas classes estudadas, manifestam atividade hipnoanalgésica e alguns já foram introduzidos na terapêutica. Pertencem aos seguintes grupos:

1. Bicíclicos: drinideno, etonitazeno, metofolina, nefopam;
2. Derivados de fenilpropanamida e isósteros: diampromida, fenampromida, propiram;
3. Derivados de encefalinas: (D-Met^2,-Pro^5)-encefalinamida;
4. Diversos: carbifeno, namoxirato, nantradol, tramadol.

IV. MECANISMO DE AÇÃO

As principais ações farmacológicas dos hipnoanalgésicos devem-se à complexação destes

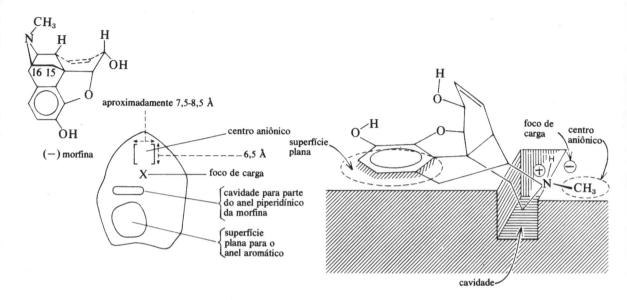

Fig. 7.7 Topografia do receptor de hipnoanalgésicos derivados e análogos da morfina. *Fonte*: A.H. Beckett e A.F. Casy, *Prog. Med. Chem.*, **4**, 171 (1965).

fármacos com receptores específicos localizados preponderantemente na região periaquedutal central cinzenta da medula espinhal, interferindo desta maneira com os impulsos da dor nas vizinhanças do tálamo. Esses receptores também estão localizados, embora em menor quantidade, na substância gelatinosa do núcleo trigêmeo da região caudal da espinha e nas próprias fibras nervosas vagais da medula. É provável que esses receptores não sejam entidades estáticas ou rígidas, mas estruturas dinâmicas, capazes de induzir alterações conformacionais nas moléculas com as quais interagem e sofrer, concomitantemente, alterações similares. Todavia, as primeiras hipóteses sobre os receptores dos opiáceos representavam-nos como entidades estáticas.

A. Receptor estático

Levando em consideração que os analgésicos derivados da morfina ou análogos a ela têm em comum o grupamento *N*-metil-γ-fenilpiperidina, Beckett e Casy propuseram para o receptor a topografia representada na Fig. 7.7. Nesta, três sítios são essenciais:

1. Uma porção plana, que permite ligação com o anel aromático do fármaco através de forças de van der Waals;
2. Um sítio aniônico, capaz de associar-se com o nitrogênio protonizado do fármaco;
3. Uma cavidade, adequadamente orientada para acomodar a porção —CH_2—CH_2— (relativa aos carbonos 15 e 16), que se projeta do anel piperidínico, que jaz perpendicularmente ao plano que contém o anel aromático e o nitrogênio protonizado.

B. Receptor dinâmico

A atraente hipótese de Beckett e Casy, que admite sítio receptor essencialmente inflexível, teve que ser modificada quando se verificou que determinados hipnoanalgésicos, apesar de manifestarem atividade acentuada, não apresentam estrutura exatamente complementar à área do receptor proposto.

Por esta e outras razões e baseando-se em que as macromoléculas podem sofrer alterações conformacionais, Portoghese aventou a hipótese de que a complexação de analgésicos narcóticos diferentes com os receptores pode, em muitos casos, compreender modos diferentes de interações, em vez de um único tipo de interação fármaco-receptor.

O mesmo autor reconheceu, também, a possibilidade da ocorrência de uma complexação do tipo "encaixe induzido", como fator contribuinte para a ligação de hipnoanalgésicos diferentes ao mesmo receptor. Em suma, admitiu que podia haver três modos diferentes de interações entre receptores e hipnoanalgésicos:

1. Interação de hipnoanalgésicos diferentes com um único tipo de receptores: *(a)* interação idêntica; *(b)* interação diferente;
2. Interação de hipnoanalgésicos diferentes com duas ou mais espécies de receptores comuns

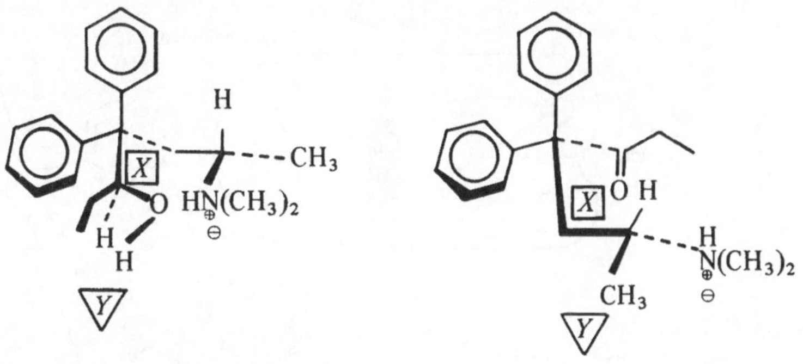

Fig. 7.8 Um mecanismo possível pelo qual grupos polares diferentes em moléculas de hipnoanalgésicos podem causar inversão na seletividade configuracional de receptores de analgésicos. Os dipolos doadores e aceptores de próton na ponte de hidrogênio são indicados por X no quadrado e Y no triângulo, respectivamente. O centro aniônico é representado por $\ominus$. À esquerda, o dimefeptanol; à direita, a metadona. *Fonte:* P. S. Portoghese, *J. Med. Chem.*, 9, 609 (1965).

aos hipnoanalgésicos diferentes: *(a)* distribuição idêntica nos receptores por parte de hipnoanalgésicos diferentes; *(b)* distribuição desigual nos receptores por parte de hipnoanalgésicos diferentes;

3. Interação de hipnoanalgésicos diferentes com duas ou mais espécies de receptores não-comuns aos hipnoanalgésicos diferentes.

É provável, segundo Portoghese, que os casos 1 e 2 sejam os tipos predominantes de interação. Contudo, considerando que os enantiômeros mais ativos da família da metadona apresentam configuração oposta em relação àquela que se adaptaria melhor ao receptor hipotético aventado por Beckett e Casy, Portoghese propôs que a interação de hipnoanalgésicos com receptores poderia ocorrer como indica a Fig. 7.8. Os dipolos que estes narcóticos apresentam podem ligar-se ao receptor através de pontes de hidrogênio, quer doando próton (X), quer recebendo-o (Y). Em suma, sendo moléculas flexíveis, poderiam adaptar-se conformacionalmente ao receptor.

Em 1975, Pasternak e Snyder propuseram um modelo alostérico para o receptor dos opiáceos. Ele teria duas formas interconversíveis (Fig. 7.9). Neste modelo aventa-se a hipótese de que os agonistas (tais como morfina, oximorfina, etorfina e levorfanol) e os antagonistas (como nalorfina, naloxona, diprenorfina e levalorfano) interagem com conformações *diferentes* do *mesmo* receptor. O cátion sódio induz mudança conformacional que facilita a complexação com os anta-

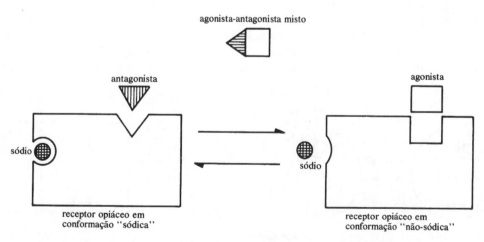

Fig. 7.9 Conformações interconversíveis do mesmo receptor. À esquerda a conformação "sódica", que tem alta afinidade pelos antagonistas. À direita a conformação "não-sódica", que apresenta alta afinidade pelos agonistas. O efeito do sódio é seletivo; dos outros íons positivamente carregados, só o lítio, cujo volume é ligeiramente menor do que o do sódio, manifesta efeito semelhante; os outros, potássio, rubídio e césio, cujo volume é maior, não exercem tal efeito. *Fonte:* S. H. Snyder, *N. Engl. J. Med.*, 296, 266 (1977).

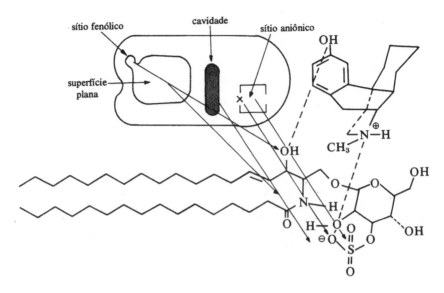

Fig. 7.10 Ilustração da topografia do receptor dos opiáceos e interação proposta de um hipnoanalgésico com o sulfato de cerebrósido. *Fonte:* H. H. Loh *et al.*, *Life Sci.*, **16**, 1811 (1975).

gonistas, ao passo que os íons manganês, magnésio e níquel fazem com que o receptor assuma conformação adequada para interagir com os agonistas. Em outras palavras, o sódio estabiliza o receptor numa conformação pela qual os antagonistas têm afinidade alta e os agonistas, baixa; na ausência de sódio, porém, o receptor assume conformação que favorece a complexação com os agonistas e impede a ligação dos antagonistas. Aventou-se também a hipótese de que a tolerância e a dependência física podem ser correlacionadas com alterações no receptor opiáceo. Ele assumiria preponderantemente a conformação antagonista e não a conformação agonista.

Com base em experiências recentes, vários pesquisadores concluíram que os receptores de hipnoanalgésicos são múltiplos e alguns propuseram novas topografias para os mesmos.

Por exemplo, Martin e colaboradores propuseram que há, pelo menos, três receptores diferentes para os hipnoanalgésicos: *(a)* receptor μ, com que interagem morfina e seus derivados; *(b)* receptor κ, com o qual se complexam certas 2,6-metano-3-benzazocinas, como cetociclazocina e etilcetociclazocina; *(c)* receptor σ, cujo agonista típico é a *N*-alilnorciclazocina. A esses três, Lord e colaboradores adicionaram o receptor δ, que seria o das encefalinas. No cérebro, segundo provas recentes, existem dois sistemas de receptores de opióides separados.

Loh e colaboradores aventaram a hipótese de que o receptor dos hipnoanalgésicos seria o sulfato de cerebrósido, efetuando-se a complexação tal como mostra a Fig. 7.10.

Levando em consideração os efeitos coope-

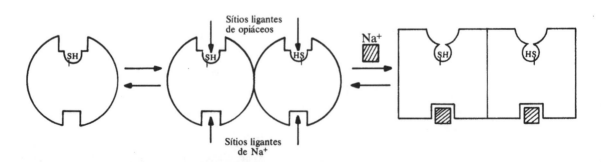

Fig. 7.11 Modelo de receptor opiáceo, segundo Simon & Heller. (*Annu. Rev. Pharmacol. Toxicol.*, **18**, 371 (1978).)

rativos, que se observaram ocorrer no receptor dos opiáceos, Simon e Hiller propuseram que ele é um dímero e que cada monômero constituinte deste dímero apresenta um grupo tiólico. A ligação de íons sódio ao centro alostérico resulta em alteração na forma da molécula do receptor. Esta alteração provoca mudança conformacional no sítio ligante, mudança esta que mascara o grupo tiólico do receptor, tornando-o menos acessível à inativação por parte dos reagentes específicos. Outrossim, nesta nova conformação, o sítio ligante apresenta maior afinidade pelos antagonistas e menor pelos agonistas (Fig. 7.11).

Vários outros autores (por exemplo, Smythies, Feinberg e colaboradores, Kolb, Galt) propuseram outros sítios receptores, alguns dos quais são mera modificação dos já apresentados por outros pesquisadores, ao passo que outros diferem deles substancialmente. Esta divergência de opiniões é prova eloquente de que a questão dos receptores de opiáceos está ainda muito longe de ser resolvida.

C. Receptor da etorfina e derivados

A elevada atividade analgésica da etorfina e de outros derivados da oripavina foi explicada supondo-se que estes compostos têm, além dos três pontos de ligação propostos por Beckett e Casy, um sítio de interação adicional com o receptor; isto é, a porção lipofílica A também se encontra envolvida na interação fármaco-receptor (Fig. 7.12).

V. ANTAGONISTAS DOS NARCÓTICOS

A. Conceito

Os antagonistas dos narcóticos são fármacos que evitam ou eliminam a depressão respiratória excessiva provocada pela administração de analgésicos narcóticos. Eles agem competindo pelos mesmos sítios receptores dos hipnoanalgésicos, com os quais são estruturalmente aparentados, sendo a única diferença a porção ligada ao átomo de nitrogênio amínico: nos antagonistas geralmente é um grupo alílico (Tabela 7.7), embora em alguns casos possa ser ciclopropilmetílico, isobutílico, propargílico ou outro.

B. Histórico

O fenômeno do antagonismo narcótico foi

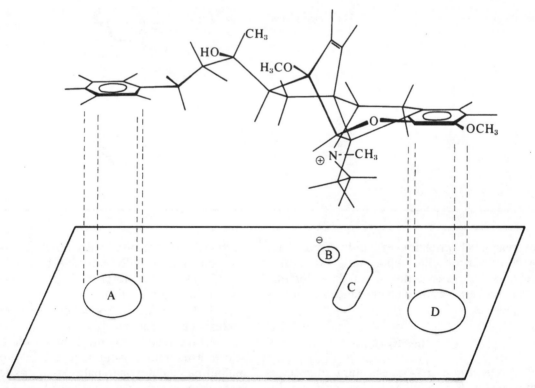

Fig. 7.12 Complexação da etorfina e análogos com sua respectiva superfície receptora. *Fonte*: J. W. Lewis *et al.*, *Annu. Rev. Pharmacol.*, *11*, 241 (1971).

Tabela 7.7 Antagonistas de narcóticos

Nome oficial	Nome comercial	Nome químico	Estrutura
nalorfina	Nalorfina	7,8-didesidro-4,5-epoxi-17-(2-propenil)morfinan-3,6-diol	
naloxona		17-alil-4,5α-epoxi-3,14-diidroximorfinan-6-ona	
levalorfano		17-alilmorfinan-3-ol	
ciclorfano		17-(ciclopropilmetil)morfinan-3-ol	
ciclazocina		3-(ciclopropilmetil)-1,2,3,4,5,6,-hexaidro-6,11-dimetil-2,6-metano-3-benzazocin-8-ol	

observado, pela primeira vez, em 1915, por Pohl, na N-alilnorcodeína. Anos mais tarde descreveu-se o efeito antagonista da nalorfina. Esta descoberta resultou na introdução de outros antagonistas.

C. Classificação

Do ponto de vista da estrutura química, os antagonistas de narcóticos pertencem a um dos seguintes grupos:
1. Derivados da morfina: dinicotinato de nalorfina (híbrido de duas moléculas de ácido nicotínico com uma de nalorfina), nalorfina, naloxona;
2. Derivados da oripavina: acetorfina, ciprenorfina, diprenorfina;
3. Derivados da 2,6-metano-3-benzazocina: ciclazocina, dezocina;
4. Derivados do morfinano: ciclorfano, clornaltrexamina, isomorfinano, levalorfano, nalbufina, nalmexona, naltrexona, oxilorfano, proxorfano;
5. Derivados imidazólicos: fenmetozol.

Note-se que alguns derivados dos fármacos

acima — por exemplo, acetorfina e dezocina — são empregados igualmente como hipnoanalgésicos.

Os antagonistas de narcóticos também são usados em testes de dependência narcótica. Por exemplo, a nalorfina causa dilatação da pupila em indivíduos dependentes e redução das dimensões da pupila em não-viciados.

Cloridrato de nalorfina

Pó cristalino branco ou quase branco, inodoro, hidrossolúvel e que escurece quando exposto à luz e ao ar. A nalorfina antagoniza não apenas a morfina, da qual é derivada, mas também a petidina, metadona e levorfanol. Contudo, sua atividade antagonista em relação a outros depressores respiratórios — tais como anestésicos gerais e barbitúricos — é fraca. Por esta razão, nos casos de envenenamento por barbitúricos apresenta mais tendência a agravar do que aliviar a depressão. Apresenta, também, alguma atividade agonista, atuando como hipnoanalgésico. As vias de administração são a intravenosa e a subcutânea. A dose habitual é de 5 a 10 mg iniciais, repetida a intervalos de 10 a 15 minutos, se necessário, até o limite de três doses.

Obtém-se a nalorfina tratando a morfina com brometo de cianogênio, a fim de substituir o grupo metila pelo ciano, hidrolisando a N-cianonormorfina intermediária e alquilando a desmetilmorfina, assim obtida, com brometo de alila, em presença de $NaHCO_3$.

Tartarato de levalorfano

Pó cristalino branco ou quase branco, inodoro e hidrossolúvel. É um derivado do morfinano. Sua ação é similar à da nalorfina, embora seja dez vezes mais potente. É administrado por via intravenosa. A dose é de 1 mg, inicialmente, seguida por uma ou duas doses adicionais de 0,5 mg, se necessário, em intervalos de 10 a 15 minutos.

Ciclazocina

Pó cristalino branco. É derivado da 2,6-metano-3-benzazocina e se relaciona estruturalmente à fenazocina e à pentazocina, da qual difere na porção ligada ao átomo de nitrogênio: é ciclopropilmetila, em vez de alila. A ciclazocina é usada no tratamento de pacientes dependentes de heroína.

Cloridrato de naloxona

Pó branco ou ligeiramente esbranquiçado, solúvel em água. É o fármaco de escolha no tratamento de depressão respiratória causada por narcóticos. É de administração intravenosa, intramuscular ou subcutânea e não provoca efeitos adversos nem induz à tolerância ou dependência física ou psíquica. Não possui atividade analgésica, pois é antagonista puro. Sua potência é várias vezes maior que a do levalorfano e da nalorfina. Para aliviar a depressão respiratória causada por narcóticos, a dose é de 0,4 mg, uma ou mais vezes, em intervalos de 2 a 3 minutos.

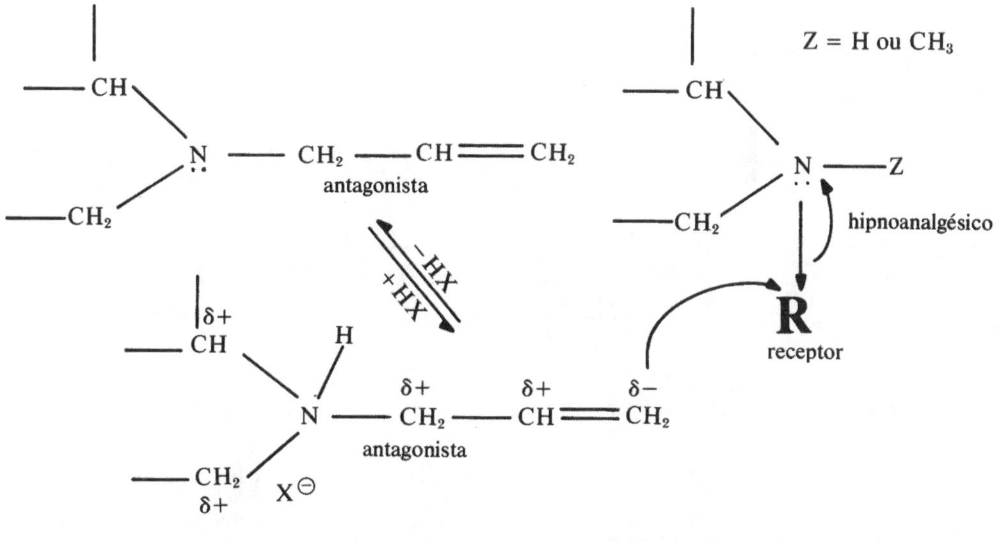

Fig. 7.13 Interação de um antagonista de cadeia alílica com o receptor morfínico ocupado pelo agonista.

Fonte: L. Jung *et al.*, *Eur. J. Med. Chem.-Chim. Ther.*, **11**, 426 (1976).

D. Mecanismo de ação

Os antagonistas dos narcóticos competem com estes pelos mesmos receptores, pois são estruturalmente aparentados aos narcóticos, diferindo destes apenas pelos grupos ligados ao átomo de nitrogênio amínico. Os grupos mais comuns são o alílico e o ciclopropilmetílico. Quando os antagonistas de narcóticos se encontram na forma ionizada, esses grupos possibilitam uma ligação adicional com o receptor morfínico, graças especialmente à carga residual negativa do carbono lateral (Fig. 7.13). Em conseqüência disso, o hipnoanalgésico unido ao receptor é deslocado, logrando-se dessarte o efeito antagonista.

Na ausência de agonista, porém, o antagonista — ou íntegro ou após perder a cadeia lateral — se une ao receptor morfínico através do par de elétrons do nitrogênio básico (Fig. 7.14). Isso explicaria a ação agonista parcial da nalorfina e outros antagonistas dos narcóticos.

Outra teoria é a defendida por Snyder. Segundo esta, além do grupo farmacofórico, importante para a atividade agonista e antagonista, parece que a presença de um anel adicional, casos da metadona e fenazocina, reforça a atividade agonista. Isso porque tal anel estabiliza o receptor na conformação agonista. Nesse particular, a fenazocina é agonista potente e a morfina, na qual o referido anel está ausente, tem potência moderada. No entanto, a metadona, apesar da presença dos dois anéis, é agonista fraco, por não ser capaz de assumir a orientação crítica que possibilita ligação mais forte com o receptor em sua conformação agonista.

Por outro lado, a atividade antagonista, pura ou mista, está condicionada à flexibilidade da cadeia lateral, que se liga a sítio especial de conformação antagonista do receptor. Assim, um agonista-antagonista misto, tal como a nalorfina ou pentazocina, é aquele em que a cadeia lateral é flexível, podendo girar livremente. A rotação livre permite que, em qualquer momento, parte das moléculas se encontrem na conformação antagonista e parte na agonista.

Entretanto, um antagonista puro, como a naloxona, mercê da presença de um grupo hidroxila adjacente, tem reduzida a rotação livre da cadeia lateral. Tal posição espacial mais fixa implica na sua permanência na conformação antagonista.

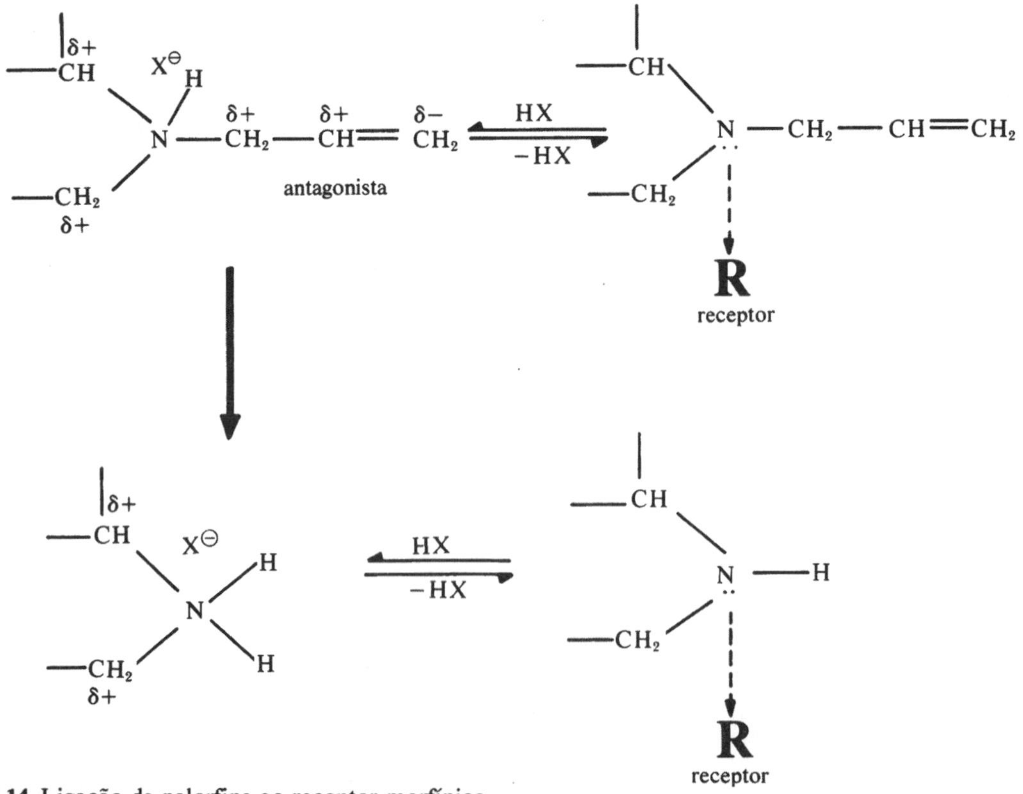

Fig. 7.14 Ligação da nalorfina ao receptor morfínico, acarretando ação agonista parcial. *Fonte*: L. Jung *et al.*, *Eur. J. Med. Chem. — Chim. Ther.*, *11*, 426 (1976).

REFERÊNCIAS

ASPECTOS GERAIS
R. F. BEERS, Jr. e E. G. BASSETT, Eds., *Mechanisms of Pain and Analgesic Compounds*, Raven, New York, 1979.
D. S. FRIES, *Annu. Rep. Med. Chem.*, *13*, 41 (1978).
J. L. MARX, *Science*, *195*, 471 (1977).
S. H. SNYDER, *Sci. Am.*, *236*(3), 44 (1977).
H. W. KOSTERLITZ et al., Eds., *Agonist and Antagonist Actions of Narcotic Analgesic Drugs*, University Park Press, Baltimore, 1973.
D. H. CLOUET, *Narcotic Drugs: Biochemical Pharmacology*, Plenum, New York, 1971.
A. HERZ e H. J. TESCHEMACHER, *Adv. Drug Res.*, *6*, 79 (1971).
A. F. CASY, *Prog. Med. Chem.*, *7*, 229 (1970).
G. THUILLIER et al., *Chim. Ther.*, *5*, 79 (1970).
G. deSTEVENS, Ed., *Analgetics*, Academic, New York, 1965.

INTRODUÇÃO
J. J. BONICA, Ed., *Pain*, Raven, New York, 1980.
E. L. GOTTHEIL et al., Eds., *Addiction Research and Treatment*, Pergamon, New York, 1979.
L. L. IVERSEN et al., Eds., *Drugs of Abuse*, Plenum, New York, 1978.
R. A. STERNBACH, Ed., *The Psychology of Pain*, Raven, New York, 1978.
L. TERENIUS, *Annu. Rev. Pharmacol. Toxicol.*, *18*, 189 (1978).
M. R. MARTIN, Ed., *Drug Addiction*, 2 vols., Springer, Berlin, 1977.
G. W. PASTERNAK et al., *Mol. Pharmacol.*, *12*, 504 (1976).
S. FISHER e A. M. FREEDMAN, Eds., *Opiate Addiction: Origins and Treatment*, Winston, Washington, D. C., 1973.
V. P. DOLE, *N. Engl. J. Med.*, *286*, 988 (1972).
R. JANZEN et al., Eds., *Pain*, Thieme, Stuttgart, 1972.
V. P. DOLE, *Annu. Rev. Biochem.*, *39*, 821 (1970).
A. GOLDSTEIN e D. B. GOLDSTEIN, *Proc., Assoc. Res. Nerv. Ment. Dis.*, *46*, 265 (1968).
M.H. SEEVERS, *J. Am. Med. Assoc.*, *206*, 1263 (1968).
L. F. SMALL et al., *Studies on Drug Addiction*, U. S. Government Printing Office, Washington, D. C., 1938.

HISTÓRICO
M. CHOREV et al., *Science*, *204*, 1210 (1979).
A. BEAUMONT e J. HUGHES, *Annu. Rev. Pharmacol. Toxicol.*, *19*, 245 (1979).
M. CHRÉTIEN e M. LIS, *Horm. Protein Pept.*, *5*, 75 (1978).
E. COSTA e M. TRABUCCHI, Eds., *The Endorphins*, Raven, New York, 1978.
L. GRÁF et al., Eds., *Endorphins '78*, Excerpta Medica, Amsterdam, 1978.
A. HERZ, Ed., *Developments in Opiate Research*, Dekker, New York, 1978.
J. HUGHES, *Recherche*, *9*, 866 (1978).
C. H. LI, *Horm. Protein Pept.*, *5*, 35 (1978).
R. J. MILLER e P. CUATRECASAS, *Naturwissenschaften*, *65*, 507 (1978).
P. W. SCHILLER et al., *J. Med. Chem.*, *21*, 1110 (1978).
L. TERENIUS, *Annu. Rev. Pharmacol. Toxicol.*, *18*, 189 (1978).
H. ISBELL, *Clin. Pharmacol. Ther.*, *22*, 377 (1977).
C. B. PERT et al., *Nature (London)*, *269*, 73 (1977).
D. ROEMER et al., *Nature (London)*, *268*, 547 (1977).
J. M. WALKER et al., *Science*, *196*, 85 (1977).
R. C. A. FREDERICKSON e F. H. NORRIS, *Science*, *194*, 440 (1976).
A. GOLDSTEIN, *Science*, *193*, 1081 (1976).
H. N. KOSTERLITZ, *Opiates and Endogenous Opioid Peptides*, North-Holland, Amsterdam, 1976.
S. EHRENPREIS e A. NEIDLE, Eds., *Methods in Narcotics Research*, Dekker, New York, 1975.

CLASSIFICAÇÃO
M. W. ADLER et al., Eds., *Factors Affecting the Action of Narcotics*, Raven, New York, 1978.
G. BARNETT et al., Eds., *Qua SAR. Quantitative Structure Activity Relationships of Analgesics, Narcotic Antagonists, and Hallucinogens*, National Institute on Drug Abuse, Rockville, Md., 1978.
A. F. CASY, *Prog. Drug Res.*, *22*, 149 (1978).
G. H. LOEW e D. S. BERKOWITZ, *J. Med. Chem.*, *21*, 101 (1978).
Q. MINGOIA, *Rev. Bras. Clín. Ter.*, *7*, 241 (1978).
R. G. NEWMANN, *Methadone Treatment in Narcotic Addiction*, Academic, New York, 1977.
D. C. PALMER e M.J. STRAUSS, *Chem. Rev.*, *77*, 1 (1977).
R. D. E. SEWELL et al., *Prog. Med. Chem.*, *14*, 249 (1977).
A. F. BRADBURY et al., *Nature (London)*, *260*, 165 (1976).
A. S. HORN e J. R. RODGERS, *Nature (London)*, *260*, 795 (1976).
G. H. LOEW et al., *J. Med. Chem.*, *19*, 863 (1976).
P. S. PORTOGHESE e E. SHEFTER, *J. Med. Chem.*, *19*, 55 (1976).
D. H. CLOUET e K. IWATSUBO, *Annu. Rev. Pharmacol.*, *15*, 49 (1975).
A. GOLDSTEIN et al., Eds., *The Opiate Narcotics*, Pergamon, New York, 1975.
H. W. KOSTERLITZ e A. A. WATERFIELD, *Annu. Rev. Pharmacol.*, *15*, 29 (1975).
L. J. KRICKA e A. LEDWITH, *Chem. Rev.*, *74*, 101 (1974).
R. R. MILLER, *Am. J. Hosp. Pharm.*, *31*, 780 (1974).
E. SHEFTER, *J. Med. Chem.*, *17*, 1037 (1974).
J. W. LEWIS et al., *Annu. Rev. Pharmacol.*, *11*, 241 (1971).
H. O. J. COLLIER, *Adv. Pharmacol. Chemother.*, *7*, 333 (1970).
G. deSTEVENS. *Pure Appl. Chem.*, *19*, 89 (1969).
N. E. EDDY e E. L. MAY, *Synthetic Analgesics*, Part IIB, "6,7-Benzomorphans", Pergamon, Oxford, 1966, pp. 113-182.
M. GATES, *Sci. Am.*, *215*(5), 131 (1966).
J. HELLERBACH et al., *Synthetic Analgesics*, Part IIA, "Morphinans", Pergamon, Oxford, 1966, pp. 1-112.
D. GINSBURG, *The Opium Alkaloids*, Interscience, New York, 1962.
P. A. J. JANSSEN, *Synthetic Analgesics*, Part I, "Diphenylpropylamines", Pergamon, New York, 1960.

MECANISMO DE AÇÃO
G. W. PASTERNAK et al., *Science*, *208*, 514 (1980).
P. PORTOGHESE et al., *J. Med. Chem.*, *23*, 233 (1980).
E. HAZUM et al., *Science*, *206*, 1077 (1979).
R. J. KOBYLECKI e B. A. MORGAN, *Annu. Rep. Med. Chem.*, *14*, 31 (1979).
H. H. LOH e D. H. ROSS, Eds., *Neurochemical Mechanisms of Opiates and Endorphins*, Raven, New York, 1979.
V. M. KOLB, *J. Pharm. Sci.*, *67*, 999 (1978).
H. H. LOH et al., *Fed. Proc., Fed. Am. Soc. Exp. Biol.*, *37*, 147 (1978).
P. S. PORTOGHESE, *Acc. Chem. Res.*, *11*, 21 (1978).
S. SHIOTANI et al., *J. Med. Chem.*, *21*, 153 (1978).
E. J. SIMON e J. M. HILLER, *Annu. Rev. Pharmacol. Toxicol.*, *18*, 371 (1978).
E. J. SIMON e J. M. HILLER, *Fed. Proc., Fed. Am. Soc. Exp. Biol.*, *37*, 141 (1978).
G. D. SMITH e J. GRIFFIN, *Science*, *199*, 1214 (1978).
R. H. B. GALT, *J. Pharm. Pharmacol.*, *29*, 711 (1977).
A. S. HORN e J. R. RODGERS, *J. Pharm. Pharmacol.*, *29*, 257 (1977).
Y. F. JACQUET et al., *Science*, *198*, 842 (1977).

J. A. H. LORD et al., *Nature (London), 267,* 495 (1977).
B. MALFROY-CAMINE, *Recherche, 8,* 792 (1977).
E. J. SIMON, *Recherche, 8,* 416 (1977).
J. R. SMYTHIES, *Psychoneuroendocrinology, 2,* 71 (1977).
S. H. SNYDER, *N. Engl. J. Med., 296,* 266 (1977).
A. GERO e R. J. CAPETOLA, *J. Theor. Biol., 61,* 129 (1976).
P. E. GILBERT e W. R. MARTIN, *J. Pharmacol. Exp. Ther., 198,* 66 (1976).
A. S. HORN e J. R. RODGERS, *Nature (London), 260,* 795 (1976).
L. JUNG et al., *Eur. J. Med. Chem. — Chim. Ther., 11,* 419, 426 (1976).
A. LAMANDE et al., *Eur. J. Med. Chem. — Chem. Ther., 11,* 419 (1976).
G. H. LOEW et al., *J. Med. Chem., 19,* 863 (1976).
W. R. MARTIN et al., *J. Pharmacol. Exp. Ther., 197,* 517 (1976).
R. SIMANTOV e S. H. SNYDER, *Mol. Pharmacol., 12,* 987 (1976).
J. J. KAUFMAN e W. S. KOSKI, "Physicochemical, Quantum Chemical, and Other Theoretical Techniques for the Understanding of the Mechanism of Action of CNS Agents: Psychoactive Drugs, Narcotics, and Narcotic Antagonists and Anesthetics", in E. J. ARIËNS, Ed., *Drug Design,* Vol. V, Academic, New York, 1975, pp. 251-340.
G. H. LOEW e D. S. BERKOWITZ, *J. Med. Chem., 18,* 656 (1975).
H. H. LOH et al., *Life Sci., 16,* 1811 (1975).
J. L. MARX, *Science, 189,* 708 (1975).
G. W. PASTERNAK e S. H. SNYDER, *Mol. Pharmacol., 11,* 478 (1975).
L. J. SAETHRE et al., *Mol. Pharmacol., 11,* 492 (1975).
S. H. SNYDER e S. MATTHYSSE, Eds., *Opiate Receptor Mechanisms,* The MIT Press, Cambridge, Mass., 1975.
J. J. KAUFMAN et al., *Int. J. Quantum Chem., Quantum Biol. Symp., 1,* 289 (1974).
L. L. LOWNEY et al., *Science, 183,* 749 (1974).
C. B. PERT e S. H. SNYDER, *Mol. Pharmacol., 10,* 868 (1974).
E. ZIMMERMANN e R. GEORGE, Eds., *Narcotics and Hypothalamus,* Raven, New York, 1974.
M. J. KUHAR et al., *Nature (London), 245,* 447 (1973).
C. B. PERT e S. H. SNYDER, *Science, 179,* 1011 (1973).
L. JUNG et al., *Chim. Ther., 6,* 341 (1971).
J. W. LEWIS et al., *Annu. Rev. Pharmacol., 11,* 241 (1971).
L. JUNG e H. LAMI, *Chim. Ther., 5,* 391 (1970).
R. HALLER, *Arzneim.-Forsch., 23,* 608 (1968).
P. S. PORTOGHESE, *J. Pharm. Sci., 55,* 865 (1966).
A. H. BECKETT e A. F. CASY, *Prog. Med. Chem., 4,* 171 (1965).

ANTAGONISTAS DOS NARCÓTICOS

R. WILLETTE, Ed., *Narcotic Antagonists,* National Institute on Drug Abuse, Rockville, Md., 1977.
S. ARCHER e W. F. MICHNE, *Prog. Drug Res., 20,* 45 (1976).
L. JUNG et al., *Eur. J. Med. Chem. — Chim. Ther., 11,* 419, 426 (1976).
W. R. MARTIN, *Ann. Intern. Med., 85,* 765 (1976).
M. C. BRAUDE et al., Eds., *Narcotic Antagonists,* Raven, New York, 1974.
P. H. BLACHLY, *J. Am. Med. Assoc., 224,* 334 (1973).
H. F. FRASER e L. S. HARRIS, *Annu. Rev. Pharmacol., 7,* 277 (1967).
W. R. MARTIN, *Pharmacol. Rev., 19,* 463 (1967).

8

Analgésicos Antipiréticos e Anti-reumáticos

I. INTRODUÇÃO

A. Conceito

Conforme vimos no Cap. 7, analgésicos são fármacos que, mediante ação sobre o sistema nervoso central, aliviam a dor sem causar entorpecimento ou perda de consciência. A palavra *analgesia* provém do grego $\alpha\nu\alpha\lambda\gamma\eta\sigma\iota\alpha$, formada por $'\alpha\iota$ (=sem) + $\alpha\lambda\gamma\eta\sigma\iota\alpha$ (=dor). Significa, portanto, insensibilidade à dor.

No capítulo anterior foram estudados os hipnoanalgésicos, também conhecidos por analgésicos fortes. Neste, trataremos dos analgésicos suaves, isto é, os que eliminam dores moderadas, tais como cefaléia, mialgia, artralgia e outras.

Os analgésicos suaves podem apresentar também ações antitérmica, antiinflamatória e antigotosa, além de outras. Distinguem-se, portanto, os antipiréticos, os anti-reumáticos e os uricosúricos.

Antipiréticos ($\alpha\nu\tau\iota$ + $\pi\upsilon\rho\epsilon\tau\delta s$ = contrário ao ardor, febre) ou antitérmicos ($\alpha\nu\tau\iota$ + $\theta\epsilon\rho\mu\eta$ = contrário ao calor) são fármacos que eliminam ou aliviam os estados febris. Não baixam a temperatura normal, mas apenas quando ela está elevada.

A temperatura corporal é controlada por um mecanismo regulador situado no hipotálamo, que controla a produção e a perda de calor. O hipotálamo é, por assim dizer, o "termostato" do organismo. Ao sobrevir a febre, eleva-se o nível do "termostato", embora persista o equilíbrio entre a produção e a perda de calor. Entre as causas da febre sobressaem as seguintes: inflamação, neoplasias, lesões do sistema nervoso central, desidratação (sobretudo em crianças), certas drogas, moléstias infecciosas.

O desequilíbrio entre a produção e a perda de calor é desencadeado pelos neurônios do hipotálamo em resposta a um estímulo provocado por piretogênios endógenos leucocitários, que são proteínas específicas veiculadas pelo plasma. Estes piretogênios são sintetizados por certos tipos de leucócitos quando os piretogênios exógenos (tais como bactérias) invadem o organismo. Pesquisas recentes parecem indicar que a febre resulta da aceleração do catabolismo do ácido araquidônico, precursor da biossíntese de prostaglandinas, endoperóxidos de prostaglandinas e tromboxanas (Fig. 8.1).

Os antipiréticos produzem abaixamento da temperatura corporal elevada em conseqüência do aumento da perda de calor. Sua ação é inespecífica, vale dizer, não está relacionada com a eliminação da causa da pirese.

Os anti-reumáticos, palavra que provém de reumatismo ($\rho\epsilon\nu\mu\alpha\tau\iota\sigma\mu\delta s$ = defluxão), ou antiinflamatórios, vocábulo oriundo do latino *inflammationem,* são fármacos que aliviam os sintomas das doenças reumáticas, a saber, dor e inflamação.

Os fatores etiológicos da maior parte das doenças inflamatórias crônicas são ainda desconhecidos. Diversos mediadores da inflamação já são, contudo, conhecidos, tais como histamina, serotonina, cininas, despolimerizadores do ácido hialurônico, acetilcolina, epinefrina, prostaglandinas, complexos antígeno-anticorpo e enzimas lisossômicas. Os fatores causadores, contudo, continuam obscuros. Apesar disso, alguns mecanismos etiológicos já foram esclarecidos. Alguns dos muitos eventos moleculares e alterações físicas compreendidos na inflamação foram compilados por Whitehouse. São eles:

1. Formação ou liberação de agentes inflamagênicos, tais como histamina, serotonina, cininas (bradicinina, por exemplo) e prostaglandinas;
2. Reação do tecido adjacente ao local da lesão a estes agentes hormonóides locais; esta

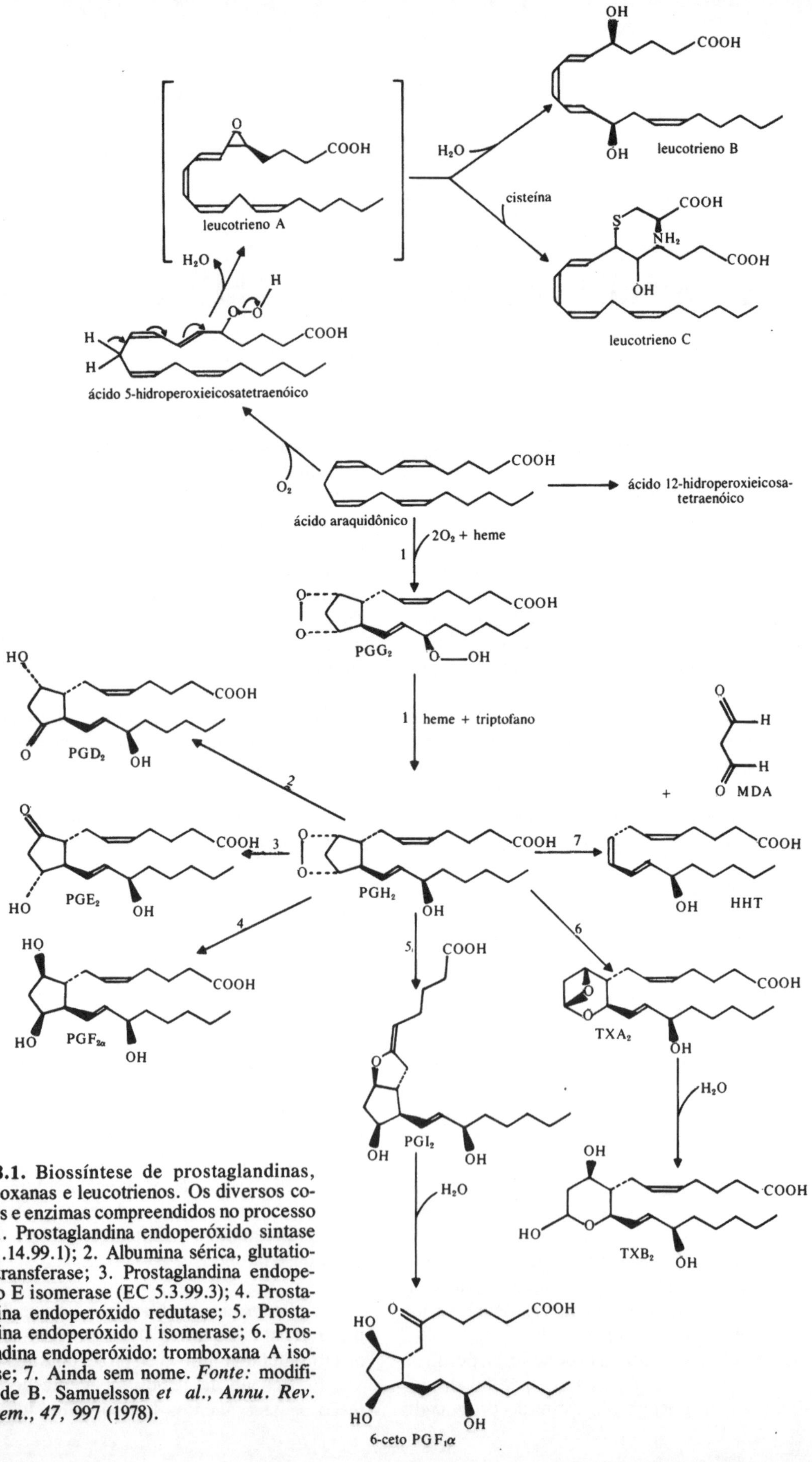

Fig. 8.1. Biossíntese de prostaglandinas, tromboxanas e leucotrienos. Os diversos cofatores e enzimas compreendidos no processo são: 1. Prostaglandina endoperóxido sintase (EC 1.14.99.1); 2. Albumina sérica, glutationa-S-transferase; 3. Prostaglandina endoperóxido E isomerase (EC 5.3.99.3); 4. Prostaglandina endoperóxido redutase; 5. Prostaglandina endoperóxido I isomerase; 6. Prostaglandina endoperóxido: tromboxana A isomerase; 7. Ainda sem nome. *Fonte:* modificado de B. Samuelsson *et al.*, *Annu. Rev. Biochem.*, **47**, 997 (1978).

reação compreende inicialmente o aumento da permeabilidade vascular, seguida da formação de granuloma e, finalmente, a restauração da lesão;

3. Reação de outros tecidos, distantes, tal como quimiotaxia leucocitária, aumento na biossíntese de glicoproteínas pelo fígado e, se estiver compreendida resposta imunológica, síntese de imunoglobulinas pelos tecidos linfóides.

B. Empregos

Os agentes antipiréticos e anti-reumáticos, também chamados antiflogísticos, são fármacos usados no tratamento de doenças do tecido conectivo, tais como artrite reumatóide, febre reumática, osteoartrite, artrite psoriática, reumatismo palindrômico, síndrome de Reiter, lupo eritematoso e espondilite anquilosante. Quanto ao número de pessoas que afligem, estas doenças só perdem para as doenças cardiovasculares; nos Estados Unidos, mais de 30 milhões de pessoas encontram-se afetadas. Sabe-se ainda que a cada ano tais moléstias fazem cerca de 250.000 novas vítimas. No Brasil, estima-se a existência de aproximadamente 8.000.000 de reumáticos.

Determinados analgésicos encontram emprego principalmente na gota, doença provocada pelo acúmulo de ácido úrico na forma de afiadas agulhas irritantes ao organismo, que se manifestam também como repetidos ataques de artrite gotosa aguda, consistindo na inflamação dolorosa das juntas. Os principais são: ácido tienílico (ticrinafeno), alopurinol, benzbromarona, benziodarona, colchicina, corticotrofina, fenilbutazona, halofenato, isobromindiona, oxifembutazona, probenecida, seclazona, sulfimpirazona. Em decorrência do efeito específico que exercem, estes fármacos são denominados uricosúricos.

Outros analgésicos são preponderante ou exclusivamente antiinflamatórios. Os principais são: ácidos arilalcanóicos e derivados (por exemplo, fenoprofeno cálcico, ibuprofeno, indometacina, naproxeno, tolmetino), antimaláricos (cloroquina, hidroxicloroquina), compostos de ouro, derivados da 3,5-pirazolidinodiona (fenilbutazona, oxifembutazona), esteróides adrenocorticais e salicilatos.

Há, ainda, analgésicos específicos para enxaquecas: fumarato de oxetorona, maleato de metisergida, mesilato de diidroergotamina, tartarato de ergotamina e misturas destes fármacos com outros, tais como: alcalóides de beladona, cafeína e fenobarbital.

II. HISTÓRICO

A. Fármacos clássicos

Desde a antiguidade a humanidade procura encontrar meios para aliviar a dor, a febre, o reumatismo, a gota e outros distúrbios similares.

A colchicina foi muito provavelmente uma das primeiras drogas usadas para tal finalidade. Este alcalóide existe numa planta conhecida como *Colchicum autumnale*. Preparações com base nesta planta são usadas desde o sexto século da nossa era. Foi chamada de *hermodactilo* (dedos de Hermes) e *articulorum* (alma das juntas), devido ao seu efeito no alívio de dores de origem articular. Em 1763, von Störck introduziu o produto para tratamento da gota. Em 1820, os farmacêuticos franceses Pelletier e Caventou isolaram o alcalóide. Em 1945, Dewar propôs sua estrutura química, que foi posteriormente confirmada em 1959, quando foi sintetizada pela primeira vez por van Tamelen e colaboradores.

Infusões de casca de salgueiro (*Salix alba*) também foram usadas por milênios para reduzir a dor, febre e inchaços. Desta planta, Leroux isolou a salicina, em 1827, e esta, por hidrólise, fornece glicose e álcool salicílico. Em 1838, Piria preparou o ácido salicílico, a partir da salicina. Em 1844, Cahours obteve o mesmo produto, isolando-o do óleo de gaultéria. Em 1860, o ácido salicílico foi sintetizado por Kolbe e Lautemann, a partir do fenol. Tais descobertas foram seguidas, logo, pela introdução dos derivados do ácido salicílico: salicilato de sódio (Buss, 1875), salicilato de fenila (Nencki, 1886), ácido acetilsalicílico (preparado pela primeira vez por Gerhardt, em 1853, mas testado farmacologicamente por Eichengrun, em 1899, apesar de o crédito pela descoberta ser geralmente atribuído a Dreser, matemático, chefe de Eichengrun).

Em 1886, quase que simultaneamente com a descoberta dos salicilatos, Cahn e Hepp introduziram como antipirético a acetanilida, sob o nome de antifebrina. A descoberta das propriedades terapêuticas da acetanilida foi acidental. Uma vez que o produto é excessivamente tóxico por formar metemoglobina — hemoglobina incapaz de transportar oxigênio —, acabou sendo retirado da lista de fármacos oficiais, há relativamente pouco tempo. Entretanto, alguns de seus derivados, conhecidos já há 80 anos, encontram ainda emprego como analgésicos antipiréticos, mas não como agentes antiinflamatórios: fenacetina (introduzida em 1887) e paracetamol (introduzido em 1893).

Do século passado restam também alguns derivados da pirazolona. A fenazona, sintetizada por Knorr, em 1883, e introduzida na terapêutica no ano seguinte e a aminofenazona, que passou a ser clinicamente empregada alguns anos depois.

O aurotiomalato de sódio foi sintetizado e ensaiado em 1932. Outros sais de ouro foram introduzidos posteriormente.

A cortisona, isolada e caracterizada em 1936, em pouco tempo provou sua utilidade no tratamento da artrite reumatóide. A modificação molecular deste esteróide adrenocortical protótipo levou à descoberta de fármacos antiinflamatórios de propriedades superiores, tais como prednisona e prednisolona e respectivos análogos.

Quanto à fenilbutazona, foi sintetizada em 1946 por Stenzl e ensaiada farmacologicamente por Wilhermi, em 1949. Em 1955, seu metabólito, a oxifembutazona, foi avaliado como possuidor de propriedades antiinflamatórias por Burns e colaboradores; a síntese deste metabólito foi executada em 1957, o mesmo ano em que se introduziu a sulfimpirazona. Em 1964, Pfister e colaboradores sintetizaram a bumadizona que, em 1970, se verificou ser o principal produto de hidrólise da fenilbutazona. Em 1970, Esteve introduziu a suxibuzona.

O ácido mefenâmico foi introduzido por Winder, em 1962, e o seu análogo, o ácido flufenâmico, em 1963, também por Winder e colaboradores, embora tenha sido sintetizado, em 1948, por Wilkinson e Finar.

Outros antiflogísticos foram introduzidos mais recentemente. A indometacina foi sintetizada por Shen e colaboradores, em 1963, e ensaiada por Winter e colegas, no mesmo ano. Seu análogo, o sulindaco, foi também sintetizado por Shen e colaboradores, em 1971, e ensaiado por Van Arman e colaboradores, em 1972. Vários novos derivados de ácidos arilalcanóicos foram sintetizados mais recentemente: ibuprofeno (Nicholson, Adams, 1964), diclofenaco sódico (Sallman, Pfister, 1966), alclofenaco (Buu-Hoi e colaboradores, 1968), naproxeno (Fried, Harrison, 1968), ácido metiazínico (Farge e colaboradores, 1968), tolmetino (Carson, 1969), fenoprofeno (Marshall, 1970), cetoprofeno (Farge e colaboradores, 1971).

O alopurinol resultou de uma estratégia racional, baseada em conhecimentos de bioquímica. Foi planejado por Hitchings e colaboradores como agente antineoplásico potencial, mas acabou mostrando-se ainda melhor no tratamento de gota, a partir de 1963.

Em 1972, Paulus e Whitehouse propuseram uma estratégia mais racional na procura por novos fármacos ativos em estados inflamatórios crônicos. Esta procura deve, segundo eles, ser dirigida à descoberta de substâncias capazes de atacarem um ou mais dos quatro seguintes alvos: (a) o fator causativo dos sintomas; (b) mediadores da primeira lesão ao tecido, liberados ou produzidos pelo fator causativo; (c) a resposta inflamatória resultante do tecido lesado; (d) os processos dirigidos no sentido da restauração das funções normais. O fármaco mais eficiente seria aquele dirigido contra o alvo (a), devido à maior especificidade.

Considerando que a patogênese da artrite reumatóide está, segundo geralmente se acredita, relacionada com fenômenos imunológicos, presentemente se pesquisam novos medicamentos antiinflamatórios entre os imunoterápicos, sejam imunossupressores — os que suprimem a imunoreação — sejam imunopotenciadores, isto é, aqueles que estimulam a imuno-reação. Vários imunossupressores utilizados para outras finalidades já manifestaram atividade antiinflamatória; entre eles, os seguintes: azatioprina, ciclofosfamida, cinanserina, clotrimazol, frentizol, niridazol, oxisurana, penicilamina. Por outro lado, comprovou-se a existência de atividade antiinflamatória entre os seguintes imunopotenciadores: BCG, fator de transferência, levamisol, tilorona, tuberculina. Contudo, a imunossupressão, pelo menos com as drogas atualmente disponíveis, não cura as doenças inflamatórias e apresenta graves riscos, tais como o desenvolvimento de neoplasia e facilitação de infecções. Quanto à imunopotenciação, pouco se sabe sobre suas possíveis conseqüências adversas.

Progressos em pesquisas de prostaglandinas, por sua vez, elucidaram o mecanismo de ação de vários antipiréticos e antiinflamatórios, razão pela qual convém fornecer alguma informação sobre estes produtos naturais.

B. Prostaglandinas

As prostaglandinas são compostos químicos de natureza lipídica encontrados em quase todas as células e tecidos e que desempenham importantes funções no organismo, tais como elevar e baixar a pressão arterial, mediar a inflamação, proteger contra úlceras e regular a reprodução.

Estes compostos diferenciam-se dos hormônios clássicos em dois aspectos fundamentais: não são sintetizadas por tipos especializados de células nem são armazenadas nos tecidos que as formam. Considerando que sua vida média é muito curta, elas provavelmente atuam como mediadoras ou moduladoras no local de liberação, em vez de agirem como hormônios circulantes.

O estudo das prostaglandinas começou em 1930, quando Kurzrok e Lieb informaram que o sêmen humano fresco provocava contrações ou relaxamentos do útero. Em 1933-34, von Euler e Goldblatt, independentemente, comunicaram que os extratos do líquido seminal humano estimulavam as contrações do músculo liso e diminuíam a pressão arterial quando se injetavam nos animais. À substância, então desconhecida, que produzia esses efeitos, von Euler denominou prostaglandina.

Em 1949, Bergström, colega de von Euler, verificou que as prostaglandinas não eram substâncias simples. Em 1957, trabalhando no Instituto Karolinska, Bergström e Sjövall relataram o isolamento e cristalização da primeira prostaglandina. Este resultado despertou a atenção da Upjohn Company, dos Estados Unidos, que passou a patrocinar as pesquisas sobre prostaglandinas. Em 1962, Bergström e colaboradores, usando métodos analíticos instrumentais, elucidaram a estrutura química de duas prostaglandinas conhecidas. Logo a seguir, determinaram também as estruturas de outras prostaglandinas.

Em 1964, van Dorp e Bergström observaram que as prostaglandinas são biossintetizadas a partir de ácidos graxos insaturados, tais como ácido araquidônico. Em 1971, Vane provou que a conversão do ácido araquidônico em prostaglandinas PGE_2 e $PGE_{2\alpha}$ era inibida pelo ácido acetilsalicílico; mais tarde, verificou-se que também a indometacina, o ácido flufenâmico e alguns outros antiinflamatórios inibem a biossíntese das prostaglandinas.

Até o presente foram identificadas no homem cerca de 20 prostaglandinas (elas ocorrem também em certos animais e até em plantas). Muitas delas já foram obtidas por síntese total. Mais de mil análogos sintéticos encontram-se descritos na literatura.

As prostaglandinas naturais consistem de congêneres do ácido 15(S)-hidroxi-13-*trans*-prostenóico — derivado do ácido prostanóico — constituído de 20 átomos de carbono e contendo um anel de cinco membros. Sua biossíntese está exposta na Fig. 8.1. Elas são conhecidas pela sigla PG acrescida de letra E, F, A ou B, seguida de índice numérico ou índice numérico e a letra grega α.

Mensageiros químicos que são, as prostaglandinas exercem grande variedade de efeitos sobre muitos importantes processos vitais, tais como os seguintes: inflamação, metabolismo, reprodução, regulação da pressão sanguínea e agregação de plaquetas que conduz à coagulação sanguínea, taxas de crescimento celular, função gástrica e contração do músculo esquelético.

Em razão de suas diversas ações fisiológicas, as prostaglandinas abriram novo campo na terapêutica. Prevê-se seu emprego terapêutico em fertilidade (reprodução e anticoncepção), doenças cardiovasculares (arteriosclerose, principalmente), hipertensão, asma, coagulação sanguínea, radiologia, inflamação, secreção gástrica (úlcera péptica) e congestão nasal. De fato, várias delas já são comercializadas para algumas dessas finalidades.

Em decorrência do estudo das prostaglandinas, descobriram-se substâncias semelhantes chamadas endoperóxidos (intermediários na biossíntese de prostaglandinas) e tromboxanas, que podem desempenhar papel fundamental na função cardiovascular, pois se observou que causam agregação das plaquetas. Visto que a formação de endoperóxidos é inibida pelo ácido acetilsalicílico, acredita-se que a ingestão regular de pequenas doses deste analgésico-antipirético possa diminuir a incidência de infarto do miocárdio. Descobriu-se também um metabólito dos endoperóxidos de prostaglandinas, chamado prostaciclina, que é potente inibidor da agregação de plaquetas e relaxante da musculatura lisa vascular. A síntese da prostaciclina foi relatada, em 1977, por pesquisadores da Upjohn Company. Trata-se de uma substância instável. Contudo, análogos mais estáveis poderão encontrar emprego na terapêutica cardiovascular.

Em 1979 Samuelsson e colaboradores relataram a existência de outro grupo de substâncias endógenas aparentadas às prostaglandinas. Denominaram-nas leucotrienos, por terem sido encontradas em leucócitos e conterem três ligações duplas. Os leucotrienos formam-se provavelmente nos mastócitos a partir do próprio ácido araquidônico e não de produtos ulteriores — portanto, não são verdadeiramente prostaglandinas. Entre outras potentes ações fisiológicas que exercem, os leucotrienos — muitos dos quais possuem vida muito curta, de apenas cerca de 30 segundos — contraem as vias aéreas nos brônquios durante o ataque asmático. Daí cogitar-se do emprego de análogos mais estáveis, porém de ação antagônica, e que não afetem outros passos mediados pelas prostaglandinas, no tratamento seletivo da asma.

III. CLASSIFICAÇÃO

Os agentes estudados neste capítulo apresentam grande variedade de estruturas químicas. Podemos dividi-los nas seguintes classes: salicilatos, derivados do *p*-aminofenol, derivados do pirazol, ácidos arilalcanóicos e derivados, esteróides adrenocorticais, derivados do ácido antranílico, compostos de ouro, imunossupressores, enzimas e diversos. Os efeitos farmacológicos de representantes de algumas destas classes estão expostos na Tabela 8.1.

A. Salicilatos

Os salicilatos estão entre os primeiros fármacos desta classe e são ainda hoje os mais empregados (Tabela 8.2). Só os norte-americanos ingerem mais de 50 milhões de comprimidos de salicilatos por dia. Estes fármacos agem ao nível dos centros termorreguladores do hipotálamo e exercem ação antipirética em pacientes febris, embora não tenham ação hipotérmica na temperatura corpórea normal. Baixam a febre por dilatação dos vasos pequenos da pele. Em conseqüência, aumenta a liberação de calor por transpiração. São, igualmente, eficazes nas artralgias, por mobilização da água dos edemas. Exercem, também, ação analgésica e antialérgica, bem como diminuem a permeabilidade capilar anormal dos tecidos inflamados.

O ácido salicílico tem atividade antipirética e anti-reumática, mas é excessivamente tóxico para ser administrado como tal ou na forma de sais. Derivados menos irritantes e também menos desagradáveis ao paladar podem ser preparados por uma das quatro vias: *(a)* alteração do grupo carboxila através da formação de sais, ésteres ou amidas; *(b)* substituição do grupo hidroxila; *(c)* modificação de ambos os grupos funcionais; *(d)* introdução de outro grupo hidroxila ou grupo diferente, ao anel fenílico e, em alguns casos, alterações em um ou mais dos três grupos funcionais (veja Tabela 2.12).

Os derivados obtidos do primeiro tipo de modificação têm pouco valor como antipiréticos. São principalmente indicados para aplicações tópicas, como rubefacientes ou contra-irritantes, graças ao fato de serem absorvíveis pela pele (veja Cap. 42, Seção 1. D). Exemplos de rubefacientes são: mesotano, salicilato de metila e salicilato de dietilamina. Os seguintes são empregados como analgésicos: acetaminossalol (hibridação do ácido salicílico com paracetamol), pranosal, salacetamida, salcolex (ácido salicílico + colina), saletamida, salicilamida, salicilamidofenazona (hibridação de salicilamida com fenazona), salicilato de colina, salicilato de etanolamina, salicilato de fenazona, salicilato de meglumina, salicilato de morfolina, salicilato de sódio, salprotósido, salsalato (duplicação molecular do ácido salicílico) (Fig. 8.2).

O segundo tipo de derivados do ácido salicílico é representado pelo ácido acetilsalicílico, um dos fármacos mais populares. Ele apresenta atividades analgésica, antipirética e anti-reumática, sendo administrado por via oral, na forma de pó, cápsulas ou comprimidos ou por via retal, na forma de supositórios. Um derivado do ácido salicílico e que tem ação mais potente é o flufenisal,

Tabela 8.1 Efeitos farmacológicos de alguns antiflogísticos e uricosúricos*

Fármaco	Analgésico	Antipirético	Antiinflamatório	Uricosúrico
Salicilatos	+++	+++	+++	++
Fenacetina	+++	+++	−	−
Paracetamol	+++	+++	−	−
Fenazona	++	++	++	+
Aminofenazona	+++	+++	+++	+
Fenilbutazona	+++	+++	+++	+
Oxifembutazona	+++	+++	+++	+
Sulfimpirazona	±	±	±	++++
Dipirona	+++	+++	+++	+
Indometacina	+++	+++	+++	++
Ácido mefenâmico	+++	+++	+	−
Alopurinol	−	−	−	+++
Colchicina	−	−	−	+++
Probenecida	−	−	−	+++

*Os efeitos variam desde −, que corresponde a nenhum, até ++++.
Fonte: Adaptação de J. DiPalma, Ed., *Drill's Pharmacology in Medicine*, 4th ed., McGraw-Hill, New York, 1971.

Tabela 8.2 Salicilatos mais amplamente usados

Nome oficial	Nome comercial	Nome químico	Estrutura
salicilato de sódio	Enterosalil Flamiodina	sal monossódico do ácido 2-hidroxi-benzóico	
salicilamida		2-hidroxibenzamida	
ácido acetilsalicílico (aspirina)	AAS Acetilsalil Ácido acetilsalicílico Aspiçúcar Aspirina Ecotrin Endosprin Lentocetil Ronal	ácido 2-(acetiloxi)benzóico	
acetilsalicilato de alumínio	Acetilon (em assoc.)	bis[2-(acetiloxi)benzoato-O']-hidroxialumínio	
acetilsalicilato de lisina	Solpirin	2-(acetiloxi)benzoato de lisina	

que corresponde ao ácido acetil-5-(4-fluorfenil)salicílico. Outro exemplo é o ácido salicilsulfúrico. A aloxiprina é produto de condensação polimérica do óxido de alumínio com o ácido acetilsalicílico.

Os derivados do terceiro tipo compreendem o grupo mais numeroso. Resultaram da aplicação do princípio do salol (veja Cap. 2). São hidrolisados *in vivo*, gerando ácido acetilsalicílico, a substância ativa. Exemplos: sais de ácido acetilsalicílico, como acetilsalicilato de alumínio, acetilsalicilato de magnésio tetraidratado e complexo ácido acetilsalicílico-cálcio-uréia, além de ácido salamidacético, anidrido acetilsalicílico, benorilato (produto de hibridação do ácido acetilsalicílico com paracetamol), butetilsalicilato de metila, carbasalato cálcico, carsalam, clortenoxazina, dibusadol, etenzamida, guacetisal, salicilato de carbetila, salicilato de fenila, salverina, talosalato (Fig. 8.2). Recentemente foram introduzidos dois derivados do ácido acetilsalicílico que podem ser administrados por injeção intravenosa e são menos tóxicos que o composto matriz: acetilsalicilato de lisina e ácido acetilsalicílico-glicerofosfato de sódio.

Representantes do quarto grupo são: ácido 2,3-diacetoxibenzóico, ácido isoftalólico, ácido resorcílico, aloclamida, cresopirina, cresotamida,

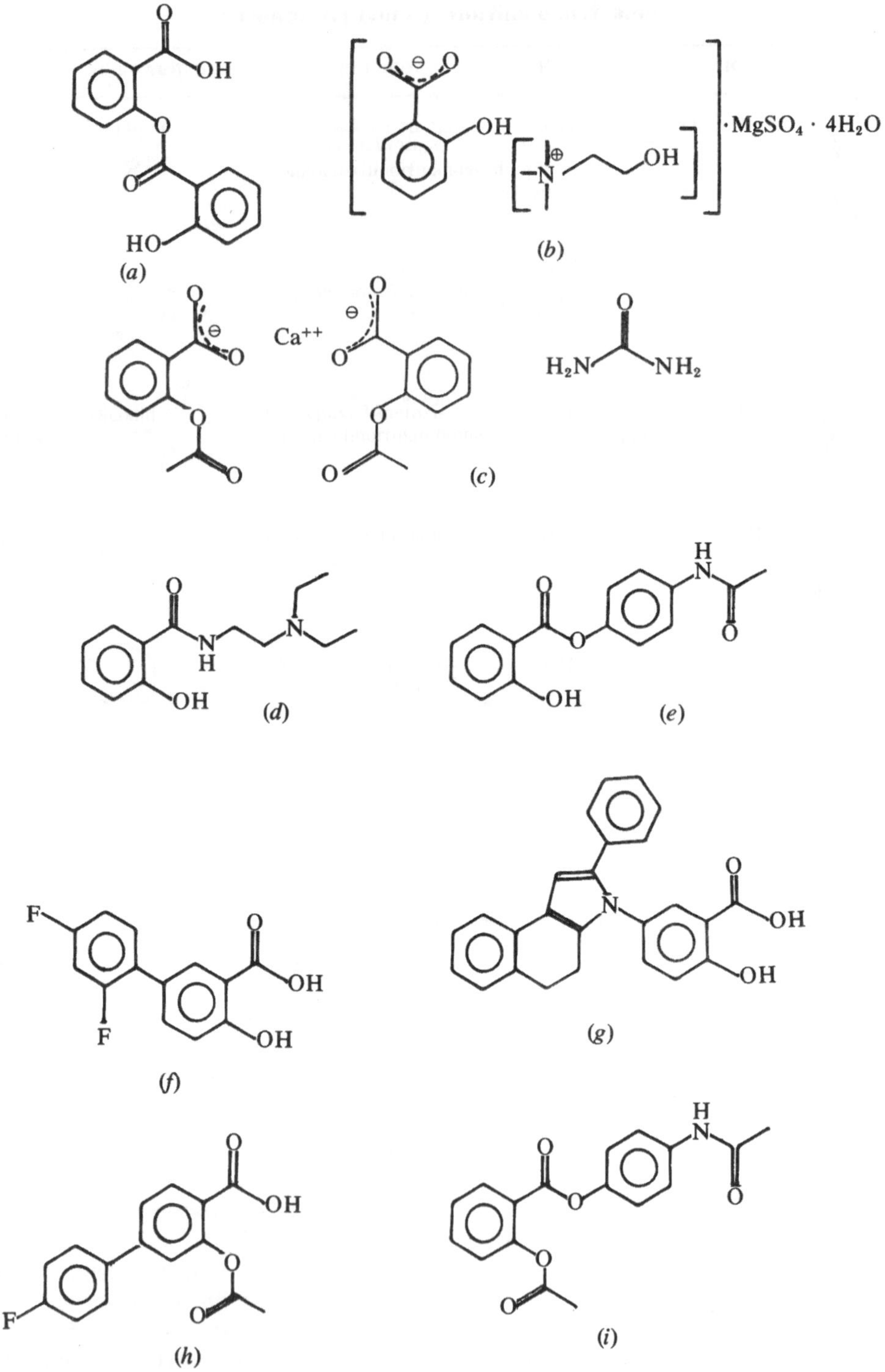

Fig. 8.2 Exemplos de derivados do ácido salicílico, obtidos mediante modificação molecular: *(a)* salsalato (duplicação da molécula do ácido salicílico); *(b)* salcolex (adição molecular de ácido salicílico + colina); *(c)* carbasalato cálcico (duplicação da molécula do ácido acetilsalicílico); *(d)* saletamida (pró-fármaco do ácido salicílico); *(e)* acetaminossalol (hibridação da molécula do ácido salicílico com a do paracetamol); *(f)* diflunisal (introdução de outro anel benzênico, contendo dois átomos de flúor, na molécula do ácido salicílico); *(g)* fendosal (introdução de grupo volumoso na molécula do ácido salicílico); *(h)* flufenisal (introdução de outro anel benzênico, contendo flúor, na molécula do ácido acetilsalicílico); *(i)* benorilato (hibridação da molécula do ácido acetilsalicílico com a do paracetamol).

diflunisal, dipirocetil, fendosal, gentisato sódico, meseclazona, triflusal. O fendosal produz efeitos analgésicos prolongados. O diflunisal apresenta meia-vida mais longa e potência maior do que o ácido acetilsalicílico. A meseclazona é pró-fármaco do ácido salicílico, pois o produto ativo é seu metabólito, o ácido 5-clorossalicílico.

Ácido acetilsalicílico

O nome oficial nos Estados Unidos é aspirina que, no entanto, é ainda um nome patenteado (Bayer) em outros países, inclusive no Brasil. É o fármaco produzido em maior tonelagem nos Estados Unidos, onde o consumo é superior a 20.000 t/ano. Consiste de cristais ou pó cristalino branco, ligeiramente solúvel em água. Deve ser mantido seco, pois em presença de umidade hidrolisa, liberando ácido salicílico e ácido acético. A decomposição é detectada pelo aparecimento de cor violeta quando o produto é tratado com solução de cloreto férrico.

O ácido acetilsalicílico e outros salicilatos, embora sejam ou devam ser os analgésicos antipiréticos de escolha, não são destituídos de efeitos adversos, principalmente dispepsia, náusea, vômitos, hemorragia gastrintestinal (que em geral é clinicamente insignificante, mas pode, embora raramente, provocar úlcera péptica), anemia ferropriva (com uso prolongado). Outrossim, mesmo doses usuais afetam a coagulação, pois inibem a agregação de plaquetas, o que torna estes fármacos contra-indicados aos que sofrem de distúrbios hemorrágicos. Casos de hipersensibilidade ao ácido acetilsalicílico são raros, mas o uso prolongado em doses elevadas pode provocar sintomas de salicilismo, tais como zumbido no ouvido, cefaléia, confusão mental e tontura, os quais desaparecem com a redução da dose. A ingestão excessiva de ácido acetilsalicílico causa intoxicação aguda; esta é a causa mais comum de envenenamento por fármacos em crianças, nos Estados Unidos.

O ácido acetilsalicílico é o protótipo dos analgésicos antipiréticos; ele é o analgésico suave de escolha no tratamento de cefaléias, nevralgias, mialgia e outras dores. Recentemente, sugeriu-se que teria eficácia como preventivo contra infartos do miocárdio. Os primeiros ensaios neste sentido,

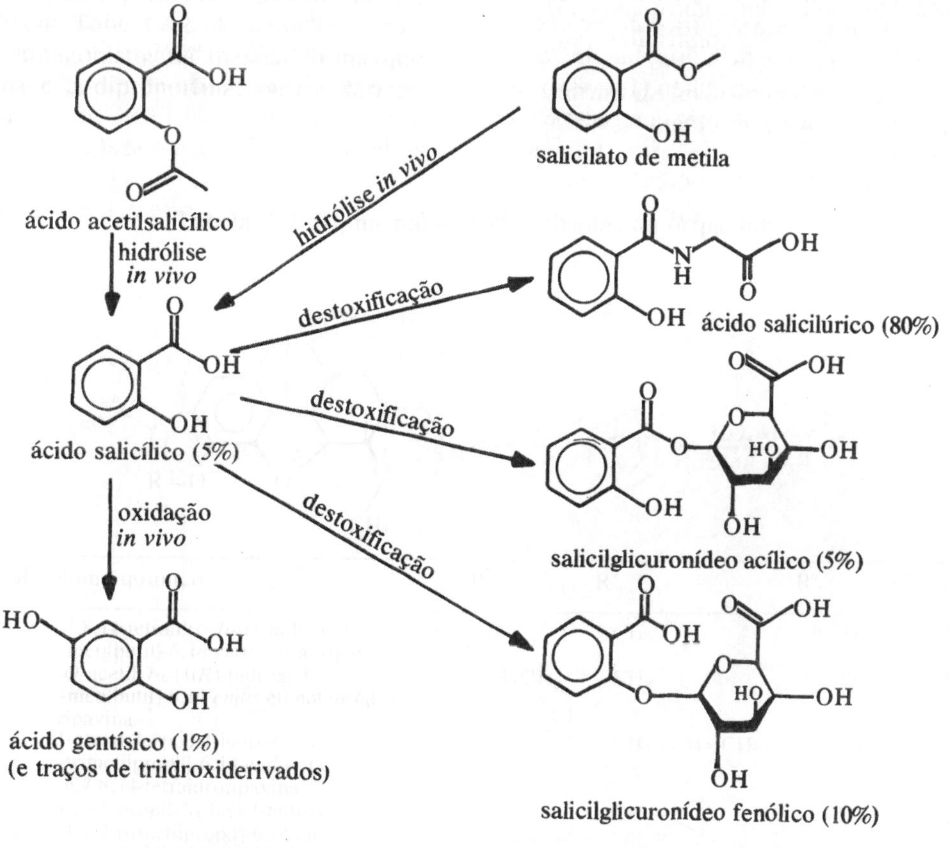

Fig. 8.3 Metabolismo dos salicilatos.

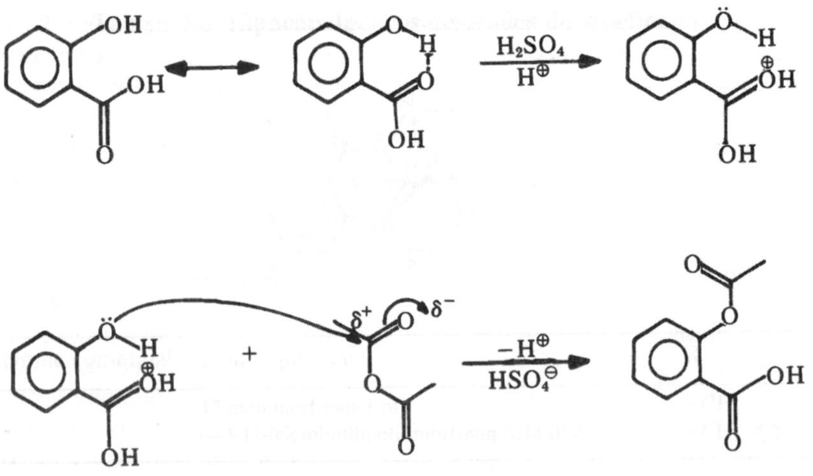

Fig. 8.4 Síntese laboratorial do ácido acetilsalicílico.

todavia, não comprovaram essa suposição. Ele é absorvido sobretudo na forma inalterada, mas *in vivo* sofre principalmente os processos de hidrólise e conjugação (Fig. 8.3).

Há vários processos de sintetizar o ácido acetilsalicílico. Em laboratório é sintetizado mediante reação entre o ácido salicílico e anidrido acético, usando-se ácido sulfúrico como catalisador para romper a ponte de hidrogênio intramolecular formada no ácido salicílico (Fig. 8.4).

O processo industrial mais completo é o que utiliza o fenol como matéria-prima (síntese de Kolbe-Schmidt). O processo consiste de quatro fases: três para a síntese do ácido salicílico (ácido 2-hidroxibenzóico) e a quarta para a acetilação deste, originando o ácido acetilsalicílico (ácido 2-acetoxibenzóico). O primeiro passo é a fenolatação (tratamento do fenol com soda), considerado crítico, pois a pureza do fenolato de sódio é determinante para a qualidade do produto final. A melhor opção para esta fase é o emprego de soda em escamas e metanol como catalisador.

A fase seguinte é a carboxilação, resultando na formação de fenilcarbonato de sódio (I) por ação de anidrido carbônico (CO_2) sobre o fenolato de sódio. Submetendo-se este produto a temperaturas da ordem de 120-130°C, ocorre transposição molecular que dá lugar ao salicilato de sódio (II).

A terceira fase, a acidificação com ácido sulfúrico, origina diretamente o ácido salicílico

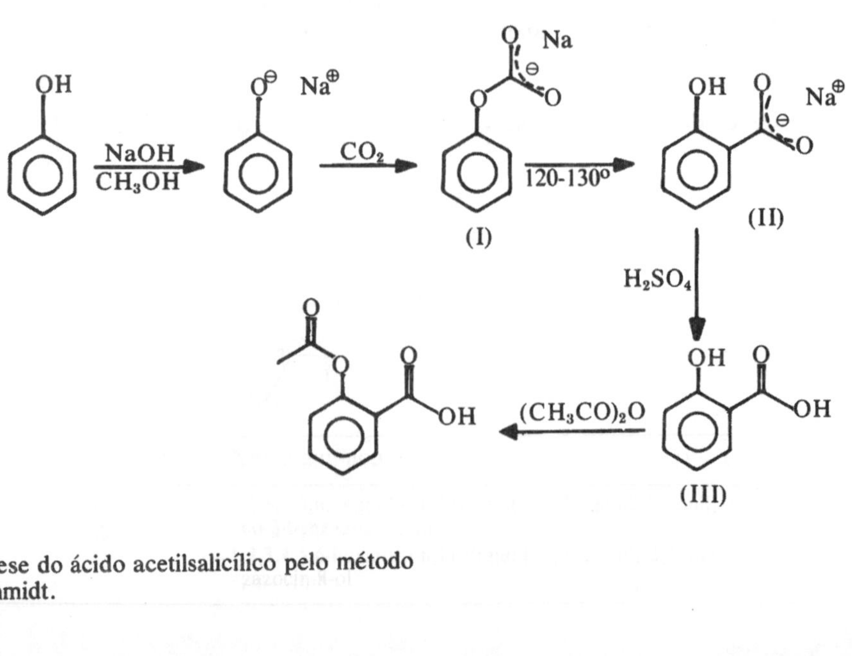

Fig. 8.5 Síntese do ácido acetilsalicílico pelo método de Kolbe-Schmidt.

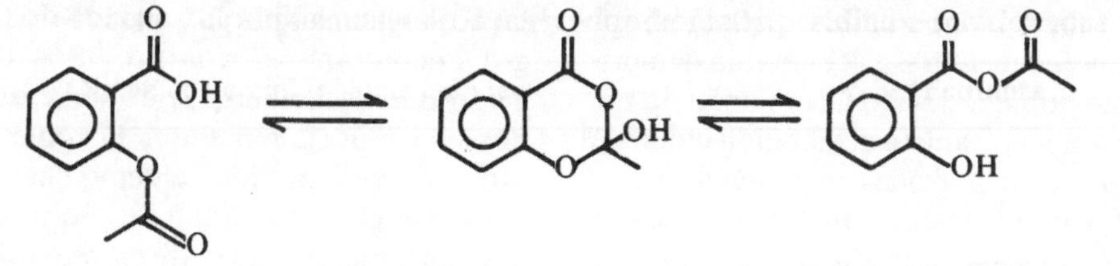

Fig. 8.6 Formas de equilíbrio do ácido acetilsalicílico.

(III). Finalmente, procede-se à acetilação empregando-se grande excesso (superior a 20%) de anidrido acético. O excesso de ácido salicílico é separado do ácido acetilsalicílico por extração com benzeno (Fig. 8.5).

Evidências experimentais levaram alguns autores a propor que a estrutura real do ácido acetilsalicílico é um equilíbrio entre as três formas vistas na Fig. 8.6.

As vias de administração são a oral e a retal, em doses para adultos da ordem de 600 mg a cada quatro horas. A dose para crianças é de 65 mg por kg de peso corporal, diariamente, divididos em quatro ou cinco doses. De preferência deve-se tomar o ácido acetilsalicílico após as refeições, mormente quando em doses elevadas ou por tempo prolongado.

Acetilsalicilato de alumínio

Consiste em pó ou grânulos brancos, inodoros e insolúveis em água. Tem vantagens sobre o ácido acetilsalicílico: é isento de odor ou sabor e apresenta maior estabilidade. Este sal é preparado por aquecimento, abaixo de 65°C, de mistura de ácido acetilsalicílico, hidróxido de alumínio e água.

Associações

Diversas associações de ácido acetilsalicílico com outros fármacos são encontradas no comércio. Com o intuito de reduzir a irritação gástrica adicionam-se antiácidos, sendo que as preparações resultantes são chamadas de acetilsalicilatos tamponados. Contudo, é duvidoso que estes produtos efetivamente apresentem vantagem sobre o ácido acetilsalicílico puro.

Há no mercado grande número de associações de fármacos analgésicos. Provavelmente, a mais popular é a que contém ácido acetilsalicílico, fenacetina e cafeína. Esta associação, entretanto, não parece ser clinicamente superior ao ácido acetilsalicílico puro.

B. Derivados do *p*-aminofenol

Entre os fármacos desta classe empregam-se a fenacetina e o paracetamol (acetaminofeno), ambos introduzidos no século passado como resultado de pesquisas destinadas à descoberta de substitutos para a acetanilida (Tabela 8.3). Em-

Tabela 8.3 Derivados do *p*-aminofenol

Nome oficial	Nome comercial	Nome químico	Estrutura
paracetamol (acetaminofeno)	Acetofen Cetan Dolocid Eraldor Pacemol Parafen Tylenol Tynophen	*N*-(4-hidroxifenil)acetamida	Veja Fig. 8.7
fenacetina		*N*-(4-etoxifenil)acetamida	Veja Fig. 8.7
benorilato	Benoril	éster 4-(acetilamino)fenílico do ácido 2-(acetiloxi)benzóico	Veja Fig. 8.2
cloracetadol		β,β,β-tricloro-α-hidroxi-*p*-aceto-fenetidina	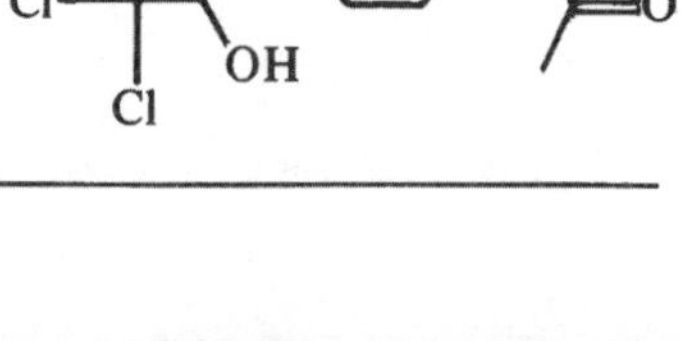

bora possuam propriedades analgésico-antipiréticas, a fenacetina e a acetanilida dão origem à metemoglobina, devido à formação de um precursor da anilina. Tanto a acetanilida quanto a fenacetina são metabolizadas a paracetamol, a substância ativa. O destino metabólico destas substâncias está esquematizado na Fig. 8.7.

Outros fármacos desta classe são: anidoxina, butacetina, etoxazena, fenacetinol, parapropamol, parsalmida. Aquisições recentes resultaram da associação molecular pelo processo de hibridação: benorilato (paracetamol com ácido acetilsalicílico), cloracetadol (paracetamol com cloralio) (Fig. 8.2), eterilato (paracetamol com ácido acetilsalicílico).

Benorilato

Pó cristalino branco, quase insolúvel em água. Apresenta ações analgésica e antipirética. Por via oral não é hidrolisado no meio gástrico, sendo bem absorvido no trato intestinal. Na circulação sanguínea, porém, ao lado do fármaco íntegro encontram-se seus produtos de hidrólise: ácido acetilsalicílico, ácido salicílico, acetaminossalol e acetaminofeno. É comercializado na forma de comprimidos e como suspensão.

Este produto de hibridação molecular é obtido mediante reação entre cloreto do ácido acetilsalicílico e paracetamol.

Fenacetina

Pó cristalino branco, inodoro e ligeiramente hidrossolúvel, com propriedades analgésicas e antipiréticas. Doses elevadas podem produzir metemoglobinemia ou anemia hemolítica; em doses terapêuticas, porém, estes efeitos são inexistentes. Apesar das alegações de que a fenacetina pode lesar os rins, não há evidências suficientes para considerá-la mais nefrotóxica do que o ácido acetilsalicílico. Todavia, porque o seu uso prolongado causa dano aos rins, seu uso em medicina humana e veterinária foi proibido na Inglaterra a partir de março de 1980.

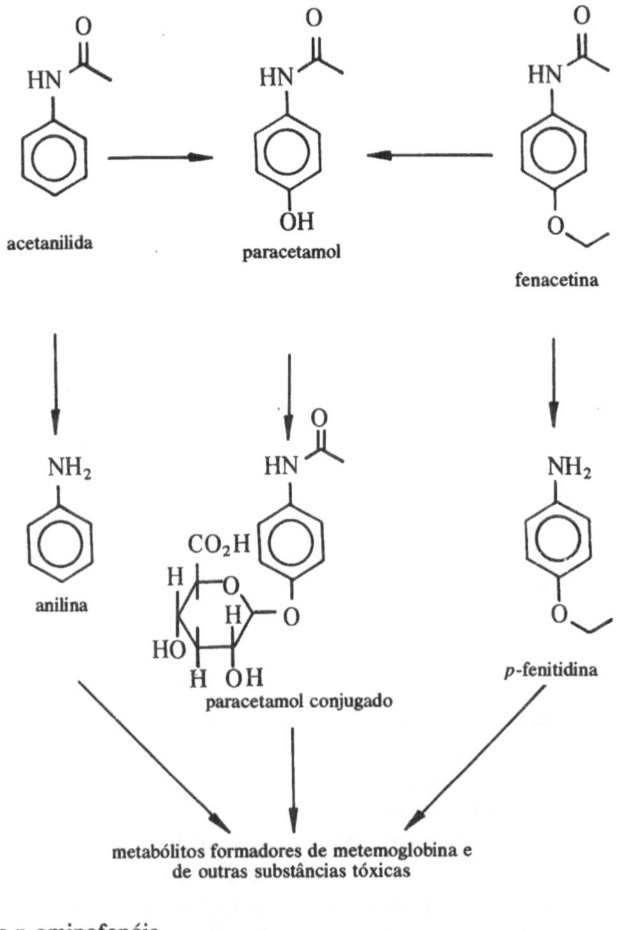

Fig. 8.7 Metabolismo dos *p*-aminofenóis.

A fenacetina foi preparada originalmente a partir de estoques de *p*-nitrofenol, subproduto da fabricação de corantes, acumulado na indústria Bayer A. G. de Leverkusen. Um processo mais moderno de síntese usa o *p*-cloronitrobenzeno como substância de partida.

Paracetamol

Pó cristalino branco, inodoro e ligeiramente hidrossolúvel. Suas atividades analgésica e antipirética são similares às da acetanilida e fenacetina, da qual é metabólito. Este fármaco não tem atividade antiinflamatória, mas ainda assim é provavelmente o antipirético-analgésico de segunda escolha, mormente para pacientes alérgicos ao ácido acetilsalicílico ou que sofram de úlceras pépticas. Produz pouca ou nenhuma metemoglobinemia. Por ser menos tóxico que a fenacetina, o paracetamol acabou substituindo a fenacetina em diversas formulações farmacêuticas. A dose habitual varia de 300 mg a 1 g diários, em intervalos de quatro horas.

O paracetamol é obtido por acetilação do *p*-aminofenol com ácido acético glacial e anidrido acético.

C. Derivados do pirazol

Este grupo (Tabela 8.4) compreende os derivados da 5-pirazolona, os derivados da 3,5-pirazolidinodiona e outros derivados do pirazol.

1. DERIVADOS DA 5-PIRAZOLONA

Os fármacos mais empregados deste grupo são: aminofenazona, dipirona e fenazona. Apresentam-se como pós brancos, inodoros, insípidos e solúveis em água.

Outros também encontraram emprego clínico: aminopropilona, benzpiperilona, bisfenazona (duplicação molecular da fenazona), dinoramodipirina, famprofazona (hibridação da aminofenazona com metanfetamina), iodeto de butopiramônio, isopirina, morazona, niapirina (hibridação da aminofenazona com nicotinamida), nifenazona (hibridação da aminofenazona com ácido nicotínico), niprofazona (hibridação de derivado da aminofenazona com nicotinamida), oxapirina, piperilona, propifenazona, salicilamidofenazona (hibridação da salicilamida com fenazona), salicilato de fenazona, sulfamazona (hibridação da dipirona com sulfametoxipiridazina), sulfamipirina.

Os derivados da 5-pirazolona podem causar agranulocitose e outras discrasias sanguíneas fatais. Apresentam, também, a tendência a formar compostos *N*-nitrosados potencialmente cancerígenos. Considerando-se que há disponibilidade de agentes analgésicos antipiréticos e anti-reumáticos tão eficazes quanto estes fármacos e menos tóxicos, o uso de derivados da 5-pirazolona só se justifica como último recurso para reduzir a febre, quando medidas mais seguras não surtirem efeito. Seu emprego foi suspenso em vários países.

Fenazona

Também chamada antipirina, apresenta-se na forma de cristais tabulares ou de pó cristalino branco, de ligeiro sabor amargo, facilmente solúvel em água. Foi preparada por aquecimento da fenilidrazina (I) com éster acetoacético (II) e metilação do produto intermediário formado (III). A fenazona pode também ser sintetizada a partir de fenilidrazida e dicetena (IV) (Fig. 8.8).

Aminofenazona

Também chamada amidopirina e aminopirina, ocorre na forma de pequenos cristais incolores ou pó cristalino, branco, inodoro, de sabor fracamente amargo, pouco solúvel em água. Seu emprego foi proibido em vários países por causar agranulocitose fatal e haver sido verificado que, em animais, por interação com os nitritos do estômago, pode dar origem à dimetilnitrosamina, substância cancerígena que forma tumores malignos no fígado e no pulmão. No Brasil não é comercializada na forma livre, mas apenas em associação com outros fármacos.

A aminofenazona é sintetizada industrialmente a partir da fenazona.

Noramidopiriniometanossulfonato sódico

Também chamado analgina, dipirona, metamizol, metampirona, metapirona, noramidopirina, sulpirina e por outros nomes, é pó cristalino branco ou quase branco, inodoro, solúvel em água. É reconhecidamente analgésico e antipirético eficiente. Por ser hidrossolúvel, pode ser administrado parenteralmente em grandes doses, o que constitui vantagem e, provavelmente, contribui para o abuso deste fármaco, que é o analgésico e antipirético mais vendido no Brasil sob dezenas de nomes comerciais, principalmente como constituinte de associações medicamentosas. É também comercializado na forma de dipirona magnésica (Cosmalgin, Everalgin, Magnalgina, Magnopyrol, Toloxin). Todavia, tanto a Associação Médica Norte-Americana (AMA) quanto a Or-

Tabela 8.4 Derivados do pirazol

5-pirazolona

3,5-pirazolidinodiona

Nome oficial	Nome comercial	Nome químico	R	R'
Derivados da 5-pirazolona				
fenazona (antipirina)		2,3-dimetil-1-fenil-3-pirazolin-5-ona	—H	
aminofenazona (amidopirina) (aminopirina)		4-dimetilamino-2,3-dimetil-1-fenil-3-pirazolin-5-ona	—N(CH$_3$)$_2$	
noramidopiriniometanossulfonato sódico (analgina) (dipirona) (mesilato de noraminofenazona sódica) (metamizol sódico) (metampirona) (metapirona) (noramidopirinametanossulfonato sódico) (novaminsulfônico sódico) (sulpirina)	Conmel Dipirona Dipirone Magdor Melpen Metilmelubrina Nevralgina Novalgina	sal sódico monoidratado do ácido [(2,3-diidro-1,5-dimetil-3-oxo-2-fenil-1H-pirazol-4-il)metilamino]metanossulfônico	—N—CH$_3$ · H$_2$O | CH$_2$SO$_3^-$ Na$^+$	
Derivados da 3,5-pirazolidinodiona				
fenilbutazona (butadiona)	Butazolidina Butazona	4-butil-1,2-difenil-3,5-pirazolidinodiona	—C$_4$H$_9$-*n*	—H
oxifembutazona	Tanderil	4-butil-1-(4-hidroxifenil)-2-fenil-3,5-pirazolidinodiona	—C$_4$H$_9$-*n*	—OH
sulfimpirazona		1,2-difenil-4-[2-(fenilsulfinil)etil]-3,5-pirazolidinodiona	—CH$_2$—CH$_2$ | O←S—C$_6$H$_5$	—H
feprazona (prenazona)	Deflogen Zepelan	4-(3-metil-2-butenil)-1,2-difenil-3,5-pirazolidinodiona	—CH$_2$—CH || HC(CH$_3$)$_2$	—H
suxibuzona	Danilon	monoéster do ácido succínico da 4-butil-4-(hidroximetil)-1,2-difenil-3,5-pirazolidinodiona	—C$_4$H$_9$-*n* —CH$_2$OOCCH$_2$ | HOOC—CH$_2$	—H

Tabela 8.4 (cont.) Derivados do pirazol

Nome oficial	Nome comercial	Nome químico
Outros derivados do pirazol		
bumadizona cálcica	Eumotol	sal cálcico hemi-hidratado da mono-(1,2--difenilidrazida) do ácido butilpropanodióico

ganização Mundial de Saúde alertam sobre os riscos do emprego deste fármaco, pois ele pode causar graves efeitos colaterais, principalmente agranulocitose e outras discrasias sanguíneas (por exemplo, púrpura trombocitopênica e anemia aplástica). Vários países já proibiram ou restringiram seu emprego. Segundo a AMA, "seu único uso justificado está no tratamento de condições graves, nas quais a administração de um antipirético parenteral seja necessária e complementar a outras medidas e quando outros fármacos tenham malogrado, tais como nas doenças malignas (por exemplo, a moléstia de Hodgkin)". Outrossim, durante o seu emprego, devem ser realizados freqüentes exames de sangue (contagem de leucócitos e contagens diferenciais).

Há vários processos de síntese da dipirona. Um deles consiste em partir da 4-amino-2,3-dimetil-1-fenil-3-pirazolin-5-ona (I). Esta, condensada com benzaldeído, fornece a base de Schiff correspondente (II) que, por hidrogenação catalítica, forma a 4-benzilamino-2,3-dimetil-1-fenil-3-pirazolin-5-ona (III). Submetendo-se à hidrogenação catalítica (Ni) em presença de for-

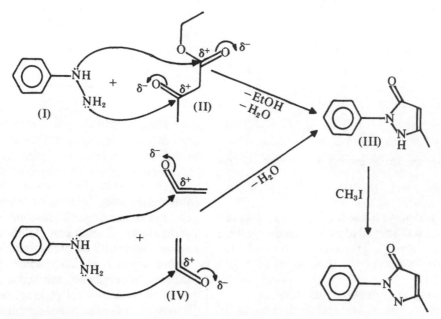

Fig. 8.8 Síntese da fenazona.

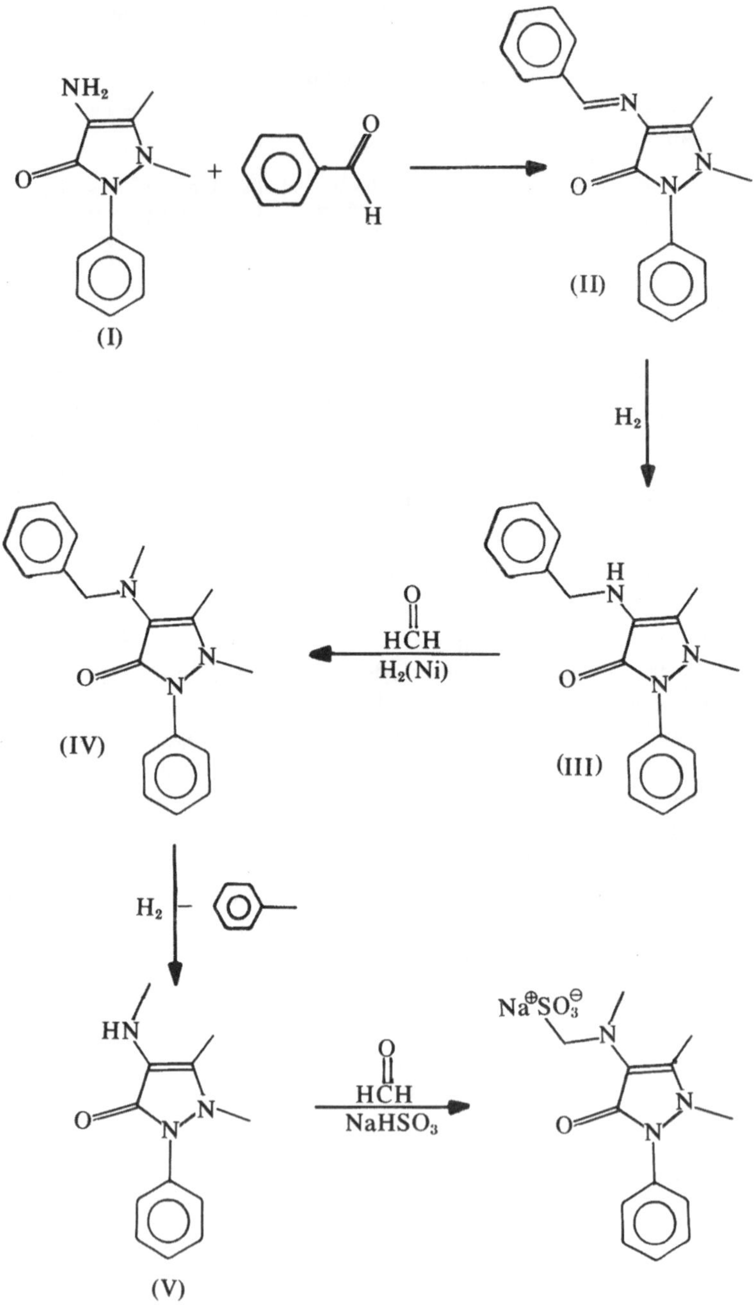

Fig. 8.9 Um dos vários processos de síntese da dipirona.

maldeído, obtém-se o intermediário (IV) que, sem ser isolado, é desbenzilado cataliticamente a noraminofenazona (V). Tratada com formaldeído e bissulfito sódico, esta dá a dipirona (Fig. 8.9).

2. DERIVADOS DA 3,5-PIRAZOLIDINODIONA

Os mais empregados estão relacionados na Tabela 8.4.

Além destes, há vários outros: cebuzona (cetofenilbutazona), clofezona (Perclusone — adição molecular de fenilbutazona + clofexamida), feclobuzona, fembutamidol (Febutol, produto de adição molecular de oxifembutazona + feniramidol), fenopirazona, mofebutazona (monofenilbutazona), pipebuzona, pirasanona (pirazinobutazona, Carudol — sal piperazínico da fenilbutazona), proxifezona (adição molecular de fenilbutazona + dextropropoxifeno), tribuzona, trimetazona, tripirafeno (triplicação molecular da fenilbutazona).

Os derivados da 3,5-pirazolidinodiona exercem ação antiinflamatória, antipirética e analgésica, mas "são geralmente mais eficazes na espondilite anquilosante e gota do que na artrite reumatóide aguda e outras artropatias", segundo a Associação Médica Norte-Americana. Infelizmente, esses fármacos são tóxicos: o efeito colateral mais grave é a depressão da medula óssea. Por estas razões, são contra-indicados para muitos pacientes: crianças e pessoas idosas com lesões gastrintestinais ou que sofram de moléstias hepáticas, renais ou cardiovasculares e aos que são alérgicos a fármacos ou que tenham discrasias sanguíneas. De fato, todos os antiinflamatórios são perigosos. O emprego de qualquer deles comporta risco considerável.

Fenilbutazona

Pó cristalino branco ou quase branco, sabor fracamente amargo, muito pouco solúvel em água. Tem ação antiinflamatória, mas é recomendada também no tratamento da gota, embora não seja considerada específica para esta moléstia. Os efeitos tóxicos incluem distúrbios gastrintestinais, ainda que pouco freqüentes em tratamentos curtos; contudo, a depressão da medula óssea pode ocorrer em tratamentos prolongados. É contra-indicada para pacientes com edemas, úlceras pépticas, discrasias sanguíneas, hipertensão, alergia a fármacos e comprometimento dos sistemas renal, hepático ou cardíaco.

É sintetizada pela condensação do malonato de dietila (I) com hidrazobenzeno (II), seguida de alquilação com butilbrometo, na presença de solução aquosa de hidróxido de sódio, do intermediário assim formado (III) (Fig. 8.10).

Oxifembutazona

Pó cristalino branco a amarelado, inodoro, muito pouco solúvel em água. É metabólito da fenilbutazona, da qual é substituto, tendo as mesmas indicações mas com menor probabilidade de provocar distúrbios gastrintestinais.

Sulfimpirazona

Agente uricosúrico muito potente, mas com ações antiinflamatória e analgésica pouco pronunciadas. É freqüentemente responsabilizada por dores abdominais e náuseas.

Feprazona

É antiinflamatório eficaz no tratamento de artrite reumatóide e osteoartrite. Os efeitos adversos gastrintestinais são menos intensos do que os produzidos pela fenilbutazona, mas os outros são semelhantes. É administrada pelas vias oral e retal.

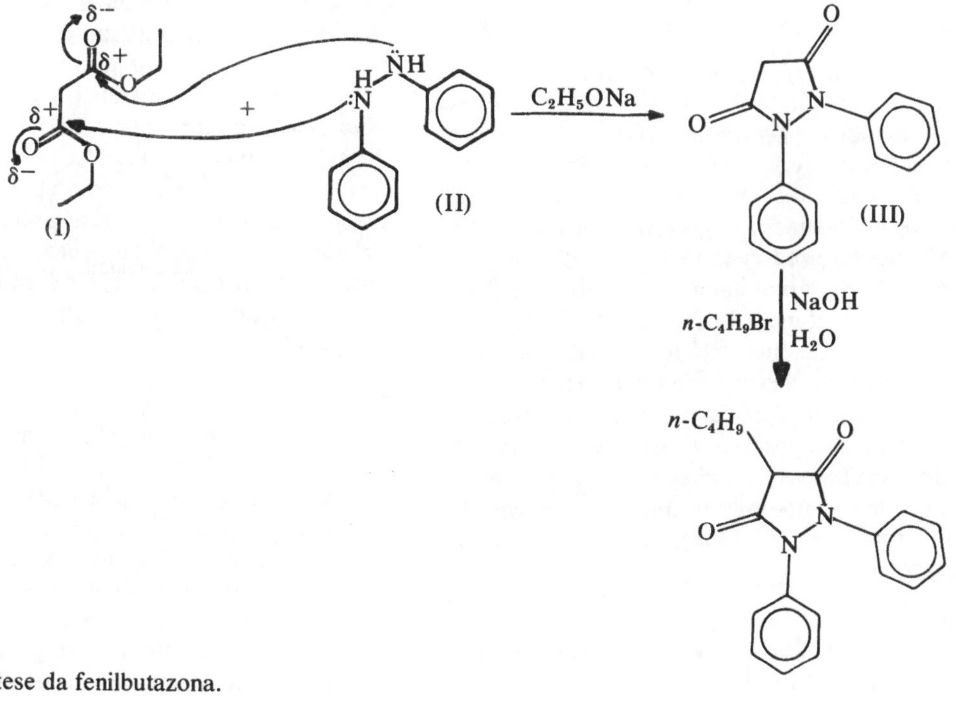

Fig. 8.10 Síntese da fenilbutazona.

Suxibuzona

Pó cristalino branco, amargo, insolúvel em água, mas solúvel na maioria dos solventes orgânicos. Tem ação antiinflamatória. É comercializada na forma de drágeas, supositórios e creme.

3. OUTROS DERIVADOS DO PIRAZOL

Foram obtidos por variação molecular, não raro profunda, de 3,5-pirazolidinodionas. Consequentemente, apresentam ação farmacológica semelhante à daquelas. Entre outros derivados do pirazol, temos: azapropazona (apazona), benzidamina, bezitramida, bumadizona cálcica, cintazona (cinopentazona), difenamizol, sulfenazona.

Bumadizona cálcica

Pó cristalino branco, pouco solúvel em água. A bumadizona é o produto principal de hidrólise da fenilbutazona. Tem ações antipirética e antiinflamatória.

D. Ácidos arilalcanóicos e derivados

Os fármacos mais usados entre os pertencentes a este grupo — quase todos apenas como antiinflamatórios — são derivados do ácido arilacético e estão arrolados na Tabela 8.5, destacando-se os seguintes: ibuprofeno, indometacina, naproxeno e sulindaco.

É possível distinguir, nos fármacos derivados de ácidos arilalcanóicos, as seguintes classes: derivados do ácido fenilacético, derivados do ácido indolacético, derivados de ácidos ariloxialcanóicos, derivados de ácidos heterocicloalcanóicos e derivados de ácidos ligados a núcleos fundidos.

1. DERIVADOS DO ÁCIDO FENILACÉTICO

É uma classe muito numerosa. Dela constam, entre outros, os seguintes fármacos: alclofenaco, alminoprofeno, anfenaco, baclofeno, bufexamaco, butifeno, butixirato, cetoprofeno, cliprofeno, diclofenaco, difempiramida (cuja atividade se deve ao seu metabólito principal, o ácido bifenilacético), fenclofenaco, fencloraco, fenoprofeno, fluprofeno, flurbiprofeno, furofenaco, hexaprofeno, ibufenaco (já retirado do mercado, por ser demasiadamente hepatotóxico), ibuprofeno, ibuproxam (pró-fármaco do ibuprofeno), indobufeno, indoprofeno, lexofenaco, lisiprofeno (sal de lisina hidrossolúvel de ibuprofeno), mexoprofeno, miroprofeno, namoxirato, picetoprofeno, pirprofeno, solufeno, suprofeno, tetriprofeno, ximoprofeno.

Ibuprofeno

Sólido cristalino estável, incolor, quase insolúvel em água. Nos efeitos analgésico, antipirético e antiinflamatório, é comparável ao ácido acetilsalicílico, mas apresenta menos efeitos adversos. É melhor tolerado que o ácido acetilsalicílico, indometacina e fenilbutazona. Os efeitos adversos mais freqüentes são náuseas e vômitos. A dose para adultos é de 400 mg, quatro vezes ao dia.

2. DERIVADOS DO ÁCIDO INDOLACÉTICO

O protótipo desta classe é a indometacina. Os demais são seus derivados: *(a)* análogos: demetacina, indolacina, sulindaco; *(b)* isômeros de posição e análogos: clometacina, duometacina; *(c)* isósteros e análogos: intrazol, niometacina, zidometacina; *(d)* produto de hibridação molecular: proglumetacina (híbrido com a proglumida); *(e)* pró-fármacos: acemetacina, ácido indoxâmico, glucametacina, oxametacina, sermetacina; *(f)* vinílogo e análogo: cinmetacina.

Indometacina

Pó cristalino amarelo-castanho ou amarelo pálido, praticamente insolúvel em água, sensível à luz solar e a soluções alcalinas. É usada como analgésico antiinflamatório na artrite reumatóide, osteoartrite, espondilite anquilosante e, ocasionalmente, na gota. Seus efeitos colaterais são freqüentes e muitas vezes graves: leucopenia, anemia hemolítica e anemia aplástica, púrpura e trombocitopenia. Por esta razão, não deve ser usado como antipirético ou analgésico. Este fármaco é contra-indicado em crianças, mulheres grávidas, mães em estágio de lactação e pacientes com lesões gastrintestinais.

A indometacina é obtida a partir do ácido 2-metil-5-metoxiindolacético (I). Tratado com dicicloexilcarbodiimida e *t*-butanol em presença de cloreto de zinco, este ácido dá o éster *t*-butílico correspondente (II). Estando assim protegido o grupo carboxílico, a função amínica do éster é acilada com cloreto de *p*-clorobenzoíla, fornecendo o intermediário (III). A retirada do grupo *t*-butílico por pirólise resulta na indometacina (Fig. 8.11).

Sulindaco

Pó cristalino amarelo, quase insolúvel em água, estável em solução aquosa ácida ou básica. É análogo estrutural da indometacina e, como esta, apresenta atividade antiinflamatória. A dose é de 200 a 400 mg/dia, dividida em duas doses.

3. DERIVADOS DE ÁCIDOS ARILOXIALCANÓICOS

Entre vários outros, distinguem-se os seguintes: ácido buclóxico, ácido clamidóxico, ácido

Tabela 8.5 Antiinflamatórios derivados de ácidos arilalcanóicos

Nome oficial	Nome comercial	Nome químico	Estrutura
ibuprofeno	Artril / Motrin	ácido α-metil-4-(2-metilpropil)-benzenacético	
cetoprofeno	Ketopron / Profenid	ácido 3-benzoil-α-metilbenzenacético	
alclofenaco	Zumaril	ácido 3-cloro-4-(2-propeniloxi)-benzenacético	
diclofenaco (diclofenaco sódico)	Voltaren	sal monossódico do ácido 2-[(2,6--diclorofenil)amino]benzenacético	
fenoprofeno (fenoprofeno cálcico)	Algipron / Fenopron	sal cálcico do ácido α-metil-3-fenoxibenzenacético	
indoprofeno	Flosin / Isindone	ácido 4-(1,3-diidro-1-oxo-2H--isoindol-2-il)-α-metilbenzenacético	
fembufeno	Bufemid	ácido 3-(4-bifenililcarbonil)propiônico	
tolmetino	Tolectin	sal sódico diidratado do ácido 1-metil-5-(4-metilbenzoil)-1H--pirrol-2-acético	

Tabela 8.5 (cont.) Antiinflamatórios derivados de ácidos arilalcanóicos

Nome oficial	Nome comercial	Nome químico	Estrutura
fentiazaco	Donorest	ácido 4-(*p*-clorofenil)-2-fenil-5--tiazolacético	
naproxeno	Naprosyn	ácido (+)-6-metoxi-α-metil-2--naftalenacético	
ácido metiazínico	Soripal	ácido 10-metilfenotiazino-2-acético	
indometacina	Indocid	ácido 1-(*p*-clorobenzoil)-5-metoxi-2-metilindol-3-acético	
glucametacina	Teoremin	2-[2-[1-(*p*-clorobenzoil)-5-metoxi--2-metilindol-3-il]acetamido]--2-desoxi-D-glicose	
sulindaco	Clinoril	ácido (Z)-5-flúor-2-metil-1--[[4-metilsulfinil)fenil]metilenol]--1*H*-indeno-3-acético	

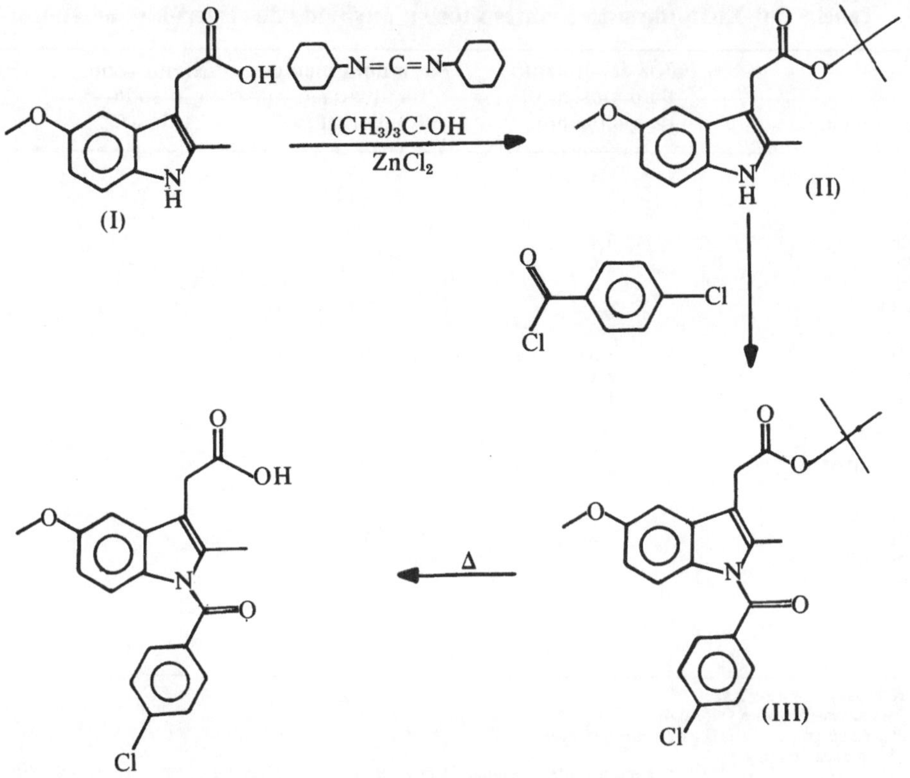

Fig. 8.11 Síntese da indometacina.

flavódico, bendazaco, cinfenoaco, fembufeno, furobufeno, lonaprofeno, metbufeno.

4. DERIVADOS DE ÁCIDOS HETEROCICLOALCANÓICOS

Desta classe, os principais são: ácido bensuldázico, ácido fenclózico, ácido tiaprofênico, bufezolaco, clantifeno, clopiraco, fentiazaco, isofezolaco, orpanoxina, oxaprozina, pirazolaco, tioxaprofeno, tolmetino, zomepiraco.

5. DERIVADOS DE ÁCIDOS LIGADOS A NÚCLEOS FUNDIDOS

Nesta classe sobressaem os seguintes fármacos: ácido etodólico, ácido prodólico, ácido protizínico, benoxaprofeno, carprofeno, cicloprofeno, clidanaco, emprofeno, flunoxaprofeno, furaprofeno, furcloprofeno, furofenaco, isoprofeno, isoxepaco, naproxeno, naproxol, oxepinaco, pranoprofeno, tianafaco, tiopinaco.

Naproxeno

Pó cristalino branco. Manifesta efeitos analgésico, antipirético e antiinflamatório. É eficaz no tratamento sintomático da artrite reumatóide, osteoartrite e espondilite anquilosante. As reações adversas mais freqüentes são efeitos gastrintestinais. A dose é de 500 a 750 mg diários, divididos em duas vezes (manhã e noite).

E. Esteróides adrenocorticais

Os hormônios adrenocorticóides usados como antiinflamatórios são os glicocorticóides; os mineralocorticóides, como desoxicortona (desoxicorticosterona) e fludrocortisona, não podem ser utilizados para este fim pois provocam grande retenção de sódio e cloreto; são, todavia, usados por seu efeito mineralocorticóide (veja Cap. 39).

Após inúmeras modificações moleculares nos adrenocorticóides naturais, de que resultaram muitos fármacos úteis, encontraram-se as seguintes relações entre estrutura química e atividade biológica: *(a)* os substituintes 9α-F, 21-OH, 2α-CH_3 e 9α-Cl aumentam substancialmente as atividades tanto glicocorticóide quanto mineralocorticóide; *(b)* os substituintes 16α-OH, 16α-CH_3, 16β-CH_3 e $16\alpha,17\alpha$-cetais diminuem significativamente a atividade mineralocorticóide; *(c)* a introdução de ligação dupla entre os carbonos 1 e 2 e o substituinte 6α-F aumenta expressivamente as atividades glicocorticóide e antiinflamatória (Tabela 8.6).

Acredita-se que tais substituições influam na interação desses fármacos com seus respectivos

Tabela 8.6 Efeito de substituintes sobre a atividade dos esteróides adrenocorticóides

Grupo funcional	Fator de aumento da deposição de glicogênio	Fator de aumento da atividade antiinflamatória	Efeito sobre o sódio urinário[a]	Fator de aumento da atividade anti-reumática
6α-F				1,9
9α-F	10	7-10	+++	4,9
9α-Cl	3-5	3	++	
9α-Br	0,4[b]		+	
12α-F	6-8[c]		++	
12α-Cl	4[c]			
1-desidro	3-4	3-4	−	2,8
6-desidro	0,5-0,7		+	0,9[d]
2α-CH_3	3-6	1-4	++	
6α-CH_3	2-3	1-2	−−−	0,9[d]
16α-OH	0,4-0,5	0,1-0,2	−−−−−	0,3
16α-CH_3				1,6
16β-CH_3				1,3[d]
16α,17α-$OC(CH_3)_2$ | —O				0,6[d]
17α-OH	1-2	4	−	
17α-$OCOCH_3$				0,3[d]
21-CH_3				0,3[d]
21-OH	4-7	25	++	
21-F	2	2	−−	
21-desoxi				0,2[d]

[a] + = retenção; − = excreção.
[b] nos 1-desidroesteróis este valor é 4.
[c] na presença de grupo 17α-OH este valor é < 0,01.
[d] duas observações ou menos.
Fonte: O. R. Rodig, "Steroids I. The adrenal cortex hormones", in A. Burger, Ed., *Medicinal Chemistry*, 3rd ed., Wiley-Interscience, New York, 1970, pp. 878-899.

receptores. Assim, por exemplo, a ligação do esteróide adrenocorticóide ao receptor glicocorticóide é reforçada pelas seguintes modificações moleculares:

1. Introdução de uma ligação dupla entre os carbonos 1 e 2. Isso altera a conformação do anel A do adrenocorticóide. Aparentemente, esta nova conformação propicia melhor adaptação ao receptor e redunda em incremento da potência antiinflamatória;

2. Substituição do 9α-H por 9α-F. Devido ao efeito eletrônico indutivo do flúor no sentido de retirar elétrons da função 11β-OH (cuja presença é fundamental para a fixação ao receptor), esta função se torna mais ácida e, em consequência, se liga melhor ao receptor. Ademais, o 9α-F contribui para tornar o 11β-OH mais resistente à oxidação à 11-ona, que é menos ativa.

Os glicocorticóides apresentam potências diferentes. Considerando como igual a 1 a potência glicocorticóide da hidrocortisona, os outros esteróides têm as seguintes potências: betametasona e dexametasona, 30; fluprednisolona e parametasona, 10; meprednisona, metilprednisolona e triancinolona, 5; prednisolona e prednisona, 4; cortisona, 0,8.

O emprego principal dos glicocorticóides é no alívio da dor e no combate às inflamações na artrite reumatóide. Considerando-se que suas reações adversas são numerosas (efeitos ulcerogênicos, osteoporose, fraturas espontâneas, psicoses, catarata, hipertensão), eles são considerados como fármacos de segunda escolha, devendo ser reservados para pacientes com artrite reumatóide moderada a grave e que não respondam a outros agentes antiinflamatórios.

Os esteróides adrenocorticais com ação antiinflamatória de emprego mais generalizado estão arrolados na Tabela 8.7. Para uso sistêmico, os de escolha são prednisona e prednisolona. Entretanto, mormente para aplicação tópica, em especial no tratamento de eczema e psoríase, existem diversos fármacos desta classe.

Além dos alistados na Tabela 8.7 são utilizados, ou estão em estudos, os seguintes glicocorticóides antiinflamatórios: abeoprednisolona, algestona, amafolona, ancinafal, ancinafida, ancinonida (Visderm), azacort, beclometasona (Aldecina, Beclosol), bendacort, carbenoxolona, ciclometasona, clobetasona, clobetasol (Psorex), clocortolona, cloprednol, cloprednisona, cormetasona, cortivazol (Idaltim), cortodoxona, de-

Tabela 8.7 Esteróides adrenocorticais antiinflamatórios

cortisona

pregna-1,4-dieno-3,20-diona

Nome oficial	Nome comercial	Nome químico
cortisona	Acetato de Cortisona Rino Cortison	17α,21-diidroxipregn-4-eno-3,11,20-triona
hidrocortisona (cortisolona)	Flebocortid Locoid	11β,17,21-triidroxipregn-4-eno-3,20-diona
prednisona	Dacortin Meticorten	17α,21-diidroxipregna-1,4-dieno-3,11,20-triona
prednisolona	Deltacortril Hidrodecortancil Meticortelona Sintisone	11β,17,21-triidroxipregna-1,4-dieno-3,20-diona
metilprednisolona	Depo-Medrol Solu-Medrol	11β,17,21-triidroxi-6α-metilpregna-1,4-dieno-3,20-diona
fluocortolona	Ultralan Ultraproct	6α-flúor-11β,21-diidroxi-16α-metilpregna-1,4-dieno-3,20-diona
parametasona	Haldrona Monocort	6α-flúor-11β,17,21-triidroxi-16α-metilpregna-1,4-dieno-3,20-diona
dexametasona	Decadron Decadronal Dectancil Deltafluorene Deltasol Deronil Maxidex	9-flúor-11β,17,21-triidroxi-16α-metilpregna-1,4-dieno-3,20-diona
betametasona	Beben Bebyderm Betnelan Betnesol Betnovate Celestone Celestoderm Dermoval Diprosone Diprospan Sensitex	9-flúor-11β,17,21-triidroxi-16β-metilpregna-1,4-dieno-3,20-diona
triancinolona	Ledercort Omcilon	9-flúor-11β,16α,17,21-tetraidroxipregna-1,4-dieno-3,20-diona
diflucortolona	Nerisona Temetex	6α,9-diflúor-11β,21-diidroxi-16α-metilpregna-1,4-dieno-3,20-diona
fluocinolona	Drologen Fluocinolona Synalar	6α,9-diflúor-11β,16α,17,21-tetraidroxipregna-1,4-dieno-3,20-diona

sonida, desoximetasona (Esperson), diclorisona, diflorasona, difluprednato, dimesona, drocinonida, endrisona, fluazacort (Azacortid), fluclorolona (flucloronida), fludrocortisona, fludroxicórtido (flurandrenolida), flumedroxona, flumetasona, flunisolida, fluocinonida (Topsyn), fluocortina, fluormetolona (Flumex), flupamesona, fluperolona, fluprednideno (Emecort), fluprednisolona, flurandrenolida (Drenison), flurandrenolona, formocortal, halcinonida (Halog), halopredona, hederagenina, isoflupredona, meclorisona, medrisona (Hicorzone), meprednisona, nimbinato de sódio, papavalarinol, prednazato, prednazolina, prednilidena, prednival, solasonina, tralonida, triclonida, trimexolona.

Os esteróides adrenocorticóides apresentam-se, em sua maioria, como pós cristalinos brancos ou quase brancos, inodoros e insolúveis ou quase insolúveis em água, mas solúveis em solventes orgânicos. Alguns derivados, contudo, são facilmente solúveis em água. As principais formas farmacêuticas em que são administrados compreendem: aerossol, colírio, comprimidos, creme, elixir, enema de retenção, gel, injeção, loção, pomada e solução. As doses variam bastante, desde cerca de 1 até 100 mg diários.

Vários glicocorticóides antiinflamatórios são usados tanto na forma livre quanto na forma de acetonidas (mono ou hexacetonida), sais ou ésteres. Os sais mais comuns são: fosfato sódico e succinato sódico. Entre os ésteres, temos os seguintes: acetato, benzoato, butirato, caproato, cipionato, diacetato, dipropionato, enantato, esteaglato, isobutirato, pivalato, propionato, tebutato, valerato.

Hidrocortisona

Também chamada cortisol, é o glicocorticóide natural primário no homem. Embora tenha sido suplantado pelos seus análogos sintéticos, é ainda muito usado, tanto na forma livre quanto na de acetato, cipionato, fosfato sódico e succinato sódico, em terapia de reposição em casos de insuficiência adrenocorticóide aguda ou crônica. Preparações tópicas destinam-se ao tratamento de dermatoses e inflamações, mormente da vagina e do segmento anterior do olho. O acetato, na forma de suspensão, é administrado por injeção. Os ésteres muito solúveis em água, como fosfato sódico e succinato sódico, são aplicados por via parenteral quando se deseja resposta imediata. A hidrocortisona apresenta, porém, a desvantagem de ter acentuado efeito mineralocorticóide, o que limita o seu emprego.

Prednisolona

Este derivado sintético da hidrocortisona é mais potente que o hormônio natural e provoca menos retenção de sódio e água. Seu emprego é no tratamento de fenômenos inflamatórios e alérgicos e de outras doenças sensíveis aos corticóides. É comercializada na forma livre e também como acetato, esteaglato, fosfato sódico, succinato sódico e tebutato. Na forma livre, é administrada oral ou topicamente. Os ésteres fosfato sódico e succinato sódico, que são muito hidrossolúveis, podem ser administrados por injeção intravenosa em casos de distúrbios agudos, ou intramuscular e intra-articular, quando se deseja efeito rápido. Os ésteres acetato e tebutato são comercializados como suspensões, que são absorvidas mais lentamente e exercem ação por mais tempo que as formas solúveis em água.

Prednisona

Tem os mesmos empregos que a prednisolona. Tal como aquela, é inadequada como fármaco único no tratamento de insuficiência adrenocortical, pois não possui atividade mineralocorticóide significativa; por isso, para esse mal, deve ser administrada junto com um mineralocorticóide potente. Como antiinflamatório é 4 vezes mais potente que a hidrocortisona. A dose, por via oral, é de 5 a 60 mg por dia; a dose de manutenção deve ser reduzida.

Dexametasona

Este derivado fluorado da prednisolona é disponível na forma livre e como acetato e fosfato sódico. Suas indicações e vias de administração são as mesmas que as da prednisolona. Por via tópica é usada para tratamento de inflamação da conjuntiva, pálpebras e segmento anterior do globo ocular. Em caso de necessidade, também pode ser administrada por injeção subconjuntival.

Betametasona

Estruturalmente é análogo à dexametasona, sendo comercializada na forma livre e também como acetato, benzoato, dipropionato, fosfato sódico e valerato. Tem os mesmos empregos e as mesmas vias de administração que a prednisolona e a dexametasona.

F. Derivados do ácido antranílico

Os mais empregados estão relacionados na Tabela 8.8.

Alguns análogos mais recentes tornaram-se disponíveis há pouco tempo: ácido meclofenâ-

Tabela 8.8 Derivados do ácido antranílico

Nome oficial	Nome comercial	Nome químico	Estrutura
ácido mefenâmico	Ponstan	ácido 2-[(2,3-dimetilfenil)amino]benzóico	
ácido flufenâmico	Arlef	ácido 2-[[(3-trifluormetil)fenil]amino]-benzóico	
ácido niflúmico	Inflaril Niflux	ácido 2-[[(3-trifluormetil)fenil]amino]--3-piridinocarboxílico	
glafenina	Glifanan	éster 2,3-diidroxipropílico do ácido 2-[(7-cloro-4-quinolinil)amino]benzóico	

mico, ácido tolfenâmico, aclantato, antrafenina, butanixina, clonixeril (pró-fármaco da clonixina), clonixina, colfenamato (pró-fármaco do ácido flufenâmico), diclonixina, etoclofeno (pró-fármaco do ácido meclofenâmico), etofenamato (pró-fármaco do ácido flufenâmico), floctafenina, flunixina, flutiazina, metanixina, morniflumato (pró-fármaco do ácido niflúmico), nicafenina, talniflumato (pró-fármaco do ácido niflúmico), terofenamato (pró-fármaco do ácido niflúmico), tromaril.

Ácido mefenâmico

Pó cristalino incolor, insolúvel em água. Apresenta propriedades antipiréticas e antiinflamatórias mas, por causar efeitos colaterais graves, "não há razão para ser usado", segundo a Associação Médica Norte-americana.

Glafenina

Prismas amarelados, quase insolúveis em água. É derivado da quinolina e do ácido antranílico. Como analgésico tem atividade 5 a 10 vezes superior à do ácido acetilsalicílico.

G. Compostos de ouro

Os mais empregados estão arrolados na Tabela 8.9. Apresentam-se na forma de pós amarelados. Seu uso é no tratamento da artrite reumatóide. Também são usados os seguintes: aurotioprol, aurotiossulfato de sódio, queratinato de ouro, sulfeto de ouro.

H. Imunossupressores

Segundo a Associação Médica Norte-americana, os imunossupressores estão sendo experimentalmente administrados a pacientes com artrite reumatóide que sofram de deterioração progressiva de ossos e gota, apesar do tratamento adequado com outros fármacos, bem como a pacientes com artrite psoriática ou lupo eritema-

Tabela 8.9 Anti-reumáticos contendo ouro

Nome oficial	Nome comercial	Nome químico	Estrutura
auratioglicose	Solganal B Oleoso	(1-tio- D-glucopiranosato)ouro	
auranofino		2,3,4,6-tetracetato de (1-tio-β- D-glucopiranosato)(trietilfosfina)ouro	
aurotioglicanida		[[(fenilcarbamoil)metil]tio]ouro	
aurotiomalato sódico		(mercaptosuccinato dissódico)ouro monoidratado	

toso sistêmico. Os mais empregados são: azatioprina, ciclofosfamida, clorambucil e metotrexato (Cap. 34).

I. Enzimas

Várias enzimas manifestam ação antiinflamatória. Entre elas, principalmente as proteolíticas. Estas são utilizadas pelas vias oral e parenteral, além de serem aplicadas topicamente. Empregam-se para acelerar a dissolução das matérias purulentas e exsudatos que acompanham os processos inflamatórios. Entre várias outras, usam-se as seguintes: alfamilase (Sedaciclina, em associação com tetraciclina; Thiomucase, em associação com quimotripsina), bromelina (Bromecilin, Deazin), estreptodornase (Varidase, em associação com estreptoquinase e paracetamol ou uma tetraciclina), estreptoquinase, quimopapaína (Tromasin), quimotripsina (Ambozim, Triptase) (veja também Cap. 42, seção V).

J. Diversos

Os mais usados estão arrolados na Tabela 8.10.

Há, todavia, muitos outros, alguns ainda em investigação, de estruturas as mais variadas:

1. Alcalóides e derivados: aconitina, codeína, diidroergotamina, ergotamina, metergolina, metisergida, mimbana, tiocolquicósido (tiocolchicina, Coltrax);
2. Benzazepínicos: anilopam, carbamazepina (Tegretol);
3. Benzofurânicos: benzbromarona, benziodarona (são uricosúricos);
4. Benzotiazínicos: isoxicam, piroxicam, sudoxicam;
5. Difenilamínicos: carbifeno, dipipanona, pirrolifeno;
6. Indólicos: bimetopirol, indoxol, nictindol;
7. Isoquinolínicos: metofolina, tesicam, tesimida;
8. Quinazolinônicos: ciproquazona, fluproquazona, fluquazona, proquazona;
9. Quinolínicos: amodiaquina, cloroquina, hidroxicloroquina, oxicinchofeno;
10. Sulfonamídicos: diflumidona, etebenecida;
11. Diversos: ácido etidrônico, ácido orótico, ácido tienílico (ticrinafeno), amixetrina (Somagest), benzidol, bucoloma, cápsico, cloximato, dexoxadrol, difenipiramidina, diiodidrina, dimefadana, dimetilsulfóxido, diproqualona, ditazol, drinidena, escina (Reparil), etoeptazina, etoxazeno, eugenol, fempipalona, fenamol, feniramidol, flazalona, flumexadol, flumizol, fusafungina (Locabiotal), griseofulvina, guaiazuleno, halofenato, iodeto de metiossulfônio, iodeto de prolônio, isobromindiona, isonixina, letimida, levamisol, meptazinol, metilcromona, molinazona, naftipramida, nefopam, nexeridina, nimazona, octazamida, orgoteína, oxetorona, oxolamina, parsalmida, penicilamina, perisoxal, picolamina, pirfenidona, piroftalona, pixifenida, propiram, proxazol, rauvazona, rimazólio, rinitolina (paranilina), seclazona, tetracosáctido (cosintropina, tetracosactrina — Cortrosina, Synacthen), tetridamina, tialamida, tiaramida, tilidina, tinoridina, tisoprina, tramadol, triflumidato, xilazina.

Dextropropoxifeno

Comercializado nas formas de cloridrato e napsilato, pós brancos, inodoros e de sabor amargo, solúveis em água. É quimicamente aparentado aos analgésicos narcóticos. Apresenta atividade analgésica, mas não antipirética nem antiinflamatória. Seu isômero levorrotatório é antitussígeno. É empregado para aliviar dores suaves a moderadas. Dose excessiva pode causar depressão respiratória, que é combatida pela administração de naloxona, de preferência, ou levalorfano ou nalorfina. Nos casos de intoxicação, não é recomendável o uso de analépticos ou outros estimulantes do SNC, pois estes podem precipitar convulsões fatais. O abuso deste fármaco pode causar dependência do tipo da morfina. A dose habitual é de 65 (cloridrato) ou 100 mg (napsilato), 3 a 4 vezes ao dia. No Brasil, sua comercialização, sob a forma injetável, está sujeita à receita médica, com retenção.

Alopurinol

Pó fofo branco, muito pouco solúvel em água. Muitos autores consideram-no o fármaco de escolha para o tratamento da gota e condições semelhantes. Tem capacidade de potenciar a ação da mercaptopurina, agente antineoplásico. A dose habitual é de 200 a 400 mg diários, em duas ou três doses.

O alopurinol pode ser sintetizado por vários processos. Um deles consiste em condensar a hidrazina com etoximetilenomalonitrila (I), obtendo-se o 3-amino-4-cianopirazol (II). Hidrolisando-se este intermediário com ácido sulfúrico, obtém-se a amida correspondente (III).

Tabela 8.10 Antiflogísticos diversos

Nome oficial	Nome comercial	Nome químico	Estrutura
probenecida	Benemid Gonocide	ácido 4-[(dipropilamino)sulfonil]benzóico	
bufexamaco	Parfenac	4-butoxi-N-hidroxibenzenacetamida	
dextropropoxifeno (propoxifeno)	Algafan Doloxene (em assoc.)	propanoato de (S)-α-[2-(dimetilamino)--1-metiletil]-α-fenilbenzenoetanol	
alopurinol	Alopurinol Zyloric	1H-pirazol[3,4-d]pirimidin-4-ol	
diftalona	Aladione	ftalazino[2,3-b]ftalazina-5,12(7H,14H)--diona	
fenazopiridina	Polipol (em assoc.) Uro-Amoxidal (em assoc.) Uro-Cileral (em assoc.) Uro-Propen (em assoc.)	3-(fenilazo)-2,6-piridinodiamina	
benzidamina	Benflogin Flogoral Panflogin Tantum	N,N-dimetil-3-[[1-(fenilmetil)-1H-indazol-3-il]oxi]-1-propanamina	

Tabela 8.10 (cont.) Antiflogísticos diversos

Nome oficial	Nome comercial	Nome químico	Estrutura
viminol	Dividol	α-[[bis(1-metilpropil)amino]metil]-1--[(2-clorofenil)metil]-1H-pirrol-2--metanol	
epirizol (mepirizol)	Mebron	4-metoxi-2-(5-metoxi-3-metilpirazol-1--il)-6-metilpirimidina	
colchicina	Colchicina	(S)-N-(5,6,7,9-tetraidro-1,2,3,10-tetra-metoxi-9-oxobenzo[a]heptalen-7-il)-acetamida	

Esta, aquecida com formamida, resulta no alopurinol (IV). Outro processo de síntese consiste na reação do 2-etoximetilenocianoacetato de etila (V) com hidrazina (reação de adição-eliminação) e aquecimento, com formamida, do 3-carbetoxi-4-aminopirazol intermediário (VI) (Fig. 8.12).

Probenecida
Pó cristalino branco, quase inodoro, praticamente insolúvel em água. É agente uricosúrico usado na artrite gotosa crônica, mas ineficaz em ataques agudos. É utilizada, também, para impedir a excreção de certos fármacos — como ácido aminossalicílico e penicilinas — e, assim, prolongar o efeito destes.

Colchicina
Extraída do *Colchicum autumnale,* este alcalóide apresenta-se como pó amarelo-pálido, hidrossolúvel, que escurece por exposição à luz. É o fármaco de escolha no tratamento da artrite gotosa aguda, embora não possua atividade uricosúrica.

Corticotrofina
Mistura de polipeptídios extraídos do lobo anterior fresco da hipófise de mamíferos. Devido às suas propriedades antipiréticas e antiinflamatórias, é empregada no tratamento de artrite gotosa aguda, por via intramuscular.

Cloridrato de fenazopiridina
Pó cristalino vermelho-tijolo, de leve brilho violeta, de sabor ligeiramente amargo, pouco solúvel em água. É usado como analgésico para aliviar dores e outros sintomas conseqüentes de infecções do trato urinário. Visto que não exerce ação sobre o agente etiológico, deve-se usar concomitantemente o antibacteriano indicado para o tratamento da infecção. Doses altas ou uso prolongado podem produzir metemoglobinemia.

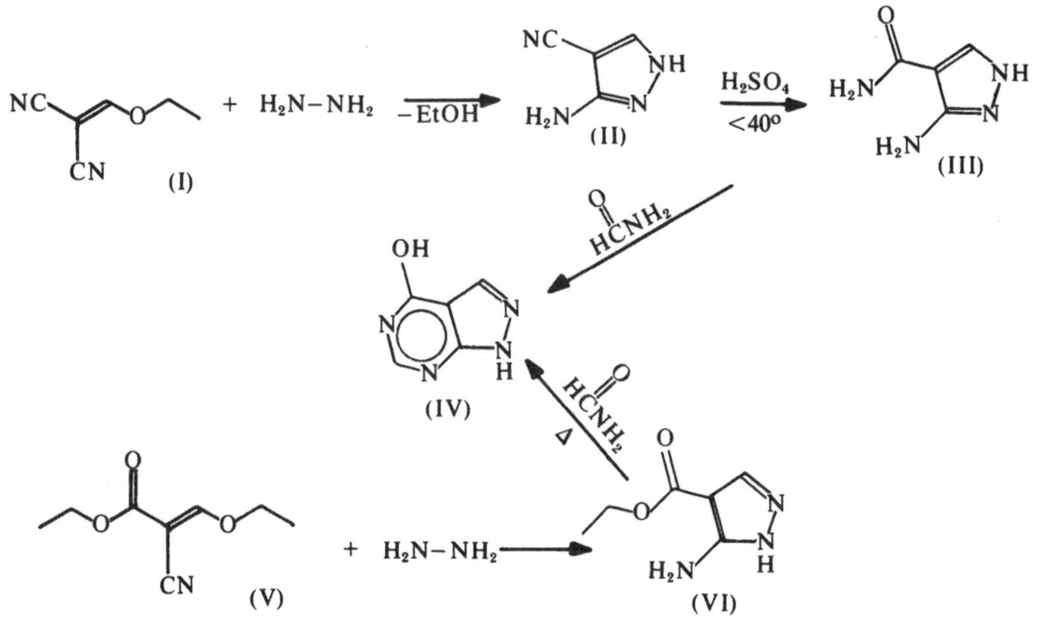

Fig. 8.12 Dois processos de síntese do alopurinol.

Sendo um corante azóico, confere cor vermelha ou alaranjada à urina, manchando a roupa.

Benzidamina

Pó cristalino branco, muito solúvel em água. Exerce efeitos analgésicos, antipiréticos e antiinflamatórios. É usada em medicina interna, ginecologia, cirurgia, pediatria, odontoiatria, urologia e pneumologia. Tem, igualmente, ações anestésica, **antiespasmódica, antitussígena e diurética.** É comercializada nas formas de drágeas, geléia, gotas, solução e supositório. A dose, por via oral, é de 50 mg, 3 vezes por dia; por via retal, 25 a 100 mg, 2 a 3 vezes por dia; por via intramuscular, 25 mg, uma ou duas vezes por dia.

Epirizol

Pó cristalino branco ou amarelado, de odor característico, sabor amargo, pouco solúvel em água. Tem ações analgésica, antipirética e antiinflamatória. É usado no tratamento de lumbago, síndromes cérvico-braquiais, artropatias, nevralgias, inflamações do trato respiratório superior, cistite, lacerações perineais, dores pós-operatórias e pós-traumáticas. Os efeitos adversos mais comuns são: anorexia, vômito, náusea, dores gástricas, diarréia, cefaléia. A dose, por via oral, é de 150 a 450 mg por dia.

Viminol

Apresenta 3 carbonos quirais, sendo constituído de 6 estereoisômeros. É usado na forma de *p*-hidroxibenzoato. Seu efeito analgésico — que parece estar relacionado com sua ação narcótica e/ou psicotrópica — é indicado no tratamento sintomático de dores neuríticas, vasculares, viscerais, osteoarticulares e neoplásicas. É contra-indicado na gravidez. Deve ser usado com cautela nas broncopatias crônicas e quando o paciente está sendo tratado com fármacos que deprimem o sistema respiratório. A dose, por via oral, é de 50 a 100 mg, 3 a 4 vezes ao dia.

Diftalona

É antiinflamatório, usado no tratamento de artrite reumatóide, osteoartrite, lumbago e diversas outras afecções inflamatórias. É contra-indicado na úlcera gastroduodenal, gravidez, fase de lactação e pediatria. Provoca, ocasionalmente, distúrbios gastrintestinais. A dose, por via oral, é de 250 mg, duas vezes por dia.

K. Associações

Diversas associações de analgésicos, antipiréticos, antiinflamatórios e outros fármacos são disponíveis comercialmente. Estas associações, em sua maioria, são irracionais.

L. Fármacos obsoletos

Dois fármacos derivados da quinolina, a saber, cinchofeno e neocinchofeno, foram outrora usados como agentes uricosúricos e são ainda comercializados em alguns países. Entretanto, por causarem freqüentemente hepatite fatal e contando o arsenal terapêutico com drogas menos tóxicas para o mesmo fim, não mais se justifica o emprego daqueles fármacos; por isso, eles foram excluídos da terapia racional.

IV. MECANISMO DE AÇÃO

O mecanismo de ação de diversos fármacos estudados neste capítulo já é bem conhecido, enquanto o de outros não passa de hipóteses.

A. Agentes uricosúricos

Bem conhecido é o mecanismo de ação dos agentes uricosúricos, tais como alopurinol, probenecida e sulfimpirazona, empregados no tratamento da gota.

Devido à sua semelhança estrutural com a hipoxantina e xantina, o alopurinol e seu metabólito oxipurinol inibem a xantino oxidase, enzima compreendida na biossíntese do ácido úrico, que é o agente responsável pela gota, evitando assim a formação deste ácido (Fig. 2.41).

A probenecida, fármaco planejado para deprimir a secreção tubular de penicilina, inibe a reabsorção tubular de ácido úrico e, desta forma, aumenta a excreção renal. O mesmo mecanismo se aplica à sulfimpirazona.

A ação da colchicina contra ataques de artrite gotosa aguda pode estar relacionada com sua propriedade de veneno mitótico. Ela pode aliviar a dor ao romper os microtúbulos leucocitários, impedindo assim a fagocitose e a conseqüente inflamação.

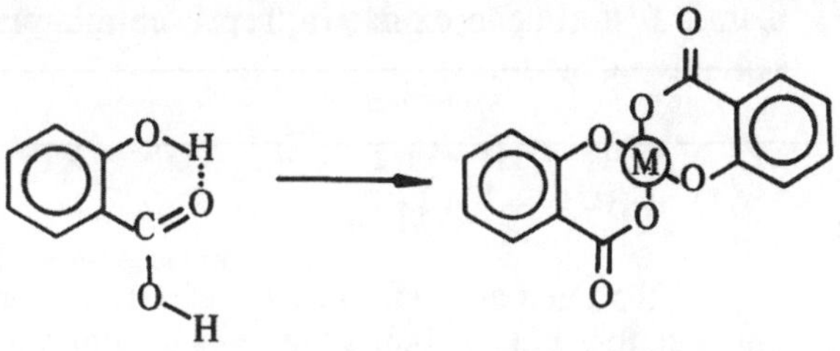

Fig. 8.13 Quelação de íon metálico por salicilatos.

B. Agentes antiinflamatórios

Para os demais agentes estudados neste capítulo já foram propostos diversos modos de ação. Sugeriu-se que os agentes antiinflamatórios ácidos — tais como o ácido acetilsalicílico e derivados, bem como os ácidos arilalcanóicos — devem seu efeito à inibição da síntese ou liberação de prostaglandinas. Outra hipótese sugere que os fármacos anti-reumáticos agem porque deslocam determinados pequenos peptídios de seus sítios de ligação e os peptídios livres podem então proteger o tecido conectivo contra processos inflamatórios crônicos.

Embora não haja consenso universal sobre a forma pela qual os agentes antiinflamatórios exercem sua ação, as provas experimentais reforçam a validade dos seguintes mecanismos de ação, propostos por Whitehouse:

1. Os esteróides agem porque são lipofílicos, podem atuar como reguladores nucleares do metabolismo celular;

2. Os salicilatos e alguns outros agentes (ácidos arilalcanóicos, derivados do ácido antranílico, derivados do pirazol, sais de ouro) desaco-

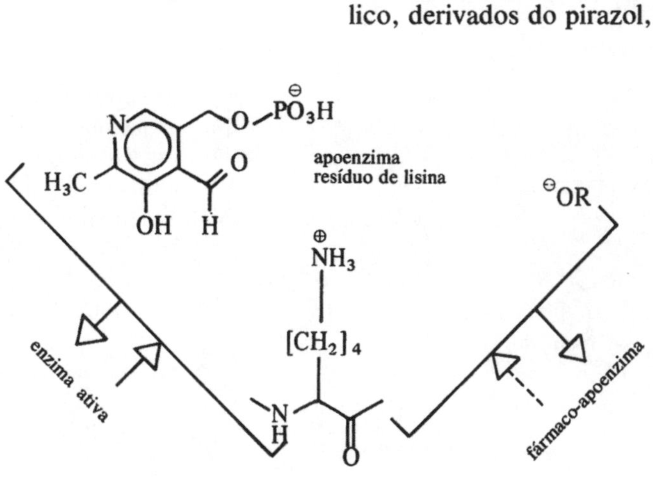

Fig. 8.14 Um dos possíveis mecanismos de ação dos analgésicos antipiréticos e antiinflamatórios.

plam a fosforilação oxidativa, representada pela seguinte equação:

$$NADH + H^+ + 1/2\ O_2 + 3\ ADP + 3\ P_i \rightarrow NAD + H_2O + 3\ ATP$$

3. Uma vez que estes agentes são desacopladores de fosforilação oxidativa, eles inibem a síntese de ATP;

4. Os salicilatos e, provavelmente, também varios outros agentes podem quelar um íon, tal como cobre ou zinco, que talvez seja essencial para uma determinada enzima (Fig. 8.13).

Esta quelação poderia resultar no desacoplamento da fosforilação oxidativa e, em decorrência disso, interferir com os processos metabólicos e o movimento de moléculas nas juntas, com a conseqüente desaceleração do processo inflamatório;

5. Os agentes antiinflamatórios de natureza ácida (salicilatos, derivados do pirazol, ácidos arilalcanóicos e derivados do ácido antranílico) competem, na forma aniônica, com o fosfato de 5-piridoxal pelo sítio de ligação da coenzima na apoproteína da enzima, provavelmente um ε-amino grupo da lisina (Fig. 8.14).

1. SALICILATOS E AGENTES RELACIONADOS

Várias novas hipóteses foram recentemente propostas para explicar a ação dos salicilatos. Uma delas, a mais aceita hoje em dia, afirma que estes fármacos inibem a prostaglandina endoperóxido sintase, enzima que catalisa a primeira fase da biossíntese que forma um peróxido da prostaglandina a partir do precursor, o ácido araquidônico (Fig. 8.1).

Quanto ao mecanismo íntimo de ação do ácido acetilsalicílico, experiências recentes usando radioisótopos indicam que é por acetilação da enzima (Fig. 8.16). Esta inibição da prostaglandina endoperóxido sintase é revertida na presença do ácido araquidônico, que é o substrato da referida enzima.

Alguns outros fármacos antiinflamatórios, principalmente os ácidos arilalcanóicos (indometacina e sulindaco, por exemplo), também atuam por este mesmo mecanismo.

2. ÁCIDOS ARILALCANÓICOS E DERIVADOS DO ÁCIDO ANTRANÍLICO

Outra teoria afirma que os ácidos arilalcanóicos e os derivados do ácido antranílico, bem como os fármacos aparentados (Fig. 8.15), também

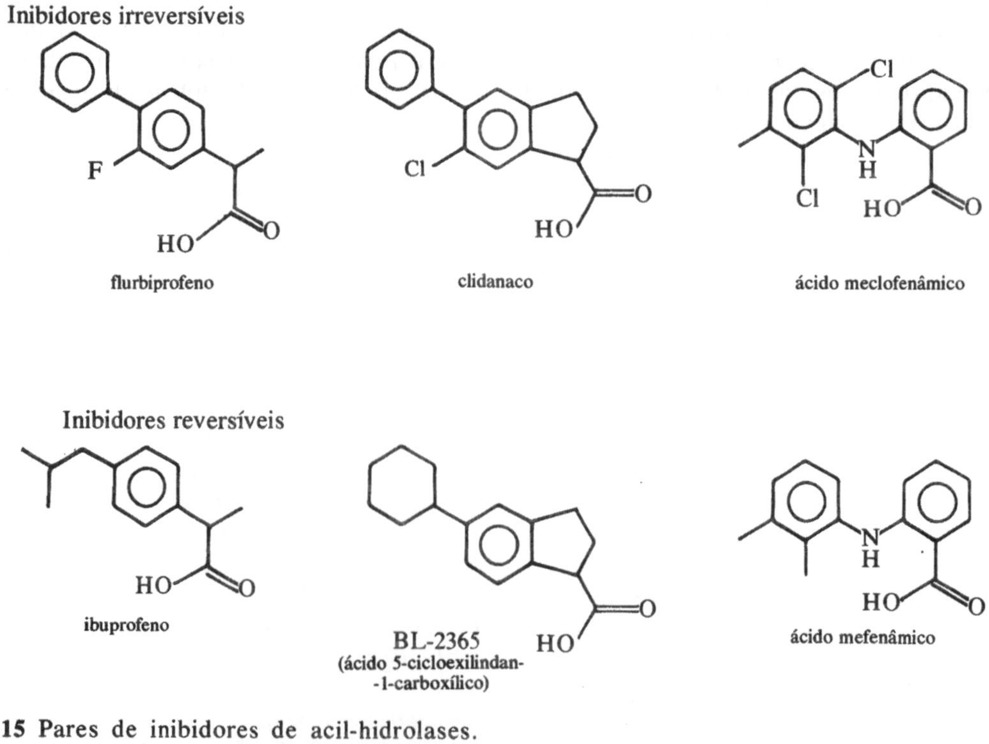

Fig. 8.15 Pares de inibidores de acil-hidrolases. Observe-se que os inibidores irreversíveis apresentam halogênios, o que não ocorre nos reversíveis.

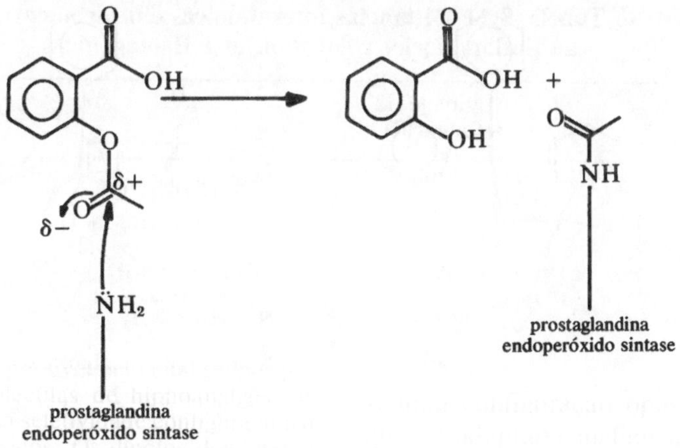

Fig. 8.16 Mecanismo de ação do ácido acetilsalicílico ao nível molecular e eletrônico. Ele comporta-se como agente acetilante ativo. Entretanto, parece que a prostaglandina endoperóxido sintase é acetilada apenas quando está na forma cataliticamente ativa.

atuam como inibidores da biossíntese das prostaglandinas, mas as enzimas inibidas são as acilhidrolases, que catalisam a formação de precursores do ácido araquidônico a partir de fosfoglicerídeos, triglicerídeos e éster de colesterol (Fig. 8.1). Os compostos halogenados (flurbiprofeno e ácido meclofenâmico, por exemplo) atuam como inibidores irreversíveis, ao passo que os não-halogenados (ibuprofeno e ácido mefenâmico, por exemplo) exercem inibição reversível.

A inibição da síntese de prostaglandinas, porém, não explica inteiramente a atividade dos antiinflamatórios não-esteróides. É possível que, para o mecanismo de ação destes fármacos, contribuam também outros efeitos que eles causam, a saber: influência sobre a liberação de enzimas lisossômicas, inibição da produção do ânion superóxido em macrófagos, diminuição da fagocitose,

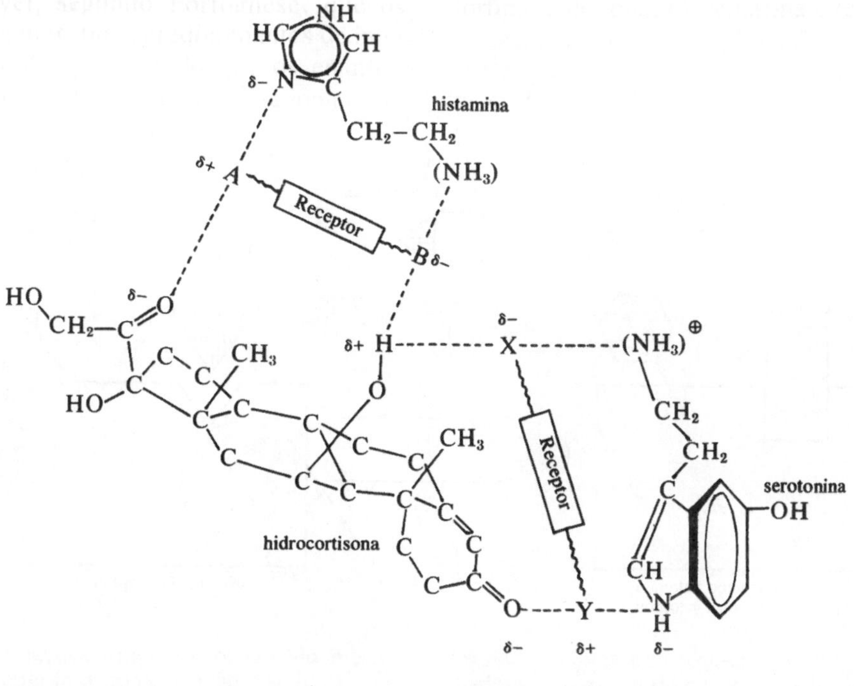

Fig. 8.17 Relação dos átomos-chave da hidrocortisona na conformação preferida calculada para com a histamina e serotonina em suas conformações preferidas. Não se deve depreender que se implica entrosamento simultâneo da hidrocortisona com os receptores. *Fonte:* L. B. Kier, *J. Med. Chem.*, 11, 915 (1968).

Tabela 8.11 Distâncias interatômicas em fármacos antiinflamatórios e substâncias inflamagênicas

Molécula	Atividade de inflamação		Distância (Å)
hidrocortisona	A	20-oxo a 11-oxi-H	4,8
histamina	P	N anelar a $\overset{\oplus}{N}H_3$	4,55
hidrocortisona	A	3-oxo a 11-oxi-H	6,0
serotonina	P	N anelar a $\overset{\oplus}{N}H_3$	5,84
indometacina	A	N anelar ao H carboxílico	6,17 ou 5,05
oxifembutazona	A	3'-oxo ao H en-3(5)-ol anelar	6,0 ou 4,4
ácidos N-arilantranílicos	A	N ao H carboxílico	4,65
ácido salicílico	A	O fenólico ao H carboxílico	4,60

A = antiinflamatório.
P = pró-inflamatório.
Fonte: L. B. Kier e M. W. Whitehouse, *J. Pharm. Pharmacol.*, 20, 793 (1968).

estabilização das membranas celulares, inibição da quimiotaxia de neutrófilos, redução na migração de leucócitos e inibição da produção de mediadores dos vasodilatadores.

3. GLICOCORTICÓIDES

No que se refere aos glicocorticóides, embora não se conheça precisamente o seu mecanismo de ação, julga-se que o efeito modulador

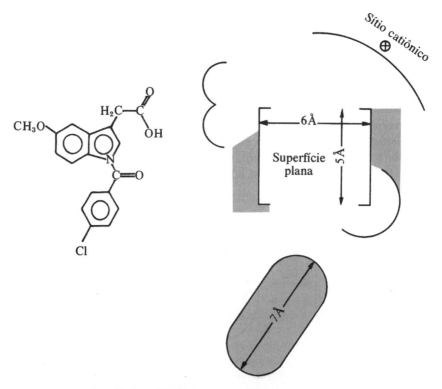

Fig. 8.18 Topografia do receptor da indometacina e análogos, segundo Shen *in Top. Med. Chem.*, 1, 29 (1967).

que exercem sobre os leucócitos compreendidos nos processos inflamatórios resulta da interação com seus respectivos receptores. Em resultado desta interação, que ocorre na célula-alvo, formam-se os complexos esteróide-receptor. Estes deslocam-se em seguida até o núcleo celular e com ele se associam, desencadeando a síntese de mRNA específico que, por sua vez, induz a síntese de nova proteína, tal como uma enzima ou uma proteína inibidora (Fig. 39.3).

C. Receptores propostos

Kier e Whitehouse verificaram que determinados agentes antiinflamatórios (derivados do ácido antranílico, hidrocortisona, fenilbutazona, ácidos arilalcanóicos, salicilatos), assim como algumas aminas inflamagênicas (histamina, serotonina), apresentam distâncias muito similares (4,4 a 6,17 Å) entre átomos supostamente envolvidos na interação com os receptores (Tabela 8.11). Por esta razão, aventaram a hipótese de que ambos os grupos de substâncias agem sobre o mesmo receptor (Fig. 8.17). Por possuírem distâncias muito próximas às encontradas nas aminas inflamagênicas, os fármacos antiinflamatórios talvez desloquem a histamina e a serotonina de seus sítios de ligação. Entretanto, eles não agem como antagonistas competitivos, mas como falsos inibidores de retroalimentação, de forma a impedir a biogênese destas aminas, se é que a biossíntese de

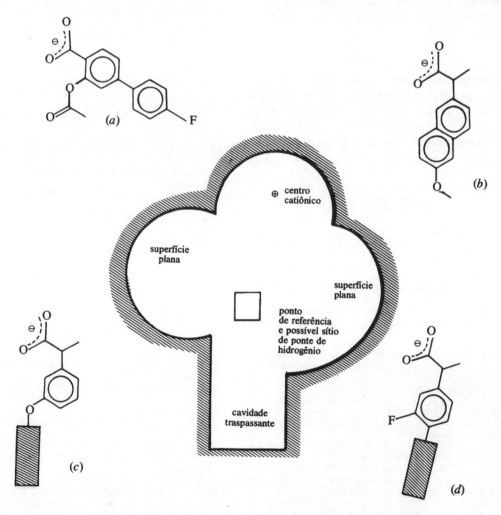

Fig. 8.19 No centro, topografia do receptor proposto por Scherrer e colaboradores para os agentes antiinflamatórios; esta topografia corresponderia também à do centro ativo da prostaglandina endoperóxido sintase. Na periferia, as conformações de alguns agentes antiinflamatórios que se complexam com o hipotético receptor: *(a)* flufenisal; *(b)* naproxeno; *(c)* fenoprofeno; *(d)* flurbiprofeno. *Fonte:* R. A. Scherrer, *Introduction to the Chemistry of Antiinflammatory and Antiarthritic Agents*, in R. A. Scherrer e M. W. Whitehouse. Eds., *Antiinflammatory Agents*, vol. I, Academic, New York, 1974, pp. 29-43.

histamina e/ou serotonina é auto-regulada por inibição alostérica ou do produto final.

Para o sítio receptor da indometacina e fármacos antiinflamatórios análogos Shen, em 1965, propôs a topografia representada na Fig. 8.18. Vários outros fármacos antipiréticos e antiinflamatórios potentes (derivados do ácido antranílico e fenilbutazona, por exemplo) encaixam-se neste sítio, enquanto muitos outros não o conseguem. Por isso, em 1977, Gund e Shen, com base na análise conformacional da indometacina e outros fármacos antiinflamatórios não-esteróides, propuseram novo modelo de sítio receptor, cuja topografia poderia também servir para descrever o centro ativo da prostaglandina endoperóxido sintase. Contudo, o referido receptor não acomoda bem outros antiinflamatórios, tais como os salicilatos e os derivados do pirazol e do ácido antranílico.

Entretanto, já em 1964 Scherrer e colaboradores haviam apresentado um receptor cuja topografia acomoda adequadamente todos os antiinflamatórios e que corresponderia também ao centro ativo da prostaglandina endoperóxido sintase. As duas características principais deste receptor são um centro catiônico e uma cavidade traspassante para o encaixe de um anel torcido (Fig. 8.19).

REFERÊNCIAS

ASPECTOS GERAIS
L. E. GLYNN et al., Eds., *Handbook of Inflammation*, 2 vols., Elsevier, Amsterdam, 1979-1980.
E. ARRIGONI-MARTELLI, *Inflammation and Antiinflammatories*, Halsted, New York, 1977.
W. A. KATZ, Ed., *Rheumatic Diseases, Diagnosis and Management*, Lippincott, Philadelphia, 1977.
G. KATONA e J. R. BLENGIO, Eds., *Inflammation and Antiinflammatory Therapy*, Spectrum, New York, 1975.

INTRODUÇÃO
J. M. LIPTON, Ed., *Fever*, Raven, New York, 1980.
E. G. ERDÖS, Ed., *Bradykinin, Kallidin and Kallikrein*, Springer, Berlin, 1979.
R. DUCLAUX, *Recherche*, 9, 382 (1978).
R. GREENE, Ed., *Current Concepts in Migraine Research*, Raven, New York, 1978.
J. R. VANE e S. H. FERREIRA, Eds., *Inflammation*, Springer, Berlin, 1978.
M. M. VILLAVERDE e C. W. MACMILLAN, *Fever*, Van Nostrand Reinhold, New York, 1978.
D. A. WILLOUGHBY, *Recherche*, 9, 28 (1978).
I. L. BONTA et al., Eds., *Inflammation: Mechanisms and their Impact on Therapy*, Birkhäuser, Basel, 1977.
I. L. BONTA, Ed., *Recent Developments in the Pharmacology of Inflammatory Mediators*, Birkhäuser, Basel, 1977.
P. DAVIES e R. J. BONNEY, *Annu. Rep. Med. Chem.*, 12, 152 (1977).
J. L. GORDON e B. L. HAZLEMAN, Eds., *Rheumatoid Arthritis*, North-Holland, Amsterdam, 1977.
R. N. MAINI, *Immunology of the Rheumatic Diseases*, Williams and Wilkins, Baltimore, 1977.
T. J. WILLIAMS e M. J. PECK, *Nature (London)*, 270, 530 (1977).
E. G. ERDÖS, *Biochem. Pharmacol.*, 25, 1563 (1976).
A. S. MILTON, *J. Pharm. Pharmacol.*, 28, 393 (1976).
J. P. GIROUD et al., Eds., *Future Trends in Inflammation II*, Birkhäuser, Basel, 1975.
R. W. KELLERMEYER e G. B. NAFF, *Arthritis Rheum.*, 18, 765 (1975).
R. J. PERPER, Ed., "Mechanisms of Tissue Injury with Reference to Rheumatoid Arthritis", *Ann. N. Y. Acad. Sci.*, 256, 1-450 (1975).
E. C. HUSKISSON, *Br. Med. J.*, 4, 196 (1974).
G. WEISSMAN, Ed., *Mediators of Inflammation*, Plenum, New York, 1974.
I. H. LEPOW e P. A. WARD, Eds., *Inflammation: Mechanisms and Control*, Academic, New York, 1972.
M. ROCHA e SILVA e J. GARCIA LEME, *Chemical Mediators of the Acute Inflammatory Reaction*, Pergamon, Oxford, 1972.
T.-Y. SHEN, *Angew. Chem., Int. Ed. Engl.*, 11, 460 (1972).
W. MULLER et al., Eds., *Rheumatoid Arthritis*, Academic, London, 1971.
R. H. FERGUSON e J. W. WORTHINGTON, *Ann. Intern. Med.*, 73, 109 (1970).
W. MURRAY e S. PILIERO, *Annu. Rev. Pharmacol.*, 10, 171 (1970).

HISTÓRICO
R. J. FLOWER, *Recherche*, 10, 242 (1979).
M. P. L. CATON e K. CROWSHAW, *Prog. Med. Chem.*, 15, 357 (1978).
C. GALLI et al., Eds., *Phospholipases and Prostaglandins*, Raven, New York, 1978.
D. F. HORROBIN, *Prostaglandins*, Eden, Montreal, 1978.
K. C. NICOLAOU et al., *Angew. Chem., Int. Ed. Engl.*, 17, 293 (1978).
B. SAMUELSSON, *Recent Prog. Horm. Res.*, 34, 239 (1978).
B. SAMUELSSON et al., *Annu. Rev. Biochem.*, 47, 997 (1978).
J. S. BINDRA e R. BINDRA, *Prostaglandin Synthesis*, Academic, New York, 1977.
F. BERTI et al., Eds., *Prostaglandins and Thromboxanes*, Plenum, New York, 1977.
P. CRABBÉ, Ed., *Prostaglandin Research*, Academic, New York, 1977.
K. HILLIER, *Med. Actual.*, 13, 418 (1977).
N. KHARASCH e J. FRIED, Eds., *Biochemical Aspects of Prostaglandins and Thromboxanes*, Academic, New York, 1977.
D. A. LANGS et al., *Science*, 197, 1003 (1977).
P. W. RAMWELL, Ed., *The Prostaglandins*, 3 vols., Plenum, New York, 1977.
P. B. CURTIS-PRIOR, *Prostaglandins*, North-Holland, Amsterdam, 1976.
B. SAMUELSSON e R. PAOLETTI, Eds., *Advances in Prostaglandin and Thromboxane Research*, 2 vols., Raven, New York, 1976.
J. S. BINDRA e R. BINDRA, *Prog. Drug Res.*, 17, 410 (1973).
M. F. CUTHBERT, Ed., *The Prostaglandins: Pharmacological and Therapeutic Advances*, Lippincott, Philadelphia, 1973.
T. G. BENEDEK, *Arthritis Rheum.*, 13, 145 (1970).
U. S. von EULER e R. ELIASSON, Eds., *The Prostaglandins*, Academic, New York, 1968.

CLASSIFICAÇÃO
J. L. MARX, *Science*, 207, 859 (1980).
P. COURRIÈRE et al., *Eur. J. Med. Chem. — Chim. Ther.*, 14, 17 (1979).
B. DUMAITRE et al., *Eur. J. Med. Chem. — Chim. Ther.*, 14, 207 (1979).

R. NICKANDER et al., *Annu. Rev. Pharmacol. Toxicol.*, *19*, 469 (1979).
The Anturane Reinfarction Trial, *N. Engl. J. Med.*, *298*, 289 (1978).
R. N. BROGDEN et al., *Drugs*, *16*, 97 (1978).
J. HANNAH et al., *J. Med. Chem.*, *21*, 1093 (1978).
M. KUCHAR et al., *Eur. J. Med. Chem. — Chim. Ther.*, *13*, 363 (1978).
G. LEVY e K. M. GIACOMINI, *Clin. Pharmacol. Ther.*, *23*, 247 (1978).
J. R. J. SORENSON, *Prog. Med. Chem.*, *15*, 211 (1978).
J. R. VANE e S. H. FERREIRA, Eds., *Anti-Inflammatory Drugs*, Springer, Berlin, 1978.
A. BERTELLI, Ed., *New Anti-Inflammatory and Antirheumatic Drugs*, Prous, Barcelona, 1977.
N. L. GOTTLIEB, *Bull. Rheum. Dis.*, *27*, 912 (1977).
K. D. RAINSFORD et al., Eds., *Aspirin and Related Drugs: Their Actions and Uses*, Birkhäuser, Basel, 1977.
T.-Y. SHEN e C. A. WINTER, *Adv. Drug Res.*, *12*, 89 (1977).
P. M. BROOKS e W. W. BUCHANAN, *Recent Adv. Rheum.*, *1*, 33 (1976).
Y.-H. CHANG, *Annu. Rep. Med. Chem.*, *11*, 138 (1976).
F. D. HART, *Drugs*, *11*, 451 (1976).
P. MOSER et al., *Eur. J. Med. Chem. — Chim. Ther.*, *10*, 613 (1975).
C. J. SMYTH e J. F. BRAVO, *Drugs*, *10*, 394 (1975).
H. J. ROBINSON e J. R. VANE, Eds., *Prostaglandin Synthetase Inhibitors*, Raven, New York, 1974.
R. A. SCHERRER e M. W. WHITEHOUSE, Eds., *Antiinflammatory Agents: Chemistry and Pharmacology*, 2 vols., Academic, New York, 1974.
H. TERADA, *J. Med. Chem.*, *17*, 330 (1974).
H. E. PAULUS e M. W. WHITEHOUSE, *Annu. Rev. Pharmacol.*, *13*, 107 (1973).
H. E. PAULUS e M. W. WHITEHOUSE, "Drugs for Chronic Inflammatory Disease", in A. A. RUBIN, Ed., *Search for New Drugs*, Dekker, New York, 1972, pp. 1-114.
C. G. MOERTEL et al., *N. Engl. J. Med.*, *286*, 813 (1972).
K. J. DOEBEL, *Pure Appl. Chem.*, *19*, 49 (1969).
R. W. RUNDLES et al., *Annu. Rev. Pharmacol.*, *9*, 345 (1969).
D. J. McCARTY, Jr. e G. McLAUGHLIN, *Top. Med. Chem.*, *2*, 217 (1968).
I. M. KRAKOFF, *Clin. Pharmacol. Ther.*, *8*, 124 (1967).
J. H. SHELLEY, *Clin. Pharmacol. Ther.*, *8*, 427 (1967).

W. T. BEAVER, *Am. J. Med. Sci.*, *250*, 577 (1965); *251*, 576 (1966).
A. B. GUTMAN, *Adv. Pharmacol.*, *4*, 91 (1966).
M. J. SMITH e P. K. SMITH, Eds., *The Salicylates: A Critical Bibliographic Review*, Interscience, New York, 1966.
M. W. WHITEHOUSE, *Prog. Drug Res.*, *8*, 321 (1965).
C. M. HUGULEY, *J. Am. Med. Assoc.*, *189*, 938 (1964).
L. H. SARETT et al., *Prog. Drug Res.*, *5*, 11 (1963).
H. K. von RECHENBERG, *Butazolidin*, Arnold, London, 1962.
P. K. SMITH, *Acetophenetidin: A Critical Bibliographic Review*, Interscience, New York, 1958.
L. A. GREENBERG, *Antipyrine: A Critical Bibliographical Review*, Hillhouse, New Haven, Conn., 1950.

MECANISMO DE AÇÃO

S. MONCADA e J. R. VANE, *Adv. Intern. Med.*, *24*, 1 (1979).
A. S. FAUCI, *Annu. Rep. Med. Chem.*, *13*, 179 (1978).
C. H. CASHIN et al., *J. Pharm. Pharmacol.*, *29*, 330 (1977).
P. GUND e T.-Y. SHEN, *J. Med. Chem.*, *20*, 1146 (1977).
S. A. SAEED et al., *Nature (London)*, *270*, 32 (1977).
P. BRESLOFF, *Adv. Drug Res.*, *11*, 1 (1976).
M. J. H. SMITH et al., *J. Pharm. Pharmacol.*, *27*, 473 (1975).
C. J. SMYTH e J. F. BRAVO, *Drugs*, *10*, 394 (1975).
S. H. FERREIRA e J. R. VANE, *Annu. Rev. Pharmacol.*, *14*, 57 (1974).
R. J. FLOWER, *Pharmacol. Rev.*, *26*, 33 (1974).
H. J. ROBINSON e J. R. VANE, Eds., *Prostaglandin Synthetase Inhibitors*, Raven, New York, 1974.
J. H. SANNER, *Arch. Intern. Med.*, *133*, 133 (1974).
E. B. THOMPSON e M. E. LIPPMAN, *Metabolism*, *23*, 159 (1974).
E. G. McQUEEN, *Drugs*, *6*, 104 (1973).
J. FLOWER et al., *Nature (London), New Biol.*, *238*, 104 (1972).
H. LEVITAN e J. L. BARKER, *Science*, *176*, 1423 (1972).
G. KALEY e R. WEINER, *Ann. N. Y. Acad. Sci.*, *180*, 338 (1971).
J. R. VANE, *Nature (London), New Biol.*, *231*, 232 (1971).
M. W. WHITEHOUSE, *Pure Appl. Chem.*, *19*, 35 (1969).
L. B. KIER, *J. Med. Chem.*, *11*, 915 (1968).
L. B. KIER e M. W. WHITEHOUSE, *J. Pharm. Pharmacol.*, *20*, 793 (1968).
M. W. WHITEHOUSE, *Biochem. Pharmacol.*, Special Suppl., *17*, 293 (1968).

Antitussígenos

I. INTRODUÇÃO

A. Conceito

Antitussígenos, também chamados antitússicos, são agentes que ajudam a reduzir a freqüência da tosse. A tosse é um reflexo fisiológico de proteção, parcialmente sob o controle voluntário, e sua função é expelir substâncias irritantes ou excesso de secreções do trato respiratório. Diversos fatores podem estar compreendidos na etiologia da tosse: irritativos, alérgicos, infecciosos, vasculares, neoplásicos e psicogênicos são os mais comuns. O ato de tossir consiste de três fases principais: *(a)* inspiração profunda e aguda, terminando com o fechamento da glote; *(b)* contração dos músculos torácicos e abdominais, seguida de broncoconstrição, resultando em nítido, embora momentâneo, aumento da pressão intratorácica; *(c)* abertura da glote com a expulsão concomitante e rápida do ar acompanhado do material irritante. A tosse é regulada pelo centro da tosse, localizado na medula oblonga. Entretanto, a tosse também pode ser o resultado de estímulos mecânicos, químicos e outros, das terminações nervosas do trato respiratório.

Os antitussígenos podem agir elevando o limiar do centro da tosse ou por reduzir o número de impulsos transmitidos ao centro da tosse por receptores periféricos; alguns antitussígenos podem agir por ambos os mecanismos.

B. Efeitos adversos

Quanto aos efeitos adversos, os de ação central podem provocar náusea, constipação, tontura, sonolência, vômitos e outros distúrbios afins. Eles não causam depressão respiratória tão profunda quanto os analgésicos narcóticos. Geralmente não induzem à dependência, devido ao curto período de emprego. Os de ação periférica também provocam efeitos adversos, embora de natureza suave e menos freqüentes.

II. HISTÓRICO

Os primeiros antitussígenos de ação central foram os alcalóides do ópio, especialmente codeína, o fármaco de escolha por muito tempo até ser suplantado pelo dextrometorfano. Os sintéticos foram introduzidos ao mesmo tempo que os analgésicos narcóticos (veja Cap. 7).

Certos antitussígenos de ação periférica são empregados desde a antiguidade, enquanto outros são de introdução recente.

III. CLASSIFICAÇÃO

Os antitussígenos podem ser convenientemente divididos em dois grupos: antitussígenos de ação periférica e antitussígenos de ação central. Os mais usados estão relacionados na Tabela 9.1.

A. Antitussígenos de ação periférica

Em geral não são empregados isoladamente, mas incorporados às formulações farmacêuticas antitussígenas.

Segundo o modo pelo qual exercem sua ação, estes agentes podem ser subdivididos nas seguintes classes: demulcentes, expectorantes, mucolíticos e inibidores dos receptores periféricos da tosse.

1. DEMULCENTES

Os demulcentes, também chamados emolientes, são substâncias que agem por revestir a mucosa irritada com uma camada protetora, por estimular a produção da saliva e, muito provavelmente, por exercer uma discreta ação anestésica local. São usados principalmente como veículos para antitussígenos mais específicos. Os prin-

ANTITUSSÍGENOS

Tabela 9.1 Antitussígenos mais usados

Nome oficial	Nome comercial	Nome químico	Estrutura
cloreto de amônio	cloreto de amônio	cloreto de amônio	NH_4Cl
iodeto de potássio	iodeto de potássio	iodeto de potássio	KI
codeína	Belacodid (em assoc.) Foscodin (em assoc.) Resprin (em assoc.)	Veja Tabela 7.1	
noscapina	Belafedrine (em assoc.) Euphon (em assoc.) Sedacofa (em assoc.) Tossaminic (em assoc.)	(S)-6,7-dimetoxi-3-(5,6,7,8-tetraidro-4-metoxi-6-metil-1,3-dioxolo[4,5-g]isoquinolin-5-il)-1(3H)-isobenzofuranona	
dextrometorfano	Tussifin	3-metoxi-17-metil-9α,13α,14α-morfinano	
levopropoxifeno		propanoato de (R)-α-[2-(dimetilamino)-1-metiletil]-α-fenilbenzenoetanol	
pentoxiverina (carbetapentano)	Acolde (em assoc.) Alergo Glucalbet expectorante (em assoc.) Brocin (em assoc.)	éster 2-(2-dietilaminoetoxi)etílico do ácido 1-fenilciclopentanocarboxílico	
clofedanol (clofedianol)		2-cloro-α-[2-(dimetilamino)-etil]-α-fenilbenzenometanol	

Tabela 9.1 (Cont.) Antitussígenos mais usados

Nome oficial	Nome comercial	Nome químico	Estrutura
benzonatato		éster 2,5,8,11,14,17,20,23,26-nonaoxaoctacos-28-ílico do ácido 4-(butilamino)benzóico	
morclofona	Plauten	4'-cloro-3,5-dimetoxi-4-(2-morfolinoetoxi)-benzofenona	
zipeprol	Eritós	4-(2-metoxi-2-feniletil)-α-(metoxifenilmetil)-1-piperazinetanol	
clobutinol	Silomat	4-cloro-α-[2-(dimetilamino)-1-metiletil]-α-metilbenzenoetanol	
pipazetato	Selvigon	éster 2-(2-piperidinoetoxi)etílico do ácido 10H-pirido[3,2-b] [1,4]benzotiadiazino-10-carboxílico	
guaifenesina (éter glicerinoguaiacólico)	Apiron expectorante (em assoc.) Caytessin (em assoc.) Robitussin (em assoc.) Setux expectorante (em assoc.) Tacafen expectorante (em assoc.)	3-(*o*-metoxifenoxi)-1,2-propanodiol	
hidrato de terpina (terpinol)	Balsâmico Piam (em assoc.) Broncopulm (em assoc.) Ozonyl Aquoso (em assoc.) Penetro (em assoc.)	monoidrato de 4-hidroxi-α,α,4-trimetilcicloexanometanol	
hidrocodona		Veja Tabela 7.1	
hidromorfona		Veja Tabela 7.1	
morfina		Veja Tabela 7.1	

cipais demulcentes são: acácia, glicerol, mel e alcaçuz. Estes e outros demulcentes também encontram emprego como agentes dermatológicos (Cap. 42).

2. EXPECTORANTES

Os expectorantes são agentes modificadores da produção e viscosidade do fluido do trato respiratório de forma a facilitar sua remoção. Segundo o mecanismo de ação, podem ser classificados em: *(a)* expectorantes sedativos — agem por estimular os reflexos gástricos através da irritação estomacal: ambroxol, apomorfina, carbonato de amônio, carbonato de guaiacol, citrato sódico, cloreto de amônio, farrerol, guaiacol, guaiacolsulfonato de potássio, guaifenesina, iodeto de potássio, iodoglicerol, vasicina, xarope de ácido hidroiódico, xarope de ipeca; *(b)* expectorantes estimulantes — agem por estimular as células secretoras do trato respiratório: bálsamo de tolu, creosossulfonato de cálcio, creosoto, glicosídeos, óleos orgânicos voláteis (tais como essência de bergamota e hidrato de terpina), saponinas (helixina, por exemplo).

Cloreto de amônio

Cristais incolores ou pó cristalino branco, fino ou grosso, de sabor salino, ligeiramente higroscópico e facilmente solúvel em água. É usado também como acidificante e diurético.

Entre vários outros meios de obtenção, citam-se os seguintes: *(a)* reação entre solução de amoníaco e ácido clorídrico diluído; *(b)* reação de dupla troca entre cloreto de sódio e sulfato de amônio:

$$2\ NaCl + (NH_4)_2SO_4 \rightarrow Na_2SO_4 + 2\ NH_4Cl$$

Iodeto de potássio

Cristais hexaédricos, quer transparentes ou incolores, quer um tanto opacos e brancos, quer pó granulado branco, ligeiramente higroscópicos e muito solúveis em água.

É preparado por vários processos, entre os quais os seguintes: *(a)* reação entre carbonato de potássio e iodeto ferroso, ambos em solução: $FeI_2 + K_2CO_3 \rightarrow 2KI + FeCO_3$; *(b)* adição de iodo sublimado a uma solução de hidróxido de potássio puro; nesta reação forma-se também iodato de potássio: $6\ I + 6\ KOH \rightarrow 5\ KI + KIO_3 + 3\ H_2O$.

3. MUCOLÍTICOS

Os agentes mucolíticos têm sido úteis como antitussígenos, pois nos processos irritativos ocorre aumento da concentração de mucoproteínas e mucopolissacarídeos, principais constituintes das secreções respiratórias normais. Entre tais agentes, empregados principalmente na forma de inalantes em aerossol, podem-se citar alguns detergentes (polissorbato, por exemplo), certas enzimas (dornase pancreática, quimotripsina e tripsina), além das seguintes drogas: acetilcisteína (Fluimucil, Mucomyst), bromexina (Bisolvon), brovanexina, carbocisteína, carboximetilcisteína (Mucolitic), letosteína, mecisteína, mesna, pimetina, sobrerol (Sobrepin), tiloxapol, tiopronina, zipeprol.

4. INIBIDORES DOS RECEPTORES PERIFÉRICOS DA TOSSE

Nesta classe incluem-se diversos anestésicos locais e congêneres. O protótipo é o benzonatato, mas a aloclamida, oxolamina (Perebron) e similares agem pelo mesmo mecanismo.

Benzonatato

Quimicamente relacionado ao anestésico local tetracaína, o benzonatato é óleo incolor ou amarelo-pálido, insolúvel em água, mas solúvel na maioria dos solventes orgânicos. Foi introduzido, em 1956, como resultado da procura planejada por agentes antitussígenos mais específicos e baseada na premissa de que estes poderiam ser encontrados entre compostos cuja estrutura apresentasse características de anestésico local, combinada a uma substância com afinidade seletiva por mielina. Sua ação antitussígena é essencialmente periférica, ao nível de receptores pulmonares.

B. Antitussígenos de ação central

Os fármacos que agem por deprimir o centro da tosse são subdivididos em duas classes: (1) alcalóides do ópio e derivados semi-sintéticos e (2) antitussígenos sintéticos.

1. ALCALÓIDES DO ÓPIO E DERIVADOS

Tanto a morfina quanto a codeína, estudadas no Cap. 7, possuem atividade antitussígena. A codeína é considerada o antitussígeno de escolha. Outros alcalóides modificados do ópio usados como antitussígenos, também descritos no Cap. 7, são: diidrocodeína, etilmorfina, folcodina, hidrocodona, hidromorfona e oxicodona. Além destes, apresentam atividade similar os seguintes: codoxina, nicocodina, nicodicodina, norcodeína, noscapina e tebacona. A glaucina, alcalóide aporfínico, é comercializada como antitussígeno na Europa.

Codeína

Cristais brancos ou incolores, ou pó cristalino branco, eflorescente, fotossensível e ligeiramente solúvel em água. Por tratamento com ácidos, formam-se sais; os mais empregados são o sulfato e o fosfato. São disponíveis, também, várias associações da codeína com outros fármacos; por exemplo: dietilbarbiturato de codeína, feniletilbarbiturato de codeína e sulfoguaiacolato de codeína.

Embora o uso principal da codeína seja como antitussígeno, ela é igualmente empregada como analgésico.

Uma vez que a codeína aparece no ópio em quantidade muito pequena (geralmente em torno de 0,2 a 0,8%), é preparada por metilação do grupo hidroxila fenólico da morfina.

Bitartarato de hidrocodona

Pó cristalino fino, branco e hidrossolúvel. Sua ação é similar à da codeína, mas produz menos efeitos adversos e menor risco de dependência. A dose habitual é de 5 a 10 mg, 3 a 4 vezes por dia.

É preparado a partir da codeína ou da diidrotebaína.

Noscapina

É extraída do ópio, do qual participa com 0,75-9%. É pó cristalino, fino e hidrossolúvel. Conhecida também pelo seu antigo nome, narcotina, a noscapina contém dois centros assimétricos (C1 e C9), gerando dois pares de diastereoisômeros (denominados α e β), cujas configurações absolutas foram determinadas por Ohta e colaboradores. O isômero natural é a (−)-noscapina. Não causa dependência e é isenta dos efeitos adversos peculiares aos narcóticos antitussígenos. A dose habitual é 15 a 30 mg/dia.

2. ANTITUSSÍGENOS SINTÉTICOS

Foram desenvolvidos explorando-se os efeitos colaterais dos analgésicos, anti-histamínicos, simpatomiméticos, espasmolíticos e antipsicóticos fenotiazínicos. Em geral, são empregados na forma de sais, especialmente cloridratos, que são pós cristalinos incolores ou brancos, solúveis em água. Os principais são: dextromorfano, levopropoxifeno, pentoxiverina.

Muitos outros antitussígenos sintéticos são comercializados: amicibona, brometenamina, bromento de bibenzônio, bromofórmio, butetamato, butopiprina, canfazolina, caramifeno, ciclexanona, clobutinol, clofedanol, cloperastina, dibunato de etila, dibunato sódico, difepanol, dimetoxanato, fedrilato, fominobeno, guaiapato, isoaminila, meprotixol, naftoclizina, normetadona, ortoformiato de etila, oxeladina, pipazetato, piperidiona, sulfametadona. Alguns são de introdução recente: bemproperina (Blascorid), bezitramida, butamirato, butorfanol (Tabela 7.3), dimemorfano, dropropizina (Vibral), drotebanol, eprazinona, epronizol, medazomida, morclofona, moxazocina, oximetebanol, pemerida, picoperina, piperotano, prenoxdiazepina, promolato, suxemerida, tipepidina, zipeprol.

Bromidrato de dextrometorfano

Pó cristalino, de odor leve e pouco solúvel em água. É derivado do morfinano, sendo o éter metílico e antípoda óptico do levorfanol, agente analgésico e antitussígeno. Uma vez que o dextrometorfano é isento das ações analgésica, constipativa e viciante e das demais propriedades do levorfanol, este par de quase isômeros é bom exemplo para ilustrar a influência da estereoquímica na ação de fármacos. A dose varia de 15 a 30 mg, uma a quatro vezes ao dia.

REFERÊNCIAS

ASPECTOS GERAIS
H. SALEM e D. M. AVIADO, Eds., *Antitussive Agents*, 3 vols., Pergamon, Oxford, 1970.
F. P. DOYLE e M. D. MEHTA, *Adv. Drug Res.*, *1*, 107 (1964).
C. I. CHAPPEL e C. von SEEMANN, *Prog. Med. Chem.*, *3*, 89 (1963).

INTRODUÇÃO
J. N. EVANS e M. J. JAEGER, *Pneumonologie*, *152*, 253 (1975).
J. G. JONES e S. W. CLARKE, *Br. J. Anaesth.*, *42*, 280 (1970).
C. L. WINEK, *N. Engl. J. Med.*, *280*, 840 (1969).
K. BUCHER, *Pharmacol. Rev.*, *10*, 43 (1958).
C. A. WINTER e L. FLATAKER, *J. Pharmacol. Exp. Ther.*, *112*, 99 (1954).

CLASSIFICAÇÃO
N. B. EDDY *et al.*, *Codeine and Its Alternatives for Pain and Cough Relief*, World Health Organization, Genève, 1970.
J. LIEBERMAN, *Am. J. Med.*, *49*, 1 (1970).
E. B. SHAW, *J. Am. Med. Assoc.*, *208*, 1493 (1969).
C. T. BROWN, *Milit. Med.*, *129*, 1077 (1964).
M. OHTA *et al.*, *Chem. Pharm. Bull.*, *12*, 1080 (1964).
P. L. STEFKO *et al.*, *J. Pharm. Sci.*, *50*, 216 (1961).
E. M. BOYD, *Pharmacol. Rev.*, *6*, 521 (1954).

Agentes Psicotrópicos

I. GENERALIDADES

Agentes psicotrópicos ou psicofármacos* são modificadores seletivos do sistema nervoso central usados no tratamento de distúrbios psíquicos. São também chamados de agentes *psicoativos* ou *psicoterápicos* e incluem drogas que ou deprimem ou estimulam seletivamente a atividade mental. Estas drogas que afetam a mente deram origem a um novo ramo da farmacologia — a *psicofarmacologia* — e diminuíram substancialmente a necessidade de internamento em hospitais psiquiátricos.

Teorias diversas tentam explicar a patologia química dos distúrbios mentais e emocionais. Nenhuma, porém, é de aceitação geral. Uma das mais recentes relaciona tais distúrbios às aminas cerebrais, que coordenam e regulam os fenômenos bioquímicos, fisiológicos, psicológicos e clínicos. Segundo Dewhurst, autor desta teoria, aquelas aminas atuam como estimulantes ou como depressoras, e os efeitos que produzem são mediados por dois receptores cerebrais específicos: um distúrbio no seu mecanismo normal causa as psicoses funcionais. Visto que ainda não se determinou inequivocamente a etiologia das psicoses funcionais, os fármacos usados no tratamento destes distúrbios não são curativos, apenas aliviam os sintomas através de mecanismos ainda não completamente elucidados.

A respeito do local de ação destas drogas, sabe-se que está localizado no hipotálamo, tronco cerebral e provavelmente em outras partes subcorticais do cérebro envolvidas na coordenação do comportamento emocional.

Várias tentativas de classificação de psicofármacos foram feitas no passado. A mais conhecida, e atualmente superada, deve-se a Délay e Déniker que, em 1961, dividiram os psicotrópicos em agentes psicolépticos, agentes psicoanalépticos e agentes psicodislépticos.

A Organização Mundial de Saúde, em dezembro de 1976, propôs dois critérios de classificação: classificação farmacológica e classificação terapêutica. Segundo a classificação farmacológica, os psicofármacos podem ser divididos em sedativos ansiolíticos, antipsicóticos (neurolépticos), antidepressivos, liberadores indiretos de catecolaminas, psicodislépticos (alucinógenos), metabólitos do SNC e antagonistas da serotonina. De acordo, porém, com a classificação terapêutica, a mesma organização divide as drogas psicotrópicas nos seguintes grupos: sedativos ansiolíticos, antipsicóticos (neurolépticos), antidepressivos, psicotogênicos (alucinógenos) e drogas para sintomatologia neurovegetativa.

Adotando classificação farmacológico-terapêutica, dividimos os psicofármacos em: antipsicóticos, ansiolíticos, antidepressivos e alucinógenos.

II. AGENTES ANTIPSICÓTICOS

A. Introdução

1. CONCEITO

Agentes antipsicóticos, conhecidos também como *neurolépticos* e antigamente chamados, de maneira imprópria, *tranqüilizantes maiores,* não só produzem calma em pacientes psiquiátricos gravemente conturbados mas também os aliviam dos sintomas de suas doenças. Entretanto, ao contrário do efeito produzido pelos hipnóticos e sedativos, eles não embotam a consciência nem deprimem os centros vitais. Por esta razão, são usados em tratamentos prolongados de esquizo-

---

* A palavra *psicofármaco* (ψυχή = fôlego, espírito) foi usada pela primeira vez por Reinhardus Lorichius de Hadamar, em 1548, no seu livro *Psychopharmakon, hoc est:'medicina animae,* coleção de orações de conforto e em preparação para a morte. O vocábulo referia-se, portanto, ao apoio espiritual em ocasiões de ansiedade e temor aumentados. Hoje o termo psicofármaco tem, evidentemente, outro conceito e significado.

frenia aguda e crônica.

Não está, ainda, bem esclarecida a etiologia da esquizofrenia. Ela se deve, em parte, à transmissão genética e, em parte, a um *superativo* sistema neurotransmissor dopaminérgico central, pois verificou-se que certas áreas do cérebro de pacientes esquizofrênicos apresentam número anormalmente alto de receptores para a dopamina e agentes neurolépticos. Os distúrbios mais comuns produzidos pela esquizofrenia estão geralmente presentes em vários graus: alucinações auditivas, ilusões e modos anormais de expressão.

2. EMPREGOS

Os agentes antipsicóticos não curam a esquizofrenia, apenas controlam as manifestações psicóticas, melhoram a capacidade do paciente para o ajustamento, aceleram a remissão de sintomas psicóticos e de desvio de comportamento e diminuem o período de hospitalização. Eles são caracterizados por atividade antipsicótica, malogro em produzir coma profundo e anestesia mesmo em doses elevadas, produção de efeitos no sistema extrapiramidal e ausência de dependência física ou psíquica. São usados no tratamento de pacientes com desorganização psicótica de pensamento e comportamento e no alívio de tensão emocional grave. Em outras palavras, sua aplicação principal é na terapia de psicoses funcionais, especialmente a esquizofrenia. Contudo, não são curativos, sendo sua ação primariamente paliativa, já que o fator causal de psicoses funcionais é desconhecido.

3. EFEITOS ADVERSOS

Os agentes antipsicóticos, em sua maioria, possuem também ações antiemética, simpatolítica e bloqueadora α-adrenérgica. Todos produzem o fechamento da pálpebra. Nenhum é desprovido de efeitos colaterais, alguns graves. Já que alguns destes fármacos produzem o bloqueio autonômico em graus variados, um vasopressor como a norepinefrina deve ser administrada se ocorrer colapso circulatório. Entretanto, nestes casos, nunca deve ser usada a epinefrina, pois em pacientes com bloqueio parcial o adrenérgico pode acarretar queda perigosa na pressão sanguínea. Por serem drogas potentes e produzirem reações adversas graves, seu uso prolongado deve restringir-se ao tratamento de psicoses mais importantes, tais como esquizofrenia.

Visto que as drogas neurolépticas potencializam a ação de outros depressores do sistema nervoso central, deve-se tomar cuidado extremo se houver necessidade do uso concomitante de álcool, hipnóticos tais como barbitúricos, analgésicos narcóticos ou anestésicos gerais.

B. Histórico

A procura de meios para alterar o ânimo e o comportamento é tão antiga quanto o próprio homem. Álcool e ópio foram, provavelmente, as primeiras drogas a ser usadas com tal objetivo. Infelizmente, não auxiliam os pacientes psicóticos. Tampouco o fazem os sedativos e hipnóticos modernos. A psicanálise, por seu lado, desenvolvida no início deste século, não é adequada para tratamento em massa. Por esta razão, até há pouco tempo a única maneira de lidar com pacientes psicóticos era isolá-los e restringi-los fisicamente.

O coma insulínico e a terapia por eletrochoque, desenvolvidos há quarenta anos, foram os primeiros tratamentos eficazes dos distúrbios psicóticos e são usados ainda em nossos dias. Esta descoberta foi seguida, vinte anos depois, pela introdução da clorpromazina e reserpina, os primeiros agentes antipsicóticos. A clorpromazina resultou da modificação estrutural do benzodioxano e fenotiazina (Fig. 2.8). A fenotiazina foi sintetizada pela primeira vez por Bernthsen, em 1883, mas a sua atividade quimioterápica como anti-helmíntico em infestações animais só foi observada em 1934. Alguns anos mais tarde, um derivado da fenotiazina, a prometazina, foi introduzido como anti-histamínico, com potente efeito sedativo. A tentativa feita por Charpentier, em 1950, para realçar a atividade central desta droga, através de modificação molecular, resultou finalmente na clorpromazina. Foi primeiramente usada, em 1952, por Laborit e colegas para produzir "hibernação artificial" e, por Délay, no tratamento de distúrbios mentais. Após vários trabalhos que ressaltaram sua atividade em psicoses, a clorpromazina foi finalmente liberada para a comercialização, em 1955, nos Estados Unidos. Modificações moleculares posteriores — até hoje foram sintetizados cerca de 4.000 fenotiazínicos diferentes — produziram derivados fenotiazínicos e tioxantênicos diferentes, alguns dos quais são usados como antipsicóticos e outros como agentes anti-histamínicos ou antipruriginosos. Entre os tioxantênicos com atividade neuroléptica merecem menção os dois seguintes: um isóstero da clorpromazina, o clorprotixeno, que foi introduzido em 1961, e um fármaco relacionado estreitamente com este, o tiotixeno, cuja introdução na terapêutica se deu em 1967.

Durante alguns anos a reserpina e seus derivados — deserpidina, metoserpato, rescinamina e sirosingopina — foram usados como antipsicóticos, mas hoje não o são mais pois seus efeitos mais acentuados consistem de depressão e hipotensão — daí seu emprego atual como anti-hipertensivos.

Do estudo sistemático da relação estrutura-atividade de analgésicos do grupo da petidina, realizado por Janssen e colaboradores, resultou outro grupo de agentes antipsicóticos, as butirofenonas. A modificação estrutural com o objetivo de explorar propriedades farmacológicas como as da clorpromazina, manifestadas por alguns derivados da petidina, levou finalmente à introdução do haloperidol como agente antipsicótico na Europa, em 1958, e nos Estados Unidos, em 1967. Desde então, mais de 5.000 aminas terciárias relacionadas ao haloperidol, protótipo deste novo grupo de agentes neurolépticos, foram sintetizadas e ensaiadas quanto à atividade antipsicótica. Somente algumas são usadas clinicamente. Este grupo, depois das fenotiazinas, é o mais importante no tratamento de psicoses.

Outras drogas antipsicóticas, em sua maioria, possuem estruturas parciais da molécula da reserpina e foram planejadas como tais.

Desde a descoberta recente, feita por Seeman, de que certas áreas do cérebro de esquizofrênicos apresentam número relativamente elevado de receptores dopaminérgicos, as pesquisas de novos neurolépticos assumiram caráter mais racional: procuram-se antipsicóticos melhores e mais específicos entre os análogos da dopamina, já usados principalmente no parkinsonismo.

C. Classificação

As drogas neurolépticas podem ser divididas nas seguintes classes: derivados fenotiazínicos, derivados tioxantênicos, butirofenonas e difenilbutilaminas, e agentes antipsicóticos diversos.

Segundo Janssen, *todos* os neurolépticos potentes apresentam *duas* características estruturais em comum, que ele considerou essenciais para atividade antipsicótica alta:

1. Uma cadeia reta de três átomos de carbono unindo o nitrogênio anelar básico a um átomo de carbono, nitrogênio ou oxigênio, pertencendo este átomo a uma das seguintes frações: grupos benzila ou benzoíla, um sistema tricíclico fenotiazínico ou tioxantênico, cadeia lateral fenoxipropílica, cadeia lateral 2-fenilpent-2-ênica, anel cicloexano; assim:

$$N-CH_2-CH_2-CH_2-Y<$$
$$Y = C, N, O$$

2. Um anel heterocíclico básico de seis membros, tal como piperazínico, piperidínico ou outro, substituído nas posições 1 e 4; os melhores substituintes na posição 4 são os grupos fenila, anilino, metila ou hidroxietila.

Não obstante sua diversidade de estrutura química, segundo Janssen todos os neurolépticos potentes, por apresentarem essas duas características químicas em comum, atuam ao nível molecular pelo mesmo mecanismo.

1. DERIVADOS FENOTIAZÍNICOS

Embora muitos outros sejam comercializados, os derivados fenotiazínicos mais utilizados estão arrolados na Tabela 10.1. Sua cadeia lateral varia consideravelmente, mas a maioria delas apresenta um dos seguintes grupos: *(a)* dimetilaminopropílico (clorpromazina, triflupromazina); *(b)* piperidílico (mesoridazina, tioridazina); *(c)* piperazinílico (acetofenazina, adapiprazina, butaperazina, carfenazina, flufenazina, perfenazina, proclorperazina, tietilperazina, tiopropazato e trifluperazina — estes são os que mais freqüentemente causam reações extrapiramidais, atribuídas à presença do grupo piperazínico.

Dos estudos da relação estrutura-atividade conclui-se que, nos derivados fenotiazínicos e análogos, as características estruturais relacionadas com alta potência antipsicótica são: *(a)* sistema anelar tricíclico com 6 ou 7 membros no anel central; *(b)* uma cadeia de três átomos entre o anel central e o grupo amino terminal; *(c)* um átomo ou grupo que atrai elétrons, como cloro, metoxi ou trifluormetila, em posição *meta* relativa ao átomo do anel central ligado à cadeia lateral.

Como bases livres, estes fármacos são insolúveis em água. Por esta razão, são usados geralmente como sais, especialmente cloridratos, que se apresentam como pós cristalinos, brancos, solúveis em água. Além da ação neuroléptica, alguns deles apresentam efeito antiemético ou potencializam o efeito de analgésicos, sedativos e anestésicos.

As fenotiazinas não são desprovidas de efeitos colaterais. Os mais graves são: reações extrapiramidais, devidas ao grupo piperazínico, e retinopatia pigmentária, devida a —S—CH_3, grupo que substitui Cl na tioridazina e mesoridazina. Outros efeitos colaterais são: icterícia, dermatite,

Tabela 10.1 Antipsicóticos fenotiazínicos

Nome oficial	Nome comercial	Nome químico	R	R'
clorpromazina (aminazina)	Amplictil, Clorprazin	2-cloro-10-[3-(dimetilamino)-propil]fenotiazina	Cl	$-CH_2N(CH_3)_2$
triflupromazina (fluopromazina)	Siquil	10-[3-(dimetilamino)propil]-2--(trifluormetil)fenotiazina	CF_3	$-CH_2N(CH_3)_2$
proclorperazina	Tementil	2-cloro-10-[3-(4-metil-1-piperazinil)propil]fenotiazina	Cl	$-CH_2-N\underset{}{\frown}N-CH_3$ (piperazina)
trifluoperazina (triftazina)	Stelazine	10-[3-(4-metil-1-piperazinil)-propil]-2-(trifluormetil)fenotiazina	CF_3	$-CH_2N\underset{}{\frown}N-CH_3$ (piperazina)
perfenazina	Trilafon	4-[3-(2-clorofenotiazin-10-il)-propil]-1-piperazinetanol	Cl	$-CH_2N\underset{}{\frown}NCH_2CH_2OH$ (piperazina)
flufenazina	Anatensol	4-[3-[2-(trifluormetil)fenotiazin-10-il]propil]-1-piperazinetanol	CF_3	$-CH_2N\underset{}{\frown}NCH_2CH_2OH$ (piperazina)
acetofenazina (acefenazina)		1-[10-[3-[4-(2-hidroxietil)-1--piperazinil]propil]-10H-fenotiazin-2-il]etanona	$COCH_3$	$-CH_2-N\underset{}{\frown}NCH_2CH_2OH$ (piperazina)
butaperazina		1-[10-[3-(4-metil-1-piperazinil)-propil]-10H-fenotiazin-2-il]-1--butanona	COC_3H_7	$-CH_2N\underset{}{\frown}NCH_3$ (piperazina)
tietilperazina	Torecan	2-(etiltio)-10-[3-(4-metil-1-piperazinil)propil]fenotiazina	SCH_2CH_3	$-CH_2N\underset{}{\frown}NCH_3$ (piperazina)
carfenazina		1-[10-[3-[4-(2-hidroxietil)-1--piperazinil]propil]fenotiazin--2-il]-1-propanona	COC_2H_5	$-CH_2N\underset{}{\frown}NCH_2CH_2OH$ (piperazina)
tiopropazato		acetato de 4-[3-(2-clorofenotiazin-10-il)propil]-1-piperazinetanol	Cl	$-CH_2N\underset{}{\frown}NCH_2CH_2O-C(CH_3)=O$ (piperazina)
periciazina (propericiazina)	Neuleptil	10-[3-(hidroxi-1-piperidinil)-propil]fenotiazina-2-carbonitrila	CN	$-CH_2N\underset{}{\frown}OH$ (piperidina)
piperacetazina		1-[10-[3-[4-(2-hidroxietil)-1--piperidinil]propil]-10H-fenotiazin-2-il]etanona	$COCH_3$	$-CH_2N\underset{}{\frown}CH_2CH_2OH$ (piperidina)
tioridazina	Melleril	10-[2-(1-metil-2-piperidil)etil]--2-(metiltio)fenotiazina	$S-CH_3$	2-piperidil-N-CH_3

AGENTES PSICOTRÓPICOS

Tabela 10.1 (cont.) Antipsicóticos fenotiazínicos

Nome oficial	Nome comercial	Nome químico	R	R'
mesoridazina	Lidanar	10-[2-(1-metil-2-piperidinil)-etil]-2-(metilsulfinil)-10H-fenotiazina	S—CH$_3$ ↓ O	(2-piperidinil com N—CH$_3$)
levomepromazina (metotrimeprazina)	Neozine	(-)-10-[3-(dimetilamino)-2-metilpropil]-2-metoxifenotiazina	OCH$_3$	10-N—CH$_2$—CH—CH$_3$; CH$_2$—N(CH$_3$)$_2$

agranulocitose, convulsões e alterações cutâneas e oculares. Todos os derivados fenotiazínicos apresentam uma característica físico-química comum: a fotossensibilidade, decorrente das reações químicas que sofrem por efeito da luz, formando, como intermediários, radicais livres intensamente coloridos e um íon fenazatiônio que, por hidrólise através de um intermediário, forma, como produto final, o sulfóxido do derivado fenotiazínico. *In vivo,* as fenotiazinas sofrem metabolismo extensivo. Por exemplo, o anel fenotiazínico é sulfoxidado e hidroxilado, principalmente nas posições 7 e 3. A cadeia lateral é mono ou didesmetilada e *N*-oxidada. Os metabólitos são excretados principalmente como glicuronídeos.

Vários outros derivados fenotiazínicos apresentam atividade antipsicótica e/ou antiemética. Entre eles, os seguintes: acepromazina, alimemazina (trimeprazina), aminopromazina, butaperazina, ciamemazina, ciclofenazina, clomipramina, clorfenetazina, clorproetazina, clorprometazina, clospirazina, dimelazina, dimetotiazina, dixirazina, etimemazina, fonazina, homofenazina, imiclopazina, metiomeprazina, metodilazina, metofenazato (metofenazina), metopimazina, metopromazina, metoxipromazina, miclopazina, oxaflumazina, palmitato de pipotiazina, pecazina (mepazina), perazina, periciazina, perimetazina, pipamazina, pipotiazina, promazina (hoje tida como obsoleta, pois apresenta ação antipsicótica muito fraca e causa maior incidência de efeitos adversos), propiomazina, sulforidazina, tietilperazina, tioproperazina, trifluomeprazina, triflutrimeprazina.

Clorpromazina

É o fenotiazínico de referência, utilizada tanto como cloridrato quanto como base livre. Devido às suas propriedades sedativas, é muito usada para abrandar o comportamento agressivo em pacientes psicóticos e controlar a ansiedade e tensão nestes pacientes após hospitalização. Doses mais altas que as terapêuticas, mormente em crianças, podem dar origem a sintomas extrapiramidais, que são controlados pela redução da dose e administração de uma droga antiparkinsoniana. Outro efeito colateral comum é a hipotensão ortostática, quando o fármaco é administrado por via parenteral. Tem a propriedade de atravessar a barreira hemato-encefálica. A clorpromazina potencializa outros depressores, tais como barbitúricos, analgésicos morfínicos e anestésicos gerais. A dose usual pelas vias intramuscular, intravenosa ou oral é de 30 mg a 1 g diariamente, em doses divididas.

Há vários métodos de sintetizar a clorpromazina. Um deles consiste na reação entre enxofre elementar e *m*-clorodifenilamina (I), a quente; a mistura resultante de 2-clorofenotiazina (II) e 4-clorofenotiazina (III) (esta em pequena quantidade) é fracionada e o isômero 2-clorofenotiazina (II) é alquilado com cloreto de 3-dimetilaminopropila, na presença de sodamida (Fig. 10.1).

Flufenazina

Empregada como cloridrato, decanoato e enantato, ocorrendo este último como líquido viscoso, límpido a levemente turvo, amarelo-pálido a laranja-amarelado, com odor característico, instável à luz forte mas estável ao ar à temperatura

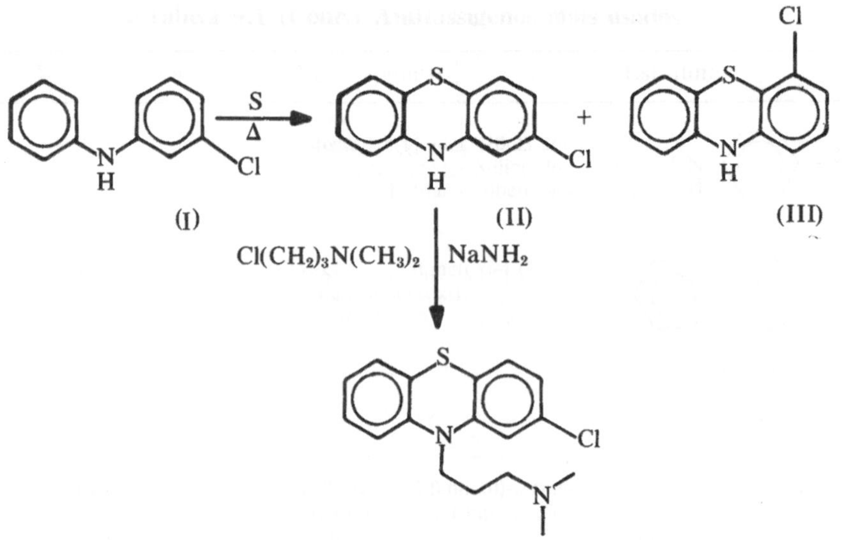

Fig. 10.1 Síntese da clorpromazina.

ambiente, insolúvel em água, facilmente solúvel nos solventes orgânicos mais comuns. É a mais potente das fenotiazinas: 2 mg de seu cloridrato correspondem a 100 mg de clorpromazina. Tem ação prolongada. Os ésteres (decanoato e enantato) são dissolvidos em óleo e aplicados na forma de injeção parenteral, persistindo o seu efeito durante duas semanas. Entretanto, estas formas latentes podem produzir reações extrapiramidais agudas, dificilmente controláveis. Conseqüentemente, as doses ótimas de tais formas de depósito são determinadas em pacientes hospitalizados e devem ser periodicamente ajustadas.

Obtém-se a flufenazina fazendo reagir a 2-trifluormetil-10-(3-cloropropil)-fenotiazina (I), intermediário na síntese de vários fenotiazínicos, com a N-(β-hidroxietil)piperazina (II) (Fig. 10.2).

2. DERIVADOS TIOXANTÊNICOS

Relacionados estruturalmente às fenotiazinas, resultaram da substituição isostérica na clorpromazina e análogos. Os mais usados estão arrolados na Tabela 10.2. Sua ação farmacológica é muito semelhante à dos derivados fenotiazínicos. Também são antipsicóticos os seguintes: clopentixol, clotixamida, flupentixol, piflutixol, pimetixeno, teflutixol.

Clorprotixeno

Pó cristalino amarelo, com leve odor de amina, quase insolúvel em água. É eficaz no tratamento da esquizofrenia e produz menos sintomas extrapiramidais que a maioria dos fenotiazínicos. A dose usual, por via oral, é de 30 a 600 mg diários.

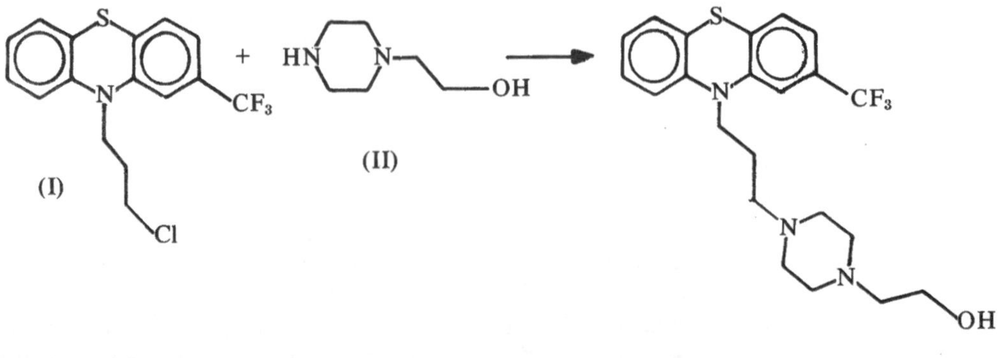

Fig. 10.2 Síntese da flufenazina.

AGENTES PSICOTRÓPICOS

Tabela 10.2 Derivados tioxantênicos antipsicóticos

Nome oficial	Nome comercial	Nome químico	R	R'
clorprotixeno		3-(2-cloro-9H-tioxanten-9-ilideno)-N,N-dimetil-1-propanamina	—Cl	—N(CH$_3$)$_2$
tiotixeno	Navane	(Z)-N,N-dimetil-9-[3-(4-metil-1-piperazinil)propilideno]tioxanteno-2-sulfonamida	—SN(CH$_3$)$_2$ (com O em cima e embaixo)	—N⟨piperazina⟩N—CH$_3$

Cloridrato de tiotixeno

Pó cristalino branco ou quase branco, com odor leve, afetado pela luz, solúvel em água. É usado em tratamento de pacientes com esquizofrenia crônica, hospitalizados. Doses elevadas produzem reações extrapiramidais.

3. BUTIROFENONAS E DIFENILBUTILAMINAS

Os agentes antipsicóticos mais empregados desta classe estão arrolados na Tabela 10.3.

Diversos outros derivados butirofenônicos e difenilbutilamínicos apresentam atividade antipsicótica. Entre eles, os seguintes: aceperona, amiperona, azabuperona, azaperona, bemperidol, bromperidol, bulbocapnina, carperona, centbutindol, clofuperol, clopimozida, cloroperona, declemperona, espiperona, espiroperidol, fenaperona, fenoperidona, fluanisona, fluspiperona, fluspirileno, halopemida, haloperidida, lemperona (duplicação molecular de uma butirofenona), melperona (metilperona), metilperidol, milemperona, mindoperona, mobenzoxamina, moperona, paraperidida, pipamperona, seperidol, timiperona, zoloperona.

Para alta atividade é essencial haver uma cadeia lateral trimetilênica ligando o átomo de nitrogênio básico com o grupo benzoíla ou benzila. O átomo de flúor na posição *para* do anel benzênico, bem como os substituintes CF$_3$, Cl ou CH$_3$ no outro anel aromático, aumentam a potência. A função alcoólica terciária pode ser substituída por grupo amínico terciário, como no droperidol.

Sua ação farmacológica é semelhante à das fenotiazinas. Entre os efeitos colaterais que produzem, os mais freqüentes são sintomas extrapiramidais, tais como: agitação, acatisia, discinesia, principalmente em doses elevadas. O representante desta classe é o haloperidol. Outra butirofenona muito usada é o droperidol, principalmente como antiemético e adjunto à anestesia (ver Cap. 4). Uma difenilbutilamina desta classe é a pimozida, cuja ação antipsicótica é extremamente longa.

Haloperidol

Pó microcristalino ou amorfo, branco ou levemente amarelado, quase insolúvel em água. Como antipsicótico é muito mais potente do que a clorpromazina: uma dose de 2 mg é terapeuticamente equivalente a 100 mg de clorpromazina. É recomendado aos esquizofrênicos refratários ou insensíveis às fenotiazinas. O tratamento poderá ser prolongado, de 4 a 6 meses, antes de aparecerem os primeiros sinais de melhora. Sua aplicação mais importante, porém, é no tratamento da síndrome de Gilles de la Tourette, em que é a droga de escolha. Causa menor incidência de fenômenos autonômicos que as fenotiazinas. A síntese do haloperidol processa-se em diversas etapas, a partir do *p*-cloro-α-metilstireno.

Droperidol

Descrito no Cap. 4, pois é mais usado como adjuvante de anestésicos gerais.

Pimozida

Pó microcristalino branco, quase insolúvel em água. Preparado por Janssen como análogo estrutural do droperidol, em que o grupo CO da

Tabela 10.3 Antipsicóticos butirofenônicos e difenilbutilamínicos

$$F-\bigcirc-Z-CH_2-CH_2-CH_2-R$$

Nome oficial	Nome comercial	Nome químico	Z	R
haloperidol	Haldol	4-[4-(p-clorofenil)-4-hidroxipiperidino]-4'-fluorbutirofenona	−C(=O)−	piperidina-4-ol com 4-clorofenil
droperidol	Inoval	1-{1-[3-(p-fluorbenzoil)propil]-1,2,3,6-tetraidro-4-piridil}-2-benzimidazolinona	−C(=O)−	tetraidropiridinil-benzimidazolinona
trifluperidol	Triperidol	4'-fluor-4-[4-hidroxi-4-(α,α,α-trifluor-m-tolil)piperidino]butirofenona	−C(=O)−	piperidina-4-ol com 3-CF₃-fenil
pimozida	Orap	1-[1-[4,4-bis(4-fluorfenil)butil]-4-piperidinil]-1,3-diidro-2H-benzimidazol-2-ona	−CH(C₆H₄F)−	piperidinil-benzimidazolinona
penfluridol	Semap	1-[4,4-bis(4-fluorfenil)butil]-4-[4-cloro-3-(trifluormetil)fenil]-4-piperidinol	−CH(C₆H₄F)−	piperidina-4-ol com 4-Cl-3-CF₃-fenil

butirofenona foi substituído pelo grupo 4-fluorbenzila. É neuroléptico bem tolerado e de ação prolongada. Em doses terapêuticas não causa reações extrapiramidais.

4. AGENTES ANTIPSICÓTICOS DIVERSOS

Os mais usados estão arrolados na Tabela 10.4.

Esta classe compreende principalmente os isósteros e análogos de fenotiazínicos, a saber: *(a)* acridínicos ou antracênicos: clomacrano, dimetacrina, fluotraceno; *(b)* benzotiazínicos: isotipendila, oxipendila, pertipendila, protipendila; *(c)* dibenzazepínicos: carpipramina, clocapramina, opipramol; *(d)* dibenzobicicloctadiênicos: benzoctamina; *(e)* dibenzodiazepínicos: clozapina (que já foi retirada do comércio em alguns países, por causar alta incidência de agranulocitose fatal), dibenzepina; *(f)* dibenzotiazepínicos: metiapina; *(g)* dibenzotiepínicos: cianotepina, clorotiepina, damotepina, decanoato de oxoprotepina, metitepina, octoclotepina, perapteno, peratiepina, sulfamotepina, triflutepina, zotepina; *(h)* dibenzoxazepínicos: amoxapina; *(i)* dibenzoxepínicos: pinoxepina.

Outros membros desta classe são: *(a)* derivados benzamídicos: mesulprida, metoclopramida (Eucil, Plasil), sulpirida, sultoprida, tiaprida; *(b)*

Tabela 10.4 Agentes antipsicóticos diversos

Nome oficial	Nome comercial	Nome químico	Estrutura
clotiapina	Etumina	2-cloro-11-(4-metil-1-piperazinil)dibenzo[b,f][1,4]tiazepina	
loxapina		2-cloro-11-(4-metil-1-piperazinil)dibenzo[b,f][1,4]oxazepina	
molindona		3-etil-1,5,6,7-tetraidro-2-metil-5-(4-morfolinilmetil)-4H-indol-4-ona	
sulpirida	Dogmalid Dogmatil Equilid Modulan	5-(aminossulfonil)-N-[(1-etil-2-pirrolidinil)metil]-2-metoxibenzamida	

derivados benzodioxânicos: etomoxano, pentamoxano; *(c)* derivados benzoquinolizínicos: benzoquinamida, tetrabenazina, tetraidropalmatina; *(d)* derivados indólicos (produtos da simplificação da molécula de reserpina): alpertina, benzindopirina, fenarmano, milipertina, oxipertina; *(e)* derivados quinazolínicos: centazolona, cloperidona, tioperidona; *(f)* glutarimídicos e análogos: buspirona, cimperena, ciproximida, fenimida; *(g)* outros compostos heterocíclicos: azaciclonol, brofoxina, butaclamol, dexclamol, etazolato, fenobam, hidroxizina, imidolina, oxiperomida, triazolinona, trepipam; *(h)* compostos diversos: buramato, cintriamida, flurotil, lometralina, naranol.

Cloridrato de molindona
Pó microcristalino branco. Sua atividade antipsicótica é semelhante à dos fenotiazínicos piperazinílicos.

Succinato de loxapina
Pó microcristalino amarelado. Usado em pacientes refratários aos antipsicóticos mais conhecidos.

D. Mecanismo de ação

Os agentes antipsicóticos são depressores seletivos do sistema nervoso central. Seus sítios de ação centrais estão localizados no hipotálamo, tronco encefálico e, provavelmente, em outras regiões subcorticais do cérebro envolvidas na coordenação do comportamento emocional.

Considerando que as drogas neurolépticas são substâncias extremamente hidrofóbicas, é provável que suas ações possam ser atribuídas às suas propriedades físico-químicas. Por exemplo, por terem tendência a se acumular nas interfaces e nas membranas celulares, podem estabilizar membranas biológicas, alterar sua permeabilidade e interferir com a transmissão neural. Tal é o caso especial das fenotiazinas. Elas interagem com alguns componentes de muitas membranas, inclusive os presentes nos nervos, músculos e junções e assim interferem no transporte de aminas biógenas.

Outro mecanismo de ação físico-químico proposto para as fenotiazinas é que elas atuam como radicais livres. Um terceiro é baseado na evidência de que algumas delas atuam como doadoras de elétrons em complexos de transferência de carga com muitas macromoléculas, incluindo DNA. Esta hipótese, entretanto, não pode ser aplicada a todos os neurolépticos fenotiazínicos, pois alguns deles são fracos doadores de elétrons.

Já que pequenas alterações na sua estrutura química resultam em mudanças nítidas na sua atividade farmacológica, os agentes antipsicóticos são certamente fármacos estruturalmente específicos, isto é, produzem seus efeitos interagindo com receptores específicos.

No caso de fenotiazinas, estes receptores poderiam ser flavoproteínas, pois há evidência de que interagem com succinato desidrogenase, $NADH_2$, citocromo-c-redutase e D-aminoácido oxidase. Entretanto, sabe-se hoje que tais receptores são os dopaminérgicos. Assim, Horn e Snyder mostraram que as estruturas da dopamina e clorpromazina são parcialmente superponíveis e, baseados neste fato, sugeriram que drogas neurolépticas devem seus efeitos à interação seletiva com receptores dopaminérgicos.

Evidência experimental posterior justifica a hipótese de que todos os agentes antipsicóticos atuam bloqueando especificamente receptores dopaminérgicos pós-sinápticos. De fato, experiências recentes indicam que os agentes antipsicóticos bloqueiam os receptores dopaminérgicos no corpo estriado ou nas regiões límbicas ventrais. Julga-se que o bloqueio no corpo estriado resulta nos sintomas extrapiramidais, ao passo que o bloqueio na região límbica ventral (ou nos córtices límbico e frontal) produz os efeitos antipsicóticos, em conseqüência do bloqueio do receptor dopaminérgico, receptor cuja ativação pela dopamina eleva os níveis do AMP cíclico. Outrossim, o bloqueio do receptor dopaminérgico pelos agentes antipsicóticos acelera o processo de renovação da dopamina através de mecanismos de retroalimentação pré-sinápticos e/ou multissinápticos, resultando em aumento da biossíntese da dopamina. Atualmente, em vários laboratórios vêm sendo feitos esforços, com relativo êxito, para isolar o receptor dopaminérgico.

Pesquisas recentes indicam que há dois tipos de receptores dopaminérgicos: D-1 e D-2. O primeiro está ligado à adenilato ciclase, ao passo que o segundo não. Parece que o haloperidol e outros neurolépticos clássicos bloqueiam ambos os tipos de receptores.

III. AGENTES ANSIOLÍTICOS

A. Introdução

Agentes ansiolíticos, antigamente chamados impropriamente de *tranqüilizantes menores* e conhecidos também como *tensiolíticos,* são usados no controle de neuroses e tensões. Em doses elevadas podem auxiliar no tratamento de excitabilidade psicomotora grave, tal como *delirium tremens* (é o caso dos benzodiazepínicos). Mostraram utilidade em certos sintomas de psicoses tóxicas.

A ansiedade tem sido atribuída a monoaminas cerebrais, corticosteróides, nucleotídios cíclicos, ácido amibutírico (GABA), prostaglandinas e glicina. A hipótese mais aceita é a de que a ansiedade se deve aos efeitos produzidos por tais substâncias nos sistemas serotoninérgicos no mesencéfalo.

As principais formas de ansiedade são fobia (agorafobia, fobia social e fobias simples), ataques de pânico, pensamentos obsessivos, ímpetos compulsivos para executar atos específicos e estados generalizados de ansiedade constante. As crianças podem também sofrer de timidez excessiva e de estados de ansiedade crônica próprios da infância.

Vários tipos de ensaios são disponíveis para fazer a triagem de agentes ansiolíticos potenciais. Medida de efeitos miorrelaxantes, testes de comportamento e observação de efeitos neurofisiológicos são os mais amplamente empregados.

Alguns efeitos colaterais acompanham a ação terapêutica dos ansiolíticos. Sonolência é o mais comum. Outros são mais raros: ataxia, vertigem, cefaléia, secura da boca, fadiga, fraqueza muscular, discrasias sanguíneas, icterícia. O uso prolongado de doses elevadas pode causar dependência física e psíquica. Doses maciças podem resultar em coma e morte, mas menos freqüentemente do que com o emprego de barbitúricos. Um efeito adverso curioso é o estímulo do apetite, com aumento conseqüente de peso.

B. Histórico

A primeira perspectiva para o tratamento da ansiedade foi vislumbrada, em 1955, com a introdução do meprobamato. Esta droga originou-se da mefenesina, miorrelaxante e sedativo sintetizado por Berger, em 1946, que mostrou ter atividade, embora de duração breve, como agente ansiolítico. Numa pesquisa planejada para obter agentes ansiolíticos melhores, foram preparados vários derivados da mefenesina, especialmente por modificação molecular através de esterificação do composto matriz, isto é, recorrendo ao conceito de pró-fármaco ou latenciação de fármacos. Disto resultaram, após seleção de mais de 1.200 compostos, vários fármacos novos, incluindo o meprobamato, sintetizado por Ludwig e Piech, em 1951, como miorrelaxante potente. A modificação molecular extensiva deste protótipo levou a diversos outros fármacos potentes no tratamento da ansiedade.

As benzodiazepinas, usadas inicialmente como miorrelaxantes, foram introduzidas como agentes ansiolíticos, a partir de 1964. Ao clordiazepóxido, primeiro membro desta classe, foram adicionados diazepam, oxazepam e nitrazepam, além de outros fármacos, mais recentes. O desenvolvimento deste tipo de fármacos se deve especialmente a Sternbach e Reeder, que sintetizaram a maioria deles, e a Randall, que realizou os ensaios farmacológicos.

C. Classificação

De acordo com a estrutura química, os agentes ansiolíticos podem ser divididos em três classes: carbamato de propanodiol e compostos relacionados, benzodiazepinas e compostos diversos. Os mais eficazes são os benzodiazepínicos.

1. CARBAMATOS DE PROPANODIOL E COMPOSTOS RELACIONADOS

Os mais usados encontram-se na Tabela 10.5. Suas potências são equivalentes.

Outros membros desta classe são: carbamato de meparfinol, carisoprodol, ciclarbamato, clorpropandiol, emilcamato, etinamato, febarbamato, fempentadiol, femprobamato, hidroxifenamato, mebutamato, metilpentinol, nisobamato, oxifenamato, pentabamato, tolboxano.

Em sua maioria são convertidos, *in vivo*, a metabólitos inativos. O etinamato, usado princi-

Tabela 10.5 Carbamatos de propanodiol e agentes ansiolíticos correlatos

Nome oficial	Nome comercial	Nome químico	Estrutura
meprobamato (meprotano)	Agetran Equanil Fidepax Meprobamato Meprosin Miltown Neurocontrol Oasil Sedavier Siledin	dicarbamato de 2-metil-2-propil-1,3-propanodiol	
tibamato		dicarbamato de *N*-butil-2-metil-2-propil-1,3-propanodiol	
fenaglicodol		2-(4-clorofenil)-3-metil-2,3-butanodiol	

palmente como hipnótico, possui também atividade ansiolítica e pertence a esta classe.

Estes fármacos se apresentam, geralmente, como cristais brancos ou incolores, com sabor amargo, e são praticamente insolúveis em água.

Meprobamato

É o protótipo desta classe de agentes, sendo um dos mais usados. Sua potência é comparável à dos barbitúricos, mas é menor que a dos benzodiazepínicos. Usado para tratar de distúrbios psicossomáticos e músculo-esqueléticos, encontra emprego também como hipnótico e sedativo. Pode induzir malformações congênitas. O uso prolongado de doses elevadas pode causar dependência física e psíquica e síndrome de abstinência subseqüente à interrupção abrupta. A dose usual por via oral é de 400 mg, três ou quatro vezes por dia. É útil na prevenção de certos ataques epilépticos e no tratamento do alcoolismo. O meprobamato possui a propriedade de induzir enzimas hepáticas microssômicas a acelerar o metabolismo de diversos fármacos.

Varios métodos foram desenvolvidos para sintetizá-lo. Um dos melhores (80% de rendimento) consiste na reação entre 2-metil-2-*n*-propil-1,3-propanodiol e uréia a 150-160°, na presença de acetato de zinco ou chumbo.

Tibamato

É agente ansiolítico mais eficaz que o meprobamato e produz menos efeitos colaterais. Não deve ser administrado a pacientes que tenham tendência ao uso abusivo do fármaco. A dose usual é 750 mg a 2 g diários. Não é recomendado para crianças.

2. BENZODIAZEPINAS

São os fármacos de escolha para tratar da ansiedade. A Tabela 10.6 apresenta alguns dos comercializados, mas os mais usados como ansiolíticos são: clorazepato dipotássico, clordiazepóxido, diazepam, lorazepam e oxazepam; o flurazepam é usado como hipnótico.

Vários outros benzodiazepínicos e isósteros, todavia, manifestam atividade ansiolítica e/ou hipnótica e sedativa. Entre eles, os seguintes: alprazolam, arfendazam, bentazepam, brotizolam, camazepam, carburazepam, carfluzepato de etila, cetazolam, ciclotizolam, ciprazepam, clazepam, clazolam, clobenzepam, clordesmetildiazepam, clotiazepam, cloxazolam, delorazepam, desmetildiazepam, demoxepam, diltiazem, doxefazepam, estazolam, etizolam, fletazepam, fludiazepam, flunidazepam, flutazolam, fosazepam, halazepam, haloxazolam, iclazepam, lofendazam, loflazepato de etila, lormetazepam, menitrazepam, metuclazepam, mexazolam, midazolam, motrazepam, nimetazepam, nordazepam, nortetrazepam, oxazolam, pinazepam, pirazopon, prazepam, proflazepam, quazepam, ripazepam, sulazepam, tetrazepam, tofisopam, triazolam, triflubazam, tuclazepam, zapizolam, zolazepam.

Além de ansiolíticos, os benzodiazepínicos são também eficazes como miorrelaxantes e no tratamento de alcoolismo crônico.

Para maior atividade ansiolítica, os benzodiazepínicos devem ter as seguintes características estruturais: *(a)* grupo metila ligado ao átomo de nitrogênio na posição 1; *(b)* um grupo retirador de elétrons, como Cl, NO_2 ou CF_3, na posição 7; *(c)* um grupo fenila (ou grupo fenila com um substituinte eletronegativo como o F, na posição *orto*), na posição 5. As benzodiazepinas são metabolizadas, *in vivo*, por hidrólise, hidroxilação, desalquilação, redução e conjugação, a compostos quer ativos, quer inativos. O diazepam, por exemplo, produz o igualmente ativo oxazepam como um de seus vários metabólitos. Geralmente, após o metabolismo, os compostos resultantes são excretados como glicuronídeos.

Cloridrato de clordiazepóxido

Pó cristalino branco ou quase branco, inodoro, fotossensível, higroscópico e altamente hidrossolúvel. É absorvido rapidamente, tendo meia-vida de cerca de 24 horas. Dois de seus metabólitos — uma lactama e um derivado *N*-desmetilado — são farmacologicamente ativos. O clordiazepóxido é menos potente que o diazepam, mas produz menos sonolência. A dose usual é de 15 a 40 mg diários. Estudos recentes indicaram que ele pode causar malformações congênitas.

Diazepam

Pó cristalino esbranquiçado a amarelo, quase inodoro, pouco solúvel em água, solúvel em etanol. É mais eficaz do que o clordiazepóxido no

AGENTES PSICOTRÓPICOS

Tabela 10.6 Benzodiazepinas

Nome oficial	Nome comercial	Nome químico	Estrutura
clordiazepóxido	Diestren Librium Psicosedin Relaxil Tensil	4-óxido de 7-cloro-2-(metilamino)-5--fenil-3H-1,4-benzodiazepina	
oxazepam	Adumbram Ansiepax Drimmuel Emotil Espasmox Notaral Oxazelin Oxazepol Pacienx Tensolisin	7-cloro-1,3-diidro-3-hidroxi-5-fenil-2H--1,4-benzodiazepin-2-ona	
temazepam	Levanxol Temazepax	7-cloro-1,3-diidro-3-hidroxi-1-metil-5--fenil-2H-1,4-benzodiazepin-2-ona	
diazepam	Calmociteno Diazelong Diazepan Diazetard Dienpax Kiatrium Melpazil Miorrelax Noan Pacitran Paxate Usempax Valium	7-cloro-1,3-diidro-1-metil-5-fenil-2H-1,4--benzodiazepin-2-ona	
medazepam	Diepin Medazepan Medazepol Mezepan Psiquium Serenium	7-cloro-2,3-diidro-1-metil-5-fenil-1H--1,4-benzodiazepina	

Tabela 10.6 (cont.) Benzodiazepinas

Nome oficial	Nome comercial	Nome químico	Estrutura
clobazam	Clobazam Frisium Urbanil	7-cloro-1-metil-5-fenil-1H-1,5-benzo-diazepin-2,4(3H,5H)-diona	
clorazepato dipotássico	Tranxilene	composto de 7-cloro-2,3-diidro-2-oxo--5-fenil-1H-1,4-benzodiazepina-3-carboxilato com hidróxido de potássio	
lorazepam	Ansiotex Loratensil Lorax Lorazepan Mesmerin Psicopax	7-cloro-5-(o-clorofenil)-1,3-diidro-3--hidroxi-2H-1,4-benzodiazepin-2-ona	
flurazepam	Dalmadorm Insonium Lunipax	7-cloro-1-[2-(dietilamino)etil]-5-(o--fluorfenil)-1,3-diidro-2H-1,4-benzo-diazepin-2-ona	
bromazepam	Cronase Deptran Lexotan	7-bromo-1,3-diidro-5-(2-piridinil)-2H--1,4-benzodiazepin-2-ona	

Tabela 10.6 (cont.) Benzodiazepinas

Nome oficial	Nome comercial	Nome químico	Estrutura
nitrazepam	Mogadon Nitrazepam Nitrazepol Nitrenpax Serenex Sonebon Sonipam	1,3-diidro-7-nitro-5-fenil-2H-1,4-benzo-diazepin-2-ona	
clonazepam	Rivotril	5-(o-clorofenil)-1,3-diidro-7-nitro-2H--1,4-benzodiazepin-2-ona	
flunitrazepam	Rohypnol	5-(o-fluorfenil)-1,3-diidro-1-metil-7-nitro-2H-1,4-benzodiazepin-2-ona	

tratamento de ansiedade e tensão. É também útil no combate dos sintomas de abstinência dos alcoólatras crônicos, mas deve ser usado com cautela. Mostrou eficácia em certos tipos de epilepsia. Outros usos recomendados são: como pré-medicação antes de cirurgia, hipnótico, sedativo e miorrelaxante. No trabalho de parto apresenta muitas vantagens sobre outros fármacos, mas pode causar alguns distúrbios no recém-nascido. A dose usual é de 4 a 40 mg diários, em doses divididas. É o fármaco mais vendido no mundo; só nos Estados Unidos os médicos prescrevem 44 milhões de receitas deste ansiolítico.

Uma das sínteses industriais do diazepam consiste em tratar a 2-amino-5-clorobenzofenona (I) com éster etílico da glicina em ambiente de piridina; a 7-cloro-1,3-diidro-5-fenil-2H-1,4-benzodiazepin-2-ona (II) assim obtida, ao ser metilada com sulfato de metila, em presença de etóxido de sódio, fornece o diazepam (Fig. 10.3).

Lorazepam

Pó cristalino branco, quase insolúvel em água. É um dos benzodiazepínicos mais potentes, sendo comercializado nas formas de comprimido, e injeção. Sua meia-vida é curta, de cerca de 14 horas. A dose habitual é de 1 mg, 2 a 3 vezes por dia.

3. AGENTES ANSIOLÍTICOS DIVERSOS

Estes fármacos são usados especialmente como auxiliares no tratamento da ansiedade e distúrbios músculo-esqueléticos, mas os efeitos atribuídos a eles talvez se devam à ação sedativa. Os dois mais utilizados estão arrolados na Tabela 10.7. A hidroxizina é usada, quer como dicloridrato, quer como embonato, este último quase insolúvel em água.

Outros fármacos desta classe são os seguintes: benzoctamina, brofoxina, buclizina (Buclina, Ipobron, Postafen), cartazolato, difencloxazina, dipropilacetamina, etodroxizina, fenigano, feno-

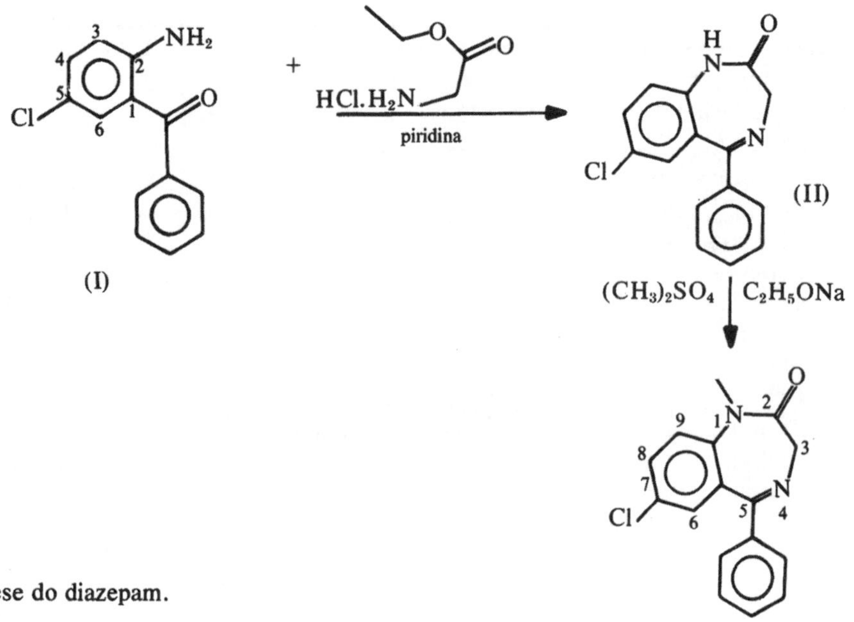

Fig. 10.3 Síntese do diazepam.

bam, fluoresona, glaziovina, halopemida, mecloraluréia, medifoxamina, mefenoxalona, metilpentinol, nabilona, oxanamida, pipetanato, pirroxano, taclamina, trazodona (Tombran), trimetozina, trocimina, valnoctamida (Nirvanil), zopiclona.

Devido aos efeitos colaterais, são raramente usadas as seguintes drogas desta classe: anfenidona, azaciclinol, benactizina e captodiama.

Pesquisas recentes comprovam a utilidade dos bloqueadores β-adrenérgicos nos estados de ansiedade. Tais fármacos apresentam, ainda, a vantagem de não produzir tolerância nem dependência psíquica ou física.

Cloridrato de hidroxizina

Pó branco, inodoro, muito solúvel em água. Tem ação ansiolítica, antiemética e anti-histamínica. É usado no tratamento de ansiedade, tensão e agitação, bem como no controle de urti-

Tabela 10.7 Ansiolíticos diversos

Nome oficial	Nome comercial	Nome químico	Estrutura
hidroxizina	Antagon (em assoc.) Asmoquinol (em assoc.) Diligan (em assoc.) Marax (em assoc.)	2-[2-[4-[4-clorofenil)fenilmetil]-1-piperazinil]etoxi]etanol	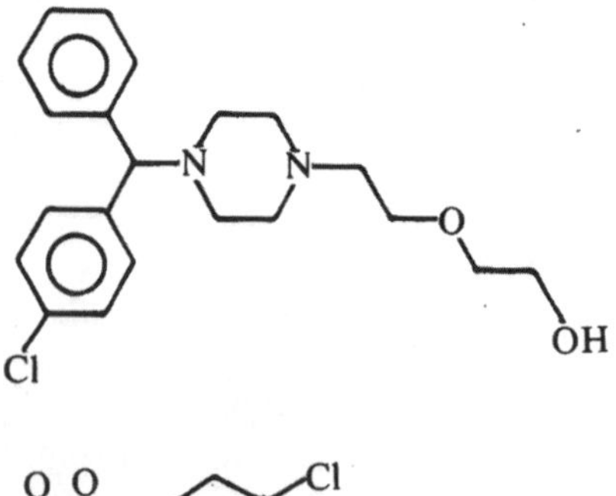
clormezanona	Beserol (em assoc.) Eblimon (em assoc.)	1,1-dióxido de 2-(4-clorofenil)tetraidro-3-metil-4H-1,3-tiazin-4-ona	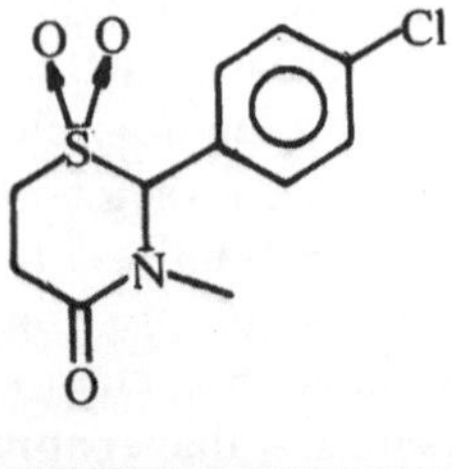

cária aguda e crônica e outras dermatoses alérgicas, vômitos e cinetoses.

Clormezanona

Pó cristalino branco, pouco solúvel em água e mais solúvel em etanol. É menos eficaz do que o diazepam e o meprobamato e mais do que o clordiazepóxido.

D. Mecanismo de ação

A idéia predominante, apoiada por dados experimentais, é que os ansiolíticos atuam sobre as vias das catecolaminas. Isto é corroborado pelo fato de os benzodiazepínicos e barbitúricos diminuírem o processo de renovação da norepinefrina, serotonina e outras aminas biógenas no cérebro. O processo de renovação diminuído da norepinefrina e serotonina pode ser em parte responsável por alguns dos efeitos farmacológicos e clínicos dos ansiolíticos. O seu mecanismo de ação ao nível molecular é, todavia, desconhecido.

Quanto aos benzodiazepínicos, aventou-se em 1974 a hipótese de que, por conterem um resíduo glicínico mascarado e deslocarem a estricnina marcada do receptor da glicina, eles exerceriam sua atividade imitando o efeito da glicina — que poderia ser um neurotransmissor — no sistema nervoso central. Esta hipótese, todavia, parece insustentável à vista dos dados experimentais: nem a glicina nem seu antagonista estricnina deslocaram o ^{3}H-diazepam de sua ligação ao receptor benzodiazepínico. Outra proposta, de 1974, foi a de que os benzodiazepínicos imitam ou intensificam os efeitos do ácido amibutírico nos locais receptores do SNC. Entretanto, embora acatada por diversos autores, essa hipótese não dispõe de dados experimentais suficientes para provar interação direta entre os benzodiazepínicos e os receptores do GABA; todavia, os efeitos fisiológicos que os benzodiazepínicos produzem podem ser indiretos, facilitando a liberação do GABA, por exemplo.

Trabalhos de 1977, de Squires e Braestrup, e de Möhler e Okada, com clordiazepóxido e diazepam radiativos, comprovaram que estes benzodiazepínicos se ligam com alta afinidade a um receptor benzodiazepínico específico, que existe exclusivamente no SNC, localizado principalmente na fração da membrana sináptica: córtex frontal e occipital, hipotálamo, cerebelo, mesencéfalo, hipocampo estriado, ponte da medula oblonga, corda espinhal. Esta ligação é estereoespecífica. A competição pelo receptor por parte de benzodiazepinas diversas corresponde estreitamente à sua potência farmacológica. Com base nestes resultados, sugeriram que, à semelhança do que ocorre com os hipnoanalgésicos, dos quais se descobriram recentemente análogos endógenos — endorfinas, β-lipotropinas e encefalinas —, poderá haver um ansiolítico endógeno, isto é, um transmissor endógeno para o receptor benzodiazepínico. Prosseguem agora as pesquisas no sentido de isolar essa substância transmissora endógena, que atuaria no receptor dos benzodiazepínicos. Quando isso se concretizar, elucidar-se-á melhor o mecanismo de ação dos benzodiazepínicos, mecanismo este que, por ora, é desconhecido. Essa descoberta também colaborará na obtenção de novos ansiolíticos, quiçá dotados de melhores características.

IV. AGENTES ANTIDEPRESSIVOS

A. Introdução

Agentes antidepressivos, também conhecidos por "antidepressores", são aqueles usados para restaurar pacientes mentalmente deprimidos a um estado mental melhorado. São especialmente úteis em depressões e sintomas depressivos e, até certo ponto, no tratamento de fases depressivas de determinados tipos de esquizofrenia. Diminuem a intensidade dos sintomas, reduzem a tendência ao suicídio, aceleram a velocidade de normalização e promovem o bem-estar mental. Entretanto, em casos de pacientes gravemente deprimidos, o tratamento de escolha é ainda a terapia eletroconvulsiva, pois continua sendo mais eficiente.

A depressão — tida como a doença deste final do século XX — acompanha muitos distúrbios físicos, mentais e emocionais. Pode ser crônica ou recorrente. De acordo com sua etiologia, os sintomas depressivos podem ser *reativos* ou *neuróticos* e *psicóticos* ou *endógenos*. Os primeiros são precipitados por um choque na vida do paciente. Os segundos são mais freqüentemente relacionados com alterações involucionais após a idade de quarenta anos e podem ocorrer em ciclos. Calcula-se que, no Brasil, cerca de 3.600.000 pessoas apresentam quadros depressivos.

Várias teorias foram propostas para explicar as causas bioquímicas dos distúrbios afetivos. A mais aceita até há pouco era a *hipótese catecolamínica,* que admite que a depressão resulta de deficiência de catecolaminas, especialmente levarterenol, em receptores centrais funcionalmente importantes de catecolaminas, enquanto a mania é causada por excesso de catecolamina no cérebro. Uma teoria alternativa é a *hipótese serotonínica,* que atribui a depressão e a mania à deficiência e ao excesso, respectivamente, de serotonina e não de catecolaminas.

De acordo com hipótese mais recente, tanto a depressão quanto a mania resultam da deficiência de indolaminas no SNC, mas na depressão a atividade adrenérgica é diminuída, enquanto na mania é aumentada. Experiências recentes, de fato, relacionaram a depressão a sistemas triptaminérgicos.

Foram desenvolvidos testes para atividade antidepressiva em compostos tricíclicos e inibidores da MAO. Para fármacos do primeiro grupo usam-se geralmente testes de atividade antireserpina, nos quais é observada a capacidade das substâncias de impedir ou de reverter a sedação produzida pela reserpina, ou outra droga neuroléptica, ou impedir ou reverter a síndrome reserpínica. Para o segundo grupo de fármacos existem processos *in vitro* e *in vivo*. Em ambos a potência do composto como inibidor da MAO é determinada pela medida de certos parâmetros indicativos da atividade do fármaco antes e depois da adição do composto testado. Assim, testes *in vitro* determinam a quantidade de desaminação enzimática do substrato, tal como em homogenato de fígado de rato e mitocôndrias. Processos *in vivo* medem os níveis de catecolaminas e serotonina em vários tecidos.

B. Histórico

Até a introdução da terapia eletroconvulsiva na década de 30, não havia tratamento disponível para a depressão. Ainda hoje esta terapia atua com maior rapidez e é geralmente considerada mais eficaz do que o emprego de fármacos antidepressivos. Em 1951, observou-se que a isoniazida e seu derivado iproniazida, usados como agentes tuberculostáticos, melhoravam o humor dos pacientes. Em 1952, Zeller e colegas descobriram que a iproniazida era capaz de inibir a MAO. Após vários outros efeitos pertinentes manifestados pela iproniazida, em 1957 Kline e colaboradores usaram esta droga com êxito no tratamento de pacientes deprimidos. Esta descoberta estimulou a síntese e testes farmacológicos e clínicos de muitos outros derivados hidrazínicos, alguns dos quais estão sendo usados como drogas antidepressivas.

A procura de inibidores da MAO de estruturas diferentes enriqueceu o arsenal terapêutico com a tranilcipromina, como droga antidepressiva, e pargilina, como agente anti-hipertensivo. Curiosamente, a tranilcipromina foi primeiramente sintetizada em 1948, por Burger e Yost como análogo da anfetamina, e sua atividade inibidora da MAO foi verificada apenas em 1959.

Concomitante, mas independentemente, foram introduzidos os compostos tricíclicos. O primeiro a mostrar boa atividade antidepressiva foi a imipramina, sintetizada, em 1957, por Häfliger como parte do programa visando à procura de anti-histamínicos, sedativos, analgésicos ou fármacos antiparkinsonianos em derivados aminoalquílicos da iminodibenzila. Testada em 1957, por Kuhn, para atividade neuroléptica, provou, em vez disso, ser útil no tratamento de estados depressivos; para esta finalidade, e após triagem posterior, foi introduzida na Europa e nos EUA em 1958.

Um sal inorgânico, o carbonato de lítio, encontrou sua aplicação como antidepressivo mais recentemente. As primeiras observações de seus efeitos calmantes em animais foram feitas por Cade, em 1949. Após vários anos de investigações, especialmente realizadas pelo Instituto de Saúde Mental dos Estados Unidos, confirmou-se finalmente que o uso diário desta droga é eficaz para impedir grandes mudanças no ânimo de pacientes com depressão maníaca.

C. Classificação

As principais classes de drogas antidepressivas são: compostos tricíclicos, inibidores da MAO, sais de lítio e estrôncio e agentes antidepressivos diversos. Para os que sofrem de depressão endógena grave prefere-se a terapia eletroconvulsiva, especialmente no caso de não responderem aos compostos tricíclicos ou terem tendência suicida.

1. COMPOSTOS TRICÍCLICOS

Também conhecidos antigamente como *timolépticos* e *timoanalépticos,* porque se julgava fossem ou depressores ou estimulantes do timo, que regularia as ações afetivas ou emotivas, os compostos tricíclicos são quimicamente semelhantes aos agentes antipsicóticos fenotiazínicos e, como no caso daquelas drogas, a atividade antidepressiva é relacionada à estrutura, dependendo essencialmente do núcleo tricíclico, da cadeia lateral e da natureza do grupo amínico básico. Há, contudo, algumas diferenças entre os antipsicóticos fenotiazínicos e os antidepressivos tricíclicos:

1. O anel central do sistema tricíclico dos antidepressivos é usualmente constituído de sete ou oito átomos, o que lhe confere configuração ainda mais angulosa ou torcida do que a encontrada nos antipsicóticos fenotiazínicos;

2. Embora a cadeia lateral dos antidepressivos seja geralmente constituída por três átomos de carbono, o que é requisito para atividade antipsicótica potente, atividade alta é também encontrada em alguns compostos nos quais esta cadeia possui apenas dois átomos de carbono;

3. O grupo amínico nos antidepressivos é freqüentemente secundário e não exclusivamente terciário, como nos antipsicóticos.

Os compostos tricíclicos são os fármacos de escolha e os mais usados no tratamento de pacientes deprimidos, sendo mais eficazes e menos perigosos que os inibidores da MAO. São úteis no tratamento de depressões endógenas e exógenas. São contra-indicados, contudo, para pacientes com angina pectoris, insuficiência cardíaca congestiva e taquicardia paroxísmica e não devem ser administrados com ou logo após inibidores da MAO, já que esta mistura pode causar reação atropínica tóxica, às vezes fatal. Deve ser man-

Tabela 10.8 Antidepressivos tricíclicos

Nome oficial	Nome comercial	Nome químico	Estrutura
imipramina (imizina)	Ditisan Tofranil	5-[3-(dimetilamino)propil]-10,11--diidro-5H-dibenz[b,f]azepina	
desipramina	Pertofran	10,11-diidro-5[3-(metilaminopropil)--5H-dibenz[b,f]azepina	
amitriptilina	Tryptanol	3-(10,11-diidro-5H-dibenzo[a,d]cicloepten-5-ilideno)-N,N-dimetil-1--propanamina	
nortriptilina	Vividyl	3-(10,11-diidro-5H-dibenzo[a,d]cicloepten-5-ilideno)-N-metil-1-propanamina	
protriptilina	Concordin	N-metil-5H-dibenzo[a,d]cicloepteno--5-propilamina	
doxepina	Sinequan	N,N-dimetil-3-dibenz[b,e]oxepin--11(6H)-ilideno)propanamina	

tido um intervalo de pelo menos duas semanas entre a suspensão de um tipo de droga e a administração de fármaco de outro tipo.

Efeitos colaterais são comuns e variados: secura da boca, obnubilação, constipação, hipotensão ortostática e hiperidrose. A amitriptilina pode estimular o apetite, com o conseqüente aumento de peso corporal dos que a usam.

Os compostos tricíclicos *in vivo* sofrem metabolismo produzindo metabólitos desmetilados, hidroxilados e conjugados. Por exemplo, a imipramina forma diversos metabólitos diferentes, incluindo a desipramina, que se acumula no organismo e é responsável pela ação farmacológica observada. Pelo mesmo processo, a amitriptilina é *N*-desmetilada a nortriptilina.

Os antidepressivos tricíclicos são geralmente usados como cloridratos, que se apresentam como pós cristalinos brancos ou incolores, solúveis em água.

A Tabela 10.8 arrola os fármacos mais usados desta classe.

Contudo, existem muitos outros tricíclicos ou tetracíclicos: amineptina, amoxapina, azafeno, azepindol, azipramina, butriptilina (Evadyne), carpipramina, cetimipramina, ciclazindol, ciclindol, ciclobenzaprina, cicloxepina (isômero *cis* da doxepina), cidoxepina, clocapramina, clofepramina, clomipramina (Anafranil), danitraceno, dibenzepina, dicarbina, dimetacrina, dosulepina (dotiepina), fantridona, fluacizina, fluotraceno, imipraminóxido, incazano, intriptilina, iprindol, lofepramina (lopramina), maprotilina (Ludiomil), melitraceno, mianserina, noxiptilina, octriptilina, opipramol, pizotifeno (pizotilina), propizepina, quinupramina, sintamil, taclamina, tandamina, trimipramina.

Imipramina

É o protótipo das drogas tricíclicas. A dose inicial é de 100 a 150 mg diários em doses divididas.

Obtém-se a imipramina a partir do *o*-nitrotolueno (I). Este, tratado com formiato de etila, na presença de etóxido de sódio, dá a 2,2′-dinitrobenzila (II) que, por redução catalítica, fornece a 2,2′-diaminodibenzila (III); aquecendo a mistura desta com o seu dicloridrato a 270-280º, obtém-se a iminodibenzila (IV) que, reagindo com cloreto de 3-dimetilaminopropila, na presença de sodamida, em mistura de tolueno-benzeno, resulta no cloridrato de imipramina (Fig. 10.4).

Amitriptilina

Tem a mesma eficácia da imipramina, mas poderá produzir maior incidência de efeitos adversos. Há vários métodos de síntese, geralmente a partir da 10,11-diidro-5*H*-dibenzo-[*a,d*]-cicloepten-5-ona.

2. INIBIDORES DA MAO

A amino oxidase (EC. 1.4.3.4), mais comumente chamada MAO, desempenha o papel fisiológico de desaminar oxidativamente aminas primárias e secundárias a aldeídos, amônio e peróxido de hidrogênio. Metaboliza, portanto, as catecolaminas, embora neste processo outra enzima, a catecol-*O*-metiltransferase, desempenhe papel mais importante.

A estrutura da MAO varia de acordo com os órgãos, tecidos e espécies da qual é extraída. Segue-se que não é uma enzima única, mas um grupo de enzimas, a que se dá o nome de isoenzimas. Por exemplo, no cérebro humano encontram-se pelo menos cinco formas moleculares diferentes de MAO com especificidades diferentes de substratos. Assim, não é prudente extrapolar as relações entre estrutura e atividade de um grupo de inibidores da MAO para outro grupo.

Inibidores da MAO são encontrados em diferentes classes químicas: hidrazinas, hidrazidas, ciclopropilaminas, indolalquilaminas, carbolinas, piridinas e outras. Apresentam, contudo, a propriedade comum de impedir a desaminação oxidativa das aminas biógenas, tais como epinefrina, levarterenol, serotonina, triptamina, tiramina e dopamina. Deste modo aumentam a concentração destas aminas excitantes centrais no organismo, inclusive a de serotonina e levarterenol no cérebro. Sua ação, entretanto, não é restrita à inibição da MAO. Afetam também outras enzimas suscetíveis.

Embora haja muitos compostos que inibem a MAO, os mais usados para o tratamento de depressão são os arrolados na Tabela 10.9.

Outros membros desta classe são: benmoxina, clorgilina, deprenil, etriptamina, feniprazina, fenoxipropazina, harmina, iproclozida, iproniazida, mebanazina, modalina, pivazida, roliciprina, safrazina, selegilina.

Os inibidores da MAO, em sua maioria, são derivados hidrazínicos e hidrazídicos. O grupo hidrazínico é muito reativo e pode formar ligação forte com a MAO, inibindo esta enzima até por 5 dias. O período de latência dos derivados hidrazí-

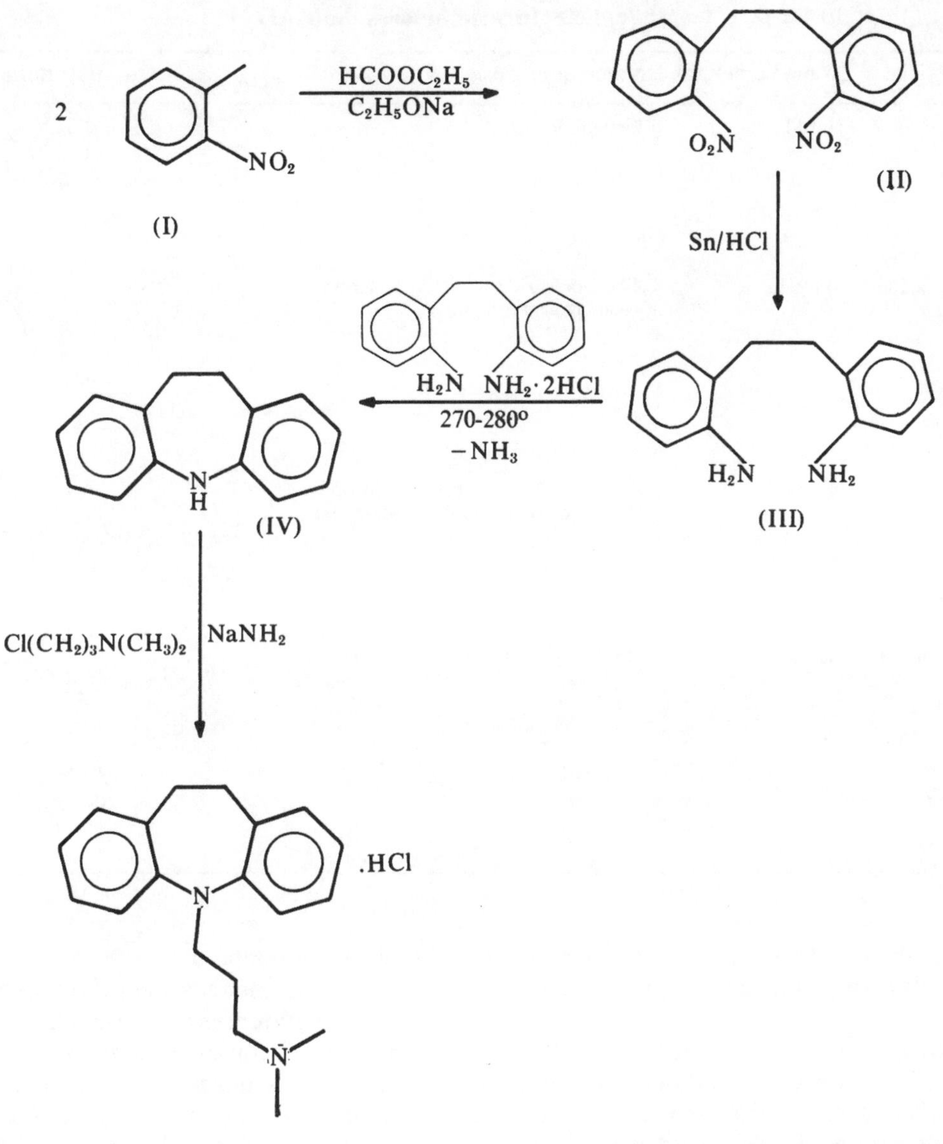

Fig. 10.4 Síntese da imipramina.

nicos é longo: 2 a 3 semanas; da tranilcipromina é mais curto.

Os inibidores da MAO são usados principalmente no tratamento de depressão mental e certos estados de ansiedade. Parecem ser mais eficazes em depressões endógenas. Como um todo, estas drogas são menos eficazes e produzem efeitos colaterais mais graves do que os antidepressivos tricíclicos. Por estas razões, são drogas de segunda escolha e devem ser usadas somente em pacientes que já foram tratados com elas ou naqueles em que os compostos tricíclicos não se mostraram eficazes.

Entre as reações adversas causadas por tais drogas, temos: secura da boca, respiração excessiva, vertigem, obnubilação, náuseas, constipação, hipotensão postural, hepatite e leucopenia.

Os pacientes em tratamento com drogas anti-MAO devem evitar a ingestão de queijos, favas, arenque em conserva, extratos de levedura, fígado de galinha, figos enlatados, chocolate, bebidas alcoólicas e outros alimentos que contêm alta concentração de tiramina ou outras aminas hipertensoras. Devem evitar também o uso concomitante de outros fármacos antidepressivos, tais como amitriptilina, e vários tipos de fármacos: álcool, anfetaminas, anestésicos, anti-histamínicos, anti-hipertensivos, metaraminol, metildopa, morfina, miorrelaxantes, petidina, pressores, reserpina e simpatomiméticos. Tais substâncias podem precipitar crises hiper-

Tabela 10.9 Inibidores da MAO

Nome oficial	Nome comercial	Nome químico	Estrutura
fenelzina	Nardil	feniletilidrazina	
isocarboxazida	Marplan	2-benzilidrazida do ácido 5-metil-3-isoxazolcarboxílico	
nialamida	Niamid	2-[3-oxo-3-[(fenilmetil)amino]propil]-hidrazida do ácido 4-piridinocarboxílico	
tranilcipromina	Parnate	(±)-trans-2-fenilciclopropilamina	
pargilina	Eutonyl	N-metil-N-2-propinilbenzilamina	

tensivas, algumas fatais. As crises hipertensivas são tratadas com fentolamina e propranolol.

3. SAIS DE LÍTIO E DE ESTRÔNCIO

Sais de lítio (acetato, carbonato, citrato, glutamato), bem como o carbonato de estrôncio, são a mais recente aquisição da terapia antidepressiva. São eficazes primariamente no controle do ânimo de pacientes com psicose maníaco-depressiva. Não são recomendados para outros distúrbios psiquiátricos. Pacientes tratados com estes sais devem ser mantidos sob rigorosa observação médica pelos efeitos tóxicos por eles produzidos.

O carbonato de lítio é comercializado sob os nomes de Carbolitium e Carbopax.

4. AGENTES ANTIDEPRESSIVOS DIVERSOS

Esta classe pode ser dividida em vários grupos:

1. Bloqueadores β-adrenérgicos: alprenolol, bunolol, pindolol, practolol, propranolol;
2. Anfetaminas: aletamina, anfetamina, cipenamina, dexanfetamina, metanfetamina, metilfenidato, prolintano;
3. Antieméticos: metoclopramida, sulpirida;
4. Antidepressivos bicíclicos: adeprena, amedalina, befuralina, caroxazona, cartazolato, citalopram, clodazona, daledalina, dexamisol, deximafeno, etifoxina, fipexida, imafeno, indalpina, nomifensina (Alival), oxipertina, oxitriptano, paroxetina, quipazina, talopram, talsupram, tetramisol, tiazesima, trazodona, trebenzomina, zometapina;
5. GABA e compostos correlatos: ácido amibutírico (Gabone, Gammar, Nutrogaba), ácido 4-hidroxibutírico, muscimol, valtrato;
6. Antidepressivos heterocíclicos: ciprolidol, clormezanona, cotinina, dazadrol, dioxadrol, etoperidona, fenmetozol, fenmetramida, hematoporfirina, mepiprazol, mianserina, minaprina, modalina, nomelidina, oxaflozano, pirandamina, sidnofeno, toloxatona, toprilidina, tozalinona, triptolina, trocimina, viloxazina, xilazina, zimelidina;
7. Hipnóticos e anticonvulsivantes: beclamida, capurida, ciproximida, glutetimida, metaqualona, metiprilona, valpramida;

8. Antidepressivos diversos: alaproclato, anfebutamona (bupropiona), butacetina, cinanserina, clovoxamina, enciprato, femoxetina, fenclonina, fluoxetina, fluvoxamina, ganfexina, guanoxifeno, medifoxamina, mefexamida, metirosina, nisoxetina, succinonitrila, tofenacina, xilamidina.

D. Mecanismo de ação

Não se conhece o mecanismo de ação das drogas antidepressivas, já que se desconhece a etiologia dos distúrbios depressivos. A hipótese mais corrente é a de que as psicoses depressivas são conseqüência da eficácia diminuída das vias noradrenérgicas centrais. É de aceitação geral que os efeitos farmacológicos e clínicos produzidos pelos antidepressivos resultam de sua ação sobre as vias monoaminérgicas, especialmente catecolaminérgicas. Em outras palavras, eles afetam a biossíntese, o armazenamento ou a recaptação de certas aminas biógenas, tais como levarterenol e serotonina.

Assim, acredita-se que os compostos tricíclicos inibem a recaptação do levarterenol e serotonina pelas terminações dos neurônios. Os inibidores da MAO, por sua vez, bloqueiam o metabolismo intracelular das aminas biógenas, aumentando, conseqüentemente, as concentrações destas aminas nas terminações referidas. A sua hipotética complexação com o respectivo receptor está representada na Fig. 10.5. Quanto aos sais de lítio, foi sugerido que diminuem o nível de epinefrina ou serotonina nos mesmos locais receptores; outra hipótese é de que atuam afetando os mecanismos de transporte eletrolítico; o modo de ação exato, contudo, não é ainda bem conhecido.

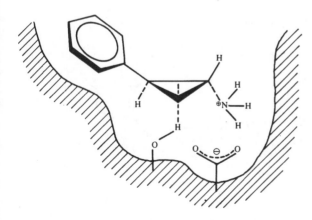

Fig. 10.5 Interação da MAO com a tranilcipromina. *Fonte:* B. T. Ho, *J. Pharm. Sci.*, *61*, 821 (1972).

Visto que as estruturas químicas de alguns inibidores da MAO (Tabela 10.9) assemelham-se à estrutura da anfetamina, agente catecolaminérgico, é muito provável que, além de atuar inibindo a MAO, estas drogas também compitam com as catecolaminas pelos mesmos sítios receptores. Este mecanismo duplo é cooperativo para um aumento no nível de catecolaminas no sistema nervoso central.

V. AGENTES ALUCINOGÊNICOS

A. Introdução

Agentes alucinogênicos, também chamados *psicotomiméticos, psicosomiméticos, psicotogênicos, psicodislépticos, psicodélicos* e *misticomiméticos,* embora de escassa aplicação terapêutica, apresentam grande interesse prático, pois produzem psicoses, algumas intensas, e têm amplo consumo ilegal, constituindo grave problema em vários países.

Até certo ponto, alguns destes agentes são usados na medicina para produzir psicoses-modelo como auxiliares na psicoterapia. Tal é o caso da mescalina, psilocibina e LSD. Outro uso lícito é na investigação da relação entre mente, cérebro e bioquímica, com o objetivo de elucidar a etiologia de doenças mentais, tais como esquizofrenia. A auto-administração destas drogas é extremamente perigosa. Observaram-se reações graves, tais como pânico agudo, ansiedade crônica e estados depressivos. Sob o efeito destas drogas foram cometidos crimes e suicídios. Já que o uso ilícito destes agentes psicotomiméticos está aumentando, várias agências nacionais e supranacionais estão envidando esforços no sentido de promover campanhas em massa para reprimir esta tendência.

B. Histórico

Agentes alucinogênicos têm sido usados desde priscas eras. Civilizações antigas conheceram seus efeitos. No Oriente, séculos antes de Cristo, era costume fumar sumidades floridas da planta *Cannabis sativa,* da qual se extrai a marijuana. Os índios mexicanos usavam drogas alucinogênicas nas suas cerimônias religiosas, entre elas a mescalina, psilocibina e alcalóides da ololiuqui. Os índios sul-americanos preparavam bebidas de plantas que contêm compostos psicodélicos, como harmina, bufotenina, *N,N*-dimetiltriptamina.

Em 1943 Hofmann descobriu, acidentalmente, o efeito alucinogênico da dietilamida do ácido lisérgico, chamada LSD, durante o processo de cristalização deste produto sintetizado por ele em seus laboratórios. Esta substância é a droga alucinogênica mais potente (a dose eficaz no homem varia de 20 a 100 μg) e a mais amplamente usada. Embora retirada do comércio, esta substância, que é facilmente sintetizada partindo-se do ácido lisérgico, é consumida em grandes quantidades, em alguns países, pela juventude desejosa de escapar da realidade e atingir estados psicodélicos.

Atividade alucinogênica nos ésteres de glicolato de piperidila foi também descoberta acidentalmente por Abbood, enquanto os testava como agentes anticolinérgicos potenciais.

C. Classificação

Atualmente conhecem-se vários compostos que causam psicoses. Contudo, os alucinogênicos verdadeiros pertencem às seguintes classes químicas (Fig. 10.6): *(a)* indolalquilaminas: bufotenina, dietilamida do ácido (+)-lisérgico (LSD), *N,N*-dimetiltriptamina, harmalina, ibogaina, psilocibina, psilocina, tabernantina; *(b)* fenilalquilaminas: mescalina e derivados; *(c)* anfetaminas substituídas: a mais conhecida é a 2,5-dimetoxi-4-metilanfetamina (DOM).

Desta classificação excluíram-se os tetraidrocanabinóis, extraídos da *Cannabis sativa*, comumentemente chamada maconha, pois são euforizantes e não verdadeiramente alucinogênicos. Também foram excluídos os anticolinérgi-

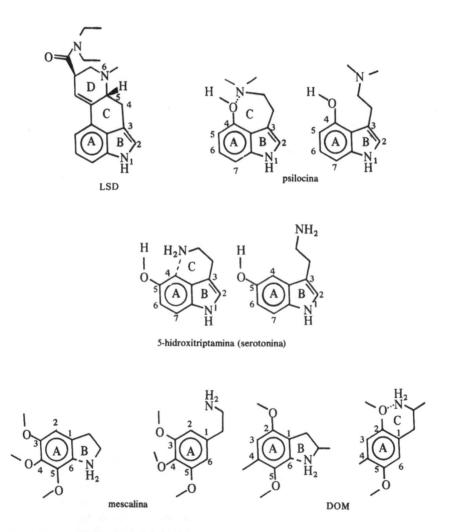

Fig. 10.6 Os agentes alucinogênicos mais importantes. Notar como a estrutura comum presente em todos eles está relacionada com a da serotonina.

cos, os anti-histamínicos e outros com atividade psicomimética cujo mecanismo de ação não está relacionado ao antagonismo com a serotonina.

D. Mecanismo de ação

Visto que as bases farmacológicas e fisiológicas da potência alucinogênica não foram ainda elucidadas, não é possível propor uma teoria geral de alucinogênese. Contudo, há muito foi observado o antagonismo entre a LSD, agente alucinogênico extremamente potente, e a serotonina, fenômeno confirmado por investigações recentes. Conhece-se também a tolerância cruzada entre LSD, psilocibina e mescalina. Isto fez com que se aventasse a hipótese de que os agentes alucinogênicos atuam por competição com a serotonina pelos mesmos receptores centrais. Assim se explicaria, pelo menos parcialmente, sua ação alucinogênica.

Duas linhas de raciocínio são usadas em apoio a esta hipótese. De um lado, há semelhanças estruturais entre as diversas classes dos agentes alucinogênicos mais potentes. Todos possuem ou, por ciclização parcial da cadeia lateral, podem assumir conformação indolalquilamínica, ou melhor, triptamínica, que os torna análogos estruturais totais da serotonina ou parciais da LSD (Fig. 10.6). Não há prova para sugerir que tais estruturas estejam realmente presentes em solução ou ao nível dos receptores. Cálculos de orbital molecular, por outro lado, indicam que agentes alucinogênicos, por terem HOMO adequado, podem atuar como doadores de elétrons em complexos de transferência de carga.

A potência dos agentes alucinogênicos é em parte determinada, portanto, pela capacidade de (a) assumirem a estrutura que é parcialmente análoga à da LSD e (b) doarem elétrons.

REFERÊNCIAS

ASPECTOS GERAIS
H. C. B. DENBER, *Textbook of Clinical Psychopharmacology*, Thieme, Stuttgart, 1979.
W. G. CLARK e J. del GIUDICE, Eds., *Principles of Psychopharmacology*, 2nd ed., Academic, New York, 1978.
P. DENIKER et al., Eds., *Neuro-Psychopharmacology*, Pergamon, New York, 1978.
M. GOLDBERG e G. EGELSTON, Eds., *Mind-Influencing Drugs*, PSG Publishing Company, Littleton, Mass., 1978.
B. HABER e M. H. APRISON, Eds., *Neuropharmacology and Behavior*, Plenum, New York, 1978.
L. E. HOLLISTER, *Clinical Pharmacology of Psychotherapeutic Drugs*, Churchill Livingstone, Edinburgh, 1978.
G. HONIGFELD e A. HOWARD, *Psychiatric Drugs: A Desk Reference*, 2nd ed., Academic, New York, 1978.

M. A. LIPTON et al., Eds., *Psychopharmacology: A Generation of Progress*, Raven, New York, 1978.
J. D. BARCHAS et al., Eds., *Psychopharmacology: From Theory to Practice*, Oxford University Press, New York, 1977.
E. L. BASSUK e S. C. SCHOONOVER, *The Practitioner's Guide to Psychoactive Drugs*, Plenum, New York, 1977.
L. S. SEIDEN e L. A. DYKSTRA, *Psychopharmacology*, Van Nostrand Reinhold, New York, 1977.
E. USDIN e I. S. FORREST, Eds., *Psychotherapeutic Drugs*, 2 parts, Dekker, New York, 1977.
M. AIRAKSINEN, Ed., *Central Nervous System and Behavioral Pharmacology*, Pergamon, Oxford, 1976.
W. E. ESSMAN e L. VALZELLI, Eds., *Current Developments in Psychopharmacology*, 4 vols., Spectrum, New York, 1976-1977.
D. J. GREENBLATT et al., *Annu. Rev. Med.*, 27, 407 (1976).
H. L. KLAWANS, Eds., *Clinical Neuropharmacology*, Vol. I, Raven, New York, 1976.
D. S. SEGAL et al., *Foundations of Biochemical Psychiatry*, Butterworths, Boston, 1976.
L. L. SIMPSON, *Drug Treatment of Mental Disorders*, Raven, New York, 1976.
J. R. BOISSIER et al., *Neuropsychopharmacology*, Excerpta Medica, Amsterdam, 1975.
H. C. DENBER, Ed., *Psychopharmacological Treatment: Theory and Practice*, Dekker, New York, 1975.
R. A. LEVITT, *Psychopharmacology: A Biological Approach*, Halsted, New York, 1975.
R. I. SHADER, Ed., *Manual of Psychiatric Therapeutics*, Little, Brown, Boston, 1975.
W. G. KLOPFER e M. R. REID, *Problems in Psychotherapy: An Eclectic Approach*, Halsted, New York, 1974.
A. KOROLKOVAS, *Rev. Bras. Anestesiol.*, 24, 343 (1974).
F. WIDER e W. POLDINGER, *Psychoactive Drugs*, Karger, Basel, 1974.
M. WILHELM, *Actual. Chim. Ther.*, 2, 31 (1974).
J. O. COLE et al., Eds., *Psychopathology and Psychopharmacology*, Johns Hopkins University Press, Baltimore, 1973.
L. L. IVERSEN et al., Eds., *Handbook of Psychopharmacology*, 14 vols., Plenum, New York, 1972-1978.
R. H. RECH e K. E. MOORE, Eds., *An Introduction to Psychopharmacology*, Raven, New York, 1971.
R. I. SHADER et al., *Psychotropic Drug Side Effects: Clinical and Theoretical Perspectives*, Williams and Wilkins, Baltimore, 1970.
T. A. BAN, *Psychopharmacology*, Williams and Wilkins, Baltimore, 1969.
F. T. von BRUCKE et al., *The Pharmacology of Psychotherapeutic Drugs*, Springer, Berlin, 1969.
A. CERLETTI e F. J. BOVE, *The Present Status of Psychotropic Drugs*, Excerpta Medica, Amsterdam, 1969
D. F. KLEIN e J. M. DAVIS, *Diagnosis and Drug Treatment of Psychiatric Disorders*, Williams and Wilkins, Baltimore, 1969.
M. GORDON, Ed., *Psychopharmacological Agents*, 4 vols., Academic, New York, 1964-1976.

INTRODUÇÃO
L. L. IVERSEN, *Sci. Am.*, 241(3), 118 (1979).
J. R. COOPER et al., *The Biochemical Basis of Neuropharmacology*, 3rd ed., Oxford University Press, New York, 1978.
H. C. FIBIGER, *Annu. Rev. Pharmacol. Toxicol.*, 18, 37 (1978).
E. USDIN e A. J. MANDELL, Eds., *Biochemistry of Mental Disorders: New Vistas*, Dekker, New York, 1978.
F. M. BERGER, *Clin. Pharmacol. Ther.*, 19, 725 (1976).
G. D. BURROWS, *Drugs*, 11, 209 (1976).
L. A. GOTTSCHALK e S. MERLIS, Eds., *Pharmacokinetics of Psychoactive Drugs*, Spectrum, New York, 1976.
D. X. FREEDMAN, Ed., *Biology of the Major Psychoses: A Comparative Analysis*, Raven, New York, 1975.

Z. GIORA, *Psychopathology: A Cognitive View*, Halsted, New York, 1975.
E. COSTA *et al.*, Eds., *Serotonin — New Vistas: Biochemistry and Behavioral and Clinical Studies*, Raven, New York, 1974.
E. COSTA *et al.*, Eds., *Serotonin — New Vistas: Histochemistry and Pharmacology*, Raven, New York, 1974.
J. J. KAUFMAN e E. KERMAN, *Int. J. Quantum Chem., Quantum Biol. Symp.*, 1, 259 (1974).
S. H. SNYDER, *Madness and the Brain*, McGraw-Hill, New York, 1974.
S. H. SNYDER *et al.*, *Science*, 184, 1243 (1974).
E. USDIN e S. H. SNYDER, Eds., *Frontiers in Catecholamine Research*, Pergamon, New York, 1974.
G. E. CRANE, *Science*, 181, 124 (1973).
L. E. HOLLISTER, *Clin. Pharmacol. Ther.*, 13, 803 (1972).
H. WEIL-MALHERBE e S. I. SZARA, *The Biochemistry of Functional and Experimental Psychoses*, Thomas, Springfield, Ill., 1971.
H. E. HIMWICH e H. ALPERS, *Annu. Rev. Pharmacol.*, 10, 313 (1970).

AGENTES ANTIPSICÓTICOS

C. R. LAKE *et al.*, *Science*, 207, 331 (1980).
H. BEGLEITER, Ed., *Evoked Brain Potentials and Behavior*, Plenum, New York, 1979.
K. F. BERNHEIM e R. R. J. LEWINE, *Schizophrenia*, Norton, New York, 1979.
G. HEMMINGS e W. A. HEMMINGS, Eds., *The Biological Basis of Schizophrenia*, University Park Press, Baltimore, 1979.
G. B. KOLATA, *Science*, 205, 774 (1979).
P. F. SPANO *et al.*, Eds., *Sulpiride and other Benzamides*, Raven, New York, 1979.
F. M. VERONESE *et al.*, *Mol. Pharmacol.*, 15, 313 (1979).
T. A. BAN, *Psychopharmacology of Thiothixene*, Raven, New York, 1978.
H. R. BÜRKI *et al.*, *Eur. J. Med. Chem. — Chim. Ther.*, 13, 479 (1978).
A. CARLSSON, *Am. J. Psychiatry*, 135, 164 (1978).
A. GESCHER e A. L. W. PO, *J. Pharm. Pharmacol.*, 30, 353 (1978).
J. K. KING, Ed., *Schizophrenia*, Grune & Stratton, New York, 1978.
L. L. IVERSEN *et al.*, Eds., *Neuroleptics and Schizophrenia*, Plenum, New York, 1978.
J. C. SHERSHOW, Ed., *Schizophrenia: Science and Practice*, Harvard University Press, Cambridge, Mass., 1978.
World Health Organization, *Schizophrenia: An International Follow-up Study*, WHO, Genève, 1978.
R. J. BALDESSARINI, *N. Engl. J. Med.*, 297, 988 (1977).
I. CREESE e S. H. SNYDER, *Annu. Rep. Med. Chem.*, 12, 249 (1977).
D. E. MOORE, *J. Pharm. Sci.*, 66, 1282 (1977).
H. M. van PRAAG, Ed., *Depression and Schizophrenia*, Spectrum, New York, 1977.
J. P. TOLLENAERE *et al.*, *Eur. J. Med. Chem. — Chim. Ther.*, 12, 199 (1977).
I. CREESE *et al.*, *Science*, 192, 481 (1976).
J. M. DAVIS, *Am. J. Psychiatry*, 133, 208 (1976).
M. PROTIVA, *Med. Actual.*, 12, 151 (1976).
G. SEDVALL *et al.*, Eds., *Antipsychotic Drugs: Pharmacodynamics and Pharmacokinetics*, Pergamon, Oxford, 1976.
S. H. SNYDER, *Am. J. Psychiatry*, 133, 197 (1976).
M. TANSELLA e A. BALESTRIERI, *Arzneim.-Forsch.*, 26, 943 (1976).
J. P. TOLLENAERE *et al.*, *Eur. J. Med. Chem. — Chim. Ther.*, 11, 293 (1976).
M. D. BOWERS, *Clin. Pharmacol. Ther.*, 17, 73 (1975).
J. M. DAVIS, *Am. J. Psychiatry*, 132, 1237 (1975).
J. E. GROVES e M. R. MANDEL, *Arch. Gen. Psychiatry*, 32, 893 (1975).

A. S. HORN *et al.*, *J. Pharm. Pharmacol.*, 27, 553 (1975).
H. MITSUDA e T. FUKUDA, *Biological Mechanisms of Schizophrenia and Schizophrenia-Like Psychoses*, Thieme, Stuttgart, 1975.
Y. C. CLEMENT-CORMIER *et al.*, *Proc. Nat. Acad. Sci. U. S. A.*, 71, 1113 (1974).
S. FIELDING e H. LAL, Eds., *Neuroleptics*, Futura, Mount Kisco, N. Y., 1974.
I. S. FORREST *et al.*, Eds., *Phenothiazines and Structurally Related Drugs*, Raven, New York, 1974.
D. J. GREENBLATT e R. I. SHADER, *Am. J. Hosp. Pharm.*, 31, 1226 (1974).
M. H. J. KOCH, *Mol. Pharmacol.*, 10, 425 (1974).
J. P. SWAZEY, *Chlorpromazine in Psychiatry: A Study of Therapeutic Innovation*, MIT, Cambridge, Mass., 1974.
W. T. CARPENTER, Jr., *Science*, 182, 1275 (1973).
P. A. J. JANSSEN, "Structure-Activity Relationships (SAR) and Drug Design as Illustrated with Neuroleptic Agents", in C. J. CAVALLITO, Ed., *Structure-Activity Relationships*, Vol. I, Pergamon, Oxford, 1973, pp. 37-73.
C. D. WISE e L. STEIN, *Science*, 181, 344 (1973).
C. L. ZIRKLE e C. KAISER, *Annu. Rep. Med. Chem.*, 8, 1, 11 (1973).
L. JULOU, *Actual. Pharmacol.*, 25, 23 (1972).
J. J. KAUFMAN e E. KERMAN, *Int. J. Quantum Chem.*, 6, 319 (1972).
J. J. KAUFMAN e A. A. MANIAN, *Int. J. Quantum Chem.*, 6, 375 (1972).
P. SEEMAN, *Pharmacol. Rev.*, 24, 583 (1972).
A. S. HORN e S. H. SNYDER, *Proc. Nat. Acad. Sci. U. S. A.*, 68, 2325 (1971).
L. STEIN e C. D. WISE, *Science*, 171, 1032 (1971).
S. GABAY e S. R. HARRIS, *Top. Med. Chem.*, 3, 57 (1970).
H. E. LEHMANN e T. A. BAN, *The Thioxanthenes*, Karger, Basel, 1969.
P. A. J. JANSSEN, *Farm. Rev.*, 65, 272 (1966).

AGENTES ANSIOLÍTICOS

G. L. BIAGI *et al.*, *J. Med. Chem.*, 23, 193 (1980).
J. F. TALLMAN *et al.*, *Science*, 207, 274 (1980).
M. BARALDI *et al.*, *Science*, 205, 821 (1979).
J.-R. BOISSIER, Ed., *Differential Psychopharmacology of Anxiolytics and Sedatives*, Karger, Basel, 1979.
E. COSTA e A. GUIDOTTI, *Annu. Rev. Pharmacol. Toxicol.*, 19, 531 (1979).
J. F. MacDONALD *et al.*, *Science*, 205, 715 (1979).
H. MÖHLER *et al.*, *Nature (London)*, 278, 563 (1979).
W. SCHALLEK *et al.*, *Adv. Pharmacol. Chemother.*, 16, 45 (1979).
L. H. STERNBACH, *J. Med. Chem.*, 22, 1 (1979).
C. BRAESTRUP e R. F. SQUIRES, *Eur. J. Pharmacol.*, 48, 263 (1978).
T. COX, *Stress*, University Park Press, Baltimore, 1978.
D. W. GALLAGER, *Eur. J. Pharmacol.*, 49, 133 (1978).
S. GARATTINI *et al.*, Eds., *Interactions Between Putative Neurotransmitters in the Brain*, Raven, New York, 1978.
D. J. GREENBLATT e R. I. SHADER, *N. Engl. J. Med.*, 299, 1342 (1978).
J. L. HOWARD e G. T. POLLARD, *Med. Actual.*, 14, 473 (1978).
L. L. IVERSEN, *Nature (London)*, 275, 447 (1978).
L. L. IVERSEN *et al.*, Eds., *Biology of Mood and Antianxiety Drugs*, Plenum, New York, 1978.
K. RICKELS, *Psychopharmacology*, 53, 1 (1978).
S. M. PAUL e P. SKOLNICK, *Science*, 202, 892 (1978).
L. H. STERNBACH, *Prog. Drug Res.*, 22, 229 (1978).
C. BRAESTRUP *et al.*, *Nature (London)*, 269, 702 (1977).
H. MÖHLER e T. OKADA, *Science*, 198, 849 (1977).
A. DRAY e D. W. STRAUGHAN, *J. Pharm. Pharmacol.*, 28, 400 (1976).
M. LADER, *Drugs*, 12, 362 (1976).
E. USDIN *et al.*, Eds., *Catecholamines and Stress*, Pergamon, New York, 1976.
E. COSTA e P. GREENGARD, Eds., *Mechanism of Action*

of Benzodiazepines, Raven, New York, 1975.
D. J. GREENBLATT, *Benzodiazepines in Clinical Practice*, Raven, New York, 1974.
S. GARATTINI *et al.*, Eds., *The Benzodiazepines*, Raven, New York, 1973.
I. MARKS e M. LADER, *J. Nerv. Ment. Dis.*, *156*, 3 (1973).
M. PROTIVA, *Farmaco, Ed. Sci.*, *28*, 58 (1973).
M. PROTIVA, *Med. Actual.*, *9*, 199 (1973).
C. D. WISE *et al.*, *Science*, *177*, 180 (1972).
B. J. LUDWIG e J. R. POTTERFIELD, *Adv. Pharmacol. Chemother.*, *9*, 173 (1971).
L. H. STERNBACH, *Angew. Chem., Int. Ed. Engl.*, *10*, 34 (1971).
G. A. ARCHER e L. H. STERNBACH, *Chem. Rev.*, *68*, 747 (1968).
J. A. MOORE e E. MITCHELL, *Heterocycl. Comp.*, *9*, 224 (1967).
G. ZBINDEN e L. O. RANDALL, *Adv. Pharmacol.*, *5*, 213 (1967).

AGENTES ANTIDEPRESSIVOS
R. M. PINDER, *Annu. Rep. Med. Chem.*, *14*, 1 (1979).
D. J. BOULLIN, Ed., *Serotonin in Mental Abnormalities*, Wiley, New York, 1978.
J. van DIJK *et al.*, *Prog. Med. Chem.*, *15*, 261 (1978).
W. B. ESSMAN, Ed., *Serotonin in Health and Disease*, 3 vols., Spectrum, New York, 1978.
P. FULCRAND *et al.*, *Eur. J. Med. Chem. — Chim. Ther.*, *13*, 177 (1978).
S. GARATTINI *et al.*, Eds., *Interactions Between Putative Neurotransmitters in the Brain*, Raven, New York, 1978.
L. E. HOLLISTER, *N. Engl. J. Med.*, *299*, 1106, 1168 (1978).
L. E. HOLLISTER, *Ann. Intern. Med.*, *89*, 78 (1978).
T. HONORÉ *et al.*, *Eur. J. Med. Chem. — Chim. Ther.*, *13*, 429 (1978).
L. L. IVERSEN *et al.*, Eds., *Affective Disorders: Drug Actions in Animals and Man*, Plenum, New York, 1978.
I. JIRKOVSKY e W. LIPPMAN, *Annu. Rep. Med. Chem.*, *13*, 1 (1978).
F. N. JOHNSON e S. JOHNSON, *Lithium in Medical Practice*, University Park Press, Baltimore, 1978.
P. D. KANOF e P. GREENGARD, *Nature (London)*, *272*, 329 (1978).
F. SULSER *et al.*, *Biochem. Pharmacol.*, *27*, 257 (1978).
E. APPERLEY *et al.*, *Br. J. Pharmacol.*, *61*, 465P (1977).
R. R. FIEVE, *Drugs*, *13*, 458 (1977).
J. P. GREEN e S. MAAYANI, *Nature (London)*, *269*, 163 (1977).
H. J. HAIGLER e G. K. AGHAJANIAN, *Fed. Proc., Fed. Am. Soc. Exp. Biol.*, *36*, 2159 (1977).
D. L. MURPHY, *Adv. Pharmacol. Chemother.*, *14*, 71 (1977).
H. M. van PRAAG, Ed., *Depression and Schizophrenia*, Spectrum, New York, 1977.
J. P. BENNETT e S. H. SNYDER, *Mol. Pharmacol.*, *12*, 373 (1976).
D. M. GALLANT e G. M. SIMPSON, Eds., *Depression: Behavioral, Biochemical, Diagnostic and Treatment Concepts*, Spectrum, New York, 1976.
G. E. W. WOLSTENHOLME e J. KNIGHT, Eds., *Monoamine Oxidase and its Inhibition*, Elsevier, New York, 1976.
E. BAILEY *et al.*, *Prog. Med. Chem.*, *11*, 193 (1975).
R. J. BALDESSARINI e J. F. LIPINSKI, *Ann. Intern. Med.*, *83*, 527 (1975).
S. FIELDING e H. LAL, Eds., *Antidepressants*, Futura Publishing Company, Mount Kisco, N. Y., 1975.
F. F. FLACH e S. C. DRAGHI, Eds., *The Nature and Treatment of Depression*, Wiley, New York, 1975.
L. L. IVERSEN *et al.*, Eds., *Amino Acid Neurotransmitters*, Plenum, New York, 1975.
J. W. JEFFERSON, *Psychosom. Med.*, *37*, 160 (1975).
F. N. JOHNSON, Ed., *Lithium Research and Therapy*, Academic, London, 1975.
J. MENDELS, Ed., *Psychobiology of Depression*, Halsted, New York, 1975.
W. P. PURCELL, *Int. J. Quantum Chem., Quantum Biol. Symp.*, *2*, 191 (1975).
J. R. RODGERS *et al.*, *J. Pharm. Pharmacol.*, *27*, 859 (1975).
J. BECKER, *Depression: Theory and Research*, Halsted, New York, 1974.
T. D. HURWITZ, *Compr. Psychiatry*, *15*, 303 (1974).
N. S. KLINE, Ed., *Factors in Depression*, Raven, New York, 1974.
J. B. MORRIS e A. T. BECK, *Arch. Gen. Psychiatry*, *30*, 667 (1974).
J. J. SCHILDKRAUT, *Psychopharmacol. Bull.*, *10*, 5 (1974).
C. THORSTRAND, *Acta Med. Scand.*, *195*, 505 (1974).
H. S. AKISKAL e W. T. McKINNEY, Jr., *Science*, *182*, 20 (1973).
S. GERSHON e B. SHOPSIN, Eds., *Lithium: Its Role in Psychiatric Research and Treatment*, Plenum, New York, 1973.
W. W. K. ZUNG, *Arch. Gen. Psychiatry*, *29*, 328 (1973).
B. J. CARROLL, *Clin. Pharmacol. Ther.*, *12*, 743 (1972).
B. T. HO, *J. Pharm. Sci.*, *61*, 821 (1972).
J. M. DAVIS e W. E. FANN, *Annu. Rev. Pharmacol.*, *11*, 285 (1971).
B. T. HO e W. M. McISAAC, Eds., *Brain Chemistry in Mental Disease*, Plenum, New York, 1971.
A. I. SALAMA *et al.*, *J. Pharmacol. Exp. Ther.*, *178*, 474 (1971).
F. SULSER e E. SANDERS-BUSH, *Annu. Rev. Pharmacol.*, *11*, 209 (1971).
G. G. S. COLLINS *et al.*, *Nature (London)*, *225*, 817 (1970).
S. GERSHON, *Clin. Pharmacol. Ther.*, *11*, 168 (1970).
D. GLICK, Ed., *Analysis of Biogenic Amines and Their Related Enzymes*, Wiley-Interscience, New York, 1970.
R. KAPELLER-ADLER, *Amine Oxidases and Methods for Their Study*, Wiley-Interscience, New York, 1970.
E. MARLEY e B. BLACKWELL, *Adv. Pharmacol. Chemother.*, *8*, 185 (1970).
R. A. MAXWELL *et al.*, *J. Pharmacol. Exp. Ther.*, *173*, 158 (1970).
W. G. DEWHURST, *Nature (London)*, *218*, 1130 (1968).
S. GARATTINI e M. DUKES, *Antidepressant Drugs*, Excerpta Medica, Amsterdam, 1967.
J. O. COLE e J. R. WITTENBORN, Eds., *Pharmacology of Depression*, Thomas, Springfield, Ill., 1966.
B. BELLEAU e J. MORAN, *Ann. N. Y. Acad. Sci.*, *107*, 822 (1963).

AGENTES ALUCINOGÊNICOS
T. Di PAOLO *et al.*, *J. Theor. Biol.*, *71*, 295 (1978).
L. L. IVERSEN *et al.*, Eds., *Stimulants*, Plenum, New York, 1978.
R. C. STILLMAN e R. E. WILLETTE, Eds., *The Psychopharmacology of Hallucinogens*, Pergamon, New York, 1978.
H. WEINSTEIN *et al.*, *Int. J. Quantum Chem., Quantum Biol. Symp.*, *5*, 449 (1978).
J. L. DÍAZ, *Annu. Rev. Pharmacol. Toxicol.*, *17*, 647 (1977).
W. B. ESSMAN, Ed., *Serotonin in Health and Disease*, Spectrum, New York, 1977.
L. B. KIER e L. H. HALL, *J. Med. Chem.*, *20*, 1631 (1977).
P. M. WHITAKER e P. SEEMAN, *J. Pharm. Pharmacol.*, *29*, 506 (1977).
M. C. BRAUDE e S. SZARA, Eds., *Pharmacology of Marihuana*, 2 vols., Raven, New York, 1976.
D. R. BURT *et al.*, *Mol. Pharmacol.*, *12*, 631 (1976).
D. E. NICHOLS, *J. Theor. Biol.*, *59*, 167 (1976).
R. W. BRIMBLECOMBE e R. M. PINDER, *Hallucinogenic Agents*, Wright-Scientechnica, Bristol, 1975.
A. S. HORN *et al.*, *J. Pharm. Pharmacol.*, *27*, 13 (1975).
D. V. S. SANKAR, *LSD — A Total Study*, PJD Publications, Westbury, N. Y., 1975.
R. K. SIEGEL e L. J. WEST, Eds., *Hallucinations: Beha-

vior, *Experience, and Theory*, Wiley, New York, 1975.
F. A. B. ALDOUS et al., *J. Med. Chem.*, *17*, 1100 (1974).
E. COSTA e J. L. MEEK, *Annu. Rev. Pharmacol.*, *14*, 491 (1974).
B. PULLMAN et al., *J. Med. Chem.*, *17*, 439 (1974).
R. W. BAKER et al., *Mol. Pharmacol.*, *9*, 23 (1973).
J. D. BARCHAS e E. USDIN, Eds., *Serotonin and Behavior*, Academic, New York, 1973.
R. W. BRIMBLECOMBE, *Adv. Drug Res.*, *7*, 165 (1973).
T. N. CHASE e D. L. MURPHY, *Annu. Rev. Pharmacol.*, *13*, 181 (1973).
A. KOROLKOVAS, *Rev. Paul. Med.*, *81*, 43 (1973).
R. MECHOULAN, Ed., *Marijuana*, Academic, New York, 1973.
R. E. SCHULTES e A. HOFMANN, *The Botany and Chemistry of Hallucinogens*, Thomas, Springfield, Ill., 1973.
G. K. AGHAJANIAN, *Annu. Rev. Pharmacol.*, *12*, 157 (1972).
P. BRAWLEY e J. D. DUFFIELD, *Pharmacol. Rev.*, *24*, 31 (1972).
F. C. BROWN, *Hallucinogenic Drugs*, Thomas, Springfield, Ill., 1972.
J. E. MURAD, *O que você Deve Saber sobre os Psicotrópicos. A Viagem sem Bilhete de Volta*, Conselho Federal de Fármacia, Belo Horizonte, 1972.
E. CAMPAIGNE e D. R. KNAPP, *J. Pharm. Sci.*, *60*, 809 (1971).
S. COHEN, *Prog. Drug Res.*, *15*, 68 (1971).
W. KEUP, Ed., *Origin and Mechanisms of Hallucinations*, Plenum, New York, 1971.
National Institute of Health, *Marijuana and Health: A Report to the Congress*, 1971.
C. H. CHOTHIA e P. J. PAULING, *Proc. Nat. Acad. Sci. U. S. A.*, *65*, 477 (1970).
D. H. EFRON, Ed., *Psychotomimetic Drugs*, Raven, New York, 1970.
R. MECHOULAM, *Science*, *168*, 1159 (1970).
B. WEISS e V. LATIES, *Annu. Rev. Pharmacol.*, *9*, 297 (1969).
L. B. KIER, *J. Pharm. Sci.*, *57*, 1188 (1968).
N. GIARMAN e D. K. FREEDMAN, *Pharmacol. Rev.*, *17*, 1 (1965).

11

Agentes Bloqueadores Intraneuronais Centrais

I. GENERALIDADES

Agentes bloqueadores intraneuronais centrais são fármacos que modificam seletivamente o tono e o movimento involuntário da musculatura esquelética. Compreendem as seguintes categorias de fármacos:
1. Miorrelaxantes esqueléticos de ação central — são fármacos que deprimem seletivamente o sistema nervoso central que controla o tono muscular. São usados para conferir o relaxamento dos espasmos da musculatura esquelética, no tratamento da tetania e em determinados processos ortopédicos.
2. Fármacos antiparkinsonianos — são depressores do sistema nervoso central, usados primariamente no tratamento da moléstia de Parkinson.

II. MIORRELAXANTES

A. Introdução

Os relaxantes da musculatura esquelética de ação central, em sua maioria, exercem também outras atividades e, por esta razão, são empregados no alívio de diversas condições. Assim, alguns são hipnóticos e sedativos, enquanto outros têm manifestado eficácia no controle da ansiedade e tensão.

Os efeitos adversos dos miorrelaxantes, considerados transitórios, são: sonolência, obnubilação, letargia e lassidão. Doses elevadas podem, ocasionalmente, provocar náuseas, vômitos, mal-estar abdominal e azia. Os pacientes em tratamento com estes fármacos devem evitar atividades que exijam coordenação motora, julgamento judicioso e vivacidade mental.

B. Histórico

Durante as primeiras décadas deste século, diversos agentes, desenvolvidos como tranqüilizantes, ataráxicos e neurossedativos, foram empregados para diminuir o tono e o movimento involuntário da musculatura esquelética. Seus efeitos miorrelaxantes são relativamente fracos, lembrando a sedação produzida pelos barbitúricos.

O primeiro miorrelaxante esquelético de ação central foi o fenoxipropanodiol, C_6H_5-O-CH_2-CH(OH)-CH_2-OH, descoberto na França, em 1910; ele causa paralisia passageira dos músculos esqueléticos em animais. Entretanto, o interesse por este tipo de fármacos aumentou consideravelmente depois que Berger e Bradley observaram acidentalmente, em 1946, que um monoéter do glicerol bloqueia os impulsos nervosos nos neurônios da medula espinhal; este composto, chamado mefenesina, foi introduzido clinicamente ainda em 1946.

A duração de ação da mefenesina é muito curta. Passou-se a pesquisar derivados de ação mais prolongada. A molécula de mefenesina foi submetida a amplo processo de modificação, tarefa assumida pelo próprio Berger depois que deixou a Inglaterra para radicar-se nos Estados Unidos. A principal variação consistiu na preparação de análogos estruturais da mefenesina e seus respectivos carbamatos. Esta estratégia levou à introdução, não só de novos miorrelaxantes (carbamato de mefenesina — em 1954 —, metocarbamol, carbamato de clorofenesina, carisoprodol, promoxolano, emilcamato), mas também de agentes ansiolíticos de utilidade (meprobamato e fenaglicodol).

Na tentativa de sintetizar metocarbamol por processo diferente, Lunsford e colaboradores, em 1960, aqueceram a guaifenesina (I) com uréia (II) a 180-200°C, mas não obtiveram o carbamato de-

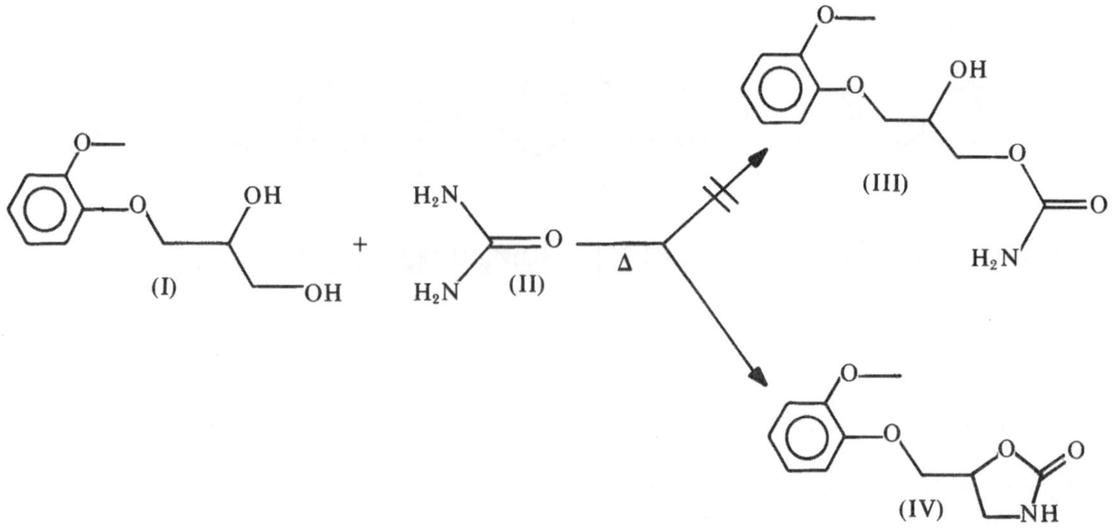

Fig. 11.1 Obtenção da mefenoxalona.

sejado (III) e sim uma oxazolidinona (IV), que apresentava ação ansiolítica e foi clinicamente introduzida sob o nome de mefenoxalona (Fig. 11.1). A exploração deste resultado inesperado levou ainda à síntese da metaxalona, empregada como miorrelaxante.

C. Classificação

Os miorrelaxantes podem ser agrupados em três classes: mefenesina e fármacos relacionados,

Tabela 11.1 Mefenesina e fármacos relacionados

Nome oficial	Nome comercial	Nome químico	Estrutura
mefenesina	Tolserol	3-(2-metilfenoxi)-1,2-propanodiol	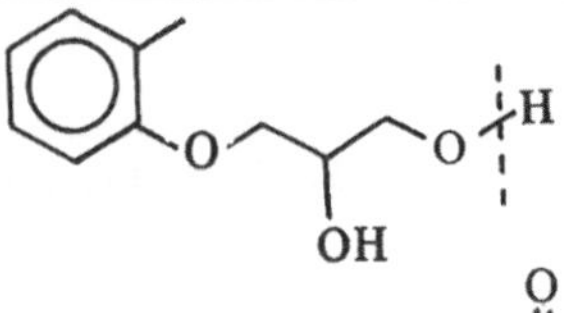
carbamato de mefenesina		1-carbamato de 3-(2-metilfenoxi)-1,2--propanodiol	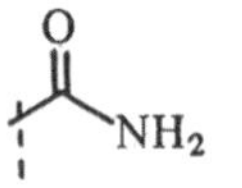
metocarbamol	Robaxin	1-carbamato de 3-(o-metoxifenoxi)--1,2-propanodiol	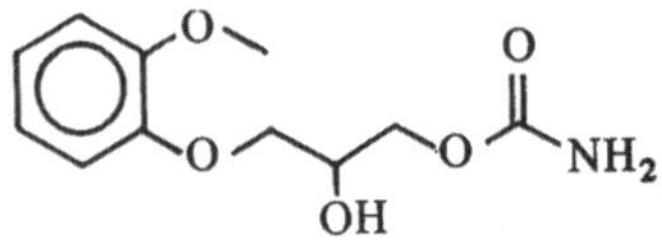
carbamato de clorfenesina	Maolate	1-carbamato de 3-(4-clorofenoxi)--1,2-propanodiol	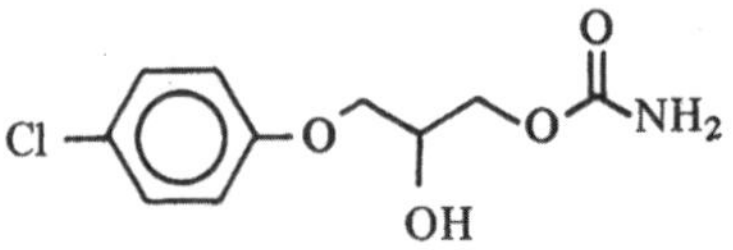
carisoprodol	Dorilax (em assoc.) Somaflex (em assoc.)	éster 2-[[(aminocarbonil)-oxi]metil]--2-metilpentílico do ácido (1-metiletil)carbâmico	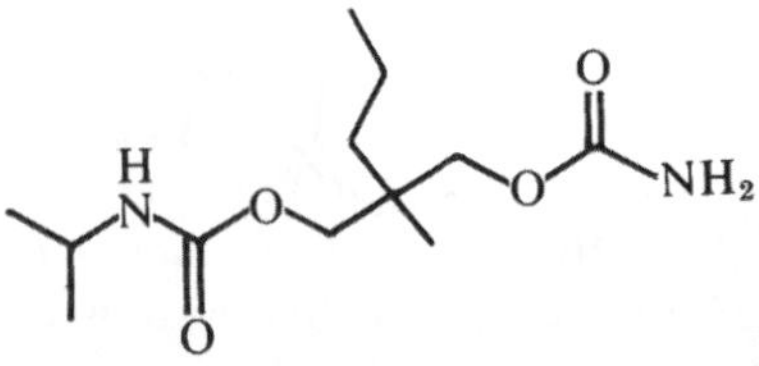

compostos heterocíclicos e derivados e agentes diversos.

Infelizmente não há dados em quantidade suficiente para permitir comparação fidedigna entre os agentes destas três classes no que concerne ao seu valor terapêutico, eficácia e segurança.

1. MEFENESINA E FÁRMACOS RELACIONADOS

Os fármacos mais empregados desta classe constam da Tabela 11.1.

Outros, estruturalmente semelhantes a estes, são: ciclarbamato, emilcamato, estiramato, fempentadiol, femprobamato, fenaglicodol, feniramidol, guaifenesina, lorbamato, mefenoxalona, meprobamato, oxanamida, promoxolano, tibamato.

Mefenesina

É o protótipo desta classe. Apresenta-se como pó branco, inodoro, de sabor amargo e pouca solubilidade em água. É rapidamente absorvida, distribuindo-se por quase todos os tecidos, embora alcance maior concentração no cérebro. O efeito miorrelaxante é fugaz. Para evitar a ocorrência de distúrbios gastrintestinais, recomenda-se que a mefenesina seja administrada após as refeições ou com leite. A dose habitual por via oral é de 1 a 3 g, três a cinco vezes ao dia. É sintetizada pela reação entre a gliceril-α-cloridrina e o *o*-creosolato de sódio.

Carbamato de mefenesina

Tem as mesmas ações e potência da mefenesina, propiciando, porém, ação mais duradoura. É preparado pela reação da mefenesina (I) com fosgênio e tratamento subseqüente do intermediário com NH_3 (Fig. 11.2).

2. COMPOSTOS HETEROCÍCLICOS E DERIVADOS

Os principais são: clorzoxazona, dantroleno e metaxalona (Tabela 11.2).

Além destes, são miorrelaxantes os seguintes: *(a)* heterocíclicos de cinco membros: clodanoleno sódico, fenglutarimida (é também antiparkinsoniano), pipoxolano, xilobam, zoxazolamina (retirada do comércio por ser hepatotóxica); *(b)* heterocíclicos de seis membros: clormezanona (é também ansiolítico), midetona, Quiloflex, tolperisona; *(c)* benzodiazepínicos, mais usados como ansiolíticos: clordiazepóxido, diazepam, prazepam, tetrazepam; *(d)* quinazolínicos: metaqualona (é também hipnótico e sedativo); *(e)* benzoxazocínicos: nefopam; *(f)* benzodioxânicos: ambenoxano.

Dantroleno sódico

Usado na forma de sal hemi-heptaidratado, pó alaranjado, ligeiramente solúvel em água e mais em soluções alcalinas. É miorrelaxante esquelético, mas de ação periférica. Reduz — por tempo prolongado — a tensão muscular mediante efeito direto sobre o mecanismo de contração muscular, sem afetar a coordenação ou transmissão mioneural. A dose deve ser individualizada. É hepatotóxico e já causou mortes.

3. AGENTES DIVERSOS

Nesta classe encontram-se os seguintes fármacos: *(a)* derivados do ácido γ-aminobutírico: ácido caínico, ácido *trans*-4-aminocrotônico, baclofeno, γ-butirolactona; *(b)* compostos tri ou tetracíclicos: amitriptilina, benzoctamina, ciclobenzaprina, clorproetazina, desipramina, imipramina; amitriptilina, desipramina e imipramina são mais usadas como antidepressivos (Tabela 10.8); *(c)* derivado da colchicina: tiocolquicósido (Coltrax); *(d)* diversos: idrocilamida, nafomina, orfenadrina (esta é também antiparkinsoniana — Tabela 11.4), ritodrina.

D. Mecanismo de ação

Os miorrelaxantes esqueléticos estudados acima têm ação *central*, no cérebro e na medula

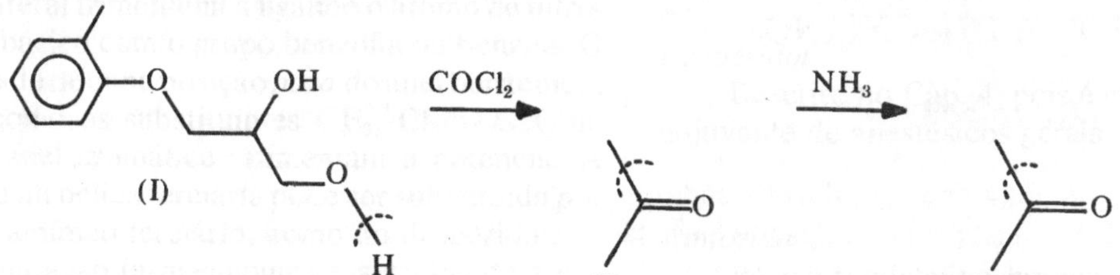

Fig. 11.2 Síntese do carbamato de mefenesina.

Tabela 11.2 Miorrelaxantes heterocíclicos

Nome oficial	Nome comercial	Nome químico	Estrutura
clorzoxazona	Paralon (em assoc.)	5-cloro-2(3H)--benzoxazolona	
metaxalona		5-(3,5-dimetilfenoximetil)--2-oxazolidinona	
dantroleno	Dantrium	1-[[[5-(4-nitrofenil)-2-furanil]-metileno]amino]-2,4-imi-dazolidinodiona	

espinhal. Existem, todavia, miorrelaxantes de ação *periférica*, na junção neuromuscular da musculatura esquelética; são os fármacos curarimiméticos, estudados no Cap. 16, e o dantroleno, que atua no próprio músculo.

A forma exata pela qual os miorrelaxantes esqueléticos de ação central exercem seus efeitos ainda não é bem compreendida. Acredita-se, em geral, que a mefenesina e compostos relacionados, assim como os compostos heterocíclicos e derivados, atuem por bloquearem ou retardarem a transmissão dos impulsos nervosos nas sinapses internunciais na medula e no tronco encefálico, tálamo e gânglios basais.

Os fármacos com propriedades miorrelaxantes que também apresentam outras ações farmacológicas, tais como os hipnóticos, sedativos, antipsicóticos, antidepressivos ou ansiolíticos, agem por mecanismos peculiares às respectivas categorias, conforme visto nos capítulos correspondentes.

III. FÁRMACOS ANTIPARKINSONIANOS

A. Introdução

A moléstia de Parkinson é assim chamada em honra a James Parkinson, que a descreveu pela primeira vez, em 1817. Segundo a maioria dos autores, ela se deve em parte à perda constante de um dos neurotransmissores do corpo estriado, a dopamina, que é então substituída pela acetilcolina, outro neurotransmissor, que normalmente funciona em harmonia com a dopamina no corpo estriado e que então se torna o transmissor dominante. Este distúrbio cerebral degenerativo aflige cerca de 200.000 pessoas nos Estados Unidos.

Conhecem-se diversos tipos da doença: paralisia idiopática *agitans*, parkinsonismo arteriosclerótico e parkinsonismo pós-encefálico. É caracterizada por manifestações de tremor, rigidez, acinesia ou bradicinesia e instabilidade postural. O tratamento da moléstia compreende não apenas a terapia medicamentosa, mas também fisioterapia, atividades, exercícios e apoio psicológico. Os fármacos revistos nesta secção limitam-se a aliviar a sintomatologia, permitindo que muitos pacientes possam usufruir de vida normal.

Os ensaios empregados para descobrir fármacos antiparkinsonianos úteis são numerosos. Alguns se baseiam no bloqueio de tremores de origem central, induzidos em animais por agentes químicos, tais como Tremorina e Oxotremorina. Outros baseiam-se na capacidade de antiparkinsonianos potenciais antagonizarem os efeitos ativantes da fisostigmina e fármacos similares no eletroencefalograma de animais de laboratório. Um terceiro tipo de ensaios compreende a indução de tremores em primatas através de lesões localizadas no mesencéfalo, bloqueando-os a seguir com fármacos antiparkinsonianos potenciais.

Os fármacos empregados na doença de Parkinson não apresentam toxicidade elevada.

Podem habitualmente ser administrados por longos períodos. Contudo, causam alguns efeitos adversos secundários, como secura na boca, constipação, obnubilação e distúrbios gastrintestinais.

As doses devem ser ajustadas individualmente. Uma vez que a doença de Parkinson requer medicação permanente, é necessário trocar de agente e ajustar a dose para o novo fármaco periodicamente.

B. Histórico

Os fármacos antiparkinsonianos são essencialmente anticolinérgicos. Os primeiros que se mostraram úteis na doença de Parkinson foram a atropina e a escopolamina, ambos alcalóides da beladona. Análogos sintéticos com menos efeitos colaterais tóxicos são de introdução mais recente. Alguns agentes anti-histamínicos também foram ensaiados assim que se provou a eficácia da difenidramina.

A estratégia mais racional para a terapia da doença de Parkinson começou a ser adotada em 1961, depois que estudos bioquímicos indicaram a ocorrência de depleção de dopamina nos gânglios basais e na substância nigra de pacientes parkinsonianos. A primeira tentativa foi a de empregar a própria dopamina para restaurar o nível normal desta amina biógena. Contudo, ela não pode atravessar a barreira hemato-encefálica, razão pela qual sugeriu-se o hoje bem-sucedido emprego de seu precursor, a levodopa.

Em 1968, observou-se que a amantadina, agente antiviral, causava a retração dos sintomas antiparkinsonianos. Recentemente, vários derivados da amantadina vieram enriquecer o arsenal terapêutico.

Nova perspectiva para o tratamento do parkinsonismo foi, há pouco, aberta pelos pesquisadores. Kebabian e Calne sugeriram que, para a dopamina há, pelo menos, duas espécies de receptor no cérebro, o D1 e o D2. A complexação da dopamina com o receptor D1 ativa a adenilato ciclase, enzima que catalisa a síntese do AMP

Tabela 11.3 Anticolinérgicos usados em parkinsonismo

Nome oficial	Nome comercial	Nome químico	R	R'
triexifenidila (benzexol)	Artane Triexiphenidyl	α-cicloexil-α-fenil-1-piperidinopropanol	cicloexil	-N piperidino
biperideno	Akineton Akineton Retard	α-biciclo[2.2.1]hept-5-en-2-il-α-fenil-1-piperidinopropanol	biciclo[2.2.1]hept-5-en-2-il	-N piperidino
cicrimina		α-ciclopentil-α-fenil-1-piperidinopropanol	ciclopentil	-N piperidino
prociclidina	Kemadrin	α-cicloexil-α-fenil-1-pirrolidinopropanol	cicloexil	-N pirrolidino
benzatropina (benztropina)		3-(difenilmetoxi)-8-metil-8-azabiciclo-[3.2.1]octano		
etibenzatropina (etibenztropina)		3-(difenilmetoxi)-8-etil-8-azabiciclo-[3.2.1]octano		

cíclico; este, por sua vez, induz alterações na atividade das células cerebrais que encerram o receptor. A ligação da dopamina com o receptor D2, porém, não estimula a enzima acima referida. Segundo os pesquisadores citados, a evolução das características neurológicas do mal de Parkinson se deve à insaturação do receptor D2 pela dopamina. Conseqüentemente, o parkinsonismo poderia ser tratado com fármacos que imitam especificamente a ação da dopamina no receptor D2, isto é, com dopaminérgicos D2. Já se conhecem três destes fármacos: bromocriptina, lergotrila e pergolida; eles apresentam semelhanças estruturais com a dopamina (Fig. 11.5). A lergotrila, todavia, é demasiado hepatotóxica, não sendo mais usada em ensaios em humanos. Quanto à pergolida, parece que é mais potente e seus efeitos duram mais tempo do que os dos outros dois dopaminérgicos da mesma família.

C. Classificação

Os fármacos antiparkinsonianos atualmente empregados podem ser divididos em quatro classes: anticolinérgicos centrais, anti-histamínicos, fenotiazínicos e agentes diversos.

1. ANTICOLINÉRGICOS CENTRAIS

São aminas terciárias e, portanto, capazes de atravessar a barreira hemato-encefálica na forma não-dissociada e assim exercer efeitos centrais. Os compostos de amônio quaternário com ação colinérgica têm dificuldade para cruzar esta barreira e são, por isso, ineficazes como agentes antiparkinsonianos. A atropina e a escopolamina foram os únicos fármacos antiparkinsonianos eficazes conhecidos por muitos anos, mas estão superados pelos análogos sintéticos relacionados na Tabela 11.3. Outros antiparkinsonianos desta classe são: benaprizina, bornaprina, clofenetamina, dexetimida, pridinol, N-propilnoraporfina e tropatepina.

Uma vez que os anticolinérgicos centrais são insolúveis na forma básica, são geralmente empregados como cloridratos, que se apresentam como substâncias cristalinas, brancas e ligeiramente hidrossolúveis. Estes fármacos são todos estruturalmente relacionados, exercem ações similares e são usados para a mesma finalidade. O protótipo é a triexifenidila.

Triexifenidila

Pó cristalino branco ou levemente esbran-

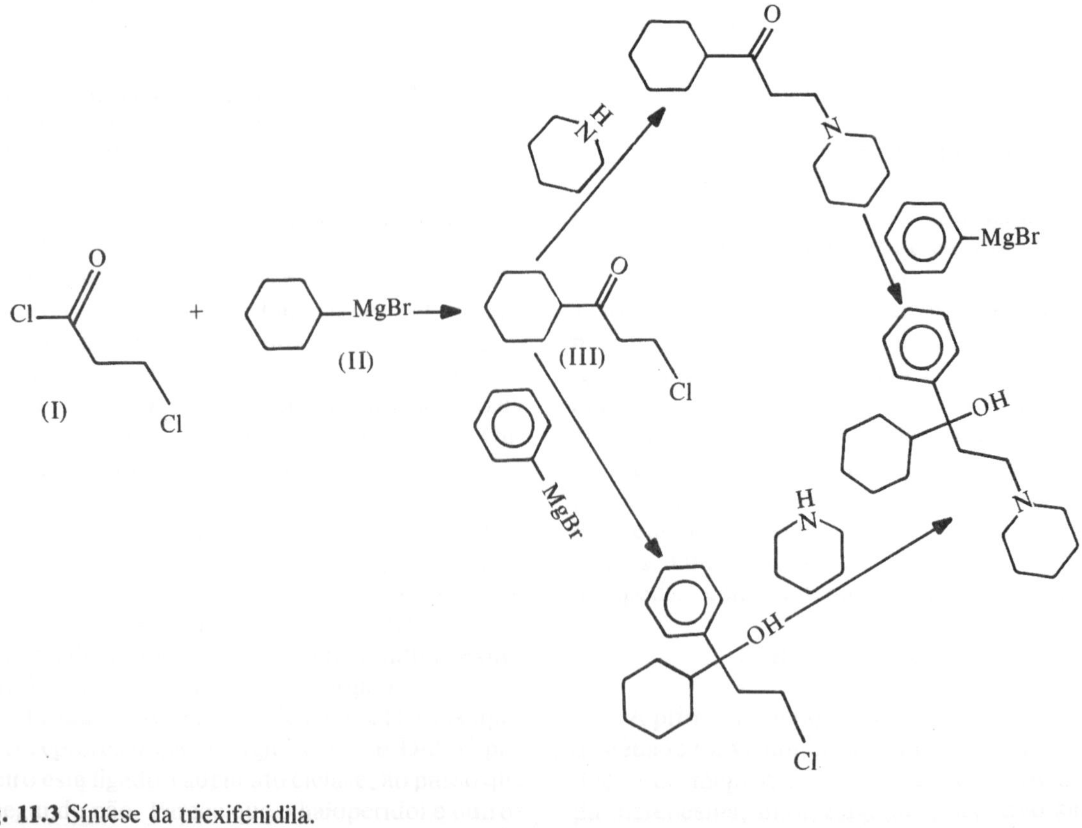

Fig. 11.3 Síntese da triexifenidila.

quiçado, com odor muito leve, pouco solúvel em água. É muitas vezes empregada como fármaco de primeira escolha ou como coadjuvante da levodopa no tratamento do parkinsonismo idiopático e pós-encefálico e também para aliviar reações extrapiramidais induzidas por fármacos.

A triexifenidila foi sintetizada pela primeira vez por Denton e colaboradores, em 1949. Uma síntese mais moderna consiste em tratar o cloreto de β-cloropropionila (I) com brometo de cicloexilmagnésio (II) e fazer o produto intermediário (III) reagir com brometo de fenilmagnésio e, depois, com piperidina, ou na seqüência inversa (Fig. 11.3).

Biperideno

Pó cristalino branco, quase inodoro, praticamente insolúvel em água e só ligeiramente solúvel em álcool. Na forma de comprimidos usa-se o cloridrato, que é pó cristalino branco, opticamente inativo, inodoro e ligeiramente solúvel em água. Na forma de injeção, usa-se o lactato, preparado mediante reação da base com ácido láctico. É geralmente empregado por via oral, em parkinsonismo idiopático e pós-encefálico, na dose de 2 mg, três vezes ao dia. Para reações extrapiramidais induzidas por drogas, pode ser aplicado tanto por via oral quanto por via intramuscular, na dose de 2 mg por dia.

Benzatropina

É usada na forma de mesilato, pó cristalino branco ligeiramente higroscópico, muito solúvel em água e em álcool. Foi racionalmente planejada pelo processo de hibridação molecular ou associação de frações mistas (base tropínica da atropina e porção benzidriloxi da difenidramina) com a finalidade de gerar um fármaco que tivesse simultaneamente atividades anticolinérgica e anti-histamínica. A benzatropina exerce ambas as ati-

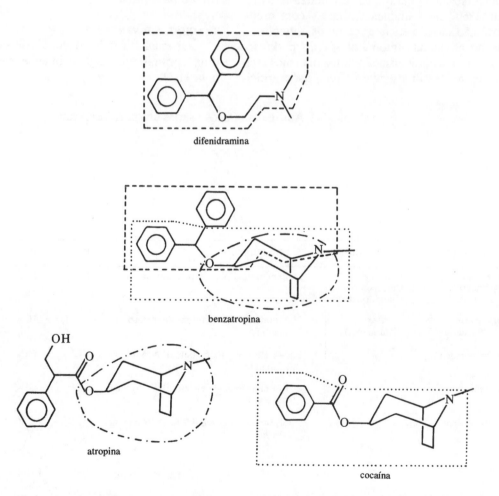

Fig. 11.4 Semelhança estrutural entre benzatropina, atropina, cocaína e difenidramina. A essa semelhança se devem as atividades anticolinérgica, anti-histamínica e anestésica local da benzatropina.

vidades, além de efeito anestésico local conferido pela sua semelhança estrutural com a cocaína (Fig. 11.4).

A benzatropina é usada principalmente como coadjuvante de outros fármacos em pacientes que não respondem propriamente ou que se tenham tornado tolerantes a outros agentes. Devido à sua ação prolongada, é empregada como fármaco de administração noturna. Tem ação cumulativa passível de provocar reações tóxicas.

A benzatropina é preparada pela reação entre difenildiazometano e tropina, seguida de salificação com ácido metanossulfônico.

2. ANTI-HISTAMÍNICOS

Os anti-histamínicos empregados na moléstia de Parkinson estão arrolados na Tabela 11.4. Além destes, usam-se, ocasionalmente, os seguintes: bietanautina e etanautina. Os demais anti-histamínicos, vistos no Cap. 20, são ineficazes na moléstia de Parkinson. Introduzidas a partir de 1960, estas aminas terciárias com efeito central não são tão eficazes como os anticolinérgicos no alívio da sintomatologia do parkinsonismo mas, em compensação, causam menos efeitos atropinóides indesejáveis. Seus usos principais, na forma de cloridratos, são de coadjuvantes da triexifenidila ou de seus congêneres e para o controle instantâneo de reações extrapiramidais graves causadas por agentes neurolépticos.

3. FENOTIAZINAS E ANÁLOGOS

As fenotiazinas empregadas como fármacos antiparkinsonianos possuem ações anticolinérgicas central e periférica e anti-histamínica (Tabela 11.5). São úteis como coadjuvantes da triexifenidila ou de seus congêneres. Provocam diversos efeitos adversos, entre os quais agranulocitose. Doses elevadas em tratamentos longos podem exacerbar sintomas parkinsonianos. Sua administração conjunta com anti-histamínicos não é recomendada. São empregados na forma de cloridratos.

Alguns isósteros dos fenotiazínicos e certos análogos a eles manifestam ação antiparkinsoniana. Entre eles, os seguintes: botiacrina, elantrina e piroeptina.

4. AGENTES DIVERSOS

Os mais utilizados desta classe são: amantadina, caramifeno, fenglutarimida e levodopa (Tabela 11.6).

Tabela 11.4 Anti-histamínicos usados em parkinsonismo

Nome oficial	Nome comercial	Nome químico	R	R'	R''
difenidramina (dimedrol)	Benadryl Dermodan Difenidramina	2-difenilmetoxi-N,N-dimetiletanamina	H	H	CH_3
orfenadrina (orfenadina)	Norflex (em assoc.)	N,N-dimetil-2-[(2-metilfenil)fenilmetoxi]-etanamina	o-CH_3	H	CH_3
clorfenoxamina		2-[1-(4-clorofenil)-1-feniletoxi]-N,N-dimetiletanamina	p-Cl	CH_3	CH_3
clofenetamina		2-[1-(4-clorofenil)-1-feniletoxi]-N,N-dietiletanamina	p-Cl	CH_3	C_2H_5
fenindamina		2,3,4,9-tetraidro-2-metil-9-fenil-1H-indeno-[2,1-c]piridina			

Tabela 11.5 Fenotiazínicos e tioxantênicos usados em parkinsonismo

Nome oficial	Nome comercial	Nome químico	X	R
dietazina		N,N-dietil-$10H$-fenotiazino-10-etanamina	N	$-CH_2N(C_2H_5)_2$
profenamina (etopropazina)		N,N-dietil-α-metil-$10H$-fenotiazino-10--etanamina	N	$-CH(CH_3)N(C_2H_5)_2$
metixeno	Tremaril	1-metil-3-($9H$-tioxanten-9-il-metil)piperidina	CH	(N-metilpiperidina)

Tabela 11.6 Fármacos diversos usados em parkinsonismo

Nome oficial	Nome comercial	Nome químico	Estrutura
caramifeno		éster 2-(dietilamino)etílico do ácido 1-fenil-ciclopentanocarboxílico	
fenglutarimida		3-[2-(dietilamino)etil]-3-fenil-2,6-piperidinodiona	
levodopa	Deadopa Dopalina Larodopa Madopan	3-hidroxi-L-tirosina	
amantadina	Mantidan	1-adamantanamina	
bromocriptina	Parlodel	2-bromo-12'-hidroxi-2'-(1-metiletil)-5'α--(2-metilpropil)ergotaman-3',6',18-triona	Veja Figura 11.5

Os seguintes também apresentam atividade antiparkinsoniana: *(a)* derivados da amantadina: carmantadina, dopamantina, memantina; *(b)* diversos: apomorfina, bromocriptina, diprobutina, lergotrila, lometralina, mazaticol, moxifensina, pareptida, pergolida.

Levodopa

Pó cristalino, branco a esbranquiçado, inodoro, insípido e que, na presença de umidade, é rapidamente oxidado pelo oxigênio atmosférico e escurece. A levodopa está presente em várias espécies da família das leguminosas. No Brasil foi e ainda é extraída das sementes da espécie *Stylozobium aterrimum*, conhecida vulgarmente como "mucuna preta", planta própria da região tropical, pouco exigente e resistente a pragas. Entretanto, hoje em dia prefere-se obtê-la por outros meios, mais econômicos: *(a)* síntese química, a partir ou da 3-(3,4-metilenodioxifenil)-L-alanina ou da L-tirosina; *(b)* fermentação da L-tirosina.

A levodopa é o precursor imediato da dopamina na biossíntese de catecolaminas (Cap. 19). Sua introdução na terapêutica é muito recente e foi induzida pela observação de que as vítimas de parkinsonismo apresentam nível reduzido de dopamina nos gânglios basais e na substância nigra. A levodopa é aparentemente o fármaco de escolha no parkinsonismo idiopático e pós-encefálico. Segundo a Associação Médica Norte-americana, é "o agente mais eficaz atualmente disponível para alívio dos sintomas". Devido ao fato de a levodopa ser inativada pela ação enzimática periférica, há geralmente necessidade de doses elevadas para a obtenção de resultados terapêuticos. Contudo, doses elevadas causam numerosos e incômodos efeitos adversos, especialmente distúrbios gastrintestinais, cardiovasculares e psiquiátricos, além de sintomas neurológicos em quase 100% dos pacientes. Outrossim, após 3 anos de tratamento, a levodopa começa a perder a eficácia para muitos pacientes, além de lhes provocar graves efeitos adversos, tais como: discinesias, alucinações e distúrbios psiquiátricos. Às vezes, a levodopa não exerce nenhum controle sobre os sintomas do parkinsonismo; a essas flutuações das respostas dos pacientes ao tratamento com esta droga se deu o nome de fenômeno "liga-desliga".

Com a finalidade de obter a mesma eficácia com doses menores e prolongar a ação antiparkinsoniana da levodopa, atualmente administra-se levodopa junto com inibidores da dopa-descarboxilase. Estes inibidores são hidrazinas ou hidrazidas estruturalmente relacionadas à levodopa. Dois deles já se encontram no mercado brasileiro: benserazida (em associação com a levodopa recebe o nome de Prolopa) e carbidopa (em associação com a levodopa chama-se Sinemet). Outro fármaco usado em associação com a levodopa é o ácido fusárico. Os inibidores da descarboxilase exercem sua ação em tecidos periféricos inibindo a conversão da levodopa em dopamina, mas sem afetar esta reação bioquímica no sistema nervoso central. Ensaios clínicos demonstraram que a associação de levodopa com inibidores da descarboxilase produz efeito terapêutico mais rápido, mas não maior.

Outro meio de reduzir as doses de levodopa e mesmo assim manter a sua eficácia consiste em administrá-la junto com inibidores da amino oxidase, para impedir a desaminação do fármaco. Um deles é o deprenil. A associação levodopa com deprenil tem dado bons resultados em ensaios clínicos. Via de regra, porém, a levodopa não deve ser administrada simultaneamente com inibidores da MAO, pois essa associação pode gerar crises de hipertensão. O mesmo cuidado deve ser tomado em relação a agentes antipsicóticos e ansiolíticos e alguns fármacos anti-hipertensivos, tais como metildopa e alcalóides da *Rauwolfia*.

Deve-se administrar a levodopa sob estrita vigilância médica. A dose habitual por via oral varia de 300 mg a 1 g, três a sete vezes ao dia, concomitantemente com alimentos, a fim de reduzir a probabilidade de ocorrência de distúrbios gastrintestinais.

Apomorfina

Administrado subcutaneamente, este derivado da morfina é emético seguro e muito eficaz, agindo em 10 a 15 minutos. Ensaios recentes indicam que ela poderá também tornar-se agente útil na moléstia de Parkinson, por sua capacidade de aliviar tremores. Visto que parte de sua estrutura se assemelha à da dopamina, ela age como antagonista competitivo de neurolépticos ao nível de receptores dopaminérgicos (Fig. 11.5).

Cloridrato de amantadina

Pó cristalino branco ou quase branco, de sabor amargo, muito solúvel em água. Sua eficácia é da mesma ordem dos demais agentes antiparkinsonianos, especialmente anticolinérgicos, mas não é tão elevada quanto a da levodopa. A amantadina é também usada como agente pro-

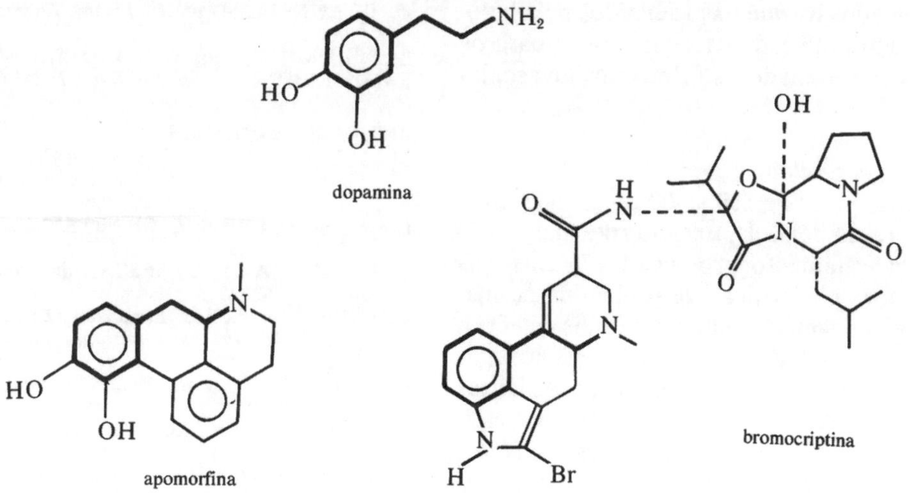

Fig. 11.5 Semelhanças estruturais entre dopamina, apomorfina e bromocriptina.

filático contra a infecção pelo vírus da influenza (veja Cap. 35).

A estrutura da amantadina lembra a do diamante (Fig. 11.6).

Bromocriptina

A bromocriptina é derivada do grupo ergotoxina dos alcalóides do esporão do centeio. Em ensaios clínicos a que vem sendo submetida causa melhora em cerca de 30 a 50% dos pacientes que a tomam, sozinha ou em associação com a levodopa. Julgam os pesquisadores que, na moléstia de Parkinson, ela terá, pelo menos, emprego limitado, sobretudo para aqueles que não respondem bem à levodopa ou não a podem tolerar. A bromocriptina é também inibidora de prolactina, sendo utilizada na galactorréia. Não é, porém, indicada na presença de tumor hipofisário. Entre os efeitos adversos que causa, sobressaem náusea, tontura e distúrbios psiquiátricos, estes

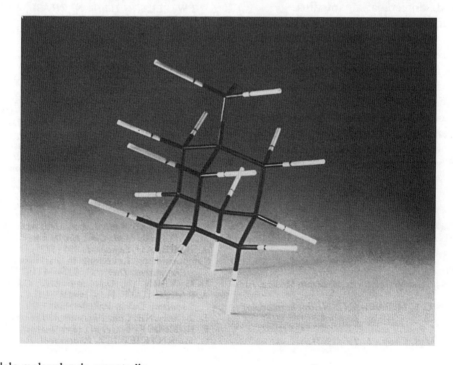

Fig. 11.6 Modelo molecular da amantadina.

mais acentuados do que os produzidos pela levodopa. É contra-indicada para grávidas e para os pacientes que sofrem de distúrbios cardiovasculares.

Mesilato de pergolida

Na dose única de 100 a 400 μg produz inibição da secreção de prolactina durante mais de 24 horas. Em tratamento prolongado (7 dias), as concentrações plasmáticas de prolactina permanecem acentuadamente reduzidas (mais de 80%), que só voltam paulatinamente aos níveis normais vários dias após interromper a medicação. Doses elevadas produzem náusea e vômitos; estes efeitos devem-se às suas propriedades estimulantes do receptor dopaminérgico. Tal como os outros agonistas deste receptor, o mesilato de pergolida é ativo no parkinsonismo, amenorréia, galactorréia e acromegalia.

D. Mecanismo de ação

Os fármacos antiparkinsonianos conhecidos agem por um dos seguintes mecanismos:

1. Aumento da biossíntese da dopamina no cérebro: levodopa;
2. Estímulo direto dos receptores dopaminérgicos centrais D2: apomorfina, bromocriptina, lergotrila, pergolida, piribedil;
3. Estímulo da liberação ou bloqueio da recaptação da dopamina: amantadina;
4. Diminuição do catabolismo da dopamina: inibidores da amino oxidase, como deprenil;
5. Prolongamento da disponibilidade do transmissor: anti-histamínicos, como clofenetamina, clorfenoxamina, difenidramina, fenindamina, orfenadrina;
6. Bloqueio da transmissão muscarínica central da acetilcolina: anticolinérgicos, como benzatropina, biperideno, cicrimina, etibenzatropina, prociclidina, triexifenidila.

REFERÊNCIAS

MIORRELAXANTES
J. K. SAELENS e F. J. VINICK, *Annu. Rep. Med. Chem.*, *13*, 31 (1978).
L. L. CONSTANTIN, *Prog. Biophys. Mol. Biol.*, *29*, 199 (1975).
R. L. KATZ, Ed., *Muscle Relaxants*, Excerpta Medica, Amsterdam, 1975.
N. N. SHARE e C. S. McFARLANE, *Neuropharmacology*, *14*, 675 (1975).
J. MALATRAY, *Prod. Probl. Pharm.*, *23*, 425 (1968).
E. J. PRIBYL, *Med. Chem.*, *6*, 246 (1963).
C. D. LUNSFORD et al., *J. Am. Chem. Soc.*, *82*, 1166 (1960).
E. F. DOMINO, *Ann. N. Y. Acad. Sci.*, *64*, 705 (1956).
F. M. BERGER, *Pharmacol. Rev.*, *1*, 243 (1949).

ANTIPARKINSONIANOS
M. GOLDSTEIN et al., Eds., *Ergot Compounds and Brain Function: Neuroendocrine and Neuropsychiatric Aspects*, Raven, New York, 1980.
L. LEMBERGER e R. E. CRABTREE, *Science*, *205*, 1151 (1979).
G. DI CHIARA e G. L. GESSA, *Adv. Pharmacol. Chemother.*, *15*, 87 (1978).
C. E. FINCH et al., Eds., *Parkinson's Disease-II: Aging and Neuroendocrine Relationships*, Plenum, New York, 1978.
L. I. GOLDBERG et al., *Annu. Rev. Pharmacol. Toxicol.*, *18*, 57 (1978).
P. J. ROBERTS et al., Eds., *Dopamine*, Raven, New York, 1978.
C. A. TAMMINGA et al., *Science*, *200*, 567 (1978).
M.-C. TSAI et al., *Mol. Pharmacol.*, *14*, 787 (1978).
M. M. COHEN e R. T. SCHEIFE, *Am. J. Hosp. Pharm.*, *34*, 531 (1977).
C. J. GROL e H. ROLLEMA, *J. Pharm. Pharmacol.*, *29*, 153 (1977).
P. C. JAIN e N. KUMAR, *Prog. Drug Res.*, *21*, 409 (1977).
F. S. MESSIHA e A. D. KENNY, Eds., *Parkinson's Disease: Neurophysiological, Clinical, and Related Aspects*, Plenum, New York, 1977.
D. PARKES, *Adv. Drug Res.*, *12*, 247 (1977).
H. SHEPPARD, *Annu. Rep. Med. Chem.*, *12*, 172 (1977).
A. LIEBERMAN et al., *Neurology*, *26*, 405 (1976).
R. M. PINDER et al., *Drugs*, *11*, 329 (1976).
G. SELBY, *Drugs*, *11*, 61 (1976).
D. B. CALNE et al., Eds., *Dopaminergic Mechanisms*, Raven, New York, 1975.
S. FAHN e W. P. ISGREE, *Neurology*, *25*, 695 (1975).
L. I. GOLDBERG, *Biochem. Pharmacol.*, *24*, 651 (1975).
M. A. MOSKOWITZ e R. J. WURTMAN, *N. Engl. J. Med.*, *293*, 274, 332 (1975).
E. W. PELTON II e T. N. CHASE, *Adv. Pharmacol. Chemother.*, *13*, 253 (1975).
G. STERN, Ed., *The Clinical Uses of Levodopa*, University Park Press, Baltimore, 1975.
M. D. YAHR, *Ann. Intern. Med.*, *83*, 677 (1975).
A. BARBEAU, *Annu. Rev. Pharmacol.*, *14*, 91 (1974).
J. MARKS, *The Treatment of Parkinsonism with L-Dopa*, American Elsevier, New York, 1974.
D. PARKES, *Adv. Drug Res.*, *8*, 11 (1974).
J. PRESTHUS, *Med. Actual.*, *10*, 315 (1974).
K. R. HUNTER, *Lancet*, *II*, 929 (1973).
H. L. KLAWANS, *The Pharmacology of Extrapyramidal Movement Disorders*, Karger, Basel, 1973.
R. M. PINDER, *Prog. Med. Chem.*, *9*, 191 (1973).
J. R. BIANCHINE et al., *Clin. Pharmacol. Ther.*, *13*, 584 (1972).
B. BOSHES, *Adv. Intern. Med.*, *18*, 219 (1972).
C. MAWDOSLEV et al., *Clin. Pharmacol. Ther.*, *13*, 575 (1972).
R. S. SCHWAB et al., *J. Am. Med. Assoc.*, *222*, 792 (1972).
M. D. YAHR, *Med. Clin. North Am.*, *57*, 1377 (1972).
A. BARBEAU, *Lancet*, *I*, 395 (1971).
Symposium on Levodopa in Parkinson's Disease, *Clin. Pharmacol. Ther.*, *12*, 317-416 (1971).
V. G. VERNIER, *Annu. Rep. Med. Chem.*, *6*, 42 (1971).
A. BARBEAU e F. H. McDOWELL, *Levodopa and Parkinsonism*, Davis, Philadelphia, 1970.
D. B. CALNE, *Clin. Pharmacol. Ther.*, *11*, 789 (1970).
F. H. McDOWELL et al., *Ann. Intern. Med.*, *72*, 29 (1970).
O. HORNYKIEWICZ, *Pharmacol. Rev.*, *18*, 925 (1966).

Estimulantes do Sistema Nervoso Central

I. INTRODUÇÃO

A. Conceito

Os estimulantes do sistema nervoso central (SNC) são fármacos que exercem sua ação através da excitação não-seletiva do sistema nervoso central. Alguns fármacos deste grupo produzem ação intensa, enquanto outros causam efeito fraco. O estímulo do SNC compreende dois mecanismos gerais: bloqueio seletivo da inibição neuronal e excitação neuronal direta. No primeiro mecanismo descreveram-se dois processos: *(a)* bloqueio da inibição pós-sináptica; *(b)* bloqueio da inibição pré-sináptica. A estricnina age pelo primeiro mecanismo. A picrotoxina é exemplo de fármaco que age pelo segundo mecanismo. Estes dois fármacos — estricnina e picrotoxina — embora em uso clínico por muitos anos, são obsoletos; seu emprego atual restringe-se quase exclusivamente a investigações experimentais. Outros estimulantes do SNC não devem sua ação ao bloqueio de processos inibitórios. Os efeitos estimulantes que causam resultam, portanto, do aumento da excitação sináptica.

Até recentemente, era hábito dividir-se os estimulantes do sistema nervoso central em duas classes fundamentais: analépticos *per se* e psicoanalépticos. Hoje em dia, sabe-se mais sobre os psicoanalépticos, razão pela qual estes são estudados entre os fármacos antidepressivos ou agentes ansiolíticos, segundo suas ações clínicas, tal como mencionado no Cap. 10. Quanto aos analépticos, palavra oriunda do grego e que significa restaurativo, são atualmente considerados como sinônimos de *estimulantes gerais,* que não incluem os estimulantes cerebrais ou psíquicos.

B. Empregos

Os estimulantes do sistema nervoso central são usados para diversas finalidades: tratamento de estados depressivos, manutenção de vigília ou vivacidade, restauração da consciência, recuperação de reflexos normais, restauração da respiração ou pressão sanguínea.

C. Efeitos adversos

Os analépticos podem provocar náusea, vômitos, arritmias cardíacas, convulsões e outros efeitos colaterais, se administrados em doses elevadas. Euforia, confusão, agitação e alucinações são algumas das reações psicóticas retardadas.

II. HISTÓRICO

Os estimulantes do sistema nervoso central não são aquisição recente da humanidade. Tampouco foram originados do estímulo muitas vezes desejado pelo homem moderno nesta época de tensões e depressão. Na realidade, desde priscas eras o homem vem utilizando estimulantes cerebrais, sem atinar que estivesse recorrendo a eles. Estes estimulantes eram obtidos, e até hoje o são, de extratos aquosos de partes de algumas plantas contendo cafeína, teofilina (folha divina) e teobromina (alimento divino). Contudo, não faz muito tempo que a investigação científica desvendou este fato. A cafeína foi isolada, pela primeira vez, em 1820, por Range e, a seguir, em 1821, por Pelletier.

Os estimulantes psíquicos do tipo anfetamínico são, contudo, recentes. A anfetamina propriamente dita foi sintetizada, em 1887, por Edeleano, mas sua atividade analéptica foi observada pela primeira vez por Alles, em 1933, tendo o fármaco sido introduzido, como tal, em 1935. Variações estruturais na molécula da anfetamina resultaram no desenvolvimento de diversos novos estimulantes centrais, assim como de compostos com ações farmacológicas diferentes — inclusive efeitos anorexigênicos. Assim, por exemplo, a anfepramona foi sintetizada por Hyde e colaboradores, em 1928, e ensaiada por Brunckow, em 1958; a dexanfetamina foi preparada por Temmler, em 1938, e introduzida na terapêutica em 1944; o metilfenidato foi sintetizado por Panizzon, em 1944, e introduzido na terapêutica em 1956; a fenfluramina foi introduzida por Beregi e colaboradores, em 1963; o femproporex foi sintetizado e ensaiado em laboratórios franceses, em 1965; o mazindol foi sintetizado por Houlihan, em 1969, e ensaiado por Sirtori e colaboradores, em 1971.

Outros estimulantes psíquicos também recentes são os seguintes: derivados do deanol (sintetizado ainda em 1904, por Knorr), preparados e ensaiados na década de 1960; pemolina magnésica, preparada por Lange e colaboradores, em 1962, embora a pemolina já tivesse sido sintetizada por Traube e Ascher, em 1913; meclofenoxato, sintetizado por Rumpf e Thuillier, em 1962, e ensaiado por Petkov, em 1966; e piracetam, sintetizado por Morren, em 1963, e ensaiado por Giurgea e colaboradores, em 1967.

Os estimulantes gerais não são tão antigos quanto os estimulantes cerebrais. Contudo, as sementes de *Strychnos nux-vomica* são conhecidas há muito tempo na Índia, tendo sido introduzidas na Europa no século XVI, como veneno de rato. Seu primeiro emprego clínico data de 1540. Entretanto, passaram-se duzentos anos para que ganhassem popularidade, sendo empregadas não apenas como convulsivantes, mas também como amargos e tônico muscular.

Sementes esmagadas de *Anamirta cocculus*, das quais se extrai a picrotoxina, foram usadas em Malabar e Índias Orientais para a pesca, pois os peixes sobem à superfície após ingeri-las.

Fármacos relativamente novos são o pentetrazol e a niquetamida, sintetizados, respectivamente, em 1924 e 1935. A modificação molecular da niquetamida resultou no etamivan, sintetizado em 1952. O pentetrazol surgiu da triagem de uma série de tetrazóis: uma vez que diversos deles tinham odor canforáceo, e a cânfora era empregada na ocasião como agente analéptico, os tetrazóis foram testados quanto a esta atividade. O pentetrazol mostrou-se o mais potente.

III. CLASSIFICAÇÃO

Uma classificação farmacológica grosseira dos estimulantes distingue três classes: estimulantes centrais, estimulantes respiratórios e estimulantes convulsivantes. Levando-se em consideração seus principais locais de ação, contudo, os estimulantes podem ser mais adequadamente classificados em dois grupos principais: estimulantes gerais e estimulantes psíquicos. Os primeiros raramente são usados; o emprego dos segundos é amplo e crescente.

A. Estimulantes gerais

Também chamados de analépticos, os estimulantes gerais compreendem a maior parte dos estimulantes do sistema nervoso central. Seu uso clínico é atualmente limitado. Ao contrário da opinião aceita anteriormente, eles não manifestam atividade útil como antagonistas específicos de hipnóticos e sedativos. No tratamento de depressão respiratória associada a coma induzido por fármacos, a terapia de apoio (manutenção de troca respiratória adequada e equilíbrio eletrolítico pelo uso de diálise) é atualmente o regime de escolha. Os analépticos são administrados apenas como agentes acessórios.

A intoxicação por narcóticos é agora tratada com antagonistas de narcóticos (nalorfina, levalorfano) e não com estimulantes gerais.

Os analépticos são inúteis em diversas situações, para algumas das quais, anos atrás, eram receitados: intoxicação por dióxido de carbono, envenenamento por monóxido de carbono, anóxia, parada respiratória causada por afogamento, insuficiência pulmonar devida a doenças pulmonárias crônicas e choque elétrico. Segundo a Associação Médica Norte-americana, eles são também "ineficazes no tratamento de parada cardíaca, depressão causada por superdoses de estimulantes do sistema nervoso central e insuficiência pulmonar causada por doenças pulmonares crônicas (por exemplo, enfisema)".

Seu local primário de ação é na medula, onde, em doses terapêuticas, estimulam os centros deprimidos, de forma a restaurar a atividade respiratória e aumentar o tono muscular. Entretanto, doses elevadas provocam o estímulo do mesencéfalo, córtex e/ou medula espinhal. Alguns destes fármacos agem por mecanismo reflexo.

Segundo o local de ação, os estimulantes gerais podem ser divididos em três grupos: estimulantes medulares, estimulantes da corda espinhal e estimulantes reflexos.

1. ESTIMULANTES MEDULARES

Estes fármacos estimulam os centros medulares por atuarem diretamente sobre eles. Uma vez que, em doses elevadas, produzem convulsões, estes analépticos são chamados de estimulantes convulsivantes. Neste grupo inclui-se a bemegrida, já não mais comercializada em diversos países. Outros, como niquetamida, pentetrazol e picrotoxina, que já gozaram de muita popularidade, tiveram seu uso reduzido de forma aguda. Os mais empregados atualmente são etamivan e doxapram, ambos fármacos de desenvolvimento relativamente recente.

De acordo com suas estruturas químicas, os estimulantes medulares podem ser divididos nos seguintes grupos: niquetamida e derivados, tetrazóis e diversos. Os mais usados são os que se

Tabela 12.1 Estimulantes medulares

Nome oficial	Nome comercial	Nome químico	Estrutura
dióxido de carbono		dióxido de carbono	CO_2
niquetamida	Ciclamina Coramina	N,N-dietil-3-piridinocarboxamida	
etamivan		N,N-dietil-4-hidroxi-3-metoxibenzamida	
endomida		$(1R,2S,3S,4S)$-N,N,N',N'-tetraetil-5- -norborneno-2,3-dicarboxamida	
pentetrazol (corazol) (pentilenotetrazol)		6,7,8,9-tetraidro-5H-tetrazol[1,5-a]azepina	
doxapram	Dopram	1-etil-4-(2-morfolinetil)-3,3-difenil-2- -pirrolidinona	
dimeflina	Remeflin	8-[(dimetilamino)metil]-7-metoxi-3- -metil-2-fenil-4H-1-benzopiran-4-ona	
picrotoxina			Veja texto

encontram arrolados na Tabela 12.1. A cânfora e seus derivados — por exemplo, canfocarbonato de amônio, cansilato de cálcio, cansilato de piperazina, cansilato de sódio — gozaram de grande popularidade no passado, como estimulantes centrais. Atualmente, seu uso para tal finalidade é considerado impróprio. Não obstante, eles são corretamente utilizados como anti-sépticos suaves, analgésicos e antipruriginosos.

a. Niquetamida e derivados

Dos membros deste grupo, todos caracterizados pela presença de dietilamida ou grupamento similar, os mais usados são a niquetamida e o etamivan.

Outros, todavia, manifestam atividade análoga: anacardiol, canfotamida, clorometilato de niquetamida, cotinina, dimorfolamina, endomida, ftaletamida, metamivan, pretcamida (Micoren, associação de crotetamida e cropropamida).

Niquetamida

Líquido ligeiramente viscoso ou sólido cristalino, pois sua faixa de fusão é 22-24°C, miscível com água, éter, clorofórmio e etanol. Já foi muito popular como estimulante respiratório e cardíaco, mas atualmente este derivado piridínico é considerado pela Associação Médica Norte-americana como de nenhum valor no coma induzido por fármacos e pode ser perigoso, pois é estreita a margem entre a dose analéptica e a dose convulsivante. Daí ser desaconselhável o seu emprego.

Etamivan

Pó cristalino incolor, de baixa solubilidade em água. Seu emprego é desaconselhável, pelas mesmas razões salientadas no caso da niquetamida.

Cloridrato de doxapram

Pó cristalino branco, pouco solúvel em água. Usado para neutralizar a depressão respiratória e para apressar o despertar durante o período de recuperação pós-operatório. Segundo a AMA, todavia, tal uso não é nem recomendável nem lógico. Melhores resultados podem ser obtidos proporcionando ventilação adequada ao paciente.

b. Tetrazóis

Embora o tetrazol seja farmacologicamente inativo, a alquilação nas posições 1 ou 5 dá origem a compostos convulsivantes e analépticos. Dentre estes, o clinicamente empregado é o pentetrazol.

Pentetrazol

Apresenta-se na forma de cristais brancos, inodoros e hidrossolúveis, que devem ser conservados em recipientes opacos. Anos atrás, era amplamente empregado no tratamento de apnéia e coma fármaco-induzido, psicoses e senilidade. Atualmente, seu emprego como analéptico é desaconselhável; como antipsicótico, é obsoleto; e, como geriátrico, não recomendado. Ainda tem emprego, porém, em triagem de novos anticonvulsivantes potenciais.

c. Compostos diversos

Este grupo consiste de fármacos de estruturas diversas. Além daqueles relacionados na Tabela 12.1 há vários outros, tais como os seguintes: almitrina, amifenazol, bemegrida, canfazolina, clomipramina, dietadiona, esparteína, exinamina, flurotil, homocanfina, pimadina, tacrina.

Dióxido de carbono

Devido ao seu papel de estimulante natural do centro respiratório, este gás é usado no final da anestesia geral em pacientes que requeiram hiperventilação mecânica em cirurgias de coração aberto. É ineficaz se o centro respiratório estiver deprimido. Além disso, quando as concentrações inaladas atingem 10%, o estímulo inicial pode ser seguido de depressão respiratória.

Picrotoxina

Trata-se do princípio ativo extraído da semente de *Anamirta cocculus* ou *Cocculus indicus*. Por estímulo do centro respiratório, exerce ação respiratória muito intensa e de duração prolongada. Atualmente, é considerada obsoleta e seu uso é desaconselhável, por ser ineficaz no aceleramento do despertar, além de poder provocar convulsões intensas. A picrotoxina é um composto de adição molecular de duas substâncias, picrotoxinina e picrotina; somente a primeira é ativa (Fig. 12.1).

2. ESTIMULANTES DA MEDULA ESPINHAL

O único de interesse é a estricnina (Fig. 12.1). Este alcalóide, extraído de sementes de *Strychnos nux-vomica*, foi isolado pela primeira vez pelos farmacêuticos franceses Pelletier e Caventou, em 1818, e sua estrutura, proposta por Robinson, em 1947, foi confirmada pela síntese total por Woodward e colaboradores, em 1954. Por algum tempo após a introdução da estricnina na terapêutica como amargo ou "tônico muscular" por Strecker, em 1861, ela gozou de popularidade, mas atual-

picrotoxinina   picrotina   estricnina

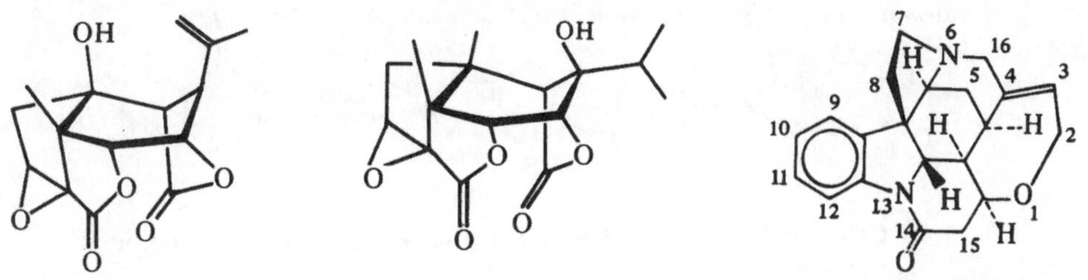

Fig. 12.1 Estruturas da picrotoxinina, picrotina e estricnina.

mente não há justificativa racional para seu emprego na medicina, salvo como rodenticida. Entretanto, ela é amplamente empregada como instrumento experimental em estudos farmacológicos e fisiológicos do sistema nervoso central, por possuir intensa capacidade convulsivante, produzindo o estímulo de todas as partes do SNC. O envenenamento acidental com estricnina é tratado com preventivos de convulsões e apoio da respiração; o fármaco de escolha é barbitúrico de ação curta.

O estricnaminóxido, derivado da estricnina, é tido como menos tóxico e de efeito mais prolongado que o composto matriz. A equinopsina, recém-isolada, tem propriedades semelhantes às da estricnina.

3. ESTIMULANTES REFLEXOS

Estes fármacos produzem estímulo dos centros medulares por mecanismo reflexo. Agem em diversos sítios periféricos, incluindo o sino carotídeo, e os impulsos assim gerados estimulam de modo reflexo os centros medulares. Os fármacos deste grupo — tais como lobelina e cianeto — são raramente empregados e a maioria deles é considerada obsoleta ou perigosa. Entretanto, sob os nomes comerciais de Lobelina, Nicosan e Nicotiless Pastilhas, a lobelina é usada para combater o tabagismo.

O espírito aromático de amônia é o único preparado oficial deste grupo. A dose habitual é de 2 ml diluídos em água. A irritação do nariz e garganta dá origem ao estímulo reflexo. Outros fármacos deste grupo são: canfocarbonato de amônio, carbonato de amônio, cloreto de amônio, formiato de tetramônio.

B. Estimulantes psíquicos

Também chamados de *estimulantes cerebrais* e *energizantes psíquicos*, esta classe inclui os derivados xantínicos, derivados fenalquilamínicos, derivados oxazolônicos, sais e ésteres do deanol e fármacos diversos. Entretanto, alguns autores também incluem nesta classe os fármacos antidepressivos, tais como os compostos tricíclicos e os inibidores da monoamino oxidase, já estudados no Cap. 10.

No passado, os estimulantes psíquicos eram administrados para superar os efeitos da "ressaca" que aflige os pacientes durante o despertar pós-coma fármaco-induzido. "Todavia, sua administração para esta finalidade não é nem aconselhável nem lógica", adverte a Associação Médica Norte-americana. Não obstante, eles são úteis para elevar ou melhorar a disposição mental.

1. DERIVADOS XANTÍNICOS

Os derivados xantínicos usados como estimulantes cerebrais recebem também o nome de *estimulantes psicomotores*. Eles estimulam o córtex cerebral e os centros medulares, além de outras porções do SNC.

As metilxantinas mais empregadas na medicina são: cafeína, teofilina e teobromina. Em doses pequenas, elas são consumidas principalmente na forma de infusões de café, chá, cola, erva-mate, guaraná e cacau, com o intuito de aumentar a vivacidade mental e vigília, reduzir a fadiga e produzir diurese. Doses excessivas, contudo, causam insônia e agitação a algumas pessoas. Doses maiores de cafeína e de seus sais já chegaram a ser usadas como estimulantes do centro respiratório, mas atualmente não se recomenda o seu emprego para tal finalidade. A aminofilina é utilizada como dilatador coronariano e antiasmático.

Os derivados xantínicos são impropriamente chamados de alcalóides, por alguns autores. Pela definição de Elderfield, contudo, alcalóides são substâncias nitrogenadas de caráter *básico*. A teofilina e a teobromina, embora nitrogenadas, não têm caráter básico, mas sim *ácido*. Portanto,

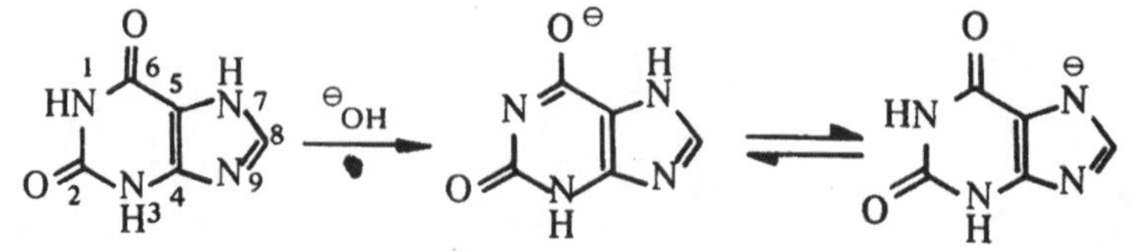

Fig. 12.2 Estruturas das xantinas metiladas.

1,3,7-CH_3 = cafeína   1,3-CH_3 = teofilina   3,7-CH_3 = teobromina

na realidade são ácidos e não alcalóides. A cafeína forma sais ácidos, mas somente em pH extremamente baixo.

Na Fig. 12.2 estão representadas a estrutura da xantina matriz, duas de suas estruturas aniônicas e as estruturas da cafeína, teofilina e teobromina.

Das três metilxantinas, a cafeína é o estimulante cerebral mais potente; a teofilina é a segunda em intensidade, enquanto a teobromina se mostra quase isenta de ação estimulante. A teofilina produz mais diurese que a teobromina e, esta última, mais que a cafeína.

As xantinas mais usadas como estimulantes psíquicos estão relacionadas na Tabela 12.2.

Tabela 12.2 Derivados xantínicos

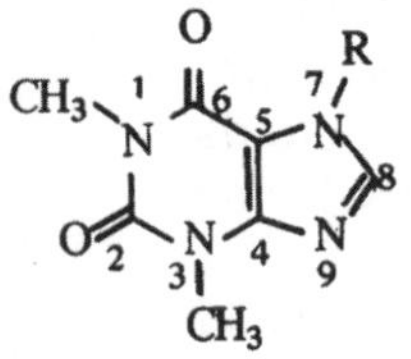

Nome oficial	Nome comercial	Nome químico	R
cafeína		3,7-diidro-1,3,7-trimetil-1H-purino-2,6--diona	$-CH_3$
teofilina	Teofilina	3,7-diidro-1,3-dimetil-1H-purino-2,6-diona	$-H$
aminofilina (eufilina) (teofilamina) (teofilina e etilenodiamina)	Aminofilina Asmo-Tend Euphyllin Norofilina	composto de 1,2-etanodiamina com 3,7-diidro-1,3-dimetil-1H-purino-2,6-diona (2:1)	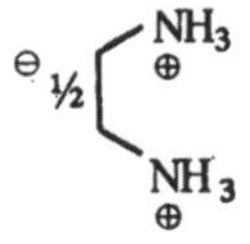 $\frac{1}{2}$ $\overset{\oplus}{N}H_3$—$\overset{\oplus}{N}H_3$
teofilinato de colina (oxtrifilina)		colinato de teofilina	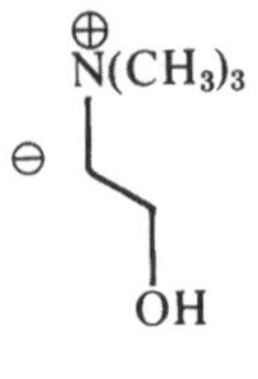 $\overset{\oplus}{N}(CH_3)_3$—OH
dimetazano		7-(2-dimetilaminoetil)teofilina	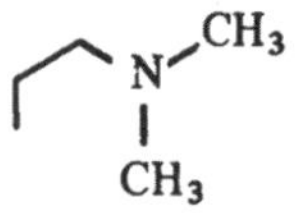 $-N(CH_3)_2$ etil
diprofilina (difilina) (glifilina)		7-(2,3-diidroxipropil)-3,7-diidro-1,3-dimetil--1H-purino-2,6-diona	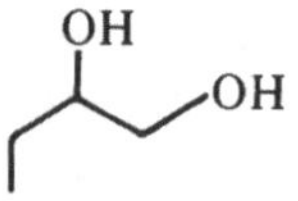 CH(OH)CH₂OH etil
fenetilina		3,7-diidro-1,3-dimetil-7-[2-[(1-metil-2-feniletil)amino]etil]-1H-purino-2,6-diona	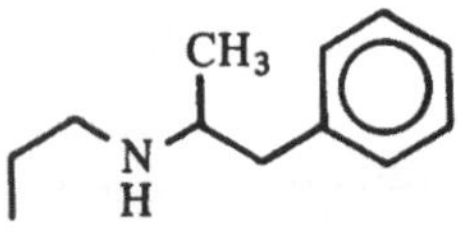 etil-NH-CH(CH₃)-CH₂-C₆H₅

Também têm interesse as seguintes: bamifilina, cafedrina, etamifilina, naftalenacetato de sódio e cafeína, piridofilina, proxifilina, teodrenalina; estas, em sua maioria, são miorrelaxantes suaves. As xantinas empregadas como diuréticos serão estudadas no Cap. 24. As xantinas podem ser administradas por injeção ou por via oral; neste último caso, usa-se infusão de café.

Por ser uma purina integralmente metilada, a cafeína pode afetar o DNA. Não tem, todavia, a capacidade de se incorporar a ele, pois seu grupo metílico na posição 7 evita que se forme uma ligação estável com a desoxirribose na posição 9. Entretanto, ela pode interferir com o código genético de várias formas: *(a)* alteração das relações normais de bases no sistema precursor do DNA; *(b)* intercalação entre bases pareadas do DNA; *(c)* prevenção do reparo de fitas de DNA danificadas por radiação ou outros meios. Estes mecanismos, e também a inibição da DNA-polimerase pela cafeína, têm sido invocados para explicar os efeitos mutagênicos e teratogênicos atribuídos a esta trimetilxantina. Contudo, durante séculos o homem vem tomando café, chá, mate, cola, guaraná e cacau, além de outras bebidas que contêm de 1 a 4% de cafeína, sem que tenham ocorrido danos aparentes.

Cafeína

Pó branco, ou cristais brancos, aciculares e brilhantes. É pouco solúvel em água. Pode ser extraída da *Coffea arabica* ou preparada por metilação da teobromina ou da teofilina. É usada como estimulante tanto psíquico quanto muscular. Muitas vezes, combina-se a cafeína a analgésicos, especialmente ácido acetilsalicílico, fenacetina, aminofenazona e acetanilida. A dose habitual é de 60 a 200 mg. Doses maiores provocam insônia, excitação, agitação, taquicardia, diurese e outros efeitos colaterais. A cafeína também é empregada em combinação com benzoato de sódio e como cafeína citratada. Com os ácidos benzóico e cítrico, a cafeína não forma sais, mas complexos de transferência de carga, situação na qual age como aceptora de elétrons.

Os preparados não-oficiais são muitos. Exemplos: acetiltriptofanato de cafeína, usado na França; cafeína + ácido nicotínico (Cosaldon), indicado principalmente como vasodilatador, no tratamento de esclerose cerebral.

Cloridrato de fenetilina

Pó cristalino branco, que se apresenta em duas formas cristalinas; na terapia, é empregado como mistura racêmica. A fenetilina, antigamente chamada anfetilina, resultou do planejamento racional baseado na hibridação ou associação molecular de grupamentos mistos, ambos com atividade de estímulo psíquico: teofilina e anfetamina. Ela estimula o hipocampo, o hipotálamo e a formação reticular. É sintetizada pela condensação de 7-(1-cloroetil)teofilina com anfetamina.

2. DERIVADOS FENALQUILAMÍNICOS

Esta classe compreende anfetaminas simpatomiméticas e fármacos relacionados. Todavia, ao contrário do que ocorre com as catecolaminas, estas atravessam facilmente a barreira hematoencefálica, explicando-se assim seus efeitos centrais. Estimulam o eixo cérebro-espinhal normal, diminuem o grau de depressão central causada por diversos fármacos e estimulam os centros respiratórios medulares. Portanto, estas substâncias não são apenas potentes estimulantes do SNC, mas também exercem atividades cardiovasculares, hipotérmicas e anorexigênicas. Estas substâncias são úteis no tratamento de depressão suave, de narcolepsia e de crianças com distúrbios hipercinéticos. Também são amplamente utilizadas no controle da obesidade, problema para, pelo menos, 30% da população adulta dos Estados Unidos. Infelizmente, estes fármacos manifestam a tendência de causar dependência psíquica. Seu emprego no combate à fadiga não se justifica. As fenetilaminas, por aumentarem a pressão sanguínea, são potencialmente perigosas para pacientes com problemas cardiovasculares. Contudo, o principal efeito adverso é o desenvolvimento de psicose paranóica, às vezes com uma única dose.

Os mais usados entre os derivados fenalquilamínicos como estimulantes centrais e anorexígenos estão arrolados na Tabela 12.3. Todos estes fármacos apresentam, em comum, o esqueleto da β-fenetilamina com um grupo α-metílico, Φ—C—C(C)—N, essencial à maioria de suas atividades bioquímicas e farmacológicas. Assim, um grupo α-metílico é muito importante porque evita a oxidação do grupo amino pela MAO e auxilia nos mecanismos de transporte do fármaco. Outrossim, a posição correta para o grupo metílico da cadeia lateral é em α: a transferência deste grupo para a posição β resulta em composto isento de todas as atividades estimulantes e anorexigênicas.

Os derivados fenalquilamínicos são geralmente comercializados na forma de sais: cloridrato, fosfato, sulfato, tanato, tartarato. Por

Tabela 12.3 Anfetaminas e fármacos relacionados

Nome oficial	Nome comercial	Nome químico	Estrutura
anfetamina (fenamina)		(±)-α-metilbenzenetanamina	
dexanfetamina (dextroanfetamina)		(S)-α-metilbenzenetanamina	
fenilpropanolamina (norefedrina)		α-(1-aminoetil)benzenometanol	
metanfetamina (metilanfetamina)		(S)-N,α-dimetilbenzenetanamina	
metilfenidato	Ritalina	éster metílico do ácido α-fenil-2-piperidinacético	
mefenorex	Pondinol	N-(3-cloropropil)-α-metilfenetilamina	
femproporex	Dandi Desobesi-M Dietacaps Esbeltrat Fastinan Fenorex Linopen Lipenan Lipese Lipoflex Lipogen Lipomax Lipostil Lipovita Moderafon Moderan Negatan Nilipoid Norexon Obesonon Pesex Proporex Redulip Regimen Sanimger	(±)-3-[(α-metilfenetil)amino]propionitrila	
benzofetamina		N,α-dimetil-N-(fenilmetil)benzenetanamina	

Tabela 12.3 (cont.) Anfetaminas e fármacos relacionados

Nome oficial	Nome comercial	Nome químico	Estrutura
fentermina	Linix	α,α-dimetilbenzenetanamina	
clorfentermina		4-cloro-α,α-dimetilbenzenetanamina	
clortermina		2-cloro-α,α-dimetilbenzenetanamina	
fenfluramina	Minifage	N-etil-α-metil-3-(trifluormetil)benzenetanamina	
fenmetrazina (dexfenmetrazina) (fenmetralina) (oxazimedrina)		3-metil-2-fenilmorfolina	
fendimetrazina		3,4-dimetil-2-fenilmorfolina	
anfepramona (dietilpropiona)	Fatinil a.p. Regim Temiran Temiran Dospan	2-(dietilamino)-1-fenil-1-propanona	
pipradrol (pipradol)		α,α-difenil-2-piperidinometanol	
mazindol	Dasten Sanorex	5-(4-clorofenil)-2,5-diidro-3H-imidazo--[2,1-a]isoindol-5-ol	

exemplo, a dexanfetamina encontra-se disponível na forma de cloridrato, fosfato, sulfato e tanato; a fentermina, como cloridrato e resinato.

Como estimulantes psíquicos empregam-se as seguintes anfetaminas: anfetamina, dexanfetamina, metanfetamina e metilfenidato. Diversos outros compostos anfetaminóides com atividade cérebro-estimulante estão no mercado ou no estágio de investigação: anfetaminila, cipenamina, fencanfamina (hibridação de cafeína com metanfetamina), fenmetramida, levanfetamina, levofacetoperano, pirovalerona, prolintano, roliciprina, sidnocarbo, sidnofeno, zilofuramina.

Como anorexigênicos, empregam-se as seguintes: aminorex, anfecloral, anfepramona, anfetamina, benzofetamina, clobenzorex, clominorex, clorfentermina, clortermina, dexanfetamina, difemetorex, dimetanfetamina, etilanfetamina, femproporex, fendimetrazina, fenfluramina, fenisorex, fenmetrazina, fentermina, fludorex, fluminorex, flutiorex, levanfetamina, levofacetoperano, mefenorex, metanfepramona, metanfetamina, picilorex, propilexedrina. Outras anfetaminas foram recentemente introduzidas na terapêutica ou se encontram em estágio experimental como anorexígenos: anfepentorex, cicloexilisopropilamina, claforex, difemetoxidina, flucetorex, furfenorex, glicinato de fenfluramina, indanorex, norfenfluramina, pentorex, trifluorex. Também são anorexígenos os seguintes fármacos não-adrenomiméticos: carnitina, cloreto de bicarnitina, doxepina, fembutrazato, mazindol, setazindol, valproato sódico e verapamil.

São comercializadas diversas associações contendo anorexígenos com sedativos, anorexígenos com sedativos e/ou agentes de desenvolvimento corpóreo e vitaminas, anorexígenos com preparados de tireóide e sedativos e associações de diversos anorexigênicos.

Há que lembrar que o regime correto de emagrecimento consiste em diminuir a ingestão de calorias a cerca de 800 a 1.600 por dia, realizar exercícios físicos adequados, abster-se de álcool ou reduzir substancialmente o seu consumo e obter apoio psicológico dos parentes e amigos para persistir no objetivo proposto. Os anorexígenos servem apenas como adjuvantes para os que não têm a necessária força de vontade para seguir o regime alimentar exigido; todavia, só podem ser usados por período curto, de 4 a 6 semanas, para evitar a dependência psíquica ou física e outros efeitos indesejáveis.

Vários outros tipos de drogas — não-anorexigênicas — geralmente em associação, são comercializados para o tratamento de obesidade: antiespasmódicos, espessantes, diuréticos, laxantes, hormônios tireóideos, digitálicos e gonadotrofina coriônica. Estes medicamentos ou adjuvantes farmacotécnicos têm os seus empregos adequados para os fins a que se destinam, mas não devem ser utilizados em regimes de emagrecimento, por diversas causas; ineficácia, efeito transitório, reações adversas, riscos compreendidos. Por exemplo, os antiespasmódicos são completamente ineficazes no combate à gordura; os espessantes exercem efeito apenas transitório; os diuréticos somente provocam a perda de líquido e não da gordura; os laxantes, embora façam o paciente perder água e nutrientes, podem habituar os intestinos a funcionar somente com o seu emprego; os hormônios tireóideos provocam redução de peso apenas temporariamente — uma vez suspenso, este tratamento poderá causar hipotireoidismo, com conseqüente aumento de peso; a anorexia produzida pelos digitálicos é realmente sintoma de intoxicação; quanto à gonadotrofina coriônica, não foi comprovada a sua eficácia na redução de peso.

Anfetamina

Esta mistura racêmica apresenta-se como líquido incolor, com odor fraco característico e sabor acre. Uma vez que os sólidos são mais fáceis de manipular, são empregados os seus sais, como fosfato e sulfato. A anfetamina tem efeito mais acentuado sobre o sistema cardiovascular e menos intenso sobre o SNC do que o isômero (+), a dexanfetamina. Por este motivo, a anfetamina não é recomendada como anorexigênico.

Dexanfetamina

Este isômero (+) da anfetamina tem atividade psicoestimulante mais intensa do que a mistura racêmica. Dentre os anfetamínicos, é o anorexígeno mais eficaz, desde que sua administração seja coadjuvada com um programa de restrição calórica durante e após a terapia. Contudo, pode provocar dependência psíquica, além de outros efeitos colaterais. É contra-indicada para pacientes sob tratamento com inibidores da MAO. A dose habitual é de 2,5 a 10 mg, três vezes ao dia, pelo menos uma hora antes das refeições.

Cloridrato de anfepramona

Pó cristalino branco, solúvel em água. Sua ação supressora de apetite é comparável à da dexanfetamina e de outros agentes anorexígenos. É desaconselhável seu emprego por pacientes com doença cardiovascular grave. Produz menor incidência de nervosismo, euforia, excitabilidade e insônia que os anfetamínicos. O uso prolongado pode causar dependência psíquica e, embora raramente, física. A dose é de 25 mg três vezes por dia, uma hora antes das refeições.

Cloridrato de femproporex

Pó branco ou levemente amarelado, de sabor amargo e ácido, muito solúvel em água. É, provavelmente, o anorexígeno mais consumido no Brasil, embora não seja comercializado em muitos países.

Cloridrato de fenfluramina

Pó cristalino branco, solúvel em água. Ao contrário dos outros anorexígenos, que são estimulantes, a fenfluramina atua como depressor do sistema nervoso central. É realmente eficaz em reduzir o apetite e o peso corporal em pacientes obesos. Não deve ser tomada junto com inibidores da MAO, pois pode provocar crise hipertensiva. A dose inicial é de 20 mg três vezes por dia, uma hora antes das refeições.

Cloridrato de metilfenidato

Pó microcristalino branco, muito solúvel em água. O metilfenidato assemelha-se estruturalmente à anfetamina; tem parte de cadeia lateral desta última, formando anel piperidínico; pode ser considerado, portanto, isóstero modificado da anfetamina. É estimulante cortical suave, similar à anfetamina e mais potente que a cafeína. É empregado como coadjuvante no tratamento de crianças hipercinéticas e de narcolepsia. Pode potenciar a ação de fenitoína, fenobarbital, primidona, fenilbutazona, antidepressivos tricíclicos e anticoagulantes cumarínicos.

Mazindol

Ocorre em duas formas tautômeras. Embora não tenha a estrutura das anfetaminas, sua atividade farmacológica assemelha-se à destes anorexígenos. Por seu efeito depressor do apetite é utilizado, durante 4 a 6 semanas, em regimes de emagrecimento, como adjuvante à restrição calórica, exercício físico adequado e apoio psicológico.

Tabela 12.4 Derivados oxazolônicos

Nome oficial	Nome comercial	Nome químico	Estrutura
pemolina		2-imino-5-fenil-4-oxazolidinona	
pemolina magnésica	Geriazine (em assoc.)	[2-imino-5-fenil-4-oxazolidinonato(2-)]-diaquomagnésio	
tozalinona		2-(dimetilamino)-5-fenil-4(5*H*)-oxazolona	
fenozolona	Ordinator	2-(etilamino)-5-fenil-2-oxazolin-4-ona	

3. DERIVADOS OXAZOLÔNICOS

Assemelham-se estruturalmente à anfetamina e podem ser considerados isósteros altamente substituídos desta. Os de maior interesse estão arrolados na Tabela 12.4.

Pemolina magnésica

Substância amorfa, monoidratada, quase insolúvel em água, estável a álcalis, ar quente e luz. É mistura equimolecular de pemolina e hidróxido de magnésio. É indicada, pelos fabricantes, para combater a depressão e a fadiga, bem como para facilitar a memória e o aprendizado. Experiências recentes, todavia, não comprovaram que ela produza tais efeitos. Entretanto, melhora as condições das crianças hipercinéticas.

Tabela 12.5 Sais e ésteres do deanol

Nome oficial	Nome comercial	Nome químico	R
aceglumato de deanol	Dardanin	composto de ácido *N*-acetil-L-glutâmico com 2-(dietilamino)etanol (1:1)	
acetabenzoato de deanol		composto de ácido 4-(acetilamino)benzóico com 2-(dimetilamino)etanol (1:1)	
namoxirato		composto de ácido α-etil-[1,1'-bifenil]-4--acético com 2-(dimetilamino)etanol (1:1)	
fosfato de demanila	Panclar	fosfato diidrogenado de 2-(dimetilamino)-etanol	
ciprodenato		cicloexanopropionato de 2-(dimetilamino)etila	
pirisuccideanol		3-[(2-dimetilamino)etilsuccinato] de piridoxol	
meclofenoxato (centrofenoxina)	Lucidril	éster 2-(dimetilamino)etílico do ácido (4-clorofenoxi)acético	

4. SAIS E ÉSTERES DO DEANOL

Deanol é o nome oficial do dimetilaminoetanol. Vários de seus sais e ésteres são comercializados como restauradores da atividade cerebral e adjuvantes da memória, por se julgar, por sua estrutura, que sejam precursores da acetilcolina cerebral. Entre eles, temos: *(a)* sais: aceglumato, acetabenzoato, canfocarbonato, dibenzilfosfinito, dipropilacetato, hemissuccinato, pantotenato, piroglutamato, tartarato, xenirato; *(b)* ésteres: ciprodenato, fosfato de demanila, meclofenoxato, pirisuccideanol. Os principais estão alistados na Tabela 12.5. Um bem recente é a iodetenamina.

Acetabenzoato de deanol

Recomendado pelos fabricantes como útil nos estados de astenia psíquica, dificuldade de aprendizado, distúrbios de comportamento em crianças e manifestações discinéticas ou hipercinéticas pois, segundo eles, aumentaria a capacidade de aprendizado e de concentração e atenuaria a hiperexcitabilidade emotiva. Entretanto, sua eficácia como antidepressivo ou no tratamento de crianças com problemas de comportamento e aprendizado não foi comprovada de forma conclusiva. É contra-indicado aos pacientes epilépticos e produz, como efeitos adversos, cefaléia, tensão muscular, insônia e constipação leve.

Aceglumato de deanol

Indicado, pelo fabricante, para "estafa mental, diminuição da memória, da capacidade de concentração e da atividade intelectual; seqüelas de ordem psíquica, intelectual, motora e arterioscleróticas; após insultos vasculares ou traumatismos cerebrais. Síndromes depressivas, confusão mental, amnésia (sob controle médico neuropsiquiátrico). Perturbações da audição de origem nervosa. Incontinência dos esfíncteres em pacientes idosos. *Em pediatria:* baixo rendimento escolar. Problemas de comportamento no lar, na escola e na sociedade. Coordenação motora deficiente". Todavia, por se tratar de sal do deanol, aplicam-se-lhe as observações e as contra-indicações referentes ao acetabenzoato de deanol.

Fosfato de demanila

Considerado, pelo fabricante, como "restaurador fisiológico da atividade cerebral" e indicado, para crianças, adultos e idosos, "nas astenias psicossomáticas; na síndrome de fadiga; distúrbios do comportamento; apatia e tendência depressiva em pacientes com síndrome parkinsoniana". Entretanto, sendo éster do deanol, valem para ele as ponderações tecidas a respeito do acetabenzoato de deanol.

Cloridrato de meclofenoxato

Pó cristalino branco, muito solúvel em água e que se hidrolisa rapidamente neste meio. É agente geriátrico usado no tratamento de tensão, ansiedade, sintomas depressivos, envenenamento provocado por drogas neurotrópicas, incluindo o álcool, certas nevralgias e discinesia hipofisária. Seus efeitos calmantes se devem à sua ação em parte como simpatomimético e em parte sobre o hipotálamo. Parece que sua atividade resulta não da molécula íntegra, mas dos seus produtos de hidrólise, especialmente o ácido *p*-clorofenoxiacético.

5. ESTIMULANTES CEREBRAIS DIVERSOS

Nesta classe distinguem-se os seguintes grupos: *(a)* derivados do dietilaminoetanol: clofexamida, mefexamida, nicametato, ribaminol; *(b)* derivados do ácido carbâmico: enciprato, flubanilato; *(c)* derivados de aminoácidos: aceglutamida, acetilasparaginato de arginina, broglumato de magnésio, levoglutamida, piroglutamato de arginina, serinfosfato; *(d)* compostos bicíclicos: ácido anfonélico, etriptamina, indrilina, tiazesima; *(e)* compostos policíclicos: galantamina, iprindol; *(f)* derivados do cicloexano: ganfexina, hexaciclonato sódico; *(g)* compostos difenil-heterocíclicos: dexoxadrol, difluanina, dioxadrol, levoxadrol; *(h)* compostos heterocíclicos: ampizina, azabon; *(i)* compostos pirrolidinônicos: dupracetam, etiracetam, imuracetam, oxiracetam, piracetam; *(j)* polipeptídios: desacetilescotofobina, escotofobina; *(k)* diversos: dimoxamina, fosfato de monoetanolamina, hopantenato cálcico.

Os mais empregados estão arrolados na Tabela 12.6.

Piracetam

Foi denominado, pelos fabricantes, com o desnecessário, injustificável e imerecido neologismo *nootrópico* (do grego νόος = mente, e τρόπος = desvio), isto é, dotado de afinidade pela atividade mental superior e capaz de influenciá-la, mediante o aumento do potencial energético celular, favorecendo a síntese de ATP. Daí ser indicado, pelos fabricantes, nos casos de diminuição intelectual global, nos distúrbios da vigilância, consciência, aprendizagem (memorização, atenção), integração e pensamento e nas

Tabela 12.6 Estimulantes centrais diversos

Nome oficial	Nome comercial	Nome químico	Estrutura
piracetam	Ceretram Cintilan Noocebril Noocefal Nootron Nootropil	2-oxo-1-pirrolidinacetamida	
etiracetam		(±)-α-etil-2-oxo-1-pirrolidinacetamida	
piritinol (piritioxina)	Encefabol	3,3'-(ditiodimetileno)bis[5-hidroxi-6-metil--4-piridinometanol]	

seqüelas psicoafetivas de afecções neurológicas. Entretanto, experiências clínicas controladas indicaram que a melhoria por ele produzida nos casos citados é apenas mínima. O piracetam, todavia, é estimulante cerebral, além de ser útil no tratamento de alcoolismo crônico. É também utilizado como antiemético e antivertigem.

IV. MECANISMO DE AÇÃO

O modo de ação da maioria dos fármacos estudados neste capítulo é desconhecido. Entretanto, as provas já disponíveis permitem propor possíveis mecanismos para alguns deles.

A. Estimulantes gerais

Devido às suas estruturas químicas diversas, estes fármacos têm diferentes modos de ação, todos relativamente pouco esclarecidos. Por exemplo, não se sabe o mecanismo de ação da niquetamida e derivados. Quanto ao pentetrazol, sua ação resulta do estímulo de neurônios excitatórios e inibitórios. A picrotoxina, por sua vez, bloqueia a inibição pré-sináptica, que é antagonizada pelo ácido γ-aminobutírico. Finalmente, a estricnina age por interferir com processos inibitórios centrais, ou seja, por bloquear seletivamente a inibição pós-sináptica, quiçá mediada pela glicina.

B. Estimulantes centrais

As metilxantinas, em especial a teofilina, deveriam sua ação à inibição competitiva da fosfodiesterase de nucleotídios cíclicos, enzima que catalisa a conversão do 3',5'-adenosinamonofosfato cíclico (3',5'-AMP cíclico) a 5'-adenosinamonofosfato (5'-AMP), tal como indica a Fig. 22.9. Em resultado, a concentração de 3',5'-AMP cíclico é aumentada em muitos tecidos. O mesmo efeito é produzido por catecolaminas, mas por mecanismo diferente: estímulo da adenilciclase, no sentido da conversão de ATP em 3',5'-AMP cíclico. Este desempenha papel crítico na promoção da glicogenólise. Em conseqüência, o aumento de concentração de 3',5'-AMP cíclico pode provocar o estímulo psíquico observado na administração de metilxantinas, aumentando a disponibilidade de glicose para o cérebro.

No entanto, à luz dos conhecimentos atuais, parece que as metilxantinas exercem sua ação mediante bloqueio do receptor da adenosina, que desempenha grande número de funções fisiológicas.

Quanto às anfetaminas e fármacos simpato-

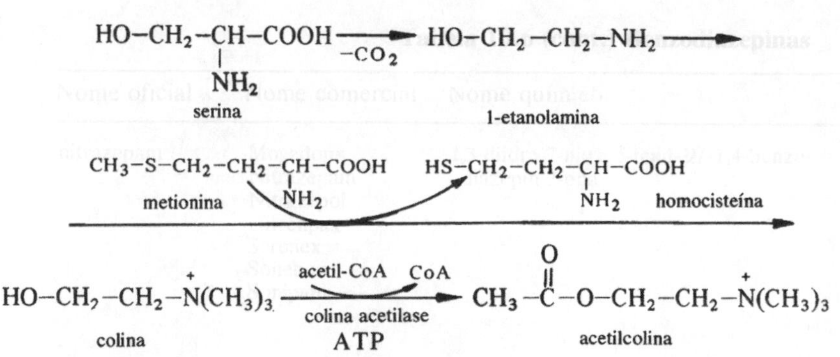

$$HO-CH_2-CH(NH_2)-COOH \xrightarrow{-CO_2} HO-CH_2-CH_2-NH_2$$
serina ———— 1-etanolamina

$$CH_3-S-CH_2-CH_2-CH(NH_2)-COOH \longrightarrow HS-CH_2-CH_2-CH(NH_2)-COOH$$
metionina ———— homocisteína

$$HO-CH_2-CH_2-\overset{+}{N}(CH_3)_3 \xrightarrow[\text{colina acetilase} \atop \text{ATP}]{\text{acetil-CoA} \quad \text{CoA}} CH_3-\overset{O}{\underset{\|}{C}}-O-CH_2-CH_2-\overset{+}{N}(CH_3)_3$$
colina ———— acetilcolina

Fig. 12.3 Biossíntese da acetilcolina.

miméticos relacionados, sabe-se que eles devem sua ação periférica à liberação de catecolaminas, especialmente levarterenol, dos grânulos de armazenamento nas terminações nervosas simpáticas. Suas ações centrais, contudo, não são perfeitamente compreendidas. Diversas teorias foram propostas, mas nenhuma goza da aceitação geral. Uma afirma que, uma vez que estes fármacos atravessam a barreira hemato-encefálica e são atacados pela MAO em velocidade mais baixa do que outras aminas simpatomiméticas, as fenalquilaminas poderiam atuar sobre os receptores da serotonina no cérebro. Outra, de aceitação mais geral, considera que eles afetam os sistemas catecolamínicos cerebrais. De qualquer forma, seus efeitos resultam do estímulo cortical e, possivelmente, também do estímulo ativador reticular. Há igualmente provas de que os derivados fenalquilamínicos anorexigênicos podem agir por estímulo dos núcleos laterais ou do centro de alimentação do hipotálamo.

Sugere-se que o mecanismo de ação dos sais e ésteres do deanol está relacionado com a biossíntese de acetilcolina, que ocorre segundo as vias indicadas na Fig. 12.3.

Uma vez que o deanol, $HO-CH_2-CH_2-N(CH_3)_2$, é estruturalmente semelhante à colina, seus sais e derivados poderiam atuar como precursores na biossíntese de acetilcolina que atravessassem a barreira hemato-encefálica melhor do que a própria colina. Contudo, não há prova de que as condições anormais para as quais estes fármacos têm sido recomendados resultem de deficiência na concentração de acetilcolina no cérebro, nem que os efeitos que produzem sejam conseqüência de aumento na concentração deste transmissor químico.

REFERÊNCIAS

INTRODUÇÃO
K. L. DAVIS e P. A. BERGER, Eds., *Brain Acetylcholine and Neuropsychiatric Disease*, Plenum, New York, 1979.
M. S. GAZZANIGA, Ed., *Neuropsychology*, Plenum, New York, 1979.
J. M. VAN ROSSUM, *Int. Rev. Neurobiol.*, **12**, 307 (1970).
J. COLE, *J. Am. Med. Assoc.*, **190**, 448 (1964).
F. HAHN, *Pharmacol. Rev.*, **12**, 447 (1960).

CLASSIFICAÇÃO
B. G. HOEBEL, *Annu. Rev. Pharmacol. Toxicol.*, **17**, 605 (1977).
O. CRADDOCK, *Drugs*, **11**, 378 (1976).
A. C. SULLIVAN e J. G. HAMILTON, *Annu. Rep. Med. Chem.*, **11**, 200 (1976).
J. S. WERRY, *Drugs*, **11**, 81 (1976).
J. A. GYLYS e H. A. TILSON, *Annu. Rep. Med. Chem.*, **10**, 21 (1975).
R. M. PINDER et al., *Drugs*, **10**, 241 (1975).
J. S. BINDRA, *Annu. Rep. Med. Chem.*, **9**, 214 (1974).
J. M. STEEL et al., *Practitioner*, **211**, 232 (1973).
W. B. ESSMAN, "Drugs Affecting Facilitation of Learning and Memory", in A. A. RUBIN, Ed., *Search of New Drugs*, Dekker, New York, 1972, pp. 385-406.
J. S. GARROW et al., *Lancet*, **II**, 559 (1972).
C. GIURGEA, *Actual. Pharmacol.*, **25**, 115 (1972).
K. RICKELS et al., *Clin. Pharmacol. Ther.*, **13**, 595 (1972).
E. J. FJORDUNGSTAD, *Chemical Transfer of Learned Information*, North-Holland, Amsterdam, 1971.
K. RICKELS et al., *Clin. Pharmacol. Ther.*, **11**, 698 (1971).
O. VINAR et al., Eds., *Advances in Mnemopsychology*, North-Holland, Amsterdam, 1971.
W. L. BYRNE, Ed., *Molecular Approaches to Learning and Memory*, Academic, New York, 1970.
E. COSTA e S. GARATTINI, Eds., *Amphetamines and Related Compounds*, Raven, New York, 1970.
B. WEISS e V. G. LATIES, *Pharmacol. Rev.*, **14**, 1 (1962).

MECANISMO DE AÇÃO
S. GARATTINI e R. SAMANIN, Eds., *Central Mechanisms of Anorectic Drugs*, Raven, New York, 1978.
C.-J. ESTLER, *Adv. Pharmacol. Chemother.*, **13**, 305 (1975).
R. J. H. DAVIES e N. DAVIDSON, *Biopolymers*, **10**, 21 (1971).
F. SULSER e E. SANDERS-BUSH, *Annu. Rev. Pharmacol.*, **11**, 209 (1971).
E. W. SUTHERLAND et al., *Circulation*, **37**, 279 (1968).

Parte 3

Fármacos que Atuam Sobre o Sistema Nervoso Periférico

Os fármacos que atuam sobre o sistema nervoso periférico podem tanto estimulá-lo quanto bloqueá-lo. Com a exceção dos anestésicos locais, todos estes fármacos agem por provocar alterações na transmissão de impulsos entre sinapses ou entre junções neuro-efetoras. Eles compreendem as seguintes classes de fármacos:
1. Agentes colinérgicos e anticolinérgicos;
2. Estimulantes adrenérgicos, agentes bloqueadores adrenérgicos e inibidores da biossíntese e do metabolismo de catecolaminas;
3. Histamina e agentes anti-histamínicos;
4. Anestésicos locais.

Estes fármacos serão estudados nos Caps. 13 a 21.

REFERÊNCIAS

A. KOROLKOVAS, *Fundamentos de Farmacologia Molecular: Base para o Planejamento de Fármacos*, 2.ª ed., EDART e Ministério da Educação e Cultura, São Paulo, 1977.
D. J. TRIGGLE, *Neurotransmitter-Receptor Interactions*, Academic, London, 1971.
F. M. ABBOUD, *Adv. Intern. Med.*, 15, 17 (1969).
D. J. TRIGGLE, *Chemical Aspects of the Autonomic Nervous System*, Academic, New York, 1968.
A. BURGER, Ed., *Drugs Affecting the Peripheral Nervous System*, Dekker, New York, 1967.
C. B. FERRY, *Annu. Rev. Pharmacol.*, 7, 185 (1967).
A. G. KARCZMAN, *Annu. Rev. Pharmacol.*, 7, 241 (1967).
W. S. ROOT e F. G. HOFMANN, Eds., *Physiological Pharmacology*, Vols. III e IV, Academic, New York, 1967.

Mecanismos de Controle Nervoso

I. INTRODUÇÃO

Com o intuito de tornar compreensível a ação dos fármacos apresentados nos capítulos seguintes, importa recordar alguns princípios básicos relacionados à anatomia e fisiologia do sistema nervoso.

O sistema nervoso é constituído de duas partes fundamentais (Tabela 13.1):
1. Sistema nervoso central;
2. Sistema nervoso periférico.

O sistema nervoso periférico é constituído de neurônios aferentes (ou sensoriais) e eferentes (ou motores) dos sistemas nervosos autônomo e somático.

II. ANATOMIA

O sistema nervoso autônomo, também denominado vegetativo, visceral, automático ou involuntário, inerva quase todos os tecidos do corpo, com exceção dos músculos esqueléticos. Ele consiste de nervos, gânglios e plexos; sua função é ajudar no controle das assim chamadas funções vegetativas, tais como pressão arterial, motilidade e secreção gastrintestinais, temperatura corpórea e diversas outras funções. Suas atividades são controladas principalmente pelo hipotálamo, que também contém centros de controle para diversas outras atividades involuntárias do organismo não afetas à regulação pelo sistema nervoso autônomo.

Os impulsos autônomos são transmitidos ao corpo através dos sistemas simpático e parassimpático, as duas divisões do sistema nervoso autônomo. A primeira divisão é de origem tóraco-lombar, enquanto a segunda é de origem crânio-sacral. O sistema simpático é de distribuição muito mais generalizada no corpo e suas fibras se ramificam mais do que as do sistema parassimpático. Entretanto, ambos os sistemas são compostos de fibras pré e pós-ganglionares. No sistema simpático as fibras pré-ganglionares são curtas, enquanto as pós-ganglionares são longas. No sistema parassimpático ocorre o contrário. Nas terminações nervosas do sistema simpático, o transmissor neuro-humoral é o levarterenol. Nos gânglios e nas terminações nervosas parassimpáticas,

Tabela 13.1 Anatomia do sistema nervoso

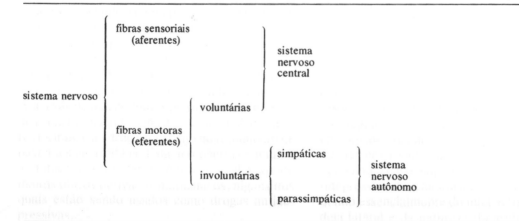

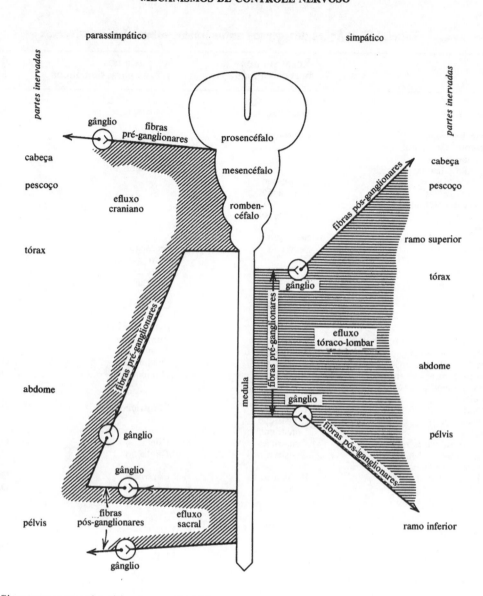

Fig. 13.1 Sistema nervoso simpático e parassimpático.

o mediador químico de impulsos é a acetilcolina. Em outras palavras, o levarterenol é liberado pelas fibras pós-ganglionares simpáticas; a acetilcolina é liberada por todas as fibras pré-ganglionares, todas as fibras pós-ganglionares parassimpáticas e por algumas fibras pós-ganglionares simpáticas. Devido à origem endógena e estruturas químicas, estes mediadores — levarterenol e acetilcolina — são chamados aminas biógenas (Fig. 13.1).

O sistema nervoso somático inerva a musculatura esquelética. Ele é constituído de: *(a) fibras sensoriais,* responsáveis pelo transporte de impulsos gerados pelo estímulo externo e *(b) fibras motoras,* que inervam as células da musculatura voluntária. A junção neuro-efetora entre nervos motores e músculos esqueléticos é chamada junção neuromuscular.

III. FISIOLOGIA

O sistema nervoso autônomo regula atividades não sujeitas ao controle voluntário, tais como respiração, digestão, secreção glandular e circulação. Ele mantém a constância do meio interno do organismo e, portanto, é de importância fundamental para o bem-estar do corpo. As duas ramificações do sistema nervoso autônomo são complementares, atuando concomitante e sinergicamente, apesar de suas atividades produzirem geralmente efeitos opostos (Tabela 13.2). Assim, a depressão de um destes sistemas resulta na ocorrência de efeitos que lembram o estímulo do outro sistema, e vice-versa.

Tabela 13.2 Ações dos nervos autonômicos sobre efetores diversos

Efetor	Resposta aos nervos simpáticos	Resposta aos nervos parassimpáticos	Natureza das respostas
Olho:			
Pupila	Dilatação	Constrição	Oposta
Íris:			
Músculos radiais	Contração		
Músculos circulares		Contração	
Acomodação		Visão próxima	
Músculo ciliar		Contração	
Músculo társico	Contração		
Músculo orbital	Contração		
Membrana nictitante (gato, etc.)	Contração		
Glândulas:			
Sudoríparas	Secreção[a]		
Salivares	Secreção	Secreção	Paralela
Lacrimais		Secreção	
Trato respiratório		Secreção	
Trato gastrintestinal		Secreção	
Pilo-erectores	Contração		
Bronquíolos	Relaxação	Contração	Oposta
Coração:			
Ritmo do nódulo	Aceleração	Retardamento	Oposta
Período refratário do nódulo A-V	Reduzido	Aumentado	Oposta
Velocidade de condução atrial	Aumentada	Aumentada	Paralela
Força de contração atrial	Aumentada	Diminuída	Oposta
Força de contração ventricular	Aumentada	Diminuída	Oposta
Vasos sanguíneos:			
Musculares	Dilatação		
Coronários	Dilatação	Constrição	Oposta
Cutâneos	Constrição		
Viscerais	Constrição		
Glândulas salivares	Constrição	Dilatação	Oposta
Tecido erétil	Constrição	Dilatação	Oposta
Trato gastrintestinal:			
Parede muscular	Relaxação	Contração	Oposta
Esfíncteres:	Contração	Relaxação	Oposta
Cardíaco		Relaxação[b]	
Ileocecal	Contração		
Baço	Contração		
Bexiga urinária:			
Detrusor	Relaxação	Contração	Oposta
Trígono e esfíncter	Contração	Relaxação	Oposta
Útero:			
Não-prenhe			
Gata	Relaxação		
Mulher	Contração		
Prenhe	Contração		
Fígado	Glicogenólise		

[a] Fibras colinérgicas
[b] Fibras adrenérgicas
Fonte: J. R. diPalma, Ed., *Drill's Pharmacology in Medicine*, 4th ed., McGraw-Hill, New York, 1971.

O sistema nervoso somático transporta impulsos da pele e de órgãos sensoriais específicos através das fibras aferentes ou sensoriais e controla o movimento e a postura pela regulagem da atividade muscular esquelética através da porção eferente ou motora.

REFERÊNCIAS

P. SILVA, *As Bases Farmacológicas do Sistema Nervoso Autônomo*, Guanabara Koogan, Rio de Janeiro, 1977.

D. J. TRIGGLE e C. R. TRIGGLE, *Chemical Pharmacology of the Synapse*, Academic, New York, 1976.

M. R. BENNETT, *Autonomic Neuromuscular Transmission*, Cambridge University Press, London, 1972.

J. AXELROD, *Science*, 173, 598 (1971).

U. S. VON EULER, *Science*, 173, 202 (1971).

G. B. KOELLE, *Anesthesiology*, 29, 643 (1968).

J. GLOWINSKI e R. J. BALDESSARINI, *Pharmacol. Rev.*, 18, 1201 (1966).

L. DECSI, *Prog. Drug Res.*, 8, 53 (1965).

J. H. BURN, *The Autonomic Nervous System: For Students of Physiology and of Pharmacology*, Davis, Philadelphia, 1963.

Transmissores Químicos

I. INTRODUÇÃO

É de aceitação generalizada o conceito de que o impulso nervoso consiste no movimento de íons através da membrana nervosa, sendo, portanto, em essência, evento elétrico. As respostas induzidas nos tecidos e órgãos por impulsos nervosos resultam da liberação de substâncias químicas específicas. Estas substâncias são chamadas *mediadores* ou *transmissores químicos*. Os principais são a acetilcolina e a norepinefrina. A primeira responde pela transmissão colinérgica e a segunda pela transmissão adrenérgica.

II. TRANSMISSÃO COLINÉRGICA

A transmissão colinérgica tem este nome porque o transmissor químico responsável pelo fenômeno é a acetilcolina. Quatro diferentes tipos de nervos usam a acetilcolina como transmissor e, por este motivo, são chamados nervos colinérgicos. As fibras colinérgicas são *(a)* voluntárias; *(b)* parassimpáticas pré-ganglionares; *(c)* parassimpáticas pós-ganglionares; *(d)* simpáticas pré-ganglionares.

A acetilcolina produz dois tipos de efeitos: nicotínicos e muscarínicos. Os efeitos nicotínicos são análogos aos produzidos pela nicotina, ou seja, sobre os gânglios e placa motora terminal: estímulo e aumento de tono dos músculos esqueléticos. Estes efeitos são bloqueados por íons tetrametilamônio. Os efeitos muscarínicos são similares aos produzidos pela muscarina e pilocarpina, ou seja, sobre os receptores parassimpáticos pós-ganglionares: inibição cardíaca, vasodilatação periférica, contração da pupila, aumento da salivação e secreção glandular, aumento das contrações e peristaltismo dos tratos gastrintestinal e urinário. Tais efeitos são bloqueados pela atropina. Em conseqüência, admite-se a existência de dois tipos de receptores para a acetilcolina: nicotínicos e muscarínicos. Além de interagir com estes receptores, a acetilcolina combina-se à acetilcolinesterase durante o processo de sua hidrólise.

Tabela 14.1 Distâncias interatômicas nas conformações preferidas da acetilcolina, muscarina e nicotina (em Ångstroms)

	acetilcolina		muscarina		nicotina
	A	B	A	B	A
Encontradas no estado cristalino	3,26	5,4	3,07		4,4
Calculadas pelo método EHT: conformação "muscarínica" da acetilcolina	3,29	4,9-5,4	3,07	5,7	
conformação "nicotínica" da acetilcolina	3,85	4,93			4,36-4,76
Calculadas pelo método PCILO	3,02	4,93	2,91		4,3-4,7

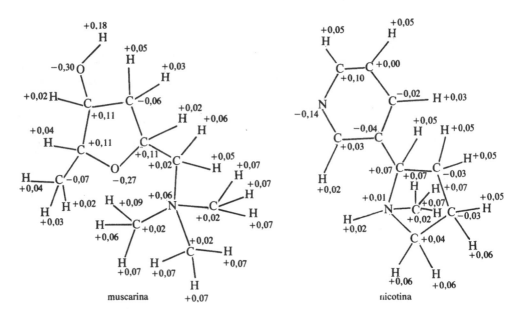

Fig. 14.1 Cargas eletrônicas transportadas por acetilcolina, muscarina e nicotina. *Fonte:* B. Pullman *et al., Mol. Pharmacol., 7*, 397 (1971).

No que concerne à diversidade de efeitos produzidos pela acetilcolina, foi proposta uma hipótese segundo a qual todos esses efeitos resultam de conformações diferentes da molécula deste transmissor químico. Assim, ao interagir com receptores muscarínicos na sua conformação muscarínica, a acetilcolina causa efeitos muscarínicos. A interação da acetilcolina na sua conformação nicotínica com receptores nicotínicos é responsável pelos efeitos nicotínicos.

Por meio de cálculos de orbitais moleculares, determinaram-se as distâncias interatômicas da acetilcolina e de seus análogos muscarina e nicotina em suas conformações prediletas (Tabela 14.1).

A distribuição eletrônica nas três diferentes moléculas, tal como determinada por Pullman e colaboradores, é muito semelhante (Fig. 14.1). A saber, *(a)* o átomo N^+ é quase neutro; *(b)* tanto na acetilcolina quanto na muscarina grande parte (70%) da carga positiva formal encontra-se distribuída entre os três grupos metílicos ligados ao nitrogênio; na nicotina, cerca de 80% da carga positiva formal encontram-se distribuídos na periferia do anel pirrolidínico e da metila ligada a este anel; *(c)* os átomos de oxigênio da carbonila e éster da acetilcolina apresentam excesso de cerca de 0,25 e, sendo, portanto, ambos negativamente carregados; *(d)* na muscarina, os oxigênios (hidroxílico e anelar) também apresentam carga negativa ligeiramente maior do que a presente nos dois átomos de oxigênio da acetilcolina; *(e)* na nicotina, o excesso de carga no nitrogênio da piridina é de $-0{,}145\,e$, um tanto menor que a carga presente nos átomos de oxigênio anteriormente mencionados.

Evidências recentes favorecem a hipótese de que a acetilcolina existe em apenas uma conformação predileta, a forma *trans*, completamente estendida. É nesta forma que a acetilcolina interage com seus receptores, o que foi determinado empregando-se os análogos conformacionalmente rígidos da acetilcolina ilustrados a seguir. O isômero *trans* é altamente ativo, enquanto o isômero *cis* é inativo:

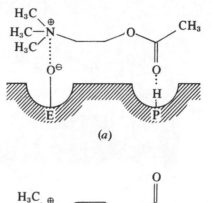

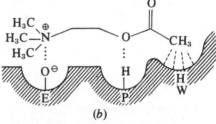

Fig. 14.2 Interação da acetilcolina com o receptor: *(a)* nicotínico, mediante atração eletrostática E com o amônio quaternário e ponte de hidrogênio P com o oxigênio carbonílico; *(b)* muscarínico, mediante atração eletrostática E com o amônio quaternário, ponte de hidrogênio P com o oxigênio estérico e interação hidrofóbica H e de van der Waals W com o grupo metílico. *Fonte:* C. H. Chothia, *Nature (London)*, *225*, 36 (1970).

A ação dual da acetilcolina é explicada da forma seguinte: na sua conformação predileta a acetilcolina interage com ambos os receptores, mas por lados diferentes: com o receptor nicotínico, pelo lado da carbonila, e com o receptor muscarínico, pelo lado da metila (Fig. 14.2).

Diversos autores propuseram a idéia de que o receptor da acetilcolina é idêntico ao sítio ativo da acetilcolinesterase. Atualmente, está fora de dúvida que isto não corresponde à verdade, pois foram encontradas muitas diferenças entre as duas entidades quanto à localização, natureza química e reatividade química (Fig. 14.3).

A ação da acetilcolina é fugaz, pois ela é rapidamente hidrolisada pela acetilcolinesterase (Fig. 14.4). Em 1967, Beckett apresentou um modelo do centro ativo da acetilcolinesterase. Resultados posteriores obtidos em experiências realizadas com substratos e inibidores de estrutura rígida levaram Beckett e Al-Badr, em 1975, a propor um novo modelo de interação da acetilcolina com o centro ativo da acetilcolinesterase.

Segundo a hipótese formulada independentemente por Karlin e Changeux, o receptor da acetilcolina na membrana pós-sináptica pode oscilar entre duas conformações: *(a)* ativa, que apresenta um canal aberto; *(b)* inativa, em que o canal se encontra fechado. Na ausência de estímulo por parte de agonistas, a conformação preferida é a inativa. Os agentes colinérgicos complexam-se preponderantemente com a conformação ativa e, assim, desviam o equilíbrio para a conformação em que o canal se encontra aberto. Os agentes anticolinérgicos, por sua vez, ligam-se preferencialmente à conformação inativa, desviando, dessarte, o equilíbrio para a conformação em que o canal se apresenta fechado (Fig. 14.5).

Pesquisas de alguns autores (Karlin e colaboradores, Froehner e Rafto), publicadas em 1979, mostraram que o receptor da acetilcolina no tecido elétrico do peixe *Torpedo californica* ocorre predominantemente como dímero. Após ser purificado, fornece quatro subunidades polipeptídicas (α, β, γ e δ), cujos pesos moleculares vão de 39.000 a 65.000.

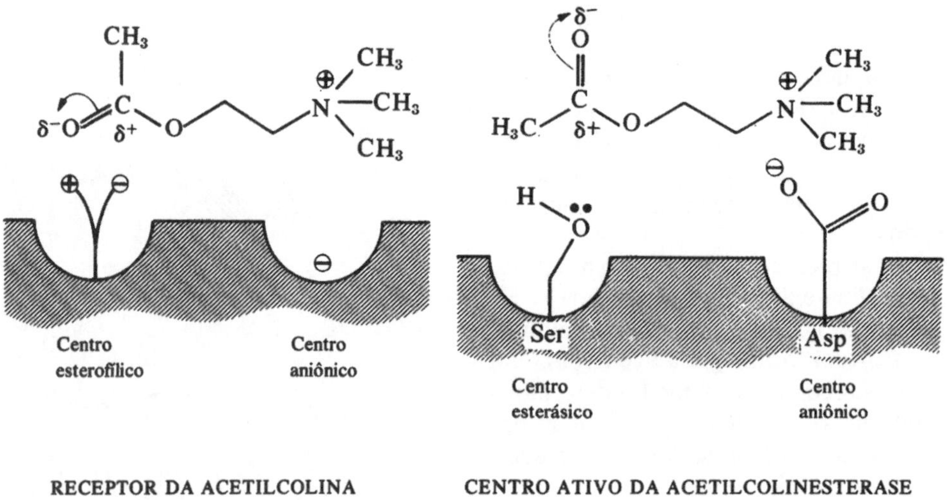

Fig. 14.3 Diferenças estruturais entre o receptor da acetilcolina e o centro ativo da acetilcolinesterase.

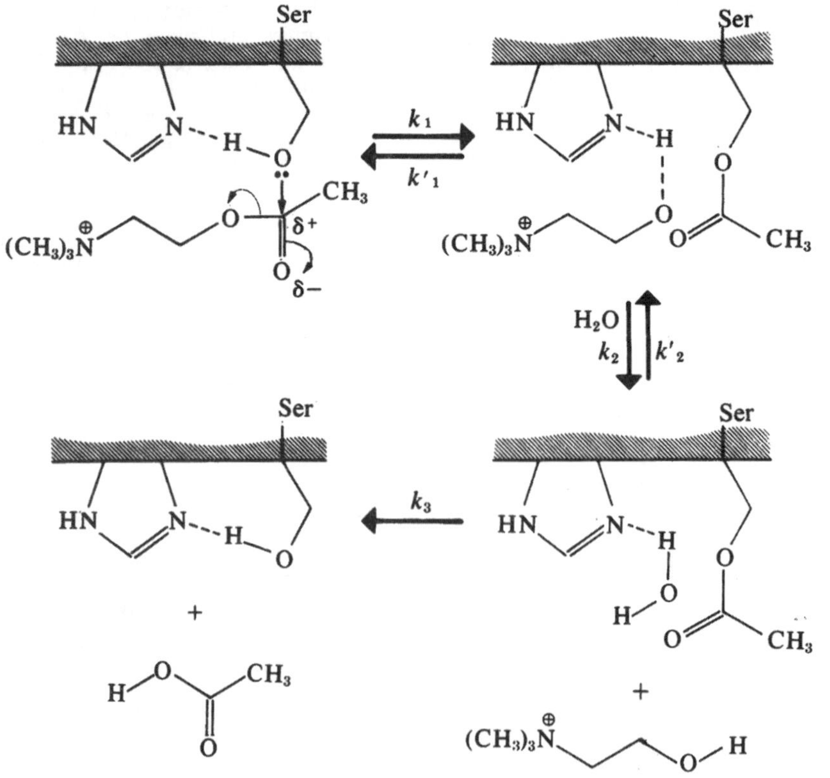

Fig. 14.4 Hidrólise da acetilcolina pelo centro ativo da acetilcolinesterase considerado rígido ou inflexível. O centro ativo da enzima compreende uma ponte de hidrogênio entre uma hidroxila da serina e um nitrogênio imidazólico não-carregado. O oxigênio nucleofílico da hidroxila ataca a função carbonílica da acetilcolina.

Com a expulsão da parte alcoólica da acetilcolina forma-se a enzima acetilada. Em seguida, o nitrogênio do núcleo imidazólico coadjuva na hidrólise da recém-formada ligação éster da enzima acetilada, produzindo ácido acético e regenerando o grupo hidroxílico da serina constituinte do centro ativo da acetilcolinesterase.

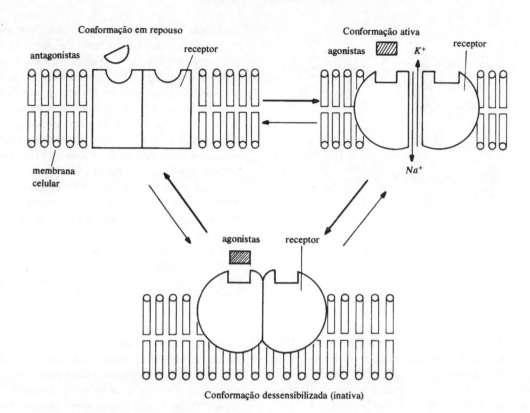

Fig. 14.5 Receptor da acetilcolina, segundo Changeux. Este receptor pode existir em três conformações distintas: em repouso, ativa e dessensibilizada. Na ausência de agonistas, a grande maioria dos receptores se encontra na conformação em repouso, em que o canal se apresenta fechado ao fluxo de íons. Os agentes colinérgicos, inclusive a acetilcolina, ligam-se preferencialmente à conformação ativa, desviando rapidamente o receptor para o estado em que o canal se encontra aberto. Caso persista o estímulo dos agonistas, o receptor muda lentamente para o estado inativo, ou dessensibilizado, cuja afinidade pelos agonistas é ainda maior. Os agentes anticolinérgicos, por outro lado, ao se combinar com o receptor, tendem a estabilizá-lo nas conformações em repouso ou dessensibilizada, mas não na ativa. Adaptada de H. A. Lester, *Sci. Am.*, 236(2), 106 (1977).

III. TRANSMISSÃO ADRENÉRGICA

A transmissão adrenérgica recebeu este nome porque se julgava que o transmissor químico compreendido fosse uma substância então chamada adrenalina. Hoje se sabe que o principal transmissor químico é o levarterenol, também chamado norepinefrina (antigamente denominada noradrenalina); os de menor importância são a dopamina e a epinefrina (o nome internacional da adrenalina). Estes transmissores são chamados catecolaminas devido à presença de um núcleo catecólico. As fibras adrenérgicas existem apenas na região pós-ganglionar do sistema simpático do SNA.

Uma vez que a epinefrina exerce dois tipos de efeitos, em 1948 Ahlquist propôs que existem, pelo menos, duas classes de receptores para ela: α e β. Em 1967, Lands e colaboradores admitiram a existência de dois receptores β: β_1 e β_2. Em 1974, Langer propôs a existência de dois receptores α: α_1 e α_2; os receptores α_1 seriam os pós-sinápticos,

Tabela 14.2 Efeitos fisiológicos produzidos pelo estímulo dos receptores adrenérgicos

Receptor	Efeito fisiológico
α	midríase
	contração intestinal
	constrição dos vasos sanguíneos cerebrais, periféricos, abdominais, esqueléticos, pulmonares
β_1	aumento da automaticidade ventricular
	aumento do batimento cardíaco (ação cronotrópica)
	aumento da força das contrações ventriculares (ação inotrópica)
β_2	diminuição da motilidade intestinal
	dilatação dos vasos sanguíneos periféricos
	relaxamento da musculatura lisa dos brônquios, útero e bexiga

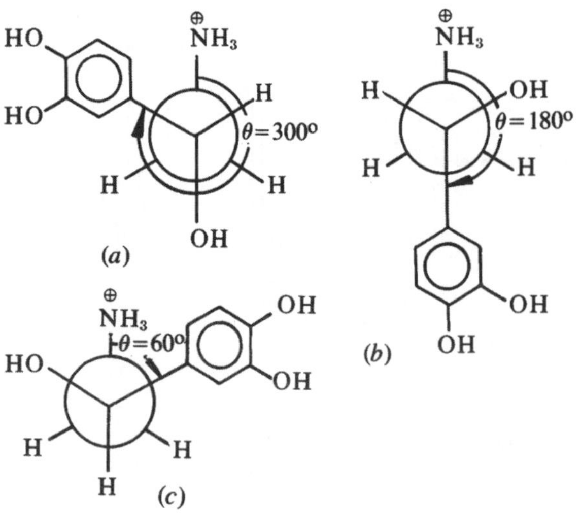

Fig. 14.6 Conformações principais do levarterenol, segundo calculadas pelo método EHT.

enquanto os α_2 seriam os pré-sinápticos. Em 1977, todavia, Bentley e colaboradores encontraram receptores α_1 e também α_2 na pós-sinapse e verificaram que os receptores α_2 da pós-sinapse são iguais aos receptores α_2 da pré-sinapse.

Os receptores α-adrenérgicos estão implicados predominantemente no estímulo da musculatura lisa. Os receptores β-adrenérgicos estão associados à inibição do tono da musculatura lisa (inclusive do intestino) e com o estímulo do miocárdio: os receptores β_1 situam-se no coração e intestino delgado e os receptores β_2 nos brônquios e leito vascular — a ativação dos primeiros provoca aumento de lipólise e a dos segundos da glicogenólise. Os diversos efeitos fisiológicos resultantes do estímulo dos receptores adrenérgicos estão expostos na Tabela 14.2.

Cálculos de orbitais moleculares usando o método EHT mostram que o levarterenol pode existir em três conformações principais, sendo (b) a preferida (Fig. 14.6).

Contudo, o emprego do método INDO trouxe conclusões contrastantes: a conformação preferida é a (c), na qual o ângulo é de 60°, e a conformação menos estável é a (a), na qual o mesmo ângulo é de 300°.

Dos resultados obtidos pelo método PCILO, Pullman e colaboradores concluíram que no levarterenol e nas fenetilaminas simpatomiméticas relacionadas (dopamina, epinefrina, efedrina, fenilpropanolamina, abufenina, anfetamina) não há preferências muito marcantes entre as conformações estendida e contraída. As condições externas determinam, ainda segundo estes autores,

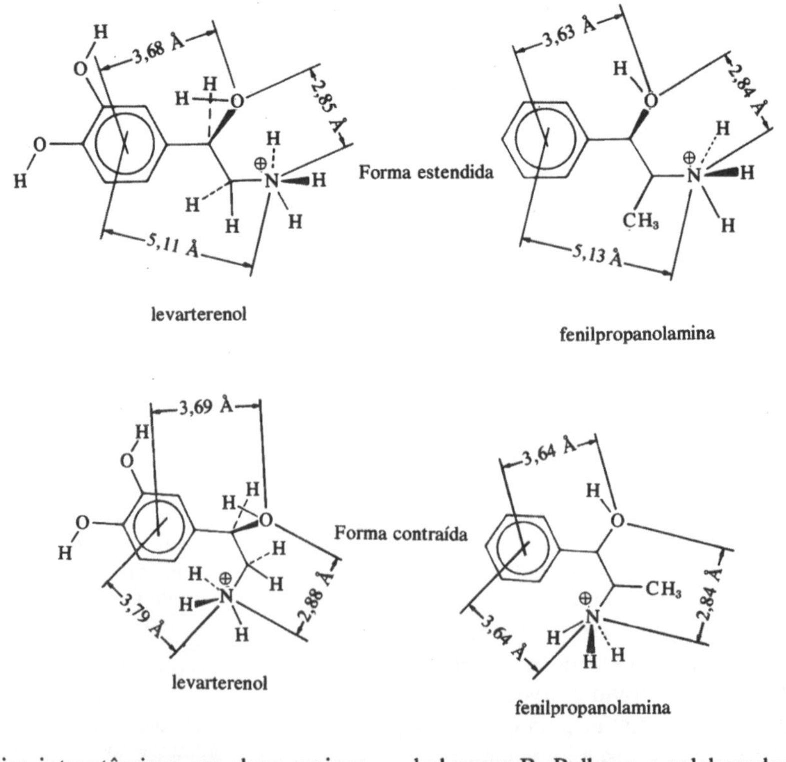

Fig. 14.7 Distâncias interatômicas em duas aminas simpatomiméticas (levarterenol e fenilpropanolamina) em suas formas estendida e contraída, conforme calculadas por B. Pullman e colaboradores, *Mol. Pharmacol.*, 7, 397 (1971).

qual conformação as moléculas assumem. Calcularam, também, as distâncias interatômicas nas conformações estáveis de algumas destas mesmas aminas simpatomiméticas (Fig. 14.7).

Nas formas estendida e contraída, respectivamente, as demais distâncias em Ångstroms são: *(a)* entre o átomo de O alcoólico e o plano do anel: 0 e 0,67 no levarterenol, 0 e 0,66 na fenilpropanolamina (norefedrina); *(b)* entre o N quaternário e o plano do anel: $-1{,}32$ e $-2{,}16$ no levarterenol, $-1{,}24$ e $-2{,}14$ na fenilpropanolamina.

REFERÊNCIAS

INTRODUÇÃO

N. J. LEGG, Ed., *Neurotransmitter Systems and their Clinical Disorders*, Academic, New York, 1978.
H. I. YAMAMURA *et al.*, Eds., *Neurotransmitter Receptor Binding*, Raven, New York, 1978.
S. M. ANTELMAN e A. R. CAGGIULA, *Science*, *195*, 646 (1977).
P. B. BRADLEY e B. N. DHAWAN, Eds., *Drugs and Central Synaptic Transmission*, University Park Press, Baltimore, 1976.
L. L. IVERSEN *et al.*, Eds., *Biochemistry of Biogenic Amines*, Plenum, New York, 1975.
L. L. IVERSEN *et al.*, Eds., *Biogenic Amine Receptors*, Plenum, New York, 1975.
E. USDIN e W. E. BUNNEY, Jr., *Pre- and Postsynaptic Receptors*, Dekker, New York, 1975.
P. ALLAIN, *Pharmacologie: Les Médiateurs et leurs Antagonistes*, Maloine, Paris, 1974.
K. KRNJEVIĆ, *Physiol. Rev.*, *54*, 418 (1974).
N. MARKS e R. RODNIGHT, Eds., *Research Methods in Neurochemistry*, 4 vols., Plenum, New York, 1972-1978.
P. A. SHORE, *Annu. Rev. Pharmacol.*, *12*, 209 (1972).
J. H. BIEL e L. G. ABOOD, Eds., *Biogenic Amines and Physiological Membranes in Drug Therapy*, 2 vols., Dekker, New York, 1971.
G. BURNSTOCK, *Pharmacol. Rev.*, *21*, 247 (1969).
F. E. BLOOM e N. J. GIARMAN, *Annu. Rev. Pharmacol.*, *8*, 229 (1968).

TRANSMISSÃO COLINÉRGICA

G. WEILAND e P. TAYLOR, *Mol. Pharmacol.*, *15*, 197, 213 (1979).
R. J. WURTMAN *et al.*, Eds., *Choline and Lecithin in Neurologic and Psychiatric Diseases*, Raven, New York, 1979.
T. HEIDMANN e J.-P. CHANGEUX, *Annu. Rev. Biochem.*, *47*, 317 (1978).
D. J. JENDEN, Ed., *Cholinergic Mechanisms and Psychopharmacology*, Plenum, New York, 1978.
H. A. LESTER, *Sci. Am.*, *236*(2), 106 (1977).
A. M. GOLDBERG e I. HANIN, Eds., *Biology of Cholinergic Function*, Raven, New York, 1976.
A. H. BECKETT e A. A. AL-BADR, *J. Pharm. Pharmacol.*, *27*, 855 (1975).
J. B. COHEN e J.-P. CHANGEUX, *Annu. Rev. Pharmacol.*, *15*, 83 (1975).
H. P. RANG, *Q. Rev. Biophys.*, *7*, 283 (1975).
T. L. ROSENBERRY, *Adv. Enzymol.*, *43*, 103 (1975).
P. G. WASER, Ed., *Cholinergic Mechanisms*, Raven, New York, 1975.
R. W. BRIMBLECOMBE, *Drug Actions on Cholinergic Systems*, University Park Press, Baltimore, 1974.

G. H. COCOLAS *et al.*, *J. Med. Chem.*, *17*, 938 (1974).
E. DE ROBERTIS e J. SCHACHT, Eds., *Neurochemistry of Cholinergic Receptors*, Raven, New York, 1974.
D. M. MICHAELSON e M. A. RAFTERY, *Proc. Nat. Acad. Sci. U.S.A.*, *71*, 4768 (1974).
M. J. MICHELSON e E. V. ZEIMAL, *Acetylcholine: An Approach to the Molecular Mechanism of Action*, Pergamon, Oxford, 1973.
C. HEBB, *Physiol. Rev.*, *52*, 918 (1972).
J. A. IZQUIERDO, *Prog. Drug Res.*, *16*, 334 (1972).
A. SARAN e G. GOVIL, *J. Theor. Biol.*, *37*, 181 (1972).
R. W. BAKER *et al.*, *Nature (London)*, *230*, 439 (1971).
D. L. BEVERIDGE e R. L. RADNA, *J. Am. Chem. Soc.*, *93*, 3759 (1971).
J.-P. CHANGEUX *et al.*, *Mol. Pharmacol.*, *7*, 538 (1971).
R. MILEDI e L. T. POTTER, *Nature (London)*, *233*, 599 (1971).
R. MILEDI *et al.*, *Nature (London)*, *229*, 554 (1971).
B. PULLMAN *et al.*, *Mol. Pharmacol.*, *7*, 397 (1971).
J. R. SMYTHIES, *Eur. J. Pharmacol.*, *14*, 268 (1971).
W. H. BEERS e E. REICH, *Nature (London)*, *228*, 917 (1970).
C. H. CHOTHIA, *Nature (London)*, *225*, 36 (1970).
L. B. KIER, *Mol. Pharmacol.*, *4*, 70 (1968).
A. H. BECKETT, *Ann. N. Y. Acad. Sci.*, *144*, 675 (1967).
L. B. KIER, *Mol. Pharmacol.*, *3*, 487 (1967).

TRANSMISSÃO ADRENÉRGICA

R. P. AHLQUIST, *Trends Pharmacol. Sci.*, *1*, 16 (1979).
E. USDIN *et al.*, Eds., *Catecholamines: Basic and Clinical Frontiers*, 2 vols., Pergamon, New York, 1979.
C. L. WOOD *et al.*, *Biochem. Pharmacol.*, *28*, 1277 (1979).
G. KUNOS, *Annu. Rev. Pharmacol. Toxicol.*, *18*, 291 (1978).
R. J. LEFKOWITZ, *Fed. Proc., Fed. Am. Soc. Exp. Biol.*, *37*, 123 (1978).
E. L. RUGG *et al.*, *Mol. Pharmacol.*, *14*, 996 (1978).
L. T. WILLIAMS e R. J. LEFKOWITZ, *Receptor Binding Studies in Adrenergic Pharmacology*, Raven, New York, 1978.
S. BERTHELSEN e W. A. PETTINGER, *Life Sci.*, *21*, 595 (1977).
B. B. WOLFE *et al.*, *Annu. Rev. Pharmacol. Toxicol.*, *17*, 575 (1977).
E. COSTA *et al.*, Eds., *First and Second Messengers — New Vistas*, Raven, New York, 1976.
R. J. LEFKOWITZ, *N. Engl. J. Med.*, *295*, 323 (1976).
E. DE ROBERTIS, *Synaptic Receptors: Isolation and Molecular Biology*, Dekker, New York, 1975.
B. PULLMAN *et al.*, *Int. J. Quantum Chem., Quantum Biol. Symp.*, *1*, 93 (1974).
T. NAGATSU, *Biochemistry of Catecholamines*, University Park Press, Baltimore, 1973.
E. USDIN e S. SNYDER, Eds., *Frontiers in Catecholamine Research*, Pergamon, Oxford, 1973.
H. BLASCHKO e E. MUSCHOLL, Eds., *Catecholamines*, Springer, Berlin, 1972.
S. ELLIS, *Actual. Pharmacol.*, *25*, 91 (1972).
B. PULLMAN *et al.*, *J. Med. Chem.*, *15*, 17 (1972).
S. SPECTOR *et al.*, *Pharmacol. Rev.*, *24*, 191 (1972).
D. J. TRIGGLE, *Annu. Rev. Pharmacol.*, *12*, 185 (1972).
J. AXELROD, *Science*, *173*, 598 (1971).
N. KIRSHNER *et al.*, *Adv. Drug Res.*, *6*, 121 (1971).
P. B. MOLINOFF e J. AXELROD, *Annu. Rev. Pharmacol.*, *40*, 465 (1971).
L. PEDERSEN *et al.*, *J. Pharm. Pharmacol.*, *23*, 216 (1971).
J. R. SMYTHIES *et al.*, *Nature (London)*, *231*, 185 (1971).
U. S. VON EULER, *Science*, *173*, 202 (1971).
D. BIEGER *et al.*, *Eur. J. Pharmacol.*, *9*, 156 (1970).
H. J. SCHÜMANN e G. KRONEBERG, Eds., *New Aspects of Storage and Release Mechanism of Catecholamines*, Springer, Berlin, 1970.
L. B. KIER, *J. Pharm. Pharmacol.*, *21*, 93 (1968).

Agentes Colinérgicos

I. INTRODUÇÃO

A. Conceito

Os agentes colinérgicos são fármacos que direta ou indiretamente produzem efeitos similares aos causados pela acetilcolina.

A acetilcolina é sintetizada ao nível do tecido nervoso, sinapses colinérgicas e parede intestinal pelas vias estudadas no Cap. 12, Seção IV.B. É bastante provável que a acetilcolina se encontre ligada a enzimas liberadas por impulsos nervosos de forma a estimular receptores colinérgicos, tal como mostra a Fig. 15.1.

Os efeitos colinérgicos são obtidos pelos seguintes meios:

1. Estímulo dos sítios receptores específicos. Muitos dos agentes colinérgicos empregados na clínica agem por este mecanismo;

2. Inibição da acetilcolinesterase. Diversos fármacos agem por este mecanismo, levando a acetilcolina a acumular-se em sítios de transmissão colinérgica.

Os agentes colinérgicos compreendem, pois, duas classes: colinomiméticos e anticolinesterásicos. Os primeiros produzem efeitos similares aos que resultam do estímulo dos nervos parassimpáticos pós-ganglionares; eles agem diretamente sobre células efetoras inervadas pela divisão parassimpática do SNA. A segunda classe provoca efeitos colinérgicos indiretamente, por inibir a acetilcolinesterase, a enzima responsável pela hidrólise e conseqüente inativação da acetilcolina.

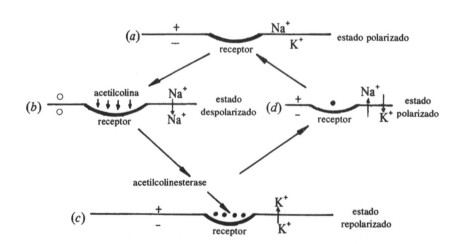

Fig. 15.1 Estimulação do receptor colinérgico. *(a)* O estado polarizado do receptor resulta das concentrações de Na^+ fora da célula e de K^+ dentro da célula.*(b)* O impulso nervoso libera a acetilcolina das vesículas de armazenamento. O movimento de íons através da membrana acaba produzindo equilíbrio das cargas, o que provoca estimulação do receptor. *(c)* O estado repolarizado é obtido pela hidrólise da acetilcolina em excesso pela acetilcolinesterase. *(d)* O estado polarizado resulta da volta dos íons ao estado de repouso por transporte ativo.

B. Empregos

Os agentes colinérgicos são usados especialmente para tratar de distúrbios gastrintestinais e da bexiga. Alguns deles são empregados no tratamento de glaucoma e *myasthenia gravis*.

Os colinomiméticos são administrados tópica, oral ou subcutaneamente. A via intravenosa não é recomendada, porque aumenta a toxicidade do fármaco, além de acarretar perda na sua seletividade de ação.

C. Efeitos adversos

Entre as reações adversas, os colinérgicos produzem alguns efeitos colaterais de menor importância, tais como miose, sudorese, salivação excessiva, distúrbios gastrintestinais, bradicardia e queda de pressão sanguínea. Eles são contraindicados em pacientes com obstrução mecânica nas vias intestinal ou urinária. Os anticolinesterásicos em doses elevadas podem provocar a morte como resultado de parada respiratória.

II. HISTÓRICO

Durante séculos as sementes maduras da fava de Calabar, *Physostigma venenosum*, foram usadas pelos nativos da África Ocidental como veneno de provação durante julgamentos (ordálio, ou juízo de Deus). Desta fava, trazida à Inglaterra em 1840, Jobst e Hesse (1864) isolaram um alcalóide, que denominaram fisostigmina. Foi usado pela primeira vez no tratamento do glaucoma, em 1877. Em 1925, Stedman e Barger determinaram sua estrutura e, em 1935, Julian e Pikl obtiveram-no por síntese total. A manipulação molecular deste alcalóide por dissociação e associação resultou nos diversos anticolinesterásicos ilustrados na Fig. 2.9.

A observação de que a mastigação de folhas de *Pilocarpus jaborandi* por indígenas sul-americanos produzia salivação suscitou interesse por esta planta. Em 1875, isolou-se destas folhas um alcalóide, a pilocarpina. A substância foi farmacologicamente estudada por Weber, em 1876.

A ação fisiológica da acetilcolina, sintetizada pela primeira vez por Baeyer, em 1867, foi descoberta no início do século XX. Estudos posteriores revelaram sua utilidade como agente terapêutico. A modificação molecular, especialmente a baseada nos princípios do isosterismo e latenciação, resultaram na introdução, em 1932, de análogos da acetilcolina, tais como betanecol, carbacol e metacolina, que são mais resistentes à hidrólise do que a acetilcolina e, portanto, melhores agentes parassimpatomiméticos.

Os compostos organofosforados com atividade anticolinesterásica foram desenvolvidos durante a Segunda Guerra Mundial como agentes químicos bélicos potenciais, os chamados gases nervosos. O primeiro deste grupo, o tetraetilpirofosfato, foi sintetizado pela primeira vez em 1854. Aproximadamente três dúzias de organofosforados atualmente usados, especialmente como inseticidas, resultaram da triagem de mais de 50.000 compostos organofosforados.

A descoberta de Wilson, em 1951, de que a hidroxilamina reativa a acetilcolinesterase inibida por compostos organofosforados levou à introdução terapêutica dos reativadores da colinesterase, inicialmente os ácidos hidroxâmicos e posteriormente as oximas, tais como a pralidoxima.

III. CLASSIFICAÇÃO

Segundo o seu mecanismo de ação, os agentes colinérgicos podem ser divididos em duas classes principais: colinérgicos diretos e colinérgicos indiretos. A pilocarpina e os reativadores da colinesterase também são incluídos neste capítulo.

A. Agentes colinérgicos diretos

Os agentes colinérgicos diretos, também chamados *colinomiméticos* e *parassimpatomiméticos*, são fármacos que, devido à sua semelhança com a acetilcolina tanto do ponto de vista de estrutura química e distâncias entre grupos polares quanto na distribuição de carga, exercem ação análoga à deste transmissor químico. Os mais empregados estão compilados na Tabela 15.1. Outros são: aceclidina, etoxicolina, furtretônio e oxapropânio.

Alguns são empregados apenas em experiências: arecolina, alcalóide extraído de sementes de *Areca catechu*, e Oxotremorina, produto sintético usado em triagem de fármacos antiparkinsonianos.

Dentre os colinérgicos diretos, alguns têm ações muscarínicas, enquanto outros manifestam ações nicotínicas. As ações muscarínicas são similares às produzidas pelo alcalóide muscarina, presente no cogumelo *Amanita muscaria* e não empregado clinicamente: vasodilatação periférica, inibição cardíaca, aumento de salivação e

Tabela 15.1 Colinérgicos diretos

Nome oficial	Nome comercial	Nome químico	Estrutura
betanecol		2-[(aminocarbonil)oxi]-N,N,N-trimetil--1-propanamínio	
carbacol (carbacolina)	Isopto Carbachol Ormiose	2-[(aminocarbonil)oxi]-N,N,N-trimetiletanamínio	
metacolina	Artisal (em assoc.) Pomalgex (em assoc.)	2-(acetiloxi)-N,N,N-trimetil-1-propanamínio	

extravasamento na maioria das glândulas secretórias, contração das pupilas e contrações e atividade peristáltica nos tratos urinário e gastrintestinal. A atividade nicotínica é similar à provocada pela nicotina, alcalóide presente nas folhas do tabaco, *Nicotiana tabacum*, mas não empregado clinicamente: estímulo e tonificação da musculatura esquelética.

Os colinomiméticos que manifestam efeitos muscarínicos geralmente contêm, ligado a um átomo de nitrogênio quaternário, uma cadeia de cinco átomos. Daí surgiu a *regra da cadeia de cinco átomos* (Fig. 15.2). Esta regra não é, contudo, aplicável aos agentes que exercem efeitos nicotínicos.

1. RELAÇÕES ESTRUTURA-ATIVIDADE

Os colinomiméticos são estruturalmente relacionados com a acetilcolina. Eles resultaram da substituição isostérica sistemática de certos átomos ou porções da molécula deste transmissor químico. São todos simples sais de ônio de fórmula geral $R\overset{+}{N}(CH_3)_3$.

Os estudos das relações estrutura-atividade nesta classe de fármacos permitem as seguintes conclusões:

1. A atividade aumenta de forma regular com o aumento do número de átomos ligados à cabeça catiônica até que R se iguale a 5; então começa a decrescer, também de forma regular;

2. A cabeça catiônica é essencial para a atividade colinérgica, que decresce na seqüência: $\overset{+}{N}Me_3 > \overset{+}{N}Me_2Et > \overset{+}{P}Me_3 > \overset{+}{N}Me_2H > \overset{+}{A}sMe_3 > \overset{+}{N}Et_3$;

3. O aumento do tamanho do grupo acila resulta em aumento na atividade muscarínica e queda na atividade nicotínica. Assim, o composto $(CH_3)_3C-COO-CH_2CH_2-\overset{+}{N}(CH_3)_3$ é sete a dez vezes mais ativo que a acetilcolina no sítio muscarínico e dez vezes menos ativo no sítio nicotínico;

4. A introdução de um grupo metila na ponte de etileno na posição α leva a um produto de forte atividade nicotínica e fraca ação muscarínica; os isômeros $(-)$ e $(+)$ possuem a mesma intensidade de ação. A introdução de um grupo metila na posição β resulta em composto de fraca atividade nicotínica e forte atividade muscarínica; o isômero $L(+)$ (o qual não é hidrolisável pela acetilcolinesterase) é 300 vezes mais ativo do que o isômero $D(-)$;

5. O grupo éster aparentemente não é essencial para a atividade colinérgica. Pode ser substituído por grupo cetônico, éter, hidroxila ou outro, sem perda da atividade. Por exemplo, ésteres invertidos também são ativos e, geralmente, até mesmo mais ativos que os compostos matrizes: o β-carbometoxietiltrimetilamônio, $CH_3-O-CO-CH_2-CH_2-\overset{+}{N}(CH_3)_3$, é 15 vezes mais ativo do que a acetilcolina. Outros exemplos, o 4-metilamiltrimetilamônio, $CH_3-CH(CH_3)-CH_2-CH_2-CH_2-\overset{+}{N}(CH_3)_3$, e o 4-hidroxiamiltrimetilamônio, $CH_3-CH(OH)-CH_2-CH_2-CH_2-\overset{+}{N}(CH_3)_3$, são, respectivamente, 1.370 e 1.500 vezes mais ativos do que a acetilcolina.

2. COLINOMIMÉTICOS DE INTERESSE TERAPÊUTICO

Nesta classe de colinomiméticos há muitas substâncias, mas apenas algumas são usadas na terapêutica. O próprio cloreto de acetilcolina é empregado apenas topicamente em determinados distúrbios dermatológicos, pois é rapidamente hidrolisado. Outros agentes que se mostram mais resistentes à hidrólise pela acetilcolinesterase encontram maior aplicação clínica.

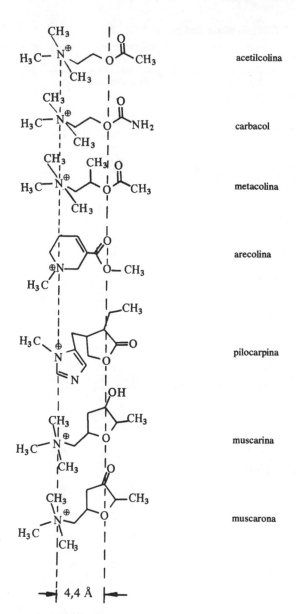

Fig. 15.2 Semelhanças em agentes muscarínicos. (Adaptada de W. H. Beers e E. Reich, *Nature (London)*, 228, 917 (1970).

Cloreto de betanecol

Pó cristalino branco ou cristais incolores ou brancos. É higroscópico e solúvel em água. Apresenta polimorfismo, tendo sido observadas duas formas cristalinas, de pontos de fusão diferentes. Por tratar-se de amida (o grupo CH_3 da acetilcolina foi substituído pelo grupo NH_2) e apresentar um grupo volumoso (CH_3) vizinho, é menos facilmente hidrolisado no trato gastrintestinal ou pela acetilcolinesterase que a acetilcolina e pode, portanto, ser administrado oralmente. Como o mais seguro dos ésteres da colina, tornou-se o preferido no estímulo do trato gastrintestinal e bexiga. É útil no tratamento da atonia, em doses de 5 a 30 mg, três a quatro vezes ao dia.

É obtido pela reação de cloridrina propilênica com fosgênio, seguida pelo tratamento do produto intermediário com NH_3 e, finalmente, fazendo o produto resultante reagir com trimetilamina.

Cloreto de metacolina

Pó cristalino, incolor ou branco, hidrossolúvel, que se hidrolisa rapidamente em solução básica. É ocasionalmente empregado no tratamento sintomático da moléstia de Raynaud, úlceras varicosas crônicas, escleroderma, flebite e condições vasospásticas das extremidades. Não deve jamais ser administrado por via intravenosa ou intramuscular, mas apenas subcutaneamente. A dose habitual é de 10 a 40 mg.

A metacolina também é comercializada na forma de brometo, cujas propriedades são muito semelhantes às do cloreto. Por ser algo menos higroscópico, o brometo é a forma preferida para administração oral em comprimidos.

A metacolina é preparada por redução catalítica do cloreto de trimetilacetonilamônio e posterior acetilação com anidrido acético.

B. Agentes colinérgicos indiretos

Os agentes colinérgicos indiretos, também chamados anticolinesterásicos, são fármacos que inibem a ação da acetilcolinesterase; deste modo, impedem a enzima de hidrolisar a acetilcolina; em conseqüência, este transmissor químico acumula-se nos sítios de transmissão colinérgica. Eles agem perifericamente, ao nível de sinapses ganglionares e na junção neuromuscular do músculo esquelético.

Os anticolinesterásicos mais amplamente empregados na clínica médica estão compilados na Tabela 15.2.

Além desses, contudo, usam-se muitos outros, tais como: benzopirínio, dexpantenol, distigmina, hexadistigmina, hexastigmina, metoxiambenônio, nitrostigmina, pirofos e tetrastigmina.

Alguns autores dividem os agentes anticolinesterásicos em *reversíveis* e *irreversíveis*. No primeiro grupo incluem-se ambenônio, benzopirínio, demecário, fisostigmina, neostigmina e piridostigmina. O segundo grupo contém ecotiopato, isofluropato e inseticidas organofosforados. Esta divisão, contudo, não se justifica. De um lado, a ação da fisostigmina, neostigmina e

Tabela 15.2 Colinérgicos indiretos

Nome oficial	Nome comercial	Nome químico	Estrutura
neostigmina (proserina)	Euperistal Prostigmine	3-[(dimetilamino)carbonil]oxi]-N,N,N-trimetilbenzenamínio	Veja Fig. 2.9
piridostigmina	Mestinon	3-[[dimetilamino)carbonil]oxi]-1-metilpiridínio	
demecário (demecaro)	Frumtosnil	3,3'-[1,10-decanodiilbis[(metilimino)carboniloxi]]bis[N,N,N-trimetilbenzenamínio]	Veja Fig. 2.9
fisostigmina (eserina)	Leodine (em assoc.)	metilcarbamato de (3aS-cis)--1,2,3,3a,8,8a-hexaidro-1,3a,8-trimetil-pirrol[2,3-b]indol-5-ol	Veja Fig. 2.9
ambenônio (oxazil)		N,N'-[(1,2-dioxo-1,2-etanedil)bis(imino-2,1-etanedil)]bis[2-cloro-N,N-dietilbenzenometanamínio	Veja Fig. 2.9
ecotiopato (ecotiofato)	Fosfolina	2-[(dietoxifosfinil)tio]-N,N,N-trimetiletanamínio	
isofluropato (fluostigmina)		éster bis(1-metiletílico) do ácido fosforofluorídrico	

piridostigmina não é realmente reversível, pois eles não se dissociam da acetilcolinesterase, mas são hidrolisados do mesmo modo que a acetilcolina, embora mais lentamente. Por outro lado, apesar de os inseticidas organofosforados fosforilarem covalentemente o oxigênio da hidroxila da serina, que constitui parte do centro ativo da acetilcolinesterase, eles não reagem com este sítio em sentido realmente irreversível.

1. COLINESTERASES

Existem dois tipos principais de colinesterases: *(a)* acetilcolinesterase, também chamada colinesterase específica, colinesterase verdadeira e acetil-hidrolase da acetilcolina, classificada como EC 3.1.1.7. Esta enzima, que não apresenta especificidade absoluta pela acetilcolina, hidrolisa este transmissor químico no ponto indicado:

$$CH_3-CO-O\!\mid\!CH_2-CH_2-\overset{+}{N}(CH_3)_3$$

(b) butirilcolinesterase, também chamada pseudocolinesterase e acil-hidrolase de acilcolinas, classificada como EC 3.1.1.8. Esta enzima hidrolisa não somente a acetilcolina, mas também diversos outros ésteres da colina, na posição indicada:

$$CH_3-CO\!\mid\!O-CH_2-CH_2-\overset{+}{N}(CH_3)_3$$

A acetilcolinesterase é constituída de subunidades, e há evidência de que existem diversas isoenzimas. É uma enzima alostérica; como tal, é capaz de sofrer alterações conformacionais induzidas por agentes químicos e físicos. Seu substrato natural é a acetilcolina. Os carbamatos também são substratos para esta enzima, embora não naturais.

A acetilcolinesterase catalisa a hidrólise da acetilcolina. Esta reação recebeu diversas interpretações (Fig. 14.4). Segundo uma, mais recente, primeiro se forma um complexo acetilcolinesterase-acetilcolina e, em seguida, o grupo acetila é cataliticamente transferido ao resíduo de serina presente no sítio esterásico, com perda concomitante da água. Esta reação ocorre com alteração conformacional concomitante da enzima, durante a qual se forma um intermediário contendo carbono tetraédrico e o resíduo acetilado é levado à vizinhança de um grupo que catalisa a desacetilação. No processo de hidrólise participam dois imidazóis e dentro do complexo tetraédrico ocorre um rearranjo (Fig. 15.3).

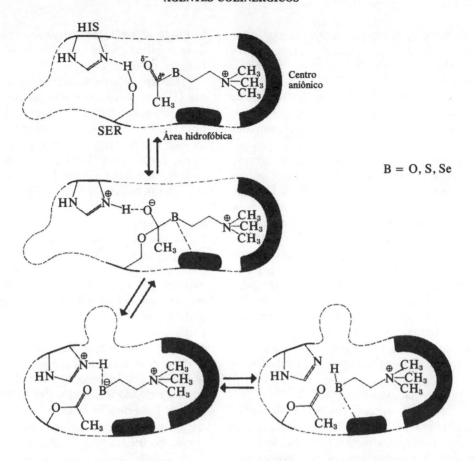

Fig. 15.3 Hidrólise da acetilcolina e isósteros pelo centro ativo plástico ou elástico da acetilcolinesterase. O centro ativo é constituído por quatro regiões separadas e distintas: grupo hidroxílico da serina, núcleo imidazólico (integrando ambos o centro esterásico), centro aniônico e área hidrofóbica. O ataque inicial é idêntico ao da interpretação clássica, que considera o centro da enzima como rígido ou inflexível. Após a formação do complexo acetilcolinesterase-acetilcolina (ou seus isósteros acetiltiocolina ou acetilselenocolina), para a qual concorre a atração da cabeça catiônica da acetilcolina ou centro aniônico da enzima, dá-se a transferência catalítica do grupo acetila ao resíduo da serina presente no centro esterásico, com a saída concomitante da colina. Esta reação ocorre com alteração conformacional da enzima, durante a qual se forma um intermediário tetraédrico, e o resíduo acetilado é trazido para a vizinhança de um grupo que catalisa a desacetilação, ocorrendo neste processo um arranjo dentro do complexo tetraédrico. *Fonte:* G. R. Hillman e H. G. Mautner, *Biochemistry*, 9, 2633 (1970).

2. ANTICOLINESTERÁSICOS

Entre os anticolinesterásicos distinguem-se dois grupos principais: carbamatos e organofosforados.

O representante mais antigo do primeiro grupo é a fisostigmina. Com o fim de obter fármacos melhores do que ela, efetuaram-se diversas modificações moleculares, especialmente por simplificação da molécula deste alcalóide, conforme visto na Fig. 2.9. Por outro lado, os estudos de relações estrutura-atividade mostraram que, nos carbamatos, para a atividade anticolinesterásica são importantes as seguintes características estruturais: *(a)* um grupo amino substituído; *(b)* uma porção *N,N*-dimetilcarbamato.

Neste grupo há substâncias que são usadas apenas como inseticidas. Entre muitas outras, sobressaem as seguintes: aldicarb, carbaril, dioxacarb e propoxur. A primeira é sumamente perigosa. As outras três foram autorizadas, pelo governo brasileiro, em 9-1-79, a serem usadas em inseticidas domi-sanitários.

Os compostos organofosforados são representados pela fórmula geral abaixo, na qual R_1 e

$$R_1 - \overset{\overset{\displaystyle O}{\|}}{\underset{\underset{\displaystyle R_2}{|}}{P}} - X$$

R₂ podem ser grupos alquila, alcóxi, arilóxi, amido, mercaptana ou outros, e X é um grupo halo, ciano, carboxila, fosfonóxi, fenóxi, tiofenóxi, tiociano e outros.

Quanto ao tempo de ação, podem ser: *(a)* de ação curta: eseridina, fisostigmina, neostigmina; *(b)* de ação prolongada: demecário, ecotiopato, isofluropato.

Entre os organofosforados anticolinesterásicos há também substâncias usadas para outros fins: *(a)* inseticidas: bromofos, carbofos (malation), clorpirifos, diazinon (dimpilato), diclorvos, fenclorfos, fenitrotion, iodofenfos, mercaptofos (demeton), naled, paration, pirofosfato tetraetílico, pirofosforamida octametílica, temefos, tetrafosfato hexaetílico, triclorfon; *(b)* tóxicos bélicos: sarin, soman, tabun. No Brasil, como inseticidas para uso domiciliar foram recentemente (9-1-79) autorizados os seguintes anticolinesterásicos organofosforados: bromofos etílico, carbofos, clorpirifos, diazinon, diclorvos, fenclorfos, fenitrotion, iodofenfos, naled, temefos, triclorfon.

Metilsulfato de neostigmina

Pó cristalino branco, inodoro, de sabor amargo e solúvel em água. É higroscópico, razão pela qual é usado como injetável e não na forma de comprimido. A neostigmina é eficaz em *myasthenia gravis* e atonia do trato gastrintestinal e da bexiga. Uma dose é capaz de causar crise colinérgica.

A neostigmina também é empregada como brometo, no glaucoma e *myasthenia gravis*. A dose habitual, pelas vias subcutânea e intramuscular, é de 0,5 a 1 mg.

Obtém-se a neostigmina a partir do resorcinol (I) que, aquecido com solução aquosa de dimetilamina sob pressão, dá o *m*-dimetilaminofenol (II). Este, tratado com fosgênio, dá o cloreto de carbamoíla (III) que, reagindo com dimetilamina, forma o carbamato correspondente (IV), cuja quaternização, com brometo de metila, resulta na neostigmina (Fig. 15.4).

Fisostigmina

É usada na forma de alcalóide livre e também nas formas de salicilato e sulfato; este último é menos deliqüescente que o primeiro. Ambos os sais são pós brancos, inodoros e hidrossolúveis, que se tornam vermelhos após exposição prolongada ao ar e à luz, mas a lavagem com etanol remove a cor vermelha. As soluções aquosas também se decompõem em produto vermelho, de acordo com a seguinte seqüência: a hidrólise a ácido metilcarbâmico e eserinol, que é rapidamente oxidado a rubresserina, a substância vermelha. Esta decomposição é evitada pela adição de sulfato ou ácido ascórbico. A fisostigmina é usada no tratamento do glaucoma.

Brometo de demecário

Pó cristalino branco ou levemente amarelo, ligeiramente higroscópico, facilmente solúvel em água e em etanol. Pode ser considerado o resul-

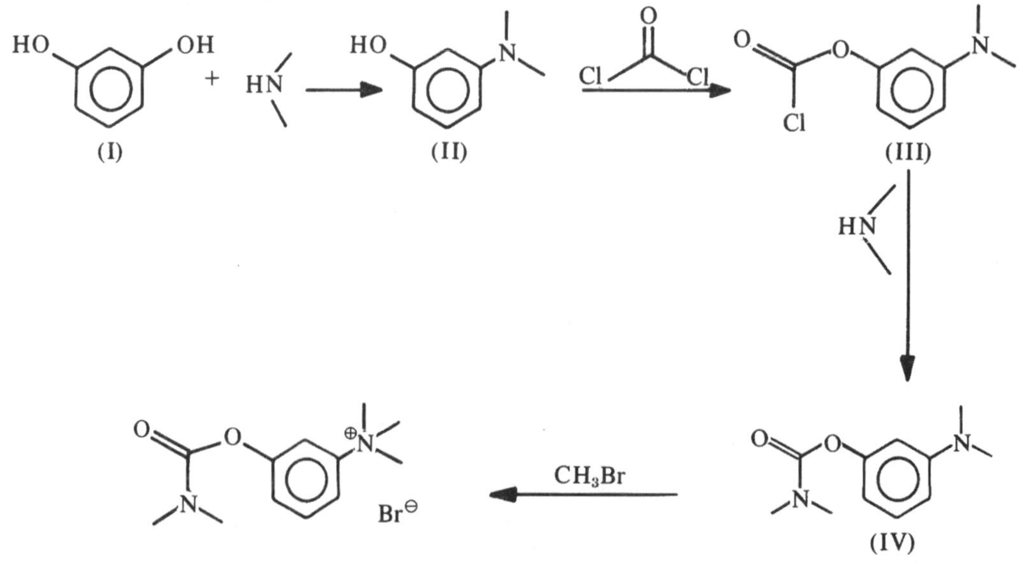

Fig. 15.4 Síntese da neostigmina.

tado da duplicação molecular de prostigmina. Empregado como agente de ação prolongada, é administrado por instilação direta no saco conjuntival nos casos de glaucoma de ângulo aberto quando os anticolinesterásicos de duração curta se mostram ineficazes. A miose permanece por três a dez dias.

Iodeto de ecotiopato
Sólido cristalino branco, hidrossolúvel e higroscópico. Tem ação prolongada; a miose perdura por vários dias e, às vezes, até três semanas. Sua principal aplicação, topicamente, é no tratamento do glaucoma primário de ângulo aberto, nos quais os mióticos de ação curta se tenham mostrado ineficazes. A administração prolongada pode levar à formação de cistos na íris. É instilado diretamente no saco conjuntival.

Isofluropato
Líquido incolor, ligeiramente solúvel em água e em etanol. Uma vez que é absorvido através da epiderme intacta e tecidos mucosos, deve ser manipulado com cautela. Sua ação e emprego são similares aos do ecotiopato. A miose geralmente dura de duas a quatro semanas. Hidrolisa-se rapidamente, motivo pelo qual os pacientes devem evitar encostar o conta-gotas nos olhos ou transferir lágrimas ou água ao recipiente.

C. Pilocarpina e análogos

Como alternativa à pilocarpina, usa-se na Europa a aceclidina, produto sintético, que pode ser considerado como análogo conformacionalmente rígido da metacolina.

Pilocarpina
Este alcalóide é usado na forma de cloridrato e nitrato. Ambos apresentam-se como cristais hidrossolúveis, mas o primeiro é higroscópico e fotossensível, enquanto o último não apresenta tais desvantagens. A pilocarpina é o fármaco de escolha na terapia inicial e de manutenção de glaucoma de ângulo aberto. É aplicada por instilação local no saco conjuntival (Fig. 15.2). É comercializada sob vários nomes: Drop-Carpine, Isopto Carpine, Miosin, Pilocarpina, Piloplas.

D. Reativadores da colinesterase

Diversas substâncias apresentam a capacidade de reativar a colinesterase e algumas delas são empregadas como antídotos de organofosforados. As mais usadas são obidoxima e pralidoxima (Tabela 15.3).
Outras são: diacetilmonoxima e trimedoxima.

Pralidoxima
É usada como cloreto, iodeto e mesilato. O mesilato é pó cristalino ou granular, branco ou incolor, solúvel em água e muito higroscópico. Deve ser administrado oralmente ou por injeção o mais imediatamente possível após a intoxicação por inibidor da colinesterase (Fig. 2.48).

Tabela 15.3 Reativadores da acetilcolinesterase

Nome oficial	Nome comercial	Nome químico	Estrutura
pralidoxima	Contrathion	2-[(hidroxiimino)metil]-1-metilpiridínio	
obidoxima		1,1'-[oxibis(metileno)bis[4-(hidroxoiimino)metil]piridínio	

IV. MECANISMO DE AÇÃO

O mecanismo de ação dos agentes colinérgicos depende da classe à qual pertençam.

A. Colinomiméticos

Devido à sua semelhança com a acetilcolina, os colinomiméticos agem por se complexar com receptores do transmissor químico.

Diversas hipóteses foram aventadas para explicar como tal complexação ocorre, com receptores muscarínicos ou nicotínicos.

1. RECEPTORES MUSCARÍNICOS

A estrutura essencial dos agentes muscarínicos é um grupo amônio quaternário e um grupo metila. Os agentes muscarínicos são caracterizados pela presença, em geral, de uma cadeia de cinco átomos ligada ao nitrogênio quaternário (Fig. 15.2). A complexação dos agonistas ou antagonistas muscarínicos com o receptor muscarínico compreende fundamentalmente a participação dos seguintes fatores estruturais: (a) um grupo amônio quaternário ou seu equivalente; (b) um par de elétrons não-compartilhados, que pode participar na formação de ponte de hidrogênio. A distância entre o grupo amônio quaternário e o par de elétrons é de 4,4 Å. A interação é reforçada por um grupo alquílico convenientemente localizado — correspondente ao grupo metila do grupo acetila da acetilcolina — que pode participar em interações hidrofóbicas.

A interação do agente muscarínico com seu receptor seria semelhante à ilustrada na Fig. 14.2, que mostra a complexação entre a acetilcolina e o receptor muscarínico.

2. RECEPTORES NICOTÍNICOS

Os agentes nicotínicos, embora tenham estruturas químicas e propriedades físico-químicas diferentes, apresentam duas características em comum: um centro catiônico e um potencial aceptor de ponte de hidrogênio separados pela distância de 5,9 Å (Fig. 15.5). As demais características estruturais apenas contribuem para a ligação destas substâncias a sítios adjacentes ao receptor e, assim, podem tanto aumentar como reduzir a intensidade de ação.

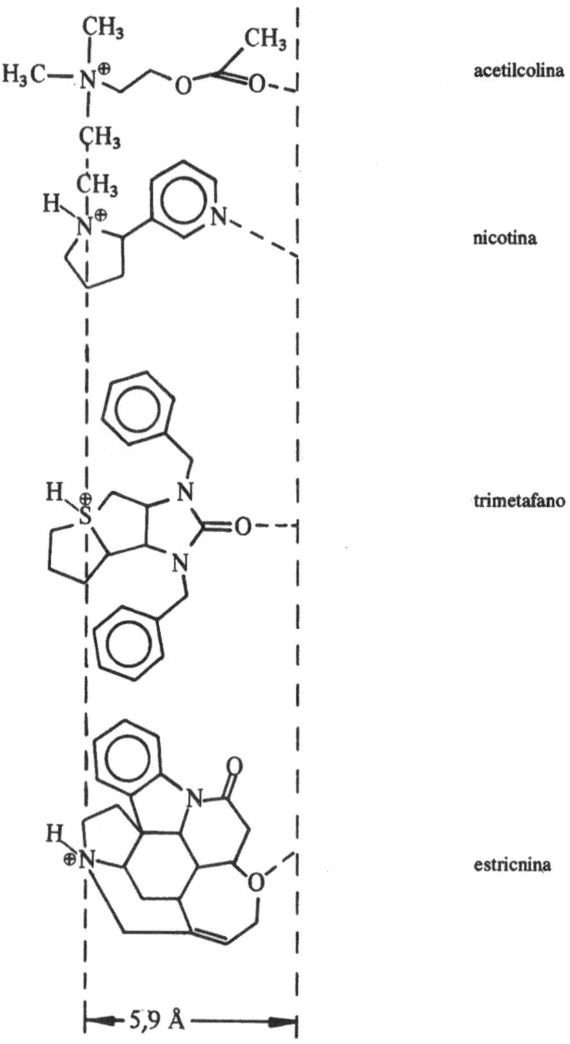

Com base nos resultados obtidos com o método auto-radiográfico de fixação de moléculas curariformes e colinomiméticas radiativas nas placas terminais motoras de diafragmas de ratos,

Fig. 15.5 Características comuns encontradas em agentes nicotínicos. A distância 5,9 Å separa o átomo carregado positivamente do centro das forças de van der Waals do átomo capaz de formar ligação de hidrogênio com o aceptor. *Fonte:* W. H. Beers e E. Reich, *Nature (London)*, 228, 917 (1970).

Waser propôs um modelo hipotético de um receptor nicotínico assaz elaborado (Fig. 15.6). Segundo sua hipótese, os colinomiméticos e a acetilcolina produzem, ao despolarizarem a membrana sináptica na placa motora, uma abertura de poros e a conseqüente troca de íons K^+ e Na^+ através deles. Os agentes bloqueadores colinérgicos, constituídos de moléculas volumosas e apresentando grande afinidade química por grupos específicos do receptor ao qual são atraídos por forças eletrostáticas, fecham os poros, impedindo, assim, a troca iônica citada acima (Fig. 15.7). Os agentes bloqueadores colinérgicos podem ser re-

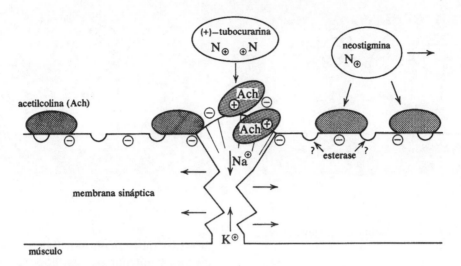

Fig. 15.6 Representação esquemática da área receptora nicotínica das placas terminais. *Fonte:* P. G. Waser, *Actual Pharmacol., 16,* 169 (1963).

movidos dos sítios receptores, mas isto exige elevada concentração de colinomiméticos. Waser também concluiu de suas experiências que há três tipos de receptores na placa motora terminal: receptores curarimiméticos, receptores colinérgicos e os centros ativos da colinesterase específica.

Ainda segundo Waser, e como mostra a Fig. 15.7, o receptor nicotínico é um poro na membrana pós-sináptica. A borda do poro é formada por sítios aniônicos que atraem o nitrogênio quaternário da acetilcolina. No interior do lúmen do

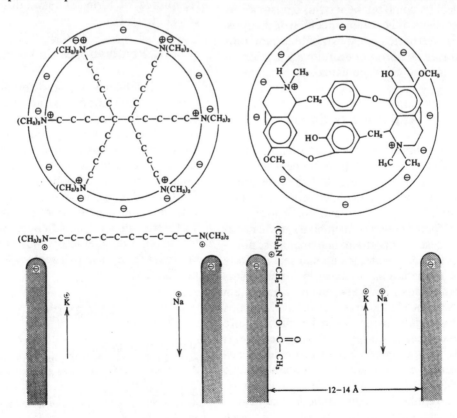

Fig. 15.7 Receptor nicotínico. *Fonte:* P. G. Waser, *in* D. Bovet *et al.*, eds. *Curare and Curare-like Agents,* Elsevier, Amsterdam, 1959, pág. 227.

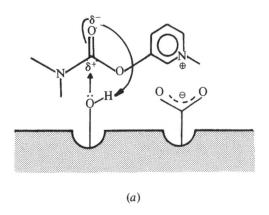
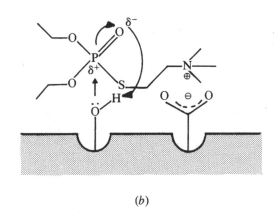

(a) (b)

Fig. 15.8 Inibição da acetilcolinesterase por: *(a)* piridostigmina; *(b)* ecotiopato.

poro encontram-se sítios esterásicos, pelos quais é atraído o grupo éster da acetilcolina. Compostos contendo grupos suficientemente volumosos para vedar a abertura do poro, como a tubocurarina, atuariam como antagonistas das ações da acetilcolina nas sinapses neuromusculares nos músculos esqueléticos, porque impediriam não só o acesso da acetilcolina como também o fluxo de íons para fora e para dentro. No caso específico de compostos *bis*-quaternários eles estabeleceriam uma ponte através do poro e chegariam até a deformá-lo, provocando efeitos agonísticos ou antagonísticos.

B. Anticolinesterásicos

Os anticolinesterásicos agem como inibidores enzimáticos. Aumentam a concentração de acetilcolina por inibirem a hidrólise deste transmissor químico pela acetilcolinesterase. Nesta interação forma-se um complexo enzima-fármaco ligado por forças diversas, inclusive ligação covalente. No caso da fisostigmina e análogos, pode-se formar ligação covalente que não seja tão forte quanto a formada com demecário e compostos organofosforados. Por esta razão, embora em ambos os casos a inibição seja reversível, com os compostos organofosforados a ligação é muito mais longa, mantendo-se, às vezes, por várias semanas, pois a ligação Ser-O-P, devido à sua maior energia, é hidrolisada mais lentamente que a ligação Ser-O-C. Portanto, a fisostigmina e derivados são conhecidos como anticolinesterásicos de ação curta, enquanto que os compostos organofosforados e o demecário são denominados anticolinesterásicos de ação prolongada. A complexação de anticolinesterásicos com o centro ativo da acetilcolinesterase pode ser representada conforme indica a Fig. 15.8.

C. Pilocarpina

A pilocarpina age por diversos mecanismos. O principal deles é a ação direta sobre células efetoras autônomas. Entretanto, ela também estimula os gânglios, através da complexação com receptores, de forma similar à dos colinomiméticos (Fig. 14.2).

D. Reativadores da colinesterase

Os inseticidas organofosforados reagem com o sítio esterásico da acetilcolinesterase, inibindo-a fortemente, embora não de forma irreversível. Contudo, a regeneração deste sítio por hidrólise espontânea do complexo é processo muito lento. Em casos de envenenamento por estas substâncias o reativador da colinesterase deve ser administrado o mais rapidamente possível, pois a morte pode ocorrer após cinco minutos a 24 horas, dependendo da dose, via de administração, tipo de agente organofosforado e outros fatores. O mecanismo da reativação está ilustrado na Fig. 2.48.

REFERÊNCIAS

ASPECTOS GERAIS
A. F. CASY, *Prog. Med. Chem.*, *11*, 1 (1975).
R. W. BRIMBLECOMBE, *Drug Actions on Cholinergic Systems*, University Park Press, Baltimore, 1974.
A. KOROLKOVAS, *Ciênc. Cult.*, *25*, 1136 (1973).
A. G. KARCZMAN, Ed., *Anticholinesterase Agents*, Pergamon, Oxford, 1970.
J. CHEYMOL, *Prod. Probl. Pharm.*, *24*, 6 (1969).
G. B. KOELLE, Ed., *Cholinesterases and Anticholinesterase Agents*, Springer, Berlin, 1963.

INTRODUÇÃO

D. B. DRACHMAN, *N. Engl. J. Med.*, *298*, 136, 186 (1978).
W. CHECK, *J. Am. Med. Assoc.*, *238*, 1338 (1977).
A. H. BECKETT e A. A. AL-BADR, *J. Pharm. Pharmacol.*, *27*, 855 (1975).
W. K. ENGEL et al., *Ann. Intern. Med.*, *81*, 225 (1974).

CLASSIFICAÇÃO

F. L. McEWEN e G. R. STEPHENSON, *The Use and Significance of Pesticides in the Environment*, Wiley-Interscience, New York, 1979.
T. NARAHASHI, *Neurotoxicology of Insecticides and Pheromones*, Plenum, New York, 1979.
A. W. A. BROWN, *The Ecology of Pesticides*, Wiley-Interscience, New York, 1978.
R. CREMLYN, *Pesticides: Preparation and Mode of Action*, Wiley-Interscience, New York, 1978.
D. S. DAHL, *Drug Therapy*, *1*, 21 (1976).
W. J. HAYES Jr., *Toxicology of Pesticides*, Williams and Wilkins, Baltimore, 1975.
S. KANG, *Int. J. Quantum Chem., Quantum Biol. Symp.*, *1*, 109 (1974).
Z. W. HALL, *J. Neurobiol.*, *4*, 343 (1973).
T. R. FUKUTO, *Drug Metab. Rev.*, *1*, 117 (1972).
N. N. MELNIKOV, *Chemistry of Pesticides*, Springer, New York, 1971.
T. NAMBA, *Am. J. Med.*, *50*, 475 (1971).
W. E. BEERS e E. REICH, *Nature (London)*, *228*, 917 (1970).
J. W. MILLER e J. E. LEWIS, *Annu. Rev. Pharmacol.*, *9*, 147 (1969).
E. J. ARIËNS e A. M. SIMONIS, *Ann. N. Y. Acad. Sci.*, *144*, 842 (1967).
Z. VOTAVA, *Annu. Rev. Pharmacol.*, *7*, 223 (1967).
I. M. LEOPOLD e E. KEATES, *Clin. Pharmacol. Ther.*, *6*, 130, 262 (1965).

MECANISMO DE AÇÃO

R. S. ARONSTAM et al., *Mol. Pharmacol.*, *15*, 227 (1979).
J. BODE et al., *Biochemistry*, *18*, 1855 (1979).
D. M. FAMBROUGH, *Physiol. Rev.*, *59*, 165 (1979).
S. FUCHS, *Curr. Top. Microbiol. Immunol.*, *85*, 1 (1979).
M. W. KLYMKOWSKY e R. M. STROUD, *J. Mol. Biol.*, *128*, 319 (1979).
R. L. VANDLEN et al., *Biochemistry*, *18*, 1845 (1979).
F. J. BARRANTES, *J. Mol. Biol.*, *124*, 1 (1978).
N. J. M. BIRDSALL et al., *Mol. Pharmacol.*, *14*, 723 (1978).
M. D. MIYAMOTO, *Pharmacol. Rev.*, *29*, 221 (1978).
A. G. ENGEL et al., *Neurology*, *27*, 307 (1977).
H. A. LESTER, *Sci. Am.*, *236*(2), 106 (1977).
M. J. ROSS et al., *J. Mol. Biol.*, *116*, 635 (1977).
D. B. DRACHMAN et al., *Ann. N. Y. Acad. Sci.*, *274*, 226 (1976).
B. W. FULPIUS et al., *Ann. N. Y. Acad. Sci.*, *274*, 116 (1976).
H. P. RANG, *Q. Rev. Biophys.*, *7*, 283 (1975).
G. H. COCOLAS et al., *J. Med. Chem.*, *17*, 938 (1974).
E. DE ROBERTIS e J. SCHACHT, Eds., *Neurochemistry of Cholinergic Receptors*, Raven, New York, 1974.
A. KARLIN, *Fed. Proc., Fed. Am. Soc. Exp. Biol.*, *32*, 1847 (1973).
R. W. BAKER et al., *Nature (London)*, *230*, 439 (1971).
G. R. HILLMAN e H. G. MAUTNER, *Biochemistry*, *9*, 2633 (1970).
S. EHRENPREIS et al., *Pharmacol. Rev.*, *21*, 131 (1969).
L. B. KIER, *Mol. Pharmacol.*, *3*, 487 (1967).
M. MARTIN-SMITH et al., *J. Pharm. Pharmacol.*, *19*, 561 (1967).
M. WURZEL, *Ann. N. Y. Acad. Sci.*, *144*, 694 (1967).
A. BEBBINGTON e R. BRIMBLECOMBE, *Adv. Drug Res.*, *2*, 143 (1965).
P. G. WASER, *Pharmacol. Rev.*, *13*, 465 (1961).

16

Agentes Anticolinérgicos

I. GENERALIDADES

Anticolinérgicos, ou agentes bloqueadores colinérgicos, são fármacos que bloqueiam a atividade resultante da ação da acetilcolina.* Eles podem atuar em diferentes locais, tais como: *(a)* nas terminações pós-ganglionares do sistema nervoso parassimpático — são os chamados *antimuscarínicos*; *(b)* nas sinapses ganglionares do sistema nervoso autônomo, tanto simpático quanto parassimpático — trata-se dos *ganglioplégicos*; *(c)* nas junções neuromusculares do sistema nervoso voluntário — é o caso dos *bloqueadores neuromusculares*.

II. ANTIMUSCARÍNICOS

A. Introdução

1. CONCEITO

Os antimuscarínicos, também conhecidos, embora impropriamente, por *espasmolíticos, neurotrópicos, parassimpatolíticos, colinolíticos, anticolinérgicos, atropínicos* e *bloqueadores parassimpáticos*, inibem a ação da acetilcolina nos nervos pós-glanglionares e na musculatura lisa, produzindo os seguintes efeitos: midriático, cicloplégico, antiespasmódico e anti-secretório.

2. EMPREGOS

Tais fármacos são agentes valiosos e amplamente empregados, sendo usados predominantemente como midriáticos, cicloplégicos, antiespasmódicos e agentes antiúlcera.

Os antimuscarínicos mais amplamente usados como midriáticos e cicloplégicos são: atropina, ciclopentolato, escopolamina, eucatropina, homatropina e tropicamida. Devem ser empregados com precaução em pacientes idosos e são, de modo geral, contra-indicados em pacientes que sofrem de glaucoma.

Como antiespasmódicos, atuam os seguintes: adifenina, alverina, aminopromazina, amixetrina, anisotropina, atropina, bornaprina, butrópio, diciclonina, diclônio, difemanila, dipônio, drofenina, espazinocalm, fenetamina, fentônio, glicopirrolato, hexasônio, hexocíclio, hiosciamina, homatropina, ipratrópio, isometepteno, isopropamida, meladrazina, mepenzolato, metantelina, metixeno, metscopolamina, metilatropina, otilônio, oxibutinina, oxifenciclimina, oxifenônio, oxitefônio, pentapipério, pentienato, pinavério, pipenzolato, piperidolato, poldina, pramiverina, prifínio, propantelina, rociverina, suloctidila, tiemônio, tifenamila, tridiexetila. Eles são usados preponderantemente como adjuvantes no controle de úlceras pépticas.

Como anti-secretórios empregam-se, além de vários outros, os seguintes: albaprostila, deprostila, elucaína, nolínio, tiquinamida.

Por questão de conveniência, neste capítulo incluem-se também os agentes miotrópicos. Eles não atuam na transmissão colinérgica, mas diretamente sobre as fibras musculares lisas. Embora não sejam parassimpatolíticos, exercem ação espasmolítica ou antiespasmódica. Seu fármaco protótipo é a papaverina. Por esta razão, eles são também chamados de papaverínicos. Os fármacos que exercem ação papaverínica pertencem a grupos químicos diversos.

Ademais, grande número de antimuscarínicos manifesta ações atropínicas e papaverínicas. São, portanto, considerados antiespasmódicos de duplo efeito.

3. EFEITOS ADVERSOS

Os antimuscarínicos produzem os seguintes efeitos colaterais: obnubilação, constipação, secura da boca e retenção urinária.

---

*Os anticolinérgicos de ação central, usados como antiparkinsonianos, foram estudados no Cap. 11, Seção III.B.1.

B. Histórico

Por muitos séculos, os povos antigos utilizaram preparados de beladona, *Atropa belladonna*, para diversos fins terapêuticos. Desta e de outras plantas isolaram-se, durante o século passado, alguns alcalóides com atividade antimuscarínica, especialmente atropina e escopolamina. Estudos farmacológicos realizados com tais fármacos levaram à sua introdução na terapêutica, ao lado do extrato de beladona, usado ainda hoje. Entretanto, a longa duração de ação da atropina estimulou os químicos-farmacêuticos a aplicarem o método de modificação molecular de forma a obter melhores agentes anticolinérgicos através de um dos seguintes processos: *(a)* simplificação, disjunção ou cisão da molécula de atropina com a finalidade de descobrir a porção espasmofórica; *(b)* inserção de grupos volumosos apolares, especialmente estruturas cíclicas, em moléculas de agentes colinérgicos; *(c)* substituição bioisostérica em outros anticolinérgicos.

Esta estratégia sistemática enriqueceu o arsenal terapêutico com dezenas de anticolinércos úteis. Assim, por exemplo, a simplificação da molécula de atropina levou ao desenvolvimento de diversos anticolinérgicos sintéticos, tais como homatropina. A introdução de grupos volumosos apolares à molécula de acetilcolina resultou na criação da propantelina (Fig. 2.21) e da metantelina (Fig. 3.6). A substituição isostérica de determinados grupos da atropina e de anticolinérgicos sintéticos mais antigos resultou no grande número de antimuscarínicos disponíveis atualmente.

O primeiro agente miotrópico a ser introduzido na medicina foi a papaverina, um dos alcalóides extraídos do ópio, as cápsulas de sementes imaturas da papoula, *Papaver somniferum,* nas quais ocorre na proporção de cerca de 1%. A papaverina foi isolada por Merck, em 1848, e sintetizada, em 1909, por Pictet e Gams. Atualmente, é obtida por síntese total. Ligeiras variações estruturais na molécula de papaverina resultaram em derivados e congêneres.

Quanto aos agentes miotrópicos sintéticos, eles foram preparados e ensaiados principalmente durante os últimos 20 anos.

C. Classificação

Ao lado dos antimuscarínicos, estudaremos também os miotrópicos.

1. AGENTES ANTIMUSCARÍNICOS

Os antimuscarínicos, em sua maioria, apresentam em comum a estrutura geral conhecida por *fórmula espasmolítica* ou *grupo espasmofórico*:

$$R-COO-(CH_2)_n-N{<}$$

na qual R é um grupo aniônico ligado a um N básico através de uma ponte —COO— (ou grupo isostérico) e a cadeia $(CH_2)_n$, na qual *n* equivale, na maior parte das vezes, a 2 e, às vezes, a 3. A distância ótima entre os grupos $-N{<}$ e $-\overset{O}{\underset{\|}{C}}-$ é de aproximadamente 5 Å. Estes fármacos são, portanto, muito similares aos agentes colinérgicos (Fig. 15.2).

Os agentes antimuscarínicos, na maioria, são bases terciárias. Entretanto, alguns são compostos de amônio quaternário, mas tais substâncias não atravessam facilmente a barreira hematoencefálica e, portanto, não conseguem estimular o sistema nervoso central.

A Tabela 16.1 arrola os antimuscarínicos mais usados.

Portanto derivam, em sua maior parte, da atropina, e sendo este alcalóide um éster do ácido trópico, era de se esperar que a maioria dos antimuscarínicos fosse constituída de ésteres deste e de ácidos aparentados. Isso ocorre, efetivamente. Entretanto, além de ésteres, entre os antimuscarínicos são encontrados amidas, aminas e aminoálcoois; há vários exemplos de antimuscarínicos que são aminoamidas, aminoálcoois, carbamatos de aminoálcoois, ésteres de aminoálcoois e éteres de aminoálcoois.

Por motivos didáticos, dividiremos os antimuscarínicos nas seguintes classes: ésteres, amidas, aminas e aminoálcoois.

1. *Ésteres.* Estes podem ser subdivididos nos seguintes grupos (Fig. 16.1):

(a) ésteres do ácido trópico: amprotropina, atropina, butilscopolamina, butrópio, escopolamina, fentônio, genscopolamina, ipragratina, ipratrópio, metilatropina, metscopolamina, oxitrópio, sultropônio, xenitrópio;

(b) ésteres do ácido α-hidroxibenzenacético: abufenina, endobenzilina, eucatropina, fenactropínio, hexasônio, homatropina, pentapipério, valetamato;

(c) ésteres do ácido α-fenilbenzenacético: adifenina, benaprizina, piperidolato, tropacina;

(d) ésteres do ácido α-fenilbenzenacético

Tabela 16.1 Antimuscarínicos principais

Nome oficial	Nome comercial	Nome químico	Estrutura
atropina (metilatropina)	Atropina	éster 8-metil-8-azabiciclo[3.2.1]oct-3--ílico do ácido endo-(±)-α-(hidroximetil)benzenacético	
escopolamina (hioscina)	Buscopan Previum	éster 9-metil-3-oxa-9-azatriciclo[3.3.1.0^{2,4}]-non-7-ílico do ácido α-(hidroximetil)benzenacético	
brometo de metescopolamina		brometo de 7-(3-hidroxi-1-oxo-2-fenilpropoxi)-9,9-dimetil-3-oxa-9-azoniatriciclo-[3.3.1.0^{2,4}]nonano	
homatropina	Adinotropina Helbratropina Homatropina Novatropina Omnibel Wyzon	éster 8-metil-8-azabiciclo[3.2.1]oct-3-ílico do ácido α-hidroxibenzenacético	
hiosciamina		éster 8-metil-8-azabiciclo[3.2.1]oct-3-ílico do ácido α-(hidroximetil)benzenacético	
eucatropina		éster 1,2,2,6-tetrametil-4-piperidinílico do ácido α-hidroxibenzenacético	
dicicloverina (diciclomina)	Bentyl	éster 2-(dietilamino)etílico do ácido [bicicloexil]-1-carboxílico	

Tabela 16.1 (cont.) Antimuscarínicos principais

Nome oficial	Nome comercial	Nome químico	Estrutura
ciclopentolato	Ciclopentolato	éster 2-(dimetilamino)etílico do ácido α-(hidroxiciclopentil)benzenacético	
brometo de glicopirrônio (glicopirrolato)		brometo de 3-[(ciclopentilidroxifenilacetil)oxi]-1,1-dimetilpirrolidínio	
brometo de parapenzolato (parapenzolona)	Relenol	brometo de 4-[(hidroxidifenilacetil)oxi]-1,1-dimetilpiperidínio	
brometo de mepenzolato (mepenzolona)	Cantilake	brometo de 3-[(hidroxidifenilacetil)oxi]-1,1-dimetilpiperidínio	
brometo de prifínio	Dornal	brometo de 3-(difenilmetileno)-1,1-dietil-2-metilpirrolidínio	
brometo de metantelina		brometo de N,N-dietil-N-metil-2-[(9H-xanten-9-ilcarbonil)oxi]etanamínio	
brometo de propantelina	Pro-Banthine	brometo de N-metil-N-(1-metiletil)-N-[2-[9H-xanten-9-ilcarbonil)oxi]etil]-2-propanamínio	
tropicamida	Mydriacyl	N-etil-α-(hidroximetil)-N-(4-piridinilmetil)benzenacetamida	

Tabela 16.1 (cont.) Antimuscarínicos principais

Nome oficial	Nome comercial	Nome químico	Estrutura
brometo de emeprônio (emeprona)	Cetiprin	brometo de N-etil-N,N,α-trimetil-γ-fenil-benzenopropanamínio	
iodeto de tiemônio (tiemona)	Visceralgin	iodeto de 4-[3-hidroxi-3-fenil-3-(2-tienil)-propil]-4-metilmorfolínio	

monossubstituído: aprofeno, tropodifeno;

(e) ésteres do ácido α-hidroxi-α-fenilbenzenacético: benactizina, benzazina, benzilônio, benzopirrônio, bevônio (piribenzila), clidínio, difemerina, dimetipírio, laquesina, mepenzolato, metazina, parapenzolato, pipenzolato, pipetanato (piperilato), poldina, triclazato, tropenzilina;

(f) ésteres do ácido α-hidroxi-α-tienilbenzenacético: heterônio, oxitefônio;

(g) ésteres do ácido α-hidroxi-α-cicloexilbenzenacético: droclidínio, hexopirrônio, oxiclipina, oxifenciclimina, oxifenidrazônio, oxifenônio, oxipirrônio, oxisônio, propenzolato;

(h) ésteres do ácido α-hidroxi-α-ciclopentilbenzenacético: ciclopirrônio, glicopirrônio, ritropirrônio;

(i) ésteres do ácido 1-fenilciclopentanocarboxílico: caramifeno, metcarafeno, tropentano;

(j) ésteres do ácido (bicicloexil)-1-carboxílico: dicicloverina (diciclomina), diexiverina;

(k) ésteres de ácidos diversos: aminocarbofluoreno, bornaprina, ciclopentolato, dibutolina, dipônio, drofenina, elucaína, fenalamida, hoquizil, metantelina, octatropina (anisotropina), otilônio, pentapiperida, pentienato, propantelina, rociverina, tropiglina.

2. *Amidas*. É possível agrupá-las em (Fig. 16.2):

(a) amidas terciárias básicas do ácido trópico: pimetremida (pimeverina);

(b) amidas terciárias básicas do ácido hidroxidifenilacético: benzotometamina;

(c) derivados da α-fenilbenzenacetamida: dimevamida (aminopentamida);

(d) derivados da 2,2-difenilbutiramida: ambutônio, fempipramida, isopropamida;

(e) derivados da 1H-pirazol-1-carboxamida: metoquizina, toquizina;

(f) amidas terciárias básicas diversas: tropicamida;

(g) derivados amídicos diversos: benzetimida, dexetimida, fencarbamida, proglumida, tiquinamida.

3. *Aminas*. Estas compreendem os seguintes grupos:

(a) derivados da fenilpropanamina: diisopromina, emeprônio, fenetamina, hexadifano;

(b) aminas derivadas de núcleos tricíclicos: aminopromazina, deptropina, dietazina, elantrina, metixeno, profenamina (etopropazina), promazina, propiromazina, tiazinâmio;

(c) aminas heterocíclicas: benzatropina, ciclônio, difenamila, domazolina, etibenzatropina, fenclexônio, meladrazina, nolínio, pinavério, prifínio, timepídio;

(d) aminas diversas: amixetrina, bamipina, barbetônio, bentipimina, clorbenzoxamina, emetônio, isometepteno, octamilamina, tibezônio, tifenamila, timazolina, tofenacina, triampizina.

4. *Aminoálcoois*. Entre estes distinguem-se (Fig. 16.3):

(a) derivados básicos do etanol 1,1-dissubstituído: hexocíclio;

(b) derivados básicos do propanol: mepiperfenidol;

(c) derivados básicos do propanol 1,1-

Tabela 16.1 (cont.) Antimuscarínicos principais

Nome oficial	Nome comercial	Nome químico	Estrutura
ciclopentolato	Ciclopentolato	éster 2-(dimetilamino)etílico do ácido α-(hidroxiciclopentil)benzenacético	
brometo de glicopirrônio (glicopirrolato)		brometo de 3-[(ciclopentilidroxifenilacetil)oxi]-1,1-dimetilpirrolidínio	
brometo de parapenzolato (parapenzolona)	Relenol	brometo de 4-[(hidroxidifenilacetil)oxi]-1,1-dimetilpiperidínio	
brometo de mepenzolato (mepenzolona)	Cantilake	brometo de 3-[(hidroxidifenilacetil)oxi]-1,1-dimetilpiperidínio	
brometo de prifínio	Dornal	brometo de 3-(difenilmetileno)-1,1-dietil-2-metilpirrolidínio	
brometo de metantelina		brometo de N,N-dietil-N-metil-2-[(9H-xanten-9-ilcarbonil)oxi]etanamínio	
brometo de propantelina	Pro-Banthine	brometo de N-metil-N-(1-metiletil)-N-[2-[9H-xanten-9-ilcarbonil)oxi]etil]-2-propanamínio	
tropicamida	Mydriacyl	N-etil-α-(hidroximetil)-N-(4-piridinilmetil)benzenacetamida	

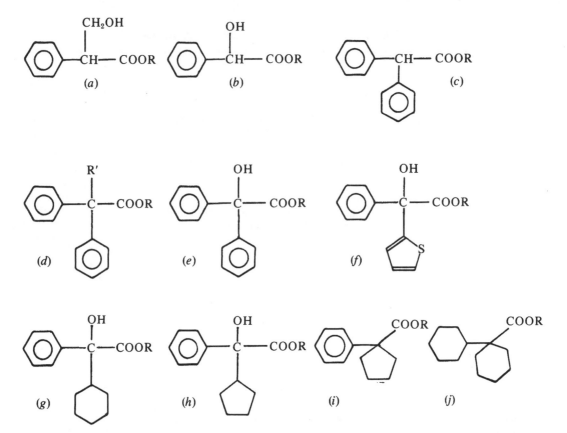

Fig. 16.1 Estruturas gerais dos ésteres antimuscarínicos: (a) ésteres do ácido trópico; (b) ésteres do ácido α-hidroxibenzenacético; (c) ésteres do ácido α-fenilbenzenacético; (d) ésteres do ácido α-fenilbenzenacético monossubstituído; (e) ésteres do ácido α-hidroxi-α-fenilbenzenacético; (f) ésteres do ácido α-hidroxi-α-tienilbenzenacético; (g) ésteres do ácido α-hidroxi-α-cicloexilbenzenacético; (h) ésteres do ácido α-hidroxi-α-ciclopentilbenzenacético; (i) ésteres do ácido 1-fenilciclopentanocarboxílico; (j) ésteres do ácido (biciclo-exil)-1-carboxílico.

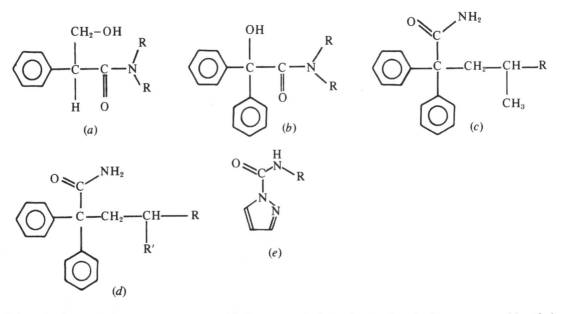

Fig. 16.2 Estruturas gerais das amidas antimuscarínicas: (a) amidas terciárias básicas do ácido trópico; (b) amidas terciárias básicas do ácido hidroxidifenilacético; (c) derivadas da α-fenilbenzenacetamida; (d) derivadas da 2,2-difenilbutiramida; (e) derivadas da 1H-pirazol-1-carboxamida.

e com sabor amargo, muito solúveis em água. Deve ser conservado em recipientes herméticos. É usado como antiespasmódico.

A propantelina é sintetizada mediante reação entre ácido xanteno-9-carboxílico (I) e cloreto de diisopropilaminoetanol (II) (Fig. 16.4). O brometo é obtido por quaternização com brometo de metila.

2. AGENTES MIOTRÓPICOS

Os *agentes miotrópicos* pertencem a várias classes químicas. Entretanto, podem ser divididos nos seguintes grupos:

1. *Papaverina, congêneres e derivados:* dimoxilina, drotaverina, etaverina, eupaverina, meteverina, neupaverina, octaverina, papaveraldina, papaverina, papaverolina, tetraidropapaverina (Tabela 16.2);
2. *Ésteres diversos:* bietamiverina, butaverina, camilofina, ciclandelato, dipiproverina, febuverina, flavoxato, mebeverina, nafiverina, naftidrofurila (Iridux), oxibutinina, pramiverina (Sintaverin Simplex), propinox (Bipasmin, Sertal), trimebutina;
3. *Aminas terciárias:* alverina, benciclano, clofenetamina, N,N-dimetil-α-(3-fenilpropil)veratrilamina, fenetamina, guaiactamina, leiopirrol, pipoxolano, profenveramina, proxazol;
4. *Amidas:* ambucetamida, fenalamida, fencarbamida, pentanobornamida, salverina;
5. *Fenóis e derivados:* fenocinol, flopropiona, floroglucinol;
6. *Diversos:* fempiramina, floverina, racefemina, viquidil.

D. Mecanismo de ação

Os antimuscarínicos são agonistas competitivos da acetilcolina e de outros agentes muscarínicos. Eles competem pelos mesmos sítios receptores — a saber, glândulas exócrinas e musculatura lisa e cardíaca — sensíveis à muscarina. Uma representação deste mecanismo de antagonismo competitivo é a da Fig. 3.6.

Os agentes miotrópicos são antagonistas não-competitivos dos colinérgicos. Atuam como antagonistas fisiológicos, interagindo com diversos estimulantes da musculatura lisa.

III. AGENTES BLOQUEADORES GANGLIONARES

A. Introdução

Os agentes bloqueadores ganglionares, mais comumente chamados *glangliopégicos,* agem ao nível de sinapses ganglionares dos sistemas simpático e parassimpático. Eles bloqueiam a transmissão de impulsos nervosos através dos gânglios autônomos, ocupando os sítios receptores e estabilizando as membranas pós-sinápticas contra as ações da acetilcolina.

Estes agentes encontram emprego como fármacos anti-hipertensivos. Alguns dos efeitos colaterais destes fármacos são: tonturas ou síncope devida à hipotensão ortostática, impotência, constipação, retenção urinária, secura na boca, perda da capacidade de acomodação visual. Estes efeitos indesejáveis levaram à obsolescência dos agentes bloqueadores ganglionares.

B. Histórico

Embora a nicotina, lobelina e fármacos estimuladores ganglionares sintéticos sejam conhecidos há muito tempo, os agentes bloqueadores ganglionares são de introdução recente na tera-

Tabela 16.2 Papaverina e derivados com ação antiespasmódica

Nome oficial	Nome comercial	R	R_1	R_2	R_3	R_4
papaverina	Papaverina	—OCH_3	—OCH_3	—H	—OCH_3	—OCH_3
etaverina	Ethaverine	—OC_2H_5	—OC_2H_5	—H	—OC_2H_5	—OC_2H_5
dimoxilina		—OCH_3	—OCH_3	—CH_3	—OCH_3	—OC_2H_5

pêutica. O primeiro, introduzido por Acheson e Moe como fármaco útil no tratamento de hipertensão, foi o tetraetilamônio (TEA), em 1946, apesar de a sua atividade paralisante já ter sido observada, em 1913, por Marshall e, em 1915, por Burn e Dale. Alguns anos mais tarde, desenvolveram-se os sais de amônio *bis*-quaternário, como conseqüência da simplificação sistemática da molécula de tubocurarina, por Barlow e Ing, em 1948, e Paton e Zaimis, em 1949. Encontrou-se atividade ganglioplégica superior em estruturas contendo uma ponte de 5 ou 6 grupos metilênicos (pentolínio e hexametônio) ligando duas cabeças catiônicas; por outro lado, compostos com 10 a 12 átomos entre os nitrogênios (decametônio e suxametônio) mostraram nítida atividade de bloqueio neuromuscular.

Em 1949, Randall e colaboradores introduziram o trimetafano, baseando-se no já conhecido fato de que os sais de trietilsulfônio são agentes ganglioplégicos. Trata-se de um exemplo clássico da substituição isostérica de átomo de nitrogênio quaternário por um de enxofre.

A mecamilamina e a pempidina são de introdução mais recente: 1955 e 1958, respectivamente. A mecamilamina resultou de um acidente na gênese de um novo fármaco: ela fora planejada para ser substância simpatomimética mas, em vez da esperada ação hipertensiva, manifestou-se hipotensora, tornando-se o primeiro fármaco deste

Tabela 16.3 Agentes ganglioplégicos

Nome oficial	Nome comercial	Nome químico	Estrutura
metossulfato de trimetidínio		bis(metilsulfato) de 1,3,8,8-tetrametil-3--[3-(trimetilamonio)propil]-3-azoniabiciclo[3.2.1]octano	
mecamilamina	Mecamina	*N*,2,3,3-tetrametilbiciclo[2.2.1]heptan--2-amina	
cansilato de trimetafano	Arfonad	sal do ácido (+)-7,7-dimetil-2-oxobiciclo-[2.2.1]heptano-1-metanossulfônico com decaidro-2-oxo-1,3-bis(fenilmetil)tieno-[1',2':1,2]tieno[3,4-*d*]imidazól-5-io (1:1)	
tartarato de pentolínio		bitartarato de 1,1'-pentametilenobis[1--metilpirrolidínio]	

novo tipo de agentes anti-hipertensivos. A aplicação do processo de simplificação à molécula de mecamilamina deu origem à pempidina.

A cloroisondamina e o trimetidínio foram desenvolvidos na Alemanha e são de introdução mais recente.

C. Classificação

Os agentes bloqueadores ganglionares podem ser convenientemente classificados nos seguintes quatro grupos principais (Tabela 16.3):

1. Compostos de amônio quaternário: estilbetônio, tetraetilamônio;
2. Compostos de amônio *bis*-quaternário: *(a)* substâncias simétricas: azametônio, hexametônio, isocurina, pentametônio, pentolínio; *(b)* substâncias assimétricas: clorisondamina, pentacínio, trimetidínio;
3. Aminas secundárias e terciárias: mecamilamina, pempidina;
4. Compostos diversos: lobelina (Lobelina, Nicosan, Nicotiless Pastilhas), nicotina, trimetafano.

Estudos de relação estrutura-atividade mostraram que:

1. Em compostos de fórmula geral $Me_3\overset{+}{N}(CH_2)_n\overset{+}{N}Me_3$, a atividade é maior naqueles em que n corresponde a 5 ou 6, sendo máxima quando $n = 6$;
2. Em compostos de fórmula geral

$$\begin{matrix} R \\ R_1 \\ R_2 \end{matrix} \overset{+}{N}(CH_2)_n \overset{+}{N} \begin{matrix} R \\ R_1 \\ R_2 \end{matrix}$$

a atividade decresce aproximadamente na seguinte seqüência:

$n = 5$ $\overset{+}{N}Me_2Et > \overset{+}{N}MeEt_2 > \overset{+}{N}Me_3 > \overset{+}{N}Et_3$
$n = 6$ $\overset{+}{N}Me_2Et > \overset{+}{N}Me_3 > \overset{+}{N}MeEt_2 >> \overset{+}{N}Et_3$

Cloridrato de mecamilamina

Pó cristalino branco, inodoro, hidrossolúvel, de sabor agridoce. É administrado oralmente no tratamento de hipertensão moderada a intensa; entretanto, devido ao fato de provocar hipotensão ortostática e outros efeitos colaterais, no tratamento destes estados, a mecamilamina é preterida em favor da guanetidina. A dose usada é de 2,5 mg, duas vezes ao dia.

A mecamilamina é sintetizada pela reação de Ritter, a partir de canfeno (I) e cianeto, na presença de ácido sulfúrico, e redução do 3-formamidoisocanfano (II) intermediário, com hidreto de alumínio e lítio (Fig. 16.5).

Cansilato de trimetafano

Pó cristalino branco, hidrossolúvel, de sabor amargo e de odor ligeiro. Deve ser mantido em recipientes herméticos, em local frio. Seu uso principal é em crises hipertensivas, casos nos quais deve ser administrado por via intravenosa; a hipotensão provocada é controlada de minuto a minuto. Este fármaco é contra-indicado a pacientes vítimas de arteriosclerose intensa.

D. Mecanismo de ação

Quanto ao mecanismo de ação, os agentes ganglioplégicos são divididos em três grupos:

1. Agentes bloqueadores ganglionares despolarizantes. São, na verdade, estimulantes ganglionares, produzindo efeito nicotínico. Exemplos: lobelina, nicotina;
2. Agentes bloqueadores ganglionares competitivos não-despolarizantes. Competem com a acetilcolina pelos sítios receptores, mas não acarretam a transmissão de impulsos nervosos. Exemplos: azametônio, hexametônio, mecamilamina (que, além de possuir ação competitiva, também tem atividade não-competitiva — é antagonista dual), pentolínio, sais de tetraetilamônio, trimetafano;
3. Agentes bloqueadores ganglionares não-competitivos não-despolarizantes. O efeito que produzem não se deve à interação com o sítio receptor da acetilcolina e sim com os receptores não-competitivos nos gânglios. Exemplos: clorisondamina e trimetidínio.

Diversos destes fármacos possuem dois ni-

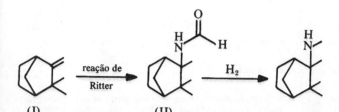

Fig. 16.5 Síntese da mecamilamina.

trogênios quaternários separados por uma cadeia de 6 átomos; daí ser esta cadeia conhecida como *distância ganglioplégica*. Várias hipóteses já foram aventadas para explicar a interação de agentes bloqueadores ganglionares com os sítios receptores. Segundo Barlow, os sais de *bis*-ônio ligam-se ao receptor por dois pontos. Mais recentemente, a fim de explicar a ação dos agentes bloqueadores ganglionares como antagonistas da acetilcolina, Goldstein e colaboradores propuseram a existência de dois receptores diferentes para a acetilcolina: um na célula ganglionar e outro na placa motora terminal. Esses receptores divergem essencialmente na distância entre os sítios aniônicos. O sítio ganglionar interage fortemente com o hexametônio; daí este fármaco ser ganglioplégico, pois ele impede que o receptor responda à acetilcolina. O decametônio, contudo, é longo demais para se encaixar no receptor; atua, porém, como bloqueador neuromuscular, por impedir a complexação da acetilcolina com o receptor da placa motora terminal (Fig. 16.6).

IV. AGENTES BLOQUEADORES NEUROMUSCULARES

A. Introdução

Os agentes bloqueadores neuromusculares ou mioneurais são fármacos que provocam o relaxamento da musculatura voluntária, apresentando algo em comum com alguns dos agentes bloqueadores ganglionares. Uma vez que sua atividade é similar à do curare, são também chamados *curariformes* ou *curarimiméticos*. Podem ser agentes despolarizantes ou não-despolarizantes.

Sua principal aplicação é a de adjuvantes a anestésicos, com a finalidade de produzir relaxamento muscular prolongado durante cirurgias e outros tipos de tratamento ou para facilitar a endoscopia ou intubação endotraqueal.

Os agentes despolarizantes exercem ação evanescente na placa motora terminal, causando efeito despolarizante persistente que resulta em paralisia muscular. O efeito é intensificado pelos

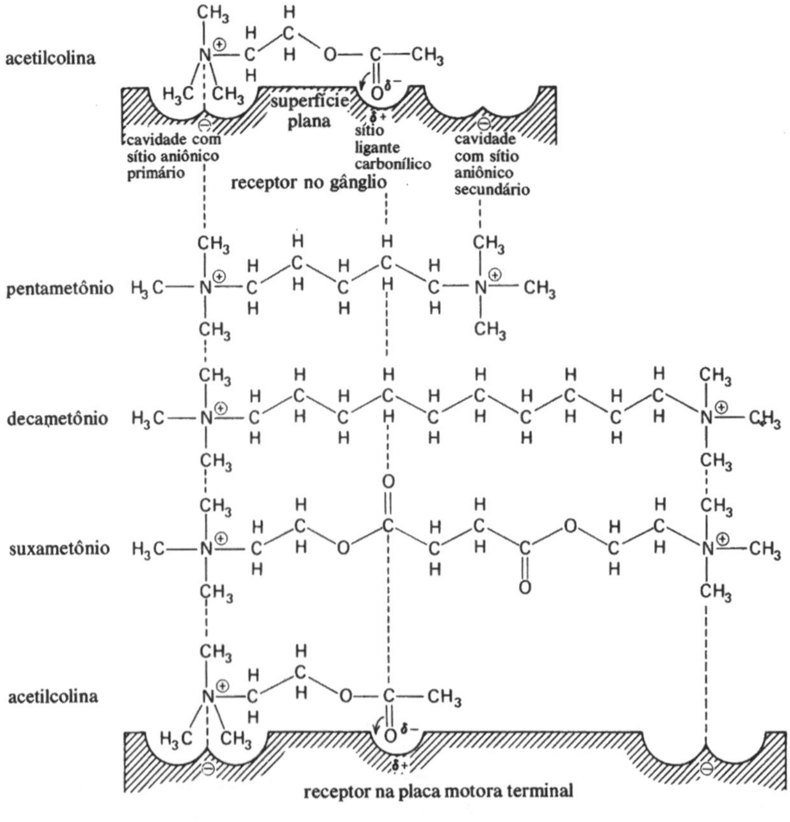

Fig. 16.6 Receptores hipotéticos da acetilcolina: no gânglio (em cima) e na placa motora terminal (embaixo). (Adaptada de A. Goldstein *et al.*, *Principles of Drug Action*, Harper & Row, New York, 1968.)

anticolinesterásicos.

Os agentes não-despolarizantes atuam na placa mioneural terminal causando paralisia total das fibras musculares, a qual se prolonga por 10 a 20 minutos.

Os agentes bloqueadores neuromusculares, com exceção do suxametônio, não sofrem metabolismo, *sendo excretados inalterados pelos rins.*

B. Histórico

Durante séculos, o curare, nome genérico de alguns venenos de flecha empregados por indígenas sul-americanos, foi utilizado pelos índios da bacia amazônica e vizinhanças para paralisar animais selvagens. Em 1856, Claude Bernard mostrou que a substância atua ao nível de terminações nervosas. Em 1935, King propôs a estrutura da tubocurarina, o alcalóide extraído de amostra bruta de curare, preparada do *Chondodendron tomentosum* e outras espécies de plantas. Em 1942, Griffith e Johnson introduziram-na como relaxante muscular.

A aplicação do processo de simplificação estrutural à tubocurarina, em particular por Bovet e associados, resultou em diversos novos agentes bloqueadores neuromusculares, tais como galamina, em 1947, e decametônio e suxametônio, em 1948. Em 1970, Everett e colegas corrigiram a estrutura tradicionalmente atribuída à (+)-tubocurarina, mostrando que ela não é *bis*-quaternária, mas sim *mono*-quaternária combinada com grupo amínico terciário.

C. Classificação

Os agentes bloqueadores neuromusculares podem ser classificados em dois grupos:

1. Agentes despolarizantes. Causam despolarização persistente ao nível da placa motora terminal de maneira semelhante à acetilcolina. Exemplos: decametônio, dioxônio, suxametônio, suxetônio;

2. Agentes não-despolarizantes. Bloqueiam a transmissão neuromuscular inibindo a ação despolarizante da acetilcolina sobre a placa motora terminal. Exemplos: alcurônio, atracúrio, benzoquinônio, chandônio, clofeverina, dacurônio, decadônio, diadônio, dimetilfaeantina, dimetiltubocurarina (metocurina), β-eritroidina, estercurônio, fazadínio, galamina, hexacarbacolina, hexaflurônio, laudéxio, pancurônio, piprocurário, tubocurarina.

Em geral, estes fármacos são empregados na forma de cloretos, brometos e iodetos. Os mais usados estão arrolados na Tabela 16.4.

Cloreto de suxametônio

Pó cristalino branco, inodoro e hidrossolúvel. Pode ser considerado como produto da conjunção de duas moléculas de acetilcolina. É empregado para provocar relaxamento muscular rápido (2 a 4 minutos), pois hidrolisa-se facilmente pela ação da pseudocolinesterase do plasma. Entre outros efeitos colaterais, provoca bradicardia, aumento persistente da pressão intra-ocular e arritmias.

Brometo de decametônio

Pó cristalino branco, higroscópico, inodoro ou com leve odor característico, solúvel em água. Tem a mesma aplicação da acetilcolina, mas sua atividade prolonga-se por quatro a oito minutos. Entretanto, não é hidrolisado pela pseudocolinesterase, sendo por isto excretado na forma inalterada.

O decametônio pode ser sintetizado por reação entre diiodeto de 1,10-decametileno e trimetilamina.

Cloreto de tubocurarina

Pó cristalino, inodoro, de cor branca, branca-amarelada a cinza ou castanho clara, hidrossolúvel. É empregado em tetania e em cirurgia para produzir relaxamento da musculatura esquelética, ação que se prolonga por cerca de 40 minutos. A tubocurarina é considerada fármaco dos mais perigosos, podendo a sua administração imprópria ser fatal.

Trietiodeto de galamina

Pó amorfo branco, inodoro, higroscópico, muito solúvel em água, de sabor ligeiramente amargo. Tem a mesma aplicação da tubocurarina, mas sua ação dura somente de 20 a 35 minutos.

D. Mecanismo de ação

Segundo o modo de ação, os agentes bloqueadores neuromusculares são classificados em três tipos:

1. Agentes bloqueadores despolarizantes. Causam a despolarização da membrana da placa motora terminal, semelhante àquela produzida pela própria acetilcolina — graças ao efeito nicotínico — ao nível dos gânglios e junções neuromusculares; exemplos: decametônio e suxametônio; não são antagonizados pelos anticolinesterásicos;

Tabela 16.4 Agentes bloqueadores neuromusculares

Nome oficial	Nome comercial	Nome químico	Estrutura
brometo de decametônio		dibrometo de N,N,N,N',N',N'-hexametil-1,10-decanodiamínio	Veja Fig. 16.6
cloreto de suxametônio (cloreto de succinilcolina)	Quelicin Taquicurin	dicloreto de 2,2'-[(1,4-dioxo-1,4-butanodii)bis(oxi)]bisetanamínio	Veja Fig. 16.6
trietiodeto de galamina	Flaxedil	triiodeto de 2,2',2''-[1,2,3-benzenotriiltris(oxi)]trisetanamínio	$\left[\begin{array}{c} OCH_2CH_2N^+(C_2H_5)_3 \\ OCH_2CH_2N^+(C_2H_5)_3 \\ OCH_2CH_2N^+(C_2H_5)_3 \end{array}\right]$ 3I⁻
cloreto de tubocurarina	D-Tubocurarina	cloridrato do cloreto de 7',12'-diidroxi-6,6'-dimetoxi-2,2',2'-trimetiltubocurarânio pentaidratado	Cl⁻ · HCl · 5H₂O
brometo de pancurônio	Pavulon	dibrometo de 1,1'-[3α,17β-bis(aceliloxi)-5α-androstano-2β,16β-diil]bis[1-metilpiperidínio]	2Br⊖

2. Agentes bloqueadores competitivos. Julga-se que competem com a acetilcolina pelos sítios receptores nas placas mioneurais terminais, mas são incapazes de efetuar a despolarização característica do neuroefetor natural; exemplos: benzoquinônio, dimetiltubocurarina, galamina, laudéxio e tubocurarina; sua ação é antagonizada pelos anticolinesterásicos: neostigmina, piridostigmina, edrofônio; por isso são também chamados antidespolarizantes;

3. Agentes bloqueadores mistos. Atuam por ambos os mecanismos acima mencionados exemplos: benzoquinônio, decametônio e suxa metônio que, embora sejam geralmente conside rados agentes despolarizantes, também têm a ca pacidade de atuar por mecanismo competitivo.

Considerando-se que muitos dos composto que manifestam atividade curarizante caracterizam-se por uma cadeia de 10 átomo entre os dois nitrogênios (terciários ou quaterná rios), tal como ocorre no decametônio, suxame tônio e tubocurarina, esta cadeia é conhecida como *distância curarizante (estrutura C-10)* e julgava-se que fosse equivalente a cerca de 14 Å. Estudos cristalográficos recentes realizados por Pauling e Petcher indicaram, todavia, que esta distância é de cerca de 10,6 Å. A complexação destes fármacos com seus receptores está ilustrada na Fig. 15.7.

A esta classe de compostos pertencem também alguns sais de *bis*-ônio, que possuem apenas seis átomos de carbono entre os dois nitrogênios quaternários. Na realidade, contudo, a separação entre as cargas positivas nestes compostos corresponde à da *estrutura C-10,* devido ao efeito indutivo +I do núcleo aromático, que faz com que apareça uma carga positiva parcial no grupamento fenílico.

Da mesma forma, existem curarimiméticos nos quais a distância entre os dois átomos de nitrogênio quaternário é de cerca de 20 Å e a cadeia que os separa tem 16 átomos *(estrutura C-16).*

Devido a efeitos eletrônicos de substituintes nos átomos de carbono quaternário, os compostos que possuem cadeia de 12 átomos entre estes nitrogênios podem apresentar distâncias de 20 Å entre as cargas induzidas $\delta+$. Estes também manifestam atividade curarimimética.

Um esquema de receptor capaz de acomodar compostos de estruturas C-10 e C-16 está ilustrado na Fig. 16.7. Na membrana pós-sináptica, a disposição dos receptores é "cabeça com cabeça" e "cauda com cauda"; a cabeça é o sítio aniônico e a cauda é o sítio esterofílico do receptor. A acetilcolina interage com dois pontos: um, aniônico (através da cabeça catiônica); o outro, esterofílico (por meio do grupo éster). O decametônio interage com dois pontos aniônicos, através das duas cabeças catiônicas. A hexacarbacolina interage com quatro pontos: dois aniônicos (por meio das cabeças catiônicas) e dois esterofílicos (através de grupamentos éster).

Koelle propôs que a proteína do receptor colinérgico tem estrutura tetramérica; isto é, que o receptor é constituído de quatro subunidades, dispostas tal como ilustra a Fig. 16.8. Sugeriu-se, portanto, que os receptores vizinhos estão localizados na membrana pós-sináptica de tal modo que a distância entre os pontos aniônicos corresponde à distância internitrogênios no decametônio. O poro da membrana pós-sináptica, segundo a hipótese de Waser, tem diâmetro de cerca de 14 Å. Esta foi considerada como sendo a distância entre os nitrogênios na estrutura C-10; sabe-se hoje que, na realidade, tal distância é de 10,6 Å. No eixo da cadeia de 10 átomos de carbono (representada pelo lado do quadrado) não há grupos dipolares entre os grupos aniônicos, de forma que os relaxantes musculares com uma estrutura correspondente podem interagir somente com os pontos aniônicos.

Compostos do tipo decametônio — que não contêm grupos esterofílicos — interagem com o receptor somente através dos pontos aniônicos da estrutura C-10. Nesta estrutura o grupo éster não é essencial; são vários, aliás, os miorrelaxantes deste tipo que não o possuem. O fator importante é a presença dos *dois* pontos aniônicos; compostos que possuem somente *um* têm potência sensivelmente menor. Note-se que alguns destes compostos, embora apresentem estrutura C-10, possuem somente *um* nitrogênio quaternário em vez de *dois*, e não têm grupo éster.

Por outro lado, ainda com referência à Fig. 16.8, no eixo da cadeia de 16 átomos (representada pela diagonal do quadrado) os dois grupos dipolares esterofílicos estão localizados entre dois pontos aniônicos, de forma que os curarimiméticos de estrutura complementar podem interagir com dois pontos aniônicos, além de duas extremidades positivas e duas extremidades nega-

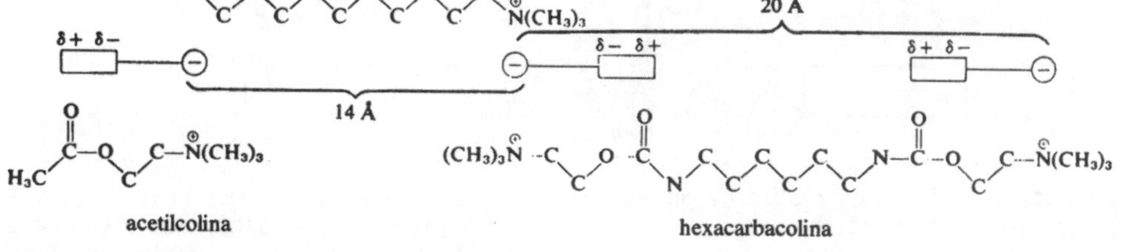

Fig. 16.7 Interação de fármacos com receptores colinérgicos. Fonte: N. V. Khromov-Borisov e M. J. Michelson, *Pharmacol. Rev. 18,* 1051 (1966).

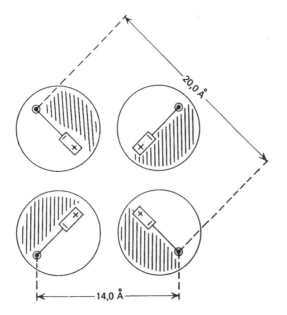

Fig. 16.8 Disposição tetramérica das subunidades do receptor colinérgico. *Fonte:* N. V. Khromov-Borisov e M. J. Michelson, *Pharmacol. Rev.*, 18, 1051 (1966).

tivas de dipolos — isto é, com *seis* pontos diferentes, como ocorre, aliás, com a hexacarbacolina e seus derivados.

A falta de simetria na Fig. 16.8, assinalada pela área hachurada, serve para indicar a assimetria das estruturas primária e secundária das moléculas protéicas. A estrutura C-10 (representada pelo lado do quadrado) é também assimétrica. A molécula do relaxante muscular se ligará, portanto, a partes diferentes das duas subunidades constituintes de estrutura C-10 (área clara e área hachurada). Isto explica por que um relaxante muscular de estrutura assimétrica pode apresentar maior atividade que um de estrutura simétrica.

A estrutura C-16, contudo, é simétrica. Por esta razão, os relaxantes musculares assimétricos deste tipo são menos potentes do que os simétricos.

Fundamentado em suas investigações relacionadas com o isolamento e purificação do que chamou *receptor proteolipídico*, De Robertis propôs para ele uma topografia pormenorizada. Tal receptor é um proteolipídio (proteína hidrofóbica) localizado na superfície externa da membrana pós-sináptica, constituído muito provavelmente por quatro subunidades (Fig. 16.9). Um receptor tetramérico, portanto, tal como o sugerido por Koelle.

Segundo De Robertis, a porção ionofórica das moléculas do receptor proteolipídico e que se dispõem paralelamente pode formar a parede de

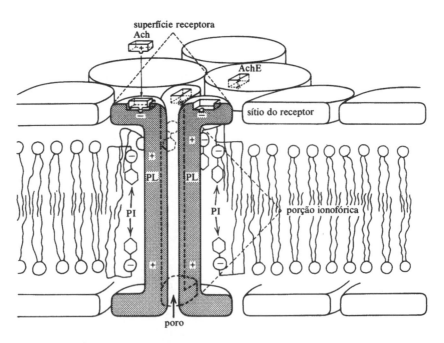

Fig. 16.9 Representação esquemática da possível organização macromolecular da membrana pós-sináptica num sítio receptor. A parede de um poro é constituída pelas porções ionofóricas de quatro moléculas proteolipídicas PL, dispostas paralelamente, que atravessam a membrana ligadas a moléculas de fosfatidilinositol PI. A superfície receptora consta de quatro subunidades receptoras para a acetilcolina (ACh) situadas na extremidade externa do proteolipídio. Nas adjacências encontra-se a acetilcolinesterase (AchE). *Fonte*: E. De Robertis, *Science*, 171, 963 (1971).

um poro que, em repouso, impede a passagem de íons. A complexação da acetilcolina com uma subunidade do receptor pode induzir alteração na macromolécula da qual o receptor é parte integrante e possibilitar a passagem de íons através da porção ionofórica do receptor. Por ocorrer a altíssima velocidade, esta alteração físico-química reversível pode ser o fator primário responsável pela transmissão sináptica.

Graças aos efeitos cooperativos (Cap. 3, Seção VIII.D), a estrutura tetramérica confere ao receptor determinadas vantagens, quiçá de ordem cinética ou energética. Possibilita interações alostéricas entre as subunidades constituintes. Assim, ao interagir com uma das subunidades do receptor, a acetilcolina provoca alteração conformacional desta; por efeitos cooperativos, a alteração conformacional sofrida pela primeira subunidade é induzida à segunda subunidade e, desta, se propaga consecutivamente para a terceira e a quarta subunidades. A alteração conformacional induzida na segunda subunidade do receptor aumenta a interação de seu centro ativo com a molécula seguinte de acetilcolina, facilitando assim a ação do transmissor químico.

REFERÊNCIAS

ASPECTOS GERAIS
T. HEIDMANN e J.-P. CHANGEUX, *Annu. Rev. Biochem.*, *47*, 317 (1978).
G. P. HESS et al., *Biochem.*, *16*, 678 (1977).
D. J. GREENBLATT e R. I. SHADER, *N. Engl. J. Med.*, *288*, 1215 (1973).
J. CHEYMOL, Ed., *Neuromuscular Blocking and Stimulating Agents*, 2 vols., Pergamon, Oxford, 1972.
W. F. RIKER e M. OKAMOTO, *Annu. Rev. Pharmacol.*, *9*, 173 (1969).
SYMPOSIUM, "Cholinergic Mechanisms", *Ann. N. Y. Acad. Sci.*, *144*, 383-935 (1967).
N. V. KHROMOV-BORISOV e M. J. MICHELSON, *Pharmacol. Rev.*, *18*, 1051 (1966).
R. B. BARLOW, *Introduction to Chemical Pharmacology*, 2nd ed., Methuen, London, 1964.

ANTIMUSCARÍNICOS
E. C. HULME et al., *Mol. Pharmacol.*, *14*, 737 (1978).
L. B. KIER e L. H. HALL, *J. Pharm. Sci.*, *67*, 1408 (1978).
R. D. O'BRIEN, *Pure Appl. Chem.*, *42*, 1 (1975).
E. J. ARIËNS, Ed., *Drug Design*, Vol. II, Academic, New York, 1971, capítulos 3 e 4.
V. G. LONGO, *Pharmacol. Rev.*, *18*, 995 (1966).

GANGLIOPLÉGICOS
D. A. KHARKEVICH, Ed., *Pharmacology of Ganglionic Transmission*, Springer, Berlin, 1980.
L. BOLGER et al., *Nature (London)*, *238*, 354 (1972).
R. L. VOLLE, *Annu. Rev. Pharmacol.*, *9*, 135 (1969).
D. A. KHARKEVICH, *Ganglion-Blocking and Ganglion-Stimulating Agents*, Pergamon, Oxford, 1967.

BLOQUEADORES NEUROMUSCULARES
W. R. BUCKETT, *Adv. Drug Res.*, *10*, 53 (1975).
D. COLQUHOUN, *Ann. Rev. Pharmacol.*, *15*, 307 (1975).
F. F. FOLDES, Ed., *Muscle Relaxants*, Thomas, Springfield, Ill., 1975.
R. L. KATZ, Ed., *Muscle Relaxants*, Excerpta Medica/American Elsevier, New York, 1975.
D. A. KHARKEVICH, *J. Pharm. Pharmacol.*, *26*, 153 (1974).
A. KARLIN, *Fed. Proc., Fed. Am. Soc. Exp. Biol.*, *33*, 1847 (1973).
P. PAULING e T. J. PETCHER, *Chem.-Biol. Interact.*, *6*, 355 (1973).
A. GALINDO, *J. Pharmacol. Exp. Ther.*, *178*, 339 (1971).
M. MARTIN-SMITH, "Rational Elements in the Development of Superior Neuromuscular Blocking Agents", in E. J. Ariëns, Ed., *Drug Design*, Vol. II, Academic, New York, 1971, pp. 453-530.
E. De ROBERTIS, *Science*, *171*, 963 (1971).
A. J. EVERETT, *Chem. Commun.*, 1020 (1970).
A. GOLDSTEIN et al., *Principles of Drug Action*, Harper & Row, New York, 1968.
D. BOVET et al., Eds., *Curare and Curare-like Agents*, Elsevier, Amsterdam, 1959.
W. D. M. PATON e E. J. ZAIMIS, *Pharmacol. Rev.*, *4*, 219 (1952).
D. BOVET, *Ann. N. Y. Acad. Sci.*, *54*, 407 (1951).
G. K. MOE e W. A. FREYBURGER, *Pharmacol. Rev.*, *2*, 61 (1950).

Estimulantes Adrenérgicos

I. INTRODUÇÃO

Estimulantes adrenérgicos, também chamados apropriadamente *adrenomiméticos* e impropriamente *simpatomiméticos* e *estimulantes simpáticos*, são fármacos que produzem efeitos similares às respostas do estímulo de nervos adrenérgicos. Uma vez que eles também têm outras propriedades e sua ação varia em intensidade, tais fármacos apresentam ampla gama de aplicações clínicas.

Os efeitos colaterais e adversos causados pelos agentes adrenérgicos são variados. No caso de vasopressores e broncodilatadores, são: cefaléia, ansiedade, tremor, agitação e palpitação. Superdoses podem provocar convulsões, arritmias cardíacas e hemorragia cerebral, além de efeitos de menor importância, como tontura, náusea e vômitos.

Os descongestionantes nasais aplicados topicamente podem provocar sensações de picada, queimaduras ou secura da mucosa. O uso prolongado poderá converter a mucosa congestionada em mucosa inchada, através de returgescência ou hipertrofia do tecido.

Preparações tópicas para uso oftálmico que incorporam agentes adrenérgicos podem provocar cefaléia, dores na testa, irritação, obnubilação, hiperemia, lacrimejamento e conjuntivite e dermatite alérgicas.

II. HISTÓRICO

Por muitos séculos, a medicina chinesa empregou extratos de diversas plantas contendo efedrina. Por exemplo, a droga *Ma Huang* já era conhecida em 2.800 a.C. Deste extrato bruto de *Ephedra vulgaris* isolou-se, em 1885, o princípio ativo que foi purificado e denominado efedrina, por Nagaï, em 1887. Sua primeira síntese foi executada por Späth e Göhring, em 1920. Estudada farmacologicamente por Chen e Schmidt, em 1924, a efedrina suscitou amplo interesse, estimulando a síntese e o ensaio de análogos.

A epinefrina (adrenalina), amina biógena extraída da glândula adrenal, foi assim chamada por Dale, em 1899, e sintetizada por Stolz, em 1904. A resolução da mistura racêmica em antípodas ópticos foi realizada por Flacher, em 1909. Seus efeitos pressores, contudo, foram primeiro observados por Oliver e Schäfer, em 1895. A epinefrina ocupa importante posição histórica: foi o primeiro hormônio a ser isolado e o primeiro a ser sintetizado.

Em 1910, Dale executou um estudo farmacológico sistemático de grande número de aminas sintéticas relacionadas com a epinefrina e estabeleceu a relação entre estrutura e atividade fundamental para estes agentes, que denominou *simpatomiméticos*. Alguns anos mais tarde (1927 e 1931) descobriu-se que determinados simpatomiméticos agem diretamente sobre a célula efetora, enquanto outros exercem efeito indireto.

A aplicação de processos de variação molecular à molécula de epinefrina e outras aminas simpatomiméticas resultou no grande número de estimulantes adrenérgicos presentemente disponíveis. Assim, a isoprenalina foi introduzida em 1940 e o levarterenol, em 1949. A latenciação resultou em pró-adrenérgicos recentes, como dipivefrina e pivenfrina.

Aminas alifáticas tiveram as suas ações pressoras determinadas, em 1910, por Dale, mas o emprego clínico destas substâncias só começou após 1944, quando os estudos de relação estrutura-atividade demonstraram que a atividade pressora era mais elevada em compostos de cadeia ramificada, que possuem 7 a 8 átomos de carbono com um grupo amino primário na posição 2. Também se descobriu, mais tarde, que o verdadeiro neurotransmissor é o levarterenol (norepinefrina) e não a epinefrina.

III. CLASSIFICAÇÃO

Diversas classificações foram propostas para os adrenomiméticos, tomando em consideração especialmente os efeitos farmacológicos e emprego terapêutico, o modo de ação e as estruturas químicas.

A. Efeitos farmacológicos e emprego terapêutico

Sob o ponto de vista farmacológico-terapêutico, os estimulantes adrenérgicos podem ser divididos nos seguintes grupos: vasopressores, broncodilatadores, descongestionantes nasais, midriáticos, descongestionantes oftálmicos, anorexígenos, antiarrítmicos, estimulantes do sistema nervoso central e vasodilatadores periféricos.

1. VASOPRESSORES

Os principais adrenomiméticos vasopressores são: amidefrina, aminopicolina, dimetofrina, dopamina, efedrina, epinefrina, etilefrina, fenilefrina, foledrina, heptaminol, hidroxianfetamina, isoprenalina, levarterenol, mefentermina, metanfetamina, metaraminol, metileptaminol, metoxamina, norfenefrina, oxedrina (sinefrina), oxifedrina, tazolol.

Estes fármacos são utilizados no tratamento de hipotensão e choque. A hipotensão é a pressão arterial sistêmica abaixo de 80 mm Hg; em geral, não precisa de medicação; entretanto, deve ser tratada quando surgirem sinais e sintomas de hipoperfusão tecidual, tais como: dispnéia, taquicardia, palidez, embotamento mental, acidose metabólica, pele fria e úmida. O choque resulta de perfusão tecidual inadequada; na maioria dos casos, os pacientes em estado de choque são hipotensos, mas a síndrome pode ocorrer em indivíduos com pressão arterial normal, mormente naqueles que sofreram de hipertensão. Quando a causa do choque é o volume inadequado de sangue circulante, devem ser usados os expansores do volume plasmático.

2. BRONCODILATADORES

Entre os simpatomiméticos broncodilatadores, temos: bitolterol, carbuterol, clembuterol, clorprenalina, colterol, efedrina, epinefrina, etafedrina, etilnorepinefrina, fenoterol, hexoprenalina, ibuterol (pró-fármaco da terbutalina), isoetarina, isoprenalina, metoxifenamina, nisbuterol, orciprenalina, pipoxizina, pirbuterol, protoquilol, pseudoefedrina, quimprenalina, racefedrina, reproterol (hibridação da nororciprenalina com etofilina), rimiterol, salbutamol, salmefamol, soterenol, sulfonterol, terbutalina, tretoquinol (trimetoquinol), zinterol.

Por relaxarem as contrações da musculatura lisa dos bronquíolos, graças ao estímulo dos receptores β-adrenérgicos, estes broncodilatadores são úteis como adjuvantes no tratamento sintomático de asma, bronquite, enfisema e outras doenças pulmonares obstrutivas.

Atividade antiasmática ocorre também em fármacos que não são adrenomiméticos. Em sua maioria, são de valor limitado e alguns encontram-se ainda na fase de estudos experimentais: *(a)* inibidores da liberação do mediador: ácido cromoglícico, bufrolina, cetotifeno, cromoglicato sódico (cromolina sódica, Intal), decloxizina, doxantrazol, evicromil, isamoxol, lodoxamida, nivimedona, oxarbazol, oxatomida, pirolato, procromil, proxicromil, quinatelato, terbucromil, tixanox; *(b)* antagonistas dos receptores α-adrenérgicos: epronizol, fenoxibenzamina, fenspirida (Balmi), fentolamina, indoramina, moxisilita (timoxamina); *(c)* anticolinérgicos: brometo de ipratrópio, metscopolamina; *(d)* anti-histamínicos: azanator, azatadina, meclastina; *(e)* inibidores da fosfodiesterase: aminofilina, bamifilina, difilina, guaitilina (adição molecular de teofilina + guaifenesina), oxtrifilina, proxifilina, 7,7'-succinilditeofilina, teofilina, xanoxato sódico; *(f)* corticosteróides: acetonida de triancinolona, dipropionato de beclometasona, flunisolida, hidrocortisona; *(g)* prostaglandinas: doxaprost, prostaciclina, tromboxano; *(h)* peptídios: diversos peptídios sintéticos manifestaram atividade.

Certos broncodilatadores não são adrenomiméticos: hoquizil, piquizil, quazodina, suloxifeno.

Nova perspectiva no tratamento da asma brônquica foi aberta em 1979, com a identificação, por Samuelsson, do leucotrieno C, substância que causa a contração das vias aéreas no ataque asmático.

3. DESCONGESTIONANTES NASAIS

Usam-se, como descongestionantes nasais, os seguintes adrenomiméticos: amidefrina, cibenzolina, ciclopentamina, cirazolina, corbadrina (nordefrina), efedrina, epinefrina, fenilefrina, fenilpropanolamina (norefedrina), fenilpropilmetilamina, fenoxazolina, hidroxianfetamina, indanazolina, isometepteno, levonordefrina, mefentermina, metilexanamina, metizolina, metrafazolina, nafazolina, octodrina, oximetazolina, propilexedrina, pseudoefedrina, tefazolina, tetrizolina (tetraidrozolina), tinazolina, tramazolina, tuaminoeptano, xilometazolina.

O efeito descongestionante nasal deve-se ao estímulo dos receptores α-adrenérgicos da musculatura lisa vascular. Isso resulta na constrição das arteríolas dilatadas dentro da mucosa e na redução do fluxo sanguíneo da área edematosa ingurgitada.

Como descongestionante nasal usa-se também a cocaína, anestésico local.

4. MIDRIÁTICOS

Os principais adrenomiméticos usados como midriáticos são: epinefrina, fenilefrina e hidroxianfetamina.

Os adrenomiméticos midriáticos produzem midríase, isto é, dilatação da pupila por contração do músculo dilatador da íris, por estímulo dos receptores α-adrenérgicos. Sua ação sobre o músculo ciliar é muito suave; por isso, não exercem efeitos significativos sobre a acomodação.

Outros fármacos que produzem midríase são os anticolinérgicos: atropina, ciclopentolato, escopolamina, eucatropina, homatropina, tropicamida. Eles são também cicloplégicos, isto é, causam paralisação da acomodação. Pormenores sobre estes e outros anticolinérgicos são encontrados no Cap. 16.

5. DESCONGESTIONANTES OFTÁLMICOS

Como descongestionantes oftálmicos empregam-se os seguintes adrenomiméticos: adrenalona, borefrina, deterenol, dipivefrina, efedrina, epinefrina, fenilefrina, hidroxianfetamina, nafazolina, oxidopamina, pivenfrina, tetrizolina.

Estes fármacos são de aplicação tópica e causam vasoconstrição, midríase e queda na pressão intra-ocular. Seus principais empregos são: controle do sangramento durante a cirurgia ocular, tratamento de certos tipos de glaucoma, adjuvantes em oftalmoscopia e fotografia retinal e tratamento de determinadas doenças oculares. Outrossim, são usados como descongestionantes oculares para branquear o olho.

6. ANOREXÍGENOS

Entre vários outros, como anorexígenos empregam-se os seguintes adrenomiméticos: anfepramona (dietilpropiona), anfetamina, benzofetamina, clobenzorex, clorfentermina, dexanfetamina, dimetanfetamina, etilanfetamina, femproporex, fendimetrazina, fenfluramina, fenmetrazina, fentermina, flutiorex, metanfetamina, picilorex, propilexedrina.

Há, porém, anorexígenos que não são adrenomiméticos: carnitina, cloreto de bicarnitina, doxepina, fembutrazato, mazindol, setazindol, valproato sódico, verapamil. O Cap. 12 fornece mais informações sobre os anorexígenos.

7. ANTIARRÍTMICOS

Como antiarrítmicos usam-se diversos adrenomiméticos, tais como: epinefrina, isoprenalina e metoxamina. No Cap. 22, Seção III, encontram-se pormenores sobre estes e outros antiarrítmicos.

8. ESTIMULANTES DO SISTEMA NERVOSO CENTRAL

Os adrenomiméticos que estimulam o sistema nervoso central já foram estudados no Cap. 12.

9. VASODILATADORES PERIFÉRICOS

Entre os simpatomiméticos utilizados como vasodilatadores periféricos sobressaem os seguintes: bametano, bufenina (nilidrina), isoxsuprina e oxifedrina. Pormenores sobre estes e outros fármacos análogos são encontrados no Cap. 22, Seção V.

B. Síntese

Os estimulantes adrenérgicos podem ser sintetizados por diversas vias, tais como aquelas esquematicamente representadas na Fig. 17.1.

C. Modo de ação

Com base na ação farmacológica, os adrenomiméticos são classificados em três categorias: de ação direta, de ação indireta e de ação mista.

1. SIMPATOMIMÉTICOS DE AÇÃO DIRETA

Atuam por complexação com receptores específicos. São representados pela epinefrina e têm um núcleo catecólico, uma hidroxila fenólica em *meta,* uma hidroxila alcoólica em β e uma função amínica na cadeia lateral (Fig. 17.2).

Aminas simpatomiméticas que atuam diretamente podem interagir ou com os receptores α ou com os receptores β ou com ambos. Com os receptores α interagem as seguintes: corbadrina,

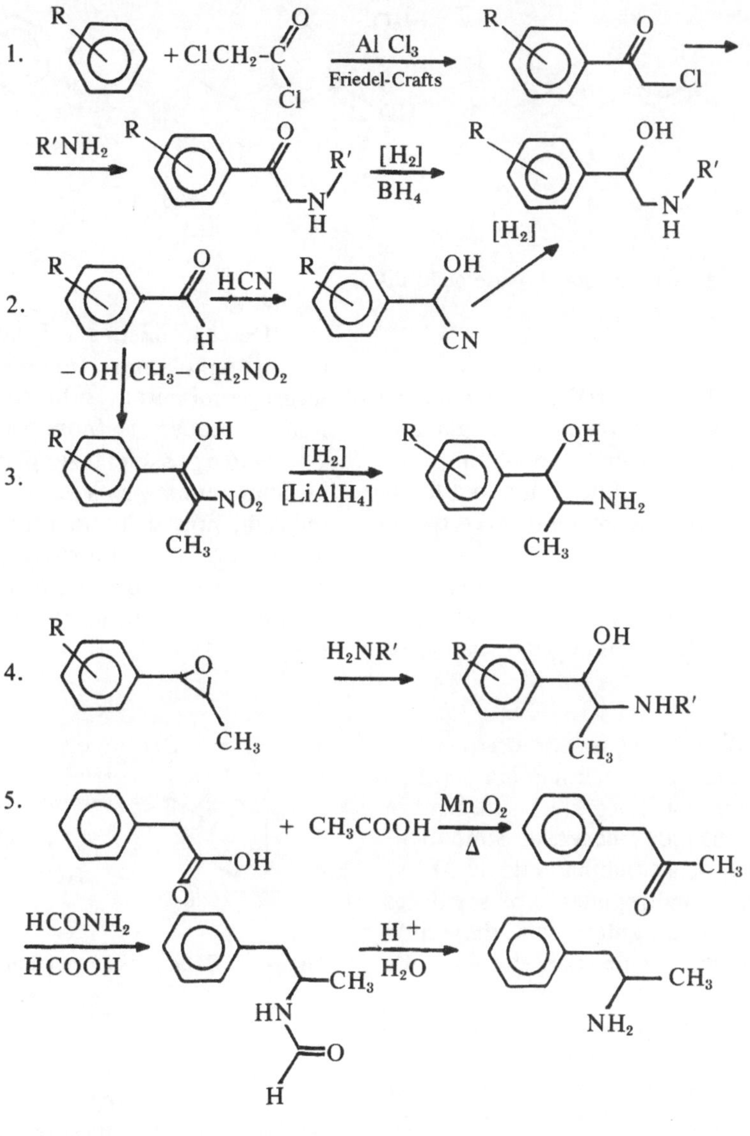

Fig. 17.1 Vários processos de síntese dos adrenomiméticos.

desoxiepinefrina, dioxifedrina, dopamina, fenilefrina, levarterenol, metaraminol, meterterol, norfenefrina, oxedrina. Com os receptores β complexam-se estas: bufenina (nilidrina), etilnorepinefrina, isoxsuprina, isoprenalina, metoxifenamina, orciprenalina, protoquilol, rimiterol, salbutamol (este, de maneira seletiva). Com ambos os receptores, α e β, interagem as seguintes: diidroxiefedrina, efedrina e epinefrina.

Dentre os estimulantes dos receptores α, apresentam maior afinidade pelos adrenoceptores α pós-sinápticos (receptores α_1) os seguintes: metoxamina e fenilefrina. Pelos adrenoceptores α pré-sinápticos (receptores α_2), estes: clonidina, xilazina, tramazolina, ciclopentamina, corbadrina (levonordefrina), nafazolina, oximetazolina.

Recentemente, foram desenvolvidos determinados estimulantes dos receptores β_2: bametano, bufenina, fenoterol, hexoprenalina, isoetarina, orciprenalina, procaterol, quimprenalina, ritodrina, salbutamol, salmefamol, soterenol, terbutalina. A sua interação com os receptores β_2 resulta no relaxamento da musculatura lisa bronquial e da vasculatura periférica, estimulando aparentemente a produção de 3,5-AMP cíclico; alguns destes adrenérgicos também interagem com os receptores β_1, acarretando estímulo do coração e mobilização da gordura. Entretanto,

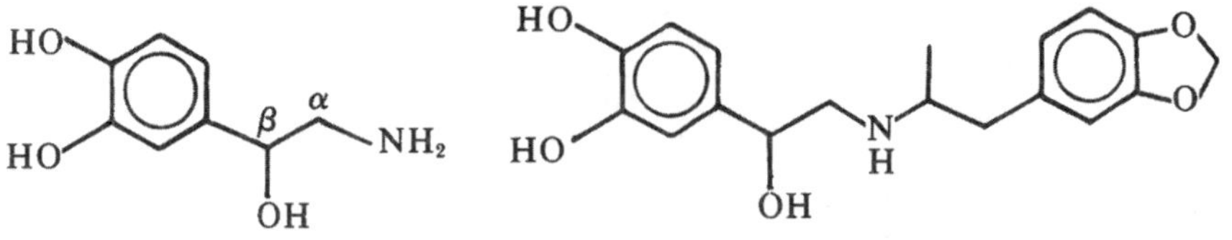

levarterenol protoquilol

Fig. 17.2 Exemplos de adrenomiméticos de ação direta.

metaproterenol, salbutamol, terbutalina e alguns outros estimulam os receptores β_2 seletivamente, pois parecem exercer pouco ou nenhum efeito sobre os receptores β_1. Por outro lado, a dobutamina e o prenalterol estimulam somente os receptores β_1.

Alguns ésteres do levarterenol são capazes de atravessar a barreira hemato-encefálica, propriedade esta que outros adrenérgicos não apresentam.

2. SIMPATOMIMÉTICOS DE AÇÃO INDIRETA

Agem liberando as catecolaminas, principalmente o levarterenol, dos grânulos de armazenamento nas terminações nervosas simpáticas. São representados pela tiramina (Fig. 17.3).

Também atuam indiretamente os seguintes: abufenina (fenetilamina), anfetamina, dimetanfetamina, etilanfetamina, hidroxianfetamina, metanfetamina.

Estudos conformacionais da anfetamina e derivados por ressonância magnética nuclear parecem indicar que as anfetaminas podem atuar também diretamente, como agentes adrenérgicos α.

3. SIMPATOMIMÉTICOS DE AÇÃO MISTA

Atuam pelos dois mecanismos vistos acima. São representados pela efedrina (Fig. 17.4) e têm algumas características estruturais das aminas adrenomiméticas de ação direta.

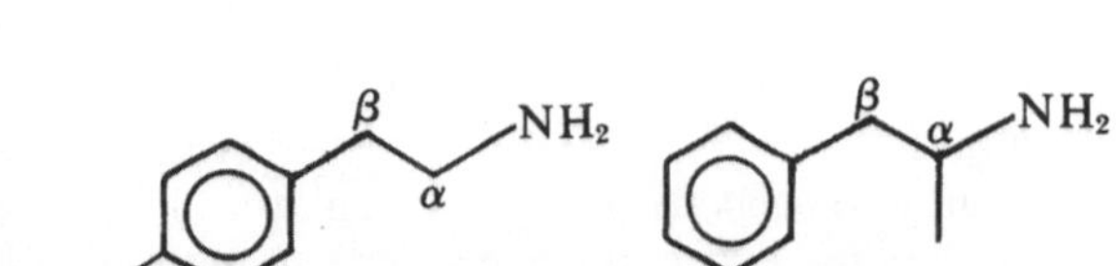

tiramina anfetamina

Fig. 17.3 Exemplos de adrenomiméticos de ação indireta.

De ação mista são igualmente os seguintes: fenilpropanolamina (norefedrina), p-hidroxifenilpropanolamina, p-hidroxiefedrina, metaraminol, octopamina (norsinefrina).

Não é possível fazer distinção absoluta entre os simpatomiméticos de ação direta e os de ação indireta, pois é muito provável que todos eles atuam, uns mais outros menos, por ambos os mecanismos, isto é, tanto nos locais receptores quanto nos de armazenamento das catecolaminas.

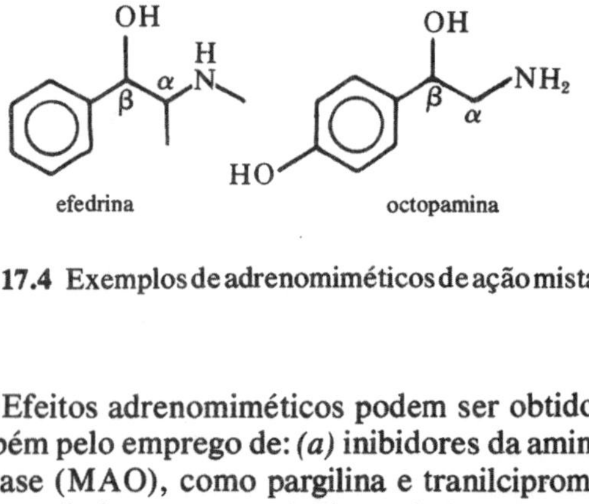

efedrina octopamina

Fig. 17.4 Exemplos de adrenomiméticos de ação mista.

Efeitos adrenomiméticos podem ser obtidos também pelo emprego de: *(a)* inibidores da amino oxidase (MAO), como pargilina e tranilcipromina, que diminuem o metabolismo do levarterenol e assim aumentam o seu nível no cérebro e em outros tecidos; *(b)* inibidores do mecanismo de captação e recaptura do levarterenol na membrana pré-sináptica axonal; entre eles, certos anestésicos locais (cocaína), antidepressivos tricíclicos (imipramina, desipramina), alguns anti-histamínicos (clorfeniramina), o antipsicótico clorpromazina, drogas estruturalmente aparentadas aos adrenomiméticos (tiramina) e alguns adrenolíticos. Os locais de ação de alguns destes fármacos estão ilustrados na Fig. 17.5.

D. Estrutura química

A estereoquímica é muito importante na atividade dos estimulantes adrenérgicos. Numa

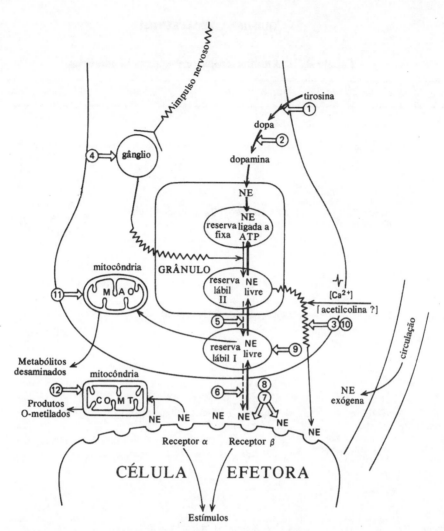

Fig. 17.5 Locais de ação de fármacos na terminação nervosa simpática. NE = norepinefrina; MAO = amino oxidase; COMT = catecol-O-metiltransferase; flechas largas escuras = transporte ativo; flechas pontilhadas = difusão passiva; flechas finas = biossíntese enzimática. 1. metirosina — inibe a tirosina 3-monoxigenase, enzima que catalisa a fase determinante da velocidade da biossíntese das catecolaminas; 2. metildopa — sua atividade anti-hipertensiva é atribuída à ação de falso transmissor do seu produto de metabolismo, a normetanefrina; 3. bretílio — inibe a liberação da NE nas terminações nervosas pós-ganglionares, causando bloqueio da atividade do nervo adrenérgico; 4. gangliopégicos — inibem a transmissão do impulso nervoso nos gânglios simpáticos; 5. reserpina — bloqueia o transporte ativo da reserva citoplásmica lábil (I) para a reserva intragranular (II); 6. cocaína, imipramina, clorpromazina — bloqueiam o transporte ativo do fluido extracelular à reserva citoplasmática lábil (I); 7. agentes adrenolíticos — bloqueiam os receptores α e β; 8. agentes adrenomiméticos — ativam os receptores α e β; 9. tiramina, efedrina — deslocam a NE da reserva citoplasmática lábil (I), acarretando efeitos simpatomiméticos; 10. guanetidina — libera ativamente a NE da reserva lábil intragranular (II), provocando eventualmente esgotamento da reserva; 11. inibidores da MAO — diminuem o metabolismo da NE livre e assim provocam acúmulo de NE; 12. pirogalol, catecol, 4-metiltropolona, 4-isopropiltropolona, 3,4-diidroxi-α-metilpropiofenona — inibem a COMT.

série desses fármacos (isômeros de epinefrina, fenilefrina, levarterenol, nordefrina, octopamina), a atividade é maior naqueles que possuem configuração R no carbono β, sendo que os isômeros R(−) se mostram mais ativos do que os isômeros S(+).

Segundo a sua estrutura química, os estimulantes adrenérgicos são divididos em quatro grupos principais: aminas aromáticas, aminas alicíclicas, aminas alifáticas e derivados imidazolínicos.

1. AMINAS AROMÁTICAS

As de maior emprego estão arroladas na Tabela 17.1. São usadas principalmente como sais — bitartarato, bromidrato, cloridrato, sulfato, tartarato —, que são pós cristalinos brancos, hidrossolúveis. Suas principais aplicações são como vaso-

Tabela 17.1 Aminas simpatomiméticas aromáticas

Nome oficial	Nome comercial	Nome químico	Estrutura
dopamina	Revivan	4-(2-aminoetil)-1,2-benzenodiol	
epinefrina (adrenalina)	Adrenalina Clorefrin Epinefrina Glaucon	(R)-4-[1-hidroxi-2-(metilamino)etil]-1,2--benzenodiol	
norepinefrina (levarterenol) (noradrenalina)	Levofed Nor-Adrenalina	(R)-4-(2-amino-1-hidroxietil)-1,2-benzenodiol	
isoprenalina (isoproterenol)	Aleudrin Isuprel Medihaler-Iso Neo-Epinine Novadren	4-[1-hidroxi-2-[(1-metiletil)amino]etil]--1,2-benzenodiol	
levonordefrina		(−)-4-(2-amino-1-hidroxipropil)-1,2-benzenodiol	
orciprenalina (metaproterenol)	Alupent	5-[1-hidroxi-2-[(1-metiletil)amino]etil]--1,3-benzenodiol	
terbutalina	Bricanyl Broncolat Terbutalina	5-[2-[(1,1-dimetiletil)amino]-1-hidroxietil]-1,3-benzenodiol	
salbutamol (albuterol)	Aerolin	α^1-[(tert-butilamino)metil]-4-hidroxi-m--xileno-α,α'-diol	

ESTIMULANTES ADRENÉRGICOS

Tabela 17.1 (cont.) Aminas simpatomiméticas aromáticas

Nome oficial	Nome comercial	Nome químico	Estrutura
fenoterol	Berotec	5-[1-hidroxi-2-[[2-(4-hidroxifenil)-1-metil-etil]amino]etil]-1,3-benzenodiol	
dimetofrina	Pressamina	álcool 4-hidroxi-3,5-dimetoxi-α-[(metil-amino)metil]benzílico	
metoxamina (metoxamedrina)	Vasylox	α-(1-aminoetil)-2,5-dimetoxibenzenome-tanol	
hidroxianfetamina (oxanfetamina)		4-(2-aminopropil)fenol	
foledrina	Veritol	p-[2-(metilamino)propil]fenol	
metaraminol	Araminol	álcool (−)-α-(1-aminoetil)-m-hidroxiben-zílico	
fenilefrina (mesatona) (metaoxedrina) (neosinefrina)	Dilafrin Fenilefrina Neo-Sinefrina	(R)-3-hidroxi-α-[(metilamino)metil]-ben-zenometanol	
etilefrina	Efortil	α-[(etilamino)metil]-3-hidroxibenzeno-metanol	

Tabela 17.1 (cont.) Aminas simpatomiméticas aromáticas

Nome oficial	Nome comercial	Nome químico	Estrutura
fenilpropanolamina (norefedrina)	Biolerge (em assoc.) Dimetapp (em assoc.) Tossaminic (em assoc.)	α-(1-aminoetil)benzenometanol	
efedrina	Asmoteral (em assoc.) Broncasmin (em assoc.) e dezenas de outras associações	(−)-*éritro*-α-[1-(metilamino)etil]benzenometanol	
pseudoefedrina (d-isoefedrina)	Isofedrin	(+)-*treo*-α-[1-(metilamino)etil]benzenometanol	
mefentermina		N,α,α-trimetilbenzenoetamina	
oxifedrina	Ildamen	(*R*)-3-[(2-hidroxi-1-metil-2-feniletil)amino]-1-(3-metoxifenil)-1-propanona	
metoxifenamina (metoxifenadrina)	Orthoxicol (em assoc.) Tumisan (em assoc.)	2-metoxi-N,α-dimetilbenzenoetanamina	
amidefrina	Nalde	N-[3-[1-hidroxi-2-(metilamino)etil]fenil]-metanossulfonamida	
sulfonterol		α-[[(1,1-dimetiletil)amino]metil]-4-hidroxi-3-[(metilsulfonil)metil]benzenometanol	
bufenina (nilidrina)	Arlidin		Veja Tabela 22.6
isoxsuprina	Duvadilan		Veja Tabela 22.6

pressores, broncodilatadores e descongestionantes nasais. As seguintes são mais usadas como vasodilatadores coronarianos: bufenina, isoxsuprina, oxifedrina.

Contudo, há muitas outras aminas aromáticas adrenomiméticas. Entre elas, as seguintes: adrenalona, bitolterol, carbuterol, corbadrina, dipivefrina, esproquina, etafedrina, femprometamina, hexoprenalina, ibuterol, isoetarina, norfenedrina, octopamina, oxedrina, pirbuterol, pivenfrina, racefedrina, reproterol, rimiterol, ritodrina, salmefamol, tiramina, tretoquinol.

Epinefrina

Usada como base livre ou como bitartarato, borato e cloridrato. É fotossensível e facilmente oxidável, quando exposta ao ar, devido à presença do núcleo catecólico. Agentes redutores, como bissulfito de sódio e clorobutanol, estabilizam suas soluções diluídas. Atua sobre os receptores β_1 no coração e nos receptores α e β_1 nos vasos sanguíneos periféricos. Na forma de amina livre, em solução oleosa, a epinefrina é empregada em injeções intramusculares, por ser inativa por via oral. Em casos de emergência, pode ser administrada por via intracardíaca. A dose habitual por via parenteral é de 0,1 a 0,5 mg.

A epinefrina é empregada como agente antiarrítmico, broncodilatador e descongestionante nasal. É usada em glaucoma, hipotensão e choque e para aumentar o efeito de anestésicos locais.

Embora possa ser obtida por extração, a epinefrina pode ser preparada também por via sintética, a partir do pirocatecol (I) que, por acilação com cloreto de cloracetila (II), dá a 3,4-diidroxi-ω-cloracetofenona (III); esta, tratada com metilamina e posterior redução catalítica, forma o aminoálcool correspondente; a resolução com sal tartarato isola o isômero (−)-epinefrina (Fig. 17.6).

Bitartarato de levarterenol

Pó cristalino branco, inodoro, solúvel em água e que escurece quando exposto ao ar ou à luz. Estimula o miocárdio atuando sobre os receptores β_1 no coração e causa vasoconstrição mediante ação sobre os receptores α nas arteríolas periféricas. Exerce ação pronta e reversível, podendo ser usado como adjuvante no tratamento do choque. Hoje em dia não é tão empregado como no passado, pois há fármacos para o mesmo fim dotados de menos propriedades vasoconstritoras.

O levarterenol é obtido sinteticamente por processo análogo ao da síntese da epinefrina. Após a formação da 3,4-diidroxi-ω-cloracetofenona (III), esta é tratada com amônia (e não com metilamina, como na síntese da epinefrina), dando o levarterenol (Fig. 17.6).

Isoprenalina

Seus sais cloridrato e sulfato apresentam-se como pós cristalinos, hidrossolúveis, inodoros e

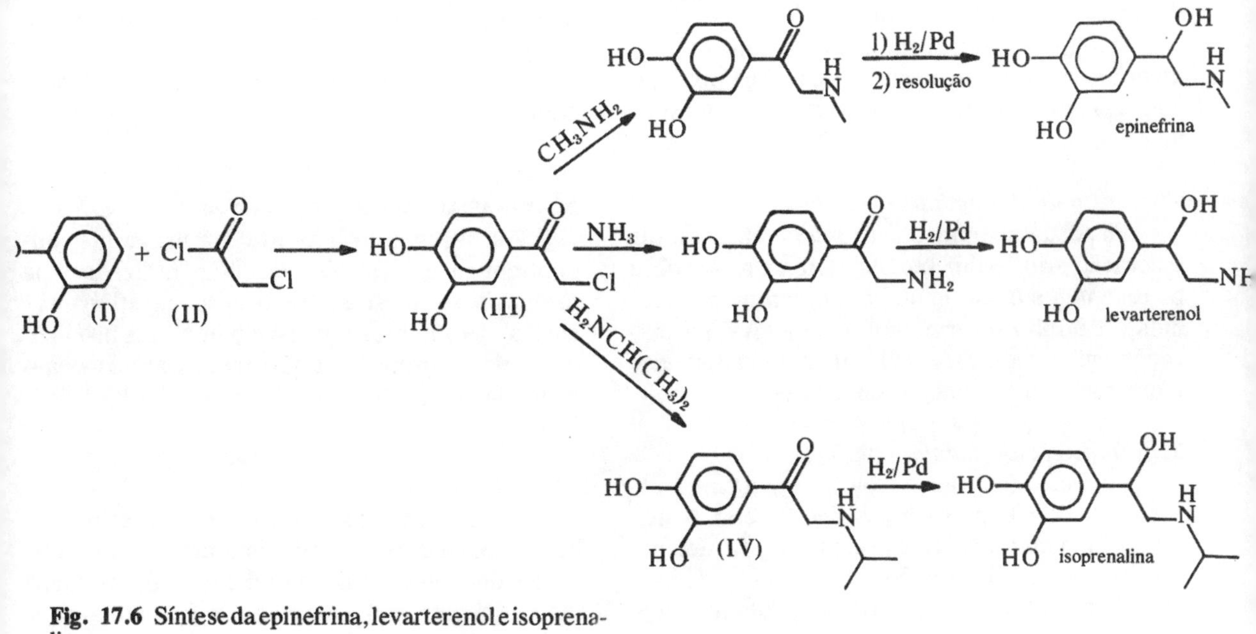

Fig. 17.6 Síntese da epinefrina, levarterenol e isoprenalina.

ligeiramente amargos, que escurecem gradualmente quando expostos à luz e ao ar. Suas soluções tornam-se róseas com o tempo. Atua sobre os receptores β_1 no coração e receptores β_2 nos vasos sanguíneos. A isoprenalina é empregada como agente antiarrítmico e broncodilatador e na hipotensão e choque.

Obtém-se a isoprenalina mediante reação entre 3,4-diidroxi-ω-cloracetofenona (III) e isopropilamina em solução hidroalcoólica e redução catalítica sob paládio da isopropilaminoacetona (IV) assim formada (Fig. 17.6).

Efedrina

A efedrina natural é o isômero $D(-)$-éritro. Os demais três isômeros (e as duas misturas racêmicas) não são tão ativos quanto o produto natural. A efedrina apresenta-se como sólido ceráceo ou como cristais ou grânulos fotossensíveis, de odor característico. É usada na terapêutica como amina livre ou como cloridrato e sulfato, por via oral, intravenosa, intramuscular ou tópica, como broncodilatador, descongestionante nasal e agente antiarrítmico, e em *myasthenia gravis*, hipotensão e choque, além de em irritações oculares superficiais. O efeito adverso mais comum da efedrina, administrada por via oral, consiste no estímulo do sistema nervoso central, que se manifesta por nervosismo, excitabilidade e insônia. O uso prolongado pode causar retenção urinária grave, mormente em homens idosos que sofrem de hipertrofia da próstata.

Bitartarato de metaraminol

Pó cristalino branco, quase inodoro, facilmente solúvel em água. É vasopressor potente, com ação prolongada, usado como descongestionante nasal.

Cloridrato de dopamina

Pó cristalino branco, hidrossolúvel. Estimula o coração principalmente por meio de ação sobre os receptores β_1 no miocárdio e, em menor medida, liberando levarterenol dos locais de armazenamento teciduais. É utilizado como adjuvante temporário no tratamento do choque.

Sulfato de orciprenalina

Pó cristalino branco, solúvel em água. É estimulante do receptor adrenérgico β_2, com pouco ou nenhum efeito sobre o receptor β_1 do sistema cardiovascular. Tem ação semelhante à da isoprenalina. É usado como broncodilatador, seja por inalação, seja por via oral.

Bromidrato de fenoterol

É o *p*-hidroxifenil derivado da orciprenalina, com ação predominante sobre os receptores β_2. Seu período de latência é mais rápido (30 minutos) e seu tempo de ação mais prolongado (6 horas) do que os da isoprenalina. Comercializado nas formas de aerossol, comprimidos, solução e xarope, é usado como broncodilatador, no tratamento e profilaxia dos acessos de asma brônquica e bronquites espasmódica e enfisematosa. Seus efeitos adversos são tremores e palpitações. As principais contra-indicações são afecções coronarianas e hipertireoidismo.

Sulfato de terbutalina

Pó cristalino branco, solúvel em água. Quimicamente aparentado à orciprenalina, é estimulante seletivo dos receptores β_2, usado como broncodilatador e administrado pelas vias oral e intramuscular, bem como por inalação. Por via oral, o efeito máximo é atingido em 2 a 3 horas; por inalação, em 5 a 30 minutos; o efeito broncodilatador dura 6 horas. Apresenta-se nas formas de aerossol, comprimidos, injeção e xarope. É contra-indicado em infarto do miocárdio, insuficiência cardíaca, hipertensão e tiretoxicose. Seus efeitos adversos são palpitações, tremores e ligeira taquicardia.

Sulfato de salbutamol

Pó cristalino branco, solúvel em água. Exerce ação estimulante seletiva sobre os receptores adrenérgicos β_2, tendo pouco efeito sobre os receptores β_1. É empregado como broncodilatador, em asma brônquica, bronquites e enfisema pulmonar.

2. AMINAS ALICÍCLICAS

As mais amplamente empregadas encontram-se na Tabela 17.2. São utilizadas, na forma de cloridratos, como descongestionantes nasais. Seus efeitos são semelhantes aos produzidos pela efedrina, mas são menos ativos como estimulantes centrais.

3. AMINAS ALIFÁTICAS

As mais empregadas estão arroladas na Tabela 17.3. São usadas principalmente como descongestionantes nasais, de aplicação tópica. Contudo, o heptaminol é mais empregado como estimulante do miocárdio.

ESTIMULANTES ADRENÉRGICOS

Tabela 17.2 Aminas adrenomiméticas alicíclicas

Nome oficial	Nome comercial	Nome químico	Estrutura
ciclopentamina		N,α-dimetilciclopentanetilamina	
propilexedrina		N,α-dimetilcicloexanetanamina	

4. DERIVADOS IMIDAZOLÍNICOS

Os mais freqüentemente usados encontram-se arrolados na Tabela 17.4. São empregados na forma de cloridratos, que são pós cristalinos brancos, inodoros e solúveis em água. Sua aplicação terapêutica é quase que exclusivamente como vasoconstritores, no tratamento de irritações oculares superficiais e inchaço local da membrana mucosa nasal. São administrados topicamente em preparações oftálmicas e como descongestionantes nasais, não raro em associação com outros fármacos.

Outros representantes desta classe são os seguintes: cirazolina, cumazolina, indanazolina, metizolina, metrafazolina, tefazolina, tinazolina.

Nafazolina

É vasoconstritor potente, assemelhando-se à efedrina em sua ação, usada nas formas de cloridrato e nitrato como descongestionante nasal e ocular, freqüentemente em associação com desinfetantes.

E. Relação estrutura-atividade

As aminas simpatomiméticas contêm, em geral, os componentes estruturais indicados na Fig. 17.7.

Cada um destes componentes contribui para a afinidade com um ou outro receptor e para as atividades ou α ou β-adrenérgicas. Os grupos hidroxila fenólicos concorrem para a complexação com o local receptor adrenérgico β, através de pontes de hidrogênio ou forças eletrostáticas, de modo que a retirada desses grupos resulta em decréscimo acentuado da atividade adrenérgica β, mas não da α. O anel aromático, ligando-se ao receptor por forças de van der Waals e transferên-

Tabela 17.3 Aminas adrenomiméticas alifáticas

$$R-CH-CH_3$$
$$|$$
$$NH-R'$$

Nome oficial	Nome comercial	Nome químico	R	R'
tuaminoeptano	Rinofluimucil (em assoc.)	1-metilexilamina	$CH_3(CH_2)_4-$	$-H$
metilexanamina		4-metil-2-hexilamina	$CH_3CH_2CHCH_2-$ $\mid$ CH_3	$-H$
heptaminol	Artane Cariamyl Delmiton Heptocárdio	6-amino-2-metil-2-heptanol	CH_3 $\mid$ $CH_3C(CH_2)_3-$ $\mid$ OH	$-H$
isometepteno	Neosaldina (em assoc.)	$N,1,5$-trimetil-4-hexenilamina	$CH_3C=CH(CH_2)_2-$ $\mid$ CH_3	$-CH_3$
metilaminoeptano		N-metil-2-heptanamina	$CH_3(CH_2)_4-$	$-CH_3$

Tabela 17.4 Derivados imidazolínicos

Nome oficial	Nome comercial	Nome químico	Estrutura de R
nafazolina (naftizina)	Glesil Imidazolina Nafazolina Privina	2-(1-naftilmetil)-2-imidazolina	
tetrizolina (tetraidrozolina)	Visine	2-(1,2,3,4-tetraidro-1-naftil)-2-imidazolina	
xilometazolina	Otrivina	2-(4-*tert*-butil-2,6-dimetilbenzil)-2-imidazolina	
oximetazolina	Afrin Nasivin	6-*tert*-butil-3-(2-imidazolin-2-ilmetil)-2,4-dimetilfenol	
fenoxazolina	Aturgyl	2-[(*o*-cumeniloxi)metil]-2-imidazolina	

cia de carga, é também essencial para a atividade adrenérgica β, ainda que não para a α. O grupo hidroxila β alcoólico é mais importante para a atividade no receptor β: no isômero (−) possibilita outra ligação, por ponte de hidrogênio ou eletrostática, com o receptor; isso pode explicar por que a (−)-epinefrina é 45 vezes mais ativa, como broncodilatadora, que a (+)-epinefrina (na isoprenalina, a relação da mesma atividade entre os isômeros (−) e (+) é 800). O carbono β, que na série das β-fenetilaminas pode formar um íon carbônio, auxilia na interação fármaco-receptor. Finalmente, a presença do grupo amino é essencial, mormente para a atividade adrenérgica α, dada a sua interação, na forma catiônica, com o grupo aniônico carboxilato ou fosfato do receptor; a substituição do grupo amino por seu isóstero OCH_3 resulta em produto destituído de atividade adrenérgica; outrossim, quanto maior for o substituinte alquílico no nitrogênio, maior será a afinidade do composto resultante pelo receptor β e menor pelo receptor α. Segundo Kier e colaboradores, todavia, o grupo ônio não é essencial à atividade β-adrenérgica.

A R-estereo-seletividade dos agonistas tanto nos receptores α quanto nos receptores β foi muito estudada. Parece que a estereo-seletivi-

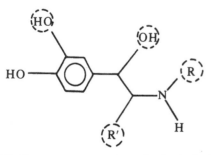

Fig. 17.7 Componentes estruturais da maioria dos adrenomiméticos.

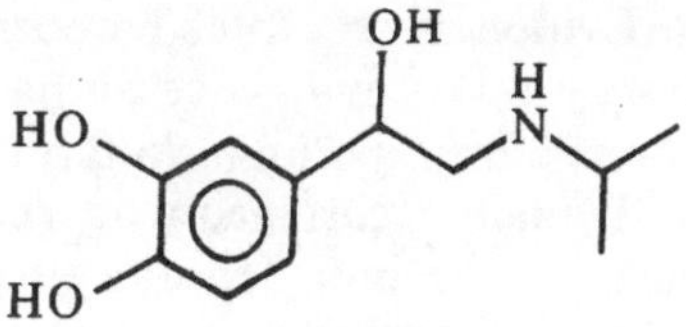

Fig. 17.8 Estruturas da isoprenalina e do propranolol. Note-se a semelhança entre o agonista e o antagonista β-adrenérgicos.

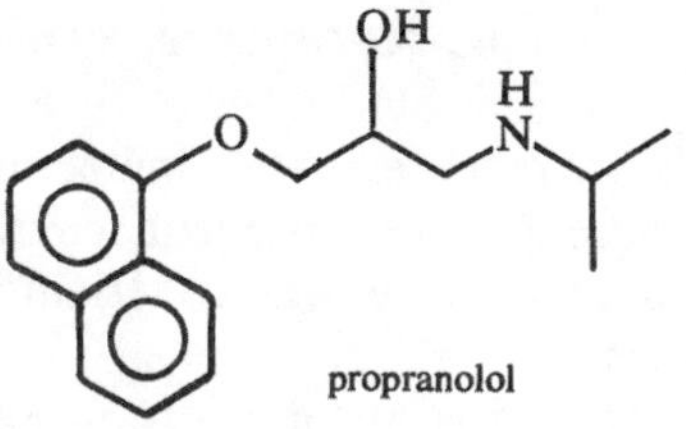

dade é maior nos receptores β: os β-agonistas e β-antagonistas apresentam grande semelhança estrutural entre si, como se pode observar comparando as estruturas da isoprenalina (β-adrenérgico típico) e do propranolol (bloqueador β-adrenérgico). No caso dos α-agonistas e α-antagonistas, há pequena semelhança estrutural, o que talvez seja indício de que eles se liguem a locais diferentes (Fig. 17.8).

Em estudos da relação estrutura-atividade dos agonistas α, realizados em 1978, Wikberg chegou às seguintes conclusões:

1. A introdução, no esqueleto da fenetilamina, de um grupo metílico no carbono α aumenta a seletividade pelos receptores α_2;
2. A perda do grupo 4-OH do anel fenílico resulta em maior seletividade pelos receptores α_1;
3. A perda do grupo 3-OH do anel fenílico resulta, na maioria dos casos, em aumento na seletividade pelos receptores α_2;
4. Todos os derivados imidazolínicos e a xilazina manifestam preferência pelos receptores α_2; esta preferência é maior nos fármacos em que o grupo fenila apresenta substituintes nas posições 2, 6.

IV. MECANISMO DE AÇÃO

A. Interação com receptores

Os estimulantes adrenérgicos diretos devem sua ação ao fato de se complexarem com receptores específicos. Acredita-se que existam pelo menos dois receptores para os adrenomiméticos: receptores α-adrenérgicos e receptores β-adrenérgicos. Todos os vasos sanguíneos têm receptores α e β. Em alguns órgãos — pele e rins, por exemplo — predominam os receptores α. Em alguns leitos vasculares — vasos nutrientes no músculo esquelético — predominam os receptores β; em outros leitos, tais como os tecidos visceral, conectivo e coronário, estão presentes ambos os receptores. Lands e colaboradores propuseram, contudo, a existência de dois receptores β: β_1 e β_2. Langer propôs a existência de dois receptores α: α_1 e α_2.

Os receptores α-adrenérgicos relacionam-se predominantemente com a excitação da musculatura lisa: os α_1 são pós-sinápticos e, os α_2, pré-sinápticos. Os β-adrenérgicos estão associados com a inibição do tono da musculatura lisa (incluindo a intestinal) e com o estímulo do miocárdio: os receptores β_1 localizam-se no coração e no intestino delgado, enquanto os receptores β_2 se situam nos brônquios e no leito vascular — a ativação dos primeiros causa aumento na lipólise e, a dos segundos, da glicogenólise.

Conseqüentemente, há pelo menos dois tipos de adrenomiméticos:

1. os α-adrenérgicos, o protótipo dos quais é o levarterenol, embora a fenilefrina seja o específico;
2. os β-adrenérgicos, o protótipo específico dos quais é a isoprenalina.

A epinefrina, pelo fato de agir sobre ambos os receptores, α e β, tem ambas as propriedades adrenérgicas. Isto pode ser ilustrado esquematicamente da seguinte maneira:

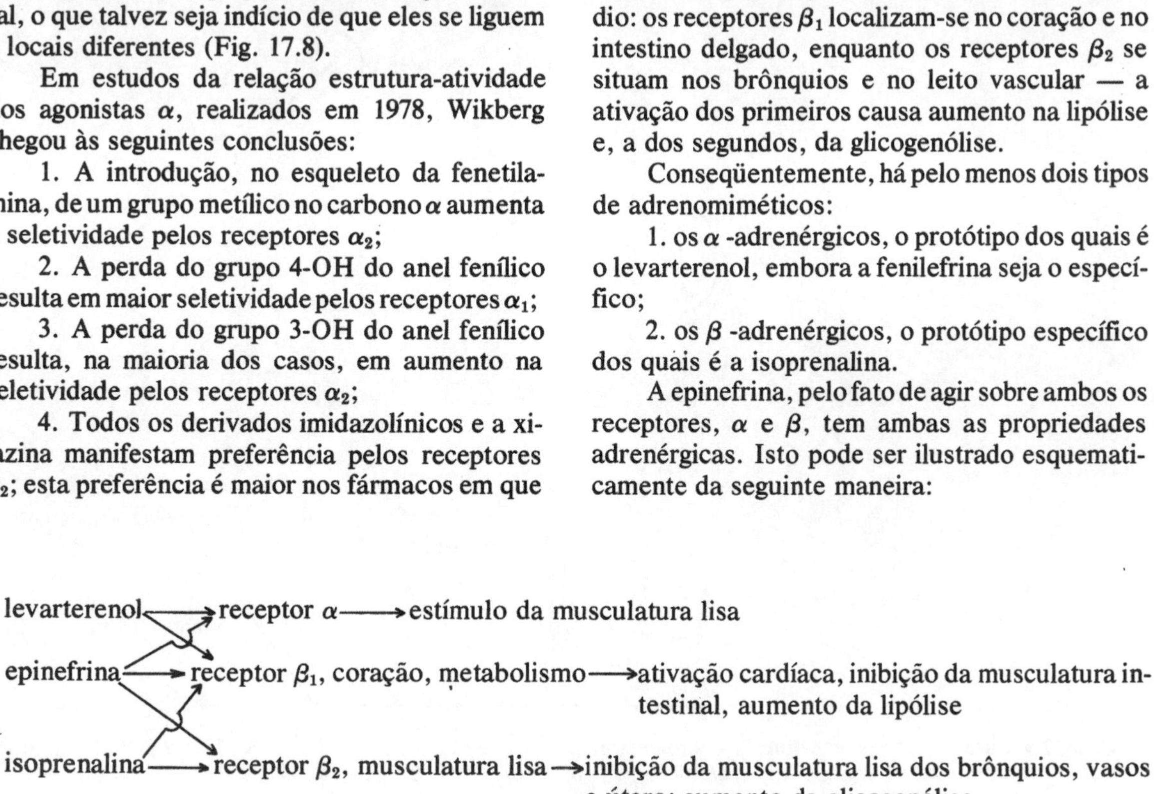

levarterenol ⟶ receptor α ⟶ estímulo da musculatura lisa

epinefrina ⟶ receptor β_1, coração, metabolismo ⟶ ativação cardíaca, inibição da musculatura intestinal, aumento da lipólise

isoprenalina ⟶ receptor β_2, musculatura lisa ⟶ inibição da musculatura lisa dos brônquios, vasos e útero; aumento da glicogenólise

Nos adrenomiméticos de ação direta, as características estruturais essenciais são as seguintes:

1. Para a ativação dos receptores α: núcleo catecólico e uma função amínica quer não-substituída quer ligada a um substituinte não-volumoso;

2. Para a ativação dos receptores β: funções hidroxila fenólica em posição *meta* no núcleo catecólico e, na cadeia lateral, hidroxila alcoólica em β e amínica com grupo volumoso.

Na realidade, o núcleo catecólico, especialmente as hidroxilas fenólicas, parece ser relativamente mais crítico para a ativação de receptores β do que de receptores α, uma vez que as aminas não-fenólicas (ciclopentamina, propilexedrina, tuaminoeptano, por exemplo) são quase completamente isentas de atividade β, embora a atividade α se mantenha.

A hidroxila alcoólica em posição β desempenha papel muito mais importante na ativação de receptores β do que na ativação de receptores α.

O grupo amino — cujo átomo de nitrogênio em pH fisiológico é protonizado — é da maior importância para produzir a ativação dos receptores α, pois substituintes volumosos fazem desaparecer a atividade agonista α e realçar a atividade agonista β. Evidências recentes parecem indicar que na ativação do receptor α se forma ponte de hidrogênio entre o grupo ônio do fármaco e um grupo negativamente carregado do receptor, e que a ativação do receptor β resulta em parte das forças de dispersão entre o grupo alquílico e o receptor. Este grupo alquílico aparentemente é mais importante do que o átomo de nitrogênio.

B. Receptores estáticos

Até recentemente admitia-se que os receptores adrenérgicos possuíam conformação rígida. Seriam receptores que poderíamos chamar de *estáticos*.

Diversos autores propuseram topografias para estes receptores: Easson e Stedman, Barlow, Belleau, Larsen, Kier, Pullman e colaboradores. Os últimos dois autores propuseram as características estruturais e dimensionais para o receptor α-adrenérgico representado na Fig. 17.9.

C. Receptores dinâmicos

Em 1960, Belleau aventou a hipótese de que o ATP é constituinte do receptor adrenérgico e propôs que as catecolaminas ativam a adenilato

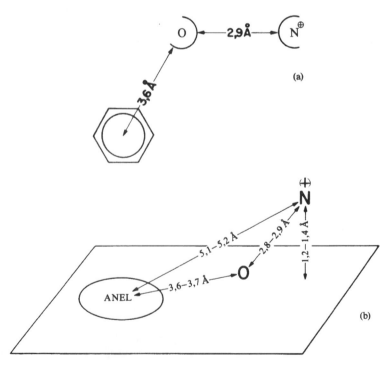

Fig. 17.9 Características estruturais e dimensionais dos receptores α-adrenérgicos: (a) segundo Kier; (b) segundo Pullman e colaboradores. *Fontes:* L. B. Kier, *J. Pharmacol. Exp. Ther.*, 164, 75 (1968); B. Pullman *et al.*, *J. Med. Chem.*, 15, 17 (1972).

ciclase a catalisar a conversão de ATP em AMP-cíclico (Fig. 12.1). Esta hipótese foi ligeiramente modificada, em 1966, por Bloom e Goldman, que propuseram que os receptores adrenérgicos são complexos enzima-substrato, ou seja, ATP-adenilato ciclase, sendo que o seu agonismo pode ser responsabilizado pelo processo que facilita a utilização do substrato. Ao interagir com a catecolamina, o receptor é destruído e subseqüentemente regenerado através de complexação de outra molécula de ATP com a adenilato ciclase. As catecolaminas teriam, portanto, a função de catalisar a conversão de ATP em AMP-cíclico.

Segundo Robinson e colaboradores (1967), a interação de estimulantes β-adrenérgicos com o sistema adenilato ciclase ocorre no sítio alostérico da enzima, ativando a adenilato ciclase e fazendo com que esta aumente o nível de AMP-cíclico. A interação dos estimulantes α-adrenérgicos reduz a concentração efetiva de AMP-cíclico, causando efeito oposto na função celular.

Em 1967, Belleau propôs que, no receptor α, o levarterenol e a epinefrina agem primariamente como doadores de próton. O grupo aceptor deste próton é o fosfato terminal do ATP coordenado com o Ca^{++}.

Quanto aos receptores β, Belleau sugeriu que, na sua interação com as catecolaminas, desempenham papéis importantes tanto o grupo β-hidroxila quanto o núcleo catecólico. A β-hidroxila forma uma ligação coordenada com o átomo quelado de Mg^{++} (hoje se sabe que este íon é, na verdade, Fe^{++} ou Mn^{++}), o que auxilia a colocar o nitrogênio protonizado nas proximidades do oxigênio negativo do fosfato mais interno do ATP. O anel catecólico acomoda-se na superfície lipoprotéica da adenilato ciclase, através de interações *específicas,* induzindo-a a adotar conformação mais adequada para a função catalítica. Os grupos hidroxila fenólicos ajustam-se estericamente na treliça de uma incrustação localizada de água, aumentando assim a motilidade do próton e transferindo este efeito para o centro aniônico terminal do ATP. Isto resulta numa segunda neutralização de carga e coadjuva na liberação do pirofosfato. A fase crítica da interação com o receptor é, contudo, a neutralização da carga positiva do nitrogênio da catecolamina pela carga negativa do oxigênio do grupo fosfato interno do ATP. Esta reação possibilita o ataque nucleofílico intramolecular do grupo hidroxila-3 da ribose ao átomo de fósforo mencionado acima. Finalmente, com a retirada do pirofosfato, forma-se o AMP-cíclico (Fig. 17.10).

Mais recentemente, comprovou-se que o β-adrenoceptor e a adenilato ciclase estão localizados em macromoléculas separadas. O β-adrenoceptor foi isolado por Lefkowitz e colaboradores, em 1977, e Atlas e Levitzki, em 1978. Verificou-se que ele é oligomérico, constituído de diversas subunidades, cujos pesos moleculares variam de 37.000 a 150.000.

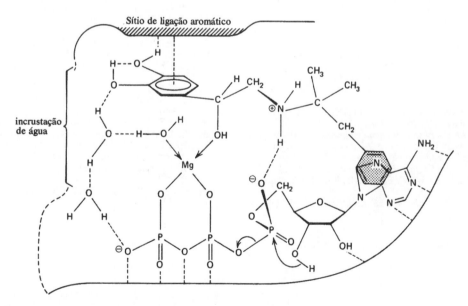

Fig. 17.10 Representação esquemática da interação de um β-simpatomimético com a adenilato ciclase. Nessa interação talvez se estabeleça uma ligação entre o anel aromático do fármaco e o anel adenínico do ATP. *Fonte:* B. Belleau, *Ann. N. Y. Acad. Sci., 139,* 580 (1967).

REFERÊNCIAS

ASPECTOS GERAIS
E. SZABADI et al., Eds., Recent Advances in the Pharmacology of Adrenoceptors, Elsevier, New York, 1978.
L. T. WILLIAMS e R. J. LEFKOWITZ, Receptor Binding Studies in Adrenergic Pharmacology, Raven, New York, 1978.
D. C. WEBB-JOHNSON et al., N. Engl. J. Med., 297, 476, 758 (1977).
O. J. KALANT, The Amphetamines, 2nd ed., Thomas, Springfield, Ill., 1973.
N. KIRSHNER et al., Adv. Drug Res., 6, 121 (1971).
G. A. NEVILLE et al., J. Med. Chem., 14, 717 (1971).
D. M. AVIADO, Sympathomimetic Amines, Thomas, Springfield, Ill., 1970.
E. MARLEY, Adv. Pharmacol., 3, 168 (1964).
M. BEAUVALLET, Actual. Pharmacol., 8, 1 (1955).

INTRODUÇÃO
G. G. HALL et al., J. Theor. Biol., 53, 475 (1975).
P. N. PATIL et al., Pharmacol. Rev., 26, 323 (1975).
B. PULLMAN et al., Int. J. Quantum Chem., Quantum Biol. Symp., 1, 93 (1974).
R. ANDERSON et al., Acta Med. Scand., 191, 241 (1972).
B. PULLMAN et al., J. Med. Chem., 15, 17 (1972).
L. PEDERSEN et al., J. Pharm. Pharmacol., 23, 216 (1971).
B. PULLMAN et al., Mol. Pharmacol., 7, 397 (1971).
J. R. SMYTHIES et al., Nature (London), 231, 185 (1971).
L. B. KIER, J. Pharm. Pharmacol., 21, 93 (1968).
L. B. KIER, J. Pharmacol. Exp. Ther., 164, 75 (1968).

HISTÓRICO
E. BÜLBRING, J. Pharm. Pharmacol., 28, 348 (1976).
J. H. BURN, J. Pharm. Pharmacol., 28, 342 (1976).

CLASSIFICAÇÃO
S. C. BELL et al., Annu. Rep. Med. Chem., 14, 51 (1979).
S. C. BELL e R. J. CAPETOLA, Annu. Rep. Med. Chem., 13, 51 (1978).
J. E. S. WIKBERG, Nature (London), 273, 164 (1978).
A. L. ORONSKY e J. W. F. WASLEY, Annu. Rep. Med. Chem., 12, 70 (1977).
Q. MINGOIA, Cron. Farm., 19, 243 (1976).
A. L. ORONSKY e J. W. F. WASLEY, Annu. Rep. Med. Chem., 11, 51 (1976).
M. WEINBERGER e L. HENDELES, Am. J. Hosp. Pharm., 33, 1071 (1976).
L. I. GOLDBERG, N. Engl. J. Med., 291, 707 (1974).
H. STORMANN e K. TURNHEIM, Arzneim.-Forsch., 23, 30 (1973).
G. A. ROBINSON e E. W. SUTHERLAND, Adv. Cytopharmacol., 1, 263 (1971).
U. K. TERNER et al., Biochem. Pharmacol., 20, 597 (1971).
G. J. DURANT et al., Prog. Med. Chem., 7, 124 (1970).
J. BRALET, Prod. Probl. Pharm., 24, 322 (1969).
V. A. CULLUM et al., Br. J. Pharmacol., 35, 141 (1969).
B. LEVY e B. E. WINKENFELD, Eur. J. Pharmacol., 5, 227 (1969).
A. M. LANDS et al., Nature (London), 214, 597 (1967).
J. LEVY e B. TCHOUBAR, Actual. Pharmacol., 5, 143 (1962).
D. BOVET e F. BOVET-NITTI, Actual. Pharmacol., 6, 21 (1953).

MECANISMO DE AÇÃO
D. CANTACUZENE et al., Science, 204, 1217 (1979).
D. ATLAS e A. LEVITZKI, Nature (London), 272, 370 (1978).
D. B. BARNETT et al., Nature (London), 273, 166 (1978).
G. KUNOS, Annu. Rev. Pharmacol. Toxicol., 18, 291 (1978).
M. L. MARTÍN e J. A. HERNÁNDEZ, Afinidad, 35, 187 (1978).
C. MELCHIORRE et al., J. Med. Chem., 21, 1126 (1978).
J. F. TALLMAN et al., Nature (London), 274, 383 (1978).
D. ATLAS et al., Nature (London), 268, 144 (1977).
K. A. BARKER et al., J. Pharm. Pharmacol., 29, 129 (1977).
R. H. DAVIES, Int. J. Quantum Chem., Quantum Biol. Symp., 4, 413 (1977).
R. J. LEFKOWITZ e M. HAMP, Nature (London), 268, 453 (1977).
J. A. NATHANSON e P. GREENGARD, Sci. Am., 237(2), 108 (1977).
C. PETRONGOLO et al., J. Med. Chem., 20, 1645 (1977).
E. M. ROSS et al., J. Biol. Chem., 252, 5761 (1977).
M. G. CARON e R. J. LEFKOWITZ, J. Biol. Chem., 251, 2374 (1976).
E. COSTA et al., Eds., First and Second Messengers — New Vistas, Raven, New York, 1976.
T. J. LYNCH et al., Biochem. Biophys. Res. Commun., 68, 616 (1976).
R. J. LEFKOWITZ, N. Engl. J. Med., 295, 323 (1976).
C. MUKHERJEE et al., Mol. Pharmacol., 12, 16 (1976).
A. LEVITZKI et al., J. Mol. Biol., 97, 35 (1975).
H. MOEREELS e J. P. TOLLENAERE, J. Pharm. Pharmacol., 27, 294 (1975).
C. MUKHERJEE et al., J. Biol. Chem., 250, 4869 (1975).
C. PETRONGOLO et al., J. Med. Chem., 17, 501 (1974).
B. PULLMAN et al., Int. J. Quantum Chem., Quantum Biol. Symp., 1, 93 (1974).
S. Z. LANGER, Biochem. Pharmacol., 23, 1793 (1974).
A. KOROLKOVAS, Rev. Bras. Clín. Ter., 2, 109 (1973).
S. H. SNYDER, Ann. N. Y. Acad. Sci., 205, 310 (1973).
A. ARNOLD, Farmaco, Ed. Sci., 27, 79 (1972).
J. R. SMYTHIES, J. Theor. Biol., 35, 93 (1972).
D. J. TRIGGLE, Annu. Rev. Pharmacol., 12, 185 (1972).
J. M. GEORGE et al., Mol. Pharmacol., 7, 328 (1971).
S. L. POHL, Annu. Rep. Med. Chem., 6, 233 (1971).
P. PRATESI et al., Farmaco, Ed. Sci., 26, 379 (1971).
P. N. PATIL et al., J. Pharm. Sci., 59, 1205 (1970).
R. T. BRITTAIN et al., Adv. Drug Res., 5, 197 (1970).
W. C. BOWMAN e M. W. NOTT, Pharmacol. Rev., 21, 27 (1969).
B. BELLEAU, Ann. N. Y. Acad. Sci., 139, 580 (1967).
B. BELLEAU, Pharmacol. Rev., 18, 131 (1966).
B. BELLEAU, "Relationships between Agonists, Antagonists and Receptor Sites", in J. R. VANE et al., Eds., Adrenergic Mechanisms, Churchill, London, 1960, pp. 223-245.
L. H. EASSON e E. STEDMAN, Biochem. J., 27, 1257 (1933).

Inibidores da Biossíntese e Metabolismo das Catecolaminas

I. INTRODUÇÃO

Conforme vimos no Cap. 18, os efeitos do bloqueio adrenérgico podem ser obtidos tanto por meio de agentes bloqueadores adrenérgicos quanto por inibidores da biossíntese e metabolismo das catecolaminas.

Somente alguns desses inibidores têm valor terapêutico. Eles agem em diversas etapas da biossíntese e metabolismo das catecolaminas por inibirem diferentes enzimas compreendidas em processos biológicos (Fig. 19.1).

II. INIBIDORES DA BIOSSÍNTESE DAS CATECOLAMINAS

Algumas substâncias inibem enzimas compreendidas na biossíntese das catecolaminas e, desta maneira, impedem sua formação. Diversos compostos têm mostrado capacidade de inibir uma ou mais etapas biossintéticas, conforme ilustra a Fig. 19.1. Entretanto, do ponto de vista farmacológico, os mais eficazes são aqueles que inibem a fase determinante da velocidade: a biotransformação de L-tirosina em levodopa.

As enzimas suscetíveis à inibição da biossíntese das catecolaminas são as seguintes: tirosina 3-monoxigenase (EC 1.14.16.2), L-aminoácido aromático descarboxilase (EC 4.1.1.28) e dopamina β-monoxigenase (EC 1.14.17.1).

A. Tirosina 3-monoxigenase

Conhecida comumente como tirosina 3-hidroxilase, esta enzima catalisa a etapa determinante da velocidade da biossíntese das catecolaminas, ou seja, a biotransformação de L-tirosina em levodopa.

Diversos compostos inibem esta enzima:

1. Análogos da própria tirosina. Agem por inibição competitiva da tirosina 3-monoxigenase. Um destes compostos é a metirosina (α-metil-L-tirosina). Seu grupo metila no carbono alfa retarda a descarboxilação e bloqueia a transaminação. Esta substância não tem ainda emprego clínico, mas apenas o de ferramenta experimental;

2. Catecóis. Não são inibidores competitivos da enzima, mas agem por mecanismo diferente. Por exemplo, o composto com a seguinte estrutura age por competir com o cofator pteridina, exaurindo o meio de íons Fe^{++};

3. O próprio levarterenol. Age por mecanismo de retroalimentação, quando sua concentração atinge níveis suficientemente elevados.

B. L-Aminoácido aromático descarboxilase

Conhecida geralmente como dopa descarboxilase, esta enzima catalisa a biotransformação da levodopa em dopamina.

Entre várias outras substâncias que inibem esta enzima, a metildopa encontrou emprego clínico no controle de todas as formas de hipertensão. Comercializado sob o nome de Aldomet, este composto, 3-hidroxi-α-metil-L-tirosina, teve suas propriedades anti-hipertensivas descobertas por Sourkes, em 1954. Hoje a metildopa é freqüentemente usada no controle da pressão sangüínea em pacientes com insuficiência renal crô-

por Fourneau e Bovet, de derivados do benzodioxano, tais como piperoxano, isóstero substituído do gravitol. A tolazolina e a fentolamina foram introduzidas em 1946. No ano seguinte, as haloalquilaminas, ensaiadas por Nickerson e Goodman, encontraram seu lugar na terapêutica. Embora mais de 1.500 substâncias desta série tenham sido sintetizadas e testadas, a única comercializada hoje em dia é a fenoxibenzamina.

A hidralazina foi introduzida, em 1950, por Druey, seguida da azapetina, em 1951.

A atividade bloqueadora adrenérgica da xilocolina foi descoberta por Hey, em 1952, no curso de um estudo sobre agentes colinérgicos. A modificação estrutural da molécula de xilocolina resultou no bretílio, em 1959. A guanetidina foi introduzida em 1960.

Os agentes bloqueadores β-adrenérgicos tornaram-se conhecidos em fins da década de 1950, quando Powell e Slater verificaram que o dicloroisoproterenol (DCI) bloqueava as propriedades miocárdio-estimulantes da isoprenalina. A modificação molecular do DCI, que não é usado clinicamente, mas apenas como ferramenta de trabalho experimental, resultou em agentes menos tóxicos, tais como pronetalol (1962), propranolol (1964) e outros agentes de utilidade.

III. CLASSIFICAÇÃO

Os fármacos estudados neste capítulo podem ser divididos em três classes: agentes bloqueadores α-adrenérgicos, agentes bloqueadores β-adrenérgicos e agentes bloqueadores de neurônios adrenérgicos. A primeira classe consiste de substâncias estruturalmente não relacionadas ao levarterenol. A segunda classe, por sua vez, constitui-se de análogos estruturais da isoprenalina, estimulante β-adrenérgico. Os componentes da terceira classe mostram ligeira semelhança estrutural com as aminas simpatomiméticas. Há fármacos, como a ibidomida (em fase experimental) e o labetalol, por exemplo, que são bloqueadores α e β-adrenérgicos.

A. Agentes bloqueadores α-adrenérgicos

Nesta classe estão incluídos: (a) alcalóides indoletilamínicos: corinantina, diidroergocristina (Iskevert), diidroergotamina, ioimbina (Ioimbina); (b) imidazolinas: fentolamina, tolazolina; (c) derivados do benzodioxano: butamoxano, dibozano, piperoxano, proroxano; (d) β-haloalquilaminas: dibenamina, fenoxibenzamina; (e) dibenzazepinas: azapetina (retirada do comércio em alguns países); (f) hidrazinoftalazinas e análogos: budralazina, diidralazina, endralazina, hidralazina, oxadralazina, propildazina, todralazina; (g) compostos diversos: azepexol, clorpromazina, epronizol, fenspirida, haloperidol, indoramina, labetalol, moxisilita (timoxamina), solipertina, zolertina (Tabela 18.1). Estes fármacos, em sua maioria, são usados na forma de cloridratos, embora alguns sejam empregados na forma de fosfato, mesilato, sulfato ou tartarato, que se apresentam como substâncias cristalinas, em geral brancas e solúveis em água.

Os alcalóides do esporão do centeio variam quanto à sua atividade farmacológica. Os alcalóides naturais, tais como os do grupo da ergotamina (ergotamina e ergosina) e do grupo da ergotoxina (ergocristina, ergocriptina e ergocornina), têm atividade bloqueadora α-adrenérgica moderada e ação vasoconstritora bem caracterizada, motivo pelo qual são usados no tratamento da enxaqueca, como é o caso da ergotamina.

A ergometrina e derivados semi-sintéticos (metilergometrina) não exercem atividade bloqueadora α-adrenérgica, mas possuem ligeira ação vasoconstritora e acentuadas ações oxitócicas; assim, a ergometrina e a metilergometrina são oxitócicas e a metisergida e a metergolina — que são antagonistas da serotonina — atuam como profiláticas da enxaqueca.

Os derivados diidrogenados, tais como a diidroergotamina, são mais eficazes como bloqueadores α-adrenérgicos do que seus similares, apresentando ação vasoconstritora menor, além de não serem oxitócicos. Por este motivo, o medicamento Hydergine, mistura equiproporcional de mesilatos de diidroergocornina, diidroergocristina e diidroergocriptina, encontra emprego principalmente no tratamento de vasculopatias espásticas periféricas. Um derivado semi-sintético recém-introduzido na terapêutica é a nicergolina (Sermion); produz vasodilatação periférica e central.

Maleato de metisergida
Pó cristalino branco a branco-amarelado ou branco-avermelhado, inodoro ou quase inodoro, pouco solúvel em água. É usado na enxaqueca, mas apenas como agente profilático, pois não tem ação nos ataques agudos. Apresenta, porém, vários efeitos adversos, alguns bastante graves, e diversas contra-indicações. A dose diária é de 4 a 6 mg, em porções divididas.

AGENTES BLOQUEADORES ADRENÉRGICOS

Tabela 18.1 Agentes bloqueadores α-adrenérgicos e fármacos relacionados

Nome oficial	Nome comercial	Nome químico	Estrutura
ergotamina	Gynergene	ergotamina	
diidroergotamina	Dihydergot Iskemil	diidroergotamina	
ergometrina (ergonovina)	Ergonovina Ergotrate	9,10-didesidro-N-[(S)- -2-hidroxi-1-metil- etil]-6-metilergolino- -8β-carboxamida	
metilergometrina (metilergonovina)	Methergin Metilergometrina Metil Ergonovina	9,10-didesidro-N-[(S)- -1-(hidroximetil)pro- pil]-6-metilergolino- -8β-carboxamida	
metisergida	Deserila Sandomigran	9,10-didesidro-N-[1- -(hidroximetil)propil]- -1,6-dimetilergolino- -8β-carboxamida	
fenoxibenzamina		N-(2-cloroetil)-N-(1- -metil-2-fenoxietil)- benzenometanamina	
tolazolina		2-benzil-2-imidazolina	

Tabela 18.1 (cont.) Agentes bloqueadores α-adrenérgicos e fármacos relacionados

Nome oficial	Nome comercial	Nome químico	Estrutura
fentolamina	Regitina	*m*-[N-(2-imidazolin-2--ilmetil)-*p*-toluidino]fenol	
hidralazina (apressina)		1-hidrazinoftalazina	

Tartarato de ergotamina

Cristais incolores ou pó cristalino branco a branco-amarelado, pouco solúvel em água. É o fármaco de escolha no tratamento de ataques agudos de enxaqueca. Pode ser administrado pelas vias subcutânea, intramuscular, sublingual ou por inalação; por via oral é pouco absorvido. Não é aconselhável o seu emprego na profilaxia da enxaqueca, por ser vasoconstritor periférico potente e causar dependência, se usado por tempo prolongado. Em doses altas produz náuseas, vômito, diarréia e outros efeitos adversos. A dose varia de 0,25 a 2 mg, segundo a via de administração.

Mesilato de diidroergotamina

Pó branco, amarelado ou levemente vermelho, pouco solúvel em água. Tem o mesmo emprego e efeitos adversos iguais aos do tartarato de ergotamina, embora a ação vasoconstritora seja menos intensa. A dose habitual, por via intramuscular ou intravenosa, é de 1 mg no início do ataque de enxaqueca, repetida uma hora depois, caso necessário.

Fentolamina

Comercializada na forma de cloridrato e mesilato, pós cristalinos brancos, inodoros, solúveis em água. O mesilato é mais hidrossolúvel e mais estável, sendo administrado por injeção, ao passo que o cloridrato o é na forma de comprimidos. A fentolamina é empregada como agente auxiliar de diagnóstico no feocromocitoma e como agente anti-hipertensivo. É contra-indicada para pacientes com angina do peito.

Cloridrato de fenoxibenzamina

Pó cristalino branco, inodoro, solúvel em água. É útil no controle do feocromocitoma e de moléstias vasculares periféricas. É contra-indicado em doenças cardíacas e cerebrovasculares. A dose inicial é de 10 mg/dia, sendo acrescida de 10 mg a cada quatro dias, até que o efeito terapêutico desejado se manifeste.

B. Agentes bloqueadores β-adrenérgicos

Os fármacos mais amplamente utilizados desta classe estão relacionados na Tabela 18.2. Em geral, eles atuam sobre os receptores β_1 e β_2. Todavia, acebutolol, atenolol, bucindolol, bunitrolol, butaxamina (butoxamina), metoprolol e nadolol, entre outros, atuam somente sobre o receptor β_2. Por provocar cegueira e psoríase irreversível, o practolol foi recentemente retirado do comércio.

Também disponíveis, alguns em fase experimental, estão os seguintes: afurolol, befunolol, betaxolol, bevantolol, bometolol, bopindolol, bucumolol, bufetolol, bufuralol, bunolol, bupranolol, butidrina (Betabloc), butocrolol, butofilolol, carazolol, carpindolol, carteolol, celiprolol, clembuterol, crinolol, dexpropranolol, diacetolol, doberol, etoxamina, exaprolol, fembutol, idropranolol, indenolol, iprocrolol, labetalol, levobunolol, medroxalol, mepindolol, metalol, metipranolol, metoxamina (metoxamedrina), moprolol, morolol, nadoxolol, nafetolol, nifenalol, oxprenolol (Slow-Trasicor), pamatolol, pargolol, pembu-

Tabela 18.2 Agentes bloqueadores β-adrenérgicos

Nome oficial	Nome comercial	Nome químico	Estrutura
isoprenalina (isoproterenol)	Aleudrin Isuprel Medihaler-Iso Neo-Epinine Novadren	Veja Tabela 17.1	
diclorisoproterenol		3,4-dicloro-α-[[(1-metiletil)amino]metil]benzenometanol	
sotalol	Sotacor	N-[4-[1-hidroxi-2-[(1-metiletil)amino]etil]fenil]metanossulfonamida	
metoprolol	Seloken	(±)-1-[4-(2-metoxietil)fenoxi]-3-[(1-metiletil)amino]--2-propanol	
practolol	Eraldin	N-[4-[2-hidroxi-3-[(1-metiletil)amino]propoxi]fenil]-acetamida	
atenolol	Atenol	4-[2-hidroxi-3-[(1-metiletil)-amino]propoxi]benzenoacetamida	
alprenolol	Aptine	1-[(1-metiletil)amino]-3-[2-(2--propenil)fenoxi]-2-propanol	
acebutolol		N-[3-acetil-4-[2-hidroxi-3--[(1-metiletil)amino]propoxi]fenil]butanamida	
propranolol	Inderal Propranolol	1-(isopropilamino)-3-(1-naftiloxi)-2-propanol	

Tabela 18.2 (cont.) Agentes bloqueadores β-adrenérgicos

Nome oficial	Nome comercial	Nome químico	Estrutura
pindolol	Visken	1-(1H-indol-4-iloxi)-3-[(1-metiletil)amino]-2-propanol	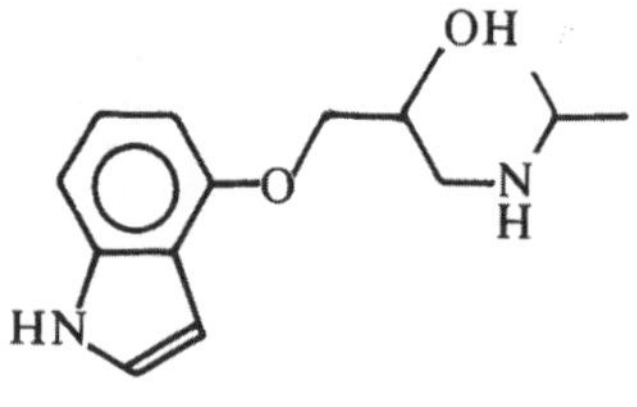
timolol		S-(−)-1-(tert-butilamino)-3-[(4-morfolino-1,2,5-tiadiazol-3-il)oxi]-2-propanol	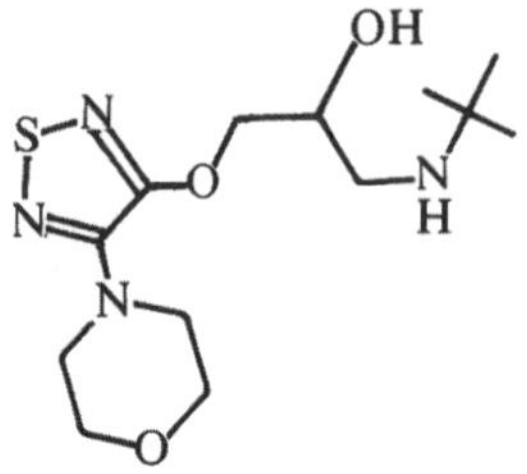
nadolol	Corgard	cis-5-[3-[(1,1-dimetiletil)amino]-2-hidroxipropoxi]-1,2,3,4-tetraidro-2,3-naftalenodiol	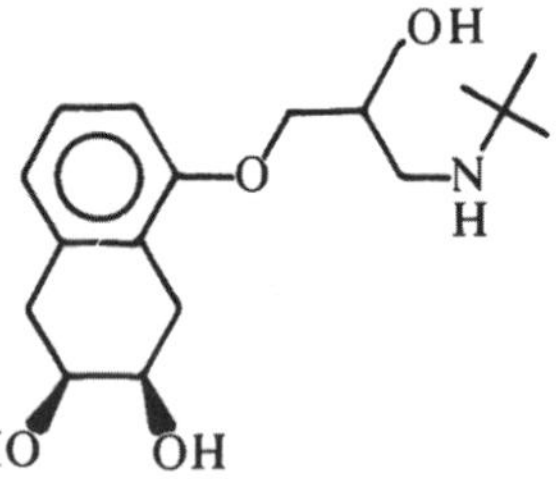

tolol, primidolol, prinodolol, procinolol, pronetalol (retirado do comércio por ser carcinogênico em camundongos), soquinolol, sulfinalol, tazolol, tiprenolol, tolamolol (retirado dos ensaios clínicos por aumentar incidência de tumores em animais), toliprolol, trimepranol, tulobuterol, xipranolol. Quase todos estes bloqueadores adrenérgicos atuam sobre os receptores β_1 e β_2.

Os agentes bloqueadores β-adrenérgicos são ariletanolaminas e ariloxipropanolaminas. Podem ser representados pela fórmula geral indicada na Fig. 18.1, na qual R pode ser outro anel ou substituintes adequados, de forma a possibilitar a ocorrência de interações hidrofóbicas, ou outras, com o sítio receptor, enquanto R' é H ou CH_3. Em resumo, a porção farmacofórica dos agentes bloqueadores β-adrenérgicos consiste em um sistema aromático (substituído) (A) ligado diretamente ou através de ponte metilênica à porção α-hidroxietilamínica (B) e a um resíduo alquílico substituído no grupo amino (C).

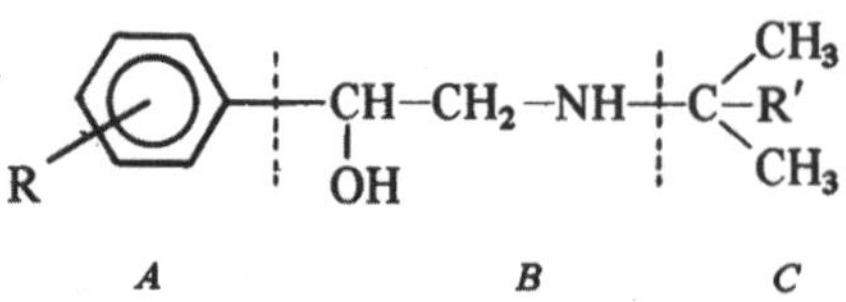

Os β-bloqueadores são usados principalmente em hipertensão e certas arritmias; são também úteis no tratamento de ataques de enxaqueca. Contudo, podem causar vários efeitos adversos, entre os quais os seguintes: asma, insuficiência cardíaca, hipoglicemia, bradicardia grave, claudicação intermitente e fenômeno de Raynaud.

Cloridrato de propranolol

Pó cristalino branco ou esbranquiçado, inodoro, com sabor amargo, solúvel em água e em etanol. É agente antianginoso, antiarrítmico e vasodilatador periférico de emprego generalizado. Tem a propriedade de reduzir a dor e aumentar a tolerância ao exercício em pacientes vítimas de angina do peito; contudo, pode provocar insuficiência cardíaca congestiva. Na terapia antiarrítmica sua utilidade é limitada, sendo particular-

Fig. 18.1 Fórmula geral dos agentes bloqueadores β-adrenérgicos.

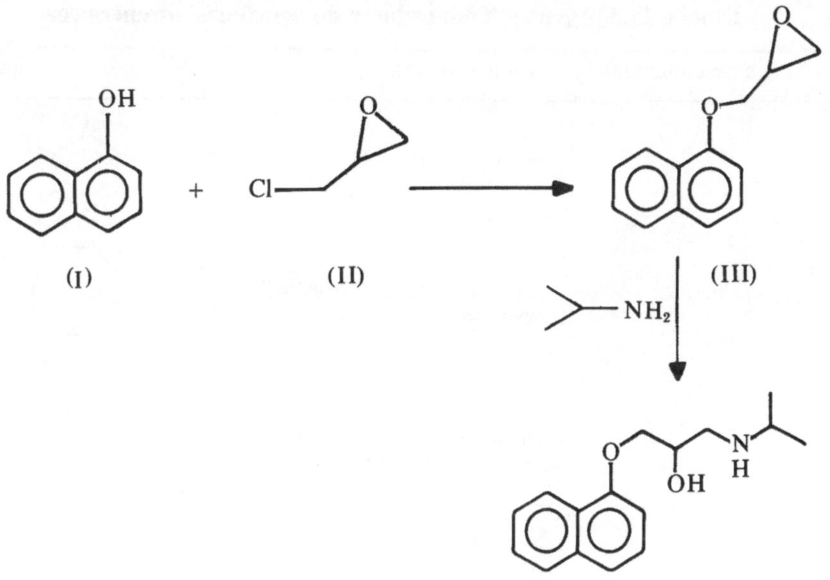

Fig. 18.2 Síntese do propranolol.

mente recomendado nos casos de intoxicação digitálica. O isômero (−) é cerca de 60 a 80 vezes mais ativo do que o (+).

O propranolol é sintetizado mediante reação de 1-naftol (I) com epicloridrina (II) e tratamento do intermediário (III) com isopropilamina (Fig. 18.2).

Maleato de timolol
É usado no tratamento de angina do peito por cardiopatia isquêmica e na hipertensão arterial essencial. Pesquisas recentes indicaram que é mais eficaz na redução da pressão intra-ocular que a pilocarpina e a epinefrina e causa menos efeitos adversos que estas. Daí estar sendo empregado, com êxito, no tratamento de glaucoma de ângulo aberto.

C. Agentes bloqueadores de neurônios adrenérgicos

Os mais empregados estão relacionados na Tabela 18.3. São quimicamente relacionados às aminas simpatomiméticas, mas sua porção terminal é amidínica (na maioria deles) ou constituída de um nitrogênio quaternário (no bretílio). São comercializados diversos outros derivados da guanidina, além dos incluídos na Tabela 18.3: espirgetina, guabenxano, guanabenzo, guanaclina, guanacloro, guanadrel, guanazodina, guancidina, guanclofina, guanfacina, guanisoquina, guanoc-tina, guanoxabenzo, guanoxano, guanoxifeno. Estes derivados da guanidina são representados pela fórmula geral exposta na Fig. 18.3.

Sulfato de guanetidina
Pó cristalino branco, de odor característico, ligeiramente solúvel em água. É usado no tratamento de hipertensão moderada e grave. Seu efeito adverso é a acentuada hipotensão ortostática. É contra-indicado nos casos de feocromocitoma.

IV. MECANISMO DE AÇÃO

A ação dos simpatolíticos compreende diversos mecanismos de ação. Agentes bloqueadores α-adrenérgicos podem agir por um dos seguintes mecanismos:

1. Antagonistas competitivos do levarterenol. Competem com este hormônio pelo receptor α-adrenérgico. Nesta classe estão incluídos os alcalóides indoletilamínicos (alcalóides do esporão do centeio, ioimbina), derivados da imidazolina (fentolamina, tolazolina), derivados do benzodioxano (butamoxano, piperoxano).

2. Antagonistas não-competitivos do levarte-

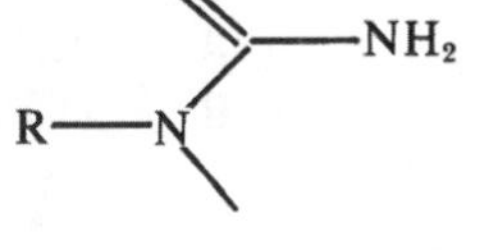

Fig. 18.3 Fórmula geral dos derivados da guanidina.

Tabela 18.3 Agentes bloqueadores de neurônios adrenérgicos

Nome oficial	Nome comercial	Nome químico	Estrutura
brometo de xilocolina		brometo do éter 2,6-xilílico da colina	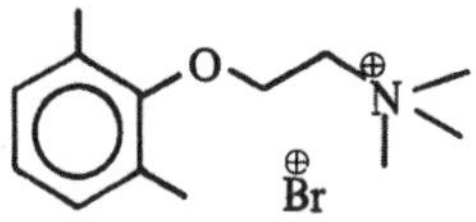
guanetidina	Ismelina	[2-(hexaidro-1(2H)-azocinil)etil]-guanidina	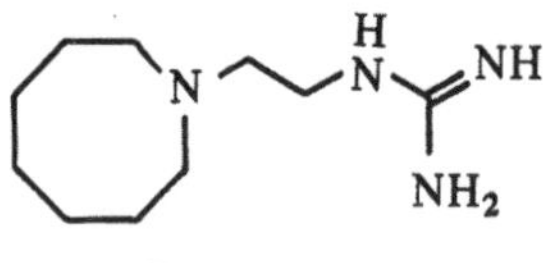
tosilato de bretílio		4-metilbenzenossulfonato de 2-bromo-N-etil-N,N-dimetilbenzenometanamínio	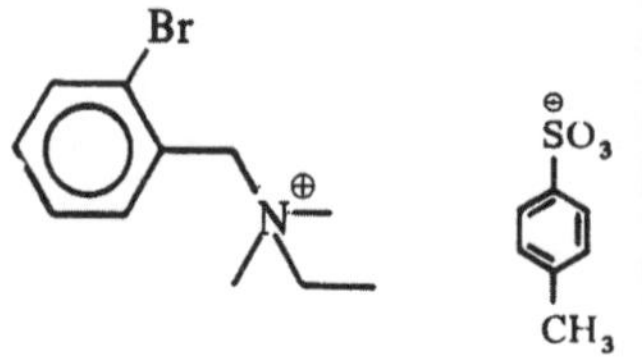
debrisoquina	Declinax	3,4-diidro-2(1H)-isoquinolinocarboximidamida	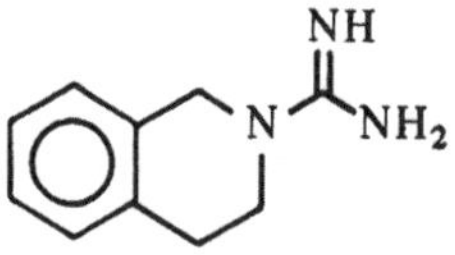
betanidina	Esbatal	N,N'-dimetil-N''-(fenilmetil)guanidina	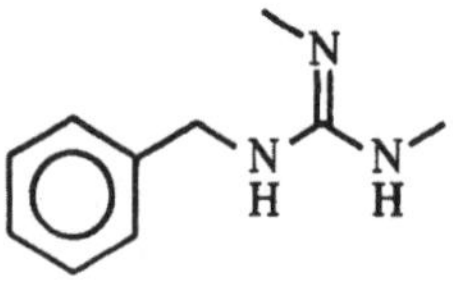

renol. Este grupo é constituído das β-haloalquilaminas (fenoxibenzamina).

As β-haloalquilaminas, cuja estrutura fundamental é RR'NCH$_2$CH$_2$X, contêm um grupo facilmente deslocável (Cl, Br, I, mesila, tosila) em posição β em relação a uma função amínica de basicidade adequada. Elas perdem o grupo X e ciclizam formando um íon imônio. Este íon pode então alquilar um ânion carboxilato ou fosfato de macromoléculas diferentes, não necessariamente aquela que contém o grupo receptor α-adrenérgico, conforme ilustra a Fig. 18.4. Houve época em que tal alquilação foi considerada irreversível, mas posteriormente verificou-se que, com o tempo, ela se desfaz. O efeito da fenoxibenzamina é descrito como sendo uma simpatectomia química, pois ela bloqueia seletivamente as respostas excitatórias da musculatura lisa e cardíaca.

3. Mecanismo desconhecido. Este grupo é constituído das dibenzazepinas (azapetina) e hidrazinoftalazinas (hidralazina).

Os agentes bloqueadores β-adrenérgicos agem como antagonistas competitivos do levarterenol no receptor β. Segundo Belleau, eles devem seus efeitos inibitórios aos substituintes volumo-

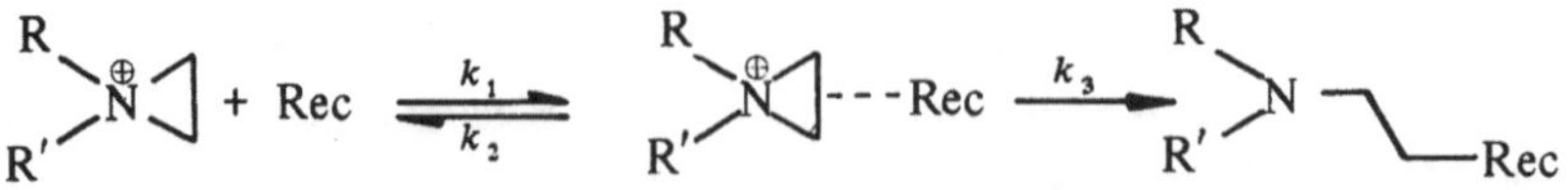

$$R = R' = -CH_2-C_6H_5 \quad \text{dibenamina}$$
$$R = -CH_2-C_6H_5$$
$$R' = -CH(CH_3)-CH_2-O-C_6H_5 \quad \text{fenoxibenzamina}$$

Fig. 18.4 Interação do intermediário cíclico das β-haloetilaminas com a substância receptora.

sos ligados ao átomo de nitrogênio (Fig. 17.10). Ao se ligarem ao anel da adenina do ATP, tais substituintes impedem os processos de transferência de próton, muito provavelmente por deslocarem o anel da adenina do seu local de ligação na superfície do receptor.

Estes agentes são análogos estruturais da isoprenalina e podem, portanto, ocupar o mesmo sítio receptor β. Ademais, os grupos ligados ao anel aromático fornecem pontos de complexação adicional com aquele receptor através de interações hidrofóbicas e de van der Waals.

Agentes bloqueadores de neurônios adrenérgicos impedem a liberação do transmissor químico levarterenol de seus locais de armazenamento.

REFERÊNCIAS

ASPECTOS GERAIS
N. MACHADO, *F. Méd.*, *80*, 295 (1980).
P. KIELHOZ, Ed., *Beta-blockers and the Central Nervous System*, University Park Press, Baltimore, 1977.
R. P. AHLQUIST, *Prog. Drug Res.*, *20*, 27 (1976).
M. E. CONOLLY et al., *Prog. Cardiovasc. Dis.*, *19*, 203 (1976).
P. R. SAXENA e R. P. FORSYTH, Eds., *Beta-adrenoceptor Blocking Agents*, Elsevier, Amsterdam, 1976.
W. SCHWEIZER, Ed., *Beta-blockers — Present Status and Future Prospects*, University Park Press, Baltimore, 1974.
A. M. BARRETT, "Design of β-Blocking Drugs", in E. J. ARIËNS, Ed., *Drug Design*, Vol. III, Academic, New York, 1972, pp. 205-228.
J. CHEYMOL, Ed., *Neuromuscular Blocking and Stimulating Agents*, Vol. I, Pergamon, Oxford, 1972.
A. M. ROE, *Annu. Rep. Med. Chem.*, *7*, 59 (1972).
A. M. KAROW et al., *Prog. Drug Res.*, *15*, 103 (1971).
P. SOMANI e A. R. LADDU, *Eur. J. Pharmacol.*, *14*, 209 (1971).
O. SCHIER e A. MARXER, *Prog. Drug Res.*, *13*, 101 (1969).
E. SCHLITTLER, Ed., *Antihypertensive Agents*, Academic, New York, 1967.

HISTÓRICO
D. BOVET e F. BOVET-NITTI, *Médicaments du Système Nerveau Végétatif*, Karger, Basel, 1948.
E. FOURNEAU e D. BOVET, *Arch. Int. Pharmacodyn. Thér.*, *46*, 178 (1933).
H. H. DALE, *J. Physiol. (London)*, *34*, 163 (1906).

CLASSIFICAÇÃO
B. BERDE e H. O. SCHILD, Eds., *Ergot Alkaloids and Related Compounds*, Springer, Berlin, 1978.
R. GREEN, Ed., *Current Concepts in Migraine Research*, Raven, New York, 1978.
H. J. WAAL-MANNING, *Drugs*, *12*, 412 (1976).
J. R. FOZARD, *J. Pharm. Pharmacol.*, *27*, 297 (1975).
G. D. AURBACH et al., *Science*, *186*, 1223 (1974).
R. M. KOSTRZEWA e D. M. JACOBOWITZ, *Pharmacol. Rev.*, *26*, 199 (1974).
B. G. BENFEY, *Br. J. Pharmacol.*, *48*, 132 (1973).
A. M. KAROW et al., *Prog. Drug Res.*, *15*, 103 (1971).
C. T. DOLLERY et al., *Clin. Pharmacol. Ther.*, *10*, 765 (1969).
R. P. AHLQUIST, *Annu. Rev. Pharmacol.*, *8*, 259 (1968).
C. I. FURST, *Adv. Drug Res.*, *4*, 133 (1967).
J. H. BIEL e B. K. B. LUM, *Prog. Drug Res.*, *10*, 46 (1966).

MECANISMO DE AÇÃO
C. MUKHERJEE et al., *Mol. Pharmacol.*, *12*, 16 (1976).
M. ROCHA e SILVA e F. FERNANDES, *Eur. J. Pharmacol.*, *25*, 231 (1974).
A. KOROLKOVAS, *Rev. Bras. Clín. Ter.*, *2*, 333 (1973).

Tabela 20.3 Alquilaminas

Nome oficial	Nome comercial	Nome químico	Estrutura
triprolidina	Actidil Pro-Actidil	(E)-2-[1-(4-metilfenil)-3-(1-pirrolidinil)--1-propenil]piridina	
bromofeniramina	Dimetane	γ-(4-bromofenil)-N,N-dimetil-2-piridinopropanamina	
clorfenamina (clofeniramina)		γ-(4-clorofenil)-N,N-dimetil-2-piridinopropanamina	
dexbromofeniramina	Corilan (em assoc.) Disofrol (em assoc.)	d-2-[4-bromo-α-(2-dimetilaminoetil)-benzil]piridina	veja bromofeniramina
dexclorfeniramina	Polaramine	d-2-[p-cloro-α-(2-dimetilaminoetil)-benzil]piridina	veja clorfenamina
dimetindeno		N,N-dimetil-3-[1-(2-piridinil)etil]-1H--indeno-2-etanamina	

mando os íons carbânio correspondentes) com N-(2-cloroetil)dimetilamina (II). A resolução dos dois anti-histamínicos halogenados fornece os isômeros desejados (Fig. 20.10).

Dexclorfeniramina
É o isômero (+) do derivado clorado da feniramina, pois o isômero (−) tem atividade acentuadamente menor. É usada como cloridrato e maleato, nas formas de xarope, comprimidos, solução e cápsulas. Constitui ingrediente dos remédios para resfriado.

Triprolidina
Encontra-se atividade apenas no isômero em que o grupo pirrolidinometílico está em posição *trans* com relação ao grupo 2-piridílico. Seu período de latência é curto e seus efeitos duram até 12 horas. A dose usual é de 2,5 mg três vezes ao dia.

d. Derivados da piperazina
Alguns derivados piperazínicos possuem atividade anti-histamínica. Os mais utilizados estão arrolados na Tabela 20.4. Alguns destes fármacos

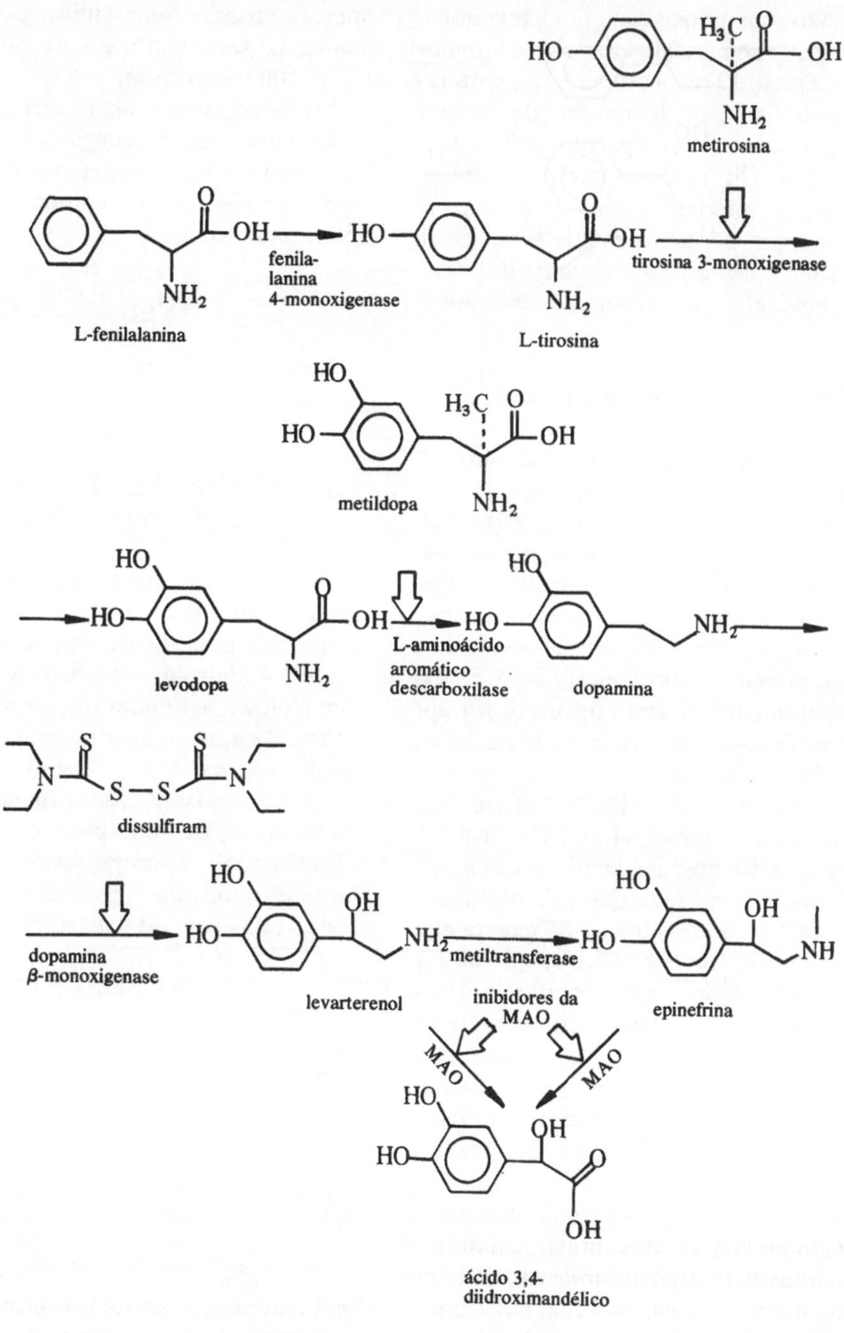

INIBIDORES DA BIOSSÍNTESE E METABOLISMO DAS CATECOLAMINAS

Fig. 19.1 Biossíntese e metabolismo de catecolaminas e seus inibidores.

nica, sendo bem tolerada pela maioria deles. Os efeitos colaterais mais comuns são: fraqueza, náusea, vertigens, tontura, pesadelos e hepatite moderada. Tratamentos prolongados podem provocar alterações nos resultados de testes hepatofuncionais. A metildopa age como antagonista competitivo da levodopa. O cloridrato de metildopato (cloridrato de éster do Aldomet) tem aplicação idêntica.

A metildopa e a metirosina também são denominadas falsos transmissores porque são metabolizadas a normetanefrina e metaraminol, respectivamente, ambas substâncias que deslocam o levarterenol, embora apresentem atividade adrenérgica bastante reduzida.

Dois novos inibidores da L-aminoácido aromático descarboxilase, benserazida e carbidopa, são usados em associação com a levodopa, associações essas comercializadas sob os nomes de Prolopa e Sinemet, respectivamente, para retardar o metabolismo da levodopa, de sorte a fazer com que sua ação antiparkinsoniana seja mais prolongada. Um terceiro inibidor, brocresina, também foi submetido a ensaios, mas se mostrou incapaz de atravessar a barreira hemato-encefálica em doses clinicamente úteis, motivo que impediu a sua introdução na terapêutica.

C. Dopamina β-monoxigenase

Esta enzima cobre-dependente, também conhecida por dopamina β-hidroxilase, catalisa a biotransformação de dopamina em levarterenol.

É inibida por diversas substâncias, tais como: ácido fenopicolínico, ácido fusárico, bupicomida, dissulfiram. As três primeiras mostraram utilidade como agentes anti-hipertensivos. O ácido fenopicolínico, produto microbiano, é duas vezes mais potente que o ácido fusárico. A bupicomida (5-butilpicolinamida), amida do ácido fusárico (ácido 5-butilpicolínico), reduz a pressão sanguínea sistólica e diastólica em 60% dos pacientes. O seu metabólito principal, o ácido fusárico, causa taquicardia por liberação indireta de catecolaminas. O dissulfiram é reduzido a dietilditiocarbamato, e este metabólito atua como agente quelante de íons cobre. Encontrou aplicação no tratamento do alcoolismo crônico desde 1948, quando Hald e Jacobsen descreveram os efeitos de hipersensibilidade após a administração deste fármaco em indivíduos que ingeriram álcool. Estes mesmos efeitos haviam sido observados com tetrametiltiuram, por Williams, em 1937.

Dissulfiram

Pó cristalino branco ou esbranquiçado, inodoro, ligeiramente amargo, quase insolúvel em água, facilmente solúvel em acetona, em álcool e em clorofórmio. Deve ser conservado em recipientes herméticos e opacos. Foi, e ainda é, utilizado como acelerador da vulcanização. Em farmácia, é usado como antifúngico, mas principalmente no tratamento do alcoolismo, na dose de 125 a 500 mg por dia.

É obtido pela reação entre sulfeto de carbono e dietilamina em presença de hidróxido de potássio e posterior oxidação (com tetrationato sódico, por exemplo) do dietilditiocarbamato potássico intermediário:

$$CS_2 + HNEt_2 \xrightarrow{KOH} KS-\underset{\underset{S}{\|}}{C}-NEt_2$$

$$\xrightarrow{[O]} \text{dissulfiram}$$

III. INIBIDORES DO METABOLISMO DAS CATECOLAMINAS

Tanto o levarterenol quanto a epinefrina são desaminados pela amino oxidase (EC 1.4.3.4) conhecida geralmente pela abreviação MAO, a ácido 3,4-diidroximandélico. A inibição desta enzima eleva a concentração de catecolaminas acima de seus níveis normais. Geralmente, os inibidores da MAO, como a tranilcipromina (Cap. 10), causam efeitos hipertensivos por este mecanismo. Outro inibidor da MAO, a pargilina (Tabela 10.9), é, na realidade, usado como anti-hipertensivo, uma vez que a ação se manifesta após várias semanas de administração diária.

REFERÊNCIAS

INTRODUÇÃO
F. SULSER e E. SANDERS-BUSH, *Annu. Rev. Pharmacol.*, *11*, 209 (1971).
M. SANDLER e C. R. J. RUTHVEN, *Prog. Med. Chem.*, 6, 200 (1969).

INIBIDORES DA BIOSSÍNTESE DAS CATECOLAMINAS
S. BUSSE *et al.*, Eds., *Disulfiram in the Treatment of Alcoholism*, Addiction Research Foundation, Toronto, 1976.
A. WEISSMAN e B. K. KOE, *Annu. Rep. Med. Chem.*, 4, 246 (1969).
A. MORITA e L. J. WEBER, *Annu. Rep. Med. Chem.*, 3, 25 (1968).
C. A. STONE e C. C. PORTER, *Adv. Drug Res.*, 4, 7 (1967).
S. SPECTOR, *Pharmacol. Rev.*, *18*, 599 (1966).

Histamina e Agentes Anti-Histamínicos

I. HISTAMINA

A. Histórico

A histamina foi obtida por síntese, pela primeira vez, em 1907, por Windaus e Vogt. Sua função biológica foi descoberta, em 1910, por Barger e Dale, que a isolaram do esporão de centeio. Estudos extensivos realizados por Dale e Laidlaw, em 1910 e 1911, comprovaram sua importância em diversos processos fisiológicos, especialmente como estimulante de muitos músculos lisos e como depressora de certas funções. Em 1927, Best e colaboradores isolaram-na do fígado e pulmões. Lewis, no mesmo ano, mostrou que a histamina é liberada de tecidos agredidos e em interações de antígeno-anticorpo. Esta descoberta foi confirmada por pesquisas posteriores de vários investigadores. Em 1949, Jones sintetizou o betazol, isômero da histamina, e Lee e Jones estudaram-no farmacologicamente. A betaistina, isóstero da histamina, era conhecida desde 1904, quando Löffler a sintetizou pela reação da 2-(β-bromoetil)piridina com metilamina.

B. Química

Estruturalmente, a histamina é 5-imidazoletilamina ou β-aminoetilimidazol. Existe em duas formas tautômeras, que não podem ser separadas. No pH fisiológico, o átomo de nitrogênio amínico da cadeia lateral é protonizado. A histamina apresenta-se, portanto, na forma de cátion monovalente, predominantemente como tautômero N_3-H. Na molécula neutra, todavia, predomina o tautômero N_1-H (Fig. 20.1).

Segundo diversos autores, na sua conformação preferida o monocátion da histamina forma ponte de hidrogênio intramolecular entre o grupo amino da cadeia lateral e um nitrogênio do anel imidazólico (Fig. 20.1).

A histamina é encontrada em numerosos tecidos animais, venenos de insetos (onde pode alcançar concentrações de até 2%), bactérias e plantas. Sua concentração varia de acordo com os órgãos e espécies consideradas. No homem é alta na pele e baixa no sangue; no coelho é alta no sangue; no cão é alta no fígado.

A histamina é biossintetizada principalmente nos mastócitos. É armazenada nos grânulos de heparina, dos quais pode ser liberada por vários compostos químicos: antígenos, substâncias mais simples, venenos e toxinas, tripsina e outras enzimas proteolíticas, detergentes, várias aminas, tais como os compostos 48/80 (polímero de p-metoxi-N-metilfeniletilamina); 19/35L (butilamina substituída), CL-1182C (derivado piridopi-

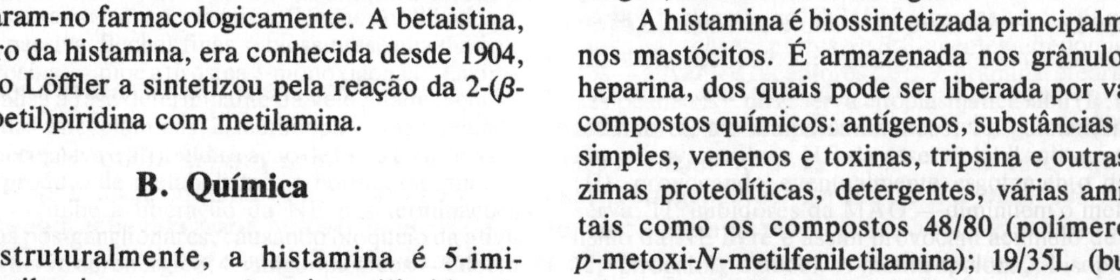

Fig. 20.1 Tautômeros N_1-H e N_3-H e conformação preferida da histamina.

rimidínico). A histamina é formada por descarboxilação da histidina (Fig. 2.40). É rapidamente metabolizada por oxidação e N-metilação.

1. **CONFORMAÇÃO**

Cálculos de orbital molecular pelo método EHT, realizados por Kier, mostraram que a histamina pode existir em duas conformações preferidas, que estão em equilíbrio.

Estudos com difração de raios X indicam que a forma cristalina do difosfato monoidratado da histamina é a estendida, em que o grupo NH_3 fica na posição *trans* em relação ao anel e o plano deste anel jaz perpendicularmente ao plano da cadeia lateral.

O método PCILO de cálculo de orbital molecular, aplicado à histamina em sua forma catiônica — a que pode ocorrer mais provavelmente no estado cristalino, em solução e no pH fisiológico —, confirmou que a conformação preferida é a que mostra a Fig. 20.1.

Estudos de ressonância nuclear magnética indicaram que a cadeia lateral —CH_2—CH_2N^+ da histamina possui, aproximadamente, proporções iguais do rotâmero *anti* (I) e de cada um dos dois rotâmeros *gauche* (IIa e IIb). Estes resultados confirmam os cálculos de Kier segundo os quais as formas *anti* e *gauche* possuem energias totais quase equivalentes (Fig. 20.2).

Mais recentemente, Ganellin propôs que na histamina a conformação essencial para interagir com o receptor H_1 é aquela em que a cadeia lateral está completamente estendida (forma *trans*) e todos os átomos de carbono e nitrogênio são coplanares ao anel imidazólico. Nesta conformação, a separação entre o N_1 anelar e o átomo de nitrogênio da cadeia lateral encontra-se na distância máxima de 5,1 Å. Esta conformação "essencial H_1" não é a forma menos energética, mas apresenta valor de energia cerca de 3 kcal/mol acima daquela. Portanto, é muito provável que a histamina deva sofrer mudança conformacional durante o estímulo com o receptor H_1.

2. **DENSIDADE ELETRÔNICA**

Usando o método EHT, Kier observou que no cátion monovalente da histamina, embora o grupo $C-NH_3$ tenha carga líquida de $+0,811$, o átomo de nitrogênio, contrariamente à representação costumeira, apresenta carga negativa ($-0,218$) e não positiva.

Pelo método PCILO, Pullman *et al.* encontraram, para a conformação preferida do mesmo íon da histamina, cargas muito menos acentuadas, inclusive no átomo de nitrogênio da cadeia lateral ($-0,06$) (Fig. 20.3).

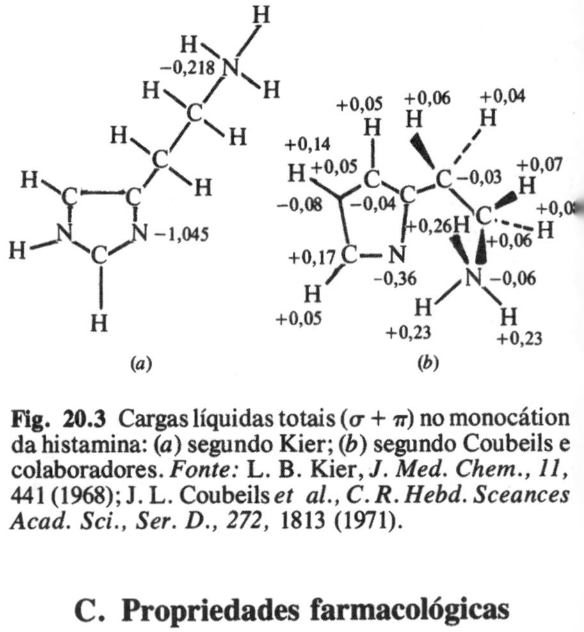

Fig. 20.3 Cargas líquidas totais ($\sigma + \pi$) no monocátion da histamina: (*a*) segundo Kier; (*b*) segundo Coubeils e colaboradores. *Fonte:* L. B. Kier, *J. Med. Chem.*, 11, 441 (1968); J. L. Coubeils *et al.*, *C. R. Hebd. Sceances Acad. Sci., Ser. D.*, 272, 1813 (1971).

C. Propriedades farmacológicas

A histamina produz efeitos diversos sobre vários órgãos. Por exemplo, causa vasodilatação dos capilares e, em doses elevadas, pode torná-los permeáveis a fluidos e proteínas plasmáticas que,

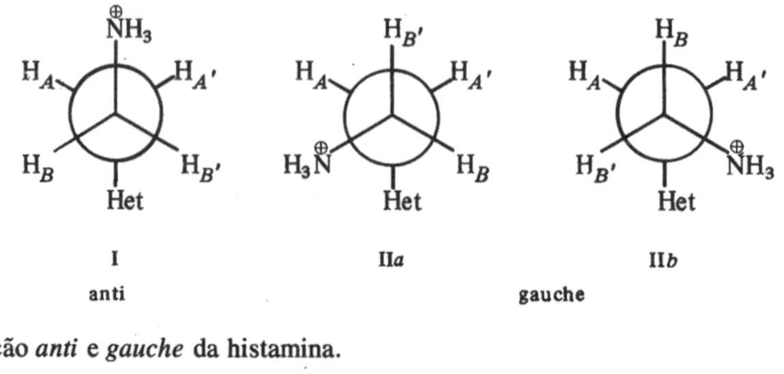

Fig. 20.2 Conformação *anti* e *gauche* da histamina.

extravasando, acarretam edema. Estimula a contração da musculatura lisa de diversos órgãos, tais como intestino e brônquios. Estimula também a secreção do suco gástrico pelo estômago (podendo causar úlcera), acelera o batimento cardíaco e inibe a contração do útero de rata. Está implicada nos fenômenos alérgicos e no choque anafilático.

A histamina não possui aplicação terapêutica. Como fosfato, é usada para determinar a acidez gástrica, como adjuvante no diagnóstico diferencial da úlcera péptica, carcinoma e anemia perniciosa (Cap. 41). O complexo histamina-azoproteína, chamado azostamina, é usado como antígeno para hipossensibilização à histamina em determinados distúrbios alérgicos.

Um isômero da histamina, o betazol (Histalog), ou 3-(2-aminoetil)pirazol, estimula a secreção gástrica mais acentuadamente do que a histamina; é, porém, menos potente que a histamina no que diz respeito às outras atividades farmacológicas. O isóstero da histamina, betaistina, ou 2-(β-metilaminoetil)piridina, inibe a histaminase; é usado no tratamento sintomático da síndrome de Ménière. A 4-metilistamina e a impromidina são estimulantes seletivos e potentes do receptor H_2. O dimaprit, por sua vez, é agonista altamente específico do receptor H_2, sendo extremamente útil para o estudo das respostas cardiovasculares mediadas pelo receptor H_2. As fórmulas dos principais agonistas dos receptores H_1 e H_2 aparecem na Fig. 20.4.

D. Antagonistas

Os efeitos da histamina podem ser antagonizados pelo uso de: (a) inibidores da biossíntese da histamina, tais como a semicarbazida de α-metilistidina e a brocresina, que são inibidores da histidina descarboxilase (Fig. 2.40); (b) agentes anti-histamínicos, que são antagonistas competitivos da histamina.

II. AGENTES ANTI-HISTAMÍNICOS

A. Introdução

Os agentes anti-histamínicos são usados, primeiramente, no controle de certas afecções de fundo alérgico, mas apenas como paliativos. Algumas destas drogas são úteis também como agentes antitussígenos (Cap. 9), agentes ansiolíticos (Cap. 10), agentes antipsicóticos (Cap. 10), drogas antiparkinsonianas (Cap. 11), antieméticos, em enjôos de viagem, e antiúlcera (é o caso da cimetidina).

Embora recomendados como descongestionantes nasais e em rinite, os anti-histamínicos sozinhos são de pouco benefício nestas condições. Não impedem nem curam o resfriado comum.

Entre os efeitos colaterais, os mais comuns são: sedação, zumbidos e distúrbios na coordenação do sono profundo. Ocasionalmente, podem aparecer insônia, tremores, irritabilidade e convulsões, além de fadiga, perspiração excessiva, cefaléia e antecipação menstrual. Bebidas alcoólicas e outros depressores do SNC não devem ser usados simultaneamente com os anti-histamínicos.

B. Histórico

A primeira substância com propriedades anti-histamínicas, β-(5-isopropil-2-metilfe-

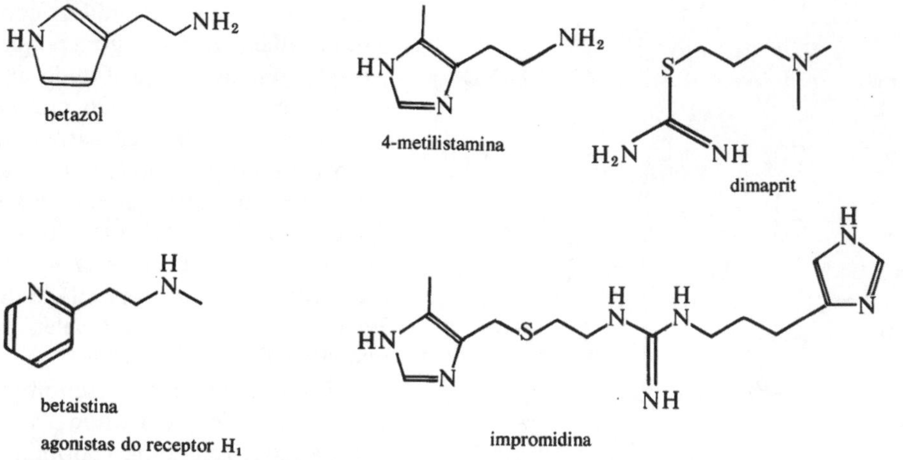

Fig. 20.4 Agonistas dos receptores H_1 e H_2.

noxietil)dietilamina, foi sintetizada pelo farmacêutico francês Fourneau, em 1933, e testada por Bovet e Staub, em 1937. A substituição isostérica do oxigênio etéreo por um grupo amino, visando a obter agentes anti-histamínicos mais potentes, resultou no Antergan, chamado oficialmente fembenzamina, o primeiro membro do grupo das etilenodiaminas, sintetizado por Mosnier e testado por Halpern, em 1942. Esta substância foi o primeiro anti-histamínico usado na terapêutica. Um derivado, o maleato de mepiramina (pirilamina), outrora comercializado como Neo-Antergan e introduzido por Bovet e colaboradores, em 1944, é ainda usado nos nossos dias em dezenas de associações.

Investigações realizadas nos Estados Unidos, relacionadas àquelas desenvolvidas na França, resultaram na introdução da difenidramina por Low e colaboradores, em 1946, e da tripelenamina por Yonkman e colaboradores, em 1946. A síntese e triagem posteriores de milhares de novos compostos enriqueceram o arsenal terapêutico com cerca de 50 agentes anti-histamínicos. A gênese de agentes anti-histamínicos através da modificação molecular pode ser observada na Fig. 2.8.

Em 1966, para explicar a ação dual da histamina (vasodilatação capilar e produção de suco gástrico) Ash e Schild aventaram a hipótese de que há dois receptores para a histamina: H_1 e H_2. Isto promoveu pesquisas no sentido de descobrir antagonistas do receptor H_2, pois os anti-histamínicos clássicos somente bloqueiam a vasodilatação capilar resultante do estímulo ao receptor H_1. Em 1972, após síntese e ensaio de cerca de 700 novos compostos químicos resultantes da modificação molecular da histamina, Black e colaboradores descobriram que um deles, a que chamaram burimamida, bloqueia especificamente o receptor H_2, cujo estímulo provoca aumento na secreção gástrica. Mais recentemente, dentre muitos outros novos compostos sintetizados visando à obtenção de antagonistas do receptor H_2, a metiamida, a cimetidina e a ranitidina manifestaram esta mesma atividade, qual seja, a de bloquear seletivamente o receptor H_2. A primeira, porém, por causar agranulocitose, embora reversível, não é usada nem mesmo em pesquisas. Mas a cimetidina já é comercializada para ser usada em úlcera péptica causada pelo efeito gástrico da histamina. A ranitidina, em estudos experimentais, mostrou-se quatro vezes mais ativa que a cimetidina (Fig. 20.5).

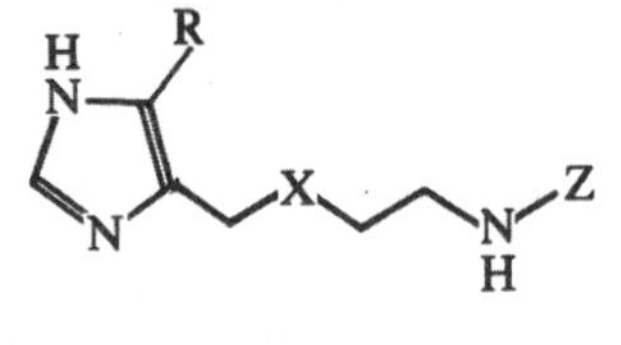

C. Classificação

Os anti-histamínicos podem ser divididos em duas classes: *(a)* anti-histamínicos que bloqueiam o receptor H_1; *(b)* anti-histamínicos que bloqueiam o receptor H_2.

1. BLOQUEADORES DO RECEPTOR H_2

Vários compostos químicos atuam como antagonistas dos receptores histamínicos H_2. Todos são estruturalmente aparentados à histamina. Contêm o grupamento imidazólico ou seu isóstero e uma cadeia lateral — com pequena ramificação na extremidade — constituída de 8 átomos, dos quais 2, o 5.º e o 7.º, são nitrogênios amínicos secundários; o grupo da extremidade, metiltiouréico ou metilguanidínico, é polarizado, e essa característica provavelmente possibilita a ligação deste grupo às adjacências do receptor, de conformidade com a teoria da charneira, conferindo a estes compostos a propriedade de antagonistas. Podem ser representados pela fórmula geral que encima a Fig. 20.5.

Os principais representantes desta classe são: burimamida, cimetidina, metiamida, metilburimamida, ranitidina e tiotidina. O único comercializado, por ora, é a cimetidina.

	R	X	Z
burimamida	H	CH_2	$C(=S)-NH-CH_3$
metilburimamida	CH_3	CH_2	$C(=S)-NH-CH_3$
tiaburimamida	H	S	$C(=S)-NH-CH_3$
metiamida	CH_3	S	$C(=S)-NH-CH_3$
cimetidina	CH_3	S	$C(=N-CN)-NH-CH_3$

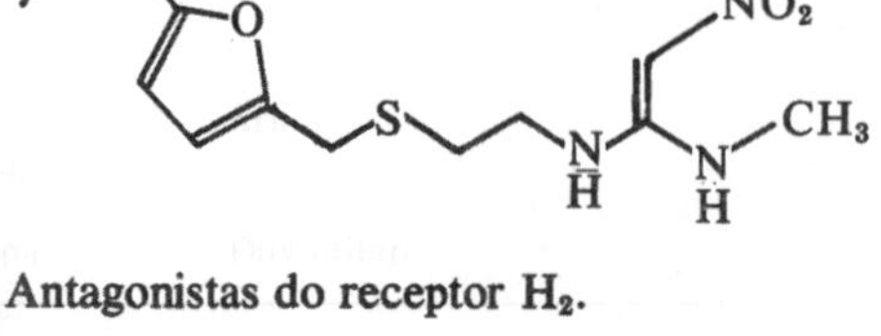

Fig. 20.5 Antagonistas do receptor H_2.

Cimetidina

Pó cristalino branco, ou quase branco, inodoro ou praticamente inodoro, pouco solúvel em água e mais solúvel em HCl diluído. Comercializada sob os nomes de Climatidine, Prometidine, Stomakon, Tagamet, Ulcedine, Ulcimet e Ulceratil, corresponde quimicamente à N-ciano-N'-metil-N''-[2-[[(5-metil-1H-imidazol-4-il)-metil]tio]etil]guanidina. Como antagonista do receptor H_2, inibe seletivamente a secreção ácida estomacal e reduz a produção de pepsina. Seu uso principal — nas formas de base livre ou de cloridrato — é no tratamento de úlcera duodenal, úlcera gástrica benigna, esofagite péptica e outros distúrbios gástricos, pois atua como antiácido gástrico e reduz a produção de pepsina. Os principais efeitos adversos, embora raros, são diarréia, dores musculares, zumbido, exantemas e ginecomastia. Segundo alguns pesquisadores, no tratamento de pacientes gravemente enfermos que sofrem de hemorragia gastrintestinal ela é realmente menos eficaz que os antiácidos comuns. A dose, pelas vias oral ou intravenosa, é de 200 mg, 5 vezes por dia. Ela pode ser administrada também por infusão intravenosa contínua ou descontínua, nas doses de 100 mg e 75 mg por hora, respectivamente.

2. BLOQUEADORES DO RECEPTOR H_1

Os anti-histamínicos que atuam no receptor H_1 são representados pela fórmula geral: RR'-X-CH_2-CH_2-$NR''R'''$, em que X pode ser oxigênio, nitrogênio ou carbono. Aqueles em que X = O possuem ação sedativa pronunciada. Compostos em que X = N são mais ativos e mais tóxicos. Quando X = CH os anti-histamínicos são menos ativos, mas também menos tóxicos. RR' também poderia ser representado por Z-Ar-CH,
|
Ar'
fórmula que corresponde à maioria dos anti-histamínicos H_1.

O nitrogênio terminal deve ser, necessariamente, terciário; derivados dimetílicos possuem atividade mais intensa do que os outros homólogos; a cadeia alquílica entre X e N, para atividade ótima, deve possuir 2 átomos de carbono; atividade ótima é obtida quando R e R' são aromáticos; a introdução de grupos com efeito indutivo $-I$ na posição *para* da fenila R acentua a potência. Resumindo, um agente anti-histamínico deste tipo deve possuir um grupo amino ionizável e um dipolo central (Fig. 20.6).

Fatores estéricos influem na atividade anti-histamínica. Por exemplo, nas séries $XCH_2CH_2\overset{+}{N}HMe_2$ são mais ativos aqueles que possuem os grupos $\overset{+}{N}$ e X na conformação *trans*. Em solução, contudo, os agentes anti-histamínicos não estão exclusivamente em *trans*, mas podem existir em outras conformações.

Os agentes anti-histamínicos que bloqueiam o receptor H_1 são relacionados estruturalmente aos simpatolíticos. Por exemplo, é evidente a semelhança entre antazolina, agente anti-histamínico, e fentolamina, simpatolítico (Fig. 20.7).

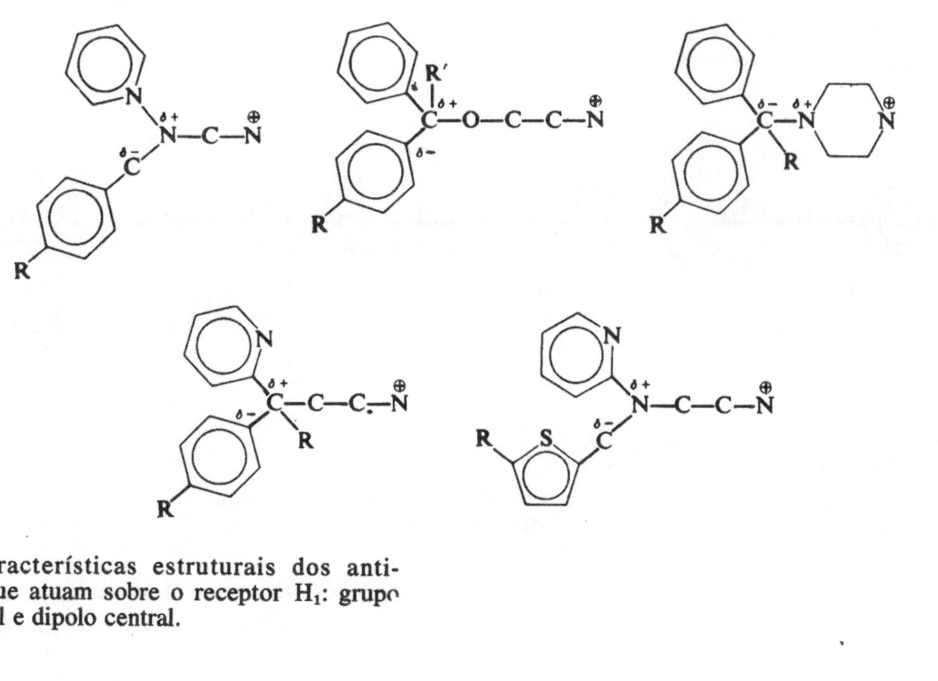

Fig. 20.6 Características estruturais dos anti-histamínicos que atuam sobre o receptor H_1: grupo amino ionizável e dipolo central.

Quimicamente, os agentes anti-histamínicos que bloqueiam o receptor H_1 pertencem aos seguintes grupos estruturais: derivados da etanolamina, derivados da etilenodiamina, alquilaminas, derivados da piperazina, derivados fenotiazínicos e diversos. São usados geralmente na forma de sais (citrato, cloridrato, fosfato, maleato, succinato), os quais são pós cristalinos brancos e solúveis em água.

a. Derivados da etanolamina

Os derivados da etanolamina mais usados estão arrolados na Tabela 20.1.

Além desses, há vários outros: ametobenzepina, clemastina (meclastina, Agasten), clorfenoxamina, difencloxazina, embramina (mebrofenidramina), feniltoloxamina, Linadryl, medrilamina, meflofenidramina, moxastina (mefenidramina), orfenadrina, piroxamina, rotoxamina (levocarbinoxamina), terfenadina, Toladryl.

Difenidramina

É o protótipo desta classe de anti-histamínicos e agente de escolha para uso parenteral no tratamento de reações anafiláticas. Apresenta também atividade antiemética e antiparkin-

Tabela 20.1 Derivados da etanolamina $\quad R-O-CH_2-CH_2-N(CH_3)_2$

Nome oficial	Nome comercial	Nome químico	R
difenidramina (dimedrol)	Benadryl Dermodan Difenidramina	2-difenilmetoxi-N,N-dimetiletanamina	
dimenidrinato	Anausen Dramamine	composto de 8-cloro-3,7-diidro-1,3-dimetil-1H-purino-2,6-diona com 2-(difenilmetoxi)-N,N-dimetiletanamina	estrutura acima + 8-cloroteofilina
bromazina (bromodifenidramina)		2-[(4-bromofenil)-fenilmetoxi]-N,N-dimetiletanamina	
carbinoxamina	Clistin	2-[(4-clorofenil)-2-piridinilmetoxi]--N,N-dimetiletanamina	
doxilamina	Decapryn	N,N-dimetil-2-[1-fenil-1-(2-piridinil)etoxi]etanamina	

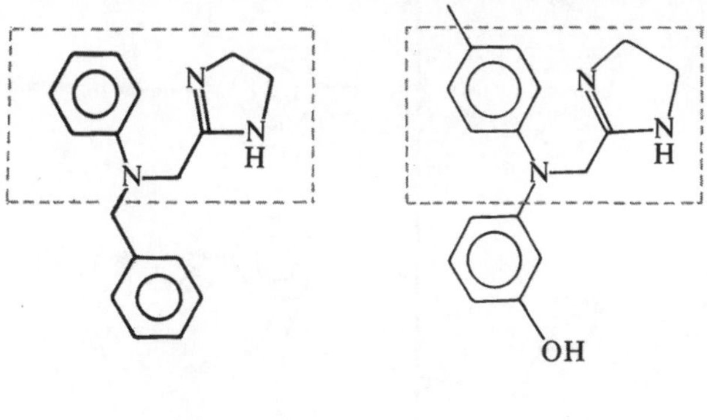

Fig. 20.7 Semelhança estrutural entre antazolina (anti-histamínico) e fentolamina (simpatolítico).

soniana. É usada para aliviar os sintomas de intoxicação por droperidol. Deve ser empregada com cautela em pacientes com hipertensão ou doenças cardíacas. Em razão de seus efeitos sensibilizantes, não é recomendada para aplicação tópica.

A difenidramina é sintetizada por vários métodos. Num dos mais vantajosos, parte-se do difenilmetano (I), que é bromado e o brometo de benzidrila (II) resultante é condensado com dimetilaminoetanol, na presença de carbonato de potássio (Fig. 20.8).

Carbinoxamina

Entre as etanolaminas, é aquela que apresenta menor incidência de sonolência. A dose usual é de 12 a 32 mg diários em doses divididas.

b. Derivados da etilenodiamina

Os derivados da etilenodiamina mais usados estão alistados na Tabela 20.2. Contudo, o meta-

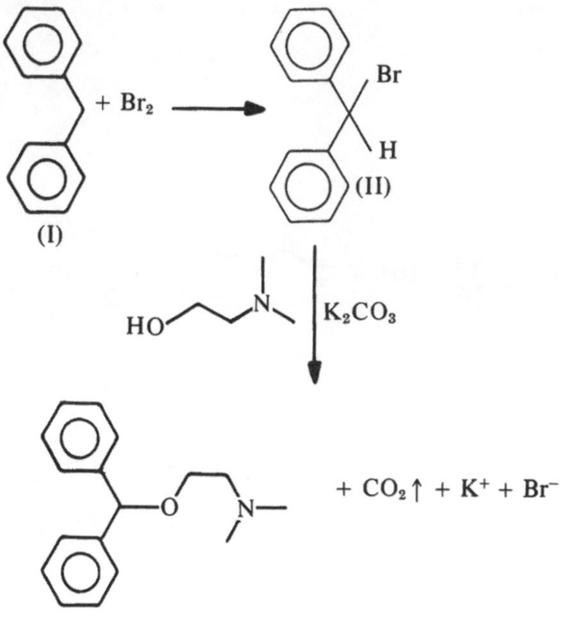

Fig. 20.8 Síntese da difenidramina.

pirileno foi retirado do comércio em diversos países, por causar câncer hepático em animais de experimentação.

Muitos outros, entretanto, têm atividade anti-histamínica; por exemplo: bromopiramina, bromopirileno, cloropiramina (halopiramina), cloropirileno (cloroteno), fembenzamina, Hetramine, histapiperidina, histapirrodina, metafenileno, oxadimedina, tenildiamina, tolpropamina, tonzilamina, zolamina.

A síntese dos derivados da etilenodiamina

Tabela 20.2 Derivados da etilenodiamina

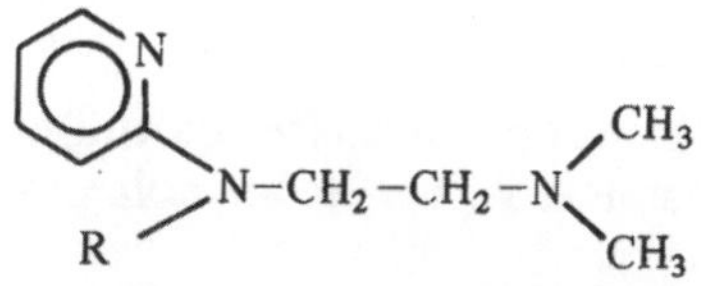

Nome oficial	Nome comercial	Nome químico	R
tripelenamina	Alergitrat (em assoc.) Rinalgin (em assoc.)	N,N-dimetil-N'-(fenilmetil)-N'-2-piridinil-1,2-etanodiamina	C$_6$H$_5$–CH$_2$–
mepiramina (pirilamina)		N-[(4-metoxifenil)metil]-N',N'-dimetil-N-2-piridinil-1,2-etanodiamina	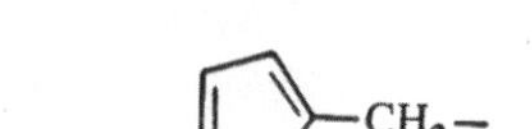 CH$_3$O–C$_6$H$_4$–CH$_2$–
metapirileno	Histalerg (em assoc.)	N,N-dimetil-N'-2-piridinil-N'-(2-tienilmetil)-1,2-etanodiamina	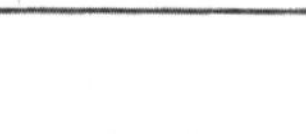 (2-tienil)–CH$_2$–

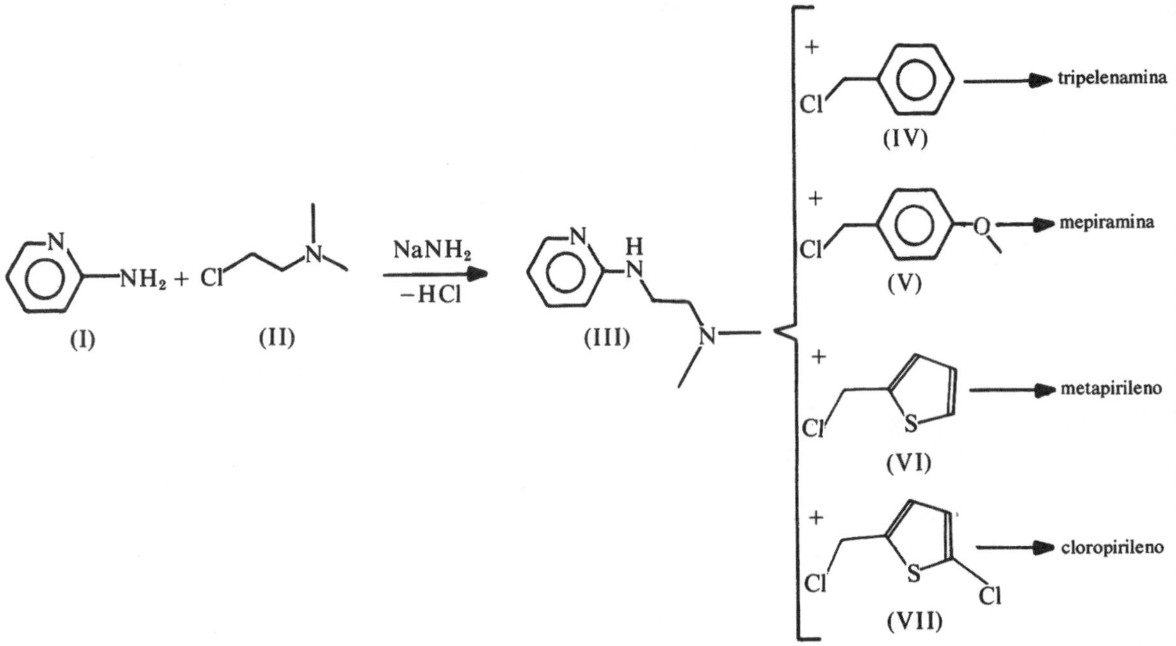

Fig. 20.9 Síntese dos anti-histamínicos etilenodiamínicos.

consiste inicialmente na alquilação da 2-aminopiridina (I) com cloreto de dimetilaminoetila (II) em presença de sodamida ou lítioamida. A diamina assim formada (III) é, em seguida, tratada com cloretos adequados, produzindo os anti-histamínicos desejados. Assim, tratada com cloreto de benzila (IV), forma a tripelenamina; com cloreto de *p*-metoxibenzila (V), produz a mepiramina; com 2-clorometiltiofeno (VI), dá o metapirileno; com 2-clorometil-5-clorotiofeno (VII), resulta em cloropirileno (Fig. 20.9).

Tripelenamina
É o protótipo da classe dos anti-histamínicos etilenodiamínicos. Os efeitos colaterais produzidos por esta droga são: sedação, irritação gastrintestinal e zumbidos.

c. Alquilaminas
As alquilaminas mais usadas acham-se inscritas na Tabela 20.3. Algumas destas drogas são usadas como misturas racêmicas (bromofeniramina, clorfenamina), embora os isômeros dextrorrotatórios (dexbromofeniramina, dexclorfeniramina) sejam mais ativos.

Outros anti-histamínicos desta classe incluem os seguintes: closiramina, feniramina, iproeptina, pirrobutamina, tolpropamina.

Os anti-histamínicos alquilamínicos são sintetizados mediante alquilação de diarilmetanos (I) (cujos prótons do grupo metilênico são suficientemente ácidos para serem retirados por bases fortes, tais como sodamina ou butil-lítio, for-

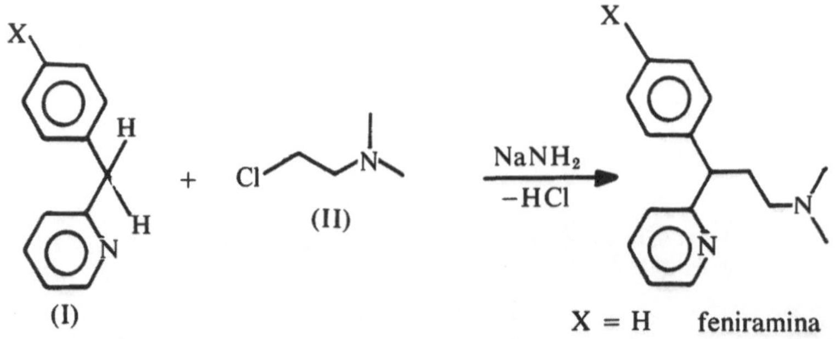

Fig. 20.10 Síntese de anti-histamínicos alquilamínicos.

X = H   feniramina
X = Cl   clorfenamina e dexclorfeniramina
X = Br   bromofeniramina e dexbromofeniramina

Tabela 20.3 Alquilaminas

Nome oficial	Nome comercial	Nome químico	Estrutura
triprolidina	Actidil Pro-Actidil	(E)-2-[1-(4-metilfenil)-3-(1-pirrolidinil)- -1-propenil]piridina	
bromofenira- mina	Dimetane	γ-(4-bromofenil)-N,N-dimetil-2-piridi- nopropanamina	
clorfenamina (clofenirami- na)		γ-(4-clorofenil)-N,N-dimetil-2-piridi- nopropanamina	
dexbromofe- niramina	Corilan (em assoc.) Disofrol (em assoc.)	d-2-[4-bromo-α-(2-dimetilaminoetil)- benzil]piridina	veja bromofeniramina
dexclorfenira- mina	Polaramine	d-2-[p-cloro-α-(2-dimetilaminoetil)- benzil]piridina	veja clorfenamina
dimetindeno		N,N-dimetil-3-[1-(2-piridinil)etil]-1H- -indeno-2-etanamina	

mando os íons carbânio correspondentes) com N-(2-cloroetil)dimetilamina (II). A resolução dos dois anti-histamínicos halogenados fornece os isômeros desejados (Fig. 20.10).

Dexclorfeniramina

É o isômero (+) do derivado clorado da feniramina, pois o isômero (−) tem atividade acentuadamente menor. É usada como cloridrato e maleato, nas formas de xarope, comprimidos, solução e cápsulas. Constitui ingrediente dos remédios para resfriado.

Triprolidina

Encontra-se atividade apenas no isômero em que o grupo pirrolidinometílico está em posição *trans* com relação ao grupo 2-piridílico. Seu período de latência é curto e seus efeitos duram até 12 horas. A dose usual é de 2,5 mg três vezes ao dia.

d. Derivados da piperazina

Alguns derivados piperazínicos possuem atividade anti-histamínica. Os mais utilizados estão arrolados na Tabela 20.4. Alguns destes fármacos

Tabela 20.4 Derivados da piperazina

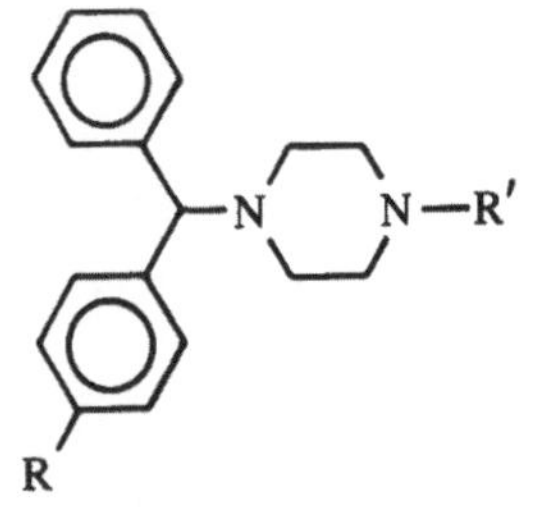

Nome oficial	Nome comercial	Nome químico	R	R'
ciclizina	Marzine	1-difenilmetil-4-metilpiperazina	H—	—CH_3
clorciclizina	Mantadil (em assoc.)	1-[(4-clorofenil)fenilmetil]-4-metilpiperazina	Cl—	—CH_3
hidroxizina	Antagon (em assoc.) Marax (em assoc.)	2-[2-[4-[(4-clorofenil)fenilmetil]-1-piperazinil]etoxi]etanol	Cl—	—$CH_2CH_2OCH_2CH_2OH$
meclozina (histametizina) (meclizina)	Bonamina	1-[(4-clorofenil)fenilmetil]-4-[(3-metilfenil)metil]piperazina	Cl—	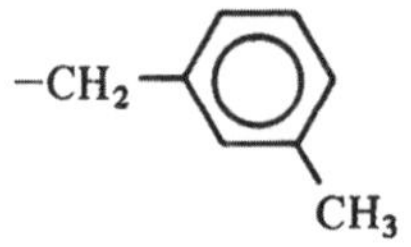 —CH_2—(3-metilfenil)
cinarizina	Antigeron Stugeron Vessel	1-(difenilmetil)-4-(3-fenil-2-propenil)-piperazina	H—	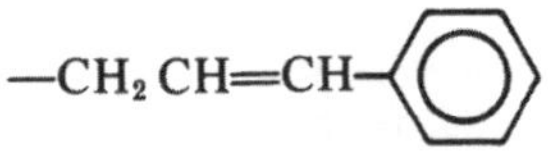 —$CH_2CH=CH$—C_6H_5
buclizina	Buclina Histalon Ipobron Postafen	1-[(4-clorofenil)fenilmetil]-4-[[4-(1,1-dimetiletil)fenil]metil]piperazina	Cl—	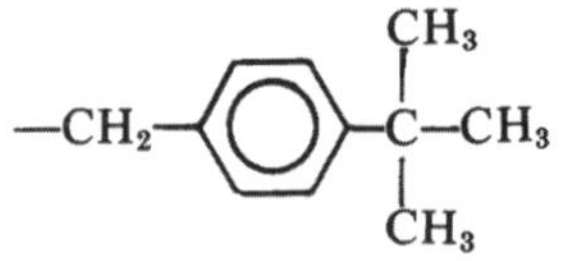 —CH_2—C_6H_4—$C(CH_3)_3$

(ciclizina e meclozina, por exemplo) são usados no tratamento e profilaxia de enjôos de viagem. Outros possuem ação predominantemente anti-histamínica. A cinarizina é muito utilizada como vasodilatador cerebral.

Menos empregados são os seguintes: decloxizina, etodroxizina, homoclorciclizina, naftoclizina (adição molecular de clorciclizina + dibunato sódico, que é antitussígeno), niaprazina.

Os anti-histamínicos piperazínicos podem

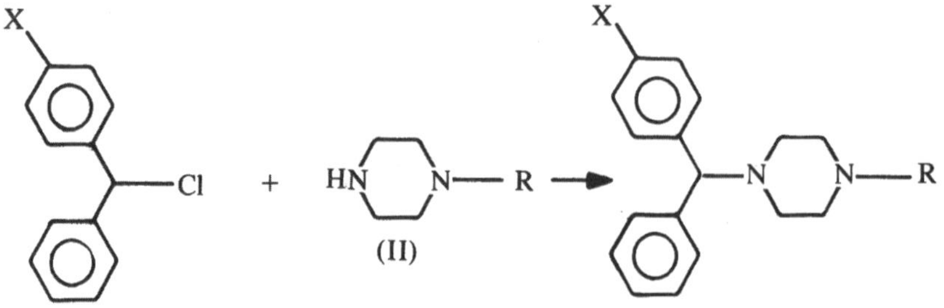

X = H, R = CH_3 — ciclizina
X = Cl, R = CH_3 — clorciclizina
X = Cl, R = $CH_2CH_2OCH_2CH_2OH$ — hidroxizina
X = Cl, R = CH_2—(3-metilfenil) — meclizina
X = H, R = $CH_2CH=CH$-C_6H_5 — cinarizina

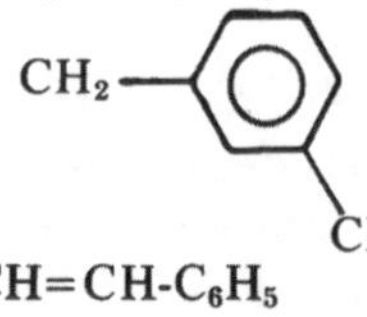

Fig. 20.11 Síntese dos anti-histamínicos piperazínicos.

ser obtidos mediante reação entre o cloreto de benzidrila ou de *p*-clorobenzidrila (I) com *N*-alquil ou *N*-alquilarilpiperazina (II) (Fig. 20.11).

Cinarizina

É indicada para doenças cutâneas e de mucosas de cunho alérgico, tais como dermatoses alérgicas, rinite vasomotora e rinite alérgica. Todavia, seu principal emprego atual é na insuficiência vascular periférica, sobretudo cerebral, causada pela arteriosclerose. A dose, por via oral, é de 25 mg, 1 a 2 vezes por dia.

e. Derivados fenotiazínicos

Vários fenotiazínicos são usados como agentes anti-histamínicos, principalmente os apresentados na Tabela 20.5.

Diversos outros, porém, estão disponíveis: dimelazina, dioxoprometazina, homofenazina, mequitazina, oxomemazina, paratiazina (piratiazina), tiazinâmio.

Prometazina

É anti-histamínico muito potente, mas por seus efeitos sensibilizantes não é aconselhável para uso tópico. Outros efeitos indesejáveis são: leucopenia, hipotensão, agranulocitose, tremor e distonias. É usada em distúrbios alérgicos, como antiemético e como adjuvante à anestesia geral. A dose usual é de 12,5 a 25 mg três ou quatro vezes, diariamente, na forma de injeção, xarope ou comprimidos.

A prometazina é obtida pelo método geral de síntese dos fenotiazínicos (Figs. 10.1 e 10.2).

f. Anti-histamínicos diversos

Entre os anti-histamínicos de estruturas diversas, os mais usados estão arrolados na Tabela 20.6.

Há também os seguintes: aloclamida, azanator, bamipina, cicliramina, clemizol, clobenzepam, deptropina, difeterol, dorastina, mebidrolina, mianserina, oxetorona, piprinidrinato (adição molecular de cloroteofilina + difenilpiralina), pizotifeno (pizotilina), tenalidina e tritoqualina.

Todos os anti-histamínicos incluídos nesta classe poderiam ser encarados como análogos de anti-histamínicos de uma das classes anteriores. Assim, por exemplo, difenilpiralina e piprinidrinato são homólogos superiores cíclicos dos derivados da etanolamina; antazolina, clemizol, clobenzepam, mianserina e tenalidina podem ser considerados como membros da classe dos derivados da etilenodiamina, pois a estrutura etilenodiamínica geral está presente nestes fármacos, embora parcialmente incorporada em anel hete-

Tabela 20.5 Derivados fenotiazínicos

Nome oficial	Nome comercial	Nome químico	R	R'
prometazina (diprazina)	Cremefenergan Fenergan Prometazina	*N,N,α*-trimetil--10*H*-fenotiazi-no-10-etanamina	$-CH(CH_3)N(CH_3)_2$	$-H$
alimemazina (trimeprazina)		*N,N,β*-trimetil--10*H*-fenotiazi-no-10-propanamina	$-CH(CH_3)CH_2N(CH_3)_2$	$-H$
metdilazina		10-[(1-metil-3--pirrolidinil)me-til]fenotiazina	(1-metil-pirrolidinila)	$-H$
dimetotiazina (fonazina)	Migristen	10-[2-dimetilami-no)propil]-*N,N*--dimetilfenotia-zino-2-sulfonamida	$-CH(CH_3)N(CH_3)_2$	$-SO_2N(CH_3)_2$

Tabela 20.6 Anti-histamínicos diversos

Nome oficial	Nome comercial	Nome químico	Estrutura
difenilpiralina	Ornatrol	4-(difenilmetoxi)-1-metilpiperidina	
antazolina	Neo-Vastrictol (em assoc.)	4,5-diidro-N-fenil-N-(fenilmetil)-1H-imidazol-2-metanamina	
metixeno	Tremaril	1-metil-3-(9H-tioxanten-9-ilmetil)piperidina	
pimetixeno	Muricalm Sonin	1-metil-4-(tioxanten-9-ilideno)piperidina	
isotipendila	Andantol	10-(2-dimetilamino-2-metiletil)-10H-pirido[3,2-b][1,4]benzotiazina	
ciproeptadina	Allergil Cylergin Periatin	4-(5H-dibenzo[a,d]cicloepten-5-ilideno)-1-metilpiperidina	

Tabela 20.6 (cont.) Anti-histamínicos diversos

Nome oficial	Nome comercial	Nome químico	Estrutura
azatadina	Idulamine	6,11-diidro-11-(1-metil-4-piperidilideno)-5H-benzo[5,6]cicloepta[1,2-b]piridina	
fenindamina	Fluprin (em assoc.)	2,3,4,9-tetraidro-2-metil-9-fenil-1H-indeno[2,1-c]piridina	

rocíclico; bamipina, dorastina e mebidrolina seriam homólogos superiores cíclicos dos derivados da etilenodiamina; a fenindamina pode ser tida como alquilamina, em que o grupamento alquilamínico está contido em anel, conferindo-lhe estrutura rígida; azanator e cicliramina seriam igualmente alquilaminas de estruturas rígidas; azatadina, ciproeptadina, isotipendila, oxetorona e pizotifeno, por sua vez, são análogos dos fenotiazínicos.

Antazolina

Comercializada como cloridrato e fosfato, sendo o último menos irritante à córnea do olho que o primeiro. É usada topicamente, em conjuntivites alérgicas, por sua baixa incidência de efeitos sensibilizantes, em contraste com os demais anti-histamínicos, que produzem efeitos acentuados de sensibilização.

Ciproeptadina

É usada para aliviar pruridos associados aos distúrbios cutâneos (urticária, dermatite alérgica, neurodermatite). Possui também efeitos anti-serotoninérgicos.

Isotipendila

É isóstero da prometazina e, como anti-histamínico, é mais potente que esta, mas atua por menos tempo. Sua síntese é semelhante à da prometazina, mas parte-se da 1-azafenotiazina.

g. Associações

Várias associações de dois ou mais anti-histamínicos ou anti-histamínicos com agentes adrenérgicos, analgésicos, corticóides ou agentes antibacterianos são comercializadas e usadas no resfriado comum, alergias e outros desconfortos. Estas preparações farmacêuticas são misturas irracionais, pois não há base sólida para o seu emprego.

D. Mecanismo de ação

Os anti-histamínicos são antagonistas competitivos da histamina, bloqueando os seus receptores H_1 ou H_2. A ativação do primeiro resulta em vasodilatação capilar. A ativação do segundo estimula a produção de suco gástrico. O receptor H_1 é bloqueado pelos anti-histamínicos clássicos. O receptor H_2 é bloqueado pela cimetidina.

Barlow, Bloom e Goldman, Nauta e colaboradores, Hite e Shafi'ee e Rocha e Silva propuseram topografias para os receptores histamínicos H_1. Para o receptor H_2, várias hipóteses foram aventadas.

Dos resultados obtidos em cálculos de orbital molecular, Kier deduziu que a histamina existe em duas conformações preferidas e pode, portanto, exercer duas ações biológicas distintas, dependendo da presença de um ou de outro dos receptores complementares. O receptor H_1 seria complementar à relação internitrogênios

$$\geq N \leftarrow 4{,}55 \text{ Å} \rightarrow \overset{\oplus}{N}$$

que é encontrada na triprolidina, por exemplo,

enquanto o receptor H_2 seria complementar à encontrada abaixo:

$$\geqslant N \leftarrow 3,60 \text{ Å} \rightarrow \overset{\oplus}{N}$$

Isto é, na sua conformação *anti* a histamina complexa-se com o receptor H_1, correspondente ao existente no íleo de cobaio, e na sua conformação *gauche* com o receptor H_2, que ativa a secreção gástrica.

Com base nesses estudos de Kier, em 1969 Rocha e Silva alterou a sua hipótese original (proposta em 1966) e sugeriu que a histamina é atraída ao seu sítio receptor específico (H_1) por: *(a)* forte interação eletrostática entre o nitrogênio (N^-) do grupo imidazólico do receptor e o nitrogênio protonizado (N^+) fortemente carregado do íon histamínio; *(b)* dipolos reciprocamente invertidos na ligação peptídica do receptor e o carbono (C^+)-nitrogênio (N^-) do anel imidazólico do agonista (Fig. 20.12).

Em 1976, Weinstein e colaboradores propuseram que a interação da histamina com o receptor se daria por três pontos: *(a)* atração eletrostática entre o nitrogênio protonizado da cadeia lateral e o sítio I do receptor; *(b)* ponte de hidrogênio entre o nitrogênio 3 do anel imidazólico e o sítio II do receptor; *(c)* ponte de hidrogênio entre o nitrogênio 1 do anel imidazólico e o sítio III do receptor (Fig. 20.13).

Os anti-histamínicos bloqueadores do receptor H_1, atuando como antagonistas competitivos da histamina, podem desalojar a histamina de sua

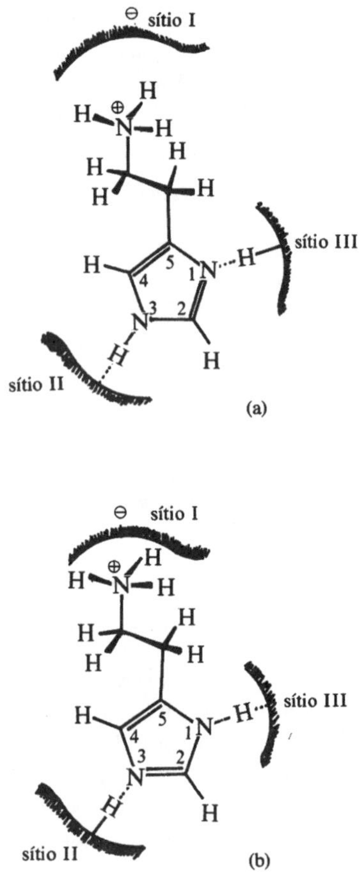

Fig. 20.13 Interação da histamina com o seu hipotético receptor, segundo Weinstein e colaboradores. *Fonte:* H. Weinstein *et al., Mol. Pharmacol., 12*, 738 (1976).

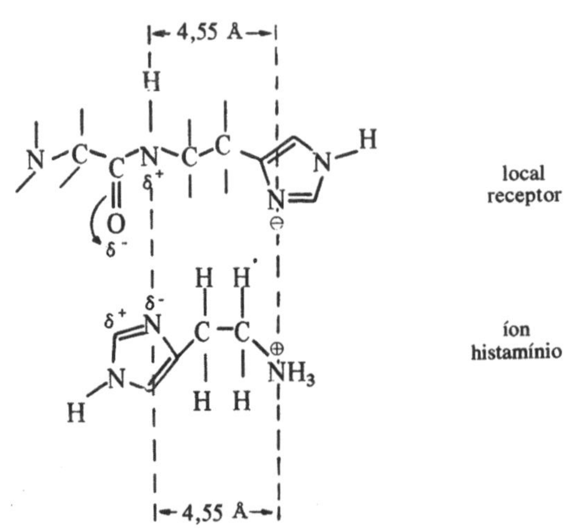

ligação ao sítio específico do receptor H_1. Outrossim, seus grupos aromáticos volumosos formam ligações adicionais com o sítio inespecífico do receptor através de interações de van der Waals, transferência de carga e hidrofóbicas. Esta complexação entre o receptor H_1 da histamina e dos respectivos anti-histamínicos é semelhante àquela entre o receptor da acetilcolina e os anticolinérgicos, representada na Fig. 3.7.

REFERÊNCIAS

ASPECTOS GERAIS
R. T. OWEN, *Med. Actual., 15*, 65 (1979).
M. ROCHA E SILVA, Ed., *Histamine II and Anti-Histaminics*, Springer, Berlin, 1977.
A. KOROLKOVAS, *Ciênc. Cult., 26*, 347 (1974).
M. SCHACHTER, Ed., *Histamine and Antihistamines*, Vol. 1, Pergamon, Oxford, 1973.
C. D. WOOD e A. GRAYBIEL, *Clin. Pharmacol. Ther., 11*, 621 (1970).

Fig. 20.12 Representação esquemática da interação da histamina com o seu hipotético receptor H_1. *Fonte:* M. Rocha e Silva, *J. Pharm. Pharmacol., 21*, 778 (1969).

G. VALETTE, *Prod. Probl. Pharm.*, **24**, 71 (1969).
M. ROCHA E SILVA, Ed., *Histamine and Anti-Histaminics*, Springer, Berlin, 1966.

HISTAMINA

C. R. GANELLIN, *Annu. Rep. Med. Chem.*, **14**, 91 (1979).
W. G. RICHARDS et al., *Eur. J. Med. Chem. — Chim. Ther.*, **14**, 9 (1979).
T. O. YELLIN, Ed., *Histamine Receptors*, Spectrum, Holliswood, N. Y., 1979.
M. K. UCHIDA, *Gen. Pharmacol.*, **9**, 145 (1978).
J.-C. SCHWARTZ, *Annu. Rev. Pharmacol. Toxicol.*, **17**, 325 (1977).
C. M. DARLING e E. K. ROSE, *J. Pharm. Sci.*, **65**, 98 (1976).
B. PULLMAN e J. PORT, *Mol. Pharmacol.*, **10**, 360 (1974).
C. R. GANELLIN et al., *J. Med. Chem.*, **16**, 610, 616, 620 (1973).
N. S. HAM et al., *J. Med. Chem.*, **16**, 470 (1973).
W. TAUTZ et al., *J. Med. Chem.*, **16**, 705 (1973).
O. B. REITE, *Physiol. Rev.*, **52**, 778 (1972).
J.-L. COUBEILS et al., *C. R. Hebd. Sceances Acad. Sci., Ser. D*, **272**, 1813 (1971).
M. ROCHA E SILVA, *J. Pharm. Pharmacol.*, **21**, 778 (1969).
G. KAHLSON e E. ROSENGREN, *Physiol. Rev.*, **48**, 155 (1968).
M. ROCHA E SILVA, Ed., *Histamine: Its Chemistry, Metabolism and Physiological and Pharmacological Actions*, Springer, Berlin, 1966.
M. ROCHA E SILVA, *Histamine: Its Role in Anaphylaxis and Allergy*, Thomas, Springfield, Ill., 1955.
M. ROCHA E SILVA, *Histamina e Anafilaxia*, Edigraf, São Paulo, 1946.

ANTI-HISTAMÍNICOS

J. HERKE e W. SCHUNACK, *Eur. J. Med. Chem. - Chim. Ther.*, **14**, 203 (1979).
B. I. HIRSCHOWITZ, *Annu. Rev. Pharmacol. Toxicol.*, **19**, 203 (1979).
M. FELDMAN et al., *Adv. Intern. Med.*, **23**, 1 (1978).
W. FINKELSTEIN e K. J. ISSELBACHER, *N. Engl. J. Med.*, **299**, 992 (1978).
C. B. CLAYMAN, *J. Am. Med. Assoc.*, **238**, 1289 (1977).
S. J. HILL et al., *Nature (London)*, **270**, 361 (1977).
P. A. KRAMER et al., *J. Pharm. Sci.*, **66**, 542 (1977).
G. J. DURANT et al., *J. Med. Chem.*, **19**, 923 (1976).
D. S. PEARLMAN, *Drugs*, **12**, 258 (1976).
H. WEINSTEIN et al., *Mol. Pharmacol.*, **12**, 738 (1976).
G. L. DURANT et al., *J. Med. Chem.*, **18**, 830, 905 (1975).
L. FARNELL et al., *J. Med. Chem.*, **18**, 662 (1975).
A. F. HARMS et al., "Diphenhydramine Derivatives: Through Manipulation Toward Design", in E. J. ARIËNS, Ed., *Drug Design*, Vol. VI, Academic, New York, 1975, pp. 1-80.
B. PULLMAN et al., *Mol. Pharmacol.*, **11**, 268 (1975).
R. F. REKKER et al., *Eur. J. Med. Chem.- Chim. Ther.*, **10**, 557 (1975).
A. KOROLKOVAS e K. TAMASHIRO, *Rev. Paul. Med.*, **83**, 295 (1974).
J. W. BLACK et al., *Nature (London)*, **236**, 385 (1972).
M. ROCHA E SILVA et al., *Eur. J. Pharmacol.*, **17**, 333 (1972).
M. ROCHA E SILVA, *Physiol. Chem. Phys.*, **2**, 505 (1970).
W. T. NAUTA et al., "Diarylcarbinol Ethers: Structure Activity Relationships, A Physico-Chemical Approach", in E. J. ARIËNS, Ed., *Physico-Chemical Aspects of Drug Action*, Pergamon, Oxford, 1968, pp. 305-325.
B. IDSON, *Chem. Rev.*, **47**, 307 (1950).

Anestésicos Locais

I. INTRODUÇÃO

A. Conceito

Anestésicos locais são agentes que bloqueiam reversivelmente a geração e a condução de impulsos através da fibra nervosa. São utilizados para abolir a sensação de dor em regiões restritas do corpo. Sua ação resulta de sua capacidade de deprimir os impulsos oriundos de nervos aferentes da pele, superfícies de mucosas e músculos ao sistema nervoso central.

B. Empregos

Estes agentes são amplamente empregados, especialmente em cirurgia, odontologia e oftalmologia, com o intuito de provocar o bloqueio parcial ou completo, mas necessariamente reversível, da transmissão de impulsos em nervos periféricos ou terminações nervosas.

Diversas técnicas são empregadas com a finalidade de induzir anestesia local com o auxílio de fármacos. As mais comuns são:

1. Anestesia superficial, obtida pela aplicação, na pele e membranas das mucosas, de fármacos na forma de especialidades de uso tópico, como cremes, pomadas, aerossóis, soluções, geléias ou supositórios. Muitos fármacos são adequados para este tipo de anestesia, entre eles, os seguintes: benzocaína, butacaína, butambeno, ciclometicaína, cloreto de etila, cocaína, diclonina, diperodona, euprocina, fenacaína, hexilcaína, lidocaína, oxetacaína, oxibuprocaína, pentacaína, piperocaína, pramoxina, propacaína, proximetacaína, quinisocaína, tetracaína, xenisalato, zolamina.

2. Anestesia espinhal, na qual os anestésicos locais são injetados no espaço subaracnóide espinhal. O fármaco de escolha é tetracaína. Outros fármacos empregados são: cinchocaína, lidocaína, mepivacaína, piperocaína e procaína.

3. Anestesia de bloqueio nervoso, resultante da injeção de uma solução de anestésico local na área desejada. Diversos fármacos são empregados com tal finalidade, tais como: butanilicaína, cloroprocaína, hexilcaína, lidocaína, meprilcaína, metabutenamina, octacaína, pirrocaína, prilocaína, procaína, propoxicaína, tetracaína.

4. Anestesia epidural, obtida pela injeção do fármaco apropriado no espaço epidural. Os fármacos de escolha são: bupivacaína, etidocaína, lidocaína, mepivacaína e prilocaína. A anestesia caudal é um tipo da epidural em que o fármaco é injetado no hiato sacral.

5. Anestesia por infiltração, que pode ser *extravascular* (quando se injeta o fármaco na proximidade da área em que se efetuará o ato cirúrgico, como extração de um dente) ou *intravascular*, também chamada *regional intravenosa* (quando se anestesia toda a porção distal de uma extremidade). Os fármacos mais comumente usados são: butanilicaína, meprilcaína, metabutenamina, pirrocaína, prilocaína, proximetacaína.

Com o intuito de prolongar e intensificar o efeito produzido por anestésicos locais, às soluções destes agentes costuma-se incorporar vasoconstritores, mais freqüentemente epinefrina. Outros vasoconstritores recomendados são: corbadrina (levonordefrina), fenilefrina e levarterenol.

Antigamente, às soluções de anestésicos locais costumava-se incorporar hialuronidase, com a finalidade de facilitar a sua difusão através dos tecidos na anestesia de infiltração e bloqueio. Esta prática, todavia, não é mais recomendada, devido à incidência de reações sistêmicas.

C. Efeitos adversos

A superdose de anestésicos locais e a absorção sistêmica rápida podem provocar reações sistêmicas adversas, afetando principalmente: *(a)* o sistema nervoso central, com os seguintes sintomas: vômitos, náusea, euforia, tontura e, na pior das hipóteses, convulsões, coma, parada cardíaca ou respiratória e morte; *(b)* o sistema cardiovascular, com bradicardia, hipotensão e um estado semelhante ao de choque. Estas condições são aliviadas com a administração de barbitúricos de ação ultra-rápida ou rápida ou então de relaxantes de músculos esqueléticos.

Também podem ocorrer reações locais, primariamente de origem alérgica ou citotóxica, tais como dores, edema, descoloração da pele, neurite e dermatite eczematóide.

II. HISTÓRICO

As tentativas no sentido de abolir a dor são tão antigas quanto o próprio homem. Os povos antigos recorriam a vegetais como anestésicos locais eficazes. A aplicação tópica de uma raiz com propriedades aliviadoras da dor encontra-se mencionada na *Ilíada* de Homero. Óleos e bálsamos foram muito empregados pelos antigos, conforme mencionado por Dioscórides. Por muitos séculos, os aborígines do Peru e da Bolívia mastigavam as folhas de coca, e este costume, existente até os dias de hoje, conferia-lhes sensação de bem-estar, tornando-os, ainda, capazes de enfrentar trabalhos pesados e extenuantes. Apesar de os conquistadores espanhóis tomarem conhecimento do fato, foi somente em 1860 que Niemann isolou o alcalóide cocaína do arbusto *Erythroxylon coca*. Sua farmacologia foi estudada, em 1880, por von Anrep, que a recomendou como anestésico local. Em 1884, Freud relatou o efeito fisiológico da cocaína e Köller demonstrou sua utilidade em oftalmologia.

No mesmo ano, Hall introduziu a cocaína na odontologia e, no ano seguinte, Halsted fez o mesmo com relação à cirurgia. Sua constituição química foi elucidada num esforço conjunto de muitos cientistas, principalmente Willstätter.

A aplicação do processo de disjunção ou simplificação à molecula de cocaína resultou em diversos anestésicos locais (Fig. 2.11). Assim, Fourneau, em 1904-1905, sintetizou a amilocaína, comercialmente conhecida por Estovaína (da palavra inglesa *stove,* que, em francês, é *fourneau* e significa forno). Em 1905, Einhorn e colaboradores introduziram um produto mais simples, a procaína, que até hoje encontra amplo emprego. A lidocaína, outro fármaco de utilidade, foi sintetizada por Löfgren e Lundqvist, em 1943. Outros anestésicos locais de importância foram introduzidos antes desta época e alguns são de introdução mais recente. Quase todos têm semelhança estrutural com a cocaína.

III. CLASSIFICAÇÃO

A. Estrutura

Os anestésicos locais, em sua maioria, têm parentesco estrutural com a cocaína e podem ser representados pela fórmula geral indicada na Fig. 21.1, também conhecida como grupo *anestesiofórico local*.

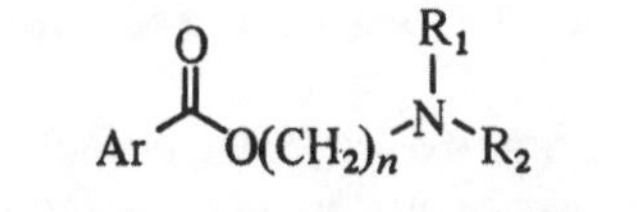

$$Ar-\overset{O}{\underset{}{C}}-O(CH_2)_n-N\overset{R_1}{\underset{R_2}{}}$$

centro lipofílico   cadeia intermediária   centro hidrofílico

Fig. 21.1 Fórmula geral dos anestésicos locais. Em muitos casos, um ou mais grupos constituintes da fórmula geral são substituídos por isósteros e bioisósteros.

Alguns dos três grupos constituintes da fórmula geral podem ser substituídos por isósteros. Para terem atividade anestésica, é essencial que haja equilíbrio entre as partes hidrofílica e lipofílica da molécula. Além disso, em todos os anestésicos locais dos tipos éster e amida o grupo carbonila é ativado pela presença de carga positiva parcial no átomo de carbono. Isso é possibili-

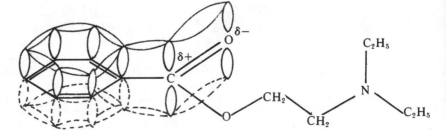

Fig. 21.2 Deslocalização da nuvem eletrônica nos anestésicos locais.

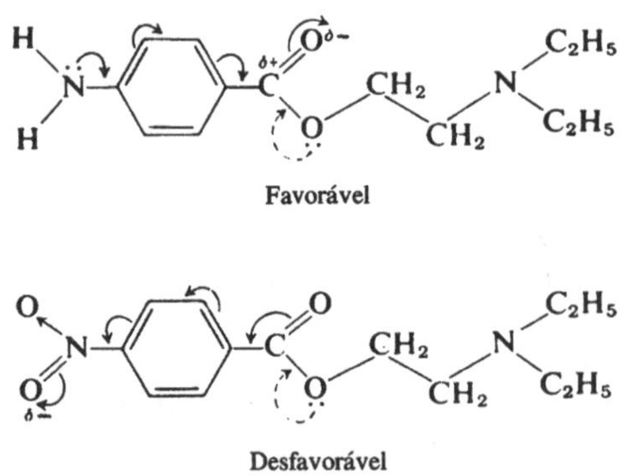

Fig. 21.3 Influência dos grupos substituintes no anel aromático dos anestésicos locais.

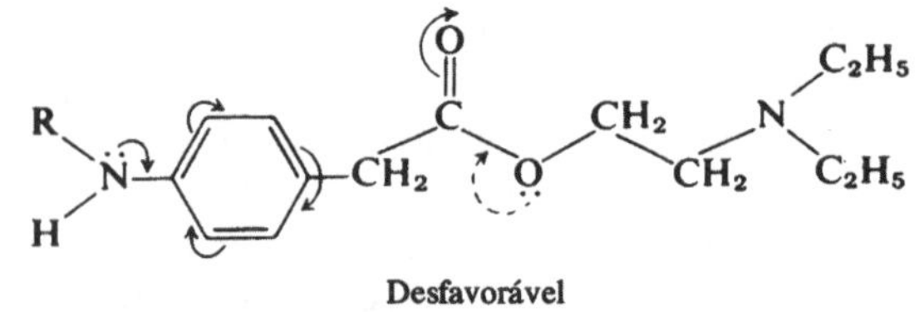

Fig. 21.5 Efeito, sobre a nuvem eletrônica π, da introdução de um grupo -CH_2- entre o anel aromático e o grupo carbonila nos anestésicos locais.

tado pelas duplas ligações conjugadas, que permitem à nuvem eletrônica π do anel aromático deslocalizar-se até o oxigênio da carbonila (Fig. 21.2). Este átomo, devido à sua eletronegatividade, adquire carga parcial negativa, dando origem a uma carga parcial positiva no carbono da carbonila. A introdução de um grupo na posição *para* do anel fenílico pode aumentar esta polarização, caso este grupo (por exemplo, NH_2) for doador de elétrons, ou diminuí-la, se o grupo for aceptor de elétrons (por exemplo, NO_2) (Fig. 21.3).

No primeiro caso, o composto resultante unir-se-á ao aceptor mais firmemente (Fig. 21.4), e assim prolongará a ação anestésica local. No segundo caso, o composto resultante não poderá ligar-se tão bem ao aceptor quanto o composto matriz e, em conseqüência, sua atividade anesté- sica local será reduzida ou até anulada. O mesmo resultado será obtido se o sistema de duplas ligações conjugadas for interrompido com a introdução de um grupo -C- ou -C-C- entre o anel aromático e o grupo carbonila (Fig. 21.5).

Quanto à duração do efeito, ela depende da velocidade de hidrólise por enzimas inespecíficas e da hidrofobicidade dos compostos. Assim, na seguinte série de anestésicos locais a duração do efeito aumenta progressivamente na seqüência: procaína < lidocaína < prilocaína < mepivacaína < bupivacaína.

B. Classes

Os anestésicos locais atualmente usados na terapêutica podem ser agrupados nas seguintes três classes: derivados de ésteres, derivados de amidas e anestésicos locais diversos. Quase todos aqueles que se encontram na forma de bases livres são líquidos. Por esta razão, em sua maioria, estes fármacos são empregados na forma de sais (clori-

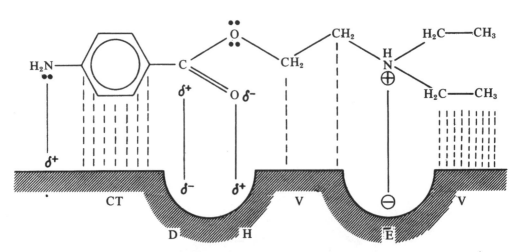

Fig. 21.4 Ligação da molécula da procaína ao aceptor por meio de: E, forças eletrostáticas; D, interação dipolo-dipolo; V, forças de van der Waals e hidrofóbicas; H, pontes de hidrogênio; CT, transferência de carga. *Fonte:* J. Büchi *et al., Arzneim.-Forsch., 16*, 1657 (1966).

drato, sulfato, picrato, nitrato e borato), que se apresentam geralmente como sólidos cristalinos inodoros e hidrossolúveis.

1. DERIVADOS DE ÉSTERES

Os mais usados encontram-se arrolados na Tabela 21.1.

Além desses, há muitos outros, entre os quais os seguintes: ambucaína, amilocaína (amileína), amoxecaína, betoxicaína, bonocaína, butetamina, clormecaína, dexivacaína, dimetocaína, hidroxiprocaína (oxiprocaína), hidroxitetracaína (hidroxametocaína, oxitetracaína), isobutambeno, leucinocaína, metabutetamina, me-

Tabela 21.1 Anestésicos locais derivados de ésteres

Nome oficial	Nome comercial	Nome químico	Estrutura
Ésteres do ácido benzóico			
cocaína		éster metílico do ácido [1R-(*exo,exo*)]-3-(benzoiloxi)-8-metil-8-azabiciclo[3.2.1]-octano-2-carboxílico	
hexilcaína		benzoato de 1-(cicloexilamino)-2-propanol	
isobucaína		benzoato de 2-metil-2-[(-metilpropil)-amino]-1-propanol	
piperocaína		benzoato de 2-metil-1-piperidinopropanol	
meprilcaína		benzoato de 2-metil-2-propilamino-1-propanol	
propanocaína	Detraine	benzoato de α-[2-(dietilamino)etil]benzenometanol	
Ésteres do ácido p-aminobenzóico			
procaína (novocaína)	Orocain Procaína	éster 2-(dietilamino)etílico do ácido 4-aminobenzóico	
cloroprocaína (clorprocaína)		éster 2-(dietilamino)etílico do ácido 4-amino-2-clorobenzóico	

Tabela 21.1 (cont.) Anestésicos locais derivados de ésteres

Nome oficial	Nome comercial	Nome químico	Estrutura
butacaína		4-aminobenzoato de 3-(dibutilamino)-1--propanol	
propoxicaína		éster 2-(dietilamino)etílico do ácido 4--amino-2-propoxibenzóico	
oxibuprocaína (benoxinato)		éster 2-(dietilamino)etílico do ácido 4-amino-3-butoxibenzóico	
benzocaína	Andolba (em assoc.) Tyrozets (em assoc.) e outras assoc.	éster etílico do ácido 4-aminobenzóico	
butambeno		éster butílico do ácido 4-aminobenzóico	
tetracaína (ametocaína) (dicaína)	Tetracaína	éster 2-(dimetilamino)etílico do ácido 4-(butilamino)benzóico	

Ésteres do ácido m-aminobenzóico

proximetacaína (proparacaína)	Anestalcon Offetic Visonest	éster 2-(dietilamino)etílico do ácido 3-amino-4-propoxibenzóico	

Ésteres do ácido p-alcoxibenzóico

ciclometicaína		éster 3-(2-metil-1-piperidinil)propílico do ácido 4-(cicloexiloxi)benzóico	
paretoxicaína		éster 2-(dietilamino)etílico do ácido 4-etoxibenzóico	

tabutoxicaína, naepaína, naftocaína, ortocaína, pinolcaína, piridocaína, pribecaína, risocaína, tiocaína, tutocaína, xenisalato (cloridrato de bifenamina).

Conforme se pode ver na Tabela 21.1, estas substâncias são ésteres de um dos seguintes ácidos: benzóico, *p*-aminobenzóico, *m*-aminobenzóico, *p*-alcoxibenzóico. Entretanto, a Apotesina, o primeiro anestésico local desenvolvido nos Estados Unidos, é éster do ácido cinâmico; a piridocaína é éster do ácido antranílico. Por serem ésteres, estes fármacos são rapidamente hidrolisados, seja *in vivo*, seja *in vitro*, perdendo sua atividade.

Cocaína

É extraída das folhas da *Erythroxylon coca* Lamarck e outras espécies do mesmo gênero, ou pode ser sintetizada a partir da ecgonina. A cocaína é levogira, apresentando-se como cristais incolores ou como pó branco cristalino, pouco solúvel em água. É amina terciária; forma com facilidade sais cristalizáveis, como cloridrato, bromidrato, citrato, borato, benzoato e salicilato.

A cocaína é empregada topicamente no olho, nariz, ouvido, garganta, vagina e reto, mas não deve ser injetada nem ingerida. Com a introdução de fármacos mais potentes e mais seguros, seu uso começa a declinar. Todavia, tem largo emprego entre viciados em tóxicos.

Procaína

Empregada na forma de cloridrato, borato e nitrato. Há preparações farmacêuticas que contêm associações de procaína com outros anestésicos locais (propoxicaína, tetracaína) ou adrenomiméticos (fenilefrina, levarterenol, levonordefrina).

A procaína é o protótipo dos anestésicos locais de uso parenteral. Também é empregada intravenosamente no tratamento de arritmias cardíacas. É contra-indicada para pacientes tratados com digitálicos, anticolinesterásicos e suxametônio. Por ser hidrolisada a ácido *p*-aminobenzóico, não deve ser empregada simultaneamente com fármacos sulfamídicos, dos quais este ácido é antagonista competitivo (veja Cap. 31). A dose varia de acordo com o tipo de anestesia para a qual é empregada.

Há diversos métodos para a síntese da procaína. Alguns deles estão esquematicamente representados na Fig. 21.6.

Tetracaína

É sólido ceráceo branco a amarelo-claro, fotossensível e muito pouco solúvel em água, mas solúvel em substâncias lipídicas. O cloridrato é pó branco, cristalino, polimorfo, inodoro, ligeiramente amargo. Deve ser conservado em recipientes opacos e herméticos. Suas soluções aquosas resistem mais à hidrólise do que as soluções da base, podendo ser esterilizadas por ebulição.

A tetracaína pode ser obtida mediante reação entre cloreto de *p*-butilaminobenzoíla e dimetilaminoetanol. Industrialmente, é sintetizada por transesterificação da benzocaína (I) com dimetilaminoetanol, em presença de dimetilaminoetilato sódico e reação do intermediário (II) com butiral-

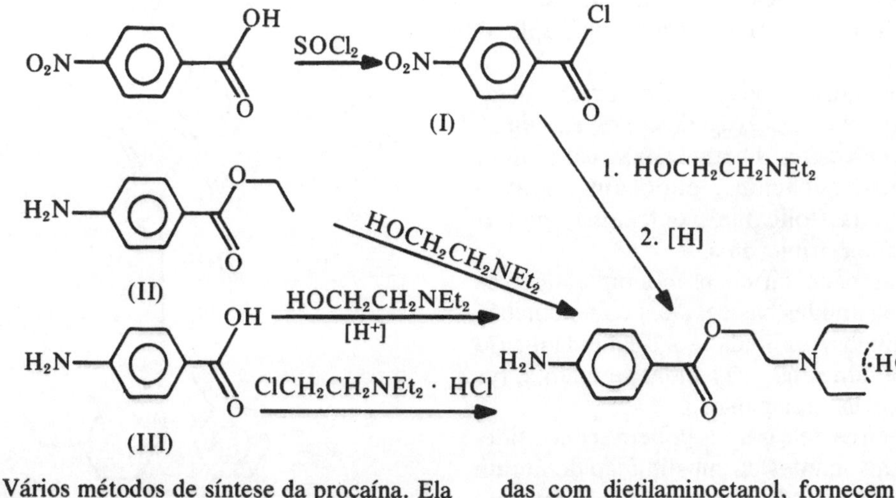

Fig. 21.6 Vários métodos de síntese da procaína. Ela pode ser obtida a partir das seguintes matérias-primas: cloreto do ácido *p*-nitrobenzóico (I), *p*-aminobenzoato de etila (II) e ácido *p*-aminobenzóico (III). Estas, tratadas com dietilaminoetanol, fornecem a procaína na forma livre; a reação entre o ácido *p*-aminobenzóico e o cloridrato do cloreto de β-dietilaminoetila resulta diretamente no cloridrato de procaína.

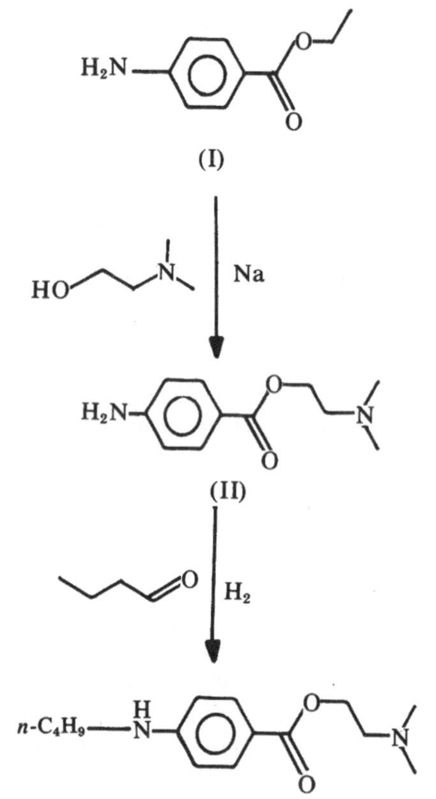

Fig. 21.7 Síntese da tetracaína.

deído; a base de Schiff assim formada, sem ser isolada, é reduzida com zinco em pó e ácido acético glacial, dando a tetracaína (Fig. 21.7).

2. DERIVADOS DE AMIDAS

Os anestésicos locais derivados de amidas arrolados na Tabela 21.2 encontram ampla aplicação terapêutica.

Diversos outros, todavia, são comercializados ou estão sendo investigados. Por exemplo: aptocaína, bumecaína, butanilicaína, carticaína, dexivacaína, digamacaína, etidocaína, gravocaína, lotucaína (tolicaína), octacaína, pentacaína, rodocaína, trimecaína.

Esta classe de fármacos compreende três subgrupos: *(a)* amidas básicas, tais como cinchocaína; *(b)* anilidas, toluididas e 2,6-xilididas, cujo protótipo é a lidocaína; *(c)* amidas terciárias, representadas pela oxetacaína.

Os primeiros dois grupos podem ser considerados como resultantes da substituição do átomo de oxigênio estérico dos derivados de éster pelo grupo isóstero NH. Estas substâncias são, portanto, mais estáveis e mais resistentes à hidrólise do que os ésteres matrizes. Esta resistência à hidrólise é reforçada pelo efeito estérico das metilas em posição *orto* em relação ao grupo amídico.

Lidocaína

Tanto a base livre quanto o cloridrato são pós cristalinos de odor característico. É o mais estável dos anestésicos locais conhecidos, mostrando-se extremamente resistente à hidrólise. Além de ser empregada como anestésico local, também é aplicada intravenosamente no tratamento de arritmias. A lidocaína tem período de latência menor do que a procaína e sua ação, além de mais intensa, é também mais prolongada, durando de 60 a 75 minutos. Com o objetivo de prolongar sua ação como anestésico local, ela é administrada junto com epinefrina ou levarterenol: em resultado, o efeito anestésico passa a durar duas horas ou mais.

Sintetiza-se a lidocaína mediante condensação da 2,6-xilidina (I) com cloreto de cloroacetila em ambiente de ácido acético glacial (em presença de acetato sódico fundido) e tratamento, da *N*-cloroacetil-2,6-xilidina assim formada (II), com dietilamina em ambiente de benzeno (Fig. 21.8).

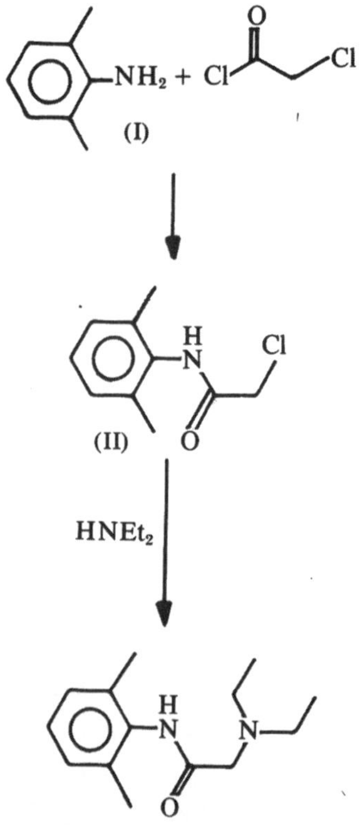

Fig. 21.8 Síntese da lidocaína.

Tabela 21.2 Anestésicos locais derivados de amidas

Nome oficial	Nome comercial	Nome químico
lidocaína (lignocaína)	Lidocaína Lidocord Xylocaína	2-(dietilamino)-*N*-(2,6-dimetilfenil)acetamida
pirrocaína		*N*-(2,6-dimetilfenil)-1-pirrolidinacetamida
mepivacaína		*N*-(2,6-dimetilfenil)-1-metil-2-piperidinocarboxamida
bupivacaína	Bupivacaína Marcaína	1-butil-*N*-(2,6-dimetilfenil)piperidinocarboxamida
prilocaína		*N*-(2-metilfenil)-2-(propilamino)propanamida
cinchocaína (cincaína) (dibucaína) (sovcaína)	Berliprocton (em assoc.) Proctyl (em assoc.) Ultraproct (em assoc.)	2-butoxi-*N*-[2-(dietilamino)etil]-4-quinolinocarboxamida
oxetacaína (oxetazaína)	Droxaine	2,2'-[(2-hidroxietil)imino]*bis*[*N*-(1,1-dimetil-2-feniletil)-*N*-metilacetamida

Cloridrato de prilocaína
Pó cristalino branco, muito solúvel em água e em etanol. Tem estrutura e ação semelhantes às da lidocaína, porém apresenta período de latência e duração de ação superiores. É eficaz sem a necessidade da adição de epinefrina ou outro vasoconstritor. Em solução aquosa a 1% é usado em anestesia de infiltração e, a 2-3%, em anestesia de bloqueio.

Cloridrato de bupivacaína
Pó cristalino branco, solúvel em água e em etanol. É usado para anestesia por infiltração, de bloqueio e epidural, mas não para anestesia espinhal. Seu efeito anestésico dura duas a três vezes mais que o da mepivacaína e lidocaína. Emprega-se bastante em trabalhos de parto, normalmente junto com epinefrina, com o que se aumenta a duração do efeito. Sua potência é igual à da tetracaína, mas quatro vezes maior do que a da mepivacaína, lidocaína e prilocaína.

Sintetiza-se a bupivacaína a partir do ácido picolínico (I). Este, tratado com cloroformiato de etila, na presença de base, dá um anidrido misto (II) que, mediante reação com 2,6-xilidina (III), fornece a amida correspondente (IV). Esta, por alquilação com iodeto de butila, dá um intermediário (V) que, por redução catalítica, resulta na bupivacaína (Fig. 21.9).

3. TIPOS DIVERSOS
Os anestésicos locais principais incluídos na categoria de diversos encontram-se arrolados na Tabela 21.3.

Há, todavia, outros: amolanona (amocaína), diamocaína, fenodianisil, fomocaína, heptacaína, levoxadrol, mirtecaína, octodrina, propipocaína (falicaína), saxitoxina.

Diclonina
Estruturalmente, é uma cetona. Seu uso primário está na anestesia superficial. Por ser irritante tecidual, não deve ser injetada nem infiltrada nos tecidos.

IV. MECANISMO DE AÇÃO

Os anestésicos locais atravessam as bainhas do nervo na forma não-ionizada, mas interagem com os aceptores, situados na membrana neural, na forma ionizada, e assim estabilizam o potencial da referida membrana, bloqueando a condução nervosa (Figs. 21.10 e 21.11). Impedem, em suma, a despolarização da membrana neural e, assim, a propagação do impulso nervoso. Julga-se que esta despolarização se dê por interferência com o fluxo de íons Na^+ e K^+ através da membrana. Em resultado, não se desenvolve o potencial elétrico negativo necessário para a descarga propagada.

Os efeitos de alguns anestésicos locais sobre os nervos podem ser antagonizados pelo cálcio; isto indica que tanto os anestésicos locais quanto o cálcio competem pelos mesmos sítios ligantes.

Cumpre ressaltar que os anestésicos locais podem ser ineficazes em áreas inflamadas, pois nestas o pH, sendo mais baixo, facilita a ionização

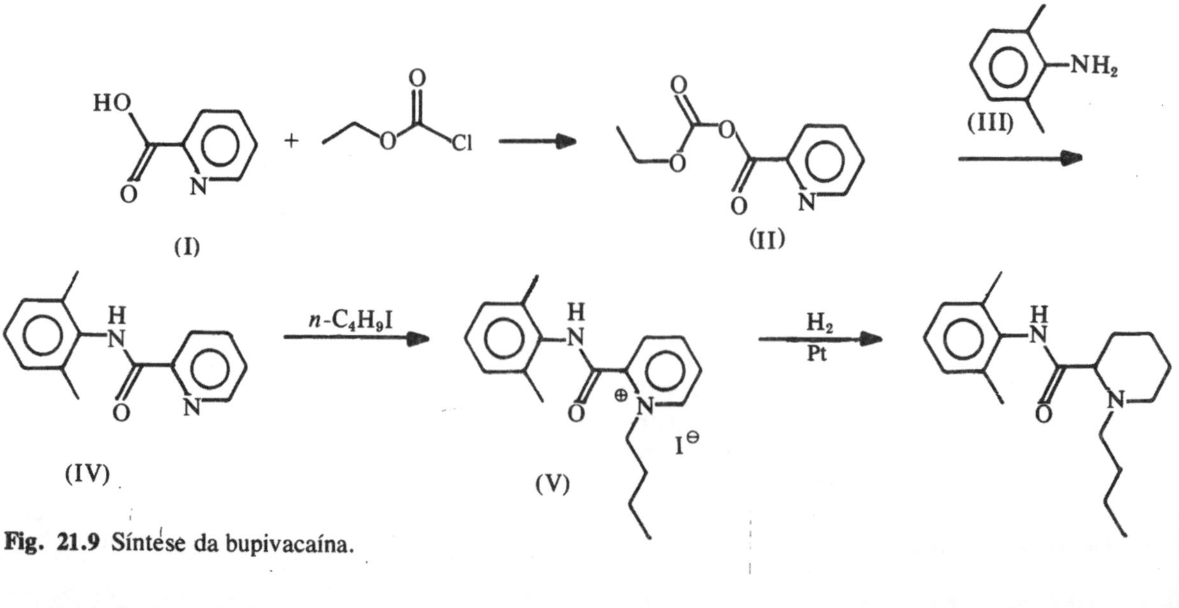

Fig. 21.9 Síntese da bupivacaína.

Tabela 21.3 Anestésicos locais diversos

Nome oficial	Nome comercial	Nome químico	Estrutura
diclonina (diclocaína)		1-(4-butoxifenil)-3-(1-piperidinil)-1-propanona	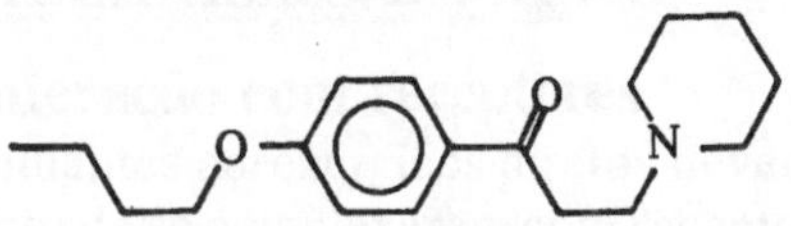
fenacaína		N,N'-bis(4-etoxifenil)etanimidamida	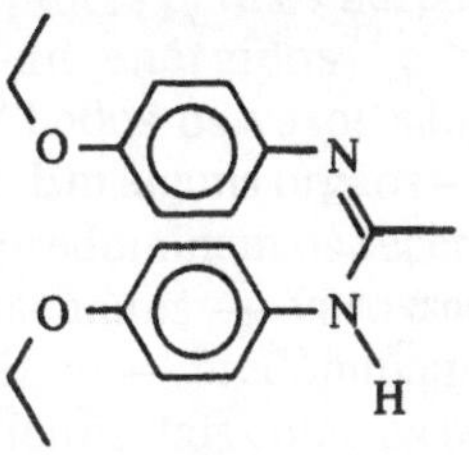
pramocaína (pramoxina)		4-[3-(4-butoxifenoxi)propil]morfolina	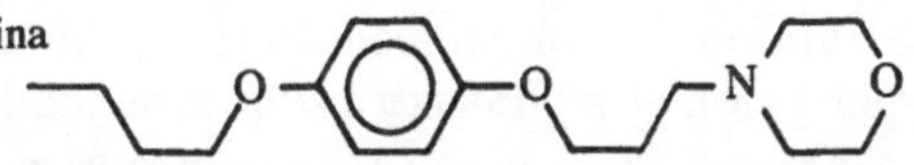
quinisocaína (dimetisoquina)		2-[(3-butil-1-isoquinolinil]oxi]-N,N-dimetiletanamina	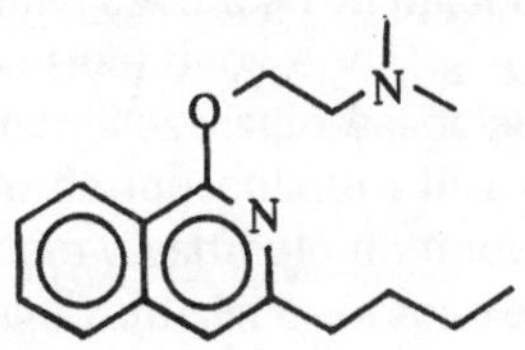
diperodona (diperocaína)	Furacin (em assoc.) Remiderme (em assoc.)	bis(fenilcarbamato) de 3-(1-piperidinil)-1,2-propanodiol	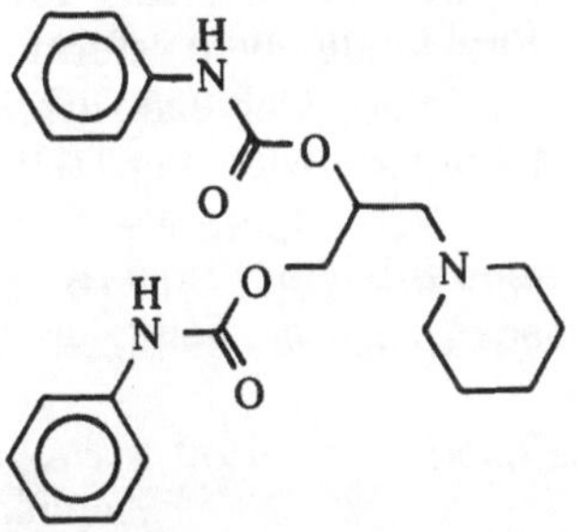

de suas moléculas e, conseqüentemente, dificulta a sua penetração nas fibras nervosas.

Autores há que não admitem a existência de *receptor* de anestésicos locais. Preferem chamar de *aceptor* o sítio de interação deles com macromolécula orgânica. O *aceptor* difere do *receptor* em termos de especificidade, vale dizer, o aceptor geralmente apresenta menor seletividade de liga-

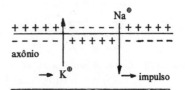

propagação do impulso nervoso

Fig. 21.10 Propagação do impulso nervoso.

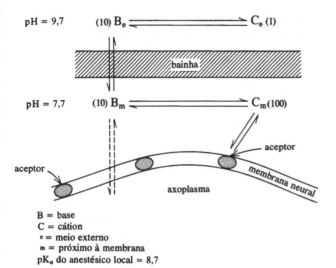

Fig. 21.11 Mecanismo de ação dos anestésicos locais ao nível molecular. Adaptada de J. M. Ritchie e P. Greengard, *Annu. Rev. Pharmacol.*, *6*, 405 (1966).

ção e não foi planejado geneticamente para interagir com substâncias de origem natural. Achamos mais lógica essa interpretação; daí havermos optado, também, pelo termo aceptor, em lugar de receptor.

A. Aceptor fosfolipídico

Uma das primeiras hipóteses sobre o aceptor de anestésicos locais deve-se a Feinstein (1964). Propôs ele que o referido aceptor é um fosfolipídio ácido, ocorrendo a interação entre ambos conforme mostra a Fig. 21.12.

Essa hipótese é corroborada pelo que se observou ocorrer *in vitro*, a saber, que os anestésicos locais se combinam com fosfolipídios, especialmente lecitina. É também coerente com a estrutura cristalina de certos derivados de anestésicos locais, se bem que Sax e Pletcher tenham sugerido, em 1969, que um aspecto adicional importante na interação dos anestésicos locais com o aceptor seja a formação de ponte de hidrogênio, funcionando aqueles como doadores, através dos átomos de hidrogênio ligados ao nitrogênio amínico protonizado; quanto mais forte for a complexação mediante a ponte de hidrogênio mais prolongada será a ação dos anestésicos locais. Ademais, coaduna-se com a teoria de ação neurotrópica de fármacos, proposta por Galzigna, segundo a qual o fármaco é mantido adsorvido ao nível da membrana neural pela lecitina, que representa um pseudo-alvo, ao passo que o alvo real é o transmissor químico.

Pesquisas recentes, com a utilização de membranas fosfolipídicas modelos, parecem confirmar que o local de ação dos anestésicos locais nas membranas biológicas consta de fosfolipídios ácidos e que a ação deles consiste na inibição da propriedade destes fosfolipídios de ligar-se ao Ca^{++}; outrossim, indicam que os fosfolipídios ácidos estão intimamente, e talvez diretamente, envolvidos no mecanismo de excitação de membranas biológicas, embora os resultados obtidos não provem necessariamente que os fosfolipídios estejam estreitamente relacionados com o mecanismo de geração do potencial de ação.

Em 1972, Büchi e Perlia propuseram que, após penetrar na membrana nervosa, a molécula do anestésico local se liga a grupos reativos da estrutura fosfatídica, tal como mostra a Fig. 21.13. A interação procaína-aceptor ocorre através de: (*a*) atração íon-dipolo entre seus grupos iônicos e polarizados e (*b*) interações hidrofóbicas entre

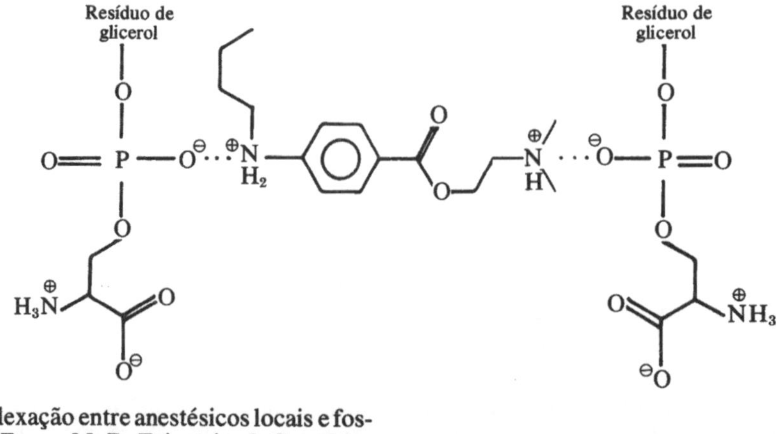

Fig. 21.12 Complexação entre anestésicos locais e fosfolipídios ácidos. *Fonte:* M. B. Feinstein, *J. Gen. Physiol.*, *48*, 357 (1964).

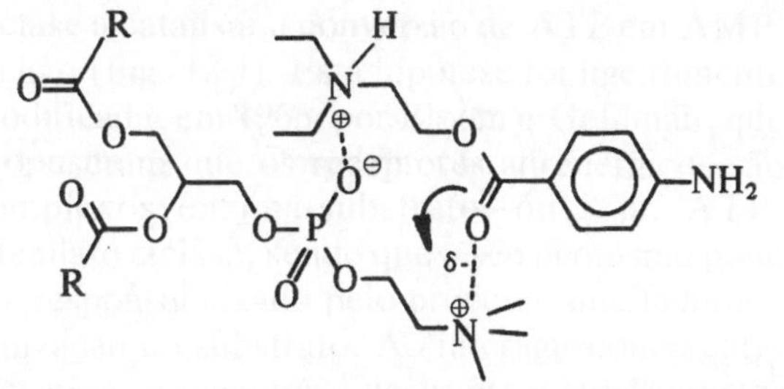

Fig. 21.13 Interação procaína-aceptor. *Fonte:* J. Büchi e X. Perlia, "The design of local anesthetics", *in* E. J. Ariëns, Ed., *Drug Design*, Vol. III, Academic, New York, 1972, pp. 243-391.

transmissão nervosa e conseqüente anestesia local.

Em 1969, Thyrum e colaboradores, retomando o trabalho de Eckert e baseados em dados obtidos em experiências realizadas com a utilização de ressonância magnética nuclear, aventaram a hipótese de que a anestesia local resulta primariamente de uma interação entre os anestésicos locais e a tiamina. Verificaram que a procaína interage com o pirofosfato de tiamina (TPP) para formar um complexo representado na Fig. 21.14. Interagindo subseqüentemente com macromoléculas da membrana, o complexo procaína-TPP poderia causar alterações nas propriedades de difusão da membrana celular, acarretando anestesia.

suas frações lipofílicas. Esta interação desloca os íons de cálcio e provoca alterações estruturais e funcionais na membrana nervosa por obstrução e desidratação. O resultado líquido é a interrupção da condução nervosa e, conseqüentemente, a instalação da anestesia local.

B. Aceptor tiamínico

Usando métodos espectroscópicos, Eckert verificou, em 1962, que vários anestésicos locais, tais como butanilicaína, cinchocaína, cocaína, hidroxitetracaína, oxibuprocaína, procaína e tetracaína, formam complexos π com a tiamina, atuando os anestésicos locais como doadores e a tiamina como aceptora de elétrons. Sabendo-se que a tiamina e seus precursores (ésteres fosfato) desempenham papel fundamental no estímulo nervoso, a complexação da tiamina com os anestésicos locais resulta em modificação da reatividade dela e inibição de suas funções bioquímicas no estímulo nervoso, acarretando bloqueio da

C. Marcação do aceptor

Para marcar o aceptor de anestésicos locais usam-se compostos alquilantes. Investigações realizadas com o anestésico local de fórmula $C_2H_5O\text{-}C_6H_4\text{-}COOCH_2CH_2N(CH_3)CH_2CH_2Cl$, que se liga covalentemente e, portanto, irreversivelmente, ao aceptor e tem ação prolongada (Fig. 21.15), permitiram chegar, entre outras, às seguintes conclusões:

1. Há um local — dentro da membrana do nervo ativo — que pode reagir quimicamente com os anestésicos locais, sendo, portanto, incorreto o conceito de que estes atuam por ser fisicamente absorvidos dentro das camadas lipídicas;

2. Os anestésicos locais atravessam as bainhas neurais na forma não-ionizada, mas para agir — isto é, para complexar-se com o aceptor — devem estar na forma ionizada; isso constitui a melhor prova contra a hipótese de que a forma ativa é a espécie não-carregada.

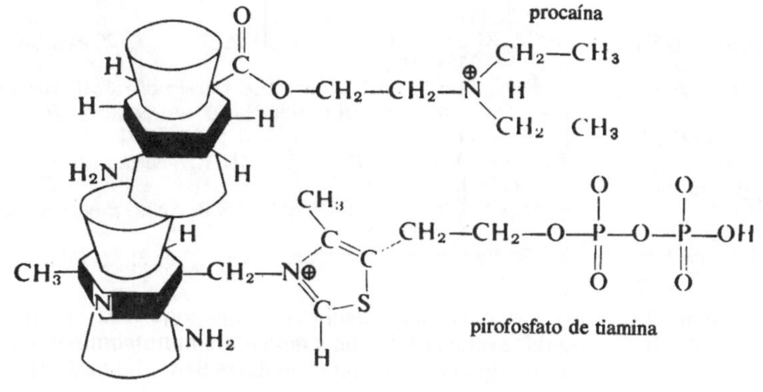

Fig. 21.14 Complexação entre procaína e pirofosfato de tiamina. *Fonte:* P. T. Thyrum *et al.*, *Nature (London)*, **223**, 747 (1969).

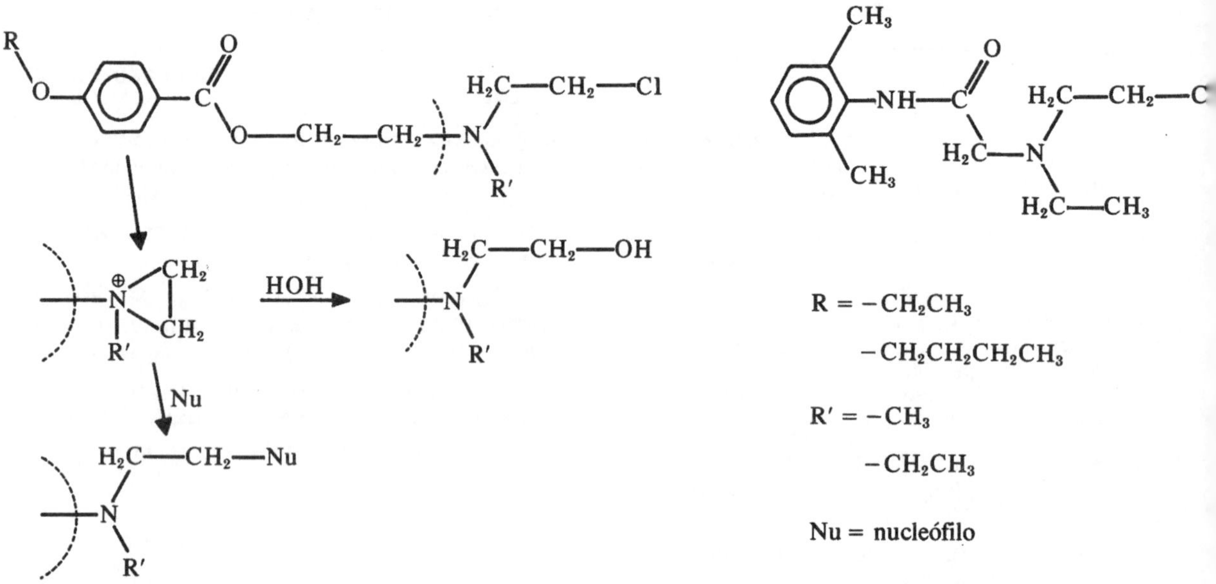

$R = -CH_2CH_3$

$-CH_2CH_2CH_2CH_3$

$R' = -CH_3$

$-CH_2CH_3$

Nu = nucleófilo

Fig. 21.15 A lidocaína e derivados da procaína foram transformados em anestésicos locais de ação prolongada mediante a simples substituição isostérica de um átomo distal de hidrogênio da etila ligada ao nitrogênio amínico por um átomo de cloro. Esta substituição resultou em um alquilante capaz de reagir com nucleófilos (Nu) de macromoléculas do organismo, formando ligação covalente e, portanto, difícil de ser rompida, o que explica a ação prolongada destes novos anestésicos locais. *Fonte:* G. M. Rosen e S. Ehrenpreis, *Trans. N. Y. Acad. Sci.*, *34*, 255 (1972).

REFERÊNCIAS

ASPECTOS GERAIS

J. C. SNOW, Ed., *Manual de Anestesia*, Guanabara Koogan, Rio de Janeiro, 1979.
H. C. CHURCHILL-DAVIDSON, Ed., *A Practice of Anesthesia*, Lloyd-Luke, London, 1978.
V. J. COLLINS, *Princípios de Anestesiologia*, 2ª. ed., Guanabara Koogan, Rio de Janeiro, 1978.
R. H. de JONG, *Local Anesthetics*, 2nd ed., Thomas, Springfield, Ill., 1977.
B. G. COVINO e H. G. VASSALLO, *Local Anesthetics: Mechanisms of Action and Clinical Use*, Grune & Stratton, New York, 1976.
J. A. LEE e R. S. ATKINSON, *Manual de Anestesiologia*, Atheneu, Rio de Janeiro, 1976.
Symposium on Local Anaesthesia, *Br. J. Anaesth.*, *47*, Supplementary Edition, 1975.
P. LECHAT, Ed., *Local Anesthetics*, Vol. I, Pergamon, Oxford, 1971.
J. ADRIANI, *The Pharmacology of Anesthetic Drugs*, 5th ed., Thomas, Springfield, Ill., 1970.
R. H. de JONG, *Physiology and Pharmacology of Local Anesthesia*, Thomas, Springfield, Ill., 1970.
J. BÜCHI, *Grundlagen der Arzneimittelforschung und der synthetischen Arzneimittel*, Birkäuser, Basel, 1963.

HISTÓRICO

W. G. MORTIMER, *History of Coca — "the Divine Plant" of the Incas*, And/Or Press, California, 1974.

CLASSIFICAÇÃO

J. KOLWAS, *Med. Actual.*, *15*, 357 (1979).
J.-D. EHRHARDT et al., *Eur. J. Med. Chem. — Chim. Ther.*, *13*, 235 (1978).
F. G. RUDO e J. C. KRANTZ Jr., *Br. J. Anaesth.*, *46*, 181 (1974).
F. P. LUDUENA, *Annu. Rev. Pharmacol.*, *9*, 503 (1969).
J. BÜCHI et al., *Arzneim. - Forsch.*, *18*, 610, 791 (1968).
J. BÜCHI et al., *Pharm. Acta Helv.*, *42*, 534 (1967).

MECANISMO DE AÇÃO

P. COURRIÈRE et al., *Eur. J. Med. Chem. — Chim. Ther.*, *13*, 121 (1978).
J. ADRIANI e M. NARAGHI, *Annu. Rev. Pharmacol. Toxicol.*, *17*, 223 (1977).
B. R. FINK, Ed., *Molecular Mechanisms of Anesthesia*, Raven Press, New York, 1975.
A. KOROLKOVAS, *Rev. Bras. Clín. Ter.*, *2*, 61 (1973).
J. L. COUBEILS e B. PULLMAN, *Mol. Pharmacol.*, *8*, 278 (1972).
W. R. GLAVE e C. HANSCH, *J. Pharm. Sci.*, *61*, 589 (1972).
D. PAPAHADJOPOULOUS, *Biochim. Biophys. Acta*, *263*, 169 (1972).
G. M. ROSEN e S. EHRENPREIS, *Trans. N. Y. Acad. Sci.*, *34*, 255 (1972).
J. BÜCHI e K. PERLIA, "The Design of Local Anesthetics", in E. J. ARIËNS, Ed., *Drug Design*, Vol. III, Academic, New York, 1972, pp. 243-391.
T. NARAHASHI e D. T. FRAZIER, *Neurosci. Res.*, *4*, 65 (1971).
J. M. RITCHIE e P. GREENGARD, *Annu. Rev. Pharmacol.*, *6*, 405 (1966).
M. B. FEINSTEIN, *J. Gen. Physiol.*, *48*, 357 (1964).

Parte 4

Fármacos que Atuam Sobre os Sistemas Cardiovascular, Hematopoiético e Renal

Nesta parte, são apresentados os fármacos que atuam sobre a função cardiovascular, assim como aqueles que agem sobre os vasos sanguíneos e o sistema renal. Os agentes cardiovasculares incluem os cardiotônicos, antiarrítmicos, anti-hipertensivos, vasodilatadores e antilipêmicos. Eles são estudados no Cap. 22. Fármacos que atuam sobre o sangue recebem o nome de agentes hematológicos. São eles constituídos por antianêmicos, coagulantes, anticoagulantes e expansores do plasma. Estes fármacos são apresentados no Cap. 23. Os agentes que afetam o sistema renal são chamados diuréticos. São tratados no Cap. 24.

REFERÊNCIAS

E. DONOSO e S. I. COHEN, Eds., *Critical Cardiac Care,* Stuttgart, 1979.
J. H. K. VOGEL, Ed., *New Approaches in the Diagnosis and Management of Cardiovascular Disease,* Karger, Basel, 1979.
G. S. AVERY, Ed., *Cardiovascular Drugs,* 2 vols., University Park Press, Baltimore, 1978.
M. J. ANTONACCIO, Ed., *Cardiovascular Pharmacology,* Raven, New York, 1977.
E. DONOSO, Ed., *Drugs in Cardiology,* 2 parts, Thieme, Stuttgart, 1975.

K. L. MELMON, Ed., *Cardiovascular Drug Therapy,* Davis, Philadelphia, 1974.
C. K. FRIEDBERG, Ed., *Current Status of Drugs in Cardiovascular Disease,* Grune & Stratton, New York, 1969.
G. G. ROWE, *Annu. Rev. Pharmacol., 8,* 95 (1968).
A. N. BREST e J. H. MOYER, Eds., *Cardiovascular Drug Therapy,* Grune & Stratton, New York, 1965.
H. J. SANDERS, *Chem. Eng. News, 43*(10), 130 e *43*(12), 74 (1965).
G. FAWAZ, *Annu. Rev. Pharmacol., 3,* 57 (1963).

22

Agentes Cardiovasculares Diversos

I. GENERALIDADES

As moléstias cardiovasculares ocupam o primeiro lugar como *causa mortis* em países civilizados; elas são responsáveis por cerca de 51% das mortes (quase um milhão por ano) nos Estados Unidos, país em que 28 milhões de pessoas sofrem de alguma doença cardiovascular. Este grupo de moléstias compreende as doenças coronárias e as doenças dos vasos sanguíneos e linfáticos.

As doenças cardiovasculares podem resultar de defeitos congênitos ou de doenças e hábitos adquiridos posteriormente. Três grupos de fatores predispõem a estas doenças. O primeiro consiste de hereditariedade, sexo, idade e raça; esses fatores não podem ser mudados. O segundo consta de hábito de fumar, obesidade, tensão e falta de exercício. O terceiro compreende pressão sanguínea alta, níveis lipídicos (especialmente colesterol) sanguíneos elevados e diabete. Muitas doenças cardiovasculares podem ser evitadas alterando ou controlando os dois últimos grupos de fatores, principalmente os três mais importantes: pressão sanguínea alta, hábito de fumar e níveis elevados de colesterol.

No tratamento das doenças coronárias, os fármacos mais usados são os vasodilatadores coronários e os beta-bloqueadores. Na insuficiência cardíaca utilizam-se os cardiotônicos e os diuréticos; em arritmias, os antiarrítmicos; e, na hipertensão arterial sistêmica, os anti-hipertensivos.

Para o tratamento de algumas moléstias dos vasos sanguíneos e linfáticos tomam-se as seguintes medidas: cirurgia e administração de vasodilatadores, agentes anti-hipertensivos e fármacos antiaterosclerose, além de anticoagulantes e outros agentes.

II. CARDIOTÔNICOS

A. Introdução

1. CONCEITO

Cardiotônicos são fármacos que aumentam a força contrátil do coração e exercem ações importantes na excitabilidade, automaticidade, velocidade de condução e períodos refratários do coração. São indicados principalmente na insuficiência cardíaca congestiva, *flutter* atrial e taquicardia atrial paroxística.

2. EMPREGOS

No tratamento de taquiarritmia, que exige tratamento de emergência, os fármacos de escolha são ouabaína e deslanósido, pois ambos têm ação imediata e podem ser administrados por via intravenosa. Para insuficiência cardíaca crônica ou compensada, os fármacos normalmente indicados são folha de digitalis (dedaleira) ou digitoxina que, administrados oralmente, exercem ação mais prolongada. A digoxina, por via oral ou intravenosa, provoca ação intermediária entre estes dois grupos. Ela tem ação moderadamente rápida e relativamente fugaz. O índice terapêutico de todos os fármacos cardiotônicos é aproximadamente o mesmo. A margem de segurança é estrita: a dose terapêutica é apenas 50 a 60% inferior à dose tóxica.

3. EFEITOS ADVERSOS

Superdoses acumuladas ou o uso prolongado de glicosidos digitálicos levam à intoxicação por digitálicos, cujos primeiros sintomas são anorexia, salivação, vômitos, náusea e diarréia, que não são considerados graves. Contudo, estes fármacos podem causar também extra-sístoles ventriculares; este estado geralmente desaparece com a interrupção da terapia, mas às vezes é necessário administrar fármacos cronotrópicos, tais como epinefrina ou isoprenalina. Um efeito colateral comum na insuficiência cardíaca congestiva crônica tratada com digitálicos e diuréticos é a hipocalemia, que pode ser corrigida pela administração oral ou intravenosa de cloreto de potássio e a suspensão temporária da terapia com digitálicos.

B. Histórico

Os cardiotônicos foram empregados séculos antes da era cristã. Extratos de diversas plantas contendo glicosidos cardíacos eram conhecidos dos povos antigos. Com efeito, a cila já estava inscrita no Papiro de Ebers. Foi empregada pelos romanos como tônico cardíaco e como diurético.

O período histórico dos cardiotônicos iniciou-se em 1785, quando o botânico e médico William Withering publicou seu clássico tratado denominado *An Account of the Foxglove and Its Medical Uses (Informe sobre a Dedaleira e seus Usos Medicinais)*, no qual ele indicava a digital no tratamento de determinadas formas de hidropisia. John Ferriar, em 1799, atribuiu ação cardíaca a substâncias digitálicas.

Em 1835, Homolle preparou pela primeira vez um extrato purificado de folhas de *Digitalis purpurea*. Nativelle, em 1869, aperfeiçoou o processo de purificação de Homolle e obteve a assim chamada *digitalina cristalina*, normalmente denominada *digitalina Nativelle*, e que foi usada por várias décadas.

Frazer, em 1872, atribuiu natureza glicosídica aos princípios ativos dos digitálicos. Em 1875, Schiedeberg isolou a digitoxina da digital e demonstrou ser ela idêntica à digitalina cristalina Nativelle.

As clássicas pesquisas independentes executadas por Cloetta, Windaus, Tschesche, Jacobs, Elderfield, Reichstein, Stoll e outros resultaram na elucidação da estrutura dos glicosidos digitálicos. A ação farmacológica destes fármacos foi estudada e esclarecida por Cushny, Mackenzie, Lewis, Chen e outros.

Em 1976 e 1977, da anêmona do mar *Anthopleura xanthogrammica* foi isolado e identificado um polipeptídio cardiotônico constituído de 49 aminoácidos e que foi chamado antopleurina A (AP-A). É cerca de trinta vezes mais potente do que a digoxina no cão anestesiado, apresenta melhor índice terapêutico e atua por mecanismo diferente do de outros agentes inotrópicos (de $\iota\nu o\varsigma$ = nervo, músculo, fibra, força, e $\tau\rho\acute{o}\pi o\varsigma$ = afinidade). Essas características são de molde a estimular as pesquisas visando à descoberta de um sistema inotrópico receptor-transmissor natural, que se presume existir, à semelhança do que ocorre no setor dos hipnoanalgésicos, em que se descobriram há pouco as encefalinas e outros análogos naturais da morfina (veja Cap. 7).

C. Classificação

Os cardiotônicos mais freqüentemente empregados estão arrolados na Tabela 22.1.

Além destes, empregam-se os seguintes: acetildigitoxina, β-acetildigoxina, actodigina, adonitoxina, asclepina, cimarina, convalotoxina (Convallopan), digital, estrofantina K (Cardiovitol, Kombetin, Strofan), folha de digital pulverizada, gitaloxina, gitoformato, lanatosido A, medigoxina, meproscilarina, oleandrina, pengitoxina, pentacetilgitoxina, periplocimarina, peruvosido, proscilaridina, rambufasida, tevetina, tevetosido, uzarina.

Estes fármacos são extraídos de determinadas espécies das seguintes famílias de plantas:

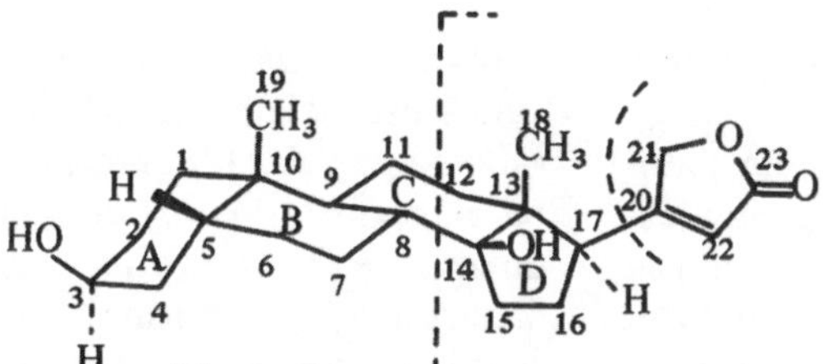

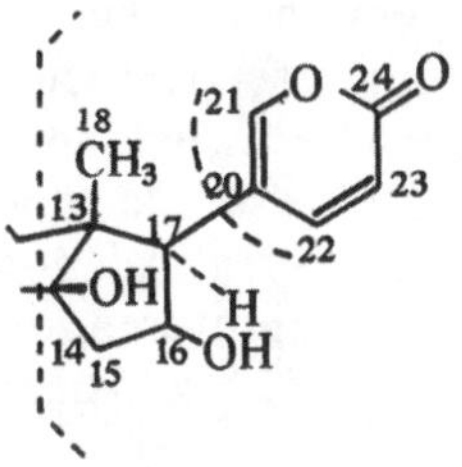

Fig. 22.1 Estruturas da digitoxigenina e bufogenina.

Tabela 22.1 Glicosidos cardiotônicos

Nome oficial	Nome comercial	Estrutura
digoxina	Digoxina Lanicor Lanoxin	R = 3 moléculas de digitoxose
acetildigoxina	Cedigocina	R = 3 moléculas de digitoxose + acetil
lanatosido C (celanida)	Cedilanide	R = 3 moléculas de digitoxose + acetil + glicose
deslanosido (deslanosido C)		R = 3 moléculas de digitoxose + 1 molécula de glicose
digitoxina (digitoxosido)	Digilong Digitoxina Digiven Zurivene	R = 3 moléculas de digitoxose
ouabaína	Digibaine (em assoc.) Natibaine (em assoc.)	$C_6H_{11}O_4$ (L-ramnose)
gitalina		mistura de glicosidos amorfos preparados a partir de *Digitalis purpurea*

Scrofulariaceae, Liliaceae, Apocynaceae e *Ranunculaceae*.

Outros glicosidos digitálicos ocorrem naturalmente e, em geral, consistem numa genina esteróide ligada a uma fração de açúcar, na maioria das vezes D-galactose, D-glicose e L-ramnose, Quimicamente, estes esteróides podem ser divididos em duas classes principais — cardenólidos e bufadienólidos — representados, respectivamente, pelos protótipos digitoxigenina e bufogenina (Fig. 22.1).

Para terem atividade cardiotônica, as estruturas devem possuir três características consideradas essenciais: (a) um anel de lactona insaturada na posição 17β; (b) uma função β-oxigenada na posição C-14; (c) configuração *cis* entre os anéis A e B e entre os anéis C e D. A fração sacarídica, anteriormente considerada importante no transporte destes fármacos até o local de ação, não é essencial à atividade.

Entre os cardiotônicos sintéticos, temos: anrinona, dobutamina, quazodina, tazolol (β-adrenérgico dotado de atividade estimulante seletiva do miocárdio).

Alguns produtos novos, ao lado de outros mais antigos e já utilizados para finalidades diversas, manifestaram atividade cardiotônica: aminopicolina, antopleurina A, bufogenina, buquinerano, etilefrina, fenilefrina (Dilafrin, Neo-Sinefrina), forscolina (derivado diterpênico extraído da planta indiana *Coleus forskohli*), heptaminol, 9-hidroxielipticina, higenamina (β-adrenérgico isolado da raiz do acônito), lasalocida, metileptaminol, metoxamina (Vasylox), oxifedrina, trimazosina.

Digoxina

Cristais incolores ou brancos ou pó cristalino branco, inodoro, quase insolúvel em água. É o mais usado dos glicosidos cardiotônicos, sendo o preferido para o tratamento de insuficiência cardíaca congestiva. Sua biodisponibilidade pode variar de acordo com o fabricante; por isso, a mudança de marca pode causar ou intoxicação digitálica ou subdigitalização. A digoxina é excretada pelos rins predominantemente na forma inalterada, o que obriga a diminuir a dose para pacientes com função renal debilitada. Pode ser administrada por via oral ou por injeção.

Digitoxina

Pó microcristalino branco ou amarelo pálido, inodoro, quase insolúvel em água. Tem meia-vida longa, de cinco a nove dias; isto proporciona efeito terapêutico por tempo prolongado, mas pode constituir desvantagem em caso de intoxicação. Por ser quase completamente absorvida do trato gastrintestinal, a dose por via oral produz o mesmo efeito terapêutico que a dose intravenosa. No fígado sofre intensa metabolização e é excretada na urina, 80% na forma de metabólitos inativos. Por isso, sua meia-vida não aumenta nos que sofrem de função renal alterada, sendo, conseqüentemente, o cardiotônico de escolha para estes casos.

Estrofantina K

Pó branco ou ligeiramente amarelado, de sabor amargo, pouco solúvel em água. Apresenta ação cardiotônica mais rápida que a digitoxina.

Deslanosido

Cristais brancos ou pó cristalino branco, inodoro, higroscópico, quase insolúvel em água. Por ser estável em solução hidroalcoólica, é apropriado para administração parenteral em casos de tratamento digitálico de emergência, tais como edema pulmonar, taquicardia paroxística, fibrilação atrial, insuficiência ventricular esquerda, palpitação atrial.

D. Mecanismo de ação

Os glicosidos digitálicos agem ao nível molecular como inibidores da ATPase da membrana e, desta forma, inibem o transporte de Na^+ e K^+ através da membrana celular do miocárdio (Fig. 22.2). Contudo, uma vez que o Ca^{2+}, tal como os glicosidos cardiotônicos, potencia a contratilidade do coração e também inibe a ATPase da

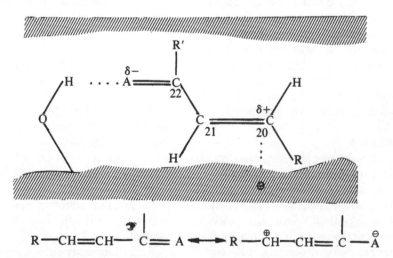

Fig. 22.2 Representação esquemática da interação dos cardiotônicos digitálicos com porção da Na^+,K^+-ATPase, seu provável receptor. A cadeia lateral da molécula dos digitálicos interage com este receptor por dois pontos, a saber: o heteroátomo rico em elétrons, isto é, contendo carga residual negativa (A), e o C-20 deficiente de elétrons, ou seja, com carga residual positiva. Essa distribuição de carga na cadeia lateral resulta das estruturas de ressonância representadas abaixo do modelo. *Fonte:* R. Thomas *et al., J. Pharm. Sci., 63,* 1649 (1974).

membrana, sugeriu-se que o Ca^{2+} e os digitálicos atuam sinergicamente sobre a membrana miocárdica. A atividade inotrópica positiva destes fármacos deve-se, pois, à inibição da ATPase de transporte Na^+-K^+ da membrana celular miocárdica (bomba de Na^+).

Outra hipótese admite que o efeito antiarrítmico não depende da inibição da bomba de Na^+. Seu local primário de ação seria dentro do sistema nervoso periférico, segundo uns, ou central, segundo outros.

III. FÁRMACOS ANTIARRÍTMICOS

A. Introdução

1. CONCEITO

Os agentes antiarrítmicos são fármacos empregados no tratamento de distúrbios no ritmo e velocidade dos batimentos cardíacos. Entende-se por arritmia uma anormalidade na iniciação ou propagação dos estímulos cardíacos.

2. EMPREGOS

No tratamento da taquiarritmia atrial, os fármacos de primeira escolha são acetildigitoxina, deslanosido, digital, digitoxina, digoxina, lanatosido C e ouabaína. Na fibrilação e *flutter* atriais nem sempre os digitálicos são suficientes. Neste tipo de distúrbio recomenda-se a administração de outros fármacos, seja após a administração dos glicosidos digitálicos, seja concomitantemente, de modo a restabelecer o ritmo normal. Tais fármacos são quinidina, procainamida e lidocaína.

Outros fármacos valiosos empregados como antiarrítmicos são determinados agentes adrenérgicos (epinefrina, isoprenalina, metoxamina), bloqueadores beta-adrenérgicos (propranolol) e anticonvulsivantes (fenitoína). Esta última é empregada em casos de superdose digitálica.

3. EFEITOS ADVERSOS

Efeitos adversos dos agentes antiarrítmicos são geralmente conseqüência de superdose. Taquiarritmias causadas por glicosidos digitálicos são tratadas pela administração oral ou intravenosa de cloreto de potássio. Doses excessivas e às vezes mesmo normais de quinidina causam cefaléia, vertigens, náusea, diarréia, palpitação, síncope e outros sintomas de cinchonismo. A procainamida produz náusea, sabor amargo, fraqueza, depressão mental, agranulocitose e diversos outros efeitos colaterais, incluindo reações de hipersensibilidade. O propranolol pode provocar hipotensão e bradicardia, efeitos esses que são tratados por administração intravenosa de isoprenalina.

B. Histórico

A história dos glicosidos cardiotônicos foi descrita na secção II.B deste capítulo. Quanto aos demais antiarrítmicos, a quinidina foi preparada pela primeira vez por Pasteur, em 1853, e foi considerada útil no tratamento de arritmias cardíacas por Frey, em 1918. Ela é extraída da casca de quina, empregada pelos indígenas do Peru para o tratamento da malária, pois, como se determinou posteriormente, ela também contém quinina, isômero óptico da quinidina e potente agente antimalárico. A síntese total da quinidina foi realizada, em 1944, por Woodward e Doering, mas não é economicamente viável.

A introdução da procainamida como agente antiarrítmico resultou da observação de Mautz, em 1936, de que o cloridrato de procaína aplicado topicamente eleva o limiar da resposta do músculo ventricular ao estímulo elétrico. Esta ação, contudo, tem curta duração, pois a procaína é rapidamente hidrolisada. A substituição isostérica da função éster da procaína por função amídica, em 1951, resultou na procainamida, cuja ação é prolongada por ser resistente a esterases. Outro anestésico local, a lidocaína, que é uma amida invertida, foi introduzida pela mesma razão, em 1950.

A propriedade antiarrítmica da fenitoína foi descrita pela primeira vez por Harris e Kokernot, em 1950.

Em 1963, Stock e Dale observaram que um agente bloqueador beta-adrenérgico tem atividade antiarrítmica; esta descoberta levou à síntese e ensaio de diversos novos agentes bloqueadores beta-adrenérgicos, entre os quais alguns agentes antiarrítmicos eficazes como, por exemplo, o propranolol.

C. Classificação

Os antiarrítmicos mais empregados, quase todos na forma de cloridratos, estão compilados na Tabela 22.2.

Os fármacos com ação predominante como antiarrítmicos são os seguintes: acecainida, ácido capobênico, Ambonestyl, aprindina, bucainida, bunaftina, calpurnina, capobenato sódico, carcaínio, cloroprocainamida, diidroquinidina, disopiramida, drobulina, emílio, encainida, epicai-

Tabela 22.2 Fármacos antiarrítmicos

Nome oficial	Nome comercial	Nome químico	Estrutura
quinidina	Longacor Quinicardine Quinidex Quinidine Ritmoquine	6'-metoxicinchonan-9-ol	
procainamida (novocainamida)	Procamide	4-amino-N-[2-(dietilamino)etil]benzamida	
lidocaína (lignocaína)	Lidocaína Xylocard	Veja Tabela 21.2	
fenitoína	Epelin Fenitoína Hidantal	Veja Tabela 6.1	
tocainida		2-amino-N-(2,6-dimetilfenil)propanamida	
mexiletina		1-metil-2-(2,6-xililoxi)etilamina	
disopiramida	Dicorantil	α-[2-[bis(1-metiletil)amino]etil]-α-fenil--2-piridinacetamida	
amiodarona	Ancoron Atlansil Miodaron	(2-butil-3-benzofuranil)[4-[2-(dietilamino)-etoxi]-3,5-diiodofenil]metanona	

Tabela 22.2 (cont.) Fármacos antiarrítmicos

Nome oficial	Nome comercial	Nome químico	Estrutura
aprindina		N,N-dietil-N'-2-indanil-N'-fenil-1,3-propanodiamina	
verapamil (iproveratril)	Dilacoron	α-[3-[[2-(3,4-dimetoxifenil)etil]metilamino]propil]-3,4-dimetoxi-α-(1-metiletil)-benzenacetonitrila	
cloreto de edrofônio		cloreto de N-etil-3-hidroxi-N,N-dimetil-benzenamínio	
propranolol	Inderal Propranolol	Veja Tabela 18.2	
isoprenalina (isoproterenol)	Aleudrin	Veja Tabela 17.1	
fenilefrina (mesatona) (metaoxedrina) (neosinefrina)		Veja Tabela 17.1	
atropina (metilatropina)	Atropina	Veja Tabela 16.1	
neostigmina (proserina)	Prostigmine	Veja Tabela 15.2	

nida, etmozina, flecainida, hidroquinidina (Hidroquinidina), lorcainida, mexiletina, meobentina, moracizina, nifedipina, oxiramida, pirinolina, pirolazamida, pranólio, proadifeno, procainamida, propafenona, quinalbital, quindônio, quinidina, tocainida.

Entretanto, usam-se como antiarrítmicos certos fármacos que manifestam também outros efeitos farmacológicos, a saber:

1. Glicosidos digitálicos: acetildigitoxina, deslanosido, digitoxina, digoxina, folha de digitalis, lanatosido C, ouabaína;

2. Vasodilatadores coronários: amiodarona, amoproxano, amotrifeno, butoprozina, droprenilamina, hexobendina, prenilamina (Synadrin), tosifeno, verapamil;

3. Anticonvulsivantes: fenitoína;

4. Estimulantes adrenérgicos: epinefrina, fenilefrina, isoprenalina (Aleudrin, Isuprel, Novadren), metoxamina (Vasylox);

5. Beta-bloqueadores adrenérgicos: alprenolol (Aptine), atenolol (Atenol), betaxolol, bevantolol, bunolol, bupranolol, butidrina (Betabloc), etoxamina, metoprolol (Seloken), nadolo

(Corgard), nadoxolol, nifenalol, oxprenolol (Slow-Trasicor), pindolol (Visken), procinolol, propranolol, sotalol (Sotacor), tolamolol, toliprolol, xipranolol; alguns destes — como atenolol e metoprolol — são cárdio-seletivos;

    6. Agentes colinérgicos: edrofônio, neostigmina (Euperistal, Prostigmine);

    7. Agentes anticolinérgicos: atropina, fencarbamida;

    8. Agentes anti-hipertensivos: ajmalina, bretílio, lorajmina, piprofurol, prajmálio;

    9. Anestésicos locais: lidocaína;

    10. Antieméticos: metoclopramida (Plasil).

Szekeres e Papp propuseram a seguinte classificação farmacológica dos fármacos antiarrítmicos: *(a)* agentes antiarrítmicos específicos — os que atuam indiretamente, regulando a atividade autônoma do coração; *(b)* agentes antiarrítmicos inespecíficos — os que agem diretamente no miocárdio, por alterarem algumas propriedades básicas da função cardíaca, como automaticidade, excitabilidade, condutividade e refratariedade; a quinidina é o protótipo destes agentes e a maior parte dos antiarrítmicos usados na terapêutica pertence a esta classe.

Os estudos de relações estrutura-atividade mostraram que a característica essencial em quase todos os fármacos antiarrítmicos parece ser um grupo amino terciário. De fato, até o dietilaminoetanol, produto de hidrólise da procainamida, tem propriedades antiarrítmicas.

Quinidina

Empregada como os seguintes sais: cloridrato, sulfato, gluconato, poligalacturonato, todos apresentando entre si diferenças físico-químicas e farmacológicas. A quinidina é dextrorrotatória, enquanto seu isômero quinina é levorrotatório. Geralmente é administrada por via oral. Ela aumenta o período refratário e reduz a automaticidade cardíaca. É empregada para restabelecer o ritmo sinusal normal da fibrilação e *flutter* atriais. A dose habitual por via oral é de 200 a 400 mg, três a cinco vezes ao dia, durante um a três dias.

Cloridrato de procainamida

Pó cristalino branco a castanho, hidrossolúvel, higroscópico, extremamente resistente à hidrólise, mesmo a temperaturas elevadas e valores baixos de pH. Esta estabilidade permite que seja usado por via oral. Sua ação assemelha-se à da quinidina, sendo, contudo, mais eficaz que o alcalóide no tratamento da taquicardia ventricular. A dose inicial é de 500 a 750 mg em intervalos de duas horas, até que seja restabelecido o ritmo sinusal normal. A dose de manutenção é a mesma, mas é administrada em intervalos de quatro a seis horas.

O cloridrato de procainamida é sintetizado mediante a reação do cloreto do ácido *p*-nitrobenzóico com β-dietilaminoetila e redução subseqüente do composto assim obtido.

Cloridrato de amiodarona

Pó cristalino branco, insolúvel em água em concentrações baixas (0,2%, por exemplo), mas solúvel em concentrações maiores (da ordem de 5%); trata-se, pois, de um fenômeno de auto-solubilização devido às propriedades tensoativas do fármaco; à concentração de 10%, a solução aquosa solidifica-se por resfriamento. Seu efeito antiarrítmico só se manifesta ao cabo de alguns dias, por isso não é apropriado o seu emprego em casos de crises agudas. Todavia, apresenta a vantagem de exercer efeito por tempo prolongado, conferindo a alguns pacientes proteção durante 30 a 45 dias. Por isso, pode ser e é administrado uma vez por dia, na dose de sustentação de 300 a 400 mg, enquanto os outros antiarrítmicos, em geral, precisam ser administrados a cada 4 ou 6 horas, deixando os pacientes desprotegidos de arritmias graves e até fatais que possam ocorrer durante o sono ou em resultado de omissão inadvertida de uma única dose. Sua margem de segurança é muito grande e os efeitos colaterais e as contra-indicações são mínimos.

Fenitoína

Suas propriedades físico-químicas já foram descritas no Cap. 6, pois é também anticonvulsivante. Seu emprego principal como antiarrítmico é para impedir as arritmias causadas por digitálicos ou para tratar delas.

Lidocaína

Já estudada como anestésico local, no Cap. 21. É o fármaco de escolha para controle imediato de extra-sístoles prematuras e taquicardia ventricular.

D. Mecanismo de ação

O mecanismo de ação dos glicosídos cardiotônicos foi estudado na secção anterior.

A ação antiarrítmica da quinidina resulta de sua ligação à membrana celular miocárdica, através do seu anel quinolínico, e também a lipídios e lipoproteínas; a fração quinuclidínica, com seu átomo de nitrogênio protonizado, causa um ou mais dos seguintes efeitos: *(a)* repulsão de cátions, incluindo sódio; *(b)* espessamento da membrana por hidratação; *(c)* quelação de íons cálcio. Estas interações corrigem o movimento patológico de íons no miocárdio (reduzindo a entrada de Na^+ e a saída de K^+ através da membrana celular miocárdica) e produzem efeitos antiarrítmicos.

Os anestésicos locais, tais como procainamida e lidocaína, incorporam em suas estruturas a porção também encontrada na quinidina (Fig. 22.3).

Esta similaridade explica os efeitos cardíacos análogos produzidos pelos três fármacos, aliás, pelo mesmo mecanismo de ação. Na realidade, o efeito antiarrítmico está correlacionado com o efeito anestésico local. Vários outros antiarrítmicos apresentam estrutura análoga: amiodarona, aprindina, disopiramida, mexiletina, tocainida.

Os fármacos simpatomiméticos, tais como epinefrina e isoprenalina, devem sua ação cardíaca ao estímulo de receptores adrenérgicos: o estímulo dos receptores α aumenta a pressão sanguínea e, por reflexo, aumenta o tono do vago e faz cessar o paroxismo da taquicardia atrial; o estímulo de receptores β aumenta a automaticidade e melhora a condução.

O efeito antiarrítmico produzido pelo propranolol e outros agentes bloqueadores β-adrenérgicos resulta de sua interação com o transporte celular de Ca^{2+}, e não do bloqueio β-adrenérgico.

O verapamil bloqueia o transporte de cálcio através da membrana celular do miocárdio. A nifedipina é outra antagonista do cálcio.

quinidina procainamida lidocaína

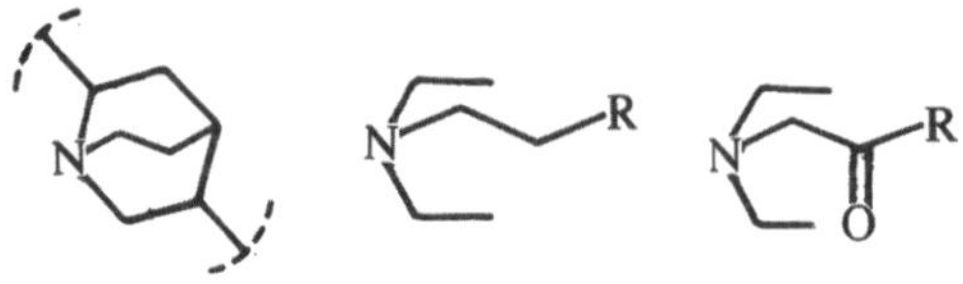

Fig. 22.3 Semelhança estrutural entre as moléculas de quinidina, procainamida e lidocaína. Outras moléculas de antiarrítmicos representadas pela mesma fórmula geral da procainamida: amiodarona, aprindina. A disopiramida apresenta estrutura semelhante.

IV. AGENTES ANTI-HIPERTENSIVOS

A. Introdução

Os agentes anti-hipertensivos são fármacos usados no tratamento da hipertensão — condição na qual a pressão sistólica excede 160 mm de Hg ou a pressão diastólica excede 95 mm de Hg. Existem dois tipos principais de hipertensão: hipertensão *essencial* ou *primária* e hipertensão *secundária*.

Calcula-se que, no Brasil, haja cerca de 7 milhões de hipertensos, e, nos Estados Unidos, 23 milhões. De fato, a hipertensão essencial aflige cerca de 10% da população mundial e constitui 80% do total de casos de hipertensão. Outrossim, aproximadamente 60% dos hipertensos acabam desenvolvendo, como seqüela, alguma afecção cardiovascular. A hipertensão é mais freqüente entre mulheres que entre homens. Caracteriza-se pela hipertensão diastólica, cuja causa continua desconhecida em cerca de 85% dos casos. Há fortes provas de que seja de natureza hereditária e de que a ingestão de sal como condimento contribui significativamente. Esta forma de hipertensão pode assumir curso benigno (ou gradual) ou maligno (ou acelerado).

A hipertensão secundária é provocada por causas conhecidas. Pode ser subdividida em quatro diferentes formas: renal, neurogênica, endócrina e cardiovascular.

A hipertensão renal é o tipo mais comum de hipertensão secundária. Pode estar relacionada à hipertensão essencial. Na realidade, foi descoberto que a renina, enzima proteolítica dos rins, depois de liberada de seus locais de armazenamento, age sobre uma globulina do sangue, angiotensinogênio, transformando-a em angiotensina, potente polipeptídio vasopressor, de acordo com a seguinte seqüência:

angiotensinogênio (substrato da renina no sangue) —renina→ angiotensina I (decapeptídio sem atividade vasopressora) —enzima angio-tensina-conversora→ angiotensina II (octapeptídio com potente atividade pressora)

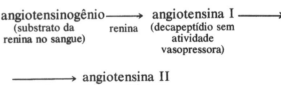

A angiotensina II circulante causa diretamente a constrição de arteríolas e produz imediata elevação da pressão sanguínea; outrossim, ou ela ou seu derivado angiotensina III (heptapeptídio, por haver perdido o ácido aspártico) estimula a liberação da aldosterona, hormônio envolvido na retenção de sódio e, conseqüentemente, no aumento do volume do fluido extracelular e, *ipso facto*, da pressão sanguínea. As angiotensinas I, II e III são rapidamente destruídas por ação de angiotensinases, enzimas presentes no sangue e nos tecidos.

A angiotensinamida, que apresenta ação vasoconstritora análoga à das angiotensinas, é utilizada para provocar hipertensão rápida e potente, especialmente por flebóclise em estados de choque e colapso, junto com anestésicos locais.

Para o diagnóstico da hipertensão dependente de renina usam-se o teprótido, nonapeptídio e a saralasina, octapeptídio antagonista específico da angiotensina II.

A hipertensão neurogênica é causada por lesão nos centros vasomotores ou naqueles responsáveis por aumento na pressão do fluido cerebroespinhal.

A hipertensão endócrina resulta de distúrbios endócrinos, tais como o feocromocitoma, síndrome de Cushing e aldosteronismo primário.

A hipertensão cardiovascular é conseqüência da coarctação da aorta, sendo em geral tratada cirurgicamente.

Diversos tipos de fármacos são disponíveis para o tratamento da hipertensão, especialmente a do tipo essencial, com a finalidade de reduzir a pressão sanguínea a níveis normais, se possível, ou à menor pressão suportável pelo paciente. Os fármacos mais empregados na hipertensão crônica, por ordem de preferência, são: metildopa, reserpina e hidralazina. Na hipertensão maligna, os diuréticos orais e guanetidina ou metildopa são os fármacos mais úteis. Nas crises de hipertensão podem-se empregar diversos fármacos, alguns por via intravenosa ou parenteral e outros por via oral.

Os fármacos anti-hipertensivos podem provocar efeitos adversos, entre eles letargia, fraqueza e hipotensão ortostática.

B. Histórico

Os fármacos úteis no tratamento da hipertensão, especialmente a do tipo essencial, já foram, em sua maioria, estudados nos capítulos precedentes, nos quais se descreveu sucintamente a história de sua introdução na terapêutica.

Quanto à reserpina, é alcalóide extraído da planta indiana *Rauwolfia serpentina,* cujas várias propriedades medicinais, incluindo tratamento de insanidade, eram conhecidas pelos hindus durante séculos. Os efeitos anti-hipertensivos e tranqüilizantes dos extratos de *Rauwolfia* foram descritos, em 1931, por pesquisadores indianos e, em 1949, por uma revista ocidental. O interesse assim suscitado nesta planta culminou no isolamento da reserpina, em 1952, por Schlittler e colegas, seguido pela determinação de sua estrutura pelo mesmo grupo, em 1954, pela síntese total feita por Woodward e colaboradores, em 1956, e pela determinação de sua configuração absoluta pelos estudos de difração de raios X por Pepinski e colaboradores, em 1957. Kline, em 1954, comprovou a utilidade da reserpina no tratamento de pacientes psicóticos. Durante vários anos ela e alguns de seus derivados foram empregados como agentes neurolépticos. Entretanto, por terem efeito mais acentuado como hipotensores, são atualmente usados apenas como anti-hipertensivos. Recentemente, na Itália foi introduzido um potente antagonista reserpínico, a caroxazona, correspondente a 2-oxo-$2H$-1,3-benzoxazina-3($4H$)-acetamida.

Procuram-se novos agentes anti-hipertensivos entre os inibidores das enzimas renina-conversora e angiotensina-conversora, bem como entre os antagonistas do receptor da angiotensina. Embora vários compostos tenham manifestado atividade *in vitro* e em ensaios experimentais, como o teprótido (peptídio antagonista da angiotensina I), nenhum deles é, ainda, usado na clínica. Todavia, mostram-se promissores os inibidores da enzima angiotensina-conversora ativos por via oral, como o captopril, que é um peptídio correspondente a D-3-mercapto-2-metilpropanoil-L-prolina.

C. Classificação

Considerando-se que os agentes anti-hipertensivos incluem estruturas químicas amplamente variadas, são melhor classificados em função do seu mecanismo de ação. Assim, há os fármacos que agem sobre mecanismos centrais ou reflexos, fármacos que agem sobre o sistema nervoso autônomo, fármacos que agem diretamente sobre os vasos sanguíneos periféricos e fármacos que agem por outros mecanismos.

Os anti-hipertensivos podem ser empregados individualmente mas, muitas vezes, é necessário empregar uma associação deles, de forma a manter uma redução eficaz da hipertensão. Os mais usados constam das Tabelas 22.3 e 22.4.

1. FÁRMACOS QUE AGEM SOBRE MECANISMOS CENTRAIS OU REFLEXOS

Os principais fármacos desta classe são: clonidina e mebutamato.

Diversos análogos da clonidina manifestaram atividade anti-hipertensiva e, em outros paí-

Tabela 22.3 Fármacos anti-hipertensivos

Nome oficial	Nome comercial	Nome químico	Estrutura
mebutamato	Axiten Belemina	dicarbamato de 2-metil-2-(1-metilpropil)--1,3-propanodiol	
clonidina (clornidina)	Atensina Catapresan	2-(2,6-dicloroanilino)-2-imidazolina	
lofexidina		2-[1-(2,6-diclorofenoxi)etil]-2-imidazolina	
tiamenidina		2-[(2-cloro-4-metil-3-tienil)amino]-2--imidazolina	
bufeniodo	Proclival	álcool 4-hidroxi-3,5-diiodo-α-[1-[(1-metil-3-fenilpropil)amino]etil]benzílico	
fenoxibenzamina		Veja Tabela 18.1	
fentolamina	Regitina	Veja Tabela 18.1	
prazosina	Minipress	monocloridrato de 1-(4-amino-6,7-dimetoxi-2-quinazolinil)-4-(2-furanilcarbonil)piperazina	· HCl
propranolol	Inderal Propranolol	Veja Tabela 18.2	
betanidina	Esbatal	Veja Tabela 18.3	
guanetidina	Ismelina	Veja Tabela 18.3	

AGENTES CARDIOVASCULARES DIVERSOS

Tabela 22.3 (cont.) Fármacos anti-hipertensivos

Nome oficial	Nome comercial	Nome químico	Estrutura
metildopa	Aldomet Hydromet (em assoc.)	3-hidroxi-α-metil-L-tirosina	(estrutura)
trimetafano	Arfonad		Veja Tabela 16.3
hidroclorotiazida	Diclotride Drenol Exidrex Hidroclorotiazida Hidro-Niagarin Rinil		Veja Tabela 24.5
clortalidona	Higroton		Veja Tabela 24.5
diazóxido	Pressuren	1,1-dióxido de 7-cloro-3-metil-2H-1,2,4--benzotiadiazina	(estrutura)
hidralazina (apressina)			Veja Tabela 18.1
nitroferricianeto sódico (nitroprussiato sódico)	Nipride	nitrosilpentacianoferrato(III) sódico	$Na_2Fe(CN)_5NO \cdot 2H_2O$

ses, alguns deles já foram introduzidos na terapêutica: alinidina, azepexol, benclonidina, cibenzolina, flutonidina, lofexidina, nebidrazina, oxazolina, tiamenidina, tinazolina, tolonidina, xilazina.

Esta classe inclui também alguns sedativos, como os barbitúricos, e certos agentes ansiolíticos, como meprobamato. Também exercem ação anti-hipertensiva por ação central os seguintes fármacos: ácido amibutírico, brometo de quinúclio, bromocriptina (agonista dopaminérgico), centpiraquina, piprofurol, urapidil.

Os seguintes alcalóides do *Veratrum*, antigamente muito usados, são agora considerados obsoletos: alcavervir, criptenamina, protoveratrinas A e B, *Veratrum viride*.

Cloridrato de clonidina

Pó cristalino branco e hidrossolúvel. Tem a propriedade de reduzir tanto o rendimento cardíaco quanto a resistência vascular periférica. É útil no tratamento de formas moderadas a graves de hipertensão e em pacientes que não respondem a outros fármacos. Apresenta a vantagem de preservar o fluxo sanguíneo renal e a velocidade de filtração glomerular. Embora raramente, causa discreta hipotensão ortostática. As reações adversas são sedação intensa e secura da boca, sintomas que tendem a desaparecer com terapia prolongada e que não se manifestam quando o fármaco é administrado em conjunto com clortalidona. A suspensão abrupta do fármaco provoca o fenômeno de rebotes hipertensivos, que podem ser revertidos pelos bloqueadores α e β-adrenérgicos ou por tratamento prévio com reserpina. Devido à sua propriedade de reter sódio, é essencial a ingestão concomitante de um diurético. A dose usual de manutenção, por via oral, varia de 0,1 a 3 mg.

Lofexidina

Este novo derivado da clonidina apresenta a vantagem de, provavelmente, não causar o fenômeno de rebotes hipertensivos, pois a excreção

Tabela 22.4 Alcalóides da *Rauwolfia*

Nome oficial	Nome comercial	R	R'
reserpina	Cardio-Serpin, Orthoserpina, Rauserpin, Reserpina, Serpasol	CH_3O-	3,4,5-trimetoxibenzoíla (OCH_3, OCH_3, OCH_3)
deserpidina	Enduronyl (em assoc.)	$H-$	3,4,5-trimetoxibenzoíla (OCH_3, OCH_3, OCH_3)
sirosingopina	Raunova	CH_3O-	3,5-dimetoxi-4-(etoxicarboniloxi)benzoíla (OCH_3, $O-C(=O)OC_2H_5$, OCH_3)
rescinamina	Rauwolfina (em assoc.)	CH_3O-	$-CH=CH-$ 3,4,5-trimetoxifenila (OCH_3, OCH_3, OCH_3)

urinária de catecolamina se altera muito pouco após a suspensão do tratamento com este fármaco.

2. FÁRMACOS QUE AGEM SOBRE O SISTEMA NERVOSO AUTÔNOMO

Esta classe pode ser dividida em três grupos: agentes bloqueadores adrenérgicos, agentes antiadrenérgicos e ganglioplégicos.

No primeiro grupo estão incluídos: *(a)* agentes bloqueadores α-adrenérgicos: bufeniodo, fenoxibenzamina, fentolamina, indoramina, midodrina, piprofurol, prazosina, quinazosina, trimazosina, urapidil; *(b)* agentes bloqueadores β-adrenérgicos: acebutolol, atenolol (Atenol), bevantolol, bufurolol, bunolol, carazolol, labetalol, mepindolol, metoprolol (Seloken), nadolol (Corgard), pembutolol, pindolol (Visken), propranolol, sotalol (Sotacor), talinolol, timolol (Blocadren, Timoptol), tolamolol; *(c)* agentes bloqueadores adrenérgicos neuronais (quase todos derivados da guanidina): betanidina, bitartarato de pentolônio, bretílio, brometo de tetrilamônio, debrisoquina, espirgetina, guabenxano, guanabenzo, guanaclina, guanadrel, guanazodina, guancidina, guanclofina, guanetidina, guanfacina, guanisoquina, guanocloro, guanoctina, guanoxabenzo, guanoxano, guanoxifeno.

Estes fármacos, em sua maioria, foram estudados no Cap. 18. Com exceção de certos derivados do bufeniodo, da guanidina e da prazosina e seus análogos (quinazosina e trimazosina), os componentes desta classe não são muito empregados como agentes anti-hipertensivos: de fato, os gangliopégicos são considerados obsoletos no tratamento da hipertensão.

Os agentes antiadrenérgicos, o segundo grupo, são amplamente usados. Entre eles encontram-se: *(a)* inibidores da biossíntese das catecolaminas: ácido fenopicolínico, bupicomida, metildopa, metildopato, metirosina, piratriona (já estudados no Cap. 19); *(b)* alcalóides da *Rauwolfia*: ajmalina, alseroxilona, bietaserpina, deserpidina, lorajmina, metoserpato, metoserpidina, prajmálio, raiz de *Rauwolfia serpentina*, rescinamina, reserpina, sirosingopina (Tabela 22.4); *(c)* pargilina, inibidor da MAO, já estudada no Cap. 10, secção IV, como fármaco antidepressivo.

Uma associação de diidroergocriptina-clopamida-reserpina, comercializada como Bridina, é mais ativa que qualquer de seus componentes isolados ou combinações de dois deles.

No terceiro grupo, gangliopégicos, encontram-se diversos fármacos, estudados no Cap. 16, Secção III, mas somente alguns deles são empregados, e ainda assim raramente, como agentes anti-hipertensivos: clorisondamina, mecamilamina, pentolínio, trimetafano, trimetidínio.

Cloridrato de prazosina

Pó cristalino branco, pouco solúvel em água. Reduz a resistência vascular periférica, causando relaxamento direto da musculatura lisa das arteríolas e também interferindo com a função simpática periférica. É tão eficaz quanto a metildopa, mas menos do que a hidroclorotiazida. Sua eficácia é maior em associação com diuréticos tiazídicos. Não altera a função renal, o rendimento cardíaco e a renina plasmática, mas pode causar retenção de fluido, desfalecimento e tontura. A dose deve ser individualizada, variando de 3 a 20 mg diários, por via oral.

Cloridrato de propranolol

Pó cristalino branco a esbranquiçado, inodoro, de sabor amargo, solúvel em água. É utilizado, por via oral, no tratamento de hipertensão branda a moderada. Para realçar o seu efeito anti-hipertensivo, administra-se concomitantemente um diurético tiazídico. Os principais efeitos adversos são: insuficiência cardíaca congestiva, ataques asmáticos, distúrbios gastrintestinais e hipoglicemia. Em pacientes com angina grave ou instável, a suspensão súbita de doses elevadas provoca graves efeitos isquêmicos; caso se precisar interromper o tratamento, é imprescindível que a dose seja diminuída paulatinamente.

Sulfato de guanetidina

Pó branco cristalino, de odor característico, pouco solúvel em água. Seu efeito hipotensivo se deve à redução do rendimento cardíaco e à queda na resistência vascular periférica. É usado no tratamento de hipertensão grave, quando o paciente não responde a outra medicação. Para evitar retenção de sódio e água e realçar o efeito anti-hipertensivo, deve ser administrado concomitantemente com um diurético oral.

Metildopa

Pó branco a branco-amarelado, inodoro, solúvel em água. É usada, por via oral ou intravenosa, no tratamento de hipertensão moderada a grave, concomitantemente com diuréticos tiazídicos. Crê-se que seu efeito anti-hipertensivo se deva ao seu metabólito normetanefrina. É contra-indicada em anemia hemolítica e alterações hepáticas graves, como cirrose. Seus efeitos adversos principais são: sonolência, astenia, cefaléia, discrasias sanguíneas, distúrbios gastrintestinais e manifestações alérgicas cutâneas.

Reserpina

Extraída de várias espécies de *Rauwolfia*, apresenta-se como pó cristalino branco ou amarelado, insolúvel em água. Decompõe-se sob ação da luz ou por oxidação, principalmente em solução. Para impedir esta decomposição, que é seguida por perda de atividade, usam-se diversos estabilizadores: metabissulfito de sódio, uretana e ácido nordiidroguaiarético; estes são eficientes, todavia, apenas em solução de reserpina mantida ao abrigo da luz. A hidrólise alcalina da reserpina fornece ácido resérpico, ácido 3,4,5-trimetoxibenzóico e metanol.

A estereoquímica desempenha papel importante na ação farmacológica da reserpina e outros alcalóides da *Rauwolfia*. A reserpina natural é o (−)-isômero: possui seis centros quirais, o que possibilita a existência de 64 isômeros; entretanto, embora tenham sido sintetizados vários isômeros da reserpina, inclusive a (+)-reserpina, nenhum deles manifesta propriedades anti-hipertensivas ou antipsicóticas apreciáveis.

A reserpina é usada, por via oral, no tratamento de hipertensão branda ou moderada. Ela diminui a resistência vascular periférica e reduz o batimento cardíaco. Não raro é adicionada a um diurético tiazídico. Por via intramuscular é, às vezes, utilizada no tratamento de crises hipertensivas. Os efeitos adversos mais comuns são: congestão nasal, diarréia e bradicardia. Em doses altas, pode causar reações extrapiramidais.

3. FÁRMACOS QUE AGEM DIRETAMENTE SOBRE OS VASOS SANGUÍNEOS PERIFÉRICOS

Nesta classe incluem-se: *(a)* diuréticos tiazídicos (estudados no Cap. 24) e alguns análogos: altiazida, ciclopentiazida (Navidrex); *(b)* benzotiadiazínicos: diazóxido, pazóxido; *(c)* derivados da hidrazinoftalazina e análogos: budralazina, diidralazina, endralazina, hidralazina, oxadralazina, propildazina, todralazina (ecarazina); *(d)* diversos: ácido fusárico, bupicomida, indoramina (que é também bloqueador α-adrenérgico), minoxidil, nitroferricianeto sódico.

Hidroclorotiazida

Pó cristalino branco ou quase branco, praticamente inodoro, ligeiramente solúvel em água. Pertence à família dos diuréticos tiazídicos, fármacos preferidos para tratamento inicial da hipertensão. Às vezes se usa em associação com outros anti-hipertensivos, para impedir a retenção de sódio e de água que estes provocam. A dose inicial é de 500 mg, duas vezes por dia.

Clortalidona

Pó cristalino branco a amarelado, quase insolúvel em água. É diurético relacionado com os tiazídicos, sendo usado como fármaco único no tratamento de hipertensão branda a moderada ou, quando se faz necessário, em associação com outros anti-hipertensivos. Reduz o volume do fluido extracelular e, na terapia combinada, impede a retenção de sódio e de água, fenômeno este causado pela maioria dos anti-hipertensivos. A dose inicial é de 50 a 100 mg por dia.

Diazóxido

Cristais brancos ou branco-amarelados ou pó cristalino, quase insolúvel em água, mas muito solúvel em soluções alcalinas fortes. É eficaz no tratamento da maioria das crises de hipertensão, sendo particularmente indicado em casos que requerem redução rápida da pressão sanguínea. É administrado por via intravenosa, na dose de 5 mg/kg de peso corporal, de maneira rápida, pois o efeito hipotensor parece depender de concentração inicial alta na forma livre, não ligada às proteínas plasmáticas.

Cloridrato de hidralazina

Pó cristalino branco a esbranquiçado, inodoro, solúvel em água. É administrado oralmente para o controle de hipertensão crônica, em geral quando esta não cede ao tratamento com diurético, primeira escolha, ou depressor simpatomimético, segunda escolha.

Nitroferricianeto sódico

Pó ou cristais marrom-avermelhados, praticamente inodoros, facilmente solúveis em água. É o fármaco de escolha no controle de crises hipertensivas associadas a colapso ventricular esquerdo agudo. Tem ação rápida e os efeitos são de curta duração.

4. FÁRMACOS QUE AGEM POR MECANISMOS DIVERSOS OU DESCONHECIDOS

Diversos fármacos — em geral de introdução recente — de estruturas e mecanismos de ação variáveis estão incluídos nesta classe. Entre outros, destacam-se os seguintes: *(a)* sais de magnésio: nicotinato de magnésio, tiossulfato de magnésio; *(b)* derivados quinolínicos: amiquisina, leniquisina; *(c)* diversos: acetato de saralasina, calpurnina, captopril, escoparona, mendelamidina, metilapogalantamina, molsidomina, nabidrox, oxilidina, solasonina, tocoferilquinona, tolmesóxido, ubidecarenona.

No tratamento da hipertensão, os beta-bloqueadores são os fármacos de primeira escolha, ou de segunda escolha, após os diuréticos. Nas crises hipertensivas, o diazóxido é fármaco excelente. No tratamento da hipertensão intensa, alguns autores recomendam a terapia combinada: *(a)* clorotiazida, metildopa e propranolol; *(b)* clorotiazida, hidralazina e propranolol. Para emergências hospitalares, geralmente adota-se uma terapia de injetáveis à base de trimetafano, reserpina e nitroferrocianeto sódico.

D. Mecanismo de ação

Os diversos sítios de ação dos agentes anti-hipertensivos estão indicados na Fig. 22.4. Tais fármacos agem, portanto, através de mecanismos diferentes.

Os fármacos sedativos e ansiolíticos, tais como mebutamato, devem sua ação anti-hipertensiva, se é que a possuem, à sedação geral que produzem. Quanto à clonidina, ela estimula os α-receptores centrais, levando à inibição do tono simpático (Fig. 22.5).

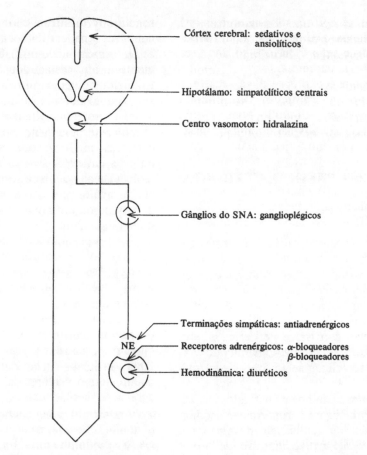

Fig. 22.4 Locais de ação dos agentes anti-hipertensivos.

Os agentes antiadrenérgicos devem seus efeitos hipotensivos à depleção de catecolaminas (alcalóides da *Rauwolfia* e alcalóides do *Veratrum*), impedimento de sua liberação (bretílio), interferência com sua biossíntese (metildopa) ou inibição de seu metabolismo (pargilina).

Os agentes bloqueadores adrenérgicos atuam como fármacos anti-hipertensivos devido ao antagonismo competitivo com as catecolaminas pelos receptores α e β-adrenérgicos específicos

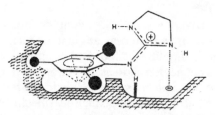

Fig. 22.5 Modelo de interação entre clonidina e compostos aparentados e o α-adrenoreceptor central. *Fonte*: P. B. W. M. Timmermans e P.A. van Zwieten, *J Med. Chem.*, **20**, 1936 (1977).

ou então devido ao bloqueio neuronal adrenérgico (guanetidina). A prazosina, por exemplo, é α-bloqueador seletivo, bloqueando somente os α-receptores vasculares pós-sinápticos (receptores α_1) e não exercendo ação sobre os α-receptores pré-sinápticos (receptores α_2); ela também provoca relaxamento direto da musculatura lisa vascular. Por mecanismo idêntico operam quinazosina e trimazosina. Ainda não está esclarecido como os β-bloqueadores baixam a pressão sanguínea; é provável que seja por bloqueio dos receptores vasculares β_2, o que permite que a adenilciclase recupere a sensibilidade aos vasodilatadores fisiológicos, tais como histamina e prostaglandina PGE_2.

Os ganglioplégicos produzem efeitos anti-hipertensivos por interromper a transmissão do sistema nervoso autônomo.

Os diuréticos têm atividade anti-hipertensiva porque reduzem o volume plasmático. A hidralazina produz vasodilatação periférica por ação direta sobre o músculo liso do leito arteriolar.

A saralasina atua como antagonista competitivo da angiotensina endógena, impedindo dessarte o efeito vasoconstritor desta. Bloqueia especificamente os receptores da angiotensina II nos vasos sanguíneos. Todavia, por ser um peptídio, seu período de ação é curto e só pode ser administrado por via parenteral.

Acredita-se que o captopril deve seu efeito anti-hipertensivo à inibição da enzima angiotensina-conversora. Contudo, como é ativo em pacientes com baixa atividade renina plasmática, talvez opere por outro mecanismo.

V. FÁRMACOS VASODILATADORES

A. Introdução

Os fármacos vasodilatadores são agentes que aumentam o fluxo sanguíneo. Eles se dividem em antianginosos e vasodilatadores periféricos e cerebrais. Os primeiros são usados no alívio da dor em ataques de *angina pectoris* (angina do peito). Os últimos têm valor clínico limitado, sendo úteis quando ocorre vasoconstrição periférica e cerebral. Do ponto de vista farmacodinâmico, os vasodilatadores assemelham-se aos anti-hipertensivos.

Os antianginosos, também chamados vasodilatadores coronarianos ou coronários e vasodilatadores sistêmicos ou gerais, não devem o seu efeito exclusivamente à vasodilatação; de fato, o dipiridamol, embora seja potente dilatador coronariano, não é eficaz na angina do peito. Alguns fármacos antianginosos são empregados no tratamento de ataques agudos, enquanto outros são preferidos na profilaxia a longo prazo.

Os vasodilatadores periféricos e cerebrais — também chamados vasodilatadores não-sistêmicos — pertencem principalmente às classes de fármacos já estudadas: estimulantes e bloqueadores adrenérgicos. Eles não têm seletividade, ou seja, nenhum deles é capaz de produzir vasodilatação em áreas isquêmicas específicas. Alguns, todavia, apresentam maior efeito sobre a circulação cerebral. Outrossim, quando empregados em doses elevadas, podem provocar hipotensão postural, sendo contra-indicados em pacientes com angina do peito, trombose coronária e moléstias cerebrovasculares.

B. Histórico

A angina do peito foi descrita pela primeira vez por Heberden, em 1768. O primeiro fármaco a mostrar atividade antianginosa foi o nitrito de amila, ensaiado por Brunton, em 1867, no tratamento de um ataque agudo de angina. O fármaco seguinte foi a nitroglicerina, sintetizada por Ascanio Sobrero, em 1847, ensaiada por Murrel, em 1879, e ainda hoje o fármaco de escolha no tratamento de ataques agudos. Desde então foram introduzidos diversos nitritos e nitratos.

A quelina foi isolada de frutos e sementes de *Ammi visnaga* por Mustapha, em 1879. Sua estrutura foi determinada por Späth e Gruber, em 1938, e sua atividade vasodilatadora coronariana foi descrita em 1946. Isto estimulou a simplificação molecular da quelina e resultou na introdução de alguns análogos e derivados úteis, tais como os derivados de cromona, benzofurano e propiofenona (Fig. 22.6).

O propranolol, agente bloqueador β-adrenérgico, foi introduzido como agente antianginoso em 1964. Isto estimulou a síntese e ensaio de outros agentes β-bloqueadores potencialmente antianginosos.

Atualmente procuram-se antianginosos, que possam impedir o ataque cardíaco e o infarto do miocárdio, entre as prostaglandinas sintéticas. Algumas delas — prostaciclina, por exemplo — já manifestaram prolongada atividade inibidora da agregação de plaquetas, em animais e em ensaios *in vitro* usando sangue humano. Verificou-se, não há muito, que o ácido acetilsalicílico, só ou associado à sulfimpirazona, foi, em certos casos, eficaz em reduzir as ocorrências de infartos de miocárdio entre os homens, mas não entre mulheres. Ensaios bem recentes somente com ácido acetilsalicílico, porém, não comprovaram este resultado.

C. Classificação

Os vasodilatadores podem ser divididos em duas classes: *(a)* antianginosos ou vasodilatadores coronarianos; *(b)* vasodilatadores periféricos e cerebrais.

1. ANTIANGINOSOS

Os fármacos mais usados estão compilados na Tabela 22.5.

Diversos outros são, contudo, comercializados ou manifestaram atividade. Alguns deles, como aminofilina, dipiridamol, nitrito de sódio e papaverina, têm sido usados há algum tempo, mas agora não são mais recomendados na terapia profilática de angina do peito, pois sua eficácia nesta moléstia não foi comprovada.

Os antianginosos constituem, todavia, apenas parte do programa geral de tratamento que visa à redução dos fatores de risco predisponen-

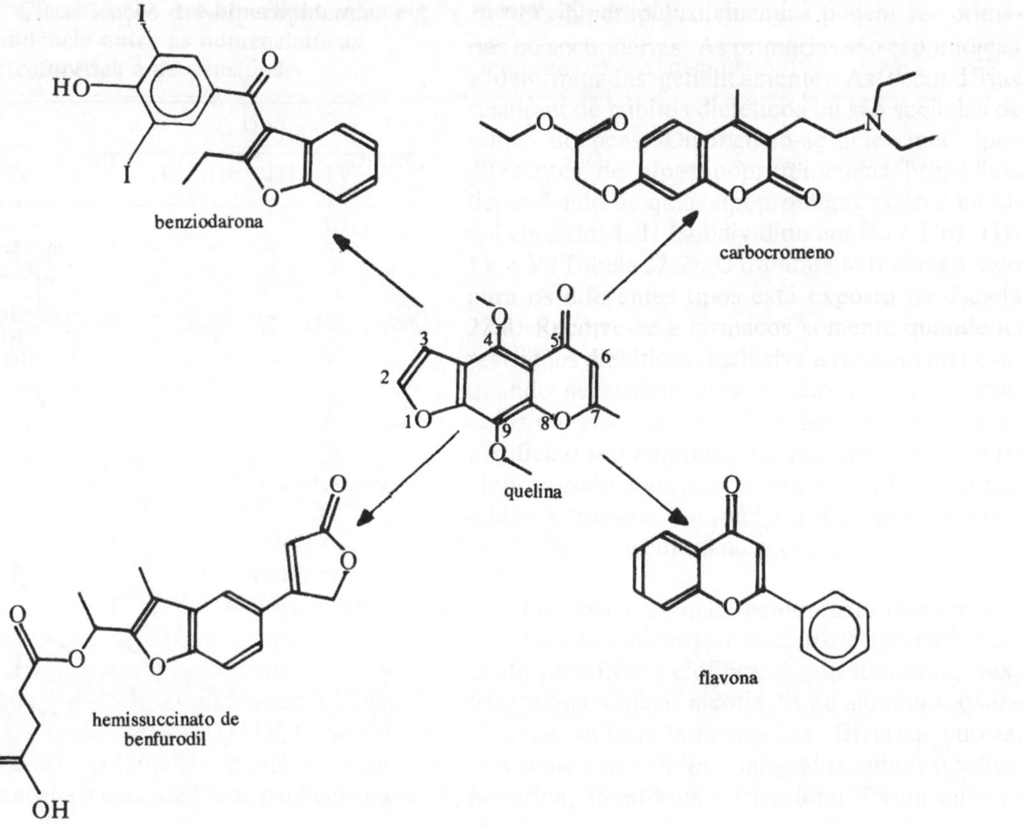

Fig. 22.6 Modificação molecular da quelina.

Tabela 22.5 Fármacos antianginosos

Nome oficial	Nome comercial	Nome químico	Estrutura
nitrito de amila	Nitrito de Amilo	nitrito de isopentila	$(CH_3)_2CHCH_2CH_2ONO$
tetranitrato de pentaeritritila	Peritrate	dinitrato de 2,2-*bis* [(nitroxi)metil]-1,3-propanodiol	$(CH_2ONO_2)_4C$
nitroglicerina (trinitrato de glicerila)	Nitroglyn Trinitrina	trinitrato de 1,2,3-propanotriol	CH_2ONO_2 $\|$ $CHONO_2$ $\|$ CH_2ONO_2
tetranitrato de eritritila		tetranitrato de eritritol	CH_2ONO_2 $\|$ $CHONO_2$ $\|$ $CHONO_2$ $\|$ CH_2ONO_2
dinitrato de isossorbida (nitrato de sorbida)	Astridine Dinitrate Isocord Isordil Isossorbida Sorbitrate	dinitrato de 1,4:3,6-dianidro-D-glucitol	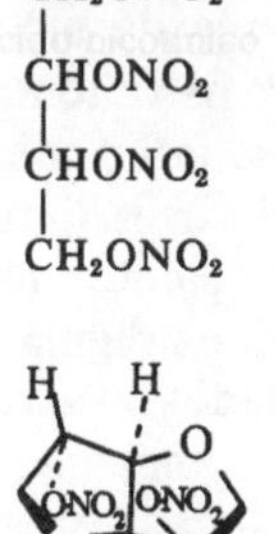

Tabela 22.5 (cont.) Fármacos antianginosos

Nome oficial	Nome comercial	Nome químico	Estrutura
propatilnitrato	Sustrate	dinitrato de 2-etil-2-[(nitroxi)-metil]-1,3-propanodiol	
nifedipina	Adalat Oxcord	éster dimetílico do ácido 1,4-diidro-2,6-dimetil--4-(2-nitrofenil)-3,5-piridinodicarboxílico	
heptaminol	Artane Cariamyl Delmiton Heptocárdio	Veja Tabela 17.3	
maleato de perexelina	Nodixil	maleato de 2-(2,2-dicicloexiletil)piperidina	
dipiridamol	Persantin	2,2',2'',2'''-(4,8-dipiperidinopirimido[5,4-d]pirimidino-2,6-diildinitrilo)tetraetanol	
propranolol	Inderal Propranolol	Veja Tabela 18.2	

tes às doenças coronárias. Outras medidas se impõem, entre as quais as seguintes: *(a)* abolição do hábito de fumar, com o fim não só de evitar os efeitos adversos da nicotina e do monóxido de carbono sobre os sintomas anginais, mas também de eliminar um fator que, segundo se supõe, acelera a aterosclerose; *(b)* redução do peso corporal, no caso de pacientes obesos; *(c)* realização de exercícios físicos regulares adequados; *(d)* evitação das atividades ou acontecimentos que precipitam os ataques anginosos, tais como consumo de refeições pesadas, exercício vigoroso, tensão emocional e exposição ao ar frio; *(e)* medicação com agentes ansiolíticos, como tratamento coadjuvante, no caso de determinados pacientes, a fim de reduzir a tensão emocional.

Para a prevenção ou alívio de ataques agudos de angina do peito usam-se principalmente os nitratos por administração sublingual: nitroglicerina, dinitrato de isossorbida e tetranitrato de eritritila. Para a profilaxia a longo prazo, lança-se mão especialmente de perexilina, propranolol, nitratos por administração oral (tetranitrato de eritritila, dinitrato de isossorbida, hexanitrato de manitol, nitroglicerina, tetranitrato de pentaeritritila, fosfato de trolnitrato) e dipiridamol; a eficácia deste último, todavia, é discutível.

Segundo sua estrutura química, os fármacos antianginosos atualmente disponíveis (alguns deles ainda em investigação) podem ser incluídos em um dos seguintes grupos:

1. Nitritos e nitratos. Além daqueles arrolados na Tabela 22.5, são disponíveis os seguintes: clonitrato, dinitrato de dietanolamina, fosfato de trolnitrato, hexanitrato de inositol, hexanitrato de manitol, nitrato de aminoetila, nitrito de etila, nitrito de octila, nitrito de sódio, pentrinitrol, propatilnitrato, tenitramina, tosilato de itramina;

2. Ariloxipropanolaminas e análogos. São, na grande maioria, bloqueadores β-adrenérgicos ou seus análogos: acebutolol, alprenolol (Aptine), atenolol (Atenol), bametano (Vasculat), bufetolol, bufuralol, bunitrolol, bunolol, butidrina (Betabloc), isoxsuprina, mesuprina, metalol, metipranolol, metoprolol (Seloken), nadolol (Corgard), oxprenolol (Slow-Trasicor), pindolol (Visken), prinodolol, propranolol (Inderal), sotalol (Sotacor), teoprolol, timolol (Blocadren, Timoptol), tiprenolol, tolamolol (retirado dos ensaios clínicos, nos Estados Unidos, por causar incidência aumentada de tumores em animais);

3. Derivados da cromona: ácido flavódico, amiquelina, carbocromeno (Anangor), cinecromeno, efloxato, flavona, folescutol (Covalan), ipriflavona, mecrifurona, metilcromona, morocromeno, quelina, trimetilcromona, visnadina;

4. Derivados do benzofurano e relacionados: amiodarona, benziodarona (Retrangor), benzobromarona, butoprozina, clobenfurol, cloridarol, hemissucinato de benfurodil (Eucilat);

5. Derivados di ou trimetoxibenzílicos: amoproxano, ácido capobênico, capobenato sódico, cimpropazida, cinepazeto (Vascoril), cinepazida (Vasodistal), dilazep (Cormelian), hexobendina, mepramidil, mixidina, tolmesóxido, trimetazidina (Vastarel), verapamil (Dilacoron);

6. Derivados da benzidrila: amotrifeno, droprenilamina, fendilina (Sensit), flunarizina, lidoflazina (Clinium), medibazina, prenilamina (Synadrin), terodilina;

7. Derivados da propiofenona: dietifeno, oxifedrina;

8. Derivados xantínicos: acefilina piperazina, diñiprofilina, etamifilina, etofilina, fibrafilina, metescufilina, pentoxifilina, pimefilina, piridofilina, proxifilina, teasuprina, teofilinacetato de colina, teofilinato de colina, verofilina, visnafilina;

9. Derivados fenotiazínicos: azaclorzina, cloracizina;

10. Derivados pirimidínicos: dipiridamol, trapidil (trapimina);

11. Derivados piridínicos: betaistina, nicardipina, nifedipina, niludipina, nisoldipina, nitrendipina;

12. Derivados purínicos: fenilisopropiladenosina, fosfato de adenosina, inosina;

13. Diversos: alprostadil, alverina, aprotinina (Trasylol), benzadol, bepridil, creatinolfosfato, Coralgil, diclofurima, diltiazem, etafenona, fenalcomina, fenetamina, floredil, ftalazinol, gabexato, heptaminol, imolamina, iproxamina, molsidomina, nafronil, perexilina, quazodina, razinodil, tosifeno, trietanolamina, zolertina.

Vários antianginosos têm ação seletiva ou predominante sobre a dilatação coronariana: azaclorzina, bepridil, butoprozina, carbocromeno, clonitrato, diltiazem, dinitrato de isossorbida, dipiridamol, lidoflazina, mixidina, nifedipina, nitroglicerina, pentatrinitrol, perexilina, prenilamina, propatilnitrato, razinodil, terodilina, tetranitrato de eritritila, tolamolol, tosifeno, verapamil.

Nitrito de amila

Líquido amarelado volátil, com sabor pungente e odor etéreo. É administrado exclusivamente por inalação, sendo indicado no tratamento rápido de ataques agudos de angina do peito.

Nitroglicerina

Também conhecido pelo nome de trinitrato de glicerila, é óleo incolor, de sabor doce e ardente. É administrado por via sublingual, sendo o antianginoso mais antigo, mais eficaz e o preferido para tratamento de ataques agudos e na prevenção destes. Não tem ação fidedigna se administrado por via oral. Devido à sua alta explosividade (por aquecimento rápido ou percussão), a nitroglicerina não é utilizada na forma pura mas sim diluída, geralmente com etanol. É obtida nitrando-se glicerol anidro com ácido nítrico ou ácido nítrico fumegante.

Dinitrato de isossorbida

Pó cristalino incolor e pouco solúvel em água. É uma forma latente de nitrato e, portanto, de ação prolongada. A configuração tem importância na atividade: somente o isômero *exo-endo* é ativo; o isômero *endo-endo* (dinitrato de isomanida) é praticamente inativo, enquanto que o isômero *exo-exo* (dinitrato de isoidida), apesar de mais ativo, ainda não foi introduzido na terapêutica. Administrado por via sublingual, o fármaco alivia os ataques de angina do peito em 2 a 3 minutos, prolongando-se sua ação por 1 a 2 horas. Por via oral, sua ação inicia-se em 30 minutos e prolonga-se por 4 a 6 horas. Daí ser útil como agente profilático, embora possa provocar efeitos hipotensivos e outros distúrbios como parte de suas reações colaterais.

O dinitrato de isossorbida é preparado a partir da glicose (I). Esta, por redução química ou fermentativa, produz sorbitol (II) que, por desidratação com ácido sulfúrico, forma um intermediário cíclico (III) que, nitrado, dá o produto final (Fig. 22.7).

Tetranitrato de pentaeritritila

Cristais incolores, quase insolúveis em água, solúveis em etanol e em glicerol. Por ser explosivo, é empregado em mistura com diluente, geralmente lactose.

Obtém-se mediante condensação do formol com acetaldeído em solução aquosa alcalina e, subseqüentemente, nitrando-se o produto intermediário assim formado, o pentaeritrol (I), com mistura sulfonítrica, primeiro a frio e depois a 50°C:

$$4 \; HCHO + H_3C-CHO + NaOH \xrightarrow{-HCOONa}$$

$$C(CH_2OH)_4 \xrightarrow{HNO_3} C(CH_2ONO_2)_4$$
(I)

Verapamil

Óleo viscoso amarelo, quase insolúvel em água, porém solúvel em solventes orgânicos. Por isso, usa-se o cloridrato, pó cristalino branco, solúvel em água e em solventes orgânicos. É vasodilatador e agente bloqueador adrenérgico. Atua principalmente sobre os vasos coronarianos, sem alterar o ritmo e a freqüência cardíacas.

Emprega-se para profilaxia e tratamento do infarto. É também anorexígeno.

Maleato de perexilina

Pó cristalino branco. É vasodilatador coronariano, usado na profilaxia de ataques de angina do peito e arritmias, na dose de 20 a 100 mg, 2 a 4 vezes ao dia. Seus principais efeitos adversos são tonturas e perturbações da marcha.

Dipiridamol

Pó cristalino amarelo, de sabor amargo, ligeiramente solúvel em água e muito solúvel em etanol. É vasodilatador coronariano potente. Embora seja promovido para profilaxia a longo prazo da angina do peito, as experiências provam que não diminui significativamente a incidência ou gravidade dos ataques anginosos. Na verdade, quando há isquemia grave, doses elevadas até induzem a ataques de angina.

2. VASODILATADORES PERIFÉRICOS E CEREBRAIS

Neste grupo, podemos distinguir duas classes: *(a)* vasodilatadores periféricos; *(b)* vasodilatadores cerebrais. Os mais usados estão arrolados na Tabela 22.6.

Os vasodilatadores periféricos exercem ação vasodilatadora periférica geral, sem manifestar predileção por determinada região do organismo. São usados para tratamento de diversos distúrbios vasculares periféricos, como a doença de Raynaud e arteriosclerose, bem como em distúrbios cerebrovasculares. Os vasodilatadores cerebrais manifestam seletividade pela região cerebral e, por esta razão, são empregados apenas no tratamento de distúrbios cerebrovasculares.

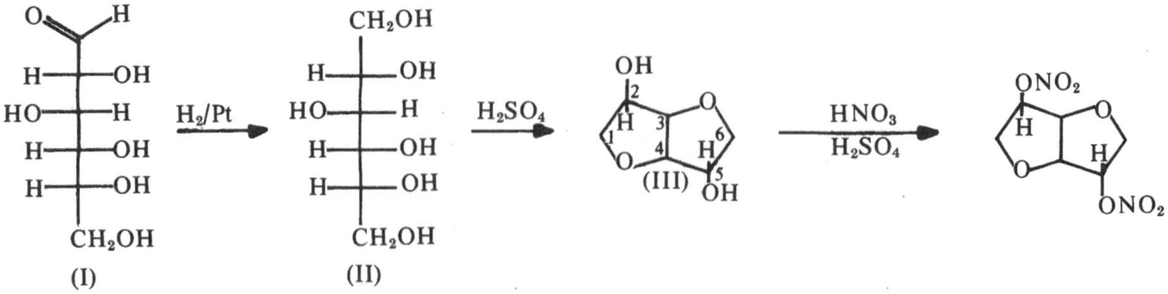

Fig. 22.7 Síntese do dinitrato de isossorbida.

Tabela 22.6 Vasodilatadores periféricos e cerebrais

Nome oficial	Nome comercial	Nome químico
isoxsuprina	Duvadilan	4-hidroxi-α-[1-[(1-metil-2-fenoxietil)-amino]etil]benzenometanol
bufenina (nilidrina)	Arlidin	4-hidroxi-α-[1-[(1-metil-3-fenilpropil)-amino]etil]benzenometanol
ciclandelato	Cyclospasmol	éster 3,3,5-trimetilcicloexílico do ácido α-hidroxibenzenacético
papaverina e derivados		Veja Tabela 16.2
nicometanol (álcool nicotinílico)	Ronicol Timespan	3-piridinometanol
naftidrofuril (oxalato de nafronil)	Iridux	etanodioato do éster 2-(dietilamino)-etílico do ácido tetraidro-α-(1-naftalenilmetil)-2-furanpropanóico
fumarato de benciclano	Dilangio Fludilat Vasorelax	fumarato de N,N-dimetil-3-[[1-(fenilmetil)cicloeptil]oxi]-1-propanamina
nicergolina	Sermion	5-bromonicotinato de 10-metoxi-1,6-dimetilergolina-8β-metanol

Tabela 22.6 (cont.) Vasodilatadores periféricos e cerebrais

Nome oficial	Nome comercial	Nome químico	Estrutura
vincamina	Perval Vincagil	éster metílico do ácido 14,15-diidro--14β-hidroxi-(3α,16α)-eburnamenina-14-carboxílico	
proxazol	Nipodor Toness	N,N-dietil-3-(1-fenilpropil)-1,2,4-oxadiazol-5-etanamina	
butalamina	Surheme	N,N-dibutil-N'-(3-fenil-1,2,4-oxadiazol-5-il)-1,2-etanodiamina	
viquidil	Desclidium	1-(6-metoxi-4-quinolil)-3-(3-vinil-4--piperidil)-1-propanona	
cinarizina	Antigeron Stugeron Vessel		Veja Tabela 20.4

a. Vasodilatadores periféricos

Entre os vasodilatadores periféricos, temos os seguintes tipos de fármacos:

1. Agentes bloqueadores α-adrenérgicos. Os mais empregados são: azapetina (retirada do comércio em alguns países), fenoxibenzamina, fentolamina, tolazolina (veja o Cap. 18); outros são: diidroergocristina (Iskemil, Iskevert), diidroergotoxina;

2. Estimulantes β-adrenérgicos. Entre eles, especialmente os seguintes: bufenina (nilidrina), dobutamina, etilefrina (Efortil), isoxsuprina, suloctidil (Duloctil), tinofedrina;

3. Estimulante do receptor dopaminérgico: dopamina;

4. Ácido nicotínico e derivados. Agem primariamente sobre os vasos dérmicos, mas têm pouco efeito sobre os vasos das extremidades inferiores. Outrossim, não há prova convincente de sua eficácia em distúrbios vasospásticos ou outra doença vascular periférica. Entre os membros desta classe, temos: ácido nicotínico (niacina), ciclonicato, hepronicato, iodeto de meticotínio, nicametato, nicofuranose, nicometanol, nicotinato de etofilina, nicotinato de inositol, nicotinato de nicometanol, nicotinato de xantinol, nicotafuril, sorbinicato. Sobre o planejamento destes fármacos veja, mais adiante, neste capítulo, a Secção VI, Antilipêmicos;

5. Agentes diversos. Os mais usados são ciclandelato e papaverina, com seus derivados: bietamiverina, dimoxilina, etaverina, dipiproverina, papaverolina e pramiverina (Tabela 16.2). Entre vários outros, sobressaem os seguintes: ácido

aminoacético, benzida, buflomedil, bupicomida, butalamina, calidinogenase, cetiedil (Stratene), dicloroacetato de diisopropilamina (Diedi), eleidoisina, fencarbamida, hemissuccinato de benfurodil, ifemprodil, ifluprodil, mecinarona, naftidrofuril, nifedipina, piribedil (Trivastal), proteobromina, prostaciclina, raubasina, reserpina, 6,9-tiaprostaciclina, trapidil, trapimina, trifosfato de adenosina.

Nicometanol

Líquido muito higroscópico, muito solúvel em água. Geralmente é utilizado na forma de tartarato, que é muito solúvel em água. Pode ser considerado como forma latenciada ou pró-fármaco do ácido nicotínico, que é liberado paulatinamente por oxidação metabólica *in vivo*.

Entre vários outros processos de obtenção incluem-se os seguintes: *(a)* hidrogenação catalítica do aldeído nicotínico; *(b)* hidrogenação catalítica da nicotinonitrila e tratamento da 3-aminometilpiridina, assim formada, com ácido nitroso.

Cloridrato de papaverina

Cristais brancos ou pó cristalino branco, inodoro, de sabor ligeiramente amargo, passando a acre, solúvel em água. Constitui o protótipo dos vasodilatadores periféricos que exercem ação relaxante inespecífica sobre a musculatura lisa vascular. "É promovido para terapia oral do tratamento de várias doenças vasculares periféricas obstrutivas e vasospásticas e insuficiência cerebrovascular, mas sua eficácia nestas condições é duvidosa". (Associação Médica Norte-Americana.)

Naftidrofuril

É vasodilatador cerebral e periférico, além de manifestar efeitos gangliopégicos e anestésicos locais. Indicado no tratamento de encefalopatias vasculares, vasculopatias periféricas, distúrbios funcionais e processos involutivos cerebrais. Seus principais efeitos adversos são cefaléia e hipotensão. É apresentado nas formas de cápsulas e injeção.

b. Vasodilatadores cerebrais

Os vasodilatadores cerebrais podem ser divididos em três tipos, segundo seu local de ação:

1. Dilatadores vasotrópicos. São os que têm ação vascular primária, sendo a dilatação causada ou por ação relaxante direta sobre as células do músculo liso nas paredes arteriolares ou por inibição das fibras nervosas vasoconstritoras endógenas. Entre eles, temos: *(a)* alcalóides: eburnamonina, papaverina e seus derivados, por exemplo: codecarboxilato de papaverina, cromesilato de papaverina, padefosfo; *(b)* produtos sintéticos: benciclano, betaistina, ciclandelato, cinarizina, fenoxedil;

2. Estimulantes cerebrometabólicos. Estimulam o metabolismo neuronal, sendo a dilatação conseqüência do aumento resultante na produção perivascular local de dióxido de carbono. Os principais membros deste grupo são: brovincamina, Cavinton, citicolina (Nicholin), fenoxedil, Hydergine, nicergolina, vimpocetina, vincamina;

3. Compostos diversos. Atuam por vários mecanismos. Entre estes fármacos temos os seguintes: butalamina, dextrano (Macrodexin, Rheomacrodex), fenoxedil, isoxsuprina, moxisilita, nicometanol, pentoxifilina, piracetam (Ceretran, Cintilan, Noocebril, Noocefal, Nootron, Nootropil), proxazol, proxifilina, raubasina, teofilina, vincanol, viquidil.

Fumarato de benciclano

Pó cristalino branco, pouco solúvel em água. É vasodilatador de ação espasmolítica. Atua diretamente sobre o mecanismo contrátil das células das artérias e arteríolas. Suas indicações principais: tratamento de isquemias cerebrais e periféricas, distúrbios circulatórios dos membros causados por arteriosclerose, úlcera crural, acrocianose, doença de Raynaud, doença de Buerger, arteriopatia obliterante. É contra-indicado para pacientes com doenças hepáticas avançadas, glaucoma, distúrbios do sistema nervoso central. Deve ser usado com cautela por aqueles que sofrem de insuficiência cardíaca e de hipertrofia prostática. As vias de administração são: oral, intramuscular, intravenosa e intra-arterial.

Cloridrato de viquidil

Pó amarelo, inodoro e de sabor amargo, pouco solúvel em água. É empregado como vasodilatador e antiarrítmico. Sua ação musculotrópica e espasmolítica é superior à da papaverina, sendo indicado para alívio de sintomas devidos à insuficiência vascular associada à arteriosclerose e suas seqüelas, insuficiência circulatória cerebral da senilidade e outros distúrbios vasculares. A dose, por via oral, é de 100 mg, três vezes ao dia.

Cinarizina

Pó cristalino branco, quase insolúvel em água, mas solúvel em HCl diluído. Sua ação antialérgica foi vista no Cap. 20, pois é anti-histamínico. Contudo, seu emprego atual maior é como vasodilatador cerebral e periférico. Daí sua indicação na profilaxia e tratamento de insuficiências circulatórias cerebral e periférica, bem como em distúrbios do equilíbrio, tais como vertigens, síndrome de Ménière, náuseas e cinetoses.

D. Mecanismo de ação

Os vasodilatadores produzem seu efeito por ação musculotrófica direta. No caso dos fármacos antianginosos, tais como nitratos, o efeito resulta de um aumento da perfusão miocárdica e redução no consumo de oxigênio.

Nitratos e nitritos orgânicos devem, ao menos em parte, sua ação à capacidade de interagirem com grupos tiólicos da musculatura vascular e com prostaglandinas. Outros vasodilatadores coronarianos, tais como amiodarona, dipiridamol, lidoflazina, papaverina, prenilamina e verapamil, exercem ação dilatadora seletiva sobre os vasos coronarianos pequenos. Esta ação pode ser conseqüência da inibição que exercem sobre a difusão da adenosina através de membranas celulares onde a adenosina, que é mediadora do controle auto-regulatório do fluxo sanguíneo do miocárdio, é desaminada.

O propranolol e seus análogos agem por bloquearem os receptores β-adrenérgicos no coração (onde quase todos os receptores adrenérgicos são do tipo β), evitando assim consumo excessivo de oxigênio e reduzindo o trabalho cardíaco, o que permite ao coração funcionar eficientemente a uma velocidade mais baixa. Experiências recentes indicam que o tratamento por tempo prolongado com agentes β-bloqueadores pode reduzir significativamente a incidência de infarto do miocárdio em pacientes com doença cardiocoronariana.

Quanto aos vasodilatadores periféricos, eles atuam por quatro mecanismos principais: *(a)* bloqueio dos receptores α-adrenérgicos nos vasos sanguíneos da pele: azapetina, fenoxibenzamina, fentolamina, moxisilita, raubasina; *(b)* estímulo dos receptores β-adrenérgicos nos vasos sanguíneos do músculo esquelético: bufenina, dobutamina, isoxsuprina; *(c)* inibição generalizada do tono simpático: reserpina; *(d)* relaxamento direto da musculatura lisa vascular: butalamina, ciclandelato, papaverina, proxazol, tolazolina (embora seja bloqueador α-adrenérgico).

A pentoxifilina e a teofilina também causam relaxamento do músculo liso vascular, mas este efeito resulta da inibição da fosfodiesterase; estes derivados xantínicos podem igualmente exercer efeitos sobre o metabolismo neuronal.

O dextrano aumenta o fluxo sanguíneo em conseqüência da expansão do volume que ele acarreta, embora não possa ser considerado verdadeiro vasodilatador cerebral.

VI. ANTILIPÊMICOS

A. Introdução

Os agentes antilipêmicos, também chamados de agentes *hipolipêmicos, hipolipidêmicos* e *hipocolesterolêmicos,* são fármacos empregados no tratamento da aterosclerose, moléstia muito comum que se caracteriza pela deposição de lipídios na íntima de artérias, seguida de calcificação.

A aterosclerose é a causa da moléstia cardíaca coronária, a forma mais freqüente de doença cardíaca, ocupando o primeiro lugar como *causa mortis* nos países desenvolvidos do Ocidente, tais como os Estados Unidos, Finlândia, Canadá e Inglaterra, onde as taxas de mortalidade por moléstia cardíaca por 100.000 habitantes são, respectivamente, 450, 390, 360 e 250.

Fatores diversos foram apontados como causadores de aterosclerose, sendo os principais deles hipercolesterolemia, hipertensão e hábito de fumar. Outros fatores de risco são: hereditariedade, baixa capacidade vital, dieta, falta de atividade física, obesidade, tensão, gota, diabetes, fatores ambientais. Entretanto, a aterosclerose é geralmente associada a lipídios e lipoproteínas e, especialmente, ao colesterol.

O diagnóstico da hiperlipidemia baseia-se na comprovação de anormalidades lipoprotéicas específicas. Por diferirem em carga elétrica e densidade, as diversas lipoproteínas podem ser separadas por ultracentrifugação ou eletroforese em cinco grupos principais: *(a)* quilomícrons — são as lipoproteínas maiores e contêm cerca de 90% de triglicerídeos dietéticos ou exógenos e menos de 5% de colesterol; *(b)* lipoproteínas de densidade muito baixa (VLDL, *very low density lipoproteins*), também chamadas pré-beta-lipoproteínas — contêm cerca de 60% de triglicerídeos endógenos e 10 a 15% de colesterol; *(c)* lipoproteínas de densidade intermediária (IDL),

Tabela 22.7 Classificação das hiperlipidemias e correspondência entre as nomenclaturas eletroforética e de densidade

Eletro-forética	Densi-dade	Tipo					
		I	IIa	IIb	III	IV	V
Quilo-mícrons	Quilo-mícrons	+	–	–	–	–	+
Pré-beta	VLDL*	–	–	+	–	+	+
Beta ampla[a]	IDL*	–	–	–	+	–	–
Beta	LDL*	–	+	+	–	–	–
Alfa	HDL*	–	–	–	–	–	–

*Abreviações: VLDL, IDL, LDL e HDL referem-se às lipoproteínas de densidade muito baixa, intermediária, baixa e alta, respectivamente.
[a]Na doença beta ampla, a lipoproteína acumulada distribui-se pelas densidades LDL, IDL e VLDL, mas aproxima-se melhor da fração IDL tanto na composição quanto na origem fisiológica.

também chamadas beta-VLDL — contêm menos triglicerídeos e mais colesterol que o grupo anterior; *(d)* lipoproteínas de densidade baixa (LDL), também chamadas beta-lipoproteínas — contêm 45% de colesterol e 5% de triglicerídeos; *(e)* lipoproteínas de densidade alta (HDL), também chamadas alfa-lipoproteínas — contêm cerca de 20% de colesterol e menos de 5% de triglicerídeos.

As hiperlipoproteinemias podem ser primárias ou secundárias. As primárias são esporádicas e determinadas geneticamente. As secundárias resultam de hábitos dietéticos ou são seqüelas de outras doenças. Distinguem-se hoje cinco tipos diferentes de hiperlipoproteinemias primárias, dependendo de quais lipoproteínas estão com nível elevado: I, II (subdividido em IIa e IIb), III, IV e V (Tabela 22.7). O tratamento recomendado para os diferentes tipos está exposto na Tabela 22.8. Recorre-se a fármacos somente quando as restrições dietéticas, inclusive a redução do peso, quando necessário, não surtem os efeitos desejados e o risco de complicações ateroscleróticas justifica o seu emprego. Entretanto, visto que os efeitos produzidos pela dieta e pelos fármacos são aditivos, mesmo durante o tratamento com fármacos deve-se continuar o regime dietético indicado.

Os fármacos mais comumente empregados como antilipêmicos são: acetato de noretisterona, ácido nicotínico, clofibrato, colestiramina, dextrotiroxina sódica, nicotinato de alumínio, oxandrolona, sulfato de neomicina. Diversos outros, tais como estrogênios conjugados, etinilestradiol, heparina, sitosteróis e triparanol, foram outrora

Tabela 22.8 Tratamento da hiperlipoproteinemia

Tipo	Dieta	Fármacos
I	Baixa em gorduras Suplementada com triglicerídeos de cadeia média Alta em carboidratos	Nenhum eficaz até agora
IIa	Baixa em colesterol Baixa em gorduras saturadas, suplementada com gorduras insaturadas	*Heterozigotos* colestiramina (colestipol ou probucol, como alternativas) ácido nicotínico sulfato de neomicina dextrotiroxina sódica *Homozigotos* colestiramina e ácido nicotínico (deve iniciar-se na infância)
IIb	Baixa em colesterol Baixa em gorduras saturadas, suplementada com gorduras insaturadas Redução de peso quando necessário Restrição moderada do álcool	colestiramina (colestipol ou probucol, como alternativas) ácido nicotínico clofibrato colestiramina e ácido nicotínico
III	Redução do peso do corpo ao ideal Baixa em colesterol Equilibrada, gorduras modificadas e carboidratos Reduzida ingestão de álcool	clofibrato ácido nicotínico
IV	Redução do peso do corpo ao ideal Restrição em carboidratos Gorduras modificadas Reduzida ingestão de álcool	ácido nicotínico clofibrato
V	Redução do peso do corpo ao ideal Elevada em proteínas Redução moderada de gorduras e carboidratos Supressão total do álcool	ácido nicotínico clofibrato acetato de noretisterona (somente nas mulheres)

Fonte: *AMA Drug Evaluations*, 4th ed., Wiley, New York, 1980.

empregados mas não são mais recomendados, devido aos efeitos colaterais que provocam, alguns deles bastante graves.

Para o tratamento da hipercolesterolemia também se recomenda que os óleos animais, ricos em ácidos graxos saturados, sejam substituídos na dieta por óleos vegetais, como os de girassol, milho, soja, algodão ou açafrão, ricos em ácidos graxos mono ou poliinsaturados. A ingestão de alho fresco é outro recurso natural para baixar os níveis de colesterol. A mudança na dieta reduz as elevadas concentrações de lipoproteínas de densidade baixa presentes no plasma de pacientes hiperlipoproteinêmicos.

B. Histórico

A história dos agentes hipolipidêmicos começou em 1953, quando Cottet e colaboradores demonstraram que o ácido etilfenilacético e sua amida, que podem ser considerados como produtos de simplificação molecular dos ácidos biliares, têm elevada atividade hipolipêmica. Tais substâncias foram comercializadas na Europa por algum tempo. A variação estrutural do ácido etilfenilacético levou à síntese e ensaio de alguns de seus derivados: ácido xeniexênico, xembucino.

Em 1953, Siperstein e colaboradores sugeriram que um meio eficaz para o tratamento da hipercolesterolemia seria a prevenção da reabsorção de ácidos biliares do trato intestinal. A sugestão resultou na introdução da colestiramina, por Tennent e colaboradores, em 1960; da polidexida, por Parkinson, em 1967; e do colestipol, pela Upjohn Company, em 1971. Estes seqüestrantes dos ácidos biliares causam maior redução na LDL que outros fármacos conhecidos; por isso, cogita-se de seu emprego no controle da aterosclerose.

Altschul e colaboradores mostraram, em 1955, que doses elevadas de ácido nicotínico causavam redução no nível de colesterol no homem. No ano seguinte, Parsons Jr. e colaboradores descobriram que este ácido também reduzia o nível de triglicerídeos. Estas observações levaram à introdução do ácido nicotínico como fármaco hipolipêmico e suscitaram o interesse na síntese e avaliação de derivados e análogos do ácido nicotínico. Vários deles resultaram de replicação molecular do ácido nicotínico.

Shimamoto e colaboradores encontraram atividade hipolipidêmica no piridinolcarbamato, análogo de um derivado do ácido nicotínico, após vários anos de investigações (1963-1966).

Uma vez que a aterosclerose parece ser muito menos freqüente em mulheres que ainda não atingiram a menopausa, consideraram-se os estrogênios como fármacos antilipêmicos potenciais. Os estrogênios naturais — é óbvio — são impróprios para administração a homens, pois provocam efeitos feminilizantes. Contudo, estrogênios conjugados estão sendo empregados em mulheres, com algum grau de êxito. Um análogo simplificado dos estrogênios, o triparanol, foi comercializado durante algum tempo. Todavia, em doses elevadas e se tomado durante tempo prolongado causa efeitos adversos graves: alopécia, ictiose, descoramento dos cabelos, erupção cutânea e cegueira, por ser cataratogênico. Por isso, hoje em dia não é mais utilizado.

O estudo sistemático dos derivados do ácido α-ariloxiisobutírico, nos quais a atividade hipolipidêmica é generalizada, resultou na seleção do clofibrato, por Thorp e Waring, para ensaios clínicos e introdução na terapêutica, em 1962. Através de modificações na molécula do clofibrato surgiram outros fármacos úteis. Vários deles são simples análogos ou homólogos do clofibrato. Outros são produtos da duplicação da molécula do ácido clofíbrico ou do clofibrato. Ainda outros resultaram da hibridação molecular do ácido clofíbrico ou do clofibrato com outros antilipêmicos. Em janeiro de 1979, todavia, com base nos resultados de uma pesquisa de cinco anos sobre os efeitos benéficos e adversos do clofibrato, realizada pela Organização Mundial de Saúde na Europa, a Alemanha Ocidental e a Noruega proibiram a comercialização deste fármaco. No fim daquele mesmo ano, porém, sua comercialização foi reintroduzida na Alemanha.

Devido ao fato de a hipercolesterolemia estar geralmente associada ao hipotireoidismo e de os experimentos de Starr e colaboradores terem demonstrado, em 1960, que o hormônio da tireóide ou pó de tireóide é útil no combate da aterosclerose induzida por colesterol, introduziu-se a dextrotiroxina na terapêutica. Diversos derivados e análogos da (+)-tiroxina estão atualmente sob investigação clínica.

Visto que a aldosterona é hormônio hipercolesterolêmico endógeno eficaz, com base no conceito de antimetabólitos ensaiaram-se diversos hormônios esteróides C_{19} como agentes hipolipêmicos potenciais. Alguns deles manifestaram atividade. Esta linha de pesquisa levou, em 1968, ao desenvolvimento da oxandrolona como agente hipolipêmico.

C. Classificação

As substâncias mais freqüentemente empregadas como agentes antilipêmicos pertencem a diversas classes de estruturas químicas e estão arroladas na Tabela 22.9. O ácido nicotínico é o fármaco de escolha nas hiperlipoproteinemias dos tipos IV e V; a colestiramina, nos tipos IIa e IIb; e o clofibrato, no tipo III. O ácido nicotínico é o fármaco de segunda escolha nos tipos IIa, IIb e III.

De forma geral, os agentes hipolipêmicos podem ser divididos nas seguintes classes químicas:

1. Hormônios e análogos: azacosterol, estrogênios conjugados (Premarin), etinilestradiol (Estroglan, Lynoral, Ovarioluteína), glucágon, hormônio de crescimento humano (Crescormon), insulina, noretisterona (Micronor, Noridei), oxandrolona, β-sitosterol, somatostatina;

2. Derivados do ácido clofíbrico. O protótipo desta classe é o ácido clofíbrico. Os demais fármacos são seus derivados: (a) análogos, congêneres ou homólogos: ácido fenofíbrico, ácido procetofênico, alaproclato, beclobrato, bezafibrato, boxidina, ciprofibrato, clofibrato, clofibrida, clomag, dulofibrato, fenofibrato, genfibrozil, halofenato, metilclofenapato, nafenopina, pirifibrato, plafibrida, procetofeno, terbufibrol, timofibrato; (b) produto de adição molecular: clofibrato de cinarizina; (c) produtos de duplicação molecular: biclofibrato, clinofibrato, clofibrato de alumínio (alufibrato), clofibrato de magnésio, eniclobrato, lifibrato, pontibrato, salafibrato, sinfibrato, tiafibrato (a ligação é por meio do tiadenol), treloxinato, urefibrato; (d) produtos de hibridação molecular: etofibrato (com ácido nicotínico), nicofibrato (com ácido nicotínico), picafibrato (com nicotinamida), salafibrato (duas moléculas com uma de ácido acetilsalicílico), sitofibrato (com β-sitosterol), tiafibrato (com tiadenol, na proporção 2:1), tocofenoxato (com vitamina E), tocofibrato (com vitamina E);

3. Análogos da tiroxina: acetiromato, ácido tirotrópico, dextrotiroxina sódica, éster etílico da D,L-α-metiltiroxina, etiroxato, piritioxina, D-triiodotironina;

4. Copolímeros: colestipol, colestiramina, polidexida;

5. Derivados do ácido nicotínico. O protótipo desta classe é o ácido nicotínico (niacina). Os demais são seus derivados: (a) análogos ou homólogos: ácido homonicotínico, ácido oxiniácico, ácido piridinacético, acipimox, álcool 5-fluornicotinílico, ciclonicato, mepiroxol, nicoboxilo, nicometanol, nicotinato de alumínio, nicotinato de xantinol, oxiniacato de olamina, piridinolcarbamato; (b) produtos de replicação molecular: hepronicato (triplicação), niceritrol (tetraplicação), nicofuranose (Bradilan, tetraplicação), nicomol (tetraplicação), nicotinato de inositol (hexaplicação), nicotinato de nicometanol (duplicação), sorbinicato (hexaplicação); (c) produto de hibridação molecular: nicoclonato (com análogo do ácido clofíbrico);

6. Antibióticos: citrinina, macrólidos poliênicos (anfotericina B, candicidina, hamicina), sulfato de neomicina;

7. Derivados do adamantano: adamantiloxianalina, adamantiloxifenilpiperidina; estes compostos manifestaram atividade em animais;

8. Inibidores da colinesterase: iodeto de fosfolina, neostigmina, paration; estes fármacos foram ativos em animais, mas sua toxicidade impede seu emprego em humanos;

9. Fibras e outros agentes de alto peso molecular: alfafa, celulose, ceras, colóides, dextrano, fibra de trigo (farelo), gomas diversas, hemicelulose, linhina, oligossacarídeos, pectinas, poliéster de sacarose, polissacarídeos, proteína de soja. Algumas destas substâncias manifestaram atividade apenas em animais;

10. Derivados do ácido salicílico: ácido aminossalicílico, ácido bromossalicilidroxâmico, ácido 3-metilsalicílico;

11. Agentes anorexígenos: benfluorex, fenfluramina;

12. Agentes ansiolíticos: clordiazepóxido, diazepam, lorazepam, medazepam, nitrazepam, oxazepam; manifestaram atividade em animais de laboratório;

13. Agentes hipoglicemiantes: buformina, dicloroacetato, fenformina, metformina, tolazamida;

14. Anti-histamínicos: cinarizina, clorciclizina;

15. Diversos: ácido cólico, ácido desoxicólico, ácido 2-dibenzofurancarboxílico, ácido glutâmico, ácido glusapolissulfúrico, ácido 3-hidroxi-3-metilglutárico, ácido orótico, ácido tíbrico, ácido tizoprólico, alicina, ascofuranona, L-ascorbato-2-sulfato, beloxamida, benzalamida, benzmaleceno, butoxamina, cálcio, cetabeno, cinarina, crocetina, eritadenina (lentisina), etidronato sódico, fembutiramida, fosfatidilcolina poliinsaturada, gencadiol, heparina, (−)-hidroxicitrato, linolexamida, meglutol, moctamida, pimetina, pirinixil, probucol, saicossaponinas, sal só-

Tabela 22.9 Agentes antilipêmicos

Nome oficial	Nome comercial	Nome químico	Estrutura
oxandrolona	Lipidex	17β-hidroxi-17-metil-2-oxa-5α-androstan-3-ona	
clofibrato	Atherolip Atromid Clofibrate Lipaten (em assoc.)	éster etílico do ácido 2-(4-clorofenoxi)-2-metilpropanóico	
dextrotiroxina	Dethyrona	O-(4-hidroxi-3,5-diiodofenil)-3,5-diiodo-D-tirosina	
colestiramina (resina de colestiramina)	Questran		
colestipol		cloridrato do co-polímero de dietilenotriamina e 1-cloro-2,3-epoxipropano (aproximadamente 1 de cada 5 nitrogênios amínicos é protonizado)	
ácido nicotínico (niacina)	Atnos (em assoc.) Nicopaverina (em assoc.)	ácido 3-piridinocarboxílico	
piridinolcarbamato	Aterom (em assoc.) Atnos (em assoc.)	diéster 2,6-piridinodiildimetilênico de bis[ácido metilcarbâmico]	
boxidina		1-[2-[[4'-trifluormetil)-4-bifenilil]-oxi]etil]pirrolidina	

dico do ácido pentosanpolissulfúrico (Catormin), silbenato, sulfaguanidina, sulfamucopolissacarídeo, tiadenol, xembucino, xenietanol. Vários destes compostos estão em fase de investigação por haverem, por ora, manifestado atividade apenas em animais.

Clofibrato

Líquido amarelo-pálido ou incolor, de odor característico, solúvel em solventes orgânicos, mas não em água. É absorvido no trato gastrintestinal. Sua meia-vida biológica é de 12 horas, porque as proteínas séricas o hidrolisam rapidamente a ácido livre. Ele reduz os níveis plasmáticos de colesterol, triglicerídeos e beta-lipoproteínas na maioria dos pacientes. O clofibrato deve ser administrado continuamente, pois, do contrário, os níveis rebaixados de colesterol e outros lipídios retornam aos níveis anteriores ao tratamento. Os efeitos colaterais são vômitos, náusea, dispepsia, diarréia e flatulência. O clofibrato é contra-indicado em mulheres grávidas, mães lactantes, pacientes com desequilíbrio na função hepática ou renal e em crianças, salvo se sofrerem de hiperlipemia familiar. A dose habitual por via oral é baseada no peso, cada paciente recebendo 500 mg do fármaco, duas vezes ao dia.

O clofibrato está sendo atualmente usado também em associação com outros antilipêmicos: ácido nicotínico ou seus derivados (Lipaten, clofibrato + nicometanol), colestipol, etiroxato, fenformina e sulfamucopolissacarídeo. Os resultados têm sido melhores, no que diz respeito à redução dos lipídios séricos, do que com a monoterapia.

Obtém-se o clofibrato mediante reação do *p*-clorofenol (I) com clorofórmio e acetona e, em seguida, esterificação, com etanol, do ácido clofíbrico (II) formado como intermediário (Fig. 22.8).

Boxidina

O efeito hipolipêmico deste análogo do clofibrato é cerca de mil vezes superior ao do fármaco matriz. Ele reduz o nível tanto de triglicerídeos quanto de fosfolipídios.

Dextrotiroxina sódica

Pó amarelo claro ou amarelado, inodoro, insípido, muito pouco solúvel em água. Deve ser acondicionada em recipientes opacos, pois é fotossensível, apesar de ser estável ao ar seco. A dextrotiroxina reduz os níveis de colesterol, beta-lipoproteínas, fosfolipídios e triglicerídeos plasmáticos na maioria dos pacientes, sendo particularmente indicada para aqueles cuja hipercolesterolemia não responde a medidas dietéticas. Os efeitos colaterais são similares aos da tirotoxicose. Tem as mesmas contra-indicações do clofibrato. A dose habitual da dextrotiroxina deve ser reduzida em pacientes tratados com anticoagulantes, pois ela potencia a ação destes últimos.

Oxandrolona

Apresenta-se como sólido branco e cristalino, solúvel em álcoois e glicóis, e é estável ao calor, luz e ar. Além de sua ação hipolipidêmica, ela tem atividade androgênica, sendo empregada também devido a seus efeitos anabolizantes. Ela baixa o nível dos triglicerídeos séricos, mas pouco efeito exerce sobre o colesterol. Deve ser usada com cautela em pacientes com insuficiência hepática e que apresentem distúrbios que possam causar retenção de sódio e fluidos. Uma vez que pode provocar leucopenia, é recomendável que seja realizada uma contagem periódica de células san-

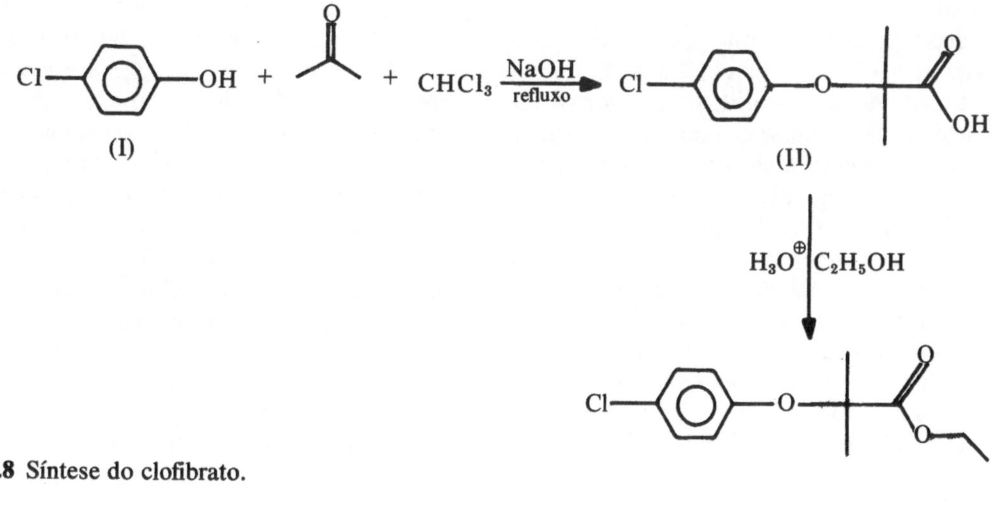

Fig. 22.8 Síntese do clofibrato.

guíneas. A oxandrolona é contra-indicada em mulheres grávidas ou em pacientes vítimas de neoplasmas andrógeno-dependentes. Outros efeitos colaterais devem-se à sua ação anabólico-androgênica. A dose habitual, por via oral, é de 5 a 7,5 mg/dia.

Ácido nicotínico

Pó cristalino ou cristais brancos, pouco solúvel em água, mas facilmente solúvel em soluções de hidróxidos e carbonatos alcalinos. É eficaz em todos os tipos de hiperlipoproteinemias (pois reduz a velocidade de biossíntese das LDL e das VLDL), exceto na do tipo I. Contudo, apresenta graves efeitos adversos, principalmente ativação da úlcera péptica, disfunção hepática, hiperuricemia e diminuição da tolerância à glicose. Isso limita o seu emprego aos pacientes de alto risco com hiperlipidemia grave, refratários ao tratamento com outros antilipêmicos.

Piridinolcarbamato

Pó cristalino branco, inodoro e não-higroscópico, ligeiramente solúvel em água. É rapidamente absorvido do trato gastrintestinal. Além de antilipêmico, é agente antiinflamatório e inibidor da agregação de plaquetas. A dose, por via oral, é de 250 a 750 mg duas vezes por dia.

Colestiramina

É o cloreto insolúvel de uma resina de troca iônica fortemente básica, e não é absorvida no intestino. Este fármaco é um co-polímero do estireno com divinilbenzeno ligados a grupos amônio quaternários. A colestiramina tem marcante afinidade pelos sais biliares no intestino, formando com eles complexos insolúveis, que são excretados nas fezes. Ao reduzir a quantidade de sais biliares em circulação, a colestiramina aumenta o grau de metabolização do colesterol em sais biliares e reduz o nível de sais biliares e colesterol no plasma. Devido a estes efeitos, a colestiramina é usada no tratamento de pruridos associados à obstrução parcial da via biliar e como agente hipocolesterolêmico, sendo considerada o fármaco de maior eficácia disponível no tratamento da hiperlipoproteinemia clássica do tipo II. Por não ser seletiva, ela pode impedir a absorção de vitaminas lipossolúveis, provocando sua deficiência; em tratamentos prolongados, esta condição é corrigida pela administração de vitaminas A e D. A colestiramina também se prende a outros ácidos orgânicos, incluindo fármacos como fenilbutazona, tetraciclina, fenobarbital e clorotiazida, além de ácidos biliares.

D. Mecanismo de ação

Teoricamente, os fármacos hipocolesterolêmicos podem agir, como salientado por Bach, por um dos seguintes mecanismos:

1. Inibição da biossíntese de colesterol ou de seus precursores. Sabe-se que alguns fármacos bloqueiam esta síntese em determinados estágios. Assim, o triparanol bloqueia-a ao nível do desmosterol, mas isto leva a um indesejável acúmulo de desmosterol nos tecidos aórticos. A etapa mais interessante para bloqueio situa-se entre o ácido mevalônico e o esqualeno, pois os precursores do esqualeno podem ser metabolizados pelo fígado;

2. Abaixamento do nível de triglicerídeos e inibição da mobilização de lipídios. Isto pode ser obtido de três formas: *(a)* inibição da atividade da lipase triglicerídica, resultando em redução na velocidade de hidrólise de triglicerídeos; *(b)* bloqueio da ação de hormônios liberadores de ácidos graxos livres; *(c)* inibição da complexação de ácidos graxos livres com a albumina plasmática (Fig. 22.9);

3. Abaixamento dos níveis de β e pré-β-lipoproteínas;

4. Inversão de placas;

5. Aceleração da excreção de lipídios e inibição da absorção de colesterol.

Uma classificação mais simples dos agentes hipocolesterolêmicos quanto ao seu mecanismo de ação é a estabelecida por Braun e Rabinowitz. Atualizando a citada classificação, podemos distribuir estes agentes nas seguintes três classes principais:

1. Agentes que evitam a absorção de colesterol exógeno: boxidina, linolexamida, macrólidos poliênicos, neomicina, β-sitosterol;

2. Agentes que aumentam a excreção ou degradação de colesterol: colestipol, colestiramina, dextrotiroxina, estrogênios, heparina e pectina;

3. Agentes que inibem a síntese de colesterol endógeno: ácido nicotínico, azacosterol, clofibrato e análogos, piridinolcarbamato.

Quanto aos fármacos mais amplamente usados na terapia (Tabela 22.9), o mecanismo de ação ao nível molecular não foi ainda esclarecido. Sabe-se, contudo, que a colestiramina e o colestipol ligam-se a ácidos biliares, evitando sua reabsorção; isto resulta na biotransformação aumentada de colesterol em ácidos biliares e na redução da reabsorção de colesterol.

O mecanismo de ação do clofibrato não está ainda bem esclarecido. Sabe-se, porém, que ele é agente hipotrigliceridêmico, isto é, diminui a ve-

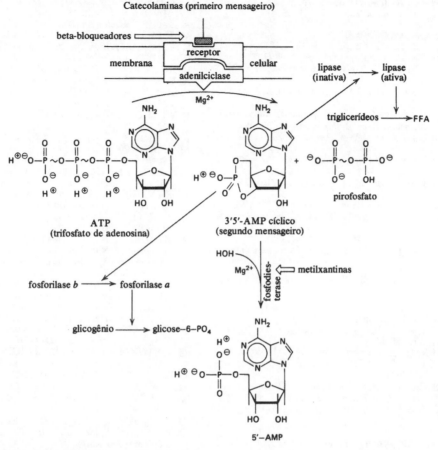

Fig. 22.9 Biossíntese de triglicerídeos e local de ação dos bloqueadores β-adrenérgicos.

locidade de síntese dos triglicerídeos e, para explicar este efeito, diversos mecanismos foram propostos, mas nenhum goza de aceitação geral.

Quanto à oxandrolona, acredita-se que ela inibe a biossíntese excessiva de triglicerídeos.

Parece que a dextrotiroxina age aumentando a velocidade da eliminação oxidativa do colesterol.

REFERÊNCIAS

ASPECTOS GERAIS
M. KALTENBACH et al., Eds., *Coronary Heart Disease*, Thieme, Stuttgart, 1978.
L. WERKO, *Ann. Intern. Med.*, 74, 278 (1971).
J. R. PARRATT, *Prog. Med. Chem.*, 6, 11 (1969).

CARDIOTÔNICOS
J. E. DOHERTY, *Adv. Intern. Med.*, 24, 287 (1979).
D. S. FULLERTON et al., *Science*, 205, 917 (1979).
G. BODEM e H. J. DENGLER, Eds., *Cardiac Glycosides*, Springer, New York, 1978.
J. E. DOHERTY et al., *Prog. Cardiovasc. Dis.*, 21, 141 (1978).

T. AKERA, *Science*, 198, 569 (1977).
T. AKERA e T. M. BRODY, *Pharmacol. Rev.*, 29, 187 (1977).
C. MUKHERJEE et al., *Mol. Pharmacol.*, 12, 16 (1976).
J. E. DOHERTY e J. J. KANE, *Annu. Rev. Med.*, 26, 159 (1975).
D. T. MASON, Ed., *Congestive Heart Failure: Mechanisms, Evaluation and Treatment*, Yorke Medical Books, New York, 1975.
J. C. ALLEN e A. SCHWARTZ, *Ann. N. Y. Acad. Sci.*, 242, 646 (1974).
D. T. MASON, *Ann. Intern. Med.*, 80, 520 (1974).
R. THOMAS et al., *J. Pharm. Sci.*, 63, 1649 (1974).
T. W. SMITH e E. HABER, *N. Engl. J. Med.*, 289, 945, 1010, 1063, 1125 (1973).
H. G. KRONEBERG, *Actual. Pharmacol.*, 25, 157 (1972).
B. H. MARKS e A. M. WEISSLER, Eds., *Basic and Clinical Pharmacology of Digitalis*, Thomas, Springfield, Ill., 1972.
P. HARRIS e L. OPIE, Eds., *Calcium and the Heart*, Academic, New York, 1971.
K. S. LEE e W. KLAUS, *Pharmacol. Rev.*, 23, 193 (1971).
T. AKERA et al., *J. Pharmacol. Exp. Ther.*, 173, 145 (1970).
R. W. JELLIFFE et al., *Ann. Intern. Med.*, 72, 453 (1970).
H. J. NORD, *Ann. Intern. Med.*, 72, 649 (1970).
C. FISCH e B. SURAWICZ, Eds., *Digitalis*, Grune & Stratton, New York, 1969.
F. RADT, *Steroids (VI): Cardanolides, Bufanolides, Homosteroids*, Springer, Berlin, 1969.
R. H. THORP e L. B. COBBIN, *Cardiac Stimulant Substances*, Academic, New York, 1967.
T. C. WEST e N. TODA, *Annu. Rev. Pharmacol.*, 7, 145 (1967).

K. REPKE, *Internist*, 7, 418 (1966).
I. M. GLYNN, *Pharmacol. Rev.*, 16, 381 (1964).

FÁRMACOS ANTIARRÍTMICOS

L. H. OPIE et al., *Am. J. Cardiol.*, 43, 131 (1979).
R. DOHERTY et al., *J. Pharm. Sci.*, 67, 1698 (1978).
O. HAUSWIRTH e B. H. SINGH, *Pharmacol. Rev.*, 30, 5 (1978).
R. L. WOOSLEY e D. G. SHAND, *Am. J. Cardiol.*, 41, 986 (1978).
D. P. ZIPES e P. J. TROUP, *Am. J. Cardiol.*, 41, 1005 (1978).
T. BAUM et al., *Annu. Rep. Med. Chem.*, 12, 39 (1977).
L. S. DREIFUS e S. OGAWA, *Am. J. Cardiol.*, 39, 466 (1977).
D. C. HARRISON et al., *Prog. Cardiovasc. Dis.*, 20, 217 (1977).
J. T. BIGGER, Jr., et al., *Prog. Cardiovasc. Dis.*, 19, 255 (1976).
M. A. GILL et al., *J. Am. Pharm. Assoc.*, 16, 20 (1976).
P. H. MORGAN e I. W. MATHISON, *J. Pharm. Sci.*, 65, 467 (1976).
J. T. BIGGER, Jr., *Am. J. Med.*, 58, 479 (1975).
B. I. SASYNIUK e R. I. OGILVIE, *Annu. Rev. Pharmacol.*, 15, 131 (1975).
E. GIBSON, *Drugs*, 7, 8 (1974).
B. N. SINGH e O. HAUSWIRTH, *Am. Heart J.*, 87, 367 (1974).
B. N. SINGH e D. E. JEWITT, *Drugs*, 7, 426 (1974).
D. T. MASON et al., *Drugs*, 5, 261 (1973).
A. J. MOSS e R. D. PATTON, *Antiarrhythmic Agents*, Thomas, Springfield, Ill., 1973.
J. T. BIGGER, Jr., *Adv. Intern. Med.*, 18, 251 (1972).
A. L. BASSETT e B. F. HOFFMAN, *Annu. Rev. Pharmacol.*, 11, 143 (1971).
T. LAWRENCE, *Top. Med. Chem.*, 3, 333 (1970).
D. T. MASON et al., *Clin. Pharmacol. Ther.*, 11, 460 (1970).
L. SZEKERES e J. G. PAPP, *Prog. Drug Res.*, 12, 292 (1968).

AGENTES ANTI-HIPERTENSIVOS

A. SCRIABINE, Ed., *Pharmacology of Antihypertensive Drugs*, Raven, New York, 1980.
P. A. van ZWIETEN, *Pharm. Int.*, 1(1), 21 (1980).
D. W. CUSHMAN et al., *Prog. Cardiovasc. Dis.*, 21, 176 (1979).
E. D. FREIS, *Annu. Rev. Med.*, 30, 81 (1979).
R. M. GRAHAM e W. A. PETTINGER, *N. Engl. J. Med.*, 300, 232 (1979).
A. SCRIABINE, *Annu. Rev. Pharmacol. Toxicol.*, 19, 269 (1979).
R. E. GALARDY et al., *J. Med. Chem.*, 21, 1279 (1978).
D. GANTEN e G. SPECK, *Biochem. Pharmacol.*, 27, 2379 (1978).
F. GROSS, Ed., *L'Action Cardioprotectrice des Beta-bloquants*, Masson, Paris, 1978.
W. L. MATIER e W. T. COMER, *Annu. Rep. Med. Chem.*, 13, 71 (1978).
J. MEHTA, *J. Am. Med. Assoc.*, 240, 1759 (1978).
M. A. ONDETTI e D. W. CUSHMAN, *Annu. Rep. Med. Chem.*, 13, 82 (1978).
B. N. C. PRICHARD, *Br. J. Clin. Pharmacol.*, 5, 379 (1978).
B. ROUOT et al., *Eur. J. Med. Chem.-Chim. Ther.*, 13, 337 (1978).
W. S. SAARI et al., *J. Med. Chem.*, 21, 746 (1978).
R. P. AHLQUIST, *Am. Heart J.*, 93, 117 (1977).
J. O. DAVIS et al., Eds., *Hypertension: Mechanism, Diagnosis and Management*, H P Publishing Co., New York, 1977.
C. T. DOLLERY, *Annu. Rev. Pharmacol. Toxicol.*, 17, 311 (1977).
L. I. GOLDBERG et al., *Prog. Cardiovasc. Dis.*, 19, 327 (1977).
F. GROSS, Ed., *Antihypertensive Agents*, Springer, Berlin, 1977.
F. GROSS e L. WERKO, *Essential Hypertension and its Treatment*, Schattauer, Stuttgart, 1977.
A. S. NIES, *Med. Clin. North Am.*, 61, 675 (1977).
M. J. PEACH, *Physiol. Rev.*, 57, 313 (1977).
C. V. S. RAM, *Heart Lung*, 6, 679 (1977).
J. L. REID et al., *Clin. Pharmacol. Ther.*, 21, 375 (1977).
B. ROUOT et al., *J. Pharmacol.*, 8, 95 (1977).
R. E. STITZEL, *Pharmacol. Rev.*, 28, 179 (1977).
P. B. M. W. M. TIMMERMANS e P. A. van ZWIETEN, *J. Med. Chem.*, 20, 1636 (1977).
C. W. THORNBER e A. SHAW, *Annu. Rep. Med. Chem.*, 12, 60 (1977).
R. P. AHLQUIST, *Am. Heart J.*, 92, 661, 804 (1976).
M. E. CONOLLY et al., *Prog. Cardiovasc. Dis.*, 19, 203 (1976).
E. L. ENGELHARDT, Ed., *Antihypertensive Agents*, American Chemical Society, Washington, D. C., 1976.
D. GANTEN et al., Eds., *Beta-adrenergic Blockers and Hypertension*, Thieme, Stuttgart, 1976.
G. P. GUTHRIE, Jr. et al., *Annu. Rev. Pharmacol. Toxicol.*, 16, 287 (1976).
W. KAUFMANN e K. KRAUSE, Eds., *Central Nervous Control of Na^+ Balance — Relations to the Renin-Angiotensin System*, Thieme, Stuttgart, 1976.
C. MUKHERJEE et al., *Mol. Pharmacol.*, 12, 16 (1976).
M. P. SAMBHI, Ed., *Systemic Effects of Antihypertensive Agents*, Stratton Intercontinental, New York, 1976.
A. SCRIABINE e C. S. SWEET, Eds., *New Antihypertensive Drugs*, Halsted, New York, 1976.
F. O. SIMPSON, Ed., "Symposium on Hypertension", *Drugs*, 11 (suppl. 1), 1-204 (1976).
G. S. STOKES e K. D. G. EDWARDS, Eds., *Drugs Affecting the Renin-Aldosterone System*, Karger, Basel, 1976.
C. W. THORNBER, *Annu. Rep. Med. Chem.*, 11, 61 (1976).
H. J. WAAL-MANNING, *Drugs*, 12, 412 (1976).
M. WILHELM e G. deSTEVENS, *Prog. Drug Res.*, 20, 197 (1976).
D. W. DUHME et al., *Am. J. Hosp. Pharm.*, 32, 508 (1975).
O. PAUL, Ed., *Epidemiology and Control of Hypertension*, Thieme, Stuttgart, 1975.
M. H. WEIL et al., *J. Am. Med. Assoc.*, 231, 1280 (1975).
D. W. DuCHARME, *Annu. Rep. Med. Chem.*, 9, 50 (1974).
R. W. GIFFORD, Jr., *Arch. Intern. Med.*, 133, 1053 (1974).
F. GROSS, *Actual. Pharmacol.*, 27, 117 (1974).
J. KOCH-WESER, *Arch. Intern. Med.*, 133, 1017 (1974).
B. MAGNANI, Ed., *Beta-adrenergic Blocking Agents in the Management of Hypertension and Angina Pectoris*, Raven, New York, 1974.
I. H. PAGE e F. M. BUMPUS, Eds., *Angiotensin*, Springer, New York, 1974.
R. C. TARAZI, *Ann. Intern. Med.*, 81, 364 (1974).
M. D. DAY et al., *Eur. J. Pharmacol.*, 21, 271 (1973).
E. D. FREIS, *Clin. Pharmacol. Ther.*, 13, 627 (1972).
K. OKAMOTO, Ed., *Spontaneous Hypertension*, Springer, Berlin, 1972.
N. T. SMITH e A. N. CORBASCIO, *Anesthesiology*, 33, 58 (1970).
A. J. WOHL, *Mol. Pharmacol.*, 6, 189, 195 (1970).
A. GROLLMAN, *Clin. Pharmacol. Ther.*, 10, 755 (1969).
O. SCHIER e A. MARXER, *Prog. Drug Res.*, 13, 101 (1969).
A. D. BENDER, *Top. Med. Chem.*, 1, 177 (1967).
E. SCHITTLER, Ed., *Antihypertensive Agents*, Academic, New York, 1967.
C. A. STONE e C. C. PORTER, *Adv. Drug Res.*, 4, 71 (1967).
F. GROSS, Ed., *Antihypertensive Therapy: Principles and Practice*, Springer, Berlin, 1966.
W. S. PEART, *Pharmacol. Rev.*, 17, 143 (1965).

FÁRMACOS VASODILATADORES

J. L. MARX, *Science*, 207, 859 (1980).
J. D. COFFMAN, *N. Engl. J. Med.*, 300, 713 (1979).

W. H. FRISHMAN et al., *Am. Heart J.*, **97**, 663, 797; **98**, 119, 256, 526 (1979).
G. TOGNONI e S. GARATTINI, Eds., *Drug Treatment and Prevention in Cerebrovascular Disorders*, Elsevier, Amsterdam, 1979.
M. WINBURY, Ed., *Ischemic Myocardium and Antianginal Drugs*, Raven, New York, 1979.
S. F. CAMPBELL e J. C. DANILEWICZ, *Annu. Rep. Med. Chem.*, **13**, 92 (1978).
E. DONOSO e J. LIPSKI, Eds., *Acute Myocardial Infarction*, Thieme, Stuttgart, 1978.
K. CHATTERJEE e W. W. PARMLEY, *Prog. Cardiovasc. Dis.*, **19**, 301 (1977).
J. N. COHN et al., *N. Engl. J. Med.*, **297**, 27, 254 (1977).
E. DONOSO e R. GORLIN, *Angina Pectoris*, Thieme, Stuttgart, 1977.
H. HAUTH e B. P. RICHARDSON, *Annu. Rep. Med. Chem.*, **12**, 49 (1977).
R. G. HAVEL, *Annu. Rev. Med.*, **28**, 195 (1977).
P. HARRIS et al., Eds., *Biochemistry and Pharmacology of Myocardial Hypertrophy, Hypoxia, and Infarctions*, University Park Press, Baltimore, 1976.
F. J. Di CARLO, *Drug Metab. Rev.*, **4**, 1 (1975).
J. E. FRANCIS, *Annu. Rep. Med. Chem.*, **10**, 61 (1975).
B. F. ROBINSON, *Adv. Drug Res.*, **10**, 93 (1975).
J. R. PARRATT, *Adv. Drug Res.*, **9**, 103 (1974).
B. N. C. PRICHARD, *Drugs*, **7**, 55 (1974).
G. G. GENSINI, Ed., *The Study of the Systemic Coronary and Myocardial Effects of Nitrates*, Thomas, Springfield, Ill., 1972.
R. E. GOLDSTEIN e S. E. EPSTEIN, *Prog. Cardiovasc. Dis.*, **14**, 360 (1972).
R. CHARLIER, *Antianginal Drugs*, Springer, Berlin, 1971.
S. E. EPSTEIN et al., *Ann. Intern. Med.*, **75**, 263 (1971).
B. F. ROBINSON, *Postgrad. Med. J.*, **47**, (suppl. 2), 41 (1971).
A. BOLLINGER, *Dtsch. Med. Wochenschr.*, **94**, 2347 (1969).
C. T. DOLLERY et al., *Clin. Pharmacol. Ther.*, **10**, 765 (1969).
J. D. FITZGERALD, *Clin. Pharmacol. Ther.*, **10**, 292 (1969).

ANTILIPÊMICOS

D. W. CRAWFORD e D. H. BLANKENHORN, *Annu. Rev. Med.*, **30**, 289 (1979).
P. T. KUO et al., *Circulation*, **59**, 199 (1979).
A. M. SCANU et al., Eds., *The Biochemistry of Atherosclerosis*, Dekker, New York, 1979.
J. WITZTUM e G. SCHONFELD, *Diabetes*, **28**, 326 (1979).
C. E. DAY, *Annu. Rep. Med. Chem.*, **13**, 184 (1978).
D. KRITCHEVSKY et al., Eds., *Drugs, Lipid Metabolism, and Atherosclerosis*, Plenum, New York, 1978.
B. J. KUDCHODKAR et al., *Clin. Pharmacol. Ther.*, **24**, 354 (1978).
M. F. OLIVER, *N. Engl. J. Med.*, **299**, 1360 (1978).
R. ROSS, *Recherche*, **9**, 131 (1978).
L. C. SMITH et al., *Annu. Rev. Biochem.*, **47**, 751 (1978).
P. STARR, *Adv. Lipid Res.*, **16**, 345 (1978).
E. L. BIERMAN e R. ROSS, *Atheroscler. Rev.*, **2**, 79 (1977).
L. A. CARLSON et al., Eds., *International Conference on Atherosclerosis*, Raven, New York, 1977.
J. L. GOLDSTEIN e M. S. BROWN, *Annu. Rev. Biochem.*, **46**, 897 (1977).
S. M. GRUNDY, *Am. J. Clin. Nutr.*, **30**, 985 (1977).
A. M. LEES et al., *Atherosclerosis*, **28**, 325 (1977).
R. I. LEVY, *Annu. Rev. Pharmacol. Toxicol.*, **17**, 499 (1977).
B. M. RIFKIND e R. I. LEVY, Eds., *Hyperlipidemia: Diagnosis and Therapy*, Grune & Stratton, New York, 1977.
J. R. SABINE, *Cholesterol*, Dekker, New York, 1977.
E. SCHACHT, *Top. Curr. Chem.*, **72**, 99 (1977).
D. T. WITIAK et al., *Clofibrate and Related Analogs*, Dekker, New York, 1977.
D. L. AZARNOFF, "Structure Activity Relationships of Clofibrate-Like Compound on Lipid Metabolism", in H. VAPAATALO, Ed., *Drug Therapy*, Pergamon, Oxford, 1976, pp. 137-147.
R. A. CAMERINI-DAVALOS et al., Eds., "Atherogenesis", *Ann. N. Y. Acad. Sci.*, **275**, 1-390 (1976).
C. E. DAY, Ed., *Atherosclerosis Drug Discovery*, Plenum, New York, 1976.
C. E. DAY e R. S. LEVY, Eds., *Low Density Lipoproteins*, Plenum, New York, 1976.
J. H. HAMILTON et al., *Annu. Rep. Med. Chem.*, **11**, 180 (1976).
B. LEWIS, *The Hyperlipidaemias*, Blackwell, London, 1976.
T. A. MIETTINEN, "Mechanism of Action on Nonabsorbable Lipid-Lowering Drug", in H. VAPAATALO, Ed., *Drug Therapy*, Pergamon, Oxford, 1976, pp. 149-158.
R. PAOLETTI e C. J. GLUECK, Eds., *Lipid Pharmacology*, Vol. II, Academic, New York, 1976.
R. ROSS e L. HARKER, *Science*, **193**, 1094 (1976).
D. YESHURUN e A. M. GOTTO, Jr., *Am. J. Med.*, **60**, 379 (1976).
D. KRITCHEVSKY, Ed., *Hypolipidemic Agents*, Springer, Berlin, 1975.
J. N. PEREIRA e G. H. HOLLAND, *Annu. Rep. Med. Chem.*, **10**, 182 (1975).
E.-C. WITTE, *Prog. Med. Chem.*, **11**, 119 (1975).
H. GRETEN et al., Eds., *Lipid Metabolism, Obesity and Diabetes Mellitus: Impact upon Atherosclerosis*, Thieme, Stuttgart, 1974.
G. F. HOLLAND e J. N. PEREIRA, *Annu. Rep. Med. Chem.*, **9**, 172 (1974).
R. HOWE, *Adv. Drug Res.*, **9**, 7 (1974).
R. I. LEVY et al., *N. Engl. J. Med.*, **290**, 1295 (1974).
C. R. SIRTORI et al., *Adv. Exp. Med. Biol.*, **63**, 123 (1974).
K. W. WALTON, *Adv. Drug Res.*, **9**, 55 (1974).
E. GINTER, *Science*, **179**, 702 (1973).
R. J. HAVEL e J. P. KANE, *Annu. Rev. Pharmacol.*, **13**, 287 (1973).
S. M. GRUNDY et al., *J. Lipid Res.*, **13**, 531 (1972).
P. A. LEHMANN F., *J. Med. Chem.*, **15**, 404 (1972).
G. J. NELSON, *Blood Lipids and Lipoproteins*, Wiley-Interscience, New York, 1972.
H. R. CASDORPH, *Treatment of the Hyperlipidemic States*, Thomas, Springfield, Ill., 1971.
C. J. GLUECK, *Metabolism*, **20**, 691 (1971).
Nutrition Society Symposium, "Evolution of Present Concepts Concerning the Action of Lipotropic Agents", *Fed. Proc., Fed. Am. Soc. Exp. Biol.*, **30**, 130-176 (1971).
Pharmacology Society Symposium, "Pharmacology of Hypolipidemic Drugs", *Fed. Proc., Fed. Am. Soc. Exp. Biol.*, **30**, 827-856 (1971).
W. L. HOLMES e W. M. BORTZ, Eds., "Biochemistry and Pharmacology of Free Fatty Acids", *Prog. Biochem. Pharmacol.*, **6**, 1-395 (1971).
F. L. BACH, "Antilipidemic Agents", in A. BURGER, Ed., *Medicinal Chemistry*, 3rd ed., Wiley-Interscience, New York, 1970, pp. 1123-1171.
G. A. BRAUN e J. L. RABINOWITZ, *Top. Med. Chem.*, **3**, 91 (1970).
R. I. LEVY e D. S. FREDRICKSON, *Postgrad. Med.*, **47**, 130 (1970).
W. L. BENCZE et al., *Prog. Drug Res.*, **13**, 217 (1969).
R. J. HAVEL, *Adv. Intern. Med.*, **15**, 117 (1969).
W. L. HOLMES et al., *Drugs Affecting Lipid Metabolism*, Plenum, New York, 1969.
F. G. SCHETTLER e G. S. BOYD, Eds., *Atherosclerosis: Pathology, Physiology, Aetiology, Diagnosis and Clinical Management*, Elsevier, Amsterdam, 1969.
T. SHIMAMOTO, *Acta Pathol. Jpn.*, **19**(1), 15 (1969).
T. SHIMAMOTO e F. NUMANO, *Atherogenesis*, Excerpta Medical Foundation, Amsterdam, 1969.
F. D. GUNSTONE, *An Introduction to the Chemistry and Biochemistry of Fatty Acids and Their Glycerides*, Chapman and Hall, London, 1969.

E. J. MASORO, Ed., *Pharmacology of Lipid Transport and Atherosclerotic Processes*, Pergamon, Oxford, 1968.

C. J. MIRAS *et al.*, Eds., "Recent Advances in Atherosclerosis", *Prog. Biochem. Pharmacol.*, *4*, 1-626 (1968).

R. PAOLETTI, *Actual. Pharmacol.*, *21*, 157 (1968).

D. S. FREDRICKSON *et al.*, *N. Engl. J. Med.*, *276*, 34, 148, 215, 273 (1967).

D. KRITCHEVSKY *et al.*, Eds., "Drugs Affecting Lipid Metabolism", *Prog. Biochem. Pharmacol.*, *2*, 1-499; *3*, 1-511 (1967).

R. PAOLETTI, Ed., *Lipid Pharmacology*, Academic, New York, 1964.

D. KRITCHEVSKY, *Cholesterol*, Wiley, New York, 1958.

Agentes Hematológicos

I. GENERALIDADES

Agentes hematológicos são substâncias que atuam sobre o sangue. Segundo o tipo de efeito produzido ou desejado, eles são chamados antianêmicos, hemostáticos, anticoagulantes e substitutos do plasma.

II. AGENTES ANTIANÊMICOS

A. Introdução

Agentes antianêmicos são fármacos usados no tratamento de anemias carenciais. São tipos de anemias causadas por níveis inadequados de substâncias químicas específicas no organismo, sobretudo ferro, vitamina B_{12} ou ácido fólico, todas essenciais para a maturação normal dos eritrócitos. Os agentes antianêmicos são, portanto, exemplo de terapia de reposição.

Há três tipos de anemias: *(a)* anemia normocítica, causada pela perda, destruição ou formação defeituosa do sangue; *(b)* anemia hipocrômica microcítica, resultante da deficiência de ferro; *(c)* anemia macrocítica ou megaloblástica, resultante da deficiência de vitamina B_{12} ou ácido fólico. Os agentes hematínicos são úteis nos últimos dois tipos de anemias.

O ferro é constituinte normal do corpo humano, onde ele se distribui amplamente, na forma tanto inorgânica quanto orgânica, num total de cerca de 3,5 a 4,5 g; 70% deste total são considerados ferro funcional ou essencial, assim chamado porque desempenha funções fisiológicas e ocorre na hemoglobina, mioglobina e enzimas intracelulares contendo ferro; os 30% restantes constituem o ferro dito não-essencial ou de armazenamento, ocorrendo como ferritina ou hemossiderina. O ferro é melhor absorvido no estado ferroso, mas é complexado à proteína ou heme como íon férrico.

O heme é a unidade porfirínica complexada ao ferro da hemoglobina. Considerando-se que o conteúdo de ferro da hemoglobina é de 0,33%, a perda de 100 ml de sangue se traduz na perda de 50 mg de ferro. Esta perda pode ocorrer por causa de hemorragias e também por infestações de vermes. As principais causas das anemias ferroprivas são, contudo, a ingestão insuficiente, perda excessiva e, embora rara, a absorção inadequada de ferro. Essas anemias são tratadas com preparações contendo ferro.

As anemias megaloblásticas são causadas principalmente por deficiência de vitamina B_{12} ou folatos, resultante de diversos fatores, tais como ingestão insuficiente ou absorção defeituosa destas substâncias. Tais anemias são tratadas com vitamina B_{12} ou folatos, dependendo de qual seja a substância responsável pela anemia.

Antes do tratamento é recomendável que se faça diagnóstico preciso, de modo a determinar a deficiência de qual substância está causando o estado anêmico. Os agentes antianêmicos não são intercambiáveis. Assim, uma deficiência de vitamina B_{12} não deve ser tratada com ácido fólico, e vice-versa.

Preparações de ferro são contra-indicadas nos casos de hemocromatose ou hemossiderose. Preparações orais podem provocar distúrbios gastrintestinais, especialmente em mulheres grávidas. Preparações parenterais podem causar febre, náusea e vômito, urticária, artralgias e outros efeitos adversos, incluindo a anafilaxia fatal. Doses excessivas de ferro são prejudiciais, podendo provocar reações graves, até mesmo a morte.

Preparados de vitamina B_{12} são clinicamente úteis no tratamento da anemia perniciosa, anemia macrocítica nutricional e em estados de deficiência de vitamina B_{12}. Apesar de alguns preparados de fígado, fonte de vitamina B_{12}, serem comercializados — por exemplo, injeção de fígado — estes produtos são obsoletos e seu uso não é mais recomendado. As preparações de vitamina B_{12} são administradas de preferência por via intramuscular ou subcutânea profunda. Preparações orais administradas durante períodos prolongados na anemia perniciosa com complicações neurológicas podem causar danos permanentes. Danos neurológicos irreversíveis ocorrem quando o paciente com anemia perniciosa deixa de receber vitamina B_{12} a intervalos regulares pelo resto da vida.

Os folatos são indicados nos casos de deficiência de ácido fólico. Nunca devem ser usados para tratar anemia perniciosa, porque eles mascaram o diagnóstico e produzem danos neurológicos irreversíveis. São rápida e preferencialmente absorvidos no intestino delgado, razão pela qual a via oral é a mais indicada, exceto quando a deficiência de folatos for causada por absorção deficiente. Não se relataram reações tóxicas.

B. Histórico

O ferro foi usado empiricamente no tratamento de anemias, séculos antes da era cristã. Os médicos das antigas civilizações hindu e grega prescreviam-no para pacientes anêmicos. Aparentemente, Sydenham, em 1681, foi o primeiro a empregar o ferro racionalmente. Lemery e Goeffy mostraram, em 1713, que o ferro estava presente no sangue. Em 1832, Blaud usou carbonato de ferro no tratamento de clorose. Contudo, pouco depois a terapia ferrosa foi desacreditada por algumas autoridades da época que julgavam que o ferro inorgânico não era absorvido ou então o recomendavam em doses insuficientes. Somente há cerca de 50 anos é que a terapia de ferro voltou a ser empregada. Diversos compostos de ferro já eram conhecidos então e alguns novos foram preparados nesse ínterim.

Quanto aos agentes para anemias megaloblásticas, sua história começa com a descoberta do prêmio Nobel, Minot, associado a Murphy, em 1926, de que o fígado é eficaz no tratamento da anemia perniciosa, doença originalmente descrita por Addison, em 1849 e 1855. Castle e Cohn, em 1927 e 1929, trabalhando independentemente, tentaram identificar os fatores naturais antianemia perniciosa. Entretanto, foi somente em 1948 que dois grupos de investigadores, Rickes e colaboradores e Smith e associados, também pesquisando independentemente, isolaram e cristalizaram a vitamina B_{12} e comprovaram sua atividade antianêmica. A estrutura da vitamina B_{12} foi elucidada através de cristalografia de raios X, por Dorothy C. Hodgkin e associados, trabalho que lhe valeu o prêmio Nobel. A síntese total desta vitamina foi descrita em 1973 por R. B. Woodward, outro prêmio Nobel, e A. Eschenmoser que durante 11 anos dirigiram uma equipe composta por 99 cientistas de 19 países para lograr seu objetivo.

Em 1931, Wills e colaboradores observaram que a anemia macrocítica respondia à administração de levedura autolisada, da qual se conhece hoje a riqueza em ácido fólico, a substância ativa. Entre 1938 e 1943, diversos autores (Day e colaboradores, Stokstad e Manning, Snell e Peterson) isolaram substâncias de diversas fontes que ou corrigiam a anemia carencial em vários animais ou se mostraram fatores essenciais para o crescimento de determinados microrganismos. Conforme se demonstrou mais tarde, todas as substâncias isoladas eram o mesmo ácido fólico que em 1943, também foi isolado do fígado e cristalizado por Pfiffner e associados. O ácido fólico foi assim chamado por Mitchell e colaboradores, em 1941, porque fora isolado do espinafre, um vegetal foliáceo (*folium* significa *folha*, em latim). Sua primeira síntese foi realizada em 1945, por Angier e colaboradores, que também determinaram sua estrutura, em 1946. Investigações posteriores evidenciaram que o ácido fólico é vitamina amplamente disseminada na natureza, ocorrendo nas formas tanto livre quanto conjugada.

C. Classificação

Os agentes antianêmicos podem ser divididos em duas classes principais: *(a)* agentes hematínicos; *(b)* agentes para anemias megaloblásticas

1. AGENTES HEMATÍNICOS

Existem dois grupos de agentes hematínicos:

1. Preparações orais. Além do ferro reduzido, usam-se sais ferrosos de ácidos inorgânicos e orgânicos: ascorbato ferroso, aspartato ferroso, carbonato ferroso, citrato férrico amoniacal (hoje considerado obsoleto, mas mesmo assim fazendo parte de inúmeras associações comercializadas no Brasil), citrocloreto férrico, feredetato sódico, ferritina, ferrocolinato, ferroglicinato, ferrotretina, fumarato ferroso, gluconato ferroso, iodeto ferroso, lactato ferroso, polissacarato de ferro, succinato ferroso (Andriol), sulfato de ferroglicina, sulfato ferroso, tartarato férrico potássico.

2. Preparações parenterais. São sais complexos e quelatos ferrosos ou férricos: cidefer

Tabela 23.1 Agentes hematínicos

Nome oficial	Nome comercial	Nome químico	Estrutura
sulfato ferroso	Fer-In-Sol Sulfato Ferroso	sulfato ferroso heptaidratado	$FeSO_4 \cdot 7H_2O$
fumarato ferroso	Fumarato Ferroso	fumarato ferroso	$\left(\begin{array}{c} {}^-OOC-C-H \\ \parallel \\ H-C-COO^- \end{array} \right) Fe^{2+}$
gluconato ferroso	Gluconato Ferroso	gluconato ferroso diidratado	$\left(HOH_2C - \underset{\underset{H}{\overset{\overset{H}{\mid}}{\mid}}}{\overset{\overset{H}{\mid}}{C}} - \underset{\underset{H}{\overset{\overset{O}{\mid}}{\mid}}}{\overset{\overset{O}{\mid}}{C}} - \underset{\underset{O}{\overset{\overset{H}{\mid}}{\mid}}}{\overset{\overset{H}{\mid}}{C}} - \underset{\underset{H}{\overset{\overset{O}{\mid}}{\mid}}}{\overset{\overset{O}{\mid}}{C}} - COO^- \right)_2 Fe^{+2} \cdot 2H_2O$
dextriferrona			solução coloidal de hidróxido férrico complexado com dextrina parcialmente hidrolisada

rona, complexo ferropolissacarídico, complexo sódico férrico de ácido pantóico, dextriferrona, dipantoilferrato sódico, ferriclato cálcico sódico, ferrigluconato sódico, ferromaltoso, ferropolimalero, frutose férrica, glusoferrona, óxido de ferro sacarado (Noripurum), poliferose, ferrosorbito (Yectofer).

Os agentes hematínicos mais usados estão relacionados na Tabela 23.1.

Sulfato ferroso

Como sal heptaidratado, apresenta-se na forma de cristais ou pó esverdeado, inodoro e hidrossolúvel, com sabor metálico adstringente. Deve ser mantido em recipientes herméticos, pois é facilmente oxidado, além de ser eflorescente ao ar. É a preparação hematínica mais usada, sendo o fármaco de escolha para o tratamento de anemias ferroprivas simples. Distúrbios gastrintestinais são o principal efeito adverso. Doses elevadas podem causar envenenamento por ferro, de graves conseqüências, sobretudo em crianças, inclusive a morte por colapso cardiovascular. A dose habitual é de 300 mg a 1,2 g diários, em doses parceladas.

O sulfato ferroso é preparado mediante reação entre ferro elementar e ácido sulfúrico diluído, seguida de concentração da solução.

2. AGENTES PARA ANEMIAS MEGALOBLÁSTICAS

No tratamento de anemias megaloblásticas empregam-se dois grupos de agentes: (a) vitamina B_{12} e derivados: cianocobalamina, hidroxocobalamina (Fig. 23.1); (b) folatos: ácido fólico (Fig. 23.2), folinato de cálcio. A cobamamida, coenzima da vitamina B 12, é usada como anabolizante, sendo comercializada sob os seguintes nomes: Coenzima B 12, Crescinco, Enzicoba, Sarbol, Trofozima, Zinabol.

Cianocobalamina

Quimicamente é a (5,6-dimetilbenzimidazolil)cianocobamida, de acordo com a nomenclatura especialmente criada para esta molécula altamente complexa. Trata-se de um complexo de coordenação neutro de cobalto contendo o íon inorgânico unido firmemente a seis ligantes coordenados octaedricamente. Apresenta-se como pó cristalino, inodoro, vermelho e altamente higroscópico. A vitamina é isolada do fígado ou produzida por fermentação induzida por determinados microrganismos, especialmente do gênero *Streptomyces (griseus, olivaceus e aureofaciens)*. Estruturalmente, é uma corrina substituída (corrina é o nome dado ao sistema macroanelar da cianocobalamina isento dos substituintes periféricos). Devido ao fato de o cobalto participar na ressonância do sistema anelar da corrina, este átomo metálico é mantido com muita firmeza. Apesar de ser ácido polibásico fraco, a vitamina pode ser considerada sal interno essencialmente neutro.

O único uso clínico confirmado da cianocobalamina é no tratamento de estados carenciais comprovados de vitamina B_{12}, nos quais ela é o fármaco de escolha. Não tem valor terapêutico na hepatite infecciosa, esclerose múltipla, neuropa-

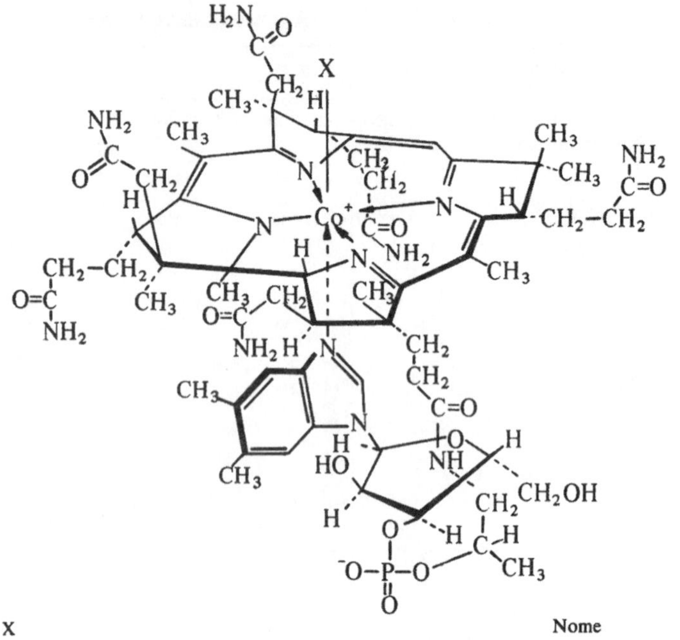

X	Nome
CN	cianocobalamina (vitamina B_{12})
OH	hidroxocobalamina (vitamina B_{12a})
H_2O	aquocobalamina (vitamina B_{12b})
NO_2	nitritocobalamina (vitamina B_{12e})
5'-desoxiadenosila	cobamamida (coenzima B_{12})

Fig. 23.1 Estrutura química das cobalaminas.

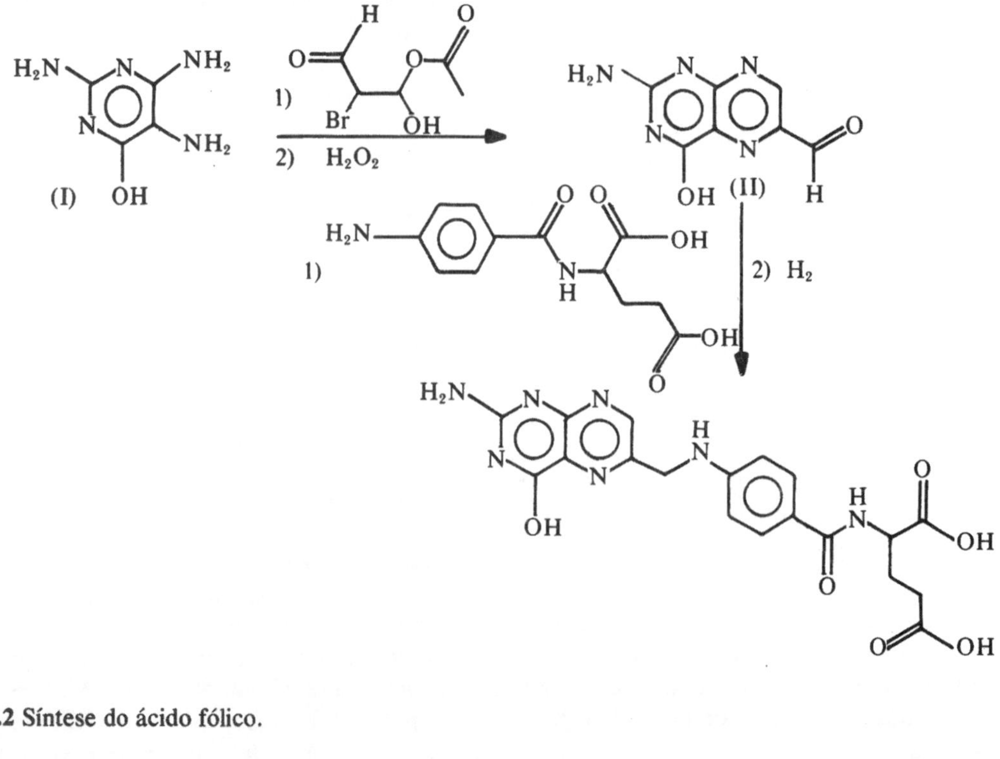

Fig. 23.2 Síntese do ácido fólico.

tias, falta de apetite, nutrição deficiente, alergias, tirotoxicose, envelhecimento, esterilidade e outras condições para as quais ela tem sido impropriamente receitada. Não há referências a efeitos adversos. É administrada por várias vias, sendo comercializada sob diversos nomes: Cianocobalamina, Dozelin, Hepacin, Vitamina B 12.

Hidroxocobalamina

Apresenta-se como cristais vermelho-escuros ou como pó cristalino vermelho. É inodora, ou tem ligeiro odor de acetona. A forma anidra é muito higroscópica. Tem estrutura química ligeiramente diferente da estrutura da cianocobalamina: em vez de CN, apresenta OH como um dos substituintes. Sob a ação da luz, em pH 3,5-5,5, a cianocobalamina origina parcialmente hidroxocobalamina que, por sua vez, nestas condições, é parcialmente transformada em aquocobalamina.

A hidroxocobalamina é preparada por remoção fotolítica do grupo cianeto de cianocobalamina. É uma base e pode, portanto, formar sais, como cloreto e sulfato. Suas preparações devem ser mantidas em recipientes herméticos e opacos, em local fresco.

A hidroxocobalamina tem as mesmas indicações da cianocobalamina. Mas, devido ao fato de ligar-se com mais firmeza às proteínas séricas, tem ação mais prolongada que a da cianocobalamina; por esta razão, é considerada, por alguns, como a vitamina B_{12} natural de ação prolongada. A hidroxocobalamina é administrada por via intramuscular, em doses de 50 a 100 μg, duas a três vezes por semana. É comercializada sob vários nomes: Cobaltinex B12, Droxofor, Duralta 12 Injetável, Esined, Monobedoze, Retar B12, Rubranova.

Ácido fólico

Corresponde quimicamente ao ácido pteroilmonoglutâmico ou ácido N-[p-[[(2-amino-4-hidroxi-6-pteridinil)metil]amino]benzoil]glutâmico. Apresenta-se como pó amarelo ou amarelo-alaranjado, inodoro, insípido e ligeiramente hidrossolúvel. O folato de sódio, porém, é hidrossolúvel. Soluções aquosas do ácido livre, assim como do sal sódico, são estáveis ao ar e podem ser esterilizadas por autoclavagem. O ácido fólico é rapidamente degradado pela luz do sol ou raios ultravioleta. O ácido fólico e seu sal sódico são usados especificamente no controle de estados carenciais de ácido fólico. A dose habitual, por via intramuscular, oral ou subcutânea, é de 5 a 15 mg por dia. No Brasil, só é comercializado em associações, mas não na forma livre.

O ácido fólico é sintetizado por diversos processos. Um deles consiste na condensação da 2,4,5-triamino-6-hidroxipirimidina (I) com monoacetato de bromomalondialdeído, seguida de oxidação com peróxido de hidrogênio; o aldeído (II) assim obtido é condensado com ácido p-aminobenzoilglutâmico; por redução, a base de Schiff resultante fornece ácido fólico (Fig. 23.2).

3. MISTURAS

São comercializadas diversas misturas antianêmicas contendo dois ou mais dos seguintes fármacos ou grupos de fármacos: sais de ferro, todas as vitaminas (inclusive cianocobalamina e ácido fólico), todos os minerais em traços, extrato de fígado, corticotrofina e fator intrínseco. Segundo a Associação Médica Norte-americana, "o uso desses produtos no tratamento de anemias deve ser desencorajado. Representam um gasto adicional para o paciente, quando há disponibilidade de alternativas completamente adequadas e mais baratas".

D. Mecanismo de ação

Os agentes hematínicos são fármacos que substituem substâncias químicas específicas requeridas pelos eritrócitos para a sua maturação normal. Agem, portanto, como se fossem tais substâncias.

Os preparados de ferro suprem o ferro necessário para os processos fisiológicos normais do organismo. Ele é incorporado à hemoglobina e mioglobina, que exercem suas funções no transporte de oxigênio e na respiração celular, respectivamente, e a outras macromoléculas que requerem ferro.

A cianocobalamina e a hidroxocobalamina substituem as cobalaminas naturais, essenciais ao crescimento normal, nutrição e desempenho de diversos processos fisiológicos, tais como a síntese de proteínas e DNA.

Os folatos substituem o ácido fólico nas suas funções metabólicas. *In vivo,* o ácido fólico é enzimaticamente reduzido a derivados do ácido tetraidrofólico, as formas de coenzima que agem como portadores de unidades monocarbônicas (formila, formimino, hidroximetila, metila) em diversas metilações, especialmente na biossíntese de metionina, colina, serina, histidina, purinas e pirimidinas e, por extensão, na síntese de DNA e RNA.

III. HEMOSTÁTICOS

A. Introdução

Os hemostáticos são substâncias empregadas em doenças hemorrágicas para estancar sangrias anormais, restabelecendo a hemostasia. Visto que a coagulação ou formação do coágulo é a fase mais complexa e provavelmente mais importante da hemostasia, estes fármacos são também denominados coagulantes.

Para explicar o mecanismo da hemostasia, apresentaram-se diversas teorias. Uma das mais aceitas é a hipótese da *cascata enzimática*, proposta por MacFarlane. Segundo este autor, na hemostasia participam 13 fatores (Tabela 23.2). Sua intervenção é esquematizada na Fig. 23.3. Pode-se ver que a trombina, enzima que intervém no processo de coagulação, forma-se a partir da protrombina por dois processos: intrínseco e extrínseco. No mecanismo intrínseco ou intravascular, ou processo espontâneo, que ocorre independentemente da tromboplastina tecidual ou extravascular, a trombina é sintetizada por uma seqüência de reações enzimáticas que compreendem os fatores XII, XI, IX, VIII, X, V e II, fosfolipídios e íons cálcio. No mecanismo extrínseco ou extravascular, participam os fatores VII, X e V, além de íons cálcio. Uma vez formada, a trombina catalisa a conversão do fibrinogênio em fibrina. Nesta reação, cada molécula de fibrinogênio produz quatro fibrinopeptídios e fibrina, que se polimeriza gerando fibras ordenadas e formando o coágulo mole. Novamente por ação catalítica da trombina ativa-se o fator XIII, produzindo fibrinoligase (FSF*), enzima transamidante que forma ligações cruzadas de fibrina, originando assim o chamado coágulo duro de fibrina (Fig. 23.4).

A deficiência de um ou outro destes fatores de coagulação restringe a hemostase e causa determinadas moléstias passíveis de tratamento com hemostáticos sistêmicos. Hemorragias superficiais ou sangrias capilares são tratadas com hemostáticos tópicos.

As reações adversas aos hemostáticos variam amplamente, de acordo com o agente empregado.

B. Histórico

Dam, em 1929, descreveu pela primeira vez que galinhas inadequadamente alimentadas desenvolviam uma doença hemorrágica que, em 1935, o mesmo autor e seus colaboradores descobriram ser causada pela deficiência de uma substância lipossolúvel. Devido à sua função na coagulação (*Koagulation,* em alemão), Dam denominou-a vitamina K. As primeiras fontes de vitamina K foram a alfafa e a gordura de fígado de porco. Thayer e colaboradores determinaram a estrutura da substância, em 1938. Naquele mesmo ano, Butt usou-a clinicamente. Em 1939, Fieser realizou a primeira síntese da vitamina K.

A alta atividade da vitamina K_1 levou à procura de novos agentes hemostáticos entre análogos desta vitamina. Alguns foram encontrados entre substâncias conhecidas, tais como menadiona, sintetizada por Fries e Lohmann, em 1921, e introduzida na terapia, em 1939. Outros análogos da vitamina K foram especialmente sintetizados, a partir de 1939. A celulose oxidada foi preparada, em 1942, por Yackel e Kenyon.

O ácido aminocapróico é composto antigo,

Tabela 23.2 Fatores de coagulação

Fator n.º	Nome
I	Fibrinogênio
II	Protrombina, trombogênio, trombozima
IIa	Trombina
III	Tromboplastina tecidual, tromboquinase
IV	Cálcio iônico
V	Pró-acelerina, fator lábil
VI	Acelerina
VII	Pró-convertina, autoprotrombina I
VIII	Fator anti-hemofílico α, globulina anti-hemofílica A, tromboplastinogênio, protromboquinase
IX	Fator de Christmas, fator anti-hemofílico β, globulina anti-hemofílica B
X	Fator de Stuart-Prower
Xa	Autoprotrombina C
XI	PTA (antecedente de tromboplastina plasmática), globulina anti-hemofílica C
XII	Fator de Hageman, fator de contato
XIII	Fator estabilizante da fibrina

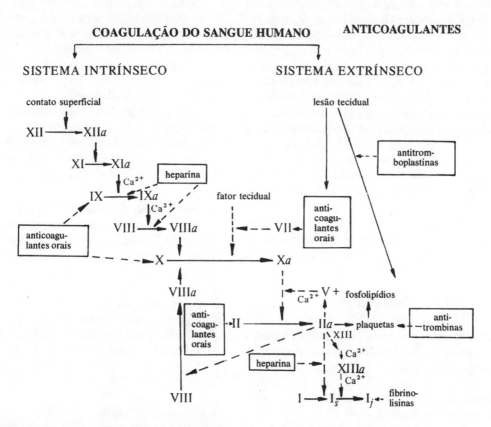

Fig. 23.3 Representação esquemática da intervenção sucessiva dos fatores compreendidos na coagulação sanguínea e do local de ação dos anticoagulantes. A letra *a* após o número de um fator indica que é a forma ativada. O símbolo IIa corresponde à trombina, o I_s refere-se ao fibrinogênio solúvel e I_j significa fibrinogênio insolúvel. As linhas contínuas grossas indicam transformações, as descontínuas referem-se a interações.

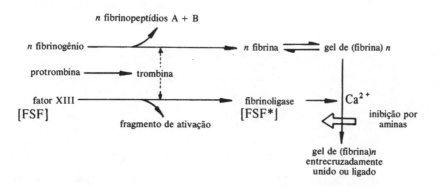

Fig. 23.4 Representação esquemática do mecanismo de coagulação em vertebrado. A trombina, enzima hidrolítica, exerce ação catalítica dual. Intervém na transformação de fibrinogênio em fibrina, bem como na conversão do fator estabilizante de fibrina a fibrinoligase, enzima transamidante que une entrecruzadamente a fibrina, produzindo o coágulo duro. *Fonte:* L. Lorand, *Ann. N. Y. Acad. Sci.*, 202, 6 (1972).

mas a descoberta de sua atividade antifibrinolítica é recente. A variação estrutural de sua molécula resultou na introdução de dois novos agentes terapêuticos. A primeira modificação bem-sucedida compreendeu a ciclização de quatro dos cinco grupos metilênicos que separam as duas funções químicas (grupos amino e carboxílico); esta modificação, levada a efeito por Okamoto, em 1962, deu origem ao ácido tranexâmico. A segunda alteração estrutural bem-sucedida consistiu no emprego, para a mesma finalidade, de um anel benzênico, resultando no ácido *p*-(aminometil)benzóico, que é, na realidade, produto intermediário na síntese do ácido tranexâmico (Fig. 23.5).

O carbazocromo foi sintetizado, em 1956, por Iwao, que procurava melhores derivados do adrenocromo, produto de oxidação da epinefrina, que apresenta atividade hemostática.

C. Classificação

Os hemostáticos mais empregados (Tabela 23.3) estão agrupados em duas classes principais: hemostáticos sistêmicos e hemostáticos tópicos. Para combater os efeitos da hemofilia, empregam-se o fator anti-hemofílico humano e o plasma anti-hemofílico humano.

1. HEMOSTÁTICOS SISTÊMICOS

Os hemostáticos sistêmicos são administrados por via sistêmica. Levando-se em consideração suas origens, mecanismos de ação ou estruturas químicas, distinguem-se os seguintes grupos: componentes do sangue, antagonistas da heparina, vitaminas K e análogos e agentes diversos.

a. Componentes do sangue

Os componentes do sangue são preparados a partir de plasma humano fresco e são usados em lugar de sangue total. A reação adversa mais comum é a hepatite viral aguda.

Os principais são: complexo do fator IX, factorato, fator anti-hemofílico, fator anti-hemofílico crioprecipitado e fibrinogênio.

No Brasil já são comercialmente disponíveis vários fatores de coagulação: fator VII (Fator VII), fator VIII (Kryobulin), fator IX (Bebulin), fatores II, IX e X (Prothromplex) e fatores II, VII, IX e X (Prothromplex T).

b. Antagonistas da heparina

Os antagonistas da heparina são substâncias fortemente básicas e, sendo carregadas positivamente, complexam-se com a heparina e heparinóides, carregados negativamente, neutralizando-os. O único ainda usado é o sulfato de protamina, proteína básica isolada do esperma de alguns peixes (espécies dos gêneros *Salmo, Trutta, Onchorhynchus*). Há alguns anos usavam-se também o brometo de hexadimetrina e o cloreto de tolônio, mas agora são tidos por obsoletos e seu emprego foi abandonado.

Sulfato de protamina
Pó fino, amorfo ou cristalino, branco ou esbranquiçado, higroscópico, pouco solúvel em água. Consiste de mistura purificada de princípios protéicos obtidos de esperma ou testículos de espécies adequadas de peixes. Possui ação anticoagulante mas, paradoxalmente, antagoniza o efeito da heparina; por isso, tem emprego como antídoto para esta. É administrado por via intravenosa.

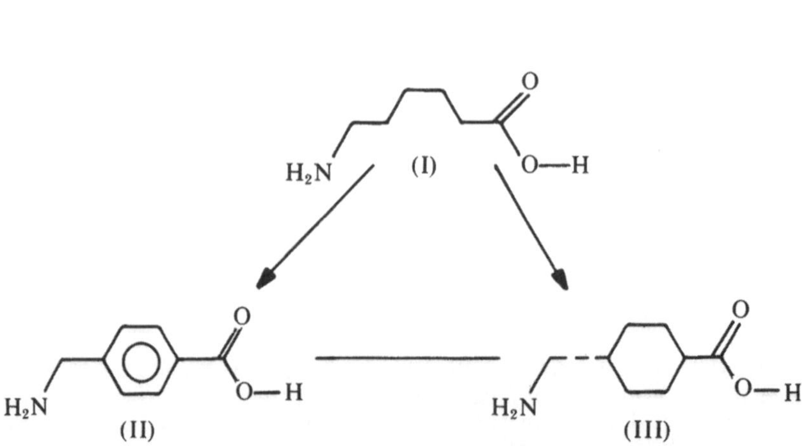

Fig. 23.5 Modificação molecular do ácido aminocapróico (I) que resultou em dois novos agentes hemostáticos: ácido *p*-(aminoetil)benzóico (II) e ácido tranexâmico (III).

Tabela 23.3 Hemostáticos sistêmicos

Nome oficial	Nome comercial	Nome químico	Estrutura
fitomenadiona (filoquinona) (fitonadiona)	Kanakion Vitamina K	2-metil-3-fitil-1,4-naftoquinona	Figura 23.6
menadiona (menaftona)		2-metil-1,4-naftalenodiona	
bissulfito sódico de menadiona (vicasol)		sal sódico do ácido 1,2,3,4-tetraidro-2--metil-1,4-dioxo-2-naftalenossulfônico	
difosfato sódico de menadiol	Synkavit	sal tetrassódico do éster do ácido difosfórico com 2-metil-1,4-naftalenodiol	
vitamina K_5		4-amino-2-metil-1-naftalenol	
carbazocromo	Adrenoxil	2-(1,2,3,5-tetraidro-3-hidroxi-1-metil--5-oxo-6H-indol-6-ilideno)hidrazinocarboxamida	
ácido aminocapróico	Ipsilon	ácido 6-aminoexanóico	
ácido tranexâmico	Cyclotran Transamin	ácido *trans*-4-(aminometil)cicloexanocarboxílico	

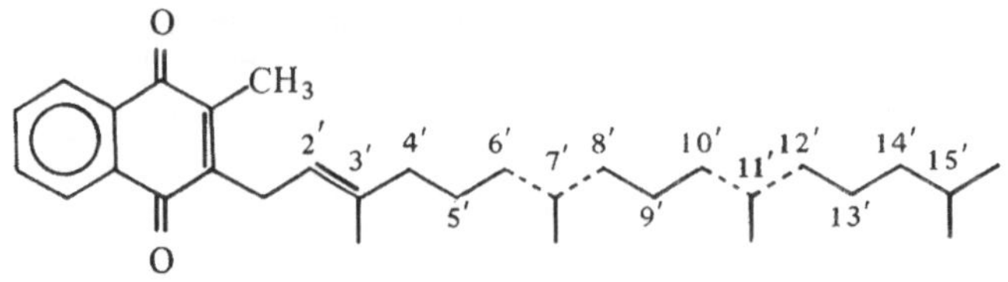

Fig. 23.6 Estrutura da fitomenadiona.

c. Vitaminas K e análogos

As vitaminas K e análogos são naftoquinonas lipossolúveis estruturalmente modificadas. A configuração absoluta da vitamina K_1 ou fitomenadiona foi determinada por Mayer e associados, em 1964; ela possui dois centros quirais: carbonos 7' e 11' (Fig. 23.6). Os principais representantes são: acetomenaftona, aminaftona (Capillarema), bissulfito sódico de menadiona, difosfato sódico de menadiol, fitomenadiona, menadiona, menadoxima, menatetrenona, naftazona, sulfato sódico de menadiol, vitamina K_5.

Este grupo de hemostáticos é usado no tratamento da hipoprotrombinemia, doença rara, pois a vitamina K está amplamente disseminada em alimentos, além de ser produto natural da flora bacteriana do cólon. Contudo, a absorção deficiente e algumas outras condições podem acarretar fornecimento inadequado de vitamina K ao fígado.

As reações adversas são raras. Em crianças, contudo, as vitaminas K e análogos podem provocar intensa hiperbilirrubinemia e icterícia nuclear, hemoglobinúria e anemia hemolítica. As preparações deste tipo, com exceção de fitomenadiona e vitamina K_5, causam hemólise de glóbulos vermelhos em alguns pacientes, especialmente em crianças deficientes de glicose-6-fosfato-desidrogenase (G6PD).

Apesar de os análogos sintéticos da vitamina K serem mais baratos, a fitomenadiona é ainda a mais empregada, pois produz ação fisiológica mais rápida e mais prolongada.

Fitomenadiona

Também denominada fitonadiona e filoquinona, é líquido imiscível em água, muito viscoso, amarelo e quase inodoro. É sensível à luz, oxidação, ácidos fortes e halogênios. É administrada por via oral, subcutânea ou intramuscular.

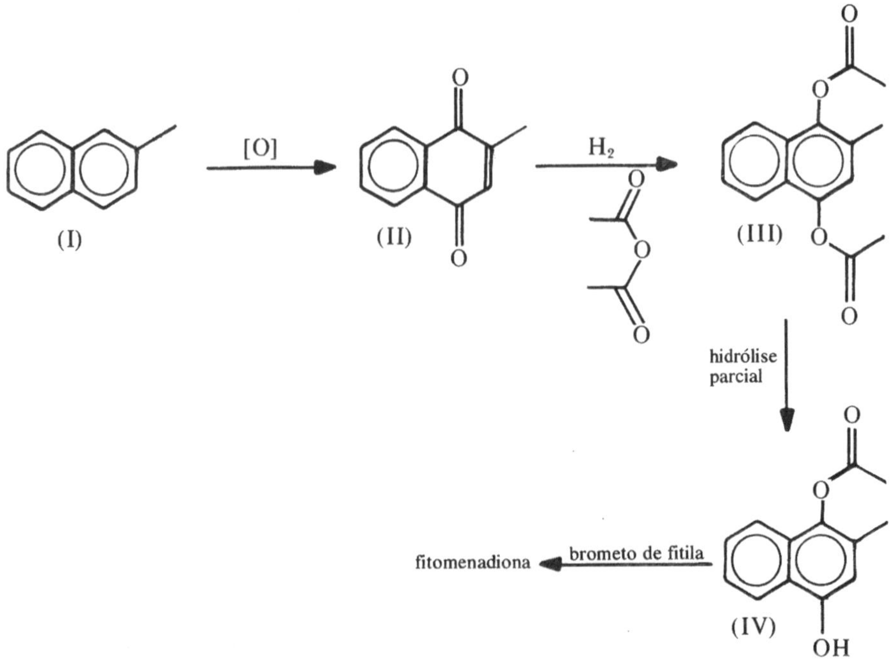

Fig. 23.7 Síntese da menadiona (II) e da fitomenadiona.

A fitomenadiona foi isolada inicialmente de fontes naturais, mas agora é obtida por diversos processos de síntese. Um dos métodos industriais consiste em oxidar cataliticamente (com bicromato, peróxido de hidrogênio, ar) o 2-metilnaftaleno (I); a menadiona (II) assim obtida é acilada redutivamente (com zinco, ácido acético e anidrido acético), fornecendo o menadiol (III) que, por hidrólise parcial, dá o monoéster (IV); este, condensado com brometo de fitila, resulta na fitomenadiona (Fig. 23.7).

Menadiona
Pó cristalino, amarelo brilhante, insolúvel em água, fotossensível e quase inodoro. É geralmente administrada por via oral, mas esta via exige a complementação da fórmula com sais biliares necessários à absorção.

Foi originalmente isolada por processo de fracionamento de uma preparação de vitamina K_1, mas hoje em dia é obtida também por oxidação do 2-metilnaftaleno com ácido crômico (Fig. 23.7).

d. Hemostáticos diversos

Os mais usados são: ácido aminocapróico, ácido tranexâmico, alginato de cálcio, adrenalona, carbazocromo, cloreto de hidrastinina, estrogênios conjugados (Premarin), etansilato, naftionina, pambacido, *cis*-pentabenziloxiquercetina, proxamina, salicilato de carbazocromo, sulfonato de carbazocromo sódico e alguns venenos de cobra (por exemplo, batroxobina, enzima obtida de *Bothrops atrox*).

Ácido aminocapróico
Pó cristalino branco, muito solúvel em água. Por ser anfótero, forma sais hidrossolúveis com ácidos e com bases. É usado por via oral ou intravenosa para controlar hemorragias oriundas de determinados procedimentos cirúrgicos e outras condições hemorrágicas. Produz diarréia, eritema, urticária, hipotensão e diversos outros efeitos colaterais; o mais perigoso deles, sem dúvida, é a coagulação intravascular, que pode ser letal. A dose habitual é de 5 g iniciais.

Dentre os diversos processos de obtenção, um dos mais convenientes e usado industrialmente consiste na hidrólise da ϵ-caprolactama (I), quer com ácido clorídrico quer com amônia concentrada sob pressão (Fig. 23.8).

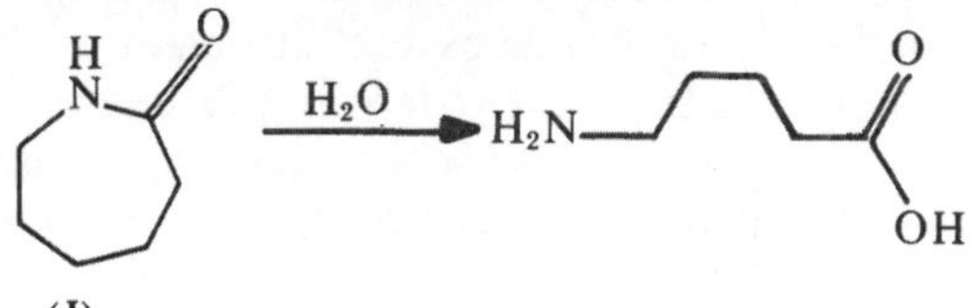

Fig. 23.8 Síntese do ácido aminocapróico.

Ácido tranexâmico
Pó cristalino branco e hidrossolúvel. Dos dois isômeros geométricos, somente a forma *trans* é ativa. Sua atividade antifibrinolítica é diversas vezes superior à do ácido aminocapróico. Seus efeitos colaterais são complicações trombóticas e não-trombóticas, chegando até à coagulação intravascular.

Um dos métodos de síntese consiste em oxidar a *p*-tolunitrila (I) com trióxido de cromo em ácido acético glacial, hidrogenar cataliticamente (sob cobalto) o ácido *p*-cianobenzóico (II) assim formado, hidrogenar ulteriormente o ácido *p*-(aminometil)benzóico (III) resultante sob platina em ácido acético glacial e aquecer o isômero *cis* (IV) do ácido tranexâmico com solução alcalina; com esta última operação, o isômero *cis* (inativo) se transforma no isômero *trans* (farmacologicamente ativo) (Fig. 23.9).

2. HEMOSTÁTICOS TÓPICOS

Os hemostáticos tópicos ou locais são substâncias aplicadas diretamente à superfície lesada. Eles controlam somente a sangria capilar e não

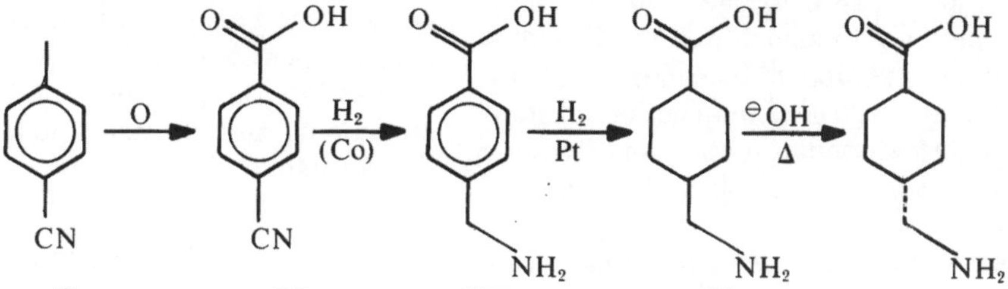

Fig. 23.9 Síntese do ácido tranexâmico.

têm efeito sobre hemorragias venosas ou arteriais. Os principais hemostáticos tópicos são: ácido elágico, alúmen, celulose oxidada, cloreto férrico, esponja de gelatina absorvível, espuma de fibrina, filme de gelatina absorvível, trombina, tromboplastina. O ácido tânico, outrora usado, é obsoleto, pois tem valor limitado.

Em alguns países são comercializados a vitamina P e seus derivados e análogos como agentes protetores dos capilares. Entre estes bioflavonóides e outros fármacos de efeito análogo, alguns usados para tratamento de varizes e outros como cicatrizantes, contam-se os seguintes: asiaticósido (Madecassol), benzarona, benzoilcarbinol, benzquercina, ceracianina, cromocarbo, diosmina, dobesilato cálcico (Doxium), esculetina (esculetol), esperidina, etoxazorrutósido, flavodato dissódico, folesculetol, leucocianidol, metescufilina, metesculetol sódico, mobecarbo, moxicumona, oleato de etanolamina (Ethamolin), oxamarina, oxerrutina, pibecarbo, polidocanol, rutósido (rutina), sulmarina, troxerrutina (Venoruton).

D. Mecanismo de ação

A ação hemostática do fibrinogênio é devida à sua transformação em fibrina insolúvel quando adicionada a uma solução contendo trombina.

O sulfato de protamina age como antídoto para a heparina por complexar-se com esta ou com heparinóides, como conseqüência de sua natureza fortemente básica.

Quanto às vitaminas K e análogos, embora o mecanismo de ação exato destes hemostáticos ainda não esteja esclarecido, não há dúvidas de que eles agem em uma das etapas finais da produção do fator de coagulação subseqüente à síntese da cadeia polipeptídica ao nível ribossômico. Neste estágio genético elas induzem à síntese de protrombina e fatores de coagulação relacionados, aparentemente por estimularem a função do mRNA.

O ácido aminocapróico age como potente inibidor competitivo do ativador da profibrinolisina e moderado inibidor da plasmina. O ácido tranexâmico e o ácido p-(aminometil)benzóico agem por mecanismo similar; sua ação antifibrinolítica resulta de sua potente atividade inibitória sobre a plasmina.

O carbazocromo, etansilato, naftazona e naftionato de sódio agem por mecanismos ainda desconhecidos. Entretanto, é muito provável que sua ação predominante seja a de protetores dos capilares e não de hemostáticos.

Os hemostáticos locais agem *in situ* por diversos mecanismos. A trombina coagula sangue total, plasma ou uma solução de fibrinogênio, como conseqüência da ação catalítica ilustrada na Fig. 23.4. A celulose oxidada forma um coágulo artificial, sem participar do processo fisiológico de coagulação natural. A gelatina absorvível, seja na forma de esponja seja na forma de filme, estanca a hemorragia por bloqueio físico. O cloreto férrico é um adstringente eficaz, e isto explica a sua ação anti-hemorrágica em sangrias leves.

IV. ANTICOAGULANTES

A. Introdução

Anticoagulantes são agentes que prolongam o tempo de coagulação do sangue. São usados em diversos distúrbios cardiovasculares, tais como moléstia reumática cardíaca, infarto do miocárdio, embolismo pulmonar, doença vascular cerebral, doença vascular periférica e trombose venosa. Também são úteis em casos especiais na oftalmologia, otorrinolaringologia, obstetrícia e cirurgia ortopédica. Os anticoagulantes atualmente usados agem por inibir a ação ou a formação de um ou mais dos fatores de coagulação estudados nas secções anteriores deste capítulo.

Na presente secção estão incluídos os agentes antitrombóticos, substâncias portadoras da propriedade de lisar ou dissolver fibrina já formada ou então a de impedir a formação do trombo e são, portanto, usados no tratamento de trombose.

Os efeitos adversos dos anticoagulantes são de ocorrência rara. Contudo, tais substâncias são absolutamente contra-indicadas em algumas doenças especiais, tais como hemofilia, discrasias sanguíneas hemorrágicas, doença ulcerativa ativa do trato gastrintestinal, endocardite bacteriana subaguda, doenças hepáticas ou renais graves, feridas ulceradas expostas e hipertensão intensa. Uma vez que tais fármacos atravessam a barreira placentária, durante a gravidez devem ser usados com precauções. Há necessidade de cuidado na sua administração a mães em período de lactação.

B. Histórico

Paradoxalmente, a primeira substância anticoagulante foi descoberta por acaso, no curso de uma investigação cuja finalidade era a de descobrir novos pró-coagulantes, isto é, substâncias que promovem a coagulação do sangue. Isto ocorreu em 1916, quando McLean, segundanista de medicina da Universidade Johns Hopkins, encontrou intensa atividade anticoagulante em uma substância extraída de vários tecidos. Em 1918, esta substância anticoagulante foi descrita por Howell e Holt, que a denominaram heparina, devido à sua abundância nos tecidos hepáticos (*hepar*, em grego, significa fígado). Crafoord, em 1937, empregou-a pela primeira vez na prevenção de trombose.

A história dos anticoagulantes orais começa na década de 20, com a descrição, por Schofield, da "doença do trevo doce" que, na época, afligia o gado de Dakota do Norte (nos Estados Unidos) e do Canadá. O principal sintoma desta doença era a tendência à hemorragia, que Schofield atribuiu à presença de uma substância tóxica no feno de trevo doce quando inadequadamente seco. Esta substância foi isolada, identificada e sintetizada por Link e colaboradores, em 1933-39. Foi chamada inicialmente de dicumarina, mas agora é conhecida como dicumarol. Em 1941, Bingham, Butt e colaboradores usaram-na pela primeira vez em ensaios clínicos. Em 1944, Nichol e Fassett introduziram a terapia prolongada com dicumarol para evitar a recorrência de infartos miocárdicos. Centenas de derivados da cumarina foram isolados de fontes naturais ou sintetizados e ensaiados, na busca de anticoagulantes orais melhores e mais seguros, mas apenas alguns chegaram ao estágio clínico.

Os anticoagulantes orais derivados da indandiona surgiram de estratégia racional. Foram projetados para serem antimetabólitos da vitamina K, com a qual estão estruturalmente relacionados. A ação anticoagulante destes compostos foi demonstrada pela primeira vez por Kabat, em 1944. O primeiro clinicamente empregado foi a fenindiona, em 1947, por Meunier e Mentzer. A modificação molecular deste fármaco levou à introdução da difenadiona e de outros derivados.

A ação anticoagulante de metais de terras raras foi estudada por diversos investigadores, no fim da década de 20. Suas atividades terapêuticas foram observadas, pela primeira vez, em 1937 e, em 1943, foram introduzidos no arsenal clínico. O sulfoisonicotinato de neodímio, fármaco mais usado desta classe, foi preparado por Vincke e Sucker, em 1949.

C. Classificação

Os anticoagulantes são classificados segundo diversos critérios: mecanismo de ação, modo de administração e estrutura química. Em geral, distinguem-se dois grandes grupos: *(a)* heparina e heparinóides, de ação direta e administração parenteral; *(b)* anticoagulantes indiretos ou orais. Na primeira classe incluem-se também o edetato dissódico, citratos e heparina, que são adicionados ao sangue total para conservação e armazenamento. A segunda classe é compreendida pelos derivados da cumarina e da indandiona, além de agentes diversos.

Com base na sua estrutura química, os anticoagulantes podem ser divididos nas seguintes cinco classes: heparina e heparinóides, derivados da cumarina, derivados da indandiona, agentes diversos e anticoagulantes para estocagem de sangue total.

Os anticoagulantes mais empregados estão relacionados na Tabela 23.4.

Tabela 23.4 Anticoagulantes

Nome oficial	Nome comercial	Nome químico	Estrutura
heparina	Heparina Liquémine Trombofob	heparina	Fig. 23.10
dicumarol (dicumarina)		3,3'-metilenobis[4-hidroxi-2*H*-1-benzo-piran-2-ona]	Fig. 23.11 (II, R = H)
biscumacetato de etila	Tromexan	éster etílico do ácido 4-hidroxi-α-(4-hidroxi-2-oxo-2*H*-1-benzopiran-3-il)-2--oxo-2*H*-1-benzopiran-3-acético	Fig. 23.11 (II, R = COOEt)
warfarina	Marevan	4-hidroxi-3-(3-oxo-1-fenilbutil)-2*H*--1-benzopiran-2-ona	Fig. 23.11 (I)
acenocumarol	Sintrom	4-hidroxi-3-[1-(4-nitrofenil)-3-oxobutil]-2*H*-1-benzopiran-2-ona	Fig. 23.11 (I, 4-nitrofenila em lugar de fenila)

Tabela 23.4 (cont.) Anticoagulantes

Nome oficial	Nome comercial	Nome químico	Estrutura
femprocumona		4-hidroxi-3-(1-fenilpropil)-2H-1-benzopiran-2-ona	Fig. 23.11 (I, etila em lugar de acetonila)
tioclomarol		3-[5-cloro-α-(p-cloro-β-hidroxifenetil)-2-tenil]-4-hidroxicumarina	
fenindiona	Dindevan	2-fenil-1H-indeno-1,3(2H)-diona	
bromindiona		2-(4-bromofenil)-1H-indeno-1,3(2H)-diona	
fluindiona		2-(4-fluorfenil)-1H-indeno-1,3(2H)-diona	
oxazidiona		2-(morfolinometil)-2-fenil-1,3-indanodiona	
difenadiona (difacinona)		2-(difenilacetil)-1H-indeno-1,3(2H)-diona	
solução de citrato sódico		solução estéril de citrato sódico em água para injeção	
solução de dextrose citratada		solução estéril de ácido cítrico, citrato sódico e dextrose em água para injeção	
solução de dextrose fosfatada citratada		solução estéril de ácido cítrico, citrato sódico, difosfato sódico e dextrose em água para injeção	

1. HEPARINA E HEPARINÓIDES

Os principais membros desta classe são: apolato sódico, galactopolissulfato sódico, heparina sódica, heparinato cálcico, heparinato de etamifilina, hirudina, iodoeparinato sódico, manopolissulfato sódico (Ateróide), metilgalactopolissulfato de cálcio e sódio, polissulfato de mucopolissacarídeo (Hirudoid), sulfato de glusaglicano, sulfato de quitina, sulfato de xilano, sulfato sódico de dextrano, sulfato sódico de polietileno, xilampolissulfato sódico.

A heparina é componente normal do organismo. Age tanto *in vivo* quanto *in vitro*. Forma-se nos mastócitos, mas é encontrada principalmente no fígado e pulmões, embora em quantidades pequenas: 10 t de fígado bovino permitem a extração de somente 1 kg de heparina. Quimicamente, ela se caracteriza pela ligação sulfamínica, da qual não se conhece outro exemplo na natureza. Por hidrólise, a heparina libera diversas frações, algumas das quais também possuem ação anticoagulante.

A heparina pode ser isolada de diversas fontes, mas sua constituição não é sempre a mesma. Assim, a heparina porcina não é idêntica à heparina canina ou bovina. Além disso, da heparina já foram separadas por eletroforese duas frações, a α-heparina e a β-heparina.

Os heparinóides são obtidos a partir da heparina por meio de determinadas reações químicas, tais como oxidação, hidrólise suave e condensação com reagentes apropriados. Outra maneira de se obter heparinóides consiste na esterificação exaustiva de alguns mucopolissacarídeos naturais ou polímeros sintéticos com ácido clorossulfônico. Outros heparinóides devem o nome à sua semelhança estrutural com a heparina.

Existem duas características estruturais associadas à atividade anticoagulante desta classe de drogas: (a) o grau de dissociação de todos os grupos ionizáveis; (b) dimensão e forma molecular.

Devido aos seus grupos fortemente ácidos, a heparina e os heparinóides são rapidamente neutralizados por compostos de natureza básica, tal como o sulfato de protamina, perdendo assim sua capacidade anticoagulante.

Heparina

Isolada comercialmente do pulmão e do fígado de mamíferos, ela é um mucopolissacarídio sulfatado, consistindo de porções alternadas de ácido *D*-glicurônico e 2-amino-2-desoxi-*D*-glicose, formando unidades dissacarídicas (Fig. 23.10).

A heparina é comercializada como sal sódico ou solução; a última é usada para a estocagem de sangue. A heparina tem ação direta e imediata. Daí ser a droga de primeira escolha quando houver necessidade de efeito anticoagulante rápido. É administrada por via parenteral ou intravenosa; por via oral ou sublingual, é inativa. Ela não atravessa a barreira placentária.

2. DERIVADOS DA CUMARINA

Esta classe inclui as 4-hidroxicumarinas. Seus isômeros ceto são estreitamente relacionados à vitamina K. Aparentemente, a atividade anticoagulante depende do resíduo 4-hidroxicumarínico e de um hidrogênio ou substituinte hidrocarbônico na posição 3. Eles agem somente *in vivo*, não *in vitro*. Alguns são monocumarinas (acenocumarol, femprocumona, tioclomarol, warfarina), enquanto outros são dicumarinas (biscumacetato de etila, ciclocumarol, cumetarol, diarbarona, dicumarol, eticumarol).

São administrados por via oral, com exceção da warfarina sódica, que também pode ser administrada por via intravenosa ou intramuscular.

Quanto à duração, eles podem ser: (a) de ação intermediária: acenocumarol, dicumarol e warfarina; (b) de ação prolongada: femprocumona. Todos, contudo, são praticamente isentos de efeitos colaterais. Seu efeito anticoagulante é antagonizado pela fitomenadiona.

Os espectros de ressonância magnética nuclear e no infravermelho indicam que as cumarinas e dicumaróis formam pontes de hidrogênio

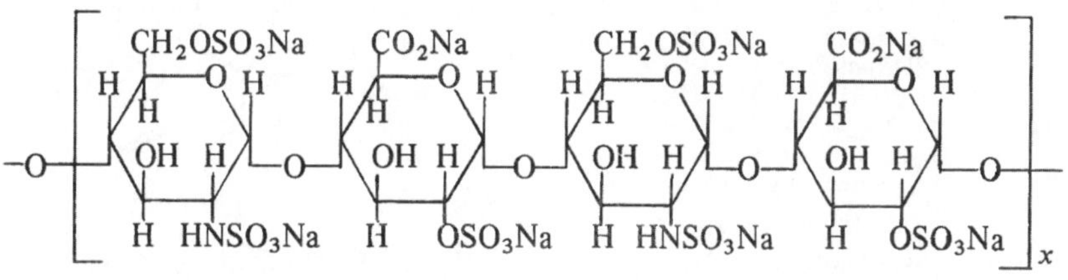

Fig. 23.10 Constituição química da heparina.

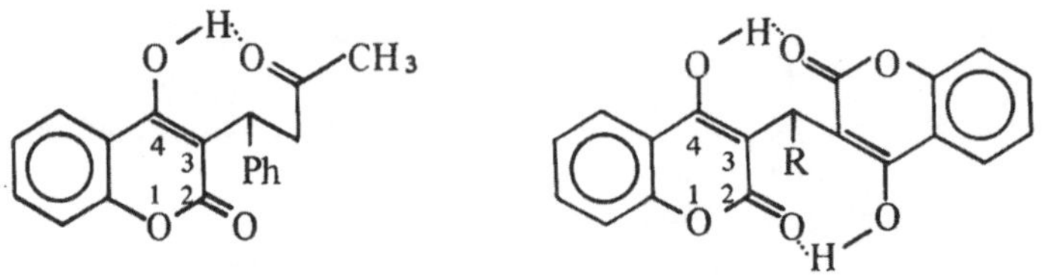

Fig. 23.11 Estrutura química de cumarinas e dicumaróis, com as pontes de hidrogênio intramoleculares.

intramoleculares. Suas estruturas são, portanto, as expostas na Fig. 23.11. Os efeitos adversos são raros e pouco graves: alopécia, urticária, dermatite, irritação gastrintestinal, leucopenia. Podem provocar complicações hemorrágicas, circunstância em que é recomendada a administração de fitomenadiona.

As 4-hidroxicumarinas são sintetizadas a partir da 4-hidroxi-1-benzopiran-2-ona (I), segundo a seqüência mostrada na Fig. 23.12.

Dicumarol
Pó cristalino branco ou branco-cremoso, praticamente insolúvel em água, com odor agradável e sabor ligeiramente amargo. É mal absorvido do trato gastrintestinal. O período de latência é de 24 a 72 horas. O efeito anticoagulante dura 24 a 96

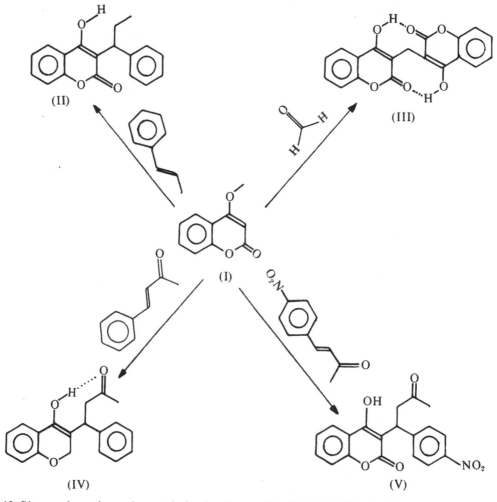

Fig. 23.12 Síntese de anticoagulantes derivados da 4-hidroxicumarina (I), mediante condensação desta com: (a) propenilbenzeno, formando femprocumona (II); (b) formaldeído, dando dicumarol (III); (c) benzilidenacetona, produzindo warfarina (IV); *p*-nitrobenzilidenacetona, resultando em acenocumarol (V).

horas. A dose habitual é de 300 mg no primeiro dia, 200 mg no segundo e 100 mg no terceiro.

Warfarina

O isômero (−) é sete vezes mais ativo que o isômero (+). A (−)-warfarina possui configuração S. Empregam-se dois sais deste fármaco: sódico e potássico. O sal sódico é pó cristalino branco, inodoro e hidrossolúvel, com sabor ligeiramente amargo. É rapidamente absorvido do trato gastrintestinal. O período de latência é de 24 a 36 horas. O efeito anticoagulante dura um a dois dias. Infelizmente, é teratogênica, sobretudo se tomada durante o primeiro trimestre da gravidez.

Acenocumarol

Pó cristalino, pouco solúvel em água. Difere da warfarina pela presença de um grupo nitro na posição 4 do grupo benzila. Apesar da presença do grupo nitro, não se relataram casos de depressão da medula óssea. Tido como o anticoagulante mais ativo na clínica, o acenocumarol atinge seu máximo efeito em 24 a 48 horas, restabelecendo-se a atividade pró-trombínica normal dois a três dias após a administração da última dose. A dose usual para adultos é 20 mg no primeiro dia, 12 mg no segundo e 8 mg no terceiro.

3. DERIVADOS DA INDANDIONA

Os principais são: anisindiona, bromindiona, clorindiona, difenadiona, fenindiona, fluindiona, oxazidiona.

Suas ações farmacológicas e terapêuticas assemelham-se às dos derivados da cumarina. São administrados por via oral. Estes anticoagulantes são ativos somente *in vivo*; não têm efeito *in vitro*. Entre os mais usados, a fenindiona é de ação curta, sendo rapidamente absorvida e excretada, enquanto a anisindiona e a difenadiona são de ação prolongada, por serem excretadas lentamente; a bromindiona e fluindiona, graças ao átomo de halogênio que apresentam, têm duração mais longa ainda e maior potência.

Os derivados da indandiona podem provocar graves efeitos adversos, tais como: leucopenia, leucocitose, agranulocitose, hepatite, icterícia, dermatite grave, edemas generalizados e albuminúria. Estas reações — algumas delas fatais — têm sido observadas especialmente com a fenindiona. Devido a seus graves efeitos adversos, os fármacos desta classe devem ser reservados aos pacientes que não tolerem os derivados da cumarina. Seu efeito anticoagulante é antagonizado pela fitomenadiona.

São sintetizados a partir de uma benzalftalida substituída (I) que, por tratamento com metóxido de sódio em metanol, sofre rearranjo, levando à formação dos derivados da 1,3-indandiona (Fig. 23.13).

Fenindiona

Substância cristalina amarelo-pálida, ligeiramente solúvel em água, quase inodora. O período de latência é de 18 a 24 horas; portanto, age mais rapidamente que o dicumarol. A medicação com fenindiona deve ser suspensa assim que se observarem efeitos colaterais. Ela pode conferir cor laranja ou vermelha à urina, dando ao paciente a falsa impressão de hematúria. A dose inicial usual é de 200 a 300 mg por dia, dependendo do peso do paciente.

Difenadiona

Apresenta-se na forma de cristais ou pó cristalino amarelo e é praticamente insolúvel em água. É um dos anticoagulantes mais potentes e de ação mais prolongada. O período de latência é longo; a ação máxima ocorre 48 a 72 horas após a administração e o efeito pode durar 20 dias.

Bromindiona

É o *p*-bromoderivado da fenindiona. A presença do átomo de halogênio aumenta a potência e a duração da ação, possibilitando a administração de uma única dose por dia.

4. AGENTES DIVERSOS

Entre outros, temos: cianato, citrato de magnésio, liapolato sódico, naftionina, sais de metais

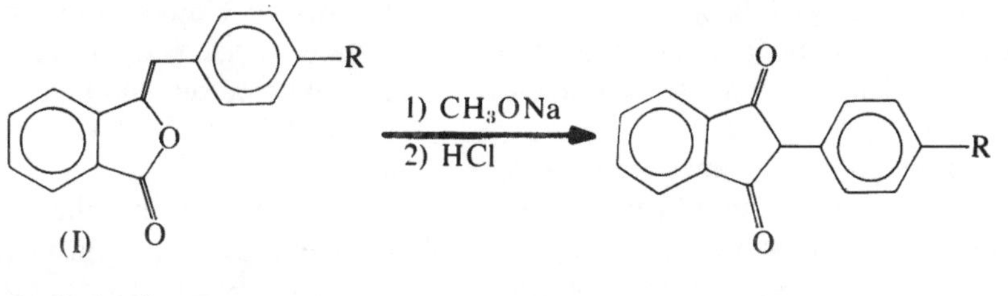

Fig. 23.13 Síntese das indandionas.

de terras raras (especialmente cério e neodímio), venenos de cobra (como ancroda, proteinase obtida do veneno de *Agkistrodon rhodostoma* e que atua especificamente sobre o fibrinogênio, e fosfolipase A_2, extraída do veneno de *Vipera berus*).

Sais de metais de terras raras são usados clinicamente, embora com pouca freqüência, porque produzem hemoglobinúria. São administrados por via intravenosa e produzem ação imediata e persistente por 24 horas. Seu efeito anticoagulante é antagonizado pela fitomenadiona.

O citrato de magnésio é usado para evitar a formação de trombos pós-cirúrgicos e como agente profilático.

Os venenos de cobras com atividades anticoagulantes são extraídos de diversas famílias, especialmente das *Hydropheidae* e *Elapidae*. Ainda não se firmou seu uso terapêutico.

5. ANTICOAGULANTES PARA ESTOCAGEM DE SANGUE TOTAL

Estas substâncias têm uso restrito à conservação de sangue total estocado e não são consideradas agentes terapêuticos. Exemplos: citrato sódico, dextrose citrato, dextrose fosfato citrato, edetato sódico, heparina, sulfato de polianetol.

D. Mecanismo de ação

O mecanismo de ação dos anticoagulantes varia de acordo com a classe à qual pertencem.

A heparina age primeiramente por inativar a trombina. Ela também exerce ação catalítica sobre a ativação da antitrombina, presumivelmente através de mecanismo bifásico: primeiro ela desloca o inibidor da antitrombina por formar um complexo com ela e, em seguida, é deslocada pela trombina.

Experiências recentes indicam que, *in vivo*, a heparina atua menos como inibidor da trombina e mais como inibidor do fator Xa, enzima que, junto com certos cofatores, catalisa a formação da trombina a partir da protrombina. Na verdade, a heparina não é anticoagulante, mas cofator para uma proteína (globulina α_2-antitrombina III) no plasma que acelera grandemente a neutralização do fator Xa ou trombina por combinação molecular.

Os heparinóides podem ter mecanismos de ação diferentes: eles agem por mobilizarem a heparina ligada a proteínas plasmáticas.

Quanto aos derivados da cumarina, sugeriu-se que atuam por antagonismo competitivo com a vitamina K. Contudo, as evidências não favorecem esta hipótese. Parece mais provável que as cumarinas inibem irreversivelmente o transporte da vitamina K a seus sítios de ação intracelulares no fígado. Doses crescentes de vitamina K acabam por suplantar a inibição, provavelmente porque a vitamina K pode entrar na célula por mecanismo alternativo não-suscetível à inibição por cumarinas.

As indandionas agem no mesmo sítio e pelo mesmo mecanismo que as cumarinas. Em resumo, os derivados da cumarina e da indandiona têm essencialmente o mesmo mecanismo de ação. Inibem a síntese dos fatores II, VII, IX e X no fígado. Isso explica por que sua ação terapêutica se desenvolve lentamente.

Os sais de metais de terras raras interferem com a atividade do fator VII, deprimindo assim a formação da tromboplastina, possivelmente por formarem complexos iônicos com ela.

Os venenos de cobras provavelmente agem por dois mecanismos: *(a)* primariamente, por destruição enzimática da tromboplastina; *(b)* secundariamente, por dissolução da fibrina, devido à protease específica presente na sua constituição.

Os anticoagulantes usados no armazenamento de sangue total agem por se complexarem com o Ca^{2+}, prevenindo assim a formação de coágulo.

E. Agentes antitrombóticos

Agentes antitrombóticos são substâncias que ou impedem a formação do trombo ou dissolvem trombos já formados. Há dois tipos diferentes de trombos: venosos e arteriais. O primeiro tipo é o *trombo vermelho*, sendo muito similar ao formado *in vitro*; consiste numa rede de fibrina que prende elementos figurados do sangue. O segundo tipo de trombo, *trombo branco*, é principalmente formado de plaquetas. Todas as formas de trombose venosa ou embolia são causadas por trombos vermelhos. Na maioria dos países civilizados, o tromboembolismo é provavelmente a doença predominante entre as pessoas de meia idade. Nos Estados Unidos, por exemplo, as doenças vasculares afligem cerca de 25 milhões de pessoas e causam cerca de um milhão de mortes por ano; mais de 90% destas estão relacionadas com a trombose.

Os agentes antitrombóticos podem ser classificados em três tipos principais: inibidores da agregação de plaquetas, anticoagulantes e agentes fibrinolíticos.

1. INIBIDORES DA AGREGAÇÃO DE PLAQUETAS

Diversas substâncias agem por este mecanismo. Pertencem às seguintes classes químicas, muitas delas já usadas na terapêutica para outros fins: *(a)* ácidos arilalcanóicos e derivados: alclofenaco, flurbiprofeno, ibuprofeno, indobufeno, indometacina, indoprofeno, lisiprofeno, naproxeno, pranoprofeno, sulindaco, suprofeno, tioxaprofeno — empregados como antiinflamatórios; *(b)* compostos bicíclicos: dipiridamol, ftalazinol, hidroxicloroquina, metaqualona, mianserina, nictindol, pentoxifilina, polifloretinfosfato, proquazona, rutina, sudoxicamo, ticlopidina, venorutona; *(c)* compostos heterocíclicos: burimamida, imidazol, 1-metilimidazol, nitrofurantoína, 1-nonilimidazol; *(d)* derivados benzênicos: benciclano, benzalbutirato sódico, clofibrato, diflumidona, dilazep, ditazol, guaiacolato de glicerila, halofenato, plafibrida, suloctidil (Duloctil); *(e)* derivados do pirazol: fenilbutazona, feprazona, sulfimpirazona — utilizados como antipiréticos e anti-reumáticos; *(f)* penicilinas: carbenicilina, ti-

Tabela 23.5 Inibidores da agregação de plaquetas

Nome oficial	Nome comercial	Nome químico	Estrutura
ácido acetilsalicílico (aspirina)	AAS Acetilsalicil Ácido acetilsalicílico Aspiçúcar Aspirina Ecotrin Endosprin Ronal	Veja Tabela 8.1	
dipiridamol	Persantin	Veja Tabela 22.5	
ditazol		2,2'-[(4,5-difenil-2-oxazolil)imino]-dietanol	
sudoxicamo		1,1-dióxido de 4-hidroxi-2-metil-N-2--tiazolil-2H-1,2-benzotiazino-3-carboxamida	
prostaciclina		ácido 6,9α-óxido-9α,15α-diidroxi-prosta-(Z)5,(E)13-dienóico	

carcilina — usadas como antibacterianos; *(g)* poliaminas: espermidina, espermina; *(h)* prostaglandinas e relacionados: ácido 9,11-azoprosta-5,13-dienóico, 6,9-piridazaprostaciclina, prostaciclina, prostaglandina D_2, 6,9-tiaprostaciclina; *(i)* salicilatos: ácido acetilsalicílico, benorilato, diflunisal, triflusal — empregados como antipiréticos; *(j)* diversos: alcalóides da vinca, certos compostos amidínicos aromáticos, dextrano, 2,3-difosfoglicerato.

O mais potente inibidor da agregação de plaquetas descoberto até agora é a prostaciclina. Todavia, na clínica médica, como inibidores da agregação de plaquetas, são usados os seguintes: ácido acetilsalicílico, dipiridamol, ditazol e sulfimpirazona (Tabela 23.5).

2. ANTICOAGULANTES

Alguns anticoagulantes orais, como a warfarina, têm mostrado eficácia na prevenção da trombose venosa pós-cirúrgica e em complicações tromboembólicas pós-infartos de miocárdio. Contudo, eles não exercem efeito sobre trombos arteriais, que são essencialmente agregamentos de plaquetas e não coágulos sanguíneos. Os anticoagulantes não são eficazes na prevenção de infartos de miocárdio e moléstias similares causadas por trombos arteriais.

3. AGENTES FIBRINOLÍTICOS

O processo fibrinolítico compreende quatro componentes principais: profibrinolisina (plasminogênio), fibrinolisina (plasmina), ativadores e inibidores. No estado natural, a profibrinolisina, que é uma beta-globulina, está inativada, mas os ativadores a convertem em fibrinolisina, enzima proteolítica que possui a propriedade de digerir a fibrina, transformando-a em polipeptídios solúveis:

```
                 ativadores
                     ↓
profibrinolisina ――→ fibrinolisina
                     ↑              ↓
                 inibidores
                 
              fibrina ――――――→ polipeptídios
                                  solúveis
```

Os agentes fibrinolíticos têm a propriedade de dissolver a fibrina pré-formada. São ativos somente em trombos recém-formados; a lise não ocorre em trombos com mais de 72 horas. Há diversas substâncias com este mecanismo de ação. Entre outras, citam-se as seguintes: *(a)* enzimas: arvina, brinase, eritroquinase, estreptoquinase, estreptoquinase-estreptodornase, fibrinolisina, reptilase, uroquinase; *(b)* outros produtos naturais: aprotinina (polipeptídio isolado do tecido pulmonar bovino, Trasylol), cicloaliina (isolada da cebola e alho), hementerina (isolada do sanguessuga brasileiro *Haemerteria lutzi*); *(c)* compostos sintéticos: ácido flufenâmico, ácido mefenâmico, ácido niflúmico, aminofilina, azapropazona, benciclano, bisobrina, etilestrenol, fenilbutazona, furosemida, indometacina, inicarona, manopolissulfato sódico (Ateróide), moroxidina, salbutamol, triflusal.

Algumas destas substâncias agem na trombose venosa. Outras são ativas na trombose arterial. A maioria, porém, age nas tromboses tanto venosas quanto arteriais.

As hemorragias graves provocadas por agentes fibrinolíticos são tratadas com inibidores de fibrinólise, especialmente ácido aminocapróico. A atividade fibrinolítica é realçada por certos compostos, especialmente esteróides anabólicos (etilestrenol, estanozolol, furazabol), e por agentes hipoglicemiantes: fenformina, gliclazida, tolbutamida.

V. SUBSTITUTOS DO PLASMA

A. Introdução

Substitutos do plasma são substâncias empregadas para substituir o sangue ou seus componentes de forma a restaurar ou manter o volume do sangue circulante. Tais substâncias não têm necessariamente que desempenhar todas as funções do sangue. O sangue é fluido extremamente complexo, contendo diversos componentes e desempenhando várias funções: transporte de oxigênio e substratos metabólicos aos tecidos, remoção de dióxido de carbono e produtos metabólicos, além da manutenção de concentrações adequadas de íons e outros solutos nos fluidos extracelulares.

Sob condições normais, o volume de sangue circulante é mantido constante. Entretanto, hemorragias, queimaduras, diarréias, vômitos e outras condições patológicas causam redução no volume do sangue. A desidratação assim provocada é superada por diversos meios. No passado, a maioria dos médicos preferia a transfusão de sangue total para compensar hemorragias profundas. Contudo, "com o desenvolvimento de técnicas para separar sangue recém-doado em preparações concentradas de componentes sob condições estéreis, deve-se abandonar o uso rotineiro de sangue total. Com poucas exceções, a transfusão de componentes é superior'', afirma a Associação Médica Norte-americana. Tais componentes são: albumina sérica humana normal, hemácias humanas, plasma humano anti-hemofílico e fração protéica do plasma. Para a manutenção temporária do volume sanguíneo, são suficientes os substitutos do plasma.

A transfusão de sangue total ou de um de seus componentes tornou-se operação de rotina na maioria dos hospitais. Contudo, esta prática apresenta diversas desvantagens: (1) o sangue ou seus componentes acarretam muitas despesas na coleta, conservação e administração; (2) há sempre o risco da transferência de microrganismos patogênicos, tais como vírus de inclusão citomegálica, responsáveis pela hepatite (ocorre em 12 a 17,5% dos casos), toxoplasmose, sífilis, malária ou doença de Chagas; no Brasil, cerca de 20.000 pessoas por ano contraem esta última através de transfusão de sangue; (3) risco de ocorrência de reações febris devidas a pirogênios ou aglutininas de leucócitos ou plaquetas; (4) risco de ocorrência de respostas alérgicas, tais como coceiras generalizadas, urticária e bronco-espasmos; (5) perigo de hemólise, às vezes letal, devido a engano na tipagem ou outras causas; (6) risco da contaminação do sangue ou plasma por bactérias, resultando em bacteremia sistêmica; (7) sobrecarga circulatória, risco especialmente para pacientes idosos ou muito jovens ou vítimas de moléstias pulmonares ou cardíacas; (8) a transfusão maciça de sangue estocado aumenta o risco de parada cardíaca, hipercalemia, trombocitopenia e outras complicações.

Considerando-se todas estas desvantagens da transfusão de sangue ou de seus componentes, alguns médicos tendem cada vez mais a favorecer o emprego dos substitutos do plasma, também denominados, embora incorretamente, *substitutos do sangue*, *expansores do volume sanguíneo* e *expansores do plasma*.

Determinadas propriedades são necessárias para que uma substância seja considerada substituto do plasma. Entre elas, sobressaem as seguintes: efeito colóido-osmótico adequado, viscosidade própria para administração intravenosa, ausência de toxicidade e antigenicidade, apirogenicidade, fácil esterilização, retenção de 50% no corpo até 6 a 12 horas após a administração, estabilidade prolongada, ausência de risco de provocar dano aos componentes do plasma ou aos órgãos. Nenhum dos substitutos do plasma atualmente disponíveis satisfaz integralmente aos requisitos acima. Os substitutos do plasma ora utilizados substituem apenas alguns dos componentes plasmáticos (tais como água, sais, glicose, aminoácidos, proteínas etc.) mas, graças à capacidade de exercer pressão osmótica coloidal, são eficazes em restaurar e manter o volume de sangue circulante.

B. Histórico

A transfusão de sangue para fins terapêuticos teve origem científica no século XVII, após William Harvey haver descoberto a circulação, em 1616. Séculos antes, porém, já se cogitava disso. É famosa e bem conhecida a malograda tentativa, feita no século XV por um médico judeu, de prolongar a vida do Papa Inocêncio VIII por meio de transfusão. Com o fim de rejuvenescer o decrépito pontífice, seu sangue foi transferido para as veias de um jovem e o deste para as do Papa; a experiência foi repetida três vezes, com resultados fatais, tanto para o sacerdote, que faleceu logo depois, quanto para os três jovens doadores de sangue, que morreram prematuramente.

Esse insucesso representou um duro golpe para a transfusão sanguínea, que só voltou a ser praticada por volta de 1653-1665, quando se lançou mão, todavia, de sangue de animais, como carneiros e vacas. Em 1818, o fisiologista e obstetra londrino James Blundell, com o seu trabalho sobre a transfusão em mulheres com hemorragia pós-parto, infundiu novo interesse à transfusão sanguínea, insistindo ele em que o sangue humano era mais eficiente que o de animais. Foi, entretanto, a descoberta dos grupos sanguíneos A, B e O (por Landsteiner, em 1901) e do grupo AB (por seus discípulos Decastelo e Sturli, em 1902) que deu novo impulso à prática da transfusão. Nos últimos 60 anos, os aperfeiçoamentos introduzidos nessa terapêutica, bem como nos processos de preservação e armazenamento de sangue, converteram-na em rotina hospitalar.

Vários países, ao se defrontarem com a falta de sangue para uso médico, optaram pelo emprego de sangue de cadáver, recurso que, no entender de muitos, apresenta as seguintes vantagens: 1) economia — o sangue de cadáver não custa nada; 2) quantidade — praticamente ilimitada; 3) qualidade — pode-se fazer exame laboratorial e patológico do cadáver, verificando-se se o defunto sofria ou não de doença que o vetaria como doador.

No final do século passado descobriu-se que a transfusão de sangue não era a única solução para casos de pacientes que perderam grandes volumes de sangue. O mesmo resultado poderia ser obtido pela infusão intravenosa de um líquido, tal como a solução 0,9% de cloreto de sódio, solução essa que é isotônica em relação ao sangue. Este método ainda é usado hoje em dia como terapia de emergência. As soluções eletrolíticas, contudo, são rapidamente excretadas pelos rins.

Durante a I Guerra Mundial Bayliss reviveu as experiências realizadas no século anterior com a goma arábica em animais, e as preparações com base na goma foram efetivamente introduzidas, em 1916, como aditivos para soluções eletrolíticas. Entretanto, elas causam reações colaterais devidas à presença de proteína estranha e, por esta razão, a goma arábica não é mais utilizada em transfusões sanguíneas.

Hogan, em 1915, e Robertson, em 1918, realizaram experiências empregando gelatina como substituto do plasma. Surgiram diversos problemas, já que as soluções de gelatina se mostraram impróprias para infusão. Em 1951, Campbell desenvolveu a primeira gelatina modificada, a polihidroxigelatina, comercializada sob o nome de Gelifundol. Uma "gelatina líquida modificada" despolimerizada, contendo ácido succínico, comercializada com o nome de Plasmagel, foi introduzida por Tourtelotte, em 1954. Finalmente, em 1962, foi lançado o Haemaccel; consiste da poligelina, uma gelatina parcialmente degradada contendo ligações cruzadas de uréia, obtida de gelatina de osso bovino. O Haemaccel é amplamente empregado em alguns países, especialmente na Alemanha.

Durante a II Guerra Mundial e pouco depois desenvolveram-se outros substitutos do plasma: a polividona, inicialmente sintetizada por Reppe e associados na Alemanha, no final da década de 1930, e introduzida na terapêutica por Hecht e Weese, em 1943; o dextrano, polissacarídeo conhecido desde o século passado como subproduto indesejável das usinas açucareiras, foi hidrolisado e fraccionado por Grönwald e Ingelman, dando origem a um substituto aceitável do plasma e que foi introduzido em 1947. Um amido modificado foi proposto por Wiederscheim, em 1957. Também foram experimentados outros polissacarídeos, mas estes não manifestaram superioridade sobre o dextrano. Outrossim, outras substâncias, tais como metilcelulose, pectina e álcool polivinílico, foram experimentadas como substitutos do plasma, mas ou foram abandonadas ou nem sequer chegaram a ser empregadas na clínica.

A partir de 1966, Clark e colaboradores vêm testando certos perfluorados — compostos orgânicos em que todos os átomos de hidrogênio foram substituídos por átomos de flúor — como substitutos potenciais do sangue. Alguns destes polímeros deram resultados promissores em experiências com animais. Estas substâncias podem transportar oxigênio e desempenhar outras funções do sangue. Entre elas, sobressaem as seguintes: perfluorbutiltetraidrofurano, perfluordecalina, perfluormetildecalina, perfluorpropilamina, perfluortributilamina. Contudo, antes de sua introdução na terapêutica humana será necessário resolver alguns problemas: sua tendência a se acumular no fígado e baço, dificuldade de formar boas emulsões e elevada pressão de vapor, que causa dano tecidual no pulmão. Entretanto, uma emulsão de perfluordecalina contendo cerca de 25% de perfluorpropilamina, emulsão conhecida comercialmente como Fluosol-DA, foi clinicamente experimentada em 1979 com êxito em vários países (Japão, Estados Unidos, Alemanha, Áustria), não só para substituir o sangue perdido em operações cirúrgicas, mas também para manter as funções biológicas até 24 horas em diversas vítimas de acidentes e para perfundir rins e doadores antes do transplante. Essa emulsão pode dissolver até 60% de oxigênio por volume (o sangue total só dissolve 20% e o plasma e a solução salina, só 3%) e é completamente excretada, sem sofrer metabolização, em cerca de 65 dias.

C. Classificação

Diversas substâncias foram sugeridas e testadas como substitutos do plasma. Elas podem ser divididas nas seguintes classes:

1. Polissacarídeos: amido e derivados (amido carboximetílico, etamido), dextrano, hidrodextrano, polímero do ácido galacturônico;
2. Polímeros sintéticos: polividona;
3. Proteínas: gelatina, poligelina, poli-hidroxigelatina.

Os três substitutos do plasma mais empregados são: dextrano, poligelina e polividona.

Na terapia de emergência empregam-se, entre outros preparados (dextrose, solução de Ringer, lactato de sódio, glicose e sacarose, hidrolisados de proteínas ou aminoácidos), os seguintes: injeção de cloreto de sódio, eletrólito balanceado e dextrose em soluções de Ringer-lactato.

Esta última preparação é usada com êxito até em cirurgia cardíaca aberta.

Dextrano

Polissacarídeo biossintético obtido na fermentação de sacarose por *Leuconostoc mesenteroides* e *Leuconostoc dextranicum,* seguida da hidrólise parcial do produto de alto peso molecular assim obtido e fracionamento dos produtos resultantes. Consiste numa cadeia de moléculas de glicose unidas principalmente por ligações glicosídicas.

Do processo fermentativo descrito acima podem resultar produtos de diferentes pesos moleculares. Os mais empregados são: *(a)* dextrano 40, com peso molecular em torno de 40.000; *(b)* dextrano 70, com peso molecular em torno de 70.000. Também se usam os dextranos 45, 75, 110 e 150. No Brasil, os dextranos são comercializados quer sob o nome oficial, quer sob os nomes patenteados Macrodexin e Rheomacrodex.

O armazenamento pode provocar a precipitação do dextrano da solução. O aquecimento em banho-maria ou em autoclave a 100ºC por período curto resulta em redissolução do polímero.

O dextrano é empregado como expansor do plasma no tratamento de emergência do choque. Os efeitos adversos são geralmente suaves e, via de regra, do tipo de reação de hipersensibilidade. É contra-indicado em pacientes reconhecidamente hipersensíveis e nos casos de parada congestiva grave, parada renal e outras condições.

Poligelina

Comercializada sob o nome de Haemaccel, consiste de polímero da uréia e polipeptídios derivados de gelatina desnaturada. A matéria-prima é a gelatina de osso de boi, tendo peso molecular em torno de 100.000; por degradação térmica gera polipeptídios, com peso molecular de cerca de 12.000 a 15.000; tratados com diisocianato, estes unem-se mediante ligações cruzadas. O Haemaccel é usado em soluções aquosas a 3,5%, contendo íons Na^+, Ca^{++} e Cl^-, com pressão osmótica de 350 a 390 mm de H_2O. Sua meia-vida é de 4 horas. A gelatina não se armazena no organismo, sendo eliminada pelos rins, praticamente inalterada.

Polividona

Pó branco, hidrossolúvel e higroscópico, que pode ser estocado indefinidamente. Devido à presença do grupo amido, manifesta propriedades proteinóides em ligar-se à água e adsorver produtos fisiológicos e não-fisiológicos. É raramente empregada hoje em dia como substituto do plasma devido à tendência que mostra de depositar-se nos tecidos em vez de ser totalmente excretada. Esta propriedade tem sido usada vantajosamente: diversas preparações, especialmente penicilina, hormônios adrenocorticais, insulina, morfina e anti-sépticos incorporam uma solução a 25% de polividona (PVP) com peso molecular de 25.000 a 40.000 como agente retardante de excreção. Por exemplo, a iodopolividona (Isodine) é um complexo de PVP e iodo, em que este último é liberado lentamente, tornando o produto próprio para aplicações anti-sépticas tópicas. Além disto, a PVP encontra emprego na indústria cosmética.

D. Mecanismo de ação

O dextrano, a polividona e a gelatina agem como substitutos do plasma por compensarem a perda de sangue. São, portanto, somente expansores do plasma, isto é, aumentam o volume de sangue circulante e, em casos de choque e hemorragia, em que ocorre redução deste volume, aumentam a pressão arterial. Contudo, não são úteis no tratamento de anemia ou hipoproteinemia. De fato, nenhuma delas é capaz de desempenhar as funções hemodinâmicas do sangue, tal como o transporte de oxigênio. Outrossim, não possuem sistema de coagulação, não contêm globulinas e leucócitos, compreendidos no mecanismo de resposta imunológica do organismo e não apresentam a capacidade tamponante nem a atividade enzimática normalmente fornecida pelos eritrócitos.

REFERÊNCIAS

AGENTES ANTIANÊMICOS
J. W. BUCHLER, *Angew. Chem., Int. Ed. Engl., 17,* 407 (1978).
A. ESCHENMASER e C. E. WINTNER, *Science, 196,* 1410 (1977).
G. N. SCHRAUZER, *Angew. Chem., Int. Ed. Engl., 16,* 233 (1977).
G. N. SCHRAUZER, *Angew. Chem., Int. Ed. Engl., 15,* 417 (1976).
B. M. BABIOR, Ed., *Cobalamin: Biochemistry and Pathophysiology,* Wiley Biomedical, New York, 1975.
H. KIEF, Ed., *Iron Metabolism and its Disorders,* Excerpta Medica, Amsterdam, 1975.
A. JACOBS e M. WORWOOD, Eds., *Iron in Biochemistry and Medicine,* Academic, New York, 1974.
R. B. WOODWARD, *Pure Appl. Chem., 34,* 145 (1973).
J. M. PRATT, *Inorganic Chemistry of Vitamin B_{12},* Academic, London, 1972.
H. REMBOLD e W. L. GYURE, *Angew. Chem., Int. Ed. Engl., 11,* 1061 (1972).
J. C. DREYFUS, Ed., *Hematopoietic Agents,* Pergamon, Oxford, 1971.

L. HALLBERG et al., Eds., *Iron Deficiency*, Academic, London, 1970.
R. L. BLAKLEY, *The Biochemistry of Folic Acid and Related Pteridines*, Wiley, New York, 1969.
I. CHANARIN, *The Megaloblastic Anemias*, Blackwell, Oxford, 1969.

HEMOSTÁTICOS
E. W. DAVIE et al., *Adv. Enzymol.*, 48, 277 (1979).
R. E. OLSON, *Trends Biochem. Sci.*, 4, 118 (1979).
J. STENFLO, *Adv. Enzymol.*, 46, 1 (1978).
J. W. WEISEL et al., *J. Mol. Biol.*, 126, 159 (1978).
R. E. HUGHES et al., *Prog. Med. Chem.*, 14, 285 (1977).
D. OGSTON e R. BENNETT, Eds., *Haemostasis*, Wiley-Interscience, New York, 1977.
R. POLLER, *Recent Advances in Blood Coagulation*, Churchill, Edinburgh, 1977.
A. WEISSBERGER e E. C. TAYLOR, Eds., *Chromenes, Chromanones, and Chromones*, Wiley, London, 1977.
R. BIGGS, Ed., *Human Blood Coagulation, Haemostasis and Thrombosis*, Blackwell, Oxford, 1976.
R. BENTLEY, *Pure Appl. Chem.*, 41, 47 (1975).
E. W. DAVIE e K. FUJIKAWA, *Annu. Rev. Biochem.*, 44, 799 (1975).
G. FEURER, *Prog. Med. Chem.*, 10, 85 (1974).
H. WAGNER, *Prog. Chem. Org. Nat. Prod.*, 31, 153 (1974).
H. D. LOCKSLEY, *Prog. Chem. Org. Nat. Prod.*, 30, 207 (1973).
O. D. RATNOFF e B. BENNETT, *Science*, 179, 1291 (1973).
R. BIGGS, Ed., *Human Blood Coagulation*, Blackwell, Oxford, 1972.
L. LORAND, *Ann. N. Y. Acad. Sci.*, 202, 6 (1972).
N. HEIMBURGER e H. TROBISCH, *Angew. Chem., Int. Ed. Engl.*, 10, 85 (1971).
R. E. OLSON, *Acta Vitaminol. Enzymol.*, 25, 122 (1971).
W. H. SEEGERS, *Annu. Rev. Physiol.*, 31, 269 (1969).
R. S. HARRIS et al., "International Symposium on Recent Advances in Research on Vitamin K and Related Quinones", *Vitam. Horm.*, 24, 293-689 (1966).

ANTICOAGULANTES
N. AOKI, *Prog. Cardiovasc. Dis.*, 21, 267 (1979).
G. H. BARLOW, *Prog. Cardiovasc. Dis.*, 21, 315 (1979).
F. J. CASTELLENO e B. N. VIOLAND, *Prog. Cardiovasc. Dis.*, 21, 241 (1979).
J. F. DAVIDSON e I. D. WALKER, *Prog. Cardiovasc. Dis.*, 21, 375 (1979).
F. DUCKERT, *Prog. Cardiovasc. Dis.*, 21, 342 (1979).
G. J. DUSTING et al., *Prog. Cardiovasc. Dis.*, 21, 405 (1979).
E. GENTON, *Prog. Cardiovasc. Dis.*, 21, 333 (1979).
R. M. GUNNAR et al., *Prog. Cardiovasc. Dis.*, 22, 1 (1979).
L. B. JAQUES, *Science*, 206, 528 (1979).
H. C. KWAAN, *Prog. Cardiovasc. Dis.*, 21, 397 (1979).
V. J. MARDER, *Prog. Cardiovasc. Dis.*, 21, 327 (1979).
M. MARTIN, *Prog. Cardiovasc. Dis.*, 21, 351 (1979).
N. M. McDUFFIE, Ed., *Heparin: Structure, Cellular Functions and Clinical Applications*, Academic, New York, 1979.
J. R. VANE e S. BERGSTRÖM, Eds., *Prostacyclin*, Raven, New York, 1979.
V. FUSTER e P. DIDISHEIM, *Adv. Intern. Med.*, 23, 251 (1978).
J. KOCH-WESER, *N. Engl. J. Med.*, 298, 1344, 1403 (1978).
F. MARKWARDT, Ed., *Fibrinolytics and Antifibrinolytics*, Springer, Berlin, 1978.
R. D. ROSEMBERG, *Annu. Rev. Med.*, 29, 367 (1978).
O. N. ULUTIN, Ed., *Recent Progress in Blood Coagulation and Thrombosis Research*, Karger, Basel, 1978.
E. P. BENDITT, *Sci. Am.*, 236(2), 74 (1977).
D. DEYKIN, *Drugs*, 13, 46 (1977).
R. L. LUNDBLAD et al., Eds., *Chemistry and Biology of Thrombin*, Wiley, New York, 1977.
E. DONOSO e J. I. HAFT, Eds., *Thrombosis, Platelets, Anticoagulation and Acetylsalicylic Acid*, Thieme, Stuttgart, 1976.
A. S. GALLUS e J. HIRSH, *Drugs*, 12, 41, 132 (1976).
V. V. KAKKAR e D. P. THOMAS, Eds., *Heparin: Chemistry and Clinical Usage*, Academic, New York, 1976.
P. H. ROGERS e S. SHERRY, *Prog. Cardiovasc. Dis.*, 19, 235 (1976).
H. J. WEISS, *Am. J. Heart*, 92, 86 (1976).
L. M. ALEDORT, Ed., "Recent Advances in Hemophilia", *Ann. N. Y. Acad. Sci.*, 240, 1-426 (1975).
R. A. BRADSHAW e S. WESSLER, Eds., *Heparin*, Plenum, New York, 1975.
L. CAPRINE e E. C. ROSSI, Eds., *Platelet Aggregation and Drugs*, Academic, New York, 1975.
J. F. DAVIDSON et al., Eds., *Progress in Chemical Fibrinolysis and Thrombolysis*, 3 vols., Raven, New York, 1975-1978.
K. N. von KAULLA e J. F. DAVIDSON, Eds., *Synthetic Fibrinolytic Thrombolytic Agents*, Thomas, Springfield, Ill., 1975.
R. LABBE-BOIS et al., *J. Med. Chem.*, 18, 85 (1975).
S. SHERRY e A. SCRIABINE, Eds., *Platelets and Thrombosis*, University Park Press, Baltimore, 1974.
S. WESSLER, *J. Am. Med. Assoc.*, 228, 757 (1974).
R. N. BROGDEN et al., *Drugs*, 5, 357 (1973).
J. EHRLICH e S. S. STIVALA, *J. Pharm. Sci.*, 62, 517 (1973).
G. R. FOARNLEY, *Adv. Drug Res.*, 7, 107 (1973).
T. L. SIMON et al., *Ann. Intern. Med.*, 79, 712 (1973).
V. V. KAKKAR e A. J. JOUHAR, Eds., *Thromboembolism: Diagnosis and Treatment*, Churchill Livingstone, London, 1972.
T. KRALT e V. CLAASSEN, "Anticoagulants Structurally and Functionally Related to Vitamin K", in E. J. ARIËNS, Ed., *Drug Design*, Vol. III, Academic, New York, 1972, pp. 189-203.
K. LAKI, Ed., "The Biological Role of the Clot-Stabilizing Enzymes: Transglutaminase and Factor XIII", *Ann. N. Y. Acad. Sci.*, 202, 1-348 (1972).
L. LORAND e J. L. G. NILSSON, "Molecular Approach for Designing Inhibitors to Enzymes Involved in Blood Clotting", in E. J. ARIËNS, Ed., *Drug Design*, Vol. III, Academic, New York, 1972, pp. 415-447.
F. MARKWARDT et al., *Fibrinolytika und Antifibrinolytika*, Gustav Fischer, Jena, 1972.
J. HAMPTON, *Am. J. Cardiol.*, 27, 659 (1971).
N. HEIMBURGER e H. TROBISCH, *Angew. Chem., Int. Ed. Engl.*, 10, 85 (1971).
F. MARKWARDT, Ed., *Anticoagulantien*, Springer, Berlin, 1971.
D. OGSTON e A. S. DOUGLAS, *Drugs*, 1, 228, 303 (1971).
W. W. COON e P. W. WILLIS III, *Clin. Pharmacol. Ther.*, 11, 312 (1970).
R. A. O'REILLY e P. M. AGGELER, *Pharmacol. Rev.*, 22, 35 (1970).
J. M. SCHOR, Ed., *Chemical Control of Fibrinolysis-Thrombolysis: Theory and Clinical Applications*, Willey-Interscience, New York, 1970.
L. B. JAQUES, *Anticoagulant Therapy*, Thomas, Springfield, Ill., 1965.

SUBSTITUTOS DO PLASMA
T. H. MAUGH II, *Science*, 206, 205 (1979).
G. A. JAMIESON e T. J. GREENWALT, Eds., *Blood Substitutes and Plasma Expanders*, Liss, New York, 1978.
J. G. RIESS e M. Le BLANC, *Angew. Chem., Int. Ed. Engl.*, 17, 621 (1978).
R. P. GEYER, "The Design of Artificial Blood Substitutes",

in E. J. ARIËNS, Ed., *Drug Design*, Vol. VII, Academic, New York, 1976, pp. 1-58.

S. D. BRUCK, *Blood Compatible Synthetic Polymers*, Thomas, Springfield, Ill., 1974.

B. A. MYHRE, *Quality Control in Blood Banking*, Wiley, New York, 1974.

R. W. BEAL, *Drugs, 6,* 127 (1973).

J. H. KAY, *J. Am. Med. Assoc., 226,* 1230 (1973).

T. H. MAUGH II, *Science, 179,* 669 (1973).

J. R. DERRICK e M. M. GUEST, *Dextrans: Current Concepts of Basic Actions and Clinical Applications*, Thomas, Springfield, Ill., 1971.

L. C. CLARK, Jr., Ed., "Symposium on Inert Organic Liquids for Biological Oxygen Transport", *Fed. Proc., Fed. Am. Soc. Exp. Biol., 29,* 1695-1820 (1970).

G. W. SIMMONS, Jr. *et al., J. Am. Med. Assoc., 213,* 1032 (1970).

U. F. GRUBER, *Blutersatz*, Springer, Heildelberg, 1968.

Diuréticos

I. INTRODUÇÃO

A. Conceito

Definidos, muitas vezes impropriamente, como substâncias que aumentam o volume urinário, os diuréticos são fármacos que atuam primariamente estimulando a excreção de íons Na^+, Cl^- ou HCO_3^-, principais eletrólitos do fluido extracelular. Eles também diminuem a reabsorção tubular, processo que compreende o transporte ativo de eletrólitos e outros solutos da urina tubular para as células tubulares e, a seguir, para o fluido extracelular. São empregados principalmente no alívio de edemas e como coadjuvantes no controle da hipertensão, bem como em outros distúrbios, a saber: insuficiência cardíaca congestiva crônica, insuficiências renais crônica e oligúrica aguda, glaucoma, hipercalcemia e cálculos renais.

Os efeitos adversos dos diuréticos variam de acordo com a classe a qual pertencem. Alguns são desprezíveis, enquanto outros podem ser muito graves, até fatais.

B. Fisiologia renal

A unidade funcional dos rins é o nefrônio, o qual consiste de um glomérulo, túbulos contorcidos proximal e distal, alça de Henle e um duto coletor (Fig. 24.1).

A urina é inicialmente formada no glomérulo, onde é submetida à ultrafiltração, tornando-se isenta de componentes celulares não filtráveis, como hemácias, leucócitos e proteínas plasmáticas. Durante sua passagem pelo lume do nefrônio este fluido praticamente aprotéico é submetido a diversas alterações na sua composição; alguns de seus componentes são reabsorvidos quase que integralmente para o interior dos vasos sanguíneos renais (Tabela 24.1): por exemplo, 98 a 99% da água, ao lado de vários eletrólitos (Na^+,

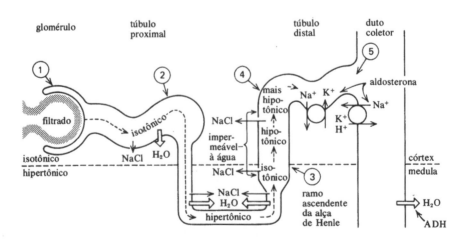

Fig. 24.1 Representação esquemática das subdivisões anatômica e funcional do nefrônio, indicando os locais de ação de diversos diuréticos. *Fonte:* P. J. Cannon e M. K. Kilcoyne, "Ethacrynic Acid and Furosemide: Renal Pharmacology and Clinical Use", *in* C. K. Friedberg, Ed., *Current Status of Drugs in Cardiovascular Disease,* Grune and Stratton, New York, 1969, pp. 243-262.

Tabela 24.1 Quantidades filtradas, excretadas e reabsorvidas pelos rins humanos
(valores médios normais)

	Concentração do plasma mEq/l	mEq/24 horas			Percentagem reabsorvida
		Filtrado	Excretado	Reabsorvido	
Sódio	140	23.900	171	23.729	99,3
Cloreto	103	19.500	171	19.329	99,1
Bicarbonato	27	5.100	2	5.098	99,9
Potássio	4	684	51	633	80,6
		ml/24 horas			
Água	94%	169.000	1.500	167.570	99,1
Glicose	—	—	—	—	100,0

Fonte: R. F. Pitts, *The Physiological Basis of Diuretic Therapy*, Thomas, Springfield, Ill., 1959.

K^+, Cl^- e HCO_3^-), glicose e uréia, filtrados pelo glomérulo, são reabsorvidos no túbulo. O restante, cerca de 1,5 litro/dia, é excretado como urina.

Sugeriu-se, recentemente, que a K^+-Na^+ ATP-ase está compreendida na energização do transporte de Na^+ renal e, conseqüentemente, que alguns diuréticos devem sua ação à inibição desta enzima.

Os diuréticos podem afetar principalmente três processos fisiológicos: *(a)* filtração glomerular, *(b)* reabsorção tubular e *(c)* excreção tubular.

II. HISTÓRICO

Os antigos empregavam como diuréticos preparados herbáceos contendo óleos voláteis. Extratos de chá e café também foram usados com esta finalidade. Em 1884, Koschlakoff identificou a cafeína como sendo o componente diurético ativo do café. Em 1902, Minkowski descobriu a atividade diurética da teofilina.

O efeito diurético dos compostos organometálicos foi descoberto, em 1919, por acaso. Vogl empregou o merbafeno para tratar um paciente sifilítico e observou o efeito diurético deste fármaco. Tal descoberta levou Saxl e Heilig a estudar clinicamente este medicamento e estimulou a síntese e o ensaio de vários organomercuriais, alguns dos quais são usados até hoje.

A ação catalítica da anidrase carbônica foi descrita na década de 1930. Sua inibição pela sulfanilamida, observada pela primeira vez, em 1949, foi seguida por uma procura sistemática de novos diuréticos entre os derivados da sulfanilamida. Esta investigação resultou na descoberta de diversos inibidores da anidrase carbônica úteis como diuréticos (veja a Fig. 2.29); o primeiro deles, a acetazolamida, foi sintetizada por Roblin e Clapp e farmacologicamente estudada por Maren e colaboradores, em 1954.

Outra linha de pesquisa para explorar o efeito diurético da sulfanilamida resultou na introdução de diversas sulfonamidas aromáticas como diuréticos: clortalidona, por Graf e colaboradores, em 1959; clopamida, por Jucker e Lindenmann, em 1962; furosemida, por Sturm e colaboradores, em 1962; clorexolona, por Cornish e associados, em 1963; mefrusida, por Horstmann e colegas, em 1967; xipamida, por Liebenow, em 1970; bumetanida, por Hammer e Dembrowski, em 1970.

As benzotiazidas foram produto inesperado do estudo sistemático de inibidores da anidrase carbônica citado acima. O primeiro membro desta nova classe de diuréticos foi a clorotiazida, obtida, em 1957, por Novello e Sprague. Em breve surgiam outros benzotiazídicos: hidroclorotiazida, em 1958, por deStevens e colaboradores; hidroflumetiazida, em 1959; quinetazona, em 1960, por Cohen e colaboradores.

Considerando que a aldosterona, hormônio do córtex adrenal, apresenta acentuadas propriedades de reter sódio por promover a reabsorção de Na^+, iniciou-se no fim da década de 1950 a investigação sistemática de antagonistas e inibidores da aldosterona, mediante modificação da molécula do hormônio. Esta pesquisa culminou na introdução, em 1962, da espironolactona, diurético cuja constituição química é muito semelhante à da aldosterona. Outros inibidores da aldosterona são anfenona B e metirapona, mas não são usados como diuréticos devido aos graves efeitos colaterais.

O ácido etacrínico resultou do planejamento racional de inibidores seletivos de certos grupos sulfidrílicos ligados a proteínas que levasse ao

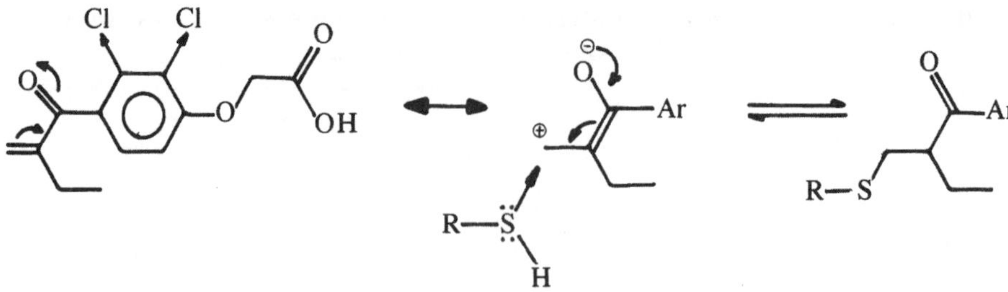

Fig. 24.2 Planejamento racional do ácido etacrínico e análogos.

desenvolvimento de diuréticos análogos aos compostos organomercuriais, mas isentos dos efeitos tóxicos destes. Escolheram-se derivados cetônicos α,β-insaturados de ácidos ariloxiacéticos com base na suposição de que o grupo cetônico α,β-insaturado permitisse a formação de ligação covalente com o sítio receptor dos diuréticos organomercuriais devido à polarização desta fração, realçada pela presença de halogênio situado em posição *orto* em relação ao grupo acila insaturado no anel benzênico (Fig. 24.2).

A observação de que algumas pteridinas, usadas em leucemias, causam hipertrofia dos rins levou Wiebelhaus, Weinstock e colaboradores a sintetizar e ensaiar como diuréticos vários derivados pteridínicos na suposição de que, concentrando-se no fígado, poderiam alterar a função renal. Deste estudo emergiu, finalmente, o triantereno, introduzido em 1968.

De alguns anos para cá, com o objetivo de descobrir racionalmente novos diuréticos, investiga-se intensivamente o papel fisiológico desempenhado pelas prostaglandinas renais na função renal.

III. CLASSIFICAÇÃO

Diversas classificações foram propostas para os diuréticos. Levando em consideração o efeito preponderante que produzem, distinguem-se três tipos de diuréticos:
1. Diuréticos propriamente ditos — são os que aumentam apenas a excreção de água e não de eletrólitos;
2. Natriuréticos — são os que aumentam a excreção de sódio;
3. Saluréticos — são os que aumentam a excreção de sódio e cloreto.

De acordo com sua constituição química, os diuréticos clinicamente empregados ou aqueles sob investigação podem ser divididos nas seguintes classes:

1. Xantinas: ácido 7-teofilinacético e seus sais (por exemplo, acefilina piperazina), ambufilina, aminofilina, diprofilina, etofilina, 7-morfolinometilteofilina, suxamidofilina, teofilina, teosalicina;
2. Organomercuriais: clormerodrina, diglucometoxano, esidrona, meragidona, meralurida, merbafeno, merbiurelidina, mercaptomerina, mercuderamida, mercumatilina, mercurofilina, merdroxona, meretoxilina, merodrina, mersalil;
3. Pirimidinas: aminometradina, amisometradina. Já não se encontram mais comercialmente disponíveis;
4. Pirazinas: amilorida;
5. *s*-Triazinas: amanozina (comercialização suspensa), clorazanil, formoguanamina, melamina;
6. Ácidos acilfenoxiacéticos: ácido etacrínico, ácido tienílico (ticrinafeno, Selcryn — retirado recentemente do comércio por causar graves efeitos adversos, inclusive câncer e morte, por ser hepatotóxico);
7. Sulfonamidas e relacionados: acetazolamida, alipamida, ambusida, azosemida, besunida, bumetanida, butazolamida, carzenida, clofenamida, clopamida (Brinaldix), cloraminofenamida, clorexolona, clortalidona, diapamida, diclofenamida, difenilmetano-4,4'-dissulfonamida, dissulfamida, etoxzolamida, fenquizona, furosemida, indapamida, mefrusida, metazolamida, meticrano, metolazona, piretanida, quinetazona, sulclamida, tizolemida, xipamida;
8. Tiazidas e fármacos relacionados: altizida, bemetizida, bendroflumetiazida, benzclortiazida, benzotiazida, butizida (butiazida, tiabutazida), ciclopentiazida, ciclotiazida, clorotiazida, epitizida (epitiazida), etiazida, flumetiazida (comercialização suspensa), hidrobentizida, hidroclorotiazida, hidroflumetiazida, mebutizida, metaltiazida, meticlotiazida, metolazona, politiazida, paraflutizida, teclotiazida, triclormetiazida;
9. Pteridinas: furtereno, triantereno;
10. Espironolactonas esteróides: canre-

nona, canrenoato potássico, espironolactona, espiroxasona, mexrenoato potássico, prorenoato potássico;

11. Imidazolinas e relacionados: azolimina, clazolimina, muzolimina;

12. Diversos: ácido etozolínico, cloreto de amônio, cloreto de cálcio, etozolina, glicerol, glicose, indanona, isossorbida, manitol, metirapona, nitrato de amônio, ozolinona, quincarbato, sacarose, triflocina, uréia.

Os diuréticos mais amplamente usados foram divididos nas sete classes seguintes: xantinas (Tabela 24.2), diuréticos osmóticos (Tabela 24.2), compostos mercuriais (Tabela 24.3), inibidores da anidrase carbônica (Tabela 24.4), tiazidas (Tabela 24.5) e compostos sulfamídicos relacionados (Tabela 24.6) e diuréticos diversos (Tabela 24.7).

Também utilizam-se algumas misturas: Aldazida (associação de espironolactona e butizida), Clofan (associação de furosemida e triantereno), Moduretic (associação de cloridrato de amilorida e hidroclorotiazida), Triclorana (associação de hidroclorotiazida e triantereno).

A. Xantinas

A teofilina, a aminoteofilina e seu sal de etilenodiamina são usados como diuréticos, isolados ou em associações com diuréticos organomercuriais. O principal uso da aminofilina é, contudo, o de broncodilatador e antiasmático.

Teofilina

Pó cristalino branco, inodoro, de sabor amargo, estável ao ar, pouco solúvel em água fria, mas bastante solúvel em água quente. É encontrada anidra ou monoidratada. Deve ser conservada em recipientes herméticos. Usa-se tanto na forma livre quanto nas formas de olamina e de glicinato sódico, pelas vias oral, retal ou parenteral. A teofilina exerce efeito diurético suave e aumenta o rendimento cardíaco e o fluxo sanguíneo coronariano. Seu principal emprego atual, porém, é no tratamento da asma, devido à sua ação broncodilatadora, sobretudo em pacientes que não podem tolerar os agentes adrenomiméticos ou são resistentes a eles, bem como aqueles que estão sendo tratados por agentes beta-bloqueadores. A associação de teofilina com agente adrenérgico não raro produz efeito broncodilatador superior àquele obtido pela administração de um só destes fármacos.

B. Diuréticos osmóticos

Consideram-se como tais os seguintes compostos: glicose, isossorbida, manitol, sacarose, sorbitol. Com exceção do manitol, não são úteis como diuréticos.

Manitol

Substância branca (pó cristalino ou grânulos macios), inodora, de sabor doce, facilmente solúvel em água. É usado principalmente como coadjuvante, em geral à furosemida, no tratamento de oligúria e anúria. Doses excessivas podem causar morte. Daí ser necessária a sua administração por via injetável, de forma lenta e cuidadosa, a fim de evitar extravasamentos. É contra-indicado em pacientes com distúrbios cardíacos congestivos.

Tabela 24.2 Diuréticos xantínicos e osmóticos

Nome oficial	Nome comercial	Nome químico	Estrutura
aminofilina (eufilina) (teofilamina) (teofilina e etilenodiamina)	Aminofilina Asmo-Tend Euphyllin Norofilina	Veja Tabela 12.2	
teofilina	Teofilina Teofilinol	Veja Tabela 12.2	
manitol	Manitol	D-manitol	$HOCH_2CH-CH-CH-CHCH_2OH$ com OH nas posições indicadas
uréia		carbamida	$H_2N-\overset{O}{\underset{\|}{C}}-NH_2$

C. Compostos organomercuriais

Os compostos organomercuriais apresentam a fórmula geral

R—CH$_2$—CH—CH$_2$—HgX,
       |
       OY

isto é, uma cadeia de, pelo menos, três átomos de carbono, um átomo de mercúrio em uma das extremidades da cadeia e um grupo hidrófilo separado do mercúrio na outra extremidade.

Os grupos substituintes R, Y e X determinam a potência e os efeitos colaterais. O grupo R tem maior influência, podendo ser aromático, heterocíclico ou alicíclico; geralmente está ligado à cadeia propílica através de um grupo carbamoílico. Y é, em geral, metila e X, teofilina, que tem atividade diurética por si, embora pouco intensa.

Estes compostos — hoje pouco usados — são saluréticos, isto é, inibem a reabsorção tubular de sódio, cloreto e água. Têm seu uso principal no tratamento de distúrbios cardíacos congestivos. Os mais usados (meralurida e mercaptomerina) devem ser administrados pelas vias intramuscular e subcutânea; deve-se evitar a injeção intravenosa, pois provoca graves reações sistêmicas e até mesmo morte súbita. Outros efeitos adversos são: indisposição gástrica, vertigens e estomatite. Em razão dos perigos potenciais que apresentam, devem ser reservados exclusivamente ao uso hospitalar.

Os diuréticos organomercuriais são sintetizados pelo processo geral indicado na Fig. 24.3, processo este que compreende a mercuriação de um alceno.

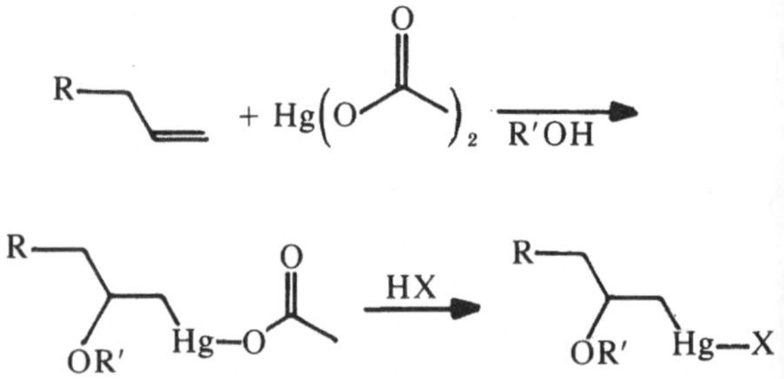

Além dos fármacos relacionados na Tabela 24.3, empregam-se também os seguintes: mercurofilina, meretoxilina-procaína e mersalil.

Fig. 24.3 Síntese dos diuréticos organomercuriais.

Mercaptomerina sódica

Ocorre tanto na forma de pó branco higroscópico quanto na forma de sólido amorfo, facilmente solúvel em água. Contém 39% de mercúrio e deve ser mantida em recipientes herméticos. É administrada pelas vias intramuscular e subcutânea. É um dos diuréticos organomercuriais mais amplamente utilizados.

D. Inibidores da anidrase carbônica

São saluréticos, de valor limitado, porquanto a tolerância se desenvolve rapidamente quando

Tabela 24.3 Diuréticos organomercuriais

R—CH$_2$—CH—CH$_2$—Hg—X
       |
       O—R'

Nome oficial	Nome comercial	Nome químico	R	R'	X
cloromerodrina		[3-[(aminocarbonil)amino]-2-metoxipropil]cloromercúrio	H$_2$N—CO—NH—	—CH$_3$	—Cl

meralurida		[3-[[[(3-carboxi-1-oxopropil)amino]carbonil]amino]-2-metoxipropil](1,2,3,6-tetraidro-1,3-dimetil-2,6-dioxo-7H-pirin-7-il)mercúrio	HOOCCH$_2$CH$_2$
			    |
			OC—NH—CO
			    |
			NH—
				—CH$_3$	teofilina

mercaptomerina sódica		sal dissódico de [3-[[(3-carboxi-2,2,3-trimetilciclopentil)carbonil]amino]-2-metoxipropil]-(mercaptoacetato-S)mercúrio	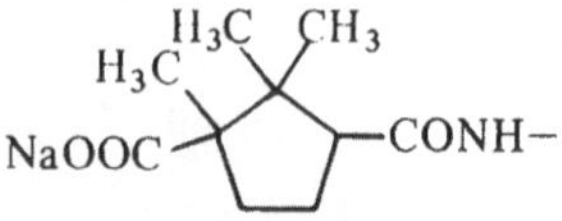 NaOOC—[H$_3$C, H$_3$C, CH$_3$-ciclopentil]—CONH—	—CH$_3$	—SCH$_2$COONa

Tabela 24.4 Diuréticos inibidores da anidrase carbônica

Nome oficial	Nome comercial	Nome químico	Estrutura
acetazolamida	Acetazolamida Diamox	N-[5-(aminossulfonil)-1,3,4-tiadiazol-2-il]-acetamida	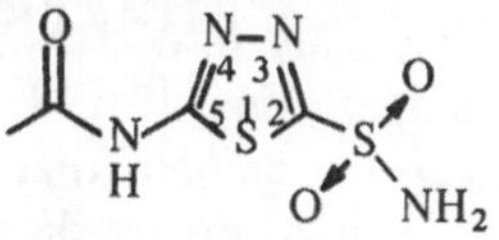
metazolamida		N-[5-(aminossulfonil)-3-metil-1,3,4-tiadiazol-2(3H)-ilideno]acetamida	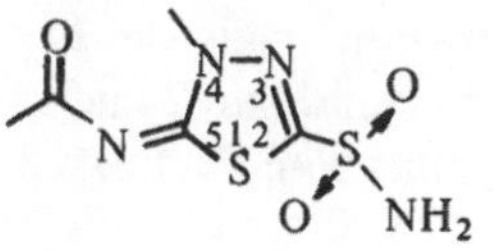
diclofenamida (diclorfenamida)	Glaucofen Oratrol	4,5-dicloro-1,3-benzenodissulfonamida	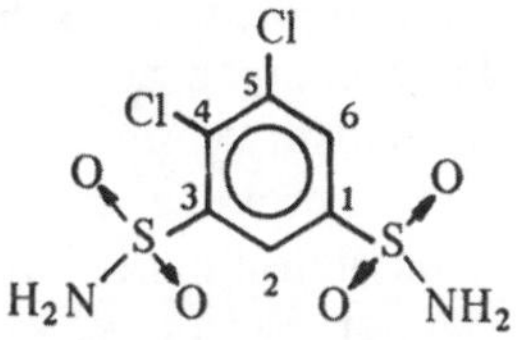
etoxzolamida		6-etoxi-2-benzotiazolsulfonamida	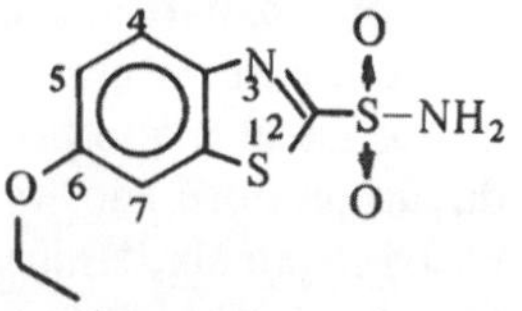

administrados por mais de 48 horas. Seu uso principal hoje em dia é como adjuvantes no tratamento de glaucoma. Entre os fármacos desta classe (Tabela 24.4), o mais empregado é a acetazolamida, seja na forma livre, seja na forma de sal sódico. Um novo membro desta classe é a indapamida, usada para o tratamento de hipertensão essencial.

Acetazolamida

Pó cristalino branco ou ligeiramente amarelado, muito pouco solúvel em água. A acetazolamida foi usada como diurético oral, mas visto que a tolerância se desenvolve rapidamente, hoje em dia, para a administração por via oral, preferem-se as tiazidas. No entanto, ela é ainda usada profilaticamente no controle de paralisia hipercalêmica periódica e como adjuvante no tratamento de glaucoma. A dose habitual por via oral ou intravenosa, para a produção de diurese em pacientes com deficiência cardíaca congestiva, é de 250 a 375 mg/dia, pela manhã.

Um dos vários métodos de síntese é a partir do 5-acetamido-1,3,4-tiadiazol-2-tiol (I) que, submetido à cloração oxidante, na presença de água, fornece o cloreto de sulfonila intermediário (II); este, por amonólise, produz a acetazolamida (Fig. 24.4).

E. Tiazidas e compostos sulfamídicos relacionados

As tiazidas (Tabela 24.5) e similares sulfamídicos (Tabela 24.6) são saluréticos e, da mesma forma que os compostos organomercuriais, inibem a reabsorção de sódio, cloreto e água. Também aumentam a excreção urinária de íons potássio e bicarbonato. Todas as tiazidas e agentes

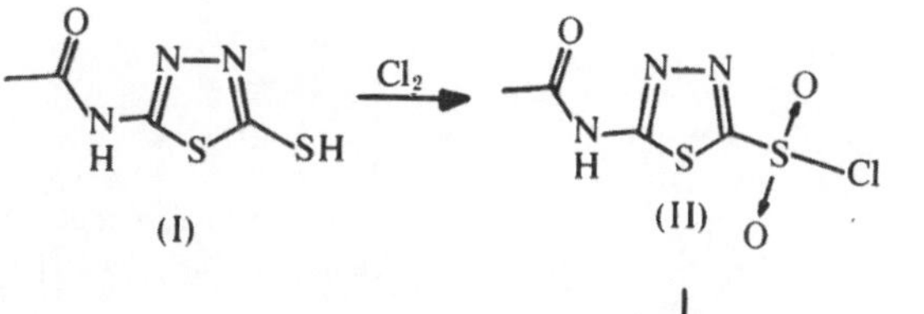

Fig. 24.4 Síntese da acetazolamida.

sulfamídicos relacionados são quase idênticos na sua ação, diferindo apenas no período de ação e nas doses. Assim, a duração da ação da clorotiazida é de 6 a 12 horas; da hidroclorotiazida e benzotiazida, 12 a 18; da hidroflumetiazida, ciclotiazida e quinetazona, 18 a 24; da bendroflumetiazida, mais de 18; da meticlotiazida e triclorometiazida, mais de 24; da politiazida, 24 a 48; da clortalidona, 24 a 72. As doses também estão sujeitas a ampla faixa de variação: clorotiazida, 500 a 1.000 mg/dia; ciclotiazida, 1 a 2 mg/dia.

Estes fármacos são usados em todos os tipos de descompensação cardíaca, sendo empregados em substituição aos demais agentes diuréticos. Podem provocar hipocalemia e outros desequilíbrios eletrolíticos, condições passíveis de correção por ingestão de alimentos ricos em potássio, tais como bananas, suco de laranja ou solução oral de cloreto de potássio. Efeitos adversos de menor importância e que podem ser superados pela redução da dose são: fadiga, tonturas e distúrbios gastrintestinais. Uma vez que as tiazidas reduzem a excreção renal de ácido úrico, elas tendem a elevar os níveis deste ácido, causando, assim, ataques de artrite gotosa aguda.

Os diuréticos tiazídicos e hidrotiazídicos são sintetizados a partir da m-cloroanilina (I) que, por clorossulfonação à alta temperatura, dá o cloreto de bissulfonila (II); a amonólise deste resulta na bissulfonamida correspondente (III); esta, por acetilação em condições específicas, fornece tiazidas (IV) e, tratada com aldeído, em determinadas condições, dá hidrotiazidas (V), que podem também ser obtidas por redução das tiazidas (Fig. 24.5).

Clorotiazida
É o protótipo das tiazidas e se apresenta como pó cristalino branco e hidrossolúvel. É útil no tratamento de edemas.
Sua síntese está indicada na Fig. 2.4.

Hidroclorotiazida
Pó cristalino branco, quase insolúvel em água. É utilizada no tratamento de edemas e diversas formas de disfunção renal. É também usada como anti-hipertensivo.
É obtida por redução da posição 3,4 do anel tiadiazínico da clorotiazida.

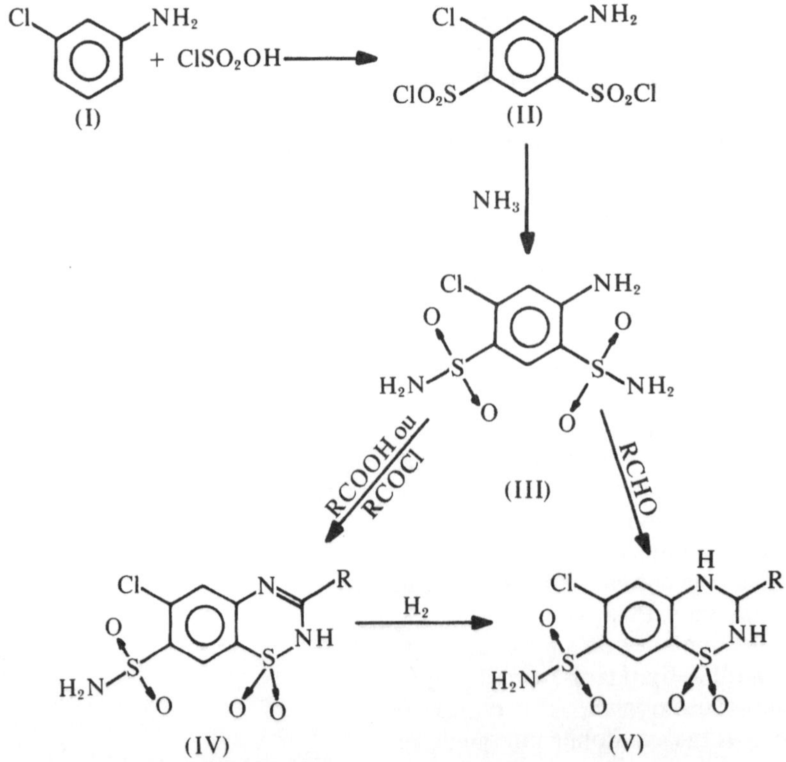

Fig. 24.5 Síntese dos diuréticos tiazídicos e hidrotiazídicos.

DIURÉTICOS

Tabela 24.5 Diuréticos tiazídicos

Nome oficial	Nome comercial	Nome químico	R	R'	R"
Tiazidas					
clorotiazida (clortiazida)		1,1-dióxido de 6-cloro-2H-1,2,4-benzotiadiazino-7-sulfonamida	—Cl	—H	
benzotiazida		1,1-dióxido de 6-cloro-3-[[(fenilmetil)tio]metil]-2H-1,2,4-benzotiadiazino-7-sulfonamida	—Cl	—CH$_2$SCH$_2$—C$_6$H$_5$	
flumetiazida		1,1-dióxido de 6-(trifluormetil)-2H-1,2,4-benzotiadiazino-7-sulfonamida	—CF$_3$	—H	
Hidrotiazidas					
hidroclorotiazida (hidroclortiazida)	Clorana Diclotride Drenol Exidrex Hidroclorotiazida Hidro-Niagarin	1,1-dióxido de 6-cloro-3,4-diidro-2H-1,2,4-benzotiadiazino-7-sulfonamida	—Cl	—H	—H
hidrobentizida		1,1-dióxido de 3-[(benziltio)metil]-6-cloro-3,4-diidro-2H-1,2,4-benzotiadiazino-7-sulfonamida	—Cl	—CH$_2$—S—CH$_2$—C$_6$H$_5$	—H
hidroflumetiazida	Diucardin	1,1-dióxido de 3,4-diidro-6-(trifluormetil)-2H-1,2,4-benzotiadiazino-7-sulfonamida	CF$_3$	—H	—H
bendroflumetiazida (bendrofluazida) (benzidroflumetiazida)	Diserin (em assoc.) Psicosedin (em assoc.)	1,1-dióxido de 3,4-diidro-3-(fenilmetil)-6-(trifluormetil)-2H-1,2,4-benzotiadiazino-7-sulfonamida	—CF$_3$	—CH$_2$—C$_6$H$_5$	—H
politiazida		1,1-dióxido de 6-cloro-3,4-diidro-2-metil-3-[[(2,2,2-trifluoretil)tio]metil]-2H-1,2,4-benzotiadiazino-7-sulfonamida	—Cl	—CH$_2$SCH$_2$CF$_3$	—CH$_3$
meticlotiazida		1,1-dióxido de 6-cloro-3-(clorometil)-3,4-diidro-2-metil-2H-1,2,4-benzotiadiazino-7-sulfonamida	—Cl	CH$_2$Cl	—CH$_3$
triclormetiazida (triclorometiazida)	Salurin	1,1-dióxido de 6-cloro-3-(diclorometil)-3,4-diidro-2H-1,2,4-benzotiadiazino-7-sulfonamida	—Cl	—CHCl$_2$	—H
ciclotiazida		1,1-dióxido de 3-biciclo[2.2.1]hept-5-en-2-il-6-cloro-3,4-diidro-2H-1,2,4-benzotiadiazino-7-sulfonamida	—Cl	(biciclo[2.2.1]hept-5-en-2-il)	—H

Clortalidona

Pó cristalino branco a amarelado, quase insolúvel em água. Apesar de ser derivado ftalimídico, contendo porção sulfamídica e não tiazídica, suas ações, usos e efeitos adversos são similares aos da clorotiazida. É usada também como anti-hipertensivo.

Quinetazona

Pó cristalino branco a branco amarelado, muito pouco solúvel em água. Diferencia-se das tiazidas pela sua estrutura, pois em lugar da sulfona anelar apresenta um grupo carbonílico, sendo este um isóstero da sulfona. Seus efeitos farmacológicos são similares aos da clorotiazida.

Tabela 24.6 Diuréticos sulfamídicos relacionados com tiazídicos

Nome oficial	Nome comercial	Nome químico	Estrutura
clortalidona	Higroton	2-cloro-5-(2,3-diidro-1-hidroxi-3-oxo-1H- -isoindol-1-il)benzenossulfonamida	
quinetazona	Aquamox	7-cloro-2-etil-1,2,3,4-tetraidro-4-oxo-6- -quinazolinossulfonamida	
metolazona		7-cloro-1,2,3,4-tetraidro-2-metil-3-(2- -metilfenil)-4-oxo-6-quinazolinossulfo- namida	
furosemida (frusemida)	Furosemida Lasix	ácido 5-(aminossulfonil)-4-cloro-2-[(2-fu- ranilmetil)amino]benzóico	
xipamida	Zipix	5-(aminossulfonil)-4-cloro-N-(2,6-dime- tilfenil)-2-hidroxibenzamida	
indapamida		3-(aminossulfonil)-4-cloro-N-(2,3-diidro- -2-metil-1H-indol-1-il)benzamida	
bumetanida	Bumetanil Burinax Edemax Fluxil Hiponatrium	ácido 3-(aminossulfonil)-5-(butilamino)- -4-fenoxibenzóico	

Xipamida

Sua estrutura incorpora resíduos característicos de dois tipos de fármacos: diuréticos e anti-hipertensivos. Por isso, no que diz respeito ao planejamento, pode ser considerada como produto de hibridação molecular. Apresenta também ambos os efeitos. Como diurético, é usada no tratamento de edemas de origem cardíaca ou renal, bem como naqueles devidos à insuficiência venosa. Como anti-hipertensivo, é empregada no tratamento prolongado de hipertensão leve ou moderada e na terapia basal de hipertensão de qualquer gravidade.

Furosemida

Pó cristalino branco ou quase branco, praticamente insolúvel em água. Por ser fotossensível, deve ser conservada em recipientes opacos e herméticos. A furosemida é agente salurético muito potente, causando efeito diurético mais pronunciado que as tiazidas ou a acetazolamida. Por via oral, seu período de latência é de uma hora e atua durante seis horas; por via intramuscular ou intravenosa, sua ação é imediata e dura uma hora. É empregada no tratamento de edema, especialmente aquele associado com insuficiência hepática ou renal grave em pacientes incapazes de tolerar outros diuréticos ou que não reagem a eles. Seu uso deve, portanto, ser reservado a casos em que os diuréticos menos potentes ou mais seguros se mostrem ineficazes.

A furosemida é sintetizada tratando o ácido 2,4-diclorobenzóico (I) com ácido clorossulfônico a 150°C e submetendo o cloreto de sulfonila resultante à amonólise; o ácido 4-cloro-5-sulfamoilantranílico (II) assim obtido, ao reagir com seis equivalentes de furfurilamina a 130°C durante 4 horas, forma a furosemida, por deslocamento aromático nucleofílico do cloro altamente ativado na posição 2 (Fig. 24.6).

Bumetanida

É diurético de ação curta, mas muito potente, usado no tratamento de edemas da insuficiência cardíaca congestiva, ascite hepática e doenças renais, inclusive a síndrome nefrótica. Por via intravenosa, o efeito máximo ocorre dentro de 30 minutos; por via oral, no prazo de duas horas. É excretada em 48 horas, 81% na urina e o resto nas fezes.

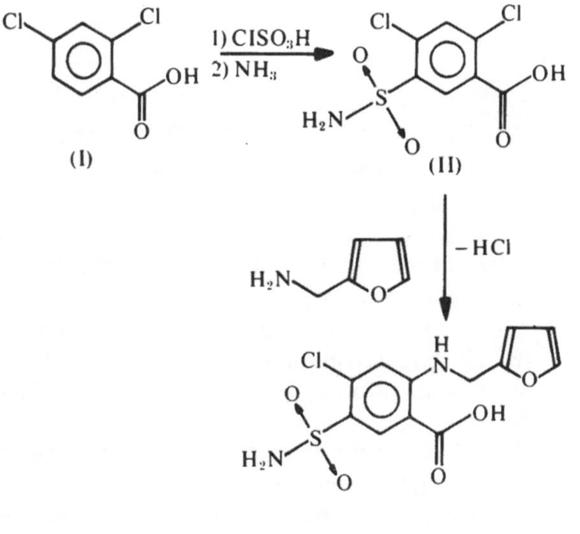

Fig. 24.6 Síntese da furosemida.

F. Diuréticos diversos

Esta classe é constituída de diuréticos de constituições químicas diversas (Tabela 24.7).

Ácido etacrínico

Pó cristalino branco ou quase branco, inodoro ou praticamente inodoro, muito pouco solúvel em água. É agente salurético usado como ácido livre ou como sal sódico. Aumenta a excreção de sódio e cloreto e, em menor grau, de potássio. Por via oral, é empregado no controle de edema associado a distúrbios cardíacos congestivos e de edema idiopático. Graças ao curto período de latência, pode ser eficaz em edema pulmonar agudo e como coadjuvante no controle de crises de hipertensão. As doses devem ser determinadas individualmente para cada paciente. Os efeitos adversos são similares aos causados pelas tiazidas. Deve ser usado somente quando os diuréticos menos potentes e mais seguros se mostrarem ineficazes.

Triantereno

Pó cristalino amarelo, inodoro, quase insolúvel em água. É agente salurético; estimula a excreção de água, sódio e cloreto, mas retém potássio. É usado no tratamento de edema associado a distúrbios cardíacos congestivos, cirrose hepática e síndrome nefrótica. Para melhores resultados, deve ser usado em associação com uma tiazida. O triantereno é coadjuvante adequado para as tiazidas, pois evita a hipocalemia causada pelas últimas.

Espironolactona

Pó cristalino amarelado, com ligeiro odor mercaptídico, estável ao ar e quase insolúvel em água. Promove excreção de sódio e cloreto, sendo, portanto, agente salurético. Mostra-se mais eficaz quando administrada concomitantemente com uma tiazida ou composto organomercurial. É útil no controle de distúrbios causados pela hiperprodução de aldosterona. Embora quase isenta de efeitos adversos, é contra-indicada na insuficiência renal aguda, hipercalemia e outras patogenias. A dose inicial por via oral é de 100 mg/dia em quatro doses diárias durante 5 dias.

Muzolimina

É composto anfótero, formando sais solúveis em ácidos e álcalis. Exerce efeito salurético semelhante ao da furosemida, mas por tempo mais

Tabela 24.7 Diuréticos diversos

Nome oficial	Nome comercial	Nome químico	Estrutura
cloreto de amônio	Cloreto de Amônio	cloreto de amônio	NH_4Cl
ácido etacrínico	Edecrin	ácido [2,3-dicloro-4-(2-metileno-1--oxobutil)fenoxi]acético	
espironolactona	Aldacone Aldazida (em assoc. c/butizida)	ácido 7α-(acetiltio)-17α-hidroxi-3--oxopregn-4-eno-21-carboxílico	
triantereno	Clofan (em assoc. c/furosemida) Diumic (em assoc. c/furosemida) Diurana (em assoc. c/furosemida) Diutide (em assoc. c/benzotiazida) Iguassina (em assoc. c/hidroclorotiazida) Triclorana (em assoc. c/hidroclorotiazida)	6-fenil-2,4,7-pteridinotriamina	
amilorida	Diurisa (em assoc. c/furosemida) Moduretic (em assoc. c/hidroclorotiazida)	3,5-diamino-N-(aminoiminometil)-6--cloropirazinocarboxamida	
muzolimina		5-amino-2-[1-(3,4-diclorofenil)etil]--2,4-diidro-3H-pirazol-3-ona	

prolongado. É eficaz em insuficiência renal e em insuficiência cardíaca crônica. A dose, por via oral, é de 10 a 80 mg.

IV. MECANISMO DE AÇÃO

Todos os diuréticos interferem, de uma forma ou outra e mais ou menos intensamente, com a reabsorção de sódio nos túbulos renais. Entretanto, atuam em sítios diferentes e pouco se sabe sobre o seu mecanismo de ação ao nível molecular. Por este motivo, estes fármacos são geralmente divididos em três classes principais: *(a)* diuréticos osmóticos: glicose, glicerol, isossorbida, manitol, sacarose, sorbitol, uréia; *(b)* sais formadores de ácidos: cloreto de amônio, cloreto de cálcio, nitrato de amônio, sais de potássio; *(c)* inibidores do transporte tubular renal: ácidos acilfenoxiacéticos, antagonistas da aldosterona, benzotiadiazinas e similares, inibidores da anidrase carbônica, organomercuriais, pirazinas, pteridinas, sulfonamidas aromáticas, xantinas. O local de ação dos principais diuréticos está indicado na Fig. 24.7.

A. Diuréticos osmóticos

Estes agentes são mal absorvidos pelos túbulos renais, sendo filtrados pelo glomérulo. Daí, por efeito osmótico no túbulo proximal, impedem a reabsorção de água e também de sódio, que são excretados na urina.

B. Sais formadores de ácidos

São, em geral, sais de amônio e agem pelo seguinte mecanismo. O cátion amônio é convertido em uréia, resultando um excesso de ânions

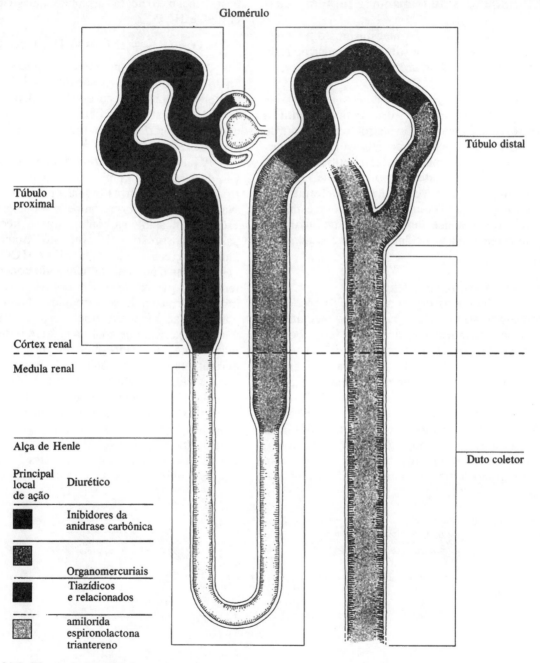

Fig. 24.7 Diagrama do nefrônio renal com a indicação dos locais de ação dos diuréticos.

Fonte: Artigo de divulgação científica da The Upjohn Company.

(cloreto, por exemplo). Com isso, há aumento da excreção de Na⁺, acompanhado de aumento correspondente do volume de água. Por outro lado, o próton hidrogênio, liberado em decorrência da conversão de amônio em uréia, combina-se com o íon bicarbonato, constituinte da urina, promovendo a acidificação desta.

C. Inibidores do transporte tubular renal

Agem por diversos mecanismos diferentes, relacionados com a constituição química de cada uma das classes de diuréticos.

1. XANTINAS

A atividade diurética das xantinas resulta no decréscimo da reabsorção eletrolítica tubular e de aumento da velocidade de filtração glomerular. As xantinas são inibidores competitivos da nucleotideodifosfodiesterase, enzima que regula a degradação do 3',5'-AMP cíclico, conforme ilustra a Fig. 22.9. Esta inibição resulta no estímulo cardíaco e no conseqüente aumento do fluxo sanguíneo renal e da velocidade de filtração glomerular.

2. DIURÉTICOS ORGANOMERCURIAIS

Os diuréticos organomercuriais impedem o transporte ativo de Cl⁻ na porção medular do ramo ascendente grosso da alça de Henle. Podem também agir em outros locais do nefrônio. A sua ação diurética se deve à inibição da ATP-ase da membrana tubular, responsável pela reabsorção ativa do Na⁺. Através do seu átomo de Hg, eles reagem, pelo menos, com um grupo sulfidrila da ATP-ase. O elemento ativo é o íon mercúrio, que se liga especificamente a dois sítios receptores, sendo um deles um grupo sulfidrila e, o segundo, outro grupo sulfidrila ou uma hidroxila fenólica,

um grupo amino, um grupo carboxílico ou anel imidazólico, conforme mostra a Fig. 24.8.

3. INIBIDORES DA ANIDRASE CARBÔNICA

A anidrase carbônica, metaloenzima que contém um átomo de zinco por molécula protéica, de peso molecular 30.000, catalisa a hidratação reversível do dióxido de carbono. O produto desta reação é o ácido carbônico, que se dissocia em H⁺ e HCO_3^-:

$$H_2O + CO_2 \rightleftharpoons H_2CO_3 \rightleftharpoons H^+ + HCO_3^-$$

Atualmente, o nome recomendado para a anidrase carbônica é carbonato desidratase, e o nome sistemático é carbonato hidroliase EC 4.2.1.1. Sua estrutura tridimensional foi determinada, por Liljas e colaboradores, em 1972, ao nível de resolução de 2,0 Å.

A inibição desta enzima reduz a concentração de íons H⁺ e, com o conseqüente atraso na troca Na⁺/H⁺ na urina tubular, promove a troca Na⁺/K⁺ e, desta forma, impede a conversão de HCO_3^- em ácido carbônico, que é necessário para a reabsorção de bicarbonato. Como resultado, a excreção de íons Na⁺, K⁺ e HCO_3^- através dos rins é aumentada, elevando concomitantemente o pH urinário. Em outras palavras, os inibidores da anidrase carbônica atuam principalmente ao nível do túbulo proximal promovendo a excreção de sódio mediante redução do número de íons hidrogênio disponíveis para a permuta com os íons sódio.

Devido à semelhança estrutural do grupo sulfamílico com o ácido carbônico, as sulfamidas diuréticas inibem a anidrase carbônica, conforme mostra a Fig. 24.9, embora o antagonismo não seja do tipo competitivo. O grupo sulfamílico não deve conter substituintes, pois estes fariam com que os diuréticos que agem por este mecanismo

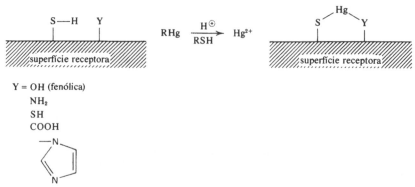

Fig. 24.8 Reação dos diuréticos organomercuriais com os grupos tiólicos da ATP-ase. *Fonte:* T. B. Miller e A. E. Farah, *J. Pharmacol. Exp. Ther.*, *136*, 10 (1962).

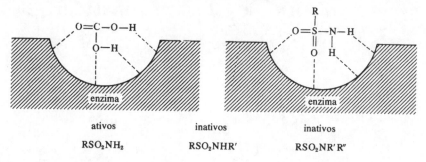

Fig. 24.9 Complexação do ativador e de inibidores da anidrase carbônica com seu centro ativo através de ligação de hidrogênio. *Fonte:* R. O. Roblin, não publicado.

perdessem parcial ou completamente sua atividade, devido ao enfraquecimento das ligações com o receptor.

Esta redução de atividade também pode ser explicada pelos resultados dos cálculos de orbital molecular, obtidos por Yonezawa e colaboradores. Com base nestes dados, eles sugeriram que a atividade inibidora da anidrase carbônica requer a existência de elevada nucleofilicidade por parte do átomo de nitrogênio do grupo sulfamílico. Este átomo de nitrogênio inibiria a anidrase carbônica pela seguinte reação:

$$R-SO_2\ddot{N}H_2 + \begin{matrix} HO \\ \diagdown \\ Zn-\text{enzima} \\ \diagup \\ HO \end{matrix} \rightleftharpoons$$

$$\rightleftharpoons R-SO_2-NH-\underset{\underset{OH}{|}}{\overset{\overset{OH}{|}}{Zn}}-\text{enzima}$$

Uma terceira explicação foi aventada por Taylor e colaboradores, que representaram a inibição da anidrase carbônica por sulfas, conforme ilustra a Fig. 24.10.

Em 1967, por métodos de difração de raios X, Fridborg e colaboradores determinaram a estrutura tridimensional do complexo formado entre a anidrase carbônica humana e a acetoximercurissulfonamida, que é inibidor modificado desta enzima. Eles observaram que o inibidor se insere numa fenda estreita na cavidade da enzima e se liga ao átomo de zinco presente na estrutura da anidrase carbônica através do grupo sulfamílico. Outra molécula do mesmo inibidor liga-se ao único grupo sulfidrílico da enzima através do átomo de mercúrio.

Posteriormente, outros autores (Bergstén e colaboradores, 1972; Vaara, 1974), usando técnicas análogas, determinaram quais os aminoácidos compreendidos na interação acetazolamida-anidrase carbônica humana C, bem como as diferentes forças que mantêm o complexo.

4. SULFONAMIDAS AROMÁTICAS

Os dois representantes principais desta classe são a furosemida e a clortalidona. Elas são inibidores da anidrase carbônica de baixa eficiência e, por este motivo, seu mecanismo de ação não é atribuído a este efeito.

A furosemida bloqueia a reabsorção de sódio no ramo ascendente da alça de Henle, altera os gradientes de concentração osmolal da medula renal e tem ação direta sobre a alça de Henle e sobre o túbulo proximal. Muito provavelmente ela age inibindo a permeabilidade da membrana e o funcionamento da bomba de sódio. Seu mecanismo de ação é quase idêntico ao do ácido etacrínico, embora estes dois diuréticos não sejam quimicamente aparentados. Entretanto, por atuarem ao nível da alça de Henle eles são conhecidos como *diuréticos da alça*. Ambos bloqueiam o transporte ativo de cloreto na porção medular do ramo ascendente da alça de Henle e, deste modo, interferem com a reabsorção passiva de sódio — que é, por isso, excretado.

5. BENZOTIADIAZINAS

Devido à presença do grupo sulfamídico outrora se julgava que as benzotiadiazinas agissem por inibição da anidrase carbônica. Contudo, hoje em dia sabe-se que tanto elas quanto os fármacos relacionados — como clortalidona, metolazona e quinetazona, por exemplo — bloqueiam a reabsorção de Na^+ na porção diluidora cortical do ramo ascendente da alça de Henle e na parte inicial dos túbulos distais; deste modo, interferem com a diluição da urina, embora não afetem o mecanismo concentrador. Esse efeito não advém

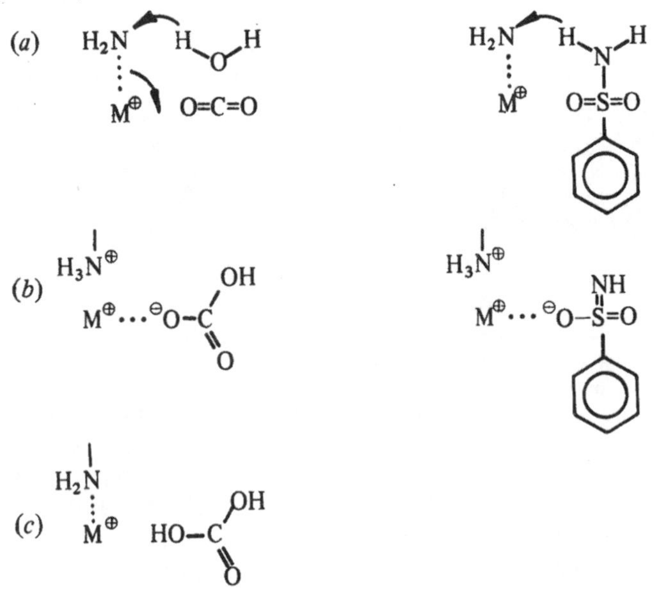

Fig. 24.10 — Mecanismo de ação dos diuréticos sulfamílicos como inibidores da anidrase carbônica. *Fonte:* P. W. Taylor *et al.*, *Biochemistry*, **9**, 2638, 3894 (1970).

necessariamente da inibição da anidrase carbônica, embora estes fármacos também atuem por este mecanismo, mas de forma menos pronunciada.

6. OUTROS DIURÉTICOS

Devido à sua semelhança estrutural com a aldosterona, a espironolactona compete com este esteróide adrenocortical pelos sítios receptores responsáveis pela reabsorção de Na^+ no túbulo distal renal, promovendo desta forma a excreção de sódio e, ao mesmo tempo, a retenção de potássio.

O ácido etacrínico foi planejado para agir da mesma forma que os diuréticos organomercuriais, ou seja, por reação seletiva com grupos tiólicos de proteínas celulares renais, causando assim a inibição de sistemas enzimáticos catalisados por grupos sulfidrílicos. Entretanto, sabe-se agora que ele não reage com grupos tiólicos da ATPase, mas atua diretamente nos sistemas geradores de energia. Tal como a furosemida, outro diurético da alça, o ácido etacrínico interfere com a capacidade concentradora e diluidora do rim mediante o bloqueio do transporte ativo de Cl^- no ramo ascendente da alça de Henle, com a conseqüente interferência na reabsorção passiva de Na^+.

O triantereno age diretamente no sistema transportador renal de Na^+ no túbulo distal renal, causando aumento moderado na excreção de Na^+ e, em menor grau, de Cl^- e HCO_3^-, mas retenção de potássio. O fármaco interfere diretamente com o transporte de eletrólitos, no túbulo distal, por ligar-se a receptores por meio de seus átomos hidrófilos essenciais (N_1 ou N_8) e reforçando os sítios hidrofóbicos.

REFERÊNCIAS

ASPECTOS GERAIS
E. J. CRAGOE, Ed., *Diuretic Agents*, American Chemical Society, Washington, D. C., 1978.
Y. POCKER e S. SARKANEN, *Adv. Enzymol.*, **47**, 149 (1978).
R. L. SMITH *et al.*, *Annu. Rep. Med. Chem.*, **13**, 61 (1978).
H. R. JACOBSON e D. W. SELDIN, *Annu. Rev. Pharmacol. Toxicol.*, **17**, 623 (1977).
W. RUPP, *Arzneim.-Forsch.*, **27**, 289 (1977).
W. SIEGENTHALER *et al.*, *Diuretics in Research and Clinics*, Thieme, Stuttgart, 1977.
Symposium on the Pharmacology of Diuretics, *J. Clin. Pharmacol.*, **17**, 618-680 (1977).
B. M. BRENNER e F. C. RECTOR, Eds., *The Kidney*, Saunders, Philadelphia, 1976.
R. L. SMITH *et al.*, *Annu. Rep. Med. Chem.*, **11**, 71 (1976).
E. M. SCHULTZ *et al.*, *Annu. Rep. Med. Chem.*, **10**, 71 (1975).
W. N. SUKI e G. EKNOYAN, Eds., *The Kidney in Systemic Disease*, Wiley Biomedical, New York, 1975.
K. D. G. EDWARDS, Ed., "Drugs and the Kidney", *Prog. Biochem. Pharmacol.*, **9**, 1-274 (1974).
A. F. LANT e G. M. WILSON, Eds., *Modern Diaretic Therapy in the Treatment of Cardiovascular and Renal Disease*, Excerpta Medica, Amsterdam, 1973.
K. D. G. EDWARDS, Ed., "Drugs Affecting Kidney Function and Metabolism", *Prog. Biochem. Pharmacol.*, **7**, 1-538 (1972).
H. HERKAN, Ed., *Diuretica*, Springer, Berlin, 1969.
E. F. CAFRUNY, *Annu. Rev. Pharmacol.*, **8**, 131 (1968).
J. M. SPRAGUE, *Top. Med. Chem.*, **2**, 1 (1968).

T. H. MAREN, *Physiol. Rev., 47,* 595 (1967).
J. E. BAER e K. H. BEYER, *Annu. Rev. Pharmacol., 6,* 261 (1966).
G. deSTEVENS, *Diuretics: Chemistry and Pharmacology,* Academic, New York, 1963.

INTRODUÇÃO
J. HAMBURGER et al., Eds., *Nephrology,* Wiley-Interscience, New York, 1979.
P. J. CANNON, *N. Engl. J. Med., 296,* 26 (1977).
R. L. JAMISON e R. H. MAFFLY, *N. Engl. J. Med., 295,* 1059 (1976).
B. R. RENNICK, *Annu. Rev. Pharmacol., 12,* 141 (1972).
J. ORLOFF e M. BURG, *Annu. Rev. Physiol., 33,* 83 (1971).
D. W. SELDIN, Ed., "Symposium: The Physiology of Diuretic Agents", *Ann. N. Y. Acad. Sci., 139,* 273-539 (1966).

CLASSIFICAÇÃO
D. BORMANN, *Chem. Br., 15,* 72 (1979).
M. L. FORSLING, *Anti-Diuretic Hormone,* Eden, Montreal, 1976.
G. deSTEVENS, "Recent Advances in the Design of Diuretics", *in* E. J. ARIËNS, Ed., *Drug Design,* Vol. II, Academic, New York, 1971, pp. 421-435.
L. L. SAKALETZKY et al., *J. Med. Chem., 12,* 977 (1969).
J.-J. GODFROID, *Chim. Ther., 3,* 376 (1968).
H. J. LARAGH, *Ann. Intern. Med., 67,* 606 (1967).
A. F. LANT et al., *Clin. Pharmacol. Ther., 7,* 196 (1966).

MECANISMO DE AÇÃO
A. KOROLKOVAS et al., *Rev. Farm. Bioquím. Univ. São Paulo, 17,* 13 (1981).
B. TESTA e W. P. PURCELL, *Eur. J. Med. Chem. — Chim. Ther., 13,* 509 (1978).
R. M. HAYS, *N. Engl. J. Med., 295,* 659 (1976).
H. R. JACOBSON e J. P. KOKKO, *Annu. Rev. Pharmacol. Toxicol., 16,* 201 (1976).
J. E. COLEMAN, *Annu. Rev. Pharmacol., 15,* 221 (1975).
Y. SHINAGAWA e Y. SHINAGAWA, *Int. J. Quantum Chem., Quantum Biol. Symp., 1,* 169 (1974).
A. KOROLKOVAS, *Rev. Bras. Med., 30,* 438 (1973).
Y. SHINAGAWA e Y. SHINAGAWA, *Jpn. J. Pharmacol., 23,* 615 (1973).
G. R. ZINS, *Annu. Rep. Med. Chem., 8,* 83 (1973).
A. LILJAS et al., *Nature (London), New Biol., 235,* 131 (1972).
R. H. PRINCE e P. R. WOOLEY, *Angew. Chem., Int. Engl. Ed., 11,* 408 (1972).
R. J. LANDON e L. R. FORTE, *Annu. Rev. Pharmacol., 11,* 171 (1971).
P. W. TAYLOR et al., *Biochemistry, 9,* 2638, 3894 (1970).
D. D. FANESTIL, *Annu. Rev. Med., 20,* 223 (1969).
N. KAKEYA et al., *Chem. Pharm. Bull., 17,* 1010, 2000, 2558 (1969).
T. YONEZAWA et al., *Mol. Pharmacol., 5,* 446 (1969).
E. J. CAFRUNY, *Pharmacol. Rev., 20,* 89 (1968).
Y. POCKER e D. R. STORM, *Biochemistry, 7,* 1202 (1968).
K. FRIDBORG et al., *J. Mol. Biol., 25,* 505 (1967).
T. B. MILLER e A. E. FARAH, *J. Pharmacol. Exp. Ther., 136,* 10 (1962).

Parte 5

Agentes Quimioterápicos

Agentes quimioterápicos são fármacos usados no tratamento de doenças infecciosas ou do câncer. Tais doenças são causadas por determinadas espécies de metazoários, protozoários, fungos, bactérias, rickéttsias e vírus. Fármacos ativos contra estes agentes patogênicos são estudados nos 11 capítulos que se seguem (Caps. 25 a 35).

O termo *quimioterapia*, cujo significado literal é "terapia química" ou "tratamento químico", foi criado em 1913 por Paul Ehrlich, pai da quimioterapia moderna. É dele a famosa frase *Corpora non agunt nisi fixata* (os fármacos não atuam a menos que se liguem). Em 1975, Fred E. Hahn propôs que se mudasse esta frase para a forma positiva, *Corpora agunt quia fixata* (os fármacos atuam porque se ligam). As pesquisas de Ehrlich eram dirigidas no sentido da descoberta da "bala mágica", isto é, uma substância portadora de ação seletiva sobre o parasito, mas isenta de efeitos tóxicos para o hospedeiro.

Ehrlich definiu a quimioterapia como sendo o emprego de fármacos destinados a lesar o organismo invasor sem causar dano ao hospedeiro. Portanto, segundo Ehrlich, os agentes quimioterápicos são substâncias químicas dotadas de elevado parasitotropismo e baixo ou nenhum organotropismo. Em outras palavras, apresentam *toxicidade seletiva,* sendo lesivas tanto quanto possível ao organismo invasor, mas inofensivas para o hospedeiro.

Embora alguns autores atribuam à quimioterapia sentido mais amplo, como o tratamento de qualquer doença com agentes químicos, incluindo moléstias infecciosas e não-infecciosas, como distúrbios psíquicos, a maioria — entre a qual nos incluímos — prefere a definição de Ehrlich.

Há diferenças a salientar entre agentes quimioterápicos e farmacodinâmicos. Entre elas, as seguintes:

1. Os agentes quimioterápicos são usados no tratamento e cura de doenças infecciosas; os agentes farmacodinâmicos são usados no alívio e correção de funções anômalas;

2. Os agentes quimioterápicos geralmente exercem ação irreversível, ligando-se com firmeza, muitas vezes por ligações covalentes, a porções definidas de macromoléculas do organismo invasor; os agentes farmacodinâmicos produzem, de preferência, resultados reversíveis, por formarem ligações fracas com receptores farmacológicos;

3. Os agentes quimioterápicos se caracterizam por exercer efeito do tipo "tudo-ou-nada", enquanto os agentes farmacodinâmicos exercem efeitos gradativos, proporcionais às doses administradas;

4. Os agentes quimioterápicos potenciais são, na maioria das vezes, facilmente ensaiáveis, pois em muitos casos é simples isolar o organismo invasor de forma a permitir seu estudo em separado; os agentes farmacodinâmicos são mais difíceis de testar, pois é muito trabalhoso isolar moléculas do receptor e os resultados obtidos em experiências relacionadas com a interação fármaco-receptor isolado não podem ser sistematicamente extrapolados para o que ocorre *in vivo*.

REFERÊNCIAS

J. DREWS, *Grundlagen der Chemotherapie*, Springer, Berlin, 1979.

G. L. MANDELL et al., Eds., *Principles and Practice of Infectious Disease*, Wiley-Interscience, New York, 1979.

M. E. WOLFF, Ed., *Burger's Medicinal Chemistry*, 4th ed., Part II, Wiley-Interscience, New York, 1979.

D. BOTERO R., *Annu. Rev. Pharmacol. Toxicol.*, *18*, 1 (1978).

H. L. DUPONT, *Practical Antimicrobial Therapy*, Appleton-Century-Crofts, New York, 1978.

W. SIEGENTHALER e R. LÜTHY, Eds., *Current Chemotherapy*, 2 vols., American Society for Microbiology, Washington, D. C., 1978.

H. VAN den BOSSCHE, *Nature (London)*, *273*, 626 (1978).

F. E. HAHN, *Top. Curr. Chem.*, *72*, 1 (1977).

W. B. PRATT, *Chemotherapy of Infection*, Oxford, University Press, New York, 1977.

P. BALDRY, *The Battle Against Bacteria*, Cambridge University Press, Cambridge, 1976.

H. H. GADEBUSCH, Ed., *Chemotherapy of Infectious Disease*, Chemical Rubber Publishing Co., Cleveland, 1976.

H. HELWIG, *Antibiotika-Chemotherapeutika*, 3. Aufl., Thieme, Stuttgart, 1976.

A. KOROLKOVAS, *Rev. Bras. Farm.*, *57*, 41 (1976).

J. D. WILLIAMS et al., Eds., *Chemotherapy*, 8 vols., Plenum, New York, 1976.

A. ALBERT, *The Selectivity of Drugs*, Chapman and Hall, London, 1975.

T. J. FRANKLIN e G. A. SNOW, *Biochemistry of Antimicrobial Action*, 2nd ed., Chapman and Hall, London, 1975.

A. ALBERT, *Selective Toxicity*, 5th ed., Methuen, London, 1973.

W. B. PRATT, *Fundamentals of Chemotherapy*, Oxford University Press, London, 1973.

Z. M. BACQ, Ed., *Fundamentals of Biochemical Pharmacology*, Pergamon, Oxford, 1971, pp. 417-570.

H. SENECA, *Biological Basis of Chemotherapy of Infections and Infestations*, Davis, Philadelphia, 1971.

A. BURGER, Ed., *Medicinal Chemistry*, 3rd ed., Wiley-Interscience, New York, 1970, Part I.

H. F. CONN, Ed., "Efficacy of Antimicrobial and Antifungal Agents", *Med. Clin. North Am.*, *54*, 1075-1350 (1970).

J. RODRIGUES DA SILVA e M. J. FERREIRA, Eds., *Mode of Action of Anti-parasitic Drugs*, Pergamon, Oxford, 1968.

B. A. NEWTON e P. E. REYNOLDS, Eds., *Biochemical Studies of Antimicrobial Drugs*, University Press, Cambridge, 1966.

R. J. SCHNITZER e F. HAWKING, Eds., *Experimental Chemotherapy*, 5 vols., Academic, New York, 1963-1967.

T. S. WORK e E. WORK, *The Basis of Chemotherapy*, Interscience, New York, 1948.

Introdução aos Agentes Quimioterápicos

I. NOÇÕES BÁSICAS

Os agentes quimioterápicos são substâncias químicas que exercem ação seletiva sobre os parasitos. São usados no tratamento ou controle de moléstias causadas por organismos ou células invasoras patogênicas. Segundo o tipo de parasitos ou invasores sobre os quais atuam, os agentes quimioterápicos são classificados em: anti-helmínticos, antiprotozoários, antifúngicos, antibacterianos, antivirais e antineoplásicos.

Alguns agentes podem apresentar um ou mais dos seguintes efeitos: (a) — *estático*, quando inibem o crescimento ou multiplicação ulterior do organismo ou célula invasora; (b) — *cida*, quando o matam ou o destroem. Por exemplo, há agentes bacterio*státicos* e bacteri*cidas*. Os efeitos *estático* ou *cida* dependem de diversos fatores, tais como concentração do fármaco, pH, temperatura, duração da ação, fase metabólica em que se encontra o invasor, presença de substâncias interferentes. Assim, fármacos *estáticos* podem exercer ação *cida* desde que a dose seja elevada.

O agente quimioterápico ideal possui toxicidade seletiva em relação ao parasito, mas é inócuo para o hospedeiro. Uma vez que tal agente não existe, e muito provavelmente jamais existirá, indica-se a eficiência e a segurança relativas de agentes quimioterápicos pelo assim chamado *índice quimioterápico*, expresso pela relação

$$\frac{\text{dose máxima tolerada pelo hospedeiro}}{\text{dose terapêutica mínima}}$$

Quanto maior for este índice, tanto melhor será o efeito quimioterápico, devido à maior segurança proporcionada ao paciente.

Na quimioterapia, deve-se considerar sempre a íntima correlação entre três entidades — quimioterápico, parasito e hospedeiro (Fig. 25.1).

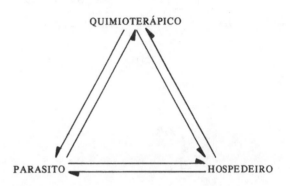

Fig. 25.1 Relação entre quimioterápico, parasito e hospedeiro.

Cada qual delas atua sobre as duas restantes. Assim, o quimioterápico age predominantemente sobre o parasito, exercendo efeito ou *estático* ou *cida*, mas também sobre o hospedeiro, embora com menor intensidade, provocando as inevitáveis reações adversas, das quais nenhum fármaco está isento. O parasito pode interferir com o quimioterápico, inativando-o por mecanismos enzimáticos (as penicilinas, pela β-lactamase, o cloranfenicol pela acetiltransferase, a estreptomicina pela fosfotransferase, a canamicina pela adenilato transferase — Fig. 25.2), e com processos metabólicos e fisiológicos normais do hospedeiro, em conseqüência da infecção ou infestação. De modo análogo, o hospedeiro pode agir sobre ambos: sobre o quimioterápico, ao ativá-lo ou inativá-lo através de mecanismos enzimáticos, e sobre o parasito, quer fagocitando-o, quer neutralizando-o por anticorpos, por exemplo.

II. ESTRATÉGIA DA QUIMIOTERAPIA

A estratégia da quimioterapia consiste primordialmente em, através de estudos relaciona-

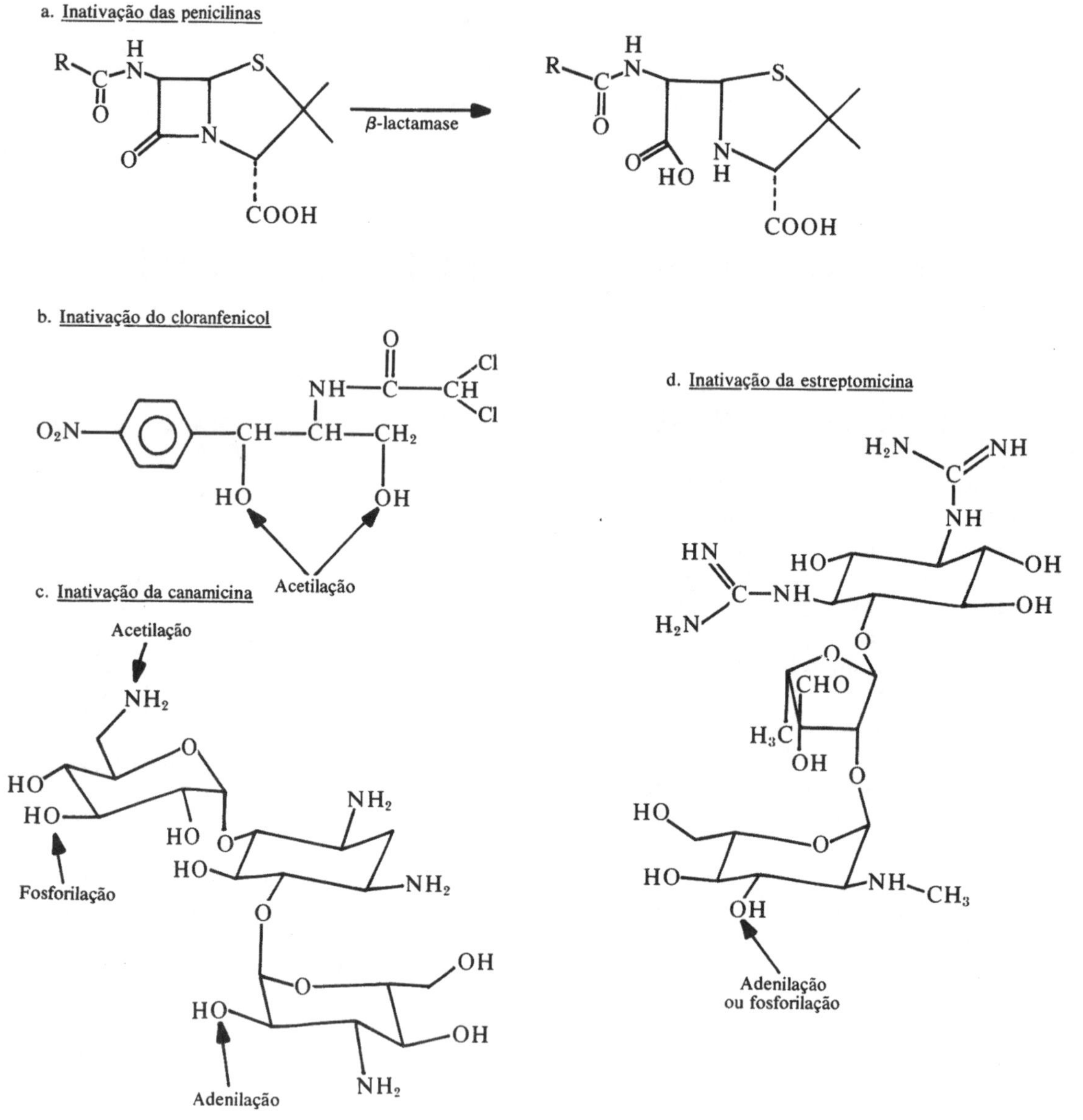

Fig. 25.2 Inativação de alguns antibióticos por microrganismos resistentes.

dos com bioquímica comparativa, citologia comparativa e distribuição dos quimioterápicos, explorar as diferenças morfológicas e metabólicas entre os parasitos e os hospedeiros, de modo a preparar antimetabólitos eficientes. Entre essas diferenças podem ser apontadas as seguintes:

1. O parasito e o hospedeiro apresentam nítidas diferenças citológicas ou morfológicas. É o caso das bactérias, que apresentam parede celular, ao passo que o homem não tem essa formação. Essa diferença explica a ação altamente seletiva e quase atóxica das penicilinas, que atuam sobre a parede celular;

2. O parasito ou célula invasora pode utilizar-se de sistemas enzimáticos essenciais não utilizados pelos hospedeiros ou vice-versa. Exemplo do primeiro caso é o das bactérias sensíveis à ação das sulfas: elas próprias precisam sintetizar o ácido fólico a partir do ácido p-aminobenzóico, do qual as sulfas são antagonistas, ao passo que os mamíferos recebem o ácido fólico já pré-formado dos nutrientes. Exemplo do segundo caso é de certas células leucêmicas: embora precisem de L-asparagina como os tecidos normais, não podem como estes sintetizá-la, pois não possuem a enzima L-asparagina sintetase — isso explica a ação antileucêmica da

L-asparaginase;

3. Uma enzima pode não ser idêntica em todas as espécies ou até em todos os tecidos da mesma espécie; é o caso de isoenzimas. Por exemplo, a fosfofrutoquinase dos esquistossomos é 80 vezes mais sensível aos antimoniais que a dos mamíferos, o que possibilita o emprego destes medicamentos na terapêutica. Outro exemplo é a fólico redutase, cuja área adjacente ao centro ativo deve diferir conforme as espécies — diversamente do que ocorre com a do homem, a das bactérias sensíveis à trimetoprima liga-se forte e seletivamente a este agente quimioterápico;

4. O hospedeiro pode destoxificar o antimetabólito por uma via não-disponível à célula invasora. Por exemplo, a mercaptopurina é usada como antineoplásico porque certos tumores, por serem deficientes de xantinoxidase, não a podem oxidar ao atóxico ácido tioúrico, ao passo que esta oxidação ocorre nas células do hospedeiro;

5. A célula invasora pode ter um sistema de transporte *super*ativo, o que lhe permite elevar a concentração de certas substâncias no seu interior acima do nível das células normais. Assim, certas células leucêmicas têm tal sistema para o ácido fólico, o que aumenta a concentração do mesmo no seu interior e as torna mais sensíveis ao metotrexato, antimetabólito de tal ácido;

6. O parasito pode converter enzimaticamente o antimetabólito a uma forma letal, enquanto que o hospedeiro não tem essa capacidade. Por esta razão o metabolismo, no primeiro caso, recebe o nome de *síntese letal*;

7. O parasito pode ter ribossomo diferente do ribossomo do mamífero. De fato, os ribossomos bacterianos sedimentam à velocidade de 70 S, sendo constituídos de subunidades 30 S e 50 S, ao passo que os ribossomos dos mamíferos sedimentam à velocidade de 80 S e são formados de subunidades 40 S e 60 S (embora os ribossomos de mitocôndrias se assemelhem aos ribossomos bacterianos). Isto explica a ação seletiva de alguns antibióticos — tais como canamicina, cloranfenicol, eritromicina, estreptomicina, lincomicina, neomicina, oleandomicina, viomicina — que afetam somente os ribossomos 70 S e, deste modo, interferem quase exclusivamente com o processo de tradução na biossíntese das bactérias. Alguns outros antibióticos — por exemplo, ácido fusídico, cicloeximida, puromicina, tetraciclinas — afetam tanto os ribossomos 70 S quanto os ribossomos 80 S e, por esta razão, não são seletivos em sua ação tóxica.

Outro recurso para exterminar os parasitos ou, pelo menos, reduzir o seu número em pacientes infectados, consiste num ataque indireto a eles, como, por exemplo, modificando-se o seu meio ambiente. Assim, a amebíase é tratada não só pela administração dos chamados amebicidas de *contato*, que atuam *diretamente* sobre as amebas, mas também pelos amebicidas que atuam *indiretamente*, matando as bactérias intestinais das quais as amebas se nutrem, além de ser tratada com amebicidas *teciduais*, que atuam tanto direta quanto indiretamente.

III. DESENVOLVIMENTO HISTÓRICO

Os agentes quimioterápicos foram, em sua maioria, introduzidos nos últimos 40 anos. Alguns já eram conhecidos no início do século. Surpreendentemente, alguns fármacos ativos contra micróbios e outros parasitos já eram conhecidos em séculos anteriores à nossa era.

Civilizações antigas, como as dos chineses, maias, incas e hindus, conheciam diversos preparados quimioterápicos eficazes. O imperador chinês Shen Nung (2735 a.C.) compilou um livro sobre ervas terapêuticas; uma delas é *Ch'ang shan*, da qual se sabe conter alcalóides antimaláricos. O Papiro de Ebers dos antigos egípcios (cerca de 1500 a.C.) recomenda o emprego de fármacos dos reinos animal, vegetal e mineral, e alguns destes são hoje conhecidos pela sua atividade quimioterápica. O fruto da chaulmugra foi usado pelos indígenas norte-americanos para o tratamento da lepra. Os indígenas brasileiros e os povos orientais usavam a raiz de ipecacuanha, da qual se extrai a emetina, para tratar diarréia e disenteria, causada, sabe-se hoje, pela amebíase. Os incas usavam a casca da quina, rica em quinina, no tratamento da malária. Extratos de *Chenopodium anthelminticum*, que contém ascaridol, foram usados pelos antigos hebreus, romanos, maias e astecas, no tratamento de infestações por vermes.

No século IV a.C., Hipócrates (cerca de 460-370 a.C.), o "pai da medicina", recomendou o emprego de sais metálicos para algumas doenças hoje atribuídas a organismos patogênicos. Outro grego, Dioscórides (cerca de 50 d.C.), prescreveu produtos naturais no tratamento destas mesmas moléstias no seu livro *De Materia Medica*. O naturalista Galeno (131-201 d.C.), nascido em Pérgamo, mas estabelecido em Roma, defendeu o emprego de misturas herbáceas para qualquer tipo de moléstia. Os ensinamentos destes três mestres da Antiguidade, embora abrindo alguns novos campos da medicina, na verdade retardaram seu progresso durante vários séculos.

Os árabes, conquistadores de grande parte do mundo civilizado entre os séculos VII e VIII, disseminaram sua cultura, inclusive sua prática médica, pelos países da Europa. Razés e Avicena, ambos nascidos na Pérsia, são as figuras mais proeminentes da medicina árabe, da qual os

Tabela 25.1 Introdução de agentes quimioterápicos

Quimioterápico	Sintetizado ou isolado por (ano)	Ensaiado por (ano)	Usado no tratamento de
quinina	Pelletier e Caventou (1820)		Malária
fenol	Hunt (1849)	Lister (1865)	Infecções bacterianas tópicas
benzoato de benzila	Canizzaro (1854)	Sachs (1900)	Sarna
arsanilato sódico	Béchamp (1863)	Thomas e Breinl (1906)	Tripanossomíase
arsfenamina	Ehrlich e Bertheim (1909)	Ehrlich (1910)	Sífilis
emetina	Pelletier e Magendie (1817)	Vedder (1911)	Amebíase
tartarato potássico de antimônio		Gaspar Vianna (1912)	Leishmaniose
		Christopherson (1918)	Esquistossomíase
triparsamida	Jacobs e Heidelberger (1919)	Brown e Pearce (1919)	Tripanossomíase
suramina	Fourneau et al. (1916-1923)	Handel e Joettar (1920)	Tripanossomíase
		Mayer e Zeiss (1920)	Tripanossomíase
estibofeno	Schmidt (1920)	Uhlenhuth et al. (1924)	Esquistossomíase
mepacrina	Mauss e Mietzch (1932)	Kikuth (1932)	Malária
sulfamidocrisoidina	Mietzsch e Klarer (1932)	Domagk (1935)	Infecções sistêmicas por bactérias Gram-positivas
sulfanilamida	Gelmo (1908)	Tréfouël et al. (1935)	Infecções sistêmicas por bactérias Gram-positivas
benzilpenicilina	Fleming (1929) Chain et al. (1939)	Chain et al. (1939)	Infecções sistêmicas por bactérias Gram-positivas
tirotricina	Dubos (1939)	Dubos (1939)	Infecções bacterianas tópicas
sulfadiazina	Roblin et al. (1940)	Fenistone et al. (1940)	Infecções sistêmicas por bactérias Gram-positivas
estreptomicina	Waksman et al. (1943)	Waksman et al. (1943)	Tuberculose
ácido aminossalicílico	Seidel e Bittner (1901)	Lehmann (1944)	Tuberculose
cloroquina	Andersag et al. (1939)	Kikuth (1945) Loeb et al. (1946)	Malária
lucantona	Mauss (1940)	Kikuth et al. (1946)	Esquistossomíase
amodiaquina	Burckhalter et al. (1946)	Porter (1946)	Malária
dietilcarbamazina	Kushner et al. (1946)	Hewitt et al. (1947)	Filariose
clortetraciclina	Duggar et al. (1947)	Duggar et al. (1947)	Várias doenças infecciosas
cloranfenicol	Burkholder (1947) Long e Troutman (1949)	Ehrlich et al. (1947)	Várias doenças infecciosas
dapsona	Fromm e Wittmann (1908)	Cochrane (1949)	Lepra
piperazina	Cloez (1853)	Boismaré (1950)	Ascaridíase
mercaptopurina	Elion et al. (1951)	Elion et al. (1951)	Leucemia
eritromicina	McGuire et al. (1952)	McGuire et al. (1952)	Infecções sistêmicas por bactérias Gram-positivas
isoniazida	Mayer e Mally (1912)	Fox (1952)	Tuberculose
nitrofurantoína	Hayes (1952)	Mintzer et al. (1953)	Infecções bacterianas sistêmicas
tetraciclina	Boothe et al. (1953) English et al. (1953) Minieri et al. (1953)	English et al. (1953) Minieri et al. (1953)	Várias doenças infecciosas
bialamicol	Burckhalter et al. (1946)	Thompson et al. (1955)	Amebíase
anfotericina B	Gold et al. (1955)	Gold et al. (1955)	Infecções fúngicas
amopiroquina	Burckhalter e Nobles (1952)	Thompson et al. (1958)	Malária
canamicina	Umezawa et al. (1958)	Umezawa et al. (1958)	Infecções sistêmicas por bactérias Gram-negativas
metronidazol	Anon (1957)	Cosar e Julou (1959)	Tricomoníase
idoxuridina	Prusoff (1959)	Hermann (1961)	Herpes simples
tiabendazol	Brown et al. (1961)	Brown et al. (1961)	Helmintíase
ácido nalidíxico	Lesher et al. (1962)	Lesher et al. (1962)	Infecções sistêmicas por bactérias Gram-negativas
amantadina	Stetter et al. (1960)	Davies (1964)	Influenza A_2
hicantona	Rosi et al. (1965)	Rosi et al. (1965)	Esquistossomíase
tetramisol	Janssen (1966)	Janssen (1966)	Helmintíase
pirantel	Austin (1966)	Austin (1966)	Helmintíase
mebendazol	Janssen (1970)	Janssen (1970)	Helmintíase
oxamniquina	Richards et al. (1971)	Foster et al. (1973)	Esquistossomíase

europeus absorveram técnicas úteis e novas drogas, tais como a pomada mercurial. Por sinal, o mercúrio foi indicado no alívio de sintomas da sífilis por Cumano, em 1495.

Na Idade Média, a figura médica central foi Theophrastus Bombastus von Hohenheim, chamado Paracelso (1493-1541), o pai da iatroquímica (*iatro*, em grego, significa médico). Ele sustentou que o corpo humano seria um laboratório químico e, portanto, curável pela administração de substâncias químicas. Foi ele o introdutor do tártaro emético, ainda hoje usado no tratamento da esquistossomíase.

De Paracelso em diante, a quimioterapia européia fez poucos progressos: as cascas da ipecacuanha e quina foram trazidas da América do Sul (Brasil e Peru, respectivamente), no século XVII. O progresso nas áreas da microbiologia e parasitologia também acelerou o desenvolvimento da quimioterapia, graças às descobertas arroladas na Tabela 25.1. O grande ímpeto foi dado por Paul Ehrlich (1854-1915), chamado o "pai da quimioterapia moderna".

IV. RESISTÊNCIA AOS QUIMIOTERÁPICOS

A. Causas

A disseminação do uso de agentes quimioterápicos criou grande problema médico: o rápido surgimento de formas ou cepas de parasitos resistentes a diversos fármacos disponíveis na atualidade. O advento destas formas ou cepas resistentes acarretou graves conseqüências clínicas, pois limitou a utilidade de diversos quimioterápicos.

A resistência microbiana a fármacos foi observada há muito tempo. Já em 1907, Paul Ehrlich descreveu a resistência de tripanossomos a arsenicais. A resistência bacteriana a sulfonamidas e antibióticos foi descoberta logo após a introdução destes agentes na prática médica e veterinária. Descreveu-se a resistência a outros agentes quimioterápicos. O fenômeno é comum porque os organismos vivos — e parasitos são organismos vivos — têm a capacidade natural de se adaptar aos efeitos tóxicos dos agentes quimioterápicos.

B. Origem das formas resistentes aos quimioterápicos

As formas de parasitos resistentes a fármacos originam-se de uma das seguintes maneiras: (1) mutações; (2) transferência genética.

As mutações isentas de resistência a quimioterápicos provavelmente não são normalmente induzidas por fármacos. Elas ocorrem espontaneamente, mesmo na ausência do quimioterápico, mas com baixa freqüência, isto é, u'a mutação genética por 10^5 a 10^{10} células por geração, a mesma ordem de magnitude que rege as demais mutações. Agentes quimioterápicos não induzem a mutações; eles agem como agentes selecionantes no desenvolvimento de formas resistentes por destruírem a população sensível, mas poupando os mutantes resistentes. As mutações espontâneas são, contudo, contribuição de menor importância ao problema global da resistência a quimioterápicos.

A transferência genética ocorre por três mecanismos distintos. Na seqüência de importância crescente, são eles: transformação genética, transdução fágica e conjugação.

No mecanismo de transformação genética, que não contribui substancialmente para o problema médico da resistência a fármacos, a propriedade da resistência é transferida a células sensíveis pelo tratamento destas com DNA extraído de mutantes resistentes.

No processo de transdução fágica, que ocorre em bactérias tanto Gram-positivas quanto Gram-negativas, a informação genética é transferida da célula doadora para a célula recipiente através do DNA transportado no interior do fago. A transdução fágica é responsável, por exemplo, pelo surgimento de cepas resistentes de *Staphylococcus aureus*, em que a resistência a fármacos é conferida por elementos genéticos extracromossômicos chamados plasmídios.

O mecanismo de conjugação está compreendido na transferência de genes responsáveis pela resistência a quimioterápicos entre vários grupos de *Enterobacteriaceae*. Os materiais genéticos associados a este mecanismo de resistência a quimioterápicos são elementos citoplasmáticos bacterianos denominados fatores R, constituídos de moléculas circulares de DNA de fita dupla. Estudos recentes indicam que determinados fatores R são compostos de dois elementos — plasmídios de resistência e fatores de transferência —, ambos capazes de se duplicar independentemente. Os fatores R devem ter existido antes do advento da quimioterapia moderna, pois o processo de conjugação não apresenta relação direta com os efeitos quimioterápicos. O processo de conjugação se dá através de uma espécie de contato ou acasalamento entre células portadoras do fator R (R^+), acasalamento este em que o fator R é transferido de uma célula para outra. Os fatores R são transferidos não apenas a células da mesma espécie, mas também a espécies aparentadas. Por exemplo, certas bactérias, como *E. coli, Aerobacter, Salmonella, Shigella, Proteus, Serratia* e *V. cholerae,* podem tornar-se hospedeiras de fatores R. Além disso, estes fatores podem ser transferidos de um microrganismo patogênico, tal como *Salmonella,* para uma bactéria apatogênica, como *E. coli,* e posteriormente ser retransferidos para outra bactéria patogênica. O problema da resistência a fármacos por transferência de fatores R tem-se agravado pelo emprego indiscriminado e, especialmente, pelo abuso na aplicação de modernos agentes antimicrobianos em rações animais, uma prática que seleciona cepas de microrganismos resistentes que, posteriormente, são transmitidos aos seres humanos que se alimentam de carnes cruas ou seus derivados.

C. Mecanismos bioquímicos

Muitos mecanismos podem explicar potencialmente a resistência de microrganismos aos agentes quimioterápicos. Segundo Bernard Davis, são eles:

1. Conversão do fármaco ativo em derivado inativo por ação de enzima(s) produzida(s) por formas resistentes do microrganismo. Exemplos: inativação de penicilinas pela ruptura do anel β-lactâmico catalisada pela beta-lactamase e inativação do cloranfenicol por acetilação das duas hidroxilas catalisada pela acetiltransferase;

2. Modificação do sítio-alvo do agente quimioterápico. Exemplos: alteração da RNA-polimerase DNA-dependente em mutantes resistentes a rifamicinas, perda dos ribossomos sensíveis à estreptomicina em formas resistentes de *Mycobacterium tuberculosis;*

3. Perda da permeabilidade celular a um quimioterápico. Exemplos: permeabilidade diminuída de células bacterianas a tetraciclinas, perda da função transportadora em células neoplásicas resistentes a antimetabólitos;

4. Produção aumentada da enzima inibida pelo agente quimioterápico. Exemplo: excesso de produção de antranilato sintetase em mutantes bacterianos resistentes ao 5-metiltriptofano;

5. Concentração aumentada de um metabólito que antagoniza o inibidor. Exemplo: determinados mutantes resistentes a sulfonamidas;

6. Abertura de uma rota metabólica alternativa que contorna a fase inibida. Exemplo: vias metabólicas dos nucleotídios purínicos e pirimidínicos em células neoplásicas resistentes a antimetabólitos específicos;

7. Redução da necessidade do produto gerado pelo sistema metabólico inibido. Exemplo: desaparecimento da necessidade do ribonucleotídio formilglicinamidínico, produto da amidação do ribonucleotídio de formilglicinamida na via dos nucleotídios purínicos, quando o microrganismo passa a empregar uma via alternativa nesta biossíntese.

D. Controle

A resistência a quimioterápicos é usualmente controlada pelas seguintes medidas:

1. Prevenção da emergência de mutantes resistentes a quimioterápicos durante o tratamento. Em alguns casos, isto pode ser realizado pela administração de doses elevadas do agente quimioterápico. Em outros casos, recomenda-se a terapia combinada. Por exemplo, para evitar o desenvolvimento de mutantes estreptomicino-resistentes de *M. tuberculosis* emprega-se uma terapia combinada, compreendendo dois ou mais quimioterápicos estruturalmente não-relacionados, tais como estreptomicina e isoniazida ou estreptomicina e ácido aminossalicílico. Outro exemplo de terapia combinada é encontrado na tentativa de se evitar o surgimento de células resistentes em neoplasias durante a terapia com agentes quimioterápicos;

2. Prevenção da disseminação dos mutantes resistentes. A disseminação das cepas de microrganismos resistentes a agentes quimioterápicos resultou do seu uso indiscriminado. Para evitar a disseminação ulterior, é necessário exercer controle muito mais rígido sobre o emprego destes agentes, limitando-o ao máximo;

3. Eliminação das cepas resistentes após seu surgimento durante o tratamento. Isto é feito empregando-se quimioterápicos aos quais o microrganismo se mostra sensível. Na terapia com penicilinas, os mutantes resistentes podem ser combatidos com penicilinas resistentes à beta-lactamase, tais como cloxacilina ou meticilina.

E. Superinfecção

O uso de agentes quimioterápicos de amplo espectro pode acarretar distúrbio do equilíbrio existente entre a flora normal dos tratos intestinal, vaginal e respiratório. Esta situação é favorável ao hiperdesenvolvimento de microrganismos oportunistas, como *Candida albicans, Staphylococcus, Proteus* e *Pseudomonas,* causando a chamada superinfecção. Este fenômeno pode ocorrer com todos os antibióticos, mas é menos comum ou até mesmo desconhecido com os demais agentes quimioterápicos.

F. Persistência microbiana

Alguns micróbios possuem a capacidade de sobreviver durante a exposição a fármacos nos tecidos, apesar de sua suscetibilidade a estes mesmos fármacos *in vitro*. Daí a ocorrência da sobrevida temporária de alguns microrganismos no estado de esferoplasto ou forma *L*, no qual eles não são sensíveis a penicilinas ou antibióticos que agem sobre a parede celular.

A persistência microbiana é devida à proteção conferida aos micróbios pelo ambiente celular ou à refratariedade a agentes quimioterápicos, surgida em conseqüência do estágio peculiar no qual se encontram os patógenos — por exemplo, a fase estacionária de crescimento — do seu ciclo vital.

V. QUIMIOTERAPIA COMBINADA

No combate às doenças parasitárias, não raro empregam-se associações de fármacos (Tabela 25.2). Em geral, essas associações — como tetraciclina com sulfa e estreptomicina com penicilina — são inúteis, irracionais e até perigosas. Outrossim, nada indica que duas drogas tomadas juntas cheguem juntas ao alvo. Todavia, algumas associações são úteis. Entre elas, as seguintes:

1. Um quimioterápico, para curar a infecção, com outros fármacos adequados, para coadjuvar no tratamento. Exemplo: nas infecções respiratórias pode-se empregar um quimioterápico, para combater o agente etiológico, junto com um analgésico, um anti-histamínico e um descongestionante, para aliviar os sintomas;

2. Um quimioterápico, para agir contra o agente etiológico, e um fármaco para reduzir ou anular o seu efeito colateral. Exemplo: associação de isoniazida com piridoxina, no tratamento da tuberculose;

3. Um quimioterápico com fármaco que prolongue o seu efeito, por possibilitar a sua permanência por mais tempo no organismo. Exemplo: associação de ampicilina com probenecida, no tratamento da gonorréia;

4. Dois quimioterápicos que causem bloqueio duplo, por atuarem por mecanismos diferentes, preferencialmente de uma única via biossintética. Exemplos: associação de dois antimaláricos (amodiaquina + primaquina; cloroquina + primaquina; pirimetamina + sulfadoxina; pirimetamina + dapsona) e associação de trimetoprima

Tabela 25.2 Associações de agentes antimicrobianos

Associação	Interação	Microrganismos*	Antimicrobianos
Dois agentes bactericidas**	Sinérgica	Estreptococos	Penicilina e estreptomicina
	Aditiva ou indiferente	A maioria	A maioria
Dois agentes bacteriostáticos***	Aditiva ou indiferente	A maioria	A maioria
	Sinérgica	Muitos	Sulfas e trimetoprima
		T. gondii	Sulfas e pirimetamina
		P. falciparum	
	Antagônica	Alguns germes Gram-positivos e alguns Gram-negativos	Eritromicina e lincomicina
			Eritromicina e *cloranfenicol*
			Lincomicina e cloranfenicol
			Novobiocina e tetraciclina
Um agente bactericida e um agente bacteriostático	Antagônica	Pneumococos	Penicilina e tetraciclina
	Aditiva ou indiferente	A maioria	A maioria
	Sinérgica	*Proteus*	Polimixinas e sulfas
		Brucella	Estreptomicina e tetraciclina
		Estreptococos	Eritromicina e estreptomicina
		Salmonella	Ampicilina e cloranfenicol

*Inclui somente exemplos selecionados
**Penicilinas, cefalosporinas, aminoglicosídeos, polimixinas
***Tetraciclinas, cloranfenicol, eritromicina, lincomicina, novobiocina, sulfas
Fonte: AMA Department of Drugs, *AMA Drug Evaluations*, 3rd ed., Publishing Sciences Group, Littleton, 1977.

com sulfa, no tratamento de infecções crônicas do trato urinário e no combate ao *Plasmodium falciparum;*

5. Dois ou mais quimioterápicos, em infecções múltiplas, como nas doenças de pele, causadas por germes Gram-positivos e Gram-negativos e por fungos;

6. Dois ou mais quimioterápicos, com o fim de impedir o aparecimento precoce de cepas resistentes de microrganismos. Exemplos: emprego de rifampicina associada a etambutol, isoniazida ou ácido aminossalicílico, no tratamento da tuberculose, e associação de vincristina, metotrexato, mercaptopurina e prednisona, para aumentar a sobrevida dos pacientes que sofrem de leucemia.

VI. SITUAÇÃO ATUAL

Atualmente, há agentes quimioterápicos disponíveis para controlar a maioria das doenças parasitárias. Entretanto, há necessidade do desenvolvimento de agentes ativos contra algumas delas como, por exemplo, a moléstia de Chagas, para a qual ainda não existe fármaco satisfatório, embora o nifurtimox e o benznidazol tenham mostrado utilidade. Há premência de fármacos melhores no tratamento do câncer e infecções virais, assim como de várias outras parasitoses: esquistossomíase, malária, leishmaniose, filaríase e hanseníase, para citar apenas algumas.

REFERÊNCIAS

NOÇÕES BÁSICAS

J. DONGES, *Parasitologie,* Thieme, Stuttgart, 1979.
D. P. NEVES, *Parasitologia Humana,* 4.ª ed., Guanabara Koogan, Rio de Janeiro, 1979.
V. AMATO NETO e J. L. da S. BALDY, *Doenças Transmissíveis,* 2.ª ed., Guanabara Koogan, Rio de Janeiro, 1978.
O. BIER, *Bacteriologia e Imunologia,* 19.ª ed., Melhoramentos, São Paulo, 1978.
G. W. BURNETT et al., *Microbiologia Oral & Doenças Infecciosas,* 4.ª ed., Guanabara Koogan, Rio de Janeiro, 1978.
E. G. GOULART e I. COSTA LEITE, *Moraes: Parasitologia & Micologia Humana,* 2.ª ed., Editora Cultura Médica, Rio de Janeiro, 1978.
E. JAWETZ et al., *Microbiologia Médica,* 13.ª ed., Guanabara Koogan, Rio de Janeiro, 1978.
J. KAZÁR et al., Eds., *Rickettsiae and Rickettsial Diseases,* Veda, Bratislava, 1978.
J. NEVES, Ed., *Diagnóstico e Tratamento das Doenças Infectuosas e Parasitárias,* Guanabara Koogan, Rio de Janeiro, 1978.
J. R. NORRIS e M. H. RICHMOND, Eds., *Essays in Microbiology,* Wiley-Interscience, New York, 1978.
S. B. PESSOA e A. V. MARTINS, *Parasitologia Médica,* 10.ª ed., Guanabara Koogan, Rio de Janeiro, 1978.
P. SINGLETON e D. SAINSBURY, *Dictionary of Microbiology,* Wiley-Interscience, New York, 1978.
J. M. SLACK e I. S. SNYDER, *Bacteria and Human Disease,* Year Book Medical Publishers, Chicago, 1978.
R. F. BOYD, *Basic Medical Microbiology,* Little, Brown, Boston, 1977.
E. W. HOOK et al., *Current Concepts of Infectious Diseases,* Wiley, New York, 1977.
C. R. KENNEDY, Ed., *Ecological Aspects of Parasitology,* Elsevier, Amsterdam, 1976.
H. VAN den BOSSCHE, Ed., *Biochemistry of Parasites and Host-Parasite Relationships,* Elsevier, Amsterdam, 1976.
R. VERONESI, Ed., *Doenças Infecciosas e Parasitárias,* 6.ª ed., Guanabara Koogan, Rio de Janeiro, 1976.
B. C. BLOCK, *Man, Microbes, and Matter,* McGraw-Hill, New York, 1975.
G. CHAIA, *Atlas de Parasitologia,* Instituto de Pesquisas Johnson & Johnson — Doenças Endêmicas, São Paulo, 1975.
C.-G. HEDEN e T. ILLENI, Eds., *New Approaches to the Identification of Microorganisms,* Wiley Biomedical, New York, 1975.
B. D. DAVIS et al., *Microbiologia,* 4 vols., EDART, São Paulo, 1973.
L. REY, *Parasitologia,* Guanabara Koogan, Rio de Janeiro, 1973.
W. R. SISTROM, *A Vida dos Micróbios,* Pioneira, São Paulo, 1973.
P. D. HOEPRICH, Ed., *Infectious Diseases,* Harper & Row, New York, 1972.
A. KOROLKOVAS, *Rev. Bras. Clín. Ter.,* 1, 729 (1972).
C. da S. LACAZ et al., Eds., *Introdução à Geografia Médica do Brasil,* Blücher e Universidade de São Paulo, São Paulo, 1972.
G. PIEKARSKI, *Medizinische Parasitologie,* Springer, Berlin, 1972.
C. E. G. SMITH, Ed., "Research in Diseases of the Tropics", *Br. Med. Bull.,* 28, 1-95 (1972).
H. W. BROWN, *Basic Clinical Parasitology,* Appleton-Century-Crofts, New York, 1969.
R. Y. STANIER et al., *Mundo dos Micróbios,* Blücher e Universidade de São Paulo, São Paulo, 1969.
A. H. ROSE, *Chemical Microbiology,* 2nd ed., Butterworths, London, 1968.
B. D. DAVIS et al., *Microbiology,* Harper & Row, New York, 1967.
A. W. JONES, *Introduction to Parasitology,* Addison-Wesley, Reading, Mass., 1967.
F. C. GOBLE, *Adv. Chemother.,* 1, 355 (1964).
C. da S. LACAZ e V. AMATO NETO, *Temas de Moléstias Infecciosas e Tropicais,* Saraiva, São Paulo, 1963.
S. B. PESSOA, *Endemias Parasitárias da Zona Rural Brasileira,* Procienx, São Paulo, 1963.
L. G. GOODWIN e R. H. NIMMO-SMITH, Eds., *Drugs, Parasites and Hosts,* Little, Brown, Boston, 1962.
W. P. ROGERS, *The Nature of Parasitism: The Relationships of some Metazoan Parasites to their Hosts,* Academic, New York, 1962.
O. PARAHYM, *Endemias Brasileiras,* Imprensa Universitária, Recife, 1961.
L. A. STRAUBER, Ed., *Host Influence on Parasite Physiology,* Rutgers University Press, New Brunswick, 1960.
E. RACKER, Ed., *Cellular Metabolism and Infections,* Academic, New York, 1954.
T. von BRAND, *Chemical Physiology of Endoparasitic Animals,* Academic, New York, 1952.
H. MOST, Ed., *Parasitic Infections in Man,* Columbia University Press, New York, 1951.

ESTRATÉGIA DA QUIMIOTERAPIA

S. S. COHEN, *Science,* 205, 964 (1979).
T. von BRAND, *Biochemistry of Parasites,* 2nd ed., Academic, New York, 1973.
A. KOROLKOVAS, *Rev. Bras. Clín. Ter.,* 1, 769 (1972).
W. M. HRYNIUK e J. R. BERTINO, *Adv. Intern. Med.,* 15, 267 (1969).

B. R. BAKER, *Design of Active-Site-Directed Irreversible Enzyme Inhibitors*, Wiley, New York, 1967.

M. FLORKIN e B. T. SCHEER, Eds., *Chemical Zoology*, 9 vols., Academic, New York, 1967-1974.

W. G. van der KLOOT, *Fed. Proc., Fed. Am. Soc. Exp. Biol.*, 26, 975 (1967).

N. O. KAPLAN e M. FRIEDKIN, *Adv. Chemother.*, 1, 499 (1964).

R. M. HOCHSTER e J. M. QUASTEL, Eds., *Metabolic Inhibitors: A Comprehensive Treatise*, 4 vols., Academic, New York, 1963, 1972, 1973.

D. R. LINCICOME, *Ann. N. Y. Acad. Sci.*, 133, 360 (1963).

R. A. PETERS, *Biochemical Lesions and Lethal Synthesis*, Pergamon, Oxford, 1963.

J. L. WEBB, *Enzyme and Metabolic Inhibitors*, 3 vols., Academic, New York, 1963-1966.

Eighth Symposium of the Society for General Microbiology, *The Strategy of Chemotherapy*, University Press, Cambridge, 1958.

DESENVOLVIMENTO HISTÓRICO

B. DIXON, *Além das Balas Mágicas*, T. A. Queiroz e Universidade de São Paulo, São Paulo, 1981.

J. C. KRANTZ, Jr., *Historical Medical Classics Involving New Drugs*, Williams and Wilkins, Baltimore, 1974.

R. BENVISTE e J. DAVIES, *Annu. Rev. Biochem.*, 42, 471 (1973).

E. BÄUMLER, *In Search of the Magic Bullet: Great Adventures in Modern Drug Research*, Thames and Hudson, London, 1966.

W. D. FOSTER, *A History of Parasitology*, Livingstone, Edinburgh, 1965.

W. von DRIGALSKI, *O Homem contra os Micróbios*, Itatiaia, Belo Horizonte, 1959.

T. S. WORK e E. WORK, *Quimioterapia y sus Bases Actuales*, Aguilar, Madrid, 1951.

P. de KRUIF, *Caçadores de Micróbios*, José Olympio, Rio de Janeiro, 1939.

H. SCOTT, *A History of Tropical Medicine*, 2nd ed., 2 vols., Williams and Wilkins, Baltimore, 1937, 1938.

P. de KRUIF, *Microbe Hunters*, Harcourt, Brace, New York, 1932.

RESISTÊNCIA AOS QUIMIOTERÁPICOS

J. DAVIES e D. I. SMITH, *Annu. Rev. Microbiol.*, 32, 469 (1978).

S. W. QUEENER et al., *Annu. Rev. Microbiol.*, 32, 593 (1978).

A. von GRAEVENITZ, *Annu. Rev. Microbiol.*, 31, 447 (1977).

F. E. HAHN, Ed., *Acquired Resistance of Microorganisms to Chemotherapeutic Drugs*, Karger, Basel, 1976.

S. MITSUHASHI e H. HASHIMOTO, Eds., *Microbial Drug Resistance*, University Park Press, Baltimore, 1975.

E. J. L. LOWBURY e G. A. J. AYLIFFE, *Drug Resistance in Antimicrobial Therapy*, Thomas, Springfield, Ill., 1974.

E. MIHICH, Ed., *Drug Resistance and Selectivity*, Academic, New York, 1973.

V. KRČMÉRY et al., Eds., *Bacterial Plasmids and Antibiotic Resistance*, Springer, Berlin, 1972.

E. DULANEY e A. I. LASKIN, Eds., "The Problem of Drug-resistant Pathogenic Bacteria", *Ann. N. Y. Acad. Sci.*, 182, 1-415 (1971).

S. MITSUHASHI, Ed., *Transferable Drug Resistance Factor R*, University Park Press, Baltimore, 1971.

W. V. SHAW, *Adv. Pharmacol. Chemother.*, 9, 131 (1971).

S. GOTO e S. KUWAHARA, *Prog. Antimicrob. Anticancer Chemother.*, 1, 419 (1970).

M. G. SEVAG e S. J. DE COURAY, Jr., *Top. Med. Chem.*, 3, 107 (1970).

J. S. KISER et al., *Adv. Appl. Microbiol.*, 11, 77 (1969).

L. H. SCHMIDT, *Annu. Rev. Microbiol.*, 23, 427 (1969).

E. S. ANDERSON, *Annu. Rev. Microbiol.*, 22, 131 (1968).

E. MEYNELL et al., *Bacteriol. Rev.*, 32, 55 (1968).

QUIMIOTERAPIA COMBINADA

G. MATHÉ, Ed., *Tactics and Strategy in Cancer Treatment*, Springer, Berlin, 1977.

J. KLASTERSKY, Ed., *Clinical Use of Combinations of Antibiotics*, Wiley Biomedical, New York, 1975.

E. JAWETZ, *Annu. Rev. Pharmacol.*, 8, 151 (1968).

SITUAÇÃO ATUAL

A. BERTELLI et al., Eds., *Future Trends in Chemotherapy*, 3 vols., Prous, Barcelona, 1974-1977.

P. A. J. JANSSEN, *Prog. Drug Res.*, 18, 191 (1974).

A. J. GORDON e S. G. GILGORE, *Prog. Drug Res.*, 16, 194 (1972).

R. G. DENKEWALTER e M. TISHLER, *Prog. Drug Res.*, 10, 11 (1966).

Compostos Organometálicos

I. INTRODUÇÃO

Os compostos organometálicos estiveram entre os primeiros agentes quimioterápicos. Foram, em sua maioria, superados por fármacos mais potentes e mais seguros, especialmente antibióticos. Possuem, contudo, grande interesse histórico.

Como derivados de metais pesados, estes fármacos são, em geral, extremamente tóxicos e irritantes. Contudo, alguns deles são usados em determinadas circunstâncias até hoje.

II. HISTÓRICO

Os derivados do arsênio e antimônio já eram conhecidos séculos antes da era cristã. O arsênio foi receitado por Hipócrates, Galeno e Avicena e empregado na Idade Média tanto por médicos quanto por envenenadores profissionais. A solução de Fowler, uma solução aquosa de arsenito de potássio, ainda costuma ser prescrita. O primeiro arsenical orgânico foi preparado pelo farmacêutico francês Cadet, em 1760. Bunsen sintetizou, em 1837, a cacodila e o óxido de cacodila, os quais foram posteriormente reconhecidos como sendo os constituintes do "líquido arsenical fumegante de Cadet".

Em 1905, Thomas mostrou que o Atoxyl, preparado pela primeira vez por Béchamp, em 1836, possuía atividade tripanomicida. A demonstração atraiu a atenção de Paul Ehrlich, que realizou o estudo sistemático dos arsenicais aromáticos, alguns dos quais conseguiu introduzir na terapêutica. Em associação com Bertheim, ele provou inicialmente que a estrutura anilídica atribuída ao Atoxyl era incorreta. O Atoxyl pode ser diazotado e o sal de diazônio resultante pode ser copulado com fenóis ou aminas aromáticas para formar corantes arsenicais. Portanto, não se tratava de uma anilida e sim do sal sódico do ácido (4-aminofenil)arsênico; este fármaco foi oficialmente chamado arsanilato sódico.

Por analogia com o ácido sulfanílico, o ácido livre derivado do Atoxyl foi denominado ácido arsanílico e empregado como substância de partida para a síntese de quase mil derivados orgânicos do arsênio, preparados por Ehrlich e Bertheim num período de dez anos. Antes de sua morte, em 1915, Ehrlich introduziu dois derivados arsenicais como agentes anti-sifilíticos: *(a)* 606 ou Salvarsan, oficialmente denominado arsfenamina; *(b)* 914 ou Neosalvarsan, cujo nome oficial é neoarsfenamina. A modificação molecular do Atoxyl levou a diversos agentes úteis. Em 1932, um total de 12.500 compostos arsenicais já havia sido sintetizado e ensaiado. Este número aumentou gradualmente com a incorporação de diversos novos agentes quimioterápicos.

Em 1938, Friedheim introduziu o melarseno, um derivado triazínico e, em 1946, o análogo antimonial do melarseno, chamado MSb. Com o intuito de reduzir a toxicidade do óxido de melarseno, Friedheim preparou uma forma latente deste composto, conjugando-o ao dimercaprol, produto desenvolvido durante a Segunda Grande Guerra como antídoto para o gás de guerra Lewisite. Este novo derivado do melarseno foi inicialmente denominado Mel-B e é hoje conhecido como melarsoprol. O composto não decepcionou seu criador; é bem menos tóxico que seu composto de origem. Um arsenical similar, também sintetizado por Friedheim, é o melarsonil, comercialmente conhecido por Mel-W.

Os compostos de antimônio são anteriores aos arsenicais. Sais inorgânicos de antimônio foram usados pelo homem pré-histórico para fins cosméticos e terapêuticos, no tratamento de doenças oculares e posteriormente também pelos antigos hebreus, hindus, chineses, maias e astecas, como agentes quimioterápicos. Paracelso receitava a terapia antimonial como panacéia. Um de seus discípulos foi, provavelmente, o primeiro a preparar o tartarato potássico de antimônio, mais comumente chamado tártaro emético. Durante o século XV e início do século XVI os compostos de antimônio encontraram ampla aplicação, mas devido a seus efeitos adversos tóxicos foram excluídos durante o século seguinte, após o qual seu uso na terapêutica encontrou altos e baixos. Finalmente, em 1906, Nicolle e Mesnil recomendaram os antimoniais para o tratamento da tripanossomíase. Plimmer e Thomson, em 1908, encontraram provas da eficácia do tártaro emético para tal finalidade. Em 1912, Gaspar Vianna demonstrou que o tártaro emético curava a leishmaniose tegumentar sul-americana. A descoberta do investigador brasileiro precipitou o interesse pela avaliação da eficácia do tártaro emético contra outras moléstias. Assim, em 1918, Christopherson experimentou-o na esquistossomíase, com êxito. Milhares de compostos antimoniais passaram a ser preparados. Aqueles usados na terapêutica são formas latentes de antimônio (superiores ao tártaro emético): estibofeno, introduzido em 1928; estibocaptato, preparado por Friedheim e colaboradores, em 1954, ao ligarem dimercaprol ao átomo de antimônio unido ao 2,3-dimercaptossuccinato de potássio de modo similar ao do melarsoprol.

A terapia com bismuto é relativamente recente, uma vez que sua utilidade foi estabelecida pela primeira vez no século XVII. Balzer, em 1889, recomendou-o no tratamento da sífilis, mas a ação tóxica do bismuto evitou a generalização do seu emprego. O interesse por compostos de bismuto foi reavivado em 1916, quando Robert e Sauton sugeriram que compostos de bismuto podem ter atividade anti-sifilítica, o que foi efetivamente demonstrado por Sazerac e Levaditi, em 1921. Estes fármacos passaram então a ser empregados como adjuvantes à terapia arsenical, substituindo os mercuriais no tratamento de quase todos os tipos de sífilis. Entretanto, desde o advento dos antibióticos seu uso não é mais recomendado. Ainda assim, continua sendo comercializado: cerca de 70% da produção mundial de bismuto são consumidos em aplicações farmacêuticas.

III. CLASSIFICAÇÃO

Os compostos organometálicos de interesse quimioterápico estão classificados como arsenicais, antimoniais e bismutais. Menos importantes são os mercuriais e sais de prata, ambos empregados como anti-sépticos e estudados no Cap. 30.

Todos os organometálicos estudados neste capítulo possuem o átomo metálico ligado a um átomo de carbono, seja diretamente (C—M), seja através de outro átomo (C—X—M). Quanto à estabilidade comparativa e facilidade de preparação, eles podem ser dispostos na seguinte seqüência: As>Sb>Bi, para ligações C—M, e Bi>Sb>As, para ligações C—X—M. A especificidade quimioterápica obedece à seqüência: As>Sb>Bi.

A. Arsenicais

1. ESTRUTURA

Os derivados do arsênio empregados na medicina possuem o átomo de arsênio ligado diretamente ao átomo de carbono. Os arsenicais foram extensivamente usados na terapia da sífilis, tripanossomíase e diversas outras doenças parasitárias. Com o advento dos antibióticos, seu uso na sífilis foi abandonado. Contudo, eles continuam sendo usados no tratamento da disenteria amebiana e no estágio neurológico avançado da tripanossomíase africana.

Os arsenicais terapeuticamente úteis podem ser ou pentavalentes ou trivalentes, sendo os últimos mais ativos e mais tóxicos. Os arsenicais pertencem a um dos seguintes tipos estruturais: (a) ácidos arsônicos, $ArAsO(OH)_2$; (b) arsenoso-compostos, $ArAs=O$; (c) arseno-compostos, $ArAs=AsAr$; (d) tioarsenitos, $ArAs(SR)_2$. Ao contrário da forma em que são geralmente representados (Tabela 26.1), os arsenoso e arseno-compostos na realidade mostram-se associados e não contêm duplas ligações arsênio-oxigênio nem arsênio-arsênio (Fig. 26.1).

2. SÍNTESE

Os arsenicais são sintetizados pela reação de Béchamp ou pela reação de Bart (ou uma de suas modificações). A síntese original desses compostos pelo método de Béchamp pode ser representada pela equação ilustrada na Fig. 26.2. No mé-

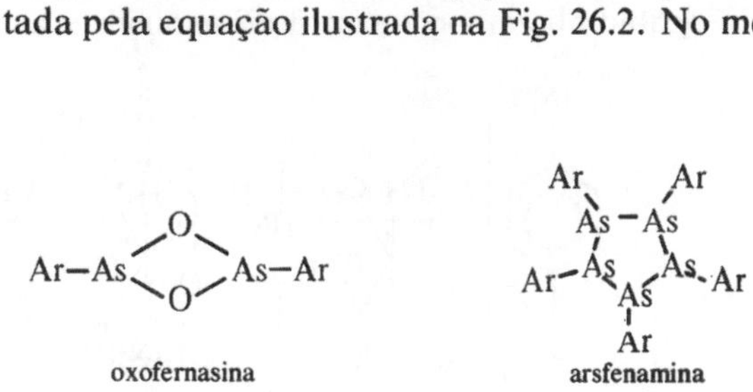

Fig. 26.1 Estruturas de dois arsenicais.

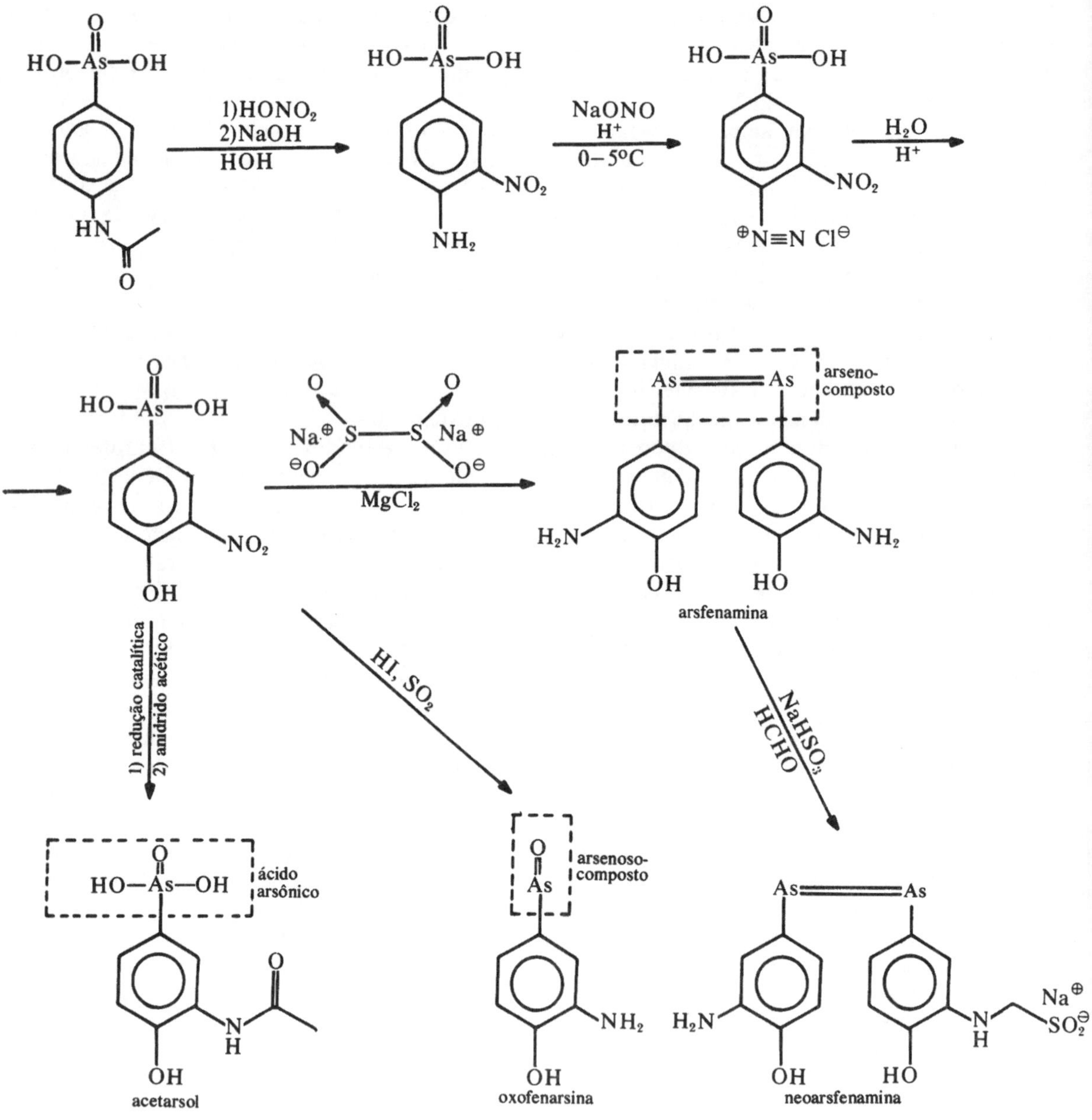

Fig. 26.2 Síntese original dos compostos arsenicais utilizados como quimioterápicos.

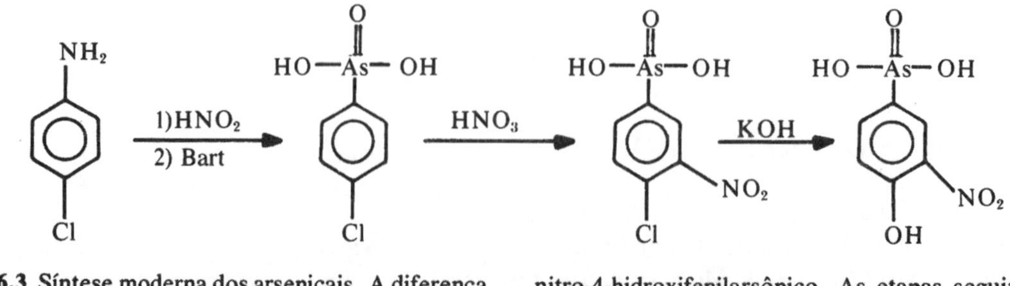

Fig. 26.3 Síntese moderna dos arsenicais. A diferença está nas primeiras fases, até que se obtenha o ácido 3-nitro-4-hidroxifenilarsônico. As etapas seguintes são semelhantes às indicadas na Fig. 26.2.

todo de Bart, os arsenicais são obtidos por uma reação entre um sal de diazônio e arsenito:

$$RN_2X + Na_3AsO_3 \rightarrow R-AsO(ONa)_2 + NaX + N_2$$

A síntese moderna dos arsenicais compreende uma modificação da reação de Bart (Fig. 26.3).

3. EXEMPLOS DE ARSENICAIS

Os arsenicais de uso mais freqüente estão arrolados na Tabela 26.1.

Além destes, há diversos outros, menos usados ou obsoletos: arsanilato sódico, arsenamida, arsenofenilglicina, arsfenamina, arstinol, butarseno, diclorofenarsina, difetarsona, espirotripan, melarsenóxido, neoarsfenamina, nitarsona, orsa-

Tabela 26.1 Quimioterápicos arsenicais

Nome oficial	Nome comercial	Nome químico	Estrutura
carbarsona		ácido [4-[(aminocarbonil)amino]fenil]arsônico	
acetarsona		ácido [3-(acetilamino)-4-hidroxifenil]arsônico	
triparsamida		sal monossódico do ácido [4-[(2-amino-2-oxoetil)-amino]fenil]arsônico	
oxofenarsina		2-amino-4-arsenosofenol	
glicobiarsol		glicoloilarsanilato de bismuto	

Tabela 26.1 (cont.) Quimioterápicos arsenicais

Nome oficial	Nome comercial	Nome químico	Estrutura
melarsoprol		2-[4-[(4,6-diamino-1,3,5-triazin-2-il)amino]fenil]--1,3,2-ditiarsolano-4-metanol	
melarsonil potássico		2-[p-[(4,6-diamino-s-triazin-2-il)amino]fenil]--1,3,2-ditiarsolano-4,5-dicarboxilato de potássio	

nina sódica, roxarsona, sulfarsfenamina, tiocarbarsona, treparsol.

Diversos compostos arsenicais são ativos na tripanossomíase africana humana. Alguns são úteis na amebíase intestinal: acetarsona, carbarsona, difetarsona, glicobiarsol, tiocarbarsona. Outros foram ou são usados no tratamento da sífilis: arsfenamina, neoarsfenamina, oxofenarsina, sulfarsfenamina. Carbarsona e glicobiarsol também possuem ação tricomonicida. A acetarsona e a carbarsona são úteis no combate à balantidíase, embora as tetraciclinas tenham se tornado os fármacos de eleição. A arsenamida mostra-se ativa na filaríase.

Carbarsona

Pó branco cristalino hidrossolúvel, sintetizado pela reação da uretana com ácido arsanílico. É usada como agente tricomonicida e na amebíase intestinal, aplicação em que é geralmente associada a outros amebicidas. Não tem valor na amebíase extra-intestinal. Usualmente é bem tolerada. Em alguns casos, a carbarsona pode causar dermatite exfoliativa, encefalite hemorrágica e necrose hepática. A dose habitual é de 250 mg, duas vezes ao dia.

Melarsoprol

Pó amarelado, quase insolúvel em água. É o fármaco de escolha no tratamento de estágios avançados de tripanossomíase africana humana, sendo ativo contra a maioria das cepas de *Trypanosoma rhodesiense* e *T. gambiense,* inclusive em algumas resistentes à triparsamida. Efeitos adversos, aliás comuns, incluem encefalopatia reativa, o mais grave deles e muitas vezes letal. Outros são reações hemolíticas em pacientes portadores de deficiência de G6PD. O melarsoprol é contra-indicado durante epidemias de gripe. Sua administração é intravenosa.

O melarsoprol é preparado mediante reação entre 2,4-diamino-6-(*p*-arsonoanilino)-*s*-triazina e dimercaprol.

Melarsonil potássico

Pó branco, solúvel em água. Por ser instável, suas soluções aquosas não devem ser estocadas, mas usadas de imediato. Pode ser administrado por via intramuscular. As reações adversas são freqüentes e similares às causadas pelo melarsoprol.

É sintetizado pelo mesmo método empregado para o melarsoprol, mas utilizando o ácido 2,3-dimercaptossuccínico em vez de dimercaprol.

B. Antimoniais

1. ESTRUTURA

Embora já sejam disponíveis fármacos mais modernos e menos tóxicos, os antimoniais ainda possuem seu lugar na terapia. Dois tipos de compostos antimoniais são usados clinicamente: *(a)* compostos organo-antimoniais contendo uma ligação carbono-antimônio; *(b)* compostos nos quais o antimônio é ligado à porção orgânica da molécula através de um átomo de oxigênio ou enxofre.

À primeira classe pertencem os ácidos estibônicos aromáticos, geralmente representados como $ArSbO(OH)_2$, embora sua estrutura correta não esteja determinada. São obtidos pela reação do óxido de antimônio(III) e cloreto de antimônio(III) com sais de diazônio. Poucos compostos desta classe têm valor terapêutico.

Na segunda classe encontra-se a maioria dos compostos de antimônio usados na medicina. Eles são preparados a partir do óxido de antimônio(III), mas na síntese de alguns deles emprega-se o óxido de antimônio(V) como substância de partida.

2. EXEMPLOS DE ANTIMONIAIS

Os antimoniais mais usados estão relacionados na Tabela 26.2.

Contudo, diversos outros manifestam atividade quimioterápica: antiomalina, captostibona, estibenil, etilstibamina, solusfibosano, uréia-estibamina.

Os compostos de antimônio são usados no tratamento de: *(a)* esquistossomose: estibenil, estibocaptato, estibofeno, galato sódico de antimônio, tartarato potássico de antimônio; *(b)* filaríase: etilstibamina; *(c)* leishmaniose: antimoniato de meglumina, antiomalina, estibenil, estibocaptato, estibofeno, estibogluconato sódico, etilstibamina, tartarato potássico de antimônio, tioglicolato sódico de antimônio.

Tartarato potássico de antimônio

Também denominado tártaro emético, este composto, quando anidro, é pó branco. Quando contém água de cristalização apresenta-se na forma de cristais transparentes incolores e inodoros. É o mais ativo, mas também o mais tóxico dos antimoniais trivalentes. Seu maior emprego é no tratamento de infestações por *Schistosoma japonicum*, sendo considerado por alguns autores como o fármaco de escolha para esta parasitose. Efeitos adversos são náuseas, vômitos, diarréia, tosse, cólicas, bradicardia, síncope, hipotensão e outros distúrbios. É administrado muito lentamente, por via intravenosa, em soluções a 0,5% recém-preparadas, em dias alternados, duas horas após refeição leve.

O tártaro emético é preparado refluxando tartarato ácido de potássio com óxido de antimônio(III) recém-precipitado em solução aquosa.

Estibofeno

Pó cristalino branco, inodoro, fotossensível e hidrossolúvel. É ativo contra *S. haematobium* e *S. mansoni*, mas não é eficaz contra infestações por *S. japonicum*. É menos tóxico que o tártaro emético. O estibofeno também é usado na leishmaniose. É administrado por via intramuscular. Os efeitos colaterais incluem vômitos, náuseas, cefaléia, diarréia e diversos outros. Os pacientes portadores de doenças hepáticas, cardíacas ou renais devem empregar o fármaco com precaução.

O estibofeno é preparado pela reação do catecol em solução alcalina, com óxido de antimônio(III), seguida de sulfonação.

Estibocaptato sódico

É composto hidrossolúvel de antimônio trivalente ativo e fármaco de escolha em infestações por *S. mansoni* e *S. haematobium*, produzindo efeitos similares aos do tártaro emético. É o menos tóxico dos antimoniais esquistossomicidas. É empregado na forma de solução aquosa, preparada extemporaneamente, devido à instabilidade deste fármaco. Suas reações adversas são similares às causadas por outros antimoniais. O estibocaptato é contra-indicado em infestações helmínticas maciças, herpes simples ou zoster e distúrbios cardíacos, hepáticos ou renais graves. O fármaco é administrado por via intramuscular ou intravenosa, neste último caso de forma bem lenta.

Antimoniato de meglumina

Pó branco, solúvel em água e quase insolúvel nos solventes orgânicos mais comuns. Trata-se de um complexo, de fórmula bruta $C_7H_{18}NO_8Sb$, de estrutura química não bem determinada, formado entre o óxido de antimônio(V) (Sb_2O_5) e a *N*-metilglucamina, esta última obtida por amina-

Tabela 26.2 Compostos de antimônio

Nome oficial	Nome comercial	Nome químico	Estrutura
tartarato potássico de antimônio (tártaro emético)		tartarato potássico de antimonila	
estibofeno		bis[4,5-diidroxi-1,3-benzenodissulfonato(4-)-O^4,O^5]-antimoniato(5-)pentassódico heptaidratado	
estibocaptato sódico		sal hexassódico do ácido 2,2'-[(1,2-dicarboxi-1,2-etanodiil)bis(tio)]bis-1,3,2-ditiastibolano-4,5-dicarboxílico	
estibogluconato sódico		gluconato sódico de antimônio	
antimoniato de meglumina	Glucantime	antimoniato de N-metilglucamina	
tioglicolato sódico de antimônio	Antimonyl	sal sódico do ácido [(5-oxo-1,3,2-oxatiostibolan-2-il)tio]acético	

ção redutora da glicose em presença de metilamina. É utilizado no tratamento da leishmaniose muco-cutânea (veja Cap. 29), na forma de injeção. O tratamento exige, em geral, duas séries de 10 a 20 injeções, uma por dia, com intervalo de 15 dias entre uma série e outra.

Estibogluconato sódico

Pó amorfo ou cristalino, branco, que contém cerca de 29% de antimônio, facilmente solúvel em água. Consiste em um complexo formado entre óxido de antimônio(V), ácido glucônico e NaOH, mas sua estrutura química exata não é conhecida com certeza. Seu emprego principal é no tratamento de leishmaniose, especialmente cutânea, na qual é droga de escolha, e na visceral (veja Cap. 29).

C. Compostos de bismuto

Os compostos de bismuto são considerados obsoletos. Antes do advento dos antibióticos, porém, foram usados no tratamento de sífilis e diversas outras infecções por espiroquetas e para outros fins. Entre outros bismutais, os seguintes são ou foram comercializados: bismuto solúvel, canfocarbonato de bismuto, canforato de bismuto, dipropilacetato de bismuto, heptadiencarbonato de bismuto, iodobismutato de trolamina, subcarbonato de bismuto, subfluoresceinato de bismuto, succinato de bismuto, tartarato potássico de bismuto, tartarato sódico de bismuto, tioglicolato sódico de bismuto, triglicolamato sódico de bismuto.

O composto de bismuto orgânico mais usado na quimioterapia é o glicobiarsol: é ativo na disenteria amebiana (Tabelas 26.1 e 29.1). O leite de bismuto (subnitrato de bismuto) é usado como antiácido e adstringente. Em geral, os compostos de bismuto são ou perigosos ou inúteis. Por causarem reações neuropsíquicas, os sais insolúveis de bismuto administrados por via oral foram retirados do comércio em alguns países.

IV. MECANISMO DE AÇÃO

Os arsenicais, antimoniais e bismutais agem fundamentalmente pelo mesmo mecanismo. Combinam-se com grupos sulfidrila (tais como os da cisteína) presentes em sistemas enzimáticos essenciais do parasito por ligações covalentes, exercendo assim seu efeito tóxico. Estes compostos, contudo, agem somente na forma trivalente. Por esta razão, os ácidos arsônicos devem ser reduzidos e os arseno-compostos devem ser oxidados a compostos arsenosos, que são as formas ativas:

$$R-As=O + 2R'-SH \xrightarrow{-H_2O} R-As{\begin{smallmatrix}S-R' \\ S-R'\end{smallmatrix}}$$

No caso dos antimoniais trivalentes a reação é similar. Provas neste sentido são fornecidas pelo fato de que o dimercaprol é antídoto para o envenamento por arsênio, antimônio e bismuto.

$$\begin{matrix}CH_2-SH \\ CH-SH \\ CH_2-OH\end{matrix} + X-R \rightarrow \begin{matrix}CH_2-S \\ CH-S \\ CH_2-OH\end{matrix}\!\!\!\!\!X-R$$

$$X = As, Sb\ ou\ Bi$$

No caso dos esquistossomicidas antimoniais, tais como o tartarato potássico de antimônio, estibofeno e estibocaptato, por exemplo, ocorre a combinação com grupos sulfidrila da fosfofrutoquinase do esquistossomo e do hospedeiro. Entretanto, a fosfofrutoquinase dos mamíferos é 80 vezes menos sensível a estes fármacos do que a enzima dos esquistossomos. Assim, os antimoniais exercem ação tóxica seletiva sobre a fosfofrutoquinase dos parasitos. Esta enzima catalisa a conversão da frutose-6-fosfato a frutose-1,6-difosfato nas vias glicolíticas do glicogênio e glicose (Fig. 26.4).

V. ANTÍDOTOS

Para combater os efeitos tóxicos dos arsenicais, antimoniais e bismutais, ou de outros metais, empregam-se alguns antídotos potentes que foram descobertos por acaso ou racionalmente planejados. Os mais empregados estão relacionados na Tabela 26.3. Outro é a levocistina.

Além da deferoxamina e dos derivados do ácido edético ali arrolados, são seletivos para o ferro os seguintes novos antídotos: ácido colilidroxâmico, ácido 2,3-diidroxibenzóico, ácido pentético, ácido rodotorúlico, etilenodiamina-N,N'-bis-(o-hidroxifenilglicina).

O sulfato cúprico é antídoto de fósforo. O fitato sódico é quelante de cálcio. O pentetato trissódico de cálcio é quelante de plutônio.

Como antídotos para intoxicação por cianeto empregam-se os seguintes: cloreto de metiltionínio (azul de metileno), 4-dimetilaminofenol, nitrito de sódio e tiossulfato de sódio.

Os antídotos são agentes muito reativos: di-

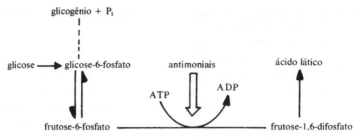

Fig. 26.4 Local de ação dos antimoniais esquistossomicidas.

Tabela 26.3 Antídotos

Nome oficial	Nome comercial	Nome químico	Estrutura
dimercaprol		2,3-dimercapto-1-propanol	$\begin{array}{c} CH_2-CH-CH_2OH \\ || \\ SHSH \end{array}$
penicilamina	Cuprimine	D-3-mercaptovalina	$\begin{array}{c} NH_2 \\ HS-C-C-CO_2H \\ || \\ CH_3CH_3 \end{array}$ (com H)
edetato sódico		sal dissódico do ácido (etilenodinitrilo)tetracético	(estrutura do EDTA dissódico)
edetato dissódico de cálcio		etilenodiaminotetracetato dissódico de cálcio	(estrutura do CaNa$_2$EDTA)
deferoxamina (mesilato de deferoxamina)		metanossulfonato de N'-[5-[[4-[[5--(acetilidroxamino)pentil]amino]-1,4--dioxobutil]hidroxiamino]pentil]-N--(5-aminopentil)-N-hidroxibutanodiamina	(estrutura da deferoxamina) · CH_3SO_3H
oxina		8-hidroxiquinolina	(estrutura da 8-hidroxiquinolina)

versos deles agem pelo mecanismo representado na seção IV deste capítulo.

Dimercaprol

Foi planejado, em 1940, por Peters e colaboradores como antídoto específico para o gás de guerra dicloro(2-clorovinil)arsina (Lewisite). Apresenta-se como líquido claro e incolor que deve ser mantido em local frio e em recipientes herméticos. Os grupos sulfidrila deste agente competem com os mesmos grupos das enzimas celulares por metais pesados, tais como As, Hg e Au, de forma a gerar mercaptídios estáveis, que são excretados por via renal. O dimercaprol também exerce efeito nos envenenamentos por Cu, mas a penicilamina é o fármaco de escolha neste tipo de intoxicação. O valor do dimercaprol nos envenenamentos por Sb e Bi é discutível. Ele não deve ser usado contra envenenamentos por Fe, Cd ou Se, pois os complexos formados pelo dimercaprol com estes metais são ainda mais tóxicos que o metal livre. Os efeitos indesejáveis são suaves e temporários e alguns deles podem ser aliviados pela administração de anti-histamínicos. A via de administração é a intramuscular.

Penicilamina

Pó cristalino branco e hidrossolúvel, obtido por degradação da penicilina. A forma ativa é a D. A penicilamina foi preparada por Abraham e colaboradores, em 1942, e ensaiada por Walshe, em 1956. Tem a capacidade de quelar Cu, Fe, Hg, Pb e metais pesados, formando complexos solúveis excretáveis na urina. Efeitos adversos são reações de hipersensibilidade e distúrbios hematológicos. A dose habitual é de 250 mg, quatro vezes ao dia.

Edetato dissódico

Introduzido por Sidbury e colaboradores, em 1953, é pó branco e cristalino, solúvel em água. É usado no tratamento de intoxicações por Pb, mas também se mostra valioso nos envenenamentos por Cu, Ni, Zn, Cd, Cr, Mn e Ca. Não é útil nas intoxicações por Hg, As ou Au. Pode provocar tromboflebite, tremores, febre, câimbras, incontinência urinária e outros efeitos adversos.

Mesilato de deferoxamina

Isolado, em 1960, do *Streptomyces pilosus*, este agente quelante apresenta-se como pó cristalino branco, solúvel em água. Remove ferro dos tecidos, mas não o desloca de proteínas essenciais (hemoglobina) compreendidas no mecanismo do transporte de ferro. Tem grande afinidade por Fe(III) e baixa capacidade de quelar Fe(II). É administrado por via parenteral.

Oxina

Pó cristalino branco e insolúvel em água. Além de ser potente antídoto para envenenamentos por Cu, Zn, Pb, Sr, Ca, Mg, Ni e Fe, é ativo em infestações bacterianas e de outros parasitos — amebíase e tricomoníase, por exemplo. Na forma de sais como benzoato, citrato, sulfato e tartarato, é usado como anti-séptico.

REFERÊNCIAS

ASPECTOS GERAIS
L. FRIBERG et al., Eds., *Handbook on the Toxicology of Metals*, Elsevier, Amsterdam, 1979.
S. C. HARVEY, "Heavy Metals", in L. S. GOODMAN e A. GILMAN, Eds., *The Pharmacological Basis of Therapeutics*, 5th ed., Macmillan, New York, 1975, pp. 924-945.
G. O. DOAK e L. D. FREEDMAN, "Arsenicals, Antimonials, and Bismuthals", in A. BURGER, Ed., *Medicinal Chemistry*, 3rd ed., Wiley-Interscience, New York, 1970, pp. 610-626.

HISTÓRICO
E. A. H. FRIEDHEIM et al., Am. J. Trop. Med. Hyg., 3, 714 (1954).
M. MARQUARDT, *Paul Ehrlich*, Schuman, New York, 1951.

CLASSIFICAÇÃO
M. W. MILLER e T. W. CLARKSON, Eds., *Mercury, Mercurials and Mercaptans*, Thomas, Springfield, Ill., 1973.
T. W. CLARKSON, Annu. Rev. Pharmacol., 12, 375 (1972).
D. V. FROST, Fed. Proc., Fed. Am. Soc. Exp. Biol., 26, 194 (1967).
D. GRDENIC e B. KAMENAR, Acta Crystallogr., 19, 196 (1965).
K. HEDBERG et al., Acta Crystallogr., 14, 369 (1961).
S. E. RASMUSSEN e J. DANIELSEN, Acta Chem. Scand., 14, 1862 (1960).
F. F. BLICKE e F. D. SMITH, J. Am. Chem. Soc., 52, 2946 (1930).

MECANISMO DE AÇÃO
E. BUEDING, Biochem. Pharmacol., 18, 1541 (1969).
A. KOROLKOVAS, Rev. Fac. Farm. Bioquím. São Paulo, 5, 5 (1967).
E. BUEDING e J. FISHER, Biochem. Pharmacol., 15, 1197 (1966).
H. J. SAZ e E. BUEDING, Pharmacol. Rev., 18, 871 (1966).
T. E. MANSOUR, Adv. Pharmacol., 3, 129 (1964).
W. O. FOYE, J. Pharm. Sci., 50, 93 (1961).
H. EAGLE e G. O. DOAK, Pharmacol. Rev., 3, 107 (1951).
C. VOEGTLIN e H. W. SMITH, J. Pharmacol. Exp. Ther., 15, 475 (1920).

ANTÍDOTOS

R. P. SMITH e R. E. GOSSELIN, *Annu. Rev. Pharmacol. Toxicol., 16*, 189 (1976).

W. G. LEVIN, "Heavy-Metal Antagonists", in L. S. GOODMAN e A. GILMAN, Eds., *The Pharmacological Basis of Therapeutics,* 5th ed., Macmillan, New York, 1975, pp. 912-923.

M. B. CHENOWETH, *Clin. Pharmacol. Ther., 9*, 365 (1968).

F. P. DWYER e D. P. MELLOR, *Chelating Agents and Metal Chelates,* Academic, New York, 1964.

A. SOFFER, *Chelation Therapy*, Thomas, Springfield, Ill., 1964.

J. F. FREDERICK, Ed., "Chelation Phenomenon", *Ann. N. Y. Acad. Sci., 88*, 281-531 (1960).

S. CHABEREK e A. E. MARTELL, *Organic Sequestering Agents*, Wiley, New York, 1959.

M. B. CHENOWETH, *Pharmacol. Rev., 8*, 57 (1956).

A. E. MARTELL e M. CALVIN, *Chemistry of the Metal Chelate Compounds*, Prentice-Hall, New York, 1952.

Agentes Anti-Helmínticos

I. INTRODUÇÃO

A. Conceito

Os agentes anti-helmínticos são fármacos empregados no combate de qualquer espécie de helmintíase, doença provocada por vermes. Eles atuam seja destruindo os helmintos, seja expelindo-os dos pacientes infestados. A helmintíase é a doença parasitária mais disseminada e comum no mundo, e mostra tendência a aumentar em importância. Embora algumas infestações não sejam perceptíveis, outras debilitam e até matam os hospedeiros; é este o caso do amarelão e da esquistossomíase. Infestações intensas por parte de diversos outros vermes também podem ser fatais ou pelo menos podem causar anemia grave.

B. Helmintos patogênicos

Os helmintos de interesse da Química Farmacêutica compreendem dois filos de metazoários: (1) *Nemathelminthes,* cuja classe de maior importância é a *Nematoda;* (2) *Platyhelminthes,* com muitas classes, tais como *Cestoidea* e *Digenea* (antigamente conhecida como *Trematoda,* que abrangia também grupos menores), os mais importantes para a Química Farmacêutica. Um terceiro filo é o *Acantocephala,* mas as espécies deste filo infestam o homem apenas raramente, por serem parasitos de animais.

Levando-se em consideração a maneira pela qual os helmintos se alojam no trato intestinal, podem ser divididos nos seguintes grupos: (*a*) vermes presos à parede intestinal: *Taenia solium, Taenia saginata, Trichuris trichiura, Trichinella spiralis;* (*b*) vermes totalmente inclusos na mucosa: *Strongyloides stercoralis;* (*c*) vermes não-presos ao trato intestinal: *Ascaris lumbricoides, Enterobius vermicularis.*

Há mais de 25 diferentes espécies de vermes que infestam o gênero humano. Segundo uma pesquisa publicada em 1947, os helmintos infestavam na época mais de 1.100.000.000 de membros da população humana, incluindo cerca de 40.000.000 de norte-americanos. No Brasil, calcula-se que o número de infestados hoje atinja 40.000.000 a 60.000.000. Não é incomum encontrar indivíduos vítimas de infestações múltiplas, especialmente em países subdesenvolvidos.

O número de pessoas infestadas atualmente pelos principais tipos de helmintíases no mundo é o seguinte: (*a*) ancilostomíase, 800.000.000, dos quais 700.000 nos Estados Unidos; (*b*) ascaridíase, 1.000.000.000, dos quais 4.000.000 nos Estados Unidos; (*c*) enterobíase, 285.000.000, dos quais 42.000.000 nos Estados Unidos; (*d*) filaríase, 300.000.000; (*e*) oncocercíase, 50.000.000; (*f*) larva migrans cutânea, 10.000.000; (*g*) estrongiloidíase, 80.000.000, dos quais 400.000 nos Estados Unidos; (*h*) triquiníase, 50.000.000, dos quais 21.100.000 nos Estados Unidos e Canadá; (*i*) tricuríase, 500.000.000, dos quais 2.200.000 nos Estados Unidos; (*j*) dracontíase, 100.000.000; (*k*) teníase, 70.000.000; (*l*) fasciolíase, 50.000.000; (*m*) fasciolopsíase, 2.000.000; (*n*) paragonimíase, 20.000.000; (*o*) esquistossomíase, 250.000.000, dos quais 8.000.000 a 12.000.000 se encontram no Brasil. Por esta razão — e porque os helmintos, especialmente fascíolas e lombrigas, infestam também os animais úteis ao homem — a expressão "este mundo verminado", empregada por Stoll, em 1947, para descrever nosso planeta, continua apropriada. Também é compreensível por que tanta pesquisa é dirigida no sentido de desenvolver novos agentes anti-helmínticos. Por exemplo, mais de 250.000 compostos já foram ensaiados contra a esquistossomose.

C. Tratamento das helmintíases

Numa estratégia racional de combate a infestações por helmintos devem ser considerados diversos fatores: (*a*) a natureza do helminto; (*b*) o ciclo vital do parasito; (*c*) os hospedeiros-reservatório; (*d*) o hospedeiro intermediário animal; (*e*) o local da infestação no homem; (*f*) o hospedeiro humano definitivo; (*g*) o fármaco a ser empregado na terapia.

Algumas vezes, medidas amplas, e não apenas a quimioterapia, devem ser adotadas para a obtenção dos resultados esperados. Por exemplo, no caso da esquistossomose, o combate contra esta parasitose inclui o bloqueio do ciclo vital do parasito em uma ou mais das seguintes fases: (*a*) destruição dos ovos do esquistossomo por meios especiais; (*b*) impedimento da contaminação das águas que albergam caramujos por ovos infestantes; (*c*) destruição dos miracídios; (*d*) exterminação dos caramujos, hospedeiros intermediários, por meio de molusquicidas; (*e*) impedimento da penetração da pele dos homens pelas cercárias; (*f*) tratamento dos pacientes infestados.

Com relação à esquistossomose, os monumentais projetos de irrigação e hidrelétricas desenvolvidos pelos governos de países como o Brasil e Egito, por exemplo, com a finalidade de melhorar o padrão de vida das respectivas populações, paradoxalmente implicaram na disseminação desta parasitose em decorrência da expansão da rede de vias fluviais contendo caramujos hospedeiros intermediários deste verme. Com a finalidade de controlar a multiplicação de caramujos, empregam-se produtos químicos molusquicidas: abietato de cobre, isobutiltrifenilbutilamina, niclosamida, pentaclorofenóxido de sódio, sulfato de cobre, *N*-tritilmorfolina. Como método alternativo para o extermínio dos moluscos há a criação de peixes — como a tilápia — que se alimentam deles.

D. Ensaios

Os ensaios de anti-helmínticos potenciais são executados *in vivo,* porque este método fornece informações mais fidedignas do que os ensaios *in vitro.* Para a determinação do grau de atividade parasiticida ou antiparasitária, empregam-se os seguintes critérios: (*a*) desaparecimento ou redução do número de ovos nas fezes animais; (*b*) morte dos helmintos; (*c*) eliminação dos helmintos da corrente sanguínea; (*d*) migração dos vermes dentro do hospedeiro para órgãos onde possam ser destruídos por fagocitose.

Atualmente, há disponibilidade de fármacos eficazes para a maioria das helmintíases. Alguns fármacos têm atividade de amplo espectro e por este motivo são preferidos para infestações múltiplas.

E. Efeitos adversos

Os efeitos adversos comuns a todos os anti-helmínticos são náuseas e vômitos. Outros efeitos colaterais dependem do fármaco usado, mas todos os anti-helmínticos são potencialmente tóxicos, especialmente para pacientes com doenças renais, hepáticas ou cardíacas graves ou então para crianças com menos de um ano de idade. Alguns helmintos, tais como os causadores de esquistossomíase, ancilostomíase e necatoríase, provocam anemia intensa. No caso da esquistossomíase, recomenda-se a administração de fármacos antianêmicos antes do início do tratamento antiparasitário. Em infestações por *A. duodenale* e *N. americanus,* administram-se preparados de ferro antes da terapia específica ou concomitantemente.

II. HISTÓRICO

As helmintíases são provavelmente tão antigas quanto o próprio homem. Isto explica o emprego de extratos e princípios ativos de algumas plantas como agentes anti-helmínticos. Estes fármacos, em sua maioria, são agora considerados obsoletos e, portanto, não mais recomendados. Contudo, o aspídio, descrito por Plínio (23-79 E.C.), ainda é empregado, embora seja considerado obsoleto.

As propriedades anti-helmínticas do tetracloroetileno, inicialmente na medicina veterinária, foram observadas por Hall e Shillinger, em 1925, mas esta substância já tinha sido sintetizada, em 1821, por Faraday.

O hexilresorcinol também é conhecido há muito tempo. Foi sintetizado por Dohme e associados, em 1924, e testado na helmintíase, em 1930, por Lamson e colaboradores.

A história dos antimoniais foi descrita no Cap. 26. Outros agentes esquistossomicidas foram introduzidos mais recentemente: lucantona, sintetizada por Mauss, em 1948, e testada, no mesmo ano, por Kikuth e Gönnert; niridazol, introduzido por Lambert e colaboradores, em 1964; hicantona, derivada da lucantona, preparada e testada por Rosi e colegas, em 1965.

A atividade anti-helmíntica da piperazina, sintetizada por Cloez, em 1853, foi descoberta acidentalmente por Giroud, em 1942, em um paciente vítima de gota. O mesmo efeito foi observado por Boismaré, em 1948, e confirmado por Fayard, em 1949. Diversos sais de piperazina, preparados com o intuito de melhorar a eficácia da piperazina, estão sendo empregados na terapia. A variação estrutural da molécula de piperazina resultou em alguns derivados com atividade anti-helmíntica, mas somente a dietilcarbamazina é usada clinicamente.

Há fatos interessantes envolvidos na introdução da dietilcarbamazina na terapêutica. Ela não foi preparada para ser agente anti-helmíntico potencial. Foi subproduto de uma pesquisa sistemática na busca de novos analgésicos, na qual análogos da petidina foram sintetizados como analgésicos potenciais. Um deles, o etil-4-metil-1-piperazinocarboxilato, foi posteriormente enviado para um programa de ensaios ao acaso, pois não apresentava atividade analgésica. Entretanto, o produto manifestou boa atividade na filaríase. A modificação molecular da substância, executada por Kushner e associados, com o intuito de melhorar sua atividade anti-helmíntica, resultou na dietilcarbamazina, representante mais importante dos agentes antifilariosos da série de piperazina N,N'-dissubstituída.

O pirvínio foi sintetizado por Van Lare e Brooker, em 1946; em 1949, Peters e colaboradores verificaram sua atividade anti-helmíntica; pouco depois, outros investigadores confirmavam a descoberta.

O bitionol foi introduzido, em 1949, por Pfleger e colaboradores.

A niclosamida foi sintetizada nos laboratórios da Bayer, em 1955, e ensaiada por Gönnert e Schraufstätter, em 1960.

O hidroxinaftoato de befênio foi introduzido por Coppe e colaboradores, em 1958.

O tiabendazol foi introduzido por Brown e colaboradores, em 1961, inicialmente destinado à medicina veterinária; no ano seguinte, Vilela e associados testaram-no, com êxito, na helmintíase humana.

O tetramisol resultou de estudos metabólicos do tiazotenol, substância que estava sendo testada como anti-helmíntico em carneiros e aves. Janssen e colaboradores descobriram, em 1966, que o produto metabólico deste fármaco é ainda mais ativo que o composto matriz. Dos diversos análogos ao tiazotenol sintetizados e ensaiados, o tetramisol mostrou-se o mais ativo. É um isóstero do produto metabólico do tiazotenol. No ano seguinte, o mesmo grupo liderado por Janssen sintetizou os dois isômeros ópticos do tetramisol e concluiu ser a atividade anti-helmíntica uma propriedade do isômero $S(-)$, denominado levamisol.

O pirantel foi desenvolvido, em 1966, pelos laboratórios de pesquisa da Pfizer. O mebendazol, anti-helmíntico de amplo espectro, foi introduzido, em 1970, por Janssen e sua equipe. Outras aquisições recentes são o cambendazol (1969) e a oxamniquina (1973).

III. CLASSIFICAÇÃO

Alguns anti-helmínticos têm espectro amplo de ação. Contudo, os fármacos desta classe, em sua maioria, são específicos para uma ou duas infestações parasitárias. Por este motivo, podemos dividir os anti-helmínticos existentes nas seguintes três classes: (a) fármacos ativos em nematódeos; (b) fármacos ativos em cestódeos; (c) fármacos ativos em trematódeos digenéticos.

Não mais recomendados devido à sua toxicidade e atualmente considerados obsoletos, são os seguintes fármacos: ascaridol, difenano, iodeto de ditiazanina, N-isoamilcarbamato de timila, β-naftol, óleo de quenopódio, peletierina, santonina e tetracloreto de carbono.

Vários fármacos novos, bem como alguns mais antigos, têm manifestado atividade anti-helmíntica, não raro de amplo espectro. Tais fármacos, de aplicação na medicina humana, podem ser divididos nos seguintes grupos químicos:

1. Alcalóides: desidroemetina;
2. Antibióticos: antelmicina, cefamicinas, paromomicina;
3. Derivados uréicos: carbantel;
4. Fenóis: bromoxanida, closantel, rafoxanida;
5. Organofosforados: haloxona, vincofos, zilantel.

Os anti-helmínticos veterinários em estudo, por sua vez, pertencem aos seguintes grupos químicos:

1. Antibióticos: monensina;
2. Derivados do nitroimidazol: dimetridazol;
3. Derivados quinolínicos: buquinolato, nequinato;
4. Derivados da tiouréia: tiofanato;
5. Fenóis halogenados: clopidol.

Os fármacos que mostram atividade na helmintíase animal são subseqüentemente testados nas infestações humanas, não raro com resultados equivalentes. Algumas vezes, contudo, os fármacos ativos mostram-se por demais tóxicos, o que restringe seu emprego em seres humanos.

Os fármacos de escolha e os fármacos alternativos para as várias infestações por helmintos estão arrolados na Tabela 27.1.

Tabela 27.1 Anti-helmínticos de eleição e secundários usados no tratamento de helmintíases

Doença parasitária	Helminto	Fármacos de escolha	Fármacos secundários
NEMATODA			
Ancilostomíase	*Ancylostoma duodenale* ⎫	embonato de pirantel	⎫ mebendazol
Necatoríase	*Necator americanus* ⎭	hidroxinaftoato de befênio	⎪ tetracloroetileno
			⎪ tiabendazol
			⎭ levamisol
Ascaridíase	*Ascaris lumbricoides*	embonato de pirantel	piperazina
		mebendazol	tiabendazol
			embonato de pirvínio
			hidroxinaftoato de befênio
			tetramisol
			levamisol
Enterobíase	*Enterobius vermicularis*	mebendazol	embonato de pirvínio
		embonato de pirantel	piperazina
			tiabendazol
Filaríase bancrofti	*Wuchereria bancrofti* ⎫		
Filaríase malaia	*Brugia malayi* ⎬	dietilcarbamazina	levamisol
Loaíase	*Loa loa* ⎭		
Oncocercíase	*Onchocerca volvulus*	dietilcarbamazina	suramina sódica
Larva migrans cutânea	⎰ *Ancylostoma braziliense* ⎱	tiabendazol	⎱ dietilcarbamazina
	⎱ *Ancylostoma caninum* ⎰		⎰
Estrongiloidíase	*Strongyloides stercoralis*	tiabendazol	embonato de pirvínio
Triquiníase	*Trichinela spiralis*	tiabendazol	⎧ ácido acetilsalicílico
		para alívio	⎪ corticotrofina
		dos sintomas	⎨ cortisona
		alérgicos	⎩ prednisona
Tricuríase	*Trichuris trichiura*	mebendazol	tiabendazol
			embonato de oxantel
			difetarsona
			hexilresorcinol (na forma de enema)
Dracontíase	*Dracunculus medinensis*	metronidazol	niridazol
CESTOIDEA			
Difilobotríase intestinal	*Diphyllobothrium latum* ⎫		
Himenolepíase	*Hymenolepis nana* ⎪		⎫ paromomicina
Himenolepíase	*Hymenolepis diminuta* ⎬	niclosamida	⎬ mepacrina
	Dipylidium caninum ⎪		⎭ mebendazol
Teníase	*Taenia solium* ⎪		
Teníase	*Taenia saginata* ⎭		
Equinococose	*Echinococcus granulosus*	mebendazol	
Cisticercose	*Taenia solium*		
DIGENEA (*Trematoidea*)			
Fasciolíase	*Fasciola hepatica* ⎱ bitionol		⎱ desidroemetina
	Dicrocoelium dendriticum ⎰		⎰ emetina
Clonorquíase	*Clonorchis sinensis* ⎱ cloroquina		⎱ desidroemetina
Opistorquíase	*Opisthorchis felineus* ⎰		⎰
Fasciolopsíase	*Fasciolopsis buski*	tetracloroetileno	hidroxinaftoato de befênio
		hexilresorcinol	iodeto de estilbázio
Heterofíase	*Heterophyes heterophyes* ⎱ hexilresorcinol		⎫ tetracloroetileno
Metagonimíase	*Metagonimus yokogawai* ⎰		⎬ piperazina
			⎭ hidroxinaftoato de befênio
	Gastrodiscoides hominis ⎱ tetracloroetileno		
	Watsonius watsoni ⎰ bitionol		

Tabela 23.4 (cont.) Anticoagulantes

Nome oficial	Nome comercial	Nome químico	Estrutura
femprocumona		4-hidroxi-3-(1-fenilpropil)-2H-1-benzopiran-2-ona	Fig. 23.11 (I, etila em lugar de acetonila)
tioclomarol		3-[5-cloro-α-(p-cloro-β-hidroxifenetil)-2-tenil]-4-hidroxicumarina	
fenindiona	Dindevan	2-fenil-1H-indeno-1,3(2H)-diona	
bromindiona		2-(4-bromofenil)-1H-indeno-1,3(2H)-diona	
fluindiona		2-(4-fluorfenil)-1H-indeno-1,3(2H)-diona	
oxazidiona		2-(morfolinometil)-2-fenil-1,3-indanodiona	
difenadiona (difacinona)		2-(difenilacetil)-1H-indeno-1,3(2H)-diona	
solução de citrato sódico		solução estéril de citrato sódico em água para injeção	
solução de dextrose citratada		solução estéril de ácido cítrico, citrato sódico e dextrose em água para injeção	
solução de dextrose fosfatada citratada		solução estéril de ácido cítrico, citrato sódico, difosfato sódico e dextrose em água para injeção	

Tabela 27.2 Anti-helmínticos usados principalmente em infestações por nematódeos

Nome oficial	Nome comercial	Nome químico	Estrutura
tetracloroetileno	Kosmovermil Tetracloroetileno	tetracloroeteno	$Cl_2C=CCl_2$
diclorofeno	Difentan	2,2'-metilenobis[4-clorofenol]	
hexilresorcinol		4-hexil-1,3-benzenodiol	
piperazina	Helmazine Oxiurazina Pipelan Piperange Piperazina e vários outros além de dezenas de associações	hexaidropirazina	
dietilcarbamazina (ditrazina)	Hexatran	N,N-dietil-4-metil-1-piperazinocarboxamida	
embonato de pirvínio (embonato de viprínio)	Pyr-Pam Vanquin	sal do ácido 4,4'-metilenobis[3-hidroxi-2-naftalenocarboxílico] com 6-(dimetilamino)-2-[2-(2,5-dimetil-1-fenil-1H-pirrol-3-il)etenil]-1-metilquinolínio	
hidroxinaftoato de befênio (naftamono)	Alcopar Debefenium	sal do ácido 3-hidroxi-2-naftalenocarboxílico com N,N-dimetil-N-(2-fenoxietil)benzenometanamínio	$C_{11}H_7O_3^-$
embonato de pirantel	Ascarical Combantrin Piranver Verdal	sal do ácido 4,4'-metilenobis[3-hidroxi-2-naftalenocarboxílico] com (E)-1,4,5,6-tetraidro-1-metil-2-[2-(2-tienil)-etenil]pirimidina	embonato

Tabela 27.2 (cont.) Anti-helmínticos usados principalmente em infestações por nematódeos

Nome oficial	Nome comercial	Nome químico	Estrutura
embonato de oxantel		sal do ácido 4,4'-metilenobis[3-hidroxi--2-naftalenocarboxílico] com (E)-3-[2--(1,4,5,6-tetraidro-1-metil-2-pirimidil)-etenil]fenol	
tiabendazol	Bendazol Foldan Mintezol Thiaben Tiabendazol	2-(4-tiazolil)-1H-benzimidazol	
cambendazol	Camben	éster 1-metiletílico do ácido [2-(4-tiazolil)-1H-benzimidazol-5-il)carbâmico	
mebendazol	Anetan Arvermin Avermion Bendrax Endazol Eraverm Esadirase Flenverme Helmidazol Kindelmin Mebendazol Mebendazole Mebendazotil Mebenix Moben Multielmin Necamin Panfugan Pantelmin Parelmin Pentazole Pipermiol Toana Trotil Vermirax Zol-Triq	éster metílico do ácido (5-benzoil-1H--benzimidazol-2-il)carbâmico	
fembendazol		éster metílico do ácido [5--(feniltio)-1H-benzimidazol-2-il]carbâmico	
tetramisol	Ascarizole Ascarotrat Ascaverm Cianosel Cofasol Lekhelmint Tetramizol Tetramizotil	(±)-2,3,5,6-tetraidro-6-fenilimidazo-[2,1-b]tiazol	

Tabela 27.2 (cont.) Anti-helmínticos usados principalmente em infestações por nematódeos

Nome oficial	Nome comercial	Nome químico	Estrutura
levamisol	Ascaridil	(S)-2,3,5,6-tetraidro-6-fenilimidazo-[2,1-b]tiazol	
bitoscanato	Bitovermol (em assoc.)	bis(isotiocianato) de p-fenileno	S=C=N—⟨ ⟩—N=C=S

Os fármacos empregados no tratamento da filaríase somente reduzem o número de microfilárias na circulação periférica ou matam as formas adultas dos nematódeos, mas têm pouco ou nenhum efeito sobre os sintomas.

Um grupo importante de fármacos ativos sobre nematódeos é o dos corantes cianínicos. Eles possuem um sistema íon amidínio que se caracteriza pela presença de átomo de nitrogênio quaternário ligado a um átomo de nitrogênio terciário através de uma cadeia carbônica conjugada ou ressonante de ligações duplas alternadas com ligações simples:

$$-\overset{+}{N}=C(-C=C)_n-N=\quad\longleftrightarrow\quad=N-C(=C-C)_n=\overset{+}{N}-$$

Este sistema de íon amidínio com estruturas ressonantes é, aparentemente, essencial para a atividade anti-helmíntica, talvez porque participe de interações de transferência de carga. Os fármacos deste grupo são: embonato de pirvínio, iodeto de ditiazanina e iodeto de estilbázio. São todos quase insolúveis em água. Por esta razão são pouco absorvidos do trato intestinal do paciente, permanecendo por períodos prolongados em contato com os parasitos intestinais, o que facilita a ação letal sobre estes. Entretanto, não se usa mais o iodeto de ditiazanina por produzir graves efeitos adversos no trato gastrintestinal.

Embonato de pirvínio

Pó cristalino alaranjado brilhante ou vermelho-alaranjado a quase preto, praticamente insolúvel em água, estável ao ar, luz e calor. Este fármaco é muito eficaz no tratamento de infestações por *E. vermicularis* e *S. stercoralis*; em geral, uma ou duas doses curam aproximadamente 90% dos casos de infestações. É, provavelmente, o fármaco de escolha no tratamento da ascaridíase, pois uma única dose cura quase 100% dos casos. Efeitos colaterais são distúrbios gastrintestinais. O pirvínio cora as fezes de vermelho-brilhante e mancha as roupas, se vomitado.

Obtém-se o pirvínio mediante condensação do iodeto de N-metil-6-dimetilaminoquinaldínio (I) com o 1-fenil-2,5-dimetilpirrol-3-aldeído (II), em presença de piridina. Tratando-se o iodeto deste produto (III) com cloreto de prata chega-se ao respectivo cloreto que, por reação de dupla troca com o embonato dissódico, dá o embonato de pirvínio (Fig. 27.1).

Hexilresorcinol

Apresenta-se na forma de cristais aciculares brancos ou amarelados, com sabor adstringente agudo e odor pungente que, se forem expostos ao ar e à luz, adquirem cor rósea pardacenta. O hexilresorcinol é pouco solúvel em água. Este fármaco tem amplo espectro de atividade anti-helmíntica, mostrando-se eficaz em infestações de ancilostomíase, enterobíase e teníase (*T. saginata*), embora apresente menor atividade que outros fármacos. Também é empregado em medicina veterinária, na ascaridíase e na ancilostomíase caninas. Efeitos colaterais são queimaduras da pele e das membranas mucosas. Pode ser administrado por via oral ou como enema de retenção. O hexilresorcinol é contra-indicado para pacientes com úlcera péptica e colite ulcerativa.

Tetracloroetileno

Líquido límpido, incolor, de odor etéreo, miscível com volume igual de etanol, instável ao ar, umidade e luz, quase insolúvel em água, decompondo-se parcialmente em fosgênio e ácido clorídrico. É preservado adicionando-se 1% de etanol. Uma dose única, por via oral, cura 50% ou mais de infestações por *N. americanus* e 25% das

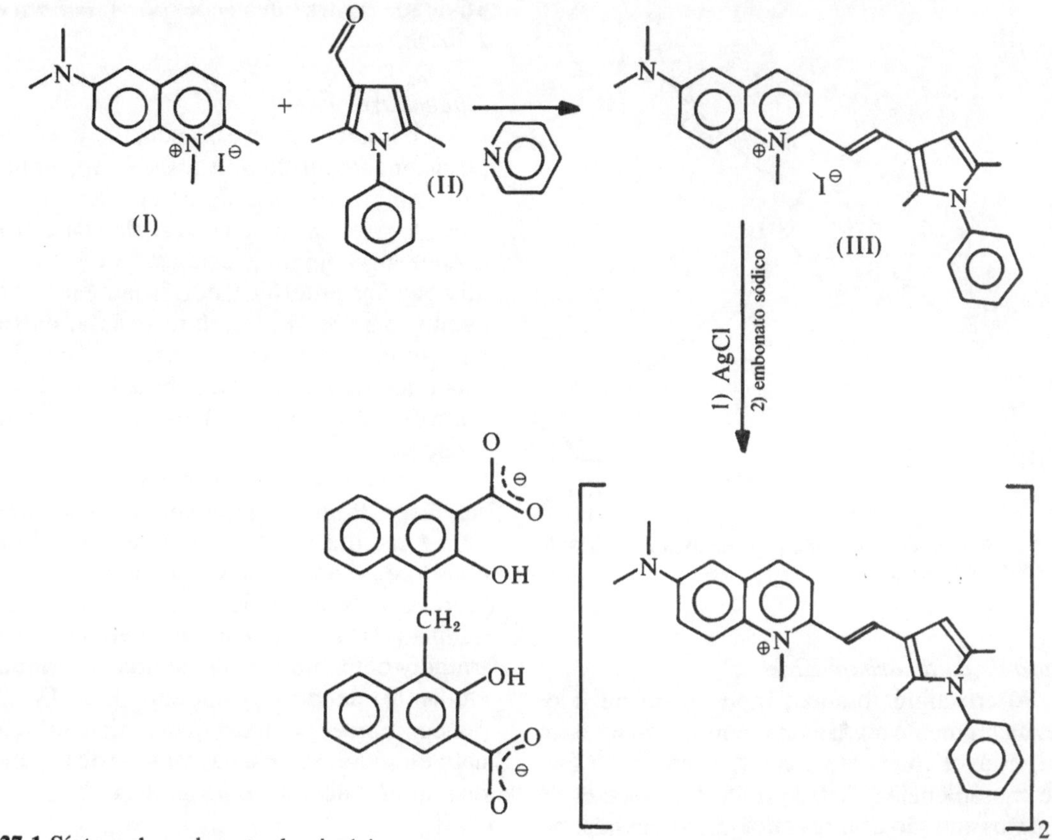

Fig. 27.1 Síntese do embonato de pirvínio.

causadas por *A. duodenale*. Se *A. lumbricoides* também estiver presente, deve-se eliminar este parasito antes do tratamento com tetracloroetileno. Este fármaco pode provocar inebriações, potencializadas pelo etanol; conseqüentemente, recomenda-se que o paciente não tome bebidas alcoólicas nem antes nem depois da administração de tetracloroetileno. No dia anterior ao do tratamento o paciente deve se abster de dietas muito ricas em gorduras, para evitar a absorção do fármaco. A dose habitual para adultos é de 5 ml. Sua venda é proibida no Brasil, pois o fármaco é indevidamente usado como inebriante.

Sua síntese consiste na reação de cloro com acetileno (I), na presença de catalisadores, e posterior desidro-halogenação, com água de cal, do pentacloroetano (II) assim formado:

$$CH\equiv CH \xrightarrow{Cl_2} Cl_3C-CHCl_2 \xrightarrow[-HCl]{} Cl_2C=CCl_2$$
$$\text{(I)} \qquad\qquad \text{(II)}$$

Piperazina

É comercializada como base livre ou, mais freqüentemente, na forma de sais, todos formando hexaidratos em solução: adipato, citrato, edetato cálcico, fosfato, tartarato. A base livre apresenta-se na forma de cristais hidrossolúveis e voláteis. A piperazina é usada nas infestações por *A. lumbricoides* (cerca de 95% de curas, em duas doses tomadas em dias consecutivos), sendo também muito ativa contra *E. vermicularis*. A piperazina produz alguns efeitos colaterais transitórios, tais como vômitos, náusea, dores de cabeça, diarréia, vertigens e cãibras abdominais. Recentemente, a Organização Mundial de Saúde, em razão dos sintomas neurotóxicos que a piperazina e seus derivados (sais e compostos) podem causar aos que sofrem de insuficiência renal ou perturbações do sistema nervoso central, quando tomados em doses acima das recomendadas, determinou que as especialidades farmacêuticas contendo tais drogas sejam vendidas unicamente sob receita médica.

A piperazina pode ser sintetizada por diversos métodos industriais, a saber: (*a*) desaminação catalítica da etilendiamina (I) ou da dietilentriamina (II); (*b*) ciclodesidratação catalítica da *N*-(β-hidroxietil)etilendiamina (III), sob pressão a 200-300°C; (*c*) ciclização térmica dos sais (cloridrato ou bromidrato) de etanolamina (IV) (Fig. 27.2).

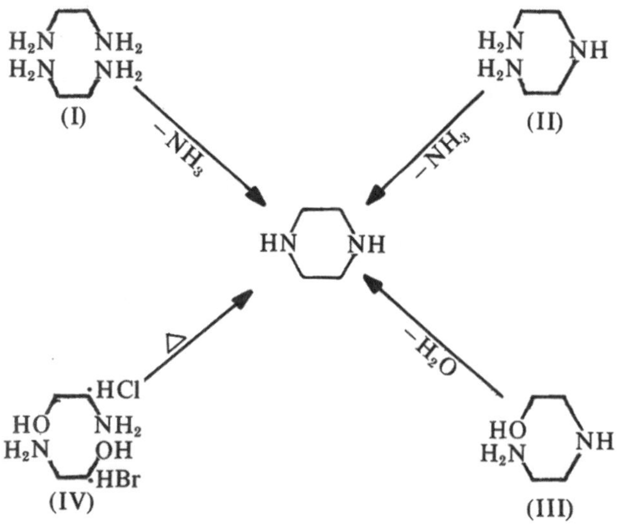

Fig. 27.2 Alguns dos diversos processos industriais de síntese da piperazina.

Citrato de dietilcarbamazina

Pó cristalino, branco, inodoro ou de odor leve, ligeiramente higroscópico, muito solúvel em água, estável ao ar, luz e calor. É eficaz na filaríase causada pelas quatro principais espécies de helmintos que são agentes etiológicos dessa parasitose. Já chegou a ser empregado no tratamento de infestações por *A. lumbricoides,* mas atualmente o fármaco de escolha para esta parasitose é o embonato de pirantel. A dietilcarbamazina também é eficaz contra larva migrans cutânea causada por *A. braziliense* e *A. caninum.*

A dietilcarbamazina é obtida tratando a *N*-metilpiperazina (I) com fosgênio e fazendo o cloreto de carbamoíla (II) intermediário reagir com dietilamina (Fig. 27.3).

Hidroxinaftoato de befênio

Pó cristalino amarelo a amarelo esverdeado, inodoro, quase insolúvel em água. É ativo contra *A. duodenale* e *N. americanus*, sendo altamente eficaz no tratamento de infestações por *A. duodenale*: uma única dose cura 60% dos casos (há necessidade de 1 a 5 tratamentos para obtenção de cura de todos os pacientes). Também tem alguma atividade contra infestações por *A. lumbricoides* e *T. trichiura*.

Tiabendazol

Pó branco a quase branco, inodoro ou quase, praticamente insolúvel em água. Apresenta atividade anti-helmíntica de amplo espectro, sendo considerado o fármaco de escolha na estrongiloidíase e larva migrans cutânea. Também tem alta atividade na enterobíase. É igualmente eficaz em ancilostomíase, necatoríase e ascaridíase. Provoca tonturas passageiras, náusea, vômitos, diarréia e anorexia. A dose habitual é de 25 mg por quilo de peso corpóreo, duas vezes ao dia, após as refeições.

A síntese do tiabendazol processa-se por várias fases. Primeiramente condensa-se a anilina(I) com 4-cianotiazol (II), reação esta catalisada por cloreto de alumínio em ambiente de tetracloroetano; o cloridrato de *N'*-fenil-4-tiazolcarboxamidina (III) formado intermediariamente é então tratado com hipoclorito sódico à temperatura ambiente, dando a *N*-cloroamidina (IV) correspondente que, refluxada com solução de carbonato de sódio, sofre uma inserção de nitreno, produzindo o tiabendazol (Fig. 27.4).

Embonato de pirantel

Pó cristalino amarelo, insípido, praticamente insolúvel em água. É o fármaco de escolha no tratamento de ascaridíase e ancilostomíase, além de ser eficaz na teníase, tricuríase e outras helmintíases. Na dose de 20 mg/kg/dia, durante 2 ou 3 dias consecutivos, cura 60 a 70% dos casos de ancilostomíase.

Cloridrato de tetramisol

Pó cristalino branco, hidrossolúvel. É mistura racêmica. Dos dois isômeros ópticos, cujas configurações absolutas já foram determinadas, somente o isômero $S(-)$, denominado levamisol (e comercializado com este nome), tem propriedades anti-helmínticas, embora ambos sejam igualmente tóxicos. O tetramisol é anti-helmíntico de amplo espectro, mas apresenta atividade especial contra o *A. lumbricoides* e o *E. vermicularis*.

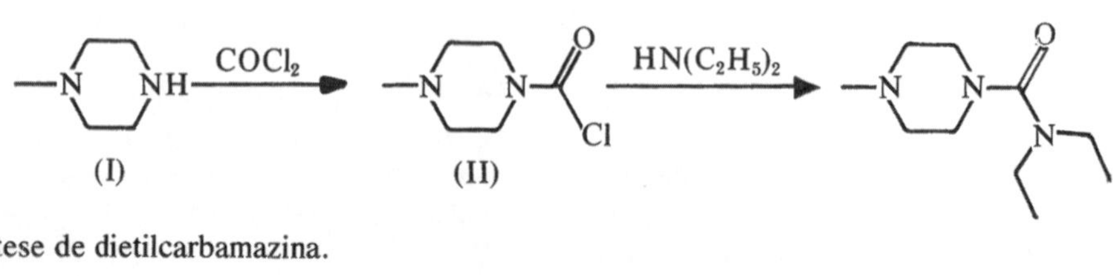

Fig. 27.3 Síntese de dietilcarbamazina.

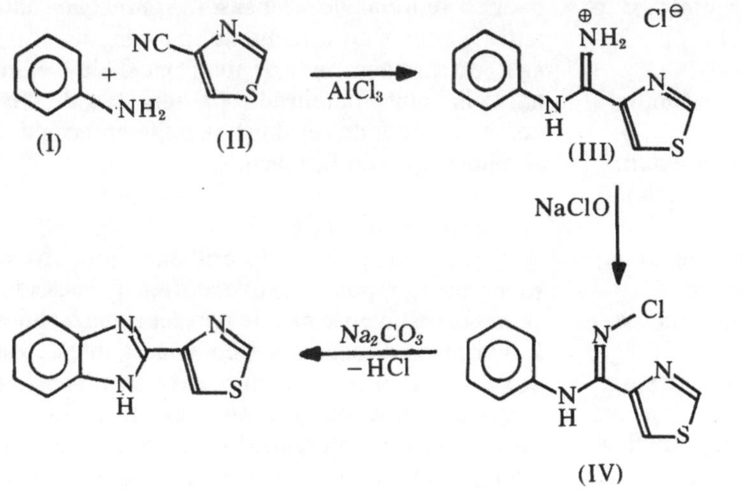

Fig. 27.4 Síntese do tiabendazol.

Obtém-se o tetramisol a partir da 2-aminotiazolina (I). Esta, tratada com brometo de fenacila (II), dá o derivado imínico (III), processando-se a alquilação no nitrogênio anelar e não no extra-nuclear, conforme se poderia esperar. A acilação deste intermediário imínico fornece o seu acetilderivado (IV) que, ao ser tratado com boroidreto de sódio, tem reduzido o seu grupo cetônico, dando a acetil-N-(feniletanol)-2-iminotiazolidina (V). Este álcool, mediante reação com cloreto de tionila, sofre ciclodesidratação, formando o tetramisol. Pode-se isolar o isômero ativo puro, o levamisol, resolvendo o produto racêmico com ácido (+)-canfossulfônico (Fig. 27.5).

Mebendazol

Pó cristalino branco a ligeiramente amarelo, quase insolúvel em água. Tem amplo espectro de atividade anti-helmíntica, realizando cerca de 60% de curas. Pode ser usado em infestações múltiplas. Produziu efeitos teratogênicos em ratos; portanto, pode constituir perigo ao feto e daí ser contra-indicado durante a gravidez.

B. Fármacos ativos contra cestódeos

A Tabela 27.3 arrola os agentes mais usados no tratamento de infestações por cestódeos. Os fármacos desta classe, de interesse na medicina

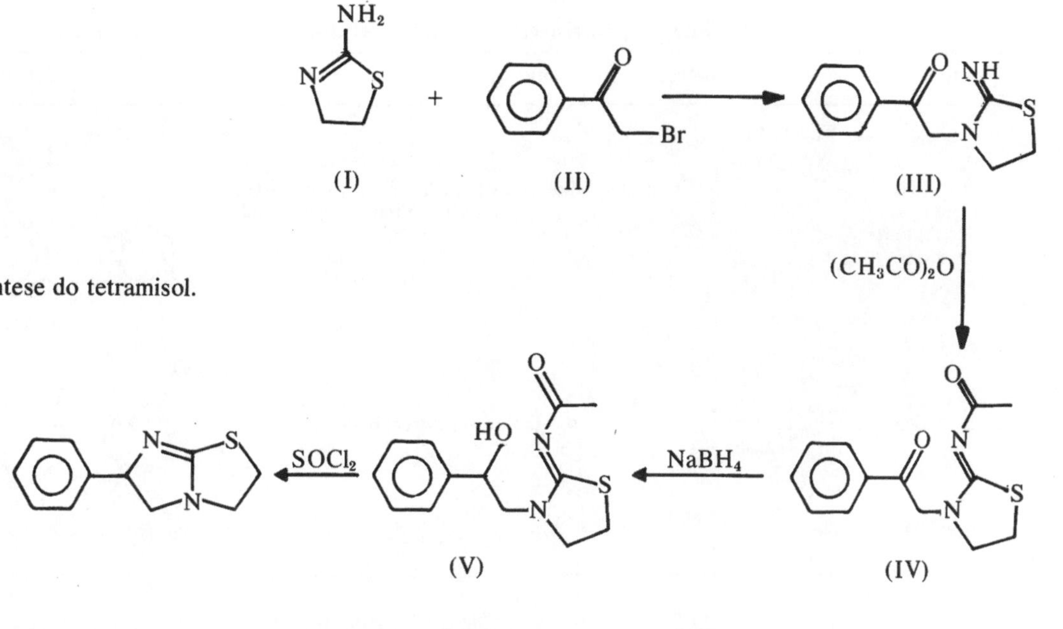

Fig. 27.5 Síntese do tetramisol.

humana, podem ser divididos nos seguintes grupos:
1. Aminoacridinas: mepacrina;
2. Antibióticos: axenomicina, paromomicina;
3. Derivados do ácido nicotínico: arecolina;
4. Derivados do benzimidazol: albendazol, furodazol, mebendazol;
5. Derivados isoquinolínicos: praziquantel;
6. Derivados uréicos: diuredosano;
7. Fenóis: bitionol, diclorofeno, niclosamida.

Os de interesse da medicina veterinária pertencem aos seguintes grupos:
1. Antibióticos: dactinomicina, higromicina, mixina;
2. Arsenicais: drocarbil (adição molecular de arecolina + acetarsona);
3. Benzanilidas halogenadas: oxiclozanida, rafoxanida, resorantel;
4. Derivados da fenilidrazona: fenilidrazona do cloreto de *p*-toluila;
5. Isotiocianatos: bitoscanato, nitroscanato;
6. Naftamidinas: bunamidina;
7. Organofosforados: ciclofosfamida, diclorvos, diuredosano, fospirato, vincofos.

O tratamento de infestações por cestódeos inclui os seguintes cuidados: *(a)* expulsão do escólex do verme, pois se não for tomada esta precaução formar-se-ão novas proglótides, num prazo de seis a doze meses; *(b)* administração, ao paciente, de dieta altamente nutritiva, rica em calorias, ferro, proteínas, vitaminas, especialmente quando se tratar de crianças; *(c)* purgação salina antes e depois do tratamento, para intensificar a ação do fármaco, reduzir sua toxicidade e eliminar o helminto paralisado; *(d)* ingestão de dieta com baixo teor de resíduos na noite anterior à da administração do fármaco.

Cloridrato de mepacrina

Pó cristalino amarelo brilhante, inodoro, de sabor amargo, pouco solúvel em água. Suas soluções são instáveis e não devem ser armazenadas. É o fármaco de segunda escolha para infestações por tênia. Após o tratamento, deve-se administrar purgação salina para garantir a expulsão dos vermes, que ficam impregnados da cor amarela brilhante do fármaco, e procura-se o escólex; se não for encontrado, o paciente só é considerado curado se suas fezes estiverem isentas de ovos ou segmentos após um período de 3 a 6 meses. O paciente deve ser especialmente preparado antes da administração do fármaco. Devem-se tomar precauções para evitar o vômito nos casos de infestação por *T. solium*, devido ao risco de causar cisticercose. A mepacrina tem atividades úteis também como anticonvulsivante, antimalárico e antineoplásico, além de ser eficaz no tratamento da giardíase.

Niclosamida

Pó branco-amarelado, inodoro, insípido, quase insolúvel em água. É derivado salicilamídico, mas também pode ser considerado como sendo derivado fenólico. A niclosamida é ativa

Tabela 27.3 Anti-helmínticos usados em infestações por cestódeos

Nome oficial	Nome comercial	Nome químico	Estrutura
cloridrato de mepacrina (cloridrato de quinacrina)		dicloridrato de N^4-(6-cloro-2-metoxi-9--acridinil)-N^1,N^1-dietil-1,4-pentanodiamina	
niclosamida	Atenase Yomesan	2',5-dicloro-4'-nitrosalicilanilida	

em infestações por *T. saginata, D. latum* e *H. nana*. Causa a desintegração dos segmentos dos vermes e a liberação dos ovos viáveis; por este motivo, nos casos de solitária por *T. solium* deve-se administrar um purgante uma a duas horas após o tratamento, para evitar a ocorrência de cisticercose.

C. Fármacos ativos contra trematódeos digenéticos

A procura por fármacos ativos contra trematódeos, atualmente considerados como pertencendo à classe *Digenea*, tem resultado em diversos agentes úteis, alguns deles relacionados na Tabela 27.4. Os quimioterápicos desta classe, de interesse da medicina humana, pertencem aos seguintes grupos químicos:

1. Alcalóides: desidroemetina, emetina;
2. 4-Aminoquinolinas: cloroquina;
3. Antimoniais: estibenil, estibocaptato, estibofeno, galato sódico de antimônio, tartarato potássico de antimônio (veja Cap. 26);
4. Corantes: cloreto de metilrosanilina, cloreto de pararrosanilina;
5. Derivados do benzimidazol: albendazol;
6. Derivados ftalimídicos: anfotalida;
7. Derivados isoquinolínicos: praziquantel;
8. Derivados nitro-heterocíclicos: furapromídio, niridazol;
9. Derivados pirimidínicos: tubercidina;
10. Derivados quinolínicos: oxamniquina;
11. Fenóis: bitionol, oxiclozanida, sulfóxido de bitionol;
12. Hidrocarbonetos clorados: tetracloroetileno, 1,4-bis(triclorometil)benzeno (hexacloroparaxilol);
13. Isotiocianatos: amoscanato;
14. Organofosforados: metrifonato;
15. Tioxantonas: hicantona, lucantona.

Os anti-helmínticos desta classe ativos em infestações de animais, quase todos contra a *Fasciola hepatica*, podem ser agrupados em:

1. Antimoniais: antiolimina;
2. Benzanilidas halogenadas: bromoxanida, brotianida, clioxanida, oxiclozanida, rafoxanida, resorantel, salantel;
3. Fenóis halogenados: bitionol, disofenol, hexaclorofeno, niclofolano;
4. Hidrocarbonetos halogenados: 1,4-bis(triclorometil)benzeno, bromofos, hexacloroetano;
5. Diversos: acemidofeno, brometo de heterônio (para dicrocelíase), dianfenetida, nitroxinil.

Niridazol

Pó cristalino amarelo, insolúvel em água. Tem ação dupla, o que também é sugerido pelo seu nome patenteado Ambilhar: contra *ame*bíase e contra *bilhar*zíase. É eficaz no tratamento de infecções por *S. haematobium*, mas é menos eficaz contra *S. mansoni* e *S. japonicum*. É lentamente absorvido no trato intestinal e cora as fezes de marrom-escuro. Pode provocar distúrbios gastrintestinais, danos hepato-esplênicos, dor de cabeça e hiperexcitabilidade nervosa, o que pode ser evitado administrando-se junto com o fármaco um agente depressivo ou hipnótico. A dose habitual por via oral é de 25 mg por kg de peso corpóreo, diariamente, durante 5 a 10 dias.

Mesilato de hicantona

Pó cristalino amarelo ou amarelo alaranjado, inodoro, de sabor amargo, muito solúvel em água. A hicantona é produto metabólico da lucantona, sendo obtida, mediante hidroxilação desta, por ação de um fungo, o *Aspergillus sclerotiorum*. Uma única injeção intramuscular de 200 mg é eficaz contra infestações por *S. haematobium* e *S. mansoni*, mas não de *S. japonicum*. Provoca graves efeitos adversos e apresenta uma razão morte:paciente da ordem de 1:4.000. Já se descreveram diversos casos de morte por necrose hepática aguda causada por este fármaco. Além disso, é mutagênico e seleciona cepas resistentes de esquistossomos muito rapidamente. Por isso, a hicantona está longe de ser o fármaco de escolha no tratamento da esquistossomose. Ainda assim, ela é comercializada em diversos países.

Oxamniquina

Apresenta-se na forma de pó ou cristais amarelo-alaranjados, ligeiramente solúvel em água. Atualmente é o fármaco de escolha no tratamento de esquistossomose mansônica, por ser de administração oral, geralmente em dose única, de 12-15 mg/kg, alta percentagem de cura e efeitos adversos menores que outros fármacos. No Brasil, é de uso exclusivo de serviços governamentais especializados. É menos ativa contra o *S. haematobium* e de nenhum valor contra *S. japonicum*.

A oxamniquina apresenta os seguintes efeitos adversos: tontura, sonolência, náusea, vômitos, alucinação e excitação psíquica e fenômenos epileptogênicos; estes últimos poderão dificultar o emprego deste fármaco no tratamento maciço de esquistossomóticos em áreas altamente endêmicas.

Tabela 27.4 Anti-helmínticos usados principalmente contra infestações por trematódeos

Nome oficial	Nome comercial	Nome químico	Estrutura
bitionol		2,2'-tiobis(4,6-diclorofenol)	
niridazol	Ambilhar	1-(5-nitro-2-tiazolil)-2-imidazolidinona	
lucantona		1-[(2-dietilaminoetil)amino]-4-metiltioxanten-9-ona	
hicantona	Etrenol	1-[[2-(dietilamino)etil]amino]-4-(hidroximetil)-9H-tioxanten-9-ona	
oxamniquina	Mansil	1,2,3,4-tetraidro-2-[[(1-metiletil)amino]metil]-7-nitro-6-quinolinometanol	
praziquantel		2-(cicloexilcarbonil)-1,2,3,6,7,11b-hexaidro-4H-pirazino[2,1-a]isoquinolin-4-ona	
metrifonato (triclorfono)		éster dimetílico do ácido (2,2,2-tricloro-1-hidroxietil)fosfônico	

Metrifonato

Também chamado triclorfono, ocorre na forma de cristais brancos, hidrossolúveis. É ativo contra o *S. haematobium*, curando 70 a 80% dos pacientes e reduzindo a oviposição dos vermes naqueles não parasitologicamente curados. Em comparação com outros organofosforados, sua toxicidade é relativamente baixa e se deve à inibição da acetilcolinesterase e, conseqüentemente, ao grande acúmulo de acetilcolina nas sinapses nervosas. As intoxicações são tratadas com atropina e, se necessário, com oximas (pralidoxima, por exemplo). O metrifonato é também usado como inseticida e como anti-helmíntico veterinário.

Praziquantel

Além de ser eficaz na teníase, clonorquíase, equinococose e cisticercose, em ensaios experimentais manifestou atividade contra as três espécies causadoras da esquistossomose, em doses únicas de 20 mg/kg. Prevê-se, portanto, para breve a sua introdução na terapêutica da esquistossomose mansônica.

IV. MECANISMO DE AÇÃO

Os anti-helmínticos agem por um ou mais dos cinco mecanismos seguintes:

1. Ação direta, causando narcose, paralisia ou morte do helminto, com a sua subseqüente eliminação.

A piperazina age por este meio. Paralisa a musculatura do *A. lumbricoides*, seja por bloqueio neuromuscular, seja por mecanismo de hiperpolarização. Mas ela também inibe a succinato desidrogenase do verme. Similarmente, o tetracloroetileno exerce ação paralisante reversível sobre o verme, facilitando a sua expulsão por purgação; contudo, este fármaco pode também agir por outro mecanismo: interferência no processo de digestão lisossômica intracelular de nutrientes pelos nematódeos.

2. Ação irritante, queimando os tecidos do verme.

Por este mecanismo atuam o hexilresorcinol e compostos relacionados, que são vermicidas com relação aos ancilostomídeos, *A. lumbricoides* e *T. trichiura*.

3. Ação mecânica, causando distúrbios à permanência do verme, forçando-o a migrar e subseqüentemente ser destruído por fagocitose.

É este o mecanismo da dietilcarbamazina na filaríase. Ela mata rapidamente as microfilárias e as torna vulneráveis à fagocitose ou esteriliza as fêmeas adultas dos helmintos que causam a infestação. Pode também matar alguns vermes adultos.

4. Interferência com o metabolismo do helminto.

Este último mecanismo é o mais comum. Diversos anti-helmínticos agem inibindo enzimas específicas dos vermes. Por exemplo, o pirantel (que também atua como agente de bloqueio despolarizante), cloreto de pararrosanilina, diclorvos, haloxona, metrifonato e alguns outros agentes inibem a acetilcolinesterase do verme. Tiabendazol, piperazina e tetramisol inibem a succinato desidrogenase (fumarato redutase), este último possivelmente através de um produto de hidrólise; esta inibição bloqueia o suprimento de energia, resultando na paralisia e posterior expulsão do verme do intestino; contudo, aventou-se recentemente a hipótese alternativa de que todos os benzimidazóis agem inibindo a formação de microtúbulos nos parasitos. Os esquistossomicidas antimoniais inibem a fosfofrutoquinase, conforme se viu no Cap. 26. O niridazol pode afetar a nitro-redutase, mas sua ação esquistossomicida se deve à inibição da inativação da fosforilase do esquistossomo; disto resulta a disponibilidade de maior quantidade de fosforilase ativa e que catalisa a degradação de glicogênio, causando redução dos estoques deste polissacarídeo.

O befênio inibe o transporte de glicose e a glicólise dos músculos aeróbios no parasito.

Os corantes cianínicos (pirvínio e estilbázio) interferem com sistemas enzimáticos respiratórios e também com a absorção de glicose exógena em helmintos intestinais.

O mebendazol inibe reações metabólicas relacionadas à absorção de glicose pelo verme. Esta inibição é irreversível e causa a exaustão dos estoques de glicogênio e redução na produção de ATP. Entretanto, ele aparentemente não interfere com reações similares em mamíferos.

A niclosamida e o diclorofeno agem como desacopladores da fosforilação oxidativa. Após este ataque inicial dos fármacos, os helmintos se tornam altamente vulneráveis a enzimas proteolíticas do intestino do hospedeiro e sofrem digestão parcial. A niclosamida interfere igualmente com a respiração e bloqueia a absorção de glicose. Como desacopladores da fosforilação oxidativa atuam as benzanilidas halogenadas, como bromoxanida, salantel e outras.

O praziquantel deve a sua atividade à depleção de glicogênio.

Há, ainda, anti-helmínticos que atuam por inibição da biossíntese dos ácidos nucléicos. Os que se intercalam no DNA — como cloroquina, hicantona, lucantona e mepacrina — inibem essa biossíntese mediante interferência na polimerização dos nucleotídios em ácidos nucléicos. A tubercidina, por sua vez, inibe a utilização de adenosina para a formação de nucleotídios.

REFERÊNCIAS

ASPECTOS GERAIS
R. B. BURROWS, *Prog. Drug Res.*, *17*, 108 (1973).
R. CAVIER, Ed., *Chemotherapy of Helminthiasis*, Vol. I, Pergamon, Oxford, 1973.
P. J. ISLIP, *Prog. Drug Res.*, *17*, 24 (1973).
J. F. MALDONADO, *Helmintiasis del Hombre en América*, Científico-Médico, Barcelona, 1965.
T. W. M. CAMERON, *Adv. Parasitol.*, *2*, 1 (1964).
J. M. WATSON, *Medical Helminthology*, Baillière, Tindall and Cox, London, 1960.
H. MACIEL, *Helminthos e Helminthoses do Homem no Brasil*, Imprensa Naval, Rio de Janeiro, 1936.

INTRODUÇÃO
N. KATZ, *Rev. Inst. Med. Trop. São Paulo*, *22*, 40 (1980).
CNPq, *Epidemiologia e Controle da Esquistossomose e o Nordeste Semi-árido*, 1979.
A. KOROLKOVAS, *Rev. Bras. Clín. Ter.*, *8*, 349 (1979).
C. G. B. FRISCHKORN et al., *Naturwissenschaften*, *65*, 480 (1978).
D. WAKELIN, *Nature (London)*, *273*, 617 (1978).
D. S. BLUMENTHAL, *N. Engl. J. Med.*, *297*, 1437 (1977).
Schistosomiasis, U. S. Department of Health, Education, and Welfare, Washington, D. C., 1977.
S. R. SMITHERS e R. J. TERRY, *Adv. Parasitol.*, *14*, 399 (1976).
P. A. J. JANSSEN, *Prog. Drug Res.*, *18*, 191 (1974).
M. G. SCHULTZ, *Am. J. Trop. Med. Hyg.*, *23*, 744 (1974).
K. S. WARREN, *Am. J. Trop. Med. Hyg.*, *23*, 723 (1974).
D. L. LEE, *Adv. Parasitol.*, *10*, 347 (1972).
H.-K. LIM e D. HEYNEMAN, *Adv. Parasitol.*, *10*, 192 (1972).
Z. PAWLOWSKI e M. G. SCHULTZ, *Adv. Parasitol.*, *10*, 269 (1972).
A. D. BERRIE, *Adv. Parasitol.*, *8*, 43 (1970).
A. S. da CUNHA, Ed., *Esquistossomose mansoni*, Sarvier e Universidade de São Paulo, São Paulo, 1970.
B. DAWES e D. L. HUGHES, *Adv. Parasitol.*, *8*, 259 (1970).
P. JORDAN e G. WEBBE, *Human Schistosomiasis*, Thomas, Springfield, Ill., 1970.
S. B. KENDALL, *Adv. Parasitol.*, *8*, 251 (1970).
G. S. NELSON, *Adv. Parasitol.*, *8*, 173 (1970).
B. A. SOUTHGATE, *J. Trop. Med. Hyg.*, *73*, 235 (1970).
H. W. BROWN, *Clin. Pharmacol. Ther.*, *10*, 5 (1969).
J. PELLEGRINO e N. KATZ, *Adv. Parasitol.*, *6*, 233 (1968).
W. P. ROGERS e R. I. SOMMERVILLE, *Adv. Parasitol.*, *6*, 327 (1968).
Schistosomiasis: A Symposium, *Bull. N. Y. Acad. Med.*, *44*, 230-374 (1968).
A. KOROLKOVAS, *Rev. Fac. Farm. Bioquím. São Paulo*, *5*, 5 (1967).
J. PELLEGRINO, *Parasitol. Rev.*, *21*, 112 (1967).
O. D. STANDEN, *Trans. R. Soc. Trop. Med. Hyg.*, *61*, 563 (1967).
O. FELSENFELD, *The Epidemiology of Tropical Diseases*, Thomas, Springfield, Ill., 1966.
E. C. LIMA, *Esquistossomose mansoni no Estado do Paraná (Estudo da Distribuição da Fauna Planorbídea como Fator de Localização da Endemia)*, Universidade do Paraná, Curitiba, 1965.
G. E. W. WOLSTENHOLME e M. O'CONNOR, Eds., *Bilharziasis*, Churchill, London, 1962.
S. YAMAGUTI, *Systema Helminthum*, 5 vols., Interscience, New York, 1958-1963.
E. de C. FALCÃO, *Novas Achegas do Estudo da Determinação da Especificidade do "Schistosomum mansoni"*, São Paulo, 1957.
L. REY, *Contribuição para o Conhecimento da Morfologia, Biologia e Ecologia dos Planorbídeos Brasileiros Transmissores da Esquistossomose. Sua Importância em Epidemiologia*, Serviço Nacional de Educação Sanitária, Rio de Janeiro, 1956.
C. PINTO e A. F. de ALMEIDA, *Schistosomiasis mansoni no Brasil (Doença dos Caramujos ou Chistosa)*, Imprensa Nacional, Rio de Janeiro, 1948.
N. R. STOLL, *J. Parasitol.*, *33*, 1 (1947).

HISTÓRICO
M. A. PIRAJÁ da SILVA, *Estudos sobre o "Schistosomum mansoni" (1908-1916)*, Edgard de Cerqueira Falcão, São Paulo, 1953.

CLASSIFICAÇÃO
Simpósio sobre oxamniquina, *Rev. Inst. Med. Trop. São Paulo*, *22* (supl. 4), 1-237 (1980).
F. HAWKING, *Adv. Pharmacol. Chemother.*, *16*, 129 (1979).
J. D. KELLY e C. A. HALL, *Adv. Pharmacol. Chemother.*, *16*, 89 (1979).
G. S. NELSON, *N. Engl. J. Med.*, *300*, 1136 (1979).
V. AMATO NETO et al., *Rev. Inst. Med. Trop. São Paulo*, *20*, 161 (1978).
D. BOTERO R., *Annu. Rev. Pharmacol. Toxicol.*, *18*, 1 (1978).
F. HAWKING, *Adv. Pharmacol. Chemother.*, *15*, 289 (1978).
J. S. KEYSTONE, *Am. J. Trop. Med. Hyg.*, *27*, 360 (1978).
A. KOROLKOVAS e J. PELLEGRINO, *Rev. Inst. Med. Trop. São Paulo*, *20*, 219 (1978).
H. MOST, *N. Engl. J. Med.*, *289*, 1178 (1978).
K. S. WARREN, *Nature (London)*, *273*, 609 (1978).
N. O. CROSSLAND, *Adv. Drug Res.*, *12*, 53 (1977).
D. A. DENHAM e P. B. McGREEVY, *Adv. Parasitol.*, *15*, 243 (1977).
D. A. ERASMUS, *Adv. Parasitol.*, *15*, 201 (1977).
Geographic Health Studies, *Handbook on the Prevention and Treatment of Schistosomiasis*, U. S. Department of Health, Education and Welfare, Washington, D. C., 1977.
N. KATZ, *Adv. Pharmacol. Chemother.*, *14*, 1 (1977).
A. KOROLKOVAS e J. PELLEGRINO, *Rev. Farm. Bioquím. Univ. São Paulo*, *15*, 5 (1977).
M. J. MILLER, *Prog. Drug Res.*, *20*, 433 (1976).
M. SASA, *Human Filariasis in a Global Survey of Epidemiology and Control*, University Park Press, Baltimore, 1976.
S. ARCHER, *Prog. Drug Res.*, *18*, 15 (1974).
P. B. HULBERT et al., *Science*, *186*, 647 (1974).
N. KATZ e J. PELLEGRINO, *Adv. Parasitol.*, *12*, 369 (1974).
M. A. STIREWALT, *Adv. Parasitol.*, *12*, 115 (1974).
K. S. WARREN, *Schistosomiasis: The Evolution of a Medical Literature*, MIT Press, Cambridge, 1974.
A. P. CHAVARRIA et al., *Am. J. Trop. Med. Hyg.*, *22*, 592 (1973).
A. DAVIS, *Drug Treatment in Intestinal Helminthiases*, World Health Organization, Geneva, 1973.
S. ARCHER e A. YARINSKY, *Prog. Drug Res.*, *16*, 11 (1972).
J. W. McFARLAND, *Prog. Drug Res.*, *16*, 157 (1972).
R. S. DESOWITZ, *Annu. Rev. Pharmacol.*, *11*, 351 (1971).
P. E. HARTMAN et al., *Science*, *172*, 1058 (1971).

S. H. ROGERS e E. BUEDING, *Science, 172,* 1057 (1971).
D. K. HASS, *Top. Med. Chem., 3,* 171 (1970).
C. H. ROBINSON et al., *Mol. Pharmacol., 6,* 604 (1970).
L. M. WERBEL, *Top. Med. Chem., 3,* 125 (1970).
H. W. BROWN, *Clin. Pharmacol. Ther., 10,* 5 (1969).
T. E. GIBSON, *Adv. Parasitol., 7,* 349 (1969).
F. C. GOBLE, Ed., "The Pharmacological and Chemotherapeutic Properties of Niridazole and Other Antischistosomal Compounds", *Ann. N. Y. Acad. Sci., 160,* 423-946 (1969).
H. W. BROWN, *Clin. Pharmacol. Ther., 10,* 5 (1968).
J. R. DOUGLAS e N. F. BAKER, *Annu. Rev. Pharmacol., 8,* 213 (1968).
J. E. D. KEELING, *Adv. Chemother., 3,* 109 (1968).
A. KOROLKOVAS, *Rev. Fac. Farm. Bioquím. São Paulo, 6,* 115, 147, 153 (1968).
G. LÄMMLER, *Adv. Chemother., 3,* 153 (1968).
B. H. KEAN, *Ann. Intern. Med., 67,* 461 (1967).
P. THOMPSON, *Annu. Rev. Pharmacol., 7,* 77 (1967).
D. A. MEIRA et al., *Hospital, 59,* 1135 (1961).

MECANISMO DE AÇÃO

T. E. MANSOUR, *Science, 205,* 462 (1979).
K. UYEDA, *Adv. Enzymol., 48,* 193 (1979).
P. KÖHLER e R. BACHMANN, *Mol. Pharmacol., 14,* 155 (1978).
A. KOROLKOVAS e A. SENAPESCHI, *Eur. J. Med. Chem. — Chim. Ther., 13,* 107 (1978).
M. KATZ, *Drugs, 13,* 124 (1977).
A. KOROLKOVAS, *Rev. Bras. Farm., 58,* 51 (1977).
U. K. SHETH et al., *Prog. Drug Res., 19,* 147 (1975).
J. P. BRUGMANS et al., *J. Am. Med. Assoc., 217,* 313 (1971).
F. F. SOPRUNOV, *Tr. Vses. Inst. Gel'mintol., 17,* 189 (1971).
I. E. WEINSTEIN e E. HIRSCHBERG, *Prog. Mol. Subcell. Biol., 2,* 232 (1971).
M. L. AUBRY et al., *Br. J. Pharmacol., 38,* 332 (1970).
C. BRYANT, *Adv. Parasitol., 8,* 139 (1970).
P. EYRE, *J. Pharm. Pharmacol., 22,* 26 (1970).
R. K. PRICHARD, *Nature (London), 228,* 684 (1970).
H. VAN den BOSSCHE e P. A. J. JANSSEN, *Biochem. Pharmacol., 18,* 35 (1969).
E. BUEDING, *Biochem. Pharmacol., 18,* 1541 (1969).
R. A. CARCHMAN et al., *Biochim. Biophys. Acta, 179,* 158 (1969).
A. ALLISON, *Adv. Chemother., 3,* 253 (1968).
E. BUEDING e E. SCHILLER, "Mechanism of Action of Antischistosomal Drugs", *in* J. RODRIGUES DA SILVA e M. J. FERREIRA, Eds., *Mode of Action of Anti-parasitic Drugs,* Pergamon, Oxford, 1968.
H. J. SAZ e E. BUEDING, *Pharmacol. Rev., 18,* 871 (1966).

Agentes Antimaláricos

I. INTRODUÇÃO

Agentes antimaláricos são fármacos empregados no tratamento ou profilaxia da malária. O nome *malária* deriva do italiano e literalmente significa *ar ruim,* pois se acreditava que a doença resultasse de emanações de pântanos. Nomes alternativos, *paludismo* e *impaludismo,* são de origem francesa e têm o mesmo significado. Outros sinônimos, menos comuns, embora alguns mais populares, são: maleita, sezão, sezonismo, tremedeira, batedeira, carneirada, febre intermitente, febre palustre.

Esta doença parasitária é conhecida do homem há muitos séculos. É, provavelmente, a endemia mais disseminada. Segundo recente relatório da Organização Mundial de Saúde, no fim do ano de 1976 abrangia uma área povoada por 2.048.000.000 de pessoas. Desta população, 436.000.000 (21% do total acima referido) habitavam regiões das quais a malária fora erradicada e 1.200.000.000 (62% do total), em zonas em que a campanha de erradicação já estava sendo executada, sendo que os 352.000.000 restantes viviam em locais em que não se haviam tomado medidas no sentido de combater a moléstia. Assim, apesar dos grandes esforços e realizações do programa de erradicação da malária, sob a responsabilidade da Organização Mundial de Saúde e em execução desde 1950, esta moléstia continua sendo problema prioritário em muitas regiões do mundo. Estima-se que hoje em dia ocorrem 200.000.000 de infecções por ano, causando cerca de 2.000.000 de vítimas, enquanto os sobreviventes permanecem inutilizados por longos períodos de tempo. No Brasil, o número de infectados é de 2 a 3.000.000.

A malária é causada por protozoários do gênero *Plasmodium,* que são introduzidos no organismo através da picada da fêmea do mosquito anofelino. Espécie de plasmódio que provoca a doença em pássaros não infetará o homem. Contudo, a malária humana pode ser transmitida ao macaco e vice-versa. As quatro espécies de malária humana são: terçã maligna, causada pelo *P. falciparum;* terçã benigna, causada pelo *P. vivax;* quartã benigna, causada pelo *P. malariae;* e uma infecção terçã benigna, provocada pelo *P. ovale.* Terçã e quartã são nomes referentes ao ciclo reprodutivo do parasito ou ao intervalo de tempo entre os acessos febris sofridos pelo paciente, acessos que correspondem a 48 horas para a malária terçã e 72 horas para a quartã. A malária *falciparum* e a *vivax* são decididamente as mais disseminadas. Os acessos da primeira podem ser fatais; contudo, os sintomas, se adequadamente tratados com quinina ou, melhor ainda, com fármacos modernos, dificilmente são reincidentes. Os acessos de malária *vivax,* por outro lado, raramente são fatais, mas os sintomas muitas vezes reaparecem periodicamente, mesmo após longos lapsos de tempo.

Do estudo da biologia da infecção pode-se concluir que, para livrar o mundo do parasito malárico humano, será indispensável destruir completamente ou o mosquito ou o homem. No que concerne ao primeiro objetivo citado, tem havido grande progresso paralelamente ao campo da quimioterapia, graças ao emprego generalizado de *(a)* inseticidas: Aldrin, clofenotano (DDT), clordano, dieldrina, lindano, malation, propoxur e outros; *(b)* repelentes de insetos: butopironoxil, dietiltoluamida, etoexadiol, ftalato de dimetila, óleo de citronela, além de outras substâncias.

II. HISTÓRICO

Séculos antes da era cristã, os chineses empregavam a droga *Ch'ang shan* para o tratamento sintomático da malária. Esta droga consiste na raiz pulverizada da *Dichroa febrifuga,* planta cujo princípio ativo é o alcalóide febrifugina.

Antes que o homem branco chegasse ao continente americano, os índios do Peru usavam a casca da quina no tratamento da malária. Por volta de 1677, foi ela incluída na *London Pharmacopoeia* sob o nome de *Cortex peruanus.* Por isolarem, em 1820, o princípio ativo, quinina, os farmacêuticos Pelletier e Caventou receberam um prêmio de 10.000 francos do Instituto Francês de Ciências.

Após o isolamento da quinina, o próximo passo de importância no tratamento da malária foi a observação, por Ehrlich e Guttmann, em 1891, de que o cloreto de metiltionínio (azul de metileno), corante sintético, possuía ligeira atividade antimalárica no homem. A estrutura do cloreto de metiltionínio foi modificada por outros pesquisadores alemães de forma a dar origem a compostos mais eficazes até que, em 1924, surgia a pamaquina, o primeiro antimalárico sintético de utilidade. A extensão desta linha de pesquisa a outras modificações moleculares levou Mietzch e Mauss à síntese de outro tipo de fármaco útil, a mepacrina, em 1930.

Os melhores métodos de combate à malária surgiram do intensivo programa de pesquisas levado a cabo durante a Segunda Guerra Mundial e imediatamente após aquele conflito. Tratou-se de uma triagem empírica, mas racionalmente dirigida, de compostos químicos tanto conhecidos quanto novos no sentido de determinar sua potencialidade como agentes antimaláricos. De forma geral, contudo, este estudo consistiu, em sua maior parte, na reavaliação das contribuições dos alemães e na síntese de fármacos estreitamente relacionados, no que diz respeito à estrutura, aos compostos desenvolvidos na Alemanha.

Após Pearl Harbor, os Estados Unidos viram-se frente à necessidade de combater em algumas das piores regiões malarígenas do mundo. O Conselho Nacional de Pesquisas dos Estados Unidos organizou amplo programa de pesquisas antimaláricas. Cerca de 14.000 compostos foram ensaiados, inicialmente em malária de pássaros. Estudos toxicológicos, farmacológicos e finalmente clínicos seguiram-se para os compostos mais promissores. Os principais resultados das pesquisas de malária durante a guerra foram a consolidação do emprego da mepacrina, em base racional, e a reavaliação e descoberta de determinadas 4-aminoquinolinas e 8-aminoquinolinas como agentes eficazes.

Uma destas 4-aminoquinolinas, a cloroquina, já havia sido descrita em patente alemã e era chamada de Resoquina. Entretanto, os alemães haviam abandonado este fármaco em favor de outro, estruturalmente aparentado, que foi encontrado entre os pertences de alemães aprisionados durante a campanha da África do Norte. A ressíntese e reavaliação de diversos fármacos deste tipo acabaram confirmando a cloroquina como um dos mais eficazes dentre os conhecidos nos Estados Unidos.

Da variação estrutural da pamaquina, executada por químicos norte-americanos, resultaram agentes antimaláricos úteis, tais como pentaquina, isopentaquina e primaquina, os dois últimos sintetizados por Elderfield e colaboradores, em 1946.

Enquanto pesquisavam a promissora atividade de cresóis básicos, em 1946, Burckhalter e associados relataram a síntese da amodiaquina, derivado cresólico básico, embora também seja classificável como derivado quinolínico.

A proguanila, uma biguanida, foi introduzida na Inglaterra por Curd, Rose e colegas, da Imperial Chemical Industries, em 1945. Eles haviam iniciado a pesquisa com moléculas contendo núcleo pirimidínico por dois motivos: *(a)* a crença de que a pirimidina, sendo um núcleo "natural" e, portanto, um ao qual o organismo está acostumado, seria menos tóxica do que os derivados da quinolina ou acridina; *(b)* determinadas pirimidinas, especialmente as sulfas, eram conhecidas como portadoras de atividade antimalárica, embora em baixo nível. Após muitas tentativas de modificação molecular, acabaram descobrindo o derivado biguanídico altamente ativo, a proguanila. A gênese da proguanila pode ser acompanhada desde o cloreto de metiltionínio e sulfas, mostrada nas Figs. 2.10 e 2.29.

A exploração da descoberta da atividade antimalárica, por Falco e colaboradores, de um derivado pirimidínico, formalmente análogo à proguanila, resultou finalmente na introdução da pirimetamina, por Hitchings, em 1949, e da trimetoprima, em 1962.

As sulfas e sulfonas, empregadas desde 1935 como agentes antibacterianos, encontraram seu caminho para a terapia da malária há relativamente pouco tempo, apesar de a sua atividade antimalárica ter sido observada já em 1937. Na malária, estes fármacos são usados exclusivamente em associação com outros agentes antimaláricos, especialmente cloroquina, amodiaquina ou primaquina, num esforço para impedir a emergência prematura de cepas resistentes de plasmódios ou para combatê-las. Esta terapia combinada baseia-se na suposição correta de que o bloqueio do metabolismo do plasmódio em *dois pontos diferentes* é forma mais eficiente de lograr a inibição do metabolismo do ácido fólico do parasito. Mais recentemente, além de sulfonas (principalmente dapsona e acedapsona), tem-se recorrido a sulfas de ação prolongada, associadas à pirimetamina ou trimetoprima: sulfametoxipiridazina, sulfaleno, sulfadoxina e sulfadimetoxina.

A descoberta de que a atividade antimalárica da proguanila se deve a um metabólito cíclico acabou levando à introdução do embonato de cicloguanila, em 1963. Dapolar, um complexo de acedapsona e embonato de cicloguanila, é uma preparação de depósito para a supressão da malária com duplo mecanismo de ação (Fig. 2.32).

Recentemente, o exército dos Estados Unidos realizou intensivo programa de desenvolvimento de novos agentes antimaláricos. Durante 10 anos foram ensaiados 200.000 compostos químicos; destes, 26 chegaram até a fase de ensaios pré-clínicos e, 7 dentre eles, até os ensaios clínicos; 2 destes manifestaram atividade contra cepas de *P. falciparum* resistentes aos antimaláricos comumente usados.

Uma aquisição recente é a mefloquina, derivado quinolínico que se mostrou eficaz tanto no tratamento quanto na profilaxia de malária *falciparum* e *vivax*. Esta droga ainda está em fase experimental.

Na URSS, a dabequina, uma 4-aminobenzoquinolina, deu resultados muito alentadores em ensaios pré-clínicos e clínicos.

Conforme mostra a Fig. 2.10, os agentes antimaláricos usados atualmente resultaram, em sua maioria, da modificação molecular do cloreto de metiltionínio e incorporação de determinadas características estruturais da quinina e de α-dialquilamino-*o*-cresóis.

Esforços vêm sendo feitos no sentido de desenvolver uma vacina contra a malária.

III. CLASSIFICAÇÃO

Dezenas de compostos químicos apresentam atividade antimalárica. Pertencem às seguintes classes químicas:

1. Alcalóides da quina: carbonato de quinina, etilcarbonato de quinina, quinina e seus sais;
2. Outros alcalóides: febrifugina;
3. Acridinas: acriquina, aminocriquina, azacrina (planejada por conjunção de determinadas características estruturais das 4-aminoquinolinas e 8-aminoquinolinas), mepacrina;
4. 4-Aminoquinolinas: amodiaquina, amopiroquina, cicloquina, cloroquina, dabequina, hidroxicloroquina, oxicloroquina, sontoquina;
5. 7-Aminoquinolinas: anquinato;
6. 8-Aminoquinolinas: 8-(3-dietilaminopropilamino)-6-metoxiquinolina, isopentaquina, pamaquina, pentaquina, primaquina, quinocida;
7. 4-Aminoquinolinometanóis: mefloquina;
8. Antibióticos: aplasmomicina, azasserina, clindamicina, cloranfenicol, clortetraciclina, doxiciclina, eritromicina, espiramicina, fumagilina, minociclina, mirincamicina, oxitetraciclina, tetraciclina;
9. Biguanidas e derivados: bromoguanila, cicloguanila, clociguanila, nitroguanila, proguanila;
10. 1,4-Naftoquinonas: lapinona, menoctona;
11. Piridinas: clopidol;
12. Pirimidinas: diaveridina, pirimetamina, trimetoprima;
13. Sulfas: metacloridina, sulfadiazina, sulfadimetoxina, sulfadoxina, sulfafurazol, sulfaleno, sulfametoxazol, sulfametoxipiridazina, sulfamonometoxina, sulfapirazina;
14. Sulfonas: acedapsona, dapsona.

Poucos dos compostos acima citados, todavia, são usados como antimaláricos na clínica. Alguns dos mais empregados estão arrolados na Tabela 28.1.

Para o tratamento de variedades resistentes a fármacos empregam-se diversas combinações de quimioterápicos, tais como Camoprim (amodiaquina + primaquina) e cloroquina + primaquina. Ambas as associações têm base racional e são comercializadas. Também já comercializadas em vários países encontram-se outras associações racionais: pirimetamina + sulfadoxina (Fansidar), pirimetamina + dapsona (Maloprim) e acedapsona + embonato de cicloguanila (Dapolar). Não deram resultados encorajadores as seguintes associações: pirimetamina + sulfaleno e trimetoprima + sulfaleno. Contudo, não se deve usar nenhuma associação profilaticamente, a fim de evitar induzir resistência, não só no parasito causador da malária, mas também em bactérias patogênicas.

Os fármacos utilizados na malária pertencem às seguintes classes químicas: alcalóides da quina, acridinas, 8-aminoquinolinas, 4-aminoquinolinas, 4-aminoquinolinometanóis, pirimidinas, biguanidas, diidrotriazinas, sulfas e sulfonas. Os cinco primeiros grupos apresentam

AGENTES ANTIMALÁRICOS

Tabela 28.1 Agentes antimaláricos mais usados

Nome oficial	Nome comercial	Nome químico	Estrutura
quinina		(8α,9R)-6'-metoxicinchonan-9-ol	Veja Fig. 28.2
primaquina		N^4-(6-metoxi-8-quinolinil)-1,4-pentanodiamina	Veja Fig. 2.10
mepacrina (acriquina) (quinacrina)		N^4-(6-cloro-2-metoxi-9-acridinil)-N^1,N^1-dietil-1,4-pentanodiamina	Veja Fig. 2.10
cloroquina (chingamina)	Aralen	N^4-(7-cloro-4-quinolinil)-N^1,N^1-dietil-1,4--pentanodiamina	Veja Fig. 2.10
hidroxicloroquina (oxicloroquina)	Plaquinol	2-[[4-[(7-cloro-4-quinolinil)amino]pentil]etilamino]etanol]	Veja Fig. 2.10
amodiaquina		4-[(7-cloro-4-quinolinil)amino]-2-[(dietilamino)metil]fenol	Veja Fig. 2.10
pirimetamina	Daraprim Fansidar (em assoc. c/ sulfadoxina)	5-(4-clorofenil)-6-etil-2,4-pirimidinodiamina	Veja Fig. 2.10
proguanila (bigumal) (clorguanida)		1-(p-clorofenil)-5-isopropilbiguanida	Veja Fig. 2.10
cicloguanila		1-(4-clorofenil)-1,6-diidro-6,6-dimetil-1,3,5--triazino-2,4-diamina	Veja Fig. 2.10
mefloquina		DL-*eritro*-α-2-piperidil-2,8-bis(trifluormetil)-4-quinolinometanol	

as seguintes características estruturais em comum:

```
HETEROCICLO — GRUPO LIGANTE — PORÇÃO BÁSICA
```

O heterociclo é uma quinolina ou acridina. O grupo ligante é álcool (nos alcalóides da quina) ou resíduo amínico. A fração básica é a quinuclidina (nos alcalóides da quina) ou uma cadeia básica.

Com a exceção das sulfas e sulfonas, que são empregadas na forma livre, todos os agentes antimaláricos são usados como bases livres ou, preferencialmente, na forma de sais (cloridrato, sulfato, fosfato), que se apresentam como pós brancos ou quase brancos (em geral), inodoros e hidrossolúveis, apresentando sabor amargo.

A. Tipos de ação dos agentes antimaláricos

Segundo o estágio do ciclo evolutivo do parasito no qual exercem sua ação (Fig. 28.1), os agentes antimaláricos são classificados tal como indica a Tabela 28.2, a saber:

1. Esquizonticida sanguíneo ou *agente supressor:* fármaco que atua sobre as formas assexuadas dos parasitos na corrente sanguínea. Exemplos: amodiaquina, cloroquina, hidroxicloroquina, pirimetamina, proguanila, quinina, tetraciclina, associação sulfa + pirimetamina;

2. Esquizonticida tecidual ou *agente profilático causal:* fármaco que age sobre as formas assexuadas dos parasitos nos tecidos. Pode ser: *(a)* esquizonticida tecidual primário: fármaco que age sobre as formas pré-eritrocíticas; *(b)* esquizonticida tecidual secundário: fármaco que age sobre as formas exo-eritrocíticas secundárias; exemplo: primaquina;

3. Gametociticida: fármaco que age sobre as formas sexuadas dos parasitos. Os agentes antimaláricos, em sua maioria (exceto pirimetamina e proguanila), apresentam esta atividade;

4. Esporonticida: fármaco que age indiretamente sobre as formas esporogênicas no mosquito através de transformações nos gametócitos. Exemplos: pirimetamina, primaquina e proguanila;

5. *Esporozoiticida:* fármaco que age nas formas infectantes ao homem. Ainda não há nenhum fármaco deste tipo.

Os efeitos produzidos pelos fármacos antimaláricos podem ser:

1. *Supressão* ou *profilaxia clínica* ou *de campo:* prevenção dos sintomas clínicos por ação sobre as formas assexuadas dos parasitos no sangue. Pode ser temporária ou permanente. As drogas usadas são: primaquina, cloroquina, amodiaquina, proguanila, pirimetamina;

2. *Cura clínica:* alívio dos sintomas imediatos de um acesso e recuperação aparente do paciente mas sem que tenha havido, necessariamente, eliminação completa da infecção. Os fármacos mais eficazes são cloroquina ou amodiaquina; em certos casos, quinina; para impedir recaídas, primaquina;

3. *Cura radical:* eliminação completa dos parasitos, tanto da fase sanguínea quanto da fase tecidual do organismo, sem risco de ocorrência de recaída. O fármaco de escolha é a primaquina.

B. Resistência a agentes antimaláricos

Cepas de parasitos de malária resistentes a fármacos em animais experimentais foram observadas, pela primeira vez, em 1945. Em 1961, a resistência de plasmódios humanos à cloroquina e outras 4-aminoquinolinas começou a ser citada na literatura. A estas descobertas foram-se somando relatos de novos casos em diversas regiões do mundo, em relação não tão-somente às 4-aminoquinolinas, mas também a outros fármacos antimaláricos. Atualmente, existem variedades resistentes a fármacos no Brasil, Camboja, Colômbia, Malásia, Tailândia, Venezuela e parte das Filipinas e Vietname.

Diversas teorias foram propostas para explicar a emergência de plasmódios resistentes a fármacos. O verdadeiro mecanismo responsável por este fenômeno é essencialmente o mesmo discutido no Cap. 25, Seção IV, a saber: *(a)* inativação do fármaco pelo plasmódio; *(b)* penetração reduzida do fármaco (cloroquina, por exemplo) na célula do protozoário; *(c)* alteração do metabolismo do parasito de forma a eliminar a etapa ou etapas previamente suscetíveis ao quimioterápico.

A proguanila, pirimetamina e fármacos relacionados, que inibem a síntese plasmodial do ácido fólico, provocam a emergência de formas resistentes com rapidez, enquanto a quinina, pamaquina, mepacrina, cloroquina, amodiaquina e primaquina, que agem sobre a síntese plasmodial

Tabela 28.2 Agentes antimaláricos classificados segundo as fases do ciclo vital dos plasmódios

Fase	Tipo de terapia	Fármacos eficazes	Ação do quimioterápico
Esporozoítos	Profilaxia causal verdadeira	Nenhum	Destruição de esporozoítos ou impedimento da invasão de glóbulos vermelhos por esporozoítos
Exoeritrocítica (primária)	Profilaxia causal (esquizonticidas teciduais primários)	primaquina proguanila pirimetamina	Destruição dos esquizontes teciduais primários
Exoeritrocítica (secundária)	Cura radical	primaquina	Eliminação completa dos esquizontes do organismo, de modo que não possam ocorrer recidivas
Eritrocítica	Supressiva (esquizonticida sanguíneo)	*Ação potente:* quinina mepacrina cloroquina hidroxicloroquina amodiaquina amopiroquina	*Uso profilático* (profilaxia clínica): prevenção de sintomas pela destruição de esquizontes à medida que se liberam do tecido para a corrente sanguínea
		Ação limitada: proguanila clorproguanila pirimetamina pirimetamina } proguanila + sulfonas e sulfonamidas	*Uso terapêutico:* terminação dos ataques agudos e eliminação completa dos esquizontes da corrente sanguínea
Eritrocítica	Clínica	Esquizonticidas sanguíneos	Alívio dos sintomas sem consumar necessariamente a eliminação completa da infecção
Sexuada	Gameticitida	primaquina quinocida	Destruição de gametócitos
Mosquito	Esporonticida	primaquina pirimetamina proguanila	Transformação dos gametócitos em não-infecciosos, evitando assim o desenvolvimento esporogênico

Fonte: Adaptada de J. R. diPalma, *in* J. R. diPalma, Ed., *Drill's Pharmacology in Medicine,* 4th ed., McGraw-Hill, New York, 1971, p. 1773.

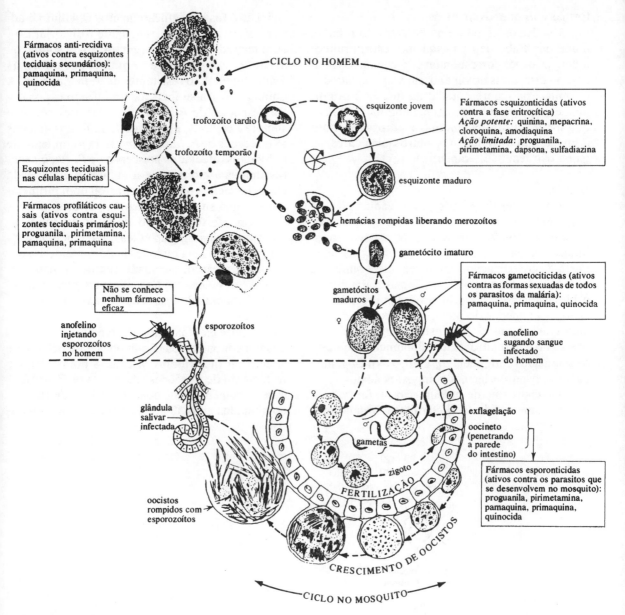

Fig. 28.1 Classificação dos quimioterápicos antimaláricos em relação às diferentes fases do ciclo vital do parasito. *Fonte*: L. J. Bruce-Chwatt, *Bull. W.H.O.*, 27, 287 (1962), ligeiramente modificada.

de ácidos nucléicos, só dão origem a formas resistentes após algum tempo.

Os fármacos de escolha para o tratamento da malária *falciparum* resistente à cloroquina são quinina e tetraciclina, esta última dada simultaneamente com a primeira ou dentro de três dias após iniciado o tratamento. Como alternativa, a tetraciclina pode ser substituída por associação de uma sulfa com a pirimetamina. A mefloquina poderá vir a ser outra opção.

C. Alcalóides da quina

Os alcalóides da quina são extraídos da casca da quina. Diversas espécies de *Cinchona*, da família *Rubiaceae*, produzem estes alcalóides. A quina é planta natural da América do Sul. Agora é cultivada extensivamente no Congo e, especialmente, na Indonésia.

Os alcalóides mais importantes desta planta são dois pares de compostos isômeros: *(a)* quinina e quinidina; *(b)* cinchonina e cinchonidina. Dos quatro, a quinina se mostra a mais ativa contra malária. Estes alcalóides existem também nas formas *epi*, que são inativas.

Os alcalóides da quina derivam do rubano, nome que Rabe deu ao esqueleto estrutural comum. O álcool correspondente é chamado rubanol. As estruturas do rubano, rubanol e alcalóides da quina estão representadas na Fig. 28.2. A quinina é empregada como agente antimalárico, enquanto a quinidina encontra emprego como fármaco antiarrítmico. Os outros alcalóides da quina não têm uso terapêutico.

Quinina

Como base livre, apresenta-se como pó cristalino branco, inodoro, levo-rotatório, apenas ligeiramente solúvel em água e de sabor amargo intenso. Cristaliza com três moléculas de água (água de cristalização). Uma vez que a quinina é base biácida, forma dois tipos de sais: sais neutros e bissais ácidos. Os primeiros compreendem a salificação apenas do nitrogênio terciário do núcleo quinuclidínico, pois este nitrogênio é mais básico do que o nitrogênio quinolínico, enquanto os sais ácidos compreendem ambos os nitrogênios básicos, dando origem a compostos ácidos.

Diversos sais de quinina são ou foram usados: sulfato, cloridrato, dicloridrato, bromidrato, salicilato, fosfato, etilcarbamato. O sulfato é administrado por via oral, enquanto o dicloridrato é administrado por via parenteral, para evitar ou atenuar um ataque agudo por formas 4-aminoquinolino resistentes de *P. falciparum*. A quinina mostra-se ineficaz em infecções por outras espécies de *Plasmodium*. Além disso, nem sempre é capaz de efetuar curas radicais em todas as infecções de *P. falciparum*. Para tratamento de indivíduos infectados por cepas de *P. falciparum* resistentes à cloroquina, a quinina é empregada em associação com tetraciclina ou com pirimetamina e uma sulfa (sulfadiazina, por exemplo).

Um efeito adverso comum da quinina, mesmo em doses terapêuticas, é o cinchonismo, caracterizado pela ocorrência de zumbido no ouvido, alteração da acuidade auditiva e náuseas. Doses mais elevadas podem causar efeitos indesejáveis, incluindo lesões auditivas e visuais irreversíveis.

A dose habitual para o tratamento de ataques agudos em pacientes não imunes é de 650 mg de sulfato ou dicloridrato, a cada 8 horas. Para o tratamento de infecções causadas por *P. falciparum*, recomenda-se a dose de 650 mg de sulfato, combinados com 50 mg de pirimetamina, diaria-

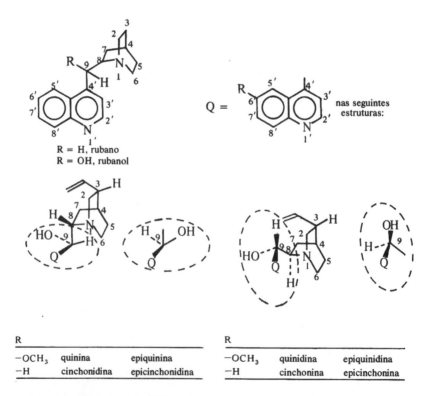

Fig. 28.2 Configurações absolutas dos alcalóides da quina. Notem-se as diferenças na configuração nos carbonos 8 e 9.

mente, durante 3 dias, ou então uma associação de sulfato de quinina, pirimetamina e dapsona, por via oral.

A quinina é também usada como analgésico antipirético e no diagnóstico de *myasthenia gravis*. Seus empregos mais antigos, como anestésico local, estomáquico, agente esclerosante e para induzir aborto, são considerados perigosos e obsoletos.

D. 8-Aminoquinolinas

Os agentes antimaláricos derivados de 8-aminoquinolinas são usados, principalmente, nas formas exo-eritrocíticas e em gametócitos. O mais ativo e menos tóxico deste grupo é a primaquina, a única que ainda encontra emprego amplo. No passado, usavam-se a pamaquina, pentaquina e isopentaquina.

Fosfato de primaquina
Pó cristalino inodoro, sabor amargo, solúvel em água, de cor vermelho-laranja. Seu emprego principal é na prevenção de recaídas por *P. vivax*, *P. malariae* e *P. ovale*. Em associação com cloroquina, é usado na profilaxia da malária; com amodiaquina, é ativo em todos os estágios de desenvolvimento dos plasmódios maláricos. O isômero (+) apresenta índice quimioterápico pelo menos duas vezes maior que o do racêmico($\pm$), em razão da toxicidade muito menor. A primaquina provoca diversos efeitos colaterais graves: desconforto abdominal, dor de cabeça, pruridos, metemoglobinemia, leucopenia, agranulocitose. O mais grave, contudo, é a anemia hemolítica aguda, nos pacientes deficientes em glicose-6-fosfato desidrogenase (G6PD), enzima que catalisa o passo oxidativo inicial da via das pentoses-fosfato do metabolismo da glicose. Esta deficiência é de origem genética e ocorre predominantemente em indivíduos da região afro-mediterrânea cuja característica racial é a pele escura.

A primaquina é obtida mediante reação entre 6-metoxi-8-aminoquinolina (I) e 2-cloro ou 2-bromopentilamina (II) (Figura 28.3).

E. Acridinas

Diversas acridinas têm ação antibacteriana. Na terapia da malária chegou-se a empregar a mepacrina, também conhecida por quinacrina. Atualmente, há disponibilidade de fármacos menos tóxicos e a mepacrina quase não é mais usada como agente antimalárico. Contudo, ela é muito empregada em algumas infecções por tênias (Cap. 27) e na giardíase sintomática (Cap. 29).

F. 4-Aminoquinolinas

Os agentes antimaláricos derivados da 4-aminoquinolina são os fármacos de escolha no tratamento de ataques agudos de plasmódios. Além dos fármacos arrolados na Tabela 28.1, usam-se vários outros. Estes fármacos conseguem efetuar a cura radical em infecções por variedades não-resistentes de *P. falciparum* e a cura clínica em infecções por outras espécies de plasmódios. Entretanto, já foram descritas formas resistentes a estes agentes em várias regiões do mundo.

Cloroquina
Como base livre, apresenta-se como pó cristalino amarelo ou branco, inodoro. Também é empregada como fosfato ou cloridrato, mas o último não cristaliza bem. É o fármaco de escolha no tratamento de ataques agudos (cura clínica) de todas as espécies de malária. Em associação com primaquina, ela é empregada na profilaxia da malária em regiões endêmicas. Entre outras reações adversas, produz distúrbios gastrintestinais, estimulação nervosa central e interferência reversível na capacidade de acomodação visual. Superdoses podem provocar reações graves, inclusive a morte.

Existem diversos métodos para a síntese da

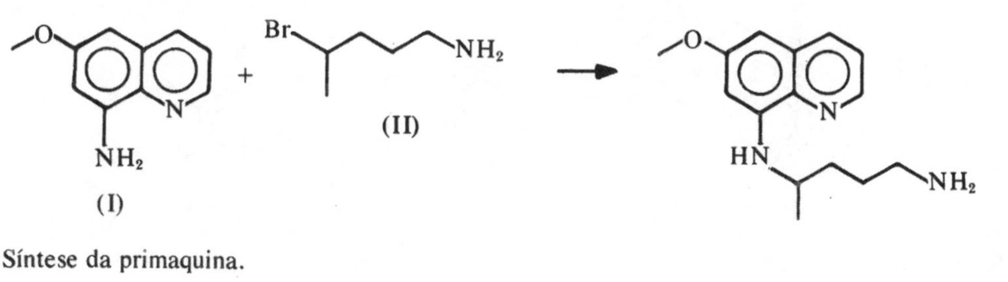

Fig. 28.3 Síntese da primaquina.

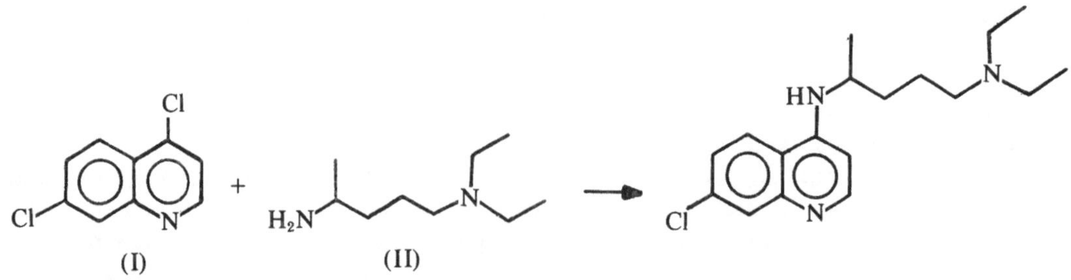

Fig. 28.4 Síntese da cloroquina.

cloroquina. Um método muito prático foi proposto por Elderfield. Outro método, empregado por Surrey e Hamer, consiste na condensação da 4,7-dicloroquinolina (I) com novoldialmina (II) (Fig. 28.4).

Sulfato de hidroxicloroquina
 Pó cristalino branco ou quase branco, inodoro, sabor amargo, muito solúvel em água. Existe em duas formas, que fundem a temperaturas diferentes: 240 e 198°C, respectivamente.
 A hidroxicloroquina é um metabólito da cloroquina, com ação similar, mas é menos tóxica. Portanto, poderá ser o fármaco de escolha para tratamentos prolongados em doses elevadas, tal como é exigido na terapia do lupo eritematoso, erupções polimorfas leves, artrite reumatóide, amebíase e giardíase.

Cloridrato de amodiaquina
 Pó cristalino, amarelo, inodoro, amargo, solúvel em água. É eficaz tanto na profilaxia quanto no tratamento de todas as espécies de malária. Em associação com primaquina, é ativo contra todos os estágios da malária. Também encontra aplicação no tratamento de giardíase e amebíase extraintestinal. Efeitos colaterais são: vômitos, náusea, diarréia e pigmentação da pele.
 O cloridrato de amodiaquina foi sintetizado por Burckhalter e colaboradores a partir do paracetamol (I) que, por reação de Mannich com formaldeído e dietilamina, fornece a base intermediária (II); esta, por desacetilação com HCl a 20%, dá o 2-dietilaminometil-4-aminofenol (III) que, em seguida, é condensado com 4,7-dicloroquinolina (Fig. 28.5).

G. 4-Aminoquinolinometanóis

Dentre uma série de metanóis quinolínicos, fenantrênicos e naftalênicos recentemente sintetizados e ensaiados, a mefloquina se mostrou muito promissora.

Cloridrato de mefloquina
 É eficaz na eliminação de infecções por *P. falciparum* e *P. vivax* e ativo contra cepas de *P. falciparum* resistentes à cloroquina. Exerce também atividade profilática, na dose semanal de 180 mg ou quinzenal de 360 mg. Apresenta a vanta-

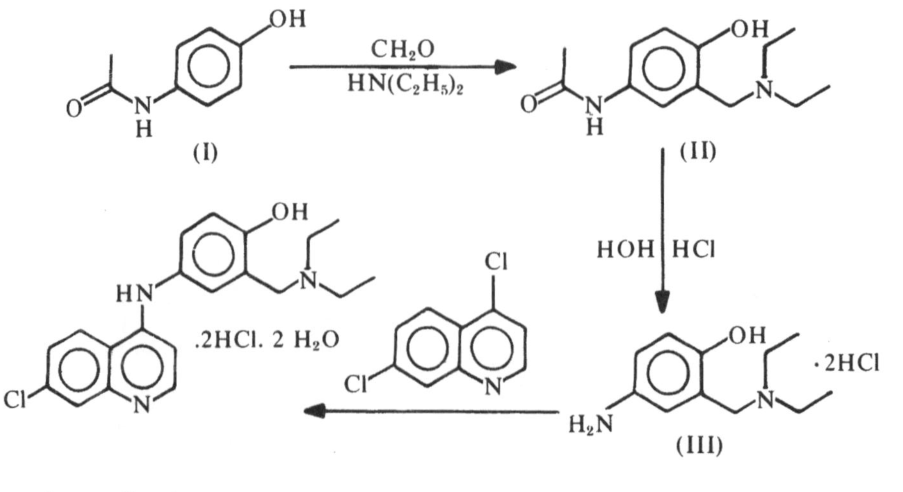

Fig. 28.5 Síntese da amodiaquina.

gem de não ser fotossensibilizante. Os principais efeitos adversos são náusea e tontura passageiras. A dose, por via oral, é de 1 a 1,5 g. Encontra-se igualmente disponível na forma de implante, cuja base são polímeros de ácido lático/glicólico e que possibilita liberação uniforme do quimioterápico.

H. Pirimidinas

Os principais agentes antimaláricos derivados da pirimidina são: diaveridina, pirimetamina e trimetoprima.

Pirimetamina

Pó cristalino branco, insípido, inodoro e quase insolúvel em água. É agente profilático. Contudo, são comuns as cepas resistentes a ela. Para o tratamento de ataques agudos causados por cepas resistentes à cloroquina, usa-se a pirimetamina em associação com sulfas ou sulfonas e quinina. A dose habitual, para profilaxia, é de 25 mg, uma vez por semana. A pirimetamina também é usada no tratamento da toxoplasmose.

Sua síntese processa-se em várias fases. Faz-se a *p*-clorofenilacetonitrila (I) reagir com propionato de etila, na presença de etóxido de sódio; a α-propionil-*p*-clorofenilacetonitrila (II) assim obtida é tratada com álcool isobutílico ou isoamílico na presença de ácido tosílico, resultando num intermediário (III) que, condensado com guanidina, dá a pirimetamina (Fig. 28.6).

I. Biguanidas

As biguanidas agem, primariamente, sobre esquizontes teciduais e sanguíneos e sobre gametócitos, geralmente como agentes profiláticos. Cepas resistentes a biguanidas, com resistência cruzada à pirimetamina, já foram encontradas em algumas regiões. As biguanidas empregadas como agentes antimaláricos são a proguanila e a clorproguanila.

Cloridrato de proguanila

Pó cristalino branco, estável ao ar, mas que escurece, lentamente, quando exposto à luz. É usado como agente profilático. A proguanila é metabolizada *in vivo* a composto cíclico, que é ativo e que também foi introduzido na terapêutica, sob o nome de cicloguanila. A proguanila apresenta a vantagem de não provocar grande incidência de efeitos colaterais. Contudo, o uso prolongado pode causar anemia megaloblástica. No primeiro trimestre da gravidez deve ser usada com cautela. A dose habitual como agente profilático é de 200 mg ao dia.

J. Diidrotriazinas

A única diidrotriazina empregada como agente antimalárico é a cicloguanila, metabólito da proguanila. Um análogo da cicloguanila recentemente introduzido é a clociguanila.

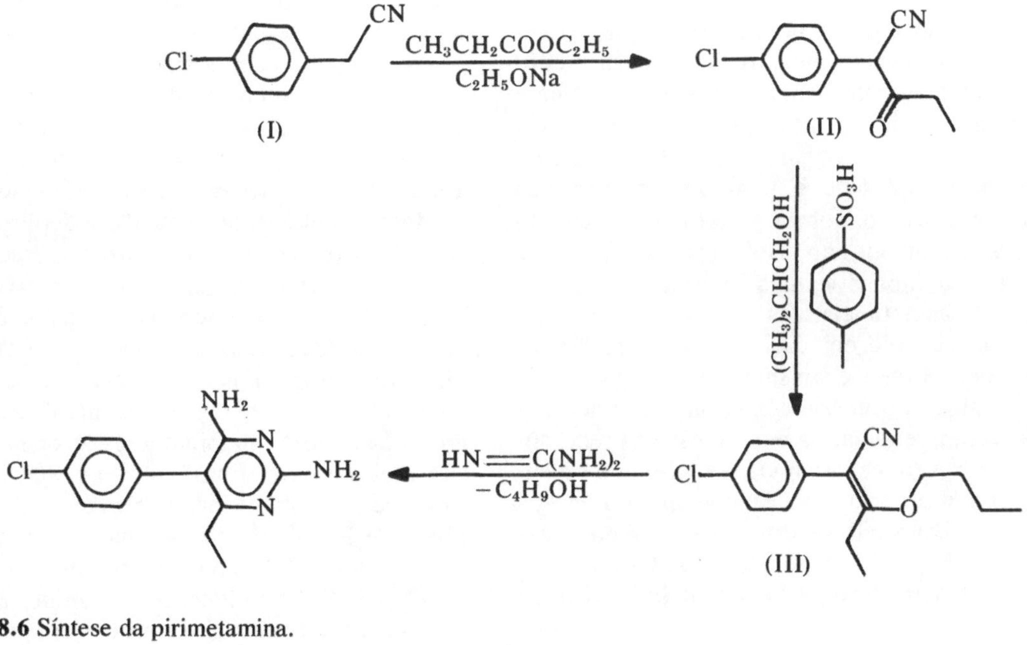

Fig. 28.6 Síntese da pirimetamina.

Embonato de cicloguanila

Pó cristalino amarelo, quase insolúvel em água. É forma de depósito da base livre. Oferece proteção contra infecções por *P. falciparum* durante vários meses, sendo administrada por via intramuscular, na dose de 350 mg.

K. Sulfas

Estes agentes serão discutidos com pormenores no Cap. 31, pois seu uso principal é o de agentes antibacterianos. Os usados como agentes antimaláricos são metacloridina, sulfadiazina, sulfadimetoxina, sulfadoxina, sulfaleno, sulfametoxipiridazina e sulfamonometoxina.

L. Sulfonas

As sulfonas serão estudadas no Cap. 32, pois sua principal aplicação é a de agentes antileproticos. A dapsona foi outrora usada no tratamento e profilaxia da malária *falciparum*, resistente à cloroquina. Entretanto, ela causa anemia hemolítica, metemoglobinemia e agranulocitose. Por isso e também porque o arsenal terapêutico dispõe hoje de fármacos menos tóxicos para o tratamento de cepas resistentes de plasmódios, não é mais necessário usar a dapsona para fins curativos. Todavia, para fins profiláticos em regiões altamente endêmicas pode-se adicionar dapsona à cloroquina.

IV. MECANISMO DE AÇÃO

Para a ação dos antimaláricos foram propostos diversos mecanismos. A hipótese de Schönhöfer, amplamente aceita no passado, afirmava que para a atividade antimalárica era necessária uma estrutura quinolínica suscetível de oxidação a uma forma quinóide. Esta hipótese tem apenas interesse histórico, porque as provas experimentais ora disponíveis não justificam a conclusão de que as 5,6-quinonas sejam a forma ativa das aminoquinolinas antimaláricas.

Sabe-se hoje em dia que os antimaláricos atuam por vários mecanismos. Ao nível molecular eles atuam, primariamente, quer inibindo enzimas compreendidas na biossíntese de precursores do DNA, quer formando complexos moleculares com o próprio DNA, bloqueando, assim, a síntese do DNA e RNA dos plasmódios por inibição das DNA e RNA polimerases. Os locais de ação destes medicamentos estão indicados na Fig. 28.7.

A quinina, as 8-aminoquinolinas e as 4-aminoquinolinas, graças ao seu sistema anelar plano, intercalam-se *in vivo* entre os pares de bases na dupla hélice do DNA e, por suas cadeias laterais, são eletrostaticamente atraídas aos grupos fosfato, conforme mostra a Fig. 28.8. Cálculos de orbital molecular indicam que o anel aromático plano dos antimaláricos, especialmente na forma protonizada, que é a estrutura presente durante a interação com o parasito causador da malária, tem LEMO com valor baixo (entre 0 e -0,5 beta), ao passo que o par de bases guanina-citosina apresenta HOMO com valor alto (+0,487 beta) (Tabela 3.1). Isso permite complexação por transferência de carga entre ambas as entidades.

Durante muito tempo considerou-se a quinina como veneno protoplasmático geral, destituído de ação seletiva apreciável sobre os plasmódios. Pesquisas recentes, porém, mostram que sua ação antimalárica é conseqüência direta de sua ligação ao DNA, da seguinte maneira: *(a)* o anel quinolínico intercala-se entre os pares de bases da hélice do DNA, formando complexo por transferência de carga; *(b)* o grupo hidroxila alcoólico forma ponte de hidrogênio com uma das bases do DNA; *(c)* o grupo quinuclidínico projeta-se em uma das fendas do DNA e seu grupo amínico alifático terciário, que é protonizado, forma ligação iônica com o grupo fosfato, negativamente carregado, do esqueleto desoxirribose-fosfato da hélice do DNA. Esta complexação por três porções diferentes da molécula resulta em diminuição na eficiência do DNA do parasito em atuar como molde.

No caso das aminoquinolinas, julga-se que a complexação com o DNA ocorre através de: *(a)* atração iônica entre os átomos de nitrogênio protonizado da cadeia lateral destes fármacos e os grupos fosfato, negativamente carregados, dos cordões complementares da hélice dupla do DNA através da fenda menor e *(b)* uma interação mais específica, por transferência de carga ou hidrofóbica, que compreende as porções do anel aromático das aminoquinolinas e as bases guanina-citosina do DNA. Na cloroquina, o átomo de cloro em 7 é eletrostaticamente atraído ao grupo 2-amino da guanina; julga-se que esta ligação iônica seja responsável pela especificidade guanínica da complexação entre a cloroquina e o DNA. A ligação da cloroquina ao DNA resulta em inibição do DNA para atuar como molde para a DNA e RNA polimerases, porque impede a separação necessária dos cordões complementa-

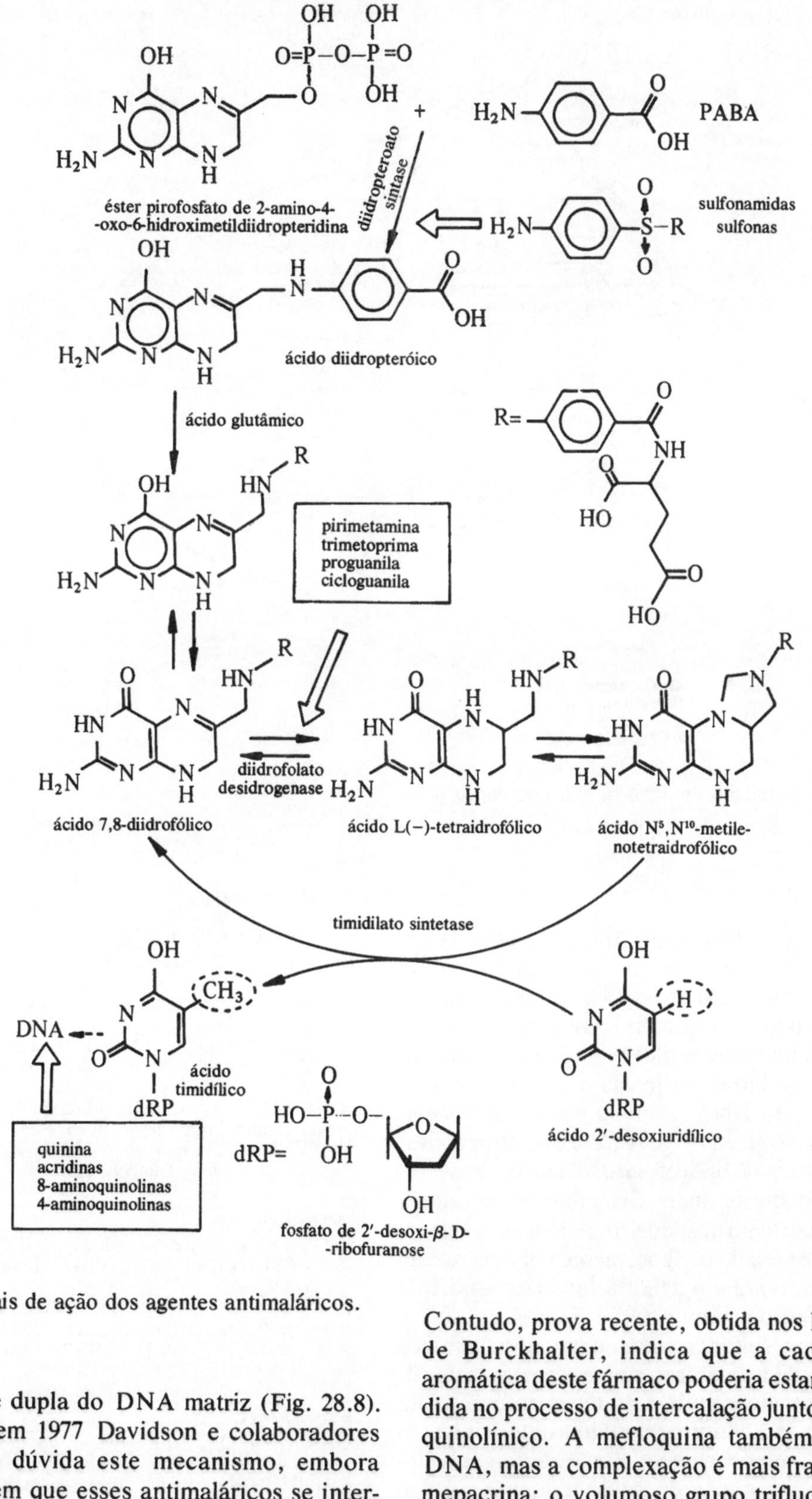

Fig. 28.7 Locais de ação dos agentes antimaláricos.

res da hélice dupla do DNA matriz (Fig. 28.8). Entretanto, em 1977 Davidson e colaboradores puseram em dúvida este mecanismo, embora comprovassem que esses antimaláricos se intercalam no DNA.

A amodiaquina atua de maneira semelhante. Contudo, prova recente, obtida nos laboratórios de Burckhalter, indica que a cadeia lateral aromática deste fármaco poderia estar compreendida no processo de intercalação junto com o anel quinolínico. A mefloquina também se liga ao DNA, mas a complexação é mais fraca que a da mepacrina; o volumoso grupo trifluormetila impede a intercalação.

A pirimetamina, a trimetoprima, a proguanila

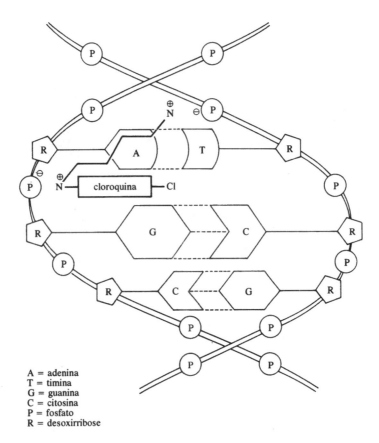

Fig. 28.8 Mecanismo de ação da cloroquina ao nível molecular.

e a cicloguanila devem sua atividade antimalárica à inibição seletiva da diidrofolato desidrogenase — enzima que converte o ácido diidrofólico a tetraidrofólico — do parasito. Essa inibição interfere com a biossíntese plasmodial, que resulta na formação de bases purínicas e pirimidínicas e, finalmente, do DNA. Embora esses agentes não exerçam ação seletiva sobre a enzima do parasito, eles se ligam à diidrofolato desidrogenase do plasmódio muito mais firmemente do que à mesma enzima do hospedeiro. Ademais, o hospedeiro não é afetado perigosamente por essa reação bloqueada, porque o ácido folínico necessário é fornecido pelo alimento.

Sulfas e sulfonas atuam como antimaláricos inibindo a diidropteroato sintase, enzima que catalisa a condensação do éter pirofosfato da 2-amino-4-oxo-6-hidroximetildiidropteridina com o ácido p-aminobenzóico. Essa interferência impede a incorporação do ácido p-aminobenzóico no ácido diidropteróico e resulta na morte do parasito (Fig. 28.7).

REFERÊNCIAS

ASPECTOS GERAIS
W. PETERS, *N. Engl. J. Med.*, *297*, 1261 (1977).
G. R. COATNEY, *J. Parasitol.*, *62*, 3 (1976).
R. M. PINDER, *Malaria*, Scientechnica, Bristol, 1973.
E. A. STECK, *The Chemotherapy of Protozoan Diseases*, 4 vols., Walter Reed Army Institute of Research, Washington, D. C., 1972.
P. E. THOMPSON e L. M. WERBEL, *Antimalarial Agents: Chemistry and Pharmacology*, Academic, New York, 1972.
R. M. PINDER, *Prog. Med. Chem.*, *8*, 231 (1971).
World Health Organization, *Tech. Rep. Ser.*, *467*, 1971.
W. PETERS, *Chemotherapy and Drug Resistance in Malaria*, Academic, London, 1970.

INTRODUÇÃO
W. PETERS, *Adv. Parasitol*, *12*, 69 (1974).
A. FLETCHER e B. MAEGRAITH, *Adv. Parasitol.*, *10*, 31 (1972).
F. A. NEVA et al., *Ann. Intern. Med.*, *73*, 295 (1970).
I. N. BROWN, *Adv. Imunol.*, *11*, 268 (1969).
R. D. POWELL e W. D. TIGERTT, *Annu. Rev. Med.*, *19*, 81 (1968).

HISTÓRICO
G. HARRISON, *Mosquitoes, Malaria and Man*, Dutton, New York, 1978.
J. H. BURCKHALTER, *Trans. Kansas Acad. Sci.*, *53*, 433 (1950).
J. H. BURCKHALTER et al., *J. Am. Chem. Soc.*, *70*, 1363 (1948).

F. H. S. CURD e F. L. ROSE, *J. Chem. Soc.*, 729 (1946).
R. C. ELDERFIELD *et al.*, *J. Am. Chem. Soc.*, *68*, 1516, 1524 (1946).
F. Y. WISELOGLE, Ed., *A Survey of Antimalarial Drugs, 1941-1945*, 2 vols., Edwards, Ann Arbor, Mich., 1946.
R. B. WOODWARD e W. F. DOERING, *J. Am. Chem. Soc.*, *67*, 860 (1945).
Q. MINGOIA, *Sel. Chim.*, n.º 1, 5 (1944).

CLASSIFICAÇÃO

R. S. ROZMAN e C. J. CANFIELD, *Adv. Pharmacol. Chemother.*, *16*, 1 (1979).
A. KOROLKOVAS *et al.*, *Chemotherapy*, *24*, 231 (1978).
L. S. ROSENBERG e S. G. SCHULMAN, *J. Pharm. Sci.*, *67*, 1770 (1978).
A. KOROLKOVAS, *Rev. Bras. Farm.*, *58*, 51 (1977).
W. PETERS *et al.*, *Ann. Trop. Med. Parasitol.*, *71*, 407, 419 (1977).
G. M. TRENHOLME *et al.*, *Clin. Pharmacol. Ther.*, *19*, 459 (1976).
A. KOROLKOVAS *et al.*, *Rev. Farm. Bioquím. Univ. São Paulo*, *13*, 193 (1975).
E. F. ELSLAGER, *Prog. Drug Res.*, *18*, 99 (1974).
T. H. PORTER e K. FOLKERS, *Angew. Chem., Int. Ed. Engl.*, *13*, 559 (1974).
H. L. AMMON e L. A. PLASTAS, *J. Med. Chem.*, *16*, 169 (1973).
R. S. ROZMAN, *Annu. Rev. Pharmacol.*, *13*, 127 (1973).
W. H. G. RICHARDS, *Adv. Pharmacol. Chemother.*, *8*, 121 (1970).
M. H. BROOKS *et al.*, *Clin. Pharmacol. Ther.*, *10*, 85 (1969).
E. F. ELSLAGER, *Prog. Drug Res.*, *13*, 170 (1969).
L. G. HUNSICKER, *Arch. Intern. Med.*, *123*, 645 (1969).
L. H. SCHMIDT, *Annu. Rev. Microbiol.*, *23*, 427 (1969).
P. E. THOMPSON, *Annu. Rev. Pharmacol.*, *7*, 77 (1967).

MECANISMO DE AÇÃO

L. S. ROSENBERG e S. G. SCHULMAN, *J. Pharm. Sci.*, *67*, 1770 (1978).
M. W. DAVIDSON *et al.*, *J. Med. Chem.*, *20*, 1117 (1977).
C. C. CHENG, *J. Theor. Biol.*, *59*, 497 (1976).
J. W. CORCORAN e F. E. HAHN, Eds., "Mechanism of Action of Antimicrobial and Antitumor Agents", *Antibiotics*, Vol. III, Springer, Berlin, 1975, pp. 58, 203, 274, 304, 516.
A. KOROLKOVAS, *Rev. Bras. Clín. Ter.*, *4*, 183 (1975).
D. C. WARHURST e S. C. THOMAS, *Biochem. Pharmacol.*, *24*, 2047 (1975).
J. H. BURCKHALTER *et al.*, *J. Med. Chem.*, *17*, 856 (1974).
C. D. FITCH, *Antimicrob. Agents Chemother.*, *3*, 545 (1973).
L. J. BRUCE-CHWATT, *Am. J. Trop. Med. Hyg.*, *21*, 731 (1972).
J. H. BURCKHALTER *et al.*, *J. Med. Chem.*, *15*, 36 (1972).
C. H. LANTZ e K. VAN DYKE, *Exp. Parasitol.*, *31*, 255 (1972).
C. H. LANTZ e K. VAN DYKE, *Biochem. Pharmacol.*, *21*, 891 (1972).
G. E. BASS *et al.*, *J. Med. Chem.*, *14*, 275 (1971).
W. E. GUTTERIDGE e P. I. TRIGG, *Trans. R. Soc. Trop. Med. Hyg.*, *64*, 12 (1970).
F. E. HAHN, *Prog. Antimicrob. Anticancer Chemother., Proc. Int. Congr. Chemother.*, *6th, 1969*, *2*, 416 (1970).
C. R. MORRIS *et al.*, *Mol. Pharmacol.*, *6*, 240 (1970).
K. VAN DYKE *et al.*, *Science*, *169*, 492 (1970).
R. FERONE *et al.*, *Mol. Pharmacol.*, *5*, 49 (1969).
H. STERNGLANZ *et al.*, *Mol. Pharmacol.*, *5*, 376 (1969).
J. A. SINGER e W. P. PURCELL, *J. Med. Chem.*, *10*, 754 (1967).
F. E. HAHN *et al.*, *Mil. Med.*, Suppl. 9, *131*, 1071 (1966).
G. H. HITCHINGS e J. J. BURCHALL, *Adv. Enzymol.*, *27*, 417 (1965).
L. S. LERMAN, *J. Mol. Biol.*, *10*, 367 (1964).
P. E. THOMPSON *et al.*, *Am. J. Trop. Med. Hyg.*, *12*, 481 (1963).
F. SCHÖNHÖFFER, *Hoppe-Seyler's Z. Physiol. Chem.*, *274*, 1 (1942).

Agentes Antiprotozoários

I. GENERALIDADES

Agentes antiprotozoários são fármacos usados na profilaxia ou tratamento de doenças parasitárias causadas por protozoários. São muitas as espécies de protozoários que infectam o homem ou animais de interesse do homem.

Estas espécies pertencem a três subfilos diferentes do filo *Protozoa*, como segue:
I. Subfilo *Sarcomastigophora*
   A. Superclasse *Mastigophora*
      1. Classe *Zoomastigophora*
         a. Ordem *Kinetoplastida: Trypanosoma gambiense, T. rhodesiense, T. cruzi, Leishmania donovani, L. tropica, L. braziliensis*
         b. Ordem *Retortamonadida: Chilomastix mesnili*
         c. Ordem *Diplomonadida: Giardia lamblia*
         d. Ordem *Trichomonadida: Pentatrichomonas hominis, Trichomonas tenax, T. vaginalis*
   B. Superclasse *Sarcodina*
      1. Classe *Rhizopodea*
         a. Ordem *Amoebida: Entamoeba histolytica, E. coli, E. hartmanni, E. gingivalis, Endolimax nana, Dientamoeba fragilis, Iodamoeba butschlii*
II. Subfilo *Sporozoa*
   1. Classe *Teleosporea*
      a. Ordem *Coccidiida: Isospora hominis, I. belli*
      b. Ordem *Haemosporidiida: Plasmodium vivax, P. falciparum, P. malariae, P. ovale*
   2. Classe *Toxoplasmea: Toxoplasma gondii*
III. Subfilo *Ciliophora*
   a. Ordem *Trichostomatida: Balantidium coli*

No capítulo anterior foram discutidos os fármacos usados nas infecções causadas pelas espécies de *Plasmodium*. Neste capítulo estudaremos os agentes usados nas infecções causadas por outros protozoários. Por razões didáticas, estes fármacos serão divididos nos seguintes grupos: agentes antiamebianos, agentes tripanomicidas, drogas antileishmanióticas, agentes tricomonicidas, agentes ativos em outras infecções protozoárias e drogas utilizadas em infecções protozoárias veterinárias (Tabela 29.1).

II. AGENTES ANTIAMEBIANOS

A. Introdução

1. CONCEITO

A amebíase é uma das principais causas de doença e morte em muitos países, especialmente na África, onde a mortalidade por esta infecção parasitária é de 83,3 por 100.000 habitantes. Entretanto, mesmo nos Estados Unidos, nas áreas de pouco saneamento, cerca de 5% da população são infectados pela *Entamoeba histolytica*.

Este parasito, bem como as outras espécies da mesma ordem, passa no seu ciclo vital por cinco estágios sucessivos, todos no intestino humano: trofozoíto, pré-cisto, cisto, metacisto e trofozoíto metacístico. A infecção inicia-se com a ingestão do cisto, que mede de 10 a 15 μ. No intestino delgado cada cisto libera 8 metacistos, que evoluem a trofozoítos, os quais medem 25 μ. Trofozoíto é a forma adulta da ameba. Neste estágio, multiplica-se e invade os tecidos produzindo lesões. O trofozoíto fagocita bactérias e outras partículas alimentares e pode multiplicar-se indefinidamente no intestino. É o estágio predominante em fezes diarréicas ou disentéricas. Num dado momento, o trofozoíto arredonda-se para formar o pré-cisto, que secreta uma membrana fina e resistente na qual se envolve, dando origem ao cisto. A maturação deste estágio, que ocorre no intestino grosso ou nas fezes expelidas, é alcançada após duas divisões sucessivas do núcleo. Com a formação do cisto tetranucleado completa-se o ciclo vital da *E. histolytica*.

Além da *E. histolytica*, outras seis espécies de amebas são parasitos naturais do homem: *E. hartmanni, E. coli, E. gingivalis, Endolimax nana, Iodamoeba butschlii* e *Dientamoeba fragilis*. O habitat da *E. gingivalls* é a boca, enquanto o das outras é o cólon. A *D. fragilis*, embora tida como não-patogênica, pode provocar diarréia.

2. EMPREGOS

Dependendo do local onde atuam, os agentes antiamebianos são assim denominados: *(a) amebicidas de contato* ou *luminais*, se exercem ação na luz do intestino — ativos, portanto, na amebíase intestinal; *(b) amebicidas teciduais*, quando o seu efeito se faz sentir nos tecidos (fígado, pulmão, sistema nervoso etc.) — eficazes, conseqüentemente, no tratamento da amebíase hepática.

Segundo a Associação Médica Norte-americana, a amebíase é tratada por esquemas diversos, de acordo com a evolução da parasitose:

1. Amebíase intestinal crônica não-disentérica (assintomática) — o tratamento é com amebicida luminal; o de eleição é provavelmente o furoato de diloxanida; como alternativa, pode-se usar a diiodoidroxiquinolina. Em casos de reinfecção, administra-se carbarsona, durante 10 dias; não se deve, contudo, usar este quimioterápico rotineiramente, em razão de sua toxicidade potencial; ele pode causar, embora raramente, até encefalite hemorrágica;

2. Amebíase intestinal aguda — o tratamento deve ser com vários quimioterápicos, um após outro, e nunca com um só. Recomenda-se administrar paromomicina ou tetraciclina, durante 5 a 7 dias e, sucessivamente, metronidazol, por 5 a 7 dias, diiodoidroxiquinolina, durante duas a três semanas e cloroquina (para impedir que a amebíase invada o fígado), por duas semanas. Caso for necessário, deve-se administrar, por via intramuscular, emetina ou desidroemetina, durante 3 a 10 dias e, a seguir, paromomicina ou tetraciclina, por 5 a 7 dias; a emetina e a desidroemetina, além de serem antidisentéricas, impedem que as amebas migrem para o fígado.

3. Complicações da amebíase intestinal — há diversos meios de tratamento: *(a)* administração concomitante de desidroemetina ou emetina, um amebicida luminal e tetraciclina; *(b)* administração de metronidazol; *(c)* cirurgia; *(d)* manutenção de equilíbrio eletrolítico; *(e)* dieta rica em calorias.

4. Disenteria amebiana moderada — o tratamento é com metronidazol; como alternativa, pode-se usar tetraciclina ou paromomicina, ambas junto com diiodoidroxiquinolina;

5. Disenteria amebiana grave — a terapia é a mesma do caso precedente. Entretanto, em infecções graves, dá-se emetina ou desidroemetina ou tetraciclina, as três junto com diiodoidroxiquinolina. Os pacientes devem permanecer acamados e receber o tratamento de apoio necessário, a saber: fluidos, eletrólitos, sucção gástrica para aliviar a distensão abdominal e dieta suave suplementada com vitaminas;

6. Amebíase hepática — administra-se metronidazol, por via oral, por 5 a 10 dias, seguido de cloroquina, durante duas semanas. O tratamento alternativo, sobretudo em casos graves, consiste na administração simultânea ou seqüencial de desidroemetina ou emetina e metronidazol, por 10 dias, junto com cloroquina, durante duas a três semanas (ou mais); às vezes, também tetraciclina e um amebicida luminal, por 7 a 10 dias.

A classe médica norte-americana adota o esquema de tratamento acima descrito porque nos Estados Unidos não estão disponíveis certos amebicidas recentemente introduzidos na terapêutica européia. É por isso que, no Brasil, onde tais quimioterápicos são comercializados, preferem-se estes: etofamida, teclozan e furoato de diloxanida. A etofamida é ativa em amebíase intestinal e hepática. O teclozan é eficaz na amebíase intestinal. O furoato de diloxanida, por sua vez, é considerado como amebicida luminal de escolha.

3. EFEITOS ADVERSOS

Todos os quimioterápicos antiamebianos podem causar mal-estar gastrintestinal, tais como náusea e vômito, diarréia ou constipação e anorexia. De fato, devido aos graves efeitos colaterais que causam, os derivados do 8-quinolinol (clioquinol, diiodoidroxiquinolina etc.) administrados por via oral foram recentemente retirados do comércio em vários países.

B. Histórico

Para o tratamento da diarréia os índios brasileiros e da América Central usavam extratos de ipecacuanha *(Cephaelis ipecacuanha* ou *C. acuminata)*. Na Europa, seu uso em disenteria foi iniciado na segunda metade do século XVII. Sua

Tabela 29.1 Quimioterápicos de eleição e secundários usados no tratamento de infecções causadas por parasitos protozoários

Doença parasitária	Protozoário	Quimioterápicos de eleição	Quimioterápicos secundários
Infecções amebianas			
Amebíase	*Entamoeba histolytica*		
Amebíase intestinal crônica não-disentérica (assintomática)		furoato de diloxanida	diiodoidroxiquinolina ou metronidazol
Amebíase intestinal aguda		metronidazol teclozan	emetina ou desidroemetina ou tetraciclina + diiodoidroxiquinolina
Complicações da amebíase intestinal		metronidazol etofamida	tetraciclina ou paromomicina + diiodoidroxiquinolina
Disenteria amebiana		tetraciclina + amebicida luminal + cloroquina (ou emetina ou desidroemetina)	
Amebíase hepática		metronidazol etofamida	desidroemetina ou emetina + cloroquina (às vezes, + tetraciclina + amebicida luminal)
Diarréia amebiana	*Entamoeba coli*	carbarsona	clorbetamida paromomicina
Diarréia amebiana	*Endolimax nana*	carbarsona	glicobiarsol
Diarréia dientamebiana	*Dientamoeba fragilis*	diiodoidroxiquinolina	carbarsona
	Iodamoeba butschlii	diiodoidroxiquinolina	glicobiarsol carbarsona + eritromicina
Infecções por flagelados			
Leishmaniose cutânea	*Leishmania tropica*	estibogluconato sódico	etilstibamina cloreto de berberina embonato de cicloguanila anfotericina B
Leishmaniose cutâneomucosa	*Leishmania braziliensis*	antimoniato de meglumina	isetionato de pentamidina etilstibamina anfotericina B
Leishmaniose visceral	*Leishmania donovani*	estibamina-uréia	isetionato de pentamidina estibogluconato sódico antimoniato de meglumina
Moléstia de Chagas fase aguda fase crônica	*Trypanosoma cruzi*	benznidazol	nifurtimox
Tripanossomíase gambiense fase inicial (hemolinfática) fase adiantada (meningoencefálica)	*Trypanosoma gambiense*	suramina sódica melarsoprol	isetionato de pentamidina melarsonil melarsonil nitrofural triparsamida
Tripanossomíase rodesiana fase febril inicial fase adiantada	*Trypanosoma rhodesiense*	suramina sódica melarsoprol	melarsonil melarsonil nitrofural
Infecções esporozoárias			
Toxoplasmose	*Toxoplasma gondii*	associação de pirimetamina + sulfadiazina	espiramicina
Pneumocistose	*Pneumocystis carinii*	isetionato de pentamidina	

AGENTES ANTIPROTOZOÁRIOS

Tabela 29.1 (cont.) Quimioterápicos de eleição e secundários usados no tratamento de infecções causadas por parasitos protozoários

Doença parasitária	Protozoário	Quimioterápicos de eleição	Quimioterápicos secundários
Infecções por ciliados			
Balantidíase	Balantidium coli	oxitetraciclina	carbarsona diiodoidroxiquinolina nimorazol
Diarréia por Chilomastix	Chilomastix mesnili	carbarsona	
Giardíase	Giardia lamblia	metronidazol	mepacrina tinidazol furazolidona cloroquina amodiaquina nifuratel
Tricomoníase urogenital	Trichomonas vaginalis	metronidazol	tinidazol nimorazol furazolidona diiodoidroxiquinolina clioquinol iodopolividona
Tricomoníase intestinal	Trichomonas hominis	acetarsona	carbarsona

atividade amebicida foi comprovada, em 1912, por Vedder. A estrutura da emetina, que é o princípio ativo da ipeca, foi elucidada, em 1949, e confirmada, em 1952, através da síntese total, feita por Evstigneeva e colaboradores. Sua estereoquímica e configuração absoluta foram determinadas por van Tamelen e colaboradores e outros grupos, em 1957-1960. A emetina existe em oito formas racêmicas: a natural, a mais ativa, é a (−)-emetina. Foram preparadas centenas de derivados da emetina, mas somente a desidroemetina, que apresenta a mesma configuração absoluta da (−)-emetina, mostrou atividade antiamebiana potente.

A carbarsona, sintetizada originalmente por Ehrlich, teve sua atividade antiamebiana descoberta por Anderson e Reed em 1931. Em 1950, a atividade do glicobiarsol foi descoberta por Berberian e colaboradores.

O quiniofon, sintetizado em 1892, foi usado pela primeira vez como amebicida em 1921, por Mühlens e Menck. Isto levou à introdução de outros derivados iodoquinolínicos: em 1931, do clioquinol; em 1936, da diiodoidroxiquinolina. Estudos intensivos da relação entre estrutura e atividade desta classe de fármacos foram realizados por Burckhalter e colaboradores.

A atividade antiamebiana da cloroquina, primeiramente usada como antimalárico, foi relatada, em 1948, por Conan e colaboradores e Murgatroy e Kent. A amodiaquina foi sintetizada por Burckhalter e associados, em 1948. A mesma equipe foi responsável também pela síntese do bialamicol, em 1951.

Em 1959, Coffey e colaboradores mostraram que a paromomicina atua tanto direta como indiretamente na amebíase.

O metronidazol foi sintetizado, em 1957, por Anon. Sua ação tricomonicida foi avaliada por Cosar e Julou, em 1959, e sua atividade antiamebiana em 1961 e mais recentemente. O metronidazol, assim como o niridazol, resultou de uma pesquisa sistemática de novos agentes antiprotozoários, dentre os nitroimidazóis, após a descoberta das propriedades tricomonicidas do aminitrozol por Cuckler e colaboradores, em 1955, e do antibiótico azomicina por Cosar e Julou, em 1959.

C. Classificação

As drogas com atividade antiamebiana pertencem às seguintes classes químicas:

1. α-Aminocresóis: bialamicol, simetina;
2. Antibióticos: anisomicina, beritromicina, cicloeximida, clortetraciclina, eritromicina, fumagilina, oxitetraciclina, paromomicina, tetraciclina;
3. Derivados quinolínicos: amodiaquina, cloroquina, hidroxicloroquina, mepacrina;
4. Derivados do 8-quinolinol: alquinol, broxiquinolina, clamoxiquina, clioquinol, clorquinaldol, diiodoidroxiquinolina, quiniofon;
5. Haloacetamidas: clefamida, clorbetamida, diloxanida, etofamida, furoato de diloxanida, quinfamida, teclozan;

Tabela 29.2 Principais quimioterápicos antiamebianos

Nome oficial	Nome comercial	Nome químico	Estrutura
metronidazol	Beril Flagyl Metronidazol Metronix	2-metil-5-nitro-1H-imidazol--1-etanol	
diiodoidroxiquinolina (diiodoidroxiquina) (diodoxiquinolina) (iodoquinol)	Floraquin (em assoc.)	5,7-diiodo-8-quinolinol	
clioquinol (cloroiodoquina) (iodocloridroxiquina) (iodocloroxiquinolina) (quinoform)	Enteroviofórmio (em assoc.)	5-cloro-7-iodo-8-quinolinol	
furoato de diloxanida (diclofurazol)	Amebiazol	2-furoato de 2,2-dicloro-N--(4-hidroxifenil)-N-metilacetamida	
etofamida	Kitnos	2,2-dicloro-N-(2-etoxietil)--N-[(p-nitrofenoxi)benzil]-acetamida	
teclozan	Falmonox	N,N'-[1,4-fenilenobis(metileno)]bis[2,2-dicloro-N-(2-etoxietil)acetamida]	

AGENTES ANTIPROTOZOÁRIOS 511

Tabela 29.2 (cont.) Principais quimioterápicos antiamebianos

Nome oficial	Nome comercial	Nome químico	Estrutura
emetina	Emetine	6',7',10,11-tetrametoxie-metano	
desidroemetina		2,3-didesidro-6',7',10,11-tetrametoxiemetano	
carbarsona			Veja Tabela 26.1
glicobiarsol			Veja Tabela 26.1
cloroquina	Aralen		Veja Tabela 28.2
tetraciclina	Acromicina Ambramicina Tetraciclina Tetracyna		Veja Tabela 33.4
paromomicina (aminosidina) (estomicina) (paucimicina)	Gluxidin Humatin		Veja Tabela 33.6

6. Nitrofuranos: nifuratel (Macmiror), nifuroxazida;

7. Nitroimidazóis: flunidazol, metronidazol, nimorazol, niridazol, ornidazol, panidazol, ronidazol, tinidazol;

8. Organoarsenicais: acetarsol, arstinol, carbarsona, difetarsona, glicobiarsol;

9. Princípios ativos de plantas: berberina, cefelina, conessina, desidroemetina, desoxitubulosina, emetina, glaucarrubina, janatósido, lawsona, quassina, tubulosina;

10. Quinonas: fanquona (Entobex).

Várias drogas citadas acima já foram estudadas nos capítulos precedentes.

Os quimioterápicos antiamebianos mais utilizados estão inscritos na Tabela 29.2.

Metronidazol

Composto cristalino branco a amarelo-pálido, inodoro, pouco solúvel em água e que escurece quando exposto à luz. É bem absorvido por via oral. Já foi considerado o fármaco de eleição para o tratamento de ambos os tipos de amebíase (intestinal e hepática). Entretanto, têm surgido muitos casos de resistência, o que diminui a porcentagem de curas. Apesar disso, parece ser o preferido para todos os tipos de infecções amebianas, menos a amebíase intestinal assintomática. Ao contrário do que ocorre com outros fármacos, pode ser usado sozinho; em geral, porém, é empregado com outras drogas.

O metronidazol é contra-indicado nos casos de discrasia sanguínea e doença do sistema nervoso central. Seu uso não é recomendado durante os três primeiros meses da gravidez, porque se verificou que produz câncer em camundongos e ratos e tem ação mutagênica contra certas bactérias. Pelo mesmo motivo deve-se evitar o seu emprego desnecessariamente. Esta droga é utilizada também como tricomonicida e indicada para

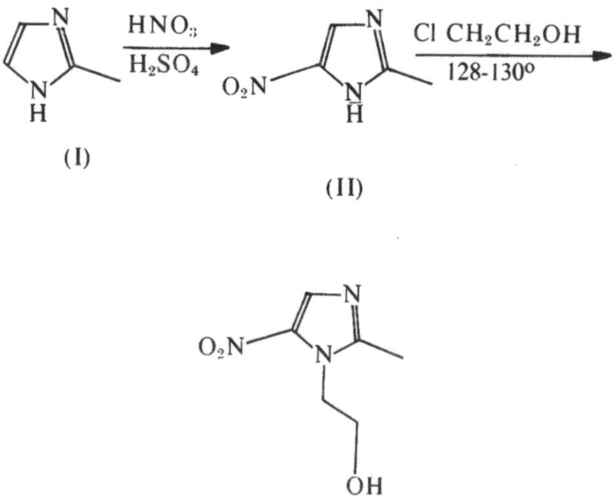

Fig. 29.1 Síntese do metronidazol.

o tratamento de alcoolismo crônico, pois produz um efeito parecido com o do dissulfiram, causando acúmulo de acetaldeído, intermediário na oxidação do etanol a dióxido de carbono e água.

O metronidazol é sintetizado a partir do 2-metilimidazol (I) que, por nitração, fornece mistura dos isômeros 4 e 5-nitro-2-metilimidazol. A alquilação do 5-nitro-2-metilimidazol (II) com cloridrina etilênica em DMF na presença de base forte (NaOEt) resulta no metronidazol (Fig. 29.1).

Clioquinol

Pó branco-amarelado a amarelo-pálido, esponjoso, quase insolúvel em água; apresenta odor característico e escurece quando exposto à luz. Tal como a diiodoidroxiquinolina, o clioquinol é tóxico ao sistema nervoso central. Segundo a Associação Médica Norte-americana, o grau de toxicidade depende da dose e da duração do emprego: doses altas, mesmo usadas por pouco tempo, causam doença cerebral aguda, incluindo agitação e amnésia retrógrada; doses baixas, mas administradas por períodos mais longos, provocam neuropatia periférica e atrofia óptica, que podem ser permanentes; doses baixas por períodos curtos raramente são tóxicas. Por estas razões, o clioquinol já foi retirado do comércio em alguns países.

Diiodoidroxiquinolina

Pó microcristalino amarelado a marrom, não facilmente umedecido pela água, inodoro ou com odor fraco, estável ao ar, fundindo com decomposição, praticamente insolúvel em água. É útil sobretudo na amebíase intestinal, mas atua também em amebíase intestinal assintomática.

Este fármaco, bem como o clioquinol, é contra-indicado nos casos de hipersensibilidade ao iodo ou na doença hepática. É neurotóxica, como o clioquinol. Devido à presença dos átomos de iodo, ambas as drogas interferem com os resultados do teste da função tireóidea durante vários meses. A diiodoidroxiquinolina é preparada através da reação de solução alcalina de iodo (NaIO) com solução alcalina de 8-hidroxiquinolina.

Emetina

Alcalóide levorrotatório que contém dois nitrogênios básicos; por isto, forma facilmente sais, tais como cloridrato. Este apresenta-se na forma de pó cristalino branco ou ligeiramente amarelado, inodoro, fotossensível e muito solúvel em água.

Embora possua ação emética, o uso principal da emetina é no tratamento de ambos os tipos de amebíase. Seus efeitos colaterais mais graves são para o lado do sistema cardiovascular. Durante o tratamento, os pacientes devem ser hospitalizados e permanecer no leito.

Cloroquina

Suas características físico-químicas foram dadas no Cap. 28.

É amebicida hepático, sendo menos tóxica do que a emetina, razão pela qual é geralmente a preferida. É comercializada nas formas de fosfato (para administração oral) e de cloridrato para aplicação intramuscular. É usada também como antimalárico.

Etofamida

É antiamebiano — luminal e tecidual — potente e específico, administrado por via oral. Não exerce ação sobre a flora intestinal normal. A dose recomendada pelo fabricante é de 5 comprimidos de 200 mg ou de 2 comprimidos de 500 mg por dia, durante três dias consecutivos. Parecem ser mínimos os efeitos colaterais.

Teclozan

Ocorre na forma de cristais brancos, pouco solúveis em água. É usado em amebíase intestinal, sendo eficaz numa única dose de 1.500 mg, embora o fabricante recomende tomá-la em três vezes, num período de 24 horas.

Furoato de diloxanida

Pó cristalino branco ou quase branco, inodoro, insípido, muito pouco solúvel em água e fotossensível.

É usado como amebicida intestinal, sendo recomendado por alguns autores como o antiamebiano de escolha para pacientes que estiverem eliminando cistos. Cura de 80 a 95% dos casos e o único efeito adverso freqüente é a flatulência excessiva. A dose, por via oral, para adultos, é de 500 mg três vezes por dia durante 10 dias; para crianças, 20 mg/kg de peso corporal diariamente em 3 doses divididas, durante 10 dias.

D. Mecanismo de ação

Os amebicidas agem por vários mecanismos. Alguns atuam diretamente, matando o agente etiológico. Outros atuam indiretamente, contra a flora intestinal necessária à sobrevivência das amebas. Uma terceira classe atua pelos dois modos, direta e indiretamente.

À primeira classe, chamada *amebicidas luminais* ou *de contato*, pertencem carbarsona, diiodoidroxiquinolina, clioquinol e paromomicina. Julgou-se, primeiramente, que na diiodoidroxiquinolina e no clioquinol o átomo de iodo fosse necessário para a ação amebicida. Entretanto, compostos estruturalmente semelhantes a estes dois, mas sem iodo ou outros halogênios, preparados por Burckhalter e colaboradores, manifestaram ação amebicida. Por isso, hoje acredita-se que estes dois fármacos e os compostos relacionados — clamoxiquina, por exemplo — devem a ação amebicida às propriedades quelantes da fração 8-quinolinol, que se ligaria provavelmente ao íon ferroso.

A carbarsona é primeiro reduzida a arsenical trivalente e, em seguida, exerce ação amebicida, combinando-se aos grupos tiólicos do parasito. A paromomicina inibe a síntese protéica de *E. histolytica*, interferindo na fase de tradução.

Os fármacos da segunda classe, como tetraciclina, clortetraciclina, oxitetraciclina e eritromicina, atuam indiretamente na parede e luz intestinais. Modificam a flora intestinal requerida para a sobrevivência amebiana. Interferem no processo de tradução da síntese protéica das bactérias. As tetraciclinas, emetina e a desidroemetina impedem a ligação do aminoacil-*t*RNA à subunidade ribossômica 30 S das bactérias (Fig. 33.13). A eritromicina inibe a translocação na síntese protéica (Ver Fig. 3.10).

À terceira classe, denominada *amebicidas teciduais*, pertencem metronidazol, emetina, desidroemetina, cloroquina e derivados. O metronidazol exerce sua ação amebicida em todos os locais onde usualmente se encontram as amebas.

É metabolizado no fígado a ácido 2-metil-5-nitroimidazol-2-acético, que é o responsável pela ação amebicida. A atividade do metronidazol é atribuída a um intermediário, formado por redução e produzido só nos organismos anaeróbicos, que se liga ao DNA e às proteínas e inibe a síntese subseqüente dos ácidos nucléicos. A emetina e desidroemetina atuam contra as amebas principalmente na parede intestinal e no fígado. A cloroquina e a hidroxicloroquina atuam contra as amebas principalmente no fígado: inibem a replicação do DNA, como foi visto no Cap. 28 (Fig. 28.8).

III. AGENTES TRIPANOMICIDAS

A. Introdução

A tripanossomíase é causada por parasitos flagelados do gênero *Trypanosoma*. Os que infectam o homem são o *T. rhodesiense*, *T. gambiense* e *T. cruzi*. As duas primeiras espécies são transmitidas pela mosca tsé-tsé (*Glossina morsitans* e *G. palpalis*, respectivamente); causam a chamada tripanossomíase africana — tripanossomíase gambiense e tripanossomíase rodesiana — ou doença do sono, e são responsáveis pela infecção tanto no homem quanto em animais domésticos numa área de 11.650.000 quilômetros quadrados na África tropical. A última espécie causa a doença de Chagas, cujos vetores são insetos dos gêneros *Triatoma* (principalmente o *T. infestans*) e *Panstrongylus* (especialmente o *P. megistus*). A moléstia de Chagas afeta mais ou menos 12 milhões de pessoas nas Américas Central e do Sul e no México. Calcula-se que, no Brasil, haja de 3 a 7 milhões de infectados por esta moléstia, que constitui grave problema médico-sanitário.

Várias outras espécies de tripanossomos infectam apenas animais domésticos, como o gado bovino, ovino, suíno, cavalar, muar e caprino, bem como gatos e cachorros; entre outros, temos: *T. brucei*, o agente etiológico da doença "nagana"; *T. congolense*, que causa uma doença debilitante crônica; *T. vivax*, responsável pela "souma"; *T. evansi*, que produz "surra"; *T. equinum*, o agente etiológico do "mal das cadeiras"; *T. hippicum*, que causa "murrina" ou "derrengadeira"; *T. equiperdum*, responsável pela "dourina" ou "mal do coito"; *T. simiae*, que produz uma doença debilitante crônica.

No seu ciclo biológico o *T. gambiense* e *T. rhodesiense* apresentam dois estágios: epimastigoto, antigamente chamado estágio critídea, que ocorre na mosca tsé-tsé, em cujas glândulas salivares se transforma no tripomastigoto infectante, chamado antigamente estágio de tripanossomo, que é introduzido no hospedeiro pela picada da mosca tsé-tsé ao alimentar-se de sangue. Os tripomastigotos finalmente invadem o sistema nervoso central, causando a doença do sono.

No seu ciclo vital, o *T. cruzi* passa por três estágios: amastigoto (chamado antigamente leishmania), epimastigoto e tripomastigoto. A transmissão ocorre durante a picada do vetor: após o repasto sanguíneo, o inseto expele, junto com as fezes, algumas formas de tripomastigotos e estas penetram pela ferida produzida pela picada. Na fase aguda os sintomas não são específicos, o que dificulta o diagnóstico da infecção: febre, edema generalizado, adenite e anemia. Na fase crônica, o tecido geralmente mais afetado é o miocárdio; esta fase se caracteriza pelo aumento de volume de vários órgãos, dependendo de onde se localiza preponderantemente o parasito: esôfago, cólon, intestino delgado, fígado e baço, principalmente. Por acometer parcela ponderável da população de vários países latino-americanos e por ser difícil demonstrar a presença do parasito no sangue, nas regiões em que a moléstia de Chagas é endêmica não são infreqüentes os casos de transmissão dessa parasitose por transfusão sanguínea, o que vem agravar o problema. De fato, no Brasil cerca de 20.000 pessoas por ano a contraem deste modo.

Para o tratamento da tripanossomíase africana há diversos fármacos. Todos causam efeitos tóxicos. Por esta razão, durante a terapia os pacientes devem ser hospitalizados. Para a doença de Chagas, dispõe-se atualmente de apenas duas drogas: *(a)* nifurtimox, que é eficaz somente em alguns casos do estágio agudo da doença em crianças e adolescentes, sendo mais ativo nas cepas de parasitos argentinas e chilenas do que nas brasileiras; *(b)* benznidazol, que se mostrou ativo tanto na fase aguda quanto na fase crônica.

B. Histórico

David Livingstone, o grande missionário-explorador, enquanto desbravava a parte sul do continente africano, em 1858, observou que a doença do sono era causada pela picada da mosca tsé-tsé. Ele atribuiu a doença à inoculação de um veneno e recomendou, com Braid, o arsênio como tônico. Mais tarde, verificou-se que o arsênio atua contra o protozoário causador da doença, o que explica o uso dos arsenicais em tripanossomíase.

Na primeira década deste século, Ehrlich encontrou atividade tripanomicida em alguns corantes, como o vermelho de tripano, azul de tripano e violeta de afridol. A modificação molecular destas drogas resultou na introdução, por químicos da Bayer, da suramina, cuja estrutura, conservada como secreta por razões econômicas e políticas, foi elucidada por Fourneau e colaboradores em 1924.

Baseado no fato de que os tripanossomos requerem quantidade substancial de glicose para a sua manutenção, Jancsó e Jancsó, em 1935, testaram a decametilenodiguanidina (Sintalina), agente hipoglicemiante, em infecções tripanossômicas. Embora muito eficaz, este composto é extremamente tóxico. Sua ação, contudo, não se deve à sua atividade hipoglicemiante, pois é tripanomicida também *in vitro*, mesmo na presença de glicose. A modificação molecular da Sintalina resultou em vários compostos tripanomicidas; maior atividade foi encontrada entre as diamidinas aromáticas, das quais a pentamidina, sintetizada por Ashley e colaboradores, em 1939, e testada em tripanossomíase por Wein, em 1943, é uma das mais usadas.

A ampla atividade tripanomicida dos nitrofuranos estimulou a síntese de vários novos tipos destes compostos. O nitrofural (nitrofurazona) foi sintetizado por Stillman e Scott, em 1944, e o nifurtimox, por Herlinger e colaboradores, em 1964. A modificação molecular de nitrofuranos resultou na introdução do benznidazol, na década passada.

C. Classificação

Os agentes tripanomicidas que manifestaram atividade em infecções humanas ou veterinárias pertencem a uma das seguintes classes químicas:

1. Antibióticos: anfomicina, puromicina, tripanomicina, vermicilina;
2. Compostos nitro-heterocíclicos: benznidazol, flunidazol, furaltadona, nifurmazol, nifurtimox, nitrofural, ronidazol;
3. Derivados fenantridínicos: dimídio, esilato de carbídio, homídio, isometamídio, piritídio;
4. Derivados quinolínicos: quinapiramina, tozocida;
5. Derivados da uréia: suramina;
6. Diamidinas: diminazeno, pentamidina;
7. Organoarsenicais: espirotripano, melarsonil, melarsoprol, triparsamida.

São hoje considerados obsoletos como tripanomicidas os seguintes fármacos: *(a)* antimoniais:

tartarato potássico de antimônio; *(b)* derivados fenantridínicos: fenídio; *(c)* diamidinas: dimetilstilbamidina, estilbamidina, fenamidina, propamidina.

Os agentes tripanomicidas mais usados na medicina humana estão arrolados na Tabela 29.3.

Suramina sódica

Pó branco ou ligeiramente róseo, inodoro, sabor levemente amargo, muito higroscópico e sensível à luz, solúvel em água. É a droga de escolha nos estágios iniciais de tripanossomíase africana. Por não atravessar a barreira hematoencefálica, não é eficaz no estágio meningoencefalítico final da doença. Entre as reações tóxicas, algumas são imediatas (náusea, vômito, choque e síncope), enquanto outras (albuminúria, hematúria e cilindrúria) aparecem mais tarde. A estrutura da suramina é crítica para a sua ação quimioterápica. Por exemplo, a remoção dos dois grupos metílicos resulta, praticamente, na perda de atividade. A suramina também é empregada como sal ou complexo com outros tripanomicidas: diminazeno, quinapiramina, derivados fenantridínicos. É também ativa em oncocercíase.

Isetionato de pentamidina

Pó cristalino, higroscópico, muito amargo, solúvel em água, com leve odor butírico. Por não atravessar a barreira hematoencefálica, é eficaz

Tabela 29.3 Principais quimioterápicos tripanomicidas

Nome oficial	Nome comercial	Nome químico	Estrutura
triparsamida		Veja Tabela 26.1	
melarsoprol		Veja Tabela 26.1	
suramina sódica (naganina)		sal hexassódico do ácido 8,8'--[carbonilbis[imino-3,1-fenilenocarbonilimino(4-metil--3,1-fenileno)carbonilimino]]bis-1,3,5-naftalenotrissulfônico	
isetionato de pentamidina		bis(β-hidroxietanossulfonato) de *p,p'*-(pentametilenodioxi)dibenzamidina	
nitrofural (furacilina) (nitrofurazona)	Furacin	2-[(5-nitro-2-furanil)metileno] hidrazinocarboxamida	
nifurtimox	Lampit	1,1-dióxido de 4-[(5-nitrofurfurilideno)amino]-3-metiltiomorfolina	
benznidazol	Rochagan	*N*-benzil-2-nitroimidazol-1--acetamida	

somente nos estágios iniciais da doença. É também usado na profilaxia da tripanossomíase gambiense. A injeção subcutânea resulta em dor forte, pois esta droga é liberadora potente de histamina.

Nifurtimox

Apresenta-se na forma de cristais vermelho-alaranjados. É eficaz na forma aguda da doença de Chagas em crianças e adolescentes; contudo, não deve ser usado em crianças com menos de um ano. Convulsões, nervosismo, amnésia, tremores e outros efeitos colaterais são comuns. É sintetizado mediante reação entre 5-nitrofurfural e 1,1-dióxido de 4-amino-3-metiltetraidro-1,4-tiazina.

Benznidazol

Pó cristalino amarelado, insolúvel em água, mas ligeiramente solúvel em álcool. Em ensaios clínicos mostrou-se ativo contra o *T. cruzi*, em cerca de 80 a 90% dos casos, tanto na fase aguda quanto na fase crônica da doença de Chagas, na dose de 5 mg/kg de peso corporal/dia, durante 30 a 60 dias consecutivos. Os efeitos adversos mais freqüentes são polineuropatia e dermatite, além de anorexia, náuseas e vômitos, insônia, confusão mental e outros distúrbios.

D. Mecanismo de ação

O mecanismo de ação da maioria destas drogas já foi estudado nos capítulos anteriores.

Quanto à suramina, ela atua, primariamente, na divisão celular do tripanossomo. Pode também sensibilizar os parasitos à fagocitose no sistema retículo-endotelial do hospedeiro, mas esta hipótese não é apoiada por alguns autores.

O isetionato de pentamidina inibe vários sistemas enzimáticos e liga-se também ao DNA e nucleoproteínas; mas o seu mecanismo de ação não está completamente elucidado. Cálculos de orbital molecular recentes realizados por Korolkovas e Tamashiro em fenamidina, estilbamidina e diminazeno mostraram que estes fármacos possuem valor LEMO ($-0,525\beta$, $-0,315\beta$ e $-0,277\beta$, respectivamente) adequado para serem aceptores de elétrons em processo de transferência de carga envolvendo o par citosina-guanina do DNA, por exemplo, que pode atuar como doador de elétrons, pois o valor de seu HOMO é $+0,487\beta$. Esta interação com uma macromolécula do tripanossomo pode também se dar com a pentamidina.

Os derivados da fenantridina inibem a RNA polimerase DNA-dependente, intercalando-se entre os pares de bases adjacentes da dupla hélice, complexando-se com a escorva do DNA dos tripanossomos. A quinapiramina atua por mecanismo semelhante: liga-se ao DNA, como faz a cloroquina (ver Fig. 28.8).

IV. DROGAS ANTILEISHMANIÓTICAS

A. Introdução

A leishmaniose é uma parasitose amplamente difundida, sendo endêmica em várias partes da Ásia, África e Américas Central e do Sul. É causada por três espécies diferentes de *Leishmania* patogênicas ao homem: *L. donovani*, que causa a leishmaniose visceral ou calazar; *L. tropica*, que produz a leishmaniose cutânea, também conhecida como botão do Oriente; *L. braziliensis*, o agente etiológico da leishmaniose americana, também chamada leishmaniose cutâneo-mucosa, uta ou espúndia. Estas doenças atacam não só o homem, mas também outros animais. A transmissão é feita, geralmente, pela picada de mosquitos do gênero *Phlebotomus*.

O gênero *Leishmania* apresenta apenas duas formas no seu ciclo biológico: forma promastigota, que se desenvolve no tubo intestinal dos hospedeiros invertebrados (insetos) e, uma vez introduzida em mamíferos pela picada do inseto, transforma-se na forma amastigota.

B. Histórico

Em 1912, Gaspar Vianna observou que o tártaro emético era ativo em leishmaniose. Esta descoberta levou ao estudo e resultou na introdução de outros derivados antimoniais. Em 1944, Fulton encontrou atividade em algumas diamidinas aromáticas tripanomicidas. Mais recentemente, ação antileishmaniótica foi observada em desidroemetina, anfotericina B, embonato de cicloguanila e vermicilina, um novo antibiótico.

C. Classificação

Os fármacos antileishmanióticos ora empregados podem ser classificados nos seguintes grupos:

1. Alcalóides: berberina, desidroemetina;
2. Antibióticos: anfotericina B, dactilarina, micobacilina, nistatina, paromomicina, vermicilina;

3. Antimoniais: antimoniato de meglumina, estibamina-uréia, estibenil, estibofeno, estibogluconato sódico, etilstibamina (Tabela 26.2);
4. Diamidinas aromáticas: diminazeno, hidroxiestilbamidina (Tabela 30.3), isetionato de estilbamidina, pentamidina, propamidina;
5. Diversos: embonato de cicloguanila, mepacrina, niridazol, pirimetamina.

Nova perspectiva de tratamento da leishmaniose abriu-se há pouco quando se verificou que os fármacos, uma vez incorporados em lipossomos, são transportados com maior eficiência diretamente aos lisossomos no sistema reticuloendotelial, em que se encontram predominantemente os parasitos causadores da doença. Por exemplo, o antimoniato de meglumina incorporado em lipossomos mostrou-se 300 vezes mais eficaz do que o quimioterápico livre em leishmaniose experimental.

Os fármacos de primeira escolha e alternativos para tratamento das leishmanioses estão arrolados na Tabela 29.1. Os antimoniais estão descritos no Cap. 26.

Isetionato de hidroxistilbamidina

Pó cristalino, amarelo, fino, inodoro, solúvel em água, estável ao ar, mas se decompõe quando exposto à luz. É o fármaco de escolha no tratamento da leishmaniose visceral. Utilizado também na forma de injeção intravenosa, contra blastomicose.

D. Mecanismo de ação

Os fármacos estudados nesta seção, em sua maioria, já foram vistos nos capítulos anteriores, onde se discutiu seu mecanismo de ação.

A anfotericina B interage com a membrana lipídica das células do parasito, tornando-a muito mais permeável aos íons (ver Cap. 33).

V. AGENTES TRICOMONICIDAS

A. Introdução

A tricomoníase é infecção parasitária dos tratos intestinal ou geniturinário do homem e de alguns animais, causada por flagelados do gênero *Trichomonas: T. vaginalis* ataca humanos; *T. foetus,* o gado; *T. gallinae,* as aves domésticas. A primeira espécie vive, geralmente, na mucosa vaginal, mas pode ser encontrada em outras partes do trato geniturinário de fêmeas (40%) e de machos (10%). A transmissão da infecção tanto pode ser direta, através do contato sexual, quanto indireta, através de artigos de toalete. Nas fêmeas ocasiona vaginite, uretrite e cistite. Nos machos, pode produzir uretrite inespecífica.

A droga de escolha para o tratamento da tricomoníase é o metronidazol, que possui ação sistêmica. Como terapia adjuvante, usam-se alguns agentes tópicos: furazolidona, hidroxiquinolinas halogenadas, iodopolividona, aminacrina. Agentes umectantes (nonoxinol, laurilsulfato sódico e sulfossuccinato sódico de dioctila) são administrados como adjuvantes no local da infecção para permitir a penetração no detrito, muco e pus. Outros agentes de ação local são vinagre branco, ácido bórico e ácido láctico, que auxiliam a restaurar o pH normal da vagina.

B. Histórico

Já que as drogas utilizadas em tricomoníase são, em sua maioria, ativas em outras infecções protozoárias, seu histórico já foi dado nas seções anteriores deste capítulo.

C. Classificação

Os agentes tricomonicidas usados atualmente ou que tenham mostrado atividade promissora, tanto na medicina humana quanto na veterinária, pertencem a um dos seguintes grupos químicos:
1. Antibióticos: actinotiocina, anisomicina, azalomicina, azomicina, icarugamicina, mepartricina (Tricangine), natamicina (pimaricina, Pimafucin), partricina, tricomicina, viridenomicina;
2. Nitrofuranos: furazolidona, nifuratel, nifuroxima;
3. Nitroimidazóis: azanidazol, bamnidazol, benznidazol, carnidazol, cloronizol, dimetridazol, fexinidazol, flunidazol, ipronidazol, metronidazol, misonidazol, moxnidazol, nimorazol, ornidazol, panidazol, pirinidazol, ronidazol, secnidazol, sulnidazol, tinidazol;
4. Nitrotiazóis: aminitrizol, nitiazida;
5. Nitrotiofenos: tenitrazol;
6. Organoarsenicais: carbarsona, glicobiarsol;
7. Quinolínicos: clioquinol, diiodoidroxiquinolina, tricomonacida;
8. Diversos: aminacrina, cloreto de triclobisônio, clotrimazol, flubendazol, hidrargafeno, iodopolividona, lauroguadina, miralact, trimonil.

Os mais usados, entretanto, pela ordem, são os seguintes: metronidazol, diiodoidroxiquino-

Tabela 29.4 Tricomonicidas derivados do nitroimidazol

Nome oficial	Nome comercial	Nome químico	R	R'
metronidazol	Beril Flagil Metronidazol Metronix Monix (em assoc.)	2-metil-5-nitro-1H-imidazol-1-etanol	—CH_3	—CH_2—OH
nimorazol (nitrimidazina)	Naxogin	4-[2-(5-nitroimidazol-1-il)etil]morfolina	—H	—CH_2—morfolinil
tinidazol	Amplium Fa-Cyl Oratrie Pletil Tinidex Tinogyn drágeas Trinizol	1-[2-(etilsulfonil)etil]-2-metil-5-nitro-imidazol	—CH_3	—$CH_2SO_2CH_2CH_3$
ornidazol	Tiberal	α-(clorometil)-2-metil-5-nitroimidazol--1-etanol	—CH_3	—CH(OH)—CH_2—Cl
panidazol		4-[2-(2-metil-5-nitroimidazol-1-il)etil]-piridina	—CH_3	—CH_2—piridil

lina, clioquinol, iodopolividona e algumas misturas, além de vários adjuvantes.

Metronidazol

Suas características físico-químicas foram descritas na primeira seção deste capítulo, pois é também agente amebicida, além de ser ativo em giardíase.

O metronidazol foi o primeiro fármaco a manifestar atividade tricomonicida sistêmica. É usado por via oral, sendo altamente eficaz contra *T. vaginalis* tanto no homem quanto na mulher, devendo sempre ser administrado também ao parceiro sexual do infectado, para evitar reinfecção. Por apresentar atividade mutagênica e carcinogênica, é contra-indicado no primeiro trimestre da gravidez; outrossim, só deve ser empregado em casos de tricomoníases que não podem ser curadas pelo emprego de agentes de ação tópica.

Tinidazol

Pó cristalino incolor. Apresenta a peculiaridade de conter, em sua estrutura, o grupo nitroimidazólico e a função sulfônica, que está presente em alguns outros quimioterápicos; pode ser considerado, por isso, como produto de hibridação molecular, no que diz respeito ao seu planejamento. Na dose única de 2 g, cura de 80 a 100% de pacientes infectados por tricomoníase. Tem igualmente atividade na giardíase, curando 90 a 100% dos casos, também na dose única de 2 g, após o almoço. É também ativo na amebíase, na dose de 2 g por dia, durante dois dias, na intestinal, e 2 g por dia, durante três dias, na hepática. O tinidazol é contra-indicado para pacientes com discrasias sanguíneas ou doenças do sistema nervoso central e durante o primeiro trimestre da gravidez. Os principais efeitos adversos são leves distúrbios gastrintestinais e leucopenia transitória.

Nimorazol

Pó cristalino amarelo. É recomendado aos pacientes que não toleram o metronidazol ou que não respondem bem a ele. Cura cerca de 90% dos pacientes infectados com tricomoníase. Apresenta, porém, as mesmas contra-indicações do tinidazol. A dose é de 3 g, podendo ser tomada de uma só vez ou em intervalos de 12 horas. É ativo também em amebíase, giardíase e leishmaniose.

D. Mecanismo de ação

O modo de ação da maioria dos agentes tricomonicidas foi discutido nas seções precedentes deste capítulo, porquanto apresentam outra atividade antiprotozoária. Quanto aos nitrofuranos e aos nitroimidazóis, sua ação contra o *T. vaginalis* provavelmente se deve à inibição da síntese protéica.

VI. AGENTES ATIVOS EM OUTRAS INFECÇÕES PROTOZOÁRIAS

A. Giardíase

A giardíase ou lamblíase é causada pela *Giardia lamblia,* chamada antigamente de *Lamblia intestinalis,* protozoário flagelado cuja infecção interfere com a absorção de gorduras e vitaminas lipossolúveis. Os fármacos mais usados para o tratamento desta parasitose são: furazolidona, mepacrina, metronidazol, ornidazol e tinidazol. Outros, porém, são também ativos: amodiaquina, clodofeno, cloroquina, hidroxicloroquina, nifuratel e nimorazol.

Cloridrato de mepacrina
Suas características físico-químicas foram expostas na seção IIIB do Cap. 27.
Cura de 70 a 100% dos casos de infecções por giardíase, mas alguns pacientes, para erradicação completa da infecção, exigem a repetição do tratamento três vezes. A dose por via oral, para adultos, é de 100 g 3 vezes por dia, durante 5 a 7 dias; para crianças, metade ou dois terços da dose de adultos. Os efeitos adversos mais comuns são náusea, vômito e impregnação da pele com cor amarela.

B. Infecções por *Chilomastix mesnili*

Chilomastix mesnili, protozoário flagelado, é considerado por alguns autores como patogênico, enquanto outros o classificam como flagelado comensal apatogênico. Os quimioterápicos indicados são: carbarsona, eritromicina, fenarsona, fumagilina, glicobiarsol, metronidazol, puromicina, quiniofon e tricomicina.

C. Isosporose

A isosporose é causada por *Isospora belli* ou *H. hominis,* protozoário teleosporado. Encontra-se disperso pelo mundo todo, mas no homem produz distúrbio gastrintestinal relativamente suave e transitório. De maior importância são as coccidíases veterinárias causadas por espécies do gênero *Eimeria.* Geralmente, não é necessário o emprego de nenhuma droga, pois a doença desaparece espontaneamente. Entretanto, em alguns casos a infecção pode ocasionar diarréia rebelde e doença grave. Então, o tratamento de escolha é a associação de antifolatos com sulfas. As associações mais empregadas são pirimetamina + sulfadiazina e trimetoprima + sulfametoxazol; esta última é comercializada no Brasil sob dezenas de nomes comerciais; o mais conhecido é Bactrim. Outros fármacos ativos são diaveridina, mepacrina e salicilato de bismuto.

D. Toxoplasmose

A toxoplasmose, doença parasitária distribuída mundialmente, é causada pelo *Toxoplasma gondii,* protozoário toxoplasmídio. Pode ser ou congênita ou adquirida. Ocorre na forma assintomática crônica em cerca de 50% da população norte-americana e 70% da população brasileira. Em geral, os pacientes infectados não necessitam de tratamento. Caso este se impuser, porém, usa-se uma combinação de pirimetamina com sulfadiazina (ou trissulfas ou sulfonas). Na Europa, tem-se empregado extensivamente a espiramicina, com bons resultados. Vários outros antibióticos são também ativos: carbomicina, clindamicina, clortetraciclina, cloranfenicol, eritromicina, fumagilina, rosaramicina, tripacidina.

E. Pneumocistose

A pneumocistose é uma infecção cosmopolita, conhecida como pneumonia celular plasmática intersticial, causada pelo *Pneumocystis cariniii,* organismo toxoplasmídio. As drogas usadas são pentamidina, hidroxistilbamidina e estilbamidina. Alguns autores consideram como tratamento de escolha a associação de sulfametoxazol com trimetoprima (Bactrim).

F. Balantidíase

A balantidíase, que ocorre em diversas partes do mundo, é infecção produzida pelo ciliado

Ballantidium coli, cujo hospedeiro natural é o porco. As drogas recomendadas são: metronidazol, nimorazol, oxitetraciclina, paromomicina, tetraciclina. Também são ativas: carbarsona, clorbetamida, diiodoidroxiquinolina, emetina, furazolidona e niridazol.

VII. DROGAS USADAS EM INFECÇÕES PROTOZOÁRIAS VETERINÁRIAS

Várias espécies de protozoários infectam não apenas o homem, mas também animais domésticos ou aves, enquanto outras espécies apresentam principalmente interesse veterinário. As primeiras foram estudadas nas seções anteriores. As últimas serão discutidas brevemente nesta parte.

Em 1970, estimou-se que o comércio de produtos veterinários nos Estados Unidos representou mais de 80.000.000 de dólares. O custo de introdução de uma droga nova neste comércio varia de 150.000 dólares (se a droga já é aprovada para uso humano) a 1.500.000 dólares (se a droga for para uso em fonte de alimentos para o homem).

A. Histomoníase

A histomoníase é causada pelo flagelado *Histomonas meleagridis* e infecta galinhas e perus. As drogas usadas neste tipo de doença são: acinitrazol, dimetridazol, furazolidona, ipronidazol, nifursemizona, nifursol, nitarsona, nitiazida, paromomicina e ronidazol.

B. Babesíase

A babesíase refere-se a um grupo de doenças que afetam animais domésticos principalmente nas zonas temperadas. É causada por espécies do gênero *Babesia.* Para o tratamento desta parasitose a droga de escolha foi, até recentemente, o quinurônio. Outras drogas usadas são acriflavina, amicarbalida, azul de tripano, diminazeno, estilbamidina, fenamidina, imidocarbo, pentamidina, propamidina. Para o tratamento de babesíase de cavalos a droga de escolha atualmente é a amicarbalida.

C. Coccidiose

A coccidiose é causada por espécies de protozoários do gênero *Eimeria,* que infecta aves e animais domésticos. As drogas usadas para o tratamento desta doença incluem uma associação de sulfonamida (sulfabromometazina, sulfaclorpirazina, sulfadimetoxina, sulfaguanidina, sulfamerazina, sulfametazina, sulfaquinoxalina) com inibidor de ácido fólico (cicloguanila, diaveridina, metiotriazamina, ormetoprima, pirimetamina, trimetoprima), além das seguintes:

1. Antibióticos: boromicina, dianemicina, eteromicina, glicopiranosilmonensina, laidlomicina, lasalocida, lisocelina, monensina, narasina, nigericina, rosamicina, salinomicina, sefamicina;
2. Derivados do ácido quinolinocarboxílico: anquinato, buquinolato, ciproquinato, decoquinato, nequinato, proquinolato;
3. Derivados guanidínicos: robenidina;
4. Derivados imidazólicos: glicarbilamida;
5. Derivados piridínicos: clopidol;
6. Derivados pirimidínicos: amprólio, beclotiamina, nicarbazina;
7. Derivados purínicos: arprinocida;
8. Nitrobenzênicos: aclomida, dinseda, nitrofenida, nitromida;
9. Nitrofuranos: furazolidona, nitrofural;
10. Tiossemicarbazonas: bitipazona.

D. Anaplasmose

A anaplasmose é causada pelo *Anaplasma marginale,* disperso por todo o mundo. No tratamento desta doença usam-se os seguintes fármacos: clortetraciclina, gloxazona, oxitetraciclina e tetraciclina.

REFERÊNCIAS

ASPECTOS GERAIS

M. LEVANDOWSKY e S. H. HUTNER, Eds., *Biochemistry and Physiology of Protozoa,* 2nd ed., 3 vols., Academic, New York, 1979-1980.
D. BOTERO R., *Annu. Rev. Pharmacol. Toxicol., 18,* 1 (1978).
D. G. GODFREY, *Nature (London), 273,* 600 (1978).
W. E. GUTTERIDGE e G. H. COOMBS, *Biochemistry of Parasitic Protozoa,* Macmillan, London, 1978.
M. J. MILLER, *Prog. Drug Res., 20,* 433 (1976).
K. G. GRELL, *Protozoology,* Springer, Berlin, 1973.
M. HOFFER e C. W. PERRY, *Annu. Rep. Med. Chem., 8,* 141 (1973).
N. D. LEVINE, *Protozoan Parasites of Domestic Animals and of Man,* 2nd ed., Burgess, Minneapolis, 1973.
M. A. SLEIGH, *The Biology of Protozoa,* Elsevier, New York, 1973.
E. A. STECK, *The Chemotherapy of Protozoan Diseases,* 4 vols., Walter Reed Army Institute of Research, Washington, D. C., 1972.
R. B. CLARK e A. L. PANCHEN, *Synopsis of Animal Classification,* Chapman and Hall, London, 1971.
P. E. THOMPSON, *Annu. Rev. Pharmacol., 7,* 77 (1967).
S. H. HUTNER e A. LWOFF, Eds., *Biochemistry and Physiology of Protozoa,* 3 vols., Academic, New York, 1951, 1955, 1964.

AGENTES ANTIAMEBIANOS

D. J. KROGSTAD et al., *N. Engl. J. Med.*, *298*, 262 (1978).
N. F. LaRUSSO et al., *Mol. Pharmacol.*, *13*, 872 (1977).
B. J. VAKIL e N. J. DALAL, *Prog. Drug Res.*, *18*, 353 (1974).
K. W. JEON, Ed., *The Biology of Amoeba*, Academic, New York, 1973.
G. P. OAKLEY, Jr., *J. Am. Med. Assoc.*, *225*, 395 (1973).
S. J. POWELL, *Bull. N. Y. Acad. Med.*, *47*, 469 (1971).
D. R. SEATON, *Practitioner*, *206*, 16 (1971).
F. SCOTT e M. J. MILLER, *J. Am. Med. Assoc.*, *211*, 118 (1970).
R. ELSDON-DEW, *Adv. Parasitol.*, *6*, 1 (1968).
A. P. GROLLMAN, *Proc. Nat. Acad. Sci. U. S. A.*, *56*, 1867 (1966).
R. A. NEAL, *Adv. Parasitol.*, *4*, 1 (1966).
G. WOOLFE, *Prog. Drug Res.*, *8*, 11 (1965).
J. H. BURCKHALTER et al., *J. Med. Chem.*, *6*, 89 (1963).
J. H. BURCKHALTER et al., *J. Org. Chem.*, *26*, 4070 (1961).
E. C. FAUST, *Amebiasis*, Thomas, Springfield, Ill., 1954.

AGENTES TRIPANOMICIDAS

V. AMATO NETO, *Rev. Hosp. Clín. Fac. Med. São Paulo*, *35*, 27 (1980).
E. BOAINAIN, *Rev. Goiana Med.*, *25*, 1 (1979).
Z. BRENER e Z. A. ANDRADE, Eds., *Trypanosoma cruzi e Doença de Chagas*, Guanabara Koogan, Rio de Janeiro, 1979.
S. WATANABE, Ed., *Anais do Simpósio sobre Moléstia de Chagas*, Publicação ACIESP n.º 16, Academia de Ciências do Estado de São Paulo, São Paulo, 1979.
C. A. BARCLAY et al., *Prensa Med. Argent.*, *65*, 239 (1978).
F. HAWKING, *Adv. Pharmacol. Chemother.*, *15*, 289 (1978).
A. POLAK e R. RICHLE, *Ann. Trop. Med. Parasitol.*, *72*, 45 (1978).
K. VICKERMAN, *Nature (London)*, *273*, 613 (1978).
Z. BRENER, *Adv. Pharmacol. Chemother.*, *13*, 1 (1975).
Symposium, *New Approaches in American Trypanosomiasis Research*, Pan American Health Organization, Washington, D. C., 1975.
Ciba Foundation Symposium, *Trypanosomiasis and Leishmaniasis with Special Reference to Chagas' Disease*, Elsevier, Amsterdam, 1974.
Z. BRENER, *Annu. Rev. Microbiol.*, *27*, 347 (1973).
E. GRUNBERG e E. H. TITSWORTH, *Annu. Rev. Microbiol.*, *27*, 317 (1973).
M. BOCK et al., *Arzneim.-Forsch.*, *22*, 1564 (1972).
J. FORD, *The Role of Trypanosomiases in African Ecology*, Clarendon, London, 1971.
A. KOROLKOVAS et al., *Rev. Farm. Bioquím. Univ. São Paulo*, *9*, 135 (1971).
H. W. MULLIGAN, Ed., *The African Trypanosomiases*, Wiley-Interscience, New York, 1971.
W. H. R. LUMSDEN, *Adv. Parasitol.*, *8*, 227 (1970).
M. A. MILES e J. E. ROUSE, *Chagas's Disease — A Bibliography*, Bureau of Hygiene and Tropical Diseases, London, 1970.
J. R. CANÇADO, Ed., *Doença de Chagas*, Imprensa Oficial, Belo Horizonte, 1968.
F. KÖBERLE, *Adv. Parasitol.*, *6*, 63 (1968).
A. R. GRAY, *Bull. W. H. O.*, *37*, 177 (1967).
C. A. HOARE, *Adv. Parasitol.*, *5*, 47 (1967).
J. J. JAFFE, *Trans. N. Y. Acad. Sci.*, *29*, 1057 (1967).

DROGAS ANTILEISHMANIÓTICAS

P. D. MAISDEN, *N. Engl. J. Med.*, *300*, 350 (1979).
C. R. ALVING et al., *Life Sci.*, *22*, 1021 (1978).
R. LAINSON e J. J. SHAW, *Nature (London)*, *273*, 595 (1978).
P. WILLIAMS e M. de V. COELHO, *Adv. Parasitol.*, *16*, 1 (1978).
A. KOROLKOVAS e K. TAMASHIRO, *Rev. Farm. Bioquím. Univ. São Paulo*, *12*, 109 (1974).
E. A. STECK, *Prog. Drug Res.*, *18*, 289 (1974).
G. O. DOAK e L. D. FREEDMAN, *Organometallic Compounds of Arsenic, Antimony, and Bismuth*, Wiley-Interscience, New York, 1970.
S. ADLER, *Adv. Parasitol.*, *2*, 35 (1964).
G. VIANNA, *Arch. Bras. Med.*, *2*, 426 (1912).

AGENTES TRICOMONICIDAS

P. N. PRESTON, *Chem. Rev.*, *74*, 279 (1974).
O. JIROVEC e M. PETRU, *Adv. Parasitol.*, *6*, 117 (1968).
R. M. MICHAELS, *Adv. Chemother.*, *3*, 39 (1968).
K. WIESNER e H. FINK, *Prog. Drug Res.*, *9*, 361 (1966).
R. CAVIER et al., *Ann. Pharm. Fr.*, *22*, 381 (1964).

AGENTES ATIVOS EM OUTRAS INFECÇÕES PROTOZOÁRIAS

V. AMATO NETO e G. C. LEVI, *F. Méd.*, *80*, 345 (1980).
G. C. LEVI et al., *Rev. Inst. Med. Trop. São Paulo*, *21*, 26 (1979).
S. M. TEUTSCH et al., *N. Engl. J. Med.*, *300*, 695 (1979).
J. A. KRICK e J. S. REMINGTON, *N. Engl. J. Med.*, *298*, 550 (1978).
M. S. WOLFE, *N. Engl. J. Med.*, *298*, 319 (1978).
V. AMATO NETO, *Toxoplasmose*, 2a ed., Atheneu, Rio de Janeiro, 1970.
L. JACOBS, *Adv. Parasitol.*, *5*, 1 (1968).

DROGAS USADAS EM INFECÇÕES PROTOZOÁRIAS VETERINÁRIAS

C. E. ARONSON, Ed., *The Complete Desk Reference of Veterinary Pharmaceuticals and Biologicals*, Harwal Publishing Co., Media, Pa., 1978.
L. P. JOYNER e D. W. BROCKLESBY, *Adv. Pharmacol. Chemother.*, *11*, 321 (1973).
J. R. RYLEY e M. J. BETTS, *Adv. Pharmacol. Chemother.*, *11*, 221 (1973).
Symposium on Problems of New Animal Drug Development, *J. Am. Vet. Med. Assoc.*, *161*, 1375-1400 (1972).
J. R. DOUGLAS e N. F. BAKER, *Annu. Rev. Pharmacol.*, *8*, 213 (1968).
R. SLACK e A. W. NINEHAM, *Medical and Veterinary Chemicals*, 2 vols., Pergamon, Oxford, 1968.
E. J. L. SOULSBY, *Textbook of Veterinary Clinical Parasitology*, Vol. I, Blackwell, Oxford, 1965.

Agentes Anti-Sépticos, Antifúngicos e Antibacterianos

I. GENERALIDADES

Neste capítulo serão estudados sobretudo os agentes quimioterápicos aplicados topicamente. Incluem-se também alguns que apresentam ação localizada ou emprego muito específico.

II. ANTI-SÉPTICOS

A. Introdução

1. CONCEITO

Agentes anti-sépticos são aqueles utilizados para destruir microrganismos ou inibir sua reprodução ou metabolismo; são aplicados principalmente nas superfícies cutâneas ou mucosas e em feridas infectadas a fim de esterilizá-las. Entretanto, os especialistas, em sua maioria, não recomendam a sua aplicação em feridas, pois retardam a cicatrização e podem danificar os tecidos. Um processo melhor é limpar as feridas e retirar o pus e o tecido necrótico por processos mecânicos. Os anti-sépticos aplicados em objetos inanimados, em ambientes e em excretas recebem o nome de desinfetantes. Os anti-sépticos e desinfetantes são hoje em dia drogas muito utilizadas.

Existem outros termos que possuem conotação clara em relação a anti-sépticos e desinfetantes: biocidas, esterilizantes e sanitarizantes.

O termo biocida refere-se a conservantes que impedem o ataque de fungos e bactérias a todo tipo de material orgânico, tal como papel, madeira e tecidos. Esterilizantes são substâncias que destroem todas as formas de vida; um exemplo é o óxido de etileno. Sanitarizantes são produtos que reduzem o número de bactérias a níveis relativamente seguros. Todos esses agentes destroem células por coagulação ou desnaturação de proteínas protoplasmáticas, ou lise celular pela alteração estrutural da membrana celular, causando, assim, o vazamento dos componentes celulares.

Vários fatores, tais como pH, temperatura, concentração, duração do contato com os microrganismos e presença de material orgânico (sangue, pus, tecido necrótico) determinam o grau de eficácia dos anti-sépticos e desinfetantes.

2. EMPREGOS

Os anti-sépticos são usados quer isoladamente quer incorporados a detergentes, sabões, desodorantes, aerossóis, talcos, dentifrícios, conservantes, antiinfecciosos urinários e diversas outras preparações. São usados extensivamente para matar bactérias, esporos, fungos, vírus e protozoários em infecções ou infestações locais e para preparar a pele em intervenções cirúrgicas.

Os desinfetantes são muito empregados em saneamento caseiro e hospitalar para desinfetar água e utensílios em geral e para esterilizar vacinas, produtos sanguíneos e enxertos teciduais.

3. EFEITOS ADVERSOS

Os anti-sépticos não são desprovidos de efeitos tóxicos. A aplicação tópica pode irritar a pele e as mucosas, causando dermatite ou reações alérgicas. A absorção destas drogas acarreta toxicidade sistêmica.

O primeiro método usado para avaliar os anti-sépticos foi o teste de coeficiente fenólico, proposto em 1903 por Rideal e Walker. Este teste foi suplantado por um melhor, conhecido como método da diluição, apresentado por Stuart e colaboradores, em 1963. Este novo método é um dos adotados oficialmente pela *Association of Official Analytical Chemists*.

B. Histórico

O uso de anti-sépticos e desinfetantes vem de priscas eras. Os egípcios da antiguidade utilizavam especiarias, gomas e óleos essenciais para preservar suas múmias. A defumação, a salga e alimentos condimentados são práticas que vêm sendo usadas há muitos séculos. O mesmo ocorre em relação a várias substâncias químicas usadas para tratar de ferimentos e impedir a disseminação de doenças infecciosas. É o caso da prata metálica e de seus derivados.

As propriedades anti-sépticas do iodo e cloro eram conhecidas muito antes do nosso século. Semmelweis introduziu a cal clorada já em 1847. As pesquisas básicas de Pasteur, Koch e outros cientistas, que provaram a patogenicidade dos microrganismos, fundamentaram a pesquisa de agentes anti-sépticos. Em 1867, Lister comprovou o poder germicida do fenol, então chamado ácido carbólico. Esta descoberta resultou na introdução de vários outros fenóis e seus derivados na prática médica.

Smith, em 1869, e Koch, em 1881, mostraram que compostos mercuriais inorgânicos possuíam atividade anti-séptica. Em 1889, Geppert verificou que eles eram bacteriostáticos e não bactericidas. Este estudo resultou na procura de novos e melhores agentes anti-sépticos entre os compostos mercuriais inorgânicos e orgânicos.

Desde 1906 sabe-se que a uréia possui fraca atividade bacteriostática. Mas foi só em 1957 que se fez um estudo sério para melhorá-la. Deste resultaram carbanilidas halogenadas, que são muito usadas em sabões e desodorantes.

O interesse em corantes como anti-sépticos foi aumentado em 1912, quando Churchman observou o efeito inibitório do cloreto de metilrosanilina sobre microrganismos Gram-positivos. No ano seguinte, Browning descobriu as propriedades antibacterianas dos corantes amarelos de acridinas e isto levou ao amplo uso clínico destes corantes.

A atividade antibacteriana dos nitrofuranos foi primeiramente observada por Dodd, Stillman e seus colaboradores, em 1944. Isto estimulou o interesse na síntese e avaliação de novos compostos nitro-heterocíclicos como agentes quimioterápicos potenciais.

C. Classificação

Os anti-sépticos e desinfetantes podem ser agrupados em diversas classes químicas. Os mais utilizados estão arrolados na Tabela 30.1.

Vários anti-sépticos e desinfetantes resultaram de processos de adição, duplicação ou hibridação molecular. Exemplos de adição: acetato de metacresila, cloreto de undecoílio-iodo, hipurato de metenamina, iodeto de timol, mandelato de metenamina, monoacetato de resorcinol, sulfossalicilato de metenamina. Exemplos de duplicação: bitionol, diclorofeno, hexaclorofeno, salicil. Exemplos de hibridação: halazona, merbromino, tiomersal.

1. ÁCIDOS E DERIVADOS

Os principais são: ácido acético, ácido benzóico, ácido bórico, ácido p-clorobenzóico, ácido desidroacético, ácido dodecilaminopropil-β-aminobutírico, ácido fosfórico, ácido láctico, ácido lauriloxipropil-β-aminobutírico, ácido mandélico, ácido nalidíxico, ácido oxolínico, ácido salicílico, ácido sórbico, ácido sozoiodólico, benzoato de sódio, benzoxiquina, borato de sódio, butilparabeno, dodicina, etilparabeno, ictasol, lactato de alumínio, metilparabeno, oxicloroseno, policresolsulfonato, propilparabeno, propionato sódico, salicil, sorbato potássico, tetraborato sódico.

Ácido bórico

Ocorre nas formas de pó ou grânulos brancos, ou cristais incolores, transparentes, inodoros, muito solúveis em água. Foi usado como anti-séptico principalmente em lavagens oculares. Visto que seu valor terapêutico é duvidoso e a ingestão acidental ou o uso indiscriminado chegaram a causar mortes, é hoje considerado obsoleto.

Ácido salicílico

Cristais brancos, geralmente aciculares, ou pó cristalino branco, esponjoso. Tem sabor a princípio adocicado, passando a acre. É estável ao ar. O produto sintético é branco e inodoro. Aquele obtido a partir do salicilato de metila natural pode ter coloração ligeiramente amarela ou rósea e leve odor de hortelã. Possui propriedades anti-sépticas, fungicidas e queratolíticas.

Pode ser extraído de fontes naturais ou ser preparado por síntese, tratando o fenóxido de sódio com dióxido de carbono.

2. ÁLCALIS

Os mais usados são hidróxido de potássio, borato de sódio e hidróxido de sódio. Álcalis fortes são usados algumas vezes como desinfetantes de excretas.

Tabela 30.1 Anti-sépticos e desinfetantes

Nome oficial	Nome comercial	Nome químico	Estrutura
álcool	Álcool	etanol	C_2H_5OH
álcool isopropílico		isopropanol	$(CH_3)_2CH-OH$
solução de iodo			I_2
tintura de iodo			I_2
	Sterlane (em assoc.)	ácido lauriloxipropil--β-aminobutírico	$CH_3-(CH_2)_{11}-O-(CH_2)_3-NH-CH(CH_3)-CH_2-COOH$
	Sterlane (em assoc.)	ácido dodecilamino-propil-β-aminobutírico	$CH_3-(CH_2)_{11}-NH-(CH_2)_3-NH-CH(CH_3)-CH_2-COOH$
cloreto de metilrosanilina (cristal violeta) (violeta de genciana) (violeta de metila)	Violeta de Genciana	cloreto de N-[4-[bis[4-(dimetilamino)-fenil]metileno]-2,5- cicloexadien-1--ilideno]-N-metilmetanamínio	(estrutura do cristal violeta)
hipoclorito de sódio	Milton	hipoclorito de sódio	$NaOCl$
hipoclorito de cálcio	Líquido Dakin (em assoc.)	hipoclorito de cálcio	$(ClO)_2Ca$
halazona		ácido 4-[(dicloroamino)sulfonil]ben-zóico	(estrutura)
nitromersol		5-metil-2-nitro-7-oxa-8-mercurabici-clo[4.2.0]octa-1,3,5-trieno	(estrutura)
tiomersal (mercurotiolato sódico) (timerosal)	Bacteran Merthiolate Thimerosal Timerosal Tiomerosal	sal sódico de etil(2-mercapto-benzoa-to-S)mercúrio	(estrutura)
cloreto de cetilpiridínio	Cepacol	cloreto de 1-hexadecilpiridínio	(estrutura: piridínio-$CH_2-(CH_2)_{14}-CH_3$, Cl^-)

AGENTES ANTI-SÉPTICOS, ANTIFÚNGICOS E ANTIBACTERIANOS

Tabela 30.1 (cont.)   Anti-sépticos e desinfetantes

Nome oficial	Nome comercial	Nome químico	Estrutura
cloreto de benzetônio	Sorine infantil Sterylderme	cloreto de N,N-dimetil-N-[2-[2-[4--(1,1,3,3-tetrametilbutil)fenoxi]eto-xi]etil]benzenometanamínio	

cloreto de benzalcônio	Fisiorinus
	  (em assoc.)
	Glaucomil
	  (em assoc.)
	Monicin
	  (em assoc.)
	Nesoro
	  (em assoc.)
	Rinoftol
	  (em assoc.)
	Rinosoro
	  (em assoc.)
	Sorine infantil
	Sorine
	  (em assoc.)
		cloreto de benzalcônio	R = mistura de alquilas que variam de C_8H_{17} a $C_{18}H_{37}$

formaldeído	Emoform (em assoc.) Formol	formaldeído	$H_2C=O$
mandelato de metenamina (hexametilenotetramina) (hexamina)	Mandelamine Venoformina	monomandelato de hexameti-lenotetramina	
paraclorofenol		4-clorofenol	

hexaclorofeno
(hexaclorofano)
	Acarsan
	Confiance
	  (em assoc.)
	Fisohex
	  (em assoc.)
	Proderm
		2,2′-metilenobis[3,4,6-triclorofenol]	

clorexidina	Clorohex	N,N''-bis(4-clorofenil)-3,12-diimino--2,4,11,13-tetraazatetradecanodii-midamida	
hexamidina	Hexomedine	4,4′-(hexametilenodioxi)dibenzami-dina	

3. ÁLCOOIS

Exemplos: álcool benzílico, álcool 2,4-diclorobenzílico, álcool etílico (etanol), álcool fenetílico, álcool isopropílico (isopropanol), álcool 3,4,5-triclorobenzílico, bronopol, clorobutanol, fenoxietanol, glicol etilênico, glicol propilênico, glicol trimetilênico.

Os álcoois são também desinfetantes, mas sua aplicação principal é como anti-sépticos em processos cirúrgicos. Os álcoois primários são mais ativos que os secundários e, estes, mais que os terciários.

Álcool etílico

Líquido incolor, transparente, muito móvel e volátil, de odor característico, agradável e de sabor ardente. É inflamável, muito higroscópico, miscível com a água, com contração de volume e elevação de temperatura. Exerce ação bactericida rápida, sendo muito mais usado como desinfetante da pele. Já que atua por desnaturação de proteínas e este processo requer água, a solução a 70% é mais eficiente do que o álcool diluído. É empregado também como rubefaciente e condicionador da pele em pacientes acamados.

Álcool isopropílico

Líquido transparente, incolor, móvel e volátil, de odor característico e ligeiramente amargo. É inflamável e miscível com água, com etanol e com éter. Possui atividade bactericida maior do que a do etanol, pois é mais eficiente na redução da tensão superficial das células bacterianas e na desnaturação de proteínas. Apresenta os mesmos empregos do álcool etílico.

4. ALDEÍDOS

Os mais usados são: *(a)* formaldeído e seus pró-fármacos: metenamina e seus sais (anidrometilenocitrato, hipurato, mandelato e sulfossalicilato), oximeturéia, paraformaldeído (*s*-trioxano), sulfoxilato sódico de formaldeído; *(b)* glutaral.

Metenamina

Pó cristalino branco, ou cristais lustrosos incolores. É praticamente inodora, muito solúvel em água, devendo ser conservada em recipientes herméticos. Obtida pela reação entre hidróxido de amônio e formaldeído, trata-se de pró-fármaco e hexâmero do formol, que é liberado quando este composto entra em contato com o suor ácido, ao ser usado topicamente como anti-séptico.

A metenamina e seus sais são usados, principalmente, em infecções do trato urinário, em que o meio ácido é também necessário. Por esta razão, em infecções de microrganismos do tipo *Proteus* e algumas espécies de *Pseudomonas*, microrganismos estes que cindem a uréia, deve-se administrar a metenamina junto com compostos ácidos — como cloreto de amônio, cloridrato de arginina, ácido ascórbico, metionina, por exemplo — que assegurem um pH adequado (5,5 ou menos), ou os sais de metenamina, como hipurato, mandelato e sulfossalicilato.

5. AGENTES ALQUILANTES OU ACILANTES

Os principais são: óxido de etileno, óxido de propileno e pirocarbonato de dietila. A propiolactona, antigamente usada, é carcinogênica.

Como conservantes de bebidas usam-se os ácidos bromoacético e cloroacético, bem como seus sais e ésteres, sobretudo do etanol (I), glicol (II) e etilglicol (III):

$$BrCH_2COOC_2H_5 \qquad (BrCH_2COOCH_2-)_2$$
$$(I) \qquad\qquad (II)$$

$$BrCH_2COOCH_2CH_2OC_2H_5$$
$$(III)$$

Óxido de etileno

À temperatura e pressão ambientes, apresenta-se na forma de gás, inflamável; abaixo de 12°, como líquido. É solúvel em água, em etanol e em éter. Trata-se de eficientíssimo agente esterilizante de instrumentos médicos e odontológicos, aparelhos de laboratório, alimentos, produtos farmacêuticos, películas de embalar alimentos e outros itens, seringas e agulhas descartáveis e artigos de envase, como frascos plásticos para colírios. Encontra emprego também na esterilização de cápsulas espaciais. É biocida para todos os organismos à temperatura ambiente, não-corrosivo e rapidamente difusível. Por ser explosivo em contato com o ar, é diluído em dióxido de carbono, nitrogênio ou um fluoridrocarboneto.

6. AMIDAS E CARBANILIDAS

As amidas e carbanilidas são muito usadas como agentes bacteriostáticos e antifúngicos em sabões, desodorantes e loções. Entre outros, há as seguintes: bensalano, clobromossalano, cloflucarbano, dibromossalano, flussalano (fluorsalano), fursalano, halocarbano, metabromossalano, nicotinilmetilamida, succissulfona, tibrofano, tiossalano, tribromossalano, triclocarbano.

7. AMIDINAS E GUANIDINAS

As mais usadas, como anti-sépticos de infecções orofaringeanas, são: ambazona, clorexidina, dibromopropamidina, propamidina.

Cloridrato de clorexidina

Pó cristalino branco, fotossensível, muito pouco solúvel em água. É desinfetante e anti-séptico de largo espectro, usado principalmente no tratamento de infecções da pele causadas por germes Gram-positivos e Gram-negativos. É empregado também em cirurgia e para fins higiênicos. Não deve ser aplicado às mucosas, pois exerce ação histolítica, nem em feridas e ulcerações profundas.

8. COMPOSTOS DE AMÔNIO QUATERNÁRIO E ISÓSTEROS

Estes fármacos são ativos contra bactérias Gram-positivas e Gram-negativas, por serem compostos tensoativos catiônicos. São inativados por sabões, substâncias aniônicas e matéria inorgânica. Possuem, estruturalmente, uma unidade hidrofóbica (cadeia parafínica, benzeno alquil-substituído, naftaleno) e um grupo hidrofílico (amônio quaternário, fosfônio, sulfônio).

Os principais são: acetato de laurolínio, brometo de cetesônio, brometo de cetrimônio, brometo de dodeclônio, brometo de domifeno, brometo de fenododecínio, brometo de penoctônio, cetrimida, cloreto de aralcônio, cloreto de benzalcônio, cloreto de benzetônio, cloreto de cetalcônio, cloreto de cetilpiridínio, cloreto de dequalínio (Dequadin), cloreto de diclorobenzalcônio, cloreto de dodecarbônio, cloreto de dofâmio, cloreto de fludazônio, cloreto de hedaquínio, cloreto de lauralcônio, cloreto de metilbenzetônio, cloreto de octafônio, cloreto de sepazônio, cloreto de triclobisônio, diacetato de bisdequalínio, iodeto de imidecila, iodeto de tibenzônio, mesilato de tolitrimônio, metilsulfato de tolocônio.

Cloreto de benzalcônio

Pó amorfo ou gel branco ou branco amarelado, de odor aromático e sabor muito amargo, facilmente solúvel em água. É o protótipo dos compostos de amônio quaternário. Exerce ação contra bactérias Gram-positivas e Gram-negativas, alguns fungos e determinados protozoários. É usado para esterilizar instrumentos cirúrgicos e como anti-séptico tópico em mucosas e pele intata e também em ferimentos e ulcerações leves. Por ser detergente catiônico, é inativado por sabões e outras substâncias aniônicas; daí ser necessário eliminar todos os traços de sabão antes de ser aplicado. Embora as soluções diluídas não sejam irritantes, as soluções concentradas podem causar lesões corrosivas na pele, com necrose e escoriações profundas. As irrigações de cavidades do organismo podem provocar fraqueza muscular. As diluições usadas variam de 1:750 (no caso de emprego em pele intata, feridas leves e abrasões) a 1:500 (para esterilização de instrumentos cirúrgicos).

Cloreto de benzetônio

Cristais brancos, de odor suave e sabor muito amargo, solúveis em água. Apresenta ações e empregos análogos aos do cloreto de benzalcônio. É usado em solução de 1:750 ou tintura a 0,2% quando aplicado na pele, ou solução de 1:5.000, se administrado nas mucosas nasais.

Cloreto de cetilpiridínio

Pó branco, de leve odor característico, muito solúvel em água. Neste fármaco, o nitrogênio quaternário faz parte de anel heterocíclico. A ausência do grupo benzílico talvez explique sua menor toxicidade com relação a outros compostos do mesmo grupo. É usado como anti-séptico tópico: em soluções aquosas de 1:100 a 1:1.000 em pele intata, 1:1.000 em lacerações leves e 1:2.000 a 1:10.000 em mucosas. É também comercializado na forma de pastilhas expectorantes.

9. CORANTES

Alguns corantes possuem ação bacteriostática. Atualmente seu emprego é limitado. Aqueles ainda usados são: acriflavina, aminoacridina (aminacrina), 9-amino-4-metilacridina, cloreto de metilrosanilina, cloreto de metiltionínio (azul de metileno), 4,5-dimetilproflavina, etacridina, fenazopiridina, verde brilhante, verde malaquita.

Cloreto de metilrosanilina

Também chamado violeta de genciana, cristal violeta e violeta de metila, apresenta-se na forma de cristais ou pó verde-escuro ou esverdeado, com brilho metálico, pouco solúvel em água, mas solúvel em álcool. É usado também para tratamento de infecções dermatofíticas, sobretudo micoses bucais (por exemplo, sapinhos).

10. FENÓIS

Fenóis são venenos protoplasmáticos gerais. O próprio fenol tem mais interesse histórico do que clínico, porque anti-sépticos mais seguros e potentes são agora comercializados, tais como fenóis halogenados, usados principalmente como desinfetantes, já que são demasiado tóxicos e cáusticos para aplicação sobre tecidos vivos. A eficácia dos fenóis é, portanto, realçada pela presença de grupos que retiram elétrons, como os halogênios. Todavia, alguns países proibiram o uso de compostos bifenílicos policlorados, por serem demasiadamente tóxicos.

Exemplos: acetato de metacresol, amilfenol, antralina, antrarrobina, benzilfenol, benzonaftol, betanaftol, biclotimol, bitionol, bitionalato sódico, bromofenofos, bromonaftol, bromotimol, broxaldina, broxiquinolina, buclosamida, carvacrol, catecol, clorocarvacrol, clorocresol, clorofeno, clorotimol, cloroxilenol, clorquinaldol, creosoto, cresol, crisarobina, dibromossalicil, diclorofeno, dicloroxilenol, eucaliptol, eugenol, o-fenilfenol, fenol, fenticloro, guaiacol, guaiacolsulfonato de potássio, halquinóis, hexaclorofeno, hexilresorcinol, iodeto de timol, mentol, metacresilacetato, monoacetato de resorcinol, nitroxolina, ortoxenol, oxina, pentaclorofenol, policresolsulfonato, resorcinol, salicilato de fenila, salicilato de α-naftol, salicilato de timol, timol, tioxolona, 2,4,5-triclorofenol, 2,4,6-triclorofenol, triclosano, trinitrofenol, xibornol. Em alguns destes fármacos (broxaldina, por exemplo), a função fenólica só se manifesta após hidrólise; são, pois, pró-fármacos.

O paraclorofenol canforado é usado como antiinfeccioso dental.

Fenol

Cristais aciculares aglomerados ou separados, incolores ou levemente rosados, deliqüescentes, ou massas cristalinas brancas a levemente rosadas. Tem odor característico. Liquefaz-se por aquecimento ou pela adição de 10% de água. É solúvel em água. Escurece gradualmente por exposição à luz e ao ar. Apresenta ação bacteriostática em concentrações de 1:500 a 1:800 e fungicida nas concentrações de 1:50 a 1:100. Todavia, hoje só tem interesse histórico, pois foi suplantado por anti-sépticos e desinfetantes mais eficazes.

Hexaclorofeno

Pó cristalino branco ou branco-acastanhado, inodoro ou com odor ligeiramente fenólico, insolúvel em água. É bactericida potente, eficaz sobretudo contra germes Gram-positivos. Faz parte da fórmula de diversos sabões, loções, cremes, xampus e pomadas. É também comercializado na forma de emulsão, junto com detergente, sendo utilizado como anti-séptico em hospitais. Por causar intoxicação cumulativa, o seu teor em cosméticos foi limitado a 0,5%.

11. HALOGÊNIOS E HALOGENÓFOROS

Os halogênios e halogenóforos atuam tanto como anti-sépticos quanto como desinfetantes. Assim, o cloro elementar é usado para desinfetar utensílios, piscinas, água potável e até tecidos. Os compostos clorados são usados principalmente na desinfecção de água. O iodo e iodóforos são usados para desinfetar a pele antes de intervenções cirúrgicas e como anti-sépticos em feridas. Sua atividade é reduzida na presença de material orgânico ou álcalis.

O número de halogênios e halogenóforos com atividade anti-séptica é grande: bromoclorenona, cal clorada, cloramina, clorato de sódio, cloreto de undecoílio-iodo, clorazodina, cloro, diiodidrina, dióxido de cloro, halazona, hipoclorito de cálcio, hipoclorito de sódio, iodo, iodofórmio, iodometenamina, iodopolividona, monocloreto de iodo, oxiclorosceno, sincloseno, solução de iodo, tetracloroiodeto sódico, tetraiodopirazol, tintura de iodo, tosilcloramida sódica (cloramina T), tribrometo de iodo, tricloreto de iodo, triclosano, trocloseno potássico.

Hipoclorito de cálcio

Pó cristalino branco relativamente estável. É preparado pela ação do cloro sobre a cal. O produto assim obtido, porém, chamado cloreto de cal, corresponde à fórmula ClO-Ca-Cl; só após purificação sua fórmula se aproxima do verdadeiro hipoclorito de cálcio. Faz parte do líquido de Dakin, muito usado como desinfetante. Além de desinfetante e anti-séptico, o hipoclorito de cálcio é bactericida, fungicida e desodorante. É usado igualmente como agente oxidante e como alvejante.

Iodopolividona

Trata-se de um complexo de iodo com polividona, polímero sintético que consiste essencialmente de frações 1-vinil-2-pirrolidinônicas lineares e sintetizado a partir de γ-butirolactona, amônia e acetileno. Apresenta-se na forma de escamas solúveis em água. Liberta iodo lentamente e este halogênio é que atua como agente anti-séptico, sendo usado topicamente na pele e nas mucosas. Esta droga é, portanto, forma latente de iodo, que comparece na proporção de 10%. Embora seja menos irritante do que a tintura de iodo, alguns pacientes podem manifestar reações alérgicas à iodopolividona.

12. METAIS E COMPOSTOS METÁLICOS

Os metais e compostos metálicos com propriedades desinfetantes e anti-sépticas são os seguintes:

(a) compostos de bismuto: bibrocatol, subcarbonato de bismuto, subsalicilato de bismuto;

(b) cobre e derivados: cobre, sulfato de cobre;

(c) mercúrio e derivados: acetato fenilmercúrico, borato fenilmercúrico, cianeto de mercúrio, cloreto fenilmercúrico, cloreto mercúrico, hidrargafeno, iodeto mercúrico, iodomercurato potássico, meraleína sódica, merbromino, mercocresóis, mercurobutol, mercurofeno, nitrato fenilmercúrico, nitromersol, oxicianeto de mercúrio, óxido amarelo de mercúrio, timerfonato sódico, tiomersal, ungüento de mercúrio amoniacal;

(d) prata e derivados: cloreto de prata, nitrato de prata, picrato de prata, prata coloidal, proteinato de prata, vitelinato de prata (Argirol);

(e) zinco e derivados: cloreto de zinco, estearato de zinco, óxido de zinco, sulfato de zinco;

(f) derivados de outros metais: sulfato ferroso, sulfeto de cádmio, sulfeto de selênio.

Os compostos mercuriais têm ação anti-séptica e desinfetante. Sua atividade antibacteriana é reduzida na presença de soro e proteínas teciduais. Os compostos organomercuriais são menos tóxicos e cáusticos do que os sais inorgânicos. O envenenamento por mercúrio é tratado com dimercaprol.

A prata e seus sais possuem atividade bactericida em concentrações muito baixas (1 parte em 20 milhões). A este efeito, comum a vários metais pesados, dá-se o nome de *ação oligodinâmica*. Os compostos de prata foram muito usados no passado, mas recentemente foram substituídos por agentes mais eficientes. Entretanto, o nitrato de prata é ainda usado em soluções a 1% para instilar no saco conjuntival de recém-nascidos como profilático contra oftalmia gonorréica de recém-nascidos.

Tiomersal

Também chamado mercurotiolato e timerosal, é pó cristalino branco a amarelo-claro, paulatinamente afetado pela luz, muito solúvel em água. Apresenta atividades antibacteriana e antifúngica fracas, sendo menos eficaz do que o etanol. Nas formas de solução aquosa, creme ou ungüento é usado para impedir infecções em feridas; nas formas de tintura e aerossóis, para tratar de infecções e outros fins. É contra-indicado para pacientes sensíveis ao mercúrio.

Merbromino

Escamas ou grânulos verdes, iridescentes; inodoro e insípido. É facilmente solúvel em água. Muito usado no Brasil, sob o nome comercial de Mercúrio Cromo, deveria, contudo, ser retirado do comércio, pelas seguintes razões: não tem ação bactericida, mas apenas bacteriostática, e esta bastante fraca; seu índice quimioterápico é baixo; é o menos ativo dos anti-sépticos mercuriais comercializados.

Nitrato de prata

Cristais brancos ou incolores, muito solúveis em água. O pH de suas soluções é em torno de 5,5; expostas à luz, na presença de matéria orgânica, tornam-se cinzentas ou preto-cinzentas. Aplicado topicamente em concentrações relativamente baixas é bactericida potente; a solução de 1:1.000 destrói rapidamente a maioria dos microrganismos; mesmo em soluções de 1:10.000, é bacteriostático.

Em muitos países é obrigatório por lei instilar duas gotas de solução a 1% no saco conjuntival do recém-nascido para impedir a oftalmia *neonatorum*. Soluções de nitrato de prata (Nicotinol, Targigan) são usadas, em bochechos, para combater o hábito de fumar.

13. NITROFURANOS

Os nitrofuranos são usados primariamente como agentes antibacterianos em infecções urinárias. Podem provocar reações hipersensibilizantes. Exemplos: furazolidona (Furoxona), nifuroxima, nitrofurantoína (Furadantina), nitrofural (Furacin).

14. PERÓXIDOS E OUTROS OXIDANTES

Os peróxidos e outros oxidantes têm algum efeito bactericida devido à liberação de oxigênio nascente. Entretanto, seu uso vem diminuindo. Em sua maioria, são considerados obsoletos.

Os mais usados são: clorato de potássio, ozônio, perborato de sódio, permanganato de potássio, permanganato de zinco, peróxido de benzoíla, peróxido de carbamida, peróxido de hidrogênio (água oxigenada), peróxido de magnésio, peróxido de sódio, peróxido de zinco.

Solução de peróxido de hidrogênio

A concentração usada é de 3%, que se apresenta como líquido límpido, incolor, inodoro ou com odor que lembra o do ozônio. Tem sabor ácido e se deteriora com o tempo ou com agitação prolongada. Decompõe-se rapidamente quando em contato com substâncias oxidantes ou redutoras ou por aquecimento rápido. É afetada pela luz. Seu emprego maior é para limpar ferimentos.

15. AGENTES DIVERSOS

Entre outros, temos: butazopiridina, cânfora, dimetoxano, eucaliptol, hexetidina, noxitilina, óleo de pinho, ornidazol, polinoxilina, sulfoictiolato de amônio (ictamol), vanildissulfamida.

D. Mecanismo de ação

Os mecanismos pelos quais os anti-sépticos e desinfetantes exercem a sua ação germicida são variados e complexos. Algumas destas drogas atuam por mecanismos diversos.

1. INATIVAÇÃO DE CERTAS ENZIMAS

Este é o mecanismo mais comum. Atuam por ele os halogênios e halogenóforos, metais e seus compostos, uréias, amidas, carbamatos e nitrofuranos. O iodo pode interagir com uma cadeia polipeptídica de vários modos (Fig. 30.1).

O cloro e os compostos clorados são primeiro transformados em ácido hipocloroso, que pode: (a) ligar o cloro a um segmento protéico e (b) produzir HCl e oxigênio nascente, que atua como oxidante (Fig. 30.2).

2. DESNATURAÇÃO DE PROTEÍNAS

Os ácidos, álcoois, fenóis, metais e compostos metálicos, halogênios e halogenóforos, compostos de amônio quaternário e algumas outras drogas atuam desnaturando ou coagulando proteínas.

Os álcoois devem a atividade anti-séptica à desnaturação de proteínas, e isto é confirmado pelo fato de o processo requerer água e o álcool absoluto, agente desidratante, ser germicida menos potente que o álcool diluído.

Os compostos mercuriais formam primeiro um íon $R-Hg^+$, que então reage covalentemente com grupos tiólicos de enzimas celulares através

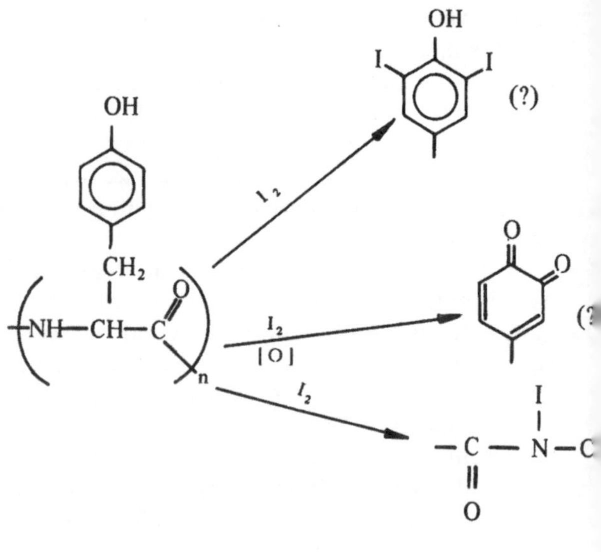

Fig. 30.1 Mecanismo de ação do iodo como anti-séptico.

da formação de mercaptidas (Fig. 30.3).

A prata e seus compostos atuam por mecanismo bifásico similar: (a) os íons de prata reagem com a proteína bacteriana, produzindo efeito germicida instantâneo, pela precipitação do protoplasma bacteriano; (b) o proteinato de prata assim formado ioniza-se e passa a liberar lentamente íons de prata, que podem reagir novamente com a proteína bacteriana, causando efeito bacteriostático mais suave, porém mais longo. Verificou-se, efetivamente, que a prata forma complexos insolúveis com o RNA, DNA, riboflavina e outras macromoléculas (Fig. 30.4).

3. ALTERAÇÃO DA PERMEABILIDADE NORMAL DA MEMBRANA CELULAR BACTERIANA

Este modo de ação é observado em fenóis, compostos de amônio quaternário e algumas outras drogas. Alterando a permeabilidade da membrana, eles acarretam o vazamento dos constituintes essenciais da célula bacteriana, com morte subseqüente da bactéria.

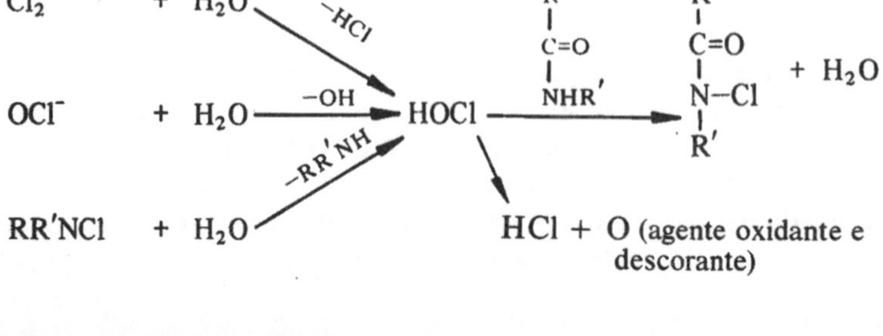

Fig. 30.2 Mecanismos de ação do cloro e compostos clorados.

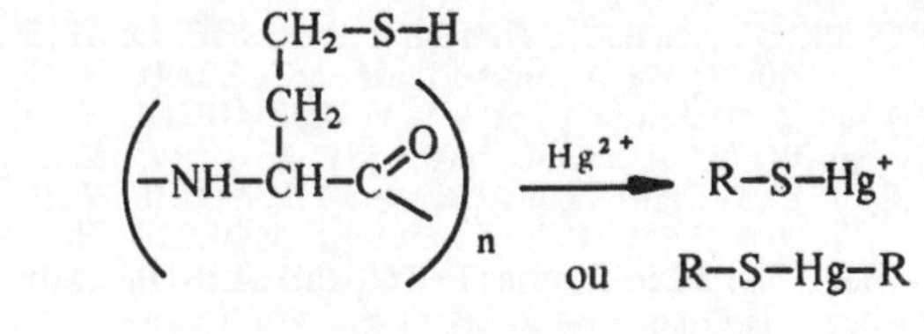

$$\left(-NH-CH-\underset{\underset{CH_2}{|}}{\overset{\overset{CH_2-S-H}{|}}{C}}\!\!=\!\!O\right)_n \xrightarrow{Hg^{2+}} \begin{array}{c} R-S-Hg^+ \\ ou \\ R-S-Hg-R \end{array}$$

Fig. 30.3 Mecanismos de ação anti-séptica dos compostos mercuriais.

4. INTERCALAÇÃO NO DNA

Alguns corantes atuam por este mecanismo. Isto ocorre, por exemplo, com a acriflavina (Fig. 3.4). No caso das acridinas, sua eficácia aumenta com o grau de ionização. Devido à sua ionização, de 91 e virtualmente 100%, respectivamente, as 3- e as 9-aminocridinas são as mais ativas, já que são bases mais fortes que as outras aminoacridinas, consoante indica a estabilização por ressonância das formas protonizadas (Fig. 30.5).

5. QUELAÇÃO

Alguns fenóis, tais como oxina e drogas correlatas, retiram, por quelação, um íon metálico que é importante para a formação de metabólito essencial.

6. ANTAGONISMO METABÓLICO

É muito provável que a hexetidina atue por este mecanismo, já que pode ser considerado como antimetabólito da tiamina, substituindo-a nos processos metabólicos da célula bacteriana.

III. AGENTES ANTIFÚNGICOS

A. Introdução

Agentes antifúngicos são drogas empregadas contra infecções causadas por fungos. Podem ser fungistáticos ou fungicidas. Têm aplicação ampla na clínica humana e veterinária. Agentes fungitóxicos são também utilizados no tratamento de plantas, sementes, solos e pinturas, bem como protetores foliares, conservadores de produtos industriais (polpa, couro) e conservadores de madeira, entre outros fins. Estima-se que os fungicidas sejam empregados no cultivo de metade da safra mundial de alimentos. O valor da produção de fungicidas chega a 50 milhões de dólares, representando cerca de 10% das vendas mundiais de agrotóxicos.

As infecções por fungos em seres humanos podem ser classificadas em três grupos: infecções sistêmicas, dermatofitoses e monilíase (Tabela 30.2).

A fungitoxicidade é avaliada fazendo-se ensaios *in vivo* e *in vitro*, semelhantes aos ensaios para determinar a potência antibacteriana.

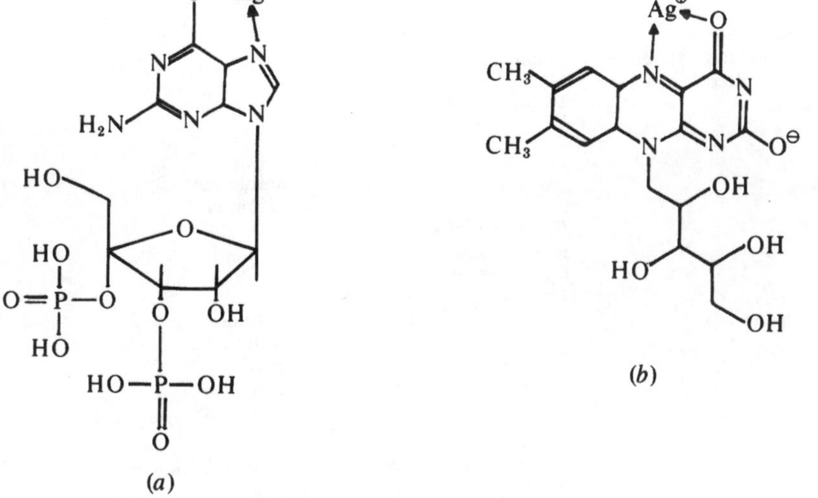

Fig. 30.4 Complexos formados entre a prata iônica e certas macromoléculas: *(a)* complexo prata iônica-nucleotídeo; *(b)* complexo prata iônica-riboflavina.

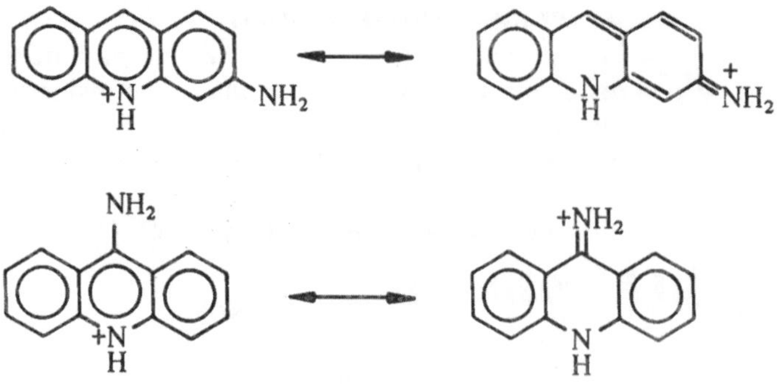

Fig. 30.5 Formas de ressonância das aminoa-cridinas mais ativas.

Antes do tratamento de qualquer infecção supostamente de origem fúngica deve-se identificar o agente etiológico, pois as drogas antifúngicas, em sua maioria, são inativas contra bactérias e têm espectro antifúngico estreito.

Os efeitos colaterais das drogas antifúngicas são raros e geralmente desprezíveis.

B. Histórico

Alguns agentes antifúngicos são conhecidos há muito tempo, embora a maior parte tenha sido introduzida recentemente. McCallan dividiu a história desses agentes em três eras distintas: a era do enxofre (até 1882); a era do cobre (1882 a

Tabela 30.2 Infecções fúngicas e seu tratamento

Tipo de infecção	Agente infectante	Fármaco de escolha	Fármacos alternativos
Infecções sistêmicas		anfotericina B	
Histoplasmose	*Histoplasma capsulatum*		
Coccidioidomicose	*Coccidioides immitis*		
Blastomicose	*Blastomyces dermatitidis*		hidroxistilbamidina
Paracoccidioidomicose	*Blastomyces brasiliensis*		
Esporotricose	*Sporotrichium schenckii*		iodetos anfotericina B hidroxistilbamidina
Criptococose	*Cryptococcus neoformans*		
Dermatofitoses		griseofulvina tolnaftato haloprogina	miconazol clioquinol clotrimazol ácido undecilênico
Tinha dos pés (pé de atleta)	*Epidermophyton* sp		
Tinha do couro cabeludo e da barba	*Trichophyton* sp		
Micose de pele, cabelo e unhas	*Microsporum* sp		
Pitiríase versicolor	*Malassezia furfur*	acrisorcina	sulfeto de selênio tolnaftato haloprogina
Monilíase (candidíase)		anfotericina B nistatina	flucitosina
	Candida albicans *Candida krusis* *Candida tropicalis* *Candida pseudotropicalis*		
Vulvovaginites micóticas		anfotericina B nistatina candicidina clotrimazol miconazol	Monicin
Outras infecções			
Actinomicose	*Actinomyces israeli*[a]	benzilpenicilina-benzatina	lincomicina tetraciclina eritromicina
Nocardiose	*Nocardia* sp[a]	sulfadiazina	tetraciclina estreptomicina

[a]Agora são consideradas formas superiores de bactérias

1934) e, finalmente, a era dos fungicidas orgânicos (1934 em diante).

Em seus poemas, escritos no século VIII a.C., Homero menciona o emprego do enxofre como purificante. Dioscórides, médico grego do primeiro século da nossa era, defendeu o emprego de ungüentos de enxofre. Desde aquela época, surgiram alguns compostos com propriedades fungicidas: arsênio, cloreto de zinco, glicerídios, mercúrio e sulfato de cobre.

A segunda era tem início com a introdução de calda bordalesa (4 partes de sulfato de cobre, 8 partes de óxido de cálcio para 100 partes de água). A procura por formas de cobre menos tóxicas resultou nos assim chamados fungicidas de cobre fixo, constituídos por quatro grupos: sulfatos básicos, cloretos básicos, óxidos e diversos grupos de silicatos de cobre, fosfatos e zeólitos. Posteriormente surgiram formas diversas de enxofre (pó de enxofre, por exemplo), a formalina, o carbonato de cobre e os mercuriais orgânicos.

Em 1934 iniciou-se a terceira era. Ela se caracteriza pelo desenvolvimento de fungicidas orgânicos muito eficientes e, em alguns casos, altamente específicos, assim como pelo advento de melhores métodos para a triagem de fungicidas potenciais. Os primeiros compostos introduzidos foram os ditiocarbamatos, tais como: tiram, ferbam e ziram. A seguir vieram alguns outros fungicidas: cloranil, em 1938; diclona, em 1943; gliodina, em 1949; captana, em 1952; dodina, em 1957; folpeto, em 1961.

A atividade antifúngica de ácidos graxos e seus sais estimulou a triagem destes compostos. Assim, em 1939, Peck e colaboradores introduziram o propionato de sódio na clínica. Esta mesma linha de pesquisa resultou na introdução, em 1944, do ácido undecilênico.

A triacetina foi planejada em 1956 como pró-fármaco ou forma latente do ácido acético. Com efeito, as esterases da pele e dos fungos hidrolisam a triacetina liberando ácido acético, a fração ativa.

O tolnaftato foi sintetizado e avaliado no Japão, em 1963.

A terceira era também testemunhou a descoberta dos antibióticos, descoberta que resultou na pesquisa e introdução de diversos agentes fungitóxicos: griseofulvina, isolada por Oxford e colaboradores, em 1938, do *Penicillium griseofulvum* Dierckx e ensaiada por Gentles, em 1958; nistatina, isolada na forma impura por Hazen e Brown, em 1949, de uma linhagem de *Streptomyces noursei* e ensaiada pelos mesmos autores, em 1951 (a forma pura foi isolada por Dutcher e colaboradores, em 1953); candicidina, isolada de uma linhagem de *Streptomyces griseus* por Lechevalier e colegas, em 1953; anfotericina B, isolada do *Streptomyces nodosus* e ensaiada por Gold e colaboradores e Vandeputte e colegas, em 1955.

C. Classificação

Os antifúngicos usados em medicina, indústria e agricultura podem ser agrupados em diversas classes químicas. Os de maior emprego em medicina estão arrolados na Tabela 30.3.

1. ÁCIDOS E DERIVADOS

Os principais são: ácido benzóico, ácido caprílico, ácido desidroacético, ácido nalidíxico, ácido propiônico, ácido salicílico, ácido sórbico, ácido undecilênico, bifenamina, butilparabeno, caprilato sódico, caprilato de zinco, coparafinato, etilparabeno, flumequino, metilparabeno, propilparabeno, propionato cálcico, propionato sódico, propionato de zinco, sorbato potássico, sulfossuccinato monoalquilamida do ácido undecilênico, triacetina e undecilenato de zinco.

Ácido propiônico

Líquido límpido, corrosivo, com odor característico e solúvel em água. Geralmente emprega-se na forma de sais, pois estes são inodoros e mais fáceis de manejar. É fungicida potente e não-irritante, usado no tratamento de várias micoses, como a tinha de pé, por exemplo.

Ácido undecilênico

Líquido límpido, incolor ou amarelo-pálido, de odor característico, praticamente insolúvel em água, mas miscível em álcool e vários outros solventes orgânicos. Congela entre 21º e 22º e funde a 24º. Exerce ação fungistática tópica, embora às vezes seja irritante. É usado em soluções, emulsões, pós ou pomadas. Pode ser obtido pela destilação destrutiva do óleo de rícino.

Undecilinato de zinco

Pó branco fino, quase insolúvel em água e em álcool. É utilizado como fungicida, em associação com o ácido respectivo e outros antifúngicos.

Triacetina

Líquido oleoso incolor, com odor leve e sabor amargo, pouco solúvel em água, solúvel em solventes orgânicos e miscível com álcool. Não é irritante para a pele. É obtida por reação, a

Tabela 30.3 Agentes antifúngicos

Nome oficial	Nome comercial	Nome químico	Estrutura
iodeto de potássio	Iodeto de potássio I. P.	iodeto de potássio	KI
sulfeto de selênio	Selsun-S	sulfeto de selênio	SeS
ácido benzóico	Antifitol (em assoc.) Dermobel (em assoc.) Dermobenzol (em assoc.) Dermomycose (em assoc.) Fitolisine (em assoc.)	ácido benzóico	C_6H_5COOH
ácido salicílico	Antifitol (em assoc.) Dermobel (em assoc.) Dermopó (em assoc.) Fitex (em assoc.) Fungol (em assoc.) Hebrin (em assoc.)	ácido 2-hidroxibenzóico	
ácido undecilênico	Andriodermol (em assoc.) Derlex (em assoc.) Dermopó (em assoc.) Hebrin (em assoc.) Lipural antimicótico K (em assoc.) Micol (em assoc.) Neo-Fitocidol (em assoc.)	ácido 10-undecenóico	$CH_2=CH(CH_2)_8COOH$
triacetina	Derlex (em assoc.) Micol (em assoc.)	triacetato de 1,2,3-propanotriol	$\begin{array}{l}CH_2OOCCH_3\\|\\CHOOCCH_3\\|\\CH_2OOCCH_3\end{array}$
salicilanilida		2-hidroxi-N-fenilbenzamida	
tolnaftato	Tinaderm	éster O-2-naftalenílico do ácido metil(3-metilfenil)carbamotióico	
flucitosina		5-fluorcitosina	

Tabela 30.3 (cont.) Agentes antifúngicos

Nome oficial	Nome comercial	Nome químico	Estrutura
acrisorcina		composto de 4-hexil-1,3-benzenodiol com 9-acridinamina	
isetionato de hidroxistilbamidina (oxistilbamidina)		bis(2-hidroxietanossulfonato) de 4-[2-[4-(aminoiminometil)-fenil]etenil]-3-hidroxibenzenocarboximidamida	
clioquinol (cloroiodoquina) (iodocloridroxiquina) (iodocloroxiquinolina) (quinoform)	em inúmeras associações	Veja Tabela 29.2	
clotrimazol	Canesten Floregin composto (em assoc.) Lotramina Noradiol (em assoc.)	1-[(2-clorofenil)difenilmetil]--1H-imidazol	
miconazol	Daktarin Ginohemax Gyno-Daktarin Lasemil Vodol	1-[2-(2,4-diclorofenil)-2-[(2,4--diclorofenil)metoxi]etil]-1H--imidazol	
econazol		1-[2-[(4-clorofenil)metoxi]-2--(2,4-diclorofenil)etil]-1H--imidazol	
haloprogina	Fungaclor	1,2,4-tricloro-5-[(3-iodo-2-propinil)oxi]benzeno	

Tabela 30.3 (cont.) Agentes antifúngicos

Nome oficial	Nome comercial	Nome químico	Estrutura
griseofulvina	Fulcin Grifulvin Grisovin Sporostatin	7-cloro-2′,4,6-trimetoxi-6′β- -metilspiro[benzofuran-2(3H),- 1′-[2]cicloexeno]-3,4′-diona	
nistatina	Micostatin Naxogin Nistatina	nistatina	
candicidina		candicidina	macrólido heptaênico de estrutura desconhecida relacionada à anfotericina B
anfotericina B	Fungizon	anfotericina B	
natamicina (pimaricina)	Pimafucin	pimaricina	
olamina de ciclopirox	Batrafen	composto de 2-aminoetanol com 6-cicloexil-1-hidroxi-4- -metil-2(1H)-piridinona	

quente, entre éster de glicerol e ácido acético. Trata-se, portanto, de pró-fármaco do ácido acético, que é liberado lentamente pela ação das esterases presentes na pele humana, nos fungos e no soro, até que o pH baixe a 4 e inative as enzimas.

2. ÁLCOOIS

Entre outros, temos: clorfenesina, p-clorofenoxietanol, 2,4-diclorobenzenometanol, propilenofenoxietanol.

3. ANTIBIÓTICOS

É o grupo maior, constituído, preponderantemente, por poliênicos: aabomicina, aculeacina, ambruticina, anfotericina B, anisomicina, antimicinas, ascosina, azasserina, blasticidina S, bleomicina, brassicicolina A, bulgerina, calafungina, candicidina, candidina, candiexina I, capacidina, cicloeudesmol, cicloeximida, cladosporina, clorflavonina, criptosporiopsina, cromina, crotocina, denofungina, escopafungina, eulicina, eurocidina, facidina, filipina, flavacida, flavomicoína, fleomicina, fumigaclorina, fungimicina, funiculosina, gatavalina, genimicina, gonidodomina, gougeroximicina, griseofulvina, grisorixina, hachimicina, hamicina, hialodendrina, hiquizimicina, hondamicina, iemimenimicina, juglona, lagosina, levorina, lidimicina, lipoxamicina, lomofungina, lucimicina (etruscomicina), mepartricina (Deflomon, Orofungin, Tricangine), miriocina, mixina, monensina, natamicina (pimaricina), nifimitsina, nifungina, nigericina, nistatina, oligomicina, orizaclorina, partricina, pecilocina, penicilina, pentamicina, pirrolnitrina, prodigiosina, prumicina, purpuromicina, rapamicina, rimocidina, rutamicina, saramicetina, serinomicina, sicanina, sinefungina, subsporinas, tbilimicina, tetraciclina, tetranactina, tricostatina, tunicamicina, versicolina, viridofulvina.

Anfotericina B

Conforme indica seu nome, é substância anfótera que, no seu ponto isoelétrico, é insolúvel em água. Ocorre como pó amarelo a alaranjado, inodoro ou quase inodoro. É o fármaco de escolha na maioria das doenças fúngicas humanas, em razão de ser de amplo espectro para as micoses. Sua ação é mais fungistática do que fungicida. Em infecções sistêmicas é aplicada intravenosa e intratecalmente; em moniliase, topicamente. Reações adversas são raras, mas podem ocorrer, pois é nefro e hepatotóxica, podendo causar insuficiência renal.

Griseofulvina

Pó branco a branco-amarelado, muito pouco solúvel em água. É o único antibiótico ativo por via oral em dermatofitoses, especialmente em infecções tipo tinha do couro cabeludo e da barba. É contra-indicada nos casos de porfiria intermitente aguda. Os efeitos colaterais são desprezíveis.

Nistatina

Pó amarelo e castanho-claro, muito pouco solúvel em água. Este antibiótico fungistático e fungicida é ativo contra todas as espécies de *Candida* que infectam o homem. Já que é demasiadamente tóxica por via parenteral, seu uso é restrito a infecções tópicas.

Candicidina

Possui atividade tanto fungistática quanto fungicida, sendo eficaz apenas no tratamento de vulvovaginites micóticas, em que ambos os parceiros sexuais devem ser tratados simultaneamente. É aplicado topicamente.

Natamicina

Também chamada pimaricina, é antibiótico poliênico produzido por *Streptomyces chattanoogensis* e *S. natalensis*. No estado seco é muito estável, embora sensível à luz. Tem amplo espectro de atividade, sendo usada no tratamento de infecções da córnea. Por ser não-irritante e atóxica, poderá ser a droga de escolha na terapia antifúngica tópica. É também tricomicida.

4. COMPOSTOS DE AMÔNIO QUATERNÁRIO

Exemplos: brometo de domifeno, cloreto de benzalcônio, cloreto de dequalínio, cloreto de hedaquínio, cloreto de undecoílio e halopênio.

5. DERIVADOS BENZAMÍDICOS

São: buclosamida (Jadit), pentalamida, salicilanilida.

6. DIAMIDINAS

Compreendem, entre outras, as seguintes: dibromopropamidina, hexamidina, hidroxistilbamidina, pentamidina, propamidina.

7. DITIOCARBAMATOS E COMPOSTOS CORRELATOS

Deste grupo constam: ferbano, manebo, nabam, sulfiram (monossulfiram), tiofanato, tiram, tolciclato (Tolmicol), tolindato (Dalnate), tolnaftato, vapam, zinebo, ziram.

Tolnaftato

Pó fino, branco ou branco-cremoso, com odor leve e quase insolúvel em água, mas solúvel na maioria dos solventes orgânicos. Topicamente é ativo em dermatofitoses e pitiríase versicolor. Todavia, não é eficaz contra infecções por *Candida albicans* e bactérias — daí a necessidade de identificar o agente etiológico antes de optar pelo emprego deste antifúngico.

8. FENÓIS

Os mais conhecidos são: carvacrol, cinamilpirogalol, clioquinol, clorofenol, clorquinaldol, cresol, diidro-obtusastireno, diiodoidroxiquinolina, ditranol, fenol, fenticloro, hexaclorofeno, nitroclofeno, nitroxolina, obtusastireno, *o*-fenilfenol, oxina, quiniofon, timol, 2,4,6-tribromo-*m*-cresol (Lenogan), 2,4,5-triclorofenol, 2,4,6-triclorofenol.

Clioquinol

Pó amarelado, esponjoso, volumoso, de odor característico, quase insolúvel em água e que escurece quando exposto à luz. Em virtude de ter ação antifúngica e antibacteriana, poderá ser útil em dermatofitoses localizadas, especialmente na presença de bactérias. Seu uso como antidiarréico, todavia, não encontra justificativa. Em razão dos efeitos adversos graves (atrofia óptica, neuropatia periférica, mielite transversa) que o uso prolongado (3 ou mais semanas) deste composto bem como da diiodoidroxiquinolina causam, estes dois fármacos quinolínicos halogenados foram retirados do comércio nos Estados Unidos e em alguns outros países.

9. HALOGENÓFOROS

Entre outros, os seguintes: captafol, captana, clordantoína, cloropicrina, folpeto, haloprogina, hipoclorito de cálcio, iodeto de potássio, iodo, pentacloronitrobenzeno, proclonol, tetracloroisoftalonitrila.

Haloprogina

Cristais brancos a amarelo-pálidos, muito pouco solúveis em água. Sendo foto-lábil, suas formulações (creme ou solução) devem ser conservadas ao abrigo de luz forte. É usada no tratamento de diversas infecções fúngicas superficiais e de pitiríase versicolor.

Iodeto de potássio

Apresenta-se na forma de pó ou na forma cristalina. É o fármaco ideal para o tratamento de esporotricose, curando todos os casos e não dando origem ao fenômeno de resistência. Além disso, é usado também como expectorante.

10. COMPOSTOS HETEROCÍCLICOS DIVERSOS

Seu número é elevado: benomil, bromoclorenona, ciclopirox, dazomet, dimazol, etisazol, etonam, fezationa, gliodina, hexetidina, sulbentina, tenitrazol, tiabendazol, ticlatona.

11. DERIVADOS IMIDAZÓLICOS E ISÓSTEROS

Esta classe é constituída dos seguintes: aliconazol, butoconazol, cetoconazol, climbazol, clormidazol, clotrimazol, doconazol, econazol, isoconazol, miconazol, orconazol, parconazol, sulconazol, zoficonazol.

Clotrimazol

Pó cristalino branco, ligeiramente solúvel em água. Tem amplo espectro de ação, sendo usado tanto tópica quanto sistemicamente. Por via oral, todavia, apresenta baixa eficácia e alta toxicidade. Topicamente é ativo contra dermatofitoses, monilíase e pitiríase versicolor. Produz vários efeitos adversos, incluindo perturbações mentais em cerca de um quarto dos pacientes tratados por via oral.

Nitrato de miconazol

É usado para o tratamento de blastomicose e eficaz contra pitiríase versicolor. *In vitro*, seu espectro de ação antifúngica é amplo; é também ativo contra bactérias Gram-positivas. Por ora, é usado em preparações tópicas, mas pesquisas recentes indicam sua utilidade em infecções sistêmicas causadas por *Coccidioides immitis* e *Candida albicans*. Apresenta atividade na candidíase e talvez seja mais eficaz do que a nistatina no tratamento de vulvovaginite micótica.

12. COMPOSTOS METÁLICOS

São vários: acetato de alumínio, acetato fenilmercúrico, acetato de trifenil-estanho, bismuto, cloreto mercúrico, 2-cloroidroximercurifenol, cobre iônico, cuprimixina, metilmercuridicianodiamida, óxido cuproso, piritionato zíncico, tiomersal.

13. NITROCOMPOSTOS

Os mais comuns são: caratano, furazolidona, nifumerona, nifuratel, nifuroxima, nitralamina, nitroclofeno, nitrofungina, nitrofural.

14. DERIVADOS PIRIMIDÍNICOS

Seu número é reduzido: tegafur, flucitosina.

Flucitosina

Pó cristalino branco a esbranquiçado, inodoro ou com odor leve, pouco solúvel em água. Indicada como antifúngico oral no tratamento de monilíases crônicas, aspergilose e criptococose. Os gêneros *Candida* e *Cryptococcus* desenvolvem resistência muito rápida à flucitosina, que é menos tóxica do que a anfotericina B, podendo ser usada em pacientes com insuficiência renal.

15. QUINONAS

Seu número é reduzido: cloranil, diclona.

16. COMPOSTOS SULFURADOS

Exemplos: ácido bensuldázico, alicina, dióxido de enxofre, dipiritiona, enxofre coloidal (Acnesulf), etionina, fenticloro, fezationa, noxitiolina, piritiona, sulbentina, sulfadiazina, sulfeto de selênio, tioxolona, ujotiona.

17. DERIVADOS TRIAZÍNICOS

São: oxifungina, triafungina.

18. AGENTES DIVERSOS

Esta classe inclui os seguintes: acrisorcina, carbolfucsina, cloreto de metilrosanilina, dodina, Fluonilid, fucsina básica, glutaral, naftifina, permanganato de potássio, peróxido de hidrogênio, polinoxilina, proflavina.

D. Mecanismo de ação

Quanto ao tipo de ação, os antifúngicos podem ser: *(a)* estruturalmente inespecíficos; *(b)* estruturalmente específicos.

O primeiro grupo, daqueles estruturalmente inespecíficos, inclui a maioria dos agentes antifúngicos e consiste de fármacos que reagem indiscriminadamente com grupos funcionais da célula do fungo. O segundo grupo, dos estruturalmente específicos, que é menor, compreende os agentes que interagem com componentes celulares, tais como a membrana celular, mitocôndrias, ribossomos ou núcleo, para interferir nas estruturas existentes ou impedir a sua síntese.

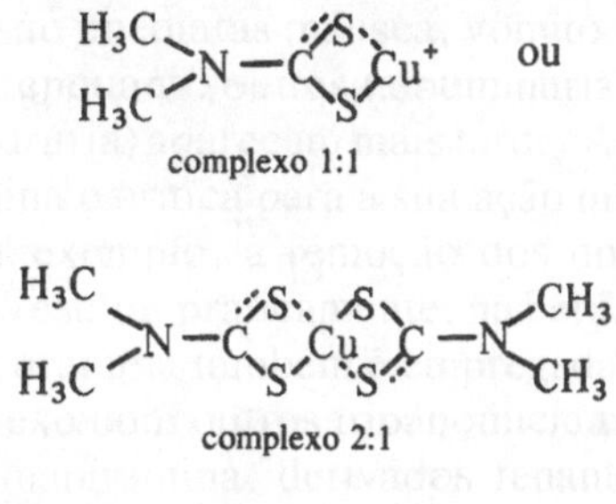

São, portanto, muito diversificados os modos de ação dos agentes antifúngicos, descritos a seguir.

Fig. 30.6 Mecanismo de ação dos ditiocarbamatos. Eles formam complexos com íons metálicos, como o cúprico.

1. INATIVAÇÃO DE CERTAS ENZIMAS

Este mecanismo explica a ação dos ditiocarbamatos e certos halogenóforos. Assim, os ditiocarbamatos inibem várias enzimas, algumas das quais contêm metais, o que indica que atuam sobre átomos metálicos da membrana celular, quiçá formando complexos catiônicos do tipo representado na Fig. 30.6.

No entanto, há indicações de que estes fungicidas interagem com enzimas ou coenzimas contendo grupos sulfidrílicos, e desta maneira inibem o metabolismo dos fungos em muitos locais e em muitos processos. O mecanismo consiste de duas fases (Fig. 30.7). É provável que o tolnaftato, um tionocarbamato, atue por mecanismo similar.

A captana e outros halogenóforos de fórmula geral $R-SCCl_3$ (em que $SCCl_3$ representa o grupo toxofórico) reagem com grupos tiólicos, mais uma vez por mecanismo bifásico (Fig. 30.8).

Na primeira fase forma-se o tiofosgênio; na

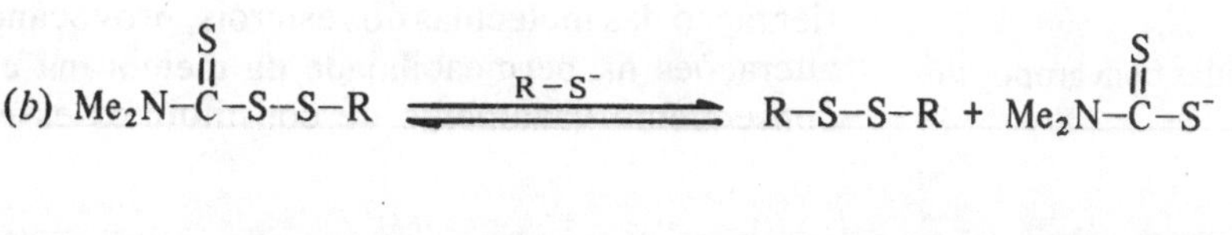

Fig. 30.7 Outro mecanismo de ação dos ditiocarbamatos fungicidas.

$$(a) \quad R-SCCl_3 + 2R'-SH \rightarrow Cl-\overset{\overset{S}{\|}}{C}-Cl + R-H + R'-S-S-R' + HCl$$

$$(b) \quad Cl-\overset{\overset{S}{\|}}{C}-Cl + 2R'-SH \rightarrow R'-S-\overset{\overset{S}{\|}}{C}-S-R' + 2HCl$$

Fig. 30.8 Mecanismo de ação da captana e outros halogenóferos fungicidas.

segunda, o tiofosgênio reage com os grupos tiólicos. A ação tóxica sobre os fungos resulta da inibição da síntese de certos compostos amínicos, inativação da coenzima A e de outras substâncias orgânicas que contêm tióis na sua estrutura.

2. DESNATURAÇÃO DE PROTEÍNAS

Diversos grupos de fungicidas devem sua atividade à reação com grupos funcionais das células do fungo, tais como grupos tiólicos (presentes em glutationa, cisteína, ácido lipóico, coenzima A, tiamina), amínicos (encontrados em asparagina, glutamina), carboxilas e hidroxilas. Alguns podem formar ligações covalentes com estes grupos e desta maneira exercer sua ação por períodos mais prolongados. É este o caso das quinonas, compostos organometálicos, ditiocarbamatos, captana e análogos.

As quinonas, cetonas α,β-insaturadas, captafol, haloprogina e diversos outros fungicidas reagem com grupos tiólicos por oxidação, adição conjugada ou eliminação de cloro (Fig. 30.9).

Os fenóis interferem em caminhos metabólicos específicos, possivelmente por desnaturarem proteínas do fungo ao reagirem com sítios básicos das moléculas protéicas da parede celular com seus grupos OH ácidos.

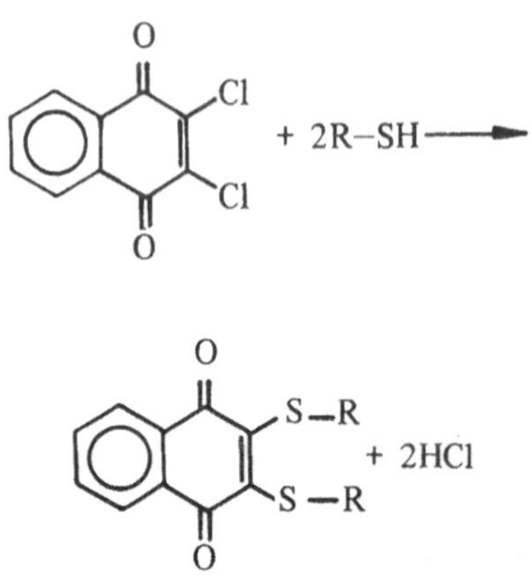

3. INTERFERÊNCIA NA RESPIRAÇÃO FÚNGICA

Por este mecanismo atuam, por exemplo, o enxofre, a pirrolnitrina, os derivados benzamídicos, como a salicilanilida e o tiabendazol.

A ação fungitóxica do enxofre se deve à excessiva retirada de prótons — muito provavelmente dos sistemas da desidrogenase da respiração — do protoplasma do fungo. A conseqüência desta reação de óxido-redução é a perda de energia da célula do fungo.

A pirrolnitrina age primariamente no bloqueio da transferência de elétrons entre a flavoproteína da NADH desidrogenase e o citocromo b da cadeia respiratória.

Os derivados benzamídicos provocam o enfraquecimento da respiração celular dos fungos. Eles podem reagir através de seu átomo de hidrogênio da anilida com os doadores de elétrons em polipeptídios, particularmente grupos tiólicos de enzimas, inativando-as.

O local de ação primário do tiabendazol é o sistema terminal de transferência de elétrons da mitocôndria.

4. ALTERAÇÃO DA MEMBRANA CELULAR FÚNGICA

A membrana celular dos fungos é muito vulnerável à ação dos quimioterápicos, mormente dos antibióticos poliênicos. Outros antifúngicos que alteram a membrana do fungo são os compostos organometálicos e alguns derivados imidazólicos.

Os antibióticos poliênicos, caracterizados pelo macrólido com uma porção β-hidroxilada e por um sistema de ligações duplas conjugadas no anel lactônico, devem sua ação antifúngica à capacidade de se combinarem, pela sua porção poliênica, com esteróis da membrana celular, através de interações hidrofóbicas. Disto resulta reorientação das moléculas dos esteróis, provocando alterações na permeabilidade da membrana e o conseqüente vazamento de constituintes essen-

Fig. 30.9 Reação de alguns fungicidas com grupos tiólicos.

ciais da célula do fungo: K^+, fosfatos inorgânicos, ácidos carboxílicos, aminoácidos, ésteres de fosfato. Este mecanismo opera tanto em antibióticos heptaênicos — anfotericina B, candicidina, candidina, fungimicina, nistatina — como tetraênicos — filipina, fungicromina, lucimicina (etruscomicina), natamicina e rimocidina. Os antibióticos tetraênicos são agentes de lise mais enérgicos, mas os heptaênicos são inibidores de crescimento mais eficientes. Os antibióticos poliênicos não exercem ação sobre bactérias, pois as membranas destas não contêm esteróis, enquanto os fungos, cujas membranas contêm ergosterol, são suscetíveis a esses antibióticos.

Os compostos mercuriais e organometálicos provavelmente devem a sua ação fungitóxica, primariamente, por reagir com grupos tiólicos essenciais da membrana celular do fungo:

$$R-Hg^+ + R'-SH \rightarrow R-Hg-S-R'$$

O econazol, derivado imidazólico, danifica vários sistemas da membrana das células do fungo. O miconazol, outro imidazólico, causa aumento na produção de peróxido de hidrogênio intracelular que é cindido pela catalase; é também potente inibidor da desmetilação na posição C-14 da biossíntese do ergosterol, constituinte da membrana celular do fungo.

5. INIBIÇÃO DA SÍNTESE DE PROTEÍNAS E ÁCIDOS NUCLÉICOS

São diversos os antifúngicos que atuam por este mecanismo.

A gliodina é um exemplo. Ela inibe a síntese tanto de proteínas quanto dos ácidos nucléicos dos fungos. Todavia, uma vez que esta inibição é competitivamente revertida pela guanina e também pela xantina, conclui-se que a gliodina atua como antimetabólito.

Outro exemplo é a flucitosina, que também atua como antagonista metabólico, por ser bioisóstero da citosina.

A griseofulvina, por sua vez, interfere com a polimerização normal da proteína microtubular, mediante ligação ao RNA e conseqüente inibição da síntese de proteínas e ácidos nucléicos. Ela também inibe a síntese de substâncias constituintes da membrana celular.

A cicloeximida age igualmente por inibição da síntese de proteínas e do DNA, mas não está esclarecido se ela impede a ligação do aminoacil-tRNA ao mRNA ou a formação de peptídios.

6. INTERCALAÇÃO NO DNA

A acrisorcina pode agir por intercalação entre as bases pareadas do DNA, de maneira análoga às outras acridinas (veja Cap. 28).

7. QUELAÇÃO

Alguns fungicidas devem sua ação a mecanismo de quelação. É este o caso da oxina e clioquinol, por exemplo. Parece provável que estes compostos entrem em competição com coenzimas pelos sítios de ligação de metais em enzimas ou então induzam a inserção de cobre em macromoléculas em que normalmente funcionam outros metais.

IV. AGENTES ANTIBACTERIANOS

A. Introdução

Agentes antibacterianos são drogas usadas no tratamento de infecções causadas por bactérias. De acordo com o efeito produzido, podem ser bacteriostáticos ou bactericidas. As infecções bacterianas podem ser tópicas ou sistêmicas. As drogas mais usadas em infecções bacterianas sistêmicas são antibióticos e sulfonamidas; estes agentes serão estudados nos próximos três capítulos. Neste capítulo estudaremos somente outros agentes que são aplicados topicamente ou têm ação localizada em várias infecções: pele, olhos, ouvidos, trato geniturinário. São usados, em sua maioria, em infecções geniturinárias.

As drogas utilizadas nestas infecções já foram, em sua maioria, estudadas nos capítulos precedentes ou em seções anteriores deste capítulo, especialmente como anti-sépticos.

Os antibióticos, que são amplamente empregados também como agentes antibacterianos sistêmicos, serão estudados no Cap. 33.

B. Histórico

A história da introdução de agentes antibacterianos foi dada nas seções anteriores. A dos antibióticos será vista no Cap. 33.

A metenamina foi introduzida como anti-séptico urinário por Nicolaier, em 1894. Em 1935, Rosenhein introduziu o ácido mandélico como tal. Em 1938, Tisza sintetizou o mandelato de metenamina, que é exemplo de adição molecular no planejamento de fármacos, pois ambos os constituintes possuem ação *per se* e são ligados por atração eletrostática. Esta combinação foi proposta para o tratamento de infecções do trato

Tabela 30.4 Agentes antibacterianos com ação tópica ou localizada

Nome oficial	Nome comercial	Nome químico	Estrutura
furazolidona (nifurazolidona)	Furoxona Giarlam Lamblil	3-[[(5-nitro-2-furanil)metileno]amino]--2-oxazolidinona	
nitrofurantoína (furadonina)	Furadantina Macrodantina Sanuron Uroclidin	1-[[(5-nitro-2-furanil)metileno]amino]--2,4-imidazolidinodiona	
nitrofural (furacilina) (nitrofurazona)	Furacin Furazona	2-[(5-nitro-2-furanil)metileno]hidrazi-nocarboxamida	Veja Tabela 29.3
nifuratel	Macmiror	5-[(metiltio)metil]-3-[[(5-nitro-2-furanil)-metileno]amino]-2-oxazolidinona	
nifuroxazida	Furliden	hidrazida[(5-nitro-2-furanil)metileno] do ácido 4-hidroxibenzóico	
metenamina	Urotropina Venoformina	hexametilenotetramina	
ácido nalidíxico	Wintomylon	ácido 1-etil-1,4-diidro-7-metil-4-oxo-1,8--naftiridino-3-carboxílico	
ácido oxolínico	Urigram Urolin	ácido 5-etil-5,8-diidro-8-oxo-1,3-dioxo-lo[4,5-*g*]quinolino-7-carboxílico	
broxiquinolina	Aprilin (em assoc.) Intestopan (em assoc.)	5,7-dibromo-8-quinolinol	

urinário, por Kirwin e Bridges, em 1941, e foi avaliada por Kolloff e Nelson, em 1947.

Os nitrofuranos foram introduzidos por Stillman e colaboradores, a partir de 1943.

O ácido nalidíxico foi sintetizado e avaliado por Lesher e colaboradores, em 1962. A substituição isostérica e outros processos de modificação molecular resultaram em vários derivados, como ácido oxolínico, ácido pipemídico e ácido piromídico, por exemplo.

C. Classificação

Os agentes antibacterianos com ação localizada mais empregados podem ser divididos nas classes consideradas a seguir. Alguns deles estão arrolados na Tabela 30.4.

1. ANTIBIÓTICOS

São estudados no Cap. 33. Os antibióticos usados em infecções bacterianas tópicas ou localizadas são:

(a) em infecções tópicas: bacitracina, canamicina, espectinomicina, estreptomicina, gentamicina, neomicina, novobiocina, troleandomicina, tirotricina, vancomicina;

(b) em infecções oculares: ampicilina, bacitracina, canamicina, carbenicilina, cefalexina, cefaloridina, cefalotina, cloranfenicol, colistimetato, colistina, eritromicina, estreptomicina, gentamicina, lincomicina, meticilina, neomicina, penicilina, polimixina, tetraciclina, vancomicina;

(c) em infecções do ouvido: cloranfenicol, gentamicina, neomicina, nistatina, tetraciclina.

2. SULFONAMIDAS

São estudadas no Cap. 31.

3. DERIVADOS DO ÁCIDO NALIDÍXICO

Os principais são: acetato de quindecamina, ácido anfonélico, ácido hidroxipiromídico, ácido nalidíxico, ácido oxolínico, ácido pipemídico, ácido piromídico, cinoxacino (ácido azolínico, Cinoxacin), droxacino sódico, flumequino, metioxato, miloxacino, pefloxacino, rosoxacino.

Ácido nalidíxico

Pó cristalino branco a ligeiramente amarelo, inodoro, quase insolúvel em água, mas solúvel em soluções de hidróxidos e carbonatos alcalinos. É eficaz apenas contra microrganismos Gram-negativos, tais como *Proteus* e *E.coli*. É usado por via oral no tratamento de infecções urinárias. A resistência a ele aparece rapidamente. A dose diária para adultos é de 4 g, administrada em quatro vezes.

Ácido oxolínico

Aparentado quimicamente ao ácido nalidíxico, tem ação antibacteriana semelhante e apresenta resistência cruzada com aquele. Todavia, é mais potente que o ácido nalidíxico e seu efeito dura mais tempo. A dose diária para adultos é de 750 mg, administrada em duas vezes.

4. AMINAS CÍCLICAS

Consistem de metenamina e seus sais: hipurato, mandelato e sulfossalicilato.

5. DERIVADOS BIGUANÍDICOS E GUANIDÍNICOS

Seu número é reduzido: alexidina, ambazona, clorexidina, picloxidina.

6. FENÓIS

Os principais são: biclotimol, bifenamina, broxiquinolina, cicliomenol, clofoctol, cloroxilenol, cloxiquinina, dicloroxilenol, fluobenzoquina, sulfarsfenamina, xibornol. Alguns são, realmente, fenóis latentes.

Broxiquinolina

Pó amarelado, insolúvel em água, mas solúvel em clorofórmio. É usada como desinfetante intestinal no tratamento de enterite específica acompanhada de diarréia, sobretudo em formas agudas, e de diversas infecções intestinais. *In vivo* sofre hidrólise, liberando derivado fenólico. Sendo isóstero de clioquinol e diiodoidroxiquinolina, é de esperar que possa ter os mesmos efeitos colaterais que aqueles fármacos. Já se sabe que seu uso prolongado causa hipovitaminose e dismicrobismo.

7. DERIVADOS IMIDAZÓLICOS

Exemplos: hexedina, isoconazol.

8. NITROFURANOS

Seu número é elevado: acetilfuratrizina, furagina, furaltadona, furazolidona, furazólio, furmetoxadona, hidroximetilnitrofurantoína, levofuraltadona, nifuradeno, nifuraldezona, nifuratel, nifuratrona, nifurdazil, nifuretazona, nifurfolina, nifurimida, nifurona, nifuroxazida, nifuroxima, nifurpipona, nifurpirinol, nifurprazina, nifurquinazol, nifurtiazol, nifurtoinol, niidrazona, nitrofural, nitrofurantoína, nitromida, panfurano, quinaldofur (para mastite bovina), roxarsona, tiofuradeno.

Os nitrofuranos causam incidência de efeitos adversos em cerca de 10% dos pacientes, principalmente náuseas, vômitos e diarréias, sintomas que se intensificam com o aumento da dose. Provocam também reações de hipersensibilidade e podem causar anemia hemolítica nos indivíduos deficientes de G6PD. Doses altas podem resultar em hipotensão.

Por estes e outros motivos, seis nitrofuranos (acetilfuratrizina, difurazona, diidroximetilfuratrizina, furazolidona, guanofuracina e nitrofural) foram recentemente retirados do comércio no Japão e substituídos por fármacos mais seguros e mais ativos. A furaltadona, embora seja antiestafilocócica, não é mais usada em medicina humana, por apresentar graves efeitos adversos; é utilizada, contudo, em medicina veterinária.

Furazolidona

Pó cristalino amarelo, inodoro, a princípio insípido e depois amargo, quase insolúvel em água e que escurece quando exposto à luz forte. Além de ação antibacteriana, apresenta também atividade antiprotozoária, sendo usada no tratamento de enterites e disenterias bacterianas e por giardíase. Pode produzir uma reação do tipo causado pelo dissulfiram, caso o paciente tome álcool em seguida à ingestão do fármaco. Um dos seus metabólitos inibe a amino oxidase, razão pela qual, se for tomada em conjunto com antidepressivos tricíclicos, agentes adrenérgicos ou determinados alimentos ricos em tiramina, poderá causar crises hipertensivas.

Sintetiza-se a furazolidona pela condensação, em meio ácido, de diacetato de 5-nitrofurfural (I) com 3-amino-2-oxazolidinona (II) (Fig. 30.10).

Nitrofurantoína

Apresenta-se na forma ou de pó fino ou de cristais, inodoro, de cor amarelo-limão. É muito solúvel em água e em etanol. Atua contra várias espécies de germes Gram-positivos e Gram-negativos, sendo, portanto, antibacteriano de largo espectro. Seu uso principal é na profilaxia e no tratamento de infecções urinárias crônicas após outros agentes antibacterianos terem eliminado ou reduzido sensivelmente os agentes infecciosos. Deve ser tomada às refeições, não só para impedir os diversos efeitos adversos que causa, mas principalmente porque se verificou que a presença de alimentos no trato gastrintestinal aumenta a biodisponibilidade.

Nitrofural

Antigamente chamado nitrofurazona, é pó cristalino amarelo-limão, inodoro, muito pouco solúvel em água e que escurece lentamente por exposição à luz. Atua contra várias espécies de microrganismos Gram-positivos e Gram-negativos presentes em infecções superficiais. É usado em otites agudas externas, impetigo, lacerações infectadas e outras infecções da pele e mucosas.

Nifuroxazida

É usada em infecções intestinais e nas diarréias causadas por microrganismos patogênicos.

Nifuratel

Este nitrofurano é utilizado no tratamento de vulvovaginites causadas por bactérias, *Candida albicans* e *Trichomonas*.

9. DERIVADOS PIRIDÍNICOS

Os principais são: dipiritiona, piritionato zíncico.

10. DERIVADOS PIRIMIDÍNICOS

Sobressaem os seguintes: diaveridina, metioprima, ormetoprima, talmetoprima, tetroxoprima, trimetoprima.

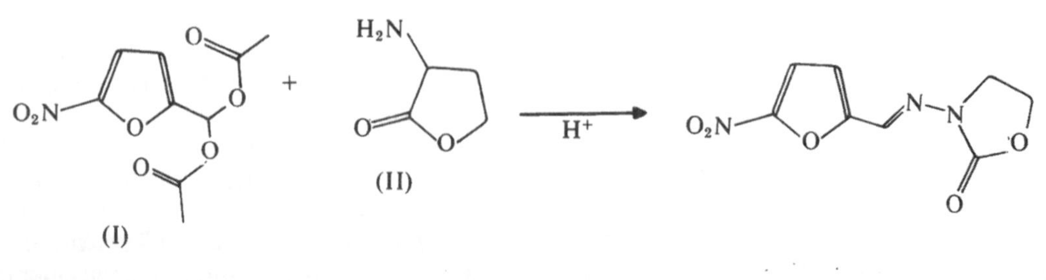

Fig. 30.10 Síntese da furazolidona.

Trimetoprima
Pó cristalino branco a amarelado, amargo. É usado como antibacteriano e também como antimalárico. Em associação com sulfas (sulfaleno, sulfametoxazol, sulfametrol ou sulfamoxol) tem emprego no tratamento de infecções urinárias, respiratórias, septicêmicas, blenorrágicas, dermatológicas e as causadas por salmonelas. A associação de trimetoprima com sulfametoxazol apresenta várias vantagens, tais como: *(a)* ambos os quimioterápicos têm a mesma meia-vida biológica, de sorte que são excretados com a mesma velocidade; *(b)* com o seu emprego logra-se o "bloqueio seqüencial", isto é, a biossíntese do ácido tetraidrofólico é inibida em duas fases distintas: a formação do ácido diidropteróico (pela sulfa) e a conversão do ácido diidrofólico a tetraidrofólico (pela trimetoprima).

A associação de trimetoprima com sulfametoxazol é comercializada sob vários nomes, tais como: Bactrin, Dientrin, Espectrin, Geltrim, Infectrin, Septiolan, Trimexazol.

A trimetoprima, associada à fenazopiridina, analgésico do trato urinário, é comercializada sob o nome de Uro-Septra.

11. DERIVADOS QUINOXALÍNICOS
Seu número é reduzido: carbadox, mequidox.

12. DIVERSOS
São: alafosfina, cloreto de *N*-(3-cloroalil)-examínio, cloreto de tiodônio, enoxolona, fludalanina, hexamidina, hipoclorito de cálcio, iodeto de tibezônio, lisostafina, nibroxano, pentizidona sódica, ticlatona.

D. Mecanismo de ação

Os agentes antibacterianos atuam por diversos mecanismos. Alguns já foram vistos nas seções anteriores deste capítulo. O modo de ação dos antibióticos e das sulfas será estudado nos próximos capítulos. Os demais atuam por um dos seguintes mecanismos: inibição da síntese de ácidos nucléicos, inibição de enzimas e ação inespecífica.

1. INIBIÇÃO DA SÍNTESE DE ÁCIDOS NUCLÉICOS

Os ácidos nalidíxico e oxolínico, bem como fármacos análogos, inibem seletiva e reversivelmente a síntese do DNA bacteriano, sem intervir na síntese do DNA da célula dos mamíferos. Esta inibição talvez se deva à sua semelhança estrutural com nucleosídeos purínicos, tais como a guanosina.

2. INIBIÇÃO DE ENZIMAS

Os nitrofuranos inibem algumas enzimas, especialmente as envolvidas na formação da acetilcoenzima A a partir do ácido pirúvico, interferindo, assim, na produção de energia (Fig. 30.11). A atividade antimicrobiana dos nitrofuranos está relacionada com a redução do grupo nitro que, *in vivo*, é reduzido a $-NHOH$ ou $-NH_2$, e os nitrofuranos reduzidos, por sua vez, inibem a função do DNA e causam ruptura cromossômica nas bactérias. Esse dano ao DNA é mais intenso por parte dos nitrofuranos fortemente mutagênicos.

3. AÇÃO INESPECÍFICA

A metenamina e seus sais atuam pela liberação de formol em pH ácido. O formol é muito reativo para com grupos funcionais das células bacterianas, exercendo ação inespecífica que é reforçada pela acidez dos ácidos hipúrico, mandélico e sulfossalicílico, no caso dos sais mais comumente usados da metenamina.

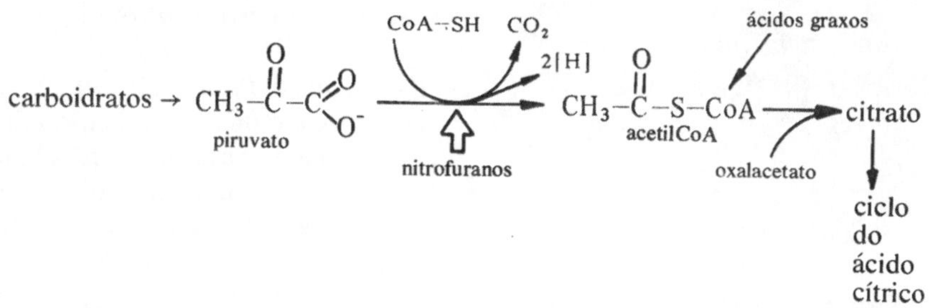

Fig. 30.11 Local de ação dos nitrofuranos no ciclo do ácido cítrico.

REFERÊNCIAS

ANTI-SÉPTICOS
K. S. ALEXANDER et al., *J. Pharm. Sci.*, 65, 851 (1976).
R. M. BOUCHER, *Am. J. Hosp. Pharm.*, 29, 661 (1972).
J. G. DAVIS, *Prog. Ind. Microbiol.*, 8, 141 (1968).
C. A. LAWRENCE e S. S. BLOCK, Eds., *Disinfection, Sterilization, and Preservation*, Lea and Febiger, Philadelphia, 1968.
H. S. BEAN, *J. Appl. Bacteriol.*, 30, 6 (1967).
A. ALBERT, *Acridines*, 2nd ed., Arnold, London, 1966.
H. L. DAVIS, Ed., "Mechanism and Evaluation of Antiseptics", *Ann. N. Y. Acad. Sci.*, 53, 1-219 (1950).

ANTIFÚNGICOS
C. MOREAU, *Moulds, Toxins and Food*, Wiley-Interscience, New York, 1979.
I. K. ROSS, *Biology of the Fungi*, McGraw-Hill, New York, 1979.
A. W. A. BROWN, *The Ecology of Pesticides*, Wiley-Interscience, New York, 1978.
P. F. D'ARCY e E. M. SCOTT, *Prog. Drug Res.*, 22, 93 (1978).
P. D. HOEPRICH, *Annu. Rev. Pharmacol. Toxicol.*, 18, 205 (1978).
P. A. LAMBERT, *Prog. Med. Chem.*, 15, 87 (1978).
K. URAGUCHI e M. YAMAZAKI, Eds., *Toxicology: Biochemistry and Pathology of Mycotoxins*, Kodansha, Tokyo, 1978.
R. COOKE, *The Biology of Symbiotic Fungi*, Wiley-Interscience, New York, 1977.
K. IWATA, Ed., *Recent Advances in Medical and Veterinary Mycology*, University Park Press, Baltimore, 1977.
G. S. KOBAYASHI e G. MEDOFF, *Annu. Rev. Microbiol.*, 31, 291 (1977).
C. da S. LACAZ, *Micologia Médica*, 6.ª ed., Sarvier, São Paulo, 1977.
C. da S. LACAZ, Ed., *Infecções por Agentes Oportunistas*, Edgard Blücher e Universidade de São Paulo, São Paulo, 1977.
R. W. MARSH, Ed., *Systemic Fungicides*. Longman, New York, 1977.
M. R. SIEGEL e H. D. SISLER, Eds., *Antifungal Compounds*, Dekker, New York, 1977.
E. MÜLLER e W. LOEFFLER, *Mycology*, Thieme, Stuttgart, 1976.
R. Y. CARTWRIGHT, *J. Antimicrob. Chemother.*, 1, 141 (1975).
S. SHADOMY e G. E. WAGNER, *Annu. Rep. Med. Chem.*, 10, 120 (1975).
J. E. BENNETT, *N. Engl. J. Med.*, 290, 30, 320 (1974).
A. KOROLKOVAS, *Rev. Bras. Farm.*, 55, 147 (1974).
H. M. ROBINSON, Ed., *The Diagnosis and Treatment of Fungal Infections*, Thomas, Springfield, Ill., 1974.
S. SHADOMY, *Annu. Rep. Med. Chem.*, 9, 107 (1974).
J. A. WAITZ e C. G. DRUBE, *Annu. Rep. Med. Chem.*, 8, 116 (1973).
C. HANSCH e E. J. LIEN, *J. Med. Chem.*, 14, 653 (1971).
R. J. LUKENS, *Chemistry of Fungicidal Action*, Chapman and Hall, London, 1971.
N. N. MELNIKOV, *Chemistry of Pesticides*, Springer, New York, 1971.
W. B. TURNER, *Fungal Metabolites*, Academic, London, 1971.
S. KINSKY, *Annu. Rev. Pharmacol.*, 10, 119 (1970).
C. da S. LACAZ et al., Eds., *O Grande Mundo dos Fungos*, Polígono e Universidade de São Paulo, São Paulo, 1970.
D. C. TORGESON, Ed., *Fungicides*, 2 vols., Academic, New York, 1967, 1969.
A. KREUTZBERGER, *Prog. Drug Res.*, 9, 356 (1968).

ANTIBACTERIANOS
A. KOROLKOVAS e K. TAMASHIRO, *Rev. Farm. Bioquím. Univ. São Paulo*, 17, 13 (1981).
E. A. COATS et al., *Eur. J. Med. Chem. - Chim. Ther.*, 14, 261, 271 (1979).
W. E. SANDERS, Jr. e C. C. SANDERS, *Annu. Rev. Pharmacol. Toxicol.*, 19, 53 (1979).
G. T. BRYAN, Ed., *Nitrofurans*, Raven, New York, 1978.
P. SINGH e S. P. GUPTA, *J. Pharm. Sci.*, 67, 706 (1978).
R. ALBRECHT, *Prog. Drug Res.*, 21, 9 (1977).
F. E. HAHN, *Top. Curr. Chem.*, 72, 1 (1977).
W. A. GOSS e T. M. COOK, "Nalidixic acid — mode of action", in J. W. CORCORAN e F.E. HAHN, Eds., "Mechanism of Action of Antimicrobial and Antitumor Agents", *Antibiotics*, Vol. III, Springer, Berlin, 1975, pp. 174-196.
A. KOROLKOVAS, *Rev. Farm. Bioquím. Univ. São Paulo*, 13, 47 (1975).
E. GRUNBERG e E. H. TITSWORTH, *Annu. Rev. Microbiol.*, 27, 317 (1973).
A. M. PEDRINI et al., *Eur. J. Biochem.*, 25, 359 (1972).
A. W. ROBERTS e J. A. VISCONTI, *Am. J. Hosp. Pharm.*, 29, 828 (1972).
A. BAUERFEIND, *Antibiot. Chemother. (Basel)*, 17, 122 (1971).
A. K. MILLER, *Adv. Appl. Microbiol.*, 14, 151 (1971).
R. CAVIER et al., *Chim. Ther.*, 5, 270 (1970).
F. M. HAROLD, *Adv. Microbiol. Physiol.*, 4, 46 (1970).
E. B. WINSHELL e H. S. ROSENKRANZ, *J. Bacteriol.*, 104, 1168 (1970).
A. D. RUSSELL, *Prog. Med. Chem.*, 6, 135 (1969).
N. E. SHARPLESS e C. L. GREENBLATT, *Exp. Parasitol.*, 24, 216 (1969).
K. HIRANO et al., *Bull. Chem. Soc. Jpn.*, 40, 2229 (1967).

Sulfonamidas

I. INTRODUÇÃO

A. Conceito e empregos

Sulfonamidas são fármacos extensivamente utilizados para o tratamento de infecções bacterianas. São eficazes nas doenças causadas pelos seguintes microrganismos: *Escherichia coli, Klebsiella pneumoniae, Pasteurella pestis, Diplococcus pneumoniae, Salmonella typhi, S. enteritidis, S. typhimurium, S. schöttmulleri, Staphylococcus aureus, Streptococcus pyogenes, Shigella sonnei, S. flexneri, Listeria monocytogenes, Pseudomonas aeruginosa, Brucella melitensis, B. abortus, B. suis, Proteus vulgaris, Vibrio cholerae, Bacillus anthracis, B. subtilis, Corynebacterium diphtheriae, Haemophilus influenza, H. ducreyi* e *Francisella tularensis*. São também eficientes contra a maioria das cepas de *Neisseria gonorrheae* e *N. meningitidis*. São fármacos de escolha no tratamento de nocardiose e cancróide, e as sulfonamidas de ação prolongada manifestaram atividade na lepra. Certas sulfonamidas são também ativas contra vários vírus dos gêneros *Bedsonia-Miyagawanella* e *Chlamydozoon*. Algumas espécies de protozoários são também sensíveis a elas. Assim, certas sulfonamidas, combinadas com outros tipos de agentes, são ativas contra raças de plasmódios resistentes à cloroquina e infecções causadas por outros microrganismos. O tratamento de escolha contra o *Toxoplasma gondii* é uma combinação de sulfadiazina ou trissulfapirimidinas com pirimetamina.

Nas doses usuais (2 a 5 g diários para as de ação curta e 500 mg diários para as de ação prolongada), as sulfonamidas exercem apenas efeito bacteriostático. Entretanto, quando altas concentrações são alcançadas no organismo, como no caso do tratamento de infecções urinárias, elas manifestam ação bactericida. Já que as sulfonamidas são agentes bacteriostáticos e não bactericidas na terapia sulfamídica costumeira, é importante a manutenção de concentração bacteriostática durante *tempo* suficiente para o mamífero produzir defesas. (No tratamento com penicilinas, que são agentes bactericidas, é importante que se mantenham *altas* concentrações do antibiótico.)

As sulfonamidas são geralmente administradas por via oral. A aplicação tópica é via de regra ineficaz, pois sua ação é inibida pela presença de pus e fragmentos celulares. Entretanto, as sulfonamidas de uso tópico devem ser aplicadas no saco conjuntival, canal ótico e vagina. As infecções do trato urinário são tratadas com sulfacitina e sulfametizol, sulfisoxazol ou sulfaclorpiridazina, pois são excretadas em altas concentrações antibacterianas (a maioria na forma ativa, isto é, sem sofrer metabolismo), possuem solubilidade adequada em pH ácido e mantêm bons níveis antibacterianos no sangue e tecidos durante a excreção urinária.

Como classe, as sulfonamidas, com exceção das de ação intestinal, são absorvidas rapidamente do trato gastrintestinal. As concentrações eficientes no sangue variam entre 6 e 15 mg/100 ml.

B. Efeitos adversos

As sulfonamidas sofrem inativação inicial no fígado quer por acetilação quer por conjugação do grupo amino aromático livre com o ácido glicurônico. São excretadas principalmente pela urina. Devido à baixa solubilidade em água, podem acumular-se nos rins, produzindo cristalúria. A incidência deste risco pode ser reduzida pelo uso de trissulfapirimidinas ao invés de uma única sulfonamida e também pela administração de grande quantidade de líquidos ao paciente. Deve-se evitar a administração simultânea de metenamina, que libera formol *in vivo*, com sulfametizol e sulfatiazol, pois estas sulfonamidas formam derivados insolúveis com o formol na urina.

Outros efeitos colaterais são: náusea, zumbidos, reações de hipersensibilidade — tais como urticária, púrpura, fotossensibilização e eritema nodoso — discrasias sanguíneas — por exemplo, leucopenia, granulocitopenia, agranulocitose — hepatite e outras reações adversas. A mais grave é a anemia hemolítica, especialmente em pacientes com deficiência congênita em glicose-6-fosfato desidrogenase (G6PD), que é mais comum na raça negra e em grupos étnicos do Mediterrâneo. As sulfonamidas podem causar a síndrome de Stevens-Johnson, especialmente em crianças, que é fatal em 25% dos pacientes suscetíveis. Estas drogas são contra-indicadas durante a gravidez, para lactantes e para crianças com menos de 2 meses de idade.

Decorrente do uso abusivo e indiscriminado das sulfonamidas, apareceram algumas raças de bactérias resistentes a estas drogas e resistência cruzada entre os diferentes tipos de sulfonamidas. *Pseudomonas* são, geralmente, resistentes. Algumas raças de *Klebsiella, Enterobacter* e *Proteus* apresentam resistência total. Resistência também é encontrada nos seguintes germes: *H. influenza, Diplococcus pneumoniae, S. faecium,* estafilococos, estreptococos anaeróbicos, clostrídios, espiroquetas.

C. Métodos de ensaio e análise

O método padrão de testar a atividade antibacteriana das sulfonamidas é o ensaio em camundongos infectados pela via intraperitoneal. O critério de atividade mais usado é a sobrevida ou morte do animal após tempo suficiente para a cura completa da infecção. Outro critério é o prolongamento da vida ou a redução do grau de infecção.

As sulfonamidas são analisadas por vários métodos químicos. O método padrão para a estimativa nos fluidos orgânicos, muito comumente empregado, é o de Bratton-Marshall. Consiste na medida de absorbância do sal de diazônio formado pela diazotação da sulfonamida e copulação com N-(1-naftil)etilenodiamina.

II. HISTÓRICO

A primeira sulfonamida a ser sintetizada foi a sulfanilamida. Por volta de 1908, Gelmo preparou-a como parte de um programa de pesquisa de novos corantes azóicos. Por muitos anos, foi utilizada como produto intermediário na indústria de corantes. Sua atividade antibacteriana foi primeiramente descoberta um quarto de século mais tarde, após longa série de circunstâncias interessantes.

Em 1909, Hoerlein e colaboradores, da I. G. Farbenindustrie, sintetizaram corantes azóicos contendo resíduos da sulfanilamida e sulfanilamidas substituídas. Já que esses compostos azóicos formavam um complexo firme com proteínas do algodão e da seda, sugeriu-se que eles poderiam reagir com o protoplasma bacteriano. Em 1911, Morgenroth e Levi observaram a atividade antipneumocócica, *in vivo,* de um composto não-azóico, a *o*-etildiidrocupreína, mas esta substância não pôde ser usada na terapêutica. Em 1913, outro passo foi dado quando Eisenberg descobriu que a crisoidina, outro corante azóico, possuía atividade antibacteriana *in vitro* e sugeriu o uso desta substância na terapêutica. No ano seguinte, o pirídio, derivado da crisoidina, foi introduzido como anti-séptico urinário. Em 1919, Heildelberger e Jacobs sintetizaram um composto azóico cujas matérias-primas eram a diidrocupreína e a sulfanilamida. No ensaio *in vitro* não foi detectada atividade útil neste derivado sulfanilamídico. Caso se tivesse feito ensaio *in vivo,* e manifestasse alta atividade antibacteriana, as pesquisas relacionadas com os produtos de sua metabolização poderiam ter resultado na introdução da sulfanilamida na terapêutica 15 anos antes da época em que esse fato ocorreu.

Em 1932, Domagk relatou que a sulfamidocrisoidina, chamada comercialmente Prontosil rubrum, sintetizada por Mietzch e Klarer, foi ativa em infecções experimentais por estreptococos beta-hemolíticos. Por esta descoberta Domagk recebeu o prêmio Nobel, em 1938.

O primeiro ensaio clínico da sulfamidocrisoidina foi executado na própria filha de Domagk, que havia contraído uma septicemia estreptocócica por ter acidentalmente espetado o dedo com agulha de costura contaminada.

Em 1935, um grupo de investigadores — Tréfouël, Tréfouël, Nitti e Bovet — trabalhando sob a direção de Fourneau no Instituto Pasteur, em Paris, observaram que a ligação azóica da sulfamidocrisoidina é reduzida, *in vivo,* pela azo-redutase — sabe-se agora — produzindo a sulfanilamida, que é o grupamento ativo. Esta descoberta foi confirmada no ano seguinte por pesquisadores britânicos. Seus trabalhos a respeito suscitaram interesse mundial sobre a sulfanilamida como o primeiro membro de uma nova classe de agentes antibacterianos.

Outro impulso foi dado quando Woods e Fildes, em 1940, independentemente, aventaram a hipótese de que a atividade antibacteriana da sulfanilamida se devia ao antagonismo competitivo com o ácido *p*-aminobenzóico, que é uma vitamina ou fator de crescimento para a maioria das bactérias.

Um exame retrospectivo das sulfonamidas não deixa dúvidas de que, além de constituírem o primeiro tratamento eficaz nas infecções bacterianas, elas provocaram uma revolução na quimioterapia ao introduzir e concretizar o conceito de antagonismo metabólico, que tem sido muito útil na Química Farmacêutica para explicar o mecanismo de ação de muitos fármacos e para planejar racionalmente novos agentes terapêuticos.

Com o propósito de obter novas e melhores sulfonamidas, até hoje foram sintetizados cerca de 15.000 derivados e análogos sulfanilamídicos, bem como compostos correlatos, principalmente aparentados ao ácido *p*-aminobenzóico, no mais intensivo e extensivo programa de modificação molecular, incluindo isômeros de posição, análogos e isósteros do anel benzênico, substituintes adicionais no anel, substituição nos dois grupos funcionais e alteração dos grupos funcionais por outros grupos. Este programa resultou na descoberta de que alguns destes compostos possuem outro tipo de atividade farmacológica ao invés de, ou além de, atividade antibacteriana. Modificações posteriores do composto protótipo dotado da recém-descoberta propriedade farmacológica resultaram na introdução de novos fármacos: agentes antibacterianos (sulfonamidas), agentes hansenostáticos (sulfonas), diuréticos (sulfonamidas heterocíclicas, benzenodissulfonamidas, tiazidas), agentes hipoglicemiantes (sulfoniluréias), agentes antimaláricos (proguanila, cicloguanila), drogas antitireóideas (propiltiouracil, tiamazol) e um fármaco útil para o tratamento da gota (probenecida) (Fig. 2.29).

III. CLASSIFICAÇÃO

A. Estrutura geral

As sulfonamidas, também chamadas sulfanilamidas ou sulfas, possuem a seguinte fórmula geral:

São derivadas do ácido sulfanílico, que existe tanto na forma molecular quanto na forma ionizada:

O nitrogênio sulfonamídico e o nitrogênio anilínico são designados, respectivamente, por N^1 e N^4.

O grupo *p*-NH_2-C_6H_4-SO_2- é chamado sulfanilil; o grupo *p*-NH_2-C_6H_4-SO_2NH-, sulfanilamido e o grupo NH_2-SO_2, sulfamil.

Como princípio geral para a manutenção da atividade antibacteriana, a estrutura fundamental das sulfonamidas não pode ser modificada. Isto é explicado pelo fato de que as sulfonamidas são antagonistas competitivos do ácido *p*-aminobenzóico e, portanto, sua estrutura deve ser muito semelhante à deste metabólito essencial; isto é, deve possuir as seguintes características: anel benzênico com apenas dois substituintes orientados em posição *para*, um em relação ao outro, um grupo 4-amino (ou grupos como azo, nitro ou amino substituído que, *in vivo,* liberam 4-amino) e um grupo 1-sulfonamido substituído (exceto as sulfonas e algumas sulfas especiais). Fármacos relacionados às sulfanilamidas, embora não possuam sua estrutura fundamental, podem exercer ação antibacteriana, mas através de mecanismo diferente.

B. Síntese

As sulfas podem ser sintetizadas por diversos processos. Dois muito usados, por serem diretos, são os seguintes:

1) Trata-se a acetanilida (I) com ácido clorossulfônico (II), obtendo-se o cloreto de sulfonila correspondente (III) que, reagindo com a amina apropriada, resulta em produto intermediário (IV) que, por hidrólise ácida ou alcalina, fornece a sulfa (Fig. 31.1).

2) Parte-se do cloreto de p-nitrobenzenossulfonila (I); a amida intermediária (II), por redução por métodos quer químicos quer catalíticos, dá diretamente a sulfa desejada (Fig. 31.2).

Muitas sulfas são sintetizadas industrialmente mediante condensação de cloreto de sulfonila, adequadamente substituído na posição *para* (I), com uma amina heterocíclica (II), em piridina anidra ou mistura de bases piridínicas, que pos-

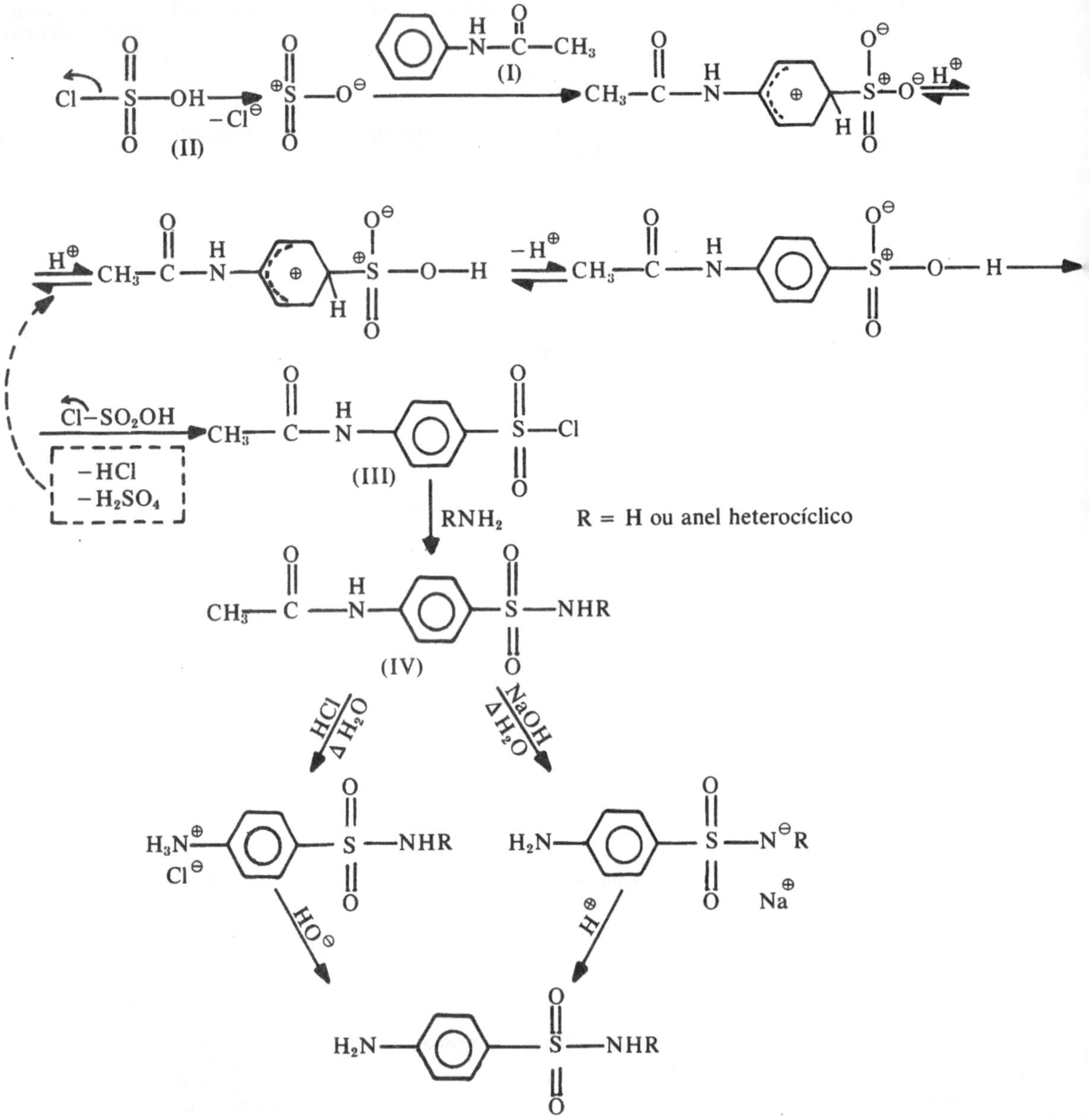

Fig. 31.1 Esquema geral da síntese de sulfonamidas.

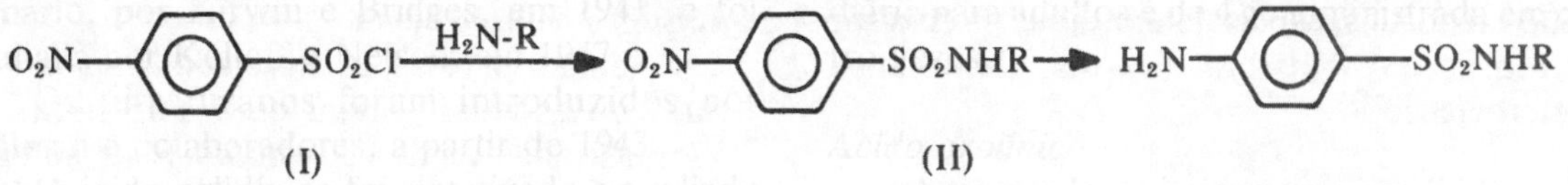

O_2N—⌬—SO_2Cl $\xrightarrow{H_2N-R}$ O_2N—⌬—SO_2NHR → H_2N—⌬—SO_2NHR

(I) (II)

Fig. 31.2 Um dos processos diretos de síntese de sulfas.

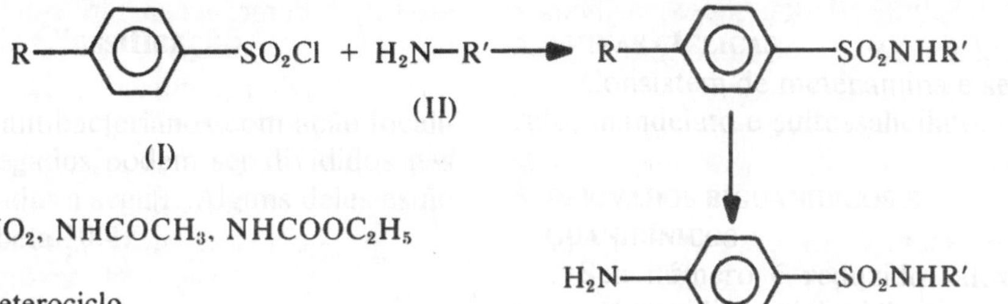

R—⌬—SO_2Cl + H_2N—R' → R—⌬—SO_2NHR'

(I) (II)

↓

H_2N—⌬—SO_2NHR'

R = NO_2, $NHCOCH_3$, $NHCOOC_2H_5$

R' = heterociclo

Fig. 31.3 Um dos processos industriais de síntese de sulfas heterocíclicas.

sam captar o ácido clorídrico que se libera no processo da condensação (Fig. 31.3).

C. Propriedades físico-químicas

As sulfonamidas são pós cristalinos brancos, geralmente pouco solúveis em água. Sendo ácidos fracos, formam sais com bases:

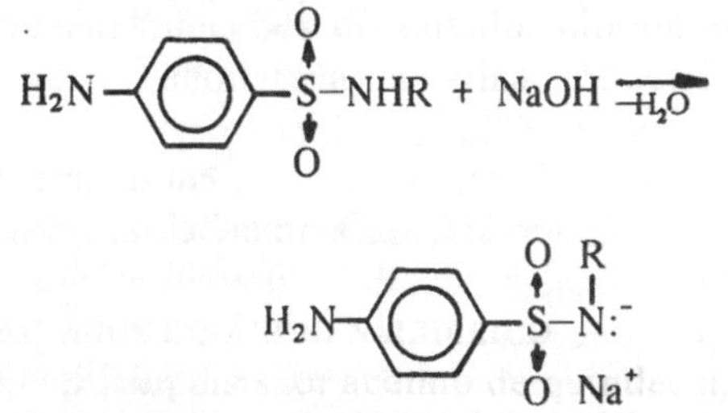

H_2N—⌬—S(=O)(=O)—NHR + NaOH $\xrightleftharpoons{-H_2O}$

H_2N—⌬—S(=O)(=O)—N(R):⁻ Na⁺

Estes sais são mais solúveis na água do que as sulfonamidas livres. Já que os sais sódicos das sulfonamidas (com exceção da sulfacetamida sódica) possuem pH elevado, quando injetados precipitam no sangue como ácidos livres, causando danos aos tecidos.

D. Relação entre estrutura e atividade

Vários parâmetros físicos e químicos têm sido correlacionados com a atividade quimioterápica das sulfonamidas: pK_a, ligação com proteínas, distribuição da carga eletrônica e outros. Infelizmente, um único parâmetro não consegue explicar a ação das sulfonamidas.

1. pK_a

Bell e Roblin propuseram que a atividade antibacteriana das sulfonamidas está relacionada ao pK_a. A atividade máxima seria encontrada naquelas que possuem valores de pK_a entre 6,0 e 7,5.

O pK_a é calculado a partir da seguinte equação:

$$pK_a = pH + \log \frac{[HA]}{[A^-]}$$

Quando a sulfonamida está 50% dissociada, $[HA]/[A^-] = 1$. Desde que log 1 = 0, neste caso o $pK_a = pH$. De acordo com alguns autores, este é o pK_a da atividade máxima, pois as sulfonamidas penetram na parede celular como moléculas não-dissociadas, mas atuam na forma ionizada.

Entretanto, a hipótese de que somente a acidez ou a ionização explicam o grau de atividade das sulfonamidas não se aplica a todas as séries destes fármacos.

Segundo Cammarata e Allen, existe pouca evidência para apoiar a suposição de que para uma sulfa exercer atividade máxima deve possuir pK_a definido. De fato, muitas sulfas, cujos valores de pK_a estão fora do limite prescrito (6,0 a 7,5) por Bell e Roblin como sendo correlatos com a atividade máxima, são potencialmente capazes de altas atividades, especialmente aquelas com substituintes que retiram elétrons do anel N^1-heterocíclico.

2. LIGAÇÃO A PROTEÍNAS

As sulfonamidas ligam-se de formas diferentes às proteínas plasmáticas. Os sítios ligantes das proteínas podem ser os centros básicos de arginina, histidina e lisina. Nas sulfonamidas, os grupos envolvidos na ligação são os alquílicos, alcoxílicos, alquiltiólicos, halogênicos, arílicos ou N^1-heteroarílicos, bem como substituintes em um anel N^1-fenílico ou heterocíclico e um grupo N^4-acetílico. As principais forças envolvidas na interação proteína-sulfonamida são as hidrofóbicas e as iônicas.

A percentagem de ligação varia muito. Assim, a sulfadimetoxina é 99,5 a 99,8% ligada, enquanto a sulfaguanidina é somente 5% ligada. Entretanto, para a atividade, toxicidade, metabolismo e filtração glomerular, a parte importante é a não-ligada. Não há correlação entre o grau de ligação às proteínas e a potência de atividade quimioterápica.

3. DISTRIBUIÇÃO DE CARGA ELETRÔNICA

Vários parâmetros eletrônicos mostram relação significativa com a ação antibacteriana das sulfonamidas. Por exemplo, Foernzler e Martin observaram uma relação qualitativa entre a atividade e a carga formal π em N^1: quanto maior a carga, maior a atividade biológica. Uma relação semelhante foi obtida através de recentes cálculos de orbital molecular feitos por Korolkovas e Tamashiro.

E. Classes de sulfonamidas

Vários critérios podem ser utilizados para classificar as sulfonamidas: por exemplo, espectro de ação, duração de ação, usos terapêuticos, estrutura química. Por amor à concisão, nós as classificaremos de acordo com a aplicação terapêutica, embora algumas possuam mais de um uso terapêutico. Assim, existem sulfonamidas sistêmicas, sulfonamidas intestinais, sulfonamidas urinárias, sulfonamidas oftálmicas e sulfonamidas para usos especiais.

1. SULFAS SISTÊMICAS

São usadas em infecções sistêmicas. De acordo com o tempo de ação existem dois grupos principais destes fármacos: de ação curta e de ação prolongada.

a. Sulfas de ação curta

São absorvidas e excretadas rapidamente. Suas meias-vidas variam de 5 a 15 horas. São administradas a cada 4 ou 6 horas. Estas sulfas são preferidas nas infecções sistêmicas, pois a aplicação pode ser suspensa caso surjam efeitos colaterais graves. As mais importantes são: sulfacitina, sulfaclorpiridazina, sulfadiazina, sulfadimidina (sulfametazina), sulfaetidol, sulfafurazol (sulfisoxazol), sulfamerazina, sulfametimazol, sulfametizol, sulfametoxazol, trissulfapirimidinas.

b. Sulfas de ação prolongada

São absorvidas rapidamente e excretadas de modo lento. Suas meias-vidas são de 35 a 40 horas; a da sulfadoxina, todavia, é de 179 horas e a da sulfalena de 65 horas; por isso as duas últimas são, de fato, de ação ultraprolongada. Podem ser administradas uma ou duas vezes ao dia. A excreção lenta é devida à lipofilicidade ótima. Os grupos que conferem esta característica são os alquílicos de cadeia curta (metila, mas especialmente etila), alcoxilas de cadeia curta (metoxi e etoxi), halogênios e, ocasionalmente, o anel aromático. A eliminação lenta resulta, provavelmente, da alta velocidade de reabsorção tubular.

As sulfas de ação prolongada deverão ser usadas apenas em casos excepcionais, pelas seguintes razões: (a) não apresentam vantagens clínicas sobre as de duração curta; (b) não podem atravessar a barreira hemato-encefálica tão bem quanto as de duração curta; (c) já que são eliminadas lentamente, podem alcançar concentrações sanguíneas perigosas, principalmente em pacientes com deficiência da função renal.

As mais usadas são: acetilsulfametoxipiridazina, sulfaclomida, sulfadimetoxina, sulfadoxina, sulfafenazol, sulfalena, sulfametomidina, sulfametoxidiazina, sulfametoxipiridazina, sulfamoxol, sulfaperina, sulfasimazina, sulfasomizol.

2. SULFAS INTESTINAIS

São drogas usadas em infecções intestinais. Constituem, na verdade, pró-fármacos, pois foram planejadas por latenciação: unidades hidrofílicas foram ligadas ao grupo amino livre com o objetivo de obter formas latentes de sulfonamidas altamente solúveis em água. Devido à presença destes grupos (ftalil, succinil), que são fortemente hidrofílicos, são pouco absorvidas do trato gastrintestinal, atingindo alta concentração no lume do cólon, onde a hidrólise bacteriana libera o grupo sulfanilamídico.

As mais empregadas são: ácido sulfalóxico,

formossulfatiazol, ftalilsulfacetamida, ftalilsulfatiazol, maleilsulfatiazol, succinilsulfatiazol e sulfaguanol.

3. SULFAS URINÁRIAS

Estas sulfas são usadas em infecções urinárias, pois são rapidamente absorvidas, mas lentamente excretadas pelos rins, alcançando ali altas concentrações.

As mais importantes são: sulfacarbamida (sulfauréia), sulfacetamida, sulfacitina, sulfaclorpiridazina, sulfadimetoxina, sulfaetidol, sulfafenazol, sulfafurazol, sulfametizol, sulfametoxazol, sulfametoxidiazina, sulfametoxipiridazina, sulfisomidina (sulfasomidina).

4. SULFAS OFTÁLMICAS

São aplicadas topicamente. As principais são: diolamina de sulfafurazol e sulfacetamida sódica.

5. SULFAS PARA USOS ESPECIAIS

Dentre outras temos: *(a)* sulfapiridina, em dermatite herpetiforme; *(b)* nitrossulfatiazol e salazossulfapiridina, em colite ulcerativa; *(c)* acetato de mafenida, sulfacrisoidina e sulfatiouréia (sulfatiocarbamida), topicamente, para antisepsia de queimaduras e feridas; *(d)* sulfamonometoxina, eficaz não somente em malária sensível à cloroquina, mas também nas cepas resistentes a este antimalárico; *(e)* sulfadiazina de prata, usada para prevenção e tratamento de queimaduras infectadas; *(f)* vanildissulfamida, para uso tópico.

6. OUTRAS SULFAS

Entre várias outras sulfas, temos as seguintes: ácido 4-sulfanilamidossalicílico (híbrido de sulfanilamida com ácido aminossalicílico), glucossulfamida, salazodina, salazossulfadimidina, salazossulfamida, salazossulfatiazol, sulcimida, sulfabenzamida, sulfabenzo, sulfabrometazina, sulfacecol, sulfaclorazol, sulfaclozina, sulfacrisoidina, sulfadiassulfona sódica, sulfadicramida, sulfaetoxipiridazina, sulfamazona (híbrido de derivado pirazolônico com sulfametoxipiridazina), sulfametrol, sulfanilato zíncico, sulfanitrano, sulfapirazina, sulfapirazol (sulfazamet), sulfaproxilina, sulfaquinoxalina, sulfatolamida, sulfatroxazol, sulfatrozol.

7. SULFAS OBSOLETAS

Por sua baixa eficácia e alta proporção de efeitos colaterais, várias sulfas usadas anteriormente são agora obsoletas; exemplos: sulfaguanidina (usada em infecções intestinais), sulfanilamida, sulfatiazol. Entretanto, no Brasil, estas sulfas, principalmente na forma de associações, são largamente comercializadas.

8. SULFAS USADAS NA CLÍNICA

As sulfas mais usadas estão arroladas na Tabela 31.1.

Sulfacitina

Apresenta ação curta e é rapidamente absorvida, sendo excretada em alta percentagem (90%) pelos rins, quase inteiramente na forma livre. É usada no tratamento de infecções urinárias agudas.

Sulfadiazina

Usada na forma livre e como sal sódico. Possui ampla aplicação como agente sistêmico antibacteriano. Em oftalmologia é usada no tratamento de tracoma e toxoplasmose ocular.

Sulfafurazol

Também chamado sulfisoxazol, é uma das sulfas mais eficazes no tratamento de infecções urinárias. Comercializado tanto na forma livre quanto na de derivado acetilado ou diolamínico, é melhor que a tetraciclina para o tratamento do cancróide. O derivado acetilado o é na amida da sulfonamida e não no grupo amínico livre. O sal de diolamina é usado topicamente no olho e na vagina, em forma de creme; por ser solúvel em água e, assim, pouco irritante, é também utilizado como injeção e como colírio. Nos casos de malária resistente à cloroquina, um dos regimes recomendados consiste em aplicar oralmente o sulfafurazol em associação com a pirimetamina, com administração concomitante e contínua de infusão intravenosa de diidrocloridrato de quinina.

Sulfametoxazol

Assemelha-se ao sulfafurazol em eficácia terapêutica; entretanto, por ter absorção e excreção mais lentas, apresenta maior tendência a produzir níveis sanguíneos excessivos e causar cristalúria. É usado no tratamento de infecções do trato urinário, principalmente em associação com a trimetoprima.

Sulfalena

Em associação com trimetoprima, é usada em casos de recrudescência de malária resistente aos quimioterápicos mais comuns.

Tabela 31.1 Sulfonamidas

$$R'-HN\overset{(4)}{-}\underset{}{\bigcirc}-\overset{O}{\underset{O}{S}}-\overset{(1)}{\underset{H}{N}}-R$$

Nome oficial	Nome comercial	Nome químico	R	R'
sulfacetamida (sulfacil)	Albucid Neosulfazon (em assoc.) Uromix (em assoc.)	N-[(4-aminofenil)sulfonil]-acetamida	—COCH$_3$	H
sulfapiridina		4-amino-N-2-piridinilbenzenossulfonamida	piridinil	H
sulfadiazina	Sulfadiazina Sulfadiazine	4-amino-N-2-pirimidinil-benzenossulfonamida	pirimidinil	H
sulfamerazina	Sulfationin (em assoc.) Tetraseptil (em assoc.)	4-amino-N-(4-metil-2-pirimidinil)benzenossulfonamida	4-metil-2-pirimidinil	H
sulfadimidina (sulfadimezina) (sulfametazina)	Sulfationin (em assoc.) Tetraseptil (em assoc.)	4-amino-N-(4,6-dimetil-2-pirimidinil)benzenossulfonamida	4,6-dimetil-2-pirimidinil	H
sulfaclorpiridazina	Mictasol (em assoc.)	4-amino-N-(6-cloro-3-piridazinil)benzenossulfonamida	6-cloro-3-piridazinil	H
sulfametizol	Albumicina G. U. (em assoc.)	4-amino-N-(5-metil-1,3,4-tiadiazol-2-il)benzenossulfonamida	5-metil-1,3,4-tiadiazol-2-il	H
sulfametoxazol	Gantanol	4-amino-N-(5-metil-3-isoxazolil)benzenossulfonamida	5-metil-3-isoxazolil	H
sulfaetidol (etazol)		4-amino-N-(5-etil-1,3,4-tiadiazol-2-il)benzenossulfonamida	5-etil-1,3,4-tiadiazol-2-il	H
sulfafurazol (sulfisoxazol)	Gantrisin	4-amino-N-(3,4-dimetil-5-isoxazolil)benzenossulfonamida com 2,2'-iminobisetanol	3,4-dimetil-5-isoxazolil · HN(CH$_2$CH$_2$OH)$_2$	H
sulfametoxipiridazina	Lederkyn Lentosulfina	4-amino-N-(6-metoxi-3-piridazinil)benzenossulfonamida	6-metoxi-3-piridazinil	H

Tabela 31.1 (cont.) Sulfonamidas

Nome oficial	Nome comercial	Nome químico	R	R'
sulfalena (sulfametopirazina)	Kelfizina Longum	4-amino-N-(3-metoxipirazinil)benzenossulfonamida	3-metoxipirazinil	H
sulfametoxidiazina (sulfameter) (sulfametina)	Sulfanicol (em assoc.)	4-amino-N-(5-metoxi-2-pirimidinil)benzenossulfonamida	5-metoxi-2-pirimidinil	H
sulfadoxina	Fanasulf	4-amino-N-(5,6-dimetoxi-4-pirimidinil)benzenossulfonamida	5,6-dimetoxi-4-pirimidinil	H
sulfadimetoxina	Madribon	4-amino-N-(2,6-dimetoxi-4-pirimidinil)benzenossulfonamida	2,6-dimetoxi-4-pirimidinil	H
sulfamonometoxina (sulfametoxina)		4-amino-N-(6-metoxi-4-pirimidinil)benzenossulfonamida monoidratada	6-metoxi-4-pirimidinil · H_2O	H
sulfaclomida		4-amino-N-(5-cloro-2,6-dimetil-4-pirimidinil)benzenossulfonamida	5-cloro-2,6-dimetil-4-pirimidinil	H
sulfacitina		4-amino-N-(1-etil-1,2-diidro-2-oxo-4-pirimidinil)benzenossulfonamida	1-etil-1,2-diidro-2-oxo-4-pirimidinil	H
sulfasimazina		4-amino-N-(4,6-dietil-1,3,5-triazin-2-il)benzenossulfonamida	4,6-dietil-1,3,5-triazin-2-il	H
acetilsulfafurazol (acetilsulfisoxazol)		N-[(4-aminofenil)sulfonil]-N-(3,4-dimetil-5-isoxazolil)-acetamida	3,4-dimetil-5-isoxazolil com $O=C-CH_3$	H
salazossulfapiridina (sulfasalazina)	Azosulfina Sulfasalazina	ácido 2-hidroxi-5-[[4-[(2-piridinilamino)sulfonil]fenil]azo]benzóico	2-piridinil	HO-C6H3(COOH)-N=N-

Tabela 31.1 (cont.) Sulfonamidas

Nome oficial	Nome comercial	Nome químico	R	R'
ftalilsulfacetamida	Cremocetamida (em assoc.)	ácido 2-[[[4-[(acetilamino)-sulfonil]fenil]amino]carbonil]benzóico	$-COCH_3$	(2-COOH-fenil-C(=O)-)
ftalilsulfatiazol (ftalazol)	Estreptalil (em assoc.) Ftalomicina (em assoc.)	ácido 2-[[[4-[(2-tiazolilamino)sulfonil]fenil]amino]-carbonil]benzóico	(2-tiazolil)	igual à anterior
succinilsulfatiazol	Enterocolil (em assoc.) Neo-Colit (em assoc.)	ácido 4-oxo-4-[[4-[(2-tiazolilamino)sulfonil]fenil]-amino]butanóico	igual à anterior	$HOOCCH_2CH_2CO-$
mafenida (homossulfamina)	Sulfamylon	α-amino-p-toluenossulfonamida	$H_2N-CH_2-\text{C}_6\text{H}_4-SO_2NH_2$	

Sulfadoxina

Chamada antigamente sulformetoxina, possui amplo espectro de ação, sendo eficaz contra bactérias, fungos e plasmódios. Desde que é sulfonamida de ação muito prolongada — sua meia-vida é de 179 horas — doses semanais são suficientes para manter o nível sanguíneo adequado. Combinada à pirimetamina ou quinina, é usada no tratamento de infecções causadas por cepas resistentes de plasmódios.

Sulfametoxipiridazina

Por ser rapidamente absorvida do trato gastrintestinal e lentamente excretada, é usada no tratamento de infecções do trato urinário. Entretanto, devido ao seu efeito prolongado, para o mesmo fim deve-se preferir sulfa de ação curta. O seu derivado acetilado, por ser inodoro, é usado em preparações líquidas pediátricas.

Ftalilsulfatiazol

É uma pró-sulfa, forma latente do sulfatiazol. Por ser muito hidrofílico, é pouco absorvido, confinando-se os seus efeitos preponderantemente ao intestino, razão pela qual é usado em infecções intestinais.

Sulfacetamida

Apresenta-se como pó cristalino branco, solúvel em água. Por ser rapidamente absorvida do trato gastrintestinal e excretada prontamente, principalmente na urina, é usada em infecções urinárias.

Salazossulfapiridina

Também conhecida como sulfasalazina, é pó amarelo-acastanhado, inodoro e quase insolúvel na água. É usada em colite ulcerativa e diverticulite. No intestino, este corante azóico, por ação da azo-redutase, libera o ácido p-aminossalicílico e sulfapiridina; é, portanto, uma pró-sulfa. Visto que não altera a flora intestinal, parece que seu efeito na colite ulcerativa não decorre da ação antibacteriana.

9. MISTURAS

Várias misturas de sulfonamidas são comercializadas com o propósito de reduzir a incidência de cristalúria. As mais comuns são as trissulfapirimidinas, associação de partes iguais de sulfadiazina, sulfamerazina e sulfadimidina. A base racional para o uso desta associação é que as solubilidades das sulfas são independentes uma da outra, mas seus efeitos antibacterianos são aditivos; por isso, basta usar um terço da dose habitual de cada sulfa.

Outra mistura, também em partes iguais, é a associação de sulfamerazina com sulfadiazina. Outra contém sulfatiazol, sulfacetamida e sulfabenzamida, para profilaxia ou tratamento de infecções cervicais e vaginais.

Algumas preparações farmacêuticas contêm

uma sulfa associada a um inibidor da diidrofolato redutase, tal como pirimetamina ou trimetoprima. Esta combinação potencia o efeito bacteriostático da sulfonamida, pois bloqueia os caminhos metabólicos do microrganismo em dois locais diferentes. Uma boa associação sinérgica é sulfametoxazol com trimetoprima, comercializada pelos nomes de Bactrim, Bactrizol, Benectrin, Espectrin, Geltrim, Infectrin, Selectrin, Septiolan, Septricin, Sulfatrim, Suss e Trimexazol, além de outros. Essa associação é considerada agora a droga de escolha no tratamento de febre tifóide resistente tanto ao cloranfenicol quanto à ampicilina e de infecções agudas e crônicas do trato urinário. Contudo, a trimetoprima, por ser antagonista do ácido fólico, poderá causar efeitos teratogênicos, sendo contra-indicada essa associação, por isso, durante a gravidez. Outras sulfas que se usam associadas com trimetoprima são sulfadiazina, sulfametrol e sulfamoxol.

IV. MECANISMO DE AÇÃO

As sulfonamidas devem a sua atividade quimioterápica à competição com o ácido p-aminobenzóico (PABA) na síntese do ácido fólico, como foi primeiramente sugerido por Woods e Fildes, em 1940. Os mamíferos também necessitam do ácido fólico como fator de crescimento essencial, mas este é fornecido pela alimentação. No pH fisiológico, o ácido fólico existe como diânion, que não pode atravessar a parede celular bacteriana por difusão passiva, pois suas cargas negativas serão ou atraídas ou repelidas pelas cargas opostas ou iguais da parede bacteriana. Portanto, deveria estar compreendido mecanismo de transporte ativo que requer energia. Contudo, com exceção do *Streptococcus faecium* (anteriormente chamado *S. faecalis*), as bactérias não apresentam este mecanismo. Por esta razão, estas bactérias devem sintetizar o ácido fólico *de novo*, a partir do PABA e, conseqüentemente, este processo é inibido pelas sulfonamidas. O antagonismo entre o PABA e as sulfas é excelente exemplo de exploração de diferenças bioquímicas entre parasito e hospedeiro.

As sulfas são ativas apenas na fase de multiplicação bacteriana, após um certo período de retardamento. Este período depende da quantidade de PABA acumulado: em certas espécies leva seis gerações.

Dois sistemas enzimáticos bacterianos capazes de realizar a síntese do ácido fólico foram descritos por Weisman e Brown: *(a)* o primeiro, chamado diidropteroato sintase, catalisa a síntese de um precursor do ácido fólico, a saber, o ácido diidropteróico, através da condensação do PABA com um derivado pteridínico; com a adição subseqüente do ácido diidropteróico ao ácido glutâmico, completa-se a biossíntese do ácido fólico; *(b)* o segundo catalisa a síntese do próprio ácido fólico, pelo acoplamento direto do glutamato de p-aminobenzoíla com derivado pteridínico. Ambas as vias da biossíntese do ácido fólico podem ser antagonizadas pelas sulfonamidas, pois estes agentes quimioterápicos são estruturalmente semelhantes tanto ao PABA (Fig. 31.4) quanto ao glutamato de p-aminobenzoíla.

O local de ação das sulfonamidas, de acordo com a proposta original de Woods e Fildes, é indicado na Fig. 28.4.

Shefter e colaboradores propuseram, recen-

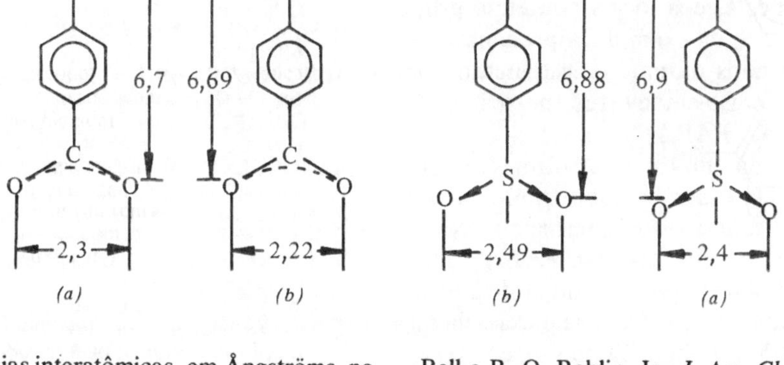

Fig. 31.4 Distâncias interatômicas, em Ångströms, no ácido p-aminobenzóico e na sulfanilamida; *(a)* segundo Bell e Roblin; *(b)* segundo Korolkovas. *Fontes:* P. H. Bell e R. O. Roblin, Jr., *J. Am. Chem. Soc.*, *64*, 2905 (1942); A. Korolkovas, *Rev. Paul. Med.*, *82*, 185 (1973).

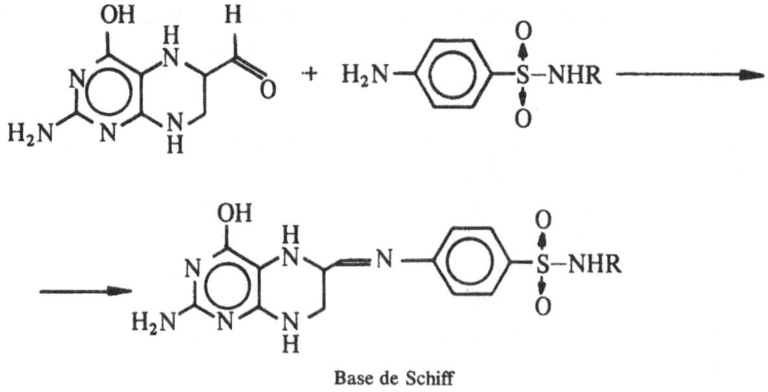

Base de Schiff

Fig. 31.5 Mecanismo de ação das sulfas, segundo Seydel.

temente, que os substituintes N^1 nas sulfonamidas podem competir por um sítio, na superfície da enzima, reservado ao resíduo glutamato no glutamato de *p*-aminobenzoíla, através de um dos dois modos: *(a)* competição direta na ligação de glutamato de *p*-aminobenzoíla com o derivado pteridínico; *(b)* interferência indireta com o acoplamento do glutamato ao ácido diidropteróico.

Outra teoria do modo de ação das sulfonamidas é a proposta por Seydel, que modificou ligeiramente a hipótese original de Tschesche, aventada em 1947. Ela presume que as sulfonamidas e o PABA não competem na mesma reação e que o antagonismo competitivo entre eles não é direto. Ao invés, o efeito bacteriostático das sulfonamidas resulta da inibição da biossíntese da coenzima F, formando bases de Schiff com a formiltetraidropteridina (Fig. 31.5).

A inibição, pelas sulfonamidas, dos sistemas enzimáticos responsáveis pela biossíntese do ácido fólico pode ser revertida pela adição de pequena quantidade de PABA: $10^{-4}M$ de PABA: $1M$ de sulfonamida. Já que o PABA compete com as sulfas, os anestésicos locais contendo grupo *p*-aminobenzóico (por exemplo a procaína) não devem ser aplicados durante o tratamento com sulfas, pois a esterase cinde estes anestésicos locais, produzindo o PABA.

No caso da mistura sulfametoxazol-trimetoprima, ela produz bloqueio duplo na biossíntese do ácido fólico: o sulfametoxazol, devido à sua semelhança estrutural com o PABA, inibe a síntese do ácido diidropteróico, enquanto a trimetoprima, por ser análoga estrutural parcial da molécula do ácido diidrofólico, bloqueia a conversão do ácido diidrofólico em tetraidrofólico, de que é antagonista metabólico não-clássico (Fig. 28.4).

REFERÊNCIAS

ASPECTOS GERAIS
M. FINLAND, *Clin. Pharmacol. Ther.*, 13, 469 (1972).
J. K. SEYDEL, *J. Pharm. Sci.*, 57, 1455 (1968).
T. STRULLER, *Prog. Drug Res.*, 12, 389 (1968).
F. HAWKING e J. S. LAWRENCE, *The Sulphonamides*, Grune & Stratton, New York, 1951.
E. H. NORTHEY, *The Sulfonamides and Allied Compounds*, Reinhold, New York, 1948.

INTRODUÇÃO
R. U. NESBITT, Jr. e B. J. SANDMANN, *J. Pharm. Sci.*, 67, 1012 (1978).
J. O. COHEN, Ed., *The Staphylococci*, Wiley-Interscience, New York, 1972.
A. K. MILLER, *Adv. Appl. Microbiol.*, 14, 151 (1971).
E. REIMERDES e J. H. THUMIN, *Arzneim.-Forsch.*, 20, 1171 (1970).
H. A. FELDMAN, *Annu. Rev. Med.*, 18, 495 (1967).

HISTÓRICO
American Chemical Society, *Adv. Chem. Ser.*, 45 (1964).
G. DOMAGK, *Dstch. Med. Wochenschr.*, 61, 250 (1935).
J. TRÉFOUËL et al., *C. R. Soc. Biol.*, 120, 756 (1935).
P. GELMO, *J. Prakt. Chem.*, 77, 369 (1908).

CLASSIFICAÇÃO
M. ORLOWSKI et al., *J. Pharmacol. Exp. Ther.*, 212, 167 (1980).
P. G. DE BENEDETTI et al., *J. Med. Chem.*, 21, 1325 (1978).
J. K. SEYDEL e E. WEMPE, *Arzneim.-Forsch.*, 27, 1521 (1977).
F. W. KOHLMAN e H. SOUS, *Arzneim.-Forsch.*, 26, 613, 618 (1976).
A. KOROLKOVAS, *Rev. Farm. Bioquím. Univ. São Paulo*, 14, 109 (1976).
T. H. MAREN, *Annu. Rev. Pharmacol. Toxicol.*, 16, 309 (1976).
A. KOROLKOVAS e K. TAMASHIRO, *Rev. Farm. Bioquím. Univ. São Paulo*, 11, 15 (1973).
Symposium, *J. Infect. Dis.*, 128, Suppl., 425-816 (1973).
E. SHEFTER et al., *J. Pharm. Sci.*, 61, 872 (1972).
S. S. YANG e J. K. GUILLORY, *J. Pharm. Sci.*, 61, 26 (1972).
J. K. SEYDEL, "Physicochemical Approaches to the Rational Development of New Drugs", in E. J. ARIËNS, Ed., *Drug Design*, Vol. 1, Academic, New York, 1971, pp. 343-379.
M. YAMAZAKI et al., *Chem. Pharm. Bull.*, 18, 702 (1970).
G. DOMAGK, *Antibiot. Chemother. (Basel)*, 4, 1 (1957).

MECANISMO DE AÇÃO

P. G. DE BENEDETTI et al., *Farmaco, Ed. Sci., 31*, 159 (1976).
A. RASTELLI et al., *J. Med. Chem., 18*, 963 (1975).
J. K. SEYDEL, *Top. Infect. Dis., 1*, 25 (1975).
G. L. BIAGI et al., *J. Med. Chem., 17*, 28 (1974).
L. BOCK et al., *J. Med. Chem., 17*, 23 (1974).
A. KOROLKOVAS e K. TAMASHIRO, *Rev. Farm. Bioquím. Univ. São Paulo, 12*, 37 (1974).
A. KOROLKOVAS, *Rev. Paul. Med., 82*, 185 (1973).
G. H. MILLER et al., *J. Med. Chem., 15*, 700 (1972).
E. SHEFTER et al., *J. Pharm. Sci., 61*, 872 (1972).
D. D. WOODS, *J. Gen. Microbiol., 29*, 687 (1962).
P. H. BELL e R. O. ROBLIN, Jr., *J. Am. Chem. Soc., 64*, 2905 (1942).
P. FILDES, *Lancet, I,* 955 (1940).
D. D. WOODS, *Br. J. Exp. Pathol., 21*, 74 (1940).

32

Tuberculostáticos e Hansenostáticos

I. INTRODUÇÃO

Agentes tuberculostáticos e hansenostáticos são fármacos empregados no tratamento de doenças parasitárias causadas por micobactérias.

As micobactérias são bacilos — isto é, bactérias em forma de bastonetes — álcool-ácido-resistentes. Existem diversas espécies de micobactérias, mas as mais importantes do ponto de vista clínico são as responsáveis pela tuberculose e lepra. A quimioterapia não consegue curar estas moléstias no sentido estrito da palavra. É muito difícil exterminar as micobactérias, que são eliminadas do organismo de forma extremamente lenta após o tratamento quimioterápico de tais infecções. O êxito da quimioterapia depende da duração do tratamento: quanto mais prolongado, tanto mais eficiente. Devido à sua duração longa (6 meses a 4 anos), 15 a 20% dos pacientes acabam abandonando o tratamento. Outrossim, embora diversos agentes úteis sejam atualmente disponíveis, a quimioterapia das infecções micobacterianas ainda é inadequada.

A tuberculose (TB) é causada por diversas espécies de micobactérias. O agente etiológico principal é o *Mycobacterium tuberculosis hominis,* isolado pela primeira vez por Koch, em 1882; sua reprodução leva de 18 a 24 horas. Em menor grau, a tuberculose também é causada por *M. bovis (M. tuberculosis* var. *bovis).* Espécies atípicas de micobactérias — atualmente divididas em cinco grupos — de interesse patogênico e que são responsáveis por doenças animais semelhantes à tuberculose são: *M. kansasii, M. marinum (balnei), M. scrofulaceum, M. phlei, M. fortuitum, M. smegmatis, M. avium, M. ulcerans, M. intracellulare, M. microti.* Outra espécie, embora não pertencente a nenhum grupo atípico, é a *M. paratuberculosis,* que infecta os gados vacum e ovino. Recentemente foi identificada a *M. africanum,* de características intermediárias entre *M. tuberculosis hominis* e *M. tuberculosis bovis,* e também patogênica ao homem.

Como problema de saúde pública, a tuberculose — também chamada tísica — continua a assolar todos os países do mundo, especialmente os subdesenvolvidos e em vias de desenvolvimento. Segundo relatório recente divulgado pela Organização Mundial de Saúde, existem no mundo 15 a 20 milhões de casos contagiosos, aos quais se adicionam 3.200.000 novos casos todos os anos, com índice de mortalidade da ordem de 600.000. No Brasil, embora as estatísticas oficiais indiquem que há hoje 300.000 tuberculosos, as estimativas extra-oficiais são de que este número atinge 700.000, no mínimo, e 1.500.000, no máximo; o índice de mortalidade, em 1973, foi de 22 por 100.000 habitantes.

A lepra humana, também conhecida como moléstia ou mal de Hansen, ou hanseníase, é causada pelo *Mycobacterium leprae,* descrito pela primeira vez por Hansen, em 1874. Outra espécie, *M. lepraemurium,* causa lepra em ratos. O bacilo da lepra leva aproximadamente um mês para se reproduzir e o período de incubação da lepra humana é de 3 a 5 anos.

Apesar da disponibilidade de agentes hansenostáticos ou antileprópticos, o número de pessoas infectadas não tem diminuído desde 1965; na realidade, ainda há de 12 a 20 milhões de leprosos no mundo e a incidência da lepra eleva o número de doentes em 250.000 casos novos por ano.

Muitas vezes a lepra não requer nenhuma assistência médica, pois, tal como ocorre também com a tuberculose, ela pode entrar num estágio autolimitante e autocurativo, manifestando-se somente como infecção localizada temporária. Geralmente, contudo, a lepra se manifesta de quatro formas: indeterminada, tuberculóide, lepromatosa e dimorfa (limítrofe). Os sintomas da lepra indeterminada, de reconhecimento precoce, não são graves; consistem de hipopigmentação localizada e alguma perda sensorial. Esta forma pode evoluir ou para a lepra tuberculóide (nos pacientes que apresentam maior resistência à moléstia) ou para a lepra lepromatosa (naqueles que têm menor resistência). A forma tuberculóide, também conhecida pelos nomes de lepra neural ou macroanestésica, é mais branda. Caracteriza-se pelo surgimento de máculas, manchas descoloridas sobre a pele, acompanhadas de anestesia conseqüente da invasão de nervos. A lepra tuberculóide deve ser tratada, no mínimo, por dois anos. A forma lepromatosa, também denominada cutânea ou nodular, é a mais grave e mais infecciosa. Seus primeiros sintomas compreendem o aparecimento de pele espessa, lustrosa e enrugada, devido à infiltração difusa do *M. leprae,* seguindo-se a atrofia da pele e músculos, além da absorção de pequenos ossos em conseqüência da invasão de bacilos nos troncos nervosos maiores. Esta forma de lepra deve ser tratada, no mínimo, por quatro anos. A forma dimorfa apresenta algumas das características das formas tuberculóide e lepromatosa.

II. HISTÓRICO

As infecções micobacterianas eram conhecidas das civilizações orientais e mediterrâneas durante muito tempo. Em alguns países os doentes da lepra eram encarados como malditos pelos deuses e, como tais, socialmente estigmatizados. Chegavam até a ser exilados para morrer ou eram simplesmente executados.

Até a década de 1930, o tratamento de TB era tentado de diversas formas, hoje sabidamente ineficazes, tais como a administração de iodo, cobre, mercúrio, prata e sais de ouro; injeções de tanino ou carvão animal; banhos de lama preta e elevado consumo de baço. Mais recentemente, deu-se ênfase maior para o descanso prolongado, ar fresco, clima frio de montanha (condição que favorecia a hematopoiese), boa alimentação, meios mecânicos para o fechamento das cavidades (por exemplo, pneumotórax, pneumoperitônio, toracoplastia) e remoção cirúrgica do tecido pulmonar lesado. Contudo, tuberculostáticos eficazes substituíram gradual e completamente estas medidas. Atualmente, os pacientes de TB são tratados em hospitais gerais com as precauções usualmente tomadas em casos de doenças infecciosas.

A lepra, encarada como doença muito contagiosa e causadora de desfiguração, foi até há pouco tempo tratada em hospitais especiais ou colônias chamadas leprosários. A introdução de agentes antilepróticos eficazes a partir de 1941, em conseqüência da pesquisa em busca de tuberculostáticos, e a prova de que a lepra não passa de doença apenas ligeiramente contagiosa tornaram possível o tratamento do mal de Hansen em hospitais comuns, desde que o pessoal de atendimento — que não precisa de medidas profiláticas — tome as devidas precauções.

De 1924 a 1944, a crisoterapia (tratamento com compostos de ouro) gozava de ampla aceitação em infecções micobacterianas, embora sem nenhuma base racional. Em meados da década de 1930 empregavam-se de forma generalizada os ácidos hidnocárpico e chaulmúgrico e derivados, especialmente em lepra, mas com resultados insatisfatórios.

A quimioterapia racional de infecções micobacterianas começou na década de 1940, com a introdução de métodos de ensaio fidedignos tanto *in vitro* quanto *in vivo,* e a aplicação da teoria de Fildes-Woods sobre o antagonismo competitivo. Assim, em 1938, Rich e Follis relataram pela primeira vez a atividade da sulfanilamida em cobaios experimentalmente infectados com *M. tuberculosis*. Este trabalho é considerado como o início da quimioterapia antimicobacteriana. Diversas sulfas foram subseqüentemente ensaiadas, mas as doses terapêuticas se mostraram excessivamente próximas das doses tóxicas. Em 1939, entretanto, Rist encontrou atividade antituberculosa na dapsona, primeiramente sintetizada por Fromm e Wittmann, em 1908. Em 1940, Feldman e colaboradores relataram resultados similares com a glucossulfona. Todavia, em 1937, tanto Buttle e colaboradores quanto Fourneau e associados já tinham observado que a dapsona era altamente eficaz em infecções estreptocócicas experimentais. Estas descobertas estimularam a modificação molecular sistemática da dapsona e resultaram na introdução de diversas formas latentes de dapsona no tratamento da lepra. Embora não muito eficazes na tuberculose, as sulfonas são ainda hoje muito usadas no tratamento da lepra.

A descoberta da atividade tuberculostática do ácido aminossalicílico (PAS), sintetizado pela primeira vez por Seidel e Bittner, já em 1901, baseou-se numa estratégia racional que mais tarde provou ser incorreta. Bernheim, em 1940, mostrou que os benzoatos e salicilatos aumentam o consumo de oxigênio pelo bacilo *M. tuberculosis* virulento. Esta descoberta levou Lehmann a empenhar-se numa triagem sistemática de análogos estruturais do ácido salicílico com o intuito de descobrir inibidores da respiração do *M. tubercu-*

losis. Entre diversos outros compostos, o PAS foi considerado o mais ativo, em 1944. É ainda hoje um dos principais fármacos tuberculostáticos. Entretanto, as premissas que serviram como bases para esta pesquisa são falsas: *(a)* o PAS não interfere substancialmente com a respiração do bacilo tuberculótico; *(b)* ele não inibe o efeito estimulante dos salicilatos. Diversos derivados do PAS já estão sendo empregados clinicamente. Outros, tais como os derivados cíclicos da 1,3,4-oxadiazol-2-ona e 2-tiona, têm mostrado resultados promissores e poderão ser introduzidos na terapêutica em breve.

A descoberta da atividade antituberculótica do sulfatiazol e tiadiazóis, por Domagk, induziu este pesquisador e seus colaboradores a procurar a mesma atividade nas tiossemicarbazonas. Este trabalho, que pode ser denominado *empirismo esclarecido,* resultou na introdução da tioacetazona, em 1946. Os efeitos tóxicos deste fármaco levaram ao seu abandono, em 1952, após a descoberta da isoniazida. Entretanto, recentemente a tioacetazona foi reintroduzida como companheira da isoniazida, devido à sua capacidade de atrasar a emergência de resistência do *M. tuberculosis* à isoniazida.

Em 1945, Chorine encontrou atividade antituberculosa na nicotinamida. Após confirmação deste achado, em 1949, prepararam-se diversos análogos. A pirazinamida, isóstero da nicotinamida, foi considerada muito ativa por Kushner e associados e independentemente por Rogers e colaboradores, em 1952. A etionamida, outro derivado da nicotinamida, teve sua atividade descoberta por Rist e colegas, em 1959.

Uma triagem sistemática de agentes antifúngicos conhecidos em infecções experimentais de *M. tuberculosis,* iniciada por Mayer, em 1946, devido à proximidade taxonômica entre micobactérias e fungos, resultou, anos depois, na introdução de algumas tiouréias, tais como tiocarbanidina e tiocarlida, hoje usadas apenas ocasionalmente. Em 1955, a tiambutosina, sintetizada por Huebner e associados e ensaiada por Mayer e colaboradores, foi introduzida na clínica. Este fármaco ainda é empregado na lepra.

A estreptomicina, antibiótico isolado, em 1944, por Waksman e colaboradores, mostrou-se ativo na tuberculose tanto animal quanto humana, em 1945 e 1946, respectivamente, graças às pesquisas de Feldman e colegas. Esta descoberta consolidou o trabalho pioneiro de Rappin e Vandremmer sobre antibióticos potencialmente ativos contra a tuberculose, iniciado em 1912. Também suscitou interesse na triagem de outros antibióticos como antimicobacterianos, resultando na introdução, entre outros, dos seguintes: viomicina, isolada de várias espécies de *Streptomyces (puniceus, floridae, vinaceus),* por Finlay e colaboradores, em 1951; ciclosserina, isolada de *Streptomyces garyphalus,* pelas equipes de Harris e Harned, em 1955; canamicina, isolada de *Streptomyces kanamyceticus,* por Umezawa e associados, em 1957; capreomicina, isolada de *Streptomyces capreolus,* por Herr e colegas, em 1961; e rifampicina, obtida por modificação molecular de uma rifamicina, por Sensi, Maggi e colaboradores, em 1966.

Em 1952, três grupos de investigadores (liderados por Chorine, McKenzie e Fox) comunicaram quase simultaneamente sobre a atividade tuberculostática da isoniazida. Este composto foi sintetizado pela primeira vez por Mayer e Mally, em 1912; em 1952, Fox o empregou como intermediário para a síntese da tiossemicarbazona do isonicotinaldeído, tuberculostático potencial que acabou mostrando-se inativo. Produtos de ampla variação estrutural da molécula de isoniazida não resultaram em derivados melhores do que o composto matriz. Entretanto, a ftivazida, derivado 3-metoxi-4-hidroxibenzilidênico da isoniazida, e, portanto, seu pró-fármaco, tem sido usada com êxito na União Soviética.

A pirazinamida, sintetizada pela primeira vez por Dalmer e Walter, em 1936, foi introduzida na terapia, em 1952, por Kushner e colaboradores. Em 1956, Liberman e associados sintetizaram a etionamida, que foi ensaiada no mesmo ano por Grumbach e colaboradores.

Em 1960, Shepard desenvolveu o primeiro método direto de triagem para agentes antileproticos potenciais *in vivo,* dando assim impulso às pesquisas nesta área.

O etambutol resultou de um programa de triagem executado por Thomas, a partir de 1961, empregando substâncias escolhidas ao acaso. Depois de manipular estruturalmente as mais promissoras, acabou selecionando o etambutol, sintetizado por Wilkinson e colaboradores, em 1961.

Uma das aquisições mais recentes é a clofazimina, resultante da modificação molecular de diaminofenazinas. Este composto é ativo tanto na tuberculose quanto na lepra.

Um fato promissor na quimioterapia racional da lepra pode ser a descoberta de que a fenoloxidase, enzima aparentemente encontrada só no *M. leprae,* é inibida por determinadas substâncias, como ditiocarbamato de dietila e dapsona.

Considerando-se que na clínica dois ou três fármacos antituberculosos são empregados concomitantemente de forma a impedir o surgimento precoce de cepas resistentes do bacilo da tuberculose, os químicos farmacêuticos procuraram superar este inconveniente recorrendo ao processo de associação molecular de planejamento de fármacos: sintetizaram tuberculostáticos potenciais que contêm dois resíduos de antimicobacterianos diferentes ou iguais: metazida (duplicação da isoniazida), estreptoniazida (hibridação da estreptomicina com isoniazida), salinazida (hibridação do salicilaldeído com isoniazida), chaulmossulfona (hibridação de ácido diidrochaulmúgrico com dapsona).

Prepararam-se também formas latentes de fármacos antimicobacterianos. Uma resina de PAS contém íons de aminossalicilato adsorvidos em uma resina de troca aniônica. O amido de Hincon é um co-polímero não-ordenado de isoniazida e tioacetazona equimoleculares com amido oxidado. A terizidona é uma base de Schiff que contém dois resíduos de ciclosserina; foi preparada pela reação de ciclosserina com aldeído tereftálico.

Diversos novos agentes antimicobacterianos potenciais, extraídos de plantas, encontram-se na fase de avaliação. Assim, a cefarantina, um alcalóide, tem mostrado resultados promissores na tuberculose humana e lepra. Outros compostos têm mostrado atividade *in vitro:* ácido úsnico, clitocibina, lupulona.

III. CLASSIFICAÇÃO

Embora a tuberculose e a lepra tenham diversas características em comum, é mais conveniente estudar os agentes tuberculostáticos e antilepróticos separadamente, porque seus espectros de atividade são diferentes: os primeiros são geralmente inativos na lepra, enquanto os segundos não exercem atividade tuberculostática.

A. Agentes tuberculostáticos

Um problema grave na quimioterapia tuberculostática é o aparecimento rápido de bacilos da tuberculose resistentes a fármacos. Até mesmo com a mui potente isoniazida, a monoterapia resulta em 11% de bacilos resistentes após um mês, 52% após dois meses e 71% após três meses. Por outro lado, a terapia combinada (isoniazida + estreptomicina + ácido aminossalicílico) não permite o surgimento de mais que 1% de bacilos resistentes após três meses de tratamento.

Na terapia combinada, devem-se usar fármacos antimicobacterianos com atividades equivalentes e que atuem por mecanismos diferentes em doses adequadas. Outrossim, estes fármacos não devem dar origem à resistência cruzada. A resistência mútua ou cruzada ocorre com ácido aminossalicílico e etionamida, isoniazida e ciclosserina, antibióticos aminoglicosídicos (canamicina, neomicina e paromomicina) e antibióticos peptídicos (capreomicina e viomicina).

Os fármacos usados no tratamento da tuberculose são, em sua maioria, agentes bacteriostáticos; manifestam eficácia somente contra os bacilos da tuberculose que se encontram ativamente na fase de crescimento. Isto explica por que os bacilos em estado de latência se tornam *persistentes,* isto é, ainda sensíveis ao quimioterápico presente. Uma vez que a concentração máxima do fármaco determina a resposta terapêutica, os tuberculostáticos são mais eficazes quando administrados numa única dose diária do que em doses divididas.

Até recentemente, os fármacos tuberculostáticos *primários* eram: estreptomicina, isoniazida e ácido aminossalicílico. Eles foram usados como fármacos de escolha em combinações de dois ou três. Todos os demais fármacos tuberculostáticos eram considerados como agentes *secundários,* ficando reservados para casos de retratamento, quando os bacilos da tuberculose já se mostrassem resistentes a um ou mais dos fármacos primários. A partir de 1970, contudo, a quimioterapia da tuberculose está passando por uma reavaliação. Atualmente os agentes primários são: isoniazida, estreptomicina, etambutol e rifampicina. Os fármacos secundários, por serem considerados menos eficazes e mais tóxicos, incluem ácido aminossalicílico, canamicina, capreomicina, ciclosserina, etionamida, pirazinamida e viomicina.

Os tuberculostáticos mais potentes são isoniazida e rifampicina. Em geral, o tratamento inicial mais eficaz consiste na administração diária de isoniazida, rifampicina e etambutol. Outros regimes adequados são: estreptomicina, etambutol e isoniazida; estreptomicina, ácido aminossalicílico e isoniazida; e etambutol e isoniazida. O tratamento deve prolongar-se por dois anos.

Por serem insatisfatórios ou inferiores, não mais se aconselham os seguintes esquemas terapêuticos para tratamento inicial: estreptomicina e isoniazida; estreptomicina e ácido aminossalicílico; e ácido aminossalicílico e isoniazida.

Quando for necessário o retratamento, a AMA recomenda, como regime de eleição, a administração de rifampicina e etambutol, mais um ou dois agentes eficazes, escolhidos com base no registro clínico do paciente. Para tuberculosos muito graves e dos quais se ignora o tratamento a que foram submetidos anteriormente, recomenda-se a administração de rifampicina, etambutol, capreomicina e um ou dois dos quimioterápicos (por exemplo, cicloserina e etionamida) que, provavelmente, não lhes foram prescritos no tratamento inicial.

Os fármacos tuberculostáticos, especialmente aminossalicilatos, causam reações de hipersensibilidade.

Os tuberculostáticos mais amplamente empregados estão relacionados na Tabela 32.1. Entretanto, há muitos outros.

Os agentes tuberculostáticos podem ser agrupados nas seguintes classes:

1. Aminossalicilatos e derivados. O protótipo é o ácido aminossalicílico. Os outros são seus: *(a)* sais: aminossalicilato de cálcio, aminossalicilato de potássio, aminossalicilato de sódio; *(b)* pró-fármacos: benzamidossalicilato de cálcio, fenamisal, resina de PAS; *(c)* produtos de hibridação molecular: pasidrazida (ácido aminossalicílico com resíduo de isoniazida);

2. Hidrazidas e derivados. O principal representante desta classe é a isoniazida. Os demais são seus: *(a)* pró-fármacos: amiloniazida, ftivazida, furonazida, gluconiazida, metaniazida, saluzida, sulfoniazida, verazida; *(b)* produtos de simplificação molecular: ciacetazida; *(c)* produtos de adição molecular: pasiniazida (ácido aminossalicílico + isoniazida); *(d)* produtos de hibridação molecular: estreptoniazida (estreptomicina com isoniazida), salinazida (salicilaldeído com isoniazida);

3. Tiossemicarbazonas: tioacetazona;
4. Tioamidas: etionamida, protionamida;
5. Tiouréias: tiocarbanidina, tiocarlida;
6. Nicotinamidas: morinamida, pirazinamida;
7. Diaminas alifáticas: etambutol;
8. Tióis: ditofal;
9. Tensoativos: macrociclona;
10. Antibióticos: canamicina, capreomicina, cicloserina, diidroestreptomicina, estreptomicina, rifampicina, terizidona, viomicina. A diidroestreptomicina, em formas de uso parenteral, foi proibida no Brasil.

Diversos outros antibióticos têm mostrado atividade *in vitro* e/ou em animais experimentais, mas são menos ativos que outros agentes, ou então muito tóxicos: acidomicina, amicetina, butirosina, cactinomicina, cloxacilina, dicloxacilina, estreptovaricinina, higromicina, HON, ilamicina, liqueniformina, lividomicina A, minociclina, neomicinas, novobiocina, oxacilina, oxitetraciclina, paromomicina, ristocetina, sarcomicina, sisomicina, subtilina, tetraciclina.

Ácido aminossalicílico

Pó cristalino branco ou branco-amarelado, praticamente inodoro e que escurece quando exposto à luz e ao ar. É ligeiramente solúvel em água. Por ser menos eficaz que a isoniazida, rifampicina, estreptomicina ou etambutol, em tuberculose pulmonar, o ácido aminossalicílico ou seus sais são hoje considerados tuberculostáticos *secundários* e devem sempre ser empregados em combinação com um ou dois destes fármacos e nunca isoladamente. Esta associação tem efeito sinérgico e evita o surgimento rápido de cepas resistentes. Doses elevadas (8 a 15 g diários) são necessárias para maior eficácia do tratamento. Quando ocorrer febre, urticária, indisposição, dor de cabeça e outros sintomas de hipersensibilidade, a administração do fármaco deve ser suspensa de imediato.

O ácido aminossalicílico é sintetizado pelo aquecimento de *m*-aminofenol (I) com carbonato de amônio ou carbonato de potássio em solução, sob pressão (reação de Kolbe-Schmitt) (Fig. 32.1).

Etambutol

Pó cristalino branco, inodoro e hidrossolúvel. Existem três isômeros deste fármaco. O etambutol é o isômero *dextro*, que se mostra 12 vezes mais ativo que o isômero *meso* e 200 a 500 vezes mais ativo que o isômero *levo*. Entretanto, a toxicidade dos três isômeros é idêntica. Considerado por alguns anos como fármaco *secundário*, o etambutol é hoje, em associação com outros fármacos (isoniazida, rifampicina e estreptomicina), fármaco primário no tratamento de tuberculose pulmonar. Reações adversas são funções da dose e incluem neuropatias ópticas, neurite periférica, choque anafilático, dermatite, febre, náusea, tontura e outros efeitos colaterais. A dose habitual é de 15 mg/kg de peso corporal por dia. Não se observaram até o momento casos de resistência cruzada entre o etambutol e outros fármacos tuberculostáticos.

O etambutol é preparado pelo aquecimento de dicloreto de etileno (I) com excesso de (+)-

Tabela 32.1 Agentes tuberculostáticos

Nome oficial	Nome comercial	Nome químico	Estrutura
isoniazida	Comprimidos de Hidrazida Ditubin Hidrasal Hidrazida do Ácido Isonicotínico Isoniazida Isonicotil Neoteben Nicetal Nicizina Nicotisan Nidrazid Tisiodrazid Tubezin	hidrazida do ácido 4-piridinocarboxílico	
pirazinamida	Pirazinamida Zoipir	pirazinocarboxamida	
morinamida (morfazinamida)	Piazolina	N-(morfolinometil)pirazinocarboxamida	
etionamida	Etionamida Trecator	2-etil-4-piridinocarbotioamida	
ácido aminossalicílico	Benzacyl P.A.S.	ácido 4-amino-2-hidroxibenzóico	
benzamidossalicilato cálcico (benzoilpas cálcico)	Benzoil-PAS	4-benzamidossalicilato cálcico	
tioacetazona (amitiozona) (tiacetazona)	Diateben (em assoc. com isoniazida) Isoniazida + Tioacetazona Tiacetazona composta (em assoc. com isoniazida)	tiossemicarbazona de 4'-formilacetanilida	
etambutol	Etambutol Myambutol Vitalkoch	(R)-2,2'-(1,2-etanodiildiimino)bis-1-butanol	

Tabela 32.1 (cont.) Agentes tuberculostáticos

Nome oficial	Nome comercial	Nome químico	Estrutura
sulfato de estreptomicina	Estreptomicina	sulfato de O-2-desoxi-2-(metilamino)-α-L-glucopiranosil-(1→2)-O-5-desoxi-3-C-formil-α-L-lixofuranosil-(1→4)-N,N'-bis(aminoiminometil)-D-estreptamina	
rifampicina (rifampina)	Rifaldin Rifampicina Rimactan Rimactazida (em assoc. com isoniazida)	21-acetato de 5,6,9,17,19,21-hexaidroxi-23-metoxi-2,4,12,16,18,20,22-heptametil-8-[N-(4-metil-1-piperazinil)formimidoil]-2,7-(epoxipentadeca-[1,11,13]trienimino)nafto[2,1-b]furan-1,11(2H)-diona	
ciclosserina	Cicloserina	D-4-amino-3-isoxazolidinona	
terizidona	Terivalidin	4,4'-[p-fenilenobis(metilenamino)]di-(isoxazolidin-3-ona)	
sulfato de canamicina	Kantrex	sulfato de O-3-amino-3-desoxi-α-D-glucopiranosil-(1→6)-O-[6-amino-6-desoxi-α-D-glucopiranosil-(1→4)]-2-desoxi-D-estreptamina	

Tabela 32.1 (cont.) Agentes tuberculostáticos

Nome oficial	Nome comercial	Nome químico	Estrutura
sulfato de viomicina		sulfato de viomicina	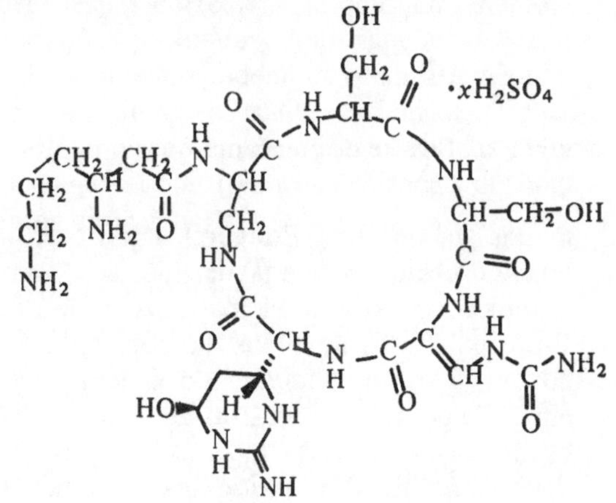 (estrutura química) $\cdot xH_2SO_4$
sulfato de capreomicina	Caprocin	sulfato de capreomicina	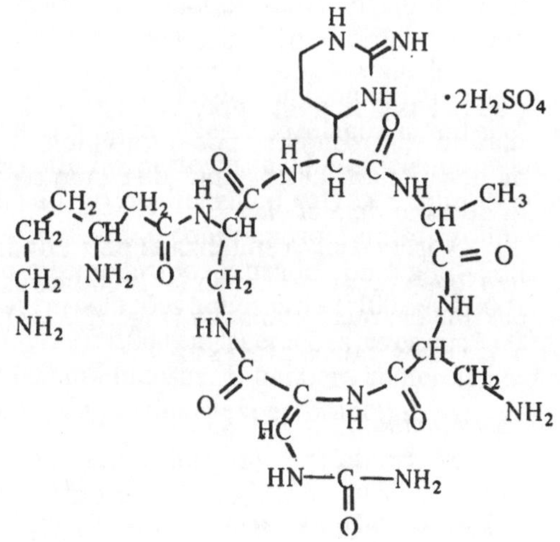 (estrutura química) $\cdot 2H_2SO_4$

2-amino-1-butanol (II) ou pela alquilação de 2-amino-1-butanol com glioxal, com a posterior redução do produto intermediário com $NaBH_4$ (Fig. 32.2).

Isoniazida
Pó cristalino branco, inodoro e muito solúvel em água. Em decorrência de sua alta eficácia, facilidade de administração, baixa dose (5 mg/kg de peso corporal por dia), boa tolerância e baixo custo, a isoniazida é quase o fármaco ideal para o tratamento de tuberculose ativa. Entretanto, com o intuito de evitar o surgimento de cepas resistentes, é aconselhável usar a isoniazida combinada a outros fármacos. Para profilaxia ela é empregada isoladamente, mas deve ser administrada pelo

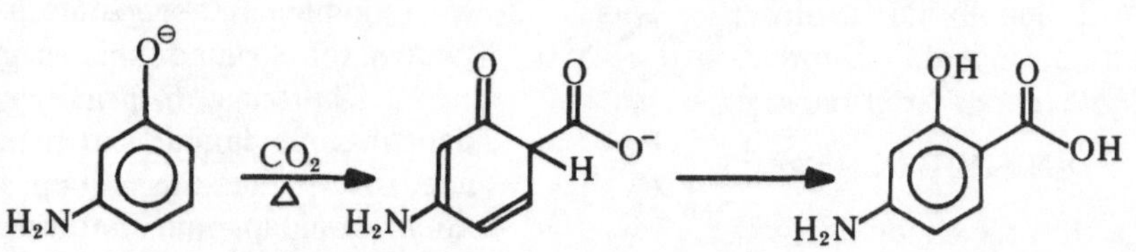

Fig. 32.1 Síntese do ácido aminossalicílico.

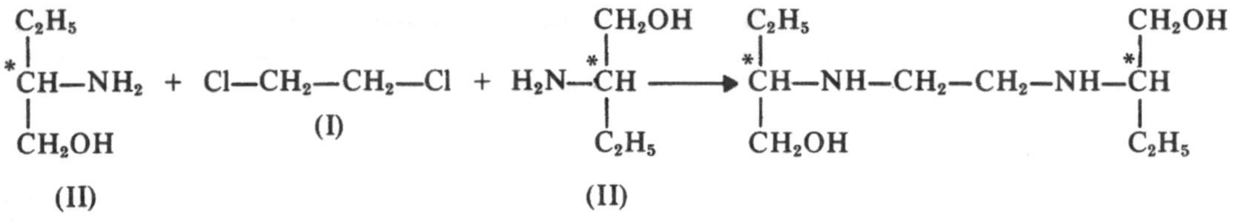

$$\underset{(II)}{\overset{C_2H_5}{\underset{CH_2OH}{\overset{|}{*CH-NH_2}}}} + \underset{(I)}{Cl-CH_2-CH_2-Cl} + \underset{(II)}{\overset{CH_2OH}{\underset{C_2H_5}{\overset{|}{H_2N-*CH}}}} \longrightarrow \overset{C_2H_5}{\underset{CH_2OH}{\overset{|}{*CH-NH-CH_2-CH_2-NH-*CH}}}\overset{CH_2OH}{\underset{C_2H_5}{|}}$$

Fig. 32.2 Síntese do etambutol.

menos por um ano. Em geral, não ocorre resistência cruzada entre a isoniazida, ácido aminossalicílico ou estreptomicina, mas pode ocorrer. Entre os efeitos adversos da isoniazida, o mais comum é o envolvimento do sistema nervoso, em parte porque a isoniazida age como antimetabólito da piridoxina. Para evitar tais efeitos, deve-se administrar piridoxina simultaneamente ao fármaco. Aliás, associações contendo isoniazida e piridoxina já são comercializadas.

Há pouco se comprovou que a isoniazida pode causar hepatite grave e, às vezes, mortal, mesmo vários meses após o tratamento. O risco de hepatite cresce com a idade e com o consumo quotidiano de álcool.

A isoniazida é sintetizada pela condensação de isonicotinato de metila (I) com hidrato de hidrazina em meio etanólico (Fig. 32.3). Há, todavia, vários outros processos.

Rifampicina

Pó cristalino vermelho-castanho, muito pouco solúvel em água. É antibiótico semi-sintético. O antibiótico original, da família das rifamicinas, é produzido pelo *Streptomyces mediterranei*. A rifampicina exerce ação bacteriostática e bactericida. É considerada atualmente um fármaco *primário* no tratamento da tuberculose. Entretanto, seu custo elevado impede seu emprego generalizado. A rifampicina também é o fármaco de escolha nos casos de retratamento, mas deve ser empregada em associação com outro tuberculostático. Não se evidenciou, ainda, nenhum caso de resistência cruzada com outros fármacos tuberculostáticos. Reações colaterais são raras, mas podem ser letais em pacientes com doenças hepáticas preexistentes. Provoca efeitos teratogênicos em animais de laboratório. A rifampicina confere cor laranja à urina, fezes, escarro, saliva, lágrimas e suor.

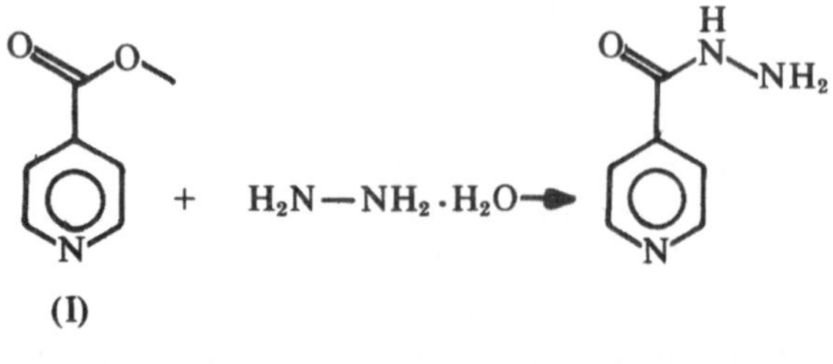

Sulfato de estreptomicina

Pó ou granulado branco, hidrossolúvel, inodoro, de sabor amargo. Produzido pelo *Streptomyces griseus*, a estreptomicina é antibiótico aminoglicosídico constituído por estreptidina, α-estreptose e N-metil-L-glucosamina, unidas entre si por ligações glicosídicas. Entre seus efeitos adversos, o principal é a lesão do nervo vestibular, lesão esta que pode resultar, embora raramente, em surdez. Por este motivo, a estreptomicina está sendo substituída por quimioterápicos menos tóxicos.

Tioacetazona

Pó cristalino amarelo-pálido, de sabor amargo, insolúvel em água, mas solúvel em soluções ácidas e alcalinas. Como efeito adverso grave pode dar origem a *diabetes mellitus*, quiçá por quelar o zinco das células beta do pâncreas, inibindo dessarte a produção de insulina. No Brasil é comercializada em associação com isoniazida, mas não na forma livre.

É sintetizada mediante reação do *p*-aminobenzaldeído (I) com tiossemicarbazida (II) e acetilando com anidrido acético a tiossemicarbazona intermediária (III) (Fig. 32.4).

B. Agentes hansenostáticos

Agentes hansenostáticos ou antilepróticos podem ser agrupados nas seguintes classes:

1. Sulfonas. O principal representante é a dapsona. Os demais são seus: *(a)* pró-fármacos: acedapsona, acediassulfona, aldessulfona (sulfoxona), amidapsona, diatimossulfona, glucossulfona, solassulfona (solapsona); *(b)* isósteros: tiazolsulfona; *(c)* derivados: sulfadiassulfona (acetossulfona);

Fig. 32.3 Síntese da isoniazida.

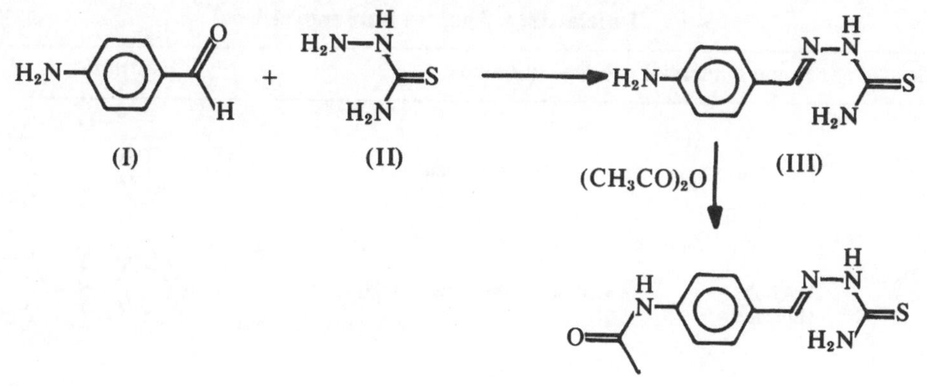

Fig. 32.4 Síntese da tioacetazona.

2. Tiouréias: 4,4'-dietoxidifeniltiouréia, tiambutosina, tiocarbanidina;
3. Fenazinas: clofazimina;
4. Derivados da hidrazina: isoniazida;
5. Tióis: ditofal;
6. Tiossemicarbazonas: tioacetazona;
7. Amidas: talidomida;
8. Antibióticos: capreomicina, ciclosserina, clorotetraciclina, diidroestreptomicina, oxitetraciclina, rifampicina;
9. Sulfonamidas: sulfadoxina, sulfaleno, sulfametoxipiridazina, sulfamonometoxina;
10. Tensoativos: macrociclona.

As seguintes sulfonas são consideradas obsoletas: aldessulfona, glucossulfona, sulfadiassulfona, tiazolsulfona.

Os agentes antilepróticos mais empregados encontram-se arrolados na Tabela 32.2.

Dapsona

Pó cristalino branco ou branco-amarelado, inodoro, ligeiramente amargo, quase insolúvel em água. Deve ser mantida em recipiente hermético e opaco, pois na presença de água e outras impurezas sofre fotodecomposição. A dapsona caracteriza-se por um sistema conjugado de ligações simples e duplas, tal como mostram as diversas formas estruturais (Fig. 32.5).

In vivo, a dapsona sofre metabolismo, dando origem a substâncias mais solúveis em água, mas ainda ativas, conquanto se retenha pelo menos *um* grupo amino livre. A dapsona exerce efeito bacteriostático. É o fármaco de escolha no tratamento de todas as formas de lepra. O tratamento deve ser mantido durante cinco anos ou mais, até mesmo por toda a vida do paciente. Os efeitos adversos não são freqüentes: cianose transitória, descoramento da pele, tontura, náusea, cefaléia, vômitos. Em poucos casos pode ocorrer hemólise e anemia hemolítica, especialmente em pacientes com deficiência de glicose-6-fosfato-desidrogenase (G6PD). Doses excessivas podem provocar psicoses. Infelizmente, já surgiram mutantes de micobactérias resistentes à dapsona.

É sintetizada através da substituição aromática nucleofílica do sal sódico do ácido *p*-acetamidossulfínico (I) sobre *p*-cloronitrobenzeno (II) e redução do grupo nitro do intermediário (III), seguida por desacetilação (Fig. 32.6).

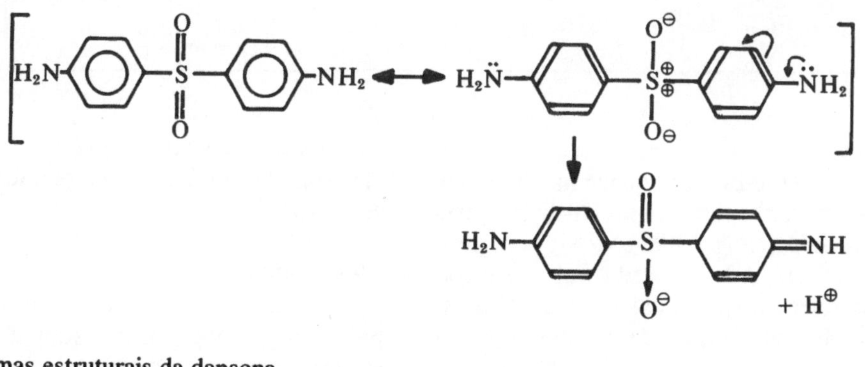

Fig. 32.5 Formas estruturais da dapsona.

Tabela 32.2 Agentes hansenostáticos

Nome oficial	Nome comercial	Nome químico
dapsona	Dapsona	4,4'-sulfonilbisbenzamina
acedapsona	DADDS Hansolar	4',4''-sulfonilbis[acetanilida]
sulfadiassulfona sódica (acetossulfona sódica)		sal monossódico de N-[[5-amino--2-[(4-aminofenil)sulfonil]fenil]-sulfonil]acetamida
aldessulfona sódica (sulfoxona sódica)		[sulfonilbis(p-fenilenimino)]dimetanossulfinato dissódico
glucossulfona sódica		sal dissódico de 1,1'-[sulfonilbis(4,1-fenilenimino)]bis[1-desoxi-1-sulfo-D-glucitol]
clofazimina	Clofazimina	N,10-bis(4-clorofenil)-2,10-diidro-2-[(1-metiletil)imino]-3-fenazinamina

Acedapsona

Sólido cristalino branco, quase insolúvel em água. Também conhecida como DADDS, esta forma latente da dapsona é menos tóxica do que o composto original. Administrada por via intramuscular na forma de suspensão a cada 77 dias, durante 48 semanas, na dose de 225 mg, em benzoato de benzila e óleo de rícino (40 e 60%, respectivamente), a acedapsona libera lentamente a dapsona ou seu derivado monoacetilado, que são as substâncias ativas.

Clofazimina

Substância vermelha que transfere sua cor à pele, conjuntivas, urina, suor e escarro. Esses efeitos desaparecem gradualmente após suspen-

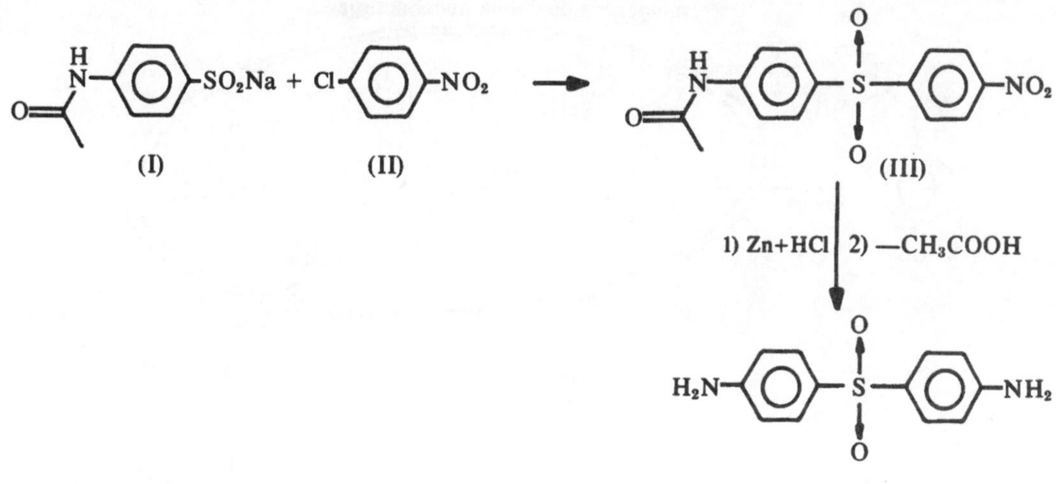

Fig. 32.6 Síntese da dapsona.

der a administração. É usada no tratamento de todas as formas de lepra e naquelas resistentes às sulfonas. A dose é de 100 a 300 mg diários, seis dias por semana, durante 6 a 12 meses.

Talidomida

Sólido cristalino branco, pouco solúvel em água e em etanol. Introduzida inicialmente como analgésico e retirada do comércio devido a seus efeitos teratogênicos, este fármaco vem sendo usado em lepra devido à sua eficácia contra o eritema nodoso da lepra lepromatosa, embora não tenha ação direta sobre a lepra. Sua administração é limitada a homens e, sob estrita vigilância médica, a mulheres que já tenham ultrapassado a menopausa.

Rifampicina

Ao contrário dos outros antileproticos, que são bacteriostáticos, a rifampicina é bactericida, havendo manifestado tal atividade não só em experiência em animais mas também em ensaios clínicos. Por isso, em certos países, entre eles o Brasil, já é comercializada para o tratamento da lepra.

IV. MECANISMO DE AÇÃO

O mecanismo de ação de determinados agentes antimicobacterianos já é razoavelmente bem esclarecido, mas não inquestionavelmente comprovado. De outros agentes pouco se sabe. Muitos agentes tuberculostáticos (isoniazida, etambutol, tetraciclinas e tioacetazona) têm propriedades quelantes, mas nem sempre este mecanismo pode explicar por si só a ação destes fármacos.

Para o mecanismo de ação da isoniazida, propuseram-se as seguintes teorias: *(a)* quelação de íons metálicos pesados, especialmente cobre, íons esses que são essenciais para o *M. tuberculosis*; *(b)* distúrbio da biossíntese de catalase e peroxidase na micobactéria; *(c)* disfunção bioquímica em resultado da formação de hidrazonas com piridoxal, ácido pirúvico ou outros compostos carbonílicos fisiológicos que são importantes no metabolismo do *M. tuberculosis*; *(d)* dano à micobactéria pela oxidação da isoniazida a peróxido de hidrogênio na presença de íons de manganês; *(e)* inibição da síntese dos ácidos nucléicos; *(f)* transformação da isoniazida em ácido isonicotínico, que é incorporado à molécula de nicotinamida-adenina-dinucleotídeo, originando assim uma coenzima I fraudulenta na micobactéria (Fig. 32.7); o grupo hidrazínico da isoniazida atuaria, portanto, apenas como grupo transportador; a isoniazida seria, em conseqüência, forma latente de ácido isonicotínico; *(g)* inibição da síntese dos micolatos da parede celular do *M. tuberculosis*: opinam certos autores que as células exauridas de micolato poderiam ser estruturalmente fracas e, portanto, susceptíveis à ruptura.

Há prova de que a etionamida atua pelo mecanismo *(f)* da isoniazida. Na forma inalterada, ela penetra nas membranas celulares e, uma vez no interior da célula, é enzimaticamente cindida ou simplesmente hidrolisada, produzindo H_2S, que possui ligeiro efeito inibitório sobre as micobactérias, e ácido isonicotínico, o grupamento ativo.

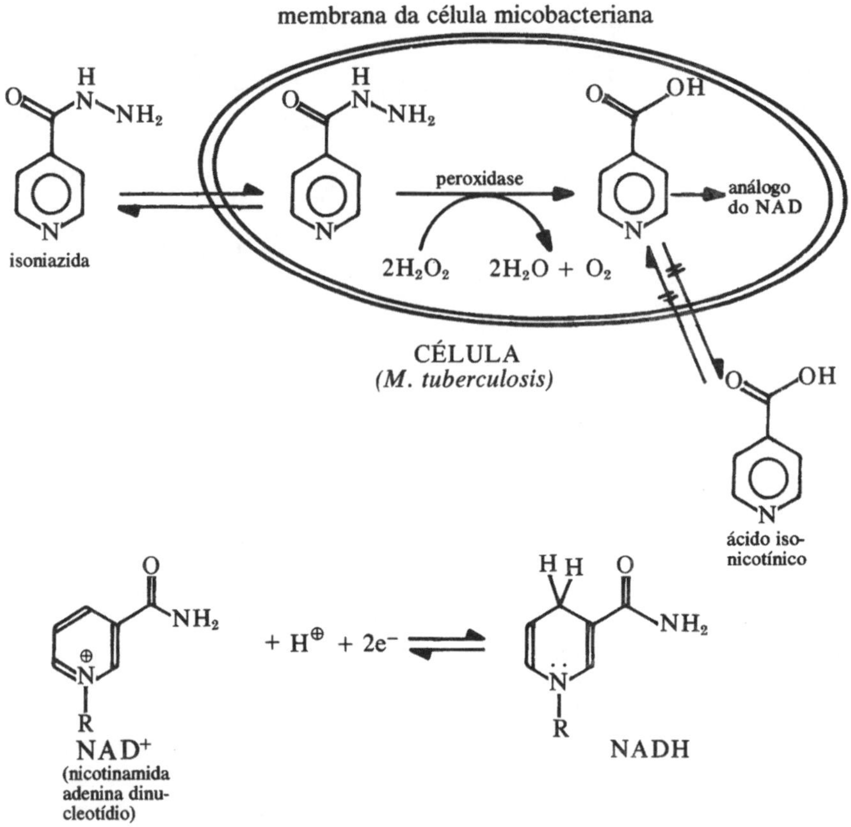

Fig. 32.7 Mecanismo de ação da isoniazida e seus análogos e pró-fármacos. A isoniazida penetra na célula da micobactéria e aí é convertida pela peroxidase em ácido isonicotínico, que é incorporado num análogo do NAD, deslocando o grupamento nicotinamídico. Contudo, o ácido isonicotínico não é eliminado da célula micobacteriana e tampouco é capaz de penetrar no seu interior, o que explica a falta de atividade antimicobacteriana deste ácido. Para ser ativo, é necessário que ele esteja numa forma de transporte adequada, que seria a isoniazida ou seus análogos e pró-fármacos. *Fonte:* E. Kruger-Thiemer, *Am. Rev. Tuberc. Pulm. Dis.*, 77, 364 (1958).

Em outras palavras, o grupo tioamídico serve como grupo transportador, porquanto a etionamida seria também uma forma latente ou pró-fármaco do ácido isonicotínico.

Julga-se que a pirazinamida interfere no metabolismo da nicotinamida. Seu modo de ação pode ser semelhante ao da isoniazida. Entretanto, desde que não ocorre resistência cruzada entre a pirazinamida e a isoniazida, o mecanismo de ação dos dois compostos deve diferenciar-se em algum ponto essencial.

O etambutol assemelha-se estruturalmente a poliaminas e tem propriedades quelantes. Estas características explicam sua ação antimicobacteriana sobre as células em proliferação. Ele interfere com a função de poliaminas celulares (espermidina e espermina) e dos cátions bivalentes compreendidos na síntese ou estabilização do RNA, provavelmente formando um quelato (Fig. 32.8).

O mecanismo de ação da tioacetazona não está completamente elucidado, mas entre diversas outras hipóteses uma das mais aceitas atribui sua atividade antimicobacteriana a propriedades quelantes, que são comuns às tiossemicarbazonas, incluindo a tiambutosina, que é uma tiouréia.

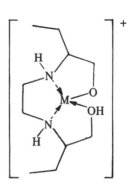

Fig. 32.8 Quelato formado pelo etambutol.

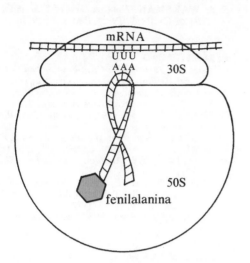
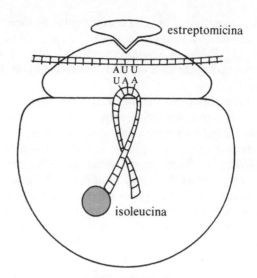

Fig. 32.9 Mecanismo de ação dos antibióticos do grupo da estreptomicina (canamicina, estreptomicina, gentamicina, neomicina). Embora eles induzam ambigüidade ou leitura errada na tradução da mensagem genética ao nível do ribossomo, conforme mostra a figura, sua atividade antimicobacteriana resulta, em última análise, da inibição do processo de tradução.

A rifampicina atua inibindo a RNA nucleotidiltransferase do *M. tuberculosis,* formando com esta enzima um complexo bastante estável, embora sem o envolvimento de ligações covalentes. Desta forma, bloqueia a iniciação da síntese de RNA da micobactéria.

A estreptomicina e outros antibióticos aminoglicosídicos (canamicinas, gentamicina, neomicinas e paromomicina, por exemplo), interagem com o *m*RNA, introduzindo ambigüidades ou leitura errada na mensagem genética (Fig. 32.9). Julgou-se outrora que estes erros de codificação fossem responsáveis pela ação tuberculostática da estreptomicina e canamicina. Contudo, estudos recentes indicam que, além desta ação, a estreptomicina inibe todos os aspectos da síntese protéica (iniciação, alongamento e terminação). A atividade da estreptomicina contra o *M. tuberculosis* resulta, portanto, da inibição do processo de tradução.

A ciclosserina age por inibir competitiva-

Fig. 32.10 Mecanismo de ação da ciclosserina. Ela inibe duas enzimas compreendidas na biossíntese dos precursores de constituintes da parede celular bacteriana.

mente duas das três enzimas envolvidas na incorporação de D-alanina ao precursor da parede celular UDP-MurNAc-pentapeptídio, isto é, a alanina-racemase e a D-alanilalanina sintetase (Fig. 32.10).

Os autores, em sua maioria, acreditam que o ácido aminossalicílico e seus derivados, bem como a dapsona e seus derivados, atuam por antagonismo competitivo com o ácido p-aminobenzóico, de forma semelhante às sulfas. Entretanto, Seydel aventou a hipótese de que o ácido aminossalicílico e seus derivados atuam por serem incorporados num precursor da coenzima F, formando bases de Schiff (veja Cap. 31, Seção IV).

REFERÊNCIAS

ASPECTOS GERAIS
G. P. YOUMANS, *Tuberculosis*, Saunders, Philadelphia, 1979.
J. H. BATES, *Adv. Intern. Med.*, 20, 1 (1975).
R. F. JOHNSTON, *Top. Med. Chem.*, 3, 203 (1970).
W. LOEFFLER, *Schweiz. Med. Wochenschr.*, 100, 1790 (1970).
S. A. WAKSMAN, *The Conquest of Tuberculosis*, University of California Press, Berkeley, 1964.

CLASSIFICAÇÃO
K. TOMAN, *Tuberculosis Case-Finding and Chemotherapy*, World Health Organization, Geneva, 1979.
A. WAHAB, *Arzneim.-Forsch.*, 29, 466 (1979).
F. KRADOLFER, *Prog. Drug Res.*, 18, 211 (1974).
R. BENVENISTE e J. DAVIES, *Annu. Rev. Biochem.*, 42, 471 (1973).
W. LESTER, *Annu. Rev. Microbiol.*, 26, 85 (1972).
G. BINDA et al., *Arzneim.-Forsch.*, 21, 1907 (1971).
R. PROTIVINSKY, *Antibiot. Chemother. (Basel)*, 17, 87 (1971).
E. FREERKSEN et al., Eds., "Experimental and Clinical Evaluation of the Tuberculostatics", *Antibiot. Chemother. (Basel)*, 16, 1-536 (1970).
C. C. SHEPARD, *Annu. Rev. Pharmacol.*, 9, 37 (1969).

MECANISMO DE AÇÃO
J. K. SEYDEL et al., *Arzneim.-Forsch.*, 26, 477 (1976).
J. K. SEYDEL et al., *J. Med. Chem.*, 19, 483 (1976).
A. KOROLKOVAS, *Rev. Bras. Clín. Ter.*, 4, 197 (1975).
K. TAKAYAMA, *Annu. N. Y. Acad. Sci.*, 235, 426 (1974).
P. SENSI, *Pure Appl. Chem.*, 35, 383 (1973).
S. RIVA e L. G. SILVESTRI, *Annu. Rev. Microbiol.*, 26, 199 (1972).
S. PESTKA, *Annu. Rev. Microbiol.*, 25, 487 (1971).
R. PROTIVINSKY, *Antibiot. Chemother. (Basel)*, 17, 101 (1971).

Antibióticos

I. INTRODUÇÃO

A. Noções básicas

A palavra antibiótico, resultante da combinação das duas palavras gregas ἀντι + βίος e significando literalmente "contrário à vida", foi criada por Paul Vuillemin, em 1889. Waksman, na década de 1940, definiu antibiótico como substância produzida por microrganismos e que tem a capacidade de inibir o crescimento e até de destruir outros microrganismos. Esta definição restringe os antibióticos a produtos metabólicos de *microrganismos*. Outra definição, mais ampla, deve-se a Benedict e Langlykke que, em 1947, conceituaram antibiótico como composto químico derivado de organismo vivo ou produzido por este e que é capaz, em concentrações baixas, de inibir os processos vitais de microrganismos. Segundo esta definição, as fontes produtoras de antibióticos são os seres vivos em geral, podendo ser também plantas superiores e até animais, incluindo mamíferos. Em 1950, Baron expôs as características do antibiótico: *(a)* é produto de metabolismo dos seres vivos (embora possa ser duplicado ou até haver sido obtido antes por síntese química) ou substância sintética produzida como análogo estrutural de antibiótico que ocorra na natureza; *(b)* antagoniza o crescimento e/ou a sobrevivência de uma ou mais espécies de microrganismos; *(c)* é eficaz em concentrações baixas. Antibióticos, portanto, são substâncias químicas específicas derivadas de organismos vivos ou produzidas por eles, bem como seus análogos estruturais obtidos por síntese, capazes de inibir processos vitais de outros organismos, mesmo em concentrações diminutas. Segundo esta definição, também são considerados antibióticos os alcalóides que apresentam atividade quimioterápica.

Os primeiros antibióticos foram isolados de microrganismos, mas alguns são atualmente obtidos de plantas e animais superiores. As atuais fontes de antibióticos, com suas respectivas porcentagens de participação, são: *Pseudomonales* (1,2); *Eubacteriales,* especialmente *Bacilli* (7,7); *Actinomicetales* (58,2); fungos (18,1); algas e líquens (0,9); plantas superiores (12,1) e animais (1,8).

A literatura registra até o presente mais de 3.100 antibióticos, 2.400 dos quais são de origem microbiana. Contudo, apenas algumas dezenas encontram emprego na medicina, em parte porque a maioria carece de toxicidade seletiva, sendo quase tão tóxicos ao hospedeiro quanto ao parasito. Embora os antibióticos, em sua maioria, sejam produzidos por microrganismos, alguns resultaram da modificação química de antibióticos conhecidos ou de metabólitos microbianos; por exemplo, as penicilinas e cefalosporinas semi-sintéticas, as tetraciclinas e rifamicinas modificadas, a diidroestreptomicina, a clindamicina e a troleandomicina, para citar apenas alguns. Há também antibióticos obtidos agora inteiramente por síntese, como é o caso do cloranfenicol e da pirrolnitrina.

Os antibióticos constituem a mais receitada das classes de fármacos. Mais de 12% das receitas recentemente aviadas nos Estados Unidos incluem pelo menos um antibiótico. Eles são empregados com diversas finalidades: *(a)* combate a infecções sistêmicas, circulatórias, respiratórias, genituinárias, gastrintestinais, oftálmicas, ósseas, tópicas e outras; *(b)* profilaxia de infecções em indivíduos sadios e doentes; *(c)* diagnóstico do câncer — a tetraciclina tem sido usada com tal finalidade.

Alguns antibióticos de uso clínico são potencialmente nefro ou hepatotóxicos. Entre os primeiros citam-se anfotericina B, bacitracina, canamicina, cefaloridina, colistina, estreptomicina, gentamicina, neomicina, paromomicina, polimixinas, tetraciclinas, vancomicina e viomicina. Por outro lado, benzilpenicilina, cloranfenicol, esteres da eritromicina, novobiocina, ésteres da oleandomicina, rifampicina e as tetraciclinas são considerados hepatotóxicos.

Devido ao emprego generalizado e indiscriminado dos antibióticos, surgiram cepas resistentes de diversos microrganismos patogênicos. Os antibióticos de amplo espectro podem provocar o fenômeno da superinfecção.

B. Nomenclatura

A nomenclatura dos antibióticos é muito complicada. Vários antibióticos têm dois ou mais nomes. Por outro lado, diversos nomes de antibióticos foram dados em base meramente subjetiva. Assim, por exemplo, alguns foram chamados segundo o microrganismo produtor: estreptomicina (de *Streptomyces griseus*), penicilina (de *Penicillium notatum*). Outros receberam o nome em recordação do local do solo de onde foi extraído o organismo produtor: angolamicina (de Angola), filipina (das Filipinas), foromacidina (do fórum romano), gramicidina S (do território soviético), micamicina (de Mitaka, Japão). Os nomes de alguns antibióticos lembram o laboratório em que foram descobertos: hamicina (Hindustan Antibiotics), nistatina (New York State Board of Health Laboratories). Outros antibióticos receberam nomes que homenageiam as esposas dos cientistas (doricina, helenina), suas belas secretárias (nancimicina, vernamicina) ou suas sogras (saramicetina). O nome rifamicina lembra o filme *Rififi*.

Esses critérios, evidentemente, não são adequados. Por isso, atualmente os cientistas procuram simplificar e unificar a nomenclatura de antibióticos, com base nas famílias a que pertencem, a estrutura química e propriedades microbiológicas e bioquímicas, por exemplo. A tarefa de dar nome definitivo aos antibióticos, todavia, cabe à Organização Mundial de Saúde.

C. Potência

Com o objetivo de proporcionar um meio de garantir a uniformidade dos antibióticos em todo o mundo e facilitar os trabalhos clínicos, a potência ou a atividade destes quimioterápicos é atualmente expressa em unidades internacionais (U. I.), que podem ser transformadas em mg de peso, já que os antibióticos, em sua maioria, são agora obtidos com elevado grau de pureza. Assim, uma U.I. de anfotericina B equivale a 0,001064 mg.

Os valores, em mg, da U. I. de outros antibióticos são: bacitracina, 0,01351; canamicina, 0,001232; capreomicina, 0,001087; cefalotina, 0,0010661; clindamicina, 0,0011947; clortetraciclina, 0,001; colistina, 0,00004878; colistimetato, 0,00007874; demeclociclina, 0,001; diidroestreptomicina, 0,001219; doxiciclina, 0,0011494; eritromicina, 0,001053; espectinomicina, 0,00149; espiramicina, 0,0003125; estreptomicina, 0,001282; framicetina, 0,001492; gentamicina, 0,00156; gramicidina, 0,001; higromicina B, 0,0008928; limeciclina, 0,0010548; lincomicina, 0,0011351; metaciclina, 0,001082; minociclina, 0,0011587; neomicina, 0,0012903; nisina, 0,001; nistatina, 0,000333; novobiocina, 0,001031; oleandomicina, 0,001176; oxitetraciclina, 0,0011364; paromomicina, 0,001333; polimixina B, 0,000119; rifamicina, 0,001127; rolitetraciclina, 0,001004; tetraciclina, 0,00101833; tilosina, 0,001; troleandomicina, 0,0012; vancomicina, 0,000993; viomicina, 0,0012285.

Com estes dados, pode-se calcular facilmente quantas U. I. há em 1 mg dos antibióticos. Basta dividir 1 pelo valor em mg da U. I. Por exemplo, a bacitracina contém 74 U. I. por mg; a clortetraciclina, 1.000; a estreptomicina, 780; a nistatina, 3.000.

II. HISTÓRICO

O emprego empírico de fungos, hoje reconhecidos como fontes de antibióticos, é muito antigo. A medicina popular já recorria a eles séculos antes de nossa era. Mas o fenômeno da antibiose só foi cientificamente estudado após o estabelecimento das bases da bacteriologia por Pasteur. Em 1877, Pasteur e Joubert relatavam a inibição de crescimento do *Bacillus anthracis* por cultura líquida de bactérias aeróbicas.

Em 1929 Fleming notou, publicando a seguir suas observações, a ação inibidora do *Penicillium notatum* no crescimento de estafilococos. Sua descoberta não teve aplicação prática imediata, pois ele foi incapaz de isolar a penicilina, a substância responsável pela atividade inibidora, ou de produzi-la com bons rendimentos. Tal tarefa coube a Florey e Chain, dez anos depois. Durante a II Guerra Mundial, du Vigneaud e colaboradores sintetizaram a benzilpenicilina, mas com rendimento de apenas 0,008%. Em 1944, estabelecia-se mais outra conquista na história das penicilinas naturais: trabalhando na Northern

Regional Research Laboratories, Moyer e Coghill descobriram que a cultura submersa em meio de extrato de milho aumentava a produção de penicilina em mais de 1.000%. Em 1957, Sheehan e Henery-Logan realizaram a única síntese racional de uma penicilina natural, com rendimento apreciável, da ordem de 6%. Em 1959, os laboratórios Beecham obtiveram o ácido 6-aminopenicilânico (6-APA) de uma cultura de fungos *P. chrysogenum*. A disponibilidade do 6-APA tornou possível a introdução das penicilinas semi-sintéticas, de propriedades superiores às do produto natural.

Em 1939, Dubos, trabalhando no Instituto Rockefeller, isolou, de uma cepa de *Bacillus brevis*, uma substância antimicrobiana que denominou tirotricina. Na realidade, o novo produto era constituído de dois antibióticos: gramicidina e tirocidina. Pouco depois Waksman, ex-professor de Dubos na Universidade Rutgers, associado a outros pesquisadores, obtinha êxito na sua busca sistemática por substâncias antimicrobianas de actinomicetos, isolando diversos novos antibióticos: actinomicina (1940), estreptotricina (1942), estreptomicina (1943) e neomicina (1949).

O desenvolvimento do conhecimento básico e das técnicas experimentais relacionadas com o recém-introduzido campo dos antibióticos, ao lado dos importantes empregos da penicilina e estreptomicina na quimioterapia, induziu muitos pesquisadores em diversos países a se dedicarem à procura de novos antibióticos. Disto resultou a introdução dos seguintes antibióticos, em rápida sucessão: bacitracina, em 1943, por Johnson e Meleney; cloranfenicol, em 1947, por Burkholder; clortetraciclina, em 1947, por Duggar, então com 73 anos de idade; oxitetraciclina, em 1950, por Finlay; eritromicina, em 1952, por McGuire; anfomicina, em 1952, por Heinemann; oleandomicina, em 1954, por Sobin; espiramicina, em 1954, por Pinnert-Sindico; vancomicina, em 1956, por McCormick; canamicina, em 1957, por Umezawa; paromomicina, em 1959, por Coffey; rifamicinas, em 1959, por Sensi. Por esta razão, o período de 1940 a 1959 foi, com justiça, chamado de a era de ouro da descoberta dos antibióticos.

A década seguinte (1960-70) assistiu ao declínio no isolamento de antibióticos clinicamente úteis: ácido fusídico, em 1961, por Godtfriedsen; espectinomicina, em 1961, por Masson; capreomicina, em 1961, por Herr; lincomicina, em 1962, por Mason; gentamicina, em 1963, por Luedemann; tobramicina, em 1967, por Stark; fosfomicina, em 1969, por Hendlin; sisomicina, em 1970, por Weinstein.* Entretanto, muitos antibióticos conhecidos foram química ou microbiologicamente modificados durante este período. Algumas modificações moleculares foram muito bem sucedidas, resultando em novos agentes quimioterápicos, tais como as penicilinas, cefalosporinas, rifamicinas, tetraciclinas e lincomicinas semi-sintéticas.

Na presente década procura-se descobrir novos antibióticos através das seguintes linhas de trabalho: *(a)* modificação molecular de antibióticos úteis; *(b)* variação estrutural de antibióticos tóxicos ou pouco eficazes e *(c)* isolamento de novos antibióticos. Tais formas de pesquisa têm sido e continuam sendo frutíferas, como veremos nas páginas que se seguem.

Dessarte, a história dos antibióticos pode ser dividida em cinco fases:

1. Estudo científico dos microrganismos e suas relações entre si, estudo esse que comprovou que alguns produziam substâncias químicas que inibiam especificamente o crescimento de várias bactérias patogênicas; esta fase vai de 1877 a 1930;

2. Comprovação, com êxito, de que uma dessas substâncias (penicilina) poderia ser usada para curar infecções bacterianas do homem; este período estende-se de 1930 a 1944;

3. Procura, em enorme escala, pelo método empírico, de outras substâncias que tivessem ação quimioterápica análoga à da penicilina, inclusive as extraídas de plantas e animais superiores; esta fase iniciou-se em 1945 e continua até hoje;

4. Investigação, por métodos científicos, do mecanismo de ação dos antibióticos ao nível molecular; este período começou em 1950 e ainda prossegue;

5. Modificação molecular de antibióticos, com o propósito de obter agentes terapêuticos melhores; esta fase teve início em 1960 e continua até hoje.

III. CLASSIFICAÇÃO

Entre os diversos critérios adotados na classificação de antibióticos, os principais são: *(a)* biossíntese; *(b)* espectro de atividade e *(c)* estrutura química.

---
*O histórico de outros antibióticos está descrito nos Caps. 30 (antifúngicos), 32 (tuberculostáticos) e 34 (antineoplásicos).

A. Biossíntese

Segundo sua biossíntese, os antibióticos podem ser divididos nas seguintes classes:
1. Antibióticos derivados de aminoácidos: bacitracina, capreomicina, cefalosporinas, ciclosserina, cloranfenicol, colistimetato, colistina, gramicidina, penicilinas, polimixina, tirocidina, viomicina;
2. Antibióticos derivados de carboidratos: canamicina, espectinomicina, estreptomicina, gentamicina, lincomicina, neomicina, paromomicina;
3. Antibióticos essencialmente derivados de acetato e propionato: ácido fusídico, antibióticos macrolídicos, antibióticos poliênicos, griseofulvina, tetraciclinas;
4. Antibióticos diversos: estreptovaricinas, novobiocina, puromicina, rifamicinas, ristocetina, vancomicina.

B. Espectro de atividade

1. Antibióticos de amplo espectro: alguns aminoglicosídicos (canamicina, canendomicina, gentamicina, neomicina, paromomicina), butirosinas, algumas cefalosporinas (cefaloridina), cloranfenicol, cuprimixina, edeína, esparsomicina, fosfomicina, macrólidos, narbomicina, negamicina, nucleocidina, algumas penicilinas (ampicilina, carbenicilina), picromicina, rifamicinas, tetraciclinas.
2. Antibióticos com atividade predominante contra bactérias Gram-positivas: ácido fusídico, bacitracina, algumas cefalosporinas (cefalotina), eritromicina, espiramicina, gramicidina, lincomicina, maridomicinas, neopluramicina, novobiocina, oxazinomicina, a maioria das penicilinas (benzilpenicilina, cloxacilina, dicloxacilina, fembenicilina, feneticilina, oxacilina), rabelomicina, ribostamicina, ristocetina, rosamicina, tirotricina, vancomicina.
3. Antibióticos com atividade predominante contra bactérias Gram-negativas: biciclomicina, colistina, polimixina B, sulfomixina.
4. Antibióticos com atividade predominante contra micobactérias: capreomicina, ciclosserina, decoinina, estreptomicina, lividomicina A, rifampicina, viomicina (veja Cap. 32);
5. Antibióticos ativos contra fungos: actidina, azalomicina, glutarimidas ativas em doenças fúngicas em vegetais (cicloeximida, estreptimidonas, estreptovaricinas), griseofulvina, nifungina, pirrolnitrina, antibióticos poliênicos (anfotericina B, candicidina, fumagilina, hamicina, nistatina, tricomicina), toiocamicina, variotina (veja Cap. 30);
6. Antibióticos antiamebianos: fumagilina, paromomicina, puromicina (veja Cap. 29);
7. Antibióticos antineoplásicos: ácido micofenólico, azasserina, bleomicina, carzinofilina, cromomicina A, dactinomicina, daunorrubicina, doxorrubicina, estreptonigrina, fleomicina, mitomicina, mitramicina, olivomicina, psicofuranina, rufocromomicina, sarcomicina (veja também o Cap. 34).

Na Tabela 33.1 estão expostos o tipo e o espectro de ação dos antibióticos mais usados em terapêutica, bem como outros dados interessantes.

C. Estrutura química

Baseando-se na estrutura química, muitos autores propuseram classificações químicas para os antibióticos. Entretanto, nenhuma delas é plenamente satisfatória. As mais antigas devem-se a Shemyakin e colaboradores (1961), Waksman e Lechevalier (1962) e Umezawa (1964, 1967). Entre as recentes temos a de Sensi e Coronelli (1970); baseia-se no fato de os antibióticos serem compostos dos seis seguintes constituintes principais: núcleos aromáticos, cadeias alifáticas, cicloalcanos, aminoácidos, heterociclos e açúcares; nesta classificação, cada grupo compreende dois ou mais subgrupos. Yonehara (1970), por sua vez, dividiu os antibióticos em dez famílias: compostos alifáticos, compostos alicíclicos, compostos aromáticos, compostos heterocíclicos, glutarimidas, derivados de aminoácidos, peptídios, sacarídeos, glicosídeos e diversos; as famílias, em geral, são constituídas de diversas subfamílias. Uma classificação mais perfeita, com um número de código digital e que possibilita a divisão, segundo a estrutura química ou as propriedades gerais mais importantes, tanto dos antibióticos conhecidos quanto dos novos, é a de Bérdy (1970).

Por razões didáticas, dividiremos os antibióticos de interesse clínico nas seguintes classes: penicilinas, cefalosporinas, cloranfenicol e derivados, tetraciclinas, antibióticos polipeptídicos, antibióticos poliênicos, antibióticos macrolídicos, aminociclitóis, ansamicinas, antraciclinas, grupo da lincomicina, antibióticos nucleosídicos, antibióticos glutarimídicos, poliéteres e antibióticos diversos.

Tabela 33.1 Tipo e espectro de ação e outras propriedades dos principais antibióticos (Walter e Helmeyer, 1969)

Antibiótico	A Tipo de ação (cida ou stática)	B Espectro de ação	C Fase de crescimento ou fase latente	D Infecção extra e intra-celular
ácido fusídico	+(++)?	+		
anfotericina B	+(++)?	±		
bacitracina	+++	+	+	
cefalosporinas	+++	+	+	+(++)
ciclosserina	+	T	+	+++
cloranfenicol	+(++)	+−	+(++)	+++
colistina	+++	±	+++	+
eritromicina	+(++)	+(−)	+(++)	+
estreptomicina	+++	+−T	+++	+(++)
gentamicina	+++	+−	+(++)	+
griseofulvina	+			
lincomicinas	+(++)	+	+(++)	+
neomicina	+++	+−T	+++	+
nistatina	+(++)	±		
novobiocina	+(++)	+	+	+
penicilinas	+++	+(−)	+	+++
polimixina B	+++	±	+++	+
rifampicina	+++	+−T	+(++)	+(++)
ristocetina	+(++)	+	+	
tetraciclinas	+(++)	+−	+(++)	+++
vancomicina	+++	+	+	
viomicina	+	T	+	+(++)

Chave:
- (A)   +, stático;
  - +(++), stático; em altas concentrações, cida;
  - +++, cida;
- (B)   +, ativo contra bactérias Gram-positivas;
  - +−, ativo contra bactérias Gram-positivas e Gram-negativas;
  - ±, ativo contra fungos;
  - T, ativo contra micobactérias;
- (C)   +, atua somente sobre bactérias em proliferação;
  - +(++), letal também para bactérias na fase latente;
  - +++, ativo contra bactérias independente da fase de crescimento;
- (D)   +, penetra fracamente nas células dos mamíferos e não é letal para bactérias intracelulares;
  - +(++), em altas concentrações, penetra nas células dos mamíferos;
  - +++, penetra bem nas células dos mamíferos.

D. Penicilinas

1. ESTRUTURA

As penicilinas formam, ao lado das cefalosporinas, o grupo dos antibióticos β-lactâmicos clássicos, caracterizado por três aspectos estruturais em comum: (a) estrutura β-lactâmica condensada; (b) carboxila livre e (c) um ou mais grupos amino convenientemente substituídos na cadeia lateral. Veremos, adiante, que as características dos antibióticos β-lactâmicos não-clássicos são mais simples.

Hou e Poole salientam que todos os antibióticos β-lactâmicos clássicos com "alta atividade antibacteriana possuem a seqüência —C—CO—NH—C—CO—N—C—COO— iniciando-se na cadeia lateral (—C—CO—NH—) e continuando ao longo do núcleo β-lactâmico e tiazolidínico ou diidrotiazínico".

Todas as penicilinas possuem a mesma estrutura geral β-lactamicatiazolidínica contendo três centros quirais. Em conseqüência, tal estrutura pode teoricamente apresentar oito formas opticamente ativas. Entretanto, o isômero natural, presumivelmente o único a apresentar atividade biológica, tem a seguinte estereoquímica:

Os anéis condensados não são coplanares, mas dobrados no eixo C-5, N-4, característica que suprime a ressonância normal da amida. O car-

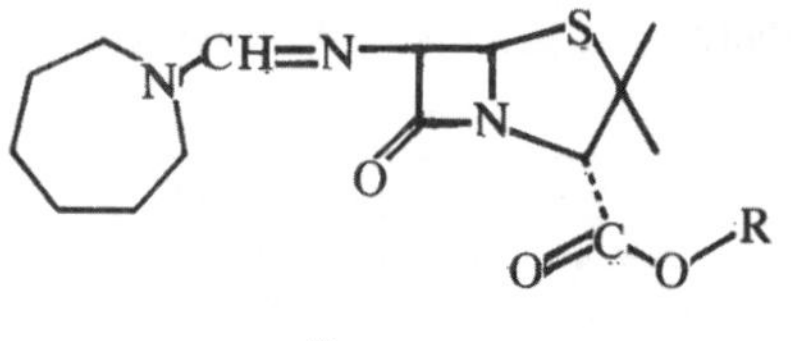

R	
H	mecilinama
CH(CH$_3$)-O-COOC$_2$H$_5$	bacmecilinama
CH$_2$-O-CO-C(CH$_3$)$_3$	pivmecilinama

Fig. 33.1 Penicilinas derivadas do núcleo 6-amidinopenicilânico.

bono ligado à amida (C-6) apresenta configuração L, enquanto o átomo de carbono ligado ao grupo carboxílico (C-3) tem configuração D. As penicilinas naturais são derivadas de um precursor cisteinilvalínico.

A intensidade da ação antibacteriana também depende da estereoquímica da cadeia lateral. Por exemplo, dos três diastereoisômeros da feneticilina, o epímero L é o mais ativo, enquanto o D é o menos ativo e a forma DL tem atividade intermediária contra bactérias Gram-positivas.

Iniciaram-se, há pouco, pesquisas com penicilinas derivadas do núcleo 6-amidinopenicilânico. Três delas, a bacmecilinama, a mecilinama e a pivmecilinama, são de amplo espectro, manifestando igualmente atividade contra certos microrganismos resistentes à ampicilina (Fig. 33.1). A mecilinama já é usada na clínica médica em alguns países.

Descobriram-se, também recentemente, antibióticos β-lactâmicos que apresentam estrutura diferente daquela das penicilinas clássicas. São, por isso, qualificados como "não-clássicos". Entre eles, os principais são: ácido clavulânico, ácido olivânico, nocardicina A e tienamicina (Fig. 33.2).

A nocardicina A, isolada por pesquisadores japoneses, em 1975, de *Nocardia uniformis* subespécie *tsuyamaniasis,* é estável frente a diversas β-lactamases (com exceção da extraída do *Proteus vulgaris*). Manifesta atividade contra germes Gram-negativos, mas é pouco ativa contra os Gram-positivos. Não se notou resistência cruzada entre a nocardicina A e outros antibióticos β-lactâmicos.

O ácido clavulânico inibe a β-lactamase das bactérias Gram-positivas e Gram-negativas de maneira específica e irreversível; daí haver sido apelidado de *antibiótico suicida*. A sua atividade antibiótica é fraca, mas atua sinergicamente com outras penicilinas, mesmo em doses baixíssimas. Administrado junto com penicilinas sensíveis à β-lactamase (por exemplo, amoxicilina, ampicilina, benzilpenicilina), ele impede a inativação enzimática e amplia o espectro de ação destes antibióticos, tornando-os eficazes contra cepas resistentes de *Staphylococcus, Klebsiella, Proteus* e *E. coli*. Já se prepararam vários derivados do ácido clavulânico. O ácido bromopenicilânico é outro inibidor irreversível de certas β-lactamases.

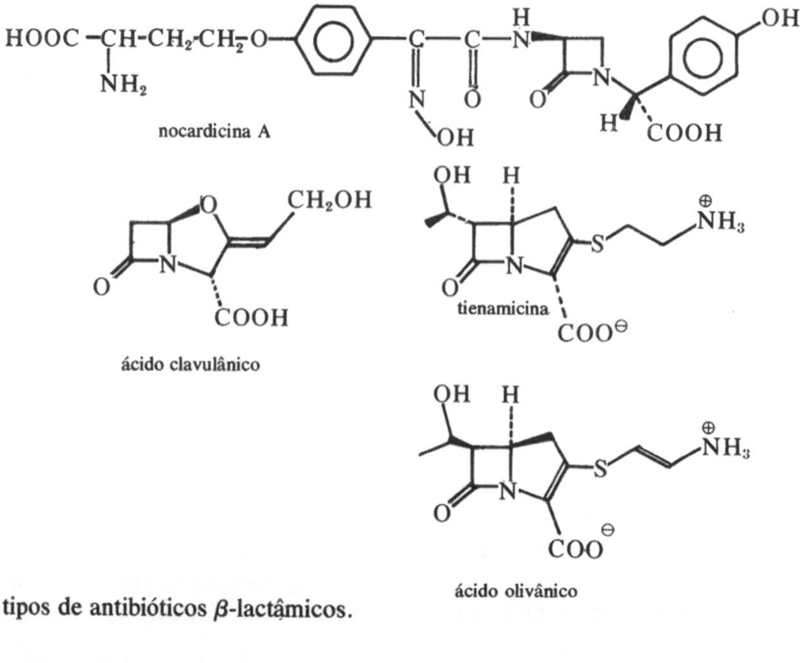

Fig. 33.2 Novos tipos de antibióticos β-lactâmicos.

A tienamicina é antibiótico de amplo espectro, ativa em concentrações mais baixas que ampicilina, carbenicilina e aminoglicosídios. Parece ser o antibiótico β-lactâmico mais potente e de espectro mais amplo até agora conhecido. Por via oral não é absorvida. Entretanto, por via subcutânea é ativa na dose de 0,005 a 0,2 mg/kg contra germes Gram-positivos e 2 a 10 mg/kg contra os Gram-negativos. As epitienamicinas também apresentam atividade antibacteriana. A homotienamicina e a descisteaminiltienamicina são alguns análogos da tienamicina que manifestam ação contra bactérias.

O ácido olivânico, aparentado estruturalmente à tienamicina, tem potência antibiótica maior que o ácido clavulânico, mas menor que a tienamicina.

Das relações entre estrutura química e atividade biológica encontrada nestes antibióticos β-lactâmicos não-clássicos e nos análogos das cefalosporinas (seção E.3) podem ser deduzidas as seguintes conclusões: *(a)* a cadeia lateral amídica pode estar ausente e, a despeito disto, os antibióticos conservam a mesma potência ou a têm realçada (como ocorre na tienamicina); *(b)* os núcleos dos ácidos penicilânico e cefalosporânico, até há pouco tidos como essenciais para a atividade, podem ser substituídos por outros núcleos bicíclicos (como na tienamicina) ou até por núcleo monocíclico (como na nocardicina A); *(c)* a única característica essencial para a atividade é apenas o sistema anelar azetidinônico.

2. NOMENCLATURA

As penicilinas recebem nomes de diferentes maneiras:

1. 4-tia-1-azabiciclo [3.2.0] heptanas — o sistema adotado pelo *Chemical Abstracts*. De acordo com esta regra de nomenclatura, a ampicilina é o ácido (−)-6-(2-amino-2-fenilacetamido)-3,3-dimetil-7-oxo-4-oxo-tia-1-azabiciclo-[3.2.0]heptano-2-carboxílico.

2. Derivados penâmicos — penama é o nome dado à lactama bicíclica não substituída. Assim, a benzilpenicilina é o ácido 6-benzil-amino-2,2-dimetilpenama-3-carboxílico.

R = R' = H penama

R = COOH } ácido
R' = CH$_3$ } penicilânico

3. Derivados do ácido penicilânico — o ácido penicilânico é a penama substituída. Assim, a meticilina é o ácido 2,6-dimetoxibenzamidopenicilânico.

4. Derivados da penicilina — a nomenclatura mais comum; penicilina é o nome dado à estrutura geral sem grupo R. Desta forma, a suncilina é a [D-α-(sulfoamino)benzil]penicilina. Geralmente a cadeia lateral R é um grupo aralquílico, arílico ou heterocíclico (Tabela 33.2).

3. PROPRIEDADES FÍSICO-QUÍMICAS

As penicilinas são pós cristalinos brancos ou ligeiramente amarelados de natureza fortemente dextrorrotatória. Devido ao grupo carboxílico ligado ao anel condensado, todas as penicilinas são ácidos relativamente fortes, com valores de pKa em torno de 2,65. Todavia, as que possuem grupo de natureza básica na cadeia lateral comportam-se como anfóteras; é este o caso da ampicilina, cujo pKa é 7,4. As penicilinas podem, pois, ser classificadas como monobásicas e anfóteras. A maioria das penicilinas é empregada na forma de sais de sódio, potássio ou outros, todos hidrossolúveis, enquanto as penicilinas livres são pouco solúveis em água. As penicilinas e seus sais possuem forte tendência a formar hidratos alcalinos.

Devido à tensão à qual se encontra submetida a ligação amídica no anel β-lactâmico condensado do núcleo, as penicilinas são bastante reativas. São extremamente suscetíveis a ataques núcleo e eletrofílicos. São inativadas por hidrólise, especialmente na presença de sais de metais pesados, ácidos e principalmente de bases e também por ação catalítica de enzimas: acilases (amidases) e β-lactamases (Fig. 33.3). A β-lactamase que rompe o anel β-lactâmico das penicilinas é a EC 3.5.2.6, chamada penicilina amido-β-lactama hidrolase. Todavia, não se trata de uma enzima só, mas de diversas, cujas propriedades variam de acordo com o microrganismo de onde são extraídas. Elas são monômeros, de peso molecular ao redor de 30.000 e já foram purificadas. A β-lactamase extraída de *S. aureus* consta de 257 aminoácidos.

4. PENICILINAS SEMI-SINTÉTICAS

As primeiras penicilinas — mais de 30 — foram isoladas de culturas de fungos *Penicillium notatum* e *P. chrysogenum*. Posteriormente, passaram a ser obtidas pela adição de precursores, como ácidos carboxílicos ou compostos relacionados, ao meio de fermentação. Sob determinadas condições, tais precursores passaram a ser incorporados à cadeia lateral das novas penicilinas. Infelizmente, tal método teve êxito limitado.

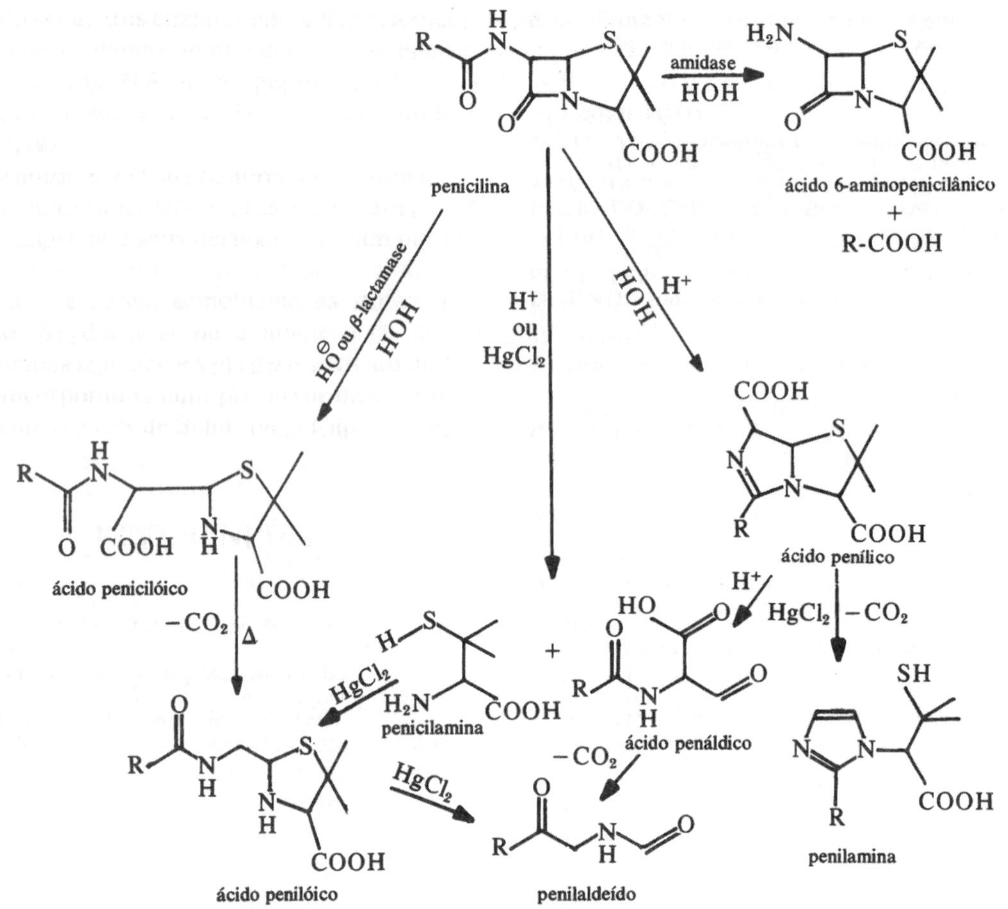

Fig. 33.3 Inativação de penicilinas por enzimas e íons.

Um terceiro método, cujos resultados também não foram satisfatórios, foi modificar as penicilinas existentes por síntese química. Uma perspectiva aparentemente promissora foi aberta por Sheehan e Henery-Logan, em 1957, ao relatarem a primeira síntese total da fenoximetilpenicilina com rendimento de 6%. Tal processo, entretanto, compreendia diversas etapas e o rendimento era baixo, razões que limitaram a síntese química total a poucas penicilinas.

O isolamento do ácido 6-aminopenicilânico (6-APA) nos Laboratórios de pesquisa da Beecham, em 1959, finalmente permitiu a preparação simplificada de grande número das assim chamadas penicilinas semi-sintéticas.

O 6-APA, por sua vez, é obtido por dois processos principais: enzimático e químico. O enzimático consiste na hidrólise, catalisada pela penicilinamidase, do grupo amídico da cadeia lateral da benzilpenicilina (ou outras penicilinas). A enzima utilizada é obtida de cepas de *Bacillus*, *Corynebacterium*, *Micrococcus* e *Streptomyces* que sofreram mutação induzida para renderem quantidades elevadas de enzima. Algumas indústrias trabalham com enzimas extracelulares, enquanto outras preferem processos em que se usam enzimas intracelulares; na prática, a diferença consiste em utilizar ou o meio de cultura filtrado ou a biomassa, respectivamente, como fonte de enzimas. Após a hidrólise, isola-se o ácido fenilacético e o excesso de benzilpenicilina por extração com solventes adequados. O 6-APA assim obtido é então purificado por recristalização a vácuo.

O processo químico, desenvolvido em 1970, apresenta diversas vantagens sobre a hidrólise enzimática: *(a)* elimina-se o perigo representado pela manipulação de microrganismos, alguns deles patogênicos; *(b)* reduz-se a duração do processo (a maturação das culturas leva cerca de 15 a 20 dias); *(c)* aumenta-se o rendimento (mais de 90%, em confronto com 50 a 60% obtidos no processo enzimático).

A obtenção do 6-APA por via química consta de quatro fases: esterificação, cloração, metilação e hidrólise/cristalização.

A esterificação compreende o tratamento da benzilpenicilina potássica ou sódica com trimetilclorossilano, a fim de proteger o grupo ácido da penicilina. O solvente de eleição é geralmente clorofórmio ou cloreto de metileno. A reação deve ser realizada na presença de piridina ou qualquer outra amina terciária (trimetilamina ou dimetilanilina) que, por serem substâncias básicas, desempenham a função de aceptoras de ácido.

A cloração consiste em tratar o éster silânico da benzilpenicilina com pentacloreto de fósforo. O produto da reação é um derivado clorado que se desintegra, dando a clorimida da benzilpenicilina (função haleto de imina). Esta etapa é lenta (3 a 4 horas), sendo realizada à temperatura baixa (-30 a -40^oC).

A metilação é efetuada pela adição de álcool metílico e converte o haleto de imina em éter de imina, formando o éter imidoílico da benzilpenicilina. A reação é exotérmica e rápida (cerca de 15 minutos).

O passo final é a adição de água e ajuste de pH para aproximadamente 4, com hidróxido de amônio concentrado. Nestas condições ocorre a hidrólise, com formação imediata de 6-APA, que precipita quantitativamente, de elevado grau de pureza (96 a 99%). A seguir, efetua-se a recristalização.

As diversas etapas da obtenção do 6-APA estão representadas na Fig. 33.4.

As penicilinas semi-sintéticas são sintetizadas mediante reação do 6-APA (ou seu éster) com um dos seguintes grupos de compostos: *(a)* ácidos carboxílicos, empregando a N,N'-dicicloexilcarbodiimida como agente condensante, à temperatura ambiente; *(b)* cloretos de acila, dissolvidos em solvente orgânico inerte, na presença de uma substância protofílica, como a trietilamina; *(c)* anidridos de ácidos, especialmente os cíclicos.

A ampicilina, por exemplo, pode ser produzida por diversos processos. Um deles consiste na acilação do 6-APA, dissolvido em água acidulada com HCl, com o cloreto do cloridrato de α-fenilglicina, adicionado em quantidades pequenas. A reação é exotérmica, devendo-se manter a temperatura em torno de -30^oC (a temperaturas acima de -25^oC formam-se produtos diferentes dos desejados). O rendimento é ligeiramente superior a 80%.

Na obtenção de penicilinas semi-sintéticas, como substância de partida também se pode usar o 6-APA sililado. Este apresenta a vantagem de poder ser convenientemente usado em muitos solventes orgânicos — como o cloreto de metileno, por exemplo —, que não interagem com os agentes acilantes, ao passo que o 6-APA só pode ser utilizado em água ou solventes contendo água, que hidrolisa pelo menos parcialmente o agente acilante antes que ele reaja com o 6-APA. Ademais, os grupos silílicos são facilmente removidos na fase final, permitindo a recuperação da penicilina com rendimentos altos. Por exemplo, a ampicilina pode ser obtida pela via indicada na Fig. 33.5.

Pelo emprego de um destes métodos de modificação molecular, ou de uma combinação deles, prepararam-se mais de 20.000 penicilinas, algumas delas com propriedades superiores:

1. Penicilinas ácido-resistentes, que apresentam potente grupo eletrofílico ligado à cadeia lateral aminada, tais como clometocilina, fembenicilina, feneticilina, furbucilina e propicilina, nas quais se impediu o rearranjo ácido. Tal rearranjo ocorre da seguinte maneira:

2. Penicilinas resistentes à β-lactamase. Apresentam um grupo volumoso ligado à cadeia lateral aminada. Por impedimento espacial, tal grupo interfere com a ligação da enzima à penicilina, causando alteração conformacional na enzima com sua conseqüente inativação. Como exemplos, citam-se ancilina, azidocilina, difenicilina, flucloxacilina, meticilina, pirazocilina, quinacilina e trifenilmetilpenicilina;

3. Penicilinas ácido e β-lactamase resistentes, nas quais o grupo ligado à cadeia lateral aminada, além de ser volumoso, possui característi-

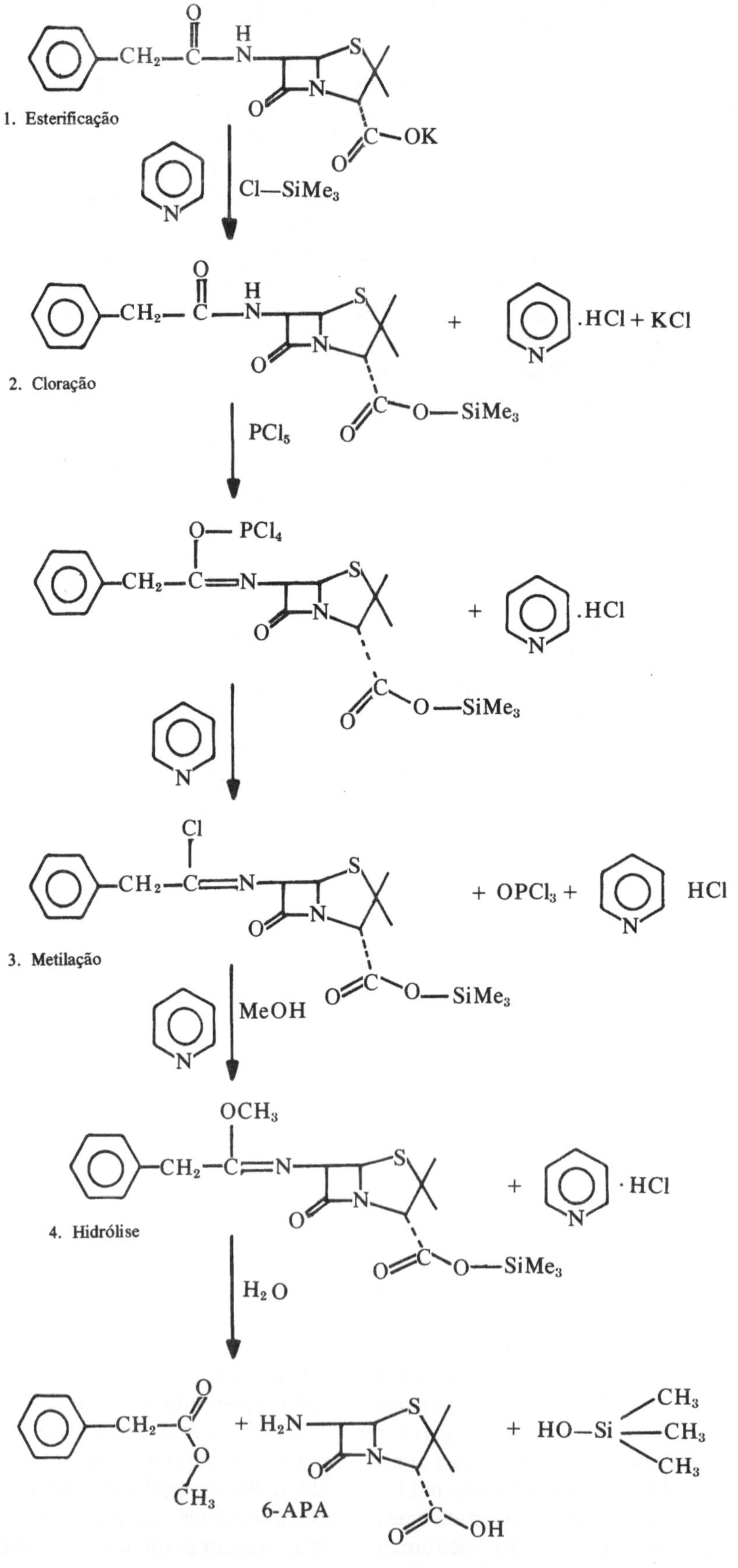

Fig. 33.4 Obtenção do 6-APA pelo processo químico. Como aceptor de prótons pode ser usada piridina, trimetilamina ou dimetilanilina. O agente sililante é trimetilclorossilano (TMS) ou dimetildiclorossilano (DDS).

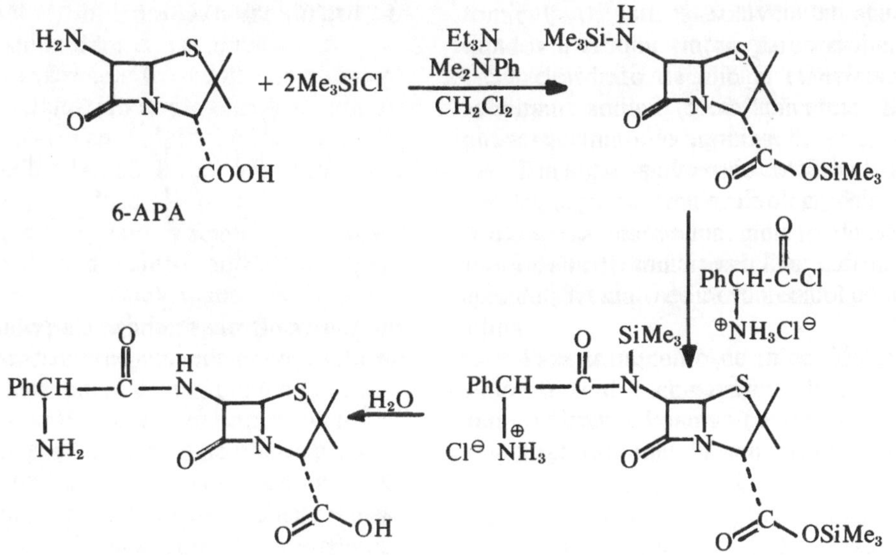

Fig. 33.5 Um dos processos de obtenção da ampicilina. Neste, sililaꞏse o 6-APA, para depois acilá-lo com cloreto do cloridrato de α-fenilglicina. A ampicilina sililada assim obtida é posteriormente hidrolisada para regenerar a ampicilina, que é o produto desejado.

cas eletrofílicas. Exemplos: ciclacilina, cloxacilina, dicloxacilina, difenicilina, floxacilina, nafcilina, oxacilina, prazocilina e quinacilina;

4. Penicilinas de amplo espectro, nas quais o caráter hidrofílico da cadeia lateral aminada ou ácida confere maior atividade contra bactérias Gram-negativas. Exemplos: amoxicilina, ampicilina, azlocilina, bacampicilina, carbenicilina, carfecilina, carindacilina, ciclacilina, epicilina, fibracilina, hetacilina, mezlocilina, oxetacilina, pirbenicilina, piridicilina, sarmoxicilina, sarpicilina, sulbenicilina, suncilina, talampicilina e ticarcilina.

5. PENICILINAS LATENTES

Penicilinas administradas por via intramuscular são rapidamente eliminadas do organismo. Por esta razão, quando a penicilina ainda era escassa costumava-se coletar a urina dos pacientes para recuperá-la. Mais tarde, apelou-se à fórmula de Romansky e a comprimidos tamponados de Al^{3+}-penicilina e, mais recentemente, à probenecida, droga capaz de bloquear a excreção tubular renal da penicilina, sempre com o intuito de aumentar a persistência do antibiótico no organismo. A probenecida (Tabela 8.9) é comercializada tanto na forma livre (Benemid) quanto na de associação com penicilinas diversas: amoxicilina (Amoxil Prb, Blenoral Pó), ampicilina (Binotal Probenecide, Degona, Policilin Prb, Ur-Ampicil, Zymopen Prb), epicilina (Dexacilina Gonopack), procaína benzilpenicilina (Probecilin).

Atualmente, existe preferência pelas penicilinas semi-sintéticas de ação prolongada e pelas chamadas "formas de depósito", ou seja, penicilinas latenciadas ou pró-penicilinas. As principais são as seguintes: (a) sais pouco solúveis em água: benzatina ampicilina (Cronopen, Optacilin), benzatina benzilpenicilina (Benzetacil, Longacilin), clemizol penicilina (benzilpenicilinato de clemizol), feniracilina (dibenzilpenicilinato de 2,5-difenilpiperazina), penicilina-benetamina, procaína benzilpenicilina (Wycillin); (b) amidas da ampicilina: aparcilina, azlocilina, fibracilina, furazlocilina, furbenicilina, mezlocilina, piperacilina, pirbenicilina, rotamicilina, timoxicilina; (c) amida da amoxicilina: piridicilina; (d) ésteres da ampicilina: bacampicilina, pivampicilina (nas formas de cloridrato, embonato e probenato), talampicilina; (e) ésteres da benzilpenicilina: penamecilina, penetacilina (penetamato); (f) ésteres da carbenicilina: carfecilina, carindacilina; (g) ésteres da meticilina: tameticilina.

Ao lado de formas latentes, há também exemplos de penicilinas hibridizadas com tetraciclinas. Entre outras, as seguintes: penimepiciclina (Penetracyn, híbrido de fenoximetilpenicilina e mepiciclina), penimociclina (híbrido de ampicilina e tetraciclina).

6. CLASSES DE PENICILINAS

1. Penicilinas de amplo espectro de ação, mas não-resistentes à β-lactamase: amoxicilina, ampicilina, carbenicilina, carfecilina, carindacilina, ciclacilina, fibracilina, hetacilina, metampicilina, pivampicilina, sarpicilina, sulbenicilina;

2. Penicilinas de espectro de ação estreito, mas resistentes à β-lactamase: azidocilina, cloxacilina, dicloxacilina, difenicilina, flucloxacilina, meticilina, nafcilina, oxacilina, prazocilina, quinacilina;

3. Penicilinas de espectro de ação intermediária, mas de alta resistência à hidrólise ácida: clometocilina, fembenicilina, feneticilina, fenoximetilpenicilina, levopropicilina, propicilina.

7. USOS TERAPÊUTICOS

Penicilinas são agentes bactericidas de maior eficiência contra bactérias Gram-positivas, cuja estrutura da parede celular é mais suscetível à ação inibitória que nas bactérias Gram-negativas. Microrganismos em divisão são mais sensíveis à sua ação letal que microrganismos em repouso. Sua ligação às proteínas séricas depende de seu caráter hidrofóbico. As penicilinas são excretadas tanto pelo fígado quanto pelos rins, quer na forma original, quer na forma metabolizada.

As penicilinas, em sua maioria, somente atuam sobre microrganismos Gram-positivos. São indicadas no tratamento e na profilaxia de infecções causadas por cocos (gonococos, estreptococos β-hemolíticos e hemolíticos do grupo A), *Treponema pallidum, Bacillus anthracis, Clostridium, Corynebacterium diphtheriae* e diversas espécies de *Actinomyces*. Outras penicilinas se mostram eficazes contra bactérias Gram-negativas: *Hemophilus influenzae*, a maioria das cepas de *Escherichia coli, Proteus mirabilis* indol-negativo e algumas espécies de *Salmonella, Shigella* e *Pseudomonas*.

Para o tratamento de sífilis, o quimioterápico de escolha é a benzatina benzilpenicilina; aos pacientes alérgicos à penicilina, aplica-se ou tetraciclina ou eritromicina. A gonorréia, por sua vez, é tratada com benzilpenicilina ou ampicilina; em casos de alergia à penicilina, usa-se tetraciclina.

As penicilinas não devem ser usadas topicamente, não só por serem inativas por esta via, mas por haver risco de causarem hipersensibilidade. Por isso, nos Estados Unidos não são mais comercializadas preparações de penicilina para uso tópico.

8. EFEITOS COLATERAIS

As penicilinas tendem a induzir reações alérgicas de dois tipos: *(a)* uma reação imediata, profunda, e freqüentemente letal, conhecida por choque anafilático; *(b)* uma espécie de doença do soro, de efeito retardado. Acredita-se que as respostas hipersensíveis não sejam provocadas por penicilinas íntegras, mas por seus produtos de degradação, que formam complexos antigênicos ao reagirem com proteínas ou seus componentes.

A penicilinase chegou a ser usada no tratamento das reações de hipersensibilidade induzidas por penicilina, mas se mostrou de pouca valia e, paradoxalmente, um alérgeno, ela própria. Considerando-se a incidência relativamente elevada de reações alérgicas (1 a 5%), é mister tomar as devidas precauções com pacientes portadores de histórico de hipersensibilidade. O teste habitual para o fenômeno é a administração intracutânea de pequena dose de benzilpenicilina. Tal procedimento é perigoso e contra-indicado, uma vez que mesmo doses pequenas são capazes de causar reações graves ou a morte de pacientes suscetíveis. Para o teste, dispõe-se atualmente de preparados de injeção intradérmica muito mais seguros: penlisina (benzilpeniciloilpolilisina) e a mistura determinante atenuada — *minor determinant mixture* (MDM).

9. PENICILINAS MAIS EMPREGADAS

As penicilinas mais empregadas estão relacionadas na Tabela 33.2. Entretanto, várias outras são comercializadas: azidocilina (Globacilina), carfecilina, ciclacilina (Vipicil), clometocilina, difenicilina, epicilina (Dexacilina), fembenicilina, flucloxacilina, pirazocilina, pivampicilina (Alphacilina), propicilina, quinacilina, suncilina.

Benzilpenicilina

Também chamada penicilina G, é o fármaco de eleição e de emprego mais generalizado no tratamento de infecções provocadas por estreptococos β-hemolíticos, gonococos, meningococos, pneumococos, *Clostridium, Treponema pallidum, Corynebacterium diphtheriae, Bacillus anthracis* e algumas espécies de *Actinomyces*. É habitualmente administrada por via parenteral, por ser inativada pelo suco gástrico. A via intravenosa tem sua escolha limitada à necessidade de administração de doses maciças. A benzilpenicilina também é comercializada na forma de sais de sódio, potássio, procaína, benzatina e monoestearato de alumínio, além de combinações de dois ou mais destes sais.

Tabela 33.2 Penicilinas

Estrutura geral: R–C(=O)–NH–[anel β-lactâmico tiazolidínico]–COO⁻ {H⁺, Na⁺, K⁺}

Nome oficial	Nome comercial	R
benzilpenicilina (penicilina G)	Despacilina Megapen Penicilina G potássica cristalina Pentid	C₆H₅–CH₂– (fenil-metil)
ampicilina	Ampeclon Ampicil Ampicilina Ampicinin Ampicrono Ampizan Amplacilina Binotal Cileral Flemicilin Makrocilin Optacap Penbritin Policilin Totacilin Totapen Zymopen	C₆H₅–CH(NH₂)–
carbenicilina	Carbenicilina Pyopen	C₆H₅–CH(COO⁻Na⁺)–
cloxacilina	Bactopen Cloxacilina	3-(2-clorofenil)-5-metil-isoxazol-4-il
dicloxacilina	Diclocil Dinapen	3-(2,6-diclorofenil)-5-metil-isoxazol-4-il
hetacilina	Heclox Versatrex	(estrutura completa mostrada: anel imidazolidínico com 2,2-dimetil, 5-fenil, fundido ao núcleo penicilínico com COOH)
meticilina		2,6-dimetoxifenil (O–CH₃ em orto e orto')

Tabela 33.2 (cont.) Penicilinas

Nome oficial	Nome comercial	R
nafcilina		2-etoxi-1-naftil (naftaleno com $-O-CH_2-CH_3$)
oxacilina	Staficilin-N	3-fenil-5-metil-isoxazol-4-il
feneticilina		$C_6H_5-O-CH(CH_3)-$
fenoximetilpenicilina (penicilina V)	Cliacil Pen-Ve-Oral	$C_6H_5-O-CH_2-$
carindacilina (carbenicilina indanílica)		$C_6H_5-CH(-COO-indanil)-$
metampicilina	Pravacilin Suvipen	$C_6H_5-CH(-N=CH_2)-$
sulbenicilina		$C_6H_5-CH(-SO_3H)-$
amoxicilina	Amoxamil Amoxidal Amoxil Amoxilin Amoxipen Ampimox Benzoral Doxipen Hiconcil Larocin Novocilin Pencristin Semipen Trecilina	$HO-C_6H_4-CH(-NH_2)-$

Tabela 33.2 (cont.) Penicilinas

Nome oficial	Nome comercial	R
fibracilina	Fibrapen	
bacampicilina	Bacacil Panglobe	

Fenoximetilpenicilina
É resistente à hidrólise pelo suco gástrico, sendo, portanto, de administração oral. Seu espectro de atividade é o mesmo da benzilpenicilina. Também é encontrada na forma livre ou salificada com benzatina, hidrabamina e potássio. A dose habitual é de 125 a 500 mg, quatro a seis vezes ao dia.

Meticilina sódica
Apresenta resistência à β-lactamase. É de administração parenteral no tratamento de infecções causadas por estafilococos, pneumococos e estreptococos β-hemolíticos, como medicamento de segunda eleição (a primeira escolha é a benzilpenicilina). Seu emprego mais comum é no combate a infecções estafilocócicas resistentes à benzilpenicilina.

Nafcilina sódica
Resiste tanto a ácidos quanto à β-lactamase. É eficaz contra pneumococos, estreptococos β-hemolíticos e estafilococos, incluindo cepas resistentes à benzilpenicilina. Sua administração pode ser oral ou parenteral. A dose habitual é de 250 mg a 1,0 g a cada quatro a seis horas, de preferência duas horas antes das refeições.

Ampicilina
É penicilina de amplo espectro, agindo também contra bactérias Gram-negativas. A extensão de sua atividade é atribuída ao grupo amino, supostamente responsável pelo poder de penetração na parede celular por parte desta penicilina. É freqüentemente preferida ao cloranfenicol e às tetraciclinas quando há necessidade de agente bacteriano de amplo espectro. Causa incidência de diarréia em 11% dos adultos e 20% das crianças. A ampicilina também é encontrada nas formas de triidrato e sal sódico. A dose habitual é de 250 a 500 mg, quatro vezes ao dia.

Carindacilina
Trata-se de um derivado da carbenicilina, com a vantagem de apresentar atividade por via oral, graças à sua excelente absorção do trato intestinal. Possui maior espectro de atividade do que as outras penicilinas encontradas no mercado. Sua principal indicação é no tratamento de infecções urinárias causadas por bactérias Gram-negativas, especialmente *Pseudomonas aeruginosa*.

Bacampicilina
A bacampicilina é inativa *per se,* mas após absorção libera ampicilina, além de gás carbônico, acetaldeído e etanol. Consiste, portanto, de

uma pró-ampicilina. Tem biodisponibilidade equivalente à da penicilina matriz e amplo espectro de ação. Apresenta, todavia, melhor tolerância intestinal (causa menor incidência de diarréia) e alcança níveis séricos quatro vezes superiores aos da ampicilina. A dose habitual é de 1 a 2 comprimidos de 400 mg, duas vezes por dia.

E. Cefalosporinas

1. ESTRUTURA E PROPRIEDADES

As cefalosporinas são antibióticos β-lactâmicos clássicos que apresentam as mesmas características estruturais das penicilinas. Possuem a mesma estrutura β-lactamadiidrotiazínica contendo dois centros quirais. Assim, existem quatro formas opticamente ativas. O isômero natural apresenta a seguinte estereoquímica:

Os anéis condensados não são coplanares, porém dobrados ao longo da ligação C-6,N-5, mas de forma menos acentuada que nas penicilinas. O átomo de carbono ligado à amida (C-7) possui configuração L.

As propriedades físico-químicas das cefalosporinas são muito semelhantes às das penicilinas. Por exemplo, a maior parte das cefalosporinas é encontrada na forma de sais hidrossolúveis ou como anfóteros.

2. NOMENCLATURA

As cefalosporinas recebem nomes através dos seguintes sistemas:
1. 5-tia-1-azabiciclo[4.2.0]octanos — adotado no *Chemical Abstracts*. Desta forma, a cefalotina é o ácido 3-[(acetiloxi)metil]-8-oxo-7-[(2-tienilacetil)amino]-5-tia-1-azabiciclo[4.2.0]-oct-2-eno-2-carboxílico.
2. Derivados cefâmicos — a cefama é a lactama bicíclica não-substituída:

cefama

cefema

Assim, a cefalexina é o ácido 7-(D-α-amino-α-fenilacetamido)-3-metil-3-cefem-4-carboxílico.
3. Derivados do ácido cefalosporânico — o ácido cefalosporânico é uma cefema substituída. Segundo esta nomenclatura, a cefaloglicina é o ácido 7-(D-α-aminofenilacetamido)cefalosporânico:

ácido cefalosporânico

3. CEFALOSPORINAS SEMI-SINTÉTICAS

Somente a cefalosporina C é encontrada na natureza, isolada de culturas de fungos, particularmente de espécies de *Cephalosporium*. Em 1966, Woodward e sua equipe desenvolveram o primeiro processo de síntese química integral da cefalosporina C, mas tal processo não foi industrialmente viável. A descoberta do ácido 7-aminocefalosporânico (7-ACA), como produto de hidrólise da cefalosporina C, levou à introdução de diversas cefalosporinas melhoradas, obtidas por modificações moleculares nas duas cadeias laterais: a 7-acilamida e a 3-acetoximetila. Variações na primeira cadeia são realizadas através do mesmo processo empregado na preparação de penicilinas semi-sintéticas, mas o método compreende acetilação por cloretos de acila. Mais de 5.000 cefalosporinas semi-sintéticas estão descritas na literatura.

Recentemente, sintetizaram-se cefalosporinas em que o S do anel diidrotiazínico foi modificado (α-sulfóxido) ou substituído por oxigênio ou metileno, na mesma posição 1 ou na posição 2. A atividade antibacteriana destes análogos nucleares é semelhante à das cefalosporinas correspondentes. Isso comprova que o átomo de enxofre não é essencial à atividade antibiótica nas cefalosporinas. Ademais, o grupo carboxílico foi substituído pelo tetrazolílico, que é isóstero do primeiro; a atividade permaneceu e o novo antibiótico se mostrou resistente à β-lactamase.

4. USOS TERAPÊUTICOS E EFEITOS COLATERAIS

As cefalosporinas encontram aplicação no tratamento de infecções causadas pela maioria dos cocos Gram-positivos e muitas bactérias Gram-negativas, especialmente *Escherichia coli*, *Proteus mirabilis* e *Klebsiella*. Elas são ineficazes

Tabela 33.3 Cefalosporinas

Estrutura geral: núcleo cefem com substituintes $R_1-CO-NH-$, R_3 (em H do carbono), $-CH_2-R_2$, e $-COO^-$ (sais H^+, Na^+, K^+).

Nome oficial	Nome comercial	R_1	R_2	R_3
cefalotina	Cefalotina, Keflin	2-tienil-CH_2-	$-O-CO-CH_3$	H
cefaloridina	Cefaloridina, Ceporan, Prinderin	2-tienil-CH_2-	$-N^+$(piridínio)	H
cefaloglicina		fenil-$CH(NH_3^+)-$	$-O-CO-CH_3$	H
cefalexina	Cefalen, Cefax, Ceporin, Keflex, Totaceprin	fenil-$CH(NH_2)-$	$-H$	H
cefacetrila	Celospor	$N\equiv C-CH_2-$	$-O-CO-CH_3$	H
cefanona		(sidnona)-CH_2-	$-S$-(1,3,4-tiadiazol)-CH_3	H
cefapirina (cefaprina)	Cefatrexil	(4-piridil)-$S-CH_2-$	$-O-CO-CH_3$	H
cefradina	Cefradal	(1,4-cicloexadienil)-$CH(NH_2)-$	H	H
cefazolina	Cefamezin, Kefazol, Totacef	(1H-tetrazolil)-CH_2-	$-S$-(1,3,4-tiadiazol)-CH_3	H
cefoxitina	Mefoxin	3-tienil-CH_2-	$-O-\overset{O}{\underset{\|}{C}}-NH_2$	$O-CH_3$

contra infecções causadas por *Pseudomonas* e a maioria das espécies indol-positivas de *Proteus* e *Enterobacter*. As cefalosporinas podem ser inativadas pela enzima EC 3.5.2.8., chamada cefalosporina amido-β-lactama hidrolase, que é capaz de cindir o anel β-lactâmico. A esta β-lactamase as cefalosporinas, em sua maioria, são resistentes. Esta resistência é atribuída à presença da cadeia lateral em C-3. Contudo, as β-lactamases elaboradas especialmente por bactérias Gram-negativas cindem este anel, inativando as cefalosporinas.

Segundo a Organização Mundial de Saúde, o alto custo das cefalosporinas não é compensado pelo seu espectro de atividade. Por esta razão, elas não estão incluídas entre os fármacos essenciais, nem mesmo como medicamentos de segunda escolha. Por não atravessarem a barreira hemato-encefálica, não devem ser usadas para tratamento de meningite. Tampouco devem ser usadas como quimioterápico único em casos de septicemia causada por germes Gram-negativos. Outrossim, elas não são apropriadas para o tratamento de gonorréia e sífilis, doenças para as quais o antibiótico de escolha é a benzilpenicilina.

A despeito da semelhança que elas apresentam com as penicilinas, os pacientes sensíveis a estas toleram, em sua maioria, uma cefalosporina. Entretanto, há sempre o risco de ocorrer reação alérgica quando se administra este antibiótico a um paciente sensível à penicilina. Por isso, é mais prudente que este seja medicado por outro antibiótico, como eritromicina, por exemplo.

Entre os efeitos colaterais citam-se casos de necrose tubular, diarréia, tromboflebite e, raramente, anafilaxia.

5. CLASSES DE CEFALOSPORINAS

As cefalosporinas de uso terapêutico estão na maioria relacionadas na Tabela 33.3. Além destas, existem as seguintes: cefaclor, cefadroxila, cefalônio, cefalorama, cefamandol, cefamicina, cefaparol, cefatiamidina, cefatrizina, cefazaflur, cefazedona, cefmetazol, cefonicida, cefoperazona, ceforanida, cefotaxima, cefotiam, cefroxadina, cefsulodina, cefsumida, ceftezol, ceftióxido, ceftizoxima, cefuroxima, pivcefalexina. A cefaloglicina é atualmente considerada obsoleta, pois outras cefalosporinas são mais eficazes.

As cefalosporinas podem ser agrupadas em três classes:

1. De administração parenteral: cefacetrila, cefaloridina, cefalotina, cefamandol, cefanona, cefapirina, cefazaflur, cefazolina, cefotaxima, cefoxitina, cefuroxima;
2. De administração oral: cefaclor, cefadroxila, cefalexina, cefaloglicina, cefatrizina, cefoxitina;
3. De administração oral ou parenteral: cefradina.

Cefaloridina
Deve ser reservada para tratamento de pacientes com infecções por bacilos Gram-negativos sensíveis a ela e que não podem tolerar penicilina. Parece ser a mais ativa das cefalosporinas contra bactérias anaeróbicas. Doses altas podem causar necrose tubular renal. Não deve ser usada junto com outros fármacos potencialmente nefrotóxicos, como os antibióticos aminoglicosídicos. A dose habitual, por via intravenosa, é de 1,5 g em adultos, administrada lentamente.

Cefalotina sódica
A cefalotina sódica deve ter seu uso reservado apenas para infecções graves. É o medicamento de eleição contra infecções estafilocócicas quando o paciente é hipersensível à penicilina e quando a via parenteral é a mais indicada. A dose habitual por via intramuscular é de 0,5 a 1 g quatro a seis vezes ao dia; por via intravenosa recomendam-se 4 a 6 g diários em doses parceladas.

Cefacetrila
O seu espectro de ação é análogo aos da cefaloridina e cefalotina.

Cefalexina
Empregada na forma de monoidrato, primariamente no tratamento de infecções respiratórias, urinárias, cutâneas e outras. A dose habitual é de 250 mg a cada seis horas.

Cefanona sódica
Possui o espectro de atividade mais amplo entre as cefalosporinas, especialmente contra microrganismos Gram-negativos.

Cefapirina sódica
É menos dolorosa e melhor tolerada na forma injetável que a cefalotina.

Cefoxitina sódica
Apresenta espectro de atividade contra microrganismos Gram-negativos mais amplo que as cefalosporinas mais antigas. Também é eficaz contra *Proteus* e *Serratia* indol-positivos, mostrando alta resistência à hidrólise por β-lactamases.

Cefradina
É ativa contra a maioria das cepas de estafilococos produtores de β-lactamase.

F. Cloranfenicol e derivados

O cloranfenicol é antibiótico de amplo espectro. Corresponde estruturalmente à D(−)-*treo*-

-2,2-dicloro-N-[(β-hidroxi-α-(hidroximetil])-p-
-nitrofenetil]acetamida:

$$O_2N-C_6H_4-\overset{H-O}{\underset{H}{\overset{*}{C}}}-\overset{H}{\underset{*}{\overset{NH-C(O)-CHCl_2}{C}}}-CH_2OH$$

Foi isolado pela primeira vez do *Streptomyces venezuelae*, microrganismo encontrado por Paul Burkholder numa amostra do solo coletada nas proximidades de Caracas, Venezuela, e levada aos laboratórios da Parke-Davis norte-americana por iniciativa de Oliver Kamm. O cloranfenicol é obtido por síntese química total desde 1949, através de processo considerado relativamente simples e mais barato que a extração de fungos fermentantes.

A estereoquímica desempenha papel relevante na ação do cloranfenicol. Em função dos dois centros quirais, surgem quatro isômeros: ($-$)-*treo*; ($+$)-*treo*; ($+$)-*eritro* e ($-$)-*eritro*. Todavia, apenas o isômero natural possui atividade antibacteriana elevada. Sua estrutura fundamental é essencial para a atividade. A aplicação de processos de modificação molecular não resultou em produtos mais eficazes. O grupo nitro pode ser substituído, sem perda significativa de atividade, por grupos de igual força de atração sobre elétrons, tais como a acetila (CH_3CO, como no cetofenicol) e metilsulfonila [CH_3SO_2, como no tianfenicol (Glitisol, Tiofenicol), o isômero dextrogiro, e racefenicol, a mistura racêmica]. Entretanto, tais drogas não se mostram melhores que o composto matriz, embora sejam eventualmente empregadas como seu substituto. O grupo dicloroacetila foi substituído pela azidoacetila (CH_2N_3), mas o produto resultante, o azidanfenicol, tem seu emprego limitado a aplicações oftalmológicas.

Com o intuito de mascarar seu sabor amargo e melhorar suas propriedades físico-químicas, prepararam-se diversos ésteres de cloranfenicol, muitos dos quais são encontrados no mercado. Eles são inativos *per se*, mas *in vivo* liberam o agente antibacteriano original sendo, portanto, formas latentes ou pró-fármacos do cloranfenicol. Alguns destes ésteres são insolúveis em água e por isso isentos do sabor amargo do antibiótico, tornando-se particularmente indicados para uso pediátrico: cinamato (Farmicetina), estearato (Quemicetina) e palmitato (Cloromicetina, Sintomicetina). Outros, solúveis em água, são adequados à administração parenteral e oftalmológica: cloridrato de glicina (Glicinocaf), hemissuccinato sódico (Helbramicetina, Sintomicetina) e succinato de arginina.

Em alguns países são comercializados produtos de adição molecular de cloranfenicol com uma tetraciclina: cafciclina, adição de succinato de cloranfenicol com tetraciclina; cafroliciclina, adição de succinato de cloranfenicol com rolitetraciclina.

Para tratamento de infecções oftálmicas, o cloranfenicol é comercializado sob o nome de Isopto Fenicol Pomada Oftálmica.

O cloranfenicol é o medicamento mais eficaz para o tratamento de febre tifóide aguda e várias outras infecções graves produzidas por diversas salmonelas. Também é ativo contra muitas cepas de bactérias Gram-positivas e Gram-negativas, *Rickettsiae*, e o grupo psitacose-linfogranuloma. Entretanto, devido a seus graves efeitos adversos — discrasias sanguíneas, incluindo a anemia aplástica com pancitopenia — deve-se reservar o cloranfenicol ao combate de infecções — como a febre tifóide — não-suscetíveis a fármacos menos perigosos. Sua administração não é recomendada para crianças normais ou de nascimento prematuro durante as primeiras duas semanas de vida. Efetivamente, o cloranfenicol deve ser considerado como contra-indicado em casos de infecções sem complicações das vias urinárias. Em outros casos, só é indicado para os pacientes que devam ser hospitalizados.

Pela ação catalítica da acetiltransferase, na presença de acetil-CoA, ATP e íons Mg^{++}, o cloranfenicol é inativado, formando derivados acetilados. A acetilação ocorre em um ou em ambos os grupos hidroxílicos da molécula.

Cloranfenicol
Também chamado levomicetina, é pó branco e cristalino, altamente estável e inodoro, mas de sabor intensamente amargo. Apresenta baixa solubilidade em água. A administração oral é preferível, reservando-se a via parenteral aos casos em que a primeira é contra-indicada ou impraticável. A dose habitual é de 50 mg diários por kg de peso corporal a cada seis a oito horas.

G. Tetraciclinas

1. ESTRUTURA E NOMENCLATURA

As tetraciclinas (do grego τετρα = quatro e κύκλος = círculo) caracterizam-se pelo esque-

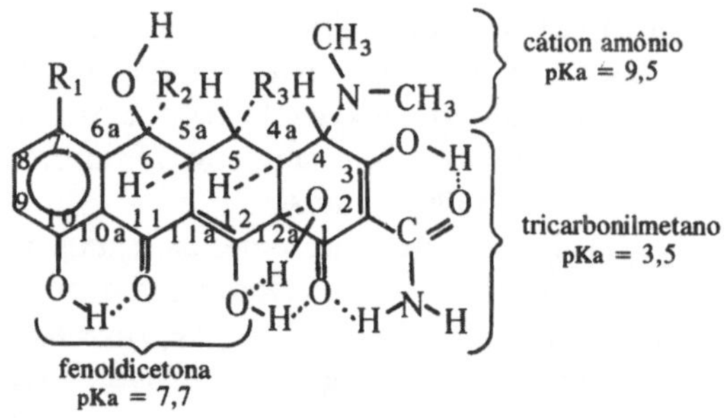

Fig. 33.6 Configuração absoluta das tetraciclinas, mostrando as frações responsáveis pelos diversos pKas e os grupos envolvidos nas pontes de hidrogênio.

leto do octaidronaftaceno, sistema formado de quatro anéis condensados, e pelo seu amplo espectro de ação. Os dois primeiros membros da família foram isolados do *Streptomyces aureofaciens* (clortetraciclina) e *S. rimosus* (oxitetraciclina). A tetraciclina, o protótipo desta família de antibióticos, foi obtida, pela primeira vez, por hidrogenólise da 7-clortetraciclina. Em 1957, descreveu-se a família das 6-desmetiltetraciclinas. Mais recentemente, surgiram novas tetraciclinas de propriedades melhoradas, produzidas através de processos semi-sintéticos. A quelocardina, novo antibiótico da família, foi descrita em 1970. A duplicação molecular desta, em 1978, deu origem à isoquelocardina.

A estrutura geral das tetraciclinas e a configuração absoluta estão representadas na Fig. 33.6. A tetraciclina protótipo possui cinco centros quirais.

As características importantes para a atividade quimioterápica são:

1. O grupo 2-amida — um dos átomos de hidrogênio pode ser substituído sem perda de atividade;
2. A fração 4-metilamino — a remoção deste grupo resulta em perda substancial de atividade;
3. A estereoquímica correta da fração acima mencionada — as 4-epitetraciclinas são menos ativas que as tetraciclinas naturais;
4. A estereoquímica correta dos substituintes no carbono 5a — a epimerização ou desidrogenação causa sensível perda de atividade;
5. O sistema conjugado formado pelos átomos de carbono 10 a 12, no qual o oxigênio se dispõe nas posições 10, 11 e 12, parece ser essencial para a ocorrência de atividade biológica — alterações nesta porção cromofórica resultam em compostos de atividade mínima ou até compostos completamente inativos.

A tetraciclina recebe o nome químico de 4-(dimetilamino)-1,4,4a,5,5a,6,11,12a-octaidro-3,6,10,12,12a-pentaidroxi-6-metil-1,11-dioxo-2-naftacenocarboxamida.

2. PROPRIEDADES FÍSICO-QUÍMICAS

As tetraciclinas são compostos anfóteros e muitas formam sais hidrossolúveis com ácidos e bases fortes. Os sais ácidos formam-se por protonização do grupo dimetilamino no átomo de carbono C-4 e são estáveis. Os sais básicos são formados por reação com hidróxido de cálcio, sódio ou potássio e são instáveis em soluções aquosas. O sistema cromóforo confere-lhes cor amarela. Cada molécula de tetraciclina possui três grupos ionizáveis, cujos pKas são 3,5, 7,7 e 9,5, respectivamente.

Devido à presença de grupos capazes de formar diversas pontes de hidrogênio intramoleculares, as tetraciclinas têm propriedades quelantes, formando complexos insolúveis com sais de ferro, cálcio, magnésio e alumínio. Para boa absorção é, pois, recomendável que elas não sejam administradas com leite, laticínios, antiácidos e demais produtos ricos nestes sais.

Em soluções de pH entre 2 e 6, as tetraciclinas sofrem epimerização no átomo de carbono C-4, atingindo o equilíbrio ao se formarem quantidades aproximadamente iguais dos isômeros. As epitetraciclinas são bem menos ativas que os isômeros naturais, o que explica a queda de atividade do antibiótico em soluções velhas.

Ácidos e bases fortes inativam as tetraciclinas portadoras de grupo hidroxila na posição 6, por formarem anidrotetraciclinas e isotetraciclinas, respectivamente. Na tentativa de evitar tal inativação, desenvolveram-se as 6-desoxitetraciclinas, mais estáveis e de ação mais prolongada. Exemplos são: doxiciclina, metaciclina e sanciclina.

3. CLASSES DE TETRACICLINAS

As tetraciclinas podem ser agrupadas em sete classes:

1. Tetraciclinas naturais: clortetraciclina, demeclociclina, oxitetraciclina, tetraciclina;
2. Tetraciclinas semi-sintéticas com grupo carboxamídico original: doxiciclina, meclociclina, metaciclina, minociclina, nitrociclina, sanciclina;
3. Tetraciclinas ligeiramente modificadas: alademeclociclina, cetociclina, mepiciclina, 7-metiltetraciclina, 9-metiltetraciclina;

4. **Formas latentes de tetraciclinas.** A latenciação é obtida de diversas maneiras: *(a)* pela reação de Mannich no grupo amídico: apiciclina, clomociclina, guameciclina, limeciclina, megluciclina, pipaciclina (mepiciclina), rolitetraciclina; estas tetraciclinas são altamente solúveis em água e adequadas à administração tanto oral quanto parenteral; *(b)* por salificação: lactato de tetraciclina e laurilsulfato de tetraciclina — duas formas latentes; complexo tetraciclina-fosfato (Tetrex), que é insolúvel em água; e sulfamato de cicloexiltetraciclina — novo produto de sabor agradável;

5. **Produtos de duplicação molecular:** etamociclina, duplicação de tetraciclina mediante ponte etilenodiamínica;

6. **Produtos de adição molecular de uma tetraciclina com outro antibiótico:** cafciclina, succinato de cloranfenicol com tetraciclina; cafroliciclina, succinato de cloranfenicol com rolitetraciclina; peniciclina, fenoximetilpenicilina com tetraciclina; peniroliciclina, fenoximetilpenicilina com rolitetraciclina;

7. **Produtos de hibridação molecular de outro antibiótico com uma tetraciclina:** colimeciclina, colistina com três moléculas de tetraciclina; penimepiciclina, fenoximetilpenicilina com mepiciclina; penimociclina, ampicilina com tetraciclina.

4. USOS TERAPÊUTICOS

As tetraciclinas são agentes bacteriostáticos de amplo espectro. Mostram-se eficientes no tratamento de infecções causadas por muitas espécies de bactérias Gram-positivas e Gram-negativas, espiroquetas, *Rickettsiae* e alguns vírus maiores.

As tetraciclinas também são usadas em aplicações não-terapêuticas: *(a)* ativadores do crescimento de gado; *(b)* conservação de alimentos e *(c)* controle microbiológico de fermentações.

5. EFEITOS COLATERAIS

Em doses normais, as tetraciclinas são relativamente seguras. Como principais efeitos adversos citam-se náusea, vômitos, anorexia, flatulência, pirose e diarréia. Outras reações mais raras (glossite, enterocolite e estomatite) resultam da destruição da flora entérica normal e no hiperdesenvolvimento de outros microrganismos. Corrige-se este quadro pela administração de vitaminas do complexo B ou preparações contendo o microrganismo *Lactobacillus acidophilus* (por exemplo, Lactobês, Leiba, Phagosan).

Reações de hipersensibilidade e fotossensibilização são relativamente comuns. O fenômeno da superinfecção pode ocorrer ocasionalmente, especialmente a moniliase, causada por *Candida albicans;* tal complicação é, porém, evitada pela administração simultânea de agentes antifúngicos sobretudo nistatina e anfotericina B. Efeito mais grave é o atraso no crescimento dos ossos e a formação de manchas permanentes nos dentes de crianças durante a calcificação por deposição das tetraciclinas a elas administradas diretamente ou a suas mães, no período de gestação ou lactação. As tetraciclinas atravessam a placenta com facilidade, depositando-se nas estruturas ricas em cálcio na forma de quelatos com fosfato de cálcio. Por isso, as preparações de tetraciclina para uso pediátrico foram recentemente proibidas em alguns países.

Tratamentos prolongados com tetraciclinas podem dar origem a cepas de microrganismos resistentes. A resistência cruzada entre estes antibióticos é, em geral, completa.

6. TETRACICLINAS DE USO CLÍNICO

As de emprego mais amplo estão relacionadas na Tabela 33.4.

Há, todavia, outras: apiciclina, clomociclina, demeciclina, etamociclina, guameciclina, megluciclina, penimociclina, pipaciclina, sifaciclina.

Tetraciclina

Pó amarelo, inodoro, muito pouco solúvel em água, estável ao ar, mas a exposição à luz solar forte provoca o seu escurecimento. É comercializada tanto na forma livre quanto na de cloridrato ou fosfato. As doses variam de acordo com a via de administração: oral (todas as formas) — 250 a 500 mg a cada 6 horas; intramuscular (como sal de cloridrato ou fosfato) — 200 mg a 1 g diários divididos em duas a três doses; intravenosa (cloridrato) — 250 a 500 mg, duas vezes ao dia.

Oxitetraciclina

É usada tanto na forma anfotérica quanto na forma de cloridrato. A anfotérica, diidratada, é pó cristalino castanho-amarelado, inodoro, de sabor ligeiramente amargo, pouco solúvel em água e ligeiramente solúvel em álcool, estável ao ar, mas escurece quando exposto à luz solar forte. O cloridrato é pó cristalino amarelo, higroscópico, muito solúvel em água, de sabor amargo mais acentuado que a forma anfotérica. Ambas as formas são rapidamente inativadas por hidróxidos alcalinos e por soluções ácidas abaixo do pH 2.

Tabela 33.4 Tetraciclinas

Nome oficial	Nome comercial	R_1	R_2	R_3	R_4	R_5
tetraciclina	Acromicina Ambramicina Tetraciclina Tetracyna	H	OH	CH_3	H	H
clortetraciclina	Aureomicina	H	OH	CH_3	Cl	H
oxitetraciclina	Terramicina	OH	OH	CH_3	H	H
demeclociclina (demetilclortetraci- clina)	Ledermicina	H	OH	H	Cl	H
rolitetraciclina		H	OH	CH_3	H	$CH_2-N\begin{pmatrix}\end{pmatrix}$
limeciclina	Tetralysal	H	OH	CH_3	H	$CH_2NHCH(CH_2)_4NH_2$ | $COOH$
doxiciclina	Vibramicina	OH	H	CH_3	H	H
sanciclina		H	H	H	H	H
minociclina	Minomax	H	H	H	$N(CH_3)_2$	H
metaciclina (metilenociclina)		OH	$=CH_2$		H	H

Do ponto de vista terapêutico, são equivalentes. A dose, por via oral, é de 250 mg, 4 a 6 vezes por dia; por via intravenosa, 250 a 1.000 mg, a cada 12 horas.

Doxiciclina

Empregada como monoidrato ou como hiclato, além de na forma de sal cálcico. A ausência do grupo 6-hidroxi, substituído pelo grupo metila, confere maior estabilidade e ação prolongada. Realmente, a doxiciclina sofre absorção mais completa e excreção mais lenta em relação às demais tetraciclinas. Estas propriedades permitem doses menores e menos freqüentes, tornando o antibiótico recomendável para pacientes com insuficiência renal. A dose usual é de 200 mg no primeiro dia de tratamento, seguindo-se doses de 100 mg nos dias subseqüentes.

Rolitetraciclina

Sua maior solubilidade em água, conferida pelo substituinte na função 2-amida, facilita a administração parenteral. As doses habituais variam: intramuscular — 150 mg a cada 8-12 horas; intravenosa — 350 a 700 mg a cada 12 horas.

H. Antibióticos polipeptídicos

1. ESTRUTURA

Os antibióticos polipeptídicos possuem estrutura polipeptídica, em geral bastante complicada e de natureza geralmente cíclica. Em sua maioria, são resistentes a proteases animais e vegetais, o que os diferencia dos peptídios de origem animal e vegetal. Apresentam certas características típicas: (a) os microrganismos produtores, em vez de sintetizar um só antibiótico polipeptídico, sintetizam vários deles, de estruturas químicas muito aparentadas; (b) os mesmos antibióticos são produzidos por microrganismos taxonomicamente diferentes; (c) muitos deles contêm grupos lipídicos, bem como aminoácidos, que não ocorrem em peptídios de origem animal ou vegetal; (d) sua atividade antimicrobiana é muito específica, estando estreitamente ligada à estrutura química, de sorte que pequenas modificações nela não raro resultam em acentuadas alterações na potência biológica; *(e)* a despeito da diversidade de estrutura, o seu mecanismo de ação antimicrobiano pode ser idêntico.

Embora cerca de 300 antibióticos polipeptídicos já tenham sido descritos, apenas poucos encontram uso clínico. O restante é por demais tóxico, especialmente para os rins. As principais fontes são os gêneros *Bacillus* e *Streptomyces*. A rigor, as penicilinas e as cefalosporinas são antibióticos peptídicos; na verdade, dipeptídicos. Entretanto, devido à sua importância clínica e determinadas peculiaridades, foram estudadas à parte. Importa igualmente lembrar que, por razões didáticas, entre os antibióticos polipeptídicos são incluídos os glicopeptídicos, como a bleomicina e a vancomicina, e os oligopeptídicos (excetuando cefalosporinas e penicilinas), como a ciclosserina, que não passa de um *único* aminoácido.

Estes antibióticos podem ser divididos em grupos segundo diversos critérios. De acordo com seus componentes, podem ser homeoméricos — compostos exclusivamente de aminoácidos — ou heteroméricos — quando constituídos de aminoácidos mais outros grupos. Em relação aos componentes dos anéis, podem ser peptídios homodéticos (aminoácidos ligados por ligações peptídicas no anel) ou heterodéticos (anel contendo outros tipos de ligações). Assim, bacitracina, gramicidina S e tirocidinas são peptídios homeoméricos homodéticos; as colistinas e polimixinas são peptídios heteroméricos homodéticos, e as actinomicinas e micamicinas são heteroméricas heterodéticas (Fig. 33.7).

Depsipeptídios são os antibióticos relacionados à estrutura peptídica que contêm hidroxilas e resíduos de aminoácidos unidos por ligações éster e amida. Exemplos desta categoria são: doricina, eniatinas, equinomicina, estafilomicinas (virginiamicinas), estreptograminas, etamicina (viridogriseína), griseoviridina, micamicinas, ostreogricinas (vernamicinas), patricinas, pristinamicinas, triostina, valinomicina, vernamicinas. Por serem pouco absorvidos por via oral, o seu uso clínico é limitado, embora possuam ação antibacteriana.

2. PROPRIEDADES FÍSICO-QUÍMICAS

Os antibióticos polipeptídicos podem apresentar natureza ácida, básica ou neutra. Os polipeptídios ácidos possuem carboxilas livres, indicando estrutura parcialmente acíclica. Os antibióticos básicos possuem grupos amino livres e, portanto, também não estão totalmente ciclizados. Os antibióticos neutros não têm grupos livres, ou por estarem totalmente ciclizados ou porque os grupos reativos estão neutralizados por formilação.

3. USOS TERAPÊUTICOS

Os antibióticos polipeptídicos de interesse clínico têm espectro de ação estreito. As gramicidinas, por exemplo, têm seu campo de atividade limitado às bactérias Gram-positivas. As polimi-

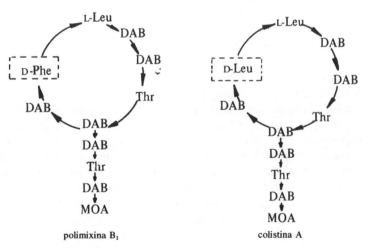

MOA = ácido (+)-6-metiloctanóico
DAB = ácido L-α,γ-diaminobutírico

Fig. 33.7 Estruturas de dois antibióticos polipeptídicos.

xinas somente atuam contra bactérias Gram-negativas. Capreomicina, ciclosserina e viomicina são tuberculostáticos. Bleomicina e dactinomicina são antineoplásicos.

Estes antibióticos também têm outras aplicações. A tiostreptona é usada na medicina veterinária; as nisinas são empregadas na preservação de alimentos e a bacitracina tem sido incorporada a rações animais.

4. ANTIBIÓTICOS POLIPEPTÍDICOS DE USO CLÍNICO E OUTROS

Os antibióticos polipeptídicos mais usados na clínica são os seguintes: bacitracina, bleomicina, capreomicina, ciclosserina, colistimetato sódico, colistina (Colistin), dactinomicina, gramicidinas, metocidina, polimixina, sulfomixina sódica, tirotricina, vancomicina (Vancocina), viomicina. Alguns deles são tuberculostáticos (Tabela 32.1), enquanto outros são antineoplásicos (Tabela 34.3); somente poucos são antibacterianos.

Além dos antibióticos citados acima, há muitos outros com atividade quimioterápica útil: actinomicinas, actinoxantina, alameticinas, albomicina, anfomicina, antiamebina, antimicinas, avoparcina, bacilomicinas, bacteriocina, berninamicina, biciclomicina, botromicinas, brevistina, cactinomicina, cairomicina B, cerexinas, cicloeptamicina, ciclosporinas, cinamicina, circulinas, colicinas, distamicinas, edeína, emericinas, enduracidinas, enomicina, enramicina, enviomicina, epidermidina, equinocandina B, equinomicinas, esporamicina, esporangiomicina, estendomicinas, estenotricina, feldamicina, ferrimicinas, fitoactina, fungistatina, fusafungina (Locabiotal), gardimicina, gatavalina, ilamicinas, indolmicina, iturina, janiemicina, jolipeptina, leucinostatina, liqueniforminas, lupincolistina, malformina, micobacilina, micossubtilina, micrococcinas, multiomicina, negamicina, neocarcinostatina, netropsina, nisinas, nosieptida, octapetinas, pepleomicina, peptidolipina NA, permetina A, plauracina, plumbemicina A, polipeptina, quinomicinas, ristamicina, rufomicina A, saramicetina, siomicinas, subtilinas, succinimicina, sulfomicina I, suzucacilina, talisomicinas, telomicina, tiopeptinas, tiostreptona, tirocidinas, triostinas, tuberactinomicinas.

Bacitracina

Pó branco ou ligeiramente amarelado, quase inodoro. Consta de mistura de, pelo menos, dez diferentes polipeptídios. O produto oficial é constituído, na sua maior parte, de bacitracina A e pequenas porções das variedades B, D, E e F. O antibiótico e seu sal de zinco são usados topicamente contra microrganismos Gram-positivos e *Neisseria*.

Sulfato de polimixina B

Pó branco a amarelado, inodoro ou com odor leve, facilmente solúvel em água. A polimixina, isolada pela primeira vez em 1947 quase que simultaneamente em três laboratórios diferentes, é, na realidade, mistura de pelo menos 12 polipeptídios cíclicos básicos. A polimixina B consta de mistura das polimixinas B_1 e B_2. Mostra atividade contra diversas bactérias Gram-negativas. Seu uso principal está no combate a infecções causadas por espécies de *Pseudomonas,* especialmente contra meningite. Pode ser administrada por todas as vias, mas é nefrotóxica.

Sulfato de colistina

A colistina constitui mistura das colistinas A, B e C, pertencentes ao grupo das polimixinas (polimixina E). O sulfato de colistina é indicado no tratamento de enterites bacterianas por administração oral, em crianças. A dose habitual é de 3 a 5 mg diários/kg de peso corporal, em três doses parceladas.

Cloridrato de vancomicina

Pó castanho-amarelado a marrom, inodoro, de sabor amargo, facilmente solúvel em água. É ativo contra cocos Gram-positivos. Por ser muito tóxico, é geralmente reservado para o tratamento de pacientes alérgicos a antibióticos menos tóxicos.

I. Antibióticos poliênicos

Os antibióticos poliênicos são produzidos por diversas cepas de *Streptomyces*. Caracterizam-se por um amplo anel contendo um grupo funcional de lactona e uma seqüência de duplas ligações conjugadas, que formam sua fração cromofórica. Devido à sua estrutura macrolídica, poder-se-ia estudar os polienos como subclasse dos antibióticos macrolídicos e não como classe separada. São todos pouco solúveis em água e auto-oxidáveis sob a ação da luz. Apresentam-se na forma de pós cristalinos de cor amarelo-pálida. Quanto à sua reatividade química, podem ser ácidos, básicos, anfóteros ou não-iônicos.

De acordo com o número de duplas ligações presentes no sistema conjugado, os polienos classificam-se em tri, tetra, penta, hexa e heptaenos.

Os antibióticos poliênicos não possuem atividade antibacteriana ou anti-rickettsias, mas agem contra fungos e leveduras. Aos de emprego mais generalizado (incluídos na Tabela 30.3 — anfotericina B, candicidina e nistatina), somam-se outros, também aprovados para uso clínico: hachimicina (tricomicina), mepartricina (Tricangine), natamicina (pimaricina, Pimafucin).

Diversos outros, atualmente em fase de ensaios, foram considerados ativos: aliomicina, ascosina, aurantinina, cabacidina, candidina, capacidina, chainina, cromina, endomicinas, eurocidina, filipina, flavofungina, fumagilina, fungicromina, gerobriecina, hamicina, lagosina, levorinas, α-lipomicina, β-lipomicina, lucimicina (etruscomicina, lucensomicina), manumicina, micoticinas, oleficina, partricina, pecilocina, perimicina, primicina, protocidina, rimocidina, tetrina.

J. Antibióticos macrolídicos

Os antibióticos macrolídicos são produzidos por espécies de *Streptomyces*. Caracterizam-se pelas cinco seguintes características estruturais em comum: *(a)* uma lactona macrocíclica, usualmente contendo de 12 a 17 átomos — daí o nome macrólido (do grego $\mu\alpha\kappa\rho\delta\varsigma$ = grande); *(b)* um grupo cetônico; *(c)* um ou dois aminoaçúcares unidos ao núcleo por ligações glicosídicas; *(d)* um açúcar neutro ligado ou ao aminoaçúcar ou ao núcleo; *(e)* a presença de um grupo dimetilamínico no resíduo de açúcar, o que explica a basicidade destes antibióticos e torna possível a preparação de seus sais.

Os principais açúcares ligados aos macrólidos são: D-angolosamina, L-arcanose, D-chalcose, L-cladinose, D-desosamina, D-forosamina, D-micaminose, L-micarose, D-micinose, L-oleandrose, D-rodosamina.

Os antibióticos macrolídicos puros são isentos de cor e geralmente cristalinos. Em soluções neutras eles são estáveis, embora sofram hidrólise nas suas ligações glicosídicas quando em meio ácido. Em meio básico ocorre a saponificação das ligações da lactona.

O primeiro membro desta classe a ser identificado foi a picromicina, em 1950. Atualmente, existem referências a mais de 80 antibióticos macrólidos. Os mais usados estão arrolados na Tabela 33.5.

Muitos outros, porém, apresentam atividade efetiva ou promissora: acetilspiramicina, acumicina, aldgamicina, amaromicina, angolamicina (xincomicina A), aplasmomicina, beritromicina, borrelidina, chalcomicina (bandamicina B), ciramicinas, cujimicinas, deltamicinas, demicarosilturimicina, diproleandomicina, eritromicinas B e C, espinomicinas, josamicina, juvenemicinas, lancamicina, leucomicinas (quitasamicinas), macrocina, maridomicinas, megalomicinas, metimicina, midecamicina, narbomicina, neometimicina, neutramicina, nidamicina, nonactina, oligomicinas, picromicina, platenomicinas, proactinomicina, 9-propionilmaridomicina, relomicina, repromicina, rosaramicina, rutamicina, terciomicinas, tilosina, turimicina.

Eritromicina

Pó cristalino, extremamente amargo, de cor branca ou ligeiramente amarelada e pouco solúvel em água. É empregada como base livre ou na forma de sal (gluceptato, lactobionato e estearato) ou ésteres (estolato, etilcarbonato e etilsuccinato). O gluceptato e o lactobionato são hidrossolúveis e de administração parenteral. O estearato é insolúvel em água e insípido, sendo mais indicado para comprimidos e suspensões de administração oral. Os ésteres são insípidos e adequados à incorporação em suspensões orais; não podem ser considerados formas latentes de eritromicina, por serem, eles próprios, formas ativas, isto é, atividade independe de sua hidrólise. A eritromicina é ativa contra a maioria das bactérias Gram-positivas e alguns organismos Gram-negativos. Pode ser usada em lugar da penicilina quando se requerem altos níveis de concentração sanguínea. Seu uso principal está no tratamento de infecções por estreptococos β-hemolíticos do grupo A, estafilococos e pneumococos. Efeitos colaterais graves são de ocorrência rara, embora o estolato possa produzir icterícia. A dose habitual é calculada à base de eritromicina livre: 250 mg, quatro vezes ao dia.

Fosfato de oleandomicina

Pó branco e cristalino de natureza hidrossolúvel. Vias de administração: intravenosa, intramuscular e oral. É empregado principalmente no tratamento de infecções refratárias a outros antibióticos.

Tabela 33.5 Antibióticos macrolídicos

Nome oficial	Nome comercial	Estrutura
eritromicina	Biomicron "Emu-V" Eritrex Eritrofar Eritromicina Erypark Erytrameb Ilosone Pantobron Pantomicina Trozyman	
carbomicina		
oleandomicina	Sigmamicina cápsulas (em associação com tetraciclina)	$X = H$
troleandomicina (triacetiloleandomicina)	Sigmamicina xarope (em associação com tetraciclina)	$X = COCH_3$
espiramicina	Espiramicina Rovamicina	

K. Aminociclitóis

Nesta classe são incluídos tanto os antibióticos aminoglicosídicos (que são carboidratos básicos) quanto outros que contêm grupamentos de ciclitol ou aminociclitol e não de aminoaçúcar (como os aminoglicosídicos). São geralmente substâncias básicas, capazes de formar sais cristalinos e hidrossolúveis, como cloridratos e sulfatos. Os aminoglicosídicos são usados como sulfatos. Nestes, a base comumente presente é a desoxistreptamina. Quanto aos aminoaçúcares, entre outros são os seguintes: 3-aminoglicose, 6-aminoglicose, garosamina, D-glicosamina, L-N-metilglicosamina, nesosamina C, purpurosaminas A, B e C.

De acordo com a sua constituição química, os antibióticos desta classe podem ser divididos em três grupos:

1. Aminoglicosídios sem ciclitol ou aminociclitol: *(a)* monossacarídeos: estreptozotocina, nojirimicina; *(b)* dissacarídeos: manosilglucosaminida, trealosamina;

2. Aminoglicosídios com ciclitol: *(a)* dissacarídeos: casugamicina; *(b)* oligossacarídeos: validamicina;

3. Aminoglicosídios com aminociclitol: *(a)* dissacarídeos: hibrimicinas A_3 e B_3, neamina (neomicina A), paromamina; *(b)* oligossacarídeos: (I) grupo da canamicina: canamicinas, tobramicina; (II) grupo da destomicina: destomicinas A e B, higromicina B; (III) espectinomicina; (IV) grupo da estreptomicina: diidroestreptomicina, estreptomicina, glebomicina, hidroxiestreptomicina, manosidoestreptomicina; (V) grupo da gentamicina: gentamicinas, sisomicina; (VI) grupo da neomicina: butirosinas, hibrimicinas A_1, A_2, B_1 e B_2, lividomicinas, manosilparomomicina, neomicinas B e C, paromomicinas, ribostamicina.

São ativos contra *Escherichia coli* e a maioria das espécies de *Enterobacter, Klebsiella, Salmonella, Shigella* e *Proteus,* mas não têm efeito contra fungos e vírus. Ocorreu o desenvolvimento de resistência cruzada entre todos os membros desta classe de antibióticos. Um efeito adverso grave é a lesão permanente das regiões vestibular e coclear do oitavo nervo craniano. Estes antibióticos, em sua maioria, também são empregados como agentes antibacterianos tópicos.

À semelhança do que ocorre com os antibióticos beta-lactâmicos, os aminociclitóis podem ser inativados enzimaticamente. Assim, a canamicina é inativada por: *(a)* acetilação do resíduo D-glicosamínico, por efeito catalítico da acetiltransferase correspondente; *(b)* adenilação do grupo garosamínico, por ação catalítica da adenilato sintetase respectiva; *(c)* fosforilação do grupo D-glicosamínico, por efeito da fosfotransferase correspondente. A estreptomicina também pode sofrer: *(a)* adenilação do grupo glicosamínico; *(b)* fosforilação do mesmo grupo. A gentamicina está sujeita à inativação por: *(a)* acetilação do resíduo desoxistreptamínico; *(b)* adenilação do grupo garosamínico. A neomicina, por sua vez, pode sofrer fosforilação do grupo D-glicosamínico.

Os aminociclitóis de uso mais generalizado estão arrolados na Tabela 33.6.

Há, ainda, diversos outros: amicetina, aminosidina, antelmicina, apramicina, becanamicina (Bekanex), betamicina, buticacina, butirosinas, casugamicina, cromomicinas, cujimicinas, destomicinas, dibecacina, didesoxicanamicina B, didesoxinamina, diidroestreptomicina, episisomicina, estreptoniazida, fortimicinas, framicetina, glebomicina, hibrimicinas, hidromicina S, hidroxiestreptomicina, higromicina B, lividomicinas, manosidoestreptomicina, mitramicina (é da família das cromomicinas), netilmicina, olivomicinas, oxamicetina, paromamina, pentisomicina, propicacina, ribostamicina, ristocetina, sagamicina, sorbistinas, validamicina, verdamicina. Alguns destes antibióticos resultaram da modificação molecular de antibióticos naturais e apresentam qualidades superiores às dos antibióticos de que derivam.

Sulfato de canamicina

Pó cristalino branco, inodoro, muito solúvel em água e estável ao calor e ao ataque químico. A canamicina é produzida pelo *Streptomyces kanamyceticus.* Além de antibacteriano e antiinfeccioso, é tuberculostático.

Sulfato de amicacina

Pó amorfo branco, solúvel em água. A amicacina é o derivado 1-N-γ-amino-α-hidroxibutirílico da canamicina. Devido à sua resistência à maioria das enzimas que inativam canamicina, gentamicina e tobramicina, dentre os antibióticos aminoglicosídicos é o que tem o mais amplo espectro de atividade e pode ser eficaz no tratamento de infecções causadas por germes Gram-negativos resistentes à gentamicina.

Sulfato de gentamicina

Pó branco a amarelado, solúvel em água. A gentamicina é isolada de *Micromonospora echinospora* e *M. purpurea.* Seu uso sistêmico princi-

Tabela 33.6 Aminociclitóis

Nome oficial	Nome comercial	Estrutura
sulfato de estreptomicina	Estreptomicina	Veja Tabela 32.1
sulfato de canamicina	Kantrex	Veja Tabela 32.1
sulfato de amicacina	Briclin Novamin	(estrutura) $2H_2SO_4$
sulfato de tobramicina	Tobramina	(estrutura) $\cdot H_2SO_4$
sulfato de sisomicina	Baymicina Sisomina	(estrutura) $\cdot H_2SO_4$
sulfato de gentamicina	Garamicina Gentamicina	(estrutura) $\cdot xH_2SO_4$ gentamicina C_1: R, R' = CH_3 gentamicina C_2: R = CH_3, R' = H gentamicina C_{1A}: R, R' = H
sulfato de neomicina (sulfato de fradiomicina)	Myciguent Neomicina	(estrutura) $\cdot H_2SO_4$ neomicina C

Tabela 33.6 (cont.) Aminociclitóis

Nome oficial	Nome comercial	Estrutura
sulfato de paromomicina (sulfato de aminosidina) (sulfato de estomicina) (sulfato de paucimicina)	Gluxidin Humatin	paromomicina I: R=H, R'=CH_2NH_2 paromomicina II: R=CH_2NH_2, R'=H · xH_2SO_4
espectinomicina	Trobicin	· $2HCl.5H_2O$
vancomicina	Vancocina	glicopeptídio de estrutura desconhecida

pal é no tratamento de infecções graves por bactérias Gram-negativas. Por injeção, a dose habitual é de 5 mg diários por kg de peso corporal. O emprego tópico não é recomendável.

Sulfato de tobramicina

Pó branco, solúvel em água. A tobramicina foi isolada de uma cepa de *Streptomyces tenebrarius*. É mais ativa que a gentamicina contra *Pseudomonas aeruginosa,* mas menos contra outros germes Gram-negativos. Seus principais efeitos adversos são ototoxicidade e nefrotoxicidade.

Cloridrato de espectinomicina

Pó cristalino branco, muito solúvel em água. É isolado de diversas espécies de *Streptomyces (stabilis, flavopersicus, hygroscopicus)*. É ativo contra germes Gram-positivos e Gram-negativos, mas para a gonorréia prefere-se a benzilpenicilina, salvo se houver recomendação para outra terapêutica. Pode ser usado para tratamento de uretrite e proctite gonorréica no homem e cervicite e proctite agudas na mulher. A dose habitual, por via intramuscular, é de 2 a 4 g.

L. Ansamicinas

As ansamicinas são antibióticos macrolídicos que contêm uma ponte alifática *ansa,* isto é, uma ponte que une duas posições não adjacentes do núcleo aromático. A classe compõe-se, entre outros, dos seguintes antibióticos: actamicina, estreptovaricinas, geldanamicinas, halomicinas, miatansina, naftomicina, protostreptovaricinas, rifamicinas, rifapentina, tolipomicinas. Estes antibióticos, de notável atividade contra bactérias Gram-positivas, são produzidos por diferentes espécies de *Streptomyces*.

As estreptovaricinas apresentam atividade tuberculostática, mas são excessivamente tóxicas, além de serem ineficazes contra bactérias Gram-negativas. As geldanamicinas são ativas contra protozoários. A miatansina manifestou atividade antineoplásica. As rifamicinas e alguns de seus derivados têm maior ou menor espectro de ação: a rifamicina (Rifocina) tem amplo espectro de ação; rifampicina (Rifaldin, Rimactan) e a rifacina são tuberculostáticas; a rifamida é antibacteriana.

M. Antraciclinas

As antraciclinas são antibióticos caracterizados pelo grupo cromofórico tetraidrotetracenquinônico constituído de três anéis hexagonais planos e coplanares:

As seguintes antraciclinas são de interesse da Química Farmacêutica: acetildoxorrubicina, aranciamicina, carminomicina, carubicina, cinerrubina, daunorrubicina (daunomicina, rubidomicina), detorrubicina, doxorrubicina (adriamicina), nogalamicina, piperazinodaunorrubicina, quelamicina, quidamicina, rabelomicina, rodomicinas, rubomicinas, zorrubicina. Estes antibióticos, em sua maioria, possuem atividade antineoplásica (Tabela 34.3). Vários novos antibióticos desta classe foram descritos recentemente: aclacinomicina A, baumicinas, diidrogranaticina, estefimicina, marcelomicina, musetamicina, neopluramicina, pluramicina, rodirrubinas.

Alguns autores incluem neste grupo também três antibióticos que, embora não apresentem o grupo cromóforo tetraidrotetracenquinônico, têm uma aglicona tricíclica semelhante e manifestam, igualmente, atividade antitumoral: cromomicina, mitramicina e olivomicina. Outros autores preferem considerá-los como aminociclitóis especiais. Daí o fato de termos colocado estes antibióticos tanto num grupo quanto no outro.

N. Grupo da lincomicina

Neste grupo estão incluídos os seguintes antibióticos: cilesticetina, clindamicina, lincomicina, mirincamicina. A clindamicina e a lincomicina são usadas na clínica (Tabela 33.7).

A lincomicina é produzida pelo *Streptomyces lincolnensis* var. *lincolnensis* e é ativa contra os microrganismos Gram-positivos mais comuns. Algumas lincomicinas halogenadas têm mostrado atividade contra a malária experimental.

Esta classe de antibióticos é caracterizada pelo ácido hígrico 4-alquilsubstituído ligado a um 6-amino-α-tiooctapiranósido alquilado por ligação amídica.

Cloridrato de lincomicina

Pó cristalino branco ou quase branco, muito solúvel em água, inodoro ou com odor leve, estável na presença de ar e luz. É usado primariamente contra microrganismos resistentes a penicilinas e eritromicina, mas sensíveis a este antibiótico, ou em pacientes que não toleram outros agentes antibacterianos.

Clindamicina

É usada como cloridrato, fosfato e cloridrato do palmitato. Estes sais apresentam-se na forma de pós brancos ou quase brancos, inodoros, muito solúveis em água. A clindamicina é derivado da lincomicina, sendo obtida pela substituição do grupo 7-hidroxi por cloro. Apresenta melhores características de absorção intestinal, maior potência e menos efeitos colaterais, mas as mesmas indicações que o antibiótico matriz.

O. Antibióticos nucleosídicos

Antibióticos nucleosídicos são aqueles cujas estruturas químicas se assemelham às dos nucleo-

Tabela 33.7 Grupo da lincomicina

Nome oficial	Nome comercial	Estrutura
lincomicina	Frademicina	
clindamicina	Dalacin C	

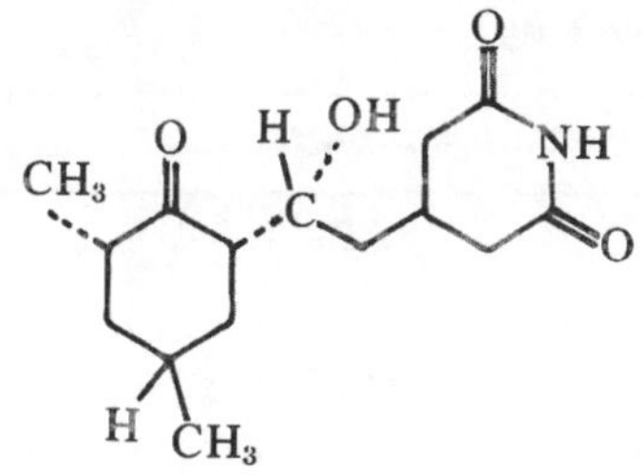

Fig. 33.8 Estrutura da cicloeximida.

sídeos naturais, que apresentam um açúcar (pentose ou desoxipentose) combinado com uma base purínica ou pirimidínica. A esta classe pertencem, entre outros, os seguintes: amicetina, blasticidina S, cordicepina, decoinina, desmetilblasticidina S, esparsomicina, formicinas, gougerotina, nebularina, nucleocidina, polioxinas, psicofuranina, puromicina, sangivamicina, toiocamicina, tubercidina, xoudomicina.

A maior parte destes antibióticos é produzida por diferentes espécies de *Streptomyces*. Sua atividade quimioterápica varia: alguns têm atividade de amplo espectro, outros limitam sua ação a bactérias, enquanto ainda outros mostraram atividade contra células tumorais. Entretanto, nenhum antibiótico desta classe é usado na clínica.

P. Antibióticos glutarimídicos

Os antibióticos glutarimídicos têm em comum a fração (2-hidroxietil)glutarimida, ligada a uma cetona cíclica ou acíclica. São produzidos por cepas de espécies de *Streptomyces*. Têm atividade antifúngica e a maioria apresenta ação antineoplásica. Alguns são usados como agentes antifúngicos. O protótipo desta classe é a cicloeximida (Fig. 33.8), usada como agente antifúngico vegetal.

Outros membros importantes são: acetoxicicloeximida, ácido micofenólico, actifenol, estreptomidonas, estreptovitacinas, fermicidina, inactona, neocicloeximida, niromicina, protomicina.

Q. Poliéteres

Estes antibióticos caracterizam-se pela presença de estrutura polietérica. Essa confere-lhes a propriedade de atuar como transportadores de íons através da membrana celular. Por isso, são também chamados ionóforos. Todavia, atividade ionofórica é apresentada também por certos antibióticos pertencentes a outros grupos. Exemplos: alameticina, eniatinas, gramicidina, nonactina, valinomicina.

À classe dos poliéteres pertencem os seguintes antibióticos: alborixina, boromicina, carriomicina, estreptolidigina, everninomicinas, habalocida, ionomicina, laidlomicina, lasalocidas, lenoremicina, lonomicina, monensina, mutalomicina, narasina, nigericina, noboritamicinas, salinomicina, septamicina, tirandamicina.

R. Antibióticos diversos

Nesta classe incluímos todos os antibióticos úteis não citados nas demais classes ou cuja estrutura não foi ainda determinada. Alguns deles já são empregados como agentes quimioterápicos, especialmente contra fungos e tumores. A novobiocina, na forma de sal de cálcio ou de sódio, é usada como agente antibacteriano, mas a alta incidência de efeitos adversos graves recomenda que se abandone o seu emprego. Outros são usados principalmente para fins agrícolas. A maior parte continua sob investigação. Os mais usados em quimioterapia estão arrolados na Tabela 33.8.

Entre diversos outros antibióticos incluídos nesta classe, merecem menção os seguintes: ácido actitiázico, ácido fusídico, ácido pseudomônico, ácido tenuazônico, ácido úsnico, ácidos secalônicos, actinomicetina, alamecina, alazopeptina, albofungina, albonursina, alicina, altiomicina, ambruticina, anemonina, antimicina A, antramicina, aplasmomicina, asperlina, asucamicina, azalomicinas, azasserina, bambermicinas (moenomicinas), biciclomicina, blasticidinas, boromicina, bruneomicina, calafungina, canchanomicina, carcinofilina, carminomicina, cefalosporina P_1, celocidina, cerulenina, cirolemicina, cloquinomicina, clorocarcina, compactina, conocandina, coumermicina, cuprimixina, 1-desoxi-D-*treo*-pentulose, dianemicina, 6-diazo-5-oxo-L-norleucina (DON), 5,6-diidro-5-azatimidina, diumicina (macarbomicina), efrotomicina, enaminomicinas, ensanchomicina, enterocina, epicorazinas, 3-epidesoxinegamicina, eritronólidos, escopafungina, esparsomicina, estalamicina, estriatina, ferrimicina A, ficelomicina, flavensomicina, folipomicina, frustulonisol, frustulosina, ftiocol, fumigacina (ácido helvólico), granaticina, griseorodina, griseusinas A e B, hadacidina, hidroxinibomicina, icarugamicina, ilicicolina H, indolacrilisonitrila, juglona, laterosporamina, lisolipina, maduramicina, magnesidina, malformina, malonomicina, melinacidinas, 2-metil-L-arginina, metilenomicina B, micrococ-

Tabela 33.8 Antibióticos diversos

Nome oficial	Nome comercial	Estrutura
griseofulvina	Fulcin Grifulvin Grisovin	Veja Tabela 30.3
mitramicina	Sporostatin	Veja Tabela 34.5
fosfomicina	Fosfocina Fosfopen	(estrutura química)
ácido fusídico		(estrutura química)

cinas, mimosamicina, mitosanas (mitomicina, porfiromicina), mocimicina, nanaomicina D, neotramicinas, nibomicina, nicomicina, nitiamida, oxazinomicina, pactamicina, patulina, pecilocina, pirrolnitrina, pleuromutilina, pluramicina, prasinomicina, prenomicina, prodigiosina, protoanemonina, prumicina, quebemicina, rancinamicinas, ranimicina, relomicina, rubradirinas, sarcomicina, setomimicina, sibiromicina, sicanina, sideromicinas, teicomicinas, termorrubina A, tiamulina, tirandamicina B, tomaimicina, tricotecina, tricorina, variotina, vermiculina, xantocilina, zorbamicina.

Fosfomicina

Pó cristalino, solúvel em água. Pode ser usada tanto na forma livre quanto na de sal de cálcio. Foi isolada de cepas de *Streptomyces fradiae,* mas é também produzida por outras espécies de *Streptomyces.* Pode ser obtida também por síntese química. É altamente polar e opticamente ativa. Apresenta duas características incomuns: um anel epóxido, cuja ocorrência é rara entre os antibióticos, e uma ligação carbono-fósforo que, entre os produtos naturais, foi descoberta pela primeira vez neste antibiótico. Tem amplo espectro de ação, sendo ativa contra germes Gram-positivos e Gram-negativos, exercendo ação bactericida. A dose habitual, por via oral, é de 2 g por dia, na forma de sal de cálcio; por via parenteral (intramuscular ou intravenosa) é de 1 g por dia.

Ácido fusídico

Isolado de culturas de *Fusidium coccineum,* seu sal sódico (fusidato sódico) apresenta-se como pó cristalino branco ou quase branco, de sabor amargo, ligeiramente higroscópico, facilmente solúvel em água, devendo ser conservado em recipientes herméticos e opacos. Este antibiótico esteróide é eficaz contra germes Gram-positivos e, principalmente, contra estafilococos piogênicos resistentes a outros antibióticos. Seu emprego é no tratamento de infecções septicêmicas, osteomielite, furunculose, abcessos e feridas infectadas. A dose, por via oral, é de 20 mg 2 a 3 vezes por dia; por via tópica, ungüento a 2%, 2 a 3 aplicações por dia.

IV. MECANISMO DE AÇÃO

Para melhor compreensão desta parte, recomenda-se que o leitor recorde os fundamentos sobre parede e membrana de células bacterianas, assim como a síntese de ácidos nucléicos e proteínas, em livros de Microbiologia, Bioquímica e Genética.

A. Local de ação

Os antibióticos exercem sua ação antimicrobiana e tóxica pela inibição de importantes processos biológicos. Valendo-se deste princípio, Vazquez os agrupou nas seguintes classes:

1. Inibidores da respiração e/ou fosforilação oxidativa. Estes antibióticos não podem ser usados na terapêutica, pois são igualmente tóxicos ao parasita e ao hospedeiro. Exemplos: ácido úsnico, antimicina A, aurovertina, gramicidina A, oligomicinas, piericidina A, rutamicina;

2. Inibidores da síntese de mucopeptídios da parede celular. Os antibióticos que compõem esta classe são amplamente empregados em medicina, mercê de sua baixa toxicidade para organismos superiores, uma vez que os mucopeptídios da parede celular só existem em bactérias e algas azul-esverdeadas. Exemplos: bacitracina, cefalosporinas, ciclosserina, enduracidina, fosfomicina, moenomicina, penicilinas, prasinomicina, ristocetina, vancomicina;

3. Inibidores que agem sobre a membrana celular. Desta classe participam os antibióticos polipeptídicos, ionóforos (assim chamados devido à sua capacidade de transferir íons através de sistemas de barreiras lipídicas, graças à formação de complexos) e poliênicos. Os primeiros são igualmente tóxicos ao parasita e ao hospedeiro e apenas alguns são empregados na clínica em escala limitada. Os últimos são empregados como agentes antifúngicos. Exemplos: (a) antibióticos polipeptídicos básicos: circulina A, colistina A, gramicidina S, polimixina B, tirocidinas; (b) antibióticos ionóforos: alameticina, grupo da nigericina (monensina, nigericina), grupo da valinomicina (dinactina, eniatinas A e B, gramicidinas, monactina, nonactina, trinactina, valinomicina); (c) antibióticos poliênicos: anfotericina B, candidina, filipina, nistatina;

4. Inibidores da síntese de ácidos nucléicos. Os antibióticos pertencentes a esta classe, em sua maioria, interagem com o DNA. São empregados principalmente como agentes antitumorais. Alguns deles inibem preferencialmente a síntese do DNA: actinomicinas, antraciclinas, cromomicina A_3, equinomicina, estreptolidigina, estreptovaricina, mitramicina, olivomicina, rifamicinas;

5. Inibidores da síntese protéica. Diversos antibióticos desta classe agem sobre a subunidade ribossômica menor, enquanto outros agem sobre a subunidade ribossômica maior. Os antibióticos desta classe, em sua maioria, são ativos sobre organismos tanto procarióticos quanto eucarióticos. Alguns, porém, são seletivos: (a) antibióticos que agem sobre a subunidade ribossômica menor de organismos procarióticos: casugamicina, edeína A_1, espectinomicina, estreptomicina e relacionados, pactamicina, tetraciclinas; (b) antibióticos que agem sobre a subunidade ribossômica maior de organismos procarióticos: actinobolina, altiomicina, amicetina, blasticidina S, botromicina A_2, cloranfenicol, esparsomicina, grupo da estreptogramina A, grupo da estreptogramina B, macrolídicos (angolamicina, carbomicina, eritromicina, espiramicina, lancamicina, leucomicina, metimicina, neoespiramicina, oleandomicina, tilosina), puromicina, grupo da siomicina; (c) antibióticos que agem sobre a subunidade ribossômica menor de organismos eucarióticos: edeína A_1, pactamicina, tetraciclinas; (d) antibióticos que agem sobre a subunidade ribossômica maior de organismos eucarióticos: ácido fusídico, ácido tenuazônico, actinobolina, amicetina, anisomicina, blasticidina S, esparsomicina, grupo das glutarimidas (cicloeximida, estreptomidona, estreptovitacina A), gougerotina, puromicina;

6. Antibióticos diversos. Esta classe é composta de antibióticos que agem em diversos processos biológicos, mas cujo local e modo de ação são desconhecidos.

B. Modo de ação

De acordo com seu mecanismo de ação, os antibióticos são divididos nas seguintes classes:

1. Antibióticos que interferem na síntese da parede celular bacteriana;

2. Antibióticos que interferem na função da membrana citoplasmática;

3. Antibióticos que interferem na síntese de ácidos nucléicos;

4. Antibióticos que inibem a síntese protéica.

C. Inibidores da síntese da parede celular bacteriana

Os antibióticos que agem por este mecanismo podem ser subdivididos nos seguintes grupos:

1. Antibióticos inibidores de enzimas biossintéticas: cefalosporinas, ciclosserina, fosfomicina, penicilinas;

2. Antibióticos que se combinam com moléculas transportadoras: bacitracina;

3. Antibióticos que se combinam com substratos: ristocetina, ristomicina, vancomicina;

4. Antibióticos cujos locais de ação sobre a síntese da parede celular não foram determinados: enduracidina, moenomicina, novobiocina, prasinomicina.

O mecanismo de ação da ciclosserina está exposto no Cap. 32, Seção IV.

1. ANTIBIÓTICOS β-LACTÂMICOS

As semelhanças entre um segmento das estruturas das penicilinas e cefalosporinas com certas frações do ácido-*N*-acetilmurâmico, D-alanil-D-alanina e L-alanil-ácido D-glutâmico foram salientadas por diversos autores. Essas analogias estruturais serviram de base para explicar o mecanismo de ação dos antibióticos beta-lactâmicos.

O último passo da síntese da parede celular bacteriana é uma reação de ligação cruzada entre duas unidades glicopeptídicas nascentes, catalisada pela transpeptidase. Segundo hipótese proposta por Tipper e Strominger, em 1965, a semelhança estrutural entre cefalosporinas e penicilinas com o grupo terminal D-alanil-D-alanina da porção pentapeptídica destes glicopeptídeos nascentes faz com que a enzima se ligue aos citados antibióticos por ligação covalente, impedindo desta maneira a formação da parede celular bacteriana (Fig. 33.9).

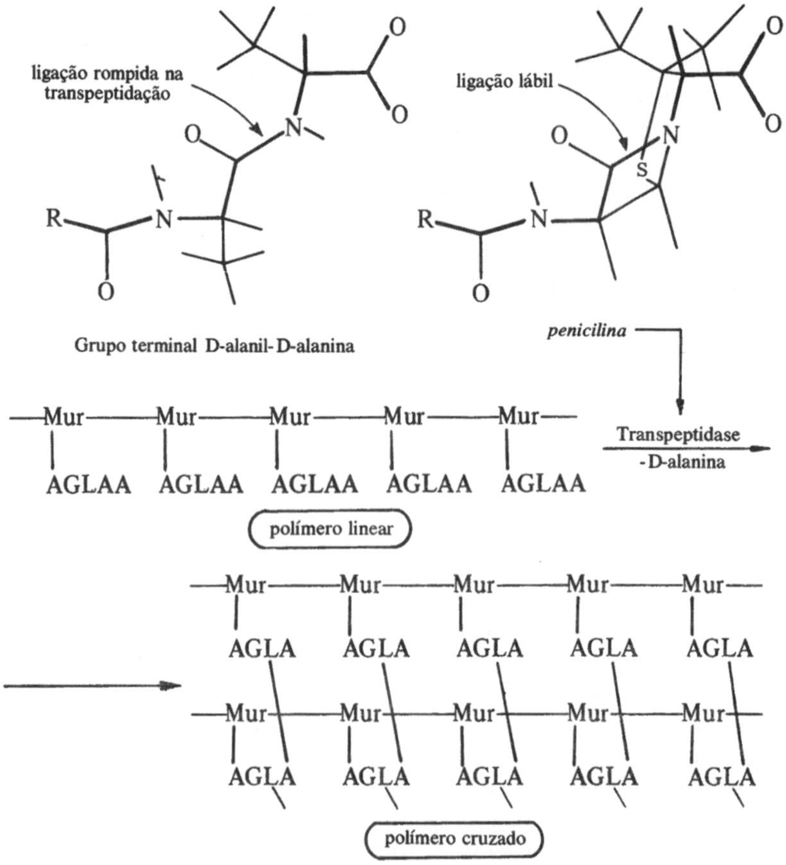

Mur = Ácido N-acetilglicosil-N-acetilmurâmico
AGLAA = L-Alanil-D-glutamil-L-lisil-D-alanil-D-alanina

Fig. 33.9 Mecanismo de ação dos antibióticos β-lactâmicos. Em razão de sua semelhança estrutural com o grupo terminal D-alanil-D-alanina do peptidoglicano da parede celular bacteriana, os antibióticos β-lactâmicos inibem a transpeptidase, ligando-se a esta enzima mediante ligação covalente. Em resultado, o polímero linear não é transformado em polímero cruzado e não se forma a parede celular bacteriana.

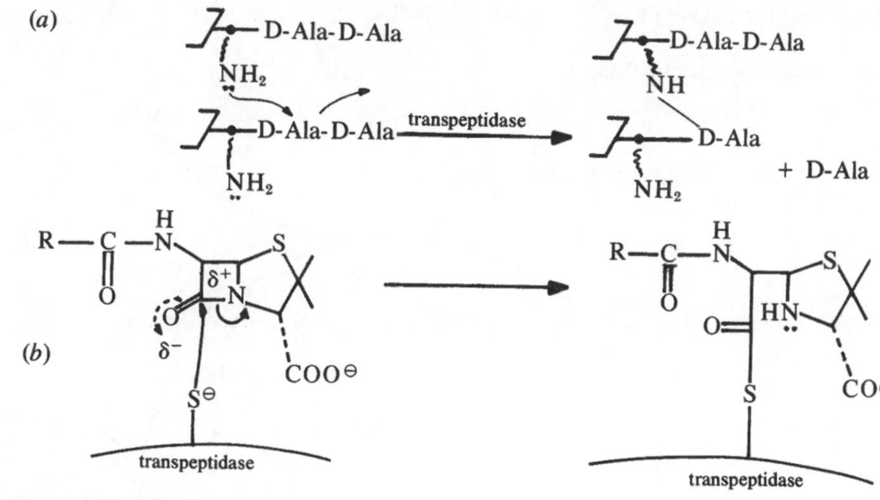

Fig. 33.10 Inibição irreversível da transpeptidase pelas penicilinas e cefalosporinas: *(a)* ação enzimática da transpeptidase, catalisando a formação do polímero cruzado da parede bacteriana; *(b)* ataque nucleofílico do grupo tiólico (ou outro nucleófilo) da transpeptidase ao carbono carbonílico do anel β-lactâmico das penicilinas (e também das cefalosporinas).

Ao nível molecular, o mecanismo de ação consiste em ataque nucleofílico do grupo tiólico da enzima ao carbono carbonílico (com carga residual positiva) do anel β-lactâmico das penicilinas e das cefalosporinas (Fig. 33.10). Como conseqüência, a alta pressão interna das bactérias (cerca de 20 atmosferas para as Gram-positivas e 5 atmosferas para as Gram-negativas) provoca a ruptura da parede celular, o extravasamento do citoplasma e a subseqüente morte do microrganismo. Assim, estes antibióticos só agem em bactérias em crescimento; eles não afetam formas latentes ou de resistência do microrganismo. Por esta razão, não é racional a administração concomitante de uma penicilina, que é bactericida, com quimioterápicos bacteriostáticos, como cloranfenicol, sulfas ou tetraciclinas.

Uma vez que as células de mamíferos não possuem parede, os antibióticos beta-lactâmicos, assim como os demais antibióticos que inibem a parede celular (Fig. 33.11), são altamente específicos.

Em 1972, Hartmann e colaboradores apresentaram uma hipótese que atribui à penicilina a capacidade de interagir com, pelo menos, dois alvos específicos da parede celular bacteriana, ambos enzimas: *(a)* uma endopeptidase (sinônimo de transpeptidase), mercê de sua semelhança estrutural com o grupo D-alanil-D-alanina do pentapeptídio, e *(b)* uma glicosidase, devido à sua semelhança estrutural com as cadeias polissacarídicas da mureína.

2. FOSFOMICINA

A fosfomicina, antibiótico de amplo espectro, como análogo estrutural do fosfoenolpiruvato, liga-se por covalência e, portanto, competitiva e irreversivelmente, ao resíduo cisteinil da enzima fosfoenolpiruvato: UDP-GlcNAc-3--O-enolpiruvil transferase, também chamada piruvato-UDP-GlcNAc transferase e, abreviadamente, piruvil transferase, enzima que catalisa a primeira fase da síntese da parede celular bacteriana, a saber, a formação do ácido uridino-difosfato-N-acetilmurâmico a partir de uridino-fosfato-N-acetilglicosamina.

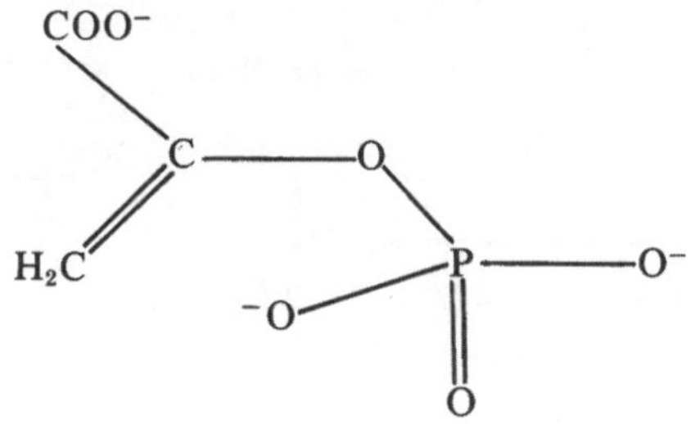

A reação química que ocorre entre a fosfomicina e a enzima que ela inibe está representada na Fig. 33.12.

O modo de ação da fosfomicina, portanto, é semelhante ao das penicilinas. Consiste em *endo*-alquilação de um grupo tiólico no centro ativo da enzima alvo que, no caso das penicilinas, é a transpeptidase. Difere, porém, num pormenor interessante: enquanto as penicilinas inibem a última fase da biossíntese da parede celular bacteriana, a fosfomicina inibe a primeira fase.

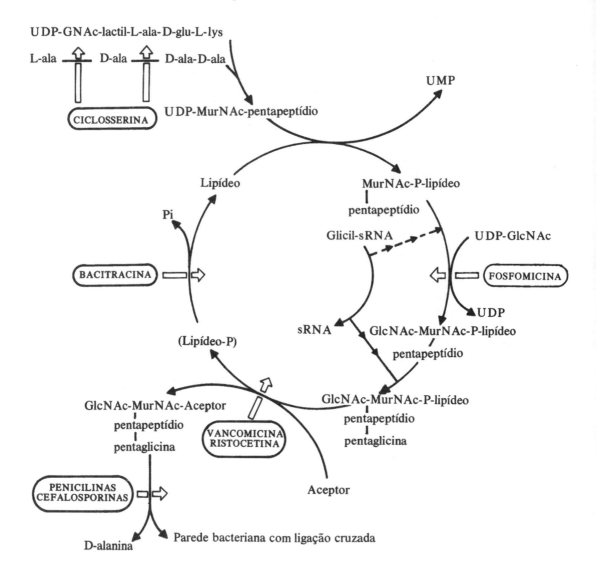

Fig. 33.11 Local de ação dos antibióticos que interferem na síntese da parede celular bacteriana.

3. VANCOMICINA E RISTOCETINA

A vancomicina e a ristocetina inibem a incorporação de aminoácidos aos glicopeptídios integrantes da parede celular de bactérias Gram-positivas. Estes antibióticos exercem sua função ligando-se ao grupo terminal D-alanil-D-alanina dos glicopeptídios nascentes, inibindo, desta maneira, a glicopeptídio sintetase.

D. Inibidores da função da membrana citoplasmática

'Os antibióticos que agem por este mecanismo podem ser subdivididos nos seguintes grupos:

1. Antibióticos que causam desorganização na membrana citoplasmática: poliênicos, polipeptídicos;
2. Antibióticos que produzem alterações específicas na permeabilidade a cátions: actinas, alameticina, eniatinas, gramicidinas, monensina, nigericina, nonactina, valinomicina;
3. Antibióticos que inibem as enzimas da membrana compreendidas na transferência de energia: oligomicina.

O mecanismo de ação dos poliênicos, que são antifúngicos, está exposto no Cap. 30, Seção III.C.

1. ANTIBIÓTICOS POLIPEPTÍDICOS

Os antibióticos polipeptídicos (colistina, polimixinas, tirocidinas) devem sua ação antibacteriana à desorganização que causam à estrutura

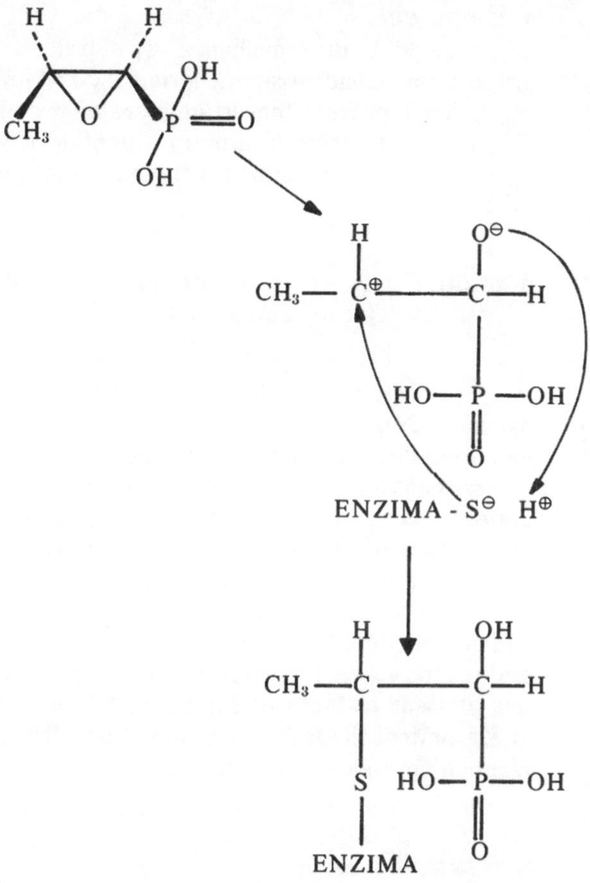

Fig. 33.12 Mecanismo de ação da fosfomicina.

das membranas. Estas perdem sua propriedade de barreiras permeáveis, permitindo a passagem de íons — que seriam normalmente bloqueados — para o interior das células. A estrutura cíclica e os grupos básicos estão aparentemente relacionados à atividade antibacteriana dos antibióticos polipeptídicos. As gramicidinas, por sua vez, agem por promover a rápida eliminação de K^+ do interior da célula, trocando-o por outros íons: Na^+, Li^+ ou NH_4^+.

2. ANTIBIÓTICOS DEPSIPEPTÍDICOS

Recebem o nome de depsipéptidos certos antibióticos relacionados com peptídios. Eles são caracterizados pela presença de hidroxila e resíduos de aminoácidos unidos por ligações amida e éster. Entre eles citam-se angolida, eniatinas, espirina, esporidesmólidos e valinomicina. Os antibióticos depsipeptídicos não são empregados na terapêutica. Todavia, seu mecanismo de ação merece referência. Eles podem tanto formar complexos bem definidos com o íon potássio e assim transportá-lo através da membrana para fora da célula, quanto incorporar-se à membrana formando poros especificamente permeáveis ao potássio. Por isso, são classificados como ionóforos.

Os macrotetrálidos (nonactina) têm mecanismo de ação similar.

3. ANTIBIÓTICOS POLIETÉRICOS

Em decorrência de sua estrutura, estes antibióticos tornam as membranas mitocondriais permeáveis a determinados cátions por difusão passiva, atuando de maneira análoga aos depsipeptídicos. São, por isso, também chamados ionóforos. Exemplos: eniatinas, monensina, nigericina.

E. Inibidores da síntese de ácidos nucléicos

Os antibióticos que atuam por este mecanismo podem ser subdivididos nos seguintes grupos:

1. Antibióticos que interferem com o metabolismo de nucleotídeos: *(a)* inibidores da síntese de nucleotídeos: azasserina, DON; *(b)* inibidores da interconversão de nucleotídeos: ácido micofenólico, decoinina, hadacidina, psicofuranina, xoudomicina; *(c)* antibióticos que se incorporam a polinucleotídeos: cordicepina, formicina, tubercidina.

2. Antibióticos que interferem na transcrição do DNA: *(a)* por intercalação: antraciclinas (cinerrubina, daunorrubicina, doxorrubicina, nogalamicina), dactinomicina; *(b)* por interação não-covalente com o DNA: cromomicina, distamicina, fleomicina, mitramicina, netropsina, olivomicina; *(c)* por interação covalente com o DNA: antramicina, carcinofilina, mitomicina; *(d)* por rompimento das fitas de DNA: bleomicina, estreptonigrina.

3. Antibióticos que inibem a RNA-polimerase na síntese de ácidos nucléicos: cicloeximida, estreptolidigina, estreptovaricinas, rifamicinas.

Os antibióticos ativos como inibidores da síntese de ácidos nucléicos, em sua maioria, apresentam atividade antineoplásica. O mecanismo de ação destes está exposto, por isso, no Cap. 34, Seção IV. O das rifamicinas, no Cap. 32, Seção IV.

F. Inibidores da síntese protéica

Os antibióticos que atuam por este mecanismo podem ser subdivididos nos seguintes grupos:

1. Inibidores da fase inicial: casugamicina, edeína, espectinomicina, estreptomicina e antibióticos aminoglicosídicos relacionados (canamicina, diidroestreptomicina, gentamicina, paromomicina), pactamicina. Outros possíveis inibidores desta fase são: anisomicina, carbomicina, clindamicina, cloranfenicol, espiramicina, grupo da estreptogramina A, lincomicina.

2. Inibidores da fase de alongamento: *(a)* Inibidores da ligação aminoacil-tRNA: ácido fusídico, edeína, siomicina e relacionados (esporangiomicina, tiopeptina, tioestreptona), tetraciclinas. Outros possíveis inibidores da ligação do aminoacil-tRNA à subunidade ribossômica maior: anisomicina, carbomicina, clindamicina, cloranfenicol, espiramicina, grupo da estreptogramina A, lincomicina; *(b)* inibidores da formação da ligação peptídica: ácido tenuazônico, actinobolina, amicetina, anisomicina, blasticidina S, cloranfenicol, esparsomicina, grupo da estreptogramina A, gougerotina, grupo da lincomicina (celesticetina, clindamicina, lincomicina), macrolídicos (angolamicina, carbomicina, espiramicina), puromicina, tricodermina; *(c)* inibidores da translocação: ácido fusídico, cicloeximida, eritromicina, siomicina e relacionados (esporangiomicina, tioestreptona, tiopeptina); *(d)* inibidores por rompimento dos polissomos bacterianos: grupo da estreptomicina (canamicina, diidroestreptomicina, estreptomicina, gentamicina, paromomicina); *(e)* outros inibidores do ciclo de alongamento: grupo da estreptogramina B (estafilomicina S, estreptogramina, viridogriseína), macrolídicos (chalcomicina, eritromicina, lancamicina, metimicina, oleandomicina).

3. Inibidores da fase terminativa: *(a)* inibidores da interação do códon terminativo do contrasenso: estreptomicina, tetraciclinas; *(b)* inibidores da reação de liberação: ácido tenuazônico, actinobolina, amicetina, anisomicina, blasticidina S, cloranfenicol, esparsomicina, grupo da estreptogramina A, gougerotina, grupo da lincomicina (celesticetina, clindamicina, lincomicina), macrolídicos (angolamicina, carbomicina, espiramicina), puromicina, tricodermina.

O mecanismo de ação da estreptomicina e outros aminoglicosídicos está exposto no Cap. 32, Seção IV, pois são tuberculostáticos.

1. PUROMICINA

Devido à sua semelhança estrutural com o grupo aminoaciladenosina-3' terminal do RNA, a puromicina, pela sua função amínica, reage com a função acil do referido grupo do peptidil-RNA ligado ao ribossomo para formar uma ligação peptídica:

$$\text{peptidil-tRNA} + \text{puromicina} : \text{peptidil-puromicina} + \text{tRNA}$$

O tRNA é expelido do ribossomo. A forte ligação C-N que une o grupo *p*-metoxifenilalanina da puromicina ao resíduo do nucleosídeo impede que prossiga a formação da ligação peptídica. Não podendo ser retida pelo ribossomo, a peptidil-puromicina formada é expelida do ribossomo, deixando-o vazio, isto é, sem um peptídio crescente. Deste modo, interrompe-se a tradução do código genético. Infelizmente, a puromicina não pode ser usada em terapêutica, pois inibe a síntese nos ribossomos tanto 70 S quanto 80 S, uma vez que a aminoaciladenosina terminal do tRNA é idêntica em todos os organismos.

2. TETRACICLINAS

Em razão de suas propriedades quelantes, sugeriu-se que a ação antibacteriana das tetraciclinas poderia ser atribuída à sua capacidade de retirar íons metálicos essenciais, tais como Mg^{++}, do meio. Atualmente, acredita-se que, embora a quelação possa facilitar o transporte das tetraciclinas ao seu local de ação, ela não exerce papel fundamental no mecanismo de ação destes antibióticos.

As tetraciclinas inibem a síntese de proteína bacteriana ao impedir a ligação do aminoacil-tRNA à subunidade do sítio ribossômico A (receptor), embora possam ligar-se também à outra parte do ribossomo. Mais precisamente, elas são inibidoras da interação códon-anticódon no sítio A da subunidade ribossômica menor, seja 30 S, seja 40 S, o que explica sua falta de seletividade e as reações adversas que causam.

As propriedades inibitórias das tetraciclinas estão aparentemente relacionadas à estrutura eletrônica. Segundo as conclusões de recentes estudos de química quântica realizados por Peradejordi e colaboradores, a ação das tetraciclinas parece implicar numa interação direta do átomo de carbono 6 e da região fenoldicetônica com o sítio receptor ribossômico proposto (Fig. 33.13).

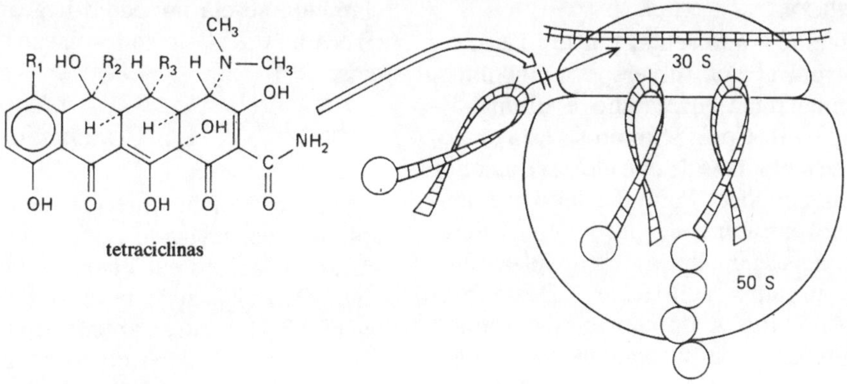

Fig. 33.13 Mecanismo de ação das tetraciclinas. Elas inibem a ligação do aminoacil-tRNA à subunidade ribossômica 30 S.

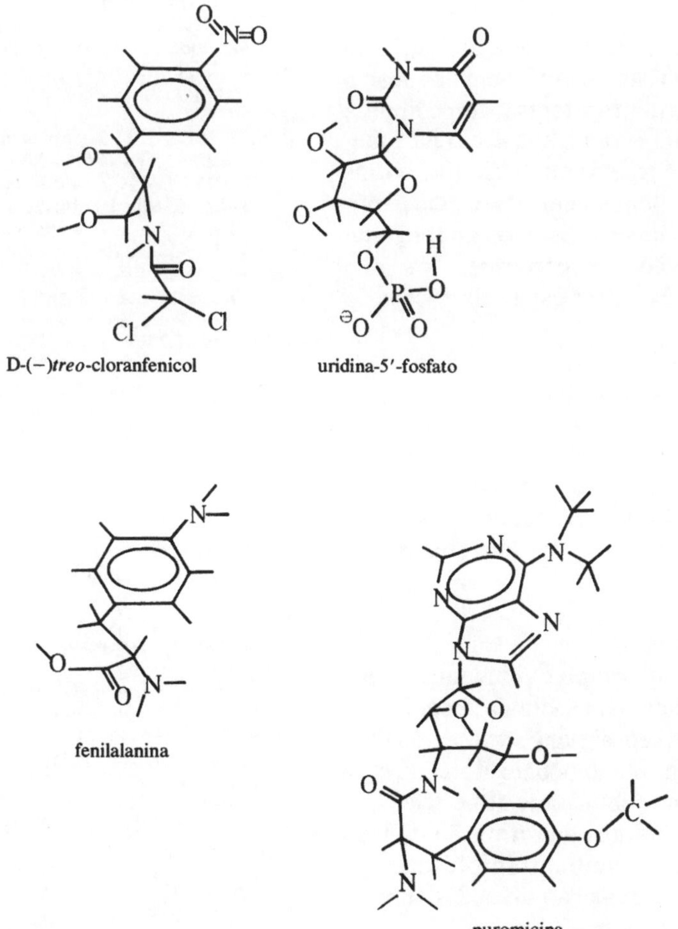

Fig. 33.14 Semelhanças estruturais entre o cloranfenicol e alguns metabólitos e a puromicina. Como análogo da uridina-5′-fosfato, o cloranfenicol poderia inibir a ligação do RNA molde, competindo especificamente com os resíduos uridílicos pela ligação ao ribossomo. A fenilalanina tem a propriedade de diminuir a toxicidade deste antibiótico. A puromicina talvez seja antagonista competitiva do cloranfenicol.

3. CLORANFENICOL

O cloranfenicol apresenta, por um lado, semelhança estrutural com diversos metabólitos, tais como fenilalanina, triptofano e uridina-5'-fosfato (Fig. 33.14). Considerando-se esta analogia, aventou-se a hipótese de que ele deve agir por antagonismo metabólico. Por outro lado, ele também é análogo estrutural da puromicina. Esta, por sua vez, se assemelha à fração 3'-aminosiladenosina do aminoacil-tRNA. Desta maneira, agindo no sítio A do centro ribossômico da peptidiltransferase, a puromicina forma ligação peptídica com o aminoácido iniciador, bloqueando a formação da ligação peptídica correta. No entanto, o cloranfenicol é inibidor competitivo total ou parcial da puromicina em vários sistemas, concluindo-se que os dois antibióticos agem por mecanismos diferentes.

Embora seu mecanismo de ação ao nível molecular não esteja completamente esclarecido, aceita-se que o cloranfenicol inibe a formação da ligação peptídica, possivelmente por bloquear o centro ativo da peptidiltransferase, impedindo a interação desta enzima com o substrato na subunidade 50 S do sítio ribossômico A. Em outras palavras, ele inibe o alongamento da cadeia peptídica e o movimento dos ribossomos ao longo do mRNA. Essa inibição é estereoespecífica, não ocorrendo com os três outros estereoisômeros do cloranfenicol.

4. ANTIBIÓTICOS MACROLÍDICOS

A eritromicina, a oleandomicina, a troleandomicina e alguns outros antibióticos macrolídicos devem sua atividade antibacteriana à capacidade de inibir o ciclo de alongamento, isto é, à inibição das translocações e, conseqüentemente, da síntese protéica.

5. GRUPO DA LINCOMICINA

Os antibióticos do grupo da lincomicina inibem a síntese protéica, especialmente em bactérias Gram-positivas, sem afetar a síntese do DNA ou RNA. Eles agem por bloqueio do centro da peptidiltransferase na subunidade 50 S. Não são, portanto, apenas inibidores da formação da ligação peptídica, mas também inibidores do aminoacil-tRNA, ligando-se ao nível das subunidades ribossômicas maiores.

6. CICLOEXIMIDA

A cicloeximida age por inibir a síntese do DNA e das proteínas. Assim se explicaria sua atividade antifúngica. Contudo, não foi ainda esclarecido se ela impede a ligação do aminoacil-tRNA ao mRNA ou a formação da ligação peptídica.

G. Conclusão

Da exposição anterior, depreende-se que os antibióticos, em sua maioria, interferem ou com a síntese de ácidos nucléicos ou com a síntese protéica. O local de ação de vários deles está indicado na Fig. 3.11. Outros antibióticos de larga aplicação na terapêutica, como as penicilinas, por exemplo, inibem a síntese da parede celular bacteriana.

REFERÊNCIAS

ASPECTOS GERAIS
J. S. GLASBY, *Encyclopaedia of Antibiotics*, 2nd ed., Wiley-Interscience, New York, 1979.
R. HÜTTER et al., Eds., *Antibiotics and Other Secondary Metabolites*, Academic, New York, 1978.
F. KORTE e M. GOTO, Eds., *Natural Compounds, Part 2: Antibiotics, Vitamins and Hormones*, Thieme, Stuttgart, 1977.
P. SAMMES, Ed., *Topics in Antibiotic Chemistry*, 2 vols., Halsted, New York, 1977, 1978.
W. KURYLOWICZ, Ed., *Antibiotics: A Critical Review*, Polish Medical Publishers, Warsaw, 1976.
C. da S. LACAZ, Ed., *Antibióticos*, 3.ª ed., Edgard Blücher e Universidade de São Paulo, São Paulo, 1975.
N. NEUMAN, *Vademecum des Antibiotiques et Agents Chemotherapiques Anti-Infectieux*, 3ème ed., Maloine et Doin, Paris, 1975.
A. M. WALTER e L. HEILMEYER, *Antibiotika-Fibel*, Thieme, Stuttgart, 1975.
R. REINER, *Antibiotika*, Thieme, Stuttgart, 1974.
R. GALLIEN, *Antibiot. Chemother. (Basel)*, 17, 137 (1971).
T. KORZYBSKI et al., *Antibiotics: Origin, Nature and Properties*, 2 vols., Pergamon, Oxford, 1967.
J. PLANELLES, *Nocividad de los Antibióticos*, 2.ª ed., Mir, Moscu, 1967.

INTRODUÇÃO
Organizacion Mundial de la Salud, *Substancias Biológicas*, Ginebra, 1979.
M. J. WEINSTEIN e G. H. WAGMAN, Eds., *Antibiotics: Isolation, Separation and Purification*, Elsevier, Amsterdam, 1978.
H. ZÄHNER, *Angew. Chem., Int. Ed. Engl.*, 16, 687 (1977).
R. W. LACEY, *Bacteriol. Rev.*, 39, 1 (1975).
G. H. WAGMAN e M. J. WEINSTEIN, *Annu. Rep. Med. Chem.*, 10, 109 (1975).
F. LEITNER e C. A. CLARIDGE, *Annu. Rep. Med. Chem.*, 9, 95 (1974).
R. BENVENISTE e J. DAVIES, *Annu. Rev. Biochem.*, 42, 471 (1973).
K. E. PRICE e F. LEITNER, *Annu. Rep. Med. Chem.*, 8, 104 (1973).
F. C. SCIAVOLINO, *Annu. Rep. Med. Chem.*, 7, 99 (1972).
O. GSELL, *Antibiot. Chemother. (Basel)*, 14, 1 (1968).
H. KNOTHE, *Antibiot. Chemother. (Basel)*, 14, 217 (1968).
S. A. WAKSMAN, *Adv. Appl. Microbiol.*, 5, 235 (1963).

HISTÓRICO
E. CHAIN, *Trends Pharmacol. Sci.*, 1, 6 (1979).
L. H. CONOVER, *Adv. Chem. Ser.*, 108, 33 (1971).

O. K. SEBEK e D. PERLMAN, *Adv. Appl. Microbiol.*, *14*, 123 (1971).
R. HARE, *The Birth of Penicillin*, George Allen and Ulwin, London, 1970.
S. A. WAKSMAN, *Adv. Appl. Microbiol.*, *11*, 1 (1969).
S. J. CHILDRESS, *Top. Med. Chem.*, *1*, 109 (1967).
E. B. CHAIN, *Proc. R. Soc. Med.*, *58*, 85 (1965).

CLASSIFICAÇÃO

Biossíntese

D. A. HOPWOOD e M. J. MERRICK, *Bacteriol. Rev.*, *41*, 596 (1977).
J. H. HASH, Ed., "Antibiotics", *Methods in Enzymology*, *43*, 1-837 (1975).
Z. VANEK et al., *Pure Appl. Chem.*, *34*, 463 (1973).
H. ZÄHNER e W. K. MAAS, *Biology of Antibiotics*, Springer, New York, 1972.
D. PERLMAN e M. BODANSKY, *Annu. Rev. Biochem.*, *40*, 449 (1971).
G. SERMONTI, *Genetics of Antibiotic-Producing Microorganisms*, Wiley-Interscience, New York, 1969.
L. A. MITSCHER, *J. Pharm. Sci.*, *57*, 1633 (1968).
D. GOTTLIEB e P. D. SHAW, Eds., "Biosynthesis", *Antibiotics*, Vol. II, Springer, Berlin, 1967.
J. F. SNELL, Ed., *Biosynthesis of Antibiotics*, Vol. I, Academic, New York, 1967.
H. UMEZAWA, *Index of Antibiotics from Actinomycetes*, University of Tokyo Press, Tokyo, 1967.

Espectro de atividade

A. L. da FONSECA, *Antibióticos na Clínica Diária*, Editora de Publicações Médicas, Rio de Janeiro, 1979.
P. NOONE, *A Clinician's Guide to Antibiotic Therapy*, Lippincott, Philadelphia, 1977.
H. SMITH, *Antibiotics in Clinical Practice*, 3rd ed., University Park Press, Baltimore, 1977.
J. KLASTERSKY, Ed., *Clinical Use of Combinations of Antibiotics*, Wiley Biomedical, New York, 1975.
A. KUCERS e N. M. BENNETT, *The Use of Antibiotics*, 2nd ed., Lippincott, Philadelphia, 1975.
V. AMATO NETO et al., *Antibióticos na Prática Médica*, Gremed, São Paulo, 1972.
L. D. SABATH et al., *Clin. Pharmacol. Ther.*, *11*, 161 (1970).
J. CROFTON, *Br. Med. J.*, *2*, 137, 209 (1969).

Estrutura química

D. PERLMAN, Ed., *Structure-Activity Relationships Among the Semisynthetic Antibiotics*, Academic, New York, 1977.
J. BÉRDY, *Adv. Appl. Microbiol.*, *18*, 309 (1975).
R. M. EVANS, *The Chemistry of Antibiotics Used in Medicine*, Pergamon, Oxford, 1965.
M. W. MILLER, *The Pfizer Handbook of Microbial Metabolites*, McGraw-Hill, New York, 1961.
H. S. GOLDBERG et al., *Antibiotics: Their Chemistry and Non-Medical Uses*, Van Nostrand, Princeton, 1959.

Penicilinas

E. P. ABRAHAM, *Sci. Am.*, *244*(6), 64 (1981).
D. B. BOYD, *J. Med. Chem.*, *22*, 533 (1979).
A. TSUJI et al., *J. Pharm. Sci.*, *68*, 1259 (1979).
L. D. CAMA e B. G. CHRISTENSEN, *Annu. Rep. Med. Chem.*, *13*, 149 (1978).
J. F. FISHER e J. R. KNOWLES, *Annu. Rep. Med. Chem.*, *13*, 239 (1978).
M. GORMAN e F. M. HUBER, *Annu. Rep. Ferment. Processes*, *2*, 203 (1978).
A. SAMUNI e A. Y. MEYER, *Mol. Pharmacol.*, *14*, 704 (1978).
A. TSUJI et al., *J. Pharm. Sci.*, *67*, 1059 (1978).
J. ELKS, Ed., *Recent Advances in the Chemistry of β-Lactam Antibiotics*, The Chemical Society, London, 1977.
M. GORMAN e F. M. HUBER, *Annu. Rep. Ferment. Processes*, *1*, 327 (1977).
E. T. GUNDA e J. C. JÁSZBERÉNYI, *Prog. Med. Chem.*, *14*, 181 (1977).
A. TSUJI et al., *J. Pharm. Sci.*, *66*, 1675 (1977).
J. P. CLAYTON et al., *J. Med. Chem.*, *19*, 1385 (1976).
N. S. ISAACS, *Chem. Soc. Rev.*, *5*, 181 (1976).
P. G. SAMMES, *Chem. Rev.*, *76*, 113 (1976).
J. C. JÁSZBERÉNYI e T. E. GUNDA, *Prog. Med. Chem.*, *12*, 395 (1975).
D. N. McGREGOR, *Prog. Chem. Org. Nat. Prod.*, *31*, 1 (1974).
L. D. THRUPP, *Annu. Rev. Pharmacol.*, *14*, 435 (1974).
D. B. BOYD, *J. Med. Chem.*, *16*, 1195 (1973).
J. H. C. NAYLER, *Adv. Drug Res.*, *7*, 1 (1973).
G. N. ROLINSON e R. SUTHERLAND, *Adv. Pharmacol. Chemother.*, *11*, 151 (1973).
D. B. BOYD, *J. Am. Chem. Soc.*, *94*, 6513 (1972).
E. BRANDL, *Sci. Pharm.*, *40*, 1 (1972).
A. E. BIRD e J. H. C. NAYLER, "Design of Penicillins", in E. J. ARIËNS, Ed., *Drug Design*, Vol. II, Academic, New York, 1971, pp. 277-318.
E. BRANDL, *Sci. Pharm.*, *39*, 267 (1971).
J. P. HOU e J. W. POOLE, *J. Pharm. Sci.*, *60*, 503 (1971).
M. S. MANHAS e A. K. BOSE, *Beta-Lactams: Natural and Synthetic*, Part I, Wiley, New York, 1971.
L. S. FISHMAN e W. L. HEWITT, *Med. Clin. North Am.*, *54*, 1081 (1970).
M. S. MANHAS e A. K. BOSE, *Synthesis of Penicillin, Cephalosporin C and Analogs*, Dekker, New York, 1969.
K. E. PRICE, *Adv. Appl. Microbiol.*, *11*, 17 (1969).
M. A. SCHWARTZ, *J. Pharm. Sci.*, *58*, 643 (1969).
J. T. SMITH et al., *J. Pharm. Pharmacol.*, *21*, 337 (1969).
E. P. ABRAHAM, *Top. Pharm. Sci.*, *1*, 1 (1968).
K. HEUSLER, *Top. Pharm. Sci.*, *1*, 33 (1968).
J. PLOQUIN et al., *Prod. Probl. Pharm.*, *23*, 258 (1968).
G. I. STEWART, *The Penicillin Group of Drugs*, Elsevier, Amsterdam, 1965.
F. P. DOYLE e J. H. C. NAYLER, *Adv. Drug Res.*, *1*, 1 (1964).
J. C. SHEEHAN, *Adv. Chem. Ser.*, *45*, 15 (1964).

Cefalosporinas

R. GERICKE e W. ROGALSKI, *Arzneim.-Forsch.*, *29*, 362 (1979).
F. FINKELSTEIN et al., *J. Pharm. Sci.*, *67*, 1447 (1978).
P. J. BEEBY e J. A. EDWARDS, *J. Med. Chem.*, *20*, 1665 (1977).
R. M. DeMARINIS et al., *J. Med. Chem.*, *20*, 30 (1977).
A. PARADELIS et al., *Arzneim.-Forsch.*, *27*, 2167 (1977).
R. C. MOELLERING, Jr. e M. N. SWARTZ, *N. Engl. J. Med.*, *294*, 24 (1976).
T. YAMANA e A. TSUJI, *J. Pharm. Sci.*, *65*, 1563 (1976).
D. R. OWENS et al., *Adv. Pharmacol. Chemother.*, *13*, 83 (1975).
L. D. THRUPP, *Annu. Rev. Pharmacol.*, *14*, 435 (1974).
E. H. FLYNN, Ed., *Cephalosporins and Penicillins: Chemistry and Biology*, Academic, New York, 1972.
G. NOMINE, *Chim. Ther.*, *6*, 53 (1971).
R. B. MORIN e B. G. JACKSON, *Prog. Chem. Org. Nat. Prod.*, *28*, 343 (1970).
M. L. SASSIVER e A. LEWIS, *Adv. Appl. Microbiol.*, *13*, 163 (1970).
R. M. SWEET e L. P. DAHL, *J. Am. Chem. Soc.*, *92*, 5489 (1970).
L. WEINSTEIN e K. KAPLAN, *Ann. Intern. Med.*, *72*, 729 (1970).

Cloranfenicol e derivados

R. E. BROWN et al., *Int. J. Quantum Chem., Quantum Biol. Symp.*, *4*, 357 (1977).

V. S. MALIK, *Adv. Appl. Microbiol.*, *15*, 297 (1972).
M. J. SNYDER e T. E. WOODWARD, *Med. Clin. North Am.*, *54*, 1187 (1970).
W. R. BEST, *J. Am. Med. Assoc.*, *201*, 181 (1967).
T. D. BROCK, *Bacteriol. Rev.*, *25*, 32 (1961).

Tetraciclinas
H. BUNDGAARD e M. JOHANSEN, *J. Pharm. Sci.*, *69*, 44 (1980).
B. GLATZ et al., *J. Am. Chem. Soc.*, *101*, 2171 (1979).
J. R. BROWN e D. S. IRELAND, *Adv. Pharmacol. Chemother.*, *15*, 161 (1978).
I. CHOPRA e T. G. B. HOWE, *Microbiol. Rev.*, *42*, 707 (1978).
L. A. MITSCHER, *The Chemistry of the Tetracycline Antibiotics*, Dekker, New York, 1978.
P. J. NEUVONEN, *Drugs*, *11*, 45 (1976).
W. DÜRCKHEIMER, *Angew. Chem., Int. Ed. Engl.*, *14*, 721 (1975).
M. FINLAND, *Clin. Pharmacol. Ther.*, *15*, 3 (1974).
H. E. SIMMONS e P. D. STOLLEY, *J. Am. Med. Assoc.*, *227*, 1023 (1974).
J. J. HLAVKA e J. H. BOOTHE, *Prog. Drug Res.*, *17*, 210 (1973).
E. R. GROSSMAN et al., *Pediatrics*, *47*, 567 (1971).
R. E. HUGHES et al., *J. Am. Chem. Soc.*, *93*, 1037 (1971).
A. I. LASKIN, *Antibiot. Chemother. (Basel)*, *17*, 1 (1971).
R. K. BLACKWOOD e A. R. ENGLISH, *Adv. Appl. Microbiol.*, *13*, 237 (1970).
D. L. J. CLIVE, *Q. Rev., Chem. Soc.*, *22*, 435 (1968).
C. M. KUNIN e F. FINLAND, *Clin. Pharmacol. Ther.*, *2*, 51 (1961).

Antibióticos polipeptídicos
H. UMEZAWA et al., Eds., *Bioactive Peptides Produced by Microorganisms*, Kodansha, Tokyo, 1979.
R. E. KOEPPE II et al., *J. Mol. Biol.*, *121*, 41 (1978).
E. KATZ e A. L. DEMAIN, *Bacteriol. Rev.*, *41*, 449 (1970).
D. R. STORM et al., *Annu. Rev. Biochem.*, *46*, 723 (1977).
V. HOLLSTEIN, *Chem. Rev.*, *74*, 625 (1974).
P. De SANTIS et al., *Nature (London), New Biol.*, *237*, 94 (1972).
C. H. HASSALL e W. A. THOMAS, *Chem. Br.*, *7*, 145 (1971).
D. PERLMAN e M. BODANSZKY, *Annu. Rev. Biochem.*, *40*, 449 (1971).
R. PROTIVINSKY, *Antibiot. Chemother. (Basel)*, *17*, 87 (1971).
C. TONIOLO, *Farmaco, Ed. Sci.*, *26*, 741 (1971).
A. TAYLOR, *Adv. Appl. Microbiol.*, *12*, 189 (1970).
M. BODANSZKY e D. PERLMAN, *Science*, *163*, 352 (1969).
M. M. SHEMYAKIN et al., *Angew. Chem., Int. Ed. Engl.*, *8*, 492 (1969).
S. A. WAKSMAN, Ed., *Actinomycins: Nature, Formation and Activities*, Wiley, New York, 1968.

Antibióticos poliênicos
S. H. HAMMOND, *Prog. Med. Chem.*, *14*, 105 (1977).
J.-F. MARTÍN, *Annu. Rev. Microbiol.*, *31*, 13 (1977).
A. W. NORMAN et al., *Adv. Lipid Res.*, *14*, 127 (1976).
I. M. TERESHIN, *Polyene Antibiotics: Present and Future*, University Tokyo Press, Tokyo, 1976.
J. M. T. HAMILTON-MILLER, *Bacteriol. Rev.*, *37*, 166 (1973).
W. OROSHNIK e A. D. MEBANE, *Prog. Chem. Org. Nat. Prod.*, *21*, 18 (1963).

Antibióticos macrolídicos
J. MAJER, *Annu. Rep. Ferment. Processes*, *1*, 347 (1977).
J.-F. MARTÍN, *Annu. Rev. Microbiol.*, *31*, 130 (1977).

S. MASAMUNA et al., *Angew. Chem., Int. Ed. Engl.*, *16*, 585 (1977).
P. NICHOLAS, *N. Y. State J. Med.*, *77*, 2088 (1977).
K. G. TOLMAN et al., *Ann. Intern. Med.*, *81*, 58 (1974).
W. KELLER-SCHIERLEIN, *Prog. Chem. Org. Nat. Prod.*, *30*, 313 (1973).
W. D. CELMER, *Pure Appl. Chem.*, *28*, 413 (1971).
E. E. SCHMID, *Antibiot. Chemother. (Basel)*, *17*, 52 (1971).
R. S. GRIFFITH e H. R. BLACK, *Med. Clin. North Am.*, *54*, 1199 (1970).
M. BERRY, *Q. Rev., Chem. Soc.*, *17*, 343 (1963).

Aminociclitóis
M. BARZA e R. T. SCHEIFE, *Am. J. Hosp. Pharm.*, *34*, 723 (1977).
J. DAVIES e P. COURVALIN, *Am. J. Med.*, *62*, 868 (1977).
T. NARA, *Annu. Rep. Ferment. Processes*, *1*, 299 (1977).
P. G. SAMMES, Ed., *Aminoglycosides and Ansamycins*, Wiley, New York, 1977.
B. N. STRUNIN, *Russ. Chem. Rev.*, *46*, 749 (1977).
F. E. HAHN, *Antibiot. Chemother. (Basel)*, *17*, 29 (1971).
K. L. RINEHART, Jr., *J. Infect. Dis.*, *119*, 345 (1969).
K. L. RINEHART, Jr., *The Neomycins and Related Antibiotics*, Wiley, New York, 1964.

Ansamicinas
M. BRUFANI et al., *Mol. Pharmacol.*, *14*, 693 (1978).
P. G. SAMMES, Ed., *Aminoglycosides and Ansamycins*, Wiley, New York, 1977.
W. WEHRLI, *Top. Curr. Chem.*, *72*, 21 (1977).
K. L. RINEHART, Jr. e L. S. SHIELD, *Prog. Chem. Org. Nat. Prod.*, *33*, 231 (1976).
P. SENSI, *Pure Appl. Chem.*, *41*, 15 (1975).
V. von PRELOG e W. OPPOLZER, *Helv. Chim. Acta*, *56*, 2279 (1973).
W. LESTER, *Annu. Rev. Microbiol.*, *26*, 85 (1972).
K. L. RINEHART, Jr., *Acc. Chem. Res.*, *5*, 57 (1972).
S. RIVA e L. G. SILVESTRI, *Annu. Rev. Microbiol.*, *26*, 199 (1972).
G. BINDA et al., *Arzneim.-Forsch.*, *21*, 1907 (1971).
K. L. RINEHART, Jr. et al., *J. Am. Chem. Soc.*, *93*, 6273, 6275 (1971).
N. BERGAMINI et al., *Arzneim.-Forsch.*, *20*, 1546 (1970).

Antraciclinas
T. R. KELLY, *Annu. Rep. Med. Chem.*, *14*, 288 (1979).
J. R. BROWN, *Prog. Med. Chem.*, *15*, 125 (1978).
S. T. CROOKE et al., *Mol. Pharmacol*, *14*, 290 (1978).
P. G. SAMMES, Ed., *Antibiotics from Marine Organisms, Oligosaccharides, Anthracyclines and their Biological Receptors*, Wiley, New York, 1978.
D. D. VON HOFF et al., *Adv. Pharmacol. Chemother.*, *15*, 1 (1978).
D. W. WILSON et al., *J. Med. Chem.*, *19*, 381 (1976).
K. YAMAMOTO et al., *J. Med. Chem.*, *15*, 872 (1972).
I. H. GOLDBERG e P. A. FRIEDMAN, *Annu. Rev. Biochem.*, *40*, 775 (1971).

Grupo da lincomicina
B. J. MAGERLEIN, *Adv. Appl. Microbiol.*, *14*, 185 (1971).

Antibióticos nucleosídicos
A. SARAN et al., *Int. J. Quantum Chem., Quantum Biol. Symp.*, *4*, 43 (1977).
A. BLOCH, Ed., "Chemistry, Biology, and Clinical Uses of Nucleoside Analogs", *Ann. N. Y. Acad. Sci.*, *255*, 1-610 (1975).
R. J. SUHADOLNIK, *Nucleoside Antibiotics*, Wiley-Interscience, New York, 1970.

Antibióticos glutarimídicos
F. JOHNSON et al., *J. Am. Chem. Soc.*, **86**, 118 (1964).

Poliéteres
M. DOBLER, *Biochem. Soc. Trans.*, **1**, 828 (1973).
B. C. PRESSMAN, *Fed. Proc., Fed. Am. Soc. Exp. Biol.*, **32**, 1698 (1973).

Antibióticos diversos
A. MORRIS e A. D. RUSSELL, *Prog. Med. Chem.*, **8**, 39 (1971).
E. J. GLAMKOWSKI et al., *J. Org. Chem.*, **35**, 3510 (1970).
B. G. CHRISTENSEN et al., *Science*, **166**, 123 (1969).
D. HENDLIN et al., *Science*, **166**, 122 (1969).
E. FREERKSEN et al., *Antibiot. Chemother. (Basel)*, **6**, 303 (1959).

MECANISMO DE AÇÃO

Geral
V. LORIAN, Ed., *Antibiotics in Laboratory Medicine*, Williams & Wilkins, Baltimore, 1980.
F. E. HAHN, Ed., *Antibiotics*, Vol. V, 2 parts, Springer, Berlin, 1979.
F. E. HAHN, *Top. Curr. Chem.*, **72**, 1 (1977).
J. W. CORCORAN e F. E. HAHN, Eds., "Mechanism of Action of Antimicrobial and Antitumor Agents", *Antibiotics*, Vol. III, Springer, Berlin, 1975.
J. DREWS e F. E. HAHN, Eds., "Drug Receptor Interactions in Antimicrobial Chemotherapy", *Top. Infect. Dis.*, *1* (1975).
A. KOROLKOVAS, *Rev. Bras. Clín. Ter.*, **4**, 487 (1975).
A. KOROLKOVAS, *Rev. Bras. Farm.*, **55**, 57 (1974).
E. F. GALE et al., *The Molecular Basis of Antibiotic Action*, Wiley-Interscience, London, 1972.
J. H. HASH, *Annu. Rev. Pharmacol.*, **12**, 35 (1972).
E. MUÑOZ et al., Eds., *Molecular Mechanisms of Antibiotic Action on Protein Biosynthesis and Membranes*, Elsevier, Amsterdam, 1972.
V. LORIAN, *Arch. Intern. Med.*, **128**, 623 (1971).
H. SCHÖNFUA, Ed., *Antibiotics and Chemotherapy: Mode of Action*, Karger, Basel, 1971.
R. M. SWENSON e J. P. SANFORD, *Adv. Intern. Med.*, **16**, 373 (1970).
D. VÁZQUEZ, *Annu. Rep. Med. Chem.*, **5**, 156 (1970).
N. S. BEARD, Jr. et al., *Pharmacol. Rev.*, **21**, 213 (1969).
T. BÜCHER e H. SIES, Eds., *Inhibitors: Tools in Cell Research*, Springer, New York, 1969.
A. D. RUSSELL, *Prog. Med. Chem.*, **6**, 135 (1969).
R. A. COX, *Q. Rev., Chem. Soc.*, **22**, 499 (1968).
H. J. ROGERS, "The Mode of Action of Antibiotics", *in* E. E. BITTAR, Ed., *The Biological Basis of Medicine*, Vol. II, Academic, London, 1968, pp. 421-448.
D. GOTTLIEB e P. D. SHAW, Eds., "Mechanism of Action", *Antibiotics*, Vol. I, Springer, Berlin, 1975.

Inibidores da síntese da parede celular bacteriana
J.-M. GHUYSEN et al., *Annu. Rev. Biochem.*, **48**, 73 (1979).
D. B. BOYD et al., *J. Med. Chem.*, **18**, 408 (1975).
R. U. HUTZLER et al., *Rev. Bras. Med.*, **31**, 433 (1974).
J. M. INDELICATO et al., *J. Med. Chem.*, **17**, 523 (1974).
M. R. J. SALTON e A. TOMASZ, Eds., "Mode of Action of Antibiotics on Microbial Walls Membranes", *Ann. N. Y. Acad. Sci.*, **235**, 1-620 (1974).
W. C. TOPP e B. G. CHRISTENSEN, *J. Med. Chem.*, **17**, 342 (1974).
H. R. PERKINS e M. NIETO, *Pure Appl. Chem.*, **35**, 371 (1973).
R. HARTMANN et al., *Nature (London)*, **235**, 426 (1972).
B. LEE, *J. Mol. Biol.*, **61**, 463 (1971).
A. MORRIS e A. D. RUSSELL, *Prog. Med. Chem.*, **8**, 39 (1971).

Inibidores da função da membrana citoplasmática
D. S. FEINGOLD et al., *Ann. N. Y. Acad. Sci.*, **235**, 480 (1974).
J. M. T. HAMILTON-MILLER, *Adv. Appl. Microbiol.*, **17**, 109 (1974).
H. W. HUANG, *J. Theor. Biol.*, **32**, 351, 363 (1971).
S. C. KINSKY, *Annu. Rev. Pharmacol.*, **10**, 119 (1970).

Inibidores da síntese de ácidos nucléicos
C.-c. TSAI, *Annu. Rep. Med. Chem.*, **13**, 316 (1978).
H. KERSTEN e W. KERSTEN, *Inhibitors of Nucleic Acid Synthesis*, Springer, Berlin, 1974.
M. A. APPLE, *Annu. Rep. Med. Chem.*, **8**, 251 (1973).
Y. MIURA, "Drugs Affecting Nucleic Acid and Protein Synthesis", *in* S. DIKSTEIN, Ed., *Fundamentals of Cell Pharmacology*, Thomas, Springfield, Ill., 1973, pp. 43-66.
P. SENSI, *Pure Appl. Chem.*, **34**, 383 (1973).
W. J. PIGRAM et al., *Nature (London), New Biol.*, **235**, 17 (1972).
I. G. GOLDBERG e P. A. FRIEDMAN, *Annu. Rev. Biochem.*, **40**, 775 (1971).
E. E. HAHN, Ed., "Complexes of Biologically Active Substances with Nucleic Acids and their Modes of Action", *Prog. Mol. Subcell. Biol.*, **2**, 1-400 (1971).
W. WEHRLI e M. STAEHELIN, *Bacteriol. Rev.*, **35**, 290 (1971).
B. A. NEWTON, *Adv. Pharmacol. Chemother.*, **8**, 247 (1970).
M. WARING, *J. Mol. Biol.*, **54**, 247 (1970).
K. G. LARK, *Annu. Rev. Biochem.*, **38**, 569 (1969).
G. HARTMANN et al., *Angew. Chem., Int. Ed. Engl.*, **7**, 693 (1968).

Inibidores da síntese protéica
D. VÁZQUEZ, *Inhibitors of Protein Biosynthesis*, Springer, Berlin, 1979.
H.-D. HÖLTJE e L. B. KIER, *J. Med. Chem.*, **17**, 814 (1974).
D. VÁZQUEZ, *Pure Appl. Chem.*, **35**, 355 (1973).
H. B. BOSMANN e R. A. WINSTON, *Chem.-Biol. Interact.*, **4**, 113, 129 (1972).
A. KOROLKOVAS, *Rev. Bras. Clín. Ter.*, **1**, 729 (1972).
J. R. SMYTHIES et al., *Experientia*, **28**, 1253 (1972).
F. PERADEJORDI et al., *J. Pharm. Sci.*, **60**, 576 (1971).
S. PESTKA, *Annu. Rev. Microbiol.*, **25**, 487 (1971).
Z. VOGEL et al., *J. Mol. Biol.*, **60**, 339 (1971).

Agentes Antineoplásicos

I. INTRODUÇÃO

A. Conceito

Agentes antineoplásicos são quimioterápicos usados no tratamento do câncer. O objetivo do seu emprego é a destruição seletiva das células tumorais. Contrariamente ao que ocorre no tratamento de outros tipos de doenças, em que se utiliza geralmente um único fármaco, o tratamento moderno do câncer compreende cada vez mais a quimioterapia combinada, às vezes em associação com outros métodos de tratamento.

Câncer ou *neoplasma* maligno (do grego νέος, novo, e πλασμα, formação) refere-se não a uma única doença, mas a uma centena de doenças distintas causadas, provavelmente, por vários agentes, tais como certos compostos químicos, energia radiante (até a dos raios solares), certos vírus, agentes poluidores (da água, ar e alimento), deficiências alimentares, fatores hereditários e mutação celular de origem desconhecida.

B. Tipos de câncer

Há dois grupos principais de câncer: tumores sólidos e enfermidades malignas hematológicas. Os tumores sólidos localizam-se inicialmente nos tecidos e órgãos concretos. Com o tempo, as células cancerosas separam-se do tumor primário e, levadas pelo sistema linfático ou corrente sanguínea, atingem locais distantes do organismo, onde se dividem e formam tumores secundários. A este fenômeno se dá o nome de metástase (do grego μετα, depois, e στασις, espera); ele caracteriza a fase de disseminação da doença. As enfermidades malignas hematológicas, por sua vez, afetam os sistemas sanguíneo e linfático e, por isso, não raro já se encontram disseminadas desde o começo. As principais características dos tumores malignos são: *(a)* crescimento ilimitado, insensível aos mecanismos de controle normais que limitam o crescimento e divisão celulares em tecidos diferenciados (Fig. 34.1); *(b)* tendência invasora das células cancerosas, que penetram em capilares, paredes de veias e canais linfáticos adjacentes; *(c)* tendência a propagar-se metastaticamente a regiões remotas do organismo; esta invasão de tecidos normais e crescimento entre células normais é o que torna letal o câncer; *(d)* morfologia celular menos diferenciada.

As neoplasias malignas ocupam o segundo lugar como *causa mortis,* vindo em seguida às

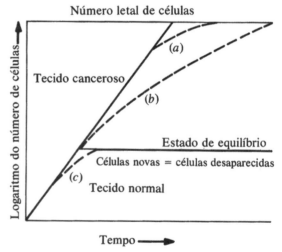

(a) Expansão   (b) Renovação   (c) Estabilização

Fig. 34.1 Comparação entre a proliferação das células normais e a das cancerosas. Nas células normais, a proliferação é freada por um mecanismo de retroação desconhecido, quiçá resultado de fenômenos de contato quando as células estão aglomeradas. Nas células cancerosas, as células continuam a multiplicar-se mesmo quando alcançam massa crítica; este crescimento autônomo e ilimitado acaba provocando a morte do paciente. *Fonte: Série de Informes Técnicos, 605,* Organização Mundial de Saúde, 1977.

doenças cardiovasculares. Nos Estados Unidos, em 1970, a média de morte por 100.000 habitantes foi de 360,3 para as doenças do coração e 162,0 para o câncer e outros neoplasmas malignos. Em 1975, esta proporção foi de 338,6 e 174,4, respectivamente. Atualmente, nos Estados Unidos, o câncer causa cerca de 300.000 mortes por ano, variando a porcentagem de acordo com a localização do tumor e o sexo do paciente (Tabela 34.1). No Brasil, calcula-se que haja de 600.000 a 950.000 pacientes que sofrem de câncer.

Tabela 34.1 Porcentagens de mortes por câncer segundo localização e sexo

Local ou tipo	Homem	Mulher
melanoma da pele	1%	1%
oral	5%	2%
mama	—	27%
pulmão	22%	6%
cólon e reto	14%	15%
outros órgãos do aparelho digestivo	12%	9%
próstata	17%	—
útero	—	14%
urinário	9%	4%
leucemia e linfomas	8%	7%
todos os outros	12%	15%

Fonte: E. Silverberg e Al Holleb, Cancer, 25, 2, 1975.

Segundo sua localização e forma, os tumores malignos recebem nomes diferentes: carcinoma (tecido glandular), sarcoma (tecido conectivo), linfoma (gânglios linfáticos) e leucemia (glóbulos sanguíneos), que pode ser leucemia mielóide e leucemia linfóide. Os tumores malignos podem ser classificados também segundo sua localização anatômica. As leucemias recebem igualmente nomes diferentes, de acordo com o quadro sanguíneo e os sintomas que apresentam.

As doenças neoplásicas afetam tanto crianças quanto adultos. Nas crianças, as doenças mais comuns deste tipo são: leucemia aguda, usualmente do tipo linfoblástico, e quatro tumores sólidos: tumor de Wilms, neuroblastoma, retinoblastoma e rabdomiossarcoma embrionário; nos adultos encontramos os seguintes: leucemia aguda (principalmente do tipo granulocítico mieloblástico), leucemia linfocítica crônica, leucemia mielocítica crônica, doença de Hodgkin, mieloma múltiplo, policitemia vera, sarcoma celular, linfossarcoma, coriocarcinoma, carcinomas (da próstata, testículo, mama, ovário, endométrio, cérvix, pulmão, cólon, estômago, fígado, pâncreas) e melanoma.

C. Tratamento do câncer

Os tipos de tratamentos de câncer hoje em dia são os seguintes: cirurgia, que é o método mais freqüentemente empregado e o tratamento de escolha para tumores sólidos localizados, tais como câncer da mama e câncer do cólon; radioterapia, geralmente como adjuvante da cirurgia e usada logo após esta e também no tratamento de tumores sensíveis a ela, como seminoma dos testículos, retinoblastoma e carcinoma espinocelular localizado da nasofaringe; quimioterapia, recurso para tratar de tumores generalizados, isto é, não-localizados, tais como, por exemplo, leucemia, coriocarcinoma, mieloma múltiplo, doença de Hodgkin e linfoma de Burkitt e como coadjuvante à cirurgia e, em determinados casos, à radioterapia; endocrinoterapia, parte da quimioterapia antineoplásica que consiste no emprego de determinados hormônios para tratamento de tumores que proliferam em órgãos hormonodependentes, como próstata e mama; e imunoterapia, método muito recente e portanto ainda pouco explorado, mas que se espera desempenhará, futuramente, papel importante na prevenção das micrometástases.

Os agentes antineoplásicos disponíveis hoje em dia são, geralmente, apenas paliativos, sobretudo no caso da leucemia. Usualmente não curam o câncer, apenas efetuam sua remissão temporária. Contudo, onze tipos de neoplasmas humanos disseminados são altamente passíveis de cura pela quimioterapia: leucemia linfocítica aguda, linfoma de Burkitt, coriocarcinoma, câncer testicular embrionário, rabdomiossarcoma, sarcoma de Ewing, doença de Hodgkin, linfossarcoma, sarcoma retículo-celular, retinoblastoma e tumor metastático de Wilms. Cerca de 50% dos pacientes que sofrem destas neoplasias podem ser curados.

Os agentes antineoplásicos são, em sua maioria, essencialmente drogas anticrescimento, planejadas na suposição de que as células cancerosas multiplicam-se sempre mais rapidamente do que todas as células normais; assim, os agentes antineoplásicos devem, de algum modo, interferir na mitose celular. Entretanto, as células tumorais não sofrem mitose mais rápida do que todas as células normais. Por exemplo, as células do sistema hematopoiético, mucosa interna, mucosa oral, folículos capilares e pele dividem-se mais rapidamente do que as células tumorais. Por esta razão, as drogas que atuam destruindo células que se dividem rapidamente deverão atacar também os tecidos normais e, por isso, poderão ser muito tóxicas e até letais para o paciente. Contudo, são utilizadas para o tratamento de tumores não-localizados e, também, como adjuvantes na cirurgia e radioterapia, nos casos em que esses tratamentos são os indicados.

Com o objetivo de obter sinergismo terapêutico usam-se agora associações de agentes antineoplásicos diferentes, que geralmente proporcionam resultados melhores que a monoterapia, com redução dos efeitos tóxicos, aumento da ação antineoplásica e retardamento de início da resistência à droga.

Já que as drogas antineoplásicas, em sua maioria, interferem com a divisão celular, elas são altamente tóxicas, particularmente a órgãos e sistemas caracterizados por rápida proliferação celular, tais como a medula óssea e o trato gastrintestinal. Sintomas comuns de intoxicação com estas drogas são leucopenia, trombocitopenia, anorexia, náusea, vômito, alopécia, tromboflebite e cistite. Por isso, a quimioterapia deve ser acompanhada de exames hematológicos.

D. Problemas da quimioterapia antineoplásica

O objetivo da quimioterapia do câncer é erradicar todas as células malignas sem afetar as células normais. Infelizmente, não obstante haverem sido ensaiados como agentes antineoplásicos potenciais mais de 300.000 compostos químicos só nos Estados Unidos, além da obtenção de curas de certas formas de câncer, a quimioterapia não resolveu o problema do câncer até o grau desejado.

Para este malogro há diversas razões, sendo as duas primeiras as principais:

1. As diferenças bioquímicas e morfológicas entre as células normais e cancerosas são mínimas. Portanto, os agentes antineoplásicos são, em geral, destituídos de toxicidade seletiva às células tumorais. Conhecem-se, todavia, algumas exceções, e estas podem ser exploradas. Outrossim, visto que os tumores malignos diferem entre si e cada qual pode ter seu metabolismo distinto, é improvável que algum dia se descubra um fármaco que seja ativo contra todos os tipos de neoplasmas.

2. As células neoplásicas, em sua maioria, não são verdadeiramente "estranhas" ao hospedeiro. Em conseqüência, via de regra não suscitam resposta imunológica, em contraste com o que ocorre em infecções microbianas, em que as

Tabela 34.2 Resistência aos quimioterápicos antineoplásicos

Mecanismo	Exemplo
Captação insuficiente do fármaco pela célula cancerosa	metotrexato daunorrubicina
Ativação insuficiente do fármaco	citarabina fluoruracil
Aumento da inativação	mercaptopurina
Aumento da concentração de uma enzima contra a qual atua o fármaco	metotrexato
Diminuição das necessidades de um determinado produto metabólico	asparaginase
Aumento da utilização de outra via bioquímica (recuperação)	antimetabólitos
Cura rápida de uma lesão produzida pelo fármaco	agentes alquilantes

Fonte: Série de Informes Técnicos, 605, Organização Mundial de Saúde, 1977.

defesas imunológicas desempenham papel importantíssimo em coadjuvar o agente quimioterápico. Todavia, recentemente foram detectados antígenos "estranhos" em diversos neoplasmas humanos (carcinoma do cólon, neuroblastoma e linfoma de Burkitt, por exemplo), o que sugere que os mecanismos de defesa podem estar compreendidos em remissões a prazo longo.

3. As células cancerosas desenvolvem resistência aos agentes antineoplásicos muito rapidamente (Tabela 34.2). Uma tentativa de obviar isto e melhorar o índice terapêutico é a terapia combinada, mormente mediante associação racional de antimetabólitos. Contudo, até este extremo recurso terapêutico não resolve o problema; de fato, poderá até agravar toda a situação selecionando, do tumor tratado, os tipos mais malignos de câncer.

4. Alguns tumores malignos são pobremente irrigados pelo sangue e isso dificulta o fácil acesso dos fármacos às células cancerosas. Com o objetivo de aumentar a concentração de fármacos nos locais desejados, estão sendo utilizadas as técnicas de infusão e perfusão regional.

5. Não existe, ainda, nenhum meio ideal de avaliar a utilidade terapêutica de agente antineoplásico potencial. Os dados obtidos com tumores experimentais transplantados de animais, tipo de triagem mais importante usado hoje em dia, não podem ser extrapolados a tumores humanos.

6. Os agentes antineoplásicos hodiernos, em sua maioria, produzem efeitos colaterais muito

graves, tais como o fenômeno da imunorreação. O método mais estudado para reduzir a toxicidade destes agentes consiste em encapsulá-los em lipossomos.

Incidentalmente, o estudo do fenômeno da imunossupressão causado pelas drogas anticancerígenas resultou na introdução de fármacos que permitiram transplantes de órgãos. Os antineoplásicos mais usados também como agentes imunossupressores são: azatioprina, ciclofosfamida, clorambucil, mercaptopurina e metotrexato. Uma lista mais completa de imunossupressores conteria os seguintes fármacos, a maioria dos quais dotados de atividade antineoplásica: *(a)* agentes alquilantes: bussulfano, ciclofosfamida, clorambucil, manomustina, melfalano, sufosfamida, tiotepa; *(b)* antagonistas de purinas: azatioprina, mercaptopurina; *(c)* antagonistas de pirimidinas: azacitidina, azaribina, azauracil, azauridina, citarabina, flururacil; *(d)* antagonistas do ácido fólico: aminopterina, metotrexato; *(e)* alcalóides: desidroeliotridina, elipticina, metoxielipticina; *(f)* antibióticos: cloranfenicol, dactinomicina, mitomicinas, tianfenicol; *(g)* diversos: ácido 1-aminociclopentanocarboxílico, acriflavina, asparaginase, 4,5-bis(aminometil)acridina, bredinina, cinanserina, frentizol, niridazol, oxisurano, penicilamina, procarbazina, soro antilinfocítico, talidomida.

Por outro lado, descobriram-se também alguns imunoestimulantes. Os principais são: levamisol, poliânions (ácido algínico, sulfato de pentosano), tilorona, vacina BCG e vitamina A.

7. Sob certas condições, os agentes antineoplásicos conhecidos, se não todos, são também carcinogênicos.

E. Estratégia da quimioterapia antineoplásica

À semelhança do que se faz em quimioterapia em geral, na terapia do câncer a estratégia consiste primordialmente em, através de estudos relacionados com a histologia e a bioquímica comparadas, explorar as diferenças morfológicas e metabólicas entre as células cancerosas e as células normais.

1. DIFERENÇAS MORFOLÓGICAS

As superfícies das células cancerosas diferem das superfícies das células normais. Ao passo que estas últimas aderem umas às outras firmemente, as células tumorais — ao invadir os tecidos — comportam-se como entidades distintas. Entretanto, em presença de concanavalina A, as células cancerosas formam agregados rapidamente, enquanto o mesmo fenômeno não ocorre com as células normais. Esta diferença talvez se deva ao maior número de microvilosidades nas células cancerosas do que nas células normais que não se encontram na fase de divisão. Estas microvilosidades estão relacionadas com a transformação celular. De fato, as células em divisão assemelham-se às células tumorais no que diz respeito à presença de microvilosidades e, conseqüentemente, à capacidade de se aglutinar, quando tratadas com concanavalina A.

2. DIFERENÇAS METABÓLICAS

1. Algumas células leucêmicas têm um sistema de transporte superativo (para o ácido fólico, por exemplo), o que lhes permite elevar a concentração de certas substâncias no seu interior acima do nível das células normais. Graças a esse sistema de transporte, o metotrexato, que é um antimetabólito do ácido fólico, é acumulado no interior das referidas células cancerosas e provoca aí seu efeito anticancerígeno.

Recentemente, para melhorar esse transporte foram sintetizadas formas latentes do metotrexato, esterificando os grupos carboxílicos do grupamento glutamato da molécula daquele antifólico. Outro recurso para localizar os fármacos no seu sítio de ação consiste em administrar os que atuam no DNA na forma de complexos com o DNA, por exemplo: DNA-dactinomicina, DNA-doxorrubicina. Uma vez no interior da célula tumoral, a desoxirribonuclease lisossômica ou fagossômica cinde o complexo liberando o composto ativo.

2. Alguns tumores são deficientes em xantino oxidase, enzima que oxida as purinas. Por esta razão a mercaptopurina, que é um isóstero da purina hipoxantina, não é oxidada ao atóxico ácido tioúrico, mas fica acumulada nas células cancerosas, aí provocando o seu efeito antineoplásico.

3. As células cancerosas, mormente as que crescem rapidamente, tendem a perder enzimas. Esta anomalia pode ser aproveitada pela quimioterapia. Há vários fármacos que são tóxicos às células cancerosas, mas podem ser destoxificados por uma enzima que está presente apenas nas células normais. É o caso de determinados agentes alquilantes — mostardas nitrogenadas, por exemplo — que, embora sejam altamente ativos contra as células cancerosas, são rapidamente

metabolizados a produtos menos tóxicos para o organismo.

4. Certos agentes alquilantes podem ser e são seletivamente ativados pelas células tumorais. Por exemplo, a mostarda de anilina é transformada em grande parte ao respectivo glicuronídeo. Nos tumores sensíveis que apresentam altos níveis de beta-glicuronidase, o referido glicuronídeo é convertido na mostarda de p-hidroxianilina. Esta é altamente tóxica e acaba matando, seletivamente, a célula cancerosa.

5. O pH de certos tumores (não de todos, porém) parece ser mais baixo que o dos tecidos normais. Tentativas para explorar essa diferença com o fim de obter novos agentes citotóxicos estão sendo feitas, mormente no sentido de planejar e sintetizar substâncias cujas propriedades físico-químicas as façam acumular-se nas regiões tumorais ácidas.

6. Certos linfomas exigem fonte externa de L-asparagina, pois não possuem a enzima L-asparagina sintetase. Isso explica a ação seletiva da asparaginase sobre certas células tumorais. Entretanto, sabe-se hoje em dia que essa não é característica dos linfomas sensíveis à asparaginase, pois os linfócitos normais também dependem de asparagina exógena. Outrossim, com o objetivo de obter novos agentes anticancerígenos foram sintetizados alguns produtos, como os ácidos L-2-amino-5-bromo-4-oxopentanóico e L-2--amino-5-cloro-4-oxopentanóico, que interferem ou com a síntese ou com a utilização de asparagina.

A utilidade antineoplásica da asparaginase fomentou pesquisas que levaram à descoberta de outras enzimas com ação análoga: fenilalanina amonialiase, metioninase, leucina desidrogenase, ascorbato oxidase e uma glutaminase.

7. A cinética das células tumorais é diferente da cinética das células normais. As principais diferenças são:

a) As células cancerosas podem proliferar com maior ou menor rapidez que as populações de células normais, e muitas morrem logo após a mitose;

b) Nas células tumorais uma grande fração está se dividindo ativamente e sintetizando DNA; nas normais, a fração que se encontra em divisão é pequena. Isso significa que as células tumorais podem ser vulneráveis a antimetabólitos do DNA;

c) O volume do tumor aumenta rapidamente porque grande fração de células cancerosas se encontra em divisão;

d) As células tumorais são pouco diferenciadas e estas têm menor capacidade de sobreviver que as diferenciadas. Com o tempo, o acúmulo de células cancerosas diferenciadas de sobrevida longa resulta na formação de nódulos que, por falta de suprimento sanguíneo, acabam morrendo. Os agentes antineoplásicos correntemente em uso matam as células em divisão, tanto as cancerosas quanto as normais que se dividem rapidamente, como as da medula óssea, folículos pilosos e mucosa gastrintestinal. Menos perigosos seriam os agentes citotóxicos que, em vez de matarem as células em divisão, promovessem maior diferenciação e, conseqüentemente, diminuíssem a capacidade de divisão das células tumorais. Todavia, para planejar racionalmente tal tipo de agentes citostáticos importa dispor de maior conhecimento da bioquímica da célula normal.

F. Quimioterapia combinada

A quimioterapia antineoplásica combinada, isto é, o emprego de dois ou mais fármacos no tratamento do câncer, baseia-se no conceito do sinergismo terapêutico. O objetivo principal é evitar o aparecimento precoce de resistência.

Os métodos para formar as associações de fármacos antineoplásicos são:

1. Método bioquímico: consiste em utilizar quimioterápicos adequados para causar alterações bioquímicas tais que reduzam a produção e a disponibilidade de um metabólito essencial para as células cancerosas, seja atacando fases diversas dos ciclos de biossíntese, seja inibindo processos diferentes compreendidos na manutenção e função de macromoléculas essenciais. Usam-se três sistemas básicos: *(a)* inibição ou bloqueio seqüencial (inibição de fases enzimáticas diferentes de um caminho bioquímico multienzimático; por exemplo, inibição de enzimas diversas compreendidas na biossíntese do ácido fólico); *(b)* inibição ou bloqueio simultâneo (inibição concomitante de ciclos metabólicos paralelos que conduzem a um produto final; por exemplo, dano ao DNA, RNA ou proteínas por um quimioterápico e impedimento subseqüente de sua recuperação ou síntese por um segundo quimioterápico); *(c)* inibição complementar (produção de alterações bioquímicas em pontos diferentes da biossíntese de macromoléculas poliméricas; por exemplo, interferência na biossíntese dos ácidos nucléicos por um antimetabólito e bloqueio de sua replica-

ção por um agente alquilante);

2. Método citocinético: consiste em utilizar quimioterápicos que atuem em fases diferentes do ciclo celular. Por exemplo, a associação de vincristina com metotrexato ou citarabina: a primeira atua na fase mitótica, ao passo que as outras agem especificamente na fase sintética. As associações feitas com base neste princípio, embora tenham dado resultados satisfatórios, não se mostraram superiores aos outros tipos de associação;

3. Método empírico: consiste no emprego, em associação, de quimioterápicos que atuem sobre determinado tumor por mecanismos diferentes. Por exemplo, a associação MOPP (clorometina, vincristina, prednisona, e procarbazina), no tratamento da doença de Hodgkin. Este método possibilita obter associações em doses bem toleradas.

Para formar associações, a AMA lembra que se deve levar em consideração os seguintes princípios: *(a)* cada quimioterápico deve possuir a sua atividade antineoplásica específica; *(b)* os quimioterápicos devem atuar por mecanismos diferentes; *(c)* as reações tóxicas causadas pelos quimioterápicos isolados não devem sobrepor-se, para que se possam usar as doses toleradas máximas; *(d)* cada quimioterápico deve ser dado na fase do ciclo celular quando ele é mais eficaz. A dose de cada quimioterápico usado na associação deve ser determinada através de pesquisas.

As associações de agentes antineoplásicos só devem ser utilizadas por médicos especializados na quimioterapia do câncer. As doses e os esquemas de administração são muito diferentes dos usados quando se empregam os quimioterápicos isoladamente. Entre várias outras associações que se mostraram úteis, incluem-se as seguintes:

1. Leucemias: *(a)* VAMP — vincristina, metotrexato, mercaptopurina e prednisona; *(b)* COAP — ciclofosfamida, vincristina, citarabina e prednisona; *(c)* POMP — vincristina, mercaptopurina, metotrexato e prednisona; *(d)* tioguanina e citarabina;

2. Linfomas: *(a)* MOPP — clorometina, vincristina, procarbazina e prednisona; *(b)* CVP — ciclofosfamida, vincristina e prednisona, dadas em ciclos intermitentes; *(c)* COP — ciclofosfamida, vincristina e prednisona, administradas cada duas semanas; *(d)* doxorrubicina, bleomicina, vincristina e dacarbazina;

3. Neoplasmas gastrintestinais: *(a)* fluoruracil e carmustina ou semustina; *(b)* mitomicina, citarabina, fluoruracil; *(c)* FAMT — fluoruracil, ciclofosfamida, mitomicina C e cromomicina A_3;

(d) MFC — mitomicina C, fluoruracil e citarabina;

4. Sarcoma osteogênico: *(a)* doxorrubicina, ciclofosfamida, vincristina e melfalano; *(b)* dose alta de metotrexato, folinato cálcico (para proteger o enfermo contra os efeitos adversos do metotrexato), doxorrubicina e ciclofosfamida; *(c)* vincristina, dose alta de metotrexato, folinato cálcico, ciclofosfamida e doxorrubicina;

5. Carcinoma da mama: *(a)* CMF — ciclofosfamida, metotrexato e fluoruracil; *(b)* CFP — ciclofosfamida, fluoruracil e prednisona; *(c)* CAF — ciclofosfamida, doxorrubicina e fluoruracil; *(d)* CMFVP — ciclofosfamida, metotrexato, fluoruracil, vincristina e prednisona.

II. HISTÓRICO

Até recentemente, os únicos meios para o tratamento do câncer eram a cirurgia (para tumores localizados e acessíveis) e a radioterapia. Foi tentada a imunoterapia, mas com êxito limitado. Na década de 40, adicionou-se uma nova arma: quimioterapia, com a introdução de agentes antineoplásicos, tais como hormônios, mostardas nitrogenadas e antagonistas do ácido fólico. Antes deles, porém, o arsenito de potássio, conhecido como solução de Fowler, foi usado no tratamento da leucemia. Agora, existem várias classes de compostos com atividade antitumoral.

As primeiras drogas antineoplásicas introduzidas na quimioterapia foram os agentes alquilantes. São análogos do chamado gás de mostarda, também conhecido como mostarda sulfurada (sulfeto de *bis*-2-cloroetila), composto conhecido desde a metade do século passado e cuja ação vesicante sobre alguns órgãos foi estudada durante a I Guerra Mundial. Em 1919, Krumbhaar e Krumbhaar observaram que ela causa leucopenia, redução drástica no número de glóbulos brancos. Resultados semelhantes foram observados em soldados britânicos durante a I Guerra Mundial e em soldados norte-americanos na II Guerra Mundial, expostos acidentalmente àquele gás.

Considerando que no tratamento de certas leucemias a diminuição de leucócitos é encarada como melhora, milhares de análogos estruturais do gás de mostarda foram sintetizados (por exemplo, mostardas nitrogenadas) e testados como agentes antileucêmicos potenciais, mas apenas poucos deles foram introduzidos no uso clínico.

Visto que as mostardas nitrogenadas formam *in vivo* íons aziridínicos e atuam como tais, era razoável esperar que as aziridinas (etileniminas), usadas pelos químicos para melhorar o acabamento dos tecidos de raiom, também teriam atividade anticancerígena. A triagem de inúmeras aziridinas resultou na introdução de algumas delas na terapêutica. São, porém, raramente empregadas, substituídas que foram pelas mostardas nitrogenadas.

Outro processo racional levou à introdução da ciclofosfamida e compostos relacionados. Estes fármacos foram planejados e sintetizados como substratos potenciais para as fosforamidases, enzimas em que as células neoplásicas são mais ricas do que as células normais. No caso específico da ciclofosfamida, forma inativa de transporte da normecloretamina, esperava-se que aquelas enzimas rompessem a molécula no local de sua ação, libertando assim o grupo ativo no sítio desejado. A ativação esperada realmente ocorre, mas não da maneira prevista, tampouco no tumor. Dá-se no fígado, pelo sistema oxidativo de seus microssomos.

Os antagonistas de purinas foram desenvolvidos por Hitchings, Elion e colaboradores, a partir de 1942, numa tentativa racional de descobrir inibidores seletivos da biossíntese dos ácidos nucléicos. Aqueles autores foram estimulados e guiados pela então recém-enunciada teoria dos antimetabólitos. Seus esforços orientaram-se no sentido da síntese de antimetabólitos potenciais de bases purínicas e pirimidínicas dos ácidos nucléicos.

A preparação de análogos isostéricos da hipoxantina resultou na introdução da mercaptopurina, em 1952, por Hitchings e Elion. Síntese e triagem de numerosos análogos de bases purínicas naturais, nucleosídeos e nucleotídeos forneceram outros agentes antineoplásicos, tais como a tioguanina e azatioprina, além de drogas que possuem outras atividades: alopurinol, usado principalmente no tratamento de gota e hiperuricemia e como coadjuvante na terapia do câncer; trimetoprima e pirimetamina, que são antimaláricos.

Outrossim, algumas antipurinas antineoplásicas encontraram aplicação como imunossupressores e são usadas em transplante de órgãos. A primeira a manifestar tal atividade foi a mercaptopurina. É, porém, o seu derivado azatioprina, por ser mais eficaz, o componente básico no regime imunossupressivo atualmente usado nos transplantes de rins e coração.

Em 1948, Farber observou que certos análogos do ácido fólico causavam remissões temporárias de leucemia aguda em crianças. Esta observação levou à introdução dos antagonistas do ácido fólico como agentes antineoplásicos: aminopterina, em 1948, e metotrexato, em 1949.

Os antagonistas pirimidínicos resultaram de um planejamento racional de fármacos por Heidelberger e colaboradores, iniciado em 1957, após a observação feita por Rutman e colegas, em 1954, de que, na síntese de ácido nucléico, um hepatoma de rato incorporava uracil em muito maior quantidade do que as células hepáticas normais. Sabendo que, pela ação catalítica da timidilato sintetase, o uracil do ácido desoxiuridílico é convertido à timina do ácido timidílico por transferência de um fragmento 1-carbono, e que o fluoracetato é potente veneno metabólico, eles arrazoaram que a substituição do átomo de hidrogênio na posição 5 do uracil ou da desoxiuridina pelo estável átomo de flúor poderia alterar drasticamente a biossíntese do DNA. Suas esperanças concretizaram-se. De fato, a substituição isostérica funcionou. O 5-fluoruracil e a 5-fluordesoxiuridina, que foram sintetizados, provaram ser antagonistas das pirimidinas. Os efeitos exercidos por estes compostos são os esperados: eles inibem a timidilato sintetase, bloqueando assim a biossíntese do ácido timidílico a partir do ácido desoxiuridílico.

Posteriormente, foram planejados e sintetizados outros antagonistas pirimidínicos com atividade antineoplásica. Suas estruturas diferem das bases e nucleosídeos pirimidínicos quer no componente anelar quer na fração osídica. Atividade mais favorável foi encontrada entre as pirimidinas halogenadas e seus respectivos nucleosídeos. O melhor substituinte é o átomo de flúor, pois o seu volume é apenas ligeiramente maior que o do hidrogênio (os raios de van der Waals são 1,20 Å e 1,35 Å, respectivamente) e, em decorrência de sua eletronegatividade, exerce forte efeito no sentido de retirar elétrons. O resultado é uma molécula muito semelhante à pirimidina natural, sendo por isso capaz de substituí-la nos processos metabólicos, mas dotada de reatividade acentuadamente diferente e, em conseqüência, capaz de perturbar profundamente a ação enzimática compreendida. Além de sua atividade anticancerígena, os derivados halogenados do uracil aumentam a sensibilidade das células aos efeitos letais dos raios ultravioleta e X.

As atividades antibacteriana e antiprotozoária dos antibióticos estimularam a triagem desses agentes na terapia do câncer. Diversos antibióticos manifestaram atividade antitumoral. Entre eles, os seguintes são os mais usados: dactinomicina, isolada, em 1940, por Waksman e Woodruff de *Streptomyces parvullus;* mitramicina, isolada, em 1953, por Grundy e colaboradores de *Streptomyces argillaceus* e hoje também de *Streptomyces plicatus* e introduzida na terapêutica, em 1970; bleomicina, isolada, em 1966, por Umezawa e colaboradores de *Streptomyces verticillus* e introduzida na terapêutica, em 1973; doxorrubicina, isolada, em 1967, nos laboratórios da Farmitalia de *Streptomyces peucetius* var. *caesius* e liberada para uso como antineoplásico, em 1974.

O fato de que muitas drogas importantes usadas para várias doenças são princípios ativos extraídos de plantas estimulou a procura de agentes antineoplásicos potenciais a partir de tais fontes. Os primeiros resultados não foram encorajadores. Nos últimos anos, porém, descobriram-se alguns agentes úteis. Durante muitos anos, preparações brutas de pervinca *(Vinca rosea)* foram usadas em diabetes em razão de suas alegadas propriedades hipoglicemiantes. Na procura dos princípios ativos, Noble e colegas (1958), Johnson e colaboradores (1960) e outros pesquisadores descobriram que quatro dos mais de trinta alcalóides extraídos daquela planta apresentam atividade anticancerígena. Estes alcalóides são agora conhecidos como vimblastina, vincristina, vinleurosina e vinrosidina. Os dois primeiros são usados clinicamente; suas estruturas foram determinadas pelo método da difração de raio X por Moncrief e Lipscomb, em 1966.

Os hormônios foram introduzidos como agentes antineoplásicos na suposição de que os neoplasmas que surgem em órgãos ou tecidos normalmente suscetíveis ao controle hormonal muito provavelmente reagiriam ao tratamento hormonal, principalmente nas fases iniciais da doença. Este conceito provou ser válido há cerca de cinqüenta anos.

III. CLASSIFICAÇÃO

Os agentes antineoplásicos podem ser divididos nas seguintes classes: agentes alquilantes, antimetabólitos, antibióticos, produtos vegetais, hormônios, agentes diversos e isótopos radiativos. Devido à ação peculiar, alguns deles são chamados de citotóxicos, citostáticos, antiblásticos, oncolíticos e antimitóticos.

A. Agentes alquilantes

Agentes alquilantes compreendem um grupo de compostos químicos heterogêneos. São mais eficazes em tumores do sistema retículo-endotelial (por exemplo, leucemia crônica, linfomas, mielomas). Podem ser:

1. Mostardas nitrogenadas: asalina, carmustina, ciclofosfamida, clorambucil, clornafasina, cloroetilaminouracil, clorometina, clorozotocina, defosfamida, estramustina, fenesterina, ifosfamida, lomustina, manomustina, melfalano, merofano, metamelfalano, metilomustina, mitoclomina, mitotenamina, mostarda fosforamida, nimustina, ocafano, óxido de clorometina, polimelfalano, prednimustina (híbrido de esteróide com agente alquilante), sarcolisina, semustina, sufosfamida (híbrido de mostarda nitrogenada com éster metanossulfonato), triclormetina (trimustina), trofosfamida, uramustina;

2. Aziridinas: azatepa, benzodepa, carboquona, diiodobenzotepa, fluorbenzotepa, improquona, meturedepa, tiotepa, triaziquona, tretamina (trietilenomelamina), trietilenofosforamida, trietilenotiofosforamida, uredepa;

3. Ésteres metanossulfonatos: bromacrilida, bussulfano, bussulfano manitol, improssulfano, manossulfano, pipossulfano, ritrossulfano, treossulfano;

4. Epóxidos: epipropidina, epoxipiperazina, etoglucida;

5. Agentes diversos: dacarbazina (DTIC-Dome), dianidrogalacticol, dibromodulcitol, hexametilolmelamina, mitobronitol, mitolactol, oxisurano, pentametilmelamina, pipobromano, trimetilolmelamina.

Alguns dos agentes alquilantes mais ativos resultaram da aplicação, intencional ou empírica, da prática de latenciação de fármacos. Com o propósito de adjuvar no transporte ativo do grupo farmacofórico, diversas substâncias naturais — por exemplo, aminoácidos, carboidratos, esteróis, peptídios, proteínas e numerosos compostos heterocíclicos — foram agregados a ele como transportadores. É o caso dos seguintes fármacos: melfalano (o transportador é a L-fenilalanina), uramustina (o transportador fixo é o uracil, que não só facilita o transporte do fármaco ao local de ação, mas é também incorporado ao RNA; por esta razão, a uramustina apresenta modo de ação duplo: como agente alquilante e como antimetabólito), mitobronitol (o transportador é o manitol), dibromodulcitol (o transportador é o dulcitol) e mostardas nitrogenadas de cloroquina e mepacrina (os transportadores são cloroquina e mepacrina, respectivamente, e são utilizadas como tais porque se localizam nos núcleos das células), estramustina (o transportador é o

Tabela 34.3 Agentes alquilantes

Nome oficial	Nome comercial	Nome químico	Estrutura
clorometina (mecloretamina) (mustina)	Onco-Cloramin	2,2'-dicloro-N-metildietilamina	$CH_3-N(CH_2CH_2Cl)_2$
clorambucil (clorbutina)	Leukeran	ácido 4-[p-[bis(2-cloroetil)-amino]fenil]butírico	$HOOC(CH_2)_3$—⟨⟩—$N(CH_2CH_2Cl)_2$
melfalano	Alkeran Sarcoclorin	L-3-[p-[bis(2-cloroetil)amino]-fenil]alanina	$HOOC-CH(NH_2)-CH_2$—⟨⟩—$N(CH_2CH_2Cl)_2$
ciclofosfamida (ciclofosfana)	Enduxan	2-óxido de 2-[bis(2-cloroetil)-amino]-tetraidro-2H--1,3,2-oxazafosforina	(estrutura cíclica) $P(=O)-N(CH_2CH_2Cl)_2$ · H_2O
ifosfamida		2-óxido de 3-(2-cloroetil)-2--[(2-cloroetil)amino]tetrai-dro-2H-1,3,2-oxazafosforina	(estrutura cíclica) $P(=O)$, $NHCH_2CH_2Cl$, CH_2CH_2Cl
uramustina (mostarda uracílica)		5-[bis(2-cloroetil)amino]uracil	(uracil)—$N(CH_2CH_2Cl)_2$
tiotepa (tiofosfamida)	Onco-Tiotepa	sulfeto de $tris$(1-aziridinil)fosfina	(tris-aziridinil) $P=S$
tretamina (trietileno-melamina)	Tem-Simes	2,4,6-$tris$(1-aziridinil)-s-triazina	(triazina com três aziridinas)
bussulfano (mielosano)	Mielucin Myleran	dimetanossulfonato de 1,4-butanodiol	$CH_3SO_2-O-CH_2CH_2CH_2CH_2-O-SO_2CH_3$
mitobronitol		1,6-dibromo-1,6-didesoxi-D-manitol	$BrCH_2-C(H,OH)-C(H,OH)-C(OH,H)-C(OH,H)-CH_2Br$
carmustina		N,N-bis(2-cloroetil)-N-nitrosouréia	$ClCH_2CH_2N(NO)CONHCH_2CH_2Cl$
lomustina	Citostal	N-(2-cloroetil)-N'-cicloexil-N-nitrosouréia	(cicloexil)-NH-C(=O)-N(N=O)-CH_2CH_2Cl
pipobromano		1,4-bis(3-bromopropionil)piperazina	$BrCH_2CH_2CO-N$⟨piperazina⟩$N-COCH_2CH_2Br$

estradiol, que apresenta tropismo especial pelo carcinoma prostático, conferindo, assim, ao quimioterápico modo duplo de ação, isto é, como agente alquilante e como hormônio *per se*).

Os agentes alquilantes mais usados estão listados na Tabela 34.3. São muito tóxicos. Deve-se evitar inalá-los ou expor a pele a eles.

Cloridrato de clorometina

Massa ou pó cristalino branco, higroscópico, muito solúvel em água. É altamente tóxico, por ter forte ação vesicante e causar intensa irritação nasal. Em associação com outros citostáticos, é usado quase exclusivamente no tratamento da doença de Hodgkin. O principal efeito adverso é a depressão grave e prolongada da medula óssea.

Ciclofosfamida

É usada como monoidrato, pó branco cristalino, que se liquefaz pela perda de água de cristalização. É um dos agentes alquilantes mais versáteis e seguros, sendo eficaz em linfossarcomas, sarcomas retículo-celulares e doença de Hodgkin disseminada. É uma das drogas principais usadas no neuroblastoma da infância. A ciclofosfamida é um pró-fármaco; o metabólito ativo é a aldofosfamida que, por oxidação, forma a carboxifosfamida, o principal metabólito urinário (Fig. 34.2).

Bussulfano

Pó cristalino branco, muito pouco solúvel em água. É a droga de escolha na leucemia mielocítica crônica. A dose usual é de 4 a 8 mg diários. Obtém-se por reação direta entre 1,4-butanodiol e cloreto de metansulfonila.

Clorambucil

Pó ligeiramente granular, esbranquiçado, muito pouco solúvel em água, mas solúvel em álcali diluído. É útil no tratamento paliativo de diversos tipos de câncer, tais como, por exemplo: leucemia linfocítica crônica, doença de Hodgkin disseminada, carcinoma do ovário e da mama. É sintetizado a partir do ácido 4-fenilbutírico.

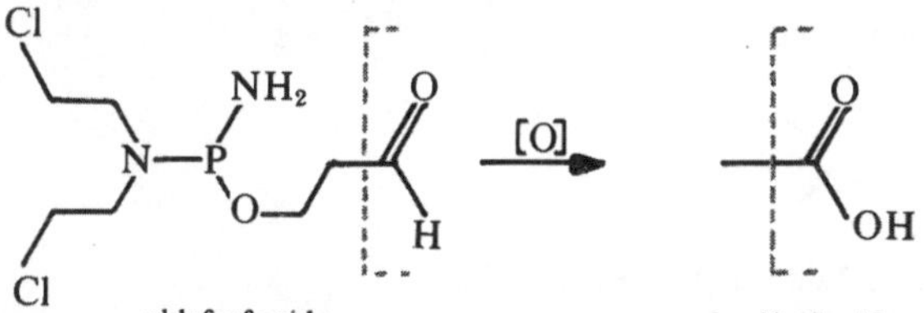

Fig. 34.2 Fórmulas estruturais de dois metabólitos da ciclofosfamida.

Melfalano

Pó esbranquiçado a amarelado, com odor fraco, quase insolúvel em água, mas solúvel em ácidos minerais diluídos. No tratamento de mieloma múltiplo, sua eficácia equivale à da ciclofosfamida. Parece ser útil em alguns outros tipos de câncer. Produz depressão da medula óssea. Por ser metabolizado lentamente, pode acumular-se, o que exige contagens regulares dos glóbulos vermelhos. É contra-indicado aos pacientes que sofrem de anemia, leucopenia ou trombocitopenia, bem como durante o primeiro trimestre de gravidez. É sintetizado a partir da L-fenilalanina.

Fosfato de estramustina

É produto de hibridação molecular, pois incorpora duas moléculas antineoplásicas diferentes unidas por covalência: um agente alquilante e o estradiol. Foi planejada racionalmente para localizar o fármaco na próstata, visto que o estradiol apresenta tropismo pelo carcinoma prostático. É ativo nos tumores resistentes aos estrogênios.

B. Antimetabólitos

Visto que o câncer é caracterizado por metabolismo celular e mitose anormais e a mitose é controlada por ácidos nucléicos, é facilmente compreensível que os antimetabólitos usados como agentes antineoplásicos sejam, em sua maioria, análogos estruturais dos metabólitos compreendidos na biossíntese de ácidos nucléicos e de cofatores contendo purina e pirimidina. São usados para tratar todos os tipos de câncer. Os antimetabólitos usados na quimioterapia de câncer podem pertencer a uma das seguintes classes:

1. Antagonistas de aminoácidos: azasserina, azotomicina, bestatina, 6-diazo-5-oxo-L-norleucina (DON), fenclonina, sincalida;

2. Antagonistas do ácido fólico: aminopterina, fator citrovorum, metasquina, metotrexato, pteropterina;

3. Antagonistas da pirimidina: ancitabina, azacitidina, azaribina, azauracil, azauridina, bromouracil, ciclocitidina, citarabina, citaramina, citarazida, 5-diazauracil, etoprina, floxuridina, fluorofur, fluoruracil, flurocitabina, idoxuridina, iodouracil, metoprina, pirazofurina, pseudoisocitidina, tetraidrouridina, trifluortimedina, uracitina;

4. Antagonistas da purina: azaguanina, azatioprina, broxuridina, butiopurina, cordicepina, mercaptopurina, nocodazol, oncodazol, psicofu-

Tabela 34.4 Antimetabólitos antineoplásicos

Nome oficial	Nome comercial	Nome químico	Estrutura
metotrexato	Methotrexate	ácido L-(+)-N-[p-[[(2,4-diamino-6-pteridinil)metil]metilamino]benzoil]glutâmico	
fluoruracil (fluracil)	Efurix Fluoro-Uracil	5-flúor-2,4($1H,3H$)-pirimidinodiona	R = H
floxuridina		2'-desoxi-5-fluoruridina	
fluorofur		5-flúor-1-(tetraidro-2-furanil)-2,4-($1H,3H$)-pirimidinodiona	
citarabina	Aracytin	4-amino-1β-D-arabinofuranosil-2($1H$)-pirimidinona	
azatioprina	Imuran	6-[(1-metil-4-nitro-1H-imidazol-5-il)tio]-1H-purina	
mercaptopurina	Mercaptina Puri-Nethol	monoidrato de 6H-purino-6-tiona	$\cdot H_2O$
tioguanina		hemiidrato de 2-amino-1,7-diidro-6H-purino-6-tiona	$\cdot \frac{1}{2}H_2O$

ranina, riboprina, tiamiprina, tioguanina, tioinosina.

Os antimetabólitos mais usados acham-se inscritos na Tabela 34.4.

Azatioprina

Pó amarelo-pálido, inodoro, insolúvel em água, mas solúvel em soluções diluídas de hidróxidos alcalinos. Além de ser antineoplásica, com ações semelhantes às da mercaptopurina, de que é derivada, é utilizada como imunossupressora para impedir o fenômeno de rejeição em transplantes de rins. Seus principais efeitos adversos são: leucopenia, trombocitopenia, anemia e pancitopenia. Manifestou ser teratogênica em animais, pelo que se deve evitar o seu emprego no primeiro trimestre da gravidez. A dose deve ser individualizada. É sintetizada pela reação da mercaptopurina com 5-cloro-1-metil-4-nitroimidazol.

Citarabina

Pó cristalino branco ou esbranquiçado, inodoro, facilmente solúvel em água. É eficaz mormente no tratamento de leucemia mieloblástica aguda, especialmente em adultos. Seu emprego mais freqüente é na terapia combinada com prednisona e vincristina. Apresenta também atividade antiviral. Os principais efeitos adversos são: depressão da medula óssea, leucopenia e trombocitopenia. Por ser potencialmente teratogênica, é contra-indicada durante a gravidez. É sintetizada por vários métodos. Um dos mais vantajosos é a partir do 4-clorouracil.

Fluoruracil

Pó cristalino branco, pouco solúvel em água, estável ao calor. Entretanto, sua solução é fotossensível. Por ser muito reativo, devem ser evitadas inalação do pó e exposição da pele. O fluoruracil e a floxuridina são as únicas drogas eficazes no tratamento do câncer gastrintestinal. Leucopenia é o seu efeito colateral primário, mas é suave. A dose usual, por via intravenosa, é de 12 mg/kg corporal diários.

Fluorofur

Pó cristalino, branco, pouco solúvel em água fria, mas facilmente solúvel em água quente. Sintetizado na URSS e ensaiado em grande escala no Japão e agora nos Estados Unidos, este derivado do fluoruracil tem atividade comparável a deste antimetabólito pirimidínico, mas toxicidade menor.

Mercaptopurina

Pó cristalino amarelo, inodoro ou quase, insolúvel em água, mas solúvel em soluções de álcalis diluídos. É eficaz na leucemia linfoblástica aguda. A dose usual é de aproximadamente 2,5 mg/kg de peso corporal diários. Pode ser obtida tratando a hipoxantina com pentassulfeto de fósforo.

Metotrexato

Pó cristalino marrom-alaranjado, quase insolúvel em água e solventes orgânicos, mas solúvel em soluções diluídas de hidróxidos e carbonatos alcalinos. É indicado no tratamento de tumores trofoblásticos, tais como coriocarcinoma, corioadenoma *destruens*, mola hidatiforme, carcinoma testicular, meningite leucêmica, micose fungóide e diversas outras doenças malignas. É contra-indicado nos casos de comprometimento do fígado, medula óssea ou rins, especialmente os últimos, já que é excretado pelo rim. Devido ao seu efeito abortivo, não deve ser administrado no primeiro trimestre da gravidez.

C. Antibióticos

Muitos antibióticos possuem ação antineoplásica. Os mais usados estão arrolados na Tabela 34.5.

Outros com atividade anticâncer são: acetildoxorrubicina, acetilquidamicina, ácido calvático, ácido micofenólico, ácido tenuazônico, aclacinomicina A, aclavina, actimicina, actinobolina, actinogeno, alanosina, alazopeptina, ambomicina, antraciclinas, antramicina, aranoflavina, asperlina, asterriquinona, azasserina, azotomicina, baumicinas, cactinomicina, caetocina, carcinostatina, carminomicina, carubicina, carzinofilina, cicloeximida, cinerrubina, cirolemicina, clorozotocina, cromomicina, diidrogranaticina, duazomicina, enomicina, esparsomicina, esporamicina, estefimicinas, estreptonigrina, estreptozocina, fenomicina, fleomicina, largomicina, maitansina, marcelomicina, mitocarcina, mitocromina, mitogilina, mitomalcina, mitomicina, mitosper, musetamicina, neocarcinostatina, neopluramicina, nogalamicina, olivomicinas, oxazinomicina, pactamicina, peliomicina, peptinogano, pilaromicina, piperazinodaunorrubicina, pluramicina A, porfiromicinas, prumicina, psicofuranina, puromicina, quelamicina, quidamicina, rabelomicina, rodirrubinas, rodomicinas, rubomicinas, rufocromomicina, sarcomicina, septici-

Tabela 34.5 Antibióticos citostáticos

Nome oficial	Nome comercial	Estrutura
dactinomicina (actinomicina D)		
mitramicina		
sulfato de bleomicina	Blenoxane	$x \cdot H_2SO_4$

AGENTES ANTINEOPLÁSICOS

Tabela 34.5 (cont.) Antibióticos citostáticos

Nome oficial	Nome comercial	Estrutura
doxorrubicina (adriamicina)	Adriblastina	
daunorrubicina (daunomicina) (rubidomicina)	Daunoblastina	
mitomicina (mitomicina C)	Mitocin	Veja Figura 34.12

dina, sibiromicina, talisomicinas A e B, tubercidina, vermiculina, verticilina A, zorrubicina.

Dactinomicina
Pó cristalino vermelho claro, solúvel em água, levemente higroscópico, sensível à luz e ao calor. É altamente eficaz no tumor de Wilms. É geralmente usada em associação com vincristina, ciclofosfamida e radiação. Causa várias reações adversas. A dose varia conforme o paciente.

Mitramicina
Pó cristalino amarelo, inodoro, higroscópico, pouco solúvel em água. É indicada primariamente no tratamento do carcinoma testicular disseminado, especialmente do tipo celular embrionário. Devido a graves reações tóxicas, deve ser administrada somente a pacientes hospitalizados, sob a vigilância de clínicos especializados.

Bleomicina
É usada em alguns carcinomas celulares escamosos da cabeça e pescoço. É também eficaz em linfomas e carcinomas testiculares. Tem a vantagem de ser pouco mielossupressora, em contraste com os outros agentes.

Doxorrubicina
Antigamente chamada adriamicina, é usada na forma de cloridrato, que se apresenta na forma de agulhas finas de cor vermelho-alaranjada, solúvel em água. Em pH neutro as soluções aquosas são vermelho-alaranjadas; em pH ácido, laranja-amareladas; e em pH superior a 9, azul-violeta. É eficaz no tratamento de vários tipos de câncer. Deve ser usada sob vigilância de especialistas na administração de fármacos antineoplásicos, pois é vesicante e, se ocorrer extravasamento, poderá causar celulite grave e necrose tecidual.

D. Produtos vegetais

Dezenas de produtos vegetais apresentam atividade antineoplásica. Tomando a definição de antibióticos no seu sentido lato, estes produtos podem ser considerados como antibióticos. Todavia, em geral, prefere-se estudá-los à parte. Eles podem ser divididos nos seguintes grupos:

1. Alcalóides da vinca: 4-desacetilvimblastina, horamericina, leurocolombina, leurosivina, lochnerinina, rovidina, vimblastina, vincristina, vindesina, vinformida, vinglicina, vinleurosina, vinrosidina;

2. Podofilotoxina e análogos: epipodofilotoxina, etopósido, mitopodozida, podofilotoxina, tenipósido;

3. Colchicina, análogos e derivados: colchicina, demecolcina;

4. Derivados fenantrênicos: ácido aristolóquico, criptobleurina, tilocrebrina, tiloforina;

5. Elipticina e compostos relacionados: desmetilelipticina, elipticina, metoxielipticina, olivacina, oxaelipticina, tiaelipticina, tiaovalicina;

6. Alcalóides benzilisoquinolínicos: berberina, coralina, fagaronina, nitidina, pseudolicorina, talidasina, tetrandrina;
7. Alcalóides da aporfina: hernandalina, talicarpina;
8. Camptotecina e outros alcalóides quinolínicos: acronina, camptotecina, hidroxicamptotecina, 9-metoxicamptotecina;
9. Antibióticos pirrolizidínicos: eliotrina, espectabilina, fulvina, lasiocarpina, monoerotalina, senecionina;
10. Naftoquinonas: arnebina, lapachol e derivados, xiconina;
11. Proteínas: abrina, ricina;
12. Alcalóides diversos: acronicina, cefalotaxina, coptisina, desoxi-harringtonina, emetina, harringtonina, homo-harringtonina, iso-harringtonina, liriodenina, narciclasina, oxopurpureína, quassimarina, β-solamarina, solapalmitenina;
13. Outros produtos vegetais: acetato de crassina, bruceantina, cordacina, costunolida, crotepóxido, cucurbitacinas, dansina, datiscosida, elatericina, elebrigenina, elefantina, elefantopina, epoxidona, eupaclorina, eupatorina, eupatina, eupatoretina, gossipol, jatrofona, maitanisina, matrina, oximatrina, primulagenina A, sofogiaponicina, taxodiona, taxodona, taxol, tripoliolida, triptolida, tulipinolida, vernodalina, vernolepina, witacnistina, witaferina.

Os alcalóides vegetais mais usados estão arrolados na Tabela 34.6.

Sulfato de vimblastina

Pó cristalino branco, solúvel em água. Em quimioterapia combinada, é usado principalmente no tratamento da doença de Hodgkin, câncer testicular e sarcoma de Kaposi. O principal efeito adverso é a depressão da medula óssea. A leucopenia e trombocitopenia resultantes, porém, são transitórias.

Sulfato de vincristina

Pó cristalino branco a levemente amarelo, inodoro ou quase, higroscópico, muito solúvel em água. Em associação com outros citostáticos é eficaz em leucemia aguda e neoplasmas infantis. As reações adversas produzidas são reversíveis.

E. Hormônios

Algumas neoplasias são suscetíveis ao controle hormonal. Infelizmente, nem todas. Outrossim, os neoplasmas sensíveis a hormônios podem, na sua maioria, ser reativados, tornando-se refratários a tratamento adicional. Entretanto, algu-

Tabela 34.6 Produtos vegetais citostáticos

Nome oficial	Nome comercial	Estrutura
sulfato de vimblastina	Velban	$R = -CH_3$, CH_2-CH_3, $\cdot H_2SO_4$
sulfato de vincristina	Oncovin	$R = -\underset{\underset{O}{\|}}{C}-H$

mas células cancerosas manifestam sensibilidade a hormônios, conforme se indica por sua remissão, quando tratadas com agentes hormonais. Geralmente, os hormônios constituem apenas terapia adjuvante à cirurgia.

Sua indicação principal é no tratamento de pacientes com neoplasias disseminadas: androgênios, para carcinoma da mama; estrogênios, para carcinomas prostático e mamário; progestinas, para carcinoma do útero; corticóides, para leucemia aguda, particularmente em crianças, leucemia linfocítica crônica, mieloma múltiplo e linfomas. São usados geralmente em associação ou em seqüência com outras classes de drogas anticancerígenas.

Como efeitos colaterais, os androgênios produzem efeitos masculinizantes; os estrogênios, efeitos feminilizantes. Os corticóides podem causar distúrbios no balanço eletrolítico. Os hormônios podem ser divididos nos seguintes grupos:

1. Androgênios: calusterona, drostanolona, epitiostanol, fluoximesterona, mepitiostano, octostanol, propionato de dromostanolona, propionato de testosterona, testolactona, testosterona, trestolona;

2. Estrogênios: clorotrianiseno, dietilestilbestrol, estramustina, estrogênios conjugados, estrogênios esterificados, etinilestradiol, fosfato de poliestradiol, fosfestrol, metalenestril;

3. Corticóides: betametasona, cortisona, dexametasona, hidrocortisona, parametasona, prednisolona, prednisona;

4. Progestagênios: acetato de medroxiprogesterona, acetato de megestrol, acetato de melengestrol, caproato de hidroxiprogesterona.

Os hormônios mais usados como anticancerígenos encontram-se arrolados na Tabela 34.7.

F. Agentes diversos

Muitos outros agentes, além dos citados anteriormente, possuem ação antineoplásica. Por outro lado, novos agentes estão sendo constantemente pesquisados, tanto aqueles extraídos de fontes naturais quanto os obtidos por via sintética. Os mais usados na prática médica estão inscritos na Tabela 34.8. Pertencem a diferentes grupos químicos.

Outros fármacos, menos usados, são: aceglatona, ácido desoxirribonucléico, asparaginase, cloreto de prospídio, mitoguazona, nafoxidina, nitracrina, razoxana. A uretana, outrora usada, não o é mais, tendo sido proibido o seu emprego em medicamentos, por ser carcinogênica.

Tabela 34.7 Hormônios antineoplásicos

Nome oficial	Nome comercial	Nome químico	Estrutura
Androgênios testosterona	Ergoteston Neo-Hombreol Primotest Depot Solução Estéril de Ciclopentilato de Testosterona Sterandril AP Testolipan Testoviron	17β-hidroxiandrost-4-en-3-ona	
fluoximesterona	Halotestin	9-flúor-11β,17β-diidroxi-17-metilandrost-4-en-3-ona	
drostanolona (dromostanolona) (propionato de dromostanolona)	Masterone	propionato de 17β-hidroxi-2α-metil-5α--androstan-3-ona	

Tabela 34.7 (cont.) Hormônios antineoplásicos

Nome oficial	Nome comercial	Nome químico	Estrutura
testolactona		D-homo-17α-oxaandrosta-1,4-dieno--3,17-diona	
Estrogênios dietilestilbestrol (estilbestrol)		α,α'-dietil-(E)-4,4'-estilbenodiol	
difosfato de dietilestilbestrol	Honvan		
etinilestradiol	Estroglan Lynoral	19-nor-17α-pregna-1,3,5(10)-trien-20--ino-3,17-diol	
Progestagênios caproato de hidroxiprogesterona	Primolut-Depot	hexanoato de 17-hidroxipregn-4-eno--3,20-diona	
acetato de medroxiprogesterona	Farlutal Medroxiprogesterona Onco-Provera Provera	acetato de 17-hidroxi-6α-metilpregn-4--eno-3,20-diona	
Corticóides prednisona		Veja Tabela 8.6	
prednisolona		Veja Tabela 8.6	

AGENTES ANTINEOPLÁSICOS

Os seguintes compostos apresentaram atividade antineoplásica em experiências, alguns simplesmente como imunoestimulantes: ácido acetilsalicílico, ácido retinóico, alaranjado de acridina, alopurinol, azimexon, brometo de etídio, carbazilquinona, carboximetilpaquimarano, cealisina, cinanserina, citembena, clorfenazina, ditazol, ditizona, empromato, espironolactona, fluoresceína, flurbiprofeno, hematoporfirina, hicantona, hidroxietilpaquimarano, homocoralina, imexon, interferon, isotretinoína, lentinano, levamisol, lucantona, paquimano, paquimarano, pirano, poliglicose, sais de gálio, sais de ródio, sintrazeno, tetramisol, tilorona e tiodiglicol.

Cloridrato de procarbazina
Pó cristalino branco a amarelo pálido, com odor leve, muito solúvel em água e em metanol. Seu emprego principal é no tratamento da doença de Hodgkin generalizada não-curável pela radiação. É também utilizado no tratamento da doença de Hodgkin adiantada, mas em associação com clorometina, vincristina e prednisona. Apresenta vários efeitos adversos, principalmente durante o tratamento prolongado; leucopenia, anemia e trombocitopenia são os principais. Por ser teratogênico em animais, deve-se evitar o seu uso durante o primeiro trimestre da gravidez.

G. Isótopos radiativos

Devido a radiações ionizantes que possuem propriedades destrutivas sobre células vivas, os

Tabela 34.8 Agentes antineoplásicos diversos

Nome oficial	Nome comercial	Nome químico	Estrutura
hidroxicarbamida (hidroxiuréia)		hidroxiuréia	$H_2N-CO-NH-OH$
mitotano		1,1-dicloro-2-(*o*-clorofenil)-2-(*p*-clorofenil)-etano	
procarbazina	Natulanar	*N*-isopropil-α-(2-metilidrazino)-*p*-toluamida	
tamoxifeno	Nolvadex	(*Z*)-2-[*p*-(1,2-difenil-1-butenil)fenoxi]-*N*,*N*-dimetiletilamina	
mepacrina (acriquina) (quinacrina)		Veja Tabela 28.1	Veja Fig. 2.10
cisplatina		*cis*-diamminodicloroplatina	

Tabela 34.9 Radioisótopos antineoplásicos

Isótopos radiativos	Meia-vida (dias)	Dose usual (mCi)
iodeto de sódio I 131 solução cápsulas	8,08	1-200 oral ou intravenoso
solução de fosfato de sódio P 32	14,3	1-12 oral ou intravenoso
injeção de ouro Au 198	2,70	35-150 intracavitária

isótopos radiativos inscritos na Tabela 34.9 são usados no tratamento de neoplasias. Emprega-se, também, o óleo etiodado I 131.

Por ser incorporado seletivamente no tecido tireóideo, o iodeto de sódio I 131 é usado como agente diagnóstico e como agente antineoplásico no tratamento de carcinoma metastático da glândula tireóide. O fosfato de sódio P 32 tende a acumular-se seletivamente em células que sofrem divisão rápida e manifestou ter boa atividade na policitemia rubra vera. A injeção de ouro Au 198 é utilizada no tratamento de efusões serosas formadas nos processos cancerosos.

IV. MECANISMO DE AÇÃO

Os agentes antineoplásicos, em sua maioria, atuam interferindo em alguma fase da biossíntese protéica ou de ácidos nucléicos (principalmente DNA), conforme se vê na Fig. 34.3. Ademais, esta ação depende do ciclo celular. Alguns fármacos são ativos apenas na fase estacionária (G_0), enquanto outros atuam em uma ou mais fases do crescimento logarítmico: fase mitótica (M), fase pós-mitótica (G_1), fase sintética (S) ou fase pré-mitótica (G_2) (Fig. 34.4). Em geral, drogas que

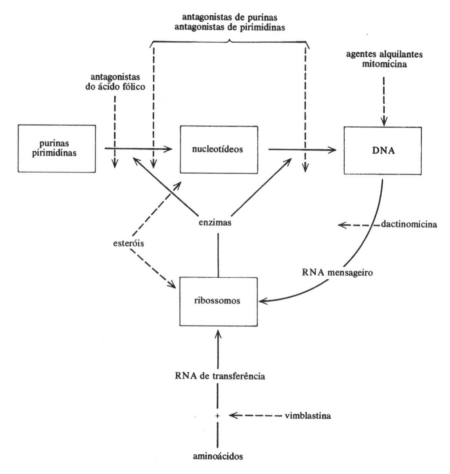

Fig. 34.3 Locais de ação de alguns agentes antineoplásicos. (Adaptada de T. A. Connors, *in* G. Mathé, Ed., *Scientific Basis of Cancer Chemoterapy*, Springer, New York, 1969, pp. 1-17).

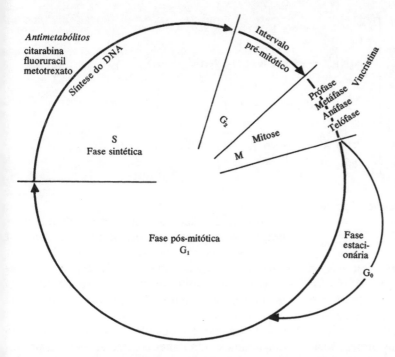

Fig. 34.4 Ciclo celular, com todas as fases: G_0, fase estacionária, em que as células se encontram em repouso; G_1, fase pós-mitótica; S, fase sintética; G_2, fase pré-mitótica; M, fase mitótica. Os inibidores reversíveis como, por exemplo, os antimetabólitos, são letais apenas às células que se metabolizam rapidamente (não atuam, portanto, contra as células que se encontram na fase estacionária); os inibidores irreversíveis, como é o caso dos agentes alquilantes, são letais às células em todas as fases do seu ciclo.

formam ligações covalentes com seus receptores, assim inibindo de maneira *irreversível,* são letais em todas as fases; é o caso dos agentes alquilantes, que são usados contra tumores sólidos, cujas células estão preponderantemente na fase estacionária. Por outro lado, fármacos que se complexam com seus receptores mediante interações mais fracas, tais como ligações iônicas e hidrogênicas, transferência de carga e interações hidrofóbicas e de van der Waals, causando assim apenas inibição *reversível,* são letais somente para células que se metabolizam rapidamente; por exemplo, os antimetabólitos, drogas de eleição em leucemias, cujas células se encontram total ou quase totalmente na fase logarítmica. A ação dos antimetabólitos é mais intensa quando as células estão na fase sintética.

A. Agentes alquilantes

Todos os agentes alquilantes, provavelmente, atuam da mesma maneira. Eles matam as células durante todas as fases do ciclo celular.

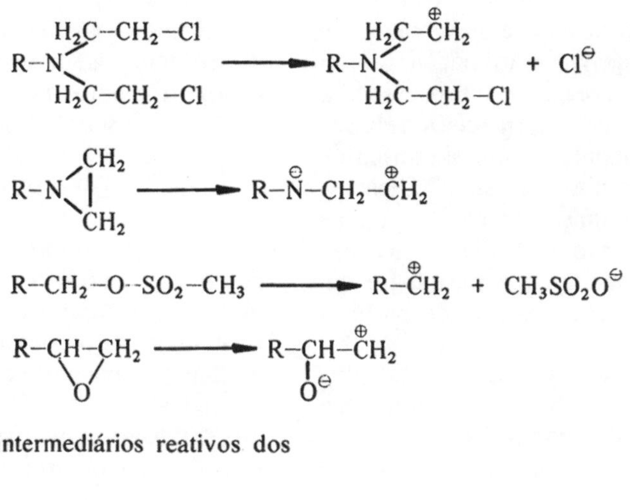

$$R-N\begin{matrix}H_2C-CH_2-Cl\\H_2C-CH_2-Cl\end{matrix} \longrightarrow R-N\begin{matrix}H_2C-\overset{\oplus}{C}H_2\\H_2C-CH_2-Cl\end{matrix} + Cl^{\ominus}$$

$$R-N\begin{matrix}CH_2\\|\\CH_2\end{matrix} \longrightarrow R-\overset{\ominus}{N}-CH_2-\overset{\oplus}{C}H_2$$

$$R-CH_2-O-SO_2-CH_3 \longrightarrow R-\overset{\oplus}{C}H_2 + CH_3SO_2O^{\ominus}$$

$$R-\underset{O}{CH-CH_2} \longrightarrow R-\underset{O^{\ominus}}{CH}-\overset{\oplus}{C}H_2$$

Fig. 34.5 Formação de intermediários reativos dos agentes alquilantes.

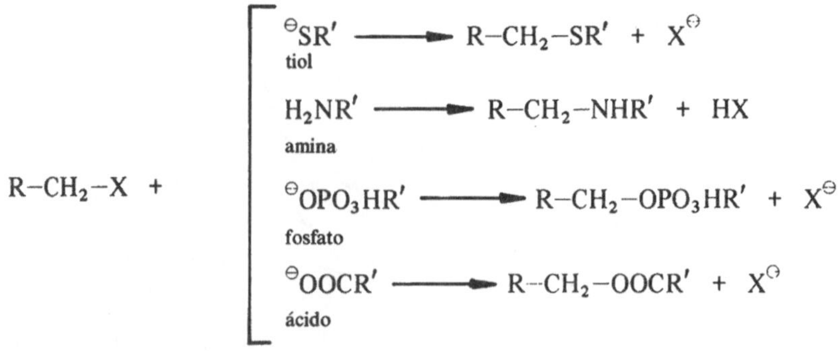

$$R-CH_2-X \ + \ \begin{cases} {}^{\ominus}SR' \longrightarrow R-CH_2-SR' + X^{\ominus} \\ \text{tiol} \\ H_2NR' \longrightarrow R-CH_2-NHR' + HX \\ \text{amina} \\ {}^{\ominus}OPO_3HR' \longrightarrow R-CH_2-OPO_3HR' + X^{\ominus} \\ \text{fosfato} \\ {}^{\ominus}OOCR' \longrightarrow R-CH_2-OOCR' + X^{\ominus} \\ \text{ácido} \end{cases}$$

Fig. 34.6 Reação dos agentes alquilantes com nucleofílicos principais.

Inicialmente formam intermediários altamente reativos (Fig. 34.5). Estes intermediários reagem então com o enxofre, o nitrogênio e o oxigênio de constituintes celulares, tais como tiol ionizado, amina, fosfato ionizado e ácido carboxílico ionizado, nesta ordem decrescente de preferência, ligando-se a eles fortemente através de ligações covalentes (Fig. 34.6).

A alquilação pode ocorrer por um só ou pela mistura dos dois mecanismos seguintes: *(a)* substituição nucleofílica unimolecular (S_N1); *(b)* substituição nucleofílica bimolecular (S_N2):

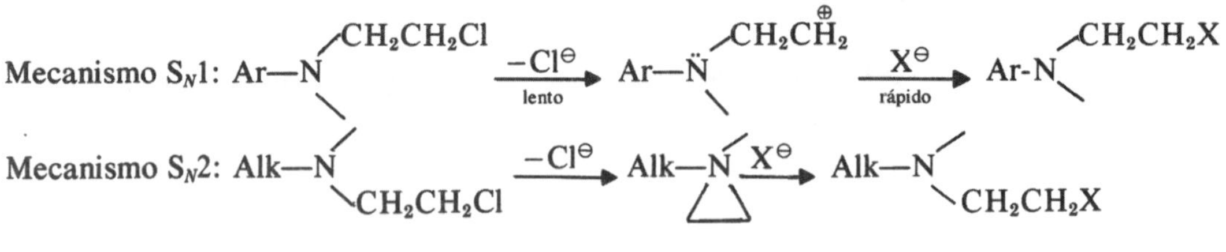

Mecanismo S_N1: $Ar-N\begin{smallmatrix}CH_2CH_2Cl\\ \\ \end{smallmatrix} \xrightarrow[\text{lento}]{-Cl^{\ominus}} Ar-\ddot{N}\begin{smallmatrix}CH_2\overset{\oplus}{C}H_2\\ \\ \end{smallmatrix} \xrightarrow[\text{rápido}]{X^{\ominus}} Ar-N\begin{smallmatrix}CH_2CH_2X\\ \\ \end{smallmatrix}$

Mecanismo S_N2: $Alk-N\begin{smallmatrix}\\ \\CH_2CH_2Cl\end{smallmatrix} \xrightarrow{-Cl^{\ominus}} Alk-N\overset{X^{\ominus}}{\triangle} \longrightarrow Alk-N\begin{smallmatrix}\\ \\CH_2CH_2X\end{smallmatrix}$

Até recentemente julgava-se que as mostardas nitrogenadas alifáticas reagissem somente pelo mecanismo S_N2 e as aromáticas apenas pelo mecanismo S_N1. Agora está comprovado que duas mostardas nitrogenadas aromáticas, o clorambucil e o melfalano, reagem por processo bifásico em que se forma um intermediário relativamente estável, semelhante ao íon aziridínio resultante de mostardas nitrogenadas alifáticas.

Como espécies químicas altamente reativas, os agentes alquilantes não são seletivos. Reagem irreversivelmente com vários nucleófilos e não necessariamente com aqueles que são parte de células tumorais.

Além do seu efeito terapêutico, certas mostardas nitrogenadas e sulfuradas bifuncionais imitam os efeitos produzidos pelos raios X, tais como mutação, aberrações cromossômicas, degeneração da medula óssea, esterilidade, diminuição ou supressão da imunorreação. Por esta razão, são freqüentemente chamadas de *radiomiméticos*. Atualmente, admite-se que as semelhanças entre ambos os efeitos são superficiais e, portanto, não é muito apropriado referir-se aos agentes alquilantes pelo nome radiomiméticos.

O componente celular mais sensível à ação dos agentes alquilantes é o DNA. O local primário de ataque é o átomo 7 da guanina; em seguida, em ordem decrescente de sensibilidade, o átomo 3 da adenina e os átomos 1 da adenina e da citosina. A alquilação com ligação cruzada subseqüente não só inibe a síntese do DNA, mas também causa expunção da guanina (depurinação) com a formação concomitante de uma ligação apurínica, facilmente hidrolisável no arcabouço ribose-fosfato do DNA (Fig. 3.5).

Embora haja agentes alquilantes mono-, bi- e trifuncionais, a maior atividade anticâncer encontra-se em agentes bifuncionais: eles contêm dois centros separados por uma distância ótima.

B. Antimetabólitos

Os agentes antimetabólicos matam as células geralmente na fase S do ciclo. Os antagonistas da glutamina (azasserina, DON, azotomicina) inibem diversos processos metabólicos em que a glutamina toma parte como cofator. Sua ação antineoplásica é atribuída, entretanto, à inibição da enzima mais sensível à sua ação, a saber, a fosforribosilaminoimidazol sintetase, que converte o ri-

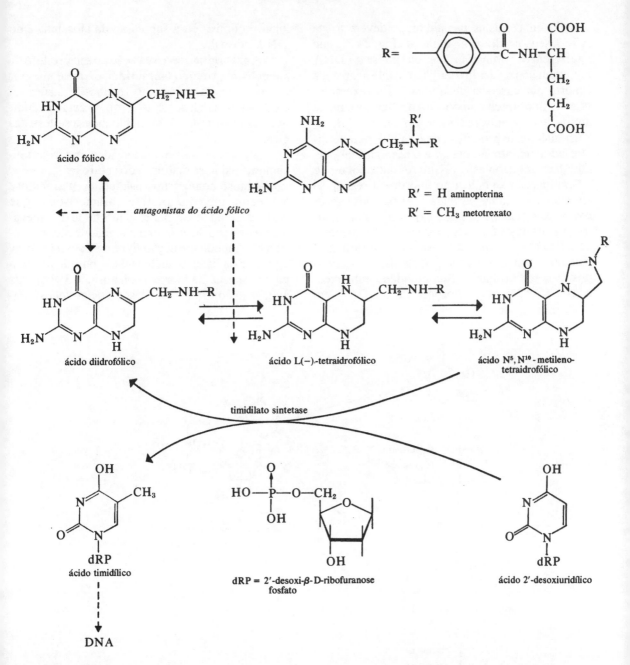

Fig. 34.7 Estrutura e local de ação dos antagonistas do ácido fólico.

bonucleotídeo formilglicinamídico em seu derivado glicinamidínico.

Os antagonistas do ácido fólico, como o metotrexato, por exemplo, atuam por inibição inespecífica da diidrofolato desidrogenase e ligam-se a esta enzima 3.000 a 100.000 vezes mais fortemente do que o seu substrato. Desta forma, os antifólicos atuam impedindo as células de reduzir os ácidos fólico e diidrofólico a ácido tetraidrofólico (Fig. 34.7). E é principalmente a esta ação, e não à sua interferência com as transferências de 1-carbono, que se atribui a sua atividade biológica. Todavia, alguns estudos indicam que o efeito antineoplásico primário do metotrexato deve-se à inibição da síntese do timidilato (análogo ao fenômeno da morte por carência de timina nas bactérias), por um dos dois seguintes mecanismos: *(a)* indireto — inibição da síntese da coenzima de tetraidrofolato necessária; *(b)* direto — inibição da timidilato sintetase por competição pelo sítio folato-coenzima da enzima.

Os antagonistas pirimidínicos devem a sua ação a seus produtos anabólicos (Fig. 34.8), que interferem nas primeiras fases da síntese do DNA por expunção do ácido timidílico, o que acarreta a "morte por carência de timina". Por exemplo, tanto o fluoruracil como a floxuridina tornam-se ativos, após anabolizados a ácido 5-flúor-2'-desoxiuridílico: este produto, como inibidor competitivo da timidilato sintetase, é o responsável pela atividade antineoplásica. É interessante notar que a degradação catabólica do fluoruracil realiza-se somente nas células normais, mas não nas cancerosas; este fenômeno pode explicar a ação antineoplásica deste fármaco (Fig. 34.9). De maneira semelhante, o bromouracil e o iodouracil tornam-se ativos após o seu anabolismo a derivados 2'-desoxiuridílicos. Sua atividade anticancerígena é atribuída à incorporação no DNA em lugar da timina ou à supressão da biossíntese do DNA normal.

A azauridina deve sua ação ao seu produto de anabolismo, o ácido 6-azauridílico, que é inibidor competitivo da orotato fosforribosiltransferase, enzima que catalisa a conversão do ácido orotidílico a ácido uridílico: assim, bloqueia a síntese das pirimidinas.

A citarabina é um nucleosídeo obtido sinteticamente e que se distingue dos outros por possuir D-arabinose como grupo osídico. A D-arabinose apresenta uma importante característica, que pode desempenhar papel importante no mecanismo da ação da citarabina: mediante efeito estérico ela impede a rotação livre da fração citosina ao redor da ligação nucleosídica, porque a orientação espacial da hidroxila na posição 3' é oposta àquela encontrada nos desoxinucleotídeos. Pa-

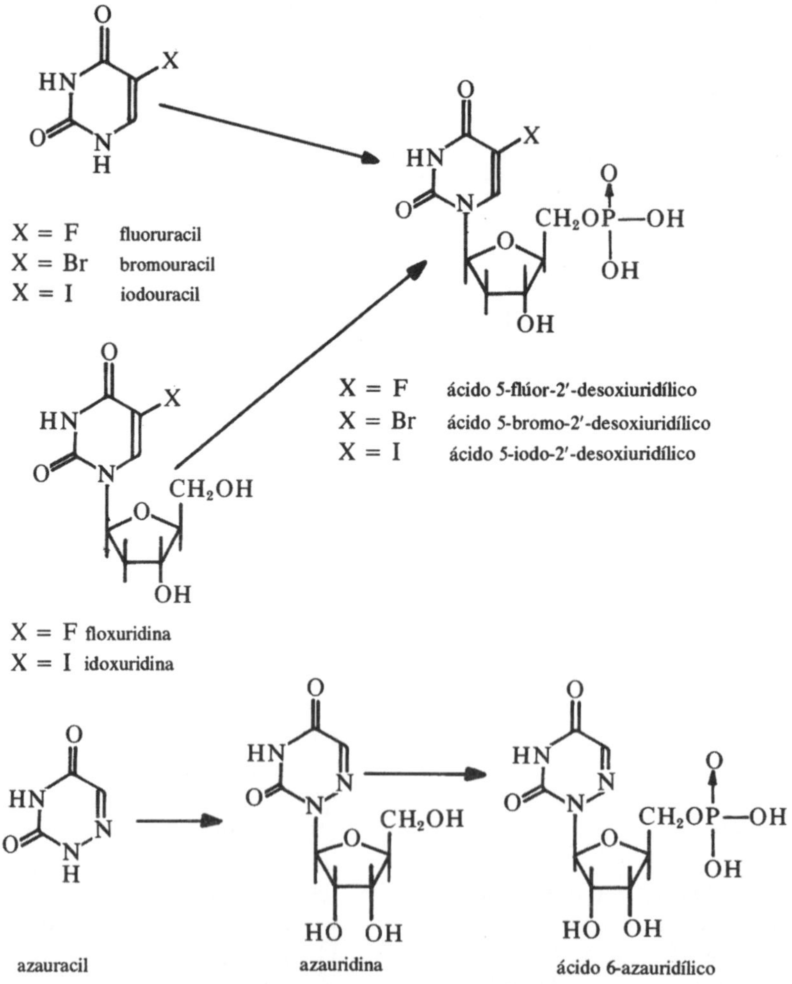

Fig. 34.8 Anabolismo dos antagonistas pirimidínicos às suas formas ativas.

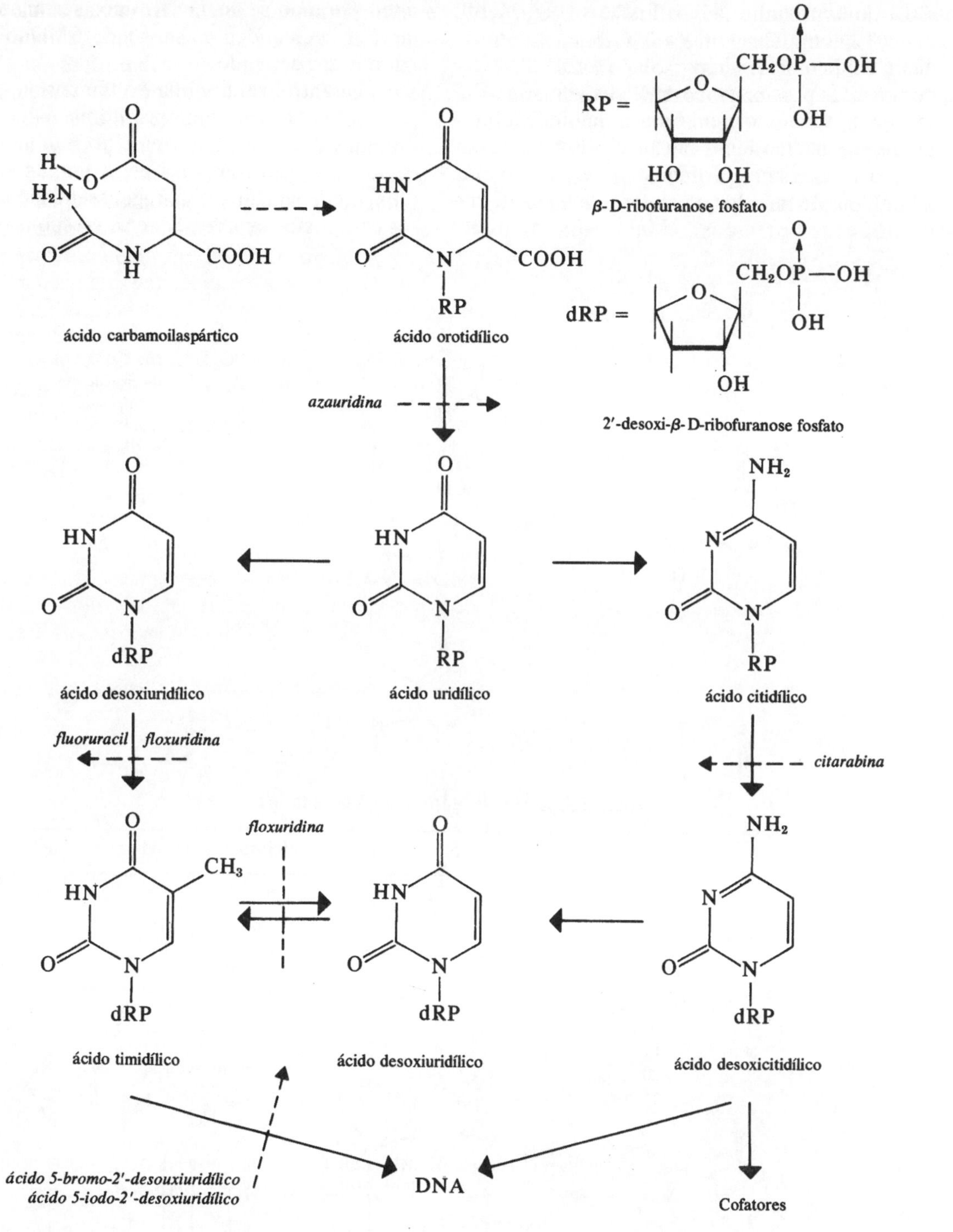

Fig. 34.9 Biossíntese dos nucleotídeos pirimidínicos e local de ação de alguns antagonistas das pirimidinas.

rece que a citarabina atua quer inibindo competitivamente a conversão de uridina a ácido 2'-desoxicitidílico, mas não a ácido citidílico, quer sendo incorporada aos ácidos nucléicos. Recentemente, observou-se que este fármaco e seu 5-flúor-derivado matam apenas as células na fase sintética do crescimento logarítmico. Todavia, o mecanismo preciso da ação da citarabina ainda é desconhecido.

Os antagonistas purínicos tornam-se ativos após sua anabolização a nucleotídeos e, às vezes, daí a seus derivados di- e trifosfatos (Fig. 34.10). A mercaptopurina adquire atividade após conversão a ácido 6-tioinosínico. Nesta forma interfere com muitos processos metabólicos vitais às células em crescimento e em mitose, inibindo a biossíntese de nucleotídeos purínicos (Fig. 34.11).

O mecanismo da tioguanina é semelhante. Ela é potente inibidor da síntese *de novo* de nucleotídeos purínicos. Mas atua também incorporando-se ao DNA, após ser anabolizada ao seu nucleotídeo e este ser fosforilado e reduzido a um derivado.

Quanto à azatioprina e à tiamiprina, planejadas para atuarem como pró-fármacos ou formas latentes da mercaptopurina e tioguanina, respectivamente, são rompidas pelos grupos sulfidrílicos, como na glutationa, regenerando lentamente os compostos matrizes, que são responsáveis por

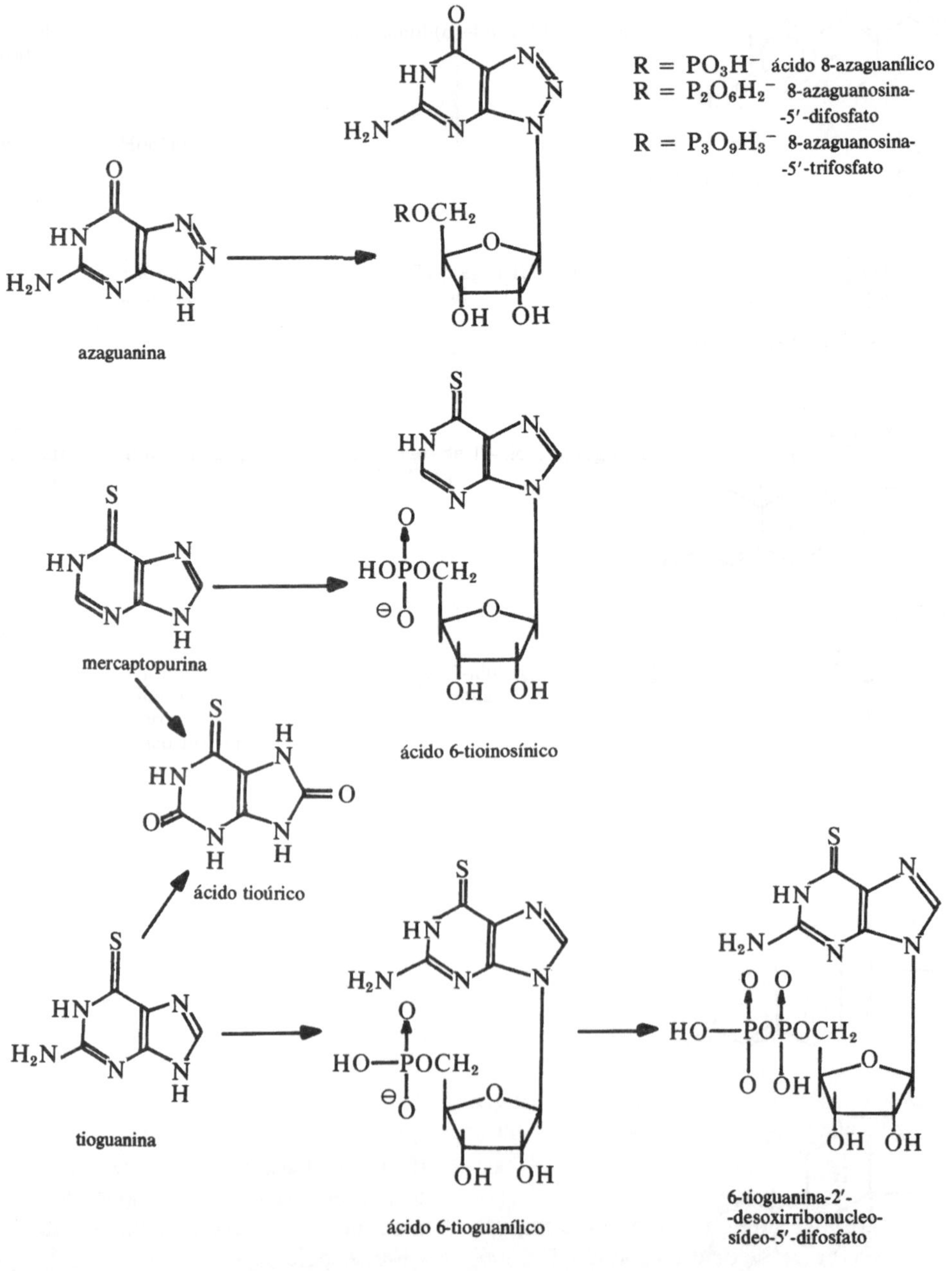

R = PO_3H^- ácido 8-azaguanílico
R = $P_2O_6H_2^-$ 8-azaguanosina--5'-difosfato
R = $P_3O_9H_3^-$ 8-azaguanosina--5'-trifosfato

Fig. 34.10 Anabolismo dos antagonistas purínicos a suas formas ativas.

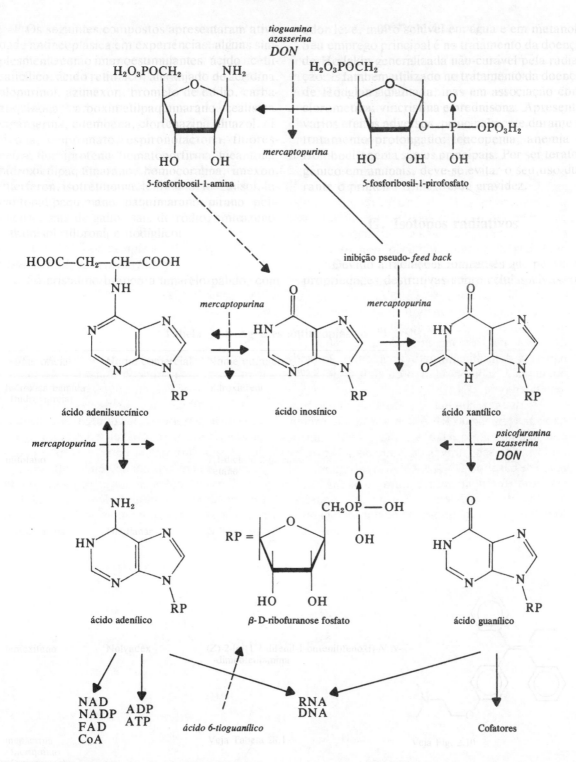

Fig. 34.11 Biossíntese de nucleotídeos purínicos e local de ação de alguns antagonistas das purinas.

sua ação, após anabolizados aos seus respectivos ribonucleotídeos.

Uma característica interessante da mercaptopurina e da tioguanina é que ambos os compostos são catabolizados pela xantino oxidase a ácido tioúrico, metabólito não-carcinostático. Este processo pode ser importante para sua atividade antineoplásica, pois muitas células cancerosas são mais pobres em xantino oxidase do que certas células normais.

C. Antibióticos

A mitomicina e a porfiromicina devem sua ação anticancerígena à ligação cruzada com as fitas complementares do DNA. Isto é possibilitado por uma pré-ativação enzimática *in vivo*, em que o anel quinônico é reduzido e, por perda do grupo metóxi terciário, os antibióticos adquirem formas protonizadas ativas capazes de atuarem como agentes alquilantes bifuncionais, tendo uma cadeia de 4 átomos de carbono separando os centros reativos (Fig. 34.12). Provas recentes, todavia, indicam que as moléculas das mitomicinas, em sua maioria, ligam-se a uma só base de ácidos nucléicos através de alquilação monofuncional.

A dactinomicina e outras actinomicinas intercalam seu cromóforo entre os pares de bases (muito provavelmente guanina-citosina) do DNA, enquanto os anéis lactônicos peptídicos interagem com cada uma das fitas da dupla hélice do DNA, mas o modo exato desta complexação não está determinado definitivamente. A dactinomicina é inibidor seletivo da síntese de RNA dependente de DNA.

A daunorrubicina e a doxorrubicina bloqueiam a síntese do RNA e, portanto, de proteínas, inibindo tanto a DNA como a RNA nucleotidiltransferases, através da intercalação entre os pares de bases do DNA e RNA. Aparentemente, esta interferência ocorre durante a fase pré-mitótica do crescimento logarítmico e acarreta atraso no início da mitose em células que já biossintetizaram o DNA. A intercalação destas antraciclinas se efetua através do cromóforo, possivelmente por mecanismo de transferência de carga. Os resíduos glicídicos presentes no cromóforo dos antibióticos favorecem o estabelecimento de ligação por estabilizarem os complexos por meio de interações hidrofóbicas e/ou eletrostáticas e pontes de hidrogênio.

A mitramicina, a cromomicina e a olivomicina inibem a síntese do DNA e RNA ligando-se especificamente aos resíduos de guanina do DNA helicoidal, mas sem se intercalarem entre as bases do DNA.

A bleomicina inibe a DNA nucleotidiltransferase e, portanto, a síntese do DNA, causando a formação de cisões de fitas simples no arcabouço do molde osídico do DNA. A estreptonigrina atua da mesma forma.

D. Produtos vegetais

A despeito de terem estruturas muito semelhantes, os alcalóides de vinca manifestam diferenças expressivas na atividade biológica. Isto pode ser atribuído à sua maior ou menor capacidade de penetrar em tipos diferentes de células. A característica mais notável, entretanto, é a falta de resistência cruzada entre eles; isto pode depender da permeabilidade celular alterada.

Três diferentes efeitos principais atribuídos a um metabólito comum podem ser responsáveis por sua atividade antineoplásica: interrupção da

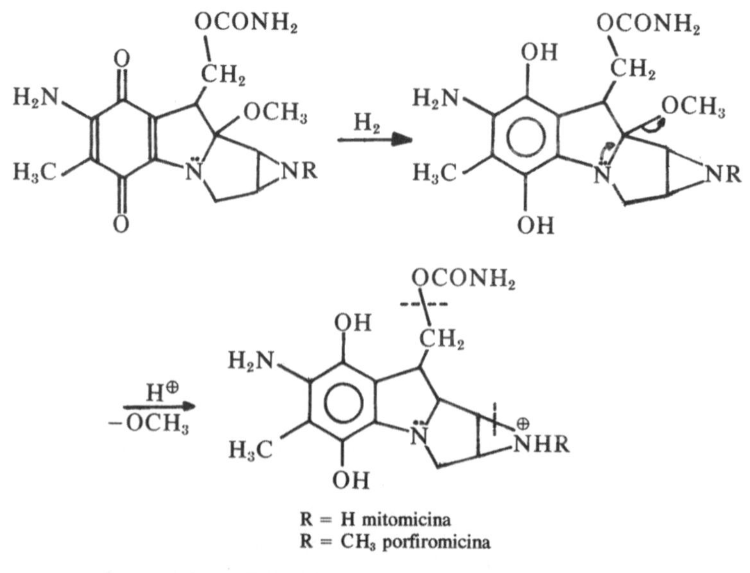

Fig. 34.12 Ativação enzimática das mitomicinas.

metáfase; inibição da síntese do RNA solúvel ou de transferência por mecanismos acilantes que compreendem os grupos —COOCH$_3$ nas posições 3 e 18'; inibição da incorporação de acetato em fosfolipídios.

E. Hormônios

Visto que os esteróides participam no metabolismo de proteínas e ácidos nucléicos, ou o medeiam, seu mecanismo de ação antineoplásica pode ser atribuído à interferência no metabolismo de ácidos nucléicos.

F. Agentes diversos

A ação antineoplásica da hidroxicarbamida pode derivar quer da perturbação na estrutura do DNA quer da inibição da síntese do DNA, como resultado da interferência com as nucleotidases, enzimas que convertem ribonucleotídeos a desoxirribonucleotídeos. Provavelmente, a hidroxicarbamida atua como quelante de íons ferrosos, talvez após sofrer metabolização.

A ação da procarbazina pode decorrer da inibição da síntese do DNA, presumivelmente cindindo a molécula do DNA em pequenos fragmentos pelo peróxido de hidrogênio formado no processo da oxidação. Por outro lado, parece haver indícios de que o metabólito ativo é o derivado azóico.

A cisplatina atua de maneira semelhante à dos agentes alquilantes bifuncionais, vale dizer, estabelece ligação cruzada com constituintes do DNA.

O mitotano deve o seu efeito antineoplásico à interferência na biossíntese da hidrocortisona e na alteração do metabolismo extra-adrenal desta.

Parece que o tamoxifeno, que é antiestrogênico, atua por competição com o estradiol pelo receptor estrogênico.

G. Isótopos radiativos

Os isótopos radiativos destroem as células neoplásicas por radiações ionizantes.

REFERÊNCIAS

ASPECTOS GERAIS
World Health Organization, *Tech. Rep. Ser.*, 605 (1977).
L. N. FERGUSON, *Chem. Soc. Rev.*, 4, 289 (1975).
F. F. BECKER, Ed., *Cancer: A Comprehensive Treatise*, 5 vols., Plenum, New York, 1973-1977.

INTRODUÇÃO
R. DEVORET, *Sci. Am.*, 241 (2), 28 (1979).
P. DUKOR et al., *Annu. Rep. Med. Chem.*, 14, 146 (1979).
R. DULBECCO, *Recherche*, 10, 434 (1979).
E. GRUNDMANN, Ed., *Carcinogenesis*, Springer, New York, 1979.
R. B. HERBERMAN e K. R. McINTIRE, Eds., *Immunodiagnosis of Cancer*, Dekker, New York, 1979.
Y. IKAWA e T. ODAKA, Eds., *Oncogenic Viruses and Host Cell Genes*, Academic, New York, 1979.
T. F. NECHELES, *The Acute Leukemias*, Thieme, Stuttgart, 1979.
G. L. NICOLSON, *Sci. Am.*, 240 (3), 50(1979).
H. C. PITOT, *Annu. Rev. Med.*, 30, 25 (1979).
P. ROZEN et al., Eds., *Gastrointestinal Cancer*, Karger, Basel, 1979.
C. K. TASHIMA, *Med. Actual.*, 15, 245 (1979).
D. G. WELLINGTON et al., *Cancer Mortality*, Academic, New York, 1979.
K. J. WIDDER et al., *Adv. Pharmacol. Chemother.*, 16, 213 (1979).
R. W. BALDWIN, Ed., *Secondary Spread of Cancer*, Academic, New York, 1978.
J. CAIRNS, *Cancer*, Freeman, San Francisco, 1978.
A. J. COCHRAN, *Man, Cancer and Immunity*, Academic, New York, 1978.
C. M. CROCE e H. KOPROWSKI, *Sci. Am.*, 238 (2), 117 (1978).
A. J. CUNNINGHAM, *Understanding Immunology*, Academic, New York, 1978.
H. V. GELBOIN e P. O. P. TS'O, Eds., *Polycyclic Hydrocarbons and Cancer*, 2 vols., Academic, New York, 1978.
Y. ITO, Ed., *Viruses and Human Cancer*, Karger, Basel, 1978.
J. LADIK et al., *Int. J. Quantum Chem., Quantum Biol. Symp.*, 5, 35 (1978).
M. E. LIPPMAN e J. C. ALLEGRA, *N. Engl. J. Med.*, 299, 930 (1978).
J. L. MARX, *Science*, 200, 518 (1978).
G. N. SCHRAUZER, *Inorganic and Nutritional Aspects of Cancer*, Plenum, New York, 1978.
T. F. SLATER e P. A. RILEY, *Int. J. Quantum Chem., Quantum Biol. Symp.*, 5, 143 (1978).
L. H. SOBIN et al., Eds., *A Coded Compendium of the International Histological Classification of Tumours*, WHO, Geneva, 1978.
E. K. WEISBURGER, *Annu. Rev. Pharmacol. Toxicol.*, 18, 395 (1978).
G. H. WERNER e F. FLOCH, Eds., *The Pharmacology of Immunoregulation*, Academic, New York, 1978.
I. GREEN et al., Eds., *Mechanisms of Tumor Immunity*, Wiley Medical, New York, 1977.
C. M. HASKELL, *Annu. Rev. Pharmacol. Toxicol.*, 17, 179 (1977).
H. H. HIATT et al., Eds., *Origins of Human Cancer*, 3 vols., Cold Spring Harbor Laboratory, Cold Spring Harbor, N. Y., 1977.
H. F. KRAYBILL e M. A. MEHLMAN, Eds., "Environmental Cancer", *Adv. Mod. Toxicol.*, 3, 1-388 (1977).
P.-O. LÖWDIN, *Int. J. Quantum Chem., Quantum Biol. Symp.*, 4, 185 (1977).
G. MATHÉ, Ed., *Tactics and Strategy in Cancer Treatment*, Springer, Berlin, 1977.
H. F. OETTGEN, *N. Engl. J. Med.*, 297, 484 (1977).
L. J. OLD, *Sci. Am.*, 236 (5), 62 (1977).
A. B. RICKINSON, *Recherche*, 8, 1049 (1977).
P. ROSEN, *J. Theor. Biol.*, 64, 215 (1977).
W. A. WOODS, *Advan. Pharmacol. Chemother.*, 14, 143 (1977).
J. F. BACH, *Drugs*, 11, 1 (1976).
C. D. BLOOMFIELD et al., *Cancer*, 38, 42 (1976).
S. K. CARTER, *Am. Sci.*, 64, 418 (1976).
R. FREUDENTHAL e P. W. JONES, *Chemical Carcino-*

genesis —A Comprehensive Survey, Vol. I, Raven, New York, 1976.
N. L. GERBER e A. D. STEINBERG, *Drugs*, *11*, 14, 90 (1976).
G. H. HEPPNER e P. CALABRESI, *Annu. Rev. Pharmacol. Toxicol.*, *16*, 367 (1976).
M. J. LACHER, Ed., *Hodgkin's Disease*, Wiley Biomedical, New York, 1976.
K. LAKI e J. LADIK, *Int. J. Quantum Chem.*, *Quantum Biol. Symp.*, *3*, 51 (1976).
A. H. W. NIAS, *Biochem. Pharmacol.*, *25*, 2117 (1976).
C. POCHEDLY e D. MILLER, Eds., *Wilm's Tumor*, Wiley Biomedical, New York, 1976.
F. RUTLEDGE et al., *Gynecologic Oncology*, Wiley Biomedical, New York, 1976.
S. SPIEGELMAN, *Pure Appl. Chem.*, *47*, 11 (1976).
A. SZENT-GYÖRGYI, *Electronic Biology and Cancer*, Dekker, New York, 1976.
J. BACH, *The Mode of Action of Immunosuppressive Agents*, North-Holland, Amsterdam, 1975.
A. BLOCH, *Annu. Rep. Med. Chem.*, *10*, 131 (1975).
O. BODANSKY, *Biochemistry of Human Cancer*, Academic, New York, 1975.
J. CAIRNS, *Sci. Am.*, *233* (5), 64 (1975).
J. F. FRAUMENI, Jr., Ed., *Persons at High Risk of Cancer*, Academic, New York, 1975.
C. HEIDELBERGER, *Annu. Rev. Biochem.*, *44*, 79 (1975).
A. KOROLKOVAS, *Rev. Bras. Med.*, *32*, 764 (1975).
D. H. MOORE e J. CHARNEY, *Am. Sci.*, *63*, 160 (1975).
H. G. SEYDEL, Ed., *Tumors of the Nervous System*, Wiley Biomedical, New York, 1975.
H. G. SEYDEL et al., *Cancer of the Lung*, Wiley Biomedical, New York, 1975.
J. C. ARCOS e M. E. ARGUS, *Chemical Induction of Cancer*, Vols. IIA e IIB, Academic, New York, 1974.
J.-F. BACH, *Actual. Pharmacol.*, *27*, 23 (1974).
A. BLOCH, *Annu. Rep. Med. Chem.*, *9*, 139 (1974).
D. W. JONES e R. S. MATTHEWS, *Prog. Med. Chem.*, *10*, 159 (1974).
K. W. McKERNS, Ed., *Hormones and Cancer*, Academic, New York, 1974.
H. BUSCH, Ed., *The Molecular Biology of Cancer*, Academic, New York, 1973.
C. C. CHENG e K. Y. ZEE-CHENG, *Annu. Rep. Med. Chem.*, *8*, 128 (1973).
Committee on Professional Education of UICC, Eds., *Clinical Oncology*, Springer, Berlin, 1973.
C. W. PARKER, *Pharmacol. Rev.*, *25*, 325 (1973).
H. S. ROSENKRANZ, *Annu. Rev. Microbiol.*, *27*, 383 (1973).
R. SÜSS et al., *Cancer: Experiments and Concepts*, Springer, Berlin, 1973.
J. TOOZE, Ed., *The Molecular Biology of Tumor Viruses*, Cold Spring Harbor Laboratory, Cold Spring Harbor, N. Y., 1973.
R. L. NELSON e H. S. MASAON, *J. Theor. Biol.*, *37*, 197 (1972).
V. S. SHAPOT, *Adv. Cancer Res.*, *15*, 253 (1972).
G. MATHÉ, *Adv. Cancer Res.*, *14*, 1 (1971).
K. NISHIOKA, *Adv. Cancer Res.*, *14*, 231 (1971).
E. D. BERGMANN e B. PULLMAN, Eds., *Physico-Chemical Mechanisms of Carcinogenesis*, Academic, New York, 1970.
M. GREEN, *Annu. Rev. Biochem.*, *39*, 701 (1970).
C. HEIDELBERGER, *Cancer Res.*, *30*, 1549 (1970).
O. JARRET, *Adv. Cancer Res.*, *13*, 39 (1970).
J. A. MILLER, *Cancer Res.*, *30*, 559 (1970).
P. VIGIER, *Prog. Med. Virol.*, *12*, 240 (1970).
H. HAMPERL e L. V. ACKERMAN, *Illustrated Tumor Nomenclature*, 2nd ed., Springer, Berlin, 1969.
W. J. HARRINGTON, *Adv. Intern. Med.*, *15*, 317 (1969).
J. M. VAETH, Ed., *Frontiers of Radiation Therapy and Oncology*, 6 vols., Karger, Basel, 1968-1972.

HISTÓRICO
V. T. DeVITA, Jr. e H. BUSCH, Eds., *Cancer Drug Development*, Academic, New York, 1979.
L. ISRAËL, *Conquering Cancer*, Random, New York, 1978.
A. C. BRAUN, *The Story of Cancer*, Addison-Wesley, Reading, Mass., 1977.
J. F. SAUNDERS e S. K. CARTER, Eds., *Methods of Development of New Anticancer Drugs*, U. S. Government Printing Office, Washington, D. C., 1977.
G. W. CAMIENER e W. J. WECHTER, *Prog. Drug Res.*, *16*, 67 (1972).
T. MAKINODAN et al., *Pharmacol. Rev.*, *22*, 189 (1970).
K. HABEL, *Adv. Immunol.*, *10*, 229 (1969).
Symposium: A Critical Evaluation of Cancer Chemotherapy, *Cancer Res.*, *29*, 2255-2485 (1969).
G. H. HITCHINGS e G. B. ELION, *Pharmacol. Rev.*, *15*, 365 (1963).

CLASSIFICAÇÃO
L. G. DONARUMA, Ed., *Anionic Polymeric Drugs*, Wiley-Interscience, New York, 1980.
S. K. CARTER e S. T. CROOKE, Eds., *Mitomycin C: Current Status and New Developments*, Academic, New York, 1979.
W. D. ENSMINGER e A. ROSOWSKY, *Biochem. Pharmacol.*, *28*, 1541 (1979).
C. HANSCH, *Farmaco, Ed. Sci.*, *34*, 89 (1979).
S. M. HECHT, Ed., *Bleomycin: Chemical, Biochemical and Biological Aspects*, Springer, Berlin, 1979.
A. R. KRASKA, *Annu. Rep. Med. Chem.*, *14*, 132 (1979).
F. PIZZETTI e G. TALLONE, *Antineoplastici*, Organizzazione Editoriale Medico-Farmaceutica, Milano, 1979.
W. A. REMERS, *The Chemistry of Antitumor Antibiotics*, Vol. I, Wiley-Interscience, New York, 1979.
D. D. VON HOFF e M. ROZENCWEIG, *Adv. Pharmacol. Chemother.*, *16*, 273 (1979).
S. K. CARTER e S. T. CROOKE, Eds., *Bleomycin: Current Status and New Developments*, Academic, New York, 1978.
S. K. CARTER et al., Eds., *Advances in Cancer Chemotherapy*, University Park Press, Baltimore, 1978.
S. K. CARTER et al., Eds., *Recent Results in Cancer Research: Antitumor Antibiotics*, Springer, Berlin, 1978.
K. K. CHAN e E. WATSON, *J. Pharm. Sci.*, *67*, 1748 (1978).
M. D. CRIDLAND, *Fundamentals of Cancer Chemotherapy*, University Park Press, Baltimore, 1978.
R. E. HARMON et al., Eds., *Chemistry and Biology of Nucleosides and Nucleotides*, Academic, New York, 1978.
S. S. LEGHA et al., *Ann. Intern. Med.*, *88*, 69 (1978).
G. R. PETTIT e G. M. CRAGG, *Biosynthetic Products for Cancer Chemotherapy*, Vol. II, Plenum, New York, 1978.
H. M. PINEDO, Ed., *Clinical Pharmacology of Anti-Neoplastic Drugs*, Elsevier, Amsterdam, 1978.
F. M. SCHABEL, Jr., Ed., *Application of Cancer Chemotherapy*, Karger, Basel, 1978.
S. G. SILVERBERG e F. J. MAJOR, Eds., *Estrogens and Cancer*, Wiley, New York, 1978.
D. C. SUSTER et al., *J. Med. Chem.*, *21*, 1162 (1978).
T. TAKITA et al., *J. Antibiot.*, *31*, 801 (1978).
S. K. CARTER et al., *Chemotherapy of Cancer*, Wiley Biomedical, New York, 1977.
G. A. CORDELL e N. R. FARNSWORTH, *J. Nat. Prod.*, *40*, 1 (1977).
G. R. PETTIT, *Biosynthetic Products for Cancer Chemotherapy*, Vol. I, Plenum, New York, 1977.
R. T. SILVER et al., Eds., *A Synopsis of Cancer Chemotherapy*, Dun-Donnelley Publishing Corporation, New York, 1977.
H. J. TAGNON e M. J. STAQUET. Eds., *Recent Advances in Cancer Treatment*, Raven, New York, 1977.
M. E. WALL e M. C. WANI, *Annu. Rev. Pharmacol. Toxi-*

col., *16*, 117 (1977).
W. A. WOODS, *Adv. Pharmacol. Chemother.*, *14*, 143 (1977).
A. CLARYSSE et al., *Cancer Chemotherapy*, Springer, Berlin, 1976.
J. A. MONTGOMERY, *Prog. Drug Res.*, *20*, 465 (1976).
A. C. SARTORELLI, Ed., *Cancer Chemotherapy*, American Chemical Society, Washington, D. C., 1976.
A. BLOCH, Ed., "Chemistry, Biology, and Clinical Uses of Nucleoside Analogs", *Ann. N. Y. Acad. Sci.*, *255*, 1-610 (1975).
B. A. CHABNER et al., *N. Engl. J. Med.*, *292*, 1107, 1159 (1975).
M. J. CLINE e C. M. HASKELL, *Cancer Chemotherapy*, Saunders, Philadelphia, 1975.
J.-P. CONSTANS e C. CIOLOCA, *Tumeurs Cérébrales et Chimiothérapie Antimitotique*, Masson, Paris, 1975.
E. M. GREENSPAN, *Clinical Cancer Chemotherapy*, Raven, New York, 1975.
D. H. HILL, *A Review of Cyclophosphamide*, Thomas, Springfield, Ill., 1975.
H. LACKNER, *Angew. Chem., Int. Ed. Engl.*, *14*, 375 (1975).
G. MATHÉ e Y. KENIS, *La Chimiothérapie des Cancers*, Expansion Scientifique Française, Paris, 1975.
S. V. RIGBERG e I. BRODSKY. *J. Med.*, *6*, 271 (1975).
M. SLAVIK e S. K. CARTER, *Adv. Pharmacol. Chemother.*, *12*, 1 (1975).
S. K. CARTER e M. SLAVIK, *Annu. Rev. Pharmacol.*, *14*, 157 (1974).
T. A. CONNORS e J. J. ROBERTS, *Platinum Coordination Complexes in Cancer Chemotherapy*, Springer, Berlin, 1974.
T. H. MAUGH II, *Science*, *184*, 970 (1974).
A. S. SARTORELLI e D. G. JOHNS, Eds., *Antineoplastic and Immunosuppressive Agents*, 2 vols., Springer, Berlin, 1974, 1975.
D. C. WILLIAMS, *Adv. Steroid Biochem. Pharmacol.*, *4*, 209 (1974).
G. BRULÉ et al., *Drug Therapy of Cancer*, World Health Organization, Geneva, 1973.
J. F. HOLLAND e E. FREI, III, Eds., *Cancer Medicine*, Lea and Febiger, Philadelphia, 1973.
K. JEWERS et al., *Prog. Med. Chem.*, *9*, 1 (1973).
A. J. JONES, *Drug Metab. Rev.*, *2*, 71 (1973).
J. A. MONTGOMERY e R. F. STRUCK, *Prog. Drug Res.*, *17*, 320 (1973).
W. I. TAYLOR e N. R. FARNSWORTH, Eds., *The Vinca Alkaloids: Botany, Chemistry and Pharmacology*, Dekker, New York, 1973.
J. C. WRISTON, Jr. e T. O. YELLIN, *Adv. Enzymol.*, *39*, 185 (1973).
M. ARTICO, *Farmaco, Ed. Sci.*, *27*, 683 (1972).
I. BRODSKY e S. B. KAHN, Eds., *Cancer Chemotherapy II*, Grune & Stratton, New York, 1972.
S. K. CARTER et al., *Adv. Cancer Res.*, *16*, 273 (1972).
I. GRESSER, *Adv. Cancer Res.*, *16*, 97 (1972).
K. JEWERS et al., *Prog. Med. Chem.*, *9*, 1 (1972).
M. ARTICO, *Farmaco, Ed. Sci.*, *26*, 156 (1971).
J. R. BERTINO, Ed., "Folate Antagonists as Chemotherapeutic Agents", *Ann. N. Y. Acad. Sci.*, *186*, 1-519 (1971).
F. ELKERBOUT et al., Eds., *Cancer Chemotherapy*, Leiden University Press, Leiden, 1971.
B. GOODELL et al., *Clin. Pharmacol. Ther.*, *12*, 599 (1971).
J. L. HARTWELL, *Lloydia*, *34*, 310 (1971).
J. A. STOCK, "The Design of Tumor-Inhibitory Alkylating Agents", in E. J. ARIËNS, Ed., *Drug Design*, Vol. II, Academic, New York, 1971, pp. 531-571.
F. BERGEL, *Ergeb. Physiol.*, *62*, 91 (1970).
R. L. CAPIZZI et al., *Annu. Rev. Med.*, *21*, 433 (1970).
W. H. COLE, Ed., *Chemotherapy of Cancer*, Lea and Febiger, Philadelphia, 1970.
S. M. KUPCHAN, *Trans. N. Y. Acad. Sci.*, *32*, 85 (1970).
R. B. LIVINGSTON et al., *Adv. Pharmacol. Chemother.*, *8*, 57 (1970).

E. BOESSEN e W. DAVIS, *Cytotoxic Drugs in the Treatment of Cancer*, Arnold, London, 1969.
J. L. HARTWELL e B. J. ABBOTT, *Adv. Pharmacol. Chemother.*, *7*, 117 (1969).
Symposium on Vincristine, *Cancer Chemother. Rep.*, *52*, 453-535 (1968).
I. BRODSKY e S. B. KAHN, Eds., *Cancer Chemotherapy*, Grune & Stratton, New York, 1967.
C. HEIDELBERGER, *Annu. Rev. Pharmacol.*, *7*, 101 (1967).
M. B. SHIMKIN, *Top. Med. Chem.*, *1*, 79 (1967).
G. M. TIMMIS e D. C. WILLIAMS, *Chemotherapy of Cancer: The Antimetabolite Approach*, Butterworths, London, 1967.
G. B. ELION e G. H. HITCHINGS, *Adv. Chemother.*, *2*, 91 (1965).
L. F. LARIONOV, *Cancer Chemotherapy*, Pergamon, Oxford, 1965.
J. A. MONTGOMERY, *Prog. Drug Res.*, *8*, 431 (1965).
P. REYES e C. HEILDELBERGER, *Mol. Pharmacol.*, *1*, 14 (1965).
A. GOLDIN et al., *Advances in Chemotherapy*, 2 vols., Academic, New York, 1964, 1965.
P. EMMELOT, "The Molecular Basis of Cancer Chemotherapy", in E. J. ARIËNS, Ed., *Molecular Pharmacology*, Vol. II, Academic, New York, 1964, pp. 53-198.

MECANISMO DE AÇÃO
D. V. SANTI, *J. Med. Chem.*, *23*, 103 (1980).
H. BUSCH et al., Eds., *Effects of Drugs on the Cell Nucleus*, Academic, New York, 1979.
H. GRUNICKE et al., *Adv. Enzyme Regul.*, *17*, 291 (1979).
F. E. HAHN, Ed., "Mechanism of Action of Antieukaryotic and Antiviral Compounds", *Antibiotics*, Vol. V, Part 2, Springer, Berlin, 1979.
K. R. HARRAP, *Adv. Enzyme Regul.*, *17*, 457 (1979).
W. L. McGUIRE, *Adv. Intern. Med.*, *24*, 127 (1979).
J. A. MONTGOMERY et al., *Adv. Enzyme Regul.*, *17*, 419 (1979).
W. L. McGUIRE, Ed., *Hormones, Receptors and Breast Cancer*, Raven, New York, 1978.
C.-C. TSAI, *Annu. Rep. Med. Chem.*, *13*, 316 (1978).
D. A. MATTHEWS et al., *Science*, *197*, 452 (1977).
W. L. McGUIRE, et al., Eds., *Progesterone Receptors in Normal and Neoplastic Tissues*, Raven, New York, 1977.
H. W. MOORE, *Science*, *197*, 527 (1977).
W. E. G. MÜLLER e R. K. ZAHN, *Prog. Nucleic Acid Res. Mol. Biol.*, *20*, 21 (1977).
A. CAPUTO, Ed., "Biological Basis of Clinical Effect of Bleomycin", *Prog. Biochem. Pharmacol.*, *11*, 1-230 (1976).
J. W. CORCORAN e F. E. HAHN, Eds., "Mechanism of Action of Antimicrobial and Antitumor Agents", *Antibiotics*, Vol. II, Springer, Berlin, 1975.
G. B. GRINDEY et al., "Approaches to the Rational Combination of Antimetabolites for Cancer Chemotherapy", in E. J. ARIËNS, Ed., *Drug Design*, Vol. V, Academic, New York, 1975, pp. 169-249.
T. J. BARDOS, *Top. Curr. Chem.*, *52*, 63 (1974).
T. A. CONNORS, *Top. Curr. Chem.*, *52*, 141 (1974).
U. HOLLSTEIN, *Chem. Rev.*, *74*, 625 (1974).
H. KERSTEN e W. KERSTEN, *Inhibitors of Nucleic Acid Synthesis*, Springer, Berlin, 1974.
W. A. REMERS e C. S. SCHEPMAN, *J. Med. Chem.*, *17*, 729 (1974).
H. M. SABELL, *Sci. Am.*, *231* (2), 82 (1974).
A. BLOCH, "The Design of Biologically Active Nucleosides", in E. J. ARIËNS, Ed., *Drug Design*, Vol. IV, Academic, New York, 1973, pp. 285-378.
E. F. GALE et al., *The Molecular Basis of Antibiotic Action*, Wiley-Interscience, London, 1972.

A. KOROLKOVAS, *Rev. Farm. Bioquím. Univ. São Paulo*, 9, 5 (1971).
G. V. GURSKY, *Mol. Biol.*, 3, 592 (1970).
P. ROY-BURMAN, *Analogues of Nucleic Acid Components*, Springer, Berlin, 1970.
R. D. WELLS e J. E. LARSON, *J. Mol. Biol.*, 49, 319 (1970).

K. Y. ZEE-CHENG e C. C. CHENG, *J. Pharm. Sci.*, 59, 1630 (1970).
T. A. CONNORS, "Anti-Cancer Agents: Their Detection by Screening Tests and their Mechanism of Action", *in* G. MATHÉ, Ed., *Scientific Basis of Cancer Chemotherapy*, Springer, New York, 1969, pp. 1-17.

Agentes Antivirais

I. INTRODUÇÃO

Agentes antivirais são substâncias empregadas no tratamento e profilaxia de doenças causadas por vírus.

Até recentemente os vírus eram considerados agentes infectantes que atravessavam filtros bacterianos, sendo incapazes de se desenvolver em meios de cultura convencionais isentos de células. Este conceito não é mais válido. Atualmente os vírus são definidos como agentes infectantes que só possuem *um* dos ácidos nucléicos — DNA ou RNA, mas nunca ambos — durante seu ciclo evolutivo, e que se multiplicam a partir do seu ácido nucléico sem possuir enzimas geradoras de ATP. Segundo este conceito moderno, as rickétsias e o grupo da psitacose-linfogranuloma-tracoma não são encarados como vírus, pois contêm RNA e DNA.

Os vírus pertencem, portanto, a duas grandes classes: os vírus de DNA e os vírus de RNA. Os principais grupos de vírus de DNA são: poxvírus (varíola, varíola bovina e vacínia), adenovírus (adenovírus 5), herpesvírus (herpes simples, herpes zoster e varicela), papovavírus (papiloma, polioma). Os principais grupos de vírus de RNA são picornavírus (poliomielite, echovírus, rinovírus), mixovírus (influenza A, B e C, caxumba), arbovírus (febre amarela, encefalomielite eqüina), leucovírus (sarcoma de Rous), arenovírus (coriomeningite linfocítica).

Uma classificação recente divide os vírus nos seguintes grupos:

1) Vírus contendo DNA com simetria cúbica e nucleocapsídio sem revestimento; compreende as famílias *Parvoviridae, Papovaviridae* e *Adenoviridae*;

2) Vírus contendo DNA com envelopes ou revestimentos complexos; engloba as famílias *Herpesviridae, Iridoviridae* e *Poxviridae;*

3) Vírus contendo RNA com simetria capsídica cúbica; é constituído pelas famílias *Picornaviridae, Reoviridae* e *Togaviridae;*

4) Vírus contendo RNA com simetria helicoidal; consta das famílias *Orthomyxoviridae, Paramyxoviridae* e *Rhabdoviridae;*

5) Vírus contendo RNA com arquitetura assimétrica ou desconhecida; é formado pelas famílias *Retroviridae, Arenaviridae, Coronaviridae* e *Bunijaviridae.*

Tanto os vírus contendo DNA quanto aqueles contendo RNA não possuem parede celular nem os sistemas enzimáticos relacionados, tais como os envolvidos no metabolismo interno. Por esta razão, não são suscetíveis à maioria dos antibióticos, cuja ação resulta da inibição de certas fases do metabolismo celular, como vimos no Capítulo 33. Os vírus necessitam de células hospedeiras para subsistir e se desenvolver e de cuja atividade enzimática são dependentes. Eles não se reproduzem por fissiparidade, como as bactérias, mas por ruptura da célula hospedeira.

A quimioterapia antiviral se confronta com dois grandes obstáculos, o que explica seu lento progresso e escassos resultados: *(a)* o íntimo relacionamento que existe entre a multiplicação de vírus e as células de mamíferos faz com que os agentes antivirais, em sua maior parte, não sejam seletivos, mas igualmente tóxicos ao vírus e ao hospedeiro; *(a)* muitas doenças virais são diagnosticadas demasiado tarde para o início de tratamento eficiente; freqüentemente os primeiros sintomas só aparecem no estágio final da multiplicação do vírus.

Os métodos de triagem de agentes antivirais potenciais consistem em cultura de tecidos, cultura de órgãos, ovos embrionados e testes em animais, anteriores aos ensaios pré-clínicos em voluntários humanos.

Apesar do grande esforço no sentido da descoberta de agentes antivirais úteis, apenas alguns poucos compõem o arsenal atual. Nenhum possui atividade antiviral de largo espectro, embora a necessidade de drogas desta categoria seja premente. Considera-se que a quimioterapia antiviral esteja no mesmo estágio de desenvolvimento em que se encontrava a quimioterapia antibacteriana antes do advento das sulfas.

Para a profilaxia das doenças virais mais graves, o único recurso disponível e fidedigno são as vacinas. Para o tratamento de outras viroses, os soros são as preparações recomendadas.

II. HISTÓRICO

Os agentes antivirais têm sido pesquisados desde 1938, não apenas por triagem empírica e por modificação molecular de substâncias ativas, mas também por métodos mais racionais, isto é, mediante aplicação dos conhecimentos sobre antimetabólitos e inibidores de enzimas. A triagem empírica resultou na introdução da amantadina, por Davies e colegas, em 1964, e as modificações moleculares nesta última originaram alguns derivados eficazes.

A descoberta de que certas tiossemicarbazonas tuberculostáticas inibem a multiplicação do vírus da vacínia incentivou a procura de agentes virais entre esta classe de compostos. Esta descoberta casual levou à extensiva modificação molecular da tioacetazona, cuja atividade tuberculostática fora descrita por Domagk, em 1950, e resultou na introdução da metisazona, em 1960, por Bauer e Sadler.

Exemplos de drogas obtidas por métodos racionais são a idoxuridina, sintetizada por Prusoff, em 1959, e outros nucleosídeos mais recentes, como citarabina, ribavirina e vidarabina. Estes nucleosídeos foram projetados para ser inibidores específicos da síntese de DNA e RNA de determinados vírus.

Em 1957, Isaacs e Lindenmann relataram que células hospedeiras infectadas por alguns vírus produzem uma proteína, que denominaram interferon. Esta proteína, quando inoculada em outras células da mesma espécie, tem a capacidade de conferir resistência à infecção por diversos vírus. Assim, o interferon é o mediador do mecanismo de resposta do hospedeiro. Esta descoberta poderá levar ao desenvolvimento de agentes antivirais de amplo espectro de atividade. As primeiras pesquisas foram dirigidas no sentido da extração e emprego de interferons exógenos purificados. Mais recentemente, a tendência é desenvolver indutores de circulação de interferon. Embora algumas pesquisas tenham sido bem-sucedidas, nenhum indutor de interferon foi ainda colocado no mercado, por serem eles excessivamente tóxicos para a terapia humana. No entanto, extensos estudos foram realizados na União Soviética, consistindo na administração, ao homem, não apenas de interferon, mas também de indutores de interferon.

Recentemente conseguiu-se induzir certas cepas de *Escherichia coli* a fabricar cópias do interferon humano. Esse feito abre a perspectiva de obter interferon em quantidades e a preços adequados para emprego amplo, não só no combate a determinadas infecções virais, mas também no tratamento de certos tipos de câncer. De fato, o interferon mostrou-se ativo no resfriado comum.

O planejamento racional de agentes antivirais realizados no presente compreende inibidores seletivos de um ou mais estágios exclusivos do ciclo de replicação dos vírus. Com pequenas variações, este processo geralmente consiste na adsorção, penetração e desencapamento, síntese *de novo* do RNA mensageiro (apenas pelos vírus de DNA), ligação do *m*RNA viral aos ribossomos, síntese de enzimas virais (incluindo a RNA polimerase viral), síntese de ácidos nucléicos e proteínas estruturais do vírus, montagem das subunidades ribossômicas e liberação das partículas virais. Os agentes antivirais agem por inibir um ou diversos destes estágios, como veremos adiante.

III. CLASSIFICAÇÃO

Muitas substâncias têm apresentado atividade antiviral ou *in vivo* ou *in vitro*, ou em ambos. Contudo, a maioria não pode ser nem é empregada na terapêutica, devido aos seus efeitos tóxicos. Estas substâncias pertencem às seguintes classes:

1. Adamantanas: amantadina, rimantadina, tromantadina;

2. Nucleosídeos, nucleotídeos e análogos: ácido poli-8-azidoadenílico, ácido poli-8-dimetilaminoadenílico, acilguanosina, azarribina, azatimidina, azauridina, citarabina, 3-desazaguanosina, (S)-9-(2,3-diidroxipropil)-adenina, etoxuridina, floxuridina, idoxcitidina, idoxuridina, pirazofurina, pirazomicina, ribavirina, sinefungina, trifluortimidina, trifluridina, vidarabina, xoudomicina;

3. Tiossemicarbazonas: citenazona, metisazona;

4. Derivados da inosina: metisoprinol;

5. Amidinas, guanidinas e análogos: cana-

vanina, guanidina, moroxidina, penicilamina;
 6. Isoquinolinas: famotina, memotina;
 7. Benzimidazóis: 1,2-bis(5-metoxi-2-benzimidazolil)-1,2-etanodiol, 5,6-dicloro-1-β-D-ribofuranosilbenzilbenzimidazol (DBR), 5-flúor-2-(α-hidroxibenzil)-1-propilbenzimidazol, hidroxibenzilbenzimidazol (HBB);
 8. Derivados da epiditiadicetopiperazina: acetilaranotina, aranotina, cemotina, esporidesminas, gliotoxina, melanacidinas, orizaclorina;
 9. Análogos de aminoácidos: fluorfenilalanina, selenocistina;
 10. Enzimas: asparaginase;
 11. Antibióticos: ácido micofenólico, ácido tenuazônico, alanosina, α-amanitina, anisomicina, bleomicinas, cactinomicina, cefalomicina, congocidina (netropsina), cicloeximida, cilindroclorina, daunorrubicina, distamicinas, ehrlichina, estalimicina (distamicina A), estefimicina, estreptotricina, estreptovaricinas, fleomicina, filipina, fusidina, gliotoxinas, helenina, heliomicina, 9-metilestreptimidona, mixoviromicina, novobiocina, propionina, puromicina, quinomicina, rifamicinas, topolimicina, tunicamicina, virocidina, viscosina;
 12. Produtos vegetais: ácido gimnênico, colchicina, demecolcina, elenolato de cálcio, emetina, quercetina, vimblastina, vincristina;
 13. Agentes diversos: ácido aurintricarboxílico, ácido fosfonoacético, alaranjado de acridina, amidapsona (em aves), arildona, bonaftona, brometo de etídio, caproclorona, cetoxal, cicloctilamina, 2-desoxi-D-glicose, florenal, fosfoneto sódico, fosfonoformiato trissódico, D-glucosamina, levamisol, metilcofanolamina, mepacrina, oxolina, proflavina, RSV (mistura de difenilglioxal e superóxido de difenilglioxal), sulfametoxazol + trimetoprima, tebrofeno, vermelho neutro, xenalanina, xenaldial;
 14. Interferon e indutores de interferon: ácido carboxílico poliacetal, ácido poliacrílico, ácido polimetacrílico, ácido polirriboinosínicopolirribocitidílico (poli rI-rC), antivirina, canamicina, cicloeximida, copolímero de pirano, derivados da propanodiamina, fagicina, fosfomananos, helenina, interferon, 9-metilestreptimidona, polissacarídeos fosforilados, RNA de dupla fita de fagos, tilorona, vacinas, vistatolona (estatolona).

Os agentes antivirais mais empregados na medicina acham-se arrolados na Tabela 35.1.

Cloridrato de amantadina
 Pó cristalino branco, solúvel em água, com sabor amargo. É usado tanto na profilaxia como no tratamento de infecções causadas pela raça de vírus de influenza A, sendo eficaz na maioria dos casos. É usado também como agente antiparkinsoniano. Reações adversas incluem irritabilidade, ataxia, tremor, fala embargada, insônia, letargia, zumbidos e outros incômodos menores.

Idoxuridina
 Pó cristalino branco, quase inodoro, pouco solúvel em água. É ativa contra alguns vírus de DNA e RNA, mas é usada apenas topicamente no tratamento de infecções por herpes simples nas pálpebras, córnea e conjuntiva. Esta droga pode causar leve irritação local, fotofobia e outras reações adversas desprezíveis.

Citarabina
 Possui o mesmo espectro da idoxuridina, mas sobre esta oferece a seguinte vantagem, entre outras: é mais ativa contra o agente etiológico, que não cria resistência a ela.

Vidarabina
 É indicada em queratoconjuntivite herpética, constituindo boa alternativa à idoxuridina.

Metisazona
 Esta droga é substância de cor fortemente amarelo-alaranjada. Possui amplo espectro antiviral. Contudo, seu uso é restrito aos vírus de DNA, principalmente aqueles responsáveis pela varíola, alastrim, adenoviroses e varicela.

IV. MECANISMO DE AÇÃO

Os agentes antivirais atuam em diferentes locais e processos do ciclo replicativo viral.

A amantadina e derivados bloqueiam a penetração de certas cepas de vírus de RNA nas células dos mamíferos e inibem o desencapamento destes vírus no interior das células hospedeiras. Sua atividade antiviral decorre primariamente deste impedimento do desencapamento.

O interferon provavelmente age por inibir a ligação do *m*RNA viral aos ribossomos. Esta inibição é seletiva, pois o início da síntese de proteínas virais é impedido sem interferência na tradução do *m*RNA da célula hospedeira.

O ácido aurintricarboxílico (ATA) age por mecanismo similar.

Os compostos que contêm a fração epiditia-

Tabela 35.1 Agentes antivirais

Nome oficial	Nome comercial	Nome químico	Estrutura
amantadina	Mantidan	1-adamantanamina	
metisazona		3-tiossemicarbazona de 1-metilindol-2,3--diona	
idoxuridina	Dendrid Herpesil Idu	2'-desoxi-5-iodouridina	
citarabina	Alexan Aracytin		Veja Tabela 34.4
vidarabina		9-β-D-arabinofuranosiladenina	
ribavirina (virazol)	Viramid	1-β-D-ribofuranosil-1,2,4-triazol-3--carboxamida	
fosfoneto sódico		fosfonacetato dissódico monoidratado	

piperazinodiona (acetilaranotina, por exemplo) inibem a RNA-polimerase viral e, deste modo, a multiplicação do vírus de RNA.

A idoxuridina impede a replicação viral, em conseqüência da sua incorporação ao DNA viral. O mesmo mecanismo por antagonismo metabólico é responsável pela ação de outros nucleosídeos antivirais, tais como citarabina, ribavirina e vidarabina, embora estes compostos não sejam incorporados tão extensivamente como a idoxuridina.

As rifamicinas, estreptovaricinas, cactinomicinas, distamicinas e tiossemicarbazonas — por exemplo, a metisazona — devem sua ação antiviral primariamente à sua capacidade de bloquear a transcrição DNA → RNA normal da célula. No caso das tiossemicarbazonas, sua capacidade em quelação seletiva desempenha papel importante no mecanismo de ação.

REFERÊNCIAS

ASPECTOS GERAIS
T. O. DIENER, *Science*, 205, 859 (1979).
T. O. DIENER, *Viroids and Viroid Diseases*, Wiley-Interscience, New York, 1979.
D. FALKE, *Virologia*, Pedagógica Universitária, Springer e Universidade de São Paulo, São Paulo, 1979.
G. J. GALASSO et al., Eds., *Antiviral Agents and Viral Diseases of Man*, Raven, New York, 1979.
H. P. MOLITORIS et al., Eds., *Fungal Viruses*, Springer, Berlin, 1979.
S. J. MARTIN, *The Biochemistry of Viruses*, Cambridge University Press, New York, 1978.
H. ROTHSCHILD et al., Eds., *Human Diseases Caused by Viruses*, Oxford University Press, New York, 1978.
D. L. SWALLOW, *Prog. Drug Res.*, 22, 267 (1978).
D. J. BAUER, *The Specific Treatment of Virus Diseases*, University Park Press, Baltimore, 1977.
Y. BECKER, *Antiviral Drugs*, Karger, Basel, 1976.
A. S. EVANS, Ed., *Viral Infections of Humans*, Plenum, New York, 1976.
R. H. KIMBERLIN, Ed., *Slow Virus Diseases of Animals and Man*, Elsevier, Amsterdam, 1976.
T. C. MERIGAN, Ed., *Antivirals with Clinical Potential*, University Chicago Press, Chicago, 1976.
T. NASEMANN, *Viral Diseases of the Skin, Mucous Membranes and Genitals*, Thieme, Stuttgart, 1976.
C. A. KNIGHT, *Chemistry of Viruses*, 2nd ed., Springer, Berlin, 1975.
C. A. KNIGHT, *Molecular Virology*, McGraw-Hill, New York, 1974.
J. B. G. KWAPINSKI, Ed., *Molecular Microbiology*, Wiley, New York, 1974.
J. G. TILLES, *Annu. Rev. Pharmacol.*, 14, 469 (1974).
R. A. BUCKNALL, *Adv. Pharmacol. Chemother.*, 11, 295 (1973).
W. A. CARTER, *Selective Inhibitors of Viral Function*, Chemical Rubber Co. Press, Cleveland, 1973.
G. WERNER, *Rev. Port. Farm.*, 23, 143 (1973).
D. J. BAUER, Ed., *Chemotherapy of Virus Diseases*, Vol. I, Pergamon, Oxford, 1972.
E. C. HERRMANN e W. R. STINEBRING, Eds., "Antiviral Substances", *Ann. N. Y. Acad. Sci.*, 173, 1-844 (1970).
H. FRAENKEL-CONRAT, *Vírus: Estrutura e Função no Limiar da Vida*, Universidade de Brasília, Brasília, 1966.

INTRODUÇÃO
G. BITTON, *Introduction to Environmental Virology*, Wiley-Interscience, New York, 1980.
R. Z. LOCKART, Jr. et al., *Annu. Rep. Med. Chem.*, 14, 240 (1979).
J. L. MELNICK, *Prog. Med. Virol.*, 25, 160 (1979).
P. J. G. BUTLER e A. KLUG, *Sci. Am.*, 239 (5), 52 (1978).
L. CARRASCO, *Nature (London)*, 272, 694 (1978).
E. KURSTAK e K. MARAMOROSCH, Eds., *Viruses and Environment*, Academic, New York, 1978.
A. S. HUANG, *Bacteriol. Rev.*, 41, 811 (1977).
M. R. HILLEMAN, *Science*, 164, 506 (1969).
H. B. LEVY, Ed., *The Biochemistry of Viruses*, Dekker, New York, 1969.
S. E. LURIA e J. DARNELL, Jr., *General Virology*, 2nd ed., Wiley, New York, 1967.

CLASSIFICAÇÃO
L. G. DONARUMA, Ed., *Anionic Polymeric Drugs*, Wiley-Interscience, New York, 1980.
S. S. COHEN, *Science*, 205, 964 (1979).
E. FALCOFF, *Recherche*, 10, 946 (1979).
J. P. LUBY, *Adv. Intern. Med.*, 24, 229 (1979).
T. H. MAUGH II, *Science*, 206, 1058 (1979).
W. E. STEWART II, *The Interferon System*, Springer, Wien, 1979.
C. D. YU et al., *J. Pharm. Sci.*, 68, 1341 (1979).
C. E. HOFFMAN, *Annu. Rep. Med. Chem.*, 13, 139 (1978).
D. C. BURKE, *Sci. Am.*, 236(4), 42 (1977).
P. CHANDRA e G. J. WRIGHT, *Top. Curr. Chem.*, 72, 125 (1977).
R. M. FRIEDMAN, *Bacteriol. Rev.*, 41, 543 (1977).
C. E. HOFFMANN, *Annu. Rep. Med. Chem.*, 12, 128 (1977).
J. S. OXFORD, Ed., *Chemotherapy of Herpes Simplex Virus Infections*, Academic, New York, 1977.
R. M. ZINKERNAGEL, *Recherche*, 8, 937 (1977).
J. S. OXFORD e J. D. WILLIAMS, Eds., *Chemotherapy and Control of Influenza*, Academic, New York, 1976.
W. H. PRUSOFF e D. C. WARD, *Biochem. Pharmacol.*, 25, 1233 (1976).
S. BARON e G. GALASSO, *Annu. Rep. Med. Chem.*, 10, 161 (1975).
A. KOROLKOVAS, *Rev. Bras. Farm.*, 56, 101 (1975).
D. H. METZ, *Adv. Drug Res.*, 10, 101 (1975).
E. De CLERCQ, *Top. Curr. Chem.*, 52, 173 (1974).
A. R. SCHWARTZ, *Annu. Rep. Med. Chem.*, 9, 128 (1974).
D. J. BAUER, *Br. Med. J.*, 3, 275 (1973).
H. B. LEVY, *Annu. Rep. Med. Chem.*, 8, 150 (1973).
L. WEINSTEIN e T. W. CHANG, *N. Engl. J. Med.*, 289, 725 (1973).
R. W. SIDWELL et al., *Science*, 177, 705 (1972).
E. De CLERCQ e T. C. MERIGAN, *Annu. Rev. Med.*, 21, 17 (1971).
M. R. HILLEMAN e A. A. TYTELL, *Sci. Am.*, 255(1), 26 (1971).
D. L. SWALLOW, *Prog. Med. Chem.*, 8, 119 (1971).
T. C. MERIGAN, Ed., "Symposium on Interferon and Host Response to Viral Infection", *Arch. Intern. Med.*, 126, 49-158 (1970).
J. VILCĚK, *Interferon*, Springer, Vienna, 1969.
T. S. OSDENE, *Top. Med. Chem.*, 1, 137 (1967).

MECANISMO DE AÇÃO
F. E. HAHN, Ed., "Mechanism of Action of Antieukaryotic and Antiviral Compounds", *Antibiotics*, Vol. V, Part 2,

Springer, Berlin, 1979.
A. S. GALABOV, *Arzneim.-Forsch.*, 26, 169 (1976).
P. CHANDRA, *Top. Curr. Chem.*, 52, 99 (1974).
M. A. APPLE, *Annu. Rep. Med. Chem.*, 8, 251 (1973).
E. A. C. FOLLETT e T. H. PENNINGTON, *Adv. Virus Res.*, 18, 105 (1973).
W. H. PRUSOFF e B. GOZ, *Fed. Proc., Fed. Am. Soc. Exp. Biol.*, 32, 1679 (1973).
A. P. GROLLMAN e S. B. HORWITZ, "The Rational Design of Antiviral Agents", in E. J. ARIËNS, Ed., *Drug Design*, Vol. II, Academic, New York, 1971, pp. 261-276.
B. GOZ e W. H. PRUSOFF, *Annu. Rev. Pharmacol.*, 10, 143 (1970).

Parte 6

Vitaminas

Vitaminas são substâncias essenciais ao metabolismo normal dos seres vivos, sendo requeridas em quantidades diminutas. Muitas vitaminas são partes integrantes de coenzimas; isto explica seu papel essencial nos processos orgânicos. Devido às diferenças no metabolismo, uma substância pode ser vitamina para o homem e não o ser para bactérias ou protozoários e vice-versa.

Com exceção da vitamina D, que pode ser sintetizada na pele, e da nicotinamida, que é produto metabólico do triptofano, todas as vitaminas de que o ser humano necessita devem ser obtidas de fontes exógenas, principalmente vegetais. Todas as vitaminas, com exceção da A e D, são sintetizadas por plantas. Entretanto, hoje em dia, a maioria é obtida por processos sintéticos industriais.

O nome *vitamina* foi proposto por Funk, em 1912. Deriva da palavra latina *vita*, que significa vida, e da palavra *amina*, pois o autor acreditava que todas aquelas substâncias eram aminas. Descreveram-se, posteriormente, novas vitaminas que não contêm nitrogênio. Por tradição, todavia, o nome vitamina permanece.

Numa dieta bem equilibrada existe quantidade suficiente de vitaminas e um indivíduo saudável não tem necessidade de ingeri-las sob forma de medicamentos. Em certas condições, entretanto, há necessidade de tomá-las em quantidades extras, com a finalidade de curar ou prevenir síndromes deficitárias específicas, tais como beribéri, escorbuto, pelagra, raquitismo e cegueira noturna.

A avitaminose pode resultar de: (*a*) deficiência primária — dieta inadequada, devido à pobreza, ignorância, tabus alimentares, tensões traumáticas, dentição insatisfatória e outras causas; (*b*) deficiência condicionada secundária — má-absorção (anormalidade intestinal ou diarréia crônica), necessidade aumentada (durante os períodos de gravidez, lactação, crescimento e certas doenças) ou facilidades de armazenamento diminuídas (ligação protéica e transporte ao local de ação).

Existem substâncias que são antagonistas de vitaminas. Assim, a piritiamina e a oxitiamina antagonizam a tiamina; as cumarinas e indandionas são antagonistas da vitamina K; a desoxipiridoxina antagoniza a piridoxina; o ácido glicoascórbico é antagonista da vitamina C; a avidina antagoniza a biotina.

Dependendo da sua solubilidade, as vitaminas são classificadas em hidrossolúveis e lipossolúveis.

Estudos cuidadosos feitos pela *Food and Nutrition Board of the National Research Council*, nos Estados Unidos, determinaram as quantidades dietéticas ótimas recomendáveis para cada vitamina. Estas quantidades são geralmente maiores que as necessidades mínimas diárias. Infelizmente, o uso abusivo de vitaminas é prática comum em diversos países, especialmente Estados Unidos e Brasil. Preparações contendo uma única vitamina ou um grupo delas (em geral seis — hexavitaminas — ou dez — decavitaminas), algumas vezes associadas a sais minerais, são consumidas em larga escala e, na maioria dos casos, sem prescrição médica. Esta prática não é somente dispendiosa, mas também perigosa, já que a ingestão excessiva de vitaminas, principalmente das lipossolúveis, pode causar efeitos adversos.

Excluímos deste estudo os fatores dietéticos, tais como inositol, colina e ácidos graxos essenciais, assim como substâncias que são vitaminas para outros seres vivos (bactérias, protozoários) mas não para mamíferos: ácido *p*-aminobenzóico, ácido lipóico (ácido tiótico).

REFERÊNCIAS

C. S. SODANO, *Vitamin Synthesis, Production and Use: Advances Since 1970*, Noyes Data Corporation, Park Ridge, N. Y., 1978.

J. R. DiPALMA e D. M. RITCHIE, *Annu. Rev. Pharmacol. Toxicol.*, 17, 133 (1977).

F. KORTE e M. GOTO, Eds., *Natural Compounds, Part 2: Antibiotics, Vitamins and Hormones*, Thieme, Stuttgart, 1977.

J. J. FRIED, *The Vitamin Conspiracy*, Dutton, New York, 1975.

J. MARKS, *A Guide to the Vitamins: Their Role in Health and Disease*, University Park Press, Baltimore, 1975.

M. M. HASHMI, *Assay of Vitamins in Pharmaceutical Preparations*, Wiley, New York, 1973.

R. J. KUTSKY, *Handbook of Vitamins and Hormones*, Van Nostrand Reinhold, New York, 1973.

A. E. AXELROD, *Am. J. Clin. Nutr.*, 24, 265 (1971).

H. BAKER e O. FRANK, *Clinical Vitaminology: Methods and Interpretation*, Wiley-Interscience, New York, 1969.

J. MARKS, *The Vitamins in Health and Diseases*, Churchill, London, 1968.

N. S. SCRIMSHAW, *Vitam. Horm.*, 26, 705 (1968).

M. FREED, Ed., *Methods of Vitamin Assay*, 3rd ed., Wiley, New York, 1966.

S. F. DYKE, *The Chemistry of Vitamins*, Wiley-Interscience, New York, 1965.

A. F. WAGNER e K. FOLKERS, *Vitamins and Coenzymes*, Wiley-Interscience, New York, 1964.

Vitaminas Lipossolúveis

I. INTRODUÇÃO

Vitaminas lipossolúveis são aquelas solúveis em lipídios mas não em água: A, D, E e K. São, geralmente, armazenadas no fígado. A ingestão excessiva dessas vitaminas pode acarretar manifestações tóxicas. A deficiência produz várias doenças. Assim, a deficiência de vitamina A produz hiperqueratose, xeroftalmia, queratomalácia e cegueira noturna; de vitamina D, raquitismo em crianças em crescimento, tétano infantil e osteomalácia; de vitamina E, *kwashiorkor*, anemias macrocíticas e hemolíticas em crianças; de vitamina K, hipoprotrombinemia.

II. HISTÓRICO

Sintomas que agora são atribuídos à deficiência vitamínica foram observados e descritos há muito tempo, especialmente no último século. Mas somente no início deste século foram feitas as primeiras preparações brutas para sanar estes sintomas. Destes extratos brutos, foram isoladas e quimicamente identificadas substâncias puras. Assim, de gorduras animais e óleos de peixes, McCollum e Davies, em 1915, isolaram um fator de crescimento, que foi denominado vitamina A por Drummond, em 1925. Em 1929, Moore mostrou que alguns carotenóides possuíam atividade pró-vitamínica A. Em 1931, Karrer e colaboradores determinaram a estrutura desta vitamina e, alguns anos depois, sintetizaram-na. Entretanto, a vitamina A continuou a ser obtida comercialmente de óleos de fígado de peixes, como bacalhau e cação, até 1950. Desde então, foi produzida sinteticamente pelo processo de Isler, em que a matéria-prima é a β-ionona.

A vitamina D foi descoberta na mesma época. Em 1920, Mellanby e Huldschinsky demonstraram que o raquitismo, doença muito comum entre crianças da cidade, podia ser evitado ou curado com o uso do óleo de fígado de bacalhau ou exposição à luz solar. Em 1924, Hess e Steenbock, independentemente, descobriram que a irradiação curava o raquitismo. Esta descoberta levou ao isolamento e à identificação, na década de 1930, do ergocalciferol (vitamina D_2) e colecalciferol (vitamina D_3). Estas vitaminas são obtidas pela irradiação, respectivamente, do ergosterol e 7-desidrocolesterol. Compostos com atividade pró-vitamínica D são encontrados em muitas plantas e animais.

A vitamina D, propriamente dita, é encontrada no fígado e vísceras de certos peixes, como o bacalhau.

Em 1922, Evans e Bishop demonstraram que um fator nutricional evitava a esterilidade em ratas. Este fator foi chamado de vitamina E. Estudos posteriores mostraram que este fator nutricional era uma mistura de tocoferóis. A vitamina E é predominantemente α-tocoferol, profusamente distribuído na natureza. Os produtos alimentícios que a contêm são cereais, legumes, óleos vegetais, manteiga e fígado.

III. CLASSIFICAÇÃO

Apenas quatro vitaminas lipossolúveis são conhecidas: A, D, E e K (Tabela 36.1). A vitamina K e análogos foram estudados no Cap. 23.

A. Vitamina A

A vitamina A pré-formada ocorre em gorduras animais, em óleos de peixes (bacalhau, atum, cação, hipoglosso, rodovalho, perca), fígado, leite, queijo, manteiga, ovos e outras fontes alimentares. Vários vegetais amarelos e verdes e cenouras possuem carotenóides, alguns dos quais apresentam atividade pró-vitamínica A, isto é, eles são transformados em vitamina A; esta reação ocorre no intestino delgado e no fígado dos mamí-

Tabela 36.1 Vitaminas lipossolúveis

Nome oficial	Nome comercial	Nome químico	Estrutura
retinol (vitamina A)	Arovit Nalfan Retinol Viamit Vitamina A	todo-*trans*-3,7-dimetil-9--(2,6,6-trimetil-1-cicloexen--1-il)-2,4,6,8-nonatetraen-1-ol	
colecalciferol (vitamina D_3)	Adenotiol D_3	9,10-secocolesta-5,7,10(19)--trien-3β-ol	
ergocalciferol (calciferol) (vitamina D_2)	Biocálcio (em assoc.)	9,10-secoergosta-5,7,10(19), 22-tetraen-3β-ol	
diidrotaquisterol		9,10-secoergosta-5,7,22--trien-3β-ol	
tocoferol (vitamina E)	Ephynal	(+)-2,5,7,8-tetrametil-2--(4′,8′,12′-trimetiltridecil)--6-cromanol	
vitamina K e análogos		Veja Tabela 25.3	

feros. Os carotenóides que possuem atividade pró-vitamínica A são: α-caroteno, β-caroteno, γ-caroteno, epóxido de α-caroteno, afanina, citroxantina, criptoxantina, equinenona, mixoxantina e torularodina. Eles são caracterizados, estruturalmente, pela presença de um cromóforo, que ocupa a parte central da molécula, ligado a dois grupos terminais, em geral α ou β-ionona. Esta estrutura permite a existência de vários estereoisômeros. Assim, numa das duas vitaminas A, chamada retinol ou vitamina A_1, são possíveis 16 isômeros, mas apenas 4 são isentos de tensão na sua estrutura e são encontrados na natureza: o que possui a maior atividade vitamínica é o todo-*trans*-retinol. A vitamina A_2 é o 3,4-desidro-retinol; sua estereoquímica também é toda *trans* e sua atividade vitamínica corresponde a cerca de 40% daquela da vitamina A. Dois novos derivados da vitamina são a tretinoína, que corresponde ao ácido todo-*trans*-retinóico, e o etretinato, que é derivado aromático daquela. O ácido *cis*-retinóico está sendo estudado para uso em acne rebelde.

A vitamina A pura e cristalina, também chamada oficialmente retinol, apresenta-se como cristais ou flocos amarelados, insolúvel em água e solúvel em etanol e outros solventes orgânicos e óleos fixos. É instável em presença de ar ou luz, bem como em gorduras e óleos oxidados ou facilmente oxidáveis. A principal alteração resulta da oxidação, que é impedida pela associação do $(\pm)$-α-tocoferol, vitamina C e ácido nordiidroguaiarético.

Devido à sua estrutura poliênica, a vitamina A dá reações coloridas com diversos reagentes. Ela confere cor azul intensa ao clorofórmio anidro ao qual foi adicionada solução clorofórmica de cloreto de antimônio (Reação de Carr-Price).

A quantidade diária recomendada de vitamina A na dieta para adultos é de 5.000 unidades internacionais. Ingestão excessiva de vitamina A (mas não de caroteno) produz síndrome tóxica conhecida como hipervitaminose A, que é caracterizada por irritabilidade, anorexia, perda de peso, coceira, fadiga, alopécia, gengivite, mal-estar abdominal, insônia, irregularidades menstruais, hiperostoses, fechamento prematuro das epífises e outras reações adversas. A suspensão do uso da vitamina causa regressão da maioria dos sintomas dentro de uma semana, mas a hiperostose permanece durante meses.

A vitamina A é comercializada tanto na forma livre como na forma de ésteres, especialmente acetato, palmitato e propionato.

Retinol

Apresenta-se como líquido oleoso amarelo para o vermelho, quase inodoro ou com odor de peixe. É insolúvel em água, mas solúvel em etanol absoluto, óleos vegetais, éter e clorofórmio. É instável quando exposto ao ar e à luz. A dose usual em casos de deficiência leve ou moderada é 25.000 a 50.000 UI diárias; em deficiências graves, 50.000 a 100.000 UI diariamente.

B. Vitamina D

Várias vitaminas D são encontradas na natureza, mas apenas a vitamina D_3 (colecalciferol) e vitamina D_2 (ergocalciferol) possuem atividade anti-raquítica igual no homem. Ambas são derivadas de esteróides e são obtidas por irradiação ultravioleta: a primeira, do ergosterol; a segunda, do 7-desidrocolesterol. Um terceiro tipo de vitamina D é o diidrotaquisterol, mas sua potência anti-raquítica é apenas 0,25% da do calciferol; por esta razão não é utilizado no raquitismo; é usado, todavia, no tratamento de todas as formas de tetania paratireóidea. Um dos metabólitos biologicamente ativos da vitamina D é o 25-hidroxicolecalciferol (25-HCC); sob o nome genérico de calcifediol foi introduzido recentemente na terapêutica para o tratamento de avitaminose D, sendo 1,5 vez mais ativo que o colecalciferol; outro metabólito, também introduzido na terapêutica, é o calcitriol. Um novo derivado é o alfacalcidol.

A quantidade dietética diária recomendada é de 400 UI.

Embora a parte insaturada conjugada da molécula seja de importância primária, a atividade depende também da presença de estereoquímica apropriada do grupo C_3-OH. A epimerização deste grupo ou sua conversão a grupo cetônico diminui bastante, mas não completamente, as atividades das vitaminas D_2 e D_3.

A hipervitaminose D é caracterizada por hipercalcemia, calcificação ectópica em tecidos moles, náusea, vômito, cefaléia e outras reações adversas de menor importância. Outros sintomas são: osteoporose, hipertensão e diminuição da função renal.

As vitaminas D usadas clinicamente são pós brancos, cristalinos, inodoros, insolúveis em água mas solúveis em óleos graxos e muitos solventes orgânicos. A dose usual para crianças no tratamento do raquitismo é de 1.000 a 4.000 UI diárias (1 mg = 40.000 UI); para hipofosfatemia familial,

50.000 a 200.000 UI diárias. Para adultos, a dose usual para osteomalácia, 10.000 a 50.000 UI; para osteodistrofia renal, 50.000 a 500.000 UI diárias.

C. Vitamina E

A vitamina E é constituída de um grupo de α-, β-, γ- e δ-tocoferóis naturais que são profusamente distribuídos na natureza. As melhores fontes fornecedoras são legumes (soja), cereais (arroz, milho), óleos vegetais, ovos, manteiga. A vitamina E usada na clínica é predominantemente o α-tocoferol, especialmente o isômero (+), e a mistura racêmica. É obtida quer por extração de óleos vegetais quer por síntese química, esta a partir de trimetilidroquinona ou 2,5-dimetil-4-nitrofenol como substância de partida. Outro suplemento de vitamina E é o tocofersolano, polímero de (+)-α-tocoferila.

A quantidade dietética diária recomendada é 20 a 30 UI (UI = 1 mg).

Os estudos realizados em animais indicam que a hipovitaminose E raramente ocorre, e apenas a vitamina E é eficaz para o tratamento ou prevenção desta insuficiência. A dose usual é 4 a 5 vezes a quantidade dietética recomendada.

A hipervitaminose E, que se observa somente em animais quando se lhes administram doses elevadas, causa certos sintomas indesejáveis, que são reversíveis: debilidade do músculo esquelético, distúrbio gastrintestinal e perturbação das funções reprodutoras.

Tocoferol

Apresenta-se como óleo amarelado, viscoso e inodoro, insolúvel em água, mas solúvel em solventes orgânicos e óleos fixos. Trata-se, na verdade, de mistura de α-tocoferol [principalmente o isômero (+)] e seus acetatos ou succinatos. Os tocoferóis são oxidados rapidamente quando expostos ao ar, mas seus acetatos e benzoatos, igualmente ativos, são mais resistentes à oxidação.

IV. MECANISMO DE AÇÃO

A vitamina A desempenha papel essencial no metabolismo geral. Participa na regulação do controle do transporte de metabólitos através de membranas celulares e na manutenção da integridade do tecido epitelial, impedindo a metaplasia do tipo escamoso estratificado. Toma parte no processo visual, promovendo a ressíntese da rodopsina, que é o pigmento fotossensível presente na retina. Pormenores deste mecanismo podem ser encontrados em compêndios de Bioquímica.

A vitamina D promove a absorção do cálcio presente no intestino, aumenta a reabsorção de fosfato nos túbulos renais e participa da mobilização do cálcio ósseo e da manutenção dos níveis de cálcio sérico. Estas atividades estão intimamente relacionadas com as da paratirina e da calcitonina e, provavelmente, resultam da mediação de produtos metabólicos da vitamina D, especialmente 25-HCC e 1,25-DHCC, pois a vitamina D, *per se*, é inerte na síntese de enzimas propriamente ditas. Há provas de que a vitamina D toma parte na síntese do DNA mediada pelo RNA e na tradução subseqüente em proteínas.

A vitamina E é antioxidante e sua atividade está aparentemente relacionada com a síntese do heme. Suas propriedades antioxidantes podem estar compreendidas na estabilização da vitamina A e de ácidos graxos insaturados, impedindo as reações fortuitas de radicais livres no organismo. O seu mecanismo principal, entretanto, é desconhecido.

REFERÊNCIAS

ASPECTOS GERAIS
H. F. DeLUCA, *Vitamin D — Metabolism and Function*, Springer, Berlin, 1979.
H. F. DeLUCA, *The Fat-Soluble Vitamins*, Plenum, New York, 1978.
H. F. DeLUCA e J. W. SUTTIE, *The Fat-Soluble Vitamins*, University of Wisconsin Press, Madison, 1970.
R. A. MORTON, Ed., *Fat-Soluble Vitamins*, Pergamon, Oxford, 1970.
Nutrition Society Symposium, "Recent Developments in the Fat-Soluble Vitamins", *Fed. Proc., Fed. Am. Soc. Exp. Biol.*, 28, 1670-1701 (1969).

CLASSIFICAÇÃO
Fifth International Symposium on Carotenoids, *Pure Appl. Chem.*, 51, 435-675 (1979).
A. W. NORMAN e H. L. HENRY, *Trends Biochem. Sci.*, 4, 14 (1979).
H. F. DeLUCA, *Handb. Lipid Res.*, 2, 69 (1978).
Fourth International Symposium on Carotenoids, *Pure Appl. Chem.*, 47, 97-243 (1976).
H. F. DeLUCA, *Recherche*, 5, 941 (1974).
M. F. HOLICK e H. F. DeLUCA, *Adv. Steroid Biochem. Pharmacol.*, 4, 111 (1974).
O. ISLER, Ed., *Carotenoids*, Wiley, New York, 1971.
D. R. THRELFALL, *Vitam. Horm.*, 29, 153 (1971).
H. F. DeLUCA, *N. Engl. J. Med.*, 281, 1103 (1969).
G. M. SANDERS et al., *Prog. Chem. Org. Nat. Prod.*, 27, 131 (1969).
M. S. SEELIG, *Ann. N. Y. Acad. Sci.*, 147, 539 (1969).
W. J. DARBY, *Vitam. Horm.*, 26, 685 (1968).
C. D. FITCH, *Vitam. Horm.*, 26, 501 (1968).

J. A. OLSON, *Vitam. Horm.*, *26*, 1 (1968).
J. A. OLSON, *Pharmacol. Rev.*, *19*, 559 (1967).

MECANISMO DE AÇÃO
D. R. BERGSMA *et al.*, *Nature (London)*, *265*, 66 (1977).
M. R. HAUSSLER e T. A. McCAIN, *N. Engl. J. Med.*, *297*, 974, 1041 (1977).

H. F. DeLUCA, *Am. J. Clin. Nutr.*, *28*, 339 (1975).
H. F. DeLUCA e H. K. SCHNOES, *Annu. Rev. Biochem.*, *45*, 631 (1976).
R. H. WASSERMAN e A. N. TAYLOR, *Annu. Rev. Biochem.*, *41*, 179 (1972).
E. KODICEK, *Acta Vitaminol. Enzymol.*, *25*, 153 (1971).
W. BOGUTH, *Vitam. Horm.*, *27*, 1 (1969).
H. F. DeLUCA, *Vitam. Horm.*, *25*, 315 (1967).
C. MARTINS, *Vitam. Horm.*, *24*, 441 (1966).

# 37

Vitaminas Hidrossolúveis

I. INTRODUÇÃO

Vitaminas hidrossolúveis são aquelas que se dissolvem em água, mas não em lipídios; algumas delas, porém, são levemente solúveis em certos solventes orgânicos. Entre as vitaminas hidrossolúveis temos o ácido ascórbico, ácido nicotínico, riboflavina, tiamina, piridoxina, ácido pantotênico, biotina, ácido fólico e vitamina B_{12}. As duas últimas foram estudadas no Cap. 23. A ingestão excessiva de vitaminas hidrossolúveis, embora seja economicamente dispendiosa, não acarreta danos graves ao organismo, já que sua toxicidade é baixa devido, provavelmente, à rápida excreção do excesso.

A deficiência em vitaminas hidrossolúveis causa várias doenças. A deficiência em ácido ascórbico provoca o escorbuto, que consiste na degeneração do colágeno e da substância basal intercelular, resultando em distúrbios no crescimento dos ossos, sangramento das gengivas e de outras partes do corpo, perda de dentes, fragilidade capilar com conseqüente hemorragia cutânea e outras anormalidades. A deficiência em tiamina produz beribéri, que se manifesta sob duas formas: (a) beribéri seco, cujo sintoma principal é a polineuropatia; (b) beribéri úmido agudo, cujos sintomas predominantes são edema e efusões serosas. A deficiência em riboflavina causa alopécia (queda de cabelo), lesões na pele, olhos, lábios, boca e órgãos genitais. A deficiência em piridoxina provoca dermatite seborréica e descamativa dos olhos e boca, glossite e estomatite, intertrigem das mamas e região inguinal da mulher e muitas outras alterações clínicas. A deficiência em ácido nicotínico produz pelagra, cujas manifestações são lesões eritematosas simetricamente distribuídas nas superfícies expostas do corpo, tumefações vermelhas da língua e mucosas orais e distúrbios no sistema nervoso central e gastrintestinais. A deficiência em ácido pantotênico é responsável por vários desconfortos, como mal-estar, fadiga, cefaléia, náusea, distúrbios no sono e cólicas abdominais. A deficiência de biotina causa dermatite branda, letargia, náuseas, dores musculares, anorexia e outros sintomas de pequena gravidade. Visto que as bactérias intestinais podem sintetizar a biotina, bem como algumas outras vitaminas do complexo B, a deficiência de biotina só se verifica quando o indivíduo ingere quantidade excessiva de clara de ovo crua, pois esta contém avidina, proteína básica que se liga avidamente à biotina formando complexo inabsorvível e que é excretado pelas fezes.

II. HISTÓRICO

Há mais de dois séculos sabia-se que o escorbuto era doença deficitária causada pela falta de frutas frescas e vegetais na dieta humana. Os índios americanos evitavam e curavam esta doença pela ingestão de chá preparado dos folículos do pinho. Após a observação de que laranjas e limões podiam evitar o escorbuto, a Inglaterra, em 1804, quase que erradicou esta doença de sua marinha dando, diariamente, suco de laranja ou limão aos seus marinheiros. Por este motivo, os marinheiros ingleses possuem até hoje o apelido de "limas". Em 1928, Szent-Györgyi isolou pela primeira vez a vitamina C; sua estrutura foi determinada em 1933. Atualmente, o ácido ascórbico é obtido por via sintética, em grande quantidade, utilizando-se glicose como matéria-prima.

A tiamina, também chamada vitamina B_1, foi a primeira vitamina a ser profundamente estudada e a ser obtida na forma cristalina. No final do século passado, Takaki observou, pela primeira vez, que a dieta apropriada reduzia a incidência de beribéri. Eijkman provou que esta doença podia ser curada pela adição de farelo de arroz à dieta. Isto levou Funk a isolar uma substância cristalina desta fonte. Em estudos experimentais, esta substância evitou e curou o beribéri. Acreditando ser esta substância uma amina, Funk chamou-a de vitamina. A tiamina foi isolada em forma pura, em 1926, por Jansen e Donath, e sua estrutura foi elucidada por Williams e colaboradores e Grewe em 1926; atualmente, é produzida por via sintética.

A riboflavina, também chamada vitamina B_2, foi isolada, em 1879, do leite, em forma impura, por Blyth, que a chamou de lactocromo, em razão de sua cor amarela intensa. Após meio século, em 1926, Goldberger e Lillie demonstraram que um extrato dietético impedia a pelagra experimental. Estudos mais recentes finalmente elucidaram a estrutura da riboflavina, que foi isolada de diversas fontes naturais, tais como gema e clara de ovo, leite, malte, fígado e retinas de peixe. A primeira síntese da riboflavina foi realizada, em 1934, por Kuhn e colaboradores, seguindo-se a de Karrer e colegas, em 1935. Hoje em dia, obtém-se a riboflavina tanto pela fermentação quanto por síntese química.

A piridoxina foi identificada, pela primeira vez, em 1934, por Györgyi como parte do complexo B. Em 1936, Birch e Györgyi isolaram-na na forma cristalina. Estudos posteriores demonstraram que ela, na verdade, é constituída de três compostos intimamente relacionados: (a) piridoxol, que foi chamado originalmente de piridoxina; (b) piridoxal e (c) piridoxamina. Para todos os derivados piridínicos naturais com atividade de vitamina B_6 a União Internacional de Química Pura e Aplicada deu o nome de piridoxinas. Embora o piridoxol seja encontrado na natureza, atualmente é produzido por via sintética, a partir do (±)-alaninato de etila.

Já em 1928, Goldberger e colaboradores observaram que a pelagra resultava de uma deficiência do que na época se julgou ser vitamina B_2. Estudos posteriores de Warburg, Euler, Kuhn, Elvehjem e outros autores demonstraram que o fator do complexo vitamínico B que curava a pelagra era a nicotinamida. Mais tarde, verificou-se que outros derivados sintéticos do ácido nicotínico eram igualmente eficazes. Hoje, tanto o ácido nicotínico, também chamado niacina, quanto a nicotinamida, também denominada niacinamida, são usados para evitar e curar a pelagra. O ácido nicotínico é obtido por hidrólise da 3-cianopiridina; a nicotinamida, por amonólise da mesma matéria-prima.

Os primeiros estudos farmacológicos sobre o ácido pantotênico foram realizados por Williams e colaboradores que, em 1933, o identificaram e obtiveram num concentrado sob forma relativamente pura. Em 1939, Wooley e associados, assim como Jukes, demonstraram suas propriedades vitamínicas. Como seu próprio nome grego indica (pantotênico = de todo o lugar), ele ocorre profusamente na natureza. Atualmente, é obtido por via sintética, a partir do isobutiraldeído.

A importância da biotina como fator de crescimento foi pressentida já em 1869, por Liebig. Em 1935, Kögl e Tönnis a isolaram, na forma de éster metílico, da gema de ovo. A biotina ocorre nas formas livre e combinada. Está presente, em pequenas quantidades, em todos os animais superiores. As maiores concentrações encontram-se no fígado, rim, ovo e levedura. Também está presente, em quantidades consideráveis, em muitos vegetais. Pode ser obtida por síntese. Um isóstero, a oxibiotina, produto de síntese, tem atividade análoga, porém menos intensa.

III. CLASSIFICAÇÃO

As vitaminas hidrossolúveis hoje conhecidas são as arroladas na Tabela 37.1, além do ácido fólico e vitamina B_{12}, que já foram estudadas no Cap. 23. Ácido nicotínico, biotina, piridoxina, riboflavina, ácido pantotênico e tiamina pertencem ao complexo B.

A. Ácido ascórbico

O ácido ascórbico, ou vitamina C, está profusamente distribuído nas plantas superiores, especialmente frutas cítricas, tomates, pimentões, ameixas e outras frutas. Apenas os primatas e a cobaia precisam dele como fator dietético. A quantidade diária recomendada é de 40 a 60 mg. Já que o ácido ascórbico é quase atóxico, grandes quantidades não causam efeitos adversos perceptíveis. Após saturados os tecidos, o excesso é excretado rapidamente na urina. Entretanto, a administração de doses altas concomitantemente com sulfas e ácido aminossalicílico pode causar cristalúria. As alegações de Linus Pauling e outros autores de que doses elevadas evitam o resfriado não são aparentemente confirmadas por experimentos clinicamente bem controlados.

O ácido ascórbico é comercializado, no Brasil, principalmente na forma livre, mas também

Tabela 37.1 Vitaminas hidrossolúveis

Nome oficial	Nome comercial	Nome químico	Estrutura
ácido ascórbico (vitamina C)	Cebion Cetablet Cetinjectol Cetozone Cevitex Cewin Necta-C Redoxon Vi-Cê Vitamina C	ácido L-ascórbico	(estrutura)
tiamina (aneurina)	Becaps Belbeum Benerva Bevitex Bevitorgan Vitamina B_1	cloreto de 3-[(4-amino-2-metil-5-pirimidinil)metil]-5-(2-hidroxietil)-4-metiltiazólio	(estrutura)
riboflavina	Riboflavan Vitamina B_2	riboflavina	(estrutura)
piridoxina (piridoxol) (vitamina B_6)	Adermina Vitamina B_6	5-hidroxi-6-metil-3,4-piridinodimetanol	Veja texto
ácido nicotínico (niacina)	Nicopaverina (em assoc.)	ácido 3-piridinocarboxílico	(estrutura)
nicotinamida (niacinamida) (nicotilamida)	Niacin-Iodo (em assoc.)	3-piridinocarboxamida	(estrutura)
pantotenato de cálcio		sal cálcico de (R)-N-(2,4-diidroxi-3,3-dimetil-1-oxobutil)-β-alanina	(estrutura)
biotina		ácido hexaidro-2-oxo-1H-tieno-[3,4-d]imidazol-4-pentanóico	(estrutura)

como sal sódico e cálcico e injeção de ácido ascórbico. Em outros países é também comercializado o palmitato de ascorbila.

Ácido ascórbico
Apresenta-se sob forma de pó ou cristais brancos ou amarelos inodoros. À temperatura ambiente os cristais secos são estáveis ao ar, mas a umidade faz com que escureçam paulatinamente. A dose usual para o tratamento do escorbuto é 300 mg diários durante, pelo menos, duas semanas.

B. Tiamina

A tiamina, também chamada vitamina B_1 e, antigamente, aneurina, ocorre em quantidades moderadas na gema de ovo, ervilhas, farelo, arroz, feijão, nozes, levedura e alguns vegetais. Já que o isolamento da tiamina na sua forma pura cristalina é muito oneroso, são comercializados apenas concentrados dessas fontes. A tiamina pura para preparações farmacêuticas é obtida por síntese. A tiamina é comercializada como cloridrato de cloreto, mononitrato (que não é higroscópico, sendo mais estável que o cloridrato de cloreto), bromidrato de brometo e napadisilato.

A quantidade recomendada para adultos é de 1,0 a 1,5 mg diários. Também são comercializados alguns derivados da vitamina B_1: *(a)* aqueles que possuem ambos os heterociclos da tiamina: cocarboxilase (que é cloreto de pirofosfato de tiamina, Coenbione), dissulfeto de tiamina, éster do ácido trifosfórico de tiamina, monofosfotiamina; *(b)* aqueles em que o anel tiadiazólio é aberto: acetiamina, benfotiamina, bentiamina, bisibutiamina, cetotiamina, ciclocarbotiamina, dicetiamina, fursultiamina, prossultiamina.

Cloridrato de tiamina
Pó cristalino branco, ou cristais brancos, com leve odor de levedura. No estado anidro é estável ao calor, mas quando exposto ao ar absorve 4% de água e oxida-se. Por esta razão deve ser armazenado em recipientes herméticos e opacos. Sua solução aquosa é estável em meio ácido, mas no pH 5 ou 6 a tiamina é inativada por cisão química. Com permanganato ou ferrocianeto de potássio alcalino produz tiocromo, um produto fluorescente de cor azul intenso: esta reação é usada em ensaios colorimétricos da tiamina. A dose usual, por via oral, intramuscular ou intravenosa, é 5 a 10 mg três vezes ao dia.

C. Riboflavina

A riboflavina é profusamente distribuída em gêneros alimentícios animais e vegetais, tais como fígado, leite, rim, carne, ovos, ostras, germe de trigo, nabos, beterraba e farelo de arroz. Na mucosa intestinal a riboflavina é transformada em flavina-mononucleotídeo (FNM) que, no fígado, é convertido a flavina-adenina-dinucleotídeo (FAD).

A quantidade recomendada para adultos é 1,3 a 1,7 mg diários.

Na presença de oxigênio, a riboflavina é transformada irreversivelmente pela luz em lumiflavina, lumicromo e compostos de menor importância.

Conhecem-se três formas cristalinas diferentes de riboflavina, cada qual com solubilidade diferente em água, variando de 1 parte em 3.000 a 1 parte em 15.000. Esta baixa solubilidade em água provocou a necessidade de utilizar agentes solubilizantes: o mais usado é o 3-hidroxinaftoato de sódio.

Foram sintetizados muitos derivados da riboflavina, mas, em sua maioria, não tão ativos quanto a vitamina B_2 natural. Entretanto, os que possuem atividade semelhante podem ser divididos em: *(a)* derivados hidrossolúveis — fosfato sódico de riboflavina e metilolriboflavina; *(b)* derivados insolúveis em água — preparados para ter ação prolongada: O-tetrabutirato de riboflavina, comercializado no Japão. Nos Estados Unidos, a vitamina B_2 é comercializada como riboflavina e metilolriboflavina (Hyflavin), que é mistura de metilolderivados da riboflavina em solução fracamente alcalina. No Brasil, é comercializada em associações com outras vitaminas, sob forma de riboflavina livre.

Riboflavina
Apresenta-se como pó cristalino amarelo ou alaranjado, de sabor amargo e odor leve. No estado anidro é estável à luz difusa; contudo, em soluções, principalmente alcalinas, decompõe-se. A dose usual é de 5 a 10 mg diários.

D. Piridoxina

Piridoxina, ou vitamina B_6, está amplamente distribuída na natureza. As fontes dietéticas são: fígado, farelo de cereais, levedura, melaço bruto de cana, germe de trigo. Consiste de mistura de piridoxina, piridoxal e piridoxamina, que são interconvertidas no organismo:

piridoxina		piridoxal		piridoxamina

O análogo mais comum e estável é a piridoxina, usada em preparações farmacêuticas, que pode ocorrer como dímero.

A quantidade dietética recomendada para adultos é de 1,4 a 2,0 mg diários.

A piridoxina é usada na forma de sais, como cloridrato (Adermina), ascorbato, aspartato, piridofilina. Utilizam-se também vários derivados e análogos da piridoxina: *(a)* iodometilato de piridoxina, usado por via oral ou parenteral; *(b)* piritinol (Encefabol), desprovido de atividade vitamínica, mas com atividade neurotrófica; *(c)* 3-lauroil-4,5-diacetilpiridoxina, indicada para o tratamento de dermatoses; *(d)* piridoxilato, precursor da piridoxina.

Cloridrato de piridoxina

Apresenta-se como composto cristalino branco, inodoro, relativamente estável ao ar e à luz. Suas soluções aquosas são estáveis em pH abaixo de 5, mas tornam-se instáveis quando irradiadas a pH 6,8 ou acima.

A dose usual diária para adultos é de 20 a 200 mg.

E. Ácido nicotínico e nicotinamida

O ácido nicotínico e a nicotinamida são encontrados em carnes de várias espécies, levedura, alguns frutos e vegetais. As fontes dietéticas são fígado, levedura, carnes e legumes.

A quantidade dietética recomendada para adultos é 13 a 20 mg equivalentes, o que inclui as fontes vitamínicas mais 1 mg equivalente para cada 60 mg de triptofano alimentar.

Ingestão excessiva ocasiona rubor das faces e pescoço, urticária, erupções e distúrbios gastrintestinais.

Foram preparados e comercializados vários sais do ácido nicotínico, tais como os de alumínio, betaína, magnésio, papaverina, xantinol e outros. Um derivado da nicotinamida é a nicastubina, que é o L-ascorbato de nicotinamida. O ácido nicotínico é também usado como agente antilipêmico (Cap. 22).

Ácido nicotínico

Apresenta-se como cristais ou pó branco inodoro, com leve sabor ácido. Sob condições normais é estável, mas deve ser conservado em recipientes herméticos e opacos. A dose usual por via oral, é de 50 mg de 3 a 10 vezes ao dia; por injeção, 25 mg, 2 ou mais vezes ao dia.

Nicotinamida

Pó cristalino branco, inodoro, com sabor amargo. A dose terapêutica usual é de 50 mg, 3 a 10 vezes ao dia.

F. Ácido pantotênico

O ácido pantotênico encontra-se fartamente distribuído na natureza. São fontes ricas o fígado, ovos, levedura, farinha de cereais, vegetais e melaço de cana bruto. Apresenta-se como óleo viscoso instável, que é extremamente higroscópico. Por esta razão, em preparações farmacêuticas usa-se o seu sal cálcico, que é moderadamente higroscópico e estável ao ar e à luz.

Além do pantotenato de cálcio e pantotenato de cálcio racêmico, são comercializados outros derivados: pantenol (Bepantol), dexpantenol e pantotenato de mentila. Não foi ainda bem estabelecida a quantidade adequada, mas é recomendável o uso diário de 5 a 10 mg.

Pantotenato de cálcio

Pó branco, inodoro, levemente higroscópico e amargo, estável ao ar. É componente de preparações multivitamínicas, já que o seu uso isolado não é recomendado.

G. Biotina

A biotina é encontrada em diversos órgãos animais e em vários vegetais. As fontes mais ricas são levedura, fígado e gema de ovo. Por ser normalmente sintetizada pelas bactérias intestinais, só há necessidade de suplementação quando o indivíduo ingere, durante tempo prolongado, grandes quantidades de clara de ovo crua. Por isso, não se determinou a quantidade dietética mínima recomendada. Todavia, permite-se a inclusão de 0,15 mg em preparados multivitamínicos para crianças e 0,3 mg naqueles para adultos.

A molécula da biotina apresenta três carbonos quirais. Por isso, oito isômeros são possíveis. Todos já foram sintetizados, inclusive a biotina natural; dos sintéticos, só o racemato todo-*cis* apresenta atividade biológica.

Entre os análogos da biotina temos o éster metílico, a oxibiotina e o sulfóxido de biotina. Conhecem-se vários inibidores da biotina: avidina, homobiotina e norbiotina. Um derivado interessante é a destiobiotina, pois pode ter atividade vitamínica, antagônica ou nenhuma, dependendo do microrganismo estudado.

Biotina

Pó cristalino branco, opticamente ativo, pouco solúvel em água, estável no estado seco e em soluções ácidas, mas lentamente inativado em álcalis e rapidamente decomposto por agentes oxidantes. É usada no tratamento de lesões cutâneas, tais como psoríase, acne, alopécia e intertrigem.

IV. MECANISMO DE AÇÃO

O ácido ascórbico deve a sua ação aos importantes processos celulares de óxido-redução dos quais participa, tais como: *(a)* oxidação da fenilalanina e tirosina via *p*-hidroxifenilpiruvato; *(b)* hidroxilação de compostos aromáticos; *(c)* conversão do ácido fólico a ácido folínico; *(d)* regulação do ciclo respiratório em mitocôndrias e microssomos; *(e)* hidrólise de monotioglicosídeos de alquila; *(f)* desenvolvimento de odontoblastos e outras células especializadas, inclusive colágeno e cartilagem; e *(g)* manutenção da tensão mecânica dos vasos sanguíneos, particularmente vênulas.

A tiamina, na forma de pirofosfato, funciona como coenzima no metabolismo de carboidratos em três tipos de reações enzimáticas: descarboxilação não-oxidativa de α-cetoácidos, descarboxilação oxidativa de α-cetoácidos e formação de α-cetóis (aciloínas).

A riboflavina, na forma de flavina-mononucleotídeo (FNM) e flavina-dinucleotídeo (FAD), atua como coenzima ou grupo prostético de flavoproteínas. Tais enzimas são amplamente distribuídas na natureza. Desempenham papel importante em oxidações biológicas, funcionando como catalisadores de desidrogenação. Entre os substratos que são desidrogenados por flavoproteínas incluem-se compostos saturados, piridina, nucleotídeos, mono e ditióis, α-aminoácidos, α-hidroxiácidos e aldeídos.

No processo de oxidação, o sistema anelar isoaloxazina do FNM ou FAD é reduzido (Fig. 37.1).

A forma oxidada da coenzima é regenerada no decorrer das reações em que as flavoproteínas reduzidas funcionam como substratos para outros aceptores de elétrons.

Na forma de fosfato de piridoxal e fosfato de piridoxamina, a vitamina B_6 atua como coenzima em grande número de reações enzimáticas diferentes, principalmente as envolvidas em transformações de aminoácidos, tais como racemização, transaminação, desidratação, descarboxilação e eliminação. O mecanismo de transformação de aminoácidos catalisada pelo piridoxal ocorre

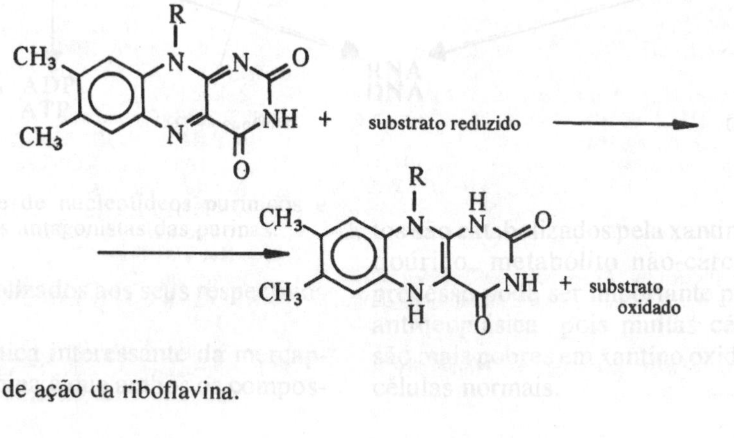

Fig. 37.1 Mecanismo de ação da riboflavina.

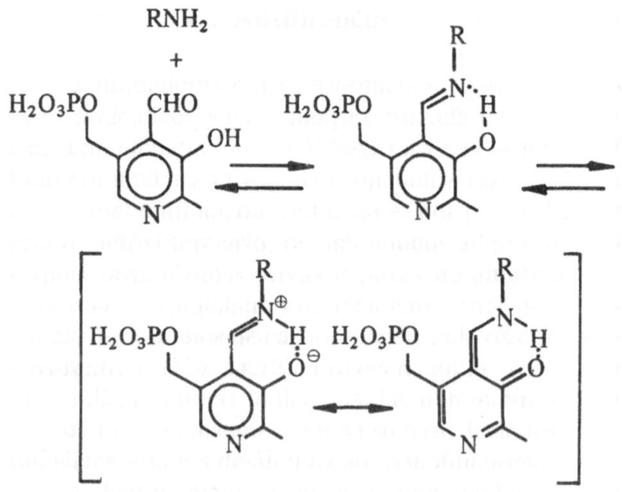

Fig. 37.2 Mecanismo de ação do piridoxal.

via base de Schiff (Fig. 37.2).

O ácido nicotínico e a nicotinamida são componentes da nicotinamida-adenina-dinucleotídeo (NAD^+) e nicotinamida-adenina-dinucleotídeofosfato ($NADP^+$). Tanto o NAD^+ como o $NADP^+$ tomam parte em várias reações de óxido-redução catalisadas por desidrogenases, importantes na glicólise e na respiração tecidual.

O ácido pantotênico é o grupo prostético da coenzima A, o mais importante agente transferente de grupos acila. Desde que a sulfidrila é o grupo reativo e terminal desta coenzima, a coenzima A é conhecida abreviadamente como CoASH. Participa de várias reações, que devem compreender: (a) intercâmbio do grupo acila; (b) ataque nucleofílico ao átomo de carbono da acila; (c) condensação no carbono α da acil-SCoA; (d) adições a acilderivados insaturados de CoASH.

A biotina desempenha diversas funções fisiológicas importantes. É coenzima essencial para a desaminação de certos aminoácidos, a síntese de alguns aminoácidos e diversas reações de carboxilação. Por exemplo, funciona como cofator de carboxilação via biotina-CO_2:

$$\text{Enzima-biotina} + ATP + HCO_3^- \underset{}{\overset{Mg^{++}}{\rightleftharpoons}} \text{Enzima-biotina} \sim CO_2 + ADP + Pi$$

REFERÊNCIAS

CLASSIFICAÇÃO
E. GINTER, *Adv. Lipid Res.*, *16*, 167 (1978).
A. MARQUET, *Pure Appl. Chem.*, *49*, 183 (1977).
C. J. GUBLER et al., Eds., *Thiamine*, Wiley-Interscience, New York, 1976.
S. LEWIN, *Vitamin C*, Academic, New York, 1976.
L. PAULING, *Vitamin C, Common Cold and the Flu*, Freedman, San Francisco, 1976.
W. J. DARBY et al., *Nutr. Rev.*, *33*, 289 (1975).
M. H. M. DYKES e P. MEIER, *J. Am. Med. Assoc.*, *231*, 1073 (1975).
A. E. HARPER, *Ann. N. Y. Acad. Sci.*, *58*, 264 (1975).
C. G. KING e J. J. BURNS, Eds., "Second Conference on Vitamin C", *Ann. N. Y. Acad. Sci.*, *258*, 1-552 (1975).
J. L. NAPOLI, *Annu. Rep. Med. Chem.*, *10*, 295 (1975).
G. G. BIRCH e K. PARKER, Eds., *Vitamin C*, Wiley, 1974.
H. KAMIN, Ed., *Flavins and Flavoproteins*, University Park Press, Baltimore, 1971.
E. E. HARRIS et al., *J. Org. Chem.*, *34*, 1993 (1969).
M. A. KELSALL, Ed., "Vitamin B_6 in the Metabolism of the Nervous System", *Ann. N. Y. Acad. Sci.*, *166*, 1-364 (1969).
K. YAGI, Ed., *Flavins and Flavoproteins*, University Park Press, Baltimore, 1969.
E. V. COX, *Vitam. Horm.*, *26*, 635 (1968).
D. L. HORRIGAN e J. W. HARRIS, *Vitam. Horm.*, *26*, 549 (1968).
P. GYÖRGY et al., "International Symposium on Vitamin B_6", *Vitam. Horm.*, *22*, 359-855 (1964).
P. HOLTZ e D. PALM, *Pharmacol. Rev.*, *16*, 113 (1964).

MECANISMO DE AÇÃO
E. C. VIEIRA et al., Eds., *Bioquímica Celular*, Atheneu, Rio de Janeiro, 1979.
R. W. McGILVERY, *Conceptos Bioquímicos*, Reverté, Barcelona, 1977.
L. STRYER, *Bioquímica*, Reverté, Barcelona, 1976.
C. WOENCKHAUS, *Top. Curr. Chem.*, *52*, 209 (1974).
M. S. EBADI e E. COSTA, Eds., *Role of Vitamin B_6 in Neurobiology*, Raven, New York, 1972.
H. R. MAHLER e E. H. CORDES, *Biological Chemistry*, 2nd ed., Harper & Row, New York, 1971.
L. O. KRAMPITZ, *Thiamine Diphosphate and its Catalytic Functions*, Dekker, New York, 1970.
A. KRÖGER e M. KLINGENBERG, *Vitam. Horm.*, *28*, 533 (1970).
C. G. KING, *Nutr. Rev.*, *26*, 33 (1968).
E. E. SNELL et al., Eds., *Pyridoxal Catalysis: Enzymes and Model Systems*, Wiley, New York, 1968.

Parte 7

Hormônios

O termo hormônio provém da palavra grega όρμῶν, particípio presente do verbo que significa excitar. Foi usado pela primeira vez, em 1905, por Starling e Bayliss para indicar a secretina, pois ela estimula a atividade secretora do pâncreas. Várias outras substâncias foram encontradas, subseqüentemente, com função similar.

Por definição, hormônios são substâncias secretadas tanto por glândulas endócrinas quanto por tecidos e liberadas na corrente circulatória, pela qual são transportadas para outros tecidos onde, ligando-se seletivamente a receptores específicos, exercem seus efeitos. Aqueles secretados por glândulas endócrinas, tais como hipófise, tireóide, paratireóide, pâncreas, adrenais e gônadas, são chamados de hormônios glandulares. Aqueles produzidos por tecidos são chamados hormônios teciduais. Entre estes últimos, temos: (a) transmissores químicos: acetilcolina, ácido amibutírico, dopamina, epinefrina, histamina, norepinefrina, serotonina, tiramina; segundo Karlson, estas substâncias farmacologicamente ativas, cujo alvo é o local de origem, são hormônios apenas em sentido muito abstrato; melhor seria conferir-lhes nome novo e neutro; (b) hormônios gastrintestinais: colecistocinina-pancreozimina, gastrina, motilina, peptídio inibidor gástrico, peptídio intestinal vasoativo, secretina; (c) hormônios vasoativos: alitesina, angiotensina I, angiotensina II, bombesina, bradicinina, calidina, ceruleína, eledoisina, filocinina, fisalemina, litorina, neurotensina, ranatensina, substância P, vespulacinina, xenopsina; (d) agonistas opióides: encefalinas, endorfinas, β-lipotropinas; (e) fatores de crescimento: fator de crescimento epidérmico, fator de crescimento neural, somatomedinas, uragastronas; (f) prostaglandinas; (g) hormônio ovariano: relaxina. Alguns desses hormônios são encontrados apenas em outras espécies que não a humana. Os hormônios teciduais de interesse terapêutico já foram vistos em capítulos anteriores.

Os hormônios pertencem a várias classes químicas: peptídios, esteróides e derivados de aminoácidos aromáticos e de ácidos graxos. Alguns consistem de moléculas orgânicas pequenas, ao passo que outros são grandes polipeptídios ou glicoproteínas.

Certos hormônios glandulares extraídos de fontes naturais são usados em medicina, principalmente em terapia de reposição. Os hormônios glandulares sintéticos e seus análogos são também usados clinicamente. Estes hormônios, seus derivados sintéticos e seus congêneres, bem como seus antagonistas, são considerados drogas. Serão estudados nos próximos três capítulos.

· O mecanismo de ação dos hormônios ao nível molecular não está completamente elucidado. Entretanto, há provas de que se ligam seletivamente a receptores específicos localizados em células-alvo e que desta interação resultam seus efeitos.

Há dois modos primários de ação de hormônios. Alguns produzem sua ação ativando a adenilciclase de células-alvo. A ativação desta enzima por tal hormônio, o primeiro mensageiro, resulta na formação do AMP-cíclico, o segundo mensageiro (Fig. 22.9). Exemplos destes hormônios: corticotrofina, insulina, lutrofina, melanotrofina, oxitocina, paratirina, tirotrofina. Outros hormônios induzem a síntese de enzimas atuando especificamente no material genético. Hormônios que atuam por este mecanismo são: andrögenios, corticotrofina, estrogênios, glicocorticóides, hormônios da tireóide, insulina, somatotrofina, tirotrofina. Julgava-se que todos estes hormônios agissem pelo mecanismo representado na Fig. 39.2. Hoje sabe-se que os hormônios esteróides atuam conforme indica a Fig. 39.3.

REFERÊNCIAS

G. B. J. GLASS, Ed., *Gastrointestinal Hormones*, Raven, New York, 1980.

M. K. AGARWAL, Ed., *Antihormones*, Elsevier, New York, 1979.

E. G. ERDÖS, Ed., *Bradykinin, Kallidin and Kallikrein*, Springer, Berlin, 1979.

S. H. SNYDER e R. B. INNIS, *Annu. Rev. Biochem.*, *48*, 755 (1979).

M. TAUSK, *Pharmakologie der Hormone*, 3. Aufl., Thieme, Stuttgart, 1979.

W. R. BUTT, Ed., *Topics in Hormone Chemistry*, Vol. I, Wiley, New York, 1978.

R. GUILLEMIN, *Science, 202*, 390 (1978).

D. M. KLACHKO et al., Eds., *Hormone and Energy Metabolism*, Plenum, New York, 1978.

D. M. KLACHKO et al., Eds., *Hormone Receptors*, Plenum, New York, 1978.

B. W. O'MALLEY e L. BIRNBAUMER, Eds., *Receptors and Hormone Action*, 3 vols., Academic, New York, 1978.

H. V. RICKENBERG, Ed., *Biochemistry and Mode of Action of Hormones*, University Park Press, Baltimore, 1978.

C. SCHWABE et al., *Recent Prog. Horm. Res.*, *34*, 123 (1978).

G. B. KOLATA, *Science, 196*, 747 (1977).

F. KORTE e M. GOTO, Eds., *Natural Compounds, Part 2: Antibiotics, Vitamins and Hormones*, Thieme, Stuttgart, 1977.

I. MacINTYRE e M. SZELKE, Eds., *Molecular Endocrinology*, Elsevier, Amsterdam, 1977.

M. BLECHER, Ed., *Methods in Receptor Research*, 2 parts, Dekker, New York, 1976.

H. BREUER et al., Eds., *Methods of Hormone Analysis*, Wiley Biomedical, New York, 1976.

P. CUATRECASAS e M. D. HOLLENBERG, *Adv. Protein Chem., 30*, 252 (1976).

E. G. ERDÖS, *Biochem. Pharmacol., 25*, 1563 (1976).

G. S. LEVEY, Ed., *Hormone-Receptor Interactions: Molecular Aspects*, Dekker, New York, 1976.

K. LÜBKE et al., *Angew. Chem., Int. Ed. Engl., 15*, 741 (1976).

T. H. MAUGH II, *Science, 193*, 220 (1976).

B. W. O'MALLEY e J. G. HARDMAN, Eds., *Hormone Action*, Academic, New York, 1975.

M. TAUSK, *Pharmacology of Hormones*, Year Book Medical Publishers, Chicago, 1975.

J. C. THOMPSON, Ed., *Gastrointestinal Hormones*, University of Texas Press, Austin, 1975.

A. LABHART, Ed., *Clinical Endocrinology*, Springer, Berlin, 1974.

M. BODANSKY, *Horm. Protein Pept., 2*, 29 (1973).

A. KOROLKOVAS, *Rev. Paul. Med., 81*, 169 (1973).

L. DEMLING, Ed., *Gastrointestinal Hormones*, Thieme, Stuttgart, 1972.

S. LEVINE, Ed., *Hormones and Behavior*, Academic, New York, 1972.

R. SCHAUER, *Angew. Chem., Int. Ed. Engl., 11*, 7 (1972).

G. LITWACK, Ed., *Biochemical Actions of Hormones*, 6 vols., Academic, New York, 1970-1979.

H. RASMUSSEN, Ed., *Pharmacology of the Endocrine System and Related Drugs*, Pergamon, Oxford, 1970.

G. M. TOMKINS e D. W. MARTIN, Jr., *Annu. Rev. Genet., 4*, 91 (1970).

P. KARLSON, Ed., *Humangenetik, 6*, 99 (1968).

P. KARLSON, Ed., *Mechanism of Hormone Action*, Academic, New York, 1965.

G. LITWACK e D. KRITCHEVSKY, Eds., *Action of Hormones on Molecular Processes*, Wiley, New York, 1964.

M. ROCHA e SILVA e U. S. von EULER, Eds., "Bradykinin and Vaso-dilating Polypeptides", *Proc. Int. Pharmacol. Meet., 1st, 1961, 9*, Part 1, Macmillan, New York, 1963.

G. PINCUS e K. V. THIMANN, Eds., *The Hormones*, 5 vols., Academic, New York, 1948-1964.

Hormônios da Hipófise, Tireóide, Paratireóide e Pâncreas

I. GENERALIDADES

Por conveniência, estes hormônios são estudados separadamente. Também se incluem compostos afins, tais como antagonistas de hormônios.

II. HORMÔNIOS DA HIPÓFISE E DO HIPOTÁLAMO

A. Introdução

A glândula hipófise, também chamada pituitária, secreta vários hormônios polipeptídicos, que desempenham importantes papéis fisiológicos. A síntese e a secreção destes hormônios são reguladas por hormônios hipotalâmicos. Tanto os hormônios da hipófise quanto os do hipotálamo, assim como certos análogos sintéticos, estão sendo usados em medicina, alguns para tratamento de doenças e outros somente como agentes diagnósticos.

B. Histórico

Durante algum tempo a glândula hipófise foi tida como estrutura vestigial, sem função fisiológica. Em 1886, o médico francês Marie observou a coexistência de acromegalia e tumor nesta glândula. Em 1895, Olivier e Schäfer demonstraram que ela possuía atividade pressora. Em 1906, Dale observou os efeitos oxitócicos de seu extrato. Em 1921, Evans e Long induziram o crescimento de ratos através de injeção de extrato de hipófise e observaram o seu efeito gonadotrófico. Em 1927, Kamm mostrou que o lobo posterior da hipófise tinha efeitos oxitócicos e pressores. Extratos adrenocorticotróficos da parte anterior da hipófise foram preparados por Collip e colaboradores, em 1933. No mesmo ano, Fevold e associados provaram que os hormônios folículo-estimulante e luteinizante são entidades distintas. Na década de 1950, isolaram-se vários hormônios na forma pura e suas estruturas foram elucidadas. Assim, em 1953, du Vigneaud e colaboradores determinaram as estruturas da oxitocina e vasopressina e realizaram a síntese total de cada uma delas. Nos últimos quinze anos as pesquisas foram orientadas no sentido de realizar a síntese e esclarecer o mecanismo de ação destes hormônios.

C. Classificação

De acordo com sua origem, os hormônios estudados nesta seção são classificados em três grupos: hormônios da hipófise posterior e substâncias relacionadas, hormônios da hipófise anterior e hormônios hipotalâmicos. Da hipófise intermediária isolou-se a intermedina, hormônio melanóforo usado no tratamento de retinite pigmentosa e distúrbios do albinismo.

1. HORMÔNIOS DA HIPÓFISE POSTERIOR E SUBSTÂNCIAS CORRELATAS

Geralmente conhecidos como hormônios neuro-hipofisários, os hormônios da hipófise posterior são secretados pelo hipotálamo, mas armazenados nos lobos posteriores da hipófise dos mamíferos, dos quais são extraídos. Os de interesse clínico são: oxitocina, argipressina (maioria dos mamíferos) e lipressina (de porcos). Outro análogo, argitocina, é encontrado em vertebrados não-mamíferos. Eles são estreitamente aparentados aos octapeptídios cíclicos (Fig. 38.1). Da hipófise posterior de certos animais foram isolados mais alguns hormônios polipeptídicos, a saber: aspartocina, glumitocina, isotocina, mesotocina e valitocina.

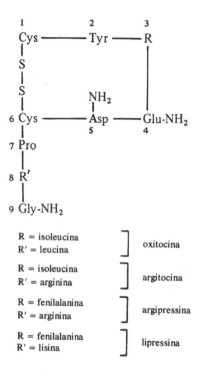

Fig. 38.1 Estruturas dos hormônios neuro-hipofisários.

Além das preparações naturais, atualmente há produtos sintéticos. Estes são preferíveis, porque são puros, enquanto os produtos naturais sempre contêm contaminantes. Mais de 500 análogos da oxitocina e vasopressina já foram sintetizados e alguns encontraram aplicação limitada. Os análogos da oxitocina de interesse prático são os seguintes: demoxitocina, α-hidroxioxitocina, 4-leucinoxitocina, metiloxitocina, 4-treonina-mesotocina, treoxitocina. Entre os análogos da vasopressina utilizados, incluem-se: desmopressina, felipressina e ornipressina.

As preparações mais comumente usadas são as seguintes: oxitocina (Ocitocina, Orastina, Syntocinon), injeção de vasopressina (Pitressin), lipressina (Diapid), acetato de desmopressina, desaminoxitocina (Sandopart), hipófise posterior e tanato de argipressina. A primeira é oxitócica e as outras são antidiuréticas, usadas em diabetes insípido neuro-hipofisário, mas não são eficazes em diabetes insípido nefrogênico. A felipressina (Octapressin) e a ornipressina são vasoconstritores.

Como oxitócicos usam-se também substâncias que não apresentam relação estrutural com os hormônios hipofisários. Entre elas, as seguintes: carboprosta, carboprosta metílico, dinoprosta, dinoprostona, maleato de ergometrina (maleato de ergonovina), maleato de metilergometrina (maleato de metilergonovina), sulfato de esparteína, trometamina de carboprosta, trometamina de dinoprosta (veja Cap. 40, Seção IV.C).

Oxitocina

É o principal hormônio estimulante da lactação e da contração uterina, obtido por síntese ou extração do lobo posterior da hipófise de animais saudáveis usados para alimentação humana. É usada tanto na forma livre quanto na forma de citrato, sendo a droga de escolha na indução do parto e sua condução a termo. Emprega-se também em aborto inevitável ou incompleto após a vigésima semana de gestação. Administrada por infusão intravenosa ou por via intramuscular, deve ser usada somente sob estrita vigilância médica, em pacientes hospitalizados.

Vasopressina

Este hormônio antidiurético existe em *duas* estruturas químicas, que diferem apenas no aminoácido na posição 8. É obtida por via sintética ou extraída do lobo posterior da hipófise de animais saudáveis usados na alimentação humana. Seu emprego principal é no tratamento de diabetes insípido neuro-hipofisário, por injeção, na forma livre ou de tanato, em suspensão de óleo de amendoim. A administração é por via intramuscular ou subcutânea, na dose de 5 a 10 unidades três a quatro vezes por dia.

2. HORMÔNIOS DA HIPÓFISE ANTERIOR

Os hormônios secretados pela hipófise anterior estimulam vários órgãos — ou tecidos-alvo. São polipeptídios de alto peso molecular. Sua síntese e secreção são reguladas por dois grupos de hormônios do tálamo: hormônios liberadores hipotalâmicos e hormônios inibidores hipotalâmicos.

Da hipófise anterior já foram isolados, identificados e sintetizados alguns dos seguintes hormônios:

1. Corticotrofina, também chamada adrenocorticotrofina e hormônio adrenocorticotrófico (ACTH) — regula a secreção de mais de 30 adrenocorticosteróides, principalmente hidrocortisona;

2. Folitrofina, também chamada hormônio folículo-estimulante (FSH) — promove a maturação do folículo de Graaf e regula a secreção de estrogênios na mulher;

3. Lipotrofina, também chamada hormônio lipotrófico (LPH) — parece possuir potencial para produzir vários efeitos metabólicos, como o de afetar a mobilização de gorduras;

4. Lutrofina, também chamada hormônio luteinizante (LH) e hormônio estimulante das células intersticiais (ICSH) — estimula a ovulação e regula a secreção de progesterona na mulher e testosterona no homem;

5. Melanotrofina, também chamada hormônio melanócito-estimulante (MSH) — é responsável por alterações pigmentárias;

6. Prolactina (PRL), também chamada hormônio lactogênico, lactotrofina e mamatrofina — promove a secreção do leite;

7. Somatotrofina, também chamada hormônio de crescimento (GH) e hormônio somatotrófico — estimula o crescimento e regula a atividade de muitos tecidos;

8. Tirotrofina, também chamada hormônio estimulante da tireóide (TSH) — regula a secreção de hormônios da tireóide.

Dois dos hormônios vistos acima, a saber, folitrofina e lutrofina, são coletivamente designados como gonadotrofinas, ou hormônios gonadotróficos. A gonadotrofina coriônica é conhecida também como coriogonadotrofina. Outro hormônio, a coriomamotrofina, é também chamado somatomamotrofina (CS).

Prepararam-se análogos sintéticos dos oito hormônios isolados da hipófise anterior. Vários encontraram aplicação clínica. Entretanto, apenas alguns naturais e diversos análogos sintéticos são comercializados, a saber: acetato de seráctido, codáctido, corticotrofina (ACTH-Cortrofina), gonadotrofina coriônica (Humegon, Maturon, Pregnyl), menotrofinas (Pergonal), norleusáctido (pentacosáctrido), tetracosáctido (cosintropina, tetracosactrina, Cortrosina), tirotrofina, tosáctido. O epimestrol é ativador da hipófise anterior.

Tentativas de sintetizar inibidores de alguns destes hormônios já resultaram em: *(a)* inibidores da prolactina: bromocriptina, lergotrila e pergolida, os três usados na forma de mesilato; são estimulantes dos receptores hipotalâmicos da dopamina, sendo indicados em certos casos de galactorréia e para supressão da lactação; *(b)* inibidores da gonadotrofina: buserelina e paroxipropiona; esta última é usada no tratamento de estados mórbidos causados por secreção excessiva de hormônios da hipófise anterior; *(c)* inibidor da hipófise anterior: danazol.

Corticotrofina

É polipeptídio homomérico e homodético de cadeia aberta constituído de 39 aminoácidos. Sua atividade biológica depende dos primeiros 24 aminoácidos, cuja seqüência é idêntica ao ACTH extraído do homem, porcos, carneiros e bovinos. É útil no controle de *myasthenia gravis*. Já que é destruída por enzimas proteolíticas, é administrada somente pelas vias intramuscular, intravenosa ou subcutânea.

Tetracosáctido

É análogo sintético da corticotrofina, contendo os aminoácidos 1 a 24 da molécula dessa e apresentando ação biológica semelhante, com a vantagem de não induzir tantas reações de sensibilização, pois o seu tamanho reduzido não é de molde a provocar resposta imunológica. É administrado pelas vias intramuscular e intravenosa, na dose de 0,2 mg (equivalente a 25 unidades de corticotrofina).

Somatotrofina

Polipeptídio purificado, estéril, liofilizado, hidrossolúvel, de peso molecular ao redor de 21.500, extraído da hipófise anterior humana. Hormônio de crescimento que é, promove o crescimento em geral, mas particularmente a formação de cartilagens e ossos ao nível das epífises, embora não seja o único hormônio dotado de propriedades promotoras do crescimento normal do organismo. Exerce também efeito anabólico e estimula o metabolismo de lipídios e glicídios, além de aumentar a filtração glomerular e a excreção de água. Seus principais empregos são no nanismo pituitário, úlcera gástrica oriunda de tensão e queimaduras extensas. A dose, por via intramuscular, é de 0,5 U.I./kg/semana, em 2 ou 3 administrações.

Tirotrofina

Isolada do lobo anterior da hipófise do boi, consiste de duas cadeias de aminoácidos: TSH-α, com 96 resíduos e duas frações oligossacarídicas, e TSH-β, com 112-113 resíduos. É o hormônio estimulante da tireóide e regula a síntese e liberação de tiroxina e liotironina. É usada para diferençar o hipotireoidismo primário do hipotireoidismo secundário, bem como para aumentar a captação de iodo radiativo em pacientes com certos tipos de carcinoma da tireóide ou com bócio adenomatoso tóxico. Doses excessivas podem induzir o hipertireoidismo. É administrada pelas vias intramuscular e subcutânea.

3. HORMÔNIOS HIPOTALÂMICOS

A liberação ou inibição dos hormônios da hipófise são controladas pelos hormônios hipotalâmicos. Já se conhecem alguns destes hormônios ou fatores. Consistem, geralmente, de polipeptídios. Realizaram-se sínteses de alguns deles, bem como de muitos análogos.

Diversas substâncias do hipotálamo estão relacionadas com o controle de secreção dos hormônios da hipófise, onze das quais já são conhecidas:

1. Gonadoliberina, ou hormônio liberador da gonadotrofina (GnRH);
2. Gonadorelina, ou hormônio liberador da lutrofina (LHRH);
3. Melanoliberina, ou fator liberador da melanotrofina (MRF);
4. Melanostatina, ou fator inibidor da liberação da melanotrofina (MIF);
5. Somatostatina, ou hormônio inibidor da liberação da somatotrofina (SS);
6. Tiroliberina, ou hormônio liberador da tirotrofina (TRH);
7. Fator liberador da prolactina (PRF);
8. Fator inibidor da liberação da prolactina (PIF);
9. Fator liberador da somatotrofina (GHRF);
10. Fator liberador da folitrofina (FRF);
11. Fator liberador da corticotrofina (CRF).

Vislumbram-se importantes aplicações terapêuticas desses hormônios ou fatores e seus derivados sintéticos. Dois deles já são comercializados: a gonadorelina (HRF), princípio estimulante das gônadas, e a protilerina (antigamente chamada lopremona), pró-hormônio sintético TRH, isto é, uma pró-tirotrofina.

Além de hormônios, no hipotálamo estão presentes outros peptídios que podem desempenhar importante função neurotransmissora: neurotensina (tridecapeptídio) e substância P (undecapeptídio).

D. Mecanismo de ação

A oxitocina causa fortes contrações do útero pelo estímulo à adenilciclase. A vasopressina e substâncias semelhantes aumentam a reabsorção da água nos túbulos distais. Várias hipóteses foram apresentadas para explicar este mecanismo antidiurético: *(a)* estímulo da liberação da hialuronidase, que diminuiria a densidade e aumentaria a permeabilidade da substância intercelular e membrana basal; *(b)* ativação da adenilciclase e conseqüente aumento da produção de $3',5'$-AMP cíclico, que exerce ação antidiurética.

A corticotrofina produz efeitos diferentes através de vários mecanismos. Estimula a esteroidogênese por interferência na tradução do mRNA estável. O estímulo à adenilciclase a fim de sintetizar o AMP cíclico provém de ação extracelular. Também controla a síntese do DNA, estimulando a DNA polimerase nuclear e a timidinaquinase.

III. HORMÔNIOS DA TIREÓIDE E DROGAS ANTITIREÓIDEAS

A. Introdução

Os hormônios tireóideos incluem princípios ativos da glândula tireóide, bem como suas preparações sintéticas. São usados, principalmente, no tratamento do hipotireoidismo ou mixedema e no bócio não-endêmico simples. Todavia, são também úteis no diagnóstico de hipertireoidismo e em casos de carcinoma da tireóide dependente de tireotrofina e em tireoidite fibrótica crônica ou linfocítica. Hormônios da tireóide constituem terapia de reposição vitalícia para pacientes com hipotireoidismo, mas, geralmente, não causam reações adversas.

Drogas antitireóideas são substâncias que inibem a síntese ou a liberação de hormônios da tireóide ou que interferem com suas ações metabólicas ao nível celular. Alguns agentes físicos, tais como radiação externa e radiação isotópica interna, podem também produzir efeitos semelhantes e, por esta razão, são considerados por alguns autores como agentes antitireóideos. Todas estas drogas e agentes são utilizados no tratamento de hipertireoidismo. A alternativa é a cirurgia e, nesses casos, os pacientes são previamente tratados com drogas antitireóideas.

O iodo, que é freqüentemente usado, causa vários efeitos gastrintestinais indesejáveis.

O propiltiouracil, protótipo destas drogas, embora raramente, pode causar agranulocitose, erupções e outros efeitos adversos de menor importância.

B. Histórico

Em 1873, Gull associou a atrofia da glândula tireóide ao mixedema. Esta doença foi tratada com êxito através de injeção subcutânea dos extratos da glândula por Murray, em 1891. No ano seguinte, Howitz, Mackenzie e Fox, independentemente, mostraram que os extratos de tireóide eram ativos também por via oral. Em 1896, Baumann descobriu que os extratos da glândula tireóide eram ricos em iodo. Em 1915, do hidrolisado de tireóide Kendall isolou a tiroxina, cuja estrutura foi elucidada por Harington e Barger, em 1927. Hems e colaboradores realizaram a síntese industrial da tiroxina, em 1950. Dois anos mais tarde, a liotironina, o segundo hormônio natural da tireóide, foi isolada e identificada, sendo logo em seguida sintetizada.

Drogas antitireóideas já são usadas há muito tempo. Contudo, sua aplicação racional começou no final do século passado. O iodo foi o primeiro a ser usado. A ação bociogênica das tioamidas foi descoberta por acaso por vários autores, em 1941. No ano seguinte foi introduzido o iodo radiativo.

A modificação molecular da sulfaguanidina resultou no propiltiouracil e tiamazol (Fig. 2.29).

C. Classificação

1. HORMÔNIOS TIREÓIDEOS

As preparações farmacêuticas contendo hormônios da tireóide mais amplamente usadas são: tireóide, tiroglobulina, levotiroxina sódica, liotironina sódica e liotrix (Tabela 38.1). Os dois primeiros são extratos da glândula tireóide: a tireóide é obtida de animais domésticos usados na alimentação; a tiroglobulina é extrato purificado de tireóide congelada de porco. A levotiroxina e a liotironina eram antes obtidas da glândula tireóide, mas agora o são por síntese. O liotrix é mistura (4:1) de levotiroxina e liotironina na forma de sal sódico.

Utilizam-se também diversos análogos, derivados e isômeros dos hormônios tireóideos; por exemplo: acetiromato, bromoiodocaseína, iodotireoglobulina, ratironina, tiromedano, triac e DL-triiodotironina (Iobolin).

Como fornecedores de iodo ao organismo usam-se os seguintes fármacos: iodeto de metiossulfônio, iodeto de potássio, iodeto de prolônio, iodeto de sódio, iodocaseína, iodopeptona.

Dextrotiroxina sódica

Já foi descrita no Cap. 22, Seção VI.B, pois seu emprego principal é como agente antilipêmico e hipocolesterolemizante. Todavia, é usada também no tratamento de diabete e hipotireoidismo. A dose é de 2 mg, 3 a 4 vezes por dia, por via oral.

Levotiroxina sódica

Pó higroscópico amarelo-claro a cor de camurça, inodoro, insípido, muito pouco solúvel em

Tabela 38.1 Hormônios tireóideos

Nome oficial	Nome comercial	Nome químico	Estrutura
tireóide	Tireoglan Tireóide Tiroidina		
tiroglobulina	Proloid		
levotiroxina sódica (tiroxina sódica)		sal monossódico de O-(4-hidroxi--3,5-diiodofenil)-3,5-diiodo-L--tirosina	
liotironina sódica	Cynomel Iobolin	sal monossódico de O-(4-hidroxi--3-iodofenil)-3,5-diiodo-L-tirosina	
liotrix	Levoid Tyroplus	mistura 4:1 em peso de levotiroxina e liotironina	

água, estável ao ar seco, mas pode adquirir coloração rósea quando exposto à luz. É o isômero levogiro da tiroxina, usado por via oral, na dose de 25 a 400 µg, uma vez por dia, no tratamento de hipotireoidismo (mixedema, bócio) acompanhado por doenças metabólicas e de crescimento. Por ser de eliminação lenta, pode acumular-se no organismo, produzindo efeitos adversos. É contraindicada nas doenças cardiovasculares.

Liotironina sódica

Pó cristalino marrom-claro, inodoro, muito pouco solúvel em água, é de absorção e excreção rápidas, sendo eliminada pela urina no prazo de 8 a 12 horas; é obtida por síntese. Seu uso é no tratamento de hipotireoidismo acompanhado por hipometabolismo, bem como no tratamento de distúrbios reprodutivos devidos ao hipotireoidismo. Pode produzir hipertensão, sendo contraindicada em infarto do miocárdio e outras doenças cardiovasculares.

Tiroglobulina

Pó de escoamento livre, de cor creme a marrom, de leve odor característico, insolúvel em água. É substância obtida por fracionamento de glândulas tireóideas do porco doméstico. Contém não menos de 0,7% de iodo ligado a compostos orgânicos. É usada no tratamento de mixedema e como terapia de substituição no hipotireoidismo.

2. DROGAS ANTITIREÓIDEAS

Estas drogas pertencem aos seguintes grupos químicos:

1. Aminas aromáticas: ácido aminossalicílico, anfenona B, carbutamida (Nadisen), pabacid (ácido aminobenzóico), sulfadiazina, sulfaguanidina;
2. Aminoácidos halogenados: dibromotirosina, diiodotirosina;
3. Compostos inorgânicos: perclorato de potássio, tiocianato de potássio;
4. Fenóis: ácido 2,6-diidroxibenzóico, ácido salicílico, floroglucinol, resorcinol;
5. Iodo e seus sais: iodeto de potássio, iodeto de sódio, iodo;
6. Tioamidas: carbimazol, iodotiouracil, metiltiouracil, propiltiouracil, tiamazol, tiobarbital, tiouracil, tiouréia, tribenzazolina;
7. Compostos diversos: ácido isobutiacílico, aminotiazol, aminotriazol, cianamida cálcica, goitrina, tricianoaminopropeno.

Tabela 38.2 Fármacos antitireóideos

Nome oficial	Nome comercial	Nome químico	Estrutura
metiltiouracil		2,3-diidro-6-metil-2-tioxo-4(1*H*)-pirimidinona	
propiltiouracil	Propiltiouracil	2,3-diidro-6-propil-2-tioxo-4(1*H*)-pirimidinona	
tiamazol (mercazolil) (metimazol)	Tapazol	1,3-diidro-1-metil-2*H*-imidazol-2-tiona	
carbimazol	Neo-Mercazole	éster *S*-(1-metil-1*H*-imidazol-2-il)--*O*-etílico do ácido carbonotióico	

As drogas antitireóideas mais freqüentemente usadas são: carbimazol, iodeto de potássio, iodeto de sódio, iodeto de sódio I-131, metiltiouracil, perclorato de potássio, propiltiouracil, solução de iodo forte, tiamazol (Tabela 38.2).

Propiltiouracil

É o protótipo de drogas antitireóideas. Apresenta-se como substância cristalina branca, ligeiramente solúvel em água, de sabor amargo, e parecida com o amido no aspecto e ao tato. Como sua ação é curta, deve ser administrado freqüentemente. A dose inicial é de 100 a 200 mg três vezes por dia, e a da manutenção é de 50 mg duas a três vezes por dia.

Tiamazol

Pó cristalino branco a amarelo-descorado, de odor leve característico, muito solúvel em água. É usado, só ou em associação com iodo radiativo, para o tratamento de hipertireoidismo, tireotoxicose juvenil e menopausa. Contra-indicações: gravidez, lactação e hemopatias. Pode causar reações alérgicas, distúrbios gastrintestinais, anemia aplásica e agranulocitose.

D. Mecanismo de ação

Os hormônios tireóideos regulam vários processos biológicos, tais como respiração (pela indução de enzimas especiais, como a succinato-desidrogenase e citocromo-oxidase), crescimento e diferenciação celular e mudanças na permeabilidade da membrana mitocondrial. Os diversos efeitos biológicos que eles produzem originam-se de um efeito primário no controle da expressão gênica, isto é, através da indução de síntese enzimática pela ativação de gens específicos (Fig. 40.1).

Os compostos antitireóideos atuam por três mecanismos principais, como foi apontado por Selenkov e Wool: *(a)* antagonismo competitivo com os hormônios da tireóide ou interferência com mecanismos enzimáticos ou energéticos associados em sítios teciduais periféricos: 3,3'-diiodotironina e 3,3',5'-triiodotironina são antagomistas competitivos; reserpina e guanetidina reduzem, parcialmente, os efeitos simpatomiméticos periféricos no hipertireoidismo; *(b)* alteração do plasma ou transporte de membrana dos hormônios da tireóide: salicilatos, dinitrofenol, hidantoínas, androgênios, agentes anabólicos, estrogênios, contraceptivos orais; *(c)* inibição da síntese ou liberação de hormônios da tireóide através de ação intratireóidea. Os inibidores intratireóideos, que são chamados bociogênicos, podem ser divididos em: (1) inibidores armadilha: fluorborato, hipoclorito, nitrato, perclorato, periodato, tiocianato; (2) inibidores inorgânicos da iodação: iodetos; (3) inibidores orgânicos da iodação: aminas aromáticas, tioamidas; (4) inibidores de liberação: iodetos.

O iodo radiativo acumula-se na glândula tireóide, assim como o faz também o não-radiativo. A ação do iodo radiativo é descrita como radiação ionizante beta, que em pouco tempo destrói as capacidades funcional e regenerativa das células da glândula tireóide. A maneira pela qual o iodo não-radiativo age é ainda desconhecida.

IV. HORMÔNIO DA PARATIREÓIDE E CALCITONINA

A. Hormônio da paratireóide

A injeção de paratireóide era outrora usada no controle temporário da tetania em hipoparatireoidismo agudo. Seu uso não mais se justifica, já que sua ação biológica é incerta, desde que é preparação de origem animal.

Embora já em 1925 Collip tenha estabelecido a existência de um hormônio paratireóideo, só recentemente este hormônio, antigamente chamado paratormônio (PHT), foi purificado, recebendo o nome de paratirina. Sua função fisiológica consiste em regular os níveis sanguíneos de cálcio e fosfato e influenciar o metabolismo ósseo pelo estímulo da adenilciclase. A análise seqüencial da paratirina bovina e porcina mostrou que estas são constituídas por 84 resíduos peptídicos dispostos em cadeia linear. A atividade biológica total reside nos aminoácidos 1-34, conforme se comprovou com produtos sintéticos.

B. Calcitonina

Da glândula tireóide isolou-se a calcitonina, antigamente chamada tirocalcitonina, descrita por Copp, em 1961. É um hormônio hipocalcemiante, vale dizer, baixa os níveis sanguíneos de cálcio e fosfato por inibição da reabsorção óssea. Trata-se, portanto, de antagonista fisiológico da paratirina. A calcitonina é polipeptídio constituído de 32 resíduos de aminoácidos. Já se determinaram as estruturas de calcitoninas de sete espécies diferentes. Parece que, para a atividade biológica, é necessária a molécula toda. Não há muito foi realizada a sua síntese.

A calcitonina extraída do salmão — que é mais estável que a de outras fontes naturais — ou obtida por síntese está sendo comercializada em alguns países na forma de solução injetável, sob os nomes de Calcimar e Calsynar, e indicada na doença de Paget e para controle da hipercalcemia secundária. No Brasil, é comercializada a calcitonina suína, sob o nome de Staporos.

V. HORMÔNIOS DO PÂNCREAS E AGENTES HIPOGLICEMIANTES ORAIS

A. Introdução

Do pâncreas foram extraídos três hormônios importantes: insulina, glucágon e somatostatina.

A insulina e seus substitutos sintéticos são classificados e usados como hipoglicemiantes no controle de vários tipos de diabetes.

O glucágon é fator hiperglicêmico e glucogenolítico, isto é, apresenta atividades inversas às da insulina. É usado clinicamente para eliminar a hipoglicemia provocada por superdose de insulina; no coma hipoglicêmico, por exemplo.

A somatostatina é potente inibidor da secreção tanto da insulina quanto do glucágon. Contudo, além de produzir diversos efeitos adversos, seu tempo de ação é curto, o que limita o seu emprego terapêutico. Seus análogos sintéticos, porém, desde que tenham ação prolongada e específica, poderão vir a ser adjuvantes da insulina no tratamento de diabetes melito e das úlceras pépticas, pois se verificou que a somatostatina inibe a liberação de gastrina, hormônio que regula e induz a secreção gástrica.

Agentes hipoglicemiantes são drogas usadas no tratamento de diabetes melito, distúrbio hereditário caracterizado por deficiência relativa ou absoluta de insulina. Afeta milhões de pessoas em várias partes do mundo; só nos Estados Unidos, cerca de 10 milhões. A deficiência de insulina causa mobilização excessiva de lipídios e proteínas, deprime a assimilação de carboidratos e diminui a produção de glicose hepática. Uma em quatro pessoas possui o gene diabetogênico e a diabetes está aumentando três vezes mais que a população, sendo mais freqüente entre os indivíduos obesos.

Há duas variedades clínicas de diabetes: (a) diabetes juvenil ou de crescimento, que é predisposto à cetoacidose, e (b) diabetes maduro ou adulto, que é cetoacidose-resistente. A primeira variedade aparece antes dos vinte anos; a cetoacidose é impedida por terapia de insulina. O segundo tipo aparece após os quarenta anos, e a ausência de insulina exógena não resulta em cetoacidose, já que a regulação através da dieta — prevenção e tratamento da obesidade — pode ser suficiente para eliminar a hiperglicemia e a glicosúria.

O controle do diabetes é conseguido por: (a) dieta, em 22% dos casos; (b) terapia com insulina, em 33% dos casos, (c) agentes hipoglicemiantes orais, em 45% dos casos. O diabetes adulto pode ser controlado através da dieta e, em caso de malogro, com terapia de insulina; os agentes hipoglicemiantes são drogas de última escolha.

Os efeitos adversos da insulina são: hipoglicemia (manifestada por nervosismo, fome, calor, suor, cefaléia e outros incômodos), reações alérgicas e distúrbios visuais. Os dois primeiros também são causados por sulfoniluréias; estes agentes são contra-indicados em pacientes não-diabéticos com glicosúria renal. A fenformina e derivados biguanídicos análogos (buformina e metformina) causam, freqüentemente, acidose láctica, às vezes fatal; por este motivo foram retirados do comércio em alguns países. No Brasil, está proibido o emprego de fenformina em associações.

B. Histórico

Em 1889, von Mering e Minkowski mostraram que cães pancreatectomizados desenvolviam diabetes. Em 1909, de Meyer propôs o nome de insulina ao hormônio das ilhotas de Langerhans. Em 1921, Banting e Best extraíram insulina do pâncreas. Abel preparou este hormônio na forma cristalina, em 1926. Sua estrutura primária foi determinada por Sanger, em 1960. Em 1966 Katsoyannis fez a sua síntese total. Em 1969, Hodgkin e colaboradores determinaram sua estrutura tridimensional, o que possibilitou estabelecer relação mais perfeita entre estrutura química e atividade biológica e forneceu a base para a interpretação de muitas das propriedades químicas e biológicas ao nível molecular. Até hoje foram sintetizados mais de cem análogos da insulina.

Em 1923-1924, Kimball e Merlin suspeitaram da presença de um contaminante da insulina em extratos pancreáticos e a ele deram o nome de glucágon. Entretanto, só em 1953 Straub e colaboradores o isolaram como produto secundário na purificação da insulina. Em 1957, Bromer e colegas determinaram a sua estrutura e, em 1967,

Wünsch e associados realizaram a sua síntese. O glucágon é considerado um segundo hormônio do pâncreas, produzido pelas células α das ilhotas de Langerhans. Em 1975, Blundell e colaboradores determinaram a sua estrutura tridimensional.

Outro hormônio presente no pâncreas é a somatostatina, um tetradecapéptido cíclico. Isolada primeiramente do hipotálamo de carneiros, por Brazeau e colaboradores, em 1973, foi depois encontrada no pâncreas (onde é produzida pela ilhota D), estômago, duodeno e jejuno. Ela suprime a secreção de tirotrofina, prolactina, gastrina e insulina.

Enquanto estudavam as sulfas como agentes potencialmente úteis contra a febre tifóide, Janbon e colaboradores observaram que o sulfaniltiadiazol produz hipoglicemia no homem. Estudos posteriores de Loubatières confirmaram esta atividade em outros tiadiazóis. Modificações moleculares destes agentes resultaram nas sulfoniluréias como agentes hipoglicemiantes (Fig. 2.29). O primeiro clinicamente eficaz a ser encontrado, por Fuchs e Frank, foi a carbutamida.

Por volta de 1918, Watanabe observou que a guanidina exerce efeito hipoglicemiante em ratos. Todavia, sua elevada toxicidade impediu sua introdução na terapia. A replicação de duas moléculas de guanidina unidas por pontes polimetilênicas resultou em biguanidas, das quais as sintalinas A e B foram usadas clinicamente, embora por período curto, por serem tóxicas para o fígado e rins. A duplicação molecular da guanidina com eliminação de amônia e a introdução de uma unidade adequada levou à introdução, com êxito, por Shapiro e colaboradores, da fenformina e outras biguanidas usadas na terapêutica desde 1956. Entretanto, seus efeitos adversos, principalmente a acidose láctica, por vezes fatal, fizeram com que as biguanidas fossem retiradas do arsenal terapêutico em diversos países.

C. Classificação

Os agentes hipoglicemiantes podem ser divididos em duas classes: insulinas e agentes hipoglicemiantes orais. Existe também um agente anti-hipoglicemiante: é o glucágon.

1. INSULINAS

A insulina é hormônio polipeptídico composto de duas cadeias de aminoácidos ligadas por duas pontes de bissulfeto intermoleculares. Seu peso molecular é da ordem de 6.000. É sintetizada e armazenada nas células β das ilhotas de Langherans, das quais é liberada produzindo seus principais efeitos fisiológicos, a saber: *(a)* ativa o sistema de transporte específico facilitando a entrada de glicose e outros açúcares nos tecidos adiposos e musculares; *(b)* facilita a entrada de aminoácidos específicos no músculo; *(c)* aumenta a síntese protéica; *(d)* inibe a degradação de gorduras neutras em ácidos graxos livres e impede a liberação destes ácidos a partir do tecido adiposo; *(e)* ativa certas enzimas envolvidas no aumento de utilização de glicose, glicólise, glicogênese e lipogênese.

A inativação *in vivo* da insulina ocorre através da ação de: *(a)* insulinase, uma enzima proteolítica, *(b)* glutationa, que reduz o número de pontes de bissulfeto, *(c)* um sistema imunoquímico no sangue de pacientes tratados com insulina.

A liberação de insulina, que é modulada pelo AMP cíclico, pode ser induzida por vários agentes: *(a)* certos análogos de aminoácidos: ácido 2-aminobicicloeptano-2-carboxílico (BCH), ácido guanidinacético, γ-guanidinobutiramida; *(b)* hormônios do estômago: secretina, pancreozimina e gastrina; *(c)* certos íons: $K^+, Mg^{2+}, Ca^{2+}, Na^+, Ba^{2+}$ e Li^+; *(d)* teofilina; *(e)* β-agonistas; *(f)* colinomiméticos.

Por outro lado, a hiperglicemia é produzida pelas seguintes substâncias, algumas das quais antagonizam os efeitos da insulina: aloxana, contraceptivos orais, corticotrofina, cortisona, epinefrina, glicocorticóides, glucágon, hormônios da tireóide, somatotrofina.

A insulina é a droga de escolha para o tratamento de diabetes melito, porque controla mais eficientemente a hiperglicemia do que os agentes hipoglicemiantes orais e é mais segura no que se refere à mortalidade causada por complicações cardiovasculares. Entretanto, por ser proteína não pode ser dada por via oral, pois no trato gastrintestinal é digerida por proteases e outras enzimas. Por isto, é administrada através de injeções.

A insulina é obtida do pâncreas fresco de boi. Ocorre como pó amorfo, embora possa ser cristalizada. É insolúvel em água. Todas as preparações oficiais de insulina são estáveis por trinta meses ou mais, quando armazenadas a 5°C.

As preparações de insulina podem ser divididas nos seguintes grupos, de acordo com o seu período de latência e duração de ação: *(a)* ação rápida — o período de latência é de menos de uma hora e o tempo de ação vai de 5 a 16 horas: injeção de insulina (Insulina Simples), suspensão de insulina zinco (amorfa); *(b)* ação intermediária — o período de latência é de 1 a 4 horas e a duração de ação é de 12 a 24 horas: injeção de insulina zinco globina, suspensão de insulina isofana (Insulina NPH), suspensão de insulina zinco (composta) (Insulina Lenta); *(c)* ação longa — o período de latência é de 4 a 6 horas e o tempo de ação é de 36 horas: injeção de insulina zinco protamina (Insulina Protamino-Zíncica), suspensão de insulina zinco (cristalizada).

No Brasil a insulina é também comercializada pelos nomes Actrapid, Monotard e Semilente.

Insulina isofana

É usada na forma de suspensão estéril de cristais de insulina-zinco e sulfato de protamina em água tamponada para injeção, combinados de maneira tal que a fase sólida seja constituída de cristais de insulina, protamina e zinco. A protamina é extraída do esperma ou dos testículos maduros de peixes dos gêneros *Oncorhynchus* ou *Salmo*. A suspensão deve ser conservada na geladeira e bem agitada antes de usar. Apresenta ação lenta, sendo administrada por via subcutânea, para o tratamento de formas diabéticas não muito graves.

Suspensão de insulina zinco (cristalizada)

É uma suspensão estéril de insulina em água tamponada para injeção, modificada pela adição de cloreto de zinco a fim de que a fase sólida seja predominantemente cristalina. A suspensão deve ser conservada em geladeira e bem agitada antes de usar.

2. AGENTES HIPOGLICEMIANTES ORAIS

Os agentes hipoglicemiantes orais mais amplamente empregados pertencem a duas classes químicas: *(a)* sulfoniluréias e compostos correlatos: acetoexamida, carbutamida, clorpropamida, fembutamida, flufenmepramida, gliamilida, glibenclamida, glibornurida, glibutiazol, glibutimina, glibuzol, glicaramida, glicetanila, gliciclamida, gliclazida, glidazamida, gliexamida, gliflumida, glimidina (glidiazina), glioctamida, gliparamida, glipentida, glipinamida, glipizida (Minidiab), gliprotiazol, gliquidona (Glurenor), glisindamida, glisobuzol, glisolamida, glisoxepida, heptolamida, hidroxiexamida, indilamida, metaexamida, tioexamida, tolazamida, tolbutamida, tolpirramida; *(b)* biguanidas: amiformina, benfosformina, buformina (Bumel), etoformina, fenformina, metformina (Glucophage), metilbenzilformina. Recentemente, levantaram-se dúvidas sobre a eficácia e necessidade de tais agentes, em razão dos graves efeitos colaterais, mormente das biguanidas. Por este motivo, a fenformina e a buformina foram retiradas do comércio em alguns países e, no Brasil, o emprego da fenformina está proibido em associações.

Diversos outros compostos também manifestam ação hipoglicemiante. Em sua maioria, porém, não são ou não podem ser usados na terapêutica: ácido 2-aminonorbornano-2-carboxílico, ácido α-bromopalmítico, ácido indolacético, ácidos indol-2-carboxílicos, ácido 3-mercaptopicolínico, ácido metilenociclopropanacético, ácidos 5-metilisoxazol-5-carboxílicos, ácidos 5-metilpirazol-3-carboxílicos, certos ácidos naftilacéticos, ácido 4-pentenóico, benfluorex, butoxamina, centpiperalona, charantina, algumas diazirinas, dicloroacetato, 3,5-dimetilisoxazol, 3,5-dimetilpirazol, fenfluramina, florizidina, guanetidina, γ-guanidinobutiramida, halofenato, hidantoínas, 5-hidroxitriptofano, hipoglicinas, certos indanos, alguns inibidores da MAO, diversas lactamimidas, leucoantocianina, lipressina, meglitinida, algumas morfolinobiguanidas, certos sais de fosfônio, ouabaína, pirazinamida, sal de 3-metil-5-isoxazolilpiridínio, salicilatos, sulfato de difenilenoiodônio, tecomina, tecostamina, certos trifenilfenacilfosforanos, trometanol.

Os agentes hipoglicemiantes orais mais usados na terapêutica estão arrolados na Tabela 38.3.

Tolbutamida

Pó cristalino branco ou praticamente branco, ligeiramente amargo e quase inodoro, quase insolúvel em água. É rapidamente absorvida e oxidada a um metabólito inativo, que é solúvel no pH urinário. O seu sal sódico, hidrossolúvel, é utilizado intravenosamente para diagnose de diabetes melito suave e de tumor celular da ilhota pancreática.

Clorpropamida

Pó cristalino branco, com odor leve, quase insolúvel em água. Em soluções alcalinas, forma sais hidrossolúveis. É mais resistente à metabolização que a tolbutamida e, conseqüentemente, exerce ação por tempo mais prolongado. Em pacientes mais idosos, pode causar graves reações hipoglicêmicas. Pode ser perigosa para os que sofrem de insuficiência cardíaca congestiva ou de cirrose hepática, pois induz a retenção de água. A dose deve ser individualizada.

Tabela 38.3 Hipoglicemiantes orais

Nome oficial	Nome comercial	Nome químico	Estrutura
acetoexamida	Dimelor	4-acetil-N-[[cicloexilamino]carbonil]benzenossulfonamida	
clorpropamida	Clorpropamida Diabinese	4-cloro-N-[(propilamino)carbonil]benzenossulfonamida	
tolbutamida	Rastinon	N-[(butilamino)carbonil]-4-metilbenzenossulfonamida	
tolazamida		N-[[(hexaidro-1H-azepin-1-il)amino]carbonil]-4-metilbenzenossulfonamida	
glibenclamida (gliburida)	Daonil Lisaglucon	5-cloro-N-[2-[4-[[[(cicloexilamino)carbonil]amino]sulfonil]fenil]etil]-2-metoxibenzamida	
cloridrato de fenformina	Debei Diabetal	monocloridrato da N-(2-feniletil)-diamida imidodicarbonimídica	

Glibenclamida

Pó cristalino branco, quase insolúvel em água, mas solúvel em soluções de hidróxidos alcalinos. Ingerida por via oral, é cerca de 50% absorvida do trato gastrintestinal. É usada no tratamento de formas moderadas de diabetes hepático ou pancreático. Pode causar dependência, sendo contra-indicada em diabetes juvenil grave, coma diabético e gravidez. A dose, por via oral, é de 5 mg, duas a três vezes por dia.

3. GLUCÁGON

O glucágon é hormônio polipeptídico, elaborado pelas células α do pâncreas, de peso molecular ao redor de 3.500 e constituído por 29 aminoácidos. Sua função é a de controlar a homeostase de glicose, aminoácidos e, provavelmente, ácidos graxos. Extrai-se do pâncreas bovino ou suíno mediante precipitação com acetona e sais, em pH baixo. É fator glucogenolítico e gluconeogênico. Todavia, só é eficaz quando há disponibilidade de glicogênio hepático; isto é, os pacientes com hipoglicemia crônica, insuficiência adrenal e inanição não respondem ao tratamento com glucágon. Além da ação anti-hipoglicêmica, é antídoto para várias substâncias tóxicas. Somente é eficaz quando administrado parenteralmente.

Glucágon

Pó cristalino branco ou ligeiramente colorido, fino, quase inodoro e insípido, solúvel em ácidos e álcalis diluídos. É um polipeptídio cristalizado, obtido de extratos do pâncreas bovino ou suíno. Por sua propriedade de aumentar a concentração de glicose no sangue é usado na forma de injeção, como anti-hipoglicemiante, nos estados hipoglicêmicos e de superdose de insulina. A dose, por via parenteral, é de 0,5 a 1 mg. Se o paciente não responder dentro de 20 minutos, deve-se dar dextrose por via intravenosa, para evitar efeitos deletérios potenciais da hipoglicemia cerebral.

D. Mecanismo de ação

A insulina causa efeito hipoglicemiante promovendo a utilização de carboidratos e lipídios do tecido periférico. Atua facilitando a entrada de glicose, aminoácidos e íons (principalmente Ca^{++}), bem como influenciando o seu destino intracelular. Ao nível molecular, a insulina regula a síntese e a atividade de várias enzimas e estimula as sínteses protéica e do RNA nucleolar e extranucleolar em diversos tecidos.

Acredita-se que as sulfoniluréias estimulam a liberação de insulina das células β das ilhotas pancreáticas, reduzem a captação hepática da insulina secretada endogenamente e suprimem diretamente a liberação de glucágon.

As biguanidas atuam bloqueando a transferência de energia no citocromo C da cadeia de transporte eletrônico e, desta maneira, inibem a fosforilação oxidativa. Isto explica os efeitos metabólicos destas drogas, tais como inibição da oxidação do piruvato e citrato, inibição da gliconeogênese hepática, aumento dos níveis de lactato e piruvato e diminuição dos níveis séricos de triglicérides e colesterol. Elas agem inibindo a produção de triglicérides endógenos e a absorção digestiva de lipídios. Losert e colaboradores verificaram que as biguanidas exercem dois efeitos distintos. Em doses altas, diminuem a razão ATP/AMP inibindo a respiração e, em conseqüência, aumentam a glicólise anaeróbica e diminuem a gluconeogênese — isto explica sua ação

em diabetes induzido pela aloxana. Em doses baixas, como as que se usam na terapêutica humana para controle do diabetes adulto, potenciam a ação da insulina sobre a captação e a oxidação da glicose nos tecidos periféricos.

O glucágon ativa a fosforilase, mobilizando o glicogênio hepático e, assim, aumenta a concentração de glicose no sangue.

REFERÊNCIAS

ASPECTOS GERAIS
J. B. DENCE, *Steroids and Peptides: Selected Chemical Aspects for Biology, Biochemistry, and Medicine*, Wiley, New York, 1979.
Ciba Foundation Symposium, *Polypeptide Hormones: Molecular and Cellular Aspects*, Elsevier, Amsterdam, 1976.
J. A. PARSONS, Ed., *Peptide Hormones*, University Park Press, Baltimore, 1976.
J. MEIENHOFER, *Annu. Rep. Med. Chem.*, 11, 158 (1976).
R. C. HAYNES, Jr., *Clin. Pharmacol. Ther.*, 16, 945 (1974).
F. M. FINN e K. HOFMANN, *Acc. Chem. Res.*, 6, 169 (1973).
M. MARGOULIES e F. C. GREENWOOD, Eds., *Structure-Activity Relationships of Protein and Polypeptide Hormones*, Excerpta Medica, Amsterdam, 1971.
B. BERDE, Ed., *Neurohypophyseal Hormones and Similar Polypeptides*, Springer, Berlin, 1968.

HORMÔNIOS DA HIPÓFISE E DO HIPOTÁLAMO
M. J. BROWNSTEIN et al., *Science*, 207, 373 (1980).
R. COLLU et al., Eds., *Central Nervous System Effects of Hypothalamic Hormones and Other Peptides*, Raven, New York, 1979.
K. FUXE et al., Eds., *Central Regulation of the Endocrine System*, Plenum, New York, 1979.
D. F. HORROBIN, *Prolactin*, Eden, St. Albans, Vt., 1979.
F. LABRIE et al., *Trends Biochem. Sci.*, 4, 158 (1979).
M. R. BLACKMAN et al., *Advan. Intern. Med.*, 23, 85 (1978).
J. C. BUCKINGHAM, *Prog. Med. Chem.*, 15, 165 (1978).
F. LABRIE et al., *Recent Prog. Horm. Res.*, 34, 25 (1978).
K. W. McKERNS, Ed., *Structure and Function of the Gonadotropins*, Plenum, New York, 1978.
A. V. SCHALLY et al., *Annu. Rev. Biochem.*, 47, 89 (1978).
C. W. SMITH e R. WALTER, *Science*, 199, 297 (1978).
L. C. TERRY e J. B. MARTIN, *Annu. Rev. Pharmacol. Toxicol.*, 18, 111 (1978).
T. A. BEWLEY, *Horm. Protein Pept.*, 4, 61 (1977).
J. C. BUCKINGHAM, *J. Pharm. Pharmacol.*, 29, 649 (1977).
J. A. CLEMENS e J. MEITES, *Horm. Protein Pept.*, 4, 139 (1977).
J. C. PORTER, Ed., *Hypothalamic Peptide Hormones and Pituitary Regulation*, Plenum, New York, 1977.
T. A. BEWLEY e C. H. LI, *Adv. Enzymol.*, 42, 73 (1975).
D. GUPTA e W. VOELTER, Eds., *Hypothalamic Hormones*, Verlag Chemie, Weinheim, 1975.
E. S. E. HAFEZ e J. R. REEL, Eds., *Hypothalamic Hormones*, Ann Arbor Science, Ann Arbor, Mi., 1975.
C. H. LI, *Horm. Protein Pept.*, 3, 1 (1975).
R. L. HOLMES e J. N. BALL, *The Pituitary Gland*, Cambridge University Press, New York, 1974.
J. MEIENHOFER, *Annu. Rep. Med. Chem.*, 10, 202 (1974).
H. S. TAGER e D. F. STEINER, *Annu. Rev. Biochem.*, 43, 509 (1974).
C. A. WILSON, *Adv. Drug Res.*, 8, 119 (1974).
O. P. BAHL, *Horm. Protein Pept.*, 1, 171 (1973).

H. D. NIALL et al., Recent Prog. Horm. Res., 29, 387 (1973).
J. G. PIERCE et al., Horm. Protein Pept., 1, 17 (1973).
J. C. PORTER et al., Recent Prog. Horm. Res., 29, 161 (1973).
J. RAMACHANDRAN, Horm. Protein Pept., 2, 1 (1973).
W. H. SAWYER e M. MANNING, Annu. Rev. Pharmacol., 13, 5 (1973).
A. V. SCHALLY et al., Science, 179, 341 (1973).
D. N. WARD et al., Recent Prog. Horm. Res., 29, 533 (1973).
W. F. WHITE, Annu. Rep. Med. Chem., 8, 204 (1973).
N. FLEISCHER e R. GUILLEMIN, Adv. Intern. Med., 18, 303 (1972).
A. G. FRANTZ et al., Recent Prog. Horm. Res., 28, 527 (1972).
C. GUAL et al., Recent Prog. Horm. Res., 28, 173 (1972).
A. J. KASTIN et al., Recent Prog. Horm. Res., 28, 201 (1972).
J. RUDINGER et al., Recent Prog. Horm. Res., 28, 131 (1972).
B. B. SAXENA et al., Eds., Gonadotropins, Wiley-Interscience, New York, 1972.
J. RUDINGER, "The Design of Peptide Hormone Analogs", in E. J. ARIËNS, Ed., Drug Design, Vol. II, Academic, New York, 1971, pp. 319-419.
A. KAPOOR, J. Pharm. Sci., 59, 1 (1970).
G. W. HARRIS e B. T. DONOVAN, Eds., The Pituitary Gland, 3 vols., University of California Press, Berkeley, 1966.
J. RUDINGER, Ed., Oxytocin, Vasopressin and Their Structural Analogues, Pergamon, Oxford, 1964.

HORMÔNIOS DA TIREÓIDE E DROGAS ANTITIREÓIDEAS

T. A. ANDREA et al., J. Med. Chem., 22, 221 (1979).
K. STERLING, N. Engl. J. Med., 300, 117, 173 (1979).
V. CODY, Recent Prog. Horm. Res., 34, 437 (1978).
J. E. CRAIGHEAD, N. Engl. J. Med., 299, 1439 (1978).
A. J. HULBERT, J. Theor. Biol., 73, 81 (1978).
D. B. RAMSDEN, Peripheral Metabolism and Action of Thyroid Hormones, 2 vols., Eden, St. Albans, Vt., 1977.
H. HAIBACH e L. V. AVIOLI, Arch. Intern. Med., 136, 725 (1976).
A. V. ZUR MÜHLEN e H. SCHLEUSENER, Eds., Biochemical Basis of Thyroid Stimulation and Thyroid Hormone Action, Thieme, Stuttgart, 1976.
I. D. THOMAS, Drugs, 11, 119 (1976).
V. CODY, J. Med. Chem., 18, 126 (1975).
L. J. DeGROOT e J. B. STANBURY, The Thyroid and Its Diseases, 4th ed., Wiley Biomedical, New York, 1975.
S. REFETOFF, Med. Clin. North Am., 59, 1147 (1975).
H. LESTRADET, Recherche, 5, 1043 (1974).
N. CAMERMAN e A. CAMERMAN, Proc. Nat. Acad. Sci. U.S.A., 69, 2130 (1972).
P. A. LEHMANN F., J. Med. Chem., 15, 404 (1972).
J. E. DUMONT, Vitam. Horm., 29, 287 (1971).
P. LIBERTI e J. B. STANBURY, Annu. Rev. Pharmacol., 11, 113 (1971).
K. STERLING, Recent Prog. Horm. Res., 26, 249 (1970).
R. D. LEEPER, Adv. Clin. Chem., 12, 387 (1969).
H. A. SELENKOV e M. S. WOOL, Top. Med. Chem., 1, 241, 273 (1967).
J. T. POTTS, Jr. et al., Recent Prog. Horm. Res., 22, 101 (1966).
N. S. PAPASPYROS, The History of Diabetes Mellitus, 2nd ed., Thieme, Stuttgart, 1964.
R. PITT-RIVERS e W. R. TROTTER, Eds., The Thyroid Gland, Butterworth, London, 1964.
G. W. ANDERSON, Med. Chem., 1, 1 (1951).

HORMÔNIO DA PARATIREÓIDE E CALCITONINA

L. J. DEFTOS, Adv. Intern. Med., 23, 159 (1978).
J. F. HABENER e J. T. POTTS, Jr., N. Engl. J. Med., 299, 580, 635 (1978).
G. D. AURBACH et al., Recent Prog. Horm. Res., 28, 353 (1972).
H. F. DeLUCA, Recent Prog. Horm. Res., 27, 479 (1971).
J. T. POTTS, Jr. et al., Vitam. Horm., 29, 41 (1971).
P. L. MUNSON et al., Recent Prog. Horm. Res., 24, 589 (1968).
A. TENENHOUSE et al., Annu. Rev. Pharmacol., 8, 319 (1968).

HORMÔNIOS DO PÂNCREAS E AGENTES HIPOGLICEMIANTES ORAIS

R. S. BAR et al., Adv. Intern. Med., 24, 23 (1979).
T. BOYDEN e R. BRESSLER, Adv. Intern. Med., 24, 53 (1979).
J. W. ENSINCK e E. L. BIERMAN, Annu. Rev. Med., 30, 155 (1979).
M. T. McQUILAN, Somatostatin, Vol. I, Eden, St. Albans, Vt., 1979.
D. F. VEBER e R. SAPERSTEIN, Annu. Rep. Med. Chem., 14, 209 (1979).
H. BACCHUS, Rational Management of Diabetes, University Park Press, Baltimore, 1977.
M. P. CZECH, Annu. Rev. Biochem., 46, 359 (1977).
Z. LARON, Ed., Medical Aspects of Balance of Diabetes in Juveniles, Karger, Basel, 1977.
A. Y. CHANG, Annu. Rep. Med. Chem., 11, 170 (1976).
S. S. FAJANS, Ed., Diabetes Mellitus, DHEW, Washington, 1976.
M. FULOP e D. HOBERMAN, Diabetes, 25, 292 (1976).
J. H. OPPENHEIMER et al., Recent Prog. Horm. Res., 32, 529 (1976).
G. SCHÄFER, Biochem. Pharmacol., 25, 2005 (1976).
J. H. KARAM et al., Annu. Rev. Pharmacol. Toxicol., 15, 351 (1975).
A. Y. CHANG, Annu. Rep. Med. Chem., 9, 182 (1974).
P. CUATRECASAS, Annu. Rev. Biochem., 43, 169 (1974).
L. FLOHÉ et al., Eds., Glutathione, Thieme, Stuttgart, 1974.
W. J. MALAISE et al., Eds., Diabetes, Excerpta Medica, Amsterdam, 1974.
S. J. PILKIS e C. R. PARK, Annu. Rev. Pharmacol., 14, 365 (1974).
H. D. BREIDAHL et al., Drugs, 3, 79, 204 (1972).
W. LOSERT et al., Arzneim.-Forsch., 22, 1157, 1413, 1540, 1752 (1972).
H. MASKE, Ed., Oral wirsame Antidiabetika, Springer, Berlin, 1972.
A. M. TOMKINS et al., Br. Med. J., 1, 649 (1972).
T. L. BLUNDELL et al., Recent Prog. Horm. Res., 27, 1 (1971).
E. DÖRZBACH, Ed., Insulin I, Springer, Berlin, 1971.
A. R. FEINSTEIN, Clin. Pharmacol. Ther., 12, 167 (1971).
P. G. KATSOYANNIS et al., J. Am. Chem. Soc., 93, 5877 (1971).
E. CERASI e R. LUFT, Eds., Pathogenesis of Diabetes Mellitus, Wiley-Interscience, New York, 1970.
C. VILLAR-PALASI e J. LARNER, Annu. Rev. Biochem., 39, 639 (1970).
M. J. ADAMS et al., Nature (London), 224, 491 (1969).
G. D. CAMPBELL, Ed., Oral Hypoglycemic Agents: Pharmacology and Therapeutics, Academic, New York, 1969.
E. SAMOLS et al., Lancet, I, 174 (1969).
R. CHERNER, Top. Med. Chem., 2, 185 (1968).
T. S. DANOWSKI, Ed., "Diabetes Mellitus and Obesity: Phenformin Hydrochloride as a Research Tool", Ann. N. Y. Acad. Sci., 148, 573-962 (1968).
F. KURZER e E. D. PITCHFORK, Biguanides: The Chemistry of Biguanides, Springer, Berlin, 1968.
A.-L. LOUBATIÈRES, Actual. Pharmacol., 21, 174 (1968).
M. RODBELL et al., Recent Prog. Horm. Res., 24, 215 (1968).
I. G. WOOL et al., Recent Prog. Horm. Res., 24, 139 (1968).

Hormônios Corticóides

I. INTRODUÇÃO

A. Conceito

Hormônios corticóides são substâncias sintetizadas a partir do colesterol pelo córtex adrenal, também chamado córtex supra-renal, cuja atividade é controlada grandemente pelo hormônio adrenocorticotrófico (ACTH) liberado pelo lobo anterior da hipófise. Estes hormônios são também chamados adrenocórticos, córtico-adrenais, corticosteróides, adrenocorticóides ou adrenocorticosteróides.

No córtex adrenal podem ser distinguidas três zonas ou camadas histológicas: *(a)* camada glomerular externa — secreta mineralocorticóides, que atuam primariamente como reguladores do balanço eletrolítico e aquoso; os mais representativos são aldosterona e desoxicortona (desoxicorticosterona); *(b)* camada fascicular média — sintetiza glicocorticóides, que estão primariamente compreendidos no metabolismo dos carboidratos mas também têm atividade antiinflamatória, corticotrofina-supressora e anabólica; os representantes principais são cortisona e hidrocortisona; *(c)* zona reticular interna — secreta hormônios sexuais, que serão estudados no próximo capítulo.

Existem drogas que inibem a síntese de esteróides adrenais: aminoglutetimida, anfenona, espironolactona, metirapona, mitotano, trilostano.

B. Empregos

Os corticosteróides adrenais, bem como seus derivados sintéticos, são usados tanto na terapia de substituição quanto no tratamento de muitas condições clínicas, principalmente doenças do colágeno, condições inflamatórias, estados alérgicos e outros distúrbios. Por exemplo, os glicocorticóides são eficazes em febre reumática aguda, lupo eritematoso sistêmico, rinite, reações a drogas, soros e transfusões, dermatoses pruridentes, pênfigo vulgar, certas doenças oculares, hipercalcemia, oftalmopatias tireóideas, edema cerebral, doenças neoplásicas e outros distúrbios.

Os mineralocorticóides causam aumento da retenção de sódio e excreção de potássio pelos túbulos renais. Os glicocorticóides produzem gliconeogênese, ação antiinflamatória, manutenção do tono muscular, inibição do crescimento ósseo e aumento da excreção de cálcio, além de diversos outros efeitos biológicos. Entretanto, certos glicocorticóides possuem também atividade mineralocorticóide.

Os adrenocorticóides são administrados por via tópica, oral e parenteral. Sempre que possível, prefere-se a aplicação tópica: pode dar melhores resultados e se evitam muitos efeitos adversos.

C. Efeitos adversos

Os corticosteróides são perigosos se forem usados impropriamente. Induzem hipercorticismo, causando muitas reações adversas graves, tais como hipocalemia, úlcera péptica, supressão do crescimento, osteoporose, miopatia, supressão da secreção de corticotrofina, atrofia da pele, agravamento do diabetes, diminuição das defesas contra infecções, mudanças de comportamento e personalidade, glaucoma, acne, hirsutismo, distúrbios menstruais, hipertensão, cefaléia, perfuração intestinal, vertigem, astenia, além de grande número de outros efeitos colaterais. Por essas razões, de acordo com a Associação Médica Norte-americana, o "uso prolongado de doses terapêuticas de corticosteróides sistêmicos deve ser reservado para pacientes em perigo de vida ou com sintomas graves que não respondem satisfatoriamente a medidas paliativas mais suaves".

II. HISTÓRICO

Addison, em 1855, foi o primeiro a reconhecer que as glândulas adrenais desempenham função essencial e a descrever a doença que leva o seu nome, embora o termo hipoadrenalismo seja atualmente o preferido. Em 1927, Rogoff e Stewart comprovaram que as glândulas adrenais são indispensáveis à vida e observaram que extratos destas glândulas eram eficazes em conservar vivos cães adrenalectomizados. Seus achados foram confirmados em 1930, por Swingle e Pfiffner.

O isolamento e a identificação dos princípios ativos responsáveis por esta atividade foram efetuados de 1935 a 1937 por vários pesquisadores: Wintersteiner, Kendall, Reichstein e seus colaboradores. A síntese de alguns destes hormônios foi feita a seguir: desoxicortona, por Reichstein, em 1937; cortisona, em 1948, por Sarett. Em 1949, Hench, Kendall e colaboradores introduziram a terapia à base de cortisona para tratamento sintomático de artrite reumatóide. Esta aplicação clínica estimulou a extração de outros hormônios e a síntese de análogos e derivados dos hormônios naturais.

A aldosterona foi isolada da urina em 1952, por Luelscher, e por Tait e o casal Simpson, das adrenais. A variação da molécula da aldosterona resultou em análogos, dois dos quais usados na terapêutica, e um antagonista da aldosterona: a espironolactona.

III. CLASSIFICAÇÃO

A. Aspectos gerais

1. ESTRUTURA

Os corticóides são esteróides. Suas moléculas são praticamente planas e inflexíveis. Seu esqueleto básico — o ciclopentanoperidrofenantreno — é relativamente rígido. Nele, três aspectos estereoquímicos são importantes:

1. Ligações: aquelas que jazem mais ou menos no plano do anel são chamadas *equatoriais;* aquelas perpendiculares ao referido plano são ditas *axiais;*
2. Posição dos substituintes: aqueles que estão acima do plano do papel são ditos na configuração β, sendo representados por linha cheia; aqueles que estão abaixo do mesmo plano estão na configuração α, representada por linha pontilhada;
3. Conformação do cicloexano: pode estar em *cadeira*, que é rígida e mais estável, ou em *barco,* que é flexível e termodinamicamente menos estável.

Eles são derivados do núcleo ciclopentanoperidrofenantreno. As características estruturais comuns a todas estas drogas e essenciais para toda atividade adrenocortical são: 21 átomos de carbono, dupla ligação entre os átomos C-4 e C-5, um grupo cetona no C-3 e um grupo α-cetol no C-20 e C-21. Nos mineralocorticóides está ausente um átomo de oxigênio no C-11. Os glicocorticóides contêm um átomo de oxigênio no C-11 e um α-cetol (OH) em C-17:

corticosterona

2. CARACTERÍSTICAS FÍSICO-QUÍMICAS

Os corticóides, em sua maioria, são usados como ésteres (acetato, cipionato, diacetato, pivalato, tebutato, valerato), acetonidos (mono ou hexacetonido), ou sais (fosfato sódico, succinato sódico).

Os corticóides são pós cristalinos brancos ou amarelados, inodoros e estáveis ao ar. Em sua maioria, são insolúveis em água, mas alguns ésteres são hidrossolúveis. Podem ser divididos em três classes: mineralocorticóides, glicocorticóides e hormônios sexuais. Neste capítulo estudam-se apenas as duas primeiras classes; a terceira o será no Cap. 40.

3. OBTENÇÃO

Todos os corticóides atualmente utilizados são obtidos ou por síntese ou por oxidação microbiológica de esteróides de origem natural, pois a procura é grande e o isolamento de fontes naturais não é prático. As matérias-primas são principalmente esteróis (ergosterol e estigmasterol) e sapogeninas (diosgenina, hecogenina e sarsassapogenina) (Fig. 39.1).

Quanto aos esteróides em geral, inclusive os hormônios sexuais (estudados no Cap. 40), eles podem ser obtidos de vários modos, a saber: *(a)* extração da urina e órgãos dos gados bovino, suíno e eqüino; *(b)* oxidação microbiológica de

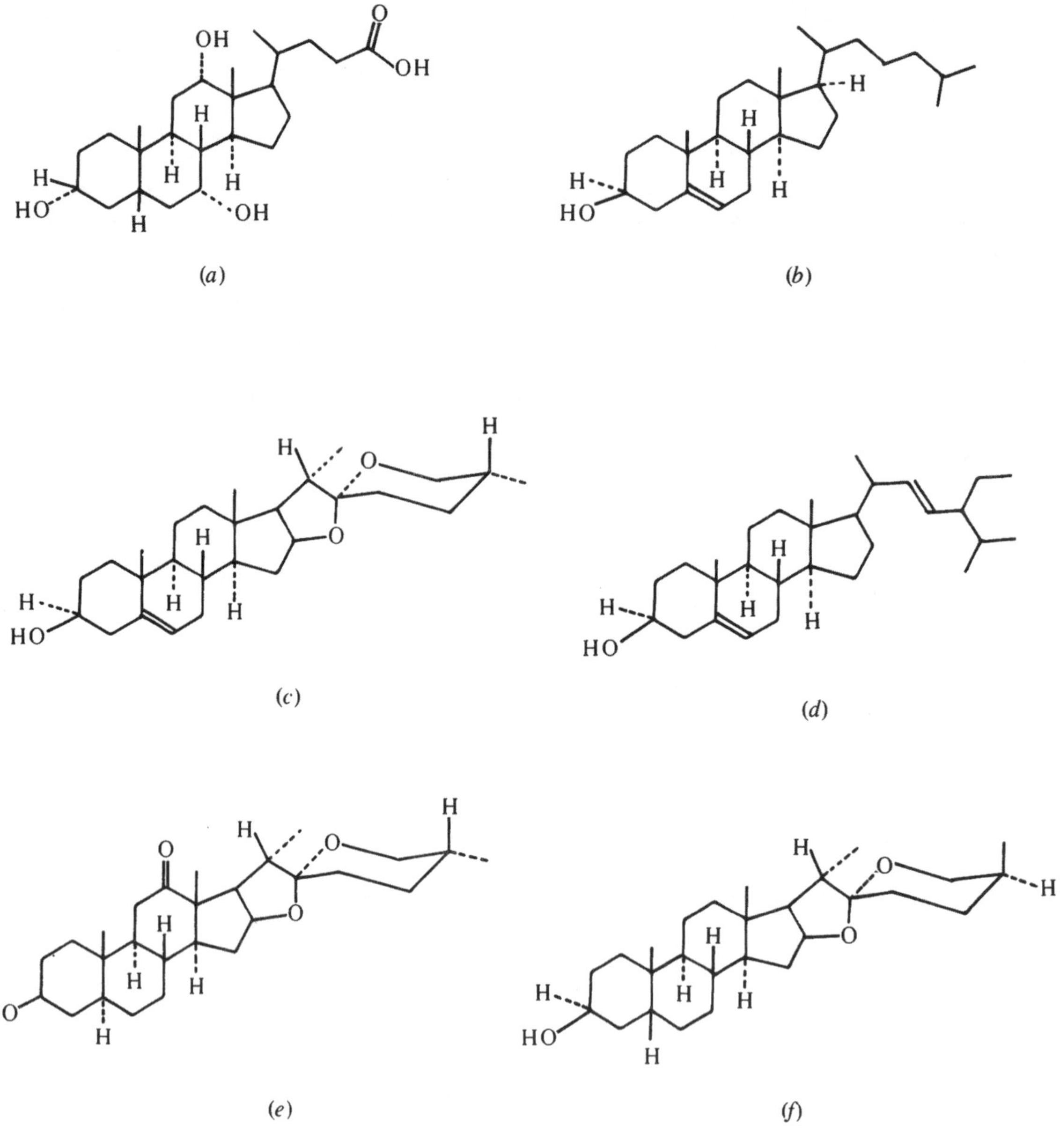

Fig. 39.1 Algumas matérias-primas utilizadas na síntese de esteróides: *(a)* ácido cólico; *(b)* colesterol; *(c)* diosgenina; *(d)* estigmasterol; *(e)* hecogenina; *(f)* sarsassapogenina.

outros esteróides, como colesterol ou estigmasterol; *(c)* síntese parcial, usando matérias-primas extraídas de vegetais, tais como diosgenina (sapogenina encontrada em várias plantas do gênero *Dioscorea*, como duas mexicanas, a *D. composita*, vulgarmente chamada "barbasco", e *D. macrostachya*, conhecida como "cabeza de negro"), hecogenina (sapogenina extraída de diversas espécies de plantas, inclusive sisal, do gênero *Agave*), estigmasterol (esteróide isolado do óleo de soja); *(d)* síntese total.

B. Mineralocorticóides

Os mineralocorticóides principais são: aldosterona, desoxicortona (acetato e pivalato) e acetato de fludrocortisona (Tabela 39.1). A aldosterona não tem uso clínico, mas os outros dois são usados na terapia de reposição no tratamento de insuficiência adrenocortical crônica. A fludrocortisona é vinte vezes mais potente que a desoxicortona.

Tabela 39.1 Adrenocorticóides

Nome oficial	Nome comercial	Nome químico
Mineralocorticóides		
desoxicortona (desoxicorticosterona)	Doca Lipocort	21-acettiloxipregn-4-eno-3,20-diona
acetato de fludrocortisona	Panotil (em assoc.) Rinofluimicil (em assoc.)	21-acetato de 9-flúor-11β,17,21-triidroxipregn-4-eno-3,20-diona
Glicocorticóides		
fluormetolona	Flumex	9-flúor-11β,17-diidroxi-6α-metil-pregna-1,4-dieno-3,20-diona
flurandrenolida	Drenison	6α-flúor-11β,21-diidroxi-16α,17-[(1-metiletilideno)bis-(oxi)]-pregn-4-eno-3,20-diona
fluocinonida	Topsyn	21-(acetiloxi)-6α,9-diflúor-11β-hidroxi-16α,17-[(1-metiletilideno)bis(oxi)]pregna-1,4-dieno-3,20-diona
pivalato de flumetasona	Locorten (em assoc.) Losalen (em assoc.)	21-pivalato de 6α,9-diflúor-11β,17α,21-triidroxi-16α-metilpregna-1,4-dieno-3,20-diona

Recentemente foram introduzidos os seguintes: ciprocinonida, flumoxonida e procinonida.

Acetato de fludrocortisona

Pó cristalino branco ou amarelo-pálido, inodoro ou quase inodoro, higroscópico, insolúvel em água; pode ocorrer também na forma de cristais. Tem ação glicocorticóide moderada (15 vezes maior, porém, que a da hidrocortisona), mas exerce efeitos mineralocorticóides potentes. Daí não poder ser empregado como antiinflamatório sistêmico. É usado apenas como mineralocorticóide, na terapia de reposição, para tratamento de insuficiência adrenocortical crônica, inclusive nas formas de perda salina de síndromes de hiperplasia adrenal congênita. Entre os efeitos adversos, sobressaem os seguintes: edema, hipocalemia, hipertensão e hipertrofia cardíaca.

C. Glicocorticóides

Estes esteróides foram estudados pormenorizadamente no Cap. 8, Seção III.E. Neste, daremos somente algumas informações adicionais.

Em alergias e condições inflamatórias e em doenças sensíveis a glicocorticóides são usados os seguintes fármacos: betametasona, ciclometasona, cortisona, descinolona, dexametasona, diflorasona, fluprednisolona, hidrocortisona, metilprednisolona, nivacortol (nivazol), parametasona, prednisolona, prednisona, prednival, pregnenolona, triancinolona. Outros são eficazes no tratamento de dermatoses sensíveis aos esteróis e são "usados sob curativos para o tratamento de doenças resistentes, tais como dermatite numular, neurodermatite crônica e psoríase" (Associação Médica Norte-americana): acetonido de fluocinolona, desonida, flumetasona, fluocinonida, fluorometolona, flurandrenolida (Tabela 39.1).

Os glicocorticóides usados primariamente em terapia de substituição em insuficiência adrenocortical crônica, incluindo síndromes adrenogenitais congênitas, são os seguintes: cortisona, hidrocortamato, hidrocortisona (Tabela 8.6).

Um novo glicocorticóide, o 25-hidroxidiidroquisterol$_3$, poderá tornar-se o fármaco de escolha no tratamento do hipoparatireoidismo e outras doenças ósseas similares.

D. Associações

São comumente comercializadas para uso sistêmico várias associações de corticóides em combinações fixas com outras drogas (agentes antibacterianos, antifúngicos, anti-histamínicos, ácido ascórbico, salicilatos). Estas associações não são recomendadas. Se for preciso uma droga adicional, ela deve ter dose individual.

IV. MECANISMO DE AÇÃO

Várias hipóteses foram aventadas para explicar o mecanismo de ação dos hormônios corticóides, como a representada na Fig. 39.2. Julgou-se que a aldosterona atuasse como permease, facilitando a entrada de sódio nas células epiteliais. Entretanto, a evidência experimental apóia a hipótese de que este hormônio está diretamente compreendido na síntese nuclear do RNA e na síntese ribossômica de proteínas, induzindo um receptor molecular específico localizado na fração protéica nuclear do rim. A formação de um complexo reversível aldosterona-receptor desencadeia a seqüência de eventos que resulta nos efeitos mineralocorticóides. Quanto aos glicocorticóides, há prova de que eles induzem a síntese enzimática pelo mecanismo representado na Fig. 39.3.

De fato, atualmente a ação estimulante e regulatória dos hormônios esteróides — sexuais e antiinflamatórios — sobre a síntese protéica é explicada como sendo mecanismo bifásico, que compreende complexações altamente específicas aos níveis citoplasmático e cromatínico.

Na primeira fase, os hormônios ligam-se a moléculas receptoras presentes exclusivamente no citoplasma de células-alvo (responsáveis pela resposta ao estímulo hormonal). Já se isolaram receptores para a maioria dos hormônios esteróides naturais; consistem de moléculas protéicas com peso molecular da ordem de 200.000 que, por microscopia eletrônica, se verificou serem dímeros compostos de subunidades de peso molecular aproximadamente igual, da ordem de 100.000, com forma semelhante à de charutos. Tais subunidades possuem numa das extremidades o sítio receptor de esteróides, possivelmente uma cavidade capaz de complexar-se tridimensionalmente com moléculas esteróides específicas, liberando cerca de 50 kJ/mol. As duas subunidades estão dispostas lateralmente, permitindo assim a acomodação de duas moléculas de hormônio por receptor. Em média, cada célula-alvo contém cerca de 10.000 receptores.

Uma vez ligados aos hormônios, tais receptores são "ativados", migrando para o núcleo celular. Inicia-se então a segunda fase do mecanismo: a ligação dos complexos hormônio-receptor a sítios aceptores específicos localizados

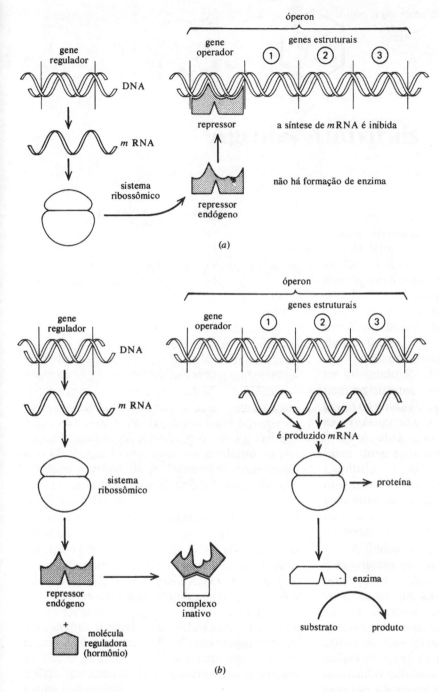

Fig. 39.2 Mecanismo de ação de certos hormônios na regulação da síntese enzimática. *(a)* O repressor formado pelo gene combina-se com o gene operador e inibe a síntese do *m*RNA; a informação não é expressa. *(b)* O repressor interage com o indutor; este complexo não é mais capaz de bloquear o gene operador, produz-se *m*RNA que, por sua vez, orienta a síntese enzimática. O indutor pode ser ou um substrato ou um hormônio. *Fonte:* segundo F. Jacob e J. Monod, *J. Mol. Biol.*, 3, 318 (1961).

na assim chamada fração AP_3, componente da porção protéica não-histônica da cromatina. Calcula-se que existem aproximadamente 5.000 sítios aceptores por célula-alvo. Determinou-se, também, que esta complexação se dá por apenas uma das subunidades. A segunda dissocia-se em seguida e passa a interagir com o sítio de iniciação da transcrição genética do DNA. Desta forma, permite à RNA-polimerase iniciar a montagem do mRNA correspondente à proteína, cuja síntese é estimulada pelo esteróide.

Até o presente não se esclareceu, todavia, o mecanismo pelo qual tal estimulação é interrompida, mas parece possível que o processo exija a participação de enzimas (recentemente isolou-se a 5α-redutase, responsável pela transformação da progesterona em diidroprogesterona, inativa). Aparentemente, as moléculas receptoras não são afetadas e retornam ao citoplasma para dar seqüência ao ciclo.

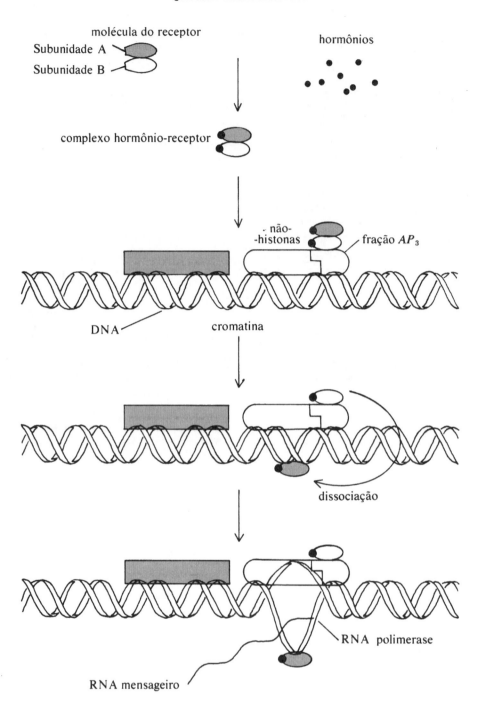

Fig. 39.3 O mecanismo de ativação do gene pelos hormônios esteróides parece compreender as interações separadas de ambas as subunidades da molécula do receptor do hormônio com a cromatina. Após a molécula do receptor ligar-se a duas moléculas do hormônio e penetrar no núcleo, ela se liga à fração AP_3 das proteínas cromossômicas não-histônicas. A ligação se dá entre a proteína não-histônica e a subunidade B da molécula do receptor, que assim determina quais os genes que serão ativados. Em seguida, as subunidades se dissociam e a subunidade A interage com o DNA, possibilitando que uma molécula de RNA polimerase ocupe um sítio de iniciação no DNA. Transcreve-se então um segmento do DNA, produzindo uma fita do RNA mensageiro que serve de molde para a construção de uma proteína. *Fonte:* B. W. O'Malley e W. T. Schrader, *Sci. Am.*, 234(2), 32 (1976).

REFERÊNCIAS

ASPECTOS GERAIS

J. B. DENCE, *Steroids and Peptides: Selected Chemical Aspects for Biology, Biochemistry, and Medicine*, Wiley, New York, 1980.

S. GÖRÖG e G. SZÁSZ, *Analysis of Steroid Hormone Drugs*, Elsevier, Amsterdam, 1978.

L. TRÄGER, *Steroidhormone*, Springer, Berlin, 1977.

D. SCHULSTER et al., *Molecular Endocrinology of the Steroid Hormones*, Wiley-Interscience, New York, 1976.

J. R. STOCKIGT, *Adv. Steroid Biochem. Pharmacol.*, 5, 161 (1976).

K. R. YAMAMOTO e B. M. ALBERTS, *Annu. Rev. Biochem.*, 45, 721 (1976).

D. L. AZARNOFF, *Steroid Therapy*, Saunders, Philadelphia, 1975.

R. I. DORFMAN, Ed., *Steroid Hormones*, Elsevier, New York, 1975.

M. H. BRIGGS e J. BROTHERTON, *Steroid Biochemistry and Pharmacology*, Academic, London, 1970.

N. APPLEZWEIGG, *Steroid Drugs*, McGraw-Hill, New York, 1962.

I. E. BUSH, *Pharmacol. Rev.*, 14, 317 (1962).

INTRODUÇÃO

F. BISCHOFF e G. BRYSON, *Adv. Lipid Res.*, 15, 61 (1977).

W. R. NES, *Adv. Lipid Res.*, 15, 233 (1977).

P. GENARD, *Contribution a la Determination de la Configuration et de la Conformation Moleculaires des Corticosteroides*, Masson, Paris, 1974.

T. TEMPLE e G. LIDDLE, *Annu. Rev. Pharmacol.*, 10, 199 (1969).

J. S. JENKINS, *An Introduction to Biochemical Aspects of the Adrenal Cortex*, Arnold, London, 1968.

CLASSIFICAÇÃO

J. D. BAXTER e G. G. ROUSSEAU, Eds., *Glucocorticoid Hormone Action*, Springer, Berlin, 1979.

L. AXELROD, *Medicine*, 55, 39 (1976).

E. J. ROSS, *Clin. Pharmacol. Ther.*, 6, 65 (1965).

J. R. PASQUALINI e M. F. JAYLE, Eds., *Structure and Metabolism of Corticosteroids*, Academic, London, 1964.

T. A. GOOD et al., *Arthritis Rheum.* 2, 299 (1959).

MECANISMO DE AÇÃO

E. GENAZZANI et al., Eds., *Pharmacological Modulation of Steroid Action*, Raven, New York, 1979.

L. CHAN e B. W. O'MALLEY, *N. Engl. J. Med.*, 294, 1322, 1372, 1430 (1976).

W. L. DAUX et al., *Recent Prog. Horm. Res.*, 32, 81 (1976).

G. S. LEVEY, Ed., *Hormone-Receptor Interaction: Molecular Aspects*, Dekker, New York, 1976.

B. S. McEWEN, *Sci. Am.*, 235(1), 48 (1976).

B. W. O'MALLEY e W. T. SCHRADER, *Sci. Am.*, 234(2), 32 (1976).

J. R. PASQUALINI, Ed., *Receptors and Mechanism of Action of Steroid Hormones*, 2 parts, Dekker, New York, 1976, 1977.

L. C. WILSON e R. MARKS, Eds., *Mechanisms of Total Corticosteroid Activity*, Churchill Livingstone, New York, 1976.

K. R. YAMAMOTO et al., *Recent Prog. Horm. Res.*, 32, 3 (1976).

S. NACHT e P. GARZÓN, *Adv. Steroid Biochem. Pharmacol.*, 4, 157 (1974).

D. SCHULSTER, *Adv. Steroid Biochem. Pharmacol.*, 4, 233 (1974).

E. P. THOMPSON e M. E. LIPPMAN, *Metabolism*, 23, 159 (1974).

R. M. S. SMELLIE, *The Biochemistry of Steroid Hormone Action*, Academic, London, 1971.

T. UETE e N. SHIMANO, *J. Biochem.*, 70, 723 (1971).

D. M. AVIOEDO e R. D. CARRILLO, *J. Clin. Pharmacol.*, 10, 3 (1970).

J. H. EXTON et al., *Recent Prog. Horm. Res.*, 26, 411 (1970).

D. D. FANESTIL, *Annu. Rev. Med.*, 20, 223 (1969).

I. S. EDELMAN e G. M. FIMOGNARI, *Recent Prog. Horm. Res.*, 24, 1 (1968).

Hormônios Sexuais

I. GENERALIDADES

Os hormônios sexuais e seus derivados, análogos e antagonistas podem ser convenientemente estudados se divididos em três classes principais: *(a)* androgênios e esteróides anabólicos; *(b)* estrogênios e progestagênios; *(c)* contraceptivos orais e agentes ovulatórios.

II. ANDROGÊNIOS E ESTERÓIDES ANABÓLICOS

A. Introdução

1. CONCEITO

Os hormônios androgênicos são secretados principalmente pelos testículos e, em menor grau, pelo córtex da adrenal e pelo ovário. O androgênio mais potente é a testosterona. É secretada pelas células de Leydig do testículo. Esta secreção é controlada pelo hormônio luteinizante (LH) do lobo anterior da hipófise. O córtex da adrenal e o ovário secretam muito pouco deste hormônio. Normalmente, secretam androgênios menos potentes, tais como a (+)-androsteniona e desidroepiandrosterona, que são metabolizados à testosterona.

Durante muitos anos julgou-se que a testosterona fosse o hormônio androgênico ativo no homem. Entretanto, em 1968 comprovou-se que nos tecidos-alvo — como a próstata e vesículas seminais — o androgênio ativo é a 5α-diidrotestosterona, que se forma a partir da testosterona por uma redutase presente naqueles tecidos.

A testosterona apresenta duas atividades principais: *(a)* atividade androgênica ou morfogenética, manifestada no desenvolvimento e manutenção dos caracteres sexuais secundários masculinos; *(b)* atividade anabólica ou metabólica, evidenciada no estímulo ao crescimento corporal e na edificação da musculatura. Substâncias com estas duas atividades recebem o nome de androgênios e agentes anabólicos ou anabolizantes. Por enquanto, não foi possível separar totalmente estas duas atividades. Isto é, não se conseguiram compostos que sejam só androgênicos ou só anabolizantes. Entretanto, a modificação estrutural da molécula da testosterona resultou em substâncias que têm realçada uma destas atividades e diminuída a outra. Os compostos em que predomina a atividade androgênica ou morfogenética são chamados androgênios. Reserva-se o nome de agentes anabólicos ou anabolizantes para os que, em razão do seu miotropismo, têm acentuada atividade metabólica e baixa atividade androgênica.

2. EMPREGOS

Segundo a Organização Mundial de Saúde, parece que não existe nenhuma indicação aceitável para justificar o emprego de androgênios. O uso deles nada mais é do que conseqüência de uma obsoleta tradição ocidental, sem nenhuma evidência clínica documentada.

Entretanto, eles são muito usados, principalmente no desenvolvimento ou manutenção de caracteres sexuais secundários e outras funções fisiológicas em pacientes do sexo masculino deficientes de androgênios. No passado usaram-se androgênios para tratar certos distúrbios ginecológicos, como dismenorréia, hemorragia uterina, síndrome da menopausa e mastodinia pré-menstrual; hoje em dia, para o tratamento destes distúrbios preferem-se os progestagênios orais.

Outro emprego dos androgênios é no tratamento de casos especiais de carcinoma mamário avançado ou metastático; todavia, visto que as doses utilizadas são elevadas e o tratamento é por tempo prolongado, há sempre o risco de efeitos adversos.

Os androgênios, em doses altas, também têm

sido usados no tratamento de certas anemias (anemia aplástica, por exemplo), pois afetam a eritropoiese estimulando a produção de eritropoietina.

Não tem fundamento experimental a suposição de que os androgênios e esteróides anabólicos melhorem o desempenho dos atletas. De fato, o seu emprego para este fim pode causar graves efeitos adversos, tais como: diminuição significativa da produção de testosterona, hipertensão, edema, ginecomastia, conversão do diabetes latente em diabetes crônico, contração dos testículos, icterícia, infertilidade e diminuição da libido.

Os esteróides anabólicos, por sua vez, são usados como adjuvantes no tratamento de pacientes que sofrem de moléstias debilitantes ou osteoporose senil; nos convalescentes de doenças graves, cirurgia, queimaduras ou trauma; naqueles que apresentam deficiência renal crônica ou oligúria aguda; e nos casos de hipercorticismo induzido por fármacos após tratamento prolongado com adrenocorticóides. São também empregados em pediatria, em casos de crescimento retardado, má nutrição e debilidade; todavia, não há provas suficientes de sua eficácia nestas condições. A Associação Médica Norte-americana recomenda que o uso destas drogas em crianças e adolescentes seja precedido por uma consulta aos especialistas em crescimento e desenvolvimento e tenha anuência deles, pois os esteróides anabólicos apresentam também efeito androgênico, embora fraco, e causam os mesmos efeitos adversos que estes.

3. EFEITOS ADVERSOS

Entre os efeitos adversos dos androgênios e esteróides anabólicos sobressaem os seguintes: *(a)* virilismo: nas crianças pré-púberes, este se manifesta por crescimento do pêlo pubiano, aumento fálico e, nos rapazes, freqüência maior de ereções e risco de priapismo; nas mulheres, hirsutismo, pele oleosa, alopécia, acne, aumento do clitóris, mudança do timbre da voz, estímulo da libido e irregularidades menstruais; o hirsutismo e o aumento do clitóris podem ser revertidos, mas a alteração do timbre da voz é irreversível; *(b)* danos hepáticos, tais como disfunção hepática e hemorragia intra-hepática; *(c)* hipercalcemia, nas mulheres com carcinoma mamário disseminado; para corrigir este distúrbio, deve-se suspender o tratamento com androgênio, hidratar o paciente e tratá-lo com medicamentos apropriados, tais como infusão de cloreto de sódio e ingestão dos diuréticos ácido etacrínico ou furosemida; *(d)* retenção de sódio e água, o que pode causar edema, sobretudo em idosos que sofrem de doença renal ou cardíaca; *(e)* fechamento prematuro das epífises, o que poderá reduzir a altura que a criança atingirá quando adulta.

B. Histórico

Em 1771, John Hunter produziu efeitos masculinizantes em galinhas através de transplantes de testículos de galos. Em 1849, Berthold demonstrou que os efeitos de castração podiam ser evitados através do transplante de gônadas. A androsterona, o primeiro hormônio masculino, foi isolado por Butenandt, em 1931. Sua síntese foi feita por Ruzicka e colaboradores, em 1934. A testosterona, isolada por Laqueur e colaboradores, em 1935, foi sintetizada no mesmo ano por Ruzicka e Wettstein. Logo após foram isolados outros androgênios. Modificação molecular destes hormônios naturais resultou em outros androgênios úteis, assim como em esteróides anabolizantes e antiandrogênios.

C. Classificação

De acordo com suas aplicações terapêuticas, os hormônios masculinos podem ser classificados em: *(a)* androgênios; *(b)* esteróides anabólicos; *(c)* antiandrogênios. Estas drogas, em sua maioria, são obtidas por síntese, embora algumas sejam isoladas de fontes naturais (veja Cap. 39, Seção III.A.3).

1. ANDROGÊNIOS

Os androgênios são geralmente pós cristalinos brancos, inodoros, insípidos, pouco solúveis ou quase insolúveis em água. Seus ésteres são geralmente insolúveis em água e têm ação mais prolongada, já que são formas latentes ou pró-fármacos dos compostos matrizes. Os androgênios mais usados encontram-se arrolados na Tabela 40.1. Estes fármacos, além do efeito androgênico, bastante pronunciado, possuem também efeito anabólico, embora fraco. Com poucas exceções (testosterona, por exemplo), são usados apenas por via oral, principalmente na forma livre.

Outros esteróides que apresentam atividade androgênica são: drostanolona, epitiostanol, hexoximestrol, metandienona, metenolona, metiltestosterona, mibolerona, nandrolona, nisterina, noretandrolona, oximetolona, penmestrol, prasterona, silandrona.

Tabela 40.1 Androgênios

Nome oficial	Nome comercial	Nome químico	Estrutura
testosterona	Ergoteston Neo-Hombreol Primotest Depot Solução Estéril de Ciclopentilato de Testosterona Sterandril AP Testolipan Testoviron	Veja Tabela 34.7	
fluoximesterona	Halotestin	Veja Tabela 34.7	
metiltestosterona	Gabormon (em assoc.)	17β-hidroxi-17-metilandrost-4-en-3-ona	
mesterolona	Proviron	17β-hidroxi-1α-metil-5α-androstan-3-ona	

Misturas de androgênios e estrogênios são comercializadas e prescritas para certas condições em mulheres na menopausa e pós-menopausa. Esta terapia, por tempo prolongado, bem como a mistura de hormônios sexuais com outras drogas, não é recomendada.

Testosterona

É androgênio natural no homem e ocorre também na mulher, servindo aí como precursor biossintético do estradiol. Por ser rapidamente metabolizada às pouco ativas 17-onas, é inativa por via oral. Tem ação curta se injetada intramuscularmente, mas ação prolongada quando administrada por implantação subcutânea.

A testosterona é usada na forma livre e também como cipionato, enantato, fempropionato e propionato. Seu emprego é no desenvolvimento ou manutenção dos caracteres sexuais secundários e outras funções fisiológicas em homens com deficiência de androgênios (hipogonadismo ou hipopituitarismo). Os ésteres da testosterona são usados no tratamento paliativo de certos casos de câncer da mama, por via intramuscular; o propionato é também administrado por via oral.

Fluoximesterona

Apresenta ação curta, sendo menos eficaz do que os ésteres da testosterona de ação longa. Encontra emprego na deficiência androgênica, no carcinoma da mama e como agente anabolizante. É usada na forma de comprimidos. Na terapia de substituição a dose é de 2 a 2,5 mg, 1 a 4 vezes por dia; no carcinoma da mama inoperável, 5 a 10 mg, 3 vezes por dia.

Mesterolona

É androgênio usado no tratamento do hipogonadismo e da oligospermia. Contra-indicado para os que sofrem de carcinoma da próstata. A dose, por via oral, é de 10 mg uma ou duas vezes por dia.

2. ESTERÓIDES ANABÓLICOS

Esteróides anabólicos são androgênios fracos. Os mais utilizados estão arrolados na Tabela 40.2. A nandrolona é usada como decanoato, fempropionato, laurato, undecilato e outros ésteres.

Diversos outros esteróides exercem efeitos anabólicos (miotrópicos) e alguns deles são comercializados. Por exemplo: androisoxazol, an-

HORMÔNIOS SEXUAIS

Tabela 40.2 Esteróides anabólicos

Nome oficial	Nome comercial	Nome químico	Estrutura
etilestrenol	Durabolin Oral	19-nor-17α-pregn-4-en-17-ol	
metandienona (metandrostenolona)	Dianavit (em assoc.)	17β-hidroxi-17-metilandrosta-1,4--dien-3-ona	
nandrolona (nortestosterona)	Deca-Durabolin	17β-hidroxiestr-4-en-3-ona	
metenolona	Primonabol-Depot	17β-hidroxi-1β-metil-5α-androst-1--en-3-ona	
oximetolona	Hemogenin	17β-hidroxi-2-(hidroximetileno)--17-metil-5α-androstan-3-ona	
estanozolol	Winstrol	17-metil-2H-5α-androst-2-eno-[3,2-c]pirazol-17β-ol	
oxandrolona	Lipidex	Veja Tabela 22.9	

drostanolona (estanolona), bolandiol, bolasterona, bolazina, boldenona, bolenol, bolmantalato, chimbolona, cloretilestrenol, clostebol (clorotestosterona), drostanolona (dromostanolona), estembolona, formebolona, formildienolona, fu- razabol, mebolazina, mestanolona, metandriol (metilandrostendiol), metenolol, mibolerona, norboletona, norclostebol, noretandrolona, oxabolona, oximesterona, propetandrol, quimbolona, testolactona, tibolona, tiomesterona, trembolona.

Há anabolizantes que não apresentam estrutura esteróide: mecobalamina, pizotilina (que é também antidepressivo e inibidor da serotonina, específico para enxaqueca), zeranol.

Oximetolona

Pó cristalino branco a branco-cremoso, inodoro, estável ao ar e quase insolúvel em água. É agente anabolizante, embora tenha também atividade androgênica, utilizado em convalescentes de infecções, queimaduras, cirurgia, fraturas, traumas e determinados outros distúrbios e também para aumentar os níveis de hemoglobina em pacientes que sofrem de anemia aplástica congênita e idiopática. A dose, para adultos, por via oral, é de 5 a 10 mg diariamente; para crianças, de 1,25 a 5 mg diariamente, dependendo da idade. Para eritropoiese, a dose é de 1 a 4 mg/kg diariamente, até o máximo de 100 mg diários. É contra-indicada para os que têm carcinoma prostático, bem como para as grávidas e pré-púberes.

3. ANTIANDROGÊNIOS

Antiandrogênios são drogas que antagonizam os efeitos dos androgênios. Nesta classe podemos incluir os estrogênios e progestagênios, como antagonistas farmacológicos parciais dos androgênios. Entretanto, estão sendo desenvolvidas substâncias com efeito antiandrogênico seletivo, para o tratamento da hipertrofia benigna da próstata, acne andrógeno-dependente e câncer da próstata.

Para esse fim, estão sendo investigados os seguintes: benorterona, ciproterona, clanterona, clormadinona, delmadinona, dimetisterona, flutamida, hidroxiprogesterona, melengestrol, topterona.

D. Mecanismo de ação

Os androgênios e outros hormônios sexuais causam diferenciação sexual masculina e aumentam a síntese protéica atuando no DNA do núcleo celular e induzindo a síntese de enzimas novas, conforme se indica na Fig. 39.3. Os receptores dos androgênios estão situados nas vesículas seminais, próstata, testículos, hipófise e hipotálamo.

III. ESTROGÊNIOS E PROGESTAGÊNIOS

A. Introdução

1. CONCEITO

Estrogênios e progestagênios são hormônios sexuais femininos. Os estrogênios naturais são secretados principalmente pelo ovário e placenta. O principal estrogênio secretado pelo ovário é o estradiol, que é metabolizado a estrona e estradiol. Prepararam-se muitos hormônios femininos por via sintética e alguns, mas não todos, apresentam estrutura esteróide.

Os progestagênios naturais são secretados principalmente pelo corpo lúteo (durante o ciclo menstrual e o início da gravidez) e pela placenta (depois das primeiras semanas de gravidez). O progestagênio mais abundante é a progesterona. Numerosos compostos análogos foram obtidos por síntese.

A Fig. 40.1 ilustra o ciclo sexual feminino.

2. EMPREGOS

Os principais usos clínicos dos estrogênios e progestagênios naturais e sintéticos são no hipogonadismo e como terapia de reposição em mulheres na menopausa e pós-menopausa, no tratamento de certos carcinomas (ver Cap. 34) e de várias disfunções do sistema reprodutivo feminino e como anticoncepcionais orais.

3. EFEITOS ADVERSOS

Os efeitos adversos causados pelos estrogênios e progestagênios são: indisposição, náusea,

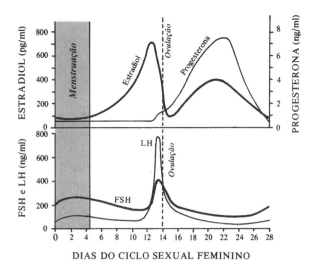

Fig. 40.1 Alterações cíclicas das secreções ovariana e hipofisária dos diferentes hormônios compreendidos no ciclo sexual feminino. *Fonte:* A. C. Guyton, *Tratado de Fisiologia Médica*, 5.ª ed., Interamericana, Rio de Janeiro, 1977, p. 957.

depressão, aumento de peso, irritabilidade, ginecomastia, tromboflebite e tromboembolismo.

O emprego de estrogênios como tratamento de reposição durante mais de um ano pode aumentar o risco de câncer uterino.

Os progestagênios podem causar malformações nos fetos (defeitos coronários ou braços e pernas deformados), quando tomados durante os quatro primeiros meses de gravidez. Por esta razão, o seu emprego para os testes de gravidez e para impedir aborto não é considerado seguro. De fato, as preparações para determinação da gravidez contendo hormônios, por estarem aparentemente relacionadas com anomalias congênitas, foram proibidas em diversos países.

B. Histórico

Há muito tempo se havia observado que a retirada dos ovários provocava atrofia e perda das funções sexuais. Esta observação levou, eventualmente, Knauer, em 1900, a mostrar que o transplante de glândulas ovarianas promovia desenvolvimento e função sexual normal. Em 1923, Allen e Doisy desenvolveram um bioensaio conveniente para estrogênios. Investigações de vários autores resultaram no isolamento da estrona, em 1928. Naquele mesmo ano Corner e Allen descobriram a progesterona, que foi isolada e ensaiada por Allen e Wintersteiner e por Butenandt e colaboradores, em 1934. A modificação molecular extensiva dos hormônios sexuais femininos produziu uma série de análogos sintéticos, alguns dos quais foram introduzidos na terapêutica.

C. Classificação

Os hormônios sexuais femininos e seus análogos sintéticos podem ser divididos em três classes: *(a)* estrogênios, *(b)* progestagênios ou progestinas e *(c)* antiestrogênios. Os vários métodos de obtenção estão expostos no Cap. 39, Seção III.A.3.

1. ESTROGÊNIOS

De acordo com sua fonte e estrutura química, os estrogênios podem ser classificados em:
 1. Estrogênios humanos naturais: estradiol, estriol, estrona;
 2. Estrogênios esterificados: benzoato de estradiol, ciclopentilpropionato de estradiol, cipionato de estradiol, dipropionato de estradiol, enantato de estradiol, fosfato de poliestradiol, succinato de estriol (Styptanon), undecilato de estradiol, valerato de estradiol (Primogyna-Depot);
 3. Estrogênios conjugados: equilinossulfato sódico, estronossulfato de piperazina, estronossulfato sódico, substâncias estrogênicas;
 4. Derivados semi-sintéticos: ácido α-bisdesidrodoisinólico, ácido doisinólico, cloxestradiol, doisinestrol, estrazinol, etinilestradiol, estrofurato, mestranol, moxestrol, nilestriol, promestrieno, quinestradol, quinestrol;
 5. Estrogênios sintéticos: benzestrol, broparestrol, clorotrianiseno, dietilestilbestrol, dienestrol, epimestrol (Stimovul), fenestrel, fosfestrol, hexestrol (hexanestrol, sinestrol), mestilbol, metalenestril, metestrol (prometestrol), zeranol;
 6. Estrogênios extraídos da urina de égua: equilenina, equilina, hipulina;
 7. Estrogênios extraídos de plantas: cumestrol (de legumes), genisteína (do trevo).

Os estrogênios mais usados estão arrolados na Tabela 40.3. O estradiol é empregado na forma livre ou na forma latente de éster. O estriol é usado na forma livre e como succinato. A estrona é utilizada na forma livre e como sulfato de piperazina, sulfato de potássio e sulfato de sódio. Também são comercializadas misturas de estrogênios com outros fármacos (agentes ansiolíticos, sedativos e outros). Algumas dessas associações são úteis, outras são de valor terapêutico duvidoso.

Estriol

Pó microcristalino branco, inodoro, quase insolúvel em água, pouco solúvel em álcool e solúvel em éter e em clorofórmio. É indicado no tratamento de alterações tróficas do trato genital inferior, esterilidade, distúrbios menstruais e de menopausa. A dose, por via oral, é de 1 mg uma ou duas vezes por dia; por via intramuscular, 1 mg duas a três vezes por semana.

Succinato de estriol

Pó cristalino branco, solúvel em água. Por inibir a fibrinólise e proteger as paredes dos vasos capilares, é usado no tratamento e prevenção de hemorragias e em trombocitopenia. A dose, pelas vias intravenosa ou intramuscular, é de 20 mg, uma ou duas vezes por dia.

Etinilestradiol

Pó cristalino branco-cremoso, inodoro, insolúvel em água, mas solúvel em solventes orgânicos. É quimicamente aparentado ao estradiol, mas sobre outros derivados deste estrogênio ovariano apresenta a vantagem de ser ativo por via

Tabela 40.3 Estrogênios

Nome oficial	Nome comercial	Nome químico	Estrutura
etinilestradiol	Estroglan Lynoral	Veja Tabela 34.7	
dietilestilbestrol (estilbestrol)		Veja Tabela 34.7	
estradiol	Pangene	β-estradiol	
benzoato de estradiol	Benzo-Ginoestril De Graafina Estrothelina Neoestron Creme Progynon B Oleoso Protogin Reglovar	3-benzoato de β-estradiol	
estriol	Ovestrion	estra-1,3,5(10)-trieno-3,16α,17β-triol	
succinato de estriol	Styptanon	16,17-bis(hemissuccinato sódico) de estriol	
estrogênios conjugados estrogênios esterificados	Girinon Materpausa Premarin		Mistura de sais sódicos de ésteres sulfatos de substâncias estrogênicas
estrona	Cristalovar	3-hidroxiestra-1,3,5(10)-trien-17-ona	
mestranol		3-metoxi-19-nor-17α-pregna-1,3,5(10)--trien-20-in-17-ol	
quinestrol	Estrovis	3-(ciclopentiloxi)-19-nor-17α-pregna--1,3,5(10)-trien-20-in-17-ol	

Tabela 40.3 (cont.) Estrogênios

Nome oficial	Nome comercial	Nome químico	Estrutura
benzestrol		4,4'-(1,2-dietil-3-metil-1,3-propanodiil)-bisfenol	
clorotrianiseno (clortrianisenestrol)		1,1',1''-(1-cloro-1-etenil-2-ilideno)tris-[4-metoxibenzeno]	
dienestrol	Dienestrol	4,4'-(1,2-dietilideno-1,2-etanodiil)bisfenol	

oral. Equivale ao estradiol em potência; por via oral, entretanto, é 15 a 20 vezes mais ativo. É usado tanto na forma livre quanto em combinações com estrogênios, em anticoncepcionais orais. É sintetizado por etinilação da estrona com acetileno (acetileto potássico) em ambiente de amônia líquida.

Dietilestilbestrol

Pó cristalino branco, inodoro, quase insolúvel em água, mas solúvel em solventes orgânicos. O isômero usado é o *trans*, dez vezes mais ativo que o *cis*. Observe-se que a molécula de *trans*-dietilestilbestrol, em razão das duplas conjugadas, assume conformação semelhante à dos esteróides, e a distância entre os dois grupos OH fenólicos é a mesma que nos estrogênios naturais. É usado tanto na forma livre quanto na forma de difosfato e dipropionato. O dietilestilbestrol é o estrogênio não-esteróide mais potente, sendo muito utilizado na terapêutica e em engorda de animais. Sua inativação metabólica é lenta. Por isso, pode ser administrado uma só vez por dia, mesmo quando se recomendam doses elevadas. Por ser potencialmente carcinogênico para os fetos, nunca deve ser empregado durante a gravidez, a menos que se deseje o seu efeito abortifaciente, efeito esse que é aproveitado na pílula anticoncepcional da "manhã seguinte". Foi muito usado em regimes de engorda de animais de corte, mas o seu efeito carcinogênico forçou muitos países a proibir o seu emprego para este fim.

Há vários métodos de sintetizar o dietilestilbestrol. Em um deles, parte-se do anetol (I) que, ao reagir com ácido bromídrico, forma o brometo correspondente (II); este, por ação da sodamida em ambiente de amônia líquida, dá um produto intermediário que, por hidrólise com hidróxido de potássio em etilenoglicol à temperatura de 224°C, fornece o dietilestilbestrol (Fig. 40.2).

Estrogênios conjugados

Pó amorfo, amarelado, inodoro ou com leve odor característico, solúvel em água. Consistem de mistura dos sais sódicos dos ésteres sulfatos de substâncias estrogênicas, principalmente estrona e equilina, que são do tipo excretado pelas éguas prenhes. Contêm de 50 a 65% de estronossulfato sódico e de 20 a 35% de equilinossulfato sódico. Devem ser conservados em recipientes herméticos. São estáveis no trato gastrintestinal, sendo, portanto, eficazes por via oral. A dose é de 1,25 a 2,5 mg uma a três vezes por dia durante três semanas de cada mês.

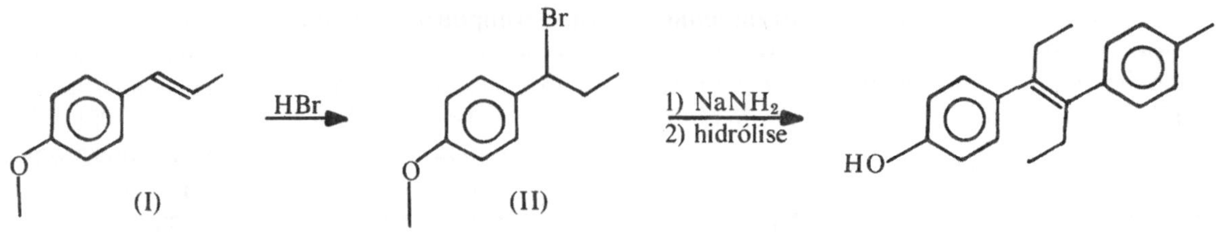

Fig. 40.2 Síntese do dietilestilbestrol.

2. PROGESTAGÊNIOS

Os progestagênios mais usados estão arrolados na Tabela 40.4. A noretisterona é empregada quer na forma livre quer como acetato. A gestonorona é utilizada como caproato.

Outros progestagênios são: algestona, alilestrenol (Orageston), amadinona, azaquinestrol, anagestona, cingestol, clogestona, clomegestona, clormadinona, clorsuperlutina, danazol, delmadinona, demegestona, desogestrel, etinerona, flugestona, gestaclona, gestodena, gestrinona, haloprogesterona, mazipredona, meclorisona, melengestrol, metilnoretindrona, metogesto, norgesterona, norgestimato, norgestometo, norgestrienona, normetandrona, oxogestona, pentagestrona, promegestona, quingestanol, quingestrona, tigestol, trengestona.

Associações de progestagênios e estrogênios são usadas como contraceptivos orais e para corrigir vários distúrbios menstruais, como amenorréia primária e secundária, dismenorréia, endometriose e hemorragia uterina disfuncional.

Caproato de hidroxiprogesterona

Pó cristalino branco ou branco-cremoso, inodoro, com odor leve, insolúvel em água, mas solúvel em éter e ligeiramente solúvel em benzeno. Trata-se de um éster da progesterona, aplicado por via parenteral, na forma de injeção intramuscular. Sua ação dura de 9 a 17 dias. Não apresenta nenhuma atividade estrogênica. É indicado para distúrbios menstruais e câncer uterino adiantado. Para distúrbios menstruais, a dose é de 375 mg uma vez por mês. Para câncer uterino, 1 g ou mais, uma ou mais vezes por semana.

Acetato de medroxigesterona

Pó cristalino branco a esbranquiçado, inodoro, estável ao ar, insolúvel em água, mas solúvel em solventes orgânicos. É usado por via oral, para tratamento de distúrbios menstruais; por via intramuscular, seu tempo de ação é muito prolongado e não pode ser adotado como rotina. Este progestagênio é utilizado também no carcinoma metastático e recorrente do endométrio, produzindo remissões por período prolongado em cerca de 25% dos pacientes nos casos em que as metástases se confinam à área pulmonar. Para metástases em outros tecidos ou órgãos, é necessário aumentar a dose normal. As doses variam muito, desde 5 a 10 mg, para amenorréia secundária, até 400 mg a 1 g, para carcinoma metastático do endométrio. É usado também como anticoncepcional, quando outros métodos não são aceitáveis.

3. ANTIESTROGÊNIOS

Antiestrogênios são drogas capazes de inibir ou modificar os efeitos produzidos pelos estrogênios. Os progestagênios e androgênios exercem esta ação e, por isso, são considerados por alguns autores como antiestrogênios. Outros antiestrogênios são os seguintes compostos: ciclofenila, clometerona, clomifeno, clorotrianiseno, dimetilestilbestrol, etamoxitrifetol, fenestrel, mepitiostano, nafoxidina, nitromifeno, tamoxifeno (Nolvadex), zuclomifeno. Alguns deles são usados como ovulatórios.

D. Mecanismo de ação

Os estrogênios promovem a diferenciação sexual feminina e estimulam a síntese lipídica através de indução da síntese de enzimas (Fig. 39.3), formando complexos com receptores específicos localizados no útero, vagina, seio, hipófise e hipotálamo. Quanto à progesterona, ela interage com os seus receptores protéicos no útero, oviduto, ovário, hipófise e hipotálamo.

IV. ANTICONCEPCIONAIS ORAIS E AGENTES OVULATÓRIOS

A. Introdução

1. CONCEITO

Anticoncepcionais ou contraceptivos orais são drogas usadas no controle da fertilidade. Os para uso feminino consistem de progestagênios e

Tabela 40.4 Progestagênios

Nome oficial	Nome comercial	Nome químico	Estrutura
progesterona	Lutogil Progestina	pregn-4-eno-3,20-diona	
caproato de hidroxiprogesterona	Primolut-Depot	Veja Tabela 34.7	
acetato de medroxiprogesterona	Farlutal Medroxiprogesterona Onco-Provera Provera	Veja Tabela 34.7	
etinodiol (diacetato de etinodiol)	Demilen (em assoc.)	diacetato de 19-nor-17α-pregn-4-en-20-ino-3β,17-diol	
noretisterona (noretindrona)	Micronor Noridei	17-hidroxi-19-nor-17α-pregn-4-en-20-in-3-ona	
norgestrel	Anfertil (em assoc.) Evanor (em assoc.) Neovlar (em assoc.) Primovlar (em assoc.)	13-etil-17-hidroxi-18,19-dinor-17α-pregn-4-en-20-in-3-ona	
noretinodrel		17-hidroxi-19-nor-17α-pregn-5(10)-en-20-in-3-ona	
dimetisterona		17β-hidroxi-6α-metil-17-(1-propinil)-androst-4-en-3-ona	

Tabela 40.4 (cont.) Progestagênios

Nome oficial	Nome comercial	Nome químico	Estrutura
didrogesterona		$9\beta,10\alpha$-pregna-4,6-dieno-3,20-diona	
etisterona		17α-hidroxipregn-4-en-20-in-3-ona	
linestrenol	Orgametrol	19-nor-17α-pregn-4-en-20-in-17-ol	
medrogestona	Colpro	6,7-dimetilpregna-4,6-dieno-3,20--diona	
caproato de gestonorona	Primostat	hexanoato de 17-hidroxi-19-norpregn--4-eno-3,20-diona	
megestrol	Megestran (em assoc.) Ovotriol (em assoc.)	acetato de 17α-hidroxi-6-metilpregna--4,6-dieno-3,20-diona	

estrogênios. Podem ser utilizados quer em associação quer separadamente; neste último caso, empregam-se geralmente os progestagênios. Quando administrados conjuntamente, do 5.º ao 24.º dia do ciclo menstrual ou por um período de 21 dias seguido por um descanso de 7 dias (método combinado), impedem a ovulação em quase 100% dos casos. Os progestagênios sozinhos, em pequenas doses, tomados continuamente, não são tão eficazes.

Agentes ovulatórios são fármacos que estimulam a ovulação. São usados para tratar da infertilidade.

Teoricamente falando, a fecundação pode ser impedida de vários modos, tanto no homem quanto na mulher. No homem, mediante interferência: *(a)* na espermatogênese; *(b)* no transporte do esperma; *(c)* na composição do fluido seminal. Na mulher, por intervenção em um ou mais dos seguintes processos: *(a)* ovulação; *(b)* transporte do óvulo; *(c)* transporte do esperma; *(d)* fertilização; *(e)* transporte do zigoto; *(f)* implantação.

Em outras palavras, pode-se evitar a fecundação através de uma ou mais das seguintes medidas:

1. Limitar as relações sexuais (coito) a uma época do ciclo reprodutivo feminino quando não existe óvulo disponível para a fecundação;

2. Impedir que os espermatozóides sejam depositados no canal vaginal;

3. Bloquear os espermatozóides no muco cervical e impedir, assim, sua penetração no trato superior do aparelho reprodutor feminino;

4. Impedir a liberação dos espermatozóides para dentro do esperma;

5. Bloquear a ovulação ou impedir a penetração do óvulo na porção mediana da trompa onde ocorre a fecundação;

6. Interferir no transporte do ovo pela trompa ou impedir o processo de implantação.

Importa ressaltar que não existe método ideal para impedir a fecundação.

2. EMPREGOS

Na prática, vários métodos anticoncepcionais são atualmente usados, a saber: *(a)* contraceptivos orais; *(b)* contraceptivos injetáveis; *(c)* dispositivos intra-uterinos, intracervicais e vaginais; *(d)* esterilização do homem ou da mulher; *(e)* interrupção da gravidez; *(f)* abstinência periódica da atividade sexual.

Segundo os resultados de uma pesquisa referente ao período de 1973 a 1976, os métodos contraceptivos principais usados pelas mulheres casadas na faixa etária de 15 a 44 anos são: pílula (22%), esterilização (19%, mulheres e homens), condom (7%), dispositivo intra-uterino (6%), ritmo (3%), geléia (3%), diafragma (3%).

Na ordem decrescente de eficácia, os principais métodos podem ser assim classificados: *(a)* mais eficazes: anticoncepcionais orais; *(b)* altamente eficazes: diafragma com geléia ou creme espermaticida, dispositivos intra-uterinos, método da ovulação; *(c)* moderadamente eficazes: preservativo (condom), preparados espermaticidas, método da temperatura; *(d)* menos eficazes: coito interrompido, método do ritmo (Ogino-Knaus); *(e)* pouco eficaz: ducha vaginal.

Por serem os mais eficazes e oferecerem outras vantagens, os contraceptivos orais são muito utilizados. Calcula-se que, em 1977, cerca de 54 milhões de mulheres tomaram pílulas anticoncepcionais em todo o mundo, 4 milhões mais do que em 1974. O seu uso vem aumentando nos países subdesenvolvidos, mas diminuindo nos países industrializados. Nos Estados Unidos, por exemplo, a queda no consumo foi de 20% no período de 1974-1977. Outrossim, em diversos países subdesenvolvidos a pílula anticoncepcional é distribuída gratuitamente, como parte do programa de planejamento familiar.

3. EFEITOS ADVERSOS

Os anticoncepcionais orais femininos causam diversos efeitos adversos, para o lado dos seguintes sistemas: *(a)* cutâneo: cloasma ou melasma, perda de cabelo, hirsutismo, acne; *(b)* gastrintestinal: náusea, vômito, aumento ou diminuição de apetite, dor abdominal, constipação, diarréia, anemia megaloblástica, icterícia colestática, adenoma hepático, risco de doenças da vesícula biliar; *(c)* cardiovascular: tromboflebite, embolismo pulmonar, trombose cerebral (risco que aumenta com a idade e é agravado pelo uso do tabaco), aumento dos níveis séricos de triglicérides e fosfolipídios, infarto do miocárdio, enxaqueca; *(d)* endócrino: anovulação, alteração no metabolismo de carboidratos, aumento do nível de transcortina, incremento da taxa de globulina ligada à tiroxina (o que vai alterar os resultados de alguns testes da função da tireóide); *(e)* reprodutivo: diminuição do tamanho do ovário, possíveis anomalias congênitas, modificações na erosão cervical e nas secreções cervicais, alterações no endométrio, sangramento, alterações nas mamas; *(f)* nervoso: alterações psíquicas, distúrbios neuroftálmicos. Por isso, um farmacologista comparou o uso desses anticoncepcionais destinados a evitar a fecundação ao emprego de uma bala de canhão para matar uma mosca.

Adiante ver-se-á que dois dos regimes anticoncepcionais mais usados são o seqüencial e o combinado. Ambos os regimes apresentam graves efeitos adversos. Todavia, os preparados do regime seqüencial são menos recomendados que os do regime combinado, especialmente pelos seguintes motivos:

1. São menos eficientes — talvez por atuarem

por um único mecanismo (impedimento da ovulação por supressão da liberação da gonadotrofina da hipófise), ao passo que os combinados, além de agirem por este mecanismo, alteram o endométrio e o muco cervical de modo a torná-los desfavoráveis à concepção;

2. Podem estar associados com risco maior de tromboembolismo — este risco aumenta com o conteúdo de estrogênio, cuja dose é relativamente maior nos seqüenciais que nos combinados;

3. Talvez sejam responsáveis pelo risco aumentado de câncer do endométrio — chegou-se a esta conclusão pela análise de dados estatísticos e por extrapolação: sabe-se que o uso prolongado de estrogênios em mulheres após a menopausa está relacionado ao risco maior de carcinoma do endométrio.

Por estas razões, as indústrias farmacêuticas que fabricavam anticoncepcionais orais seqüenciais e que representavam de 5 a 10% de todos os anticoncepcionais orais utilizados em 1975, nos Estados Unidos, ao serem alertadas sobre essas desvantagens pela FDA (Food and Drug Administration) e não podendo provar que os benefícios dos seus produtos suplantavam os riscos, retiraram-nos voluntariamente do comércio dos Estados Unidos. No Brasil, algumas indústrias — não todas, porém — fizeram o mesmo.

Os anticoncepcionais orais masculinos — como danazol e os ésteres da ciproterona e testosterona —, que foram usados apenas experimentalmente, também causam graves efeitos adversos, principalmente, em muitos casos, diminuição considerável do apetite sexual, impotência e até esterilidade irreversível.

B. Histórico

Durante séculos a humanidade vem tentando descobrir meios de evitar a fecundação. Este esforço resultou na introdução de diversos métodos anticoncepcionais, a saber:

1. Métodos que interferem na deposição dos espermatozóides ou que impedem sua penetração no muco cervical. Entre estes métodos, temos os: *(a)* naturais: coito interrompido, método do ritmo, método da temperatura, método da ovulação; *(b)* artificiais: ducha vaginal, espermaticidas vaginais, diafragma, preservativo (condom);

2. Esterilização. Pode ser: *(a)* do homem: vasectomia (ligadura do canal deferente); *(b)* da mulher: ligadura tubária;

3. Métodos cujo modo de ação não está bem esclarecido. Os principais são: *(a)* dispositivos intra-uterinos (DIU); *(b)* dispositivos intracervicais; *(c)* dispositivos vaginais;

4. Métodos que inibem a ovulação. Trata-se dos contraceptivos esteróides, administrados pelas seguintes vias: oral, parenteral, intravaginal e implante.

Estes últimos métodos, por consistirem no emprego de estrogênios e progestagênios, são os de nosso interesse especial, razão pela qual se dará breve histórico de sua introdução.

Em 1938, Parkes, Nobles e Dodds propuseram o uso de certos estrogênios ativos por via oral — tipo etinilestradiol e dietilestilbestrol — para a interrupção da gravidez. Nada, porém, de imediato se fez para comprovar esta hipótese. Em 1954, Djerassi e colaboradores introduziram os gestagênios ativos por via oral, como a noretisterona, que é a 17α-etinil-19-nortestosterona. Esta importante descoberta estimulou Pincus a usar, como contraceptivos, os 19-noresteróides associados a estrogênios. A eficácia desta associação, primeiramente testada em Porto Rico (1956-1957), resultou, finalmente, em desenvolvimento ulterior e introdução destes agentes como anticoncepcionais.

As prostaglandinas, descobertas e descritas, independentemente, na década de 1930 por Goldblatt e Euler e reavivadas por Bergström, são outro grupo de substâncias que encontram utilidade no campo da contracepção. Seu histórico foi dado no Cap. 8. Atualmente, conhecem-se cerca de vinte prostaglandinas naturais, algumas das quais já foram obtidas por síntese. Ademais, muitas centenas de seus análogos, metabólitos e antagonistas foram sintetizadas; entre os mais recentes, os seguintes: delprostenato, femprostaleno, gemeprosta. Vários derivados de prostaglandinas manifestaram atividade terapêutica útil e alguns já são comercializados como oxitócicos, isto é, para a indução do parto ou interrupção da gravidez.

Na busca de anticoncepcionais masculinos entre os hormônios esteróides verificou-se que certos ésteres da testosterona e ciproterona são relativamente eficazes em inibir a espermatogênese. Vários compostos químicos pertencentes a outras classes têm a mesma propriedade. Todos eles, porém, assim como os esteróides, apresentam graves efeitos adversos, o que impede a sua utilização na clínica.

Atualmente, com o objetivo de melhorar as propriedades dos anticoncepcionais utilizados, investigam-se novos sistemas de liberação, como, por exemplo, preparações de ação prolongada e a "pílula de papel", em que o anticoncepcional impregna celulose comestível com o formato de selo. Entre as preparações de ação prolongada inclui-se um implante — inserto num polímero biodegradável — que poderá inibir a fecundidade durante vários meses. A "pílula de papel" apresenta, por sua vez, as seguintes vantagens: fabricação mais simples e mais barata, maior homogeneidade entre os lotes e conservação mais fácil para a usuária.

Outrossim, pesquisam-se também novos métodos de contracepção, tanto masculinos quanto femininos. Como contraceptivos masculinos procuram-se substâncias que não inibam a produção de espermatozóides, mas perturbem o metabolismo destes. Caso tais compostos se revelem pouco tóxicos, espera-se que a primeira "pílula do homem" seja uma realidade nos fins da próxima década. Por enquanto, todavia, parece ser mais fácil lograr a contracepção masculina mediante a supressão da espermatogênese mediada pela inibição da liberação da gonadotrofina pela hipófise.

A contracepção masculina mediante interferência no processo que resulta na ejaculação de espermatozóides maduros é exeqüível mediante o uso de: (a) androgênios: metiltestosterona, testosterona; (b) estrogênios: etinilestradiol; (c) progestagênios: acetato de ciproterona, acetato de medroxiprogesterona, acetato de megestrol, danazol, etilnorgestrienona, noretisterona; (d) associações de hormônios sexuais: enantato de testosterona + danazol, testosterona + medroxiprogesterona, testosterona + megestrol, testosterona + norgestrienona, metiltestosterona + etinilestradiol. Entretanto, os graves efeitos adversos impedem que esses regimes sejam usados na prática.

No setor de contraceptivos femininos, as investigações são nos seguintes campos: (a) melhoramento de dispositivos intra-uterinos; (b) prostaglandinas; (c) vacinas contraceptivas, à base de: antígenos espermáticos, antígenos da zona transparente, gonadotrofina coriônica humana, outras proteínas placentárias (lactogênio placentário humano, proteínas não-hormonais); (d) outros processos suscetíveis: transporte do óvulo, implantação, transporte do esperma.

Para a próxima década prevêm-se os seguintes progressos: (a) uma nova geração de dispositi-

Tabela 40.5 Contraceptivos orais comercializados no Brasil

Progestagênio	Dose (mg)	Estrogênio	Dose (mg)	Nome comercial	Administração
Fármaco único					
noretisterona (noretindrona)	0,35			Micronor	um comprimido por dia, a partir do 1.º dia da menstruação
Seqüencial					
linestrenol	2,50	mestranol	0,80	Ovanon	estrogênio por 16 dias, depois progestagênio mais estrogênio durante 5 ou 6 dias
noretisterona	0,50		0,10	Novulon 0,5	
	1,00		0,10	Novulon Estojo Calendário 1 mg	
	2,00		0,10	Novulon	
	2,00		0,08	Biofim	
megestrol	0,10	etinilestradiol	0,10	Megestran	
	0,10		0,10	Ovotriol	
Combinado					
etinodiol	1,00	etinilestradiol	0,05	Demilen	do 5.º ao 24.º ou 25.º dia do ciclo ou 21 dias de tratamento seguidos de 7 dias durante os quais se tomam comprimidos contendo substância inerte ou fumarato ferroso
	1,00	mestranol	0,10	Ovulen	
linestrenol	1,00		0,10	Anacyclin	
	1,00		0,10	Anagran	
	1,00		0,10	Maltus 22	
	2,50		0,075	Lindiol 2,5	
	2,50		0,075	Noraciclina	
	2,00	etinilestradiol	0,04	Ermonil	
acetato de medroxiprogesterona	2,00		0,075	Ciclofarlutal	
noretisterona	1,00		0,05	Celapil	
	3,00		0,05	Anovlar 3 mg	
norgestrel	0,15		0,03	Microvlar	
	0,15		0,03	Nordette	
	0,25		0,05	Evanor	
	0,25		0,05	Neovlar	
	0,50		0,05	Anfertil	
	0,50		0,05	Primovlar	

vos intra-uterinos impregnados de anticoncepcionais de ação mais longa; *(b)* novos dispositivos intravaginais e intracervicais; *(c)* uma pílula para o homem à base de associação de esteróides; *(d)* possivelmente uma vacina contraceptiva constituída de peptídios sintéticos derivados da β-hCG (unidade β da gonadotrofina coriônica humana).

C. Classificação

1. ANTICONCEPCIONAIS

Os anticoncepcionais químicos ora mais usados podem ser divididos em quatro classes: contraceptivos orais, abortifacientes, espermaticidas e antiespermatogênicos.

a. Contraceptivos orais

Os contraceptivos orais são, por enquanto, de uso exclusivamente feminino. Constam de derivados dos seguintes esteróides: estradiol, testosterona, pregna-4,6-dieno-3,20-diona e pregnadieno. Outro grupo é constituído de compostos sintéticos com estruturas variadas.

Além dos compostos citados na Tabela 40.5, muitos outros são disponíveis ou estão em estudo, seja como anticoncepcionais seja como abortifacientes: algestona, anordrina, azasteno, centcromano, clogestona, danazol, desidroepiandrosterona, diidrogesterona associada ao quinestrol, estilbestrol, levonorgestrel associado ao etinilestradiol, medrogestona, megestrol, melengestrol, nisterima, norgestimato, quinestrol associado ao quingestanol.

Os regimes contraceptivos mais freqüentemente utilizados são: *(a)* fármaco único (ou minipílula), contendo só progestagênio; *(b)* método seqüencial, que consiste em tomar estrogênio por 16 dias, depois progestagênio mais estrogênio durante 5 ou 6 dias; *(c)* método combinado, assim chamado porque consta da administração de progestagênio combinado com estrogênio do 5.º ao 24.º ou 25.º dia do ciclo ou 21 dias de tratamento seguidos de 7 dias durante os quais se tomam comprimidos contendo substância inerte ou ferro (75 mg de fumarato ferroso, por exemplo) (Tabela 40.5).

Outros regimes acham-se em fase de estudo: *(a)* pílula pré-coito, contendo só progestagênio (acetato de megestrol, clogestona); *(b)* pílula pós-coito, contendo só estrogênio (dietilestilbestrol, etinilestradiol, sulfato de estrona) ou só progestagênio (acetato de quingestanol, norgestrel); *(c)* pílula de fim de semana, contendo antiprogestagênio; *(d)* preparações vaginais, parenterais e orais de longa duração, contendo só progestagênio ou associação de progestagênio com estrogênio; *(e)* vacinas contraceptivas; *(f)* pulverização intranasal de esteróides contraceptivos.

b. Abortifacientes

Em sua maioria, são derivados de prostaglandinas e empregam-se também como oxitócicos. Os principais são: ácido aristólico, aminopterina, carboprosta, ciclofenila, cloprostenol sódico, dinoprosta, dinoprostona, fluprostenol sódico, prostalena, sulprostona, tiaprosta, trometamina de dinoprosta (Tabela 40.6). Estes compostos são, em geral, abortifacientes intra-amnióticos durante o segundo trimestre da gravidez.

O cloprostenol sódico e o equimato de fluprostenol são usados em medicina veterinária. O centcromano, empregado em animais, tem atividade antiimplantação quando administrado após o coito.

Trometamina de dinoprosta

Pó cristalino branco a esbranquiçado, solúvel em água. Na forma de injeção intravenosa é usada para induzir o trabalho do parto, a termo ou próximo deste, bem como em aborto terapêutico, morte fetal e mola hidatiforme. A dose varia de acordo com o peso corporal das pacientes e com a finalidade do emprego. Em virtude das inúmeras contra-indicações e precauções a serem tomadas, deve ser usada em ambiente hospitalar. Os efeitos colaterais são: náusea, vômito, diarréia, cãibras abdominais, dores uterinas, cefaléia, vertigens, tremores, acessos febris.

c. Espermaticidas

Os espermaticidas, também chamados espermicidas, são usados nas seguintes formas: cremes, geléias, pastas, óvulos, espumas e películas solúveis. Constam dos seguintes grupos: *(a)* ácido bórico, ácido tartárico, clorindanol, certos fenóis; *(b)* bactericidas: acetato fenilmercúrico, cloreto de benzetônio, cloreto de metilbenzetônio; *(c)* tensoativos: diisobutilfenoxipolietoxietanol, laureto, menfegol, nonoxinol, octoxinol, polioxietilenononilfenol.

d. Antiespermatogênicos

Os antiespermatogênicos são compostos que inibem a espermatogênese. Em sua maioria, porém, são demasiadamente tóxicos. Entre eles, sobressaem os seguintes: ácido trigentísico, certos agentes antineoplásicos alquilantes, determina-

Tabela 40.6 Prostaglandinas

Nome oficial	Nome comercial	Nome químico	Estrutura
trometamina de dinoprosta	Prostaglan Prostin F_2 Alpha	composto de adição de 2-amino-2-(hidroximetil)-1,3-propanodiol com ácido 9,11,15-triidroxiprosta-5,13-dien-1-óico	
dinoprostona		ácido 11,15-diidroxi-9-oxoprosta-5,13-dien-1-óico	
cloprostenol sódico		sal sódico do ácido (±)-7-[2-[4-(3-clorofenoxi)-3-hidroxi-1-butenil]-3,5-diidroxiciclopentil]-5-heptenóico	
fluprostenol sódico		sal sódico do ácido (±)-7-[3,5-diidroxi-2-[3-hidroxi-4-[3-(trifluormetil)fenoxi]-1-butenil]ciclopentil]-5-heptenóico	
prostalena		éster metílico do ácido (±)-9,11,15-triidroxi-15-metilprosta-4,5,13-trien-1-óico	
sulprostona		7-[3-hidroxi-2-(3-hidroxi-4-fenoxi-1-butenil)-5-oxociclopentil]-N-(metilsulfonil)-5-heptenamida	

das amidas alifáticas cloradas, cádmio, 3-cloro-1,2-propanodiol (α-cloridrina), alguns dinitropirróis, gossipol, hesperidina fosforilada e derivados, lonidamina, certos nitrofuranos, alguns nitroimidazóis.

2. AGENTES OVULATÓRIOS

Os principais agentes ovulatórios atualmente utilizados estão arrolados na Tabela 40.7.

Citrato de clomifeno
Pó branco a amarelo-pálido, essencialmente inodoro, pouco solúvel em água. É mistura dos isômeros geométricos *(E)* e *(Z)*, na proporção aproximada de 1:1. Seu uso é no tratamento de infertilidade, em mulheres não-grávidas com amenorréia secundária, com o fim de restaurar o mecanismo ovulatório normal: 85% voltam a ovular, mas somente 50 a 60% conseguem engravidar. Entre os efeitos adversos, o principal é o aumento cístico dos ovários. É contra-indicado na gravidez e para pacientes que sofrem de doenças hepáticas graves, bem como nos estados hemorrágicos. A dose, por via oral, é de 50 mg por dia, durante um período de 5 dias; 30 dias depois do primeiro ciclo, 50 mg duas vezes por dia.

Ciclofenila
Pó cristalino branco. É indicada para o tratamento de esterilidade feminina causada por certos distúrbios funcionais, tais como ciclos anovulatórios, amenorréia secundária, fase luteínica abreviada. Embora seja agente ovulatório, é também indutor de aborto. A dose, por via oral, é de 200 mg três vezes por dia durante cinco dias, começando no 5.º dia da menstruação.

D. Mecanismo de ação

1. ANTICONCEPCIONAIS ORAIS

Teoricamente, a contracepção pode ser consumada pela administração de um fármaco apropriado antes, durante ou após o coito. A contracepção pode ser obtida por um dos seguintes

Tabela 40.7 Agentes ovulatórios

Nome oficial	Nome comercial	Nome químico	Estrutura
clomifeno (citrato de clomifeno)	Clomid	citrato de 2-[4-(2-cloro-1,2-difeniletenil)fenoxi]-*N,N*-dietiletanamina	
ciclofenila	Fertodur	acetato de 4-[[4-(acetiloxi)fenil]-cicloexilidenometil]fenol	
menotrofinas		hormônios hipofisários	

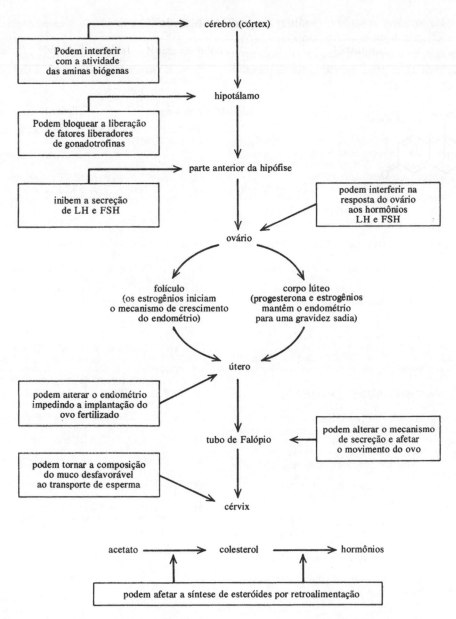

Fig. 40.3 Os diversos sítios em que podem atuar os contraceptivos orais que imitam a gravidez. *Fonte: Chem. Eng. News,* 27 de março, 1967, pg. 46.

meios: inibição da ovulação, prevenção da migração do óvulo, inibição da secreção hormonal que vai preparar o endométrio, prevenção do transporte do esperma, inibição da fecundação do óvulo, inibição da nidação, bloqueio do desenvolvimento do embrião. Os anticoncepcionais orais podem interferir, portanto, em vários locais (Fig. 40.3). Entretanto, acredita-se que tanto o método seqüencial quanto o combinado impedem a ovulação inibindo a liberação de fatores liberadores de gonadotrofinas do hipotálamo, ou podem atuar em centro cerebral superior. Quanto ao método do fármaco único (minipílula), o mecanismo de ação de progestagênios de dose baixa é complexo e não está bem determinado. Sabe-se, entretanto, que atuam após a ovulação, quiçá reduzindo a penetrabilidade do esperma no muco cervical, alterando o endométrio e interferindo com a função lútea. Pesquisas recentes parecem indicar que atuam através da liberação de certas enzimas lisossômicas leucocitárias.

2. AGENTES OVULATÓRIOS

O mecanismo de ação do clomifeno não é conhecido, mas parece ser uma competição com estrogênio ao nível do hipotálamo. Isto resulta em estímulo ovariano, no sentido de induzir a ovulação. A ciclofenila atua sobre a hipófise, provocando diminuição da taxa plasmática do hormônio folículo-estimulante (FSH) e aumento do hormônio luteinizante (LH).

REFERÊNCIAS

E. GENAZZANI et al., Eds., Pharmacological Modulation of Steroid Action, Raven, New York, 1980.
Ciba Foundation Symposium, Sex, Hormones and Behaviour, Excerpta Medica, Amsterdam, 1979.
S. GÖRÖG e G. SZÁSZ, Analysis of Steroid Hormone Drugs, Elsevier, Amsterdam, 1978.
L. TRÄGER, Steroidhormone, Springer, Berlin, 1977.
J. BROTHERTON, Sex Hormone Pharmacology, Academic, New York, 1976.
J.-J. HICKS e A. ROSADO, Adv. Steroid Biochem. Pharmacol., 5, 263 (1976).
B. W. O'MALLEY e W. T. SCHRADER, Sci. Am., 234(2), 32 (1976).
J. A. THOMAS e R. L. SINGHAL, Eds., Molecular Mechanisms of Gonadal Hormone Action, University Park Press, Baltimore, 1975.
G. W. GOODAY, Annu. Rev. Biochem., 43, 35 (1974).
K. W. McKERNS, Ed., The Sex Steroid: Molecular Mechanisms, Appleton-Century-Crofts, New York, 1971.
L. F. FIESER e M. FIESER, Steroids, 2nd ed., Reinhold, New York, 1967.

ANDROGÊNIOS E ESTERÓIDES ANABÓLICOS

W. I. P. MAINWARING e T. MANN, The Mechanism of Action of Androgens, Springer, Berlin, 1977.
L. MARTINI e M. MOTTA, Eds., Androgens and Antiandrogens, Raven, New York, 1977.
J. R. GIVENS, Adv. Intern. Med., 21, 221 (1976).
C. D. KOCHAKIAN, Ed., Anabolic-Androgenic Steroids, Springer, Berlin, 1976.
D. C. MOORE et al., Pediatrics, 58, 412 (1976).
O. EICHLER et al., Eds., Androgens II and Antiandrogens, Springer, Berlin, 1974.
N. T. SHAHIDI, N. Engl. J. Med., 289, 72 (1973).
H. E. VOSS e G. OERTEL, Androgene I, Springer, Berlin, 1973.
E.-E. BAULIEU et al., Recent Prog. Horm. Res., 27, 351 (1971).
K. B. EIK-NES, Recent Prog. Horm. Res., 27, 517 (1971).
J. A. VIDA, Androgens and Anabolic Agents, Academic, New York, 1969.

ESTROGÊNIOS E PROGESTAGÊNIOS

J. H. CLARK e E. J. PECK, Female Sex Steroids: Receptors and Function, Springer, Berlin, 1979.
H. E. SIMMONS, The Side Effects of Estrogen Drug Therapy, Psychogenic Disease Publishing Company, Sacramento, 1979.
J. A. KATZENELLENGOBEN, Fed. Proc., Fed. Am. Soc. Exp. Biol., 37, 174 (1978).
D. L. LEE et al., J. Med. Chem., 20, 1139 (1977).
M. B. AUFRÈRE e H. BENSON, J. Pharm. Sci., 65, 783 (1976).
A. J. EISENFELD et al., Science, 191, 862 (1976).
L. ROSENBERG et al., N. Engl. J. Med., 294, 1256 (1976).
G. RASPE, Ed., Central Actions of Estrogenic Hormones, Pergamon, Oxford, 1975.
H. K. ZIEL e W. D. FINKLE, N. Engl. J. Med., 293, 1167 (1975).
B. W. O'MALLEY e A. R. MEANS, Science, 183, 610 (1974).
E. V. JENSEN e E. R. deSOMBRE, Annu. Rev. Biochem., 41, 203 (1972).

G. C. MUELLER et al., Recent Prog. Horm. Res., 28, 1 (1972).
A. E. KELLIE, Annu. Rev. Pharmacol., 11, 97 (1971).
J. GORSKI et al., Curr. Top. Dev. Biol., 4, 149 (1969).
E. V. JENSEN et al., Dev. Biol., Suppl., 3, 151 (1969).
K. JUNKMANN, Ed., Die Gestagene, 2 vols., Springer, Berlin, 1968, 1969.
P. MORAND e J. LYALL, Chem. Rev., 68, 85 (1968).

ANTICONCEPCIONAIS ORAIS E AGENTES OVULATÓRIOS

J. BILLINGS, O Método da Ovulação, Edições Paulinas, São Paulo, 1980.
H. W. HALBE, Rev. Bras. Clín. Ter., 9, 135 (1980).
M. L'E. ORME e D. J. BACK, Pharm. Int., 1, 38 (1980).
J. L. DURAND e R. BRESSLER, Adv. Intern. Med., 24, 97 (1979).
K. C. NICOLAOU e J. B. SMITH, Annu. Rep. Med. Chem., 14, 178 (1979).
D. B. CRIGHTON et al., Control of Ovulation, Butterworth, Baltimore, 1978.
L. L. EWING e B. ROBAIRE, Annu. Rev. Pharmacol. Toxicol., 18, 167 (1978).
H. LUDWIG e P. F. TAUBER, Eds., Human Fertilization, Thieme, Stuttgart, 1978.
E. G. McQUEEN, Drugs, 16, 322 (1978).
K. C. NICOLAOU et al., Angew. Chem., Int. Ed. Engl., 17, 293 (1978).
S. GARATTINI e H. W. BERENDES, Eds., Pharmacology of Steroid Contraceptive Drugs, Raven, New York, 1977.
M. J. K. HARPER, Prog. Drug Res., 21, 293 (1977).
A. KOROLKOVAS, Rev. Bras. Clín. Ter., 6, 115 (1977).
A. A. MATHÉ et al., N. Engl. J. Med., 296, 850, 910 (1977).
A. MITRA, The Synthesis of Prostaglandins, Wiley-Interscience, New York, 1977.
D. ORTH e H.-E. RADUNZ, Top. Curr. Chem., 72, 51 (1977).
W. J. BREMNER e D. M. de KRETSER, N. Engl. J. Med., 295, 1111 (1976).
M. BRIGGS, Adv. Steroid Biochem. Pharmacol., 5, 65 (1976).
M. H. BRIGGS e M. BRIGGS, Oral Contraceptives, 2 vols., Eden Press, St. Albans, Vt., 1976, 1978.
M. H. BRIGGS e M. BRIGGS, Biochemical Contraception, Academic, New York, 1976.
L. CHAN e B. W. O'MALLEY, N. Engl. J. Med., 294, 1322, 1372, 1430 (1976).
F. A. KINCL, "Novel Methods of Delivery of Fertility Control Agents", in M. J. MATTILA, Ed., Clinical Pharmacology, Pergamon, Oxford, 1976, pp. 105-115.
I. ERNEST, Angew. Chem., Int. Ed. Engl., 15, 207 (1976).
S. M. M. KARIM, Ed., Prostaglandins: Chemical and Biochemical Aspects, University Park Press, Baltimore, 1976.
S. M. M. KARIM, Ed., Prostaglandins: Physiological, Pharmacological and Pathological Aspects, University Park Press, Baltimore, 1976.
M. P. STERN et al., J. Am. Med. Assoc., 235, 811 (1976).
T. J. VECCHIO, Adv. Steroid Biochem. Pharmacol., 5, 1 (1976).
W. BARTMANN, Angew. Chem., Int. Ed. Engl., 14, 337 (1975).
V. A. DRILL, Annu. Rev. Pharmacol., 15, 367 (1975).
N. R. FARNSWORTH et al., J. Pharm. Sci., 64, 535, 717 (1975).
General Assembly, 25, and International Congress of Pharmaceutical Sciences of the Fédération Internationale Pharmaceutique, 34, Rome, 1974, Conception and Contraception, Amsterdam, Excerpta Medica, 1975.
J. W. GOLDZIEHER e T. S. DOZIER, Am. J. Obstet. Gynecol., 123, 878 (1975).
E. W. HORTON, Chem. Soc. Rev., 4, 589 (1975).
N. M. KAPLAN, Adv. Intern. Med., 20, 197 (1975).

S. M. M. KARIM, Ed., *Prostaglandins and Reproduction*, University Park Press, Baltimore, 1975.
R. K. KALKHOFF, *J. Steroid Biochem.*, 6, 949 (1975).
J. J. SCIARRA *et al.*, Eds., *Control of Male Fertility*, Harper & Row, Hagerstown, 1975.
H. R. BEHRMAN e G. G. ANDERSON, *Arch. Intern. Med.*, 133, 77 (1974).
J. P. BENNETT, *Chemical Contraception*, Columbia University Press, New York, 1974.
M. H. BRIGGS e E. DICZFALUSY, Eds., *Pharmacological Models in Contraceptive Development*, Karolinska Institutet, Stockholm, 1974.
R. A. MUELLER e L. E. FLANDERS, *Annu. Rep. Med. Chem.*, 9, 162 (1974).
W. D. ODELL e M. E. MOLITCH, *Annu. Rev. Pharmacol.*, 14, 413 (1974).
B. W. O'MALLEY e A. R. MEANS, *Receptors for Reproductive Hormones*, Plenum, New York, 1974.
A. S. BINGEL e P. S. BENOIT, *J. Pharm. Sci.*, 62, 179, 349 (1973).
G. W. DUNCAN *et al.*, Eds., *Fertility Control Methods*, Academic, New York, 1973.
H. JACKSON, *Am. Sci.*, 61, 188 (1973).
J. B. JOSIMOVICH, Ed., *Uterine Contraction: Side Effects of Steroidal Contraceptives*, Wiley, New York, 1973.
J. L. MARX, *Science*, 179, 1222 (1973).
S. SEGAL, *Contraception*, 8, 187 (1973).
J. APSIMON, Ed., *Prostaglandins*, Wiley-Interscience, New York, 1972.
C. BELL, *Pharmacol. Rev.*, 24, 657 (1972).
I. R. FISCH *et al.*, *J. Am. Med. Assoc.*, 222, 1507 (1972).
E. L. BILLINGS *et al.*, *Lancet*, I, 282 (1972).
H. JACKSON e A. R. JONES, *Adv. Steroid Biochem. Pharmacol.*, 3, 167 (1972).
E. M. SOUTHERN, Ed., *The Prostaglandins: Clinical Applications in Human Reproduction*, Futura Publishing Company, Mount Kisco, N. Y., 1972.

M. C. WEISSMANN *et al.*, *Lancet*, II, 813 (1972).
M. P. L. CATON, *Prog. Med. Chem.*, 8, 317 (1971).
R. J. DEMAREST e J. J. SCIARRA, *Concepção, Parto e Contracepção*, Editora Nacional, São Paulo, 1971.
F. FUCHS, Ed., *Endocrinology of Pregnancy*, Harper & Row, New York, 1971.
V. PETROW, *Prog. Med. Chem.*, 8, 171 (1971).
P. W. RAMWELL e J. E. SHAW, Eds., "Prostaglandins", *Ann. N. Y. Acad. Sci.*, 180, 1-568 (1971).
E. STEINBERGER, *Physiol. Rev.*, 51, 1 (1971).
M. H. BRIGGS *et al.*, *Adv. Steroid Biochem. Pharmacol.*, 2, 111 (1970).
C. DJERASSI, *Science*, 169, 941 (1970).
V. PETROW, *Chem. Rev.*, 70, 713 (1970).
Pharmacology Society Symposium, "Antifertility Drugs", *Fed. Proc., Fed. Am. Soc. Exp. Biol.*, 29, 1209-1242 (1970).
R. L. VANDE WIELE, *Recent Prog. Horm. Res.*, 26, 63 (1970).
S. M. KALMAN, *Annu. Rev. Pharmacol.*, 9, 363 (1969).
M. P. VESSEY e R. DOLL, *Br. Med. J.*, 2, 651 (1969).
S. BERGSTRÖM *et al.*, *Pharmacol. Rev.*, 20, 1 (1968).
E. DICZFALUSY, *Am. J. Obstet. Gynecol.*, 100, 136 (1968).
J. GORSKI *et al.*, *Recent Prog. Horm. Res.*, 24, 45 (1968).
M. J. K. HARPER, *Prog. Drug Res.*, 12, 47 (1968).
P. W. RAMWELL e J. E. SHAW, Eds., *Prostaglandins*, Wiley-Interscience, New York, 1968.
S. BERGSTRÖM e B. SAMUELSON, *The Prostaglandins*, Interscience, New York, 1967.
C.-R. GARCIA, *Am. J. Med. Sci.*, 253, 718 (1967).
G. PINCUS, *Science*, 153, 493 (1967).
H. W. RUDEL e J. MARTINEZ-MANAUTOU, *Top. Med. Chem.*, 1, 339 (1967).
H. JACKSON, *Antifertility Compounds in the Male and Female*, Thomas, Springfield, Ill., 1966.
G. PINCUS, *The Control of Fertility*, Academic, New York, 1965.

Parte 8

Agentes Diversos

Os fármacos que não foram estudados nos 40 capítulos anteriores o serão nestes próximos dois capítulos. Eles podem ser divididos em dois grupos: *(a)* auxiliares de diagnóstico e *(b)* agentes diversos.

Auxiliares de Diagnóstico

I. INTRODUÇÃO

Auxiliares de diagnóstico são substâncias utilizadas para examinar o organismo quanto ao desempenho de suas funções.

II. HISTÓRICO

Os auxiliares de diagnóstico foram introduzidos na medicina logo após a descoberta dos raios X, por Roentgen. Os primeiros radiopacos a serem usados foram o subacetato de chumbo e o ar. Em 1923, usaram-se soluções de iodeto de sódio para urografia e angiografia. O dióxido de tório foi introduzido logo após, para arteriogramas cerebrais. Contudo, todos estes agentes primitivos causam graves reações adversas e não são mais empregados.

Em 1928, Swick introduziu o primeiro derivado iodado da piridona. Os bons resultados obtidos com esta substância impeliram a investigação de novos derivados iodados, não somente da piridona, mas também do benzeno, a partir de 1940. Em conseqüência, encontraram-se muitos radiopacos, alguns dos quais são utilizados ainda hoje.

Quanto aos auxiliares de diagnóstico diversos, foram introduzidos por vários meios, incluindo métodos racionais.

III. CLASSIFICAÇÃO

Os auxiliares de diagnóstico podem ser divididos em *(a)* radiopacos e *(b)* auxiliares de diagnóstico diversos.

A. Radiopacos

1. CONCEITO

Os radiopacos, a classe mais importante de auxiliares de diagnóstico, são substâncias que absorvem raios X e, conseqüentemente, produzem sombra de contraste positivo em estruturas teciduais, como bexiga, vesícula e estômago durante exame roentgenográfico. Por outro lado, o ar produz sombra de contraste negativo. Devem apresentar as seguintes propriedades características: alta radiopacidade, baixa toxicidade e boa tolerância, localização seletiva, ausência de atividade biológica e excreção rápida e total.

Estas drogas são usadas em exames radiográficos: angiografia (vasos sanguíneos), aortografia (aorta), broncografia (árvore brônquica), colangiografia (canalículos biliares), colecistografia (vesícula), gastrografia (trato gastrintestinal), hepatografia (fígado), histerossalpingografia (útero e tubos de Falópio), linfangiografia (ductos linfáticos), mielografia (espaço subaracnóide do canal espinhal), sialografia (glândulas salivares), urografia (trato urinário). Este último processo, também chamado pielografia, pode ser ou urografia retrógrada ou urografia excretora.

Radiopacos contendo iodo podem alterar os resultados do teste funcional da tireóide. Por isso, estes testes devem ser feitos antes da administração destas substâncias. Deve-se tomar cuidado quando se administram estas drogas a pacientes com doença renal avançada, doenças do trato biliar ou hepático, distúrbios gastrintestinais, anúria, mieloma múltiplo e feocromocitoma, pois os radiopacos podem causar reações tóxicas, especialmente para rins e coração, e também danificar a corda espinhal e o intestino delgado.

2. EMPREGOS

Em angiografia e urografia usam-se os seguintes radiopacos: ácido acetrizóico, ácido amidotrizóico, ácido iotalâmico, ácido ioxitalâmico, ácido metrizóico, diodona, iodamida, iodometamato sódico.

Em broncografia utilizam-se estes: iopidol, iopidona, oxipropiliodona, propiliodona.

Em colangiografia usam-se: adipiodona, ioglicamida, tiropanoato sódico.

Em colecistografia os mais empregados são: ácido iobenzâmico, ácido iocetâmico, ácido iodoxâmico, ácido iofenóico, ácido iolidônico, ácido iomeglâmico, ácido iopanóico, ácido iopodínico, bunamiodil, fenobutiodil, iopodato sódico, tiropanoato sódico.

Em gastrografia usam-se: ácido amidotrizóico e sulfato de bário.

Em linfografia emprega-se o óleo iodado.

Em mielografia utilizam-se os seguintes: ácido iocármico, ácido iotalâmico, iocarmato de meglumina, iofendilato, metiodal.

3. CLASSES QUÍMICAS

Vários são os radiopacos comercializados. Os mais usados estão arrolados na Tabela 41.1. Pertencem a cinco grupos: *(a)* compostos inorgânicos (sulfato de bário); *(b)* derivados alifáticos iodados (metiodal sódico); *(c)* óleos iodados (óleo etiodado, óleo iodado); *(d)* derivados da piridona iodada (diodona, propiliodona); *(e)* derivados benzênicos iodados (o restante dos listados na Tabela 41.1). Assim, com exceção do sulfato de bário, todos os radiopacos usados são compostos orgânicos iodados.

Quanto à solubilidade, os radiopacos podem ser: *(a)* solúveis em água: acetrizoato de meglumina, acetrizoato sódico, ácido acetrizóico, ácido amidotrizóico, ácido diprotizóico, ácido iocármico, ácido ioglicâmico, ácido iosefâmico, ácido iotalâmico, ácido ioxitalâmico, adipiodona, adipiodona de meglumina, amidotrizoato sódico, bunamiodil, diodona, iodamida, iodoipurato sódico, iodometamato sódico, iopamidol, iopodato cálcico, iopodato sódico, iotalamato de meglumina, iotalamato sódico, iotroxato de meglumina, ioxitalamato de meglumina, metiodal sódico, metrizoato sódico; *(b)* insolúveis em água: ácido iocetâmico, ácido iofenóico (ácido iofenóxico), ácido iopanóico, ácido iopódico, ácido tiropanóico, feniodol, iofendilato, iopidona, propiliodona, sulfato de bário, tiropanoato sódico; *(c)* óleos iodados: injeção de óleo iodado, óleo etiodado.

Levando em consideração a constituição química e as propriedades físicas dos radiopacos iodados, distinguem-se três classes: *(a)* ácidos carboxílicos e seus sais; *(b)* óleos imiscíveis em água; *(c)* suspensões.

Os principais representantes da primeira classe são os seguintes: acetrizoato sódico, adipiodona de meglumina, adipiodona sódica, amidotrizoato de meglumina, amidotrizoato sódico, diodona, iopodato cálcico, iopodato sódico, metiodal sódico, metrizoato sódico, tiropanoato sódico. Estes radiopacos são usados principalmente em urografia e colecistografia, mas também em muitos outros exames radiográficos (angiocardiografia, aortografia e nefrografia), quer como soluções aquosas de sais, quer oralmente como ácidos ou sais.

A segunda classe é constituída por ácidos, amidas e ésteres contendo iodo (ácido iopanóico, metrizamida, monoiodoestearato de etila), bem como por óleos iodados. Estes óleos são óleos vegetais ou ácidos graxos contendo cerca de 40% de iodo, que é incorporado a estes óleos por adição covalente às duplas ligações através de uma reação química. Compostos desta classe — como o óleo de papoula iodado — são usados principalmente em mielografia, linfagiografia, sialografia, histerossalpingografia e broncografia.

A terceira classe consiste de compostos insolúveis em água, suspensos em meio aquoso ou oleoso. Certos radiopacos deste grupo — como a propiliodona, por exemplo — são ésteres de um dos ácidos da primeira classe. São usados para broncografia e outros exames radiográficos.

Sulfato de bário

Apresenta-se na forma de pó fino, branco, inodoro, insípido, isento de granulações, insolúvel em água e em solventes orgânicos. É o agente de escolha para roentgenografia gastrintestinal. É administrado por via oral ou retal sob forma de suspensão aquosa. É contra-indicado quando existe hemorragia ou obstruções. A dose usual é de 200 a 300 g em suspensão adequada.

Óleo iodado

Óleo límpido, incolor ou amarelado, de leve odor aliáceo, insolúvel em água, mas solúvel em éter, em éter de petróleo e em clorofórmio. Deve ser conservado em recipientes herméticos e opacos. É preparado por iodação, com ácido iodídrico, dos ésteres etílicos dos ácidos graxos do óleo de semente de papoula. Contém de 38 a 41% (p/p) de iodo. Seu uso principal é em broncografia, por injeção.

Iodoestearato de etila

Óleo, contendo 28% de iodo, usado em mielografia.

Iodamida

Nas formas de sais sódico e de meglumina, é usada principalmente em urografia, arteriografia,

Tabela 41.1 Radiopacos

Nome oficial	Nome comercial	Nome químico	Estrutura
sulfato de bário	Bariogel Duplobar Hidrobar Neobar Revelotrast	sulfato de bário	$BaSO_4$
iodoestearato de etila	Duroliopaque	monoiodoestearato de etila	$CH_3(CH_2)_7CHI(CH_2)_8COOC_2H_5$
óleo iodado	Lipiodol Ultra-Fluido	ésteres etílicos dos ácidos graxos iodados de óleo de papoula a 38%	
metiodal sódico		iodometanossulfonato sódico	ICH_2SO_3Na
ácido acetrizóico	Flupac (na forma de sais)	ácido 3-(acetilamino)-2,4,6-triiodobenzóico	
ácido amidotrizóico (ácido diacetilaminotriiodobenzóico) (ácido diatrizóico)	Hypaque (sal sódico)	ácido 3,5-bis(acetilamino)-2,4,6-triiodobenzóico	
ácido iotalâmico		ácido 3-(acetilamino)-2,4,6-triiodo-5-[(metilamino)carbonil]benzóico	
ácido ioxitalâmico	Telebrix (na forma de sais) Vasobrix (na forma de sais)	ácido 3-(acetilamino)-5-(2-hidroxietilcarbamoil)-2,4,6-triiodobenzóico	
iodamida	Angiomiron (na forma de sais) Uromiron (sal de meglumina)	ácido 3-(acetilamino)-5-[(acetilamino)metil]-2,4,6-triiodobenzóico	

Tabela 41.1 (cont.) Radiopacos

Nome oficial	Nome comercial	Nome químico	Estrutura
ácido metrizóico	Isopaque (na forma de sais)	ácido 3-(acetilamino)-5-(acetilmetilamino)-2,4,6-triiodobenzóico	
ácido iocetâmico	Colebrina	ácido 3-[acetil-(3-amino-2,4,6-triiodofenil)amino]-2-metilpropanóico	
bunamiodil (buniodil)	Orabilix	sal monossódico do ácido 2-[[2,4,6-triiodo-3-[(1-oxo-butil)-amino]fenil]metileno]butanóico	
ácido iopanóico		ácido 3-amino-α-etil-2,4,6-triiodobenzenopropanóico	
ácido iopodáico (ácido ipodáico)	Biloptin (sal sódico)	ácido 3-[[(dimetilamino)metileno]-amino]-2,4,6-triiodobenzenopropanóico	

Tabela 41.1 (cont.) Radiopacos

Nome oficial	Nome comercial	Nome químico	Estrutura
ácido tiropanóico	Bilopaque (sal sódico)	ácido α-etil-2,4,6-triiodo-3-[(1-oxobutil)amino]benzenopropanóico	
iocarmato de meglumina	Dimer' X	ácido 5,5'-(adipoildiimino)bis-[2,4,6-triiodo-N-metilisoftalâmico] combinado com 1-desoxi-1-(metilamino)-D-glucitol (1:1)	
ácido ioglicâmico	Biligrama (sal de meglumina)	ácido 3,3'-[oxibis[(1-oxo-2,1-etanodiil)imino]]bis[2,4,6-triiodobenzóico]	
adipiodona (iodipamida)	Biligrafina (sal de meglumina) Transbilix (sal de meglumina)	ácido 3,3'-[(1,6-dioxo-1,6-hexanodiil)diimino]bis[2,4,6-triiodobenzóico]	
iofendilato		10-(p-iodofenil)undecilato de etila	
propiliodona		éster propílico do ácido 3,5-diiodo-4-oxo-1(4H)-piridinacético	
diodona (cardiotrast) (iodopiraceto)		ácido 3,5-diiodo-4-oxo-1(4H)-piridinacético combinado com 2,2'-iminodietanol (1:1)	

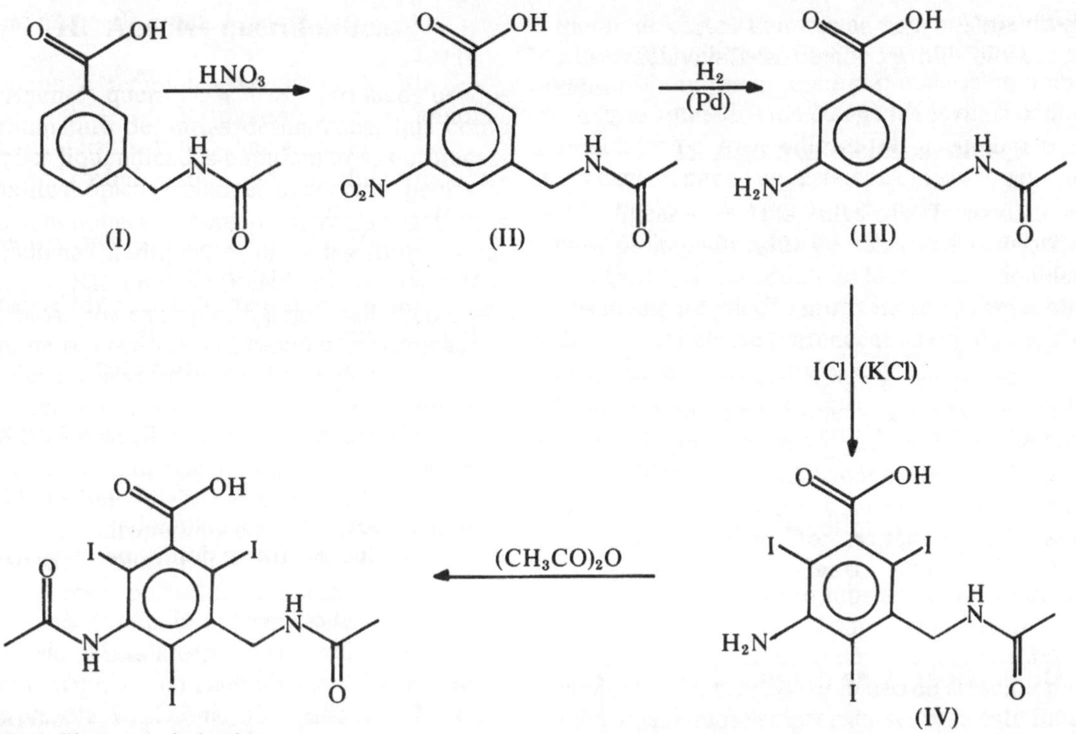

Fig. 41.1 Síntese da iodamida

aortografia e angiografia.

É sintetizada a partir do ácido 3-acetilaminometilbenzóico (I) que, por tratamento com mistura sulfonítrica, forma o 5-nitroderivado correspondente (II); este, por hidrogenação catalítica sobre paládio, fornece o composto aminado (III) que, reagindo com ICl na presença de KCl, conduz ao composto triiodado (IV); finalmente, a acetilação deste intermediário com anidrido acético, em presença de traços de ácido sulfúrico concentrado, resulta na iodamida (Fig. 41.1).

Ácido ioxitalâmico
Como sal sódico e de meglumina, é usado em urografia por perfusão intravenosa e para cistografia.

Ácido ioglicâmico
Na forma de sal de meglumina, solúvel em água, é utilizado em colangiografia e colecistografia.

Ácido iocármico
Na forma de sal de meglumina, solúvel em água, é usado em mielografia lombossacral, por injeção subaracnóide espinhal.

Ácido iotalâmico
Usado tanto na forma livre quanto nas de sal sódico ou de meglumina, é um dos melhores radiopacos para radiografias do sistema circulatório e trato urinário.

Ácido iopanóico
Pó de cor creme, inodoro ou quase inodoro, de odor característico, fotossensível, insolúvel em água, mas solúvel em solventes orgânicos. Contém 66,6% de iodo. É usado, por via oral, para colecistografia.

Tiropanoato sódico
É usado, por via oral, para colecistografia e colangiografia.

Propiliodona
Pó branco, cristalino, insolúvel em água, sendo usada em suspensão de óleo de amendoim para broncografias.

Ácido amidotrizóico
Comercializado nas formas de sais de sódio ou de meglumina, sais que se apresentam como pós brancos, inodoros e solúveis em água. Contém 65,8% de iodo, sendo um dos mais bem tolerados e menos tóxicos dentre os radiopacos. É usado na maioria das radiografias.

Adipiodona

Também chamada iodipamida, apresenta-se como pó cristalino branco, quase inodoro, muito pouco solúvel em água e em solventes orgânicos. É o radiopaco de escolha para colecistografia, usado por via intravenosa, na forma de injeção de sal de meglumina, que se apresenta como líquido ligeiramente viscoso, límpido, incolor ou amarelado.

4. NOVOS RADIOPACOS

Muitos novos radiopacos foram introduzidos recentemente, tais como os seguintes ácidos iodados: iobenzâmico, iobutóico, iodometâmico, iodoxâmico, ioglícico, iolidônico, iolixânico, iomeglâmico, iomorínico, ioprocêmico, iaprônico, iosérico, iosumético, iotétrico, iotrânico, iotrizóico, iotróxico, ioxáglico, ioxotrizóico, iozômico.

B. Auxiliares de diagnósticos diversos

Os auxiliares de diagnósticos diversos são usados para detectar anormalidades ou disfunção patológica de vários órgãos. A Tabela 41.2 arrola os mais utilizados.

De acordo com o seu uso, estes auxiliares são agrupados nas seguintes classes:

1. Agentes para testar a função hepática: bromossulfaleína, lidofenina, rosa bengala sódica, tricarbocianina II (verde indocianina);
2. Agentes para testar a função renal: ácido aminoipúrico, aminoipurato sódico, fenolsulfonftaleína, indicarmim, inulina, manitol;
3. Agentes para testar a secreção gástrica: amogastrina, azuresina, cloridrato de betazol, fosfato de histamina, pentagastrina;
4. Agentes para medidas cardiovasculares: anazoleno sódico, azul de Evans, diidrocolato sódico, fluoresceína sódica, tricarbocianina II;
5. Agentes para testar a imunidade cutânea: antígeno para testar caxumba, derivado purificado de tuberculina, toxina diftérica diagnóstica, toxina estreptocócica de febre escarlate, tuberculina envelhecida;
6. Agentes usados para testes biológicos de alergênicos ou antigênicos: alergênicos, antígeno de linfogranuloma venéreo, blastomicina, coccidioidina, extrato de *Trichinella*, histoplasmina;
7. Agentes para testar a função da hipófise: metirapona;
8. Agentes para detectar o feocromocitoma: fentolamina, histamina, piperoxano;
9. Agentes para testar a absorção intestinal: xilose;
10. Agentes para detectar a doença amilóide: vermelho congo;
11. Agentes para testar a insuficiência adrenocorticóide: corticotrofina, hidróxido de corticotrofina zíncica;
12. Agentes para detectar a *myasthenia gravis*: cloreto de edrofônio;
13. Agentes para detectar diabetes: tolbutamida sódica;
14. Agentes para testes obstétricos: azul de quinaldina;
15. Agentes usados em cistoscopia: indicarmim;
16. Agentes para verificar a reserva medular de granulócitos: etiocolanolona;
17. Reveladores dentários: eritrosina sódica;
18. Radiofármacos: albumina sérica iodada I 125, albumina sérica iodada I 131, cianocobalamina Co 57, cianocobalamina Co 60, citrato ferroso Fe 59, citrato de gálio Ga 67, cloreto de índio In 113m, cloreto de tálio Tl 201, clormerodrina Hg 197, clormerodrina Hg 203, cromato de sódio Cr 51, estrôncio Sr 85, fluoreto de sódio F 18, fosfato de sódio P 32, iodeto de sódio I 123, iodeto de sódio I 125, iodeto de sódio I 131, iometina I 125, iometina I 131, liotironina I 131, merisoprol Hg 197, ouro Au 198, pentetato trissódico de índio In 111, pertecnetato de sódio Tc 99m, rosa bengala sódica I 131, selenometionina Se 75, tiroxina I 125, tiroxina I 131, tolpovidona I 131.

Fluoresceína sódica

Pó vermelho-alaranjado, inodoro, higroscópico, muito solúvel em água e pouco solúvel em álcool. As soluções aquosas são altamente fluorescentes, mas deixam de sê-lo ao serem acidificadas. Impregnada em tira de papel absorvente especial, é usada para diagnóstico oftalmológico como indicador de trauma da córnea. Na forma de injeção intravenosa, na dose de 500 mg, é empregada para determinar o tempo de circulação.

Bromossulfaleína

Pó cristalino branco, higroscópico, inodoro, levemente amargo, solúvel em água. *In vivo*, os átomos de bromo são retirados do sangue quase inteiramente pelo fígado. A presença dos grupos sulfônicos aumenta grandemente a hidrossolubilidade, mas também, embora em menor medida, a toxicidade. Suas soluções alcalinas apresentam

AUXILIARES DE DIAGNÓSTICO

Tabela 41.2 Agentes auxiliares de diagnósticos diversos

Nome oficial	Nome comercial	Nome químico	Estrutura
ácido aminoipúrico		N-(4-aminobenzoil)glicina	
indicarmim (índigo carmim) (indigotindissulfonato sódico)		sal dissódico do ácido 2-(1,3-diidro-3-oxo-5-sulfo-2H-indol-2-ilideno)-2,3-diidro-3-oxo-1H-indol-5-sulfônico	
fenolsulfonftaleína (vermelho fenol)		S,S-dióxido de 4,4'-(3H-2,1-benzoxatiol-3-ilideno)difenol	
bromossulfaleína (bromossulfoftaleína) (sulfobromoftaleína sódica)		sal dissódico do ácido 3,3'-(4,5,6,7-tetrabromo-3-oxo-1(3H)-isobenzofuranilideno)-bis[6-hidroxibenzenossulfônico]	
azul de Evans		sal tetrassódico do ácido 6,6'-[(3,3'-dimetil[1,1'-bifenil]-4,4'-diil)bis(azo)]bis[4-amino-5-hidroxi]-1,3-naftalenodissulfônico	
metirapona	Metopirona	2-metil-1,2-di-3-piridinil-1-propanona	

Tabela 41.2 (cont.) Agentes auxiliares de diagnósticos diversos

Nome oficial	Nome comercial	Nome químico	Estrutura
tricarbocianina II (verde indocianina)		sal sódico interno do hidróxido de 2-[7-[1,3-diidro-1,1-dimetil-3-(4-sulfobutil)-2H-benz[e]indol-2-ilidenol]-1,3,5-heptatrienil]-1,1-dimetil-3-(4-sulfobutil)-1H-benz[e]indólio	
fluoresceína sódica	Fluoresceína	sal dissódico de 3',6'-diidroxispiro[isobenzofuran-1(3H),9'-[9H]-xanten]-3-ona	
ácido desidrocólico	Decholin	ácido 3,7,12-trioxo-5β-colan-24-óico	
azuresina		combinação complexa do cloreto de 3-amino-7-(dimetilamino)-fenotiazín-5-io e uma resina de permuta catiônica carbacrílica	+ resina
inulina		inulina	n = aprox. 35

Tabela 41.2 (cont.) Agentes auxiliares de diagnósticos diversos

Nome oficial	Nome comercial	Nome químico	Estrutura
manitol	Manitol	D-manitol	
betazol	Histalog	1H-pirazol-3-etanamina	
xilose		D-xilose	
pentagastrina		éster N-tert-butílico da N-carboxi-β-alanil-L-triptofil-L-metionil-L-aspartilfenil-L-alaninamida	

intensa coloração púrpura-azulada. É administrada intravenosamente, como solução a 5%, ligando-se então a proteínas plasmáticas, das quais vai sendo liberada às células hepáticas, em que cerca de 80% dela são conjugados com substâncias tais como glutation e glicina. A medida da função hepática é efetuada pela velocidade de excreção do corante. Sua síntese consiste na condensação do fenol com ácido tetrabromoftálico ou seu anidrido, seguida por sulfonação e conversão ao sal sódico.

Fenolsulfonftaleína

Pó cristalino vermelho, estável ao ar, solúvel em água e em etanol. Quimicamente, é isóstero da fenolftaleína em que o grupo CO foi substituído pelo grupo SO_2. Usada como solução alcoólica: em pH 6,8 é amarela e, em pH 8,4, vermelha. Administrada por injeção, como solução contendo 6 mg por ml, mais de 90% se ligam a proteínas plasmáticas, sendo secretada principalmente pelos túbulos contorcidos proximais. É sintetizada mediante reação entre o anidrido o-sulfobenzóico ou cloreto de o-sulfobenzoíla e o fenol.

Fosfato de histamina

Apresenta-se na forma de longos cristais prismáticos, inodoros, incolores. É estável ao ar, mas afetado pela luz. Muito solúvel em água. Como indicador da secreção gástrica é usado na forma de injeção subcutânea, na dose equivalente a 27,5 μg por quilo de peso corporal. A histamina é obtida ou por via microbiológica (ação de *B. coli* ou de pneumococos sobre a histidina) ou por síntese (a partir do ácido imidazolilpropiônico ou da α-aminobutirolactona).

Cloridrato de betazol

Pó cristalino branco, quase inodoro, solúvel em água. Como indicador da secreção gástrica é usado na forma de injeção, que contém 50 mg por ml. É preparado pela redução catalítica da hidrazona do 3-pirazolacetaldeído.

Xilose

Agulhas ou prismas monoclínicos, de sabor muito doce, muito solúveis em água. É usada para teste de absorção intestinal.

Pentagastrina

Cristais incolores finos acidulares, quase insolúveis em água. É hormônio gastrossecretório, usado para testar a secreção gástrica.

Tuberculina

Solução estéril preparada a partir de concentrados de produtos solúveis de crescimento do bacilo da tuberculose, em meio especial. A tuberculina bruta é líquido límpido, acastanhado, facilmente miscível com água e de odor característico. O derivado protéico purificado de tuberculina (PPD) é solução incolor, mui levemente opalescente. Ambas são aplicadas intradermicamente, em testes de imunidade cutânea.

REFERÊNCIAS

E. R. CARSON e E. A. JONES, *N. Engl. J. Med.*, *300*, 1016, 1078 (1979).

B. N. NEWTON, *J. Med. Chem.*, *19*, 1362 (1976).

H.-J. HERMS e V. TAENZER, "Design of X-ray Contrast Media", in E. J. ARIËNS, Ed., *Drug Design*, vol. VI, Academic, New York, 1975, pp. 261-295.

P. K. KNOEFEL, Ed., *Radiocontrast Agents*, 2 vols., Pergamon, Oxford, 1971.

S. A. LEVINSON e R. P. McFATE, *Clinical Laboratory Diagnosis*, 7th ed., Lea and Febiger, Philadelphia, 1969.

J. L. RABINOWITZ e G. A. BRUNO, *Top. Med. Chem.*, *1*, 357 (1967).

P. K. KNOEFEL, *Annu. Rev. Pharmacol.*, *5*, 321 (1965).

J. O. HOPPE, *Med. Chem.*, *6*, 290 (1963).

42

Agentes Diversos

I. AGENTES DERMATOLÓGICOS

Agentes dermatológicos são fármacos usados no tratamento de afecções e infestações da pele. São aplicados tanto por via sistêmica quanto topicamente mas, em geral, não são curativos. Os fármacos desta classe usados para outros propósitos foram vistos, em sua maioria, em capítulos anteriores. Discutiremos neste aqueles que ainda não foram estudados. Alguns dos muitos agentes dermatológicos utilizados encontram-se arrolados na Tabela 42.1.

A. Protetores

Protetores são fármacos que protegem a pele e as mucosas do contato com agentes potencialmente irritantes, hidrofílicos ou lipofílicos. São usados, geralmente, sob forma de pós, mas podem ser encontrados em cremes, loções, pastas, pomadas e ungüentos. Agem adsorvendo os agentes irritantes. Os mais utilizados são: acetato de chumbo, ácido bórico, alginatos e derivados, amido, bálsamo do Peru, bentonita, benzoína, butirato de acetato de celulose, calamina, carbonato de cálcio, carbonato de magnésio, carboximetilcelulose, caseína, cera de abelha, ceras minerais, ceras vegetais (especialmente a de carnaúba), colódio, dimeticona, dióxido de titânio, estearato de magnésio, estearato de zinco, etilcelulose, gelatina de zinco, licopódio, metilcelulose, mucilagem de marmelo, nitrocelulose, óxido de zinco, parafina, pectina, petrolato, pó de alumínio, sais de zinco, silicato de sódio, silicona, subcarbonato de bismuto, talco, tragacanta, zeína.

Calamina
Pó fino róseo, inodoro, quase insípido, insolúvel em água, mas solúvel em ácidos minerais. Consiste de mistura de óxido de zinco com pequena proporção de óxido férrico (Fe_2O_3). Na forma de loção, é usado como protetor tópico. Entra na fórmula do Caladryl, creme e solução cremosa indicada para queimaduras de sol e outras afecções da pele.

Dimeticona
Sólido untuoso cinzento, translúcido, insípido, quase inodoro, insolúvel em água. Consiste de mistura de siliconas líquidas contendo silício finamente dividido a fim de melhorar as características antiespumantes das siliconas. Aplicada topicamente, tem ação protetora contra substâncias irritantes. É usada também como carminativo, no tratamento de flatulência, aerofagia e meteorismo, bem como para eliminação de gases ou ar antes dos exames radiológicos do trato gastrintestinal. Contudo, sua eficácia para esses fins é posta em dúvida por alguns autores.

Óxido de zinco
Pó branco ou branco amarelado, muito fino, inodoro, amorfo, insolúvel em água e em álcool, mas solúvel em ácidos diluídos. É usado como adstringente e protetor tópico, nas formas de loção, ungüento e gelatina. Deve ser conservado em recipientes herméticos. Pode ser obtido de vários minérios de zinco; o processo mais comum é por aquecimento do carbonato de zinco precipitado:

$$[ZnCO_3]_2 \cdot [Zn(OH)_2]_3 \xrightarrow{\Delta} 5\,ZnO + 3\,CO_2 + 3\,H_2O$$

Petrolato branco
Massa untuosa branca ou ligeiramente amarelada, transparente em camadas delgadas, insolúvel em água, inodora e insípida. Consiste de mistura purificada de hidrocarbonetos semi-sólidos obtidos a partir do petróleo e totalmente ou quase totalmente descorados. É uma dispersão coloidal de hidrocarbonetos alifáticos líquidos (C_{18} a C_{24}) em hidrocarbonetos sólidos (C_{25} a C_{30});

o dispersante, que estabiliza o produto e é conhecido como protossubstância, consiste de hidrocarbonetos do tipo parafínico de cadeia ramificada (C_{25} a C_{30}). O petrolato é usado como protetor tópico, especialmente em queimaduras, e também como base de pomada oleaginosa.

B. Demulcentes

Demulcentes são fármacos que recobrem e protegem as mucosas e assim exercem sua ação antiirritante. São úteis em casos de ingestão de venenos corrosivos ou irritantes, úlcera péptica, gastrite, garganta inflamada e tosse (ver Cap. 9). A esta classe pertencem: ágar, alginato de sódio, carboximetilcelulose, glicerol, glicerolato de amido, glicerriza, glicol propilênico, goma arábica, macrogóis (Carbowaxes), metilcelulose, tragacanta (goma adraganta).

C. Emolientes

Emolientes são fármacos usados topicamente para suavizar e lubrificar a pele e mucosas, exercendo assim ação protetora nestas superfícies. São, em sua maioria, substâncias oleosas ou graxas. Exemplos: cera branca, espermacete, lanolina, manteiga de cacau, óleo de algodão, óleo de amêndoa, óleo de amendoim, óleo de milho, óleo mineral, óleo de oliva, parafina, parafina líquida, petrolato, vaselina.

D. Revulsivos

Revulsivos são drogas aplicadas topicamente para causar reação hiperêmica. O resultado é alívio de dores nas vísceras e músculos, muito provavelmente por vasodilatação da região dolorida. O uso destes agentes está atualmente restrito para alívio de dores em artrite, mialgias e desconfortos relacionados.

Os principais revulsivos são: álcool friccionante, álcool isopropílico friccionante, antralina, bálsamo do Peru, cânfora, cantaridina, crisarobina, ésteres do ácido nicotínico (por exemplo, nicotafuril), éter, eucaliptol, mentol, mostarda preta, óleo de pinho, salicilato de metila.

E. Cáusticos e estípticos

Cáusticos são agentes dermatológicos usados para remover certos tecidos, destruir agentes nocivos e estancar hemorragia. Exemplos destas drogas são: ácido nítrico, dextranômero, dióxido de carbono (na forma de gelo seco), nitrato de prata e tetraquinona.

Estípticos são drogas que, além dos efeitos citados anteriormente, causam precipitação de proteínas celulares e promovem um exsudato inflamatório que leva à formação de cicatriz. Neste grupo temos: ácido acético glacial, ácido tricloroacético, alúmen secativo, fenol, podófilo, resina podofílica.

F. Adstringentes

Adstringentes são drogas que diminuem a permeabilidade da membrana celular através da produção de coagulação suave, reversível, de proteínas teciduais superficiais. São usados para secar, enrijecer e proteger a pele. Este grupo é formado principalmente por dois tipos de fármacos:

1. Sais metálicos, especialmente de zinco, bismuto, alumínio, ferro e prata. As principais preparações são: acetato de alumínio, alcloxa, aldioxa, alúmen, cloreto de alumínio, cloreto de zinco, cloridrex de alumínio, formiato de alumínio, hidróxido de cálcio, loção branca (contendo potassa sulfurada e sulfato de zinco), óxido de zinco, pasta de óxido de zinco com ácido salicílico, subacetato de alumínio, sulfato de alumínio, sulfato de zinco. Outros adstringentes são: citrato cúprico, nitrato de prata, sulfeto de cádmio, sulfeto de selênio.

2. Produtos orgânicos, tais como ácido tânico.

G. Cicatrizantes

São os fármacos utilizados para apressar a cicatrização. Distinguem-se duas classes: (a) estimulantes do processo de cicatrização; (b) adjuvantes do restabelecimento das condições teciduais necessárias à cicatrização normal.

Da primeira classe fazem parte os cicatrizantes propriamente ditos, entre os quais os seguintes: ácido acexâmico, alantoína, asiaticósido (*Madecassol*).

Na segunda, incluem-se as substâncias compreendidas nos processos de regeneração celular e tecidual, tais como ácido hialurônico, histidiluréia, oxaceprol, certas vitaminas, determinados hormônios, especialmente os anabolizantes, ácidos graxos insaturados, aminoácidos e hidrolisados de proteínas, ácidos nucléicos, além de outras.

H. Agentes queratolíticos

Agentes queratolíticos são fármacos usados no tratamento de várias dermatoses, tais como erupções liquenificadas papulomatosas crônicas, dermatite atópica e seborréica, eczema, psoríase, acne, condiloma acuminado, queratoses actínicas pré-malignas múltiplas e infecções fúngicas superficiais. São também úteis em diversos outros distúrbios; por exemplo, o ácido salicílico é eficiente na remoção de calosidades e verrugas.

Nesta classe incluem-se as seguintes drogas: ácido benzóico, ácido láctico, ácido salicílico, ácido tricloroacético, alcatrão de hulha, alclóxa, aldioxa, antralina, azarribina, benzoperóxido (peróxido de benzoíla), cantaridina, crisarobina, fluoruracil, hidropolitionato sódico, monoacetato de resorcinol, motretinida, óleo de pinho, óleo de zimbro, resina podofílica, resorcinol, sulfoictiolato de amônio (ictamol), tetroquinona, tioxolona, tretinoína, xenisalato.

Resorcinol
Pó ou cristais brancos ou quase brancos, aciculares, de fraco odor característico, de sabor a princípio adocicado e depois amargo. Deve ser conservado em recipientes herméticos e opacos, pois, quando exposto à luz e ao ar, adquire cor rósea. É facilmente solúvel em água. Apresenta propriedades antissépticas e antifúngicas, embora fracas, sendo usado na forma de pomadas e pastas, nas concentrações de 10 a 20%, em doenças de pele. É obtido pela fusão alcalina do ácido *m*-benzenodissulfônico em excesso de hidróxido de sódio.

Resina podofílica
Consiste do extrato alcoólico, obtido por percolação das resinas dos rizomas e raízes secas de *Podophyllum peltatum* e precipitação subseqüente do percolato concentrado por adição à água acidificada. Contém vários glicosídeos, principalmente da família da podofilotoxina. Apresenta-se na forma de pó amorfo, cuja cor varia de marrom claro a amarelo esverdeado, tornando-se mais escura quando exposta à luz ou temperaturas mais altas que 25°C. Tem sabor peculiar levemente amargo. É solúvel em álcool, dando ligeira opalescência. Seu uso principal é tópico, nas formas de dispersão em tintura de benjoim ou de solução alcoólica a 25%, para tratamento de certos papilomas. Também é catártico estimulante, empregado sozinho ou associado à cáscara sagrada, e cáustico, utilizado no tratamento de certos tumores da pele não-operáveis e não-irradiáveis, bem como na profilaxia de metástases.

I. Agentes esclerosantes

Agentes esclerosantes são fármacos usados para desimpedir a luz de veias varicosas através da destruição do endotélio local. São administrados mediante injeção intravenosa nas veias afetadas. A esta classe pertencem os seguintes: cloridrato de quinina e uréia, dextrose, etanol, morruato sódico, sais de ferro, soluções de açúcar invertido, tetradecilsulfato de sódio, tribenósido (Glyvenol).

J. Desodorantes

Desodorantes são substâncias que diminuem ou mascaram os odores corpóreos. São aplicados topicamente e sua ação deve-se a um destes mecanismos: *(a)* direto — inibição do crescimento de microrganismos; empregam-se, para este fim, diversos anti-sépticos, antifúngicos e antibacterianos, vistos no Cap. 30; por exemplo, sais de amônio quaternário, como cloreto de benzalcônio e cloreto de metilbenzetônio; *(b)* indireto — redução da umidade, que é ideal para a proliferação de microrganismos; exemplos: pós adsorventes.

Por sua ação bacteriostática, como desodorantes foram usados certos antibióticos e outros agentes antiinfecciosos. Entre os antibióticos, foram propostos a bacitracina, a neomicina e a tirotricina; agora, porém, não são mais utilizados, pois seu emprego tópico causa vários efeitos adversos, tais como sensibilização e dermatite de contato.

K. Antiperspirantes

Antiperspirantes são fármacos que diminuem o suor, especialmente das axilas. Possuem também propriedades desodorantes. São aplicados topicamente. Sua ação deve-se principalmente à diminuição do potencial eletrostático ao longo do canal eferente das glândulas sudoríparas, causando redução do fluxo de suor.

Ingredientes ativos mais usados como antiperspirantes são: cloreto de alumínio e cloridrex de alumínio. Outras drogas com ação semelhante são: fenolsulfonato de zinco, hidroxicloreto de zircônio, sulfamato de alumínio, sulfato de alumínio. Entretanto, nos Estados Unidos estão proibidos os aerossóis contendo sais ou complexos de

Tabela 42.1 Agentes dermatológicos

Nome oficial	Nome comercial	Nome químico	Estrutura
óxido de zinco	Cutisanol (em assoc.) Eczesan (em assoc.) Hipoglós Pomada (em assoc.) Pasta Granúgena (em assoc.) Pruritrat (em assoc.) Sulfocadol (em assoc.)	óxido de zinco	ZnO
dimeticona (dimetilpolissiloxana) (polissilana) (simeticona)	Luftal	polissiloxano dimetílico	$-\overset{\|}{Si}-\left[O-\overset{\|}{Si}-\right]_n -O-\overset{\|}{Si}-$
carboximetilcelulose sódica		sal sódico do éter carboximetílico da celulose	(estrutura de celulose) X = H, CH_2COONa
subcarbonato de bismuto	Sénophile	carbonato básico de bismuto	$(BiO)_2CO_3$
dióxido de titânio		dióxido de titânio	TiO_2
glicerol	Enema Glicerina Glicerina	1,2,3-propanotriol	$HOCH_2-CH-CH_2OH$ $\qquad\quad\;\;\overset{\|}{OH}$
antralina		1,8,9-antracenotriol	(estrutura do antracenotriol)
ácido tricloroacético		ácido tricloroacético	CCl_3COOH
xenisalato (bifenamina)		2-hidroxi-3-fenilbenzoato de β-dietilaminoetila	(estrutura)
resorcinol	Pomada São Sebastião (em assoc.) Sanoderma (em assoc.) Tindal (em assoc.)	1,3-benzenodiol	(estrutura do resorcinol)
oxibenzona		(2-hidroxi-4-metoxifenil)fenilmetanona	(estrutura da oxibenzona)

Tabela 42.1 (cont.) Agentes dermatológicos

Nome oficial	Nome comercial	Nome químico	Estrutura
metoxaleno (xantotoxina)		9-metoxi-7H-furo[3,2-g][1]-benzopiran-7-ona	
trioxisaleno (trioxsaleno)		2,5,9-trimetil-7H-furo-[3,2-g][1]benzopiran-7-ona	
hidroquinona		1,4-benzenodiol	
monobenzenona		4-(fenilmetoxi)fenol	
clofenotano (clorofenotano) (DDT) (dicofano)		1,1'-(2,2,2-tricloroetilideno)bis[4-clorobenzeno]	
lindano (hexacloreto de gama benzeno) (hexaclorociclohexano)	Escabin Pruritrat	γ-1,2,3,4,5,6-hexaclorociclohexano	
benzoato de benzila	Benzoato de Benzila Escabiol Miticoçan	éster fenilmetílico do ácido benzóico	
sulfiram (monossulfiram)	Tetmosol	bis(dietiltiocarbamoil)sulfeto	
crotamitona	Eurax	N-etil-N-(2-metilfenil)-2-butenamida	

Tabela 42.1 (cont.) Agentes dermatológicos

Nome oficial	Nome comercial	Nome químico	Estrutura
dietiltoluamida	Autan Detamide	*N,N*-dietil-3-metilbenzamida	
etoexadiol		2-etil-1,3-hexanodiol	
ftalato dimetílico	Mipax	éster dimetílico do ácido 1,2-benzenodicarboxílico	

zircônio, em razão dos possíveis efeitos alérgicos, sobretudo lesões granulomatosas.

Estas preparações podem queimar e irritar as regiões tratadas. Tais efeitos desaparecem espontaneamente, se a aplicação for suprimida.

L. Substâncias anti-solares

Substâncias anti-solares são produtos que impedem queimaduras causadas pelas radiações solares. Pertencem a duas classes diferentes:

1. Substâncias impermeáveis às radiações. São opacas a todos os comprimentos de onda de luz e impedem as queimaduras solares através do chamado efeito "guarda-chuva". Exemplos destes produtos são ungüentos contendo alumina, bentonita, carbonato de cálcio, carbonato de magnésio, caulim, gesso, hidróxido de alumínio, óxido de magnésio, óxido de titânio, óxido de zinco, sulfato de bário, talco, terra diatomácea;

2. Substâncias seletivamente permeáveis a determinadas radiações. São também chamadas filtros solares, pois apresentam propriedades, mais ou menos seletivas, de absorver determinados comprimentos de onda — a fração eritematosa — dos raios ultravioleta. Podem ser agrupadas nas seguintes classes: *(a)* ésteres do ácido *p*-aminobenzóico e de seus derivados: aminobenzoato de glicerol, *p*-aminobenzoato de isobutila, *p*-aminobenzoato de isopropila, *p*-dimetilbenzoato de etila, *N*-etoxi-*p*-aminobenzoato de etila, pabacid (ácido aminobenzóico), padimato, *N*-propoxi-*p*-aminobenzoato de etila; *(b)* ésteres do ácido antranílico: acetilantranilato de mentila, antranilato de mentila; *(c)* ésteres do ácido cinâmico e de seus derivados: cinamato de homomentila, cinamato de mentila, cinamato de octila, cinoxato, diisopropilcinamato de etila, diisopropilcinamato de metila, *p*-isopropilcinamato de etila, *p*-metoxicinamato de cicloexila, *p*-metoxicinamato de dietanolamina, *p*-metoxicinamato de etila, *p*-metoxicinamato de 2-etilexila, *p*-metoxicinamato de isoamila, *p*-metoxicinamato de isobutila, *p*-metoxicinamato de isopropila, *p*-metoxicinamato de metila, *p*-metoxicinamato de potássio, *p*-metoxicinamato de propila; *(d)* derivados do ácido salicílico: homossalato, 3-metilsalicilato de trietanolamina, salicilato de benzila, salicilato de dipropilenoglicol, salicilato de 2-etilexila, salicilato de mentila, salicilato de trietanolamina; *(e)* derivados do ácido sulfônico: ácido 2-fenilbenzimidazol-5-sulfônico, actinoquinol; *(f)* derivados da benzofenona; exemplos: dioxibenzona, mexenona, octabenzona, oxibenzona, sulisobenzona; *(g)* certos derivados benzilidênicos da cânfora; *(h)* ésteres etílico e etilexílico do ácido 2-nitrilo-3,3-difenilacrílico; *(i)* diversos: ácido urocânico, betacaroteno, dibenzalacetona, dibenzalazina, 3,4-dimetoxifenilglioxalato de sódio, metoxi-3-cumarato de etila, trioleato de digaloíla.

M. Agentes pigmentantes

Agentes pigmentantes ou melanizantes são substâncias que aumentam a pigmentação em peles hipopigmentadas, como no caso do vitiligo. Os mais usados são: trioxsaleno, metoxsaleno e dioxiacetona. Também se usa a cantaxantina. A ação pigmentante dos dois primeiros resulta de efeito fotossensibilizante. Em consequência, aumenta a resposta da pele à ação da luz e isto aumenta a produção de melanina, que é o pigmento da pele. A dioxiacetona reage quimicamente com o pigmento, escurecendo-o.

N. Agentes despigmentantes

Agentes despigmentantes ou desmelanizantes são produtos que ajudam a reduzir a hiperpigmentação em certos casos, tais como inflamação crônica da pele, sardamento profundo, cloasma gravídico e fotossensibilização causada por certos perfumes.

Os mais usados são: captamina, hidroquinona, mequinol e monobenzona. Usam-se também outros derivados da monobenzona: dioxibenzona, octabenzona, oxibenzona, sulisobenzona. Todas estas benzonas agem por mecanismo semelhante. Inibem a monofenol monoxigenase (tirosinase) e assim impedem a formação de melanina.

O. Escabicidas

Escabicidas são fármacos usados no tratamento de escabiose, infestação parasitária da pele causada por carrapatos (sarna), *Sarcoptes scabiei* var. *hominis*. As drogas mais usadas são: lindano, crotamitona, benzoato de benzila e sulfiram. Outros fármacos, menos empregados, são: dixantogeno, enxofre precipitado, enxofre sublimado, messulfeno e solução de cal sulfurada.

Lindano

É o isômero gama dos oito estereoisômeros bem descritos do hexaclorocicloexano. Apresenta-se como pó cristalino branco, com odor tendendo a mofo, quase insolúvel em água, mas solúvel em diversos solventes orgânicos. É considerado por alguns autores como a droga de escolha para o tratamento de sarna, sendo igualmente eficaz em todas as formas de pediculose. Contudo, é irritante aos olhos, pele e mucosas. Visto que é absorvido através da pele intacta e é excretado lentamente, a aplicação freqüente e repetida poderá causar intoxicação, que se manifesta por convulsões, as quais são combatidas por barbitúricos.

Crotamitona

Apresenta-se na forma de líquido oleoso incolor e inodoro, quase insolúvel em água, mas solúvel em éter, acetona, óleos e gorduras. Na forma de creme a 10%, é usada como escabicida. Manifesta também ação antipruriente. É obtida tratando a *o*-toluidida do ácido crotônico com sulfato de dietila.

P. Pediculicidas

Pediculicidas são agentes usados no tratamento de pediculose, infestação parasitária da pele causada pelo *Pediculus capitis* (piolho da cabeça), *Pediculus corporis* (piolho corporal) e *Phthirus pubis* (piolho pubiano). As drogas mais ativas são clofenotano, lindano e sulfiram. Em pediculose da cabeça e pubiana é também útil o benzoato de benzila. Outros, menos usados, são: ajacina, ajaconina, dixantogeno, piretrinas, tiocianacetato de isobornila, ungüento de enxofre.

Sulfiram

Pó cristalino amarelado ou marrom-amarelado, macio, insolúvel em água, mas solúvel em álcool. É ectoparasiticida, ativo na sarna, pediculose e ftiríase. Usa-se nas formas de solução alcoólica a 25% ou de sabão contendo 5%.

Clofenotano

Mais conhecido como DDT, e também chamado clorofenotano e dicofano, é sólido branco, ceráceo, com fraco odor de fruta, quase insolúvel em água, mas solúvel em solventes orgânicos. Além de pediculicida (basta uma única aplicação por pulverização do vestuário e do corpo), é largamente utilizado como inseticida. Contudo, por não ser biodegradável e devido ao aparecimento de cepas de insetos resistentes a ele, afora a desvantagem de ter efeito cumulativo e de provocar diversas reações adversas, seu emprego foi restrito em muitos países. Foi obtido pela primeira vez por Zeidler, em 1874, mas suas propriedades inseticidas só foram relatadas em 1942, por Hughes. É sintetizado por condensação de cloral ou hidrato de cloral com clorobenzeno, na presença de ácido sulfúrico fumegante ou ácido clorossulfônico como catalisador.

Q. Repelentes de insetos

Repelentes de insetos são fármacos aplicados sobre a pele para impedir a aproximação e picadas de mosquitos, moscas e outros artrópodos. Dentre diversas outras drogas devem-se mencionar as seguintes: butopironoxil (Indalone), dietiltoluamida, etoexadiol e ftalato de dimetila.

II. AGENTES DESTOXIFICANTES

Agentes destoxificantes são fármacos usados no tratamento de intoxicação causada pela ingestão de drogas ou outras substâncias químicas. Atualmente, as intoxicações, principalmente auto-envenenamentos, em sua maioria, resultam de drogas, especialmente barbitúricos, salicilatos, sedativos, neurolépticos, ansiolíticos e antidepressivos. Os agentes destoxificantes podem ser divididos em três classes:
 1. **Antídotos farmacológicos específicos.** São fármacos usados no tratamento de intoxicações causadas por substâncias específicas. Os mais usados são: anti-histamínicos, atropina, nalorfina, pralidoxima e agentes quelantes. Estas drogas foram estudadas em capítulos anteriores;
 2. **Antídotos farmacológicos inespecíficos.** São fármacos usados no tratamento de intoxicações causadas por substâncias inespecíficas. Assim, os anticonvulsivantes são usados em envenenamentos por convulsivantes. Há vários outros antídotos desta classe; por exemplo: *(a)* adenina, usada para combater a agranulocitose, sobretudo a de origem iatroquímica; *(b)* cefarantina, que bloqueia a liberação de mediadores químicos, como histamina e serotonina; *(c)* tionina, empregada no tratamento de intoxicações produzidas por substâncias que causam metemoglobinemia;
 3. **Agentes adsorventes.** São drogas utilizadas como adjuvantes no tratamento de envenenamento agudo. Exemplos: atapulgita, carvão adsorvente, caulim.

III. AGENTES GASTRINTESTINAIS

Os agentes gastrintestinais mais usados estão arrolados na Tabela 42.2.

A. Antiespasmódicos

Antiespasmódicos são fármacos que reduzem a freqüência e a força das contrações da musculatura lisa gastrintestinal e, assim, aliviam a dor. Os mais usados são os agentes anticolinérgicos, que foram estudados no Cap. 16. Empregam-se também os seguintes: burodilina, caroverina, dimeberina, etomidolina.

B. Antiácidos

Antiácidos são drogas usadas para reduzir a acidez estomacal e aliviar a dor de vários distúrbios estomacais e duodenais, como úlcera péptica e gastrite. Podem ser divididos em três classes: sais e bases alcalinos, antiácidos coloidais e outros antiácidos.

1. SAIS E BASES ALCALINOS

São bases e sais inorgânicos com propriedades alcalinas. Atuam elevando o pH do conteúdo gástrico a 5. Os mais usados são: bicarbonato de cálcio, bicarbonato de sódio, carbonato de cálcio, citrato de sódio, citrato de potássio, fosfato de alumínio, fosfato dibásico de cálcio, fosfato tribásico de cálcio, gluceptato de magnésio, hidróxido de alumínio, hidróxido de magnésio, leite de bismuto, óxido de magnésio, subcarbonato de magnésio (carbonato de magnésio).

Hidróxido de magnésio
Também chamado leite de magnésia, apresenta-se na forma de suspensão mais ou menos viscosa, contendo de 7 a 8,5 g de $Mg(OH)_2$ em 100 g. Usado como antiácido e, em doses mais elevadas, como catártico. É obtido por reação de dupla troca entre o cloreto ou sulfato de magnésio e hidróxido de sódio.

Hidróxido de alumínio
É geralmente pó amorfo, branco, volumoso, quase insolúvel em água, mas solúvel em soluções aquosas alcalinas ou ácidas. Em contacto prolongado com a água, forma géis. É o protótipo e o mais empregado dos compostos de alumínio como antiácido. Sua capacidade neutralizante é baixa, mas prolongada. As preparações líquidas são mais eficazes do que as formas sólidas. Apresenta também propriedades demulcentes, adsorventes e adstringentes. Pode ser utilizado para impedir a formação de cálculos renais. Embora pouco tóxico, pode causar constipação, fissuras anais com sangramento e hemorróidas. É obtido por eletrólise de soluções de sais adequados de alumínio.

2. ANTIÁCIDOS COLOIDAIS

Estes fármacos são sais insolúveis, com propriedades tamponantes. Atuam tamponando a

Tabela 42.2 Agentes gastrintestinais

Nome oficial	Nome comercial	Nome químico	Estrutura
hidróxido de alumínio	Gel-Hidral Pepsamar e nas seguintes associações: Aclorisan Alrac Antiacil Camalox Contrazil Gastrogener Gastrol Gelpen Gelusil Kaomagma Kolantel Maalox Plus Magnecy Magnogel Mylanta Plus Papalum Pepsicone Polysilane Siligel Siludrox	hidróxido de alumínio	$Al(OH)_3$
hidróxido de magnésio	Camalox (em assoc.) Gastroalgina (em assoc.) Leite de Magnésia de Philips Leite de Magnésia S. Pelegrino	hidróxido de magnésio	$Mg(OH)_2$
difenoxilato	Colestase (em assoc.) Lomofen (em assoc.) Lomotil (em assoc.) Stoptil (em assoc.) Topstil (em assoc.)	éster etílico do ácido 1-(3--ciano-3,3-difenilpropil)--4-piperidinocarboxílico	
loperamida	Andriosept Imosec Obstar	4-(4-clorofenil)-4-hidroxi--N,N-dimetil-α,α-difenil--1-piperidinobutanamida	
caulim	Kaomagma (em assoc.) Kaopectate (em assoc.)	caulim	$H_2Al_2Si_2O_8 \cdot H_2O$ (aproximadamente)

Tabela 42.2 (cont.) Agentes gastrintestinais

Nome oficial	Nome comercial	Nome químico	Estrutura
fenolftaleína	Agarol (em assoc.) Purgoleite (em assoc.)	3,3-bis(4-hidroxifenil)- -1(3H)-isobenzofuranona	(estrutura)
sulfato de magnésio	Sal de Andrews (em assoc.)	sulfato de magnésio	$MgSO_4$
óleo mineral	Agarol (em assoc.) Mil-Par (em assoc.)	óleo mineral	mistura de hidrocarbonetos líquidos
sorbitol	Minilax (em assoc.) Polysilane (em assoc.) Sorbolax (em assoc.)	D-glucitol	CH_2OH | $HCOH$ | $HOCH$ | $HCOH$ | $HCOH$ | CH_2OH
glicerol (glicerina)	Enema Glicerina Glicerina Supositório Solução Glicerinada Supositórios de Glicerina		Veja Tabela 42.1
laurilsulfato de sódio	Minilax (em assoc.)	sulfato sódico de dodecila	$CH_3(CH_2)_{10}CH_2OSO_3Na$
bisacodil	Dulcolax	diacetato de 4,4'-(2-piridinilmetileno)bisfenol	(estrutura)

Tabela 42.2 (cont.) Agentes gastrintestinais

Nome oficial	Nome comercial	Nome químico	Estrutura
dantrona	Cofalax (em assoc.) Obstipan (em assoc.)	1,8-diidroxi-9,10-antraceno-diona	
acetato de oxifenisatina (bisatina) (difesatina)	Obstipan (em assoc.)	3,3-bis[4-(acetiloxi)fenil]--1,3-diidro-2H-indol-2-ona	
bisoxatina (acetato de bisoxatina)	Laxonalin	diacetato de 2,2-bis[4-(acetiloxi)fenil]-2H-1,4-benzoxazin-3(4H)-ona	
docusato sódico (dioctilsulfossuccinato sódico)	Cetimel Humectol (em assoc.) Laxóids (em assoc.)	sal sódico do éster 1,4-bis-(2-etilexílico) do ácido butanodióico	
difenidol	Vontrol	α,α-difenil-1-piperidinobutanol	
trimetobenzamida	Tigan	N-[[4-[2-(dimetilamino)etoxi]fenil]metil]-3,4,5-trimetoxibenzamida	

Tabela 42.2 (cont.) Agentes gastrintestinais

Nome oficial	Nome comercial	Nome químico	Estrutura
metoclopramida	Eucil Metoclopramida Plasil	4-amino-5-cloro-*N*-[(2-die-tilamino)etil]-2-metoxi-benzamida	
betaína	Betaliver (em assoc.) Epocler (em assoc.) Megafig (em assoc.) e outras associações	sal interno de hidróxido de 1-carboxi-*N,N,N*-trimetil-metanamínio	
colina	Metiocolin B12 (em assoc.) Xantinon B12 (em assoc.) e outras associações	hidróxido de 2-hidroxi--*N,N,N*-trimetiletanamí-nio	
metionina	Metionina Tapazol	ácido 2-amino-4-(metiltio)-butírico	
inositol	Aminofructose (em assoc.) Betacolina (em assoc.) e outras associações	*mio*-inositol	
ácido tióctico	Tioctidase	ácido 1,2-ditiolano-3-pen-tanóico	
citiolona	Sitilon Trefohepat	γ-tiolactona do ácido 2-ace-tamido-4-mercaptobutíri-co	

Tabela 42.2 (cont.) Agentes gastrintestinais

Nome oficial	Nome comercial	Nome químico	Estrutura
cetoglutarato de arginina	Anetil	α-cetoglutarato de arginina	
aspartato de arginina	Desfatigan Dynarco Sargenor Stressofim Targifor Taurargin	aspartato de arginina	
ácido glutâmico	Fosfoplex (em assoc.) Glutafiton (em assoc.)	ácido glutâmico	
orazamida	Clinadol	orotato de 5-aminoimidazol-4-carboxamida	
silibina (silimarina)	Eleparon Legalon Pluropon	2-[2,3-diidro-2-(4-hidroxi--3-metoxifenil)-3-(hidroximetil)-1,4-benzodioxin-6--il)-2,3-diidro-3,5,7-triidroxi-4H-1-benzopiran-4-ona	

acidez gástrica ao redor de pH 5. Exemplos são: algeldrato, almasilato, aloglutamol, alumina e magnésia, aminoacetato de diidroxialumínio, atapulgita ativada, carbonato sódico de diidroxialumínio, citrato de amônio e bismuto, dicitratobismutato tripotássico, fosfato tribásico de magnésio, gel de fosfato de alumínio (Ulcocid), gel de hidróxido de alumínio, glicinato de alumínio, glicirretato de alumínio, glucaldrato potássico, histidinato de alumínio, hidrotalcito, magaldrato, polialexitol, simaldrato, subgalato de bismuto, sulfato de almadrato, tirosinato de alumínio, trissilicato de magnésio, trometamol.

3. OUTROS ANTIÁCIDOS

São protetores da mucosa gástrica. Exemplos: alnasilo, enterogastrona, mucina gástrica, polietadina, resina poliaminometilênica, subnitrato de bismuto.

C. Antidiarréicos

Antidiarréicos são drogas usadas no tratamento de diarréia. Este distúrbio resulta de várias causas: infecções, drogas, envenenamentos, alergias, lesões gastrintestinais, má-absorção e distribuição alterada dos ácidos biliares.

Os fármacos desta classe são: inespecíficos e específicos.

1. ANTIDIARRÉICOS INESPECÍFICOS

São usados apenas para aliviar os sintomas da diarréia. Os mais comuns são: ácido lático, ácido tânico, atapulgita, carvão adsorvente, carvão vegetal, caulim, colestiramina, difenoxilato, difenoximida, difenoxina, fluperamida, N-hidroxisuccinamida, hordenina, lidamidina, loperamida, maletâmero, nufenoxol, opiáceos (tintura de ópio e elixir paregórico), pectina, policarbófilo, sais de bismuto (subcarbonato, subgalato e subnitrato), subsalicilato de alumínio, uzarina. Segundo a OMS, sais de bismuto, caulim e pectina não têm nenhum efeito na diarréia.

Caulim

Pó branco fino ou massa informe branca ou branco-amarelada, insolúvel em água, em ácidos a frio ou em hidróxidos alcalinos. Tem sabor semelhante ao de barro e, quando umedecido com água, adquire cor mais escura e desenvolve acentuado odor de barro. Consiste essencialmente de silicato de alumínio hidratado, cuja fórmula aproximada é $H_2Al_2Si_2O_8 \cdot H_2O$. Afirma-se que tem ação protetora e adsorvente, sendo, por isso, usado no tratamento de diarréia e putrefações intestinais. O caulim tem também muitos empregos industriais; aquele para uso farmacêutico é preparado por levitação com água, a fim de retirar a areia e outras impurezas.

Carvão adsorvente

Também chamado carvão ativado e carvão ativo, é pó preto fino, inodoro, insípido e isento de partículas arenosas. Consiste do resíduo da destilação destrutiva de várias substâncias orgânicas, sobretudo madeira, tratado por processos que aumentam sua alta capacidade de adsorver substâncias orgânicas corantes, bem como bases nitrogenadas. É usado no tratamento da diarréia causada por substâncias irritantes exógenas e no tratamento de infecções intestinais específicas. Utiliza-se junto com desinfetantes (sais de bismuto) e outros adsorventes (caulim).

Colestiramina

Já foi descrita no Cap. 22, Secção VI.B. Apresenta grande afinidade pelos ácidos biliares, sendo usada principalmente como agente antilipêmico, pois promove a eliminação fecal de ácidos biliares.

Pectina

Pó fino ou grosso branco amarelado, quase inodoro e de sabor mucilaginoso, solúvel em água, com a qual forma solução coloidal. Consiste de um carboidrato purificado obtido do extrato ácido diluído da porção interna da casca de frutos cítricos e outros. Quimicamente, corresponde sobretudo a ácidos poligalacturônicos parcialmente metoxilados. É usada como protetor da pele e também como adjuvante farmacotécnico.

Difenoxilato

Pó cristalino branco, inodoro, ligeiramente solúvel em água e em isopropanol, mas solúvel em solventes orgânicos. Tem ação peristáltica, sendo atualmente o antidiarréico inespecífico mais comumente empregado. Visto que o difenoxilato é narcótico, para reduzir a sua potencialidade em criar dependência física é também comercializado em combinação com atropina. Ele pode potencializar as ações de opiáceos, barbitúricos e outros depressores do sistema nervoso central. Sendo hepatotóxico, deve ser usado com cautela pelos que sofrem de doença hepática. Seu metabólito ativo é a difenoxina, que também já é comercializada em alguns países. Nos casos de diarréia, o difenoxilato poderá agravar a desidratação e o desequilíbrio eletrolítico. Em shigellose, prolonga os estados febris e retarda a eliminação dos agentes infectantes contidos nas fezes. É contraindicado para crianças, bem como para os que sofrem de colite (ulcerativa ou amebiana), pois nestes últimos poderá dar origem ao megacólon. A dose é de 5 mg cada 6 horas.

2. ANTIDIARRÉICOS ESPECÍFICOS

São ativos contra microrganismos patogênicos que causam a diarréia. Estas drogas foram estudadas em alguns capítulos da Parte V, Agentes Quimioterápicos.

D. Laxantes

Laxantes são drogas que facilitam a eliminação de fezes. Com base em seu mecanismo de ação, dividem-se em: estimulantes, expansores, salinos, lubrificantes e umectantes.

1. ESTIMULANTES

Os laxantes estimulantes são assim chamados porque estimulam o peristaltismo. Exemplos: acetato de oxifenisatina, áloe, bisacodil, bisoxatina, casantranol, cáscara sagrada, cássia, ceruletida, cofisatina, dantrona, dexpantenol (Cofalax, em associação com dantrona), fenolftaleína, fenolftalol, frângula, glicerol, glucofrangulina, lactose, manitol, óleo de rícino, picossulfato sódico (Gutalax), polpa de tamarindo, ruibarbo, sena, senosídeos A e B, sorbitol, sulisatina sódica. Em razão dos efeitos adversos que causam, a oxifenisatina e seus derivados foram retirados do comércio em alguns países.

Glicerol

Também chamado glicerina, é líquido viscoso com odor leve e sabor doce, altamente higroscópico e miscível com etanol ou água, mas insolúvel em solventes orgânicos. A presença de três hidroxilas alcoólicas explica a sua ação seqüestrante, possibilitando-lhe formar soluções de hidróxido cúprico e sais de cálcio. O seu emprego como laxante se deve à sua propriedade irritante que estimula os movimentos peristálticos. É usado também como solvente, estabilizador e conservador e, devido ao seu sabor adocicado, como aditivo em xaropes para a tosse. Apresenta igualmente propriedades emolientes e demulcentes, aproveitadas em loções e cremes para as mãos. De fato, o glicerol é uma das substâncias mais versáteis da farmácia.

Foi isolado em 1779 e sua estrutura foi determinada em 1835. Durante um século foi obtido principalmente por hidrólise de gorduras. Em 1938, descobriu-se como obtê-lo a partir de propileno.

Sorbitol

Pó, grânulos ou flocos brancos, higroscópicos, com odor doce, muito solúveis em água, dando soluções doces e viscosas. Deve ser conservado em recipientes herméticos, sendo incompatível com agentes oxidantes. É usado na formulação de alguns produtos farmacêuticos, cosméticos e alimentícios. Seus principais empregos são como colagogo, colerético, laxante (em doses altas) e nutriente por via intravenosa. É constituinte do Minilax, laxante osmótico, de cuja fórmula consta também o glicerol e o laurilsulfato de sódio. Industrialmente, o sorbitol é preparado por hidrogenação catalítica sob pressão ou por redução eletrolítica de glicose.

2. AGENTES EXPANSORES

Os laxantes expansores atuam absorvendo água e expandindo. Exemplos: ágar, carboximetilcelulose sódica, etulos, farelo, goma arábica, goma bassora, ispagul, lactulose, metilcelulose, policarbófilo, tragacanta.

3. CATÁRTICOS SALINOS

Devido à sua pouca absorção, através da pressão osmótica arrastam grande quantidade de fluido para o intestino, aumentando assim o peristaltismo. Exemplos: compostos de magnésio (carbonato, citrato, cloreto, hidróxido, óxido, sulfato), sais sódicos (fosfato, laurilsulfato, sulfato), sais de potássio (bitartarato, fosfato), tartarato de sódio e potássio.

Laurilsulfato de sódio

Cristais pequenos brancos ou amarelados, com leve odor característico e muito solúveis em água, formando solução opalescente. Consiste de mistura de alquilsulfatos de sódio, principalmente de laurilsulfato de sódio. É usado amplamente em preparações farmacêuticas e cosméticas, em razão de suas propriedades emulsificantes e bacteriostáticas, mormente contra germes Gram-positivos. É também usado em produtos de higiene, como dentifrícios e xampus. Em associação com o glicerol e o sorbitol é comercializado sob o nome de Minilax e usado como laxante osmótico. Encontra, igualmente, muita aplicação na indústria têxtil, por ser tensoativo aniônico. É preparado por sulfonação de mistura de álcoois superiores, sobretudo do álcool laurílico, e subseqüente neutralização com carbonato sódico para formar os sais sódicos.

Sulfato de magnésio

Apresenta-se na forma de cristais pequenos incolores, em geral aciculares, de sabor salino, refrescante e amargo, solúveis em água e em glicerol. Além de catártico, é anticonvulsivante e repositor eletrolítico. É contra-indicado para pacientes com insuficiência renal ou coronária. Jamais deve ser usado com neomicina. A dose para adultos é de 10 a 30 g.

4. LUBRIFICANTES

Seu mecanismo é desconhecido. Exemplos são: óleo mineral, óleo de oliva, óleo de semente de algodão. Atualmente, só se usa óleo mineral.

Óleo mineral

Líquido oleoso, transparente, incolor, inodoro e insípido quando frio e que, quando aquecido, apresenta leve odor de petróleo. É insolúvel em água e em etanol, solúvel em óleos voláteis, sendo miscível com a maioria dos óleos fixos. Consiste de mistura de hidrocarbonetos líquidos obtidos do petróleo. É indigerível e pouco absorvido. O emprego prolongado reduz a absorção de vitaminas lipossolúveis, sendo desaconselhável após cirurgia ano-retal, pois poderá causar prurido anal.

5. AGENTES UMECTANTES

Eles baixam a tensão superficial das fezes e, conseqüentemente, facilitam a penetração dos fluidos intestinais na massa fecal. Exemplos: docusato cálcico, ducosato sódico e poloxalcol.

Docusato sódico

Sólido plástico, ceroso, branco, com odor característico que lembra o do álcool octílico, pouco solúvel em água, mas muito solúvel em etanol e em glicerol. É indicado para constipação produzida pela demora na evacuação. Seu efeito aparece um ou dois dias após a ingestão. Às vezes é usado junto com outros laxantes, mas não há justificativa para isso. É contra-indicado o uso concomitante de óleo mineral, pois isso poderá aumentar a absorção do último, o que é prejudicial. Não causa efeitos adversos, a não ser diarréia. A dose para adultos é de 50 a 360 mg diários.

E. Preparações ano-retais

Preparações ano-retais são misturas de drogas que aliviam o prurido e a dor em hemorróidas, fissuras e desconfortos relacionados. Infelizmente, nenhuma é curativa. Contêm, usualmente, anestésico local, emoliente e, às vezes, corticosteróide. As mais utilizadas são: Anusol, Anusol-HC, Berliprocton, Celestone-V, Claudemor, Procto-Glyvenol, Proctyl, Ultraproct, Xyloproct. A droga mais recente introduzida no tratamento de hemorróidas é a dioxoprometazina.

F. Eméticos

Eméticos são drogas que induzem o vômito. São usados especialmente em casos de envenenamentos. Atuam diretamente na zona desencadeadora do quimiorreceptor do bulbo. Seus efeitos são realçados se o paciente ingerir concomitantemente 200 a 300 ml de água. Os eméticos são contra-indicados nos seguintes casos: paciente inconsciente, inebriado ou semicomatoso; paciente que ingeriu substância cáustica; após a ingestão de destilados de petróleo ou óleos voláteis. Os mais usados são: cloreto de apomorfina, que atua centralmente, e xarope de ipeca, que não deve ser confundido com extrato fluido de ipeca, o qual é 14 vezes mais concentrado e já causou diversas mortes.

G. Antieméticos

Antieméticos são drogas que impedem ou aliviam náusea e vômito. Eles atuam pelos efeitos que provocam nos seguintes alvos: centro do vômito, córtex cerebral, aparelho vestibular aural, ou zona desencadeadora do quimiorreceptor. Vários tipos de drogas anteriormente estudadas possuem efeito antiemético:

1. Anti-histamínicos. Eles afetam as vias neurais que se originam no labirinto. Exemplos: buclizina, ciclizina, cinarizina, difenidramina, dimenidrinato, hidroxizina, meclozina;

2. Fenotiazínicos. Atuam no centro do vômito, na zona desencadeadora do quimiorreceptor, ou em ambos. Exemplos: clorpromazina, flufenazina, metiomeprazina, metopimazina (Vogalene), oxipendila, paratiazina, pecazina (mepazina), perfenazina, pipamazina, proclorperazina, promazina, prometazina, tietilperazina, tioproperazina, trifluoperazina, triflupromazina;

3. Agentes anticolinérgicos. O mais usado é a escopolamina. Aparentemente reduz a excitabi-

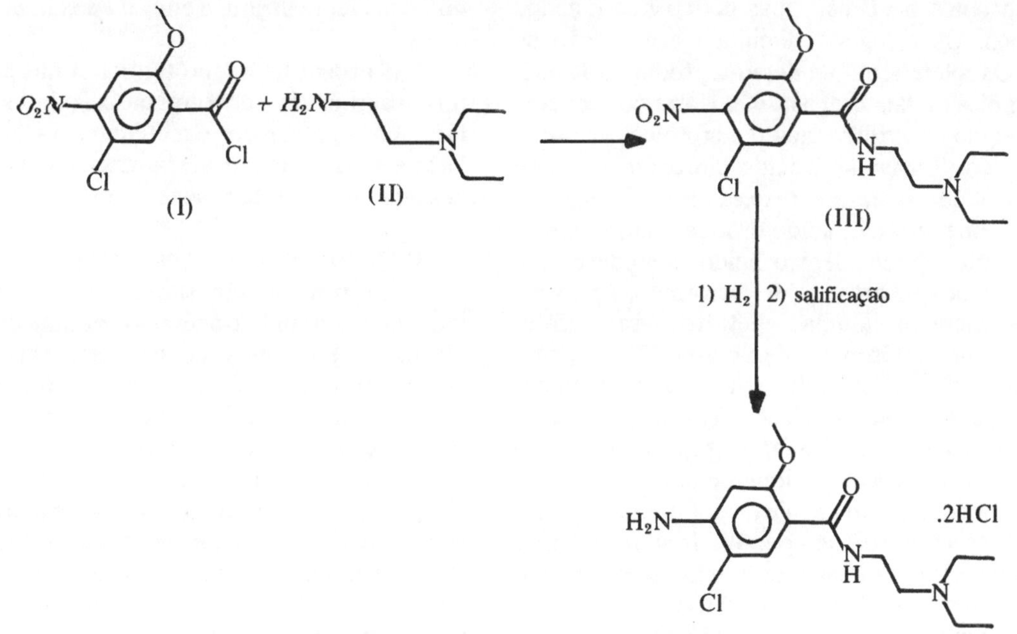

Fig. 42.1 Síntese do dicloridrato de metoclopramida.

lidade dos receptores do labirinto e deprime a condução nas vias cerebelares vestibulares. Outros são: clorfenoxamina, hiosciamina;

4. *Sedativos e hipnóticos.* Atuam no sistema nervoso central deprimindo o centro do vômito ou o córtex cerebral. Um exemplo é o fenobarbital;

5. *Butirofenonas.* As principais são: droperidol, haloperidol;

6. *Agentes diversos.* Os mais usados são (*a*) difenidol, que atua no aparelho vestibular aural e (*b*) trimetobenzamida, que atua na zona desencadeadora do quimiorreceptor. Três novos antieméticos são benzoquinamida, metoclopramida e sulpirida, que também têm ação neuroléptica. Além destes, há os seguintes: aleprida, alizaprida, brocleprida, bromoprida (Ablex, Digesan, Pridecil), cinitaprida, ciproprida, cleboprida, cloxaceprida, domperidona, flubeprida, fludorex (que é também anorexígeno), mezilamina, peraloprida, prosulprida, sulmeprida, tiaprida (Tiapridal), trimebutina (Debridat), veraliprida.

Metoclopramida

É derivado da procainamida. Usada na forma de dicloridrato, pó cristalino branco, inodoro, solúvel em água. É estável em soluções ácidas, mas decompõe-se em soluções fortemente alcalinas. Seu emprego principal é como antiemético, mas apresenta igualmente atividade antidepressiva.

Sua síntese consiste na reação entre o cloreto do ácido 4-nitro-5-cloro-2-metoxibenzóico (I) e N,N-dietiletilendiamina (II), seguida da redução do produto intermediário (III) e posterior salificação (Fig. 42.1).

Dimenidrinato

Pó cristalino branco, inodoro, levemente solúvel em água e muito solúvel em álcool. Contém cerca de 55% de difenidramina e cerca de 45% de 8-cloroteofilina. É recomendado para cinesias e náuseas e vômitos durante a gravidez e pós-operatórios. Sua ação dura de 4 a 6 horas. As vias de administração são oral, intramuscular, intravenosa e retal, na dose de 50 a 100 mg. Para cinesias, deve ser tomado meia hora antes de iniciar a viagem. Sua estrutura aparece na Tabela 20.1.

H. Digestivos

Digestivos são drogas que auxiliam o processo da digestão no trato gastrintestinal. São, na verdade, produtos usados como terapia de reposição em estados deficitários. Exemplos: ácido clorídrico diluído, amilase, betagalase, celulase, cloridrato do ácido glutâmico, fenipentol, hortelã-pimenta, pancreatina, pancrelipase, pepsina, secretina sintética, tripsina.

A esta classe pertencem também os colagogos e coleréticos. Estas drogas são muito usadas na Europa e no Brasil, mas pouco nos Estados Unidos. Os colagogos facilitam a excreção da bile. Os coleréticos aumentam a produção de bile. Exemplos de tais drogas, na maioria coleréticos, são: ácido cicloxílico, ácido cicrotóico, ácido cinamético (Transoddi), ácido clorogênico, ácido desidrocólico, ácido desoxicólico (Degalol), ácido dimeticrótico, ácido orótico, ácido oxibromonaftóico, ácido quênico (ácido quenodesoxicólico), ácidos biliares, ácido sicrotóico, ácido ursodesoxicólico, aloína, anetoltritiona, azintamida, boldina (Grânulos de Boldine Houdé), canfamila, ciclobutirol, ciclovalona, cinarina, clanobutina, curcumina, desidrocolato etílico, desidrocolato de sódio (Decholin), diisopromina, dimecrotato de magnésio, dimetocinamato sódico, exiprobeno, extrato de bile de boi, febuprol, felogênio, fencibutirol, fenipentol, ferulato magnésico, florantirona (Zanchol), genipósido, hexaciprona, hidroxibutilóxido, himecromona (Cantabiline), limoleno, membutona, metochalcona, moquizona, nicotinilmetilamida, osalmida, piprozolina, propilbenzeno, prozapina, sais biliares, sincalida, tocanfila, tolinol, trepibutona, vanitiolida.

I. Carminativos

Carminativos são drogas usadas para aliviar a distensão gasosa resultante de aerofagia ou que ocorre após intervenção cirúrgica. São, em sua maioria, irritantes suaves e óleos voláteis. Em geral, empregam-se na forma de associações com outras classes de fármacos. Exemplos dessas associações: Aerofagil Composto, Amprosyl, Espasmo-Novozyme, Espasmo-Silidron, Eufermen, Magnecy, Pankreoflat, Pepsicone, Phazyme, Polysilane, Silidron, Viokase.

J. Drogas hepatoprotetoras

Os fármacos hepatoprotetores são aqueles que, presumivelmente, protegem as células hepáticas e contribuem para a manutenção do seu equilíbrio metabólico e funcional. Tais medicamentos gozam de grande popularidade em certos países europeus e no Brasil, mas são quase completamente ignorados nos Estados Unidos.

Ainda não se provou convincentemente a utilidade real da maioria destes fármacos. Não obstante, os "remédios para o fígado" são muito consumidos, em geral sem receita médica. Tais drogas são, via de regra, industrializadas em associação com coleréticos, laxantes suaves e outros fármacos. Não raro, é à ação destes laxantes que o paciente atribui a eficácia dos hepatoprotetores.

As drogas hepatoprotetoras comercializadas foram agrupadas por Runti nas seguintes classes: fármacos lipotrópicos e metilantes, fármacos tiólicos e seus precursores, fármacos de ação antiiperamoniêmica e fármacos diversos.

1. FÁRMACOS LIPOTRÓPICOS E METILANTES

Lipotrópicos são substâncias usadas para impedir ou diminuir o acúmulo anormal de lipídios no fígado. Exemplos: colina e seus sais (bitartarato, cloreto, citrato, desidrocolato, fitato) e derivados (fosforilcolamincolina, fosforilcolina), inositol e seus ésteres, lipocáico.

Drogas metilantes são as lipotrópicas e aquelas que doam grupos metílicos de que o organismo necessita para a biossíntese da colina. Exemplos: acetilmetionina, sais de betaína (ascorbato, aspartato, citrato, cloridrato, nicotinato), colina e derivados, metionina, oxibetaína.

2. FÁRMACOS TIÓLICOS E SEUS PRECURSORES

Estes fármacos são os que, por conterem o grupo tiólico (—SH) livre ou latente e, por conseguinte, apresentarem a possibilidade de participar na síntese mercaptopúrica, como sucede com a N-acetilcisteína, têm atividade hepatoprotetora ou antitóxica. Geralmente o grupo tiólico está ligado a um átomo de carbono ou de enxofre; neste último caso, faz parte do grupo carboditióico (—CSSH). Às vezes, tais fármacos são realmente dissulfetos.

Exemplos destes fármacos são: ácido α,α-ditiodicaprônico, ácido tiazolidinocarboxílico, ácido tióctico, ademetionina, cisteína, cistina, citiolona, glutationa, levocistina, mercaptamina, α-mercaptopropionilglicina, metintritioglicolato de magnésio, metionina, oxometionina, pantetina, piprozolina, sulfexanoato cálcico, tidiácico, timonácico, tiolactona de homocisteína, tiopronina.

3. FÁRMACOS DE AÇÃO ANTIIPERAMONIÊMICA

São drogas usadas com o fim de neutralizar o efeito tóxico de quantidades anormais de íons amônio no sangue periférico. Estas condições podem ocorrer em casos de coma hepático.

Deste grupo fazem parte os seguintes fármacos: ácido glutâmico, sais de arginina (aspartato — por exemplo, acesparginina, asparginina —, cetoglutarato — por exemplo, argiglurato —, cloridrato, glutamato), citrulina, lespedina, sais de ornitina (aceglutato, cetoglutarato).

4. FÁRMACOS DIVERSOS

Neste grupo incluem-se os seguintes: ácido cicloxílico (Plecton), carbimida cálcica, vários carboidratos e compostos relacionados (glicose, invertose, levulose, sorbitol), cimepanol, cogalactoisomerase (Tosepase), dexcianidanol, extratos hepáticos de ação antitóxica (Antitoxikon, Extrato Hepático, Figadhemo, Suco Hepático, Sukepar), flumecinol, glucurolactona, orazamida, silibina, diversas vitaminas (vitaminas do complexo B — por exemplo, oxiglurato de piridoxina —, tocoferóis).

K. Agentes antiúlcera

Agentes antiúlcera são fármacos usados no tratamento de úlceras gástricas e duodenais. Os antiácidos são também utilizados com este propósito, mas os agentes antiúlcera atuam por outros mecanismos. Entre outros agentes antiúlcera, temos os seguintes: aceglutamida de alumínio, alcaçuz desglicirrinizado, aminopectina sulfatada, brometo de diclônio, brometo de nolínio, bromoistidinato de sódio, carbenoxolona (Gastril), cetraxato, cloranfamida, clorbenzoxamina, condroitinsulfato sódico, dicitrato bismutato potássico, ftaxilida, gefarnato (Gefarnil), histidina, lignossulfato sódico, pepsinostreptina sódica, pifarnina, pifazina, pirenzepina, poliamina, poligenano, proglumida (xilamida), sucralfato (Antepsin), sulglicótido (Ulcotrat), timoprazol, tiopropamina, tiquinamida, tritiozina, zolimidina.

Algumas prostaglandinas, como a 5,6-diidroprostaciclina e o deprostil, estão sendo in-

Tabela 42.3 Edulcorantes sintéticos

Nome oficial	Nome comercial	Nome químico	Estrutura
sacarina	Sacarina Saxin Sucrinyl Sugarina	1,1-dióxido de 1,2-benzisotiazol-3(2H)-ona	
ciclamato sódico	Adocyl Dieçur Diesbel Dietil Docita Sucaryl Sucretine Suita (quase todos em associação com sacarina)	cicloexilsulfamato sódico	
aspartamo		éster metílico da N-L-α-aspartil-L-fenilalanina	
melizamo		3-(1H-tetrazol-5-iloxi)fenol	

vestigadas como agentes antiúlcera potenciais. A cimetidina e a ranitidina, anti-histamínicos que atuam no receptor H_2, são ativas na úlcera péptica.

L. Acidificantes

Acidificantes são fármacos utilizados para elevar a acidez em determinados órgãos. O mais comumente empregado, de ação geral, é o cloreto de amônio. Como acidificante gástrico usa-se o cloridrato do ácido glutâmico. Para acidificar a urina utiliza-se o ácido ascórbico e a metionina.

IV. AGENTES EDULCORANTES SINTÉTICOS

Agentes edulcorantes ou adoçantes sintéticos (Tabela 42.3) são substâncias usadas em dietas de baixa caloria ou pouco carboidrato, como substitutos do açúcar. Seu uso principal é no tratamento do diabetes ou da obesidade. Desde que o ciclamato pode causar câncer, ele não é comercializado em muitos países e, em outros, é restrito a preparações especiais, mormente dietéticas. Experiências em ratos indicaram que a sacarina, ou alguma impureza nela presente, também pode causar câncer da bexiga; mas os estudos são inconclusivos. O aspartamo foi aprovado pelo FDA para o uso na mesa ou em produtos prontos, mas não em refrigerantes ou alimentos que devem ser cozidos.

Recentemente, foram extraídos dois novos edulcorantes de fontes naturais: *(a)* esteviósido, heterósido isolado das folhas de *Stevia rebaudiana* e 300 vezes mais doce que a sacarose; *(b)* monelina, polipeptídio isolado do fruto da planta tropical *Dioscoreophyllum cumminsii* e cerca de 3.000 vezes mais doce que a sacarose.

V. REPOSITORES

Repositores, também chamados reintegradores ou reconstituintes, são fármacos que se administram com o fim de substituir determinados elementos ou substâncias que o paciente perdeu em razão de diversas causas, objetivando compensar e corrigir os estados carenciais.

Entre os repositores, *lato sensu*, podem ser incluídos hormônios, vitaminas, hematínicos, hematopoiéticos e substitutos do plasma. Todavia, estes fármacos já foram estudados em capítulos anteriores. Neste, trataremos apenas daqueles que ainda não foram objeto de estudo.

Quanto à função que exercem, os repositores podem ser: *(a)* repositores plásticos; por exemplo: água, aminoácidos, eletrólitos, proteínas; *(b)* repositores energéticos; por exemplo: glicídios, glicídios fosforilados, lipídios. Para fins didáticos, porém, é mais conveniente agrupá-los em três classes: repositores eletrolíticos, repositores fosforados e repositores nutrientes.

A. Repositores eletrolíticos

Para o desempenho normal de suas funções fisiológicas, o plasma sanguíneo deve conter determinada concentração de eletrólitos, que representam aproximadamente 0,85% de seu volume. Nos casos de perda de eletrólitos há que substituí-los, a fim de restaurar os níveis fisiológicos.

Para a reidratação, por via oral, a Organização Mundial de Saúde recomenda a seguinte solução salino-glicosada (para um litro): cloreto de sódio, 3,5 g; bicarbonato de sódio, 2,5 g; cloreto de potássio, 1,5 g; e glicose (dextrose), 20,0 g.

Os repositores eletrolíticos são sais de cálcio, magnésio, potássio e sódio (Tabela 42.4).

1. SAIS DE CÁLCIO

Os mais usados são: bromidrolevulinato, bromolactobionato, cansilato, cloreto, fosfato dibásico, fosfato tribásico, glicerofosfato, glubionato, gluceptato, gluconato, hipofosfito (asfocálcio), lactato, levulinato, sacarato.

Cloreto de cálcio

Cristais ou grânulos incolores, inodoros, deliqüescentes, de sabor amargo, muito solúveis em água. Deve ser conservado em recipientes herméticos e opacos. Pode ser administrado por via oral ou intravenosa, mas jamais intramuscularmente. Por via oral, é irritante ao trato gastrintestinal; se tomado intravenosamente, às veias e ao tecido subcutâneo.

É subproduto de diversos processos industriais, sobretudo do método de Solvay para obtenção da soda.

Gluconato de cálcio

Pó cristalino ou granular, branco, inodoro e insípido, estável ao ar, pouco solúvel em água. Deve ser conservado em recipientes herméticos e opacos. É o fármaco de escolha no tratamento de tetania hipocalcêmica. A via de administração preferida é a oral, mas usa-se também a intrave-

Tabela 42.4 Repositores eletrolíticos

Nome oficial	Nome comercial	Nome químico	Estrutura
cloreto de cálcio	Chloro-Calcion Cloreto de Cálcio Clorominase Solucalcine	cloreto de cálcio	$CaCl_2 \cdot 2H_2O$
gluconato de cálcio	Glucalbet Gluconato de Cálcio	sal cálcio do ácido D-glucônico	$\left(HOCH_2-\underset{OH}{\overset{H}{C}}-\underset{OH}{\overset{H}{C}}-\underset{H}{\overset{OH}{C}}-\underset{OH}{\overset{H}{C}}-COO \right)_2^{\ominus} Ca^{++} \cdot H_2O$
cloreto de potássio	Cloreto de Potássio Kloren Slow-K	cloreto de potássio	KCl
bicarbonato de sódio	Bicarbonato de sódio	bicarbonato de sódio	$NaHCO_3$
cloreto de sódio	Drágeas de Cloreto de Sódio Solução de Cloreto de Sódio	cloreto de sódio	$NaCl$
lactato de sódio	Lacolin Lactato de Sódio Solução de Ringer com Lactato	lactato de sódio	$\underset{COO^{\ominus}}{\overset{CH_3}{\underset{|}{\overset{|}{HO-CH}}}}\ Na^{\oplus}$

nosa. Não é irritante ao trato gastrintestinal, nem às veias e ao tecido subcutâneo.

É produzido por processos microbiológicos, utilizando-se certos fungos ou bactérias.

2. SAIS DE MAGNÉSIO

Usam-se principalmente os seguintes: acetato, ascorbato, cloreto, gluceptato, sulfato. A hipercalemia, por sua vez, é tratada pelo polistirenossulfonato sódico, resina de troca iônica, que remove os íons potássio.

3. SAIS DE POTÁSSIO

Os mais empregados são: citrato, cloreto, fosfato, gluconato, lactato.

Cloreto de potássio

Cristais cúbicos ou prismáticos, incolores, ou pó cristalino incolor, inodoro, de sabor amargo, solúvel em água. Deve ser conservado em recipientes herméticos. É usado no tratamento de hipocalemia, sendo o sal de potássio preferido. Não raro é recomendado aos pacientes que tomam diuréticos. Encontra igualmente emprego como antídoto em intoxicação digitálica. A forma líquida é a preferida. Não deve ser usado na forma de comprimidos, pois causa irritação gástrica. As drágeas, por outro lado, provocam ulceração no intestino grosso e sua velocidade de absorção é incerta. Em casos graves, pode ser administrado por via intravenosa.

O cloreto de potássio é fartamente distribuído na natureza. O puro é obtido por neutralização do carbonato de potássio pelo ácido clorídrico puro e conseqüente cristalização.

4. SAIS DE SÓDIO

Utilizam-se sobretudo estes: bicarbonato, cloreto, lactato.

Cloreto de sódio

Cristais cúbicos incolores ou pó cristalino branco, de sabor salgado, muito solúvel em água. Deve ser conservado em recipientes herméticos. É usado geralmente como solução aquosa, isotônica, a 0,9%, para restaurar o equilíbrio de fluidos e aumentar a excreção de cálcio em estados hipercalcêmicos. Entra também como constituinte da solução salina de Ringer.

O cloreto de sódio é muito abundante na natureza, sendo conhecido como sal de cozinha, sal-gema, sal marinho. O puro é obtido fazendo passar uma corrente de HCl gasoso em solução aquosa saturada de cloreto de sódio comercial.

B. Repositores fosforados

Em geral, o emprego de tais fármacos, também chamados remineralizantes (entre os quais se incluem certos sais de cálcio), não apresenta justificativa racional e o benefício por eles produzido é mais subjetivo que real. De fato, a eficácia terapêutica da maioria deles não foi ainda rigorosamente comprovada.

Entre os fosforados que se usam, temos:
1. Fosfatos: dibásico de cálcio, cálcico, tricálcico;
2. Hipofosfito de cálcio;
3. Ácidos arilfosfínicos;
4. Compostos organofosforados: ácido etidrônico, benzifos, difosfato de levulose, etidronato sódico, fosfocreatina, fosfocreatinina, fosforiletanolamina, glicerofosfato de cálcio, glicerofosfato sódico, glicose-1-fosfato, inositolexafosfato de cálcio e magnésio (Phytina), lecitina, toldinfos.

C. Repositores nutrientes

Os principais são:
1. Glicídios: frutose, glicose e sorbitol; usam-se, às vezes, amido, lactose e sacarose;
2. Lipídios: ácido araquidônico, ácido linoléico, ácido linolênico, emulsão de lipídios de óleo de soja;
3. Protídios: aspartato de magnésio, aspartato de potássio, solução de aminoácidos essenciais (Aminoácidos, Aminon, Aminoplasmal, Soramin), concentrado de proteínas (Casec), hidrolisado de proteínas.

VI. ENZIMAS

Várias enzimas, algumas já vistas anteriormente, até neste capítulo, são usadas em terapêutica, para diversos fins. Usam-se, também, inibidores de enzimas, como a aprotinina, que inativa a tripsina, calicreína e certas outras enzimas.

A. Enzimas proteolíticas

Em sua maioria, são usadas para limpeza de feridas. Estas enzimas degradam as proteínas, coadjuvando assim na retirada do tecido necrótico, exsudatos purulentos, coágulos de sangue e tecidos fibrosos que se formam em processos inflamatórios e traumáticos, ferimentos infectados ou úlceras. São, todavia, simples coadjuvantes; a causa dos estados patológicos deve ser eliminada mediante tratamento com fármacos apropriados.

As principais enzimas proteolíticas são: bromelina (Bromecilin, Deazin — concentrado de enzimas proteolíticas extraído de *Ananas comosus*), colagenase (extraída de *Clostridium histolyticum*), desoxirribonuclease, estreptodornase + estreptoquinase (Varidase — produzidas durante o crescimento de determinadas cepas de estreptococos hemolíticos), fibrinolisina, quimopapaína (Tromasin — isolada do latex de *Carica papaya*), quimotripsina (Ambozim, Triptase — isolada do pâncreas bovino), sutilaína (obtida do *Bacillus subtilis*), tripsina (Parenzyme — obtida do pâncreas bovino).

Colagenase

A colagenase é enzima extraída de *Clostridium histolyticum,* sendo eficaz no desbridamento de queimaduras e úlceras dérmicas de diversas etiologias. Degrada não somente o colágeno desnaturado, mas também o não-desnaturado, o que a diferencia de outras enzimas proteolíticas, que atuam somente sobre o colágeno desnaturado. Sua atividade enzimática ótima é no pH 7 a 8; em pH 5 ou mais baixo e 8,5 ou mais alto, é inativada. É também inativada em temperaturas acima de 56°C, detergentes e substâncias metálicas ou organometálicas. Para interromper a ação da colagenase basta aplicar solução de acetato de alumínio.

Fibrinolisina combinada com desoxirribonuclease

A mistura de fibrinolisina e desoxirribonuclease, de origem bovina, é comercializada sob o nome de Fibrase. A fibrinolisina atua sobre a fibrina dos coágulos sanguíneos e exsudatos fibrosos. A desoxirribonuclease age sobre o ácido desoxirribonucléico dos exsudatos. Esta associação de enzimas é empregada topicamente como agente desbridante para remoção dos exsudatos de úlceras, feridas e queimaduras e no tratamento de abscessos, fístulas e hematomas superficiais.

B. Enzimas pancreáticas

São usadas como substâncias de substituição em pacientes que apresentam secreção diminuída, tais como naqueles que sofrem de tumores pancreáticos benignos ou malignos, fibrose cística, pancreatite crônica e após pancreatectomia. Não são eficazes em distúrbios gastrintestinais que não estejam relacionados com deficiência de enzimas pancreáticas.

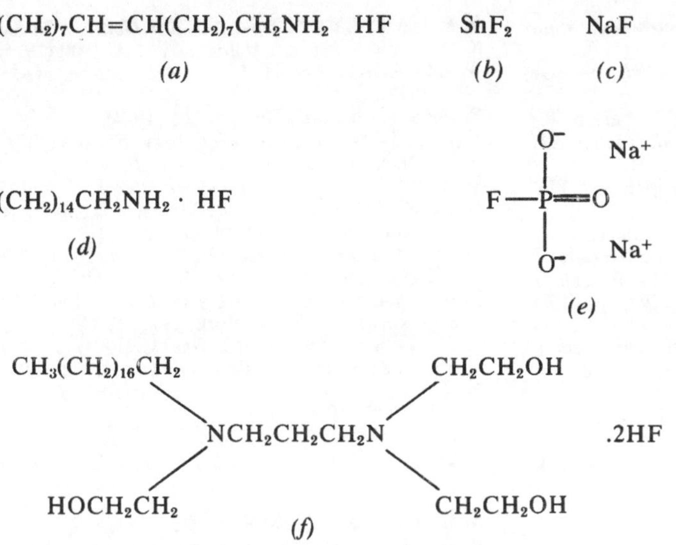

CH₃(CH₂)₇CH=CH(CH₂)₇CH₂NH₂ · HF   SnF₂   NaF
(a)   (b)   (c)

CH₃(CH₂)₁₄CH₂NH₂ · HF
(d)

$$F-P(=O)(O^-Na^+)(O^-Na^+)$$
(e)

Fig. 42.2 Estruturas dos profiláticos da cárie dentária: *(a)* dectaflur, *(b)* fluoreto estanoso, *(c)* fluoreto de sódio, *(d)* hetaflur, *(e)* monofluorfosfato de sódio e *(f)* olaflur.

CH₃(CH₂)₁₆CH₂\   /CH₂CH₂OH
              N-CH₂CH₂CH₂-N   · 2HF
HOCH₂CH₂ /   \CH₂CH₂OH
(f)

As enzimas pancreáticas são, sobretudo, as seguintes: amilase, lipase e protease. Entretanto, são comercializadas misturas destas enzimas, a saber: *(a)* pancreatina (Pankreon), extraída do pâncreas do porco ou do boi e contendo várias enzimas, principalmente amilase, lipase e protease; *(b)* pancrelipase (constituinte de Cotazym B), obtida do pâncreas do porco e contendo várias enzimas, principalmente lipase, com amilase e protease; *(c)* diastase (Poly-Diastase), mistura de enzimas amilolíticas (principalmente amilase) obtida do malte por ação do microrganismo *Aspergillus oryzae*.

C. Enzimas usadas em oftalmologia

A mais comum é a quimotripsina, enzima proteolítica empregada para zonulólise em extração da catarata intracapsular.

D. Enzimas diversas

Entre estas temos as três seguintes: *(a)* hialuronidase (Hialuronidase, Hyalozima), obtida de testículos de mamíferos e usada principalmente como adjuvante para facilitar a absorção dos fármacos nos espaços teciduais; *(b)* celulase, concentrado de enzimas que degradam a celulose, isolado de *Aspergillus niger* e outras fontes e que faz parte de diversas associações, tais como: Amprosyl, Combizym, Cotazym B, Luizym, Novozyme, Silenzima; *(c)* tiomucase (Thiomucase), fator de difusão extraído de testículos de mamíferos.

E. Mistura de enzimas com outros fármacos

São comercializadas várias especialidades farmacêuticas contendo enzimas associadas a outras drogas, principalmente antibióticos. A eficácia destas misturas não foi comprovada. Conseqüentemente, não se recomenda o seu emprego rotineiro.

VII. FÁRMACOS DE INTERESSE ODONTOLÓGICO

Determinados fármacos são de exclusivo interesse odontológico. Entre vários outros, há os seguintes:

1. Profiláticos da cárie dentária: dectaflur, dextranase, fluoreto estanoso, fluoreto de sódio, hetaflur, monofluorfosfato de sódio, olaflur (Fig. 42.2);
2. Protetores dentários: diiodoidrina, eugenol zíncico;
3. Restaurador dentário: guta percha;
4. Dessensibilizador da dentina: cloreto de zinco;
5. Abrasivo: pedra-pome.

REFERÊNCIAS

AGENTES DERMATOLÓGICOS
R. B. SAUSE e V. J. GALIZIA, *Pharm. Times*, 46, 40 (1980).
G. K. STEIGLEDER e H. I. MAIBACH, *Dermatology*, Thieme, Stuttgart, 1979.

P. FROST et al., Ed., *Recent Advances in Dermatopharmacology*, Spectrum, New York, 1978.

M. ORKIN e H. I. MAIBACH, *N. Engl. J. Med.*, 298, 496 (1978).

F. N. MARZULLI e H. I. MAIBACH, Eds., "Dermatotoxicology and Pharmacology", *Adv. Mod. Toxicol.*, 4, 1-567 (1977).

M. ORKIN et al., *Scabies and Pediculosis*, Lippincott, Philadelphia, 1977.

M. ORKIN et al., *J. Am. Med. Assoc.*, 236, 1136 (1976).

G. W. van HAM e W. P. HERZOG, "The Design of Sunscreen Preparations", in E. J. ARIËNS, Ed., *Drug Design*, Vol. IV, Academic, New York, 1973, pp. 193-235.

M. KATZ, "Design of Topical Drug Products: Pharmaceutics", in E. J. ARIËNS, Ed., *Drug Design*, Vol. IV, Academic, New York, 1973, pp. 93-148.

W. B. SHELLEY e H. GOLDSCHMIDT, *Top. Med. Chem.*, 3, 285 (1970).

J. A. MONCREIF, *Clin. Pharmacol. Ther.*, 10, 439 (1969).

AGENTES DESTOXIFICANTES

A. J. SMITH, *Br. Med. J.*, 4, 157 (1972).

M. B. CHENOWETH, *Clin. Pharmacol. Ther.*, 9, 365 (1968).

A. SOFFER, *Chelation Therapy*, Thomas, Springfield, Ill., 1964.

T. N. PULLMAN, *Annu. Rev. Med.*, 14, 175 (1963).

AGENTES GASTRINTESTINAIS

C. S. DAVIDSON, Ed., *Problems in Liver Diseases*, Thieme, Stuttgart, 1979.

N. J. GREENBERGER et al., *Drug Treatment of Gastrointestinal Disorders*, Churchill Livingstone, Edinburgh, 1979.

D. J. C. SHEARMAN e D. HETZEL, *Annu. Rev. Med.*, 30, 61 (1979).

B. K. EVANS et al., *J. Pharm. Sci.*, 67, 277 (1978).

R. K. GOYAL e S. RATTAN, *Gastroenterology*, 74, 598 (1978).

H. J. BINDER, *Annu. Rev. Pharmacol. Toxicol.*, 17, 355 (1977).

T. F. BURKS, *Annu. Rev. Pharmacol. Toxicol.*, 16, 15 (1976).

J. T. GALAMBOS et al., *Gastroenterology*, 70, 1026 (1976).

W. VAN BEVER e H. LAL, Eds., *Synthetic Antidiarrheal Drugs*, Dekker, New York, 1976.

H. J. BINDER e M. DONOWITZ, *Gastroenterology*, 69, 1001 (1975).

B. K. EVANS et al., *J. Pharm. Pharmacol.*, 27, 66P (1975).

R. F. HARVEY e A. E. READ, *Am. Heart J.*, 89, 810 (1975).

K. J. IVEY, *Gastroenterology*, 68, 154, 1300 (1975).

A. LITTMAN e B. H. PINE, *Ann. Intern. Med.*, 82, 544 (1975).

P. BASS, *Adv. Drug Res.*, 8, 205 (1974).

F. E. PITTMAN, *Gastroenterology*, 67, 408 (1974).

A. C. PLAYLE, *Med. Actual.*, 10, 208 (1974).

T. SCRATCHARD, *Clin. Gastroenterol.*, 2, 259 (1973).

F. A. JONES e E. W. GOLDING, Eds., *Management of Constipation*, Blackwell, Oxford, 1972.

D. W. PIPER e T. R. HEAP, *Drugs*, 3, 366 (1972).

J. CHRISTENSEN, *N. Engl. J. Med.*, 285, 85 (1971).

P. P. NAIR e D. KRITCHEVSKY, Eds., *The Bile Acids*, 2 vols., Plenum, New York, 1971, 1972.

J. F. STOKES, *Practitioner*, 206, 35 (1971).

S. HOLTZ, *Annu. Rev. Pharmacol.*, 8, 171 (1969).

M. H. HUBACHER e S. DOERNBERG, *J. Pharm. Sci.*, 53, 1007 (1964).

J. TRAVELL, *Ann. N. Y. Acad. Sci.*, 58, 416 (1954).

S. LOEWE, *J. Pharmacol. Exp. Ther.*, 94, 288 (1948).

AGENTES EDULCORANTES SINTÉTICOS

P. A. TEMUSSI et al., *J. Med. Chem.*, 21, 1154 (1978).

B. CRAMMER e R. IKAN, *Chem. Soc. Rev.*, 6, 431 (1977).

G. A. BENSON e W. J. SPILLANE, *J. Med. Chem.*, 19, 869 (1976).

Forum, *Sweeteness*, National Academy of Sciences, Washington, D. C., 1975.

M. G. J. BEETS, "Structure-Response Relationships in Chemoreception", in C. J. CAVALLITO, Ed., *Structure-Activity Relationships*, Vol. I, Pergamon, Oxford, 1973, pp. 225-295.

W. GUILD, Jr., *J. Chem. Educ.*, 49, 171 (1972).

L. B. KIER, *J. Pharm. Sci.*, 61, 1394 (1972).

B. S. SHALLENBERGER e T. E. ACREE, *Nature (London)*, 216, 480 (1967).

ENZIMAS

J. S. HOLCENBERG e J. ROBERTS, *Annu. Rev. Pharmacol. Toxicol.*, 16, 97 (1977).

D. M. BLOW, *Acc. Chem. Res.*, 9, 145 (1976).

J. S. FRUTON, *Adv. Enzymol.*, 44, 1 (1976).

D. A. COONEY e R. J. ROSENBLUTH, *Adv. Pharmacol. Chemother.*, 12, 185 (1975).

J. S. FRUTON, *Acc. Chem. Res.*, 8, 241 (1974).

FÁRMACOS DE INTERESSE ODONTOLÓGICO

A. H. KUTSCHER et al., Eds., *Pharmacotherapeutics of Oral Disease*, McGraw-Hill, New York, 1964.

Índice Alfabético

Os números em **negrito** referem-se a locais onde o assunto é abordado mais extensamente. Os números em *itálico* referem-se a localizações fora do texto (legendas, quadros, dísticos, notas etc.).

A

Aabomicina, 537
A.A.S., *187, 429*
Abeoprednisolona, 202
Abortifacientes, 706
Abrina, 632
Abufenina, 303
Acarsan, *525*
Acebutolol, *339,* 388, 395
Acecainida, 380
Acecarbromal, 141
Aceclidina, 291
Acedapsona, 29, 71, 494, 568, 570
Acediassulfona, 568
Acefenazina, *226*
Acefilina, 395
Aceglatona, 633
Aceglumato de deanol, *274,* 275
Aceglutamida de alumínio, 743
Acemetacina, 198
Acemidofeno, 487
Acenocumarol, *423,* 425, 427
Aceperona, 229
Acepromazina, 227
Aceptor, 100
Acesparginina, 742
Acetabenzoato de deanol, *274,* 275
Acetaminofen, 191
Acetaminossalol, 58, 186
Acetanilida, 44
Acetarsol, 479
Acetarsona, *467,* 468
Acetato
- antibióticos derivados do, 578
- de alfadolona, 130
- de alumínio, 24, 538, 726
- de cortisona, *203*
- de crassina, 639
- de lítio, 244
- de mafenida, 553
- de medroxiprogesterona, 633, *634,* 700, 701
- de megestrol, 633
- de melengestrol, 633
- de metacresol, 528
- de noretisterona, 401
- de oxifenisatina, 739
- de seráctido, 673
- fenilmercúrico, 529, 538, 706
- trifenil-estanho, 538
Acetazolamida, 28, 438, 441, *441*
- em preparação oftalmológica, 25
- na convulsão, 154, 156
Acetilaranotina, 651
Acetilcisteína, 221
Acetilcolina, *64,* 669
- acetil-hidrolase da, 294
- distribuição eletrônica na, *99,* 100, *283,* 284
- efeitos da
- - muscarínicos, 283
- - nicotínico, 283
- interação da, com o receptor, 285
- síntese da, 290
- transmissão química por, 283
Acetilcolinesterase, 14, 290, 294
- ação da pralidoxima na reativação da, *81*
- reativadores da, 297
Acetildigitoxina, 377, 380, 382
Acetildigoxina, *378*
Acetildoxorrubicina, 604, 629
Acetil-hidrolase da acetilcolina, 294
Acetilmetadol, 170
- na síndrome de abstinência a narcóticos, 160
Acetilmetionina, 742
Acetilon, *187*
Acetilquidamicina, 629
Acetilsalicilato
- de alumínio, 187, 191
- de lisina, 187
- de magnésio tetraidratado, 187
Acetilsalil, *187*
Acetilspiramicina, 599
Acetilsulfametoxipiridazina, 552, *555*
Acetil-triptofanato de cafeína, 56
Acetiromato, 403, 675
Acetofenazina, 225, *226*
Acetofenido
- de algestona, *72*
- nome químico do, 18
Acetonido
- de fluorcinolona, 688
- nome químico do, 18
Acetopirrol, 146
Acetorfina, 165, *165*
Acetoxicicloeximida, 605
Acetrizoato
- de meglumina, 30, 715
- sódico, 715
Aceturato, nome químico do, 18
Acidificante, 744
- acético glacial, 726
- acetil salicílico, 23, 30, 187, 189
- - e inibição da agregação de plaquetas, *429,* 430
- - na neoplasia, 635
- - no infarto do miocárdio, 392
- - questão referente à comercialização do, 16, 21
- - receptores do, 102
- acexâmico, 726
- actitiázico, 605
- alfa-bisdesidrodoisinólico, 697
- alfa-ditiodicaprônico, 742
- amibutírico, 232, 244, 387, 669
- amidotrizóico, 714, 715, *716,* 719
- aminoacético, 399
- aminocapróico, 416, *419,* 421
- aminossalicílico, 564, *565,* 676
- - introdução ao, *458*
- - receptores do, 102, 403
- anfonélico, 275
- antifúngico, 533
- anti-séptico, 523
- - acético, 523
- - benzóico, 523
- - beta-aminobutírico, 523
- - bórico, 523
- - desidroacético, 523
- - dodecilaminopropil, 523
- - fosfórico, 523
- - lático, 523
- - lauriloxipropil-β-aminobutírico, 523
- - mandélico, 523
- - nalidíxico, 523

- - oxolínico, 523
- - para-clorobenzóico, 523
- - salicílico, 523
- - sórbico, 523
- - sozoiodólico, 523
- araquidônico, 185, 746
- arilalcanóico, 52, 183, 198, 429
- ariloxialcanóico, derivados do, 198
- aristolóquico, 631, 706
- ascórbico, 26, 29, 663, 664
- - energias do HOMO e do LEMO do, 92
- - isômeros do, 62
- aurintricarboxílico, 651
- bensuldázico, 201, 539
- benzilidenaminoxipropiônico, 154
- benzóico, 24, 727
- biliar, 742
- bórico, 706
- bromossalicilidroxâmico, 403
- caínico, 479
- calvático, 629
- capobênico, 380, 395
- carboxílico, 75, 651
- - derivados do, 93
- cicloxílico, 742
- cicrotóico, 742
- cinamético, 742
- clofíbrico, 403
- clorídrico diluído, 741
- clorogênico, 742
- cólico, 403
- colilidroxâmico, 471
- cromoglícico, 24
- desidrocólico, 722, 742
- desoxicólico, 403, 742
- desoxirribonucléico
- - ligação de acridínicos a, 100
- - na neoplasia, 633
- - receptores de quimioterápicos, 101
- dimeticrótico, 742
- diprotizóico, 715
- doisinólico, 697
- edético, 96, 118, 471
- elágico, 422
- estibônico aromático, 469
- etacrínico, 437, 438, 445, 446
- etidrônico, 207, 746
- etodólico, 201
- etozolínico, 439
- fenclózico, 201
- fenofíbrico, 403
- fenopicolínico, 346
- flavódico, 395
- flufenâmico, 184, 205, 430
- fólico, 26, 28, 29, 415
- - e inibição da biossíntese de ácidos nucléicos, 114
- - síntese do, 414
- folínico, 30
- fosfonoacético, 651
- fusárico, 346
- fusídico, 578, 605, 606
- - e inibição da síntese protéica, 116
- - modo de ação do, 612
- galacturônico, 432
- gimnênico, 651
- glicoascórbico, 655
- glicurônico, 74
- glusapolissulfúrico, 403
- glutâmico, 403
- helvólico, 605
- heterocicloalcanóico, derivados do, 201
- homonicotínico, 403
- indolacético, derivados do, 198
- indoxâmico, 198
- iocármico, 715, 719
- iocetâmico, 715, 717
- iodoxâmico, 715
- iofenóico, 715
- ioglicâmico, 30, 715, 718
- iolidônico, 715
- iomeglâmico, 715
- iopanóico, 25, 30, 715, 717, 719
- iopodaico, 717

- iopodínico, 715
- iosefâmico, 715
- iotalâmico, 714, 715, 716, 719
- ioxitalâmico, 714, 715, 716
- isobutílico, 676
- isoftalólico, 187
- lático, 727, 738
- ligado a núcleos fundidos, derivados de, 201
- linoléico, 746
- meclofenâmico, 205
- mefenâmico, 184, 205, 430
- metiazínico, 184, 200
- metrizóico, 714, 717
- micofenólico, 578, 605, 611, 629, 651
- nalidíxico, 28, 458, 542, 543
- - energias do HOMO e do LEMO do, 92
- - inibição da síntese do DNA, 116
- - receptores do, 102
- nicotínico, 398, 401, 403, 406, 664, 666
- - na infestação por cestódeos, 486
- niflúmico, 205, 430
- nítrico, 726
- orótico, 207, 403, 742
- oxibromonaftóico, 742
- oxiniácico, 403
- oxolínico, 542, 543
- pantotênico, 666
- para-aminobenzóico, 79
- - energia do HOMO e do LEMO do, 92
- pentético, 471
- pícrico, 92
- piridinacético, 403
- poliacrílico, 651
- polimetacrílico, 651
- polirriboinosínico-polirribocitidílico, 651
- procetofênico, 403
- prodólico, 201
- prostanóico, 185
- pseudomônico, 605
- quênico, 742
- resorcílico, 187
- retinóico, 635
- ribonucléico, 100, 101
- rodotorúlico, 471
- salamidacético, 187
- salicílico, 24, 186, 403, 676, 727
- - ação quelante do, 66, 118
- - questão referente à comercialização do, 21
- salicilsulfúrico, 187
- secalônico, 605
- sicrotóico, 742
- sulfalóxico, 552
- sulfanilamidossalicílico, 553
- sulfônico, 93
- tânico, 422, 726, 738
- tartárico, 706
- tenuozônico, 605, 612, 629, 651
- teofilinacético, 438
- tiaprofênico, 201
- tiazolidinocarboxílico, 742
- tíbrico, 403
- tienílico, 183, 207, 438
- tióctico, 736
- tiropanóico, 718
- tirotrópico, 403
- tizoprólico, 403
- tolfenâmico, 205
- tranexâmico, 419, 421
- tricloroacético, 726, 727
- trigentísico, 706
- undecilênico, 532, 534
- ursodesoxicólico, 742
- úsnico, 605
- valpróico, 23
Acila, grupo, 93
Acilguanosina, 650
Acil-hidrolase de acilcolinas, 294
Acilureída, 151, 154
Acipimox, 403
Aclacinomicina, 604, 629
Aclantato, 205
Aclavina, 629

Aclorisan, 733
Acnesulf, 539
Aconitina, 207
Acridina
- antimaláricos derivados da, 494, 499
- receptores da, 102
Acriquina, 494, 495, 494, 635
Acrisorcina, 532, 535, 539
Acromicina, 511, 596, 632
Acronina, 632
Actamicina, 603
Actidil, 355
Actidina, 578
Actifenol, 605
Actimicina, 629
Actina, 610
Actinobolina, 629
Actinogeno, 629
Actinomicina, 598
- D, 630
- receptores da, 102
Actinomicetina, 605
Actinomyces
- benzilpenicilina na infecção por, 586
- israeli, 532
Actinorodina, 57
Actinotiocina, 517
Actinoxantina, 598
Actodigina, 377
Actrapid, 680
Aculeacina, 537
Acumicina, 599
Adalat, 394
Adamantano, 403
Adamantiloxianalina, 403
Adamantiloxifenilpiperidina, 403
Adapiprazina, 225
Ademetionina, 742
Adenosinotrifosfatase, 14
Adeprena, 244
Adermina, 664
Adifenina, 302, 303
Administração farmacêutica, 1
Adinotropina, 304
Adipiodona, 57, 714
- de meglumina, 30, 57
Adoçante sintético, 744
Adonitoxina, 377
Adrenalina, 318, 324
Adrenalona, 421
Adrenérgico
- bloqueador, 335
- estimulante, 318
Adrenocorticóide, 684
Adrenolítico, 335
Adrenomimético, 318
- receptores de, 102
Adrenoxil, 419
Adriamicina, 631
Adriblastina, 631
Adsorvente, 28
Adstringente, 24, 726
Adumbran, 235
Aerofagil, 742
Aerolin, 324
Aerossol, 19
Afrin, 330
Afurolol, 338
Ágar, 726
Agarol, 734
Agasten, 352
Agetran, 233
Agonista, 62
Água oxigenada, 529
Ajacina, 731
Ajaconina, 731
Ajmalina, 383
Akineton, 255
Alafosfina, 545
Alamecina, 605
Alameticina, 598
- modo de ação da, 610
Alanosina, 629
Alantoína, 726

ÍNDICE ALFABÉTICO

Alaproclato, 245, 403
Alazopeptina, 605, 629
Albaprostila, 302
Albendazol, 479, 486, 487
Albofungina, 605
Albomicina, 598
Albonursina, 605
Alborixina, 605
Albucid, *554*
Albumina
- G.U., *554*
- humana normal, 26, 28
Alcaçuz desglicirrinizado, 743
Álcalis anti-sépticos, 523
Alcalóide, 29, 267
- ativos contra trematódeos, 487
   benzilisoquinolínico, 632
- da aporfina, 632
- da *Areca catechu*, 291
- da *Atropa belladona*, 11, 308
- da *Colchicum autumnale*, 183
- da *Datura fastuosa*, 308
- da *Datura metel*, 308
- da *Datura stramonium*, 308
- da *Duboisia leichardtii*, 308
- da *Duboisia myoporoides*, 308
- da *Hyoscyamus niger*, 308
- da *Nicotiana tabacum*, 292
- da *Papaver somniferum*, 161
- da pervinca, 625
- da quina, 494, 497
- da vinca, 430, 631
- do *Chondodendron tomentosum*, 313
- do esporão do centeio, 335, 336
- do *Veratrum*, 387
- febrifugina, 493
- na leishmaniose, 516
- quinolínico, 632
Alcatrão de hulha, 24, 727
Alcavervir, 387
Alclofenaco, 184, *429*
Alcloxa, 726
Álcool, *524*, 526
- benzílico, 526
- de ação hipnótica, 139
- diclorobenzílico, 526
- efeitos farmacológicos do grupo, 93
- etílico, 526
- fenetílico, 526
- fluornicotinílico, 403
- friccionante, 726
- isopropílico, *524*, 526, 726
- nicotinílico, *397*
- triclorobenzílico, 526
Alcoolato, 19
Alcoolismo crônico, 139
Alcopar, *480*
Alcurônio, 313
Aldactone, *446*
Aldazida, 439, *446*
Aldessulfona, 568, 569, *570*
Aldgamicina, 599
Aldicarb, 295
Aldioxa, 727
Aldomet, 344, 387
Aldosterona, 684, 685, 686
- inibidores da, 437
Aldrin, 492
Aleprida, 741
Alepsal, *140*
Alergitrat, 353
Aletamina, 244
Aleudrin, *324*, 339, *382*
Alexan, *652*
Alfafa, 403
Alfalipomicina, 599
Alfamilase, 207
Alfaprodina, *167*, 136
Alfaqualona, 145
Alfatesin, 130
Alfaxalona e alfadolona, 27
Alfentanila, 168
Algestona, 202, 700
Alginato

- de cálcio, 421
- de sódio, 726
Algipron, *199*
Alicina, 403, 539, 605
Aliconazol, 538
Aliflurano, 127
Alilestrenol, 700
Alilprodina, 168
Alimemazina, 146, 227, 357
Alinidina, 387
Aliomicina, 599
Alipamida, 438
Alitesina, 669
Alizaprida, 741
Alkeran, *626*
Allergil, *358*
Almitrina, 266
Alobarbital, 141
Aloclamida, 187, 221, 357
Áloe, 739
Alonimida, 145
Alopurinol, 23, 30, 78, *208*
- ação antiinflamatória do, 207
- na gota, 183
- na neoplasia, 635
- receptores de, *102*
Aloxiprina, 187
Alpertina, 231
Alphacilina, 586
Alprazolam, 145
Alprenolol, 244, *339*, 382
- na angina do peito, 395
Alquiamina, 354
Alquilante, 29, 79, 625, *626*
- anti-séptico, 526
- histórico, 623
- ligação com ácidos nucléicos, 116
- mecanismo de ação do, *68*
- receptores de, *102*
- usados em fármacos, *67*
Alquinol, 509
Abrac, 733
Altiomicina, 605
Altizida, 438
Alucinogênico, 245
- classificação do, 246
- mecanismo de ação do, 247
Alúmen, 726
Alupent, *324*
Alverina, 57, 302, 309, 395
Amadinona, 700
Amafolona, 202
Amanozina, 438
Amantadina, 258, *259*, 260, 458, 650
Amaromicina, 599
Ambazona, 527
Ambenômio, 293, *294*
Ambenoxano, 253
Ambilhar, *488*
Ambomicina, 629
Ambonestyl, 380
Ambramicina, *511*, 596
Ambroxol, 221
Ambrucitina, 537, 605
Ambufilina, 438
Ambusida, 438
Ambutônio, 306
Amebíase, quimioterápicos na, *458*, 468, 506
Amebiazol, *510*
Amebicida, 24
- de contato, 507
- tecidual, 507
Amedalina, 244
Ametobenzepina, 352
Amicacina, 24, 29, 602
Amicetina, 601, 605
Amida
- anti-sépticos derivados da, 526
- atividade biológica, 93
- de ação sedativa, 139
Amidapsona, 568
Amidificação do fármaco, 71
Amidina, 527

Amidotrizoato
- de meglumina, 25, 30
- sódico, 25, 30
Amifenazol, 266
Amifredina, 319, *326*
Amilase, 741, 747
Amilfenol, 528
Amiloniazida, 564
Amilorida, 25, 438
Aminacrina, 517
- na tricomoníase, 517
Aminazina, 226
Amineptina, 242
Aminitrizol, 517
Aminoácido
- antibióticos derivados de, 578
- inibidor da biossíntese de ácidos nucléicos, 114
Aminoacridina, 92
Aminocarbofluoreno, 306
Aminociclitol(is), 601
Aminoclotenoxiciclina, 58
Aminocriquina, 494
Aminofenazona, 184, 193
Aminofilina, 24, 28, 267, *268*
- ação antidiurética da, 438, 439, *446*
- ação fibrinolítica da, 430
- na angina do peito, 392
Aminoglicosídio, antibióticos, 578, 601, 612
Aminoglutetimida, 154, 684
Aminometradina, 438
Aminopectina, 743
Aminopicolina, 319, 379
Aminopromazina, 227, 302, 306
Aminopropilona, 193
Aminopterina, 627, 706
- e inibição da biossíntese de ácidos nucléicos, 114
- histórico, 624
- receptores da, *102*
Aminoquinolina, antimaláricos derivados da, 494, 499
Aminoquinolinometanol, antimaláricos derivados da, 494, 500
Aminorex, 272
Aminosidina, 601
Aminossalicilato
- de cálcio, 564
- de potássio, 564
- de sódio, 564
- polivinílico, 71
Aminotiazol, 676
Aminotriazol, 676
Amiodarano, 381, 382, 383, 395
Amiperona, 229
Amiquelina, 395
Amisometradina, 438
Amitriptilina, 26, 27, *241*, 242, 253
Amixetrina, 207, 302, 306
Amobarbital, 133, 134, *140*
Amodiaquina, 59
- ação antiinflamatória da, 207
- energias do HOMO e do LEMO, da, 92
- introdução a, 458
- na amebíase, 509
- na giardíase, 519
- na malária, 494, *495*, 500
- receptores da, *102*
Amobanona, 370
Amônio
- anti-helmínticos derivados do, 479
- quaternário, anti-sépticos derivados do, 527
Amopiroquina, 59, 494
- introdução a, *458*
Amoproxano, 382
- na angina do peito, 395
Amoscanato, 479, 487
Amotrifeno, 382
- na angina do peito, 395
Amoxamil, *588*
Amoxapina, 230, 242
Amoxicilina, *588*

Amoxidal, 588
Amoxil, 588
Amoxilin, 588
Amoxipen, 588
Ampeclon, 587
Ampicil, 587
Ampicilina, 24, 29, 578, 587, 589
- comercialização da, 16
- melhoria da biodisponibilidade da, 73
Ampicinin, 587
Ampicrono, 587
Ampimox, 588
Ampizan, 587
Ampizina, 275
Amplacilina, 587
Amplictil, 226
Amprólio, 520
Amprosyl, 742
Amprotropina, 303
Anacardiol, 266
Anafilaxia, fármacos na, 24
Anafranil, 242
Anagestona, 700
Analéptico, 263, 264
Analgésico(s)
- conceito de, 159
- essenciais, 23
- forte, 159
- - não-narcótico, 159
- - narcótico, 159
- suave, 159, 181
- - classificação, 183
- - histórico, 183
- - mecanismo de ação, 211
Analgina, 193
Análogo(s), 70
Anamirta cocculus, 264, 266
Anangor, 395
Anaplasma marginale, 520
Anaplasmose, 520
Anatensol, 226
Anausen, 352
Ancilostomíase, 475
Ancinafal, 202
Ancinafida, 202
Ancinomida, 202
Ancitabina, 627
Ancoron, 381
Andantol, 358
Andolba, 366
Andriosept, 733
Androbolona, 696
Androgênio, 25, 29, 692
- na neoplasia, 633, 633
Androisoxazol, 694
Anemia, 411
- hipocrômica, 411
- macrocítica, 411
- normocítica, 411
Anemonina, 605
Anestalcon, 366
Anestesia por acupuntura, 161
Anestésico
- geral, 23, 27, 126, 128
- - ação do, 119, 130
- - adjuntos à, 133
- - conceito de, 126
- - e adrenomiméticos, interação entre, 11
- - efeitos adversos, 126
- - histórico, 126
- - intravenoso, 129, 130
- - natureza da ação farmacológica do, 107
- - por inalação, 127
- - voláteis, 127
- local, 23, 27, 362-374
- - aceptores de, 100
- - classificação, 363
- - conceito, 362
- - de ação prolongada graças à presença de alquilantes, 80
- - efeitos adversos, 362
- - empregos, 362
- - fórmula geral do, 52, 363
- - histórico, 363

- - mecanismo de ação, 370
- - na arritmia cardíaca, 383
- - oftalmológico, 25, 30
Anetan, 481
Anetil, 737
Aneurina, 664
Anfebutanona, 245
Anfecloral, 272
Anfenidona, 238
Anfenona B, 437, 676, 684
Anfepramona, 271, 272, 320
Anfertil, 701
Anfetamina, 244, 270, 272, 320
- metabolismo da, 11
Anfomicina, 514, 598
Anfotalida, 483
Anfotericina B, 24, 29, 578
- introdução à, 458
- mecanismo de ação da, 119
- na hiperlipoproteinemia, 403
- na infecção por fungos, 532, 536, 537
- na leishmaniose, 516
Angelicina, 154
Angina do peito, 335, 392
Angiografia, drogas usadas em, 714
Angiotensina, 384, 669
Angiotensinamida, 385
Angiotensinogênio, 384
Angolamicina, 599
- modo de ação, 612
Angolida, 611
Anidrase carbônica, 437
Anidrido acetilsalicílico, 187
Anileridina, 167
Anilopan, 207
Anisomicina, 537
- modo de ação da, 612
- na amebíase, 509
- na tricomoníase, 517
Anisotropina, 302
Anorexígeno, 269
- adrenomimético, 320
- antilipêmico, 403
Anquinato
- na coccidiose, 520
- na malária, 494
Anrinona, 378
Ansamicina, 603
Ansiedade, 232
Ansiepax, 235
Ansiolítico, 232
- adjunto à anestesia, 133
- anti-hipertensivo, 387
- antilipêmico, 403
- benzodiazepínico, 52, 234
- carbamato de propanodiol, 233
- grupo nitro no, 94
- mecanismo de ação do, 239
Ansiotex, 236
Ansonato, nome químico do, 18
Antabuse, 139
Antafenito, 479
Antagon, 356
Antagonista, 62
- beta-adrenérgico, 53, 64
- da heparina, 418
- da histamina, 349
- de aminoácidos, 118
- de levodopa, 117
- de narcóticos, 23
- - classificação, 176
- - conceito de, 175
- - mecanismo de ação, 178
- de purinas, 118
- de vitaminas, 118, 655
- fisiológico, 116
- funcional, 116
- metabólico, 116
- químico, 116
Antazolina, 358, 359
Antelmicina, 601
Antergan, 350
Antiácido, 25, 732, 733

- e absorção de tetraciclinas, 9
Antiacil, 733
Antialérgico, 14
- essencial, 23
Antiamebiano, 29, 506
- classificação, 509
- efeitos adversos, 507
- empregos, 507
- histórico, 507
- mecanismo de ação, 513
Antiamebina, 598
Antiandrogênio, 696
Antianêmico, 26, 28, 411
- classificação, 412
- histórico, 412
- mecanismo de ação, 415
Antianginoso, 24, 28, 392
Antiarrítmico, 24, 380
- adrenomimético, 320
- conceito de, 380
- efeitos adversos do, 380
- empregos do, 380
- histórico, 380
Antiasmático, 24, 319
Antibacteriano, 541
- classificação, 543
- de ação inibidora da biossíntese de ácidos nucléicos, 114
- essencial, 24
- grupo nitro no, 94
- histórico, 541
- mecanismo de ação, 545
Antibiótico, 29, 575-617
- aminociclitóis, 601
- ansamicinas, 603
- antiamebiano, 509
- anti-helmíntico, 479
- antileprótico, 569
- antilipêmico, 403
- antimalárico, 494
- antineoplásico, 624, 629
- antiviral, 651
- antraciclinas, 603
- cefalosporinas, 590
- citostático, 30
- classificação, 577
- cloranfenicol, 592
- como supressor da função gênica, 114
- glutarimídico, 605
- histórico, 576
- inibidor
- - da síntese da parede celular bacteriana, 607
- - da síntese de ácidos nucléicos, 611
- - da síntese protéica, 612
- - de enzimas, 114
- lincomicinas, 604
- local de ação de, 115
- macrolídico, 599
- mecanismo de ação, 606
- na infestação por cestódeo, 486
- na leishmaniose, 516
- noções básicas, 575
- nomenclatura, 576
- nucleosídico, 604
- penicilina, 579
- poliênicos, 119, 598
- poliéteres, 605
- polipeptídico, 596
- potência, 576
- tetraciclina, 593
- tricomonicida, 517
- tripanomicida, 514
- tuberculostático, 564
- usado em infecções bacterianas, 543
Anticoagulante, 28, 422
- antitrombótico, 430
- cumarínico, 425
- - ação do fenobarbital sobre o, 10
- derivado da heparina, 423, 425
- derivado da indandiona, 423, 427
- mecanismo de ação, 428
- para estocagem de sangue total, 423, 428
Anticolinérgico, 14, 302-317, 302

ÍNDICE ALFABÉTICO

- antimuscarínico, 302
- bloqueador neuromuscular, 302, 312
- ganglioplégico, 302, 309
- na arritmia cardíaca, 383
- usado em parkinsonismo, *255, 256*
Anticolinesterásico, 293, **295**, 300
- ação inibidora de enzimas do, 113
- receptores de, *102*
Anticoncepcional oral, 700
- classificação, 706
- comercializado no Brasil, *705*
- efeitos adversos, 703
- mecanismo de ação, 708
Anticonvulsivante, 148
- classificação, 150
- conceito de, 148
- efeitos adversos do, 149
- etiologia das convulsões, 149
- histórico, 149
- mecanismo de ação do, 156
- na arritmia cardíaca, 380, 382
- principais classes de, *151*
- Antidepressivo
- ação inibidora de enzimas de, 113
- bicíclico, 244
- classificação, 240
- heterocíclico, 244
- histórico, 240
- mecanismo de ação do, 245
- tricíclico, 240, *241*
- - ação do fenobarbital sobre o, 10
- - e guanetidina, interação entre, 10
- - fórmula geral do, *52*
- - interação com alcalóides de *A. belladona*, 11
Antidiarréico, 25, 28, 738
Antídoto, 23, 80, 471
Antiemético, 25, 740, 383
Antienito, 479
Antienxaquéico, 23
Antiepiléptico, 23
Antiespasmódico, 732
Antimuscarínico, 302
- na obesidade, 272
Antiespermatogênico, 706
Antiestrogênio, 700
Antietanol, 139
Antiflogístico, 14, 183
- efeitos farmacológicos de, *186*
- exemplos de, *208, 209*
Antifilariótico, 24
Antifúngico, 24, 531
- classificação, 533
- histórico, 532
- mecanismo de ação, 539
Antigeron, *356, 398*
Antigotoso, 181, 183
- essencial, 23
Anti-helmíntico, **475-491**
- classificação, 477
- conceito, 475
- essencial, 23, 24
- histórico, 476
- mecanismo de ação do, 489
Anti-hemorroidário, 25
Anti-hipertensivo, 24, 335, 384
- classificação, 385
- guanídico, fórmula do, *52*
- histórico, 385
- mecanismo de ação, 390
- na arritmia cardíaca, 383
Anti-histamínico, 14, 349
- antiemético, 740
- antilipênico, 403
- classificação, 350
- essencial, 23
- fórmula geral do, *52, 62*
- gênese de, através da modificação molecular, *49*
- histórico, 349
- interação com alcalóides da beladona, 11
- mecanismo de ação, 359
- no parkinsonismo, 258
Antiinfeccioso(s), 14, 24, 29

- essenciais, 23, 24
- oftalmológico, 30
Antiinflamatório, 30, 181
- adrenocorticóide, fórmula do, *52*
- esteróide essencial, 24
- mecanismo de ação do, 211
- não-esteróide essencial, 23
- oftalmológico, 25, 30
- pirazolidinodiônico, *52*
- pirazolônico, fórmula do, *52*
Antileishmaniótico, 516
- classificação, 516
- histórico, 516
- mecanismo de ação, 517
Antileprótico, 24, 29, 568
Antilipêmico, 28, 400
- classificação, 403
- histórico, 402
- mecanismo de ação, 406
Antimalárico, 23, 24, 29, 183, **492-505**
- classificação, 494
- - alcalóides da quina, 497
- - biguanidas, 501
- - derivados da acridina, 499
- - derivados da 4-amínoquinolina, *499*
- - derivados da 8-aminoquinolina, 499
- - derivados da 4-aminoquinolinometanol, 500
- - derivado da pirimidina, 501
- da ação inibidora da síntese de ácidos nucléicos, 114, 502
- gênese de, através da modificação molecular, 51
- histórico, 492
- mecanismo de ação do, 502
- receptores de, *102*
- resistência ao, 496
- supressor da função gênica, 114
- tipos de ação dos, 495
Antimetabólito, 29, 78
- antineoplásico, 627
- clássico, 116
- exemplos de, *117,* 118
- não-clássico, 117
Antimicina, 537, 598, 605
Antimonial, 29, 469
- esquistossomicida, 469
- - inibição de enzimas do, 114
- - receptores de, *102*
- - ligação covalente do, 106
- na infestação por trematódeos, 487
- na leishmaniose, 517
Antimoniato de meglumina, 29, 469, *470,* 517
Antimuscarínico, 302
- classificação do, 303
- conceito de, 302
- efeitos adversos, 302
- emprego do, 302
- fórmula geral, *53*
- histórico, 303
- mecanismo de ação do, 309
Antineoplásico, 14, 24, **618-648**
- alquilantes usados em, 67, 625, *626*
- classificação, 625
- conceito, 618
- de ação inibidora da biossíntese de ácidos nucléicos, 114
- estratégia da quimioterapia, 621
- grupo nitro no, 94
- histórico, 623
- mecanismo de ação, 636
- problemas da quimioterapia, 620
- quimioterapia combinada, 622
- receptores de, *102*
- supressor da função gênica, 114
- tipos de câncer, 618
- tratamento do câncer, 619
Antiomalina, 469, 487
Antiparasitário, 29, 30
- grupo nitro no, 94
Antiparkinsoniano, 24, 251, **254**, 352
- classificação, 256
- mecanismo de ação, 262

Antipirético, *181*
- emprego do, 183
- essenciais, 23
Antipirimidina, 117
- antineoplásica, 624
Antipirina, 193
Antípoda óptico, 97
Antiprotozoário, **506-521**
- antiamebianos, 506
- antileishmaniótico, 516
- na balantidíase, 519
- na giardíase, 519
- na infecção por *Chilomastix mesnili,* 519
- na isosporose, 519
- na pneumocistose, 519
- na toxoplasmose, 519
- tricomonicida, 517
- tripanomicida, 513
- usado em veterinária, 520
Antipsicótico
- classificação, 225
- conceito de, 223
- mecanismo de ação do, 231
Antipurina, 117, 118
- antineoplásica, 624
Anti-reumático, 14, 30, 181
- classificação, 186
- emprego do, 183
- histórico, 183
- mecanismo de ação, 211
Anti-séptico, 30
- classificação, 523
- conceito, 522
- de ação local, 119
- efeitos adversos, 522
- empregos, 522
- histórico, 523
- mecanismo de ação do, 119, 530
- urinário, 28
Anti-solar, 730
Antitérmico, 181
- classificação, 186
- histórico, 183
- mecanismo de ação, 211
Antitireóideo, 29, 676
Antitoxikon, 743
Antitoxina
- diftérica, 25
- tetânica, 25
Antitrombótico, 428
- anticoagulantes, 430
- fibrinolítico, 430
- inibidores da agregação de plaquetas, 429, *429*
Antitussígeno, 14, 28, **218-222**
- classificação, 218
- - de ação central, 221
- - de ação periférica, 218
- conceito de, 218
- efeitos adversos do, 218
- essencial, 24
Antiúlcera, 743
Antiviral, **649-654**
- classificação, 650
- grupo nitro no, 94
- histórico, 650
- mecanismo de ação do, 651
- supressor da função gênica, 114
Antivirina, 651
Antivitamina, 117, 118
Antopleurina, 379
Antraciclina, 603, 629
- mecanismo de ação da, 611
- receptores da, *102*
Antrafenina, 205
Antralina, 528, 727
Antramicina, 605, 629
- modo de ação da, 611
Antrarrobina, 528
Anusol, 740
Aortografia, drogas usadas em, 714
Aparelho
- circulatório, fármacos que atuam no, 27
- digestivo, medicamentos que atuam no,

14, 28
- gênito-urinário, medicamentos que atuam no, 28
- respiratório, fármacos que atuam sobre o, 24
Apiciclina, 595
Aplasmomicina, 494, 599, 605
Apolato sódico, 425
Apomorfina, 221, 260
Apramicina, 601
Apressina, *387*
Aprilin, *542*
Aprindina, 380, *382*
Aprobarbital, *140*
Apronal, 141
Aprotinina, 395, 430, 746
Aptine, *339*, 382
Aptocaína, 368
Aquamox, *444*
Aracytin, *628, 652*
Aralen, *511*
Araminol, *325*
Aranciamicina, 604
Aranoflavina, 629
Aranotina, 651
Arecolina, 291, 486
Arfonad, 310, *387*
Argiglurato, 742
Argipressina, 671
Argirol, 30, 529
Argitocina, 671
Arildona, 651
Arlidin, *326, 397*
Arnebina, 632
Arovit, *658*
Arprinocida, 520
Arritmia cardíaca, 335
Arsenamida, 467, 479
Arsenical, 464, 465
- ligação covalente do, 106
- modificação molecular de, *48*
- na infestação por cestódeos, 486
- nematicida, compostos de, 479
Arsenilato sódico, *458*, 467
Arsenofenilglicina, 467
Arsfenamina, 57, 467, 468
- introdução à, *458*
- metabolismo da, *11*
Arstinol, 467
Artane, *255, 329, 394*
Artisal, *292*
Artril, *199*
Artrite
- psoriática, 183
- reumatóide, 183, 197, 198, 202, 206
Arvenin, *481*
Arvina, 430
Asalina, 625
Ascarical, *480*
Ascaridíase, quimioterápicos na, *458*, 475
Ascaridil, *482*
Ascaridol, 477
Ascaris lumbricoides, 475, *478*
Ascarizole, *481*
Ascarotrat, *481*
Ascaverm, 481
Asclepina, 377
Asconfuranona, 403
Ascorbato ferroso, 412
Ascosina, 537, 599
Asiaticósido, 422, 726
Asmo-Tend, *268, 439*
Asmoteral, *326*
Asparaginase, 633, 651
Asparginina, 742
Aspartamo, *743*
Aspartato
- de arginina, *737*
- de magnésio, 746
- de potássio, 746
- ferroso, 412
Aspartocina, 671
Asperlina, 605, 629
Aspiculamicina, 479

Aspiçúcar, *187, 429*
Aspídio, 476
Aspirina, *187, 429*
Asterriquinona, 629
Astridine, *393*
Asucamicina, 605
Atapulgita, 738
Atenase, *486*
Atenolol, 339, 382, 388
- na angina do peito, 395
Atensina, *386*
Aterosclerose, 400
Atherolip, *404*
Ativador de enzima, 14
Atividade
- biológica, 86
- farmacológica, 85
- termodinâmica, 84
Atlansil, *381*
Atnos, *404*
Atolida, 154
Atoxyl, 464
Atracúrio, 313
Atromid, *404*
Atropa belladonna, 11, 308
Atropina, 23, 25, 27, 302, *304*, 308
- como adjunto à anestesia, 133
- efeitos colaterais, 68
- na arritmia cardíaca, 383
- no parkinsonismo, 256
Atropínico, 302
Aturgyl, *330*
Auranofino, *206*
Aurantinina, 599
Auratioglicose, *206*
Aureomicina, *596*
Aurotioglicanida, *206*
Aurotiomalato sódico, *206*
Aurotioprol, 206
Aurotiossulfato de sódio, 206
Autan, *730*
Avermion, 481
Avidina, 655
Avoparcina, 598
Axenomicina, 486
Axiten, *386*
Azabon, 275
Azabuperona, 229
Azaciclonol, 231, 238
Azacitidina, 627
Azaclorzina, 395
Azacort, 202
Azacosterol, 403
Azacrina, 494
Azafeno, 242
Azaguanina, 627
- e inibição da síntese de ácidos nucléicos, 114
Azalomicina, 578, 605
- na tricomoníase, 517
Azametônio, 311
Azanator, *357*
Azanidazol, 517
Azaperona, 229
Azapetina, 336
- atividade vasodilatadora periférica da, 398
Azapropazona, 430
Azaquinestrol, 700
Azaribina, 627
Azarribina, 650, 727
Azasserina, 578, 605, 627, 629
- e inibição da síntese de ácidos nucléicos, 114
- modo de ação da, 611
- na infecção por fungos, 537
- na malária, 494
Azatadina, 359
Azatepa, 625
Azatimidina, 650
Azatioprina, 24, 29, 184, 627, *628*, 629
- modo de ação do, 642
- na artrite reumatóide, 207
Azauracil, 627

Azauridina, 627
- e inibição da síntese de ácidos nucléicos, 114
- modo de ação da, 640
- receptores da, *102*
Azepexol, 336, 387
Azepindol, 242
Azidocilina, 586
Azimexon, 635
Azipramina, 242
Aziridina, 116
Azolimina, 439
Azomicina, 517
Azosemida, 438
Azossulfina, *555*
Azotomicina, 627, 629
- e inibição da síntese de ácidos nucléicos, 114
Azul
- de Evans, 721
- de quinaldina, 720

B

Babesia, 520
Babesíase, 520
Bacacil, *589*
Bacampicilina, 74, 589, *589*
Bacillus anthracis, 547, 586
Bacilomicina, 598
Bacitracina, 29, 578, 598
- atividade biológica da, 93
- em veterinária, 598
Baclofeno, 154
Bacteran, *524*
Bactericida, 541
Bacteriocina, 598
Bacteriostático, 541
Bactopen, *587*
Bactrim, 519, 545
BAL, 80
Balantidíase, 468, 519
Balantidium coli, 506, *509, 520*
Bálsamo
- de tolu, 221
- do Peru, 726
Bambermicina, 605
Bametano, 320, 321, 395
Bamipina, 306, *357*
Bamnidazol, 517
Barbitônio, 306
Barbexaclona, 150
Barbital, *140*
Barbitúrico, 141
- ação, 143
- adjunto à anestesia, 133
- anticonvulsivante, 150
- anti-hipertensivo, 387
- fórmula geral do, *52*
- metabolismo do, 143
- relação estrutura-atividade, 143
- síntese do, 141, *141*
Batrafen, *536*
Baumicina, 604, 629
Baymicina, *602*
BCG, 184
Beben, *203*
Bebyderm, *203*
Becanamicina, 601
Becaps, *664*
Beclamida, 154, 244
Beclobrato, 403
Beclometasona, 24, 202
Beclotiamina, 520
Befênio, hidroxinaftoato de, *478, 484*
- estrutura do, *480*
- histórico, 477
- nome comercial do, *480*
Befunolol, 338
Befuralina, 244
Belacodid, *219*
Belafedrine, *219*
Belagalase, 741
Belbeum, *664*

ÍNDICE ALFABÉTICO

Belemina, 386
Beloxamida, 403
Bemegrida, 266
Bemetizida, 438
Bemperidol, 229
Benactizina, 238, 304
Benadryl, *258, 352*
Benaprizina, 256, 303
Benclonidina, 387
Bendacort, 202
Bendazol, *481*
Bendrax, *481*
Bendroflumetiazida, 438, *443*
Benerva, *664*
Benetamina, nome químico da, 18
Benfluorex, 403
Beniclano, 399
Benmozina, 242
Benomil, 538
Benorilato, *60,* 187, 191, 192
Benoxaprofeno, 201
Bensalano, 526
Benserazida, 345
Bentipimina, 306
Bentyl, *304*
Benzacil, *565*
Benzalamida, 403
Benzalbutirato sódico, 429
Benzamidossalicilato de cálcio, 564, *565*
Benzarona, 422
Benzatropina, *255,* 257, 306
Benzazina, 306
Benzbromarona, 183, 207
Benzclortiazida, 438
Benzeno, 487
Benzestrol, 697, *699*
Benzida, 399
Benzidamina, 208, 210
Benzidol, 207
Benzidopirina, 231
Benzidrila, 395
Benzilfenol, 528
Benzilônio, 306
Benzilpenicilina, 24, 578, 586, *587*
- benzatina, 24, 29
- - na infecção por fungos, 532
- cristalina, 29
- introdução à, 458
- potássica cristalina, 29
- procaína, 24, 29
- questões ligadas à comercialização da, 24
Benziodarona, 183, 207, 395
Benzmaleceno, 403
Benznidazol, 514, *515,* 516, 517
Benzoato
- de benzila, 24, *729*
- - introdução ao, *458*
- de estradiol, 697, *698*
- de sódio, 523
Benzobromarona, 395
Benzocaína, 362, 366
Benzoctamina, 146, 230, 237, 253
Benzodepa, 625
Benzodiazepina, 145, 234, *235, 236, 237*
- anticonvulsivante, 154
Benzofetamina, *270,* 272
Benzofurano, 395
Benzo-ginoestril, *698*
Benzoilcarbinol, 422
Benzoil — P.A.S., *565*
Benzonaftol, 528
Benzonatato, *220,* 221
Benzopirínio, 293
Benzopirrônio, 306
Benzoquinamida, 231, 741
Benzoquinônio, 313, 314
Benzoral, *588*
Benzotiazida, 438, *443*
Benzotometamina, 306
Benzoxiquina, 523
Benzpiperilona, 193
Benzquercina, 422
Bepantol, 666
Bepridil, 395

Berberina, 516, 632
Berenil, receptores do, *102*
Bergamota, 221
Beril, *510*
Beritromicina, 509, 599
Berliprocton, *369,* 740
Berninamicina, 598
Berotec, *325*
Besacodil, 739
Besilato, nome químico do, 18
Bestatina, 627
Besunida, 438
Beta-acetildigoxina, 377
Beta-aminopropionato de N-laurila, 87
Betabloc, 382
Betaína, *736*
Betaína de cloral, *138,* 139
Betaistina, 395, 399
Beta-lipomicina, 599
Betametasona, 24, *203,* 204, 688
- na neoplasia, 633
Betamicina, 601
Beta-naftol, 477, 528
Betanecol, *292,* 293
Betanidina, 335, *342,* 386
Betaprodina, 168
Beta-solamarina, 632
Betaxolol, 338, 382
Betnelan, *203*
Betnesol, *203*
Betnovate, 203
Bevantolol, 338, 382, 388
Bevitex, *664*
Bevitorgan, *664*
Bevônio, 306
Bezafibrato, 403
Bezitramida, 168
Bialamicol, 57, *458,* 509
Bibrocatol, 529
Bicarbonato de sódio, *745*
- solução de, 25, 26, 28
Biciclomicina, 578, 598, *605*
Biclofibrato, 403
Biclotimol, 57, 528
Bietamiverina, 309, 398
Bietanautina, 258
Biglumida, 145
Biguanida, antimaláricos derivados da, 494, 501
Biligrafina, *718*
Biligrama, *718*
Bilopaque, *718*
Biloptin, *717*
Bimetopirol, 207
Binotal, 587
Biocálcio, *658*
Biocida, 522
Bioisóstero, 62
Biolerge, *326*
Biomícron, *600*
Biotina, 664, 666
- antagonistas da, 655
Biperideno, 27, *255,* 257, 308
Bisbentiamina, 57
Biscumacetato de etila, 423
Bisfenazona, 193
Bismuto, compostos de, 471, 529
Bisobrina, 57, 430
Bisolvon, 221
Bisoxatina, 739
Bissulfito sódico de menadiona, *419*
Bitartarato
- de hidrocodona, 222
- de levarterenol, 327
- de metaraminol, 328
- de pentolônio, 388
Bitionalato sódico, 528
Bitionol, 57, 477, 486, 528
Bitipazona, 520
Bitolterol, 319
Bitoscanato, 479
- estrutura do, *482*
- nome comercial do, *482*
Bitovermol, *482*

Blasticidina, 537, 605, 612
Blastomyces
- *brasiliensis,* 532
- *dermatidites,* 532
Bleomicina, 24, 30, 578, 598, 631
- estrutura da, *630*
- modo de ação da, 611, 644
- na infecção por fungos, 537
Blocadren, 395
Bloqueador
- adrenérgico, **335-343**
- - alfa, 335, 336, *337, 338*
- - beta, 244, 335, 338, *339,* 376, 380
- - de neurônios, 341
- - histórico, 335
- - mecanismo de ação, 341
- - na angina do peito, 392
- - na hipertensão, 388, 390
- - vasodilatador periférico, 398
- colinérgico, 302
- ganglionar, 309
- intraneural central, **251-262**
- - antiparkinsoniano, 254
- - miorrelaxante, 251
- - neuromuscular, 312
- - classificação, 313
- - mecanismo de ação, 313
- parassimpático, 302
Bombesina, 669
Bometolol, 338
Bonaftona, 651
Bonamina, *356*
Bopindolol, 338
Borato
- de sódio, 523
- fenilmercúrico, 529
Bornaprina, 256, 302, 306
Boromicina, 520, 605
Borrelidina, 599
Botiacrina, 258
Botromicina, 598
Boxidina, 403, 405
Bradicinina, 669
Bralobarbital, 141
Bramazocina, 166
Brassicicolina, 537
Bretílio, 335, 342, 383, 388
Brevistina, 598
Bricanyl, *324*
Briclin, *602*
Brietal, 130
Brinase, 430
Brocleprida, 741
Brocresina, 78, 346
Brofoxina, 231, 237
Bromacrilida, 625
Bromazepam, *236*
Bromazina, *352*
Bromelina, 207, 746
Brometo
- como antiepiléptico, 150
- como sedativo, 137
- de cetrimônio, 87
- de decametônio, 313, *314*
- de demecário, 296
- de diclônio, 743
- de emeprônio, *306*
- de etídio, 635, 651
- - receptores do, *102*
- de glicopirrônio, 305
- de heterônio, 487
- de mepenzolato, *305*
- de metantelina, *305*
- de metescopolamina, *304*
- de neostigmina, 296
- de nolênio, 743
- de pancurônio, *314*
- de parapenzolato, *305*
- de prifínio, *305*
- de propantelina, 27, *305,* 308
- de quinúclio, 387
- de tetrilamônio, 388
- de xilocolina, *342*
Bromexina, 221

Bromidrato
- de escopolamina, 308
- de fenoterol, 328
- de homatropina, 308
Bromidrolevulinato de cálcio, 156
Bromindiona, *424*, 427
Bromismo, 137, 150
Bromisoval, 141
Bromobionato de cálcio, 146
Bromocalcenamina, 137
Bromociclodipenteno, 150
Bromoclorenona, 528, 538
Bromocriptina, 261, 387, 673
Bromodifenidramina, *352*
Bromofeniramina, 354, *355*
Bromofenofo, 528
Bromofos, 296
Bromoguanila, 494
Bromoiodocaseína, 675
Bromometilpentinol, 139
Bromonaftol, 479, 528
Bromopiramina, 353
Bromopirileno, 353
Bromoprida, 741
Bromossulfaleína, 720, *721*
Bromotimol, 479, 528
Bromouracil, 627, 640
Bromoxamida, 487
Bromperidol, 229
Broncasmin, *326*
Broncodilatador, 28, 319
Broncografia, drogas usadas em, 714
Broncolat, *324*
Broparestrol, 697
Brotianida, 487
Brovincamina, 399
Broxaldina, 528
Broxiquinolina, 509, 528, *542*
Broxuridina, 627
Bruceantina, 632
Brucella
- *abortus*, 547
- *melitensis*, 547
- *suis*, 547
Bruneomicina, 605
Bucainida, 380
Buclina, *356*
Buclizina, 237, *356*
Buclosamida, 528
Bucoloma, 207
Bucumolol, 338
Budralazina, 336
Bufemid, *199*
Bufenina, 320, *326*, 398
Bufeniodo, *386*
- na hipertensão, 388
Bufetolol, 338, 395
Bufexamaco, *208*
Bufezolaco, 201
Buflomedil, 399
Bufogenina, 378, 379
Buformina, 403, 678
Bufotemina, 245
Bufuralol, 338, 388, 395
Bulbocapina, 229
Bulgerina, 537
Bumadizona, 184, *195*, 198
Bumecaína, 368
Bumetanida, 438, *444*, 445
Bumetanil, *444*
Bunaftina, 380
Bunamiodil, *717*
Bunapsilato, nome químico do, 18
Bunitrolol, 395
Bunolol, 244, 338, 382, 388, 395
Bupicomida, 346, 399
Bupivacaína, 23, 27, 362, *369*, 370
Bupranolol, 338, 382
Buprenorfina, 165, *165*
Bupropiona, 245
Buquinolato, 479, 520
Buramato, 154, 231
Burinamida, 350, 429
Burinax, *444*

Buscopan, *304*
Buserelina, 673
Buspirona, 231
Bussulfano, 24, 29, 625, *626*, 627
Butacaína, 362, 366
Butacetina, 192, 245
Butaclamol, 231
Butalamina, *398*, 399
Butalbital, *140*
Butalilonal, 141
Butambeno, 362, *366*
Butamoxano, 336
Butanilicaína, 362, 368
Butanixina, 205
Butaperazina, 225, *226*, 227
Butarseno, 467
Butaverina, 309
Butazolidina, *194*, 438
Butazona, *194*
Butazopiridina, 530
Butetilsalicilato de metila, 187
Buticacina, 601
Butidrina, 338, 382, 395
Butilparabeno, 523
Butilscopolamina, 303
Butiopurina, 627
Butirilcolinesterase, 294
Butirofenona, 229
Butirosina, 578, 601
Butizida, 438
Butobarbital, 141
Butoconazol, 538
Butocrolol, 338
Butofilolol, 338
Butonato, 479
Butopironoxil, 492, 732
Butoprozina, 382, 395
Butriptilina, 242
Butrópio, 302, 303
B-caroteno, 57

C

Cabacidina, 599
Cactinomicina, 57, 598, 629
Caetocina, 629
Cafciclina, 593
Cafeína, 267, *268*, 269
Cafrolicíclina, 593
Cairomicina B, *598*
Cal clorada, 528
Calafungina, 537, 605
Calamina, 30, 725
Calcifediol, 659
Calcimar, 678
Cálcio e atividade biológica do fármaco, 95
Calcitonina, 677
Calidina, 669
Calidinogenase, 399
Calmociteno, *235*
Calpurnina, 380
Calsynar, 678
Calusterona, 633
Camalox, *733*
Camazepan, 154
Camben, *481*
Cambendazol, 479
- estrutura do, *481*
Camilofina, 309
Camoprim, 494
Camptotecina, 632
Canabidiol, 154
Canamicina, 578, 601
- e inibição da síntese protéica, 116
- introdução à, *458*
- modo de ação, 612
- na infecção por vírus, 651
- na tuberculose, 564, *566*
- receptores da, *102*
Canavanina, 651
Câncer, 618
- gastrintestinal, fluoruracil no, 629
- testicular embrionário, 619
Canchanomicina, 605

Candicidina, 403, 532, *536*, 537, 578
Candida
- *albicans*, 532
- *krusis*, 532
- *pseudotropicalis*, 532
- *tropicalis*, 532
Candidina, 537, 599
Candiexina, 537
Canendomicina, 578
Canesten, *535*
Canfazolina, 266
Canfocarbonato
- de amônio, 267
- de bismuto, 471
Cânfora, 530, 726
Canforato de bismuto, 471
Canfotamida, 266
Canrenoato potássico, 439
Canrenona, 439
Cansilato
- de trimetafano, 310, *311*
- nome químico do, 18
Cantaridina, 726, 727
Cantilake, *305*
Capacidina, 537, 599
Capobenato sódico, 380, 395
Capreomicina, 578, 598
- na lepra, 569
- na tuberculose, 564, *567*
Caproato
- de gestonorona, *702*
- de hidroxiprogesterona, 29, 633, *634*, 700, *701*
- nome químico do, 18
Caprocin, *567*
Caproclorona, 651
Cápsico, 207
Cápsula, 19
Captafol, 538
Captamina, 731
Captana, 538
Captodiama, 146, 238
Captopril, 385, 390
- mecanismo de ação do, 392
Capurida, 141, 244
Caramifeno, 306
Caratano, 538
Carazolol, 338, 388
Carbacol, *292*
Carbadox, 545
Carbamato, 141, 295
- de amila, 141
- de clorofenesina, 251, *252*
- de mefenesina, *72*, 251, *252*, 253
- de meparfinol, 139, 233
- de propanodiol, 233
Carbamazepina, 24, 27, 154, 155
- ação antiinflamatória da, 207
Carbaril, 295
Carbasalato cálcico, 187
Carbasona, *467*, 468
- histórico, 509
- na balantidíase, 520
- na infecção por *Chilomastix mesnili*, 519
Carbazilquinona, 635
Carbazocromo, 418, *419*, 421
Carbenicilina, 29, 578, *587*
- e inibição da agregação de plaquetas, 429
- indanílica, *588*
Carbenoxolona, 202, 743
Carbesilato, nome químico do, 18
Carbidopa, 346
Carbifeno, 171, 207
Carbimazol, *676*
Carbinoxamina, *352*, 353
Carbocisteína, 221
Carbocloral, 141
Carbocromeno, 395
Carbofos, 296
Carbolfucsina, 539
Carbolitium, 244
Carbomicina, *600*, 612
Carbonato
- de amônio, 221, 267

- de cálcio, 25
- de estrôncio, 244
- de guaiacol, 221
- de lítio, 26, 244
- de quinina, 494
- de timol, *72*
- desidratase, 14
- ferroso, 412
Carbopax, 244
Carboprosta, 672, 706
Carboquona, 625
Carboximetilcelulose, 726
Carboximetilcisteína, 221
Carboximetilpaquimarano, 635
Carbromal, 141
Carbubarbo, 141
Carbutamida, 676
Carbuterol, 319
Carcaínio, 380
Carcinofilina, 605, 611
Carcinogênio, receptores de, 102
Carcinoma, 619
- da mama, 623
- - androgênios para, 633
- - clorambucil no, 627
- - estrogênios para, 633
- da próstata, 633
- do ovário, 627
- do útero, 633
- testicular
- - bleomicina no, 631
- - mitramicina no, 631
Carcinostatina, 629
Cardio-Serpin, *388*
Cardiotônico, 376
- classificação, 377
- conceito, 376
- efeitos adversos, 376
- empregos, 376
- glicosídio, 24, 382
- histórico, 377
Cardiovasculares, fármacos, 14, 24
Carfecilina, 586
Carfenazina, 225, *226*
Carfentanila, *168*
Cariamyl, *329, 394*
Carindacilina, *588,* 589
Carisoprodol, 233, 251, *252*
Carminativo, 742
Carminoficina, 605
Carminomicina, 604, 629
Carmustina, 625, *626*
Carnidazol, 517
Carnitina, 272, 320
- orotato de, 56
Caroteno, 659
Caroxazona, 244
Carpaína, 57
Carperona, 229
Carpindolol, 338
Carpipramina, 230, 242
Carprofeno, 201
Carriomicina, 605
Carsalam, 187
Cartazolato, 237, 244
Carteolol, 338
Carticaína, 368
Carubicina, 604, 629
Carudol, 196
Carvacrol, 528, 538
Carvão
- adsorvente, 23, 738
- vegetal, 738
Carzenida, 438
Carzinofilina, 578, 629
Casantranol, 739
Cáscara sagrada, 739
Casec, 746
Cássia, 739
Casugamicina, 601
Catapresan, *386*
Catártico, 25
Catecol, 528
Catecolamina, 287

- e depressão, 239
- inibidores da biossíntese das, 344
- inibidores do metabolismo das, 346
Caulim, 733, 738
- com pectina, 28
Cavinton, 399
Cealisina, 635
Cebion, *664*
Cebuzona, 196
Cedigocina, *378*
Cedilanide, *378*
Cefacetrila, *591,* 592
Cefaclor, 592
Cefadroxila, 592
Cefalen, 591
Cefalexina, 29, *591,* 592
Cefaloglicina, *591,* 592
Cefalônio, 592
Cefalorama, 592
Cefaloridina, 578, 591, 592
Cefalosporina, 578, 605
- ação inibidora de enzimas da, 114
- efeitos colaterais, 590
- estrutura, 590
- fórmula geral, *53*
- nomenclatura, 590
- propriedades, 590
- receptores da, *102*
- semi-sintética, 590
- usos terapêuticos, 590
Cefalotaxina, 632
Cefalotina, 29, 578, *591,* 592
Cefamandol, 592
Cefamezin, *591*
Cefamícina, *592*
Cefanona, *591,* 592
Cefaparol, 592
Cefapirina, *591,* 592
Cefaprina, *591*
Cefatiamidina, 592
Cefatrexil, *591*
Cefatrizina, 592
Cefax, *591*
Cefazaflur, 592
Cefazolina, *591*
Cefmetazol, 592
Cefonicida, 592
Cefoperazona, 592
Ceforanida, 592
Cefotaxina, *592*
Cefotiam, 592
Cefoxitina, *591,* 592
Cefradal, *591*
Cefradina, *591,* 592
Cefroxadina, 592
Cefsulodina, 592
Cefsumida, 592
Ceftezol, 592
Ceftióxido, 592
Ceftizoxima, 592
Cefuroxima, 592
Celesticetina, 612
Celestone, 203, 740
Celestoderm, *203*
Celiprolol, 338
Celocidina, 605
Celospor, 591
Celulase, 747
Cemotina, 651
Centalun, 139
Centazolona, 146, 231
Centbutindol, 229
Centpiraquina, 387
Cepacol, *524*
Ceporan, *591*
Ceporin, *591*
Cera branca, 726
Ceracianina, 422
Ceretran, 399
Cerexina, 598
Cerulenina, 605, 669
Ceruletida, 739
Cestódeos, fármacos ativos contra, 485
Cetabeno, 403

Cetablet, *664*
Cetamina, 27
Cetazocina, 166
Cetazolam, 145
Cetiedil, 399
Cetimipramina, 242
Cetinjectol, *664*
Cetiprin, *306*
Cetobemidona, 168
Cetoconazol, 538
Cetoglutarato de arginina, *737*
Cetoprofeno, 184
Cetoxal, 651
Cetozone, *664*
Cervitex, *664*
Cewin, 664
Chainina, 599
Chalcomicina, 599, 612
Chandônio, 313
Chilomastix mesnili, 506, *509,* 519
Choque, medicamentos empregados no, 24, 319
Ciamemazina, 227
Cianamida cálcica, 676
Cianato, 427
Cianeto, 267
- antídotos na intoxicação por, 471
- de mercúrio, 529
Cianocobalamina, 413
Cianosel, *481*
Cianotepina, 230
Cibenzolina, 387
Ciclacilina, 586
Ciclamato de sódio, *743*
Cíclamina, *265*
Ciclandelato, 309, *397*
Ciclarbamato, 57, 233, 253
Ciclazindol, 242
Ciclazocina, *176,* 177
Ciclindol, 242
Cicliramina, *357*
Ciclizina, 356, *356*
Cicloaliina, 430
Ciclobarbital, 141
Ciclobendazol, 479
Ciclobenzaprina, 154, 253, 242
Ciclocitidina, 627
Cicloctialmina, 651
Ciclocumarol, 72
Cicloeptamicina, 598
Cicloeudesmol, 537
Cicloeximida, 537, 578, 605, 629
- modo de ação da, 611, 614
- na amebíase, 509
- na virose, 651
- receptores da, *102*
Ciclofenazina, 227
Ciclofenila, 700, 706, 708
Ciclofosfamida, 24, 29, 72, 184, 627
- associação da, 623
- estrutura da, *626*
- histórico, 624
- na artrite reumatóide, 207
- nome comercial da, *626*
- transportador de, 74
- Cicloguanila, 59, 80
- na malária, 494
- receptores da, *102*
Ciclometasona, 202, 688
Ciclometicaína, 362, *366*
Ciclônio, 306
Ciclopégico, 30
Ciclopentamina, *329*
Ciclopentiazida, 438
Ciclopentilato de testosterona, *633*
Ciclopentilpropionato de estradiol, 697
Ciclopentolato, 30, 302, *305,* 306
Ciclopirox, 358
Ciclopirrônio, 306
Cicloprofeno, 201
Ciclopropano, 127
Cicloquina, 494
Ciclorfano, *176*
Ciclosporina, 598

Ciclosserina, 578, 598
- ação inibidora de enzimas da, 114
- e inibição da síntese protéica, 116
- na lepra, 569
- na tuberculose, 564, 566
- receptores da, 102
Ciclotato, nome químico do, 18
Ciclotiazida, 438
Cicatrizante, 726
Cicrimina, 255, 308
Cideferona, 413
Cidoxepina, 242
Cieptamida, 154
Cileral, 587
Cimarina, 377
Cimetidina, 64, 350, 351
- warfarin e, 10
Cimperena, 231
Cimpropazida, 395
Cinamicina, 598
Cinamilpirogalol, 538
Cinanserina, 184, 245, 635
Cinarina, 57, 403
Cinarizina, 28, 154, 356, 357, 399
- na hiperlipoproteinemia, 403
- vasodilatador periférico e cerebral, 398, 399
Cinchocaína, 362, 369
Cinecromeno, 395
Cinepazeto, 395
Cinepazida, 395
Cinerrubina, 604, 629
Cingestol, 700
Cinitaprida, 741
Cinmetacina, 198
Cinromida, 154
Cintilan, 399
Cintriamida, 231
Cipenamida, 244
Cipionato, nome químico do, 18
Ciprazepam, 145
Ciprodenato, 274
Ciproeptadina, 358, 359
Ciprofibrato, 403
Ciprolidol, 244
Ciproprida, 741
Ciproquazona, 207
Ciproquinato, 520
Ciproximida, 231, 244
Cirazolina, 329
Circulina, 598
Cirolemicina, 605, 629
Cirramicina, 599
Cisplatina, 635
Cisteína, 742
Cistina, 742
Citalopram, 244
Citarabina, 24, 29, 627, 628, 629, 650
- e inibição da biossíntese de ácidos nucléicos, 114
- mecanismo de ação da, 640
Citaramina, 627
Citarazida, 627
Citarin, 166
Citembena, 635
Citenamida, 154
Citenazona, 650
Citicolina, 399
Citiolona, 736, 742
Citostal, 626
Citostático, 14, 29
- transportadores do, 74
Citrato
- de dietilcarbamazida, 484
- de fentanila, 134, 170
- de lítio, 244
- de magnésio, 427
- férrico amoniacal, 412
- sódico, 220
Citrinina, 403
Citrocloreto férrico, 412
Citroxantina, 659
Cladosporina, 537
Clamoxiquina, 509

Clantifeno, 201
Claudemor, 746
Clazolimina, 439
Cleboprida, 741
Clefamida, 509
Clemastina, 352
Clembuterol, 319, 338
Clemizol, 357
Cliacil, 588
Clidínio, 306
Climatidine, 351
Climbazol, 538
Clinadol, 737
Clindamicina, 604
- auxílio á formulação de, 75
- modo de ação, 612
- na malária, 494
Clinium, 395
Clinofibrato, 403
Clioquinol, 509, 510, 512, 517, 535, 538
Clioxamida, 479
Clistin, 352
Clobazam, 145, 154, 236
Clobenfurol, 395
Clobenzepam, 357
Clobenzorex, 272
Clobetasol, 202
Clobetasona, 202
Clobromossalano, 526
Clobutinol, 220
Clocapramina, 230, 242
Clocortolona, 202
Clodanoleno sódico, 253
Clodazona, 244
Clodofeno, 519
Clofan, 439, 446
Clofazimina, 24, 29, 569, 570
Clofedanol, 219
Clofenamida, 438
Clofenetamina, 256, 258, 309
Clofenotano, 492, 731
Clofepramina, 242
Clofeverina, 313
Clofexamida, 275
Clofezona, 196
Clofibrato, 28
- de alumínio, 403
- de magnésio, 57, 403
- e inibição da agregação de plaquetas, 429
- na hiperlipoproteinemia, 401, 404, 405
Clofibrida, 403
Cloflucarbano, 526
Clofuperol, 229
Clogestona, 700
Clomacrano, 230
Clomag, 403
Clomegestona, 700
Clometacina, 198
Clometerona, 700
Clometiazol, 146, 154
Clometocilina, 586
Clomifeno, 25, 700, 708
Clomipramina, 227, 242, 266
Clominorex, 272
Clomociclina, 595
Clonazepam, 154, 237
Clonidina, 386, 387, 390
Clonitrato, 395
Clonixeril, 205
Clopamida, 437, 438
Cloperidona, 145, 231
Clopidol, 494, 520
Clopimozida, 229
Clopiraco, 201
Cloprednol, 202
Cloprostenol, 706
Cloquinomicina, 605
Cloracetadol, 58, 191, 192
Cloracizina, 395
Clorambucil, 24, 29, 207, 625, 626, 627
Cloramina, 528
Cloraminofenamida, 438
Clorana, 443
Cloranfenicol, 24, 29, 30, 578, 592

- auxílio à formulação de, 75
- comercialização do, 16
- e inibição da síntese protéica, 116
- efeitos farmacológicos do, 94
- introdução ao, 458
- isômeros do, 62
- modo de ação, 612, 614
- na malária, 494
- paracetamol, efeitos sobre o, 10
- receptores da, 102
Cloranil, 539
Clorato
- de sódio, 528
- de potássio, 529
Clorazanil, 438
Clorazepato dipotássico, 236
Clorazodina, 528
Clorbenzoxamina, 306
Clorbetamida, 479, 509
- na balantidíase, 519
Clorciclizina, 356
Clordano, 492
Clordantoína, 538
Clordesmetil-diazepam, 145
Clordiazepóxido, 145, 234, 235
- ação miorrelaxante do, 253
- adjunto à anestesia, 133
- comercialização do, 16
- descoberta do, 45
- na hiperlipoproteinemia, 403
Clorefrin, 324
Cloreto
- de amônio, 219, 221, 267, 439, 746
- de apomorfina, 740
- de aralcônio, 527
- de benzalcônio, 525, 527
- - tensoatividade do, 87
- de benzetônio, 87, 525, 527, 706
- de betanecol, 293
- de bicarmitina, 272
- de bisdequalínio, 57
- de cálcio, 439, 744, 745
- de cetalcônio, 527
- de cetilpiridino, 87, 524, 527
- de dequalínio, 527
- de diclorobenzalcônio, 527
- de dodecarbônio, 527
- de dofâmio, 527
- de edrofônio, 382
- de estirilpiridínio, 479
- de etila, 127, 362
- de fludazônio, 527
- de hedaquínio, 527
- de hidrastinina, 421
- de lauralcônio, 527
- de metacolina, 293
- de metilbenzetônio, 527
- de metilbrosanilina, 487, 524, 527, 539
- de metiltionínio, 23, 471
- de octafônio, 527
- de pararrosanilina, 487
- de potássio, 25, 26, 28, 745
- de pralidoxima, 297
- de prata, 529
- de prospídio, 633
- de sepazônio, 527
- de sódio, 25, 26, 28, 745
- de succinilcolina, 314
- de suxametônio, 313, 314
- de tiodônio, 545
- de triclobisônio, 517, 527
- de tubocurarina, 313, 314
- de undecoílio-iodo, 528
- de zinco, 529, 726, 747
- fenilmercúrico, 529
- férrico, 422
- mercúrico, 529, 538
Clorexidina, 25, 525, 527
Clorexolona, 437, 438
Clorfenamina, 23, 354, 355
Clorfenazina, 635
Clorfenetazina, 227
Clorfenoxamina, 258, 352
Clorfentermina, 271, 272

Clorflavonina, 537
Clorgilina, 242
Cloridarol, 395
Cloridrato
- de amantadina, 258, *259*, 260, 651
- de amiodarona, 383
- de amodiaquina, 500
- de betazol, *723*, 724
- de bupivacaína, 370
- de cetamina, 129
- de clonidina, 387
- de clordiazepóxido, 234
- de clorexidina, 527
- de clorometina, 627
- de dicicloverina, 308
- de dopamina, 328
- de doxapram, 266
- de espectinomicina, 603, *603*
- de femproporex, 273
- de fenazopiridina, 209
- de fenetilina, 269
- de fenfluramina, 273
- de fenoxibenzamina, 338
- de hidralazina, 390
- de lincomicina, 604
- de mecamilamina, 311
- de meclofenoxato, 275
- de mefloquina, 500
- de mepacrina, 486, 519
- de metadona, 170
- de metildopa, 345
- de metilfenidato, 273
- de molindona, 231
- de nalorfina, 177
- de petidina, 168
- de prazosina, 389
- de prilocaína, 370
- de procainamida, 383
- de proguanila, 501
- de propranolol, 340, 389
- de quinina, 727
- de tetramisol, 484
- de tiotixeno, 229
- de vancomicina, 598
- de viquidil, 399
- do ácido glutâmico, 744
Cloridrex de alumínio, 727
Clorindanol, 706
Clorisamina, 354
Clorisondamina, 311, 389
Clormadiona, 700
Clormerodrina, 438
Clormezanona, 238, 239, 244, 253
Clormidazol, 538
Clornafasina, 625
Cloro, 528
Clorobutanol, 139
Clorocarcina, 605
Clorocarvacrol, 528
Clorocresol, 528
Cloroetilaminouracil, 625
Clorofeno, 528
Clorofórmio, 127, 129
Clorohex, 525
Cloroisondamina, 311
Clorometilato de niquetamida, 266
Clorometina, 29, 625, *626*, 627
Cloromicetina, 593
Cloronizol, 517
Cloroperona, 229
Cloropicrina, 538
Cloropiramina, 353
Cloropirileno, 353, 354
Cloroprednisona, 202
Cloroprocaína, 362, *365*
Cloroprocainamida, 380
Cloroquina, 24, 59, 183
- ação antiinflamatória da, 207
- ação por intercalação entre pares de bases do DNA, *103*, 114
- energias do HOMO e do LEMO da, 92
- introdução a, *458*
- na amebíase, 509, *511*, 512
- na giardíase, 519

- na infestação por trematódeos, 487
- na malária, 494, *495*, 499
- receptores da, *102*
Clorotiazida, 438, 442, *443*
- síntese da, 45
Clorotiepina, 230
Clorotimol, 525
Clorotrianiseno, 633, 697, *699*, 700
Cloroxilenol, 528
Clorozotocina, 625, 629
Clorpirifos, 296
Clorprazin, 226
Clorprenalina, 319
Clorproetazina, 227, 253
Clorpromazina, 26, 27, *64*, 225, *226*, 227, 336
- ação do fenobarbital sobre o, 10
- adjunto à anestesia, 133
Clorprometazina, 227
Clorpropamida, 29, 680, *681*
- dicumarol, ação sobre a, 10
Clorpropandiol, 233
Clorprotixeno, *229*
Clorquinaldol, 509, 528, 538
Clorsuperlutina, 700
Clortalidona, 25, *387*, 390, 437, 438, 443, 444
Clortenoxazina, 187
Clortermina, *271*, 272
Clortetraciclina, *596*
- introdução à, *458*
- na amebíase, 509
- na anaplasmose, 520
- na lepra, 564
- na malária, 494
Clorzoxazona, 253, *254*
Closilato
- de tênio, 479
- nome químico do, 19
Clospirazina, 227
Clotrimazol, 184, 517, 532, 535
Clovoxamina, 245
Cloxaceprida, 741
Cloxacilina, 24, *65*, 578, *587*
Cloximato, 207
Clozapina, 145, 230
Coagulante, 28
Cobalto e atividade biológica do fármaco, 95
Cobamamida, 413
Cobre
- anti-sépticos, derivados do, *529*
- e atividade biológica do fármaco, 95
- e difusão de glicose, 119
- na infecção por fungos, 538
Cocaína, 59, 320, 362, *365*, 367
Coccidioides immitis, 532
Coccidiose, 520
Cocculus indiacus, 266
Codáctido, 673
Codeína, 24, 28, *219*
- ação antiinflamatória da, 207
- estrutura da, *163*
- *nome químico da, 163*
Codoxina, 221
Coeficiente de partição, 86
Coenzima B$_{12}$, 413
Cofasol, 481
Cofisatina, 739
Cogalactoisomerase, 743
Colagenase, 30, 746
Colagogo, 741
Colangiografia, drogas usadas em, 714
Colbatinex, 415
Colchicina, 30, *209*, 631
- histórico, 183
- na gota, 183
- na infecção por vírus, 651
Colebrina, 717
Colecalciferol, *658*, 659
Colecistocinina-pancreozimina, 669
Colecistografia, drogas usadas em, 714
Colerético, 741
Colestase, *733*

Colestipol, 403
Colestiramina, 401, *404*, 406, 738
Colfenamato, 205
Colicina, 598
Colimeciclina, 58
Colina, *736*, 742
Colinérgico, **290-301**
- anticolinesterásico, 290, 293
- classificação, 291
- colinomimético, 290, 291
- conceito de, 290
- efeitos adversos do, 291
- emprego do, 291
- fórmula geral do, *52*
- histórico, 291
- mecanismo de ação do, 298
- na arritmia cardíaca, 383
- parassimpatomimético, 291
Colinesterase, 294, 297, 300
Colinolítico, 302
Colinomimético, 290, 291, 298
Colírio, 19
Colistimetato sódico, 598
Colistina, 93, 578, 598, 610
Colistimetato, 578
Colpro, *702*
Colterol, 319
Combatrin, *480*
Combizym, 747
Compactina, 605
Complexo
- ferropolissacarídico, 413
- sódico férrico de ácido pantóico, 413
Composto organometálico, **464**, **474**
- antídotos, 471
- antimoniais, 469
- arsenicais, 465
- de bismuto, 471
- histórico, 464
Comprimido, 19
- vaginal, 19
Condroitinsulfato sódico, 743
Conjugação, 12
Commel, *194*
Conocandina, 605
Constante de hidrofobicidade, 89
Contraceptivo oral, 25
Contrazil, *733*
Convalotoxina, 377
Coptisina, 632
Coralgil, 395
Coralina, 632
Coramina, *265*
Corbadrina, 320
Cordacina, 632
Cordicepina, 605, 611, 627
Corilan, *355*
Coriocarcinoma, 619, 629
Coriogonadotrofina, 673
Coriomamotrofina, 673
Corinantina, 336
Cormetasona, 202
Corticosteróide, 29, 684
- classificação, *685*
- e ansiedade, 232
- efeitos adversos do, 684
- emprego, 684
- mecanismo de ação, 688
- na leucemia, 633
- na neoplasia, 633, *634*
Corticotrofina, 183, 209, 669, 672
Cortisona, *203*, 688
- histórico da, 184
- isômeros da, 62
- na neoplasia, 633
Cortizarvol, 202
Cortodoxona, 202
Cortrosina, 673
Corynebacterium diphteriae
- benzilpenicilina na infecção por, 586
- sulfonamidas na infecção por, 547
Cosintropina, 673
Costunolida, 632
Cotazym B, 747

Cotonina, 244
Coumermicina, 605
Coumetarol, 57
Covalan, 395
Creatinolfosfato, 395
Cremefenergan, 357
Cremocetamida, 556
Creosoto, 528
Creptenamina, 387
Crescinco, 413
Cresol, 93, 528, 538
Cresopirina, 187
Cresotamida, 187
Crinolol, 338
Criofluorano, 127
Criptobleurina, 631
Criptosporiopsina, 537
Criptoxantina, 659
Crisarobina, 528, 726, 727
Cristalovar, 698
Crocetina, 403
Crolarbital, 141
Cromacato, nome químico do, 18
Cromesilato, nome químico do, 18
Cromina, 537, 599
Cromocarbo, 422
Cromomicina, 102, 578, 601, 611, 629, 644
Cromona, 395
Cronase, 236
Crotamitona, 731
Crotocina, 537
Crufomato, 479
Cryptococcus neoformans, 532
Cucurbitacina, 632
Cujimicina, 599, 601
Cumafo, 479
Cumarina, 423, 425, 655
Cumazolina, 329
Cumestrol, 697
Cuprimixina, 538, 578, 605
Curare, 313
Curariforme, 312
Curarimimético, 312
Cutimasol, 728
Cyclopal, 141
Cyclospasmol, 397
Cyclotran, 419
Cylergin, 358
Cynomel, 675

D

Dabequina, 494
Dacarbazina, 625
Dacortin, 203
Dactilarina, 516
Dactinomicina, 30, 578, 598
- ação por intercalação entre pares de bases do DNA, 103, 114
- atividade biológica da, 93
- estrutura da, 630
- histórico, 625
- modo de ação da, 611, 644
- na infestação por cestódeos, 486
Dacurônio, 313
DADDS, 570
Daktarin, 535
Dalacin C, 604
Daledalina, 244
Dalmadorm, 236
Dalnate, 537
Damotepina, 146, 230
Danazol, 673, 700
Dandi, 270
Danitraceno, 242
Dansina, 632
Dantrium, 254
Dantroleno, 253, 254
- sódico, 253
Dantrona, 739
Dapolar, 71, 71, 494
Dapsona, 24, 29, 57, 458, 568, 569, 570

- acetilação da, 71
- como produto de duplicação da sulfanilamida, 60
- na malária, 494, 502
- receptores da, 102
Dardanin, 274
Dasten, 271
Datiscosida, 632
Daunoblastina, 631
Daunorrubicina, 578, 604
- ação por intercalação entre pares de bases do DNA, 103, 114
- estrutura da, 631
- modo de ação da, 644
- na virose, 651
- receptores da, 102
Dazadrol, 244
Dazomet, 538
DDT, 492
Deadopa, 259
Deanil, nome químico do, 18
Deanol, 274, 275
Debefenium, 480
Debrisoquina, 335, 342
Decadônio, 313
Decadron, 203
Decadronal, 203
Decadurabolim, 695
Decametônio, 312, 313, 314
Decanoato de nandrolona, 72
Decanoato de oxoprotepina, 230
Decapryn, 352
Decimemida, 154
Declemperona, 229
Declinax, 342
Decloxizina, 356
Decoinina, 578, 605, 611
Decoquinato, 520
Dectaflur, 747
Dectancil, 203
Deferoxamina, 23, 471, 472, 473
- na intoxicação por íons metálicos, 118
- na retirada de excesso de metais, 96
Defosfamida, 625
Delmadinona, 700
Delmiton, 329, 394
Deltacortril, 203
Deltafluorene, 203
Deltamicina, 599
Deltasol, 203
Demecário, 57, 293, 294, 296
Demeciclina, 595
Demecolcina, 631
Demegestona, 700
Demerol, 167
Demetacina, 198
Demetilclortetraciclina, 596
Demicarosilturimicina, 599
Demilen, 701
Demulcente, 218, 726
Dendrid, 652
Denofungina, 537
Dependência a droga, 159
Depo-Medrol, 203
Deprenil, 242
Depressão, 239
Depressor do sistema nervoso central, 13, **125-147**
Deprostila, 302
Deptran, 236
Deptropina, 306, 357
Dermatológico, agente, 24, **725-748**
- adstringentes, 726
- antiperspirante, 727
- anti-solares, 730
- cáusticos, 726
- cicatrizantes, 726
- demulcentes, 726
- desodorantes, 726
- despigmentante, 731
- emolientes, 726
- escabicidas, 731
- esclerosantes, 727
- estípticos, 726

- pediculicidas, 731
- pigmentantes, 731
- protetores, 725
- queratolíticos, 726
- repelentes de insetos, 732
- revulsivos, 726
Dermodan, 258, 352
Dermoval, 203
Dermovit, 141
Deronil, 203
Desacetilexotofobina, 275
Desacetilvimblastina, 631
Desalona, 688
Descongestionante
- nasal, 28, 319, 328, 349
- oftálmico, 320
Deserila, 337
Deserpidina, 388
Desidroemetina, 487, 511, 519
Desinfetante, 522
- cirúrgico, 25
Desipramina, 241, 253
Deslanósido, 27, 378, 380
Desmetilelipticina, 631
Desmetolblasticidina, 605
Desobesi-M, 270
Desodorante, 726
Desogestrel, 700
Desonida, 204, 688
Desoxicorticosterona, 201, 684, 687
Desoxiepinefrina, 321
Desoxi-harringtonina, 632
Desoximetasona, 204
Desoxirribonuclease, 30, 746
Destomicina, 479, 601
Destoxificante, 732
Dethyrona, 404
Detorrubicina, 604
Detraine, 365
Dexacilina, 586
Dexametasona, 25, 29, 30, 203, 204, 688
- fenitoína, ação sobre a, 10
- na neoplasia, 633
Dexamisol, 244
Dexanfetamina, 244, 270, 272
- comercialização da, 16
Dexapantenol, 293
Dexclamol, 146, 231
Dexclorfeniramina, 27, 355
Dexetimida, 256, 306
Deximafeno, 244
Dexivacaína, 368
Dexoxadrol, 207, 275
Dexpantenol, 739
Dexpropranolol, 338
Dextranase, 747
Dextrano, 26, 28
- e inibição da agregação de plaquetas, 430
- na hiperlipoproteinemia, 403
- vasodilatador cerebral, 399, 400
Dextranômero, 726
Dextriferrona, 26, 413
Dextroanfetamina, 270
Dextrobromofeniramina, 354, 355
Dextrometorfano, 28, 219, 222
Dextromoramida, 171
Dextropropoxifeno, 27, 171, 207, 208
- dibumato de, 56
Dextrose, 727
- citrato, 428
- fosfato-citrato, 428
Dextrotiroxina sódica, 401, 404, 405, 675
Dezocina, 166
Diabetes, 678, 720
Diabinese, 681
Diacetilmonoxima, 297
Diacetilmorfina, 164, 165
Diacetolol, 338
Diadônio, 313
Diagnóstico, auxiliares de, 25, 30, **714-724**
- classificação, 714
- histórico, 714
Diamocaina, 370
Diampromida, 171

ÍNDICE ALFABÉTICO

Dianemicina, 520, 605
Dianidrogalacticol, 625
Diapamida, 438
Diapid, 672
Diarréia, medicamentos na, 25
Diástase, 747
Diateben, 565
Diatimossulfona, 568
Diaveridina, 494
Diazauracil, 627
Diazelong, 235
Diazepam, 23, 26, 27, 145, 234, 235
- ação miorrelaxante do, 253
- adjunto à anestesia, 133
- como anticonvulsivante, 154
- na hiperlipoproteinemia, 403
Diazetard, 235
Diazinon, 296
Diazóxido, 28, 387, 390
Dibecacina, 601
Dibenamina, 336
Dibenzepina, 230, 242
Dibozano, 336
Dibromodulcitol, 625
Dibromopropamidina, 527, 537
Dibromossalano, 526
Dibromossalicil, 528
Dibromotirosina, 676
Dibudinato, nome químico do, 18
Dibusadol, 187
Dibutolina, 306
Dicarbina, 242
Dicarboximida, 154
Diciclonina, 302, 362
Dicicloverina, 27, 306
Diclocil, 587
Diclofenaco sódico, 184
Diclofenamida, 438, 441
Diclofurina, 395
Diclona, 539
Diclonina, 370, 371
Diclônio, 302
Diclonixina, 205
Diclorisona, 204
Diclorisoproterenol, 339
Dicloroacetato
- de diisopropelamina, 399
- na hiperlipoproteinemia, 403
Diclorofenarsina, 467
Diclorofeno, 57, 479, 528
- estrutura do, 480
- nome comercial do, 480
Diclorvos, 296, 479
Dicloroxilenol, 528
Diclotride, 387, 443
Dicloxacilina, 29, 65, 578, 587
Dicodid, 164
Dicorantil, 381
Dicumarina, 423
Dicumarol, 57, 423, 423, 426
- comercialização do, 16
- inibição do metabolismo de fármacos pelo, 10
Didesoxicanamicina, 601
Didesoxinamina, 601
Diedi, 399
Dieldrina, 492
Dienestrol, 697, 699
Dienpax, 235
Dientamoeba fragilis, 506, 508
Dientrin, 545
Diepin, 235
Diestren, 235
Dietacaps, 270
Dietadiona, 266
Dietazina, 259, 306
Dietifeno, 395
Dietilamida do ácido lisérgico, 245, 246
Dietilamina, 350
Dietilbromacetamida, 139
Dietilcarbamazina, 24, 29, 458, 478, 484
- estrutura da, 480
- histórico, 477
- nome comercial da, 480

Dietilestilbestrol, 29, 60, 697, 698, 699
- comercialização do, 16
- na neoplasia, 633, 634
Dietiltoluamida, 492, 732
Diexiverina, 306
Difemanila, 302, 306
Difemerina, 306
Difemetorex, 272
Difenadiona, 424, 427
Difenano, 477
Difencloxazina, 237, 352
Difenidramina, 27, 64, 258, 350, 352
Difenilcilina, 586
Difenilmetano, 438
Difenilpiralina, 358
Difenilpropilamina, 162, 170
Difenilsilanodiol, 154
Difenipiramidina, 207
Difenoxilato, 733, 738
Difentan, 480
Difetarsona, 467, 468, 479
Difeterol, 357
Diflorasona, 204, 688
Difluanina, 275
Diflucortolona, 203
Diflumidona, 207, 429
Diflunisal, 189
- e inibição da agregação de plaquetas, 430
Difluprednato, 204
Difosfato
- de dietilestilbestrol, 634
- sódico de menadiol, 419
Diftalona, 208, 210
Digamacaína, 368
Digestivo, 28, 741
Digibaine, 378
Digilong, 378
Digital, 377, 380
Digitoxigenina, 378
Digitoxina, 24, 27, 378, 379, 380, 382
- comercialização do, 16
- fenitoína, ação sobre a, 10
- fenobarbital, ação sobre a, 10
Digiven, 378
Diglucometoxano, 438
Digoxina, 16, 24, 27, 378, 379, 380, 382
Dihydergot, 337
Diidralazina, 336
Diidrocodeína, 163, 221
Diidrogesterenona, 702
Diidroergoeristina, 336, 398
Diidroergotamina, 207, 336, 337, 338
Diidroestreptomicina, 564
- modo de ação da, 612
- na lepra, 569
Diidrofolato desidrogenase, 14
Diidrogranaticina, 604, 629
Diidro-obtusastireno, 538
Diidropteroato sintase, 14
Diidroquinidina, 380
Diidrotaquisterol, 659
Diiodidrina, 207, 528
Diidobenzotepa, 625
Diidoidrina, 747
Diiodoidroxiquinolina, 509, 510, 512, 517
- na balantidíase, 520
Diisobutilfenoxipolietoxietanol, 706
Diisopromina, 306
Dilacoron, 382, 395
Dilafrin, 325
Dilazep, 57, 395, 429
Diloxanida, 24, 509
Diltiazem, 395
Dimantina, 479
Dimazol, 538
Dimedrol, 352
Dimefadana, 207
Dimefeptanol, 170
Dimeflina, 265
Dimelazina, 227, 357
Dimenidrinato, 352
Dimercaprol, 23, 472, 473
- mecanismo de inativação de Lewisite por parte do, 80

- na retirada de metais em excesso, 96, 118
- no envenenamento por mercúrio, 529
Dimer X, 718
Dimesona, 204
Dimetacrina, 230, 242
Dimetane, 355
Dimetanfetamina, 272
Dimetapp, 326
Dimetazano, 268
Dimeticona, 28, 725
Dimetilaminoetanol, 275
Dimetilestilbestrol, 700
Dimetilfaentina, 313
Dimetilsulfóxido, 207
Dimetiltiambuteno, 170
Dimetiltubocurarina, 313, 314
Dimetindeno, 355
Dimetipírio, 306
Dimetisterona, 701
Dimetofrina, 319, 325
Dimetotiazina, 227, 357
Dimetoxano, 530
Dimetridazol, 517
Dimídio, 514
Diminazeno, 514, 517
Dimorfolamina, 57, 266
Dimoxamina, 275
Dimoxilina, 309, 398
Dinapen, 587
Dindevan, 424
Diniprofilina, 58
- na angina do peito, 395
Dinitrate, 393
Dinitrato
- de dietanolamina, 395
- de isossorbida, 24, 28, 393, 394, 395
- - grupo nitro no, 94
Dinoprosta, 672, 706
Dinoprostona, 672, 706, 707
Dinoramodepirina, 193
Dinseda, 520
Diodona, 714, 718
Diolamina
- de sulfafurazol, 553
- nome químico da, 18
Diosmina, 422
Dioxacab, 295
Dioxadrol, 244, 275
Dioxiacetona, 731
Dióxido
- de carbono, 265
- de cloro, 528
- de enxofre, 539
Dioxifedrina, 321
Dioxoprometazina, 357
Dipantoilferrato sódico, 413
Diperodona, 362, 371
Dipipanona, 170, 207
Dipiproverina, 309, 398
Dipiridamol, 28, 57
- e inibição da agregação de plaquetas, 429, 430
- na angina do peito, 392, 394, 395, 396
Dipiritiona, 539
Dipirocetil, 189
Dipirona, 193, 194
- ação do fenobarbital sobre a, 10
- associação medicamentosa da, 21
- síntese de, 195
Dipiverfrina, 318
- estrutura da, 71
Diplococcus pneumoniae, 547
Dipônio, 302, 395
Diprofilina, 268, 438
Diproleandomicina, 599
Dipropilacetamina, 237
Dipropilacetato de bismuto, 471
Dipropionato de estradiol, 697
Diproqualona, 207
Diprosone, 203
Diprospan, 203
Diserin, 443
Disofrol, 355
Disopiramida, 380, 381

Dispersão coloidal, 19
Dissulfamida, 438
Dissulfeto, 94
Dissulfiram, 30, 57, 346
- no alcoolismo, 45, 139
- receptores do, 102
Distamicina, 598
- modo de ação, 611
- na virose, 651
Distigmina, 57, 293
Ditazol, 207, *429*, 430, 635
Ditisan, *241*
Ditizona, 635
Ditofal, 564
Ditranol, 538
Ditubin, *565*
Diucardin, *443*
Diumic, *446*
Diurana, *446*
Diuredosano, 479
Diurético, 25, 28, **436-452**
- classificação, 438
- conceito, 436
- fisiologia renal, 436
- histórico, 437
- inibidores de enzimas, 113, 440
- mecanismo de ação, 446
- na obesidade, 272
- organomercurial, 440
- - fórmula geral do, *53*
- - receptores de, *102*
- osmótico, 439
- sulfamídico, *444*
- - fórmula geral do, *53*
- - receptores do, *102*
- tiazídico, 441, *443*
- - fórmula geral do, *53*
- - na hipertensão, 390
- xantínico, 438, 439
Diurisa, *446*
Diutide, *446*
Doberol, 338
Dobesitato cálcico, 422
Dobutamina, 378
- como vasodilatador periférico, 398
Doca, *687*
Doconazol, 538
Docusato sódico, 28, 740
Dodicina, 523
Dodina, 539
Doença
- cardiovascular, 376
- de Chagas, *508*
- de Hodgkin, 619, 623
- - ciclofosfamida na, 627
- - clorambucil na, 627
- - clorometina na, 627
- - procarbazina na, 635
- de Paget, 678
- de Parkinson, 254
- "do trevo doce", 423
Dogmalid, 139
Dogmatil, 139
Doisinestrol, 697
Dolantina, 167
Dolcental, 146
Dolocid, 191
Domazolina, 306
Domperidona, 741
Donorest, *200*
Dopa descarboxilase, 344
Dopalina, *259*
Dopamina, 24, 27, 64, 287, 319, *324*, 328, 669
- beta-hidroxilase, 346
- beta-monoxigenase, 346
- como vasodilatador periférico, 398
Dopram, 265
Dorastina, *357*
Doricina, 597
Dorilax, *252*
Dornal, *305*
Dosulepina, 242
Doxapram, *265*, 266

- na superdose de anestésico, 134
Doxepina, 272
Doxiciclina, 24, 596, *596*
- fenitoína, ação sobre a, 10
- fenobarbital, ação sobre a, 10
- na malária, 494
Doxilamina, *352*
Doxipen, *588*
Doxorrubicina, 24, 30, 578, 604, 631, 644
Dracontíase, 475, *478*
Drágea, 19
Dramamine, *352*
Drenison, *687*
Drenol, *387*, *443*
Drimmuel, *235*
Drinideno, 171, 207
Drobulina, 380
Drocarbil, 486
Drocinonida, 204
Droclidínico, 306
Drofenina, 302, 306
Droga, 18
- definição de, 6
Droperidol, 27, 134, 229
Droprenilamina, 382
- na angina do peito, 395
Drostanolona, 633, *633*, 693
Drotaverina, 309
Droxaíne, *369*
Droxofor, 415
Duazomicina, 629
Dulcolax, *734*
Dulofibrato, 403
Duometacina, 198
Dupracetam, 275
Durabolin oral, *695*
Duralta, 415
Duroliopaque, *716*
Duvadilan, *326*, *397*
D-tubocurarina, *314*

E

Eburnamonina, 399
Econazol, *535*
Ecotiopato, 293, *294*, 297
Ecotrin, *187*, *429*
Ectiluréia, 141
Eczesan, *728*
Edecrin, *446*
Edeína, 578, 598, 612
Edemax, *444*
Edetato dissódico de cálcio, 23, *472*
Edisilato, nome químico do, *18*
Edofrônio, 25
- na arritmia cardíaca, 383
Edulcorante sintético, 744
Efedrina, 24, 97, 318, 328
Efeito(s)
- adverso do fármaco, 13
- - diminuição dos, 75
- - exploração do, 68
- placebo, 7
Efloxato, 395
Efortil, *325*, 398
Efrotomicina, 605
Efurix, *628*
Ehrlichina, 651
Eimeria, *520*
Elantrina, 258, 306
Elatericina, 632
Elebrigenina, 632
Eledoisina, 669
Elefantina, 632
Elefantopina, 632
Eleidoisina, 399
Eliotrina, 632
Elipticina, 631
Elixir paregórico, 28, 163
Elucaína, 302, 306
Embonato
- de cicloguanila, 71
- de oxantel, *481*

- de pirantel, *480*, 484
- de pirvínio, *480*, 482
- nome químico do, *18*
Embramina, 352
Emeprônio, 306
Emericina, 598
Emético, 740
Emetina, 24, *458*, 509, *511*, 512, 632
- na balantidíase, 519
- na infestação por trematódeos, 487
Emetônio, 306
Emilcamato, 141, 233, 251, 253
Emílio, 380
Emoform, *525*
Emoliente, 726
Emotil, 235
Emplastro, 16
Emprofeno, 201
Empromato, 635
Emulsão, 19
Emu-V, *600*
Enaminomicina, 605
Enantato
- de estradiol, 697
- nome químico do, *18*
Encainida, 380
Encefabol, *276*
Encefalina, 161
Enciprato, 245
Endazol, *481*
Endobenzilina, 303
Endócrina, medicamentos de ação, 29
Endolimax nana, 506, *508*
Endomicina, 599
Endomida, *265*, 266
Endorfina, 161
Endosprin, *187*, *429*
Endralazina, 336
Endrisona, 204
Enduracidina, 598
Enduronyl, 388
Enduxan, *626*
Energia
- do HOMO, 91
- do LEMO, 91
Energizante psíquico, 267
Enflurano, 127, 129
Eniatina, 597
- modo de ação da, 610, 611
Eniclobrato, 403
Enóleo, 19
Enomicina, 598, 629
Enoxolona, 545
Enramicina, 598
Enregelamento, 335
Ensanchomicina, 605
Entamoeba
- *coli*, 506, *508*
- *hartmani*, 506
- *histolytica*, 506, *508*
- *gingivalis*, 506
Enterobacter
- aminociclitóis, na infecção por, 601
- cefalosporina na infecção por, 591
Enterobíase, 475
Enterobius vermicularis, 475, *478*
Enterocina, 605
Enterocolil, *556*
Enterosalil, 187
Enteroviofórmio, *510*
Enviomicina, 598
Enxofre
- precipitado, 731
- sublimado, 731
Enzicoba, 413
Enzima, 746
- ação dos fármacos sobre, 112
- antiinflamatória, 207
- inibidores da, 14, 77
- pancreática, 746
- proteolítica, 746
- usada em oftalmologia, 747
Epelin, *381*
Ephynal, *658*

ÍNDICE ALFABÉTICO

Epicainida, 381, 382
Epicilina, *586*
Epicorazina, 605
Epidermidina, 598
Epidermophyton, *532*
Epilepsia, 148
Epimestrol, 673, 697
Epinefrina, 24, 27, 287, 318, *324*, **327**, 669
- ação quelante da, 118
- efeitos farmacológicos, 93
- na arritmia cardíaca, 380, 382
- oftalmológica, 25
- receptores da, *102*
Epipodofilotoxina, 631
Epipropidina, 625
Epirizol, 209, 210
Episisomicina, 601
Epitiostanol, 633, 693
Epitizida, 438
Epóxido
- de butadieno, 106
- de farnesilacetona, 155
- ligação com ácidos nucléicos, 116
Epoxidona, 632
Epoxipiperazina, 625
Epronizol, 336
Equação
- da atividade biológica, 89
- da constante de hidrofobicidade, 89
- da inibição de enzimas, 112
- de Hammett, 90
- de Henderson-Hasselbach, 86
- de Schroedinger, 91
Equanil, 233
Equilenina, 697
Equilid, 139
Equilina, 697
Equinenona, 659
Equinocandina B, 598
Equinomicina, 597, 598
Eraldin, *339*
Eraverm, *481*
Ergocalciferol, 26, 659
Ergocornina, 336
Ergocriptina, 336
Ergocristina, 336
Ergonetrina, 28, 336, *337*
Ergonovina, *337*
Ergosina, 336
Ergosterol, 659
Ergotamina, 23, 25, 27, 336, 337, **338**
- ação antiinflamatória da, 207
Ergoteston, *633*
Ergotoxina, 336
Ergotrate, *337*
Eritadenina, 403
Eritós, *220*
Eritrex, *600*
Eritrofar, *600*
Eritromicina, 24, 29, 578, 599, *600*
- B, 599
- C, 599
- introdução à, *458*
- modo de ação, 612, 613
- na amebíase, 509
- na infecção por *Chilomastix mesnili*, 519
- na infecção por fungos, 532
- na malária, 494
- questão ligada à comercialização da, 16
- receptores da, *102*
Eritronólido, 605
Eritroquinase, 430
Erypark, *600*
Erytrameb, *600*
Esadirase, *481*
Esbatal, *342*, *386*
Esbeltrat, *270*
Escabicida, 24
Escabin, *729*
Escabiol, *729*
Escherichia coli
- aminociclitóis na infecção por, 601
- cefalosporinas na infecção por, 590
- sulfonamida na infecção por, 547

Escina, 207
Esclerosante, 727
Escopafungina, 537, 605
Escopolamina, 27, 302, *304*, 308
- como adjunto à anestesia, 133
- exploração de efeitos colaterais da, 68
- no parkinsonismo, 256
Escotofobina, 275
Esculetina, 422
Eserina, receptores da, *102*
Esidrex, *387*, *443*
Esidrona, 438
Esilato
- de carbídio, 514
- nome químico do, *18*
Esined, 415
Esparsomicina, 578, 605, 612, 629
Esparteína, 57, 266
Espasmolítico, 14, 25, 302
Espasmo-novozyme, 742
Espasmo-silidron, 742
Espasmox, 235
Espazinocalm, 302
Especificidade farmacêutica, 18, 21
- forma da, 19
- fórmula da, 19
- substância ativa, 18
Espectabilina, 632
Espectinomicina, 601, *603*
Espectrim, 545
Esperidina, 422
Espermacete, 726
Espermaticida, 706
Espermidina, 430
Espermina, 430
Espinomicina, 599
Espiperona, 229, 578, *600*
Espiramicina, 494, 612
Espirgetina, 341, 388
Espirina, 611
Espírito, 19
- aromático de amônia, 267
Espironolactona, 25, 28, 437, 439, 445, *446*, 635, 684
Espiroperidol, 229
Espirotripan, 467
Espirotripano, 514
Espiroxasona, 439
Espondilite anquilosante, 197, 198
Esponja de gelatina absorvível, 422
Esporamicina, 598, 629
Esporangiomicina, 598
Esporidesmina, 651
Esquistossomíase, quimioterápicos na, 458, 475, *478*
Esquistossomicida, 24, 469
- inibidor da biossíntese de ácidos nucléicos, 114
- supressor da função gênica, 114
Esquizofrenia, 224
Estafilococos
- meticilina na infecção por, 589
- nafcilina na infecção por, 589
Estafilomicina, 597
Estalamicina, 605
Estalimicina, 651
Estanozolol, 695
Estazolam, 145, 154
Esteaglato, nome químico do, *18*
Estearato de sódio, 87
Estefimicina, 604, 629, 651
Estendomicina, 598
Estenotricina, 598
Estéptico, 726
Éster colínico da glicina, 154
Estercurônio, 313
Esterilizante, 522
Esterificação do fármaco, 71
Esteróide
- adrenocortical, 183, 201
- anabólico, 692, 694
Estibamina-uréia, 517
Estibenil, 469, 487, 517
Estibocaptato, 57, 487

- sódico, 24, 469, *470*
Estibofeno, 469, *470*
- introdução ao, *458*
- na infestação por trematódeos, 487
- na leishmaniose, 517
Estibogluconato sódico, 24, *470*, 471
- na leishmaniose, 517
Estilbamidina, 57
- na leishmaniose, 517
- na pneumocistose, 519
Estilbetônio, 311
Etilestrenol, 430
Etilstibamina, 469
Estimulante
- adrenérgico, **318-334**
- - classificação, 319
- - histórico, 318
- - mecanismo de ação, 331
- - na arritmia cardíaca, 382
- - vasodilatador periférico, 398
- da ação de um fármaco, 9
- cerebral, 267
- do sistema nervoso central, 14, **263-277**
- - classificação, 264
- - conceito, 263
- - empregos, 263
- - efeitos adversos, 263
- - histórico, 263
- - mecanismo de ação, 276
- psicomotor, 267
Estiramato, 253
Estolato, nome químico do, *18*
Estradiol, 60, 696, 697, *698*
Estramustina, 58, 625, 627, 633
Estrazinol, 697
Estreptalil, *556*
Estreptimidona, 578
Estreptococos beta-hemolíticos
- - benzilpenicilina na infecção por, 586
- nafcilina na infecção por, 589
Estreptodornase, 207
Estreptogramina, 597, 612
Estreptolidigina, 605
Estreptomicina, 24, 29, 601, *602*
- e inibição da síntese protéica, 116
- introdução à, *458*
- na infecção por fungos, *532*
- na tuberculose, 564, *566*, 568
- receptores da, *102*
Estreptomidona, 605
Estreptoniazida, 564, 601
Estreptonigrina, 578, 611, 629
Estreptoquinase, 430
Estreptotricina, 651
Estreptovaricina, 578, 603, 651
Estreptovitacina, 605
Estreptozotocina, 601, 629
Estriatina, 605
Estricnaminóxido, 267
Estricnina, 266
Estriol, 697, *698*
- succinato de, 29
Estrofantina K, 377
Estrofurato, 697
Estrogênio(s), 25, 696
- conjugado, 29, 401, 403, 421, *698*, 699
- na neoplasia, 633, *634*
Estroglan, 403, 634
Estrona, 696, *698*
Estrôncio, sais de, 244
Estrongilodíase, 475
Estrovis, *698*
Etafedrina, 319
Etafenona, 395
Etambutol, 24, 29, 564, *565*
Etamicina, 597
Etamifilina, 395
Etamivan, 265, 266
Etamociclina, 595
Etamoxitrefetol, 700
Etanautina, 258
Etanol, 93, 139
Etanolamina, derivados da, 352
Etaqualona, 145

Etaverina, 309
Etazolato, 231
Etclorvinol, *138*, 139
- efeitos farmacológicos do, 93
Etebenecida, 207
Etenzamida, 187
Éter, 726
- anestésico, *23*, 27, 127
- efeitos farmacológicos do grupo, 94
- etílico, 127
- vinílico, 127
Eterobarbo, 150
Eteromicina, 520
Etiazida, 438
Etibenzatropina, *255*, 306
Etidocaína, 362, 368
Etidronato sódico, 403
Etifoxina, 244
Etilanfetamina, 272
Etilcarbonato de quinina, 494
Etilefrina, 319, 325, 379, 398
Etileno, 127
Etilenodiamina, derivados da, 353
Etilestrenol, *695*
Etilmetiltiambuteno, 170
Etilmorfina, 163, 165, 221
Etilnorepinefrina, 319
Etilparabeno, 523
Etimemazina, 227
Etinamato, 133, *138*, 141, 233
Etinerona, 700
Etinilestradiol, 25, 29, 633, *634*, 697, *698*
- na hiperlipoproteinemia, 401, 403
Etinodiol, 701
Etiocolanolona, 720
Etionamida, 29, 564, *565*
Etionina, 539
Etiracetam, 275, *276*
Etisazol, 538
Etissul, 75
Etisterona, *702*
Etmozina, 382
Etoclofeno, 205
Etodroxizina, 237, 356
Etoeptazina, *167*, 207
Etoexadiol, 492, 732
Etofamida, 509, *510*, 512
Etofenamato, 205
Etofibrato, *60*
Etofilina, 395, 438
Etoglucida, 625
Etomidato, 146
Etomoxano, 231
Etonam, 538
Etonitazeno, 171
Etoperidona, 224
Etopóxido, 631
Etoprina, 627
Etorfina, 165, *165*
Etosuximida, 23, 27, 153
Etoxamina, 338, 382
Etoxazena, 192, 207
Etoxazorrutósido, 422
Etoxeridina, 168
Etoxicolina, 291
Etoxuridina, 650
Etoxzolamida, 154, 438, *441*
Etozolina, 439
Etrenol, *488*
Etriptamina, 242, 275
Eucaliptol, 528, 530, 726
Eucatropina, 302, *304*
Eucil, 230, *736*
Eufermen, 742
Eufilina, *268*
Eugenol, 207, 528, 747
Eulicina, 537
Eumotol, *195*
Eupaclorina, 632
Euparotina, 632
Eupatina, 632
Eupatoretina, 632
Eupaverina, 309
Euperistal, *294*, 383

Euphyllin, 268, 439
Euprocina, 362
Eurax, *729*
Eurocidina, 537, 599
Eutonyl, *244*
Evadyne, 242
Evanor, *701*
Everninomicina, 605
Exaprolol, 338
Exinamina, 266
Expansor plasmático, 28
Expectorante, 14, 28, 221
Extrato, 19
- fluido, 19
- hepático, 743

F

Facidina, 537
Fagaronina, 632
Fagicina, 651
Falmonox, *510*
Famotina, 651
Famprofazona, 193
Fanasulf, *55*
Fâneros, medicamentos que atuam nos, 30
Fansidar, 494
Fantridona, 242
Farlutal, *634, 701*
Farmácia, 1
- química, 3
Fármaco(s), 6, 18
- abreviação de radicais e grupos, 18
- ação dos
- - abreviamento, 73
- - biológica, 7
- - mecanismos, 111
- - teorias, 107
- aspectos estereoquímicos de, 96
- associações de, 18
- atividade farmacológica dos, 85
- busca de novos, 43
- classificação do, 13
- custo e local de desenvolvimento de, 41
- de ação local, 14
- definição de, 6
- efeitos dos
- - adversos, 13, 68, 75
- - de grupamentos específicos, 92
- - placebo, 7
- emprego de, 7
- estereoquímica do, 96
- estruturalmente específico, 85
- estruturalmente inespecífico, 84
- extraídos de fontes naturais, 47
- fontes de, 39
- forma do, 7
- gênese de, 43
- interação fármaco-receptor, 104
- metabolismo de, 8
- modificação molecular de, 48
- nomenclatura de, 14
- novos, introduzidos no mercado norte-americano, *42*
- prolongamento de ação de um, 71
- propriedades físico-químicas dos, 85
- que atuam no sistema cardiovascular, **376-409**
- que atuam no sistema nervoso
- - central, 13, 14, 27, **125-278**
- - periférico, 14, 27, **279-374**
- que atuam sobre membranas biológicas, 118
- receptores de, 100
- regras de nomenclatura do, 16
- regulação do transporte de, 74
- sílabas comuns presentes em grupos genéricos de, *17*
- tipos de ação dos, 84
- topografia de receptores, 106
Framacognosia, 1
Farmacologia, 1
Farmacoquímica, 3
Farmacotécnica, 1

Farmacoterapia, 3
Farrerol, 221
Fasciola hepatica, 487
Fasciolopsíase, 475, *478*
Fastinam, *270*
Fator
- citrovorum, 627
- de coagulação, 416
- de crescimento, 669
- liberador
- - da corticotrofina, 674
- - da folitrofina, 674
- - da prolactina, 674
- - da somatotrofina, 674
Fazadínio, 313
Febantel, 479
Febarbamato, 58, 141, 233
Febre reumática, 183
Febrifugina, 493, 494
Feclobrizona, 196
Feldamicina, 598
Felipressina, 672
Fembendazol, 479
- estrutura do, *481*
Fembenicetina, 578
Fembezamina, 350, 353
Fembutamidol, 56, 196
Fembutiramida, 403
Fembutol, 338
Fembutrazato, 272
Femoxetina, 245
Fempentadiol, 233, 253
Fempipalona, 207
Fempipramida, 306
Fempiramina, 309
Femprobamato, 233, 253
Femprocumona, 425
Femproprionato, nome químico do, *18*
Femproporex, *270*, 272, 273
Fenacaína, 362, *371*
Fenacemida, 154
Fenacetina, 192
- histórico, 184
Fenacetinol, 192
Fenactropínio, 303
Fenadiazol, 146
Fenadoxona, 170
Fenaglicodol, *233*, 253
Fenalamida, 306, 309
Fenalcomina, 395
Fenalquilamínicos, derivados, 269
Fenamol, 207
Fenanpromida, 171
Fenaperona, 229
Fenarmano, 231
Fenarsona, 519
Fenazocina, 166
Fenazona, 193, *194*
- energias do HOMO e do LEMO da, *92*
- histórico, 184
Fenazopiridina, 28, *72*, 208
- com trimetoprina, 545
Fencarbamida, 309
- na arritmia cardíaca, 383
- vasodilatador periférico, 399
Fenclexônio, 306
Fenclonina, 245, 627
Fenclorfos, 296
Fendilina, 395
Fendimetrazina, *271*, 272
Fendizoato, nome químico do, 18
Fendosal, 189
Fenelzina, *244*
Fenergan, *357*
Feneridina, 168
Fenesterina, 625
Fenestrel, 697
Fenetamina, 302, 309
- na angina do peito, 395
Feneticilina, *578, 588*
Fenetilina, 58, 268, 269
Fenfluramina, *271*, 272, 273
- na hiperlipoproteinemia, 403
Fenformina, 678

ÍNDICE ALFABÉTICO

- na hiperlipoproteinemia, 403
Fenglutarimida, 253, 258, *259*
Fenigano, 237
Fenilbutazona, 16, 30, 183, 197
- ação fibrinolítica da, 430
- e inibição da agregação de plaquetas, 429
- histórico, 184
- na gota, 183
- propriedades da, 44
Fenilefrina, 28, 30, 319, *325*
- na arritmia cardíaca, 379, 382
Fenilisopropiladenosina, 395
Fenilmalonato de etila, 142
Fenilpiperidina, 162
- derivados da, *167*, 168, *168*
Fenilpropanolamina, *326*
Feniltoloxamina, 352
Fenindamina, 258, *359*
Fenindioma, *424*, 427
Fenipentol, 741
Feniprazina, 242
Feniramidol, 207, 253
Feniramina, 354
Fenisorex, 272
Fenitoína, 24, 27, *151*, 152
- ação indutora do metabolismo da, 10
- comercialização da, 16
- fenobarbital, ação sobre a, 10
- isoniazida, ação sobre a, 10
- na arritmia cardíaca, 380, 382, 383
- síntese da, *152*, 153
Fenitrotion, 296
Fenmetozol, 244
Fenmetramida, 244
Fenmetrazina, *271*, 272
Fenobam, 231, 238
Fenobarbital, 24, 27, *140*, *151*, 152
- e aceleração do metabolismo de drogas, 10
- metabolismo do, 11
- na convulsão, 150
- síntese do, *142*
Fenocinol, 309
Fenodianisil, 370
Fenofibrato, 403
Fenol, 528
- antibacterianos derivados do, 543
- anti-sépticos derivados do, 527
- diminuição da toxicidade da, 75
- efeitos farmacológicos do grupo, 93
- introdução ao, *458*
- na infestação por cestódeos, 486
- na infestação por trematódeos, 487
- nematicidas derivados do, 479
Fenolftaleína, 739
Fenolfatol, 739
Fenolsulfonato de zinco, 727
Fenolsulfonftaleína, *721*, 723
Fenomicina, 629
Fenoperidina, 168
Fenoperidona, 229
Fenopirazona, 196
Fenoprofeno, 183
- histórico, 184
Fenopron, *199*
Fenorex, *270*
Fenoterol, 319, *325*
Fenotiazina, 162, 171
- atividade antianginosa de derivados da, 395
- atividade anti-histamínica de derivados da, 357
- efeito antiemético da, 740
- efeitos colaterais da, 225
- gênese de, através da modificação molecular, *49*
- interação com alcalóides da beladona, 11
- no parkinsonismo, 258
Fenoxazolina, *330*
Fenoxedil, 399
Fenoxibenzamina, 336, *337*, 338
- como vasodilatador periférico, 398
- na hipertensão, *386*, 388
Fenoximetilpenicilina, 24, 29, *588*, 589

Fenoxipropanodiol, 251
Fenoxipropazina, 242
Fenozolona, *273*
Fenquizona, 438
Fenspirida, 336
Fensuximida, 153
Fentanila, 27, *167*
- adjunto à anestesia, 136
- citrato de, 170
Fentermina, *271*, 272
Fentiazaco, 201
Fenticloro, 57, *59*, 529, 538, 539
Fentolamina, 27, 30, 336, 338, 388, 398
Fentônio, 302, 303
Feocromocitoma, 335
Feprazona, 197, 429
Ferbano, 537
Feredetato sódico, 412
Ferguson, princípio de, 84
Fer-in-sol, *413*
Fermicidina, 605
Ferriclato cálcio sódico, 413
Ferrimicina, 598, 605
Ferritina, 412
Ferro, 411
- coloidal, 28
- e atividade biológica do fármaco, 91
- preparações de, 412
Ferrocolinato, 412
Ferroglicinato, 412
Ferromaltoso, 413
Ferropolimalero, 413
Ferrotrenina, 412
Fexinidazol, 517
Fezationa, 538, 539
Fibracilina, *589*
Fibrafilina, 395
Fibrapen, *589*
Fibrinolisa, 430
Fibrinolisina, 30, 746
Fibrinolítico, 430
Ficelomicina, 605
Fidepax, *233*
Filariose, quimioterápicos na, 458, 468, 469
Filipina, 537, 599
Filocinina, 669
Fipexida, 244
Fisalemina, 669
Fisiorinus, *525*
Fisohex, *525*
Fisostigmina, 59, 293, *294*, 295, 296
- variação estrutural feita na molécula da, 50
Fitato de colina, 56
Fitoactina, 598
Fitomenadiona, 26, 28, 29, *419*, 420
Flagyl, 510
Flamiodina, *187*
Flavacida, 537
Flavensomicina, 605
Flavodato dissódico, 422
Flavofungina, 599
Flavomicoína, 537
Flavona, 395
Flavoxato, 309
Flaxedil, *314*
Flazalona, 207
Flebite, 335
Flebocortid, *203*
Flebotrombose, 335
Flecainida, 382
Flemicílin, *587*
Flenverme, *481*
Fleomicina, 537, 578, 629
- modo de ação, 611
Floctafenina, 205
Flopropiona, 309
Floraquin, *510*
Floredil, 395
Floregin composto, *535*
Florenal, 651
Flosin, *199*
Floverina, 309
Floxuridina, 627, *628*, 650

- e inibição da síntese de ácidos nucléicos, 114
- modo de ação, 640
- receptores da, *102*
Fluacizina, 242
Fluanisona, 229
Fluazacort, 204
Flubendazol, 479
- na tricomoníase, 517
Flubeprida, 741
Flubiprofeno, 429
Flucitosina, 24, 539
- na infecção por fungos, *532*, *534*
Fluclorolona, 204
Flucloxacilina, 586
Fludalanina, *545*
Fludilat, *397*
Fludorex, 272, 741
Fludrocortisona, 25, 201, 204, *687*, 688
Fludroxicórtido, 204
Flufenazina, 26, 27, 225, 227
- prolongamento do tempo de ação da, 71
Flugestona, 700
Fluimucil, 221
Fluindiona, *424*
Flumedroxona, 204
Flumetasona, 204, 687
Flumetiazida, 438, 443
Flumex, *687*
Flumexadol, 207
Fluminorx, 272
Flumizol, 207
Flunarizina, 154, 395
Flunidazepam, 145
Flunidazol, 514, 517
Flunisolida, 204
Flunitrazepam, 145, *237*
Flunixina, 205
Flunoxaprofeno, 201
Fluobenzoquina, 72
Fluocinolona, *203*, 688
Fluocinonida, 204, 687
Fluocortina, 204
Fluocortolona, *203*
Fluonilid, 539
Fluopromazina, *226*
Fluorbenzotepa, 625
Fluordesoxiuridina, 624
Fluoresceína, 25, 30, 635
- como auxiliar de diagnóstico, 720, *721*
Fluoresona, 155, 238
Fluoreto
- de sódio, 26, 30, 747
- estanoso, 747
Fluorfenilalanina, 651
Fluormetolona, 204, 687
Fluorofur, 627, *628*, 629
Fluorometolona, 688
Fluoro-Uracil, *628*
Fluoruracil, 24, 29, 79, 117, 627, *628*, 629, 727
- e inibição da biossíntese de ácidos nucléicos, 114
- histórico, 624
- modo de ação, 640
- receptores da, *102*
Fluotraceno, 230
Fluotralepina, 242
Fluoxetina, *245*
Fluoximesterona, 29, 633, 694
Flupac, *716*
Flupamesona, 204
Fluperolona, 204
Fluprednideno, 204
Fluprednisolona, 204, 688
Fluprin, *359*
Fluproquazona, 207
Fluprostenol, 706
Fluquazona, 207
Flurandrenolida, 204, 687, 688
Flurandrenolona, 204
Flurazepam, 145, 146, 154, *236*
Flurbiprofeno, 635
Flurocitabina, 627

Flurodazol, 479
Flurotil, 231, 266
Fluroxeno, 127
Fluspiperona, 229
Fluspirileno, 229
Flussalano, 526
Flutiazina, 205
Flutiorex, 272
Flutonidina, 387
Fluvoxamina, 245
Fluxil, *444*
Fobia, 232
Folato, 412
Folcodina, *164,* 221
Foldan, *481*
Foledrina, 319, *325*
Folescutol, 395, 422
Folha de digital, 377, 380
Folinato cálcico, 24
Folipomicina, 605
Folitrofina, 672
Folpeto, 538
Fomocaína, 370
Fonazina, 227
Forbiseno, 57
Forma farmacêutica, 19
Formaldeído, *525*
Formiato de tetramônio, 267
Formicina, 605, 611
Formocortal, 204
Formoguanamina, 438
Formossulfatiazol, 553
Fórmula farmacêutica, 19
Forscolina, 379
Fortimicina, 601
Fosazepam, 145, 154
Foscodin, 219
Fosfatidilcolina poliinsaturada, 403
Fosfato
- de demanila, 275
- de estramustina, 627
- de histamina, 720, 723
- de monoetanolamina, 275
- de oleandomicina, 599
- de poliestradiol, 633, 697
- de primaquina, 499
- de trolnitrato, 395
Fosfestrol, 633, 697
Fosfolina, *294*
Fosfomanano, 651
Fosfomicina, 578, 606, 609
Fosfoneto sódico, 651, *652*
Fosfonoformiato trissódico, 651
Fósforo, antídotos na intoxicação por, 471
Fospirato, 479
Framicetina, 601
Francisella tularensis, 547
Frângula, 739
Frentizol, 184
Frisium, *236*
Frumtosnil, *294*
Frustulonisol, 605
Frustulosina, 605
Frutose, 746
- férrica, 413
Ftalato de dimetila, 492
Ftalazinol, 395, 429
Ftaletamida, 266
Ftalilsulfacetamida, 76, 553, *556*
Ftalilsulfatiazol, 29, 76, 553, 556, *556*
Ftalofina, 479
Ftalomicina, *556*
Ftaxilida, 743
Ftiocol, 605
Ftivazida, 564
Fucsina básica, 539
Fulcin, *536*
Fulvina, 632
Fumagilina, 494, 509, 519, 578, 599
Fumarato
- de benciclano, *397,* 399
- de oxetorona, 183
- ferroso, 412, *413*
Fumigacina, 605

Fumigaclorina, 537
Fungaclor, *535*
Fungicida, 24, 30, 531
- como supressor da função gênica, 114
- grupo nitro no, 94
- ligação covalente do, 106
Fungicromina, 599
Fungimicina, 537
Fungistatina, 598
Fungizon, *536*
Fungo, infecção por, 531, *532*
Funiculosina, 537
Furacin, 371, 529, *542*
Furadantina, 529, *542*
Furaltadona, 514
Furano, 94
Furaprofeno, 201
Furapromídio, 487
Furazolidona, 29, 529, *542,* 544
- grupo nitro na, 94
- na babesíase, 520
- na balantidíase, 520
- na giardíase, 519
- na histomoníase, 520
- na tricomoníase, 517
- no alcoolismo, 139
Furcloprofeno, 201
Furliden, *542*
Furoato de diloxanida, 509, *510,* 512
Furodazol, 486
Furofenaco, 201
Furonazida, 564
Furosemida, 25, 28, 438, *444*
- ação fibrinolítica da, 430
- histórico, 437
Furoxona, 529, *542*
Fursalano, 526
Furtereno, 438
Furtretônio, 291
Fusafungina, 207, 598

G

GABA, 232, 244
Gabaculina, 154
Gabone, 244
Galactopolissulfato sódico, 425
Galamina, 27, 313, 314
Galantamina, 275
Galato sódico de antimônio, 469
Gammar, 244
Ganfexina, 245, 275
Ganglioplégico, 309, *310*
- mecanismo de ação do, 311
Gantanol, *554*
Gantrisin, *554*
Garamicina, *602*
Gardenal, *140*
Gardimicina, 598
Gastrina, 669
Gastrintestinal, agente, 25, 732
- acidificantes, 744
- antiácidos, 732, *733*
- antidiarréicos, 738
- antieméticos, 740
- antiespasmódico, 732
- antiúlcera, 743
- carminativos, 742
- digestivos, 741
- eméticos, 740
- hepatoprotetores, 742
- laxantes, 739
- preparações ano-retais, 740
Gastrogener, *733*
Gastrografia, drogas usadas em, 714
Gastrol, *733*
Gatavalina, 537, 598
Gefarnato, 743
Geldanamicina, 603
Gelpen, *733*
Geltrim, 545
Gelusil, *733*
Gencadiol, 403

Genfibrozil, 403
Genimicina, 537
Genisteína, 697
Genscopolamina, 303
Gentamicina, 24, 29, 578, 601, *602,* 612
Gentisato sódico, 189
Gerobriecina, 599
Gestaclona, 700
Gestagênio, 29
Gestodena, 700
Gestonorona, 700
Gestrinona, 700
Giardia lamblia, 506, *509,* 519
Giardíase, fármacos usados na, 519
Giarlam, *542*
Ginohemax, *535*
Gitalina, *378*
Gitaloxina, 377
Gitoformato, 377
Glafenina, 206
Glaucina, 221
Glaucofen, 441
Glaucoma, 296
Glaucomil, *525*
Glaucon, *324*
Glaziovina, 238
Glebomicina, 601
Glesil, *330*
Glibenclamida, 29, 681
Gliburida, 681
Glicarbilamida, 520
Glicerol, 28, 439, 726, 739
Glicerolato de amido, 726
Glicerólio, 19
Glicerriza, 726
Glicina, 232
Glicinocaf, 593
Glicobiarsol, *467,* 468, 471, 519
Glicocorticóide, 201, 688
Glicol propilênico, 726
Glicopiranosilmonensina, 520
Glicopirrolato, 302
Glicopirrônio, 306
Glicose, 25, 26, 439, 746
Glicosídio cardiotônico, 24
Gliodina, 538
Gliotoxina, 651
Glitisol, 593
Globacilina, 586
Gloxazona, 520
Glucagon, 678, 681
- na hiperlipoproteinemia, 403
Glucametacina, 198, *200*
Gluceptato, nome químico do, *18*
Glucofrangulina, 739
Gluconato
- de cálcio, 28, 744, 745
- ferroso, 412, *413*
Gluconiazida, 564
Glucossulfamida, 553
Glucossulfona, 568, 570
Glumitocina, 671
Glusoferrona, 413
Glutamato de lítio, 244
Glutaral, 539
Glutarimida, 578
- antibióticos, 605
Glutationa, 742
Glutetimida, *138,* 145, 244
- adjunto à anestesia, 133
- como anticonvulsivante, 154
Gluxidin, *511, 603*
Goitrina, 676
Goma
- arábica, 727
- bassora, 739
Gonadoliberina, 674
Gonadorelina, 674
Gonadotrofina coriônica, 673
- na obesidade, 272
Gonidodomina, 537
Gossipol, 632
Gota, analgésicos na, 183, 197, 198
Gougerotina, 605

- modo de ação, 612
Gougeroximicina, 537
Gramicidina, 578, 597, 598, 610
Granaticina, 605
Grânulo, 19
Gravocaína, 368
Grifulvin, 536
Griseofulvina, 24, 29, 207, 532, 536, 537, 578
Griseorodina, 605
Griseoviridina, 597
Griseusina, 605
Grisorixina, 537
Grisovin, 536
Grupo químico
- ácido, 92
- acilante, 93
- apolar, 86
- básico, 92
- biofuncional, 92
- dissulfeto, 94
- efeitos farmacológicos de, 92
- éter, 94
- hidrofílico, 86
- hidrofóbico, 86
- hidroxila, 93
- lipofílico, 86
- lipofóbico, 86
- nitro, 94
- polar, 86
- quelante, 95
- quimiofuncional, 92
- sulfeto, 94
- tiólico, 94
Guabenxano, 341, 388
Guacetisal, 187
Guaiacol, 221, 528
Guaiacolato de glicerila, 429
Guaiacolsulfonato de potássio, 221, 528
Guaiazuleno, 207
Guaifenesina, 221, 253
Guaitilina, 56
Guameciclina, 595
Guanabenzo, 341, 388
Guanaclina, 341, 388
Guanacloro, 341
Guanadrel, 341, 388
Guanazodina, 341
Guancidina, 341
Guanclofina, 341
Guanetidina, 335, 336, 341, 342, 386, 388, 389
Guanfacina, 341
Guanidina
- antibacterianos derivados da, 543
- anti-sépticos derivados da, 527
- como antiviral, 651
Guanisoquina, 341
Guanoctina, 341
Guanoxabenzo, 341, 388
Guanoxano, 341
Guanoxifeno, 245, 341
Guta percha, 747
Gynergene, 337
Gyno-Daktarin, 535

H

Habalocida, 605
Hachimicina, 537, 599
Hadacidina, 605, 611
Haemacel, 433
Haemophilus
- *ducreyi*, 547
- *influenza*, 547
Halazona, 524, 528
Halcinomida
Haldol, 230
Haldrona, 203
Haloalquilamina, 336
Halocarbano, 526
Halofenato, 183, 207, 403, 429
Halogênio

- anti-sépticos derivados do, 528
- efeitos no fármaco, 67
Halomicina, 603
Halopemida, 229
Haloperidida, 229
Haloperidol, 26, 27, 229, 230, 238, 336
Halopredona, 204
Haloprogesterona, 700
Haloprogina, 532, 535, 538
Halotano, 23, 27, 127, 129
Halotestin, 633
Haloxano, 479
Halquinol, 528
Hamicina, 403, 537, 578, 599
Hansenostático, 29, 568
Hansolar, 570
Harmina, 242, 245
Harringtonina, 632
Heclox, 587
Helbramicetina, 593
Helbratropina, 304
Helmazine, 480
Helmindazol, 481
Helmintíase, quimioterápicos na, 458, 475
Hematínico, 412
Hematológico, agente, **411-433**
- antianêmicos, 411
- anticoagulantes, 422
- hemostáticos, 416
- substitutos do plasma, 430
Hematoporfirina, 244, 635
Hementerina, 430
Hemissuccinato
- de benfurodil, 399
- de prednisolona, 72
Hemogenin, 695
Hemostasia, 416
Hemostático, 416
- classificação, 418
- histórico, 416
- mecanismo de ação, 422
- sistêmico, 418, 419
- tópico, 421
Heparina, 26, 423, 425
- antagonistas da, 418
- como antilipêmico, 401
- questão relacionada à comercialização da, 16
- sódica, 28, 425
Heparinato
- cálcico, 425
- de etamifilina, 425
Heparinóide, 425
Hepatografia, drogas usadas em, 714
Hepatoprotetor, 742
Hepronicato, 58
Heptabarbo, 141
Heptacaína, 370
Heptadiencarbonato de bismuto, 471
Heptaminol, 319, 329, 394
Heptocárdio, 329, 394
Hernandalina, 632
Herpes simples, quimioterápicos no, 458
Herpesil, 652
Hetacilina, 74, 587
Hetaflur, 747
Heterônio, 306
Hetramine, 353
Hexacarbacolina, 313
Hexaciclonato sódico, 275
Hexaclorofeno, 57, 525, 528, 538
- ação quelante do, 118
- na infestação por trematódeos, 487
Hexadifano, 306
Hexadistigmina, 57, 293
Hexaflurônio, 57, 313
Hexametilolmelamina, 625
Hexametônio, 311
Hexamidina, 525, 537, 545
Hexanitrato
- de inositol, 395
- de manitol, 395
Hexapropimato, 141
Hexasônio, 302, 303

Hexastigmina, 293
Hexatran, 480
Hexestrol, 697
Hexetal, 141
Hexetidina, 530
Hexilcaína, 362, 365
Hexilresorcinol, 478, 482, 528
- estrutura do, 480
- histórico, 476
Hexobarbital, 140, 362, 365
Hexobendina, 57
- na arritmia cardíaca, 382
Hexocíclio, 302, 306
Hexomedine, 525
Hexopirrônio, 306
Hexoprenalina, 57
Hexoximestrol, 693
Hialodendrina, 537
Hialuronidase, 747
Hibenzato, nome químico do, 18
Hibrimicina, 601
Hicantona, 635
- efeito farmacológico da, 93
- energias do HOMO e do LEMO da, 92
- histórico, 476
- introdução à, 458
- na infestação por trematódeos, 487, 488
- receptores da, 102
Hiconcil, 588
Hidantal, 381
Hidantoína, 151, 152
Hidralazina, 24, 28, 336, 338, 387
Hidrargafeno, 57, 517, 529
Hidrasal, 565
Hidrato
- de amileno, 93
- de cloral, 138, 139, 140
- - adjunto à anestesia, 133
- - comercialização do, 16
- - metabolismo do, 11
- de terpina, 220
Hidrazida, 564
- do ácido isonicotínico, 565
Hidrobentizida, 438, 443
Hidrocarboneto
- alifático, 86
- halogenado, 127
- policíclico, 86
Hidroclorotiazida, 24, 25, 28, 387, 438, 442, 443
Hidrocodona, 164, 220, 221
Hidrocortisona, 24, 25, 29, 203, 204, 688
- distância interatômica na, 214
- fenitoína, ação sobre a, 10
- na neoplasia, 633
- oftalmológica, 25
Hidrodecortancil, 203
Hidroflumetiazida, 438, 443
Hidrolato, 19
Hidróleo, 19
Hidrólise, 12
- desamidação, 12
- desesterificação, 12
Hidromicina, 601
Hidromorfona, 164, 220, 221
- adjunto à anestesia, 136
Hidro-Niagarin, 387, 443
Hidroquinidina, 382, 731
Hidroxianfetamina, 319, 325
Hidroxicamptotecina, 632
Hidroxicarbamida, 635
Hidroxicloreto de zircônio, 727
Hidroxicloroquina, 183, 429
- na amebíase, 509
- na giardíase, 519
- na malária, 494, 495, 500
Hidroxicobalamina, 28, 29
Hidróxido
- de alumínio, 25, 732, 733
- de cálcio, 726
- de magnésio, 25, 732, 733
- de potássio, 523
- de sódio, 523
Hidroxiestilbamidina, 517

- na infecção por fungos, 532, *535*, 537
- na pneumocistose, 519
Hidroxiestreptomicina, 601
Hidroxietilpaquimarano, 635
Hidroxifenamato, 141, 233
Hidroxila, efeitos do grupo, 93
Hidroxinaftoato de befênio, 24, 477, *478*, 484
Hidroxinibomicina, 605
Hidroxipetidina, 168
Hidroxiquinolina, 517
Hidroxiuréia, *635*
Hidroxizina, 237, 238, 356
- adjunto à anestesia, 133
Hidroxocobalamina, 26, 415
Higromicina, 486, 601
Higroton, *387*, *444*
Hiosciamina, 302, *304*
- como adjunto à anestesia, 133
- isômeros da, 62
Hipericina, 57
Hiperlipoproteinemia, 401
Hipertensão, 335, 384
Hipnoanalgésico, 159-180
- antagonistas dos narcóticos, 175
- classificação dos, 162
- conceito de, 159
- efeitos adversos, 159
- ensaios, 159
- fórmula geral do, *52*
- histórico, 100
- mecanismo de ação, 171
Hipnótico
- ação do, 119, 146
- classificação do, 137
- conceito de, 136
- efeitos adversos, 136
- empregos do, 136
- histórico, 136
- natureza da ação farmacológica do, 107
Hipoclorito
- de cálcio, 524, 528, 545
- de sódio, 30, 524, 528
Hipocolesterolêmico, 400
Hipofisário, 29
Hipoglicemiante
- antilipêmico, 403
- biguanídico, *53*
- oral, 678
- - dicumarol na inibição do metabolismo de, 10
- sulfoniluréico, *53*
Hipoglós pomada, *728*
Hipolipêmico, 400
Hipolipidêmico, 400
Hiponatrium, *444*
Hipotensão, 319
Hipotensor, 94
Hipoxantina, 79
Hipulina, 697
Hiquizimicina, 537
Hirudina, 425
Histalerg, *353*
Histalon, *356*
Histamina, 14, 64, 347, 669
- ação quelante da, 118
- antagonistas da, 349
- distribuição eletrônica na, *99*, 100, *214*, 348
- histórico, 347
- propriedades farmacológicas da, 348
- química da, 347
Histapiperidina, 353
Histapirrodina, 353
Histerossalpingografia, drogas usadas em, 714
Histidiluréia, 726
Histidina, 743
Histomonas meleagridis, 520
Histomoníase, 520
Histoplasma capsulatum, 532
Homatropina, 25, 27, 30, 302, *304*, 308
Homídio, 514
HOMO, energia do, 91, 247

Homocanfina, 266
Homoclorciclizina, 356
Homocoralina, 635
Homofenazina, 227, 357
Homo-harringtonina, 632
Hondamicina, 537
Honvan, *634*
Hoquizil, 306, 319
Horamericina, 631
Hormônio, 14, 25, **669-711**
- adrenal, 25
- adrenocorticotrófico, 672
- antilipêmico, 403
- antineoplásico, 632
- - histórico, 625
- corticóide, **684-691**
- - classificação, 685
- - conceito, 684
- - efeitos adversos, 684
- - emprego, 684
- - histórico, 685
- - mecanismo de ação, 688
- da hipófise, 671
- da paratireóide, 677
- do crescimento, 673
- - na hiperlipoproteinemia, 403
- do hipotálamo, 673
- do pâncreas, 678
- estimulante da tireóide, 673
- estimulante das células intersticiais, 673
- folículo-estimulante, 672
- gastrintestinal, 669
- glandular, 669
- gonadotrófico, 673
- inibidor da liberação da somatotrofina, 674
- lactogênico, 673
- liberador
- - da gonadotrofina, 674
- - da lutrofina, 674
- - da melanotrofina, 674
- - da tirotrofina, 674
- lipotrófico, 672
- luteinizante, 673
- melanócito-estimulante, 673
- ovariano, 669
- sexual, **692-711**
- - androgênios, 692
- - anticoncepcionais orais, 700
- - esteróides anabólicos, 692
- - estrogênios, 696
- - ovulatórios, 700
- - progestagênios, 696
- somatotrófico, 673
- tecidual, 669
- tireóideo, 25, 675
- - na obesidade, 272
- vasoativo, 669
Humatin, *511*, 603
Humegon, 673
Hydergine, 399
Hydromet, 387
Hypaque, *716*.

I

Ibrotamida, 139
Ibuprofeno, 23, 183
- e inibição da agregação de plaquetas, 429
- histórico, 184
- receptores do, *102*
Ibuproxam, *72*
Icarugamicina, 517, 605
Ictamol, 530
Ictasol, 523
Idoxcitidina, 650
Idoxuridina, 627, 650
- e inibição da biossíntese de ácidos nucléicos, 114
- introdução à, *458*
- receptores da, *102*
Idrocilamida, 253
Idropranolol, 338

Idulamine, *359*
Iemimenimicina, 537
Ifemprodil, 399
Ifluprodil, 399
Ifosfamida, 625, *626*
Iguassina, *446*
Ilamicina, 598
Ildamen, *326*
Ilicicolina, 605
Ilosone, *600*
Imafeno, 244
Imexon, 635
Imiclopazina, 227
Imidazol, 94, 429
Imidazolina, *330*
- antibacterianos derivados da, 543
- derivados da, 329
- diuréticos relacionados à, 439
Imidolina, 231
Imipramina, 27, *241*, 242, 253
Imipramióxido, 242
Imizina, 241
Imosec, *733*
Improquona, 625
Imunoglobulina, 25, 30
- anti- D, 25
- antitetânica, 30
- humana normal, 25
- Rh_o, 30
- sérica, 28, 30
Imunológico, fármaco, 14, 25
Imunossupressor, 14, 206
- antiinflamatório, 184
- essencial, 24
Imunoterápico, 30
Imuracetam, 275
Imuran, *628*
Inactona, 605
Incazano, 242
Indalpina, 244
Indanazolina, 329
Indandiona, 423, 427, 655
Indanona, 439
Indapamida, 438, 444
Indenolol, 338
Inderal, *339*, *382*, *386*
Indicarmim, *721*
Índigo, 57
Indobufeno, 429
Indocid, *200*
Indolacina, 198
Indolacrilisonitrila, 605
Indolmicina, 598
Indometacina, 23, 30, 183, 198, *200*
- ação fibrinolítica da, 430
- distância interatômica na, *214*
- e inibição da agregação de plaquetas, 429
- histórico, 184
- receptores da, *102*
Indoprofeno, 429
Indoramina, 336, 388
Indoxol, 207
Indrilina, 275
Indução enzimática, 10
Indutor de ovulação, 25
Infecção
- bacteriana, quimioterápicos na, 458
- bacteriana tópica, *458*
- fúngica, quimioterápicos na, 458
- sistêmica por bactérias Gram-positivas, *458*
Infectrin, 545
Inibidor, 9
- da agregação de plaquetas, 429
- da anidrase carbônica, 440
- da biossíntese das catecolaminas, 344
- da biossíntese dos ácidos nucléicos, 114
- da colinesterase, 25
- - antilipêmicos, 403
- da epinefrina, 114
- da gonadotrofina, 673
- da hipófise anterior, 673
- da histamina, 114
- da monoaminoxidase, 68, 78, 240, **242**

- - fármacos que devem ser evitados em pacientes em uso de, 243
- - interação com drogas pressoras, 10
- - receptores dos, *102*
- - testes para atividade antidepressiva nos, 240
- da prolactina, 673
- da serotonina, 114
- de enzimas, 14, 77, 112
- do ácido úrico, 114
- do metabolismo das catecolaminas, 346
- do transporte tubular renal, 448
Inicarona, 430
Injeção, 19
Inositol, *736*
Inoval, 167, *230*
Inseticida
- grupo nitro no, 94
Organofosforado, 293, 295
- fórmula geral, *53*
- receptores dos, *102*
- voláteis, ação do, 119
Insônia, 136
Insonium, *236*
Insuficiência cardíaca, 376
Insulina, 25, 29, 669, 678, 679
- e difusão de hexoses, 119
- injetável, 25
- isofana, 29, 680
- na hiperlipoproteinemia, 403
- suspensão zinco composta, 25, 29, 71
- zinco globina, 680
- zinco protamina, 680
Interação de fármacos, 9, 104
Interferon
- na infecção por vírus, 651
- na neoplasia, 635
Intestopan, *542*
Intoxicação
- antagonista usado no tratamento de, 116
- por brometos, 137, 150
- por hipnótico, 136
Intrazol, 198
Intriptilina, 242
Inulina, *722*
Iobolin, *675*
Iocarmato de meglumina, 715
Iodamida, 714, 715, *716*
Iodamoeba butschlii, 506, *508*
Iodeto
- de bidimázio, 470
- de butopiramônio, 193
- de ditiazanina, 477, 479
- de ecotiopato, 297
- de estilbázio, 479
- de fosfolina, 403
- de meticotínio, 398
- de metiossulfônio, 675
- de potássio, 25, 28, *219*, 221, 675, 676
- - atividade antifúngica do, *534*
- de pralidoxima, 297
- de prolônio, 207, 675
- de propídio, receptores do, *102*
- de sódio, 675, 676
- de tibezônio, 545
- de tiemônio, *306*
- de timol, 528
- ferroso, 412
- mercúrico, 529
Iodo, 25, 528
Iodobismutato de trolamina, 471
Iodocaseína, 675
Iodoeparinato sódico, 425
Iodoestearato de etila, 30, 715, *716*
Iodofendilato, 715
Iodofenfos, 296
Iodoglicerol, 221
Iodomercurato potássico, 529
Iodometamato sódico, 714
Iodopeptona, 675
Iodopolividona, 517, 528
Iodotimol, 479
Iodotireoglobulina, 675
Iodouracil, 627, 640

Iofexidina, *386*
Ioglicamida, 714
Ioimbina, 336
Ionomicina, 605
Iopidol, 714
Iopidona, 714
Ioxitalamato de meglumina, 30
Ipecacuanha, 23, 507
Ipobron, 356
Ipragratina, 303
Ipratrópio, 302, 303
Ipriflavona, 395
Iprindol, 242, 275
Iproclozida, 242
Iprocrolol, 338
Iproeptina, 354
Iproniazida, 242
Ipronidazol, 517
Ipsilon, *419*
Iridux, *397*
Isetionato
- de estilbamidina, 517
- de hidroxistilbamidina, 517
- de pentamidina, 515, *515*
- nome químico do, *18*
Isindone, *199*
Iskemil, *337*, 398
Iskevert, 398
Ismelina, *342*, *386*
Isobromindioma, 183, 207
Isobucaína, *365*
Isocarboxazida, *244*
Isoconazol, 538
Isocondodendrina, 57
Isocord, *393*
Isocurina, 311
Isofedrin, *326*
Isofezolaco, 201
Isoflupredona, 204
Isofluropato, 293, *294*, 297
Isoflurano, *128*, 129
Iso-harringtonina, 632
Isômero
- geométrico, 97
- óptico, 97
Isometadona, 170
Isometamídio, 514
Isometepteno, 302, 306, *329*
Isoniazida, 24, 29, 70, 564, *565*, 567
- ação antidepressiva da, 68
- ação quelante da, 118
- ação sobre a fenitoína, 10
- introdução à, *458*
- na lepra, 569
Isonicotil, 565
Isonixina, 207
Isopaque, 717
Isopirina, 193
Isoprenalina, 24, 27, *64*, 318, 320, *324*, 327, *339*
- isômeros da, 62
- na arritmia cardíaca, 380, 382
Isoprofeno, 201
Isopropamida, 302, 306
Isoproterenol, 320, *324*, *339*
Isopto Carbachol, *292*
Isordil, *393*
Isospora
- *belli*, 506, 519
- *hominis*, 506
Isosporose, 519
Isossorbida, *393*, 394, 395, 439
- diurético osmótico, 439
Isóstero, 62
Isotipendila, 230, *358*, 359
Isotocina, 671
Isótopo radioativo na neoplasia, 636
Isotretinoína, 635
Isoxepaco, 201
Isoxicam, 207
Isoxsuprina, 320
- como vasodilatador periférico, 398
- na angina do peito, 395
Ispagul, 28, 739

Isuprel, *324*, *339*, 382
Iturina, 598

J

Janiemicina, 598
Jatrofona, 632
Jolipeptina, 598
Josamicina, 599
Juglona, 537, 605
Junção neuroefetora, fármacos que atuam na, 14
Juvenemicina, 599

K

Kantrex, *566*, *602*
Kaomagma, *733*
Kaopectate, *733*
Kelfizina, *595*
Keflex, *591*
Keflin, *591*
Kemadrin, *255*
Ketopron, *199*
Kiatrium, 235
Kindelmin, *481*
Kitnos, *510*
Klebsiella
- aminociclitóis na infecção por, 601
- cefalosporinas na infecção por, 590
- sulfonamida na infecção por, 547
Kolantel, *733*
Kosmovermil, *480*

L

Labetalol, 336, 338, 388
Lactato
- de alumínio, 523
- de sódio composto injetável, 26
- ferroso, 412
Lactulose, 739
Lagosina, 537, 599
Laidlomicina, 520, 605
Lamblil, *542*
Lanatosido
- A, 377
- C, 72, *378*, 380, 382
Lancamicina, 599, 612
Lanicor, 378
Lanolina, 726
Lanoxin, *378*
Lapachol, 632
Lapinona, 494
Laquesina, 306
Largomicina, 629
Larocin, *588*
Larodopa, *259*
Lasalocida, 379, 520, 605
Lasemil, *535*
Lasiocarpina, 632
Lasix, *444*
Latenciação de fármacos, 70
Laterosporamina, 605
Laudéxio, 313, 314
Laureto, 706
Laurilsulfato
- de sódio, 739
- nome químico do, *18*
Lauroguadina, 517
Laxante, 739
- na obesidade, 272
Laxativo, 28
Laxonalin, *735*
Ledecort, *203*
Lederkyn, *554*
Ledermicina, *596*
Leishmania
- *braziliensis*, 506, *508*, 516
- *donovani*, 506, *508*, 516
- *tropica*, 506, 516
Leishmanicida, 24, 516
Leishmaniose, quimioterápicos na, *458*,

468, *508*, 516
Leite de magnésia, *733*
Lekhelmint, *481*
LEMO, energia do, 91
Lemperona, 229
Lenoremicina, 605
Lentinano, 635
Lentocetil, *187*
Lentosulfina, *554*
Leodine, *294*
Lepra, 560
- agentes contra a, 458, 568
Lergotrila, 673
Letimida, 207
Leucemia, 619, 623
- citarabina na, 629
- clorambucil na, 627
- corticóides para, 633
- mercaptopurina na, 629
- quimioterápicos na, 458
Leucinostatina, 598
Leucocianidol, 422
Leucomicina, 599
Leucotrieno, 185, 319
Leukeran, *626*
Leurocolombina, 631
Leurosivina, 631
Levacetilmetadol, 170
Levafacetoperano, 272
Levalorfano, *176*, 177
Levamisol, 207
- atividade antiinflamatória do, 184
- estrutura do, *482*
- na infecção por vírus, 651
- na neoplasia, 635
- nome comercial do, *482*
Levanfetamina, 272
Levanxol, *235*
Levarterenol, 287, 318, 327
- alterações no metabolismo do, 10
- isômeros do, 62
Levobunolol, 338
Levocistina, 471, 742
Levodopa, 24, 27
- antagonista da, *117*, 118
- no parkinsonismo, 255, 258, *259*, 260
Levofed, *324*
Levoid, *675*
Levomepromazina, 27, 171, *227*
- adjunto à anestesia, 133
Levopropoxifeno, *219*
Levorfanol
- adjunto à anestesia, 133
- bitartarato de, 165
- nome químico do, *166*
Levorina, 537, 599
Levotiroxina, 25, 675
Levotriptofano, 146
Levoxadrol, 275, 370
Lexotan, 236
Liapolato sódico, 427
Librium, *235*
Lidanar, *227*
Lidimicina, 537
Lidocaína, 23, 24, 27, 362, *362*, 368, *369*
- na arritmia cardíaca, 380, 383
- na convulsão, 154, 156
Lidocord, *369*
Lidoflazina, 395
Lifibrato, 403
Limeciclina, 596
Linadryl, 352
Lincomicina, 29, 578, 604
- e inibição da síntese protéica, 116
- modo de ação, 612
- na infecção por fungos, 532
- receptores da, *102*
Lindano, 24, 492, 731
Linfangiografia, drogas usadas em, 714
Linfoma, 619, 623
- bleomicina no, 631
- corticóides para, 633
- de Burkitt, 619
Linfossarcoma, 619

- ciclofosfamida no, 627
Linestrenol, *702*
Linimento, 19
Linix, 271
Linolexamida, 403
Linopen, *270*
Liotironina sódica, *675*, 676
Liotrix, *675*, *675*
Lipase, 747
Lipaten, *404*
Lipenan, *270*
Lipese, *270*
Lipidex, *404*, *695*
Lipiodol Ultrafluido, *716*
Lipoflex, 270
Lipogen, *270*
Lipomax, *270*
Lipostil, *270*
Lipotrofina, 672
Lipotrópico, 742
Lipovita, *270*
Lipoxamicina, 537
Lipressina, 671
Liquemine, *423*
Liqueniformina, 598
Líquido Dakin, *524*
Liriodenina, 632
Lisiprofeno, 429
Lisocelina, 520
Lisolipina, 605
Lisostafina, 545
Listeria monocytogenes, 547
Lítio, sais de, 244
Litorina, 669
Lividomicina, 578, 601
Lobelanina, 57
Lobelina, 267, 311
Lobendazol, 479
Loção, 19
Lochnerinina, 631
Locoid, *203*
Locorten, *687*
Lofentanila, 168
Lofepramina, 242
Lofexidina, 387
Lometralina, 231
Lomofen, *733*
Lomofungina, 537
Lomotil, *733*
Lomustina, 625, *626*
Lonetila, 145
Longacor, *381*
Longum, *555*
Lonomicina, 605
Loperamida, *733*
Lopramina, 242
Lorajmina, 383
Loratensil, *236*
Lorax, *236*
Lorazepam, 145, 154, *236*, 237
- na hiperlipoproteinemia, 403
Lorbamato, 253
Lorcainida, 382
Losalen, *687*
Lotramina, *535*
Lotucaína, 368
Lucantona
- ação por intercalação entre pares de bases do DNA, 114
- energias do HOMO e do LEMO da, *92*
- histórico, 476
- introdução à, *458*
- na infestação por trematódeos, 487, *488*
- na neoplasia, 635
- receptores da, *102*
Lucimicina, 537, 599
Luftal, *728*
Luizym, 747
Luminal, *140*
Lunipax, *236*
Lupincolestina, 598
Lutogil, *701*
Lutrofina, 669, 673
Lynoral, 403, 634

L-aminoácido aromático descarboxilase, 344

M

Macrociclona, 564, 569
Macrocina, 599
Macrodantina, *542*
Macrodexin, 399, 433
Macrogóis, 726
Madecassol, 422
Madopan, *259*
Madribon, *555*
Maduramicina, 605
Mafenida, *556*
Magnecy, *733*, *742*
Magnesidina, 605
Magnésio
- e atividade biológica do fármaco, 95
- sais de, na hipertensão, 390
Maitanisina, 629, 632
Makrocilin, *587*
Malária, quimioterápicos usados na, 458
Malassezia furfur, 532
Malation, 492
Maleato
- de ergometrina, 672
- de mepiramina, 350
- de metilergometrina, 672
- de metisergida, 183, 336
- de perexelina, *394*, 396
- de timolol, 341
Maleilsulfatiazol, 553
Malformina, 598, 605
Malonomicina, 605
Maloprim, 494
Mandelamine, *525*
Mandelato de metenamina, 58, *525*
Manebo, 537
Manitol, 25, 28, 439, *439*
- como auxiliar de diagnóstico, *723*
- hexanitrato de, 94
Manomustina, 625
Manopolissulfato sódico, 425
Manosidoestreptomicina, 601
Manosilglucosamida, 601
Manosilparomicina, 601
Manossulfano, 58, 625
Mansil, *488*
Mantadil, *356*
Manteiga de cacau, 726
Mantidan, *259*, *652*
Manumicina, 599
Maolate, *252*
Maprotilina, 242
Marax, *356*
Marcaína, *369*
Marcelomicina, 604, 629
Marevan, *423*
Maridomicina, 578, 599
Marplan, *244*
Marsilina, 155
Marzine, *356*
Masterone, *633*
Matrina, 632
Maturon, 673
Maxidex, 203
Mazindol, *271*, 273, 320
Mazipredona, 700
Mebanazina, 242
Mebendazol, 24, 29, *478*, 485
- estrutura do, *481*
- introdução ao, 458
- nome comercial do, *481*
Mebendazotil, *481*
Mebenix, *481*
Mebidrolina, *357*
Mebutamato, 233, *386*
Mebutizida, 438
Mecamilamina, 310, 311
- atividade hipotensora da, 45
- na hipertensão, 389
Mecamina, *310*
Mecaprina, *458*

ÍNDICE ALFABÉTICO

Mecinarona, 399
Meclizina, 356
Mecloqualona, 145, 154
Mecloraluréia, 238
Meclorisona, 204, 700
Meclozina, 356
Mecrifurona, 395
Medazepam, 145, *235*
- na hiperlipoproteinemia, 403
Medazepol, *235*
Mediador químico, 283
Medibazina, 395
Medicamento(s)
- associação de, 18
- definição de, 6
- essenciais, 22
- - normas para seleção dos, no Brasil, 26
- - relação nacional de, 27
Medifoxamina, 238, 245
Medigoxina, 377
Medihaler-Iso, *324, 339*
Medrilamina, 352
Medrisona, 204
Medrosgestona, *702*
Medroxalol, 338
Medroxiprogesterona, 29, *634*
Mefenesina, *252*, 253
- duração de ação da, 251
- e fármacos relacionados à, *252*, 253
Mefenorex, *270*, 272
Mefenoxalona, 238, 253
Mefentermina, 319, *326*
Mefexamida, 245, 275
Meflofenidramina, 352
Mefloquina, 494, *495*, 500
Mefoxin, *591*
Mefrusida, 437, 438
Megalato, nome químico do, 18
Megalomicina, 599
Megapen, *587*
Megestran, *702*
Megestrol, *702*
Megluciclina, 595
- nome químico da, *18*
Meglutol, 403
Meladrazina, 302
Melalenestril, 633
Melamina, 438
Melanacidina, 651
Melanoliberina, 674
Melanostatina, 674
Melanotrofina, 669, 673
Melarseno, 464
Melarsenóxido, 467
Melarsonil
- na tripanossomíase, 514
- potássico, 468, *468*
Melarsoprol, 24, 468, *468*
- diminuição da toxicidade do, 76
- na tripanossomíase, 514, *515*
Melazocina, 166
Melengestrol, 700
Melfalano, 29, 625, *626*, 627
Melinacidina, 605
Melitraceno, 242
Melizano, *743*
Melleril, *226*
Melperona, 229
Memotina, 651
Menadiona, *419*, 421
- energias do HOMO e do LEMO da, *92*
Menfegol, 706
Menoctona, 494
Menotrofina, 673
Mentantelina, 302
Mentazinol, 168
Mentol, 528, 726
Meobentina, 382
Mepacrina, 154, *635*
- ação por intercalação de pares de base do DNA, 103, 114
- energias do HOMO e do LEMO da, 92
- na amebíase, 509
- na giardíase, 519

- na infestação por cestódeos, 486
- na leishmaniose, 517
- na malária, 494, *495*
- receptores da, *102*
Mepartricina, 517, 537, 599
Mepentamato, 141
Mepenzolato, 302, 306
Meperidina, 167
Mepindolol, 338, 388
Mepiperfenidol, 306
Mepiprazol, 244
Mepiramina, 353, 354
Mepitiostano, 633, 700
Mepivacaína, 362, *369*
Meprednisona, 204
Meprilcaína, 362, *365*
Meprobamato, 141, 2*33*, 234
- adjunto à anestesia, 133
- comercialização do, 16
Meproxilarina, 377
Meprosin, 233
Meptazinol, 207
Mequidox, 545
Mequinol, 731
Mequitazina, 357
Meragidona, 438
Meraleína sódica, *529*
Meralurida, 438, 440, *440*
Merbafeno, 437, 438
Merbiurelidina, 438
Merbromino, 529
Mercaptamina, 742
Mercaptina, *628*
Mercaptofos, 296
Mercaptomerina, 438, 440
Mercaptopurina, 29, 79, 117, 627, *628*, 629
- e inibição da síntese de ácidos nucléicos, 114
- introdução à, 458
Mercocresol, 529
Mercuderamida, 438
Mercumatilina, 438
Mercúrio
- ação farmacológica do, 95
- anti-sépticos, derivados do, 529
- cromo, *529*
Mercurobutol, 529
Mercurofeno, 529
Mercurofilina, 438, 440
Merdroxona, 438
Meretoxilina, 438
- procaína, 440
Merodrina, 438
Merofano, 625
Mersalil, 438, 440
Merthiolate, *524*
Mescalina, 245
Meseclazona
Mesilato
- de deferoxamina, 473
- de diidroergotamina, 183, 338
- de hicantona, 487
- de pergolida, 262
- de pralidoxima, 30, 297
- nome químico do, *18*
Mesoridazina, 146, 225, *227*
Mesotocina, 671
Mesterolona, 694, *694*
Mestilbol, 697
Mestinon, *294*
Mestranol, 697, *698*
Mesulprida, 230
Mesuprina, 395
Metabolismo
- aquoso e mineral, fármacos que agem no, 14
- de anfetamina, *11*
- de arsfenamina, *11*
- de fenobarbital, *11*
- de hidrato de cloral, *11*
- de paration, *11*
- estímulo do, 9, 10
- fármacos que atuam no, 14, 28
- fases do, 9

- fatores que afetam o, 8
- local do, 9
- neuronal, estímulo do, 399
Metabromossalano, 526
Metabutenamina, 362
Metaciclina, *596*
Metacloridina, 494, 502
Metacolina, *292*, 293
Metacresilacetato, 528
Metadona, 171
- na síndrome de abstinência a narcóticos, 160
Metafenileno, 353
Metal
- anti-séptico, 329
- pesado, 464
- - ação inibidora de enzimas do, 114
- - diminuição da toxicidade do, 75
- - efeitos farmacológicos do, 95
Metalenestril, 697
Metalol, 338, 395
Metaltiazida, 438
Metamelfalano, 625
Metamivan, 266
Metamizol, 193
Metampicilina, *588*
Metampirona, 193
Metandienona, 693, *695*
Metanfetamina, 270, 272, 319
Metaniazida, 564
Metanixina, 205
Metanol, 139
Metantelina, 306
Metapirileno, 353, *353*, 354
Metapirona, 193, *194*, 244
Metaqualona, *139*, 145, 154
- ação miorrelaxante da, 253
- e inibição de agregação de plaquetas, 429
Metaraminol, 27, 319, *325*, 328
Metarbital, 141
- como anticonvulsivante, 150
Metasquina, 627
Metaxalona, 253
Metazida, 58
Metazina, 306
Metazolamida, 154, 438, *441, 444*
Metcarafeno, 306
Metdilazina, *357*
Metembonato, nome químico do, *18*
Metenamina, 28
- ação anti-séptica, *525,* 526
- atividade antibacteriana da, *542*
- e sulfonamidas, 547
Metenolona, 693, *698*
Metergolina, 336
Meteridina, 479
Metescufilina, 395, 422
Metesculetol sódico, 422
Metestrol, 697
Meteverina, 309
Methergin, *337*
Metiamida, 350
Metiapina, 230
Meticilina, *65*, *587*, 589
Meticlotiazida, 438, *443*
Meticortelona, *203*
Meticorten, *203*
Meticrano, 438
Metilaminoeptano, *329*
Metilatropina, 302, 303
Metilburinamida, 350
Metilcelulose, 30, 726
Metilclofenapato, 403
Metilcolina, 62
Metilcromona, 207, 395
Metildopa, 24, 28, 78, 335, 344
- estrutura da, *387*
Metilenociclina, *596*, 605
Metileptaminol, 319, 379
Metilergometrina, 28, 336, *337*
Metil Ergonovina, *337*
Metilexanamina, *329*
Metilfenidato, *270*
Metilfenobarbital, 150

Metilistamina, 64
Metilmercuridicianodiamida, 538
Metilnoretindrona, 700
Metilomustina, 625
Metilparabeno, 523
Metilparafinol, 93
Metilpentinol, *138*, 139, 233, 238
Metilperidol, 229
Metilprednisolona, 29, 203, 688
Metiltestosterona, 693, *694*
Metiltiouracil, *676*
Metilxantina, 267
- receptores da, *102*
Metimicina, 599, 612
Metiocolin B_{12}, *736*
Metiodal, 715
Metiomeprazina, 227
Metionina, *736*
Metipranolol, 338
Metiprilona, *138*, 145, 244
Metirapona, 154, 437, 439, 684, *721*
Metirosina, 245, 335, 344
Metisazona, 650
Metisergida, 64, 336, *337*
- ação antiinflamatória da, 207
Metisoprinol, 650
Metitepina, 230
Metixeno, *259*, 302, 306, *358*
Metizolina, 329
Metocarbamol, 251, *252*
Metocidina, 598
Metoclopramida, 230, 244, 383, *736*, 741
Metodilazina, 227
Método de estudo da relação entre estrutura e atividade, 88
- da análise de grupo, 91
- de Hansch, 89
- de norvo, 89
- do reconhecimento do padrão, 90
- - modelos de química quântica, 91
Metoexital, 130
Metofenazato, 227
Metofolina, 171, 207
Metogesto, 700
Metopimazina, 227
Metopon, *164*
Metoprina, 627
Metoprolol, *339*, 382
Metopromazina, 227
Metoquizina, 306
Metossulfato de trimetidínio, 310
Metotrexato, 24, 29, 627, *628*, 629
- e inibição da síntese de ácidos nucléicos, 114
- histórico, 624
- na artrite reumatóide, 207
- receptores do, *102*
Metoxaleno, 731
Metoxamina, 319, 320, *325*, 338, 379
- na arritmia cardíaca, 380, 382
Metoxiambenômio, 293
Metoxicamptotecina, 632
Metoxielipticina, 631
Metoxifenamina, *326*
Metoxiflurano, 127
Metoxipromazina, 227
Metrafazolina, 329
Metrifonato, 24, *488*, 489
Metronidazol, 24, 29
- grupo nitro no, 94
- introdução ao, *458*
- na amebíase, 509, *510*, 511
- na balantidíase, 520
- na giardíase, 519
- na infecção por *Chilomastix misneli*, 519
- na tricomoníase, 517, 518, *518*
- no alcoolismo, 139
Metronix, *510*
Metscopolamina, 302, 303
Meturedepa, 625
Mexiletina, *381*, 382
Mexrenoato potássico, 439
Mezilamina, 741
Mianserina, 242, 244, *357*, 429

Miatansina, 603
Mibolerona, 693
Micamicina, 597
Miclopazina, 227
Micobacilina, 516, 598
Miconazol, 24
- na infecção por fungos, 532, *535*
Micoren, 266
Micossubtilina, 598
Micostatin, *536*
Micoticina, 599
Micrococcina, 598, 606
Micronor, 403, *701*
Microsporum, 532
Mictasol, *554*
Midazobam, 133
Midecamicina, 599
Midetona, 253
Midodrina, 388
Midriático, 25, 30
- adrenomimético, 320
- antimuscarínico, 302
Mielografia, drogas usadas em, 714
Mieloma múltiplo
- corticóides para, 633
- melfalano no, 627
Mielucin, *626*
Migristen, *357*
Milemperona, 229
Milipertina, 231
Mil-Par, *734*
Miltown, *233*, 524
Mimbana, 207
Minaprina, 244
Mindoperona, 229
Mineral essencial, 26
Mineralocorticóide, 201, 684, 686
Minifage, *271*
Minilax, *734*
Minipress, *386*
Minociclina, *596*
- na malária, 494
Minomax, *596*
Mintezol, *481*
Miodaron, *381*
Miorrelaxante, 14
- de ação periférica, 25
- esquelético de ação central, 251
- - classificação, 252
- - histórico, 251
- - mecanismo de ação, 253
- grupo nitro no, 94
Miótico, 25, 30
Miotrópico, 302, 309
Mipax, *730*
Miralact, 517
Mirinamicina, 494
Miriocina, 537
Mirtecaína, 370
Misonidazol, 517
Misticomimético, 245
Meticoçan, *729*
Mitobronitol, 625, *626*
Mitocarcina, 629
Mitocin, *631*
Mitoclomina, 625
Mitocromina, 629
Mitogilina, 629
Mitoguazona, 633
Mitolactol, 625
Mitomalcina, 629
Mitomicina, 578, 629
- estrutura da, *631*
- ligação com ácidos nucléicos, 116
- modo de ação da, 611, 644
- receptores da, *102*
Mitopodozida, 631
Mitosana, 606
Mitosper, 629
Mitotano, *635*, 684
Mitotenamina, 625
Mitramicina, 578, 601, 631
- estrutura da, *630*
- histórico, 625

- modo de ação da, 611, 644
- receptores da, *102*
Mixidina, 395
Mixina, 486, 537
Mixoxantina, 659
Mobecardo, 422
Moben, *481*
Mobenzoxamina, 229
Mocimicina, 606
Moctamida, 403
Modalina, 242, 244
Moderafon, *270*
Moderan, *270·*
Modulan, 139
Moduretic, 439, *446*
Mofebutazona, 196
Mogadon, *237*
Molibdênio, 95
Molinazona, 207
Molindona, 146
Monensina, 520, 537, 605, 610, 611
Monicin, *525*, 532
Monoacetato de resorcinol, 528
Monobedoze, 415
Monocloreto de iodo, 528
Monoclorofenol, 65, *66*
Monocort, 203
Monoerotalina, 632
Monofleorfosfato de sódio, 747
Monotard, 680
Monoxinol, 706
Moperona, 229
Moprolol, 338
Moracizina, 382
Morantel, 479
Morazona, 193
Morclofona, *220*
Morferidina, 168
Morfina, 23, 27, 161, 162, *220*
- adjunta à anestesia, 133
- derivados da, 162, *163*, *164*
- estrutura da, *161*, 163
Morfinano, 165, *166*
Morinamida, 564, *565*
Morocromeno, 395
Morolol, 338
Moroxidina, 651
Mostarda
- fosforamida, 625
- nitrogenada
- - fórmula geral da, *53*
- - histórico, 623
- - ligação com ácidos nuléicos, 116
- preta, 726
- uracílica, *626*
Motilina, 669
Motrin, *199*
Moxacina, 166
Moxastina, 352
Moxestrol, 697
Moxicumona, 422
Moxisilita, *64*, 336, 399
Moxnidazol, 517
Mucolitic, 221
Mucolítico, 221
Mucomyst, 221
Mucosa, medicamentos que atuam na, 30
Multielmin, 481
Multiomicina, 598
Muricalm, *358*
Muscarina
- distâncias interatômicas na conformação da, 283
- isômeros da, 62
- receptores da, 298
Muscinol, 244
Musculatura lisa, fármacos que atuam na, 114
Musetamicina, 604, 629
Mutalomecina, 605
Muzolimina, 439ᵼ 445, 446
Myambutol, *565*
Myasthenia gravis, 296, 673, 720
Myciguent, *602*

ÍNDICE ALFABÉTICO

Mycobacterium
- *avium*, 560
- *fortuitum*, 560
- *intracellulare*, 560
- *kansasii*, 560
- *leprae*, 560
- *lepraemurium*, 560
- *marinum*, 560
- *microti*, 560
- *phlei*, 560
- *scrofulaceum*, 560
- *smegmatis*, 560
- *tuberculosis*, 560
- *ulcerans*, 560
Mydriacyl, *305*
Myleran, *626*

N

Nabam, 537
Nabilona, 146, 238
Nadolol, 382, 388
Nadoxolol, 338, 382
Nafazolina, 329, *330*
Nafcilina, *65, 588*, 589
Nafenopina, 403
Nafetolol, 338
Nafiverina, 58
Nafomina, 253
Nafoxidina, 633, 700
Naftidrofuril, *397*, 399
Naftifina, 539
Naftionina, 421, 427
Naftipramida, 207
Naftizina, *330*
Naftoclizina, 56, 356
Naftomicina, 603
Nalde, *326*
Naled, 296
Nalfan, *658*
Nalorfina, 30, *176,* 177
Naloxona, 23, 160, 161, *176,* 177
Namoxirato, 171, *274*
Nanaomicina, 606
Nandrolona, 693, *695*
Nantradol, 171
Napadisilato, nome químico do, *18*
Naprosyn, *200*
Naproxeno, 183, *200,* 201
- e inibição da agregação de plaquetas, 429
- histórico, 184
Naproxol, 201
Napsilato, nome químico do, *18*
Naranol, 231
Narasina, 520, 605
Narbomicina, 578, 599
Narciclasina, 632
Narcobarbital, 141
Narcótico, 23
- antagonistas dos, 175, *176*
Nardil, *244*
Nasivin, *330*
Natamicina, 517, *536,* 537, 599
Natibaine, *378*
Natriurético, 438
Natulanar, *635*
Naxogin, *536*
Nealbarbital, 141
Neamina, 601
Nebidrazina, 387
Nebularina, 605
Necamin, *481*
Necta-C, 664
Nefopam, 171, 207, 253
Nefrônio, 436
Negamicina, 578, 598
Negatan, 270
Neisseria
- *gonorrheae*, 547
- *meningitidis*, 547
Nematódeos, fármacos ativos contra, 479
Nembutal, *140*
Neoarsfenamina, 464, 467

Neocarcinostatina, 598, 629
Neocicloeximida, 605
Neo-Colit, *556*
Neo-Epinine, *324, 339*
Neo-Hombreol, *633*
Neometemicina, 599
Neomicina, 29, 578, 601, *602*
- e inibição da síntese protéica, 116
- na hiperlipoproteinemia, 401
Neopluramicina, 578, 604, 629
Neosaldina, *329*
Neosalvarsan, 464
Neo-sinefrina, *325,* 379
Neostigmina, 25, 27, 59, 293, *294,* 296
- na arritmia cardíaca, 383
- na hiperlipoproteinemia, 403
Neosulfazon, *554*
Neoteben, *565*
Neotramicina, 606
Neo-Vastrictol, *358*
Neovlar, *701*
Neozine, *227*
Nequinato, 520
Nerisona, *203*
Netilmicina, 601
Netropsina, 598, 611
Neuleptil, *226*
Neupaverina, 309
Neuroblastoma, 627
Neurocontrol, *233*
Neuroléptico, 223
- butirofenônico, *52,* 229
- classificação, 225
- fenotiazínico, *52,* 225
- - adjunto à anestesia, 133
- tioxantênico, 228
Neurotensina, 669
Neurotrópico, 302
Neutramicina, 599
Nexeridina, 207
Niacina, 398, *664*
Niacinamida, *664*
Nialamida, 244
Niamid, *244*
Niapirina, 193
Niaprazina, 356
Nibomicina, 606
Nibroxano, 545
Nicafenina, 205
Nicametato, 275, 398
Nicergolina, 336, *397,* 399
Niceritrol, 58
Nicetal, *565*
Nicholin, 399
Nicizina, *565*
Niclosamida, 24, 29, 486, 477
Nicoboxilo, 403
Nicocodina, 221
Nicodicodina, 58, 221
Nicofuranose, 58, 398
Nicofurato, 58
Nicometanol, *397,* 398, 399
Nicomicina, 606
Nicomol, 58
Nicomorfina, *60*
Nicopapaverina, *404*
Nicosan, 267, 311
Nicotafuril, 398
Nicotilamida, *664*
Nicotiless, 267, 311
Nicotina, 311
- distância interatômica na conformação da, 283
- receptores da, 298
Nicotinamida, 26, *664,* 666
- adenina-dinucleotídeo, 139
- tuberculostático, derivado da, 564
Nicotinato
- de alumínio, 401
- de etofilina, 58, 398
- de inositol, 398
- de nicometanol, 398, 403
- de xantinol, 398
Nicotinilmetilamida, 526

Nicotisan, *565*
Nictindol, 207, 429
Nidamicina, 599
Nidrazid, *565*
Nifediplna, 382, *394,* 399
Nifenalol, 338
Nifimitsina, 537
Nifumerona, 538
Nifungina, 537, 578
Nifuratel, 538
- atividade antibacteriana do, *542,* 544
- na giardíase, 519
- na tricomoníase, 517
Nifurmazol, 514
Nifuroxazida, *542,* 544
Nifuroxina, 529, 538
- na tricomoníase, 517
Nifursol, 520
Nifurtimox, 24, 514, *515,* 516
Nigericina, 520, 537, 605, 610, 611
Nilestriol, 697
Nilipoid, *270*
Nimazona, 207
Nimetazepam, 145
Nimorazol, 517, 518, *518*
- na balantidíase, 520
- na giardíase, 519
Nimustina, 625
Niometacina, 198
Nipodor, *398*
Nipride, *387*
Niprofazona, 193
Niquetamida, *265,* 266
Niridazol, 24, 184, 487, 488
- grupo nitro no, 94
- histórico, 476
- na amebíase, 509, 511
- na balantidíase, 520
- na leishmaniose, 517
- receptores do, *102*
Niromicina, 605
Nirvanil, 139
Nisbuterol, 319
Nisina, 598
Nisobamato, 141, 233
Nisoxetina, 245
Nistatina, 24, 29, 532, 536, 537, 578
- efeitos farmacológicos da, 93
- mecanismo de ação da, 119
- na leishmaniose, 516
Nisterina, 693
Nitarsona, 467
Nitiamida, 606
Nitiazida, 517
Nitidina, 632
Nitracrina, 633
Nitralamina, 538
Nitrato
- de aminoetila, 395
- de amônio, 439
- de miconazol, 538
- de octila, 94
- de prata, 529
- - em preparação oftalmológica, 25, 30
- fenilmercúrico, 529
Nitrazepam, 27, 145, 146, *237*
- como anticonvulsivante, 154
- grupo nitro no, 94
- na hiperlipoproteinemia, 403
Nitrazepol, *237*
Nitrito
- de amila, 392, *393,* 395
- de etila, 395
- de octila, 395
- de sódio, 23, 395, 471
Nitro, efeitos farmacológicos do grupo, 94
Nitroclorofeno, 538
Nitrodano, 479
Nitrofenida, 520
Nitroferricianeto sódico, 24, 28, *387,* 390
Nitrofungina, 538
Nitrofural, 29, 514, 515, 529, 538
- atividade antibacteriana do, *542,* 544
- na babesíase, 520

Nitrofurano, 29
- antibacterianos derivados da, 543
- na amebíase, 511
- na tricomoníase, 517
- quimioterápico, fórmula do, *53*
Nitrofurantoína, 24, 28, 29, 94, 529, *542*, 544
- e agregação da inibição de plaquetas, 429
- introdução à, *458*
- questão ligada à comercialização da, 16
- receptores da, *102*
Nitroglicerina, 24, 28, 392, *393*, 395
Nitroglyn, *393*
Nitroguanila, 494
Nitromersol, *524*, 529
Nitromida, 520
Nitromifeno, 700
Nitroprussiato sódico, *387*, 390
Nitroscanato, 470
Nitrossulfatiazol, 553
Nitrostigmina, 293
Nitrotiazol, 517
Nitrotiofeno, 517
Nitroxinil, 487
Nitroxolina, 95, 528, 538
Nivacortol, 688
Noan, *235*
Noboritamicina, 605
Nocardia, 532
Nocodazol, 627
Nofenazona, 58, 193
Nogalamicina, 604, 629
Nojirimicina, 601
Nolínio, 302, 306
Nolvadex, *635*
Nomelidina, 244
Nomifensina, 244
Nonactina, 599, 610, 611
Noocebril, *276*, 399
Noocefal, *276*, 339
Nootron, *276*, 399
Nootrópico, 275, *276*
Nootropil, *276*, 399
Noracimetadol, 170
Noradiol, *535*
Noradrenalina, 287, *324*
Noramidopiriniometanossulfonato sódico, 27, 193
Norcodeína, 221
Nordazepam, 145
Norepinefrina, *64*, 287, 318, 669
- ação quelante da, 118
- efeitos farmacológicos da, 93
- distribuição eletrônica na, 100
Noretandrolona, 693
Noretinodrel, 701
Noretisterona, 25, 403, 700, *701*
Norexon, *270*
Norfenefrina, 319, *324*
Norflex, 258
Norgesterona, 700
Norgestrel, 701
Noridei, 403, *701*
Norleusáctido, 673
Normetandrona, 700
Norofilina, *268*, *439*
Norpetidina, 168
Norpipanona, 170
Noscapina, *219*, 222
Nosieptida, 598
Notaral, 235
Novadren, *324*, *339*, 382
Novamin, *602*
Novatropina, 304
Novobiocina, 578, 605
Novocilin, *588*
Novonal, 139
Novosyme, 747
Noxiptilina, 242
Noxitilina, 530, 539
Nucleocidina, 578, 605
Nucleosídio, antibióticos, 604
Nutrição
- fármacos que atuam sobre a, 14, 28
- parenteral, 28

Nutrogaba, 244
N-dodecil, nome químico do, *18*

O

Oasil, *233*
Obesonon, *270*
Obidoxima, 58, 297, *297*
Oblivon, *138*
Obstipan, *735*
Obtusastireno, 538
Ocafano, 625
Ocitocina, 672
Octabenzona, 731
Octacaína, 362, 368
Octametílica, 296
Octapetina, 598
Octapressina, 672
Octatropina, 306
Octaverina, 309
Octoclotepina, 230
Octodrina, 370
Octostanol, 633
Octoxinol, 706
Octriptilina, 242
Odontológicos, fármacos, 747
Offetic, *366*
Oftalmológico, medicamentos de uso, 25, 30
Olafur, 747
Olamina
- de ciclopirox, *536*
- nome químico da, *18*
Oleandomicina, *600*, 612, 613
Oleandrina, 377
Oleato de etanolamina, 422
Oleficina, 599
Óleo
- de algodão, 726
- de amêndoa, 726
- de amendoim, 726
- de citronela, 492
- de milho, 726
- de oliva, 726
- de pinho, 530, 726
- de quenopódio, 477
- de rícino, 739
- de zimbro, 727
- iodado, 30, 715
- mineral, 28, 740, 726
Oligomicina, 537, 599, 610
Olivomicina, 578, 601, 629, 631
Omcilon, *203*
Omnibel, *304*
Oncocercíase, 475
Onco-cloramin, *627*
Oncodazol, 627
Onco-Provera, *634*
Onco-tiotepa, *626*
Opiáceo, 738
Opipramol, 154, 230, 242
Optacap, *587*
Orabilix, *717*
Orap, 230
Orastina, 672
Oratrol, 441
Orciprenalina, 27, 28, 319, *324*, 328
Orconazol, 538
Orfenadrina, 253, *352*
- no parkinsonismo, 258
Orgametrol, *702*
Organoarsenical
- antiamebiano, 511
- triconomicida, 517
- tripanomicida, 514
Organofosforado
- anticolinesterásico, 295
- na infestação por cestódeos, 486
- nematicida, 479
Organomercurial, diurético, 438
Órgão hematopoiético, medicamentos que atuam no, 28
Oripavina, 161
- derivados da, 165

- estrutura da, *161*
Orizaclorina, 536, 651
Ormiose, *292*
Ornatrol, *358*
Ornidazol, 517, *518*, 519, 530
Ornipressina, 672
Orocain, *365*
Orpanoxina, 201
Orsanina, 468
Orthoserpina, *388*
Orthoxicol, *326*
Ortoxenol, 528
Osteoartrite, 183, 198
Osteogricina, 597
Otilônio, 302, 306
Otrivina, *330*
Ouabaína, *378*, 380, 382
Ouro, compostos de, 183, 184, 206
Ovarioluteína, 403
Ovestrion, *698*
Ovotriol, *702*
Ovulatório, 700, 708
Óvulo, 19
Oxaceprol, 726
Oxacilina, 29, 65, 578, *588*
Oxadiazol, 94
Oxadimedina, 353
Oxadralazina, 336
Oxaelipticina, 631
Oxaflozano, 244
Oxaflumazina, 227
Oxalato de nafronil, *397*
Oxamarina, 422
Oxametacina, 198
Oxamicetina, 601
Oxamniquina, 24, 29
- introdução à, *451*
- na infestação por trematódeos, 487, *488*
Oxanamida, 141, 238, 253
Oxandrolona, 401, 403, 404, 405, *695*
Oxantel, 479
Oxapirina, 193
Oxapropânio, 291
Oxaprozina, 201
Oxazelin, *235*
Oxazepam, 145, 154, 235, 403
Oxazepol, 235
Oxazidiona, *424*
Oxazinocina, 578, 629
Oxazinomicina, 606
Oxazolidinodiona, 152
Oxazolina, 387
Oxcord, *394*
Oxedrina, 319
Oxepinaco, 201
Oxerrutina, 422
Oxetacina, 362
Oxetorona, *357*
Oxfendazol, 479
Oxibendazol, 479
Oxibenzona, 731
Oxibuprocaína, 362, *366*
Oxibutinina, 302
Oxicianeto de mercúrio, 529
Oxicinchofeno, 207
Oxicloroseno, 523, 528
Oxiclozanida, 486, 487
Oxidação, 12
- alcoólica, 12
- aldeídica, 12
- desalogenação, 12
- desalquilação, 12
- dessulfurilação, 12
- formação de óxido, 12
- hidroxilação, 12
Oxiclipina, 306
Oxicloroquina, 494, *495*
Oxicodona, *164*, 221
Óxido
- amarelo de mercúrio, 529
- cuproso, 538
- de clorometina, 625
- de etileno, 106, 526
- de ferro, 413

ÍNDICE ALFABÉTICO

- de propileno, 526
- de zinco, 30, 725
- nitroso, 23, 27, 30, 127
Oxifedrina, 319, *326*, 379, 395
Oxifembutazona, 183, 197
- distância interatômica na, *214*
Oxifenamato, 233
Oxifenciclimina, 302, 306
Oxifenidrazônio, 306
Oxifenônio, 302, 306
Oxifungina, 539
Oxigênio, 23
Oximatrina, 632
Oximetazolina, *330*
Oximetolona, 29, 693, *695*, 696
Oximorfona, *164*
- adjunto à anestesia, 133
Oxina, *472*, 473, 528, 538
- ação quelante da, 95, 96, 118
Oxipendila, 230
Oxipertina, 146, 231, 244
Oxipirrônio, 306
Oxipropiliodona, 714
Oxiracetam, 275
Oxiramida, 382
Oxisônio, 306
Oxisurana, 184, 625
Oxitacaína, 58, 368, *369*
Oxitefônio, 302, 306
Oxitetraciclina, 29, 595, *596*
- comercialização da, 16
- na amebíase, 509
- na anaplasmose, 520
- na balantidíase, 520
- na lepra, 569
- na malária, 494
Oxitiamina, 655
Oxitocina, 25, 28, 29, 669, 671, 672
Oxitriptano, 244
Oxitrópio, 303
Oxiurazina, *480*
Oxogestona, 700
Oxoglurato, nome químico do, *18*
Oxolamina, 207, 221
Oxomemazina, 357
Oxprenolol, 338, 382
Oxopurpureína, 632
Oxotremorina, 291
Ozolinona, 439
Ozônio, 529

P

Pabacid, 676
Pacienx, *235*
Pactamicina, 606, 612, 629
Padefosfo, 399
Palmitato de pipotiazina, 227
Pamaquina, 494
Pamatolol, 338
Pancreatina, 741, 747
Pancrelipase, 741, 747
Pancurônio, 27, 313
Panfugan, 481
Pangene, 698
Panglobe, 589
Panidazol, 517, *518*
Pankreoflat, 742
Panotil, 687
Pantelmin, *481*
Pantetina, 57
Pantobron, *600*
Pantomicina, *600*
Pantopon, 133, 163
Pantotenato de cálcio, *664*
Papalum, *733*
Papavalarinol, 204
Papaveraldina, 309
Papaverina, 28, 302, 309, 392, 399
Papaverolina, 309, 398
Paquimano, 635
Paracetamol, 23, 191, 193
- ação sobre o cloranfenicol, 10
- efeitos sobre o cloranfenicol, 10

- histórico, 184
- questão relacionada à comercialização do, 16
Para-clorofenilalanina, 154
Paraclorofenol, *525*
- canforado, 528
Paracodina, *163*
Parafina, 726
Paraflutiazida, 438
Paragonimíase, 475, *479*
Paraldeído, *138*, 139
- na convulsão, 154, 156
Paralon, *254*
Parametadiona, 153
Parametasona, 203, 633, 688
Paraminofenol, 191
Parapenzolato, 306
Paraperidida, 229
Parapropamol, 192
Parassimpatolítico, 302
Parassimpatomimético, 291
Paratiazina, 357
Paration, 296, 403
- metabolismo do, *11*
Paratirina, 669, 677
Paratormônio, 677
Parbendazol, 479
Parconazol, 538
Parelmin, *481*
Paretoxicaína, *366*
Pargilina, 244, 346
Pargolol, 338
Parlodel, *259*
Parnate, *244*
Paromamina, 601
Paromomicina, 24, 578, *603*
- modo de ação, 612
- na amebíase, 509, *511*
- na balantidíase, 520
- na histomoníase, 520
- na leishmaniose, 516
Paroxetina, 244
Paroxipropiona, 673
Parsalmida, 192, 207
Partricina, 517, 536, 599
P.A.S., *565*
Pasidrazida, 564
Pasiniazida, 564
Pasta granúgena, *728*
Pasteurella pestis, 547
Pastilha, 19
Patricina, 597
Patulina, 606
Pavulon, *314*
Pecazina, 227
Pecilocina, 537, 599, 606
Pectina, 738
Pediculicida, 24, 731
Pedra-pome, 747
Peletierina, 477
Peliomicina, 629
Pembritin, *587*
Pembutolol, 340
Pemolina, *273*
- magnésica, *273*, 274
Pempidina, 310, 311
Pencristin, *588*
Penetrazol, *265*, 266
Pengitoxina, 377
Penicilamina, 23, 184, *472*, 473, 651
- ação antiinflamatória da, 207
- na retirada de excesso de metais, 96, 118
Penicilina(s), *537*, 578, 579
- ação inibidora de enzimas da, 114
- classes de, 586
- e inibição da agregação de plaquetas, 429
- efeitos colaterais, 586
- estrutura das, 579
- fórmula geral da, *53*
- G, 586, *587*
- latentes, 585
- nomenclatura das, 581
- probenecida, ação sobre a, 11
- propriedades físico-químicas, 581

- receptores da, *102*
- resistente à B-lactamase, 62, *65*
- semi-sintéticas, 581
- usos terapêuticos, 586
- V, *588*, 589
Penimociclina, 58, 595
Penmestrol, 693
Pentabamato, 141, 233
Pentacaína, 362, 368
Pantacetilgetoxina, 377
Pentacínio, 311
Pentaclorofenol, 528
Pentacloronitrobenzeno, 538
Pentagastrina, *723*, 724
Pentagestrona, 700
Pentametilmelamina, 625
Pentametônio, 311
Pentamicina, *537*
Pentamidina, 24, 58, 514, 517, 519, 537
Pentamoscano, 231
Pantanobornamida, 309
Pentapiperida, 306
Pentapipério, 302, 303
Pentaquina, 494
Pentatrichomonas hominis, 506
Pentazocina, 166
- adjunta à anestesia, 133
Pentazole, *481*
Pentid, *587*
Pentienato, 302, 306
Pentisomicina, 601
Pentizidona, 545
Pentobarbital, *140*
- adjunto à anestesia, 133
- sódico, 145
Pentolínio, 311, 389
Pentoxifilina, 429
Pentoxiverina, *219*
Pentrinitrol, 395
Pen-Ve-oral, *588*
Pepleomicina, 598
Pepsamar, 733
Pepsicone, *733*, 742
Pepsina, 741
Peptidolipina, 598
Peptinogano, 629
Peraloprida, 741
Perapteno, 230
Peratiepina, 230
Perazina, 227
Perborato de sódio, 529
Perclorato de potássio, 676
Perexilina, 394
Perfenazina, 225, *226*
Pergolida, 673
Pergonal, 673
Periatin, *358*
Periciazina, *226*, 227
Perimetazina, 227
Perimicina, 599
Periplocimarina, 377
Perisoxal, 207
Peritrate, *393*
Perlapina, 146
Permanganato
- de potássio, 529, 539
- de zinco, 529
Permetina A, 598
Peróxido, 529
- de benzoíla, 529
- de carbamida, 529
- de hidrogênio, 529, 539
- de magnésio, 529
- de sódio, 529
- de zinco, 529
Persantin, *429*
Pertipendila, 230
Pertofran, *241*
Peruvosido, 377
Perval, *398*
Pesex, *270*
Petidina, *23*, 27, *167*, 168
- adjunta à anestesia, 133
- síntese da, 169

Petrolato, 30, 725
Phazyme, 742
Piazolina, 565
Pibecarbo, 422
Picafibrato, 403
Picilorex, 272
Picolamina, 207
Picrato de prata, 529
Picromicina, 578, 599
Picrotoxina, 265, 266
Pifazina, 743
Pilaromicina, 629
Pilocarpina, 25, 30, 283, 300
Pílula, 19
Pimadina, 266
Pimafucin, 536, 599
Pimaricina, 599
Pimenodina, 133
Pimetina, 403
Pimetixeno, 358
Pimetremida, 306
Piminodina, 167
Pimozida, 229
Pinavério, 302
Pindolol, 244, 383, 395
Pinoxepina, 230
Pipaciclina, 595
Pipamazina, 227
Pipamperona, 229
Pipebuzona, 196
Pipelan, 480
Pipenzolato, 302, 306
Piperacetazina, 226
Piperange, 480
Piperazina, 24, 483
- atividade anti-histamínica de derivados da, 355, 356
- estrutura da, 480
- histórico, 477
- introdução à, 458
- nematicida, derivado da, 479
- nome comercial da, 480
- receptores da, 102
Piperazinimina, 154
Piperazinodaunorrubicina, 604, 629
Piperidinodiona, 145
Piperidiona, 145
Piperidolato, 302, 303
Piperilona, 193
Pipermiol, 481
Piperocaína, 362, 365
Piperoxano, 336
Pipetanato, 306
Pipobromano, 625, 626
Pipossulfano, 625
Pipotiazina, 227
Pipoxizina, 319
Pipoxolano, 253
Pipradrol, 271
Piprinidrinato, 56, 357
Piprocurário, 313
Piprofurol, 383, 387, 388
Piquizil, 319
Piracetam, 139, 275, 276
Pirandamina, 244
Pirano, 635
Pirantel, embonato de, 478, 484
- estrutura do, 480
- histórico, 477
- introdução à, 458
- nome comercial do, 480
Piranver, 480
Pirasanona, 196
Pirazinamida, 564, 565
Pirazocilina, 586
Pirazofurina, 627, 650
Pirazol, derivados do, 193, 194
Pirazolaco, 201
Pirazolidinodiona, derivados da, 194, 196
Pirazolona, 184, 193, 194
Pirazomicina, 650
Pirazopon, 154
Pirbuterol, 319
Pirenzepina, 743

Piretanida, 438
Piretrina, 731
Pirfenidona, 207
Piribedil, 399
Piridina, 94
- antibacterianos derivados da, 544
- antimaláricos derivados da, 494
Piridinolcarbamato, 404, 406
Piridofilina, 57
Piridostigmina, 25, 27, 293, 294
- oftalmológica, 25
Piridoxina, 26, 29
Pirifibrato, 403
Pirimidina, 94, 544
- antimaláricos derivados da, 494
- atividade antianginosa de derivados da, 395
- derivados da, na infestação por trematódeos, 487
- diurético derivado da, 438
- inibidora da biossíntese de ácido nucléico, 114
Pirimetamina, 24, 80
- na leishmaniose, 517
- na malária, 494, 495, 501
- receptores da, 102
Pirinidazol, 517
Pirinixil, 403
Pirinolina, 382
Pirisuccideanol, 274
Piritiamina, 79, 655
Piritídio, 514
Piritildiona, 145
Pirifinol, 276
Piritiona, 539
Piritionato de zinco, 538
Piritioxina, 403
Piritramida, 168
Pirocarbonato de dietila, 526
Piroeptina, 258
Pirofos, 293
Pirofosfato, 296
Pirofosforamida, 296
Piroftalona, 207
Piroxamina, 352
Piroxicam, 207
Pirrobutamina, 354
Pirrocaína, 362, 369
Pirrol, 94
Pirrolifeno, 207
Pirrolnitrina, 537, 578, 606
Pirroxano, 238
Pirvínio, embonato de, 482
- estrutura do, 480
- histórico, 477
- nome comercial do, 480
Pitressin, 672
Pivalato, nome químico do, 18
Pivampicilina, 74, 586
Pivazida, 242
Pivcefalexina, 592
Pivenfrina, 318
Pixifenida, 207
Pizotifeno, 242
Placebo, 7
Plafibrida, 429, 403
Plasil, 230, 736
Plasma
- anti-hemofílico humano, 28
- frações do, para usos específicos, 26
- humano crioprecipitado, 28
- substituto do, 26, 430
Plasmina, 430
Plasminogênio, 430
Plasmodium, 492
- falciparum, 506
- malariae, 506
- ovale, 506
- vivax, 506
Platenomicina, 599
Plauracina, 598
Plecton, 743
Pleuromutilina, 606
Plumbemicina, 598

Pluramicina, 604, 606, 629
Pneumocistose, fármacos usados na, 519
Pneumococos, 589
Pneumocystis carinii, 519
Pó, 19
- de Dover, 163
Podofilina, 30
Podófilo, 726
Podofilotoxina, 631
Polaramine, 355
Poldina, 302, 306
Polegenano, 743
Poliamina, 743
Policilin, 587
Policresolsulfonato, 523, 528
Polidexida, 403
Polidocanol, 422
Poliferose, 413
Poliflorentinfosfato, 429
Poligelina, 432, 433
Poli-hidroxigelatina, 432
Polimelfalano, 58, 625
Polimixina, 578, 598
- atividade biológica da, 93
- modo de ação da, 610
Polinoxilina, 71, 530
Polioxietilenononilfenol, 706
Polioxina, 605
Polipeptina, 598
Polissacarato de ferro, 412
Polissacarídeo substituto do plasma, 432
Polissulfato de mucopolissacarídeo, 425
Politiazida, 438, 443
Polividona, 432, 433
Polpa de tamarindo, 739
Polysilane, 734, 742
Pomada, 19
Pomalgex, 292
Pondinol, 270
Pontibrato, 403
Porfiromicina, 102, 644, 629
Postafen, 356
Practolol, 244, 339
Prajmálio, 383
Pralidoxima, 80, 297, 297
Pramiverina, 302, 398
Pramocaína, 371
Pranoprofeno, 201, 429
Pramoxina, 362
Pranólio, 382
Pranosal, 186
Prasinomicina, 606
Prasterona, 693
Prata
- anti-sépticos derivados da, 529
- coloidal, 529
Pravacilin, 588
Prazepam, 145, 153, 253
Praziquantel, 486, 487, 488, 489
Prazosina, 386, 388
Prectamida, 266
Prednazato, 57, 204
Prednazolina, 58, 204
Prednimustina, 625
Prednisolona, 25, 29, 202, 203, 204, 633, 634, 688
Prednisona, 16, 29, 202, 203, 204, 633, 634, 688
Prednival, 204, 688
Pregnenolona, 688
Pregnyl, 673
Premarim, 403, 698
Prenilamina, 382, 395
Prenomicina, 606
Prentosse, 164
Pressamina, 325
Pressuren, 387
Previum, 304
Pridinol, 256
Prifínio, 302
Prilocaína, 362, 369, 370
Primaquina, 24, 494, 495, 499
Primicina, 599
Primidolol, 340

Primidona, 154, 155, *155*
Primolut-Depot, *634,* 701
Primostat, *702*
Primotest Depot, *633*
Primovlar, *701*
Primulagenina, 632
Prinderin, 591
Prinodolol, 340
Pristinamicina, 597
Privina, *330*
Pro-Actidil, *355*
Proactinomicina, 599
Proadifeno, 382
Pro-Banthine, *305*
Probarbital, *140*
Probenecida, 23, 30, *208,* 209
- e penicilina, 11
- na gota, 183
Probucol, 403
Procaína, 66, 362, *365,* 367
- derivados da, obtidos por vinilogia, *63*
Procainamida, 24, 27, *66*
- estrutura da, *381*
- na arritmia cardíaca, 380, 382, 383
Procamide, *381*
Procarbazina, 24, 30, 635, *635*
Procetofeno, 403
Prociclidina, *255,* 306
Procimato, 141
Procinolol, 340, 383
Proclival, *386*
Proclonol, 479, 538
Proclorperazina, 225, *226*
Procto-Glyvenol, 740
Proctyl, *369,* 740
Proderm, *525*
Prodigiosina, *537, 606*
Prodilidina, 168
Profadol, 168
Pró-farmaco, 70
Profenamina, *259*
Profenid, *199*
Profibrinolisa, 430
Proflavina
- ação por intercalação entre pares de bases do DNA, 114
- receptores da, *102*
Progestagênio, 25, 696, 701
Progesterona, 696, *701*
Progestina, *701*
Progestina na neoplasia, 633
Proglumetacina, 198
Proglumida, 743
Proguanila, 59, *102,* 494, *495,* 501
Prolactina, 673
Proloid, *675*
Promazina, 227
Promegestona, 700
Prometazina, 25, 27, 133, 357, *357*
Prometidine, 351
Promoxolano, 251, 253
Pronetalol, 340
Propacaína, 362
Propafenoma, 382
Propalilonal, 141
Propamidina, 517, 537
Propanocaína, *365*
Propantelina, *64,* 302, 306
Propatilnitrato, *394,* 395
Propenzolato, 306
Properidina, 168
Propicacina, 601
Propicilina, 586
Propifenazona, 193
Propildazina, 336
Propilexedrina, *329*
Propiliodona, 714
Propilparabeno, 523
Propiltiouracil, 25, 29, 674, *676*
Propiolactona, 526
Propiomazina, 146, 227
Propionato
- antibióticos derivados do, 578
- de dromostanolona, 633

- de testosterona, 633
- sódico, 523
Propipocaína, 370
Propiram, 171, 207
Propizepina, 242
Proporex, *270*
Propoxicaína, 362, *366*
Propoxur, 295, 492
Propranolol, 24, 27, 28, 64, 336, 339, 340, 380, 386, 392, *394*
Proquazona, 207, 429
Proquinolato, 520
Prorenoato potássico, 439
Proroxano, 336
Proscilaridina, 377
Prostaciclina, 399
- e inibição da agregação de plaquetas, 430
Prostaglandina, 184, 669
- ansiedade e, 232
- e inibição da agregação de plaquetas, 430
- histórico, 704
Prostalena, 706, *707*
Prostigmine, *294,* 383
Prosulprida, 741
Protamina, sulfato de, 26, 28, 418
Protease, 747
Proteína
- concentrado de, 28, 746
- distâncias interatômicas de, 98
- hidrolisado de, 746
- no substituto do plasma, 432
Proteinato de prata, 529
Proteobromina, 399
Protetor da pele, 725
Proteus
- aminociclitóis, na infecção por, 601
- *mirabilis, 590*
- *vulgaris,* 547
Protionamida, 564
Protipendila, 230
Protoanemonina, 606
Protocidina, 599
Protomicina, 605
Protoquilo, 319
Protostreptovaricina, 603
Protoveratrina, 387
Provalamida, 146
Provera, *635*
Proxazol, 207, *398*
Proxibarbal, 141
Proxifezona, 196
Proximetacaína, 362, *366*
Prumicina, 537, 606, 629
Pruritrat, *728*
Pseudocolinesterase, 294
Pseudoefedrina, 319, *326*
Pseudoisocitidina, 627
Pseudolicorina, 632
Pseudomonas aeruginosa
- cefalosporinas na infecção por, 591
- polimixina na infecção por, 598
- sulfonamidas na infecção por, 547
- tobramicina na infecção por, 603
Psicoanaléptico, 263
Psicodélico, 245
Psicodisléptico, 245
Psicoestimulante
- anfetamínico, *52*
- metilxantínico, *52*
Psicofármaco, 14
Psicofarmacologia, 223
Psicofuranina, 114, 578, 605, 611, 629
Psicosedin, *235*
Psicosomimético, 245
Psicotogênico, 245
Psicotomimético, 245
Psicotrópico, 26, **223-250**
- alucinógeno, 245
- ansiolítico, 232
- antidepressivo, 239
- antipsicótico, 223
Psilocibina, 245
Pteropterina, 627
Purgoleite, *734*

Purina, 114, 395
Puri-Nethol, *628*
Puromicina, 578, 605, 629
- e inibição da síntese protéica, 116
- modo de ação, 612
- na infecção por *Chilomastix misneli,* 519
- na tripanossomíase, 514
- receptores da, *102*
Purpuromicina, 537
Pyopen, *587*
Pyr-pan, *480*

Q

Quassimarina, 632
Quazepam, 145, 154
Quazodina, 319, 378
Quebemicina, 606
Quelamicina, 604, 629
Quelante, 118
- e atividade biológica do fármaco, 96
- transportador de, 74
Quelicin, *314*
Quelina, 392, 395
Queratinato de ouro, 206
Queratolítico, 726
Questran, *404*
Quidamicina, 604, 629
Quiloflex, 253
Química
- farmacêutica, 1
- - conceito de, 3
- - evolução histórica, 3
- - principais contribuições científicas recentes à, 4, 5, 6
- medicinal, 3
- *terapêutica,* 3
Quimioterápico(s), 14, **453-653**
- ação inibidora de enzimas, 114
- antibacteriano, **541-546**
- antibióticos, **575-617**
- antifúngicos, **531-541**
- anti-helmínticos, **475-491**
- antimaláricos, **492-505**
- antineoplásicos, **618-648**
- antiprotozoários, **506-521**
- anti-sépticos, **522-531**
- antivirais, **649-654**
- combinações de, 461
- como supressor da função gênica, 114
- compostos organometálicos, **464-474**
- desenvolvimento histórico, 457
- estratégia da quimioterapia, 455
- hansenostático, **568-574**
- inibidor da biossíntese de ácidos nucléicos, 114
- inibidor da síntese protéica, 116
- noções básicas, 455
- receptores de, 101
- resistência ao, 459
- situação atual, 462
- sulfonamidas, **547-559**
- tuberculostático, **560-567**
Quimotripsina, 207, 746
Quimprenalina, 319
Quinacilina, 586
Quinacrina, *635*
Quinalbital, 57, 382
Quinapiramina, 514
Quinazolinônico, compostos, 145
Quinazosina, 388
Quincarbato, 439
Quinestradol, 697, *698*
Quinestrol, 697
Quinetazona, 438, 443, 444
Quinfamida, 509
Quingestanol, 700
Quingestrona, 700
Quinicardine, *381*
Quinidex, *381*
Quinidina, 24, 27, 380, *381,* 382, 383
Quinidine, *381*
Quinina, 24
- energias do HOMO e do LEMO da, 92

- introdução à, *458*
- na malária, 494, *495*, 498
- receptores da, *102*

Quiniofon, 509, 519, 538
Quinisocaína, 362, *371*
Quinocida, 494
Quinolina, 94
Quinomicina, 598
Quinupramina, 242
Quinurônio, 520
Quipazina, 244

R

Rabdomiossarcoma, 619
Rabelomicina, 578, 604, 629
Racefedrina, 319
Racefemina, 309
Racemoramida, 170
Racemorfano, 166
Radioisótopo antineoplásico, 636
Radiopaco, 714
Rafoxanida, 479
Rambufasida, 377
Ranatensina, 669
Rancinamicina, 606
Ranimicina, 604
Ranitidina, 350
Rapamicina, 537
Rasoxana, 633
Ratironina, 675
Raubasina, 399
Raunova, 388
Rauvazona, 207
Rauwolfia serpentina, 385
Razinodil, 395
Reação
- metabólica, 12
- de Bart, 465
- de Béchamps, 465
Reativador de enzima, 14
Receptor, 96
- adrenérgico, 287, 331
- colinérgico, 283, 290
- conceito de, 100
- de acetilcolina, 285
- de antiinflamatórios, 215
- de epinefrina, 287
- de hipnoanalgésicos, 172
- estrutura do, 103
- isolamento do, 101
- localização de, 103
- modificação do, 102
- muscarínico, 298
- natureza do, 101
- nicotínico, 298
- topografia de, 106
Rectidon, 141
Redoxon, 664
Redução, 12
- aldeídica, 12
- azorredução, 12
- cetônica, 12
- nitrorredução, 12
Redulip, *270*
Regimen, 270
Regitina, 338, *386*
Reidratação oral, soluções para, 25, 26, 28
Relaxil, 235, 669
Relenol, *305*
Relomicina, 599, 606
Remeflin, 265
Remiderme, 371
Renina, 384
Repelente de inseto, 732
Reposal, 141
Repositor, 744
- eletrolítico, 744
- fosforado, 746
- nutriente, 746
Repromicina, 599
Reproterol, 319
Reptilase, 430
Rescinamina, *388*

Reserpina, 24, 28, 335, 385, *388*, **389**, 399
Resina
- de colestiramina, 58
- podofílica, 726, 727
Resinato de levamisol, 479
Resistência microbiana aos quimioterápicos, 459
Resorantel, 486
Resorcinol, 93, 528, 727
Resprin, 219
Revulsivos, 726
Retinoblastoma, 619
Retinol, 26, 29, *658*, 659
Retrangor, 395
Revivam, *324*
Rheomacrodex, 399, 433
Ribaminol, 275
Ribavirina, 650
Riboflavan, *664*, 665
Riboflavina, 16, 26
Riboprina, 629
Ribostamicina, 578, 601
Ricina, 632
Rifaldin, *566*
Rifamicina, 578, 603
- e inibição da síntese do RNA, 116
- modo de ação da, 611
Rifampicina, 24, 29, *566*
- na lepra, 569
- na tuberculose, 564, *566*, 568
- receptores da, *103*
Rifapentina, 603
Rim, fisiologia do, 436
Rimactan, *566*
Rimactazida, *566*
Rimantadina, 650
Rimazólio, 207
Rimiterol, 319
Rimocidina, *537*, 599
Rinalgin, 353
Rinil, *387*
Rinitolina, 207
Rino Cortison, *203*
Rinofluimucil, *329*
Rinoftol, *525*
Rinosoro, *525*
Ristamicina, 598
Ristocetina, 578, 602, 610
Ritalina, *270*
Ritmoquine, *381*
Ritodrina, 253
Ritropirrônio, 306
Ritrossulfano, 625
Rivotril, *237*
Robaxin, *252*
Robenidina, 520
Rociverina, 302, 306
Rodirrubina, 604, 629
Rodocaína, 368
Rodomicina, 604, 629
Rohypnol, *237*
Roletamida, 146
Roliciprina, 242
Rolitetraciclina, *72*, 596, *596*
Ronal, *187*, *429*
Ronel, 479
Ronicol Timespan, *397*
Ronidazol, 514, 517, 520
Ropizina, 154
Rosamicina, 520, 578
Rosaramicina, 599
Rotoxamina, 352
Rovamicina, *600*
Rovidina, 631
Roxarsona, 468
Rubomicina, 604, 629
Rubradirina, 606
Rubranova, 415
Rufocromomicina, 578, 629
Rufomicina A, 598
Ruibarbo, 739
Rutamicina, *537*, 599
Rutina, 429
Rutósido, 422

S

Sacarina, 743
Sacarose, 439
- diurético osmótico, 439
Safrazina, 242
Sagamicina, 601
Saicossaponina, 403
Sal
- de Andrews, *734*
- de arginina, 742
- de betaína, 742
- de metal de terras raras, 428
- de ornitina, 742
- ferroso, 26
Salaretamida, 186
Salafibrato, 403
Salantel, 479
Salazodina, 553
Salazossulfadimidina, 553
Salazossulfamida, 553, 556
Salazossulfapiridina, 24, 29, *76*, 553, *555*
Salazossulfatiazol, 553
Salbutamol, 24, 27, 28, 319, 328
Salcolex, 186
Saletamida, 186
Salicil sorbato potássico, 523
Salicilamida, *72*, 186, *187*
Salicilamidofenazona, *60*, 186, 193
Salicilato(s), 186
- de alfa-naftol, 528
- de carbazocromo, 421
- de carbetila, 187
- de colina, 186
- de etanolamida, 186
- de fenazona, 186, 193
- de fenila, 187, 528
- de meglumina, 186
- de metila, 726
- de morfolina, 186
- de sódio, 186, *187*
- de timol, 528
- e inibição da agregação de plaquetas, 430
- fórmula geral do, *52*
- histórico, 183
- inibidores de enzimas, 114
- mais amplamente usados, *187*
- mecanismo de ação do, 212
- receptores do, *103*
Salinazida, 564
Salinomicina, 520, 620
Salmefamol, 319
Salmonella, agentes na infecção por, 547, 601
Salol, princípio do, 75, *77*
Salprotósido, 186
Salsalato, 58, 186
Salurético, 438
Salurin, *443*
Saluzida, 564
Salverina, 187
Sanciclina, *596*
Sandomigran, 337
Sandopart, 672
Sanetílico, 139
Sangivamicina, 605
Sangue
- derivados do, 28
- fármacos que atuam no, 26, 28, 411
- transfusão de, 431
Sanimger, 270
Sanoderma, *728*
Sanorex, *271*
Santonina, 477
Sanuron, *542*
Saramicetina, *537*, 598
Sarbol, 413
Sarcoclorin, *626*
Sarcolisina, 625
Sarcoma, 619
- ciclofosfamida no, 627
- de Ewing, 619
- osteogênico, 623
- retículo-celular, 619

ÍNDICE ALFABÉTICO

Sarcomicina. 578, 606, 629
Sarin, 296
Sarna, quimioterápicos na, 458
Saxitoxina, 370
Secbutabarbital, 140
Seclazona, 183, 207
Secnidazol, 517
Secobarbital, 140
- adjunto à anestesia, 133
- comercialização do, 16
Seconal, *140*
Secretina, 669, 741
Sedaciclina, 207
Sedacofa, *219*
Sedativo, 136
- barbitúrico, *140*
- classificação dos, 137
- conceito de, 136
- efeitos adversos do, 136
- empregos do, 136
- histórico, 136
- mecanismo de ação do, 146
- não-barbitúrico, *138, 139*
Sedavier, *233*
Sefamicina, 520
Selegilina, 242
Selenocistina, 651
Seloken, *339*, 395
Semap, 230
Semilente, 680
Semipen, *588*
Semustina, 625
Sena, 25, 739
Senecionina, 632
Senophile, *728*
Sensit, 395
Sensitex, 203
Seperidol, 229
Septamicina, 605
Septicidina, 631
Septiolan 545
Serenium, *235*
Serinomicina, 537
Sermetacina, 198
Sermion, *397*
Serotonina, *64*, 669
- distância interatômica na, *214*
- distribuição eletrônica na, *99*, 100
- e depressão, 240
- energias do HOMO e do LEMO da, *92*
Serpasol, *388*
Setazindol, 272, 320
Setomimicina, 606
Setux, 220
Shigella, agentes na infecção por, 547, 601, 714
Sibiromicina, 606, 631
Sicanina, 537, 606
Sideromicina, 606
Sidnofeno, 244
Sifaciclina, 595
Sífilis, quimioterápicos na, *458*
Sigmamicina, *600*
Silandroma, 693
Silbenato, 405
Siledin, *233*
Silidron, 742
Siligel, *733*
Silomat, *220*
Siludrox, *733*
Simetina, 509
Simpatolítico, 335
Simpatomimético, 318
- receptores do, *103*
Sinapse, fármacos que atuam na, 14
Sincalida, 627
Sincloseno, 528
Síndrome
- de abstinência, 159
- de Gilles de la Tourette, 229
- de Raynaud, 335
Sinefungina, 537, 650
Sinfibrato, 58, 403
Siomicina, 612

Sintamil, 242
Síntese, 12
- acilação, 12
- com aminoácidos, 12
- com sulfatos, 12
- formação de ácido glucurônico, 12
- formação de ácido mercaptúrico, 12
- formação de tiocianato, 12
- metilação, 12
Sintisone, *203*
Sintomicetina, 593
Sintrazeno, 635
Sintrom, *423*
Siomicina, 598
Siquil, *226*
Sirosingopina, *388*
Sisomicina, 601, *602*
Sistema
- cardiovascular, fármacos que atuam no, 14, 375-409
- hematopoiético, fármacos que atuam no, 14
- nervoso, 280
- - ações dos nervos autonômicos sobre efetores diversos, *282*
- - anatomia do, 280
- - fármacos que atuam no, 13, 14, 27, 125, 279-374
- - fisiologia do, 281
- sanguíneo, fármacos que atuam no, 14
Sitosterol, 401
Slow-Trasicor, 395
Sofogiaponicina, 632
Solapalmitenina, 632
Solasonina, 204
Solassulfona, 568
Solipertina, 336
Solpirin, *187*
Solubilidade, parâmetros de, 86
Solução
- corretora dos distúrbios
- - ácido-básico, 26
- - eletrolítico, 26, 28
- - hídrico, 26, 28
- de aminoácidos, 28, 746
- de dextrose, 28, *424*
- de Fowler, 464
- de iodo, *524*, 528
- de lugol, 29
- de Ringer lactato, 28
- de substituição, 25
- nasal, 19
- para diálise peritoneal, 26, 29
- para hemodiálise, 29
- salino-glicosada para uso oral, 25
Solu-Medrol, *203*
Somaflex, *252*
Soman, 296
Somatomamotrofina, 673
Somatomedina, 669
Somatostatina, 403, 674, 678
Somatotrofina, 29, 673
Sonebon, *237*
Sonex, *140*
Sonin, *358*
Sontoquina, 494
Soquinolol, 340
Soramim, 746
Sorbinicato, *59*
Sorbistina, 601
Sorbitol, 28, 439, 746
Sorbitrate, *393*
Sorbolax, *734*
Sorine infantil, *525*
Soripal, *200*
Soro, 25
- antiaracnídico, 30
- antibotrópico, 30
- anticrotálico, 30
- antidiftérico, 30
- antielapídico, 30
- antiescorpiônico, 30
- antiofídico, 25, 30
- anti-rábico, 25, 30

- antitetânico, 30
Sossegon, *166*
Sotacor, *339*, 395
Sotalol, *339*, 383, 395
Soterenol, 319
Sporostatin, *536*
Sporotrichium schenckii, 532
Staficilin-N, *588*
Staphylococcus aureus, 547
Stelazine, 226
Sterandril AP, *633*
Sterlane, *524*
Steryldermě, *525*
Stomakon, 351
Stoptil, *733*
Stratene, 399
Streptococcus pyogenes, 547
Strongyloides stercoralis, 475, 478
Strychnos nux-vomica, 264, 266
Stugeron, *356, 398*
Styptanon, *698*
Subcarbonato de bismuto, 471, 529
Subfluoresceinato de bismuto, 471
Subsalicilato de bismuto, 529
Subsporina, 537
Substância
- de radiocontraste, 25, 30, 714
- P, 669
Subtilina, 598
Succinato
- de bismuto, 471
- de estriol, 29, 697, *698*
- de loxapina, 231
- ferroso, 412
Succinilsulfatiazol, *76*, 553, *556*
Succinimicina, 598
Succinimida, 153
Succinonitrila, 245
Succissulfona, 526
Suclofenida, 155
Suco, 19
Sudoxicam, 207, *429*
Sufentanila, 146, 168, 170
Sufosfamida, 625
Sulazepam, 145, 154
Sulbenicilina, *588*
Sulbentina, 538, 539
Sulcimida, *553*
Sulclamida, 438
Sulconazol, 538
Sulfa, 29
- antimaláricos derivados da, 494, 502
- exploração dos efeitos colaterais da, 69, 70
- receptores da, *103*
- regulação do transporte de, 74
- usadas em infecções intestinais, 76
Sulfabenzamida, 553
Sulfabromometazina, 553
Sulfacarbamida, 553
Sulfacecol, 553
Sulfacetamida, 25, 29, 30, 553, 554, 556
Sulfacitina, 552, 553, *555*
Sulfaclomida, 552, *555*
Sulfaclorazol, 553
Sulfaclorpiridazina, 552, 553, *554*
Sulfaclozina, 553
Sulfacrisoidina, 553
Sulfadiassulfona sódica, 553, 568, 570
Sulfadiazina, 29, 552, 553, *554*, 676
- comercialização da, 16
- de prata, 553
- introdução à, *458*
- na infecção por fungos, 532, 539
- na isosporose, 519
- na malária, 494, 502
- na toxoplasmose, 519
Sulfadicramida, 553
Sulfadimetoxina, 494, 502, 552, 553, *555*
Sulfadimidina, 552, *554*
Sulfadoxina, 494, 502, 552, *555*, 556, 570
Sulfadoxina-pirimetamina, 24
Sulfaetidol, 552, 553, *554*
Sulfaetoxipiridazina, 553

Sulfafenazol, 552, 553
Sulfafurazol, 16, 494, 502, 552, 553, *554*
Sulfaguanidina, 76, 405, 553, 674
Sulfaguanol, 553
Sulfalena, 552, 553, *555*, 569
Sulfaleno, 494, 502
Sulfamato de alumínio, 727
Sulfamazona, 193, 553
Sulfamerazina, 552, *554*
Sulfametimazol, 552, 553, *554*
Sulfametomidina, 552
Sulfametoxazol, 552, 553, *554*
Sulfametoxazol-trimetropina, 24, 29, 519, 545
Sulfametoxipiridazina, 29, 494, 502, 552, 553, *554*, 556, 559
Sulfametrol, 553
Sulfamidocrisoidina, *458*
Sulfamipirina, 193
Sulfamonometoxina, 494, 553, *555*, 559
Sulfamotepina, 230
Sulfamoxol, 552
Sulfamucopolissacarídeo, 405
Sulfamylon, *556*
Sulfanicol, *555*
Sulfanilamida, 79, 553
- diuréticos derivados da, 437, 438
- introdução à, *458*
Sulfanilato zíncico, 553
Sulfanitrano, 553
Sulfaperina, 552
Sulfapirazina, 494, 502, 553
Sulfapirazol, 553
Sulfapiridina, 553, *554*
Sulfaproxilina, 553
Sulfaquinoxalina, 553
Sulfarsfenamina, 468
Sulfasalazina, *555*
Sulfasimazina, 552, *555*
Sulfasomidina, 553
Sulfasomizol, 552
Sulfatiazol, 553
Sulfatiocarbamida, 553
Sulfationin, *554*
Sulfatiouréia, 553
Sulfato
- de alumínio, 727
- de amicacina, *602*
- de aminosidina, *603*
- de atropina, *304*, 308
- de bário, 25, 30, 715, *716*
- de bleomicina, *630*
- de canamicina, *566*, *602*
- de capreomicina, *567*
- de cobre, 529
- de colistina, 598
- de esparteína, 672
- de estomicina, *603*
- de estreptomicina, *566*, 568, 602
- de ferroglicina, 412
- de fradiomicina, *602*
- de gentamicina, *602*
- de glusaglicano, 425
- de guanetidina, 341, 389
- de hidroxicloroquina, 500
- de magnésio, 28, 155, 740
- de neomicina, 401, *602*
- de orciprenalina, 328
- de paromomicina, *603*
- de paucimicina, *603*
- de polietileno, 425
- de polimixina B, 598
- de protamina, 26, 418
- de quitina, 425
- de salbutamol, 328
- de sisomicina, 602
- de terbutalina, 328
- de tetradecila sódico, 87
- de tobramicina, *602*, 603
- de vimblastina, 632
- de vincristina, 632
- de viomicina, *567*
- de xilano, 425
- ferroso, 28, 412, 413, 529

- - e absorção de tetraciclinas, 9
- sódico de dextrano, 425
Sulfatolamida, 553
Sulfatroxazol, 553
Sulfatrozol, 553
Sulfauréia, 553
Sulfeto
- de cádmio, 529
- de ouro, 206
- de selênio, 529, 532, *534*, 539, 726
- efeitos farmacológicos do grupo, 94
Sulfimpirazona, 183, 197, 429
Sulfinalol, 340
Sulfiram, 537, 731
Sulfisomidina, 553
Sulfoictiolato de amônio, 530
Sulfoisonicotinato de neodímio, 423
Sulfomicina, 598
Sulfomixina, 578, 598
Sulfona, 139
- antimaláricos derivados da, 494, 502
- fórmula geral do, *53*
- na lepra, 568
- receptores da, *103*
Sulfonalona, 139
Sulfonamida, **547-559**
- de ação curta, 552
- de ação prolongada, 552
- classificação, 549
- conceito, 547
- efeitos adversos, 547
- empregos, 543, 547
- histórico, 548
- intestinal, 552
- mecanismo de ação, 557
- métodos de ensaio, 548
- na lepra, 569
- obsoleta, 553
- oftálmica, 553
- propriedades físico-químicas, 551
- relação entre estrutura e atividade, 551
- síntese da, 550
- sistêmica, 552
- urinária, 553
- usadas na clínica, 553
Sulfonato
- de carbazocromo, 421
- de xileno sódico, 87
Sulfoniazida, 564
Sulfoniluréia, 678, 680
Sulfonterol, 319, *326*
Sulfóxido de bitionol, 487
Sulindaco, 198, *200*, 429
Sulisobenzona, 731
Sulmarina, 422
Sulmeprida, 741
Sulnidazol, 517
Suloctidila, 302, 429
Suloxifeno, 319
Sulpirida, 139, 230, 244, 741
Sulpirina, 193, *194*
Sulprostona, 706, *707*
Sultiamo, 154
Sultoprida, 230
Sultropônio, 303
Suncilina, 586
Superinfecção, 460
Supositório, 19
Suprofeno, 429
Suramina, 24, 29, 479
- atividade biológica da, 93
- introdução à, 458
- na tripanossomíase, 514, 515, *515*
- sódica, 24
Surheme, *398*
Surital, 130
Suspensão, 19
Sustrate, *394*
Suxametônio, 11, 25, 27, 57
Suxamidofilina, 438
Suxibuzona, 184, 198
Suzucacilina, 598
Suvipen, *588*
Svertiamarina, 154

Synadrin, 395
Synalar, *203*
Synkavit, *419*
Syntocinon, 672

T

Tabun, 296
Taclamina, 238, 242
Tacrina, 266
Taenia
- *saginata*, 475, *478*
- *solium*, 475, *478*
Tagamet, 351
Taglutimida, 145
Talampicilina, 74
Talbutal, *140*
Talicarpina, 632
Talidasina, 632
Talidomida, 29, 139, 145, 569, 571
Talisomicina, 598, 631
Tamoxifeno, *635*
Talniflumato, 205
Talopram, 244
Talosalato, 187
Talsupram, 244
Tamoxifeno, 700
Tandamina, 242
Tanderil, *194*
Tapazol, *676*
Taquicurin, *314*
Tartarato
- de ergotamina, 338
- de levalorfano, 177
- de pentolínio, *310*
- férrico potássico, 412
- potássico de antimônio, *458*, 469, *470*, 487, 515
- potássico de bismuto, 471
- sódico de antimônio, 24
- sódico de bismuto, 471
Tártaro emético, 469
Taurina, 155
Tazolol, 319, 340, 378
Taxodiona, 632
Taxodona, 632
Taxol, 632
Tbilimicina, 537
Teasuprina, 395
Tebacona, 221
Tebutato, nome químico do, *18*
Teclotiazida, 438
Teclozan, 29, 58, 509, *510*, 512
Tecofenoxato, 58
Tefazolina, 329
Tegafur, 539
Tegretol, 207
Teicomicina, 606
Telomicina, 598
Temazepam, 145, *235*
Temefos, 296
Tementil, *226*
Temetex, *203*
Temiran, *271*
Temprocumona, *424*
Tem-Simes, *626*
Tenalidina, *357*
Tenetrazol, 538
Tenildiamina, 353
Tenipósido, 631
Tenitrazol, 517
Tensil, 235
Tensiolítico, 232
Tensoatividade, 86
Tensolisin, *235*
Tentramina, 395
Teobromina, 267
Teoclato, nome químico do, *18*
Teofilina, 28, 92, 267, *268*, 438, 439
Teofilinato de colina, 268, 395
Teoremin, *200*
Teoria
- da ação dos fármacos, 107
- do mecanismo de ação dos anestésicos

ÍNDICE ALFABÉTICO

gerais, 130
Teprosilato, nome químico do, *18*
Terbrifibrol, 403
Terbutalina, 319, *324*, 328
Terciomicina, 599
Terfenadina, 352
Terivalidin, *566*
Terizidona, 58, *564*, *566*
Termorrubina, 606
Terodilina, 395
Terofenamato, 205
Terramicina, *596*
Tesicam, 207
Tesimida, 207
Testolactona, 633, *633*
Testolepan, *633*
Testosterona, 25, 29, 633, *633*, 693, 694, *694*
Testoviron, 633
Tetmosol, *729*
Tetrabarbital, 141
Tetrabenazina, 231
Tetraborato sódico, 523
Tetracaína, 25, 27, 30, 362, *366*, 367
Tetraciclina, 24, 29, 578, 593, *596*
- ação quelante da, 118
- classes de, 594
- de uso clínico, 595
- efeitos colaterais, 595
- estrutura, 593
- fórmula geral da, 53
- introdução à, *458*
- modo de ação da, 612
- na amebíase, 509, *511*
- na anaplasmose, 520
- na balantidíase, 468, 520
- na infecção por fungos, 532, 537
- na malária, 494
- nomenclatura, 593
- oftálmica, 30
- propriedades físico-químicas, 594
- questões ligadas à comercialização da, 16, 19
- receptores da, *103*
- usos terapêuticos, 595
Tetracloreto de carbono, 477
Tetracloroetileno, 478, 482
- estrutura do, *480*
- histórico, 476
- nome comercial do, *480*
Tetracloroisoftalonitrila, 538
Tetracosáctido, 29, 207, 673
Tetracyna, *511*, *596*
Tetraetilamônio, 310, 311
Tetraetílico, 296
Tetrafosfato hexaetílico, *296*
Tetraidropalmatina, 231
Tetraidropapaverina, 309
Tetraidrouridina, 627
Tetralysal, *596*
Tetramisol, 244, *478*, 484
- estrutura do, *481*
- histórico, 477
- introdução ao, *458*
- na neoplasia, 635
- nome comercial do, *481*
- receptores do, *103*
Tetramizotil, *481*
Tetranactina, 537
Tetrandina, 632
Tetranitrato
- de eritritila, 94, 393, 394
- de pentaeritritila, 59, 72, 94, *393*, 396
Tetraseptil, *554*
Tetrastigmina, 293
Tetrazepam, 253
Tetrazol, derivados do, 266
Tetridamina, 207
Tetrina, 599
Tetrizolina, *330*
Tevetina, 377
Tevetosido, 377
Thiaben, *481*
Thimerosal, *524*
Thiomucase, 207

Thionembutal, 130
Tiabendazol, 24, 29, *478*, 484
- histórico, 477
- introdução ao, *458*
- na convulsão, 154
- na infecção por fungos, 538
- nome comercial do, *481*
- receptores do, 103
Tiadenol, 405
Tiafibrato, 403
Tialamida, 207
Tialbarbital, 130
Tialepticina, 631
Tiamazol, 676
Tiamenidina, *386*, 387
Tiamilal, 130
Tiamina, 79, *664*, 665
Tiamiprina, 114, 629
- modo de ação, 642
Tiamulina, 606
Tianafaco, 201
Tiaprida, 230, 741
Tiaprosta, 706
Tiaramida, 207
Tiavalicina, 631
Tiazesima, 244, 275
Tiazinâmio, 357
Tiazol, 94
Tiazolsulfona, 568
Tibamato, 141, 233, 234, 253
Tibezônio, 306
Tibrofano, 526
Tibutabarbital, 141
Ticarbodina, 479
Ticarcilina, 430
Ticlatona, 538, 545
Ticlopidina, 429
Tiemônio, 302, 308
Tietelperazina, 225, *226*, 227
Tiexinol, 308
Tifenamila, 302
Tigan, *735*
Tigestol, 700
Tiletamina, 154
Tilidina, 168, 207
Tilocrebrina, 631
Tiloforina, 631
Tilorona, 184, 635
Tilosina, 599
Tiloxapol, 221
Timazolina, 306
Timerfonato sódico, 529
Timerosal, *524*
Timidilato sintetase, 14
Timiperona, 229
Timoanaléptico, 240
Timofibrato, 403
Timol, 479, 528
Timoléptico, 240
Timolol, 395
Timoprazol, 743
Timoptol, 395
Tinazolina, 329, 387
Tindal, *728*
Tinidazol, 517, *518*, 519
Tinoridina, 207
Tintura
- de benjoim coloidal, 30
- de iodo, *524*, 528
- de ópio canforado, 163
Tioacetazona, 564, *565*, *568*, 569
Tiocarbanidina, 564
Tiocarbarsona, 468
Tiocarlida, 564
Tioclomarol, *424*, 425
Tiodiglicol, 635
Tiofanato, 58, 537
Tiofenicol, 593
Tiofeno, 94
Tiogicolato sódico, 469, *470*, 471
Tioguanina, *628*, 629
- e inibição da síntese de ácidos nucléicos, 114
- modo de ação, 642

Tioinosina, 629
Tiólico, 94
Tiomerosal, *524*, 529
Tiomersal, *524*
Tiometoxiflurano, 127
Tiomucase, 747
Tiopental, 23, 27, 130
- metabolismo do, 143, *144*
- sódico, 130
Tiopeptina, 598
Tioperidona, 231
Tiopinaco, 201
Tiopronina, 221
Tiopropamina, 743
Tiopropazato, 225, *226*
Tioproperazina, 227
Tioridazina, 225, *226*
Tiossalano, 526
Tiossemicarbazona, 564
Tiossulfato de sódio, 23, 471
Tiostreptona, 598
Tiotepa, 625, *626*
Tiotidina, 350
- ação quelante do, 118
Tiouréia
- antilepróticos derivados da, 569
- tuberculostático, 564
Tioxantênico, 228
Tioxaprofeno, 201, 429
Tioxidazol, 479
Tioxolona, 528, 539
Tiprenolol, 395
Tiquinamida, 302, 306, 743
Tiram, 537
Tiramina, 669
Tirandamicina, 605, 606
Tireoglan, *675*
Tireóideo, 29
Tirocidina, 578, 598, 610
Tiroglobulina, 675, *675*, 676
Tiroidina, *675*
Tiroliberina, 674
Tiromedano, 675
Tiropanoato sódico, 715
Tirosina, 344
Tirotricina, 578, 598
- atividade biológica da, 93
- introdução à, *458*
Tirotrofina, 29, 669, 673
Tiroxina, 403
Tisiodrazid, *565*
Tisoprina, 207
Tizolemida, 438
Toana, *481*
Tobramicina, 601, *602*
Tocainida, *381*, 382
Tocofenoxato, 403
Tocoferol, *658*, 660
Todralazina, 336
Tofenacina, 245, 306
Tofesilato, nome químico do, *18*
Tofranil, *241*
Toiocamicina, 578, 605
Toladryl, 352
Tolamolol, 340, 383, 395
Tolazamida, 403, 680, 681
Tolazolina, 336, *337*, 398
Tolazona, 336
Tolboxano, 233
Tolbutamida, 10, 66, 680, *681*
Tolectin, *199*
Tolerância a fármacos hipnoanalgésicos, 159
Tolipomicina, 603
Toliprolol, 340
Tolmesóxido, 395
Tolmetino, 183, 201
Tolmicol, 537
Tolnaftato, *532*, *534*, 538
Toloxantona, 244
Toloxin, 193
Tolperisona, 253
Tolpropamina, 353, 354
Topstil, *733*

Tolserol, 252
Tomaimicina, 606
Toness, *398*
Tonzilamina, 353
Toprilidina, 244
Toquizina, 306
Torecan, *226*
Torularodina, 659
Tosifeno, 382
Tosilato
- de bretílio, 342
- de itramina, 395
- nome químico do, *18*
Tosilcloramida sódica, 528
Tossaminic, *326*
Totaceprin, *591*
Totacilin, *587*
Totapen, *587*
Toxicidade, diminuição da, 75
Toxóide alúmen tetânico, 30
Toxoplasma gondii, 506, *508*, 519, 547
Tozalinona, 244, 273
Tozocida, 514
Tragacanta, 726, 739
Tralonida, 204
Tramadol, 171, 207
Tranilcipromina, 78, 244
Tranqüilizante
- maior, 223
- menor, 232
Transamin, *419*
Transfusão de sangue, 431
Transmissão química, 283, **289**
- adrenérgica, 287
- colinérgica, 283
Transpeptidase, 14
Tranxilene, *236*
Trapidil, 399
Trapimina, 399
Trato
- gastrintestinal, fármacos que atuam no, 14
- respiratório, fármacos que atuam no, 14
Trazodona, 238, 244
Trealosamina, 601
Trebenzomina, 244
Trecator, *565*
Trecilina, *588*
Tremaril, *259, 358*
Trematódeos, fármacos ativos contra, 487
Trengestona, 700
Treossulfano, 625
Treparsol, 468
Trepipam, 231
Treponema pallidum, 586
Trestolona, 633
Tretamina, 625, *626*
Tretoquinol, 319
Triafungina, 539
Triampizina, 306
Triancinolona, *203,* 688
Trianterene, 438, 445, *446*
Triaziquona, 625
Triazolam, 146, 154
Tribenósido, 58
Tribromossalano, 526
Tribuzona, 196
Tricangine, 599
Tricetamida, 139
Trichinella spiralis, 475
Trichomonas, 517
- *hominis,* 508, *509*
- *tenax,* 506
- *vaginalis,* 506, *509,* 517
Trichophyton, 532
Trichuris trichiura, 475
Triciclamol, 308
Triclazato, 306
Triclofenato, nome químico do, *18*
Triclofos, *138,* 139
Triclonida, 204
Triclorana, 439, *446*
Triclorcabano, 526
Triclorfon, 296
Triclormetiazida, 438, *443*

Triclormetina, 625
Tricloroetileno, 127, 129
Triclorouretana, 141
Triclosano, 528
Tricomicina, 517, 519, 578, 599
Tricomonacida, 517
Tricomoníase, quimioterápicos na, *458,* 468
- nitroemidazólico, *53*
Tricorina, 606
Tricostatina, 537
Tricotecina, 606
Tricuríase, 475
Tridiexetila, 302, 308
Trietilenofosforamida, 625
Trietilenomelamina, 625, *626*
Trietilenotiofosforamida, 625
Trietiodeto de galamina, 313, *314*
Triexifenidila, 24, 255, 256, 308
Triexiphenidyl, *255,* 256
Triflocina, 439
Triflumidato, 207
Trifluomeprazina, 227
Trifluortimedina, 627
Trifluortimidina, 650
Trifluperazina, 225, *226*
Triflupromazina, 133, 225, *226*
Trifluridina, 650
Triflusal, 189, 430
Triflutepina, 230
Triflutrimeprazina, 227
Trifosfato de adenosina, 399
Triglicolamato sódico de bismuto, 471
Trilafon, 226
Trilostano, 684
Trimazosina, 379, 388
Trimebutina, 741
Trimecaína, 368
Trimedoxima, 297
Trimeperidina, 168
Trimepranol, 340
Trimetadiona, *151,* 152
Trimetafano, *310,* 311, 387, 389
Trimetazona, 197
Trimetidínio, 310, 311
Trimetozina, 146, 238
Trimetropina, 545
- na malária, 494
- receptores da, *103*
Trimexazol, 545
Trimexolona, 204
Trimipramina, 242
Trimonil, 517
Trinitrina, *393*
Trinitrofenol, 528
Trionalona, 139
Triostina, 597, 598
Trioxsaleno, 731
Tripanomicida, 24, 513
- classificação, 514
- histórico, 514
- inibidor da biossíntese de ácidos nucléicos, 114
- mecanismo de ação, 516
- supressor da função gênica, 114
Tripanomicina, 514
Tripanossomíase, quimioterápicos na, *458,* 468, 513
Triparsamida, *458,* 514
Tripelenamina, 350, *353,* 354
Triperidol, 230
Tripirafeno, *59,* 197
Tripoliolida, 632
Tiprenolol, 340
Triprolidina, *355*
Tripsina, 741
Triptolida, 632
Triptolina, 244
Triquiníase, 475
Trissulfapirimidina, 552
Tritiozina, 743
Tritoqualina, *357*
Trivastal, 399
Trobicin, *603*

Trocimina, 238, 244
Trofosfamida, 625
Trofozima, 413
Trolamina, nome químico do, *18*
Troleandomicina, *600,* 613
Trolnitrato, 94
Tromantadina, 650
Trómbofob, *423*
Trometamina
- de dinoprosta, 706, *707*
- nome químico do, *18*
Tromexan, *423*
Tropacina, 303
Tropatepina, 256
Tropentano, 306
Tropenzilina, 306
Tropicamida, 302, *305,* 306
Tropiglina, 306
Trotil, *481*
Toxerrutina, 422
Trozyman, *600*
Trypanosoma, 513
- *brucei,* 513
- *congolense,* 513
- *cruzi,* 506, *508,* 513
- *equinum,* 513
- *equiperdum,* 513
- *evansi,* 513
- *gambiense,* 506, *508,* 513
- *hippicum,* 513
- *rhodesiense,* 506, *508,* 513
- *simiae,* 513
- *vivax,* 513
Tryptanol, *241*
Tuaminoeptano, *329*
Tuberactinomicina, 598
Tubercidina, 487, 605, 631
Tuberculina, 30, 724
- atividade antiinflamatória da, 184
- derivado proteínico purificado, 25
Tuberculose, quimioterápicos na, *458*
Tuberculostático, 24, 29, 560
- classificação, 563
- histórico, 561
- tiossemicarbazídico, *53*
Tubezin, *565*
Tubocurarina, 25, 313, 314
- simplificação da molécula da, 56
Tulipinolida, 632
Tulobuterol, 340
Tumor
- de Wilms, 631
- metastático de Wilms, 619
Tunicamicina, 537
Tumisan, *326*
Turimicina, 599
Tussifin, *219*
Tylenol, 191
Tynophen, 191
Tyroplus, *675*
Tyrozets, *366*

U

Ujotiona, 539
Ulcedine, 351
Úlcera, fármacos usados na, 302
Ulceratil, 351
Ulcimet, 351
Ultralan, *203*
Ultraproct, *203, 369,* 740
Umectante, 30, 740
Undecilato de estradiol, 697
Undecilinato de zinco, 30
Ungüento, 730
- de enxofre, 731
- de mercúrio amonial, 529
Uracil, 79
Uracitina, 627
Uragastrona, 669
Uramustina, 625, *626*
Urapidil, 387
Urbanil, *236*
Uredepa, 625

ÍNDICE ALFABÉTICO

Uredofos, 479
Urefibrato, 403
Uréia, 439, 514, 727
Ureída acíclica, 141
Uretana, 633
Uricosúrico(s), 181, 183
- efeitos farmacológicos de, *186*
- mecanismo de ação do, 211
Urigram, *542*
Urina, formação da, 436
Uroclidin, *542*
Urografia, drogas usadas em, 714
Urolin, *542*
Uromiron, *716*
Uromix, *554*
Uroquinase, 430
Uro-Septra, 545
Urotropina, *542*
Usempax, *235*
Uzarina, 377

V

Vacina
- antiamarílica, 30
- antimeningocócica, 30
- antipoliomielítica, 25, 30
- anti-rábica, 25, 30
- anti-sarampo, 25, 30
- antitetânica, 25
- antitífica, 25
- antivariólica, 25
- BCG, 25, 30
- contra a febre tifóide, 30
- contra difteria e tétano, 25
- contra febre amarela, 25
- contra influenza, 25
- meningocócica, 25
- tríplice, 25, 30
Vacotonil, *140*
Valerato de estradiol, 697
Valetamato, 303
Validamicina, 601
Valinomicina, 597, 610
Valitocina, 671
Valium, *235*
Valnoctamida, 139, 238
Valpramida, 244
Valproato sódico, 155, 156
Valtrato, 146, 244
Vancomicina, 578, 598, *603*, 610
Vanildissulfamida, 530, 553
Vanquin, *480*
Vapam, 537
Variotina, 578, 606
Vascoril, 395
Vasculat, 395
Vasicina, 221
Vasilina, 726
Vasoconstritor, 30, 329
Vasodilatador, 392
- cerebral, 392, 399
- coronário, 376, 382, 392
- grupo nitro no, 94
- periférico, 28, 392, 398
- - simpatomimético, 320
Vasodistal, 395
Vasopressina, 29, 672
Vasopressor adrenomimético, 319
Vasorelax, *397*
Vastarel, 395
Vasylox, *325*, 382
Veneno de cobra, 421, 428
Venoformina, *525*, *542*
Venorutona, 429
Veraliprida, 741
Verapamil, 27, 272, 320
- na angina do peito, 395, 396
- na arritmia cardíaca, 382, *382*, 384
Verazida, *72*, 564
Verdal, *480*
Veritol, *325*

Vermicilina, 514
- na leishmaniose, 516
- na tripanossomíase, 514
Vermiculina, 606, 631
Vermirax, *481*
Vernamicina, 597
Vernodalina, 632
Vernolepina, 632
Verofilina, 395
Versatrex, *587*
Versicolina, 537
Verticilina, 631
Vespulacinina, 669
Vessel, *356*, *398*
Veterinária, drogas usadas em
- antiprotozoários, 520
- centcromano, 706
- cloprostenol sódico, 706
- contra cestódeos, 486
- contra trematódeos, 487
- equimato de fluprostenol, 706
- nematicidas, 479
- tiostreptona, 598
Viamit, *658*
Vibramicina, *596*
Vibrio cholerae, 547
Vi-Cê, *664*
Vidarabina, 650, 651
Viloxazina, 244
Vimbarbital, 141
Vimblastina, 29, 625, 631, *632*
Viminol, 209, 210
Vimpocetina, 399
Vincagil, *398*
Vincamina, *398*, 399
Vincofos, 479
Vincristina, 24, 29, 625, 631, *632*
Vindesina, 631
Vinformida, 631
Vinglicina, 631
Vinila, 62
Vinilbital, 141
- como anticonvulsivante, 150
Vinilogia, 62
Vinleurosina, 625, 631
Vinroisidina, 625, 631
Viokase, 742
Violeta de genciana, *524*
Viomicina, 93, 564, 567, 578, 598
Vipicil, 586
Viquidil, 309, 399
Viramid, *652*
Viridenomicina, 517
Viridofulvina, 537
Viridogriseína, 597
- modo de ação, 612
Vírus, agentes na infecção por, 649
Visceralgin, *306*
Visine, 330
Visken, 395
Visnafilina, 395
Visonest, *366*
Vitalkoch, *565*
Vitamina, 14, 26, 29, 655-668
- A, 657, *658*
- B_1, *664*, 665
- B_2, *664*, 665
- B_6, 655, *664*, 666
- B_{12}, 411, 413
- C, 655, 663, *664*
- com sais minerais, 29
- D, 29, 657, 658, 659
- do complexo B, 29
- E, *658*, 660
- hidrossolúveis, 657, 662
- - classificação, 663
- - histórico, 662
- - mecanismo de ação, 667
- K, 416, 418, *419*, 420, 655, 657, 658
- lipossolúveis, 656, 657
- - classificação, 657
- - histórico, 657

- - mecanismo de ação, 660
- P, 422
Vitelinato de prata, 529
Vodol, *535*
Vogalene, 740
Volazocina, 166
Voltaren, *199*

W

Warfarina, 10, 16, 26, 28, *423*, 427
Winstrol, *695*
Wintomylon, *542*
Witacnistina, 632
Witaferina, 632
Wyzon, *304*

X

Xantifibrato, 58
Xantina, *103*, 267, 395, 438
Xantocilina, 57, 606
Xantofila, 57
Xarope
- de ácido hidroiódico, 221
- de ipeca, 221, 740
Xembucino, 405
Xenalanina, 651
Xenaldial, 651
Xenietanol, 405
Xenisalato, 362
Xenitrópio, 303
Xenopsina, 669
Xibornol, 528
Xiconina, 632
Xilamidina, 245
Xilampolissulfato sódico, 425
Xilazina, 207, 244, 387
Xiloban, 253
Xilocaína, 335
Xilometazolina, *330*
Xilose, *723*, 724
Xipamida, 437, 438, 444
Xipranolol, 340
Xoudomicina, 605, 611, 650
Xylocard, *381*
Xyloproct, 740

Y

Yomesan, *486*

Z

Zaloperona, 229
Zepelan, *194*
Zeranol, 697
Zidometacina, 198
Zimelidina, 244
Zinabol, 413
Zinebo, 537
Zinco, 95, 529
Zinterol, 319
Zipix, *444*
Ziram, 537
Zoficonazol, 538
Zolamina, 353, 362
Zolertina, 336
Zolimidina, 743
Zol-Triq, *481*
Zomepiraco, 201
Zometapina, 244
Zopiclona, 146, 238
Zorbamicina, 606
Zorrubicina, 604, 631
Zotepina, 230
Zoxazolamina, 253
Zuclomifeno, 700
Zumaril, *199*
Zurivene, 378
Zymopen, *587*